D1693103

Springer-Lehrbuch

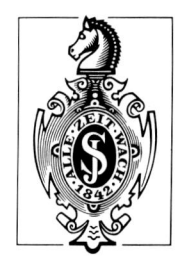

K. Knörr H. Knörr-Gärtner F. K. Beller
C. Lauritzen

Geburtshilfe und Gynäkologie

Physiologie und Pathologie
der Reproduktion

Unter Mitarbeit von R. A. Schuhmann

Dritte, völlig überarbeitete und erweiterte Auflage
Mit 378 Abbildungen und 129 Tabellen

Springer-Verlag Berlin Heidelberg New York
London Paris Tokyo Hong Kong

Professor Dr. Karl Knörr
Em. Ordinarius für Gynäkologie und Geburtshilfe
der Universität Ulm, Steinhövelstraße 16, 7900 Ulm (Donau)

Professor Dr. Henriette Knörr-Gärtner
Habilitation in Gynäkologie, Geburtshilfe und
experimenteller Strahlenbiologie
Vormals Leiterin der Abteilung Klinische Genetik der
Universität Ulm, Steinhövelstraße 16, 7900 Ulm (Donau)

Professor Dr. Dr. h. c. Fritz Karl Beller
Em. Direktor der Frauenklinik A der Westfälischen
Wilhelms-Universität Münster
Jetzt: William C. Keettel Professor of Obstetrics
and Gynecology
The University of Iowa Hospitals and Clinics
Iowa City, Iowa 52245, USA

Professor Dr. Christian Lauritzen
Ärztlicher Direktor der Universitäts-Frauenklinik Ulm
Prittwitzstraße 43, 7900 Ulm (Donau)

Professor Dr. Roland A. Schuhmann, FIAC
Chefarzt der Frauenklinik, Stadtkrankenhaus Worms
Gabriel-von-Seidl-Straße 31, 6520 Worms

ISBN 3-540-50757-4 3. Auflage Springer-Verlag Berlin Heidelberg New York

ISBN 3-540-10444-5 2. Auflage Springer-Verlag Berlin Heidelberg New York
ISBN 0-387-10444-5 2nd edition Springer-Verlag New York Heidelberg Berlin

CIP-Titelaufnahme der Deutschen Bibliothek
Geburtshilfe und Gynäkologie: Physiologie und Pathologie der Reproduktion / K. Knörr ... Unter Mitarb.
von R. A. Schuhmann. - 3., völlig überarb. u. erw. Aufl. - Berlin; Heidelberg; New York; London; Paris; Tokyo;
Hong Kong: Springer 1989
(Springer-Lehrbuch)
2. Aufl. u. d. T.: Lehrbuch der Geburtshilfe und Gynäkologie
ISBN 3-540-50757-4 (Berlin ...)
NE: Knörr, Karl [Mitverf.]

Dieses Werk ist urheberrechtlich geschützt. Die dadurch begründeten Rechte, insbesondere die der Übersetzung, des Nachdrucks, des Vortrags, der Entnahme von Abbildungen und Tabellen, der Funksendung, der Mikroverfilmung oder der Vervielfältigung auf anderen Wegen und der Speicherung in Datenverarbeitungsanlagen, bleiben, auch bei nur auszugsweiser Verwertung, vorbehalten. Eine Vervielfältigung dieses Werkes oder von Teilen dieses Werkes ist auch im Einzelfall nur in den Grenzen der gesetzlichen Bestimmungen des Urheberrechtsgesetzes der Bundesrepublik Deutschland vom 9. September 1965 in der Fassung vom 24. Juni 1985 zulässig. Sie ist grundsätzlich vergütungspflichtig. Zuwiderhandlungen unterliegen den Strafbestimmungen des Urheberrechtsgesetzes.

© Springer-Verlag Berlin Heidelberg 1972, 1982, 1989
Printed in Germany

Die Wiedergabe von Gebrauchsnamen, Handelsnamen, Warenbezeichnungen usw. in diesem Werk berechtigt auch ohne besondere Kennzeichnung nicht zu der Annahme, daß solche Namen im Sinne der Warenzeichen- und Markenschutz-Gesetzgebung als frei zu betrachten wären und daher von jedermann benutzt werden dürften.

Produkthaftung: Für Angaben über Dosierungsanweisungen und Applikationsformen kann vom Verlag keine Gewähr übernommen werden. Derartige Angaben müssen vom jeweiligen Anwender im Einzelfall anhand anderer Literaturstellen auf ihre Richtigkeit überprüft werden.

Umschlagentwurf: W. Eisenschink, Heddersheim
Gesamtherstellung: Appl, Wemding

24/3145-54321 - Gedruckt auf säurefreiem Papier

Vorwort zur dritten Auflage

Das Lehrbuch hat in der nunmehr vorliegenden dritten Auflage wiederum eine vollständige Überarbeitung und Erweiterung erfahren. Die Notwendigkeit ergab sich infolge neuer Entwicklungen in der Geburtshilfe und Gynäkologie, insbesondere in der Reproduktionsphysiologie und -pathologie sowie in anderen mit der Fortpflanzung eng verknüpften Fachgebieten (klinische Genetik, pränatale Diagnostik, Neonatologie). Auch die für die Beratungspraxis so wichtigen Kapitel über die möglichen Umwelteinflüsse auf Schwangerschaftsverlauf und Kindesentwicklung, einschließlich der Laktation, wurden neu bearbeitet. Eine wesentliche Ergänzung erfuhr die Infektiologie durch die Berücksichtigung der sexuell übertragbaren Krankheiten und ihrer Epidemiologie. Den Fortschritten und Wandlungen in der gynäkologischen Onkologie wurde Rechnung getragen. Die Aspekte der Prävention im Rahmen unseres Fachgebietes stehen wiederum im Vordergrund. Dies gilt in der Geburtsmedizin bevorzugt für die Erkennung der Risikoschwangerschaft und in der Frauenheilkunde für die Krebsvorsorge.

Auch in der neuen Auflage wurde die deduktive Darstellung beibehalten. Diese Art der Wissensvermittlung erschien den Autoren aus didaktischen Gründen um so wichtiger, als inzwischen in den klinisch-ärztlichen Examina die mündlich-praktischen Verständnisprüfungen wieder ihren festen Platz einnehmen.

Die Literaturangaben enthalten bevorzugt Hinweise auf Lehr-, Handbücher und Monographien, um die Vertiefung in ein bestimmtes Stoffgebiet zu erleichtern.

Den jetzigen und früheren Mitarbeitern der Universitäts-Frauenkliniken Ulm und Münster danken wir für die kritische Durchsicht der Manuskripte und für die fachlichen Hinweise aus ihren Spezialgebieten: Priv.-Dozent Dr. A. Grüneberger, Wangen/Allgäu; Priv.-Dozent Dr. W. Holzgreve, Münster; Prof. Dr. G. Jorch, Münster; Prof. Dr. H. Kraus, Lünen; Prof. Dr. W. Niedner, Münster; Dr. V. Schneider, Ulm; Prof. Dr. K.-W. Schweppe, Westerstede; Priv.-Dozent Dr. F. Stoz, Ulm; Frau Dr. E. Traub, Ulm.

Zu großem Dank verpflichtet sind wir den Sekretärinnen für ihren Einsatz bei der Niederschrift der Manuskripte und des Sachverzeichnisses.

Es bedeutete für uns eine wesentliche Erleichterung, daß die uns von den vorangegangenen Auflagen her bekannten Mitarbeiter des Springer-Verlages auch diese dritte Auflage betreuten. Ihnen gilt unser besonderer Dank für das Verständnis, das sie unseren Wünschen bei der Planung, Gestaltung und Herstellung des Buches entgegengebracht haben.

Die zeichnerische Darstellung lag in den Händen von Herrn Albert R. Gattung. Ihm kommt das Verdienst zu, die bereits aus den früheren Auflagen vorhandenen und die neu hinzugefügten Abbildungen aufeinander abgestimmt und damit die Einheitlichkeit des Bildmaterials gewährleistet zu haben.

Allen genannten und vielen ungenannten Damen und Herren in den Kliniken und beim Verlag möchten die Autoren hiermit ihren aufrichtigen Dank aussprechen.

Wir hoffen, daß das Lehrbuch in seiner neuen Auflage so positiv wie bisher von den Studenten angenommen und in gleicher Weise – wie wir es schon im Vorwort zur 1. Auflage formuliert haben – seiner Aufgabe als Mittler zwischen Lehrenden und Lernenden gerecht wird. Der Assistent findet zudem in systematischer Darstellung gemäß dem heutigen Stand das Wissen, das er für die Gebietsarztprüfung benötigt.

Ulm/Münster/Iowa City (USA) im Juli 1989

Karl Knörr
Henriette Knörr-Gärtner
Fritz Karl Beller
Christian Lauritzen

Vorwort zur ersten Auflage

Dieses Lehrbuch erscheint zu einer Zeit, in der die Neuordnung des Medizinstudiums und die Umstrukturierung des Unterrichtes im Gange sind. Die bisherige Hauptvorlesung soll weitgehend entfallen, der Unterricht in kleinen Gruppen stattfinden, der Einsatz moderner Lehrmethoden erfolgen. Das allgemeine Ausbildungsziel für den Studenten ist jedoch bisher nur in Umrissen formuliert. Ein definierter Lernzielkatalog liegt noch nicht vor.

In dieser Situation der Unsicherheit und Ungewißheit der zukünftigen Unterrichtsgestaltung müssen die Autoren darlegen, warum sie es zu diesem Zeitpunkt unternehmen, ein weiteres Lehrbuch der Gynäkologie vorzulegen.

Das Lehrbuch wird nach ihrer Meinung ungeachtet der neuen Methoden des programmierten Unterrichtes seine zentrale Bedeutung für die Wissensvermittlung behalten, weil es dem Studenten in deduktiver und synoptischer Darstellung – unabhängig von Schul- und Lehrmeinungen – das Basiswissen zu vermitteln vermag, das er als Grundlage für seine ärztliche Tätigkeit benötigt, ganz gleich, welche Fachrichtung er später als Arzt einschlagen wird. Außerdem macht es der Unterricht in kleinen Gruppen unabdingbar, auch den Instruktoren und Tutoren einen „Leitfaden" an die Hand zu geben, um eine einheitliche und effektive Unterrichtsgestaltung und Stoffvermittlung zu gewährleisten. Ausgehend von dieser unumstrittenen Position des Lehrbuches ging es ferner darum, ein Konzept über Basiswissen und Lernziele in unserem Fachgebiet zu entwickeln.

Unter diesem Gesichtspunkt wurde angestrebt, ausgehend von der Physiologie der weiblichen Genitalorgane, die Pathophysiologie der „klassischen" gynäkologischen Krankheitsbilder gemäß dem heutigen Stand des Wissens darzustellen, darüber hinaus aber den eigenen Vorstellungen über die Lernziele folgend Schwerpunkte zu setzen.

Einer der Schwerpunkte wurde der Endokrinologie eingeräumt; die Kenntnis der Besonderheiten des weiblichen Organismus in den verschiedenen Lebensphasen unter physiologischen und pathophysiologischen Bedingungen und unter Berücksichtigung der generativen Aufgaben bildet die Basis für die Gynäkologie und ein Bindeglied zur Gesamtmedizin. Sie fand daher eine ausführliche Berücksichtigung in den endokrinologischen Kapiteln durch C. Lauritzen.

Weiterhin sind folgende gynäkologische Themenkreise als erklärte Lernziele anzusehen:

Die Präventivmedizin tritt in der Gynäkologie mehr und mehr in den Vordergrund; dies gilt besonders für die Früherkennung und die Früherfassung des Genitalcarcinoms. Es war uns daher ein besonderes Anliegen, dem Studenten im Rahmen der Tumorpathologie den Weg der Cancerisierung über die prämalignen Stadien didaktisch verständlich zu machen und die sich daraus ergebenden Möglichkeiten der Prävention aufzuzeigen.

Den psychosomatischen Krankheiten – von H. Roemer dargestellt – wurde bewußt ein breiter Raum gewährt. Ferner entsprach es unseren Vorstellungen, daß der Arzt heute ausreichende Kenntnisse über Maßnahmen zur Familienplanung und Konzeptionsverhütung sowie über Fragen des Sexualverhaltens besitzen muß. Dabei schien es uns wichtig, auf die soziale Situation und die Rolle der Frau in der Gesellschaft unter gynäkologischen Aspekten einzugehen.

Bei der Darstellung über die Technik der Erhebung von Anamnese und Befund ging es unter anderem darum, dem Studenten Hinweise für das ärztliche Verhalten und die Herstellung des Vertrauensverhältnisses zwischen Arzt und Patient zu vermitteln.

Mit dieser Gewichtsverteilung sollten die Lerninhalte praxisbezogene Akzente erhalten, wozu auch die Betonung differentialdiagnostischer Erwägungen in einzelnen Kapiteln gehört.

Entscheidende Impulse zur Neugestaltung des medizinischen Unterrichtes gingen in der Bundesrepublik von dem Bericht des Gründungsausschusses der Universität Ulm aus. Die dort niedergelegten Pläne waren für die Konzeption dieses Lehrbuches wegweisend. Darüber hinaus wollten wir die in den USA gesammelten Erfahrungen mit heranziehen. Die Mitarbeit eines der Herausgeber (F. K. Beller), der seit einem Jahrzehnt an einer der führenden Medizinschulen Amerikas lehrt, eröffnete die Möglichkeit, das in den USA gültige Wissen einzubauen. Die Voraussetzungen für diese Zusammenarbeit waren umso eher gegeben, als die Autoren F. K. Beller und K. Knörr früher als Oberärzte gemeinsam in der Tübinger Frauenklinik tätig waren.

Wesentliche Teile des Buches wurden gemeinsam mit Frau Henriette Knörr-Gärtner verfaßt. Das Thema „Pathophysiologie des Schocks" wurde von F. W. Ahnefeld und seinem Mitarbeiter R. Dölp, das Kapitel „Funktionelle Anatomie" von H. Breinl bearbeitet. Ein besonderes Verdienst haben sich R. Schuhmann und der wissenschaftliche Zeichner des Springer-Verlages H. Brandt bei der Gestaltung der histologischen und cytologischen Abbildungen, vor allem zum besseren Verständnis der Praecancerosen, erworben. Die makroskopischen Zeichnungen stammen von H. Pfleiderer, der unserem Wunsche nach einheitlicher und einfacher Gestaltung der Abbildungen mit seinem Können und Verständnis entgegenkam.

Nicht zuletzt danken wir den technischen Mitarbeiterinnen, die unermüdlich ihren Teil beim Schreiben der Manuskripte und bei der Zusammenstellung des Sachverzeichnisses beigetragen haben.

Unser besonderer Dank gilt dem Springer-Verlag und seinen Mitarbeitern für die Geduld, das Verständnis, das großzügige Eingehen auf unsere Wünsche und die hervorragende Ausstattung des Buches.

Ulm/New York, Oktober 1971

K. KNÖRR
F. K. BELLER
C. LAURITZEN

Inhaltsverzeichnis

A. Grundlagen der Reproduktion

1 Entwicklung und Differenzierung der Genitalorgane 3
Zytogenetische Grundlagen 3
    Der menschliche Karyotyp 3
    Das Geschlechtschromatin 5
    Molekulargenetische Aspekte 6
Die normale Geschlechtsentwicklung 10
    Die chromosomale Geschlechtsdeterminierung 10
    Die Entwicklung und Differenzierung der Gonaden 11
    Die Entwicklung und Differenzierung der inneren Geschlechtswege 14
    Die Entwicklung und Differenzierung des äußeren Genitales 16
    Die Steuerung der Differenzierung der sekundären Geschlechtsorgane 17

2 Funktionelle Anatomie und Histologie der weiblichen Genitalorgane 18
Das weibliche Becken 18
    Der knöcherne Beckenring 18
    Der Beckenboden 19
    Das Halterungssystem der Genitalorgane .. 20
Das äußere Genitale 21
Das innere Genitale 23
    Vagina 23
    Uterus 25
    Tuben (Tubae uterinae) 28
    Ovarien 29
Blut- und Nervenversorgung der weiblichen Genitalorgane 31

3 Endokrine Steuerung der Funktionsabläufe im weiblichen Organismus 32
Die Hormone. Struktur und Nomenklatur ... 32
Biogenese und Stoffwechsel der Hormone ... 35
Wirkungsmechanismus der Hormone 39
Endokrine Regelung der zyklischen Abläufe .. 41
    Der Zyklus als Regelkreis 41
    Das hypothalamohypophysäre System ... 41
    Ovarium – Ovulation – Menstruation 46

Wirkungen der Hormone an den Zielorganen 48
Hormonale Einflüsse auf Vegetativum und Psyche 51
Hormonale Einflüsse auf den Stoffwechsel . 52
Die physiologischen Abläufe in den einzelnen Lebensphasen 52
    Kindes- und Jugendalter 52
    Geschlechtsreife 59
    Klimakterium – Menopause – Senium 59

4 Besonderheiten des weiblichen Organismus .. 61

5 Menstruationshygiene und Verhalten während der Periode 63
Menstruationshygiene 63
Verhalten während der Menstruation 64
    Sport 64
    Kohabitationen 64

6 Sexualphysiologie (mit Hinweisen auf die Sexualpathologie) 65
Die erogenen Zonen 65
Die physiologischen Reaktionsphasen des Sexualzyklus 65
    Die physiologischen Reaktionen der Sexualorgane der Frau in den Phasen des Sexualzyklus 66
    Die physiologischen Reaktionen der Sexualorgane des Mannes in den Phasen des Sexualzyklus 67
    Die extragenitalen Reaktionen während des Sexualzyklus bei Frau und Mann 68
Das normale Sexualverhalten von Frau und Mann 68
Das Sexualverhalten und der Reaktionsablauf bei älteren Menschen 70
Partnerschaftsstörungen 70
    Hinweise zur Sexualberatung 71
Das abnorme Sexualverhalten – sexuelle Deviationen 72

7 Die Stellung der Frau in der Gesellschaft aus gynäkologischer Sicht 73
Die Doppelrolle der Frau 74
Der Familienzyklus 74

Gesellschaftliche Auswirkungen der
Kontrazeption 76
Die Stellung der Jugendlichen 77

**8 Familienplanung – Empfängnisregelung –
Empfängnisverhütung** 78
Methoden ohne Anwendung von Mitteln
(sog. natürliche Methoden) 81
Mechanische und chemische Methoden 82
Die hormonale Kontrazeption 86
    Besonderheiten der Kontrazeption bei
    Jugendlichen 91
Operative Sterilisierung der Frau –
Tubensterilisation 98
Methoden zur Empfängnisverhütung von
seiten des Mannes 98

9 Genetische Beratung 99
Aufgaben des Geburtshelfers und
Gynäkologen 99
Einige Grundlagen der Humangenetik 101
Die Hauptgruppen der menschlichen
Erbleiden 101
    Einzelgendefekte 101
    Multifaktoriell – polygen – bedingte Leiden 106
Chromosomopathien 108

10 Pränatale Diagnostik 117
Amniozentese im II. Trimenon 117
Chorionbiopsie 117
Indikationen zur zytogenetischen pränatalen
Diagnostik 118
Erbliche, pränatal nachweisbare
Stoffwechseldefekte 120
Pränatale Diagnostik von Neuralrohrdefekten . 120
Fetoskopie 121
Stellung und Wert der pränatalen Diagnostik . 121
Schwangerschaftsabbruch bei pränatal
nachgewiesener Anomalie 121
Pränatale ultrasonographische Diagnostik
angeborener Fehlbildungen 122
Pränatale intrauterine Therapie 123

11 Umweltfaktoren und Schwangerschaft 124
Medikamente 124
Genußmittel 130
Suchtmittel 130
Umweltchemikalien 131
Strahlenexposition 131

12 Physiologie der Reproduktion 134
Meiose – Reduktionsteilung – Reifeteilung .. 135
    Spermiogenese – Spermatogenese 136
    Oogenese 138
Kapazitation und Migration der Spermatozoen 140
Die Befruchtung 142
Die Furchungsteilungen 142

Die Entwicklung der Blastozyste 143
Nidation und Implantation 144
    Immunologische Aspekte der Implantation . 145
Die Dezidualisation 147
Entwicklung des graviden Uterus 147
Differenzierung und Entwicklung des
Trophoblasten 148
Weitere Entwicklung der Plazenta 149
    Morphologie 149
    Physiologie 150
Stoffwechsel- und Austauschfunktion 152
Die Plazenta als endokrine Drüse –
Endokrinologie der Schwangerschaft 154
Nabelschnur, Eihäute, Fruchtwasser –
Paraplazentare Strukturen – Secundinae 157
Entwicklung des Embryoblasten 159
Embryonalperiode 160
Fetalperiode 161
Embryofetale Entwicklung und
Funktionsaufnahme einiger Organe und
Organsysteme 162
    Lungen 162
    Kreislauf 163
    Erythropoese – Hämoglobin 165
    Leber 165
    Nieren 166
    Nervensystem – hypothalamisch-
    hypophysäres System 166
    Die fetale Schilddrüse 166
    Immunsystem 167
Das Geschlechtsverhältnis 168

**13 Physiologische Veränderungen des
mütterlichen Organismus in der
Schwangerschaft und unter der Geburt** 168
Stoffwechselveränderungen 168
Veränderungen des Herz- und
Kreislaufsystems 171
Atmung 173
Grundumsatz 173
Wasser- und Elektrolythaushalt 174
Nierenfunktion 174
Harntrakt 175
Gastrointestinaltrakt 175
Haut 176
Psychische Veränderungen 176
Schwangerschaftsveränderungen der
Genitalorgane 177
Schwangerschaftsveränderungen der Halte-
und Stützgewebe 177

**14 Untersuchung und Betreuung während der
Schwangerschaft** 178
Betreuung vor einer geplanten
Schwangerschaft („prepregnancy care") 178

Betreuung während der Schwangerschaft –
Schwangerenvorsorge 178
   Die erste Untersuchung zur Diagnose einer
   Frühgravidität 179
   Die gynäkologische Untersuchung zur
   Diagnose der frühen Gravidität 181
   Obligatorische Zusatzuntersuchungen 183
   Die Beratung nach Feststellung der
   Gravidität 183
   Die weitere Überwachung der Schwangeren 187
   Besondere Aspekte bei der Untersuchung
   und Beratung in den letzten Wochen vor
   dem Geburtstermin 192
   Definition des Schwangerschaftsalters und
   der Tragzeit 194
   Psychosomatische Geburtsvorbereitung ... 194

B. Die normale Geburt und das Wochenbett

15 Die physiologisch-anatomischen Grundlagen der Geburt 199
Das weibliche Becken 199
   Klassifizierung der Beckenformen 199
   Die Beckendiagnostik 201
   Geburtskanal 201
   Geburtshilflich bedeutsame Ebenen, Räume
   und Maße des Beckens 202
Das Kind unter der Geburt 205
   Maße und diagnostische
   Orientierungspunkte 205
   Lage, Stellung, Haltung und Einstellung der
   Frucht 208
Geburtsmechanismus bei vorderer
Hinterhauptslage 208
Physiologie der Wehen 213
   Erregungsbildung und Erregungsablauf
   im Myometrium 213
   Auslösung der Erregung – Auslösung der
   Wehentätigkeit 213
   Ablauf der Wehen in den einzelnen Phasen
   der Geburt 216

16 Der physiologische Ablauf der Geburt 218
Eröffnungsperiode 218
Blasensprung 219
Austreibungsperiode 220
Nachgeburtsperiode 220

17 Leitung und Überwachung der normalen Geburt 221
Aufnahme und vorbereitende Maßnahmen zur
Geburt 221
Allgemeine Prinzipien der Leitung und
Überwachung der Geburt 223
Leitung und Überwachung der
Eröffnungsperiode 224
Leitung und Überwachung der
Austreibungsperiode 225
Erste Beurteilung und Versorgung des
Neugeborenen unmittelbar nach der Geburt .. 228
Leitung der Nachgeburtsperiode 229
Ambulante klinische Entbindung 230

18 Methoden der Überwachung des Feten während der Schwangerschaft und Geburt 231
Physikalisch-chemische Methoden 231
   Die Kardiotokographie 231
   Die Mikroblutuntersuchung (MBU) beim
   Feten – Fetalblutanalyse (FBU) 241
   Die Amnioskopie 243
   Die Ultraschalldiagnostik 244
Biochemisch-endokrinologische
Überwachungsmethoden 261
   Immunologischer Schwangerschaftstest ... 261
   Hormonbestimmungen zur
   Schwangerschaftsüberwachung 262

19 Medikamentöse Beeinflussung – Steuerung – der Wehentätigkeit 266
Wehenauslösung – Wehenverstärkung 266
   Oxytozin 266
   Prostaglandine 267
   Mutterkornalkaloide 269
Wehenhemmung – Tokolyse 269

20 Methoden der Geburtserleichterung – geburtshilfliche Analgesie und Anästhesie 272
Sedativa – Analgetika 273
Regionalanästhesie 274
Lokalanästhesie – Infiltrationsanästhesie 275
Allgemeinanästhesie 276

21 Das reife Neugeborene 277
Die Anpassung an das extrauterine Leben ... 277
Die Zustandsdiagnostik des Neugeborenen .. 278
Die Untersuchung des Neugeborenen im
Kreißsaal (U_1) 279
Die erste Durchuntersuchung 280
Die weitere Betreuung des gesunden
Neugeborenen 282
Die Neugeborenenbasisuntersuchung (U_2) und
Suchtests 283

22 Das Wochenbett 284
Physiologie des Wochenbettes 284
   Die Involution des Uterus 284

Die Lochien 284
Weitere Rückbildungsvorgänge 285
Endokrine Umstellung im Wochenbett . . . 285
Psychische Veränderungen im Wochenbett . 285
Die Betreuung der Wöchnerin 286
Wochenpflege 286
Untersuchung und Beratung bei der
Entlassung 286
Kontrolluntersuchung nach Abschluß des
Wochenbettes 287

23 Die Laktation 287
Laktogenese 287
Galaktogenese 287
Galaktopoese 288
Hinweise auf die Ernährung während der
Stillzeit 288
Zusammensetzung der Muttermilch 289
Stilltechnik 289
Stillhäufigkeit und Stilldauer 290
Schmerzhafter Milcheinschuß und
Milchstau 290
Abstillen 290
Stillhindernisse 291
Medikamente, Genußmittel, Drogen und
Umweltchemikalien während der Stillzeit . . 291

C. Pathologie der Schwangerschaft

**24 Mütterliche Risikofaktoren und
Erkrankungen in der Schwangerschaft** 297
Risikoschwangerschaft - Risikogeburt 297
Der Einfluß von Alter und Parität auf den
Schwangerschaftsausgang 298
Mütterliche Erkrankungen und
Schwangerschaft 299
Herzerkrankungen 300
Venenerkrankungen in der Schwangerschaft
- Varizen - Phlebothrombose -
Thromboembolie 303
Erkrankungen der Lunge 305
Erkrankungen des rheumatischen
Formenkreises 305
Nieren- und Harnwegserkrankungen 306
Gastrointestinale Erkrankungen 309
Chirurgische Eingriffe während der
Schwangerschaft 311
Hämatologische Erkrankungen 312
Diabetes mellitus 315
Erkrankungen der Hypophyse 320
Schilddrüsenerkrankungen 321
Erkrankungen der Nebennieren 322
Erkrankungen der Haut 322
Neurologische Erkrankungen 322
Durch die Schwangerschaft begünstigte
mütterliche Erkrankungen 323
Akute Pyelonephritis - Pyelonephritis
gravidarum 323
Schwangerschaftsanämien 325
Icterus e graviditate - Intrahepatische
Schwangerschaftscholestase - Pruritus
gravidarum im engeren Sinne 327
Akute Schwangerschaftsfettleber 328
Hauterkrankungen 328
Schwangerschaftsspezifische mütterliche
Erkrankungen 328
Ptyalismus 328
Schwangerschaftserbrechen - Emesis/
Hyperemesis gravidarum 328
Hypertensive Erkrankungen in der
Schwangerschaft - schwangerschafts-
induzierte Hypertension (SIH) -
Präeklampsie/ Eklampsie 330

25 Die gestörte Frühschwangerschaft 340
Abort - Fehlgeburt 340
Spontanabort 340
Der Schwangerschaftsabbruch 352
Ektopische Schwangerschaft -
Extrauteringravidität 355
Eileiterschwangerschaft - Tubargravidität . . 357
Seltene Lokalisationen der ektopischen
Schwangerschaft 359
Gestationsbedingte Trophoblasterkrankungen
(GTE) 360

26 Pränatale und perinatale Infektionen . . . 367
Virusinfektionen 367
Toxoplasmose 376
Listeriose 378
Malaria 378
Lues (Syphilis) 379
Chlamydieninfektionen 380
Impfungen in der Schwangerschaft 380

27 Die gestörte Spätschwangerschaft 381
Die Frühgeburt 381
Das Frühgeborene 387
Die intrauterine Mangelentwicklung -
intrauterine Dystrophie 392
Das dystrophe Neugeborene 395
Die verlängerte Schwangerschaft 396
Die Übertragung - Partus serotinus 396
Das Überreifesyndrom 399
Intrauteriner Fruchttod 399

28 Mehrlingsschwangerschaft und -geburt ... 401

29 Morbus haemolyticus fetalis et neonatorum . 407
Rh-Erythroblastose – Rhesus (D)-
Inkompatibilität 407
Nicht Rh-bedingte Erythroblastosen 412
    AB0-Erythroblastose 412
Morbus haemolyticus fetalis et neonatorum
außerhalb des Rhesus- und AB0-Systems ... 413

D. Pathologie der Geburt und des Wochenbettes

30 Die regelwidrige Geburt 417
Die regelwidrige Geburtsdauer 417
    Die verkürzte Geburtsdauer 417
    Die verlängerte Geburtsdauer –
    Die protrahierte Geburt 417
Mütterliche Ursachen der regelwidrigen
Geburt 418
    Anomalien des knöchernen Beckens –
    Beckendystokie 418
    Pathophysiologie der Wehen –
    Wehendystokie 422
    Die zervikale Dystokie 423
Fetale Ursachen der regelwidrigen Geburt ... 424
    Lageanomalien des Kindes –
    Regelwidrige Lagen des Kindes 424
    Regelwidrige Einstellung bei Schädellage .. 432
    Regelwidrige Haltung bei Schädellage –
    Deflexionslagen 436
    Vorliegen oder Vorfall des Armes bei
    Schädellage 439
    Schulterdystokie 440
    Fetale Fehlbildungen 441
Ursachen der regelwidrigen Geburt von seiten
der Membranen (Eihäute) 442
    Hydramnion (Polyhydramnie) 442
    Oligohydramnie 443
    Der vorzeitige Blasensprung 444
    Das Amnioninfektionssyndrom (AIS) –
    Chorioamnionitis 447
Ursachen der regelwidrigen Geburt von seiten
der Nabelschnur 450
    Vorliegen und Vorfall der Nabelschnur ... 450
    Nabelschnurumschlingung und
    Nabelschnurknoten 451
    Die zu kurze und die zu lange Nabelschnur . 452
    Insertio velamentosa 452
    Vasa aberrantia 452
    Gefäßanomalien der Nabelschnur 453
Ursachen der regelwidrigen Geburt von seiten
der Plazenta 453
    Plazentainsuffizienz 453
    Placenta praevia 457
    Vorzeitige Lösung der normal inserierten
    Plazenta – Abruptio placentae 459
    Plazentalösungsstörungen post partum ... 462
Postpartale Blutungen – Atonische
Nachblutung 464

31 Geburtsverletzungen der Mutter 465
    Dammrisse 465
    Labien- und Klitorisrisse 465
    Hämatome 465
    Scheidenrisse 466
    Zervixrisse 466
    Uterusruptur 466
    Inversio uteri puerperalis 467
    Symphysenläsion 468

32 Pathologie des Neugeborenen 468
Fetale Hypoxie – Azidose – Intrauterine
Asphyxie – Fetale Depression 468
    Behandlung der intrauterinen Asphyxie ... 471
    Sofortmaßnahmen zur Behandlung des
    asphyktischen Neugeborenen 472
Intrakranielle Blutungen (ICB) 473
Geburtsverletzungen des Kindes 475
    Verletzungen im Bereich des Schädeldaches 475
    Skelettverletzungen 475
    Nervenverletzungen 475
Infektionen des Neugeborenen 476
Angeborene Fehlbildungen 478

33 Pathologie des Wochenbettes 482
Postpartale Infektionen 482
    Infektionen des Genitaltraktes 482
    Harnwegsinfektionen 483
    Mastitis puerperalis 484
Rückbildungsstörungen des puerperalen
Uterus 485
    Subinvolutio uteri 485
    Lochialstauung – Lochiometra 486
    Blutungen im Wochenbett 486
Thromboembolische Erkrankungen im
Wochenbett 487
    Oberflächliche Thrombose 487
    Tiefe Bein- und Beckenvenenthrombose ... 487
    Septische Thrombophlebitis 488
Lungenembolie 489
Hormonale Störungen im Wochenbett 489
Psychische Störungen im Wochenbett –
Wochenbettpsychosen 490

34 Prinzipien der operativen Geburtshilfe 491
Vaginale Entbindungsoperationen 491
    Die Zangenentbindung 491
    Geburtsbeendigung durch
    Vakuumextraktion 494

Die abdominale Schnittentbindung –
Kaiserschnitt – Sectio caesarea 495

35 Koagulopathien in der Geburtshilfe 496
Verlustkoagulopathie 496
Verbrauchskoagulopathie 497
Fruchtwasserembolie 498
Dead-fetus-Syndrom 498
Destruktion von Gerinnungsfaktoren –
Hyperfibrinolyse 499

36 Mütterliche und kindliche Mortalität und Morbidität 499
Mütterliche Mortalität (Müttersterblichkeit) . . 499
Kindliche Mortalität (Kindersterblichkeit) . . . 500
Mütterliche und kindliche Morbidität 503

E. Gynäkologische Pathophysiologie

37 Die gynäkologische Untersuchung 507
Die Anamnese 507
Der obligatorische gynäkologische
Untersuchungsgang 510
    Ultraschalldiagnostik in der Gynäkologie . . 520
Ergänzende gezielte Untersuchungen 521
Besonderheiten einer kinder- und
jugendgynäkologischen Sprechstunde 521
Untersuchung der Brust 522
    Mammographie 522
    Sonographie 525
    Aspirationszytologie – Feinnadelbiopsie . . 525
    Selbstuntersuchung der Brust 525

38 Entwicklungsanomalien des weiblichen Genitales 526
Störungen der Entwicklung und
Differenzierung der Gonaden 527
    Gonadenagenesie 527
    Chromosomale Störungen der
    Geschlechtsdeterminierung 527
    Gonadendysgenesie 528
Entwicklungsstörungen der Gonodukte und
des äußeren Genitales – Intersexualität 530
    Defekte Differenzierung der
    Geschlechtswege 531
    Defekte Differenzierung des äußeren
    Genitales 532

39 Fehlbildungen der Geschlechtswege 534
Fehlbildungen des Uterus 534
Fehlbildungen der Vagina 536
Hymenalatresie 537

40 Blutungsstörungen 539
Dysfunktionelle Blutungen 539
    Rhythmusstörungen 539
    Typusstörungen 542
Amenorrhö 544
    Zentral bedingte Amenorrhö 545
    Hypophysär bedingte Amenorrhö 545
    Ovariell bedingte Amenorrhö 546
    Amenorrhö bei Erkrankungen
    anderer endokriner Drüsen und
    bei Allgemeinerkrankungen 546
    Uterine Amenorrhö 546
    Iatrogene Amenorrhö 546
Dysmenorrhö 549
Das prämenstruelle Syndrom 550

41 Pathologie der Kindheit und Pubertät 551
Die häufigsten gynäkologischen Erkrankungen
in der Kindheit und Pubertät 551
Vulvovaginitis 551
Genitale Blutungen 552
Dysmenorrhö 552
Pubertas praecox 552
Pubertas tarda 555

42 Pathologie des Klimakteriums 555
Blutungsstörungen 555
Klimakterisches Syndrom 556

43 Pathologie des Seniums 561

44 Die Klinik spezieller endokriner Krankheitsbilder 562
Klinik des Stein-Leventhal-Syndroms
(Polyzystische Ovarien – PCO) 562
Klinik der Gonadendysgenesie 567
Klinik der Intersexualität 568
    Hermaphroditismus verus, echter Zwitter . . 569
    Pseudohermaphroditismus 569
    Testikuläre Feminisierung – „hairless
    women" 572

45 Indikationen zu Hormonbestimmungen und dynamischen Tests 574
Hormonbestimmungen 574
    Gonadotropine 574
    Östrogene 575
    Progesteron 575
    Androgene 576
Funktionstests 577

46 Prinzipien der Hormonbehandlung 579
Die wichtigsten hormonalen
Behandlungsmethoden 583

47 Sterilität - Infertilität 586
Sterilitätsursachen bei der Frau 587
Ursachen der Infertilität des Mannes 589
Diagnose der Unfruchtbarkeit bei der Frau .. 589
Prinzipien der Sterilitätsbehandlung 592
Insemination 593
Adoption 594

48 Entzündungen des Genitales, sexuell übertragbare Krankheiten (STD) 595
Entzündungen der Vulva (Vulvitis) 595
Entzündungen der Vagina (Kolpitis, Vaginitis) . 600
    Der biologische Reaktionsmechanismus der Scheide 600
Entzündungen der Cervix uteri (Zervizitis) ... 607
Entzündungen des Endometriums (Endometritis corporis uteri) 609
Entzündungen der Adnexe (pelvine Infektionen - Pelvic inflammatory diseases - PID) 611
    Ovarialabszeß 616
    Parametritis 618
Sexuell übertragbare Krankheiten (sexually transmitted diseases - STD) 618

49 Verletzungen des Genitales 625
Kohabitationsverletzungen 625
Verletzungen des Genitales durch äußere Gewalt 625

50 Lageveränderungen des Genitales 626
Die Lagebeziehungen des Uterus 626
Die klinische Bedeutung der Retroflexio uteri . 628
    Retroflexio uteri mobilis 628
    Retroflexio uteri fixata 629
Descensus und Prolapsus uteri et vaginae ... 629
    Ätiologie und Pathophysiologie 629
    Pathophysiologie der Harninkontinenz bei Deszensus 632

51 Gynäkologische Urologie 636
Fehlbildungen 636
Kompression und Verdrängung der Ureteren bei gynäkologischen Erkrankungen 636
Die Harninkontinenz 637
Schrumpfblase 640
Urogenitalfisteln 640
Harnwegsinfektionen 642

52 Endometriose - Adenomyose 644
Endometriose 644
Adenomyosis uteri 649

53 Psychosomatische Krankheiten in der Gynäkologie 650

54 Parametropathia spastica - Pelipathia vegetativa 653

55 Kreuzschmerzen als Leitsymptom 654

56 Gutartige und bösartige Neubildungen des weiblichen Genitales 655
    Klassifikation und Stadieneinteilung maligner Tumoren 655
Gutartige und bösartige Neubildungen der Vulva 656
    Gutartige solide Neubildungen der Vulva .. 656
Prämaligne Veränderungen der Vulva (Dystrophien und intraepitheliale Neoplasien - VIN) 658
Vulvakarzinom 663
Gutartige und bösartige Neubildungen der Vagina 667
    Gutartige Neubildungen der Vagina 667
Prämaligne Veränderungen der Vagina - vaginale intraepitheliale Neoplasien - VAIN . 668
Primäres Vaginalkarzinom 669
Sekundäres Vaginalkarzinom 671
Sarkom der Vagina 672
Gutartige und bösartige Neubildungen der Cervix uteri 672
    Gutartige Neubildungen der Cervix uteri .. 672
Prämaligne Neubildungen der Cervix uteri - zervikale intraepitheliale Neoplasien - CIN .. 673
Zervixkarzinom (Kollumkarzinom, Carcinoma colli uteri, Gebärmutterhalskrebs) 683
Gutartige und bösartige Neubildungen des Corpus uteri 693
    Gutartige Neubildungen 693
Prämaligne Veränderungen des Endometriums 698
Korpuskarzinom - Carcinoma corporis uteri - Endometriumkarzinom 700
Sarkom des Uterus 707
Gutartige und bösartige Neubildungen der Tuben 708
    Gutartige Neubildungen 708
    Bösartige Neubildungen 708
Gutartige und bösartige Neubildungen des Ovars 709
    Funktionelle Zysten 711
    Echte Neubildungen des Ovars 712
    Epitheliale Ovarialtumoren - Ovarialkystome . 713
    Klinik der Ovarialtumoren 725

57 Erkrankungen der Brustdrüse 734
    Fehlanlagen und Entwicklungsstörungen .. 735
    Mastitis non puerperalis (MNP) 735

Gutartige und bösartige Neubildungen der
Mamma – Neoplasien und Dysplasien der
Mamma 736
    Dysplasie des Brustdrüsenparenchyms –
    Mastopathie 736
Mammakarzinom 739

**58 Hinweise auf das Versicherungs-,
Versorgungs- und Sozialhilferecht der
Krebskranken** 751

**59 Hinweise zur operativen Behandlung in der
Gynäkologie** 751
Diagnostische Eingriffe 751

Therapeutische Eingriffe 752
Operative Kindergynäkologie 754
Aufklärungspflicht 754

Anhänge
I   Gesetz zum Schutze der erwerbstätigen
    Mutter (Mutterschutzgesetz) 755
II Mutterschaftsrichtlinien 760
III Neugeborenenuntersuchungen (U1, U2) . . 771

Weiterführende Literatur 776

Sachverzeichnis 790

A. Grundlagen der Reproduktion

1 Entwicklung und Differenzierung der Genitalorgane

Zytogenetische Grundlagen

Geschlechtsbestimmung und Geschlechtsentwicklung sind auf dem Boden der von der Zytogenetik und der Molekulargenetik erarbeiteten Kenntnisse besser verständlich geworden.

Der menschliche Karyotyp

Seit 1956 ist bekannt, daß der Mensch in allen somatischen Zellen den spezifischen diploiden Satz von 46 Chromosomen besitzt. Der menschliche Karyotyp enthält 22 homologe Autosomenpaare und 2 Geschlechtschromosomen (Gonosomen). Die auf den Autosomen lokalisierten Gene sind im wesentlichen für die körperliche Entwicklung und die somatischen Funktionen des Organismus beider Geschlechter verantwortlich. Die geschlechtsspezifischen Unterschiede sind durch die beiden Geschlechtschromosomen gewährleistet, die bei der Frau durch 2 X-Chromosomen, beim Mann durch 1 Y-Chromosom und 1 X-Chromosom repräsentiert werden (s. S. 10 und S. 135).

Die gültige Nomenklaturformel lautet somit für den normalen weiblichen Karyotyp 46, XX und für den männlichen Chromosomenstatus 46, XY.

Zur Struktur der Chromosomen

Die DNA von Eukaryonten liegt nicht in isolierter „nackter" Form vor; sie bildet vielmehr mit spezifischen Proteinen – den Histonen – Struktureinheiten. Diese Nukleoproteinkomplexe gewährleisten die geordnete Spulung zur Verpackung der langen DNA-Moleküle im Zellkern. Die kompakte Form der DNA wird als **Chromatin** bezeichnet. Den Grundbaustein der Chromatinstruktur bildet das **Nukleosom** mit seinem zentralen Kern, dem **Chromatosom,** das einem Komplex von 8 Histonen mit dem umgreifenden Histon H_1 entspricht, um den sich die DNA-Helix in 2 superhelikalen Windungen herumschlingt. Die Chromatosomen sind über kleine DNA-Verbindungsstücke miteinander verknüpft und zu einer spulenartig gewundenen Kette angeordnet. Auf diese Weise ist dafür Sorge getragen, daß die relativ großen DNA-Mengen eukaryontischer Zellen in den Zellkern hineinpassen und zugleich für Interaktionen mit Proteinen (Enzymen) zugänglich sind.

Während des Zellzyklus unterliegt das Chromatingerüst Veränderungen, variierend von der hoch kompakten Form in Metaphasechromosomen zu mehr gelockerten Strukturen während der übrigen Zellzyklusphasen. Dekondensierung und Kondensierung des Chromatins gehen mit Perioden relativer Transkriptionsaktivität bzw. -inaktivität einher. Nach Ablauf der Telophase geht das Chromatin in einen lockeren entspiralisierten Zustand über – es dekondensiert – und wird dann als *Euchromatin* bezeichnet. Gleichzeitig nimmt die RNA-Synthese zu. Einige jeweils homologe Regionen der Chromosomen bleiben auch nach Ablauf der Mitose kondensiert und bilden dadurch sog. *heterochromatische* Bezirke.

Ein Beispiel für die Beziehungen zwischen Kondensation und genetischer Inaktivität bietet das Phänomen der Inaktivierung des einen X-Chromosoms bei weiblichen Individuen. Das eine der beiden X-Chromosome kondensiert in einem frühen Stadium der Embryonalentwicklung und ist damit genetisch inaktiv. In den Keimzellen dekondensiert jedoch auch das heterochromatische X-Chromosom; es wird zu Beginn der Meiose reaktiviert (s. S. 10).

Die Aktivierung des Chromatins durch Dekondensierung zu Euchromatin ist im Rahmen der Genregulation zu sehen, da nur das Euchromatin genetisch aktiv ist. Auch bei diesem Funktionswandel dürfte der nukleosomalen Organisation eine Schlüsselrolle zukommen.

Darstellung der Chromosomen

Nach Übereinkunft (Denver-Klassifikation 1959) werden bei der Chromosomenanalyse die Autosomen in Paaren der Größe nach geordnet, fortlaufend von Nr. 1–22 numeriert und entsprechend ihrer Zentromerposition und augenfälligen Strukturmerkmalen in die Gruppen A–G unterteilt. Das X-Chromosom wird dabei der C-Gruppe, das Y-Chromosom der Gruppe G zugeordnet. Daraus ergibt sich folgendes Schema für die Aufstellung des menschlichen Karyotyps:

A (Nr. 1–3), B (Nr. 4–5), C (Nr. 6-X-12), D (Nr. 13–15), E (Nr. 16–18), F (Nr. 19–20), G (Nr. 21–22-Y).

Die Darstellung erfolgte zunächst ausschließlich mit DNA-Farbstoffen, z. B. saurem Orzein. Als Nachteil dieser homologen Anfärbung erwies sich jedoch die unzulängliche Unterscheidbarkeit einzelner Chromosomenpaare allein nach ihrer Morphologie und Größe. Ein erster Fortschritt zeichnete sich ab, als man autoradiographische Techniken – wie Zusatz von ^{3}H-Thymidin zur Zellkultur – anwandte, um unter Ausnutzung der asynchronen Replikation der Chromosomen und ihrer einzelnen Abschnitte im Verlauf der S-Phase des Mitosezyklus und das daraus resultierende Replikationsmuster darzustellen und auf diese Weise die Zuordnung zu verfeinern.

Der *Durchbruch zur Erkennung und Identifizierung aller homologen Chromosomenpaare* des menschlichen Chromosomenkomplementes aufgrund dieser Strukturmerkmale und zur Aufdeckung auch kleinster Gewinne und Verluste einzelner Chromosomen erfolgte, nachdem es 1970 gelungen war, mit Hilfe von *Fluoreszenzfarbstoffen* wie Quinacrine-mustard, ein spezifisches Fluoreszenzmuster für jedes Chromosomenpaar nachzuweisen und darzustellen *(Q-Banden)*. Seitdem sind zahlreiche spezielle Färbetechniken beschrieben und eingeführt, die auf den einzelnen Chromosomen spezifische und konstante Bandenmuster hervorrufen. Diese Bänderungstechniken reflektieren Unterschiede in der Zusammensetzung der DNA und der Histone (s. S. 3). Benannt werden sie nach dem Typ der Bänder, der Vorbehandlung und der verwendeten Farbstoffe. *G-Bänder* werden nach Vorbehandlung mit Trypsin und anschließender Giemsa-Färbung erhalten, Q-Bänder durch Fluoreszenzfarbstoffe (s. oben). Andere Färbungen stellen nur bestimmte Regionen dar, etwa die *C-Bänderung* der Zentromerregionen oder die Silberfärbung zur Darstellung der *n*ukleolus-*o*rganisierenden *R*egionen *(NOR-Färbung)*. Je nach Färbetechnik und Anfärbung bestimmter Regionen erhält man dann die sog. G-, C-, R- und NOR-Banden.

Durch isolierte und kombinierte Anwendung dieser Techniken wurde es möglich, sogar feinste partielle Deletionen und Duplikationen zu identifizieren, deren Chromosomenmaterial weniger als 5% des Genoms enthält. Pro haploidem Chromosomensatz von Metaphasechromosomen sind annähernd 300 Bänder darstellbar. Bei Verwendung von *Prometaphasechromosomen* läßt sich durch weitere Auflösung die Zahl auf 800–1000 Bänder pro haploiden Satz steigern.

Diese Fortschritte machen eine erweiterte internationale einheitliche Nomenklatur notwendig, die auf der Paris Conference 1971 erarbeitet wurde und die bisher gültigen Symbole durch neue ergänzte. Die kurzen Arme der Chromosomen werden mit „p", die langen mit „q" bezeichnet und nach bestimmten morphologischen Kennzeichen und charakteristischen Banden – Landmarks – in Regionen unterteilt (Abb. 1). Damit ist eine genaue Kennzeichnung auch kleinster Strukturaberrationen auf internationaler Ebene gegeben.

Es gibt strukturelle Varianten, die keinen Krankheitswert besitzen, jedoch als „*chromosomale Polymorphismen*" von einer Generation zur anderen weitergegeben werden. Möglicherweise bestehen sie ausschließlich aus genetisch inaktiver DNA. Sie finden sich an bestimmten Chromosomenabschnitten. Dies gilt für die Zentromerregionen aller Chromosomen, die Kurzarmregionen der akrozentrischen Chromosomen und für die Chromosomen Nr. 1, 9, 16 sowie den langen Arm des Y-Chromosoms. Meist ist nur eines der homologen Chromosomen betroffen (heterozygot), nur selten weisen beide die Strukturvariante auf (homozygot). Sie lassen sich als „Marker" durch Familien und Generationen hindurch verfolgen und können daher z. B. bei numerischen Chromosomenaberrationen Aufschluß über die paterne oder materne Herkunft des überzähligen Chromosoms liefern.

Die *Chromosomendiagnostik* ist durch die Entwicklung geeigneter Methoden zur Züchtung somatischer Zellen und Gewebe und deren spezielle Aufarbeitung möglich geworden. Als Routineverfahren hat sich wegen der einfachen Materialgewinnung die Chromosomenpräparation aus den *Lymphozyten des peripheren Blutes* bewährt. Diese transformieren in vitro in einem geeigneten Nährmedium durch Zusatz des antigenwirksamen Extraktes aus Phaseolus vulgaris (Phytohämagglutinin) innerhalb von ca. 48 h zu Lymphoblasten und entfalten eine rege Teilungsaktivität.

Die Mitosen werden in der *Metaphase* mit Hilfe des Kernspindelgiftes Kolchizin blockiert und damit zugleich angereichert. Durch anschließende Quellung der Zellen im hypotonen Milieu gelingt es, die in der Metaphase noch dicht gedrängt liegenden Chromosomen räumlich voneinander zu trennen und über weitere präparative Schritte und

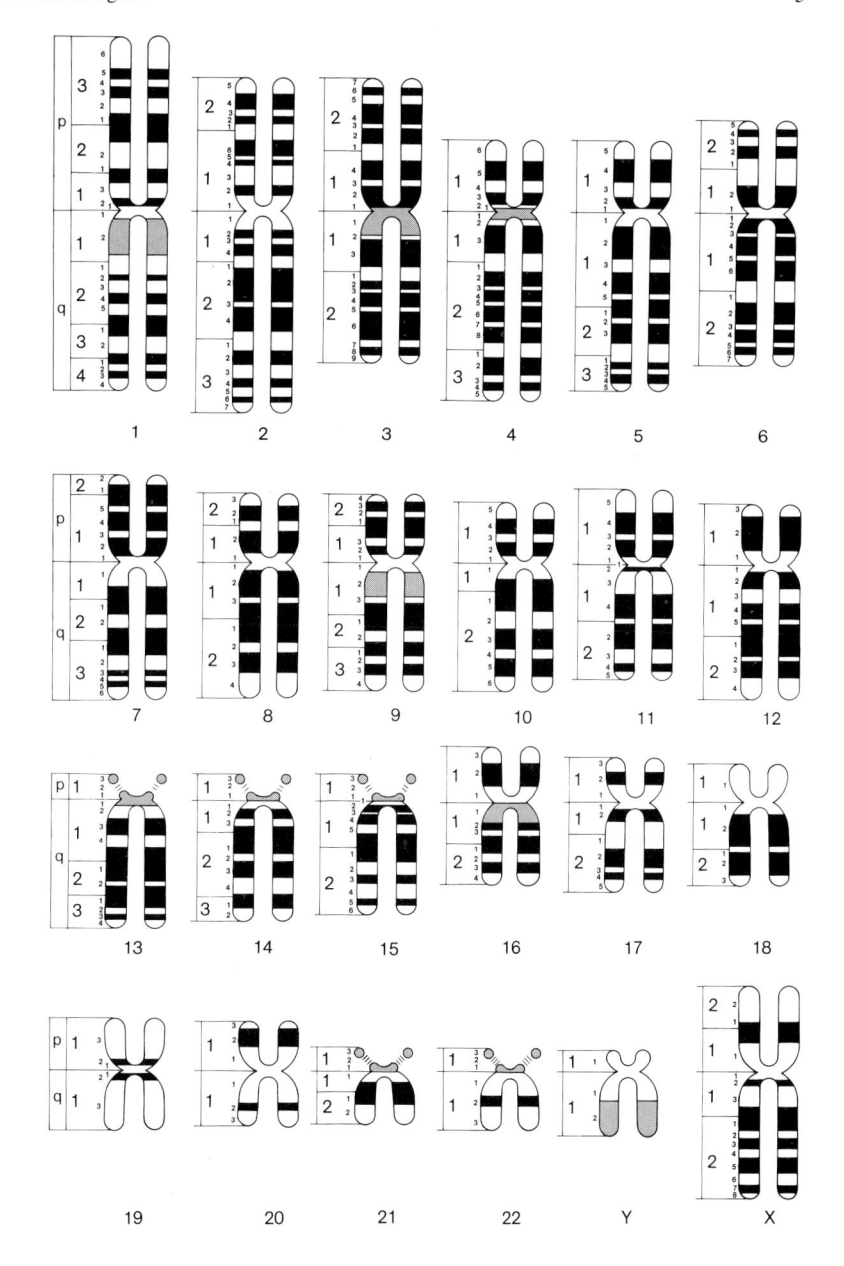

1 Entwicklung und Differenzierung der Genitalorgane

Abb. 1. Schematische Darstellung der Chromosomen (Paris Conference 1971). Mit Hilfe der Bandentechniken ist eine differenzierte Diagnostik möglich geworden

nach Herstellung und Anfärbung von Objektträgerpräparaten in Größe, Zahl und Form und Bandenmuster einzeln sichtbar zu machen (Abb. 1). Die Analyse des Karyotypus erfolgt anhand der mikrophotographischen Wiedergabe.

Bei besonderen Fragestellungen kann es sich als notwendig erweisen, zur Feinanalyse mit Hilfe besonderer Techniken **Prometaphasechromosomen** darzustellen, die, da schlank und lang gestreckt, eine optimale und verfeinerte Bänderung erlauben.

Das Geschlechtschromatin

X-Chromatinkörperchen – Barr-Körper

Das eine der beiden X-Chromosomen kann in den *Interphasekernen der Körperzellen* weiblicher Individuen nachgewiesen werden. In einem gewissen Prozentsatz der Zellkerne finden sich Chromatinverdichtungen, die der Kernmembran anliegen und dreieckig oder plankonvex gestaltet sind (Abb. 2). Diese Strukturen entsprechen dem kondensierten, *inaktiven X-Chromosom* (s. S. 10) und werden daher

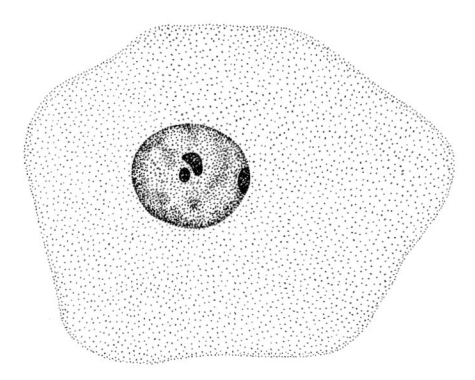

Abb. 2. Geschlechtschromatinpositive Zelle; man sieht den Barr-Körper der Kernmembran anliegend bei 3^h (Vaginalabstrich)

auch als *Geschlechtschromatin* bzw. nach ihrem Entdecker als *Barr-Körper* bezeichnet (Barr 1949). Für die Beziehungen zwischen der Zahl der X-Chromosomen des Karyotypus und der Anzahl der Barr-Körper in den Interphasekernen gilt auf der Basis der Gendosiskompensation (s. S. 10) die *(X-1)-Formel*. Sie besagt, daß jeweils im Ruhekern 1 Chromatinkörper weniger vorhanden ist, als X-Chromosomen im Chromosomensatz enthalten sind. In den Zellkernen des normalen weiblichen Organismus mit 2 X-Chromosomen (46,XX) ist gemäß dieser Formel 1 Chromatinkörper nachzuweisen, dagegen fehlt er bei normalen männlichen Individuen mit dem Karyotypus 46,XY.

Der Nachweis der Barr-Körper erfolgt i. allg. aus Zellabstrichen der Mundschleimhaut und/oder aus dem Vaginalepithel sowie den Haarwurzeln des Kopfhaares oder wird in Verbindung mit der Chromosomenanalyse an Interphasezellen der Gewebekultur durchgeführt. Die Bildung des Sexchromatins durch eines der beiden X-Chromosomen ist kein konstantes Phänomen. Daher sind die Barr-Körper auch bei normalen weiblichen Individuen nicht in allen Zellkernen, sondern von Gewebe zu Gewebe unterschiedlich nur in ca. 25–40% der Zellen der Mundschleimhaut und ca. 90% der Haarwurzelzellen sichtbar. Deshalb müssen mindestens 200 Interphasekerne durchgemustert werden.

Diese Verfahren stellen einfache und zugleich zuverlässige Vormusterungsmethoden dar. Nach der (X-1)-Formel lassen sich gonosomale numerische Anomalien (s. S. 110) aufdecken und bei wechselnden Abweichungen von der normalen Frequenz der Barr-Körper erste Anhaltspunkte für Mosaikkonstellationen (s. S. 111) ableiten. Aus der Form und Größe der Barr-Körper können Hinweise auf strukturelle Aberrationen des X-Chromosoms gewonnen werden (s. S. 111).

Y-Chromatin

Das Y-Chromosom läßt sich in der Interphase – z. B. ebenfalls in den Zellen von Mundschleimhautabstrichen – nach Fluorochromierung beispielsweise mit Akridinfarbstoffen fluoreszenzmikroskopisch nachweisen. Damit liegt auch eine Suchmethode zur Aufdeckung numerischer und struktureller Anomalien des Y-Chromosoms vor.

Molekulargenetische Aspekte

Die Chromosomen sind die Träger der Erbanlagen, der *Gene,* die die funktionellen Einheiten des Erbgutes – *des Genoms* – darstellen. In ihnen ist die Anleitung für die intrazelluläre Synthese der biologischen Makromoleküle verankert, die ihrerseits die Lebensprozesse steuern.

Biochemisch besteht das Erbgut aus *Desoxyribonukleinsäure (DNA),* einem dünnen Fadenmolekül aus 2 Einzelfäden, die als sog. *Doppelhelix* miteinander „verdrillt" sind (Abb. 3 b).

Die Information, d. h. der Inhalt der genetischen Botschaft, wird durch die Reihenfolge der 4 Basen *A*denin (A), *G*uanin (G) sowie *T*hymin (T) und *C*ytosin (C) bestimmt (genetischer Code), die in jedem Einzelstrang der DNA durch ein Zuckerphosphatrückgrat in linearer Anordnung zusammengehalten werden (Abb. 3 a). Jedes Molekül ist also ein Doppelstrang von Nukleotidketten. In der Doppelstrangform bilden als unmittelbare Nachbarn je eine Purin- und eine Pyrimidinbase ein *Basenpaar,* wobei nur Paarungen A/T und C/G möglich sind. Diese strikte Gesetzmäßigkeit bedingt, daß sich die beiden Stränge der Doppelhelix *komplementär* verhalten, d. h. die Reihenfolge der Basenbausteine des einen Stranges bedingt die Reihenfolge der Basen des anderen Stranges. Die „Sprache" der DNA benutzt also 4 Buchstaben. Die Kodewörter oder *Kodons* bestehen jeweils aus 3 benachbarten Basenpaaren – *Tripletts* – als kleinste spezifische Untereinheiten des DNA-Moleküls, die den Einbau einer der 20 Aminosäuren in die entstehende Polypeptidkette entsprechend dem genetischen Kode festlegen (s. unten). *Das Gen als funktionelle Einheit wird durch eine DNA bestimmter Basensequenz repräsentiert.*

Die *Genexpression* bedeutet die Umsetzung der kodierten Information in *Genprodukte* (Strukturproteine, Enzyme).

Jede Zelle des Körpers mit dem kompletten Chromosomensatz ist auch mit dem kompletten Gehalt an genetischer Information ausgestattet. Bei der Informationsübertragung ist zwischen der

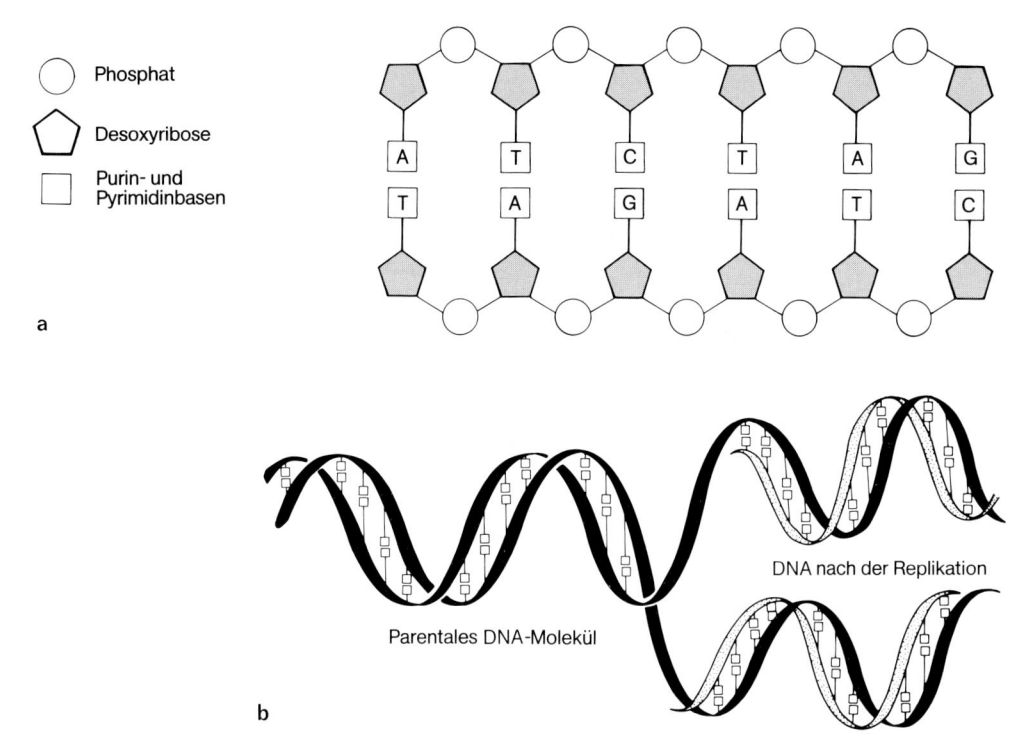

1 Entwicklung und Differenzierung der Genitalorgane

Abb. 3a, b. Strukturmodell der DNA. **a** Schematische Darstellung des DNA-Moleküls. Zwei Polynukleotide sind durch die in den Seitenketten enthaltenen Basen so verknüpft, daß sich Adenin *(A)* und Thymin *(T)* sowie Guanin *(G)* und Cytosin *(C)* gegenüberstehen. **b** Darstellung der Reduplikation des DNA-Moleküls. *Links:* Das elterliche Molekül mit den komplementären Helices, die über Basenseitenketten verbunden sind. *Rechts:* Reduplikation der DNA: Nach Öffnung der Wasserstoffbindungen werden 2 neue DNA-Stränge synthetisiert. Die neuen Stränge besitzen eine komplementäre Basenanordnung zu der parentalen DNA. (Nach Langman 1969)

Übermittlung der für Funktion und Leistung der Zelle notwendigen Anleitungen **innerhalb** der Zelle und der Weitergabe des gesamten genetischen Informationsgehaltes an die **nächste Zellgeneration** zu unterscheiden.

Die Übertragung der Information innerhalb der Zelle vollzieht sich in 2 wichtigen Etappen. Sie beginnt mit der **Transkription,** d. h. mit der Synthese der m-RNA (messenger- oder Boten-RNA) als unmittelbare getreue Kopie der in der DNA geschriebenen Information. Die Verwendung von Arbeitskopien gewährleistet, daß die **Information auf der Ebene der DNA im Genom erhalten bleibt,** daß **eine beliebige Zahl von Kopien bereitgestellt** werden und daß **bei erneutem Bedarf Nachlieferung** erfolgen kann.

Die eigentliche Umsetzung der „Sprache" der DNA in **Genprodukte** erfolgt mit der **Translation** in den **Ribosomen.** Die m-RNA als Arbeitskopie wird zur Synthese der **Polypeptidketten** verwendet, deren Aminosäuresequenz durch die Nukleotidsequenz der m-RNA bestimmt wird. Nach der Gesetzmäßigkeit des genetischen Kodes wird der Einbau einer benötigten Aminosäure im Genprodukt jeweils durch 3 Basenpaare der DNA vorgegeben, d. h. die Tripletts bestimmen, welche Aminosäure als nächster Baustein in das wachsende Genprodukt eingebaut werden muß. Die **Kontrolle der Genexpression** erfolgt auf dem Niveau der Transkription. Sie wird gewährleistet durch **Regulationssignale.** *Zu einem Gen gehören* also einerseits die **Kodierungssequenz** für das Genprodukt, zum anderen als integrierender Bestandteil die **flankierenden Sequenzen mit den Signalen für Start und Ende (Promotor und Terminator).**

Die vollständige **Weitergabe** aller genetischen Informationen an die **nächste Zellgeneration** erfolgt durch Zellteilung nach vorausgegangener **Replikation der DNA.** Diese läuft **semikonservativ** ab, d. h. die Tochtermoleküle bestehen aus einem elterlichen und einem neu synthetisierten DNA-Strang. Dabei wird entlang dem DNA-Molekül der elterliche Doppelstrang sukzessive in den einsträngigen Zustand gespalten, und in der sog. **Replikationsgabel** wird an jedem der Einzelstränge die komplementäre DNA – enzymatisch durch DNA-Polymerasen gesteuert – neu eingefügt. Nachdem die Replikationsgabel an dem ganzen DNA-Molekül entlanggelaufen ist, liegen 2 Tochter-DNA-Moleküle vor, die in ihrem Informationsgehalt identisch mit dem elterlichen DNA-Molekül sind (Abb. 3 b).

Dieser Prozeß läuft mit erstaunlicher Geschwindigkeit (ca. 1000 Basenpaare/s) und ebenso *erstaunlicher Sicherheit in der getreuen Wiedergabe* ab. Etwaige Einbaufehler werden umgehend durch *Reparaturprozesse* behoben, *so daß schließlich ganz wenige Fehler verbleiben, die als Mutation anzusehen sind.*

Auch auf der Ebene der Translation sind *Korrekturlesemechanismen* wirksam, *so daß die Wiedergabetreue von Replikation und Translation gewährleistet ist.*

Außerdem existieren *postreplikative Reparatureinrichtungen,* die als Kontrollmechanismen zum Schutze des Genoms – z. B. bei Einwirkung exogener Noxen – eingreifen.

Die *vertikale Transmission des Erbgutes von Generation zu Generation* garantiert die getreue Weitergabe des Informationsgehalts des Genoms an die Nachkommen. Gewährleistet wird sie durch die *Reduktionsteilungen* der männlichen und weiblichen Gameten und ihrer Vereinigung zur *Zygote* (s. S. 135).

Während der genetische Kode bereits 1953 entschlüsselt wurde, ist es erst in den letzten Jahren gelungen, die Struktur individueller menschlicher Gene und ihre Lokalisation auf den Chromosomen aufzuklären und den Weg von der reinen Grundlagenforschung zur praktischen diagnostischen Anwendung zu bahnen.

Erste Erfolge der *Genlokalisation* bzw. *Genkartierung* gelangen ab etwa 1960 mit Hilfe der Interspezieshybridisierung. Diese Methode der Fusion menschlicher Zellen oder Zellkerne z. B. mit Nagerzellen zu Heterokaryonten führt zum allmählichen Verlust der menschlichen Chromosomen bis auf einige wenige oder nur eines, während die tierischen erhalten bleiben. Die verbliebenen menschlichen Chromosomen werden zytogenetisch identifiziert und der Zellklon auf biochemische Marker untersucht. Die Methode ist auf den Nachweis der Genprodukte beschränkt, die in der Zellkultur auch exprimiert werden und nachweisbar sind, wenn das entsprechende Gen vorhanden ist. Verwendet man menschliche Zellen mit chromosomalen Strukturanomalien, so lassen sich Chromosomenabschnitte identifizieren, auf denen die Erbanalgen lokalisiert sind. Der entscheidende Durchbruch wurde jedoch durch die Molekulargenetik gebahnt und basiert v. a. auf 3 Methoden:

- der Einsatz von Restriktionsendonukleasen,
- das molekulare Klonieren,
- die Technik der Nukleotidsequenzanalyse.

Restriktionsendonukleasen sind Enzyme, die große DNA-Moleküle – auch die des menschlichen Genoms – in kleinere Fragmente zerlegen. Experimentell sind bereits mehrere 100 Enzyme untersucht. Ein bestimmtes Restriktionsenzym erkennt nur eine bestimmte Nukleotidsequenz und spaltet – „schneidet" – an dieser Stelle den Doppelstrang, der in einem nächsten Schritt in Einzelstränge denaturiert wird. Einzelstränge, die komplementäre Nukleotide besitzen, können unter bestimmten Bedingungen dazu gebracht werden, zu „hybridisieren", d. .h. mit einem fremden, aber komplementären DNA-Fragment zu binden.

Dazu werden Spender-DNA-Fragmente mit einem *Vektor,* z. B. mit einem Plasmid, rekombiniert: Einige Bakterienarten enthalten Ringe von doppelsträngiger DNA, sog. *Plasmide,* die durch Restriktionsenzyme aufgebrochen werden können. Wird nun die Vektor-DNA durch das gleiche Enzym gespalten wie ein bestimmter, interessierender Abschnitt der menschlichen DNA, so verhalten sich die Nukleotidenden der Einzelstränge von Plasmid- und humaner DNA komplementär, und die menschliche DNA wird mit Hilfe entsprechender Ligasen in die Lücke des Plasmids eingebaut *(rekombinante DNA-Technik).* In das Bakterium zurückgeführt, replizieren die Plasmide. Bakterienzellen, die ein neu rekombiniertes Plasmid aufgenommen haben, können dann klonal vermehrt werden und stehen als *DNA-Sonden bzw. DNA-Proben* für gendiagnostische Zwecke zur Verfügung.

Das *molekulare Klonieren* kann auch zur Herstellung der entsprechenden *Genprodukte* angewendet werden. Die Klonierung menschlicher Gene zur kommerziellen Gewinnung ihrer Genprodukte für therapeutische Zwecke ist in vollem Gange, z. B. von Insulin, Wachstumshormon, Interferon, Immunglobulinen, Prolaktin.

Die rekombinanten DNA-Techniken und das molekulare Klonieren führten v. a. zur detaillierten *Analyse der Struktur* und der *genauen Lokalisation* von Genen auf dem klonierten Fragment *(Nukleotidsequenzanalyse,* Restriktionskartierung).

Unser Wissen über die Genkarte des Menschen hat durch Anwendung dieser Methoden eine große Erweiterung erfahren. DNA-Hybridisierungsproben können gezielt auf bestimmte Gene oder auf mit ihnen eng gekoppelte „Markergene" gerichtet werden (s. unten).

Diese Feinstrukturanalyse des menschlichen Genoms hat neue Möglichkeiten für die *Diagnostik von Erbkrankheiten* erschlossen. War bisher die Diagnose einer genetischen Erkrankung auf die phänotypische Manifestation des zugrundeliegenden genetischen Defektes angewiesen, so kann jetzt der in der Nukleotidfolge der DNA festgelegte veränderte Genotyp selbst untersucht werden, sowohl bei

Erkrankten als auch bei Anlageträgern. Dies kommt v. a. der *pränatalen Diagnostik* zugute. Um z. B. einen Globindefekt beim Embryo bzw. Feten zu diagnostizieren, war man bisher auf die Gewinnung fetalen Blutes angewiesen, weil nur in den Blutzellen die Gene für Globine exprimiert werden. Heute genügen Zellen des Fruchtwassers oder durch Biopsie gewonnene Chorionzellen zur Diagnose auf DNA-Ebene, unabhängig von Zeitpunkt und Ort der Genexpression.

Weitere Erkenntnisse erweisen sich schon jetzt als von unschätzbarem Wert: das Phänomen der *Genkopplung* und der *Restriktionsfragmentlängenpolymorphismen (RFLP).*

Um eine Erbkrankheit auf DNA-Ebene zu diagnostizieren, ist es aufgrund dieser Fortschritte nicht unbedingt erforderlich, den molekularen Defekt selbst nachzuweisen.

Aus zahlreichen Kopplungsstudien zur Lokalisation der Gene auf den Chromosomen weiß man, welche Gene relativ nahe beieinander liegen. Wenn man durch Familienuntersuchungen die enge Nachbarschaft von einem „Markergen" und dem gesuchten kranken Gen unter Beweis gestellt hat, läßt sich das Verfahren auch im Rahmen der pränatalen Diagnostik anwenden. Mit hoher Wahrscheinlichkeit kann man dann aus dem Nachweis des gekoppelten „Markergens" schließen, daß das Kind auch das zur Erkrankung führende Gen besitzt.

Ferner hat sich gezeigt, daß es im menschlichen Genom zahlreiche „neutrale" *DNA-Nukleotidsequenzvarianten* gibt, die selbst ohne phänotypischen Effekt sind, also nicht transkribiert werden, sondern Polymorphismen darstellen. Der *genetische Polymorphismus* kommt in der unterschiedlichen Fragmentlänge nach Einwirkung der verschiedenen Restriktionsendonukleasen zum Ausdruck. *Diese Varianten werden vererbt* und, wenn sie in unmittelbarer Nachbarschaft zu dem defekten Gen liegen, mit hoher Wahrscheinlichkeit gemeinsam mit diesem „gekoppelt" - also nicht in der Meiose durch Crossing over getrennt - an die Nachkommen weitergegeben. Die diagnostische Genauigkeit ist um so größer, je enger die Nukleotidsequenzvarianten und die für die fragliche genetische Erkrankung verantwortlichen Gene benachbart liegen. Der Nachweis von Restriktionsfragmentlängenpolymorphismus (RFLP) kann für die Berechnung des genetischen Risikos belasteter Familien und zur pränatalen Diagnostik eingesetzt werden.

Man kann davon ausgehen, daß wahrscheinlich in wenigen Jahren das menschliche Genom auf DNA-Ebene recht genau kartiert sein wird und weit mehr DNA-Proben zur Verfügung stehen, so daß Überträger und Träger monogener Erbleiden - v. a. auch pränatal - sicher diagnostiziert werden können.

Bei annähernd 300 Genen ist die Lokalisation auf den Chromosomen bereits bekannt, ca. 120 weitere Gene wurden provisorisch plaziert. Etwa 110 genetische Krankheiten sind auf diesen Genloci vertreten.

Der Einsatz der DNA-Sonden, Genkopplungsanalysen und RFLP ist besonders für die pränatale Diagnostik von Bedeutung. Erfahrungen liegen bisher auf dem Gebiet der Hämoglobinopathien, Thalassämien und der Sichelzellanämie vor. Die Genauigkeit der DNA-Diagnostik scheint gut und zuverlässig, hängt jedoch von der Güte der Sonde und der Erfahrung in der Methodik ab. Wenn gekoppelte RFLP benutzt werden, ist der Grad der Zuverlässigkeit der Diagnose von ihrer Nähe zum Genlocus der in Frage stehenden Erkrankung entscheidend.

Trotz aller dieser Fortschritte und neuen Erkenntnisse ist aber noch nicht geklärt, welche Mechanismen im Zuge der Entwicklung ablaufen müssen, damit sich Zellen mit bestimmter Morphologie, Funktion und Leistung differenzieren.

Nach dem gegenwärtigen Stand des Wissens wird dies dadurch erreicht, daß in jedem sich differenzierenden und in jedem differenzierten Gewebe nur die speziell benötigten Abschnitte des genetischen Kodes aktiv sind, während andere Genkomplexe außer Funktion bleiben oder inaktiviert werden. Vermutlich sind also nur einige Gene bzw. Genkomplexe das ganze Leben hindurch aktiv, während andere, je nach den Anforderungen der Entwicklung und Differenzierung, an- und abgeschaltet werden.

Es spricht vieles dafür, daß die Histone eine entscheidende Rolle bei der Regulierung von Transkription, Replikation und möglicherweise auch zum Schutz des genetischen Materials spielen.

Ein gesichertes Beispiel für eine bestimmte Periodizität der Genaktivität im Laufe der menschlichen Entwicklung ist die Bildung von 5 verschiedenen Hämoglobinen im prä- und postnatalen Dasein, die auf die zeitlich unterschiedliche Genaktivität von 5 verschiedenen Genloci zurückzuführen ist. Wenn man davon ausgeht, daß der Genbestand auf ca. 50 000 Gene/Zelle zu veranschlagen ist und daß jede Zelle den kompletten Satz von Genen bzw. genetischen Informationen enthält, so ist damit ein Reservoir gegeben, aus dem *während der Entwicklung und durch das ganze Leben hindurch zur rechten Zeit und am rechten Ort die benötigten Gene aktiviert und im Bedarfsfall inaktiviert werden können.*

Die steuernden Kontroll- und Informationsmechanismen der Genaktivierung und -inaktivierung sind trotz der z. T. bestätigten Theorie über die Regulierung der Genaktivität von Jacob u. Monod (1961) noch weitgehend unbekannt, werden aber sicher ebenfalls genetisch kontrolliert.

Die normale Geschlechtsentwicklung

Für die Festlegung des Geschlechtes und die Entwicklung der Geschlechtsorgane sind folgende Schritte bestimmend:

- die chromosomale Geschlechtsdeterminierung,
- die Entwicklung und Differenzierung der Gonaden,
- die Entwicklung und Differenzierung von Tuben, Uterus und Vagina,
- die Entwicklung und Differenzierung der äußeren Geschlechtsorgane.

Die chromosomale Geschlechtsdeterminierung

Das Geschlecht des Individuums wird durch die geschlechtsdeterminierenden Gene auf dem X- und Y-Chromosom festgelegt. Die Kombination der Geschlechtschromosomen zu einem männlichen (XY) oder weiblichen (XX) Gonosomenkomplement erfolgt bei der Vereinigung der haploiden väterlichen und mütterlichen Gameten (s. S. 135). Entscheidend für die Geschlechtsbestimmung ist, daß nach Durchlaufen der Meiose die Spermatozyten in ihrem haploiden Chromosomensatz entweder ein Y-Chromosom oder ein X-Chromosom besitzen.

Wird die Eizelle, die normalerweise in ihrem haploiden Chromosomensatz stets ein X-Chromosom enthält, von einem Spermium mit einem Y-Chromosom befruchtet, so ist damit das Geschlecht des zukünftigen Individuums als männlich festgelegt (46, XY). Erfolgt die Befruchtung durch ein Spermium mit einem X-Chromosom, so entsteht aus der Vereinigung von Ei- und Samenzelle eine Zygote mit 2 X-Chromosomen; damit ist die Fruchtanlage weiblich determiniert (Abb. 4). Das Geschlecht des Kindes wird also letzten Endes durch die väterliche Gamete bestimmt.

Die geschlechtsdeterminierende Funktion der Gonosomen wird verständlicher, wenn man sie unter dem Gesichtspunkt der Evolution betrachtet. Es spricht vieles für die Hypothese, daß die Geschlechtschromosomen ursprünglich ein homologes Paar von Autosomen waren, die sich im Zuge der Evolution divergent entwickelt haben. Man nimmt an, das das Y-Chromosom mit der Zeit die für die Determination des männlichen Geschlechtes ausschlaggebende Gene akkumuliert und die nicht geschlechtsbestimmenden Informationen größtenteils verloren hat. Auf diese Weise ist das Y-Chromosom in hohem Grade auf die männliche Geschlechtsdetermination spezialisiert. Es besitzt mit größter Wahrscheinlichkeit nur einen einzigen Regulatorgenlocus mit der Information für die Entwicklung des Hodens in der zunächst indifferenten Gonadenanlage. Wahrscheinlich stellt das H-Y-Antigen – eine antigene Gruppe auf der Zellmembran von männlichen Zellen – das von dem Regulatorgen kodierte Regulatorprotein dar. Möglicherweise induziert auf diese Weise das Y-Chromosom über das H-Y-Antigen die Differenzierung zu einem Hoden.

Dagegen ist das X-Chromosom während der Evolution weitgehend unverändert geblieben und hat neben den weiblich bestimmenden Genen den urspünglichen autosomalen Genbestand behalten. Man schätzt, daß insgesamt etwa 58 autosomale Erbfaktoren auf dem X-Chromosom verankert sind. Einige sind durch die X-chromosomalen Anomalien (s. S. 111) und den charakteristischen Vererbungsmodus der X-gebundenen Erbkrankheiten bekannt geworden (s. S. 105). Auf dem X-Chromosom ist auch das Tfm-Gen lokalisiert, das für das Androgenrezeptorgen kodiert und damit die maskulinisierende Wirkung von Androgenen auf die Zielorgane steuert.

Da männliche Individuen mit 1 X-Chromosom auskommen, muß offenbar *1* X-Chromosom für die somatischen Prägungseffekte genügen. Die quantitative Differenz im Genbestand zwischen männlichen Individuen mit 1 und weiblichen Individuen mit 2 X-Chromosomen wird durch einen Puffermechanismus ausbalanciert. Dieser besteht darin, daß in der frühen embryonalen Entwicklung eines der beiden X-Chromosomen der weiblich determinierten Fruchtanlage genetisch inaktiv wird. Offen ist, ob sich die Inaktivierung über das gesamte X-Chromosom erstreckt.

Die Inaktivierung des X-Chromosoms bedeutet demnach eine Gendosiskompensation. Die somatischen Zellen beim männlichen und weiblichen Geschlecht sind also dadurch quantitativ gleich ausgestattet, daß sie nur 1 genetisch aktives X-Chromosom enthalten. Es ist jedoch zu beachten, daß in den Zellen der Embryonalanlage wahllos sowohl das vom Vater aus auch das von der Mutter stammende X-Chromosom inaktiviert werden kann. Damit besitzt jedes weibliche Indiviuum 2 Zellpopulationen: eine mit einem aktiven X väterlicherseits, die andere mit einem aktiven X mütterlicherseits. Das weibliche Individuum stellt somit bezüglich der gonosomalen Ausstattung ein natürliches Mosaik dar. Diese Inaktivierung des einen der beiden X-Chromosomen findet zwischen dem 12. und 20. Tag nach der Konzeption bei chromosomal weiblich determinierten Fruchtanlagen statt, also zu

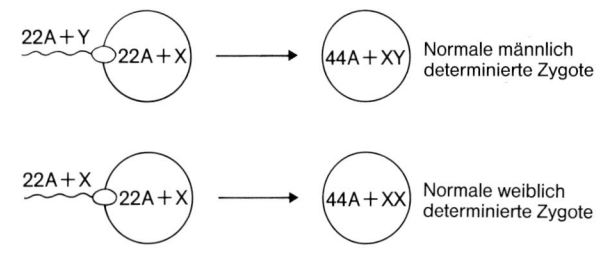

Abb. 4. Schema der Geschlechtsdeterminierung bei der Befruchtung. Enthält das Spermium ein Y-Chromosom, so entsteht bei der Befruchtung eine männlich determinierte Zygote; enthält das Spermium ein X-Chromosom, so entsteht bei der Vereinigung von Ei- und Samenzelle eine weiblich determinierte Zygote

1 Entwicklung und Differenzierung der Genitalorgane

einem Zeitpunkt, bevor die Differenzierung in Hoden oder Ovarien beginnt. Dieser Vorgang wird daran erkennbar, daß in den embryonalen Zellen mit Ausnahme der Keimzellen die Barr-Körper erscheinen (s. S. 5).

Wenn auch über die Bedeutung dieses Vorganges für die Kompensation der X-chromosomalen Gendosis weitgehend Klarheit besteht, so ist doch keineswegs bekannt, warum sich dieses aus genetischer Sicht so gravierende Ereignis zu diesem Zeitpunkt abspielt. Offenbar müssen aber bis zu diesem Entwicklungsstadium beide X-Chromosomen des weiblichen Embryos genetisch aktiv sein.

Die Entwicklung und Differenzierung der Gonaden

Obwohl das Geschlecht des zukünftigen Individuums bereits bei der Befruchtung chromosomal festgelegt ist, werden die Gonaden zunächst indifferent, d. h. für beide Geschlechter gleich angelegt. Sie erscheinen paarig beim 4–5 mm langen Embryo während der 5.–6. Woche post conceptionem (p. c.) als leichte Verdickung an der Oberfläche des Mesonephros nahe dem Zölomwinkel. Diese Zellproliferation leitet sich von dem an dieser Stelle eingestülpten Zölomepithel (=Genitalrinne) ab und wird heute als das *gemeinsame somatische Blastem* für die potentiellen Follikelzellen der Ovarien oder die Interstitiumzellen der Testes und die geschlechtsspezifischen Organstrukturen der weiblichen und männlichen Keimdrüse angesehen. *Die Geschlechtschromosomenkonstitution der Blastemzellen entscheidet über die Differenzierungsrichtung der Gonadenanlage und bestimmt damit das gonadale Geschlecht.*

Die *Urgeschlechtszellen,* die als Stammzellen der Oogonien bzw. Spermatogonien gelten und die die ununterbrochene „Keimbahn" von einer Generation zur anderen repräsentieren, sind zuerst um den 21. Tag außerhalb der Gonadenanlage, und zwar extraembryonal im Entoderm des Dottersackes nachzuweisen (Witschi 1948). Mit Hilfe ihrer Eigenbeweglichkeit wandern sie zur Gonadenanlage beiderseits und breiten sich dort entlang der Oberfläche aus (Abb. 5 a, b). Während dieser Zeitspanne vermehren sie sich stetig durch ihre rege mitotische Teilungsaktivität. Sobald sich die Keimzellen in der Gonadenregion angesiedelt haben – dieser Vorgang vollzieht sich im 7- bis 8-mm-Stadium –, setzt in der Tiefe des Blastems eine rapide Zellvermehrung ein; damit beginnt die Differenzierung zu Testes oder Ovarien.

Die Differenzierung zur **männlichen** Gonade wird daran erkennbar, daß die Keimzellen von der Peripherie aus aktiv in die medulläre Region des Blastems eindringen, während gleichzeitig dort die Organisation der Hodenstränge, der späteren Samenkanälchen, beginnt. Die Samenzellen, nun Spermatogonien, sind bald vollständig von den somatischen Zellen der Hodenstränge umgeben; damit ist sowohl die mitotische Vermehrung als auch der Eintritt in die Reifeteilungen unterbunden. Sie verharren in den kompakten Hodensträngen bis zur Pubertät, in der unter dem Einfluß der Gonadotropine die Proliferation beginnt. Die Blastemzellen außerhalb der Tubuli seminiferi transformieren zu den androgenbildenen Interstitiumzellen (Leydig-Zellen). Der von diesen Strukturen freie Bezirk in

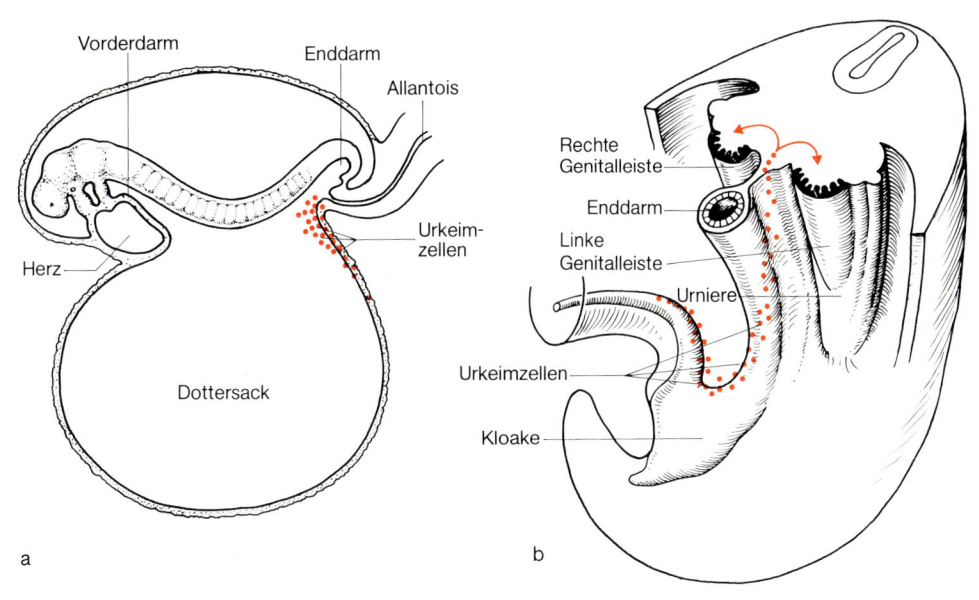

Abb. 5 a, b. Wanderung der Urgeschlechtszellen. **a** Primordiale Keimzellen in der Wand des Dottersackes, dicht an der Anheftungsstelle der Allantois. **b** Die Urgeschlechtszellen erreichen die Gonadenanlage. (Nach Langman 1969)

der Hilusregion wird allmählich zum Rete testis umgestaltet (Abb. 6). Am Ende der Embryonalperiode und zu Beginn der Fetalzeit produziert der Hoden große Mengen Testosteron, das die Ausbildung der männlichen Sexualorgane und des männlichen Phänotypus induziert.

Erfolgt die Differenzierung aufgrund der genetisch weiblichen Konstitution des Blastems zu *Ovarien,* so verbleibt die Mehrzahl der Keimzellen, die man jetzt als *Oogonien* bezeichnen kann, zunächst unmittelbar unter der Gonadenoberfläche im Bereich des Kortex. Die Oogonien dringen von dort aus aktiv in die tieferen Rindenschichten vor, sobald ihnen in umgekehrter Richtung aus der Tiefe des Blastems Zellstränge entgegenstreben, die die Vorstufen der Follikelzellen enthalten und daher als *Follikelzellstränge* bezeichnet werden. Die Follikelzellstränge nehmen die ihnen entgegenwandernden Oogonien auf und werden damit zu *eitragenden Zellsträngen.* Die Follikelzellen umschließen allmählich die Oogonien mit einer einschichtigen Zelllage und bilden auf diese Weise die *Primärfollikel* (Abb. 7). Dieser Prozeß schreitet von der Peripherie der Organanlage zur Hilusregion fort. Die zentralen Abschnitte der Follikelstränge werden von den Keimzellen nicht erreicht. Aus diesem keimzellfreien Bezirk im Mesenchym entsteht später das *Rete ovarii* (Abb. 6). Alle diese primären Formationen sind in der Peripherie von einer einschichtigen Lage des Zölomepithels umhüllt und gegen extragonadale Strukturen abgegrenzt.

Bereits innerhalb der Follikelstränge beginnen die Oogonien sich zu Oozyten zu differenzieren. Der regelrechte Ablauf dieser Differenzierungsphase setzt ein zeitlich und quantitativ koordiniertes Verhalten von Oogonien und Follikelzellen voraus. Die

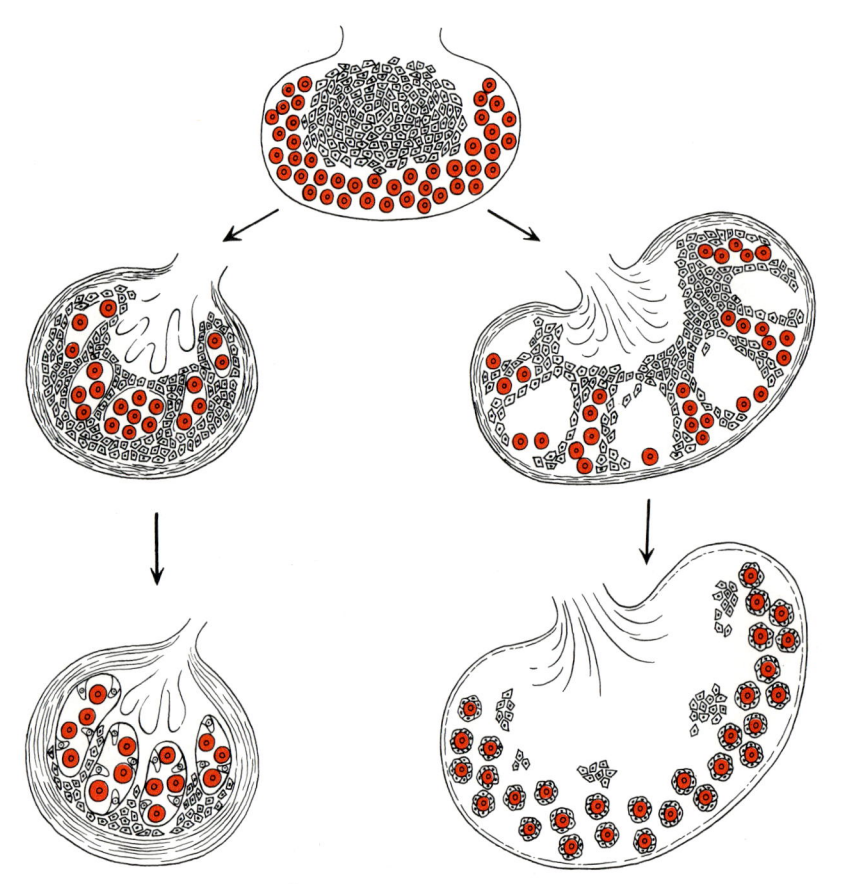

Abb. 6. Schematische Darstellung der Differenzierung der Gonadenanlage zu Testes und Ovarien. *Oben:* Die indifferente Gonadenanlage mit Urkeimzellen in der Peripherie und dem somatischen Blastem im Zentrum. *Mitte:* Beginn der Differenzierung. *Links:* Bei männlich determinierten Keimlingen wandern die Urkeimzellen aktiv in das somatische Blastem ein, während die Blastemzellen etwas gegen die Peripherie vordringen und dadurch einen zentralen Bezirk – das spätere Rete testis – in der Hilusregion freilassen. Die Peripherie bleibt ebenfalls frei und wird bindegewebig umstrukturiert (spätere Tunica albuginea). *Rechts:* Bei weiblich determinierten Embryonen dringt das Blastem in Zellsträngen zur Peripherie vor und baut die Keimzellen ein (eizelltragende Stränge). *Unten: Links:* Die Testes sind differenziert: Die Blastemzellen sind als Interstitiumzellen erkennbar. *Rechts:* Die Ovarien sind differenziert: Die Blastemzellen sind als Follikelzellen erkennbar, haben die Eizellen umschlossen und damit Primärfollikel gebildet. (Nach Ohno 1967)

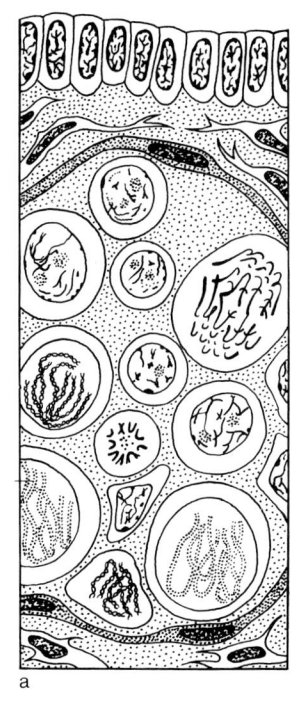

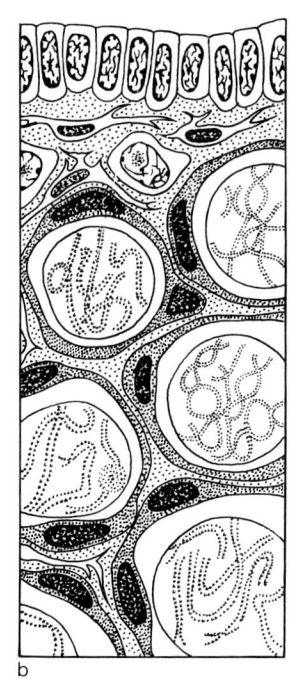

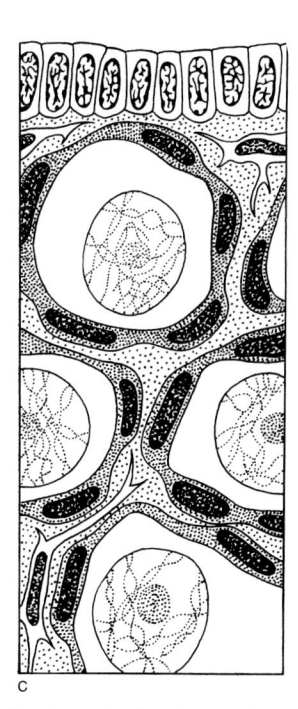

1 Entwicklung und Differenzierung der Genitalorgane

Abb. 7 a–c. Schematische Darstellung der Feinstruktur des Ovars in verschiedenen Stadien der fetalen Entwicklung. **a** Ovar im 3. Monat der fetalen Entwicklung. Innerhalb der eitragenden Stränge zeigen Follikelzellen und Oogonien eine rege Mitoseaktivität. Im tiefsten Bezirk nahe der Medulla befinden sich einige Oozyten in Stadien der 1. meiotischen Prophase (Leptotän, Zygotän). **b** Im 7. Fetalmonat sind nahezu alle Oogonien zur Oozyten transformiert und befinden sich im Stadium der 1. meiotischen Prophase: In der obersten kortikalen Zone haben sie noch keine enge Verbindung mit den Follikelzellen aufgenommen; in den tieferen kortikalen Schichten sind sie bereits von einer einschichtigen Lage von Follikelzellen umgeben. **c** Im 9. Fetalmonat ist der gesamte kortikale Bezirk mit Primärfollikeln besetzt, von denen jeder eine Oozyte im Diktyotän enthält. (Nach Ohno 1962)

Kontaktaufnahme mit den Follikelzellen veranlaßt einen entscheidenden *Funktionswechsel der Keimzellen: Die Vermehrungsphase wird abgeschlossen, und die Vorbereitungsphase für die generative Aufgabe beginnt.* Die Differenzierung der Oogonien zu Oozyten ist dadurch gekennzeichnet, daß die mitotischen Teilungen sistieren und die *Prophasestadien der meiotischen Teilung* eingeleitet und durchlaufen werden. Gleichzeitig erfolgt eine Zunahme des Zytoplasmas als Zeichen einer hohen Transkriptions- und Translationsleistung. Um die lange Spanne bis zur Geschlechtsreife zu überbrücken, wird die Reifeteilung jedoch am Ende der 1. meiotischen Prophase arretiert. Die Oozyten verharren in einer interphaseähnlichen Ruheperiode, dem *Diktyotän*. Diese Unterbrechung der Reifeteilung ist nur dann gewährleistet, wenn die Oozyten von einer einschichtigen Zellage von Follikelzellen – durchschnittlich 12 Follikelzellen/Eizelle – umgeben sind. Die Reifung der Keimzellen und ihre Überführung in das Diktyotän scheinen durch einen Faktor der Follikelzellen kontrolliert zu werden. Der *Follikelzellring schafft offenbar das spezielle Mikromilieu, das als Vorbedingung für den Eintritt und das Verharren der Keimzellen im Diktyotän und den Aufbau der Vorratsstoffe im Zytoplasma der Eizelle notwendig ist* (Abb. 7 a–c). Steht keine adäquate Zahl von Follikelzellen in unmittelbarer Nachbarschaft zur Verfügung, so kann der Prozeß entgleisen. In der obersten Schicht des Kortex ist z. B. ein Überschuß an Oogonien vorhanden. Die optimale Zahlenrelation zwischen Eizellen und Follikelzellen wird daher nicht erreicht. Infolgedessen wird die Meiose der Oozyten nach Abschluß der Prophase der I. Reifeteilung nicht arretiert, und die Eizellen gehen in der Diakinese – der Metaphase der I. Reifeteilung – zugrunde. Diese Zone mit zahlreichen Keimzelldegenerationen wird später durch Bindegewebe ersetzt, aus dem die Tunica albuginea hervorgeht. Sie bildet mit der äußeren einschichtigen Zellage des Zölomepithels die definitive Hülle des Organs. Das Zölomepithel bleibt bis in die fertile Phase hinein als kompletter Überzug erhalten. Mit fortschreitendem Alter geht es als Folge der stattgefundenen Ovulationen mehr und mehr verloren. Klinisch kommt ihm eine gewisse Bedeutung als Ausgangsort von Ovarialtumoren zu (s. S. 714).

Die Differenzierung der Gonaden in geschlechtsspezifischer Richtung beginnt etwa in der 7. Woche p. c. Das **gonadale Geschlecht** wird somit beim Menschen bereits in einem frühen Zeitpunkt der Embryonalperiode festgelegt. Es gilt als sicher, daß die Differenzierung der Gonaden durch die geschlechtsspezifischen Gene auf den Geschlechtschromosomen der Blastemzellen gesteuert wird. Die männlich determinierenden Faktoren auf dem Y-Chromosom veranlassen die Differenzierung der Blastemzellen zu Interstitiumzellen des Hodens.

Dabei stellt die Gegenwart oder das Fehlen des Y-Chromosoms den entscheidenden Faktor dar. *Ist ein Y-Chromosom vorhanden, so entwickeln sich Testes, fehlt das Y-Chromosom, so entstehen Ovarien.* Die Urkeimzellen spielen bei der Festlegung des Differenzierungsmodus keine entscheidende Rolle. Jedoch hängt die endgültige Ausbildung normaler Testes und Ovarien von der Anwesenheit einer ausreichenden Anzahl von Keimzellen ab. Die ersten Primärfollikel werden bei Embryonen im Alter von 2½ Monaten p. c. festgestellt. Ihre Bildung zieht sich bis etwa zum 8. Fetalmonat hin. Im 5. Monat wird ein Maximum von ca. 7 Mill. Eizellen erreicht, die sich bis zur Geburt auf ca. 2 Mill. reduziert. Bei Eintritt der Pubertät sind noch etwa 40000 primäre Oozyten vorhanden, von denen wahrscheinlich während der fertilen Phase 400–500 zur vollen Reife gelangen.

Die letzte Stufe der Geschlechtsdeterminierung betrifft die *Prägung des Gehirns.* Es gilt auch für den Menschen als sicher, daß unter dem Einfluß von Testosteron frühzeitig die Prägung zur tonischen Ausschüttung von LH und FSH bei männlichen Feten stattfindet (s. S. 44). In Abwesenheit von Testosteron erfolgt die Prägung in weiblicher Richtung mit zyklischer Ausschüttung von LH und FSH.

Die Entwicklung und Differenzierung der inneren Geschlechtswege

Die Differenzierung der Geschlechtswege in geschlechtsspezifischer Richtung erfolgt in *Abhängigkeit vom gonadalen Geschlecht,* beginnt also erst **nach** Einleitung der Gonadendifferenzierung. Noch später setzt die Ausbildung des äußeren Genitales in männlicher oder weiblicher Richtung ein.

Die ableitenden Genitalwege (Gonodukte) sind anfänglich bei beiden Geschlechtern in gleicher Weise angelegt. In diesem indifferenten Stadium besitzt der Embryo auf jeder Seite 2 Genitalgänge, den **Urnieren- oder Wolff-Gang** (Caspar Friedrich Wolff 1759) als potentiell **männliche** Anlage und lateral von diesem den **Müller-Gang** (Johannes Müller 1830) als primäre Struktur der **weiblichen** Geschlechtswege. Die Müller-Gänge überkreuzen im Beckeneingang die Wolff-Gänge, verlaufen von hier ab in medianer Richtung und liegen zunächst noch getrennt, jedoch dicht nebeneinander.

Im Zuge der weiteren Entwicklung verschmelzen die kaudalen Abschnitte der Müller-Gänge zu einem soliden Strang, der in den Sinus urogenitalis einmündet. Aus den paarigen, horizontal verlaufenden kranialen Abschnitten der Müller-Gänge entstehen die **Eileiter.**

Sie verlaufen beiderseits im oberen Rand des Lig. latum und öffnen sich mit einem Flimmertrichter in die Bauchhöhle. Ebenfalls aus den paarigen, in der Mittellinie fusionierten Anteilen der Müller-Gänge entwickelt sich das **Corpus uteri,** während die **Cervix uteri** aus den unteren, verschmolzenen Gangabschnitten hervorgeht. Der Uterus durchläuft damit in seiner Entwicklung das Stadium eines Uterus bicornis. Während die Müller-Gänge im Bereich der späteren Tuben bereits im Zuge des kraniokaudalen Wachstums ein Lumen erhalten, beginnt die Lumenbildung der verschmolzenen Abschnitte später, und zwar im Bereich der Cervix uteri. Zuletzt werden die vorhandenen Lumina beider Uterushörner durch Resorption ihrer Trennwand zu einem einheitlichen Rohr geformt (Abb. 8 a–c). Unterbleibt die Resorption dieses Septums ganz oder teilweise, so resultieren Mißbildungen des Uterus in Form des Uterus septus oder subseptus. Eine Arretierung der Differenzierung des Uterus auf der paarigen Entwicklungsstufe führt zu isolierten Doppelbildungen in graduell unterschiedlicher Ausprägung (s. S. 534).

Der Uterovaginalkanal ist von einer Mesenchymschicht umgeben, aus der etwa im 5. Fetalmonat das Myometrium hervorgeht. Etwa zur gleichen Zeit tritt die verdickte Mukosa in Erscheinung. Die Cervix uteri ist vom 7. Fetalmonat an deutlich durch das Os internum uteri gegenüber dem Corpus uteri abgegrenzt und doppelt so lang wie das Corpus uteri (Längenverhältnis Korpus zu Zervix = 1:2). Damit hat der Uterus seine vorläufige Gestalt als einheitlicher Hohlkörper gewonnen, besitzt jedoch zur Zeit der Geburt noch eine Eindellung im Fundus (Uterus introrsum arcuatus sive Uterus simplex). Die entgültige Form mit Auswölbung des Fundus und der Umkehr des Längenverhältnisses von Korpus zu Zervix in 2:1 zur Vorbereitung zum zukünftigen Fruchthalter wird erst zur Zeit der Pubertät erreicht.

Bei *männlichen* Embryonen differenzieren sich unter dem Einfluß des in den Zwischenzellen des Hodens gebildeten Testosterons aus den Wolff-Gängen Nebenhoden, Samenleiter und Samenblase. Die Rückbildung der Müller-Gänge ist nicht

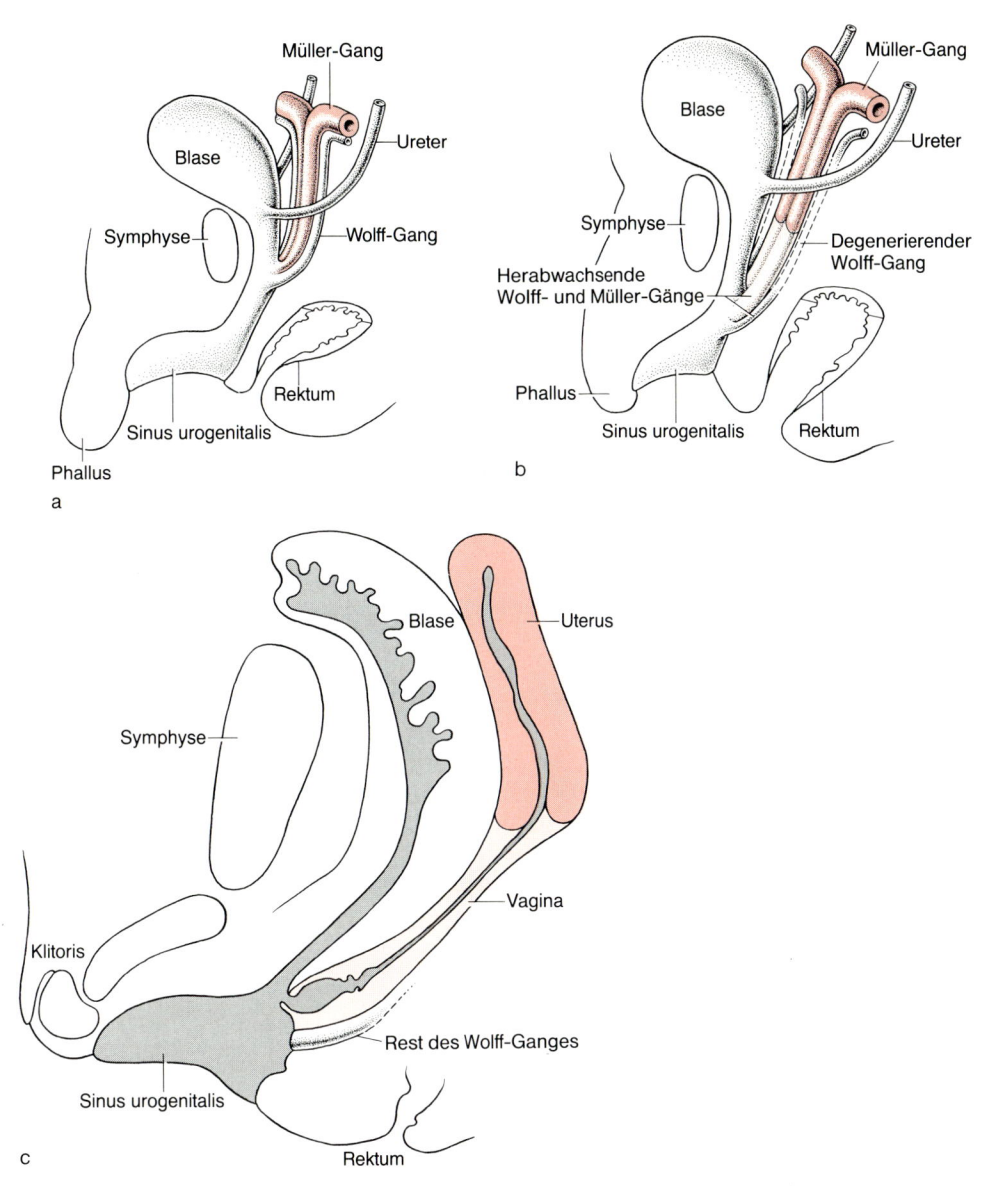

1 Entwicklung und Differenzierung der Genitalorgane

Abb. 8 a–c. Entwicklung von Uterus und Vagina. **a** Die Vaginalanlage entsteht aus den kaudalen Abschnitten der Wolff- und Müller-Gänge. **b** Die Gänge verschmelzen miteinander und wachsen als Vaginalknospe an der Dorsalwand des Sinus urogenitalis herab. Nach kranial sondern sich die Wolff-Gänge wieder von der Anlage ab und degenerieren; so tragen nur die fusionierten Müller-Gänge zur definitiven Vagina bei. **c** In einem späteren Stadium wandelt sich das Müller-Epithel von der Vaginalöffnung her in das definitive Vaginalepithelium. (Nach Original von U. Drews 1987)

vom Testosteron abhängig, sondern von einem in den Stützzellen der Hodenkanälchen gebildeten embryonalen Faktor, einem Glykoprotein, das als Anti-Müller-Hormon (AMH) bezeichnet wird und zur Rückbildung der Müller-Gänge führt. Es gehört zu den embryonalen Gewebehormonen mit lokaler Wirkung und wird nur vom fetalen Hoden sowie von männlichen Neugeborenen, nicht jedoch von erwachsenen Männern produziert. Umgekehrt kommt es bei weiblichen Embryonen zur Rückbildung der Wolff-Gänge, da die erhaltende Wirkung des Testosterons fehlt und auch kein Anti-Müller-Hormon gebildet wird. Gelegentlich persistieren Reste des Wolff-Ganges beiderseits in unmittelbarer Nachbarschaft der Tuben, des Uterus und der Vagina. Im kranialen Bereich des Lig. latum werden sie zu den rudimentären Strukturen des ***Epoophoron*** und ***Paroophoron.*** Der kaudale Abschnitt im Bereich der Vagina wird als ***Gartner-Gang*** bezeichnet. Klinisch sind diese Rudimente von Bedeutung, da sich aus ihnen Zysten und Geschwülste entwickeln können.

Die *Vagina* entwickelt sich aus den kaudalen Abschnitten der Wolff- und Müller-Gänge. Die Gänge verschmelzen miteinander und wachsen als Vaginalknospe an der Dorsalwand des Sinus urogenitalis herab. Nach kranial sondern sich die Wolff-Gänge wieder von der Anlage ab und degenerieren, so daß nur die fusionierten Müller-Gänge zur definitiven Vagina beitragen. Das Müller-Epithel wandelt sich in einem späteren Stadium von der Vaginalöffnung aus in definitives Vaginalepithel um (Abb. 8c).

Im Gegensatz zu dieser Darstellung, die auf neuen Beobachtungen beruht, wurde bisher die Verschmelzungszone zwischen Wolff- und Müller-Gängen und dem Sinus urogenitalis als Vaginalplatte bezeichnet und ein Wachstum nach kranial angenommen.

Im 5. Monat ist die Vaginalanlage durchgängig geformt. Ihre kranialen Partien umfassen den kaudalen Abschnitt der Cervix uteri flügelförmig und werden zum vorderen und hinteren Scheidengewölbe (Abb. 8c). Als Entwicklungsanomalien kommen neben der Vaginalaplasie (Fehler der Anlage) und partiellen Atresie die Vagina septa bzw. subsepta vor (s. S. 537).

Das Lumen der Vagina bleibt von dem des Sinus urogenitalis durch eine Gewebeplatte getrennt, die als der *Hymen* bezeichnet wird (Abb. 9b). Es besteht aus Epithel des Sinus und einer dünnen Mesodermschicht. Die endgültige Gestalt des Hymens (s. S. 537) hängt von der Art des definitiven Durchbruchs des Ostium vaginae ab, der i. allg. am ventralen Rand der Hymenalscheibe erfolgt.

Die Entwicklung und Differenzierung des äußeren Genitales

Die Differenzierung des äußeren Genitales setzt noch später ein als die geschlechtsspezifische Entwicklung der inneren Geschlechtswege. Die äußeren Geschlechtsorgane entwickeln sich vornehmlich aus 3 indifferenten Strukturen:

1. dem unteren Abschnitt des Sinus urogenitalis,
2. dem Genitalhöcker, der in die medial gelegenen Genitalfalten ausläuft,
3. den lateral gelegenen Genitalwülsten.

Der vom Kloakenentoderm abgespaltene Sinus urogenitalis bildet bei beiden Geschlechtern die Verbindung zwischen den inneren Geschlechtsorganen und der Körperoberfläche. Der *Genitalhöcker* erscheint als konische Prominenz bereits in der 5. Woche p. c. Er proliferiert zu einem zylindrischen *Phallus* und bildet gleichzeitig lateral beiderseits die *Genitalfalten,* die den unteren Abschnitt des Sinus urogenitalis begrenzen. Etwa zur selben Zeit erheben sich zwischen den Genitalfalten und der Wurzel der Gliedmaßen durch Mesenchymvermehrung im subkutanen Gewebe die *Geschlechtswülste* (Labioskrotalwülste). *Das indifferente* Stadium reicht etwa bis zur 10. Schwangerschaftswoche p. c. (Abb. 9a).

Von diesem Zeitpunkt an sind die Androgenrezeptoren empfindlich, und es bilden sich die spezifischen weiblichen oder männlichen Strukturen.

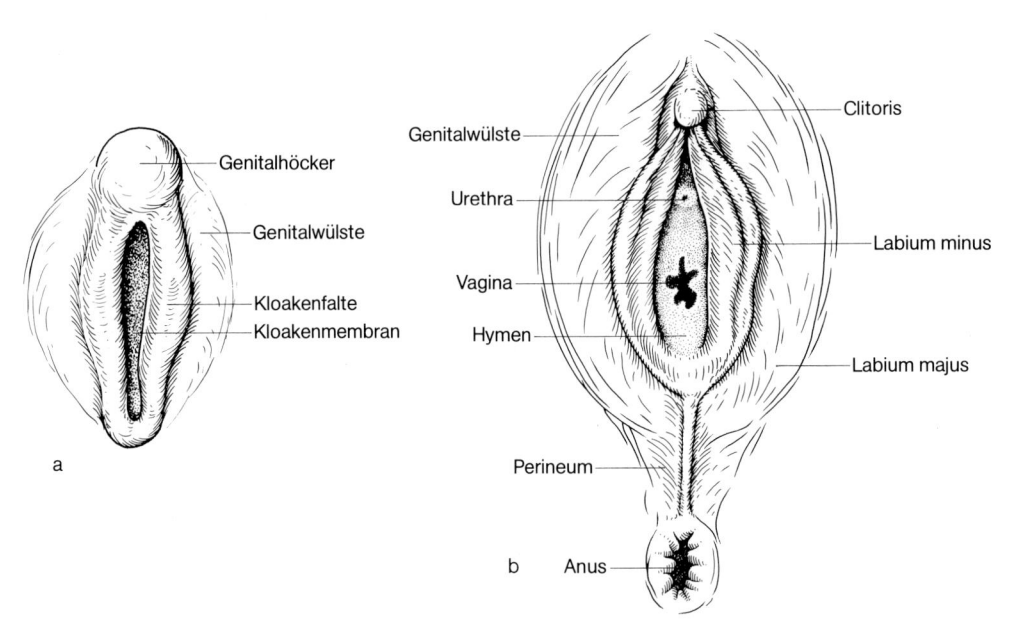

Abb. 9 a, b. Entwicklung des weiblichen äußeren Genitales. **a** Das indifferente Stadium bei einem etwa 6 Wochen alten Embryo, **b** das äußere Genitale zur Zeit der Geburt

Beim *weiblichen Geschlecht* entsteht aus dem primitiven Phallus die **Klitoris** mit Glans und Präputium. Die Geschlechtsfalten werden beiderseits zu den *Labia minora* umgestaltet. Aus den Genitalwülsten entwickeln sich die *Labia majora,* die vorn die Klitoris flankieren und sich dorsal vor dem Anus zur **hinteren Kommissur** vereinigen. Beim weiblichen Geschlecht bleibt der untere Abschnitt des embryonalen Sinus urogenitalis erhalten und wird zum *Vestibulum vaginae* (Abb. 9 b), in das die kompakte Knospe der an der dorsalen Wand des Sinus herabsteigenden Vaginalanlage einmündet. Das Vaginallumen grenzt sich gegen den Sinus durch die Hymenalmembran ab. Bei der Gestaltung des äußeren Genitale in weiblicher Richtung treten also weniger tiefgreifende Strukturveränderungen auf als beim männlichen Geschlecht, und das definitive weibliche Genitale ähnelt weitgehend dem indifferenten Zustand (Abb. 9).

Das Geschlecht der Frucht läßt sich bei Aborten durch äußere Betrachtung frühestens von der 10. Woche p. c. an bestimmen. Die weiblichen Früchte sind an der Vereinigung der Geschlechtswülste hinter der Geschlechtsspalte zu erkennen (hintere Kommissur).

Die Steuerung der Differenzierung der sekundären Geschlechtsorgane

Die Differenzierung der geschlechtsspezifischen Strukturen des inneren und äußeren Genitales und die Rückbildung der gegengeschlechtlichen Gänge beginnen erst, nachdem die Differenzierung der Gonaden erfolgt ist. Damit besteht eine relativ lange „neutrale" Phase der akzessorischen Geschlechtsorgane.

Von wesentlicher Bedeutung für das Verständnis der normalen Entwicklung und der großen Variabilität der Anomalien der Geschlechtsorgane (s. S. 526 und S. 534) sind die experimentellen Befunde über die postgenetische Entwicklung und Differenzierung bei Säugern. Die Kastrationsversuche von Jost (1947) an fetalen Kaninchen zeigten folgendes: Die bilaterale Kastration von männlichen Feten führt zur Rückbildung der Wolff-Gänge, während die Müller-Gänge persistieren und der Sinus urogenitalis sich in weiblicher Richtung differenziert. Werden weibliche Feten kastriert, so bilden sich die Wolff-Gänge zurück, die Müller-Gänge und der Sinus urogenitalis differenzieren sich trotz Abwesenheit der Ovarien zu weiblichen Strukturen. Aufgrund der Versuche mit Antiandrogenen an Ratten und anderen Säugern (Neumann 1967) kann man mit

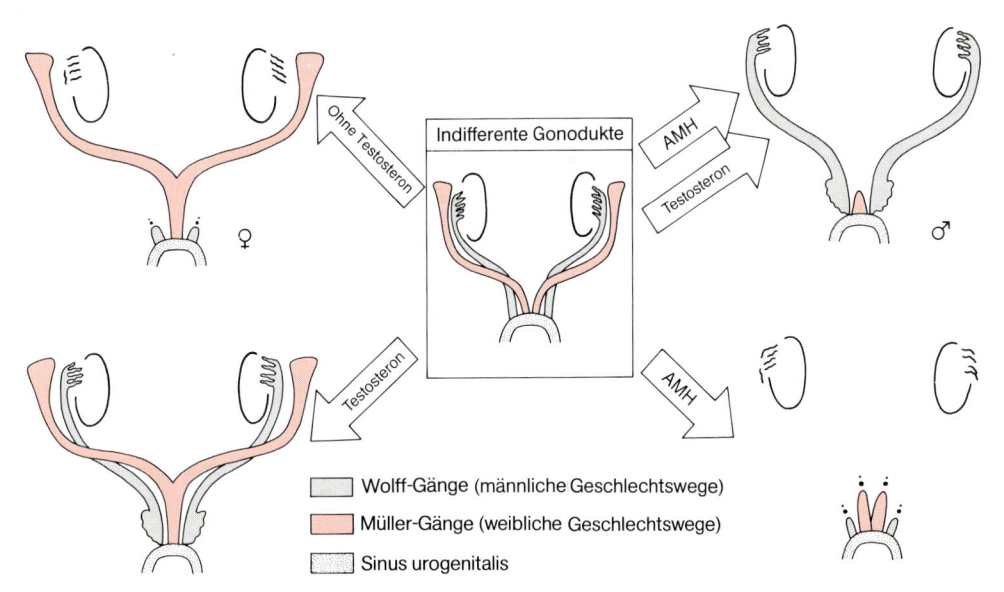

Abb. 10. Hormonale Steuerung der Differenzierung der Gangsysteme. *Mitte:* Indifferente Gonade mit den Anlagen der Wolff- und Müller-Gänge. ***Rechts oben:*** Ist eine Hodenanlage vorhanden, so produzieren die embryonalen Testes das „Anti-Müllerian-Hormone" (AMH), das die weiblichen Ausführungsgänge zur Rückbildung bringt. Die weitere Entwicklung der Wolff-Gänge zu normalen männlichen Geschlechtswegen und -organen ist allein vom Testosteron abhängig. ***Links oben:*** Fehlen Androgene und AMH, so werden die Wolff-Gänge unterdrückt und die Müller-Gänge stabilisiert; es entstehen normale *weibliche* Gangsysteme. ***Rechts unten:*** Fehlt Testosteron, nicht aber AMH, so werden die Müller-Gänge unterdrückt und die Wolff-Gänge nicht stabilisiert; beide Gangsysteme bleiben rudimentär. ***Links unten:*** Fehlt nur AMH, nicht aber Testosteron, so werden die Wolff-Gänge stabilisiert und die Müller-Gänge nicht unterdrückt; beide Gangsysteme sind vorhanden. (Mod. nach Neumann 1967)

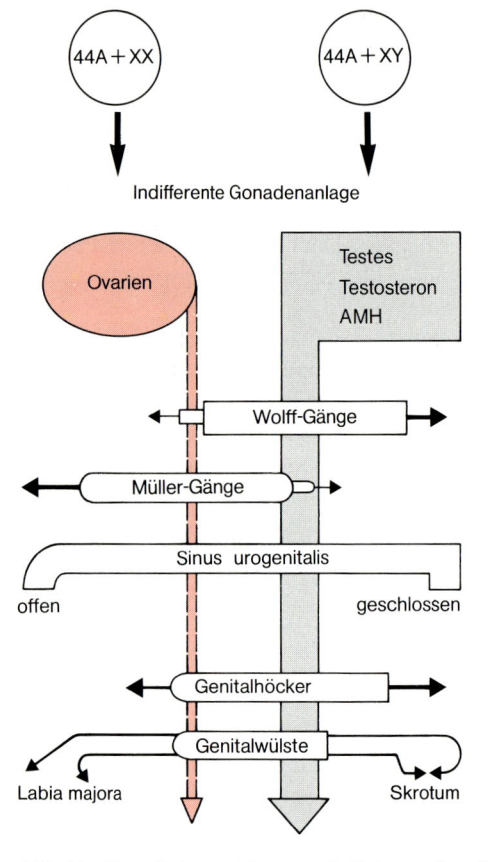

Abb. 11. Genetische und hormonale Faktoren bei der normalen Differenzierung der Gangsysteme und des äußeren Genitales. (Mod. nach Tuchman-Duplessis 1970)

ausreichender Sicherheit sagen, daß die Differenzierung der ableitenden und der äußeren Geschlechtsorgane in männlicher oder weiblicher Richtung vom hormonalen Milieu der Gonade abhängig ist. Wenn die Differenzierung der Gonadenanlage zur Bildung von Testes führt, so gelangen Testosteron und AMH der embryonalen Testes in der kritischen Phase zur Wirkung (s. S. 15). Unter AMH werden die Wolff-Gänge stabilisiert und ausdifferenziert und die Müller-Gänge unterdrückt (s. S. 15 und 17). Es entstehen die normalen männlichen Strukturen. Erfolgt die Differenzierung des Gonadenblastems zum Ovar, so stehen weder Testosteron noch AMH zur Verfügung. Daher werden die Wolff-Gänge nicht stabilisiert und die Müller-Gänge nicht unterdrückt. Die Differenzierung erfolgt damit in normaler weiblicher Richtung (Abb. 10 und 11). Auch bei der definitiven Gestaltung des äußeren Genitales kommt der An- oder Abwesenheit von Testosteron entscheidende Bedeutung zu. Fehlen die Androgene, so geht die Differenzierung in weiblicher Richtung (Abb. 11). Man kann folgern, daß mit Ausnahme der Müller-Gänge beim männlichen Embryo alle Sexualunterschiede durch die An- oder Abwesenheit von Testosteron bedingt sind. Die Androgene aus den Leydig-Zellen des embryonalen Hodens verhindern die Rückbildung der Wolff-Gänge durch trophische Wirkung und induzieren die Entwicklung von Nebenhoden und Prostata sowie des äußeren Genitales.

2 Funktionelle Anatomie und Histologie der weiblichen Genitalorgane

Funktionelle Anatomie versteht sich als Synopsis von Form und Funktion. Ihre Aufgabe ist die Vermittlung der makro- und mikrostrukturellen Grundlagen für das Verständnis der funktionellen Leistung von Organen und Geweben. Im pathologischen Bereich beleuchtet sie Zusammenhänge zwischen Dysfunktion und struktureller Schädigung. Aus klinischer Sicht stellt sie damit ein wichtiges Bindeglied zwischen Pathomorphologie und Pathophysiologie dar.

Das weibliche Becken

Der knöcherne Beckenring

Das knöcherne Becken, zu dem sich Darm-, Sitz- und Schambein unter Zwischenschaltung des Kreuzbeins verbinden, ist gekennzeichnet durch breit ausladende Darmbeinschaufeln, starke Beckenneigung mit kaum vorspringendem Promontorium infolge starker Lumballordose, flachem Schambogen mit schmaler Schamfuge.

Funktionell betrachtet stellt das weibliche Becken einen Formkompromiß mit dem Ziel der best-

2 Funktionelle Anatomie und Histologie der weiblichen Genitalorgane

möglichen Erfüllung zweier völlig verschiedener funktioneller Aufgaben dar:

Im Rahmen der *Gesamtstatik* des Körpers hat es als Folge der aufrechten Haltung beim Menschen das Gewicht der oberen Körperhälfte abzustützen und unter Wahrung großer Bewegungsfreiheit auf die unteren Extremitäten zu übertragen. Im Rahmen der *generativen* Funktion der Frau muß jedoch gleichzeitig ein ausreichender Durchlaß für das Geburtsobjekt gewahrt bleiben.

Der Beckenboden

Muskel-Bindegewebe-Apparat

Er bildet ein aktiv-elastisches Stützpolster, das sich lateral und kaudal zwischen dem knöchernen Beckenring unter Gewährleistung stark weitenvariabler Durchtrittsöffnungen ausspannt. Diese Funktionsaufgaben werden durch ein in 3 Etagen angeordnetes Bindegewebe-Muskel-System ermöglicht (Abb. 12).

Diaphragma pelvis

Diese innere Schicht wird vom M. levator ani mit seinen dachziegelartig angeordneten, ringsum vom knöchernen Becken schräg zur Mitte hin abfallenden Zügen zusammen mit dem M. coccygeus gebildet (Abb. 12 und 13). Median läßt es einen triangelförmigen Längsspalt frei, dessen Basis das Schambein bildet, während seine Spitze über eine Sehnenplatte mit dem Steißbein verhaftet ist.

Diaphragma urogenitale

Es stellt als mittlere Schicht eine derbe Platte von faserigem Bindegewebe dar, die den Winkel zwischen den Schambeinästen ausfüllt. Durch die Muskelbündel des M. transversus perinei profundus ist sie aktiv-elastisch verstärkt, wobei ein willkürlich verschließbarer Durchlaß für die Harnröhre ausgespart bleibt.

Schließmuskelschicht

Sie bildet die unterste Etage des Beckenbodens. Als willkürlich innervierte Verschließmuskeln umfassen der M. sphincter ani externus und M. bulbospongiosus den Anus bzw. den Introitus vaginae in Achtertouren.

Unwillkürlich innerviert sind die Mm. transversus perinei superficialis und ischiocavernosus, die in querem bzw. schrägem Verlauf das Diaphragma urogenitale kaudal unterpolstern.

Seine größte Belastung erfährt der muskulär-bindegewebige Beckenboden während der späten Schwangerschaft und insbesondere in der Austreibungsperiode unter der Geburt. Er wird dabei zum sog. Weichteilansatzrohr „ausgewalzt". Die späte Schwangerschaft und noch mehr die Austreibungsperiode während der Geburt stellen daher eine kritische Periode für das aktiv-statische System des Beckenbodens dar. Rupturen und Quetschungen, wie sie dabei insbesondere im vorderen Levatorbereich vorkommen, stören die Integrität dieses Gesamtsystems, können damit Ursache für fortschreitende statische Insuffizienz des Beckenbodens sein

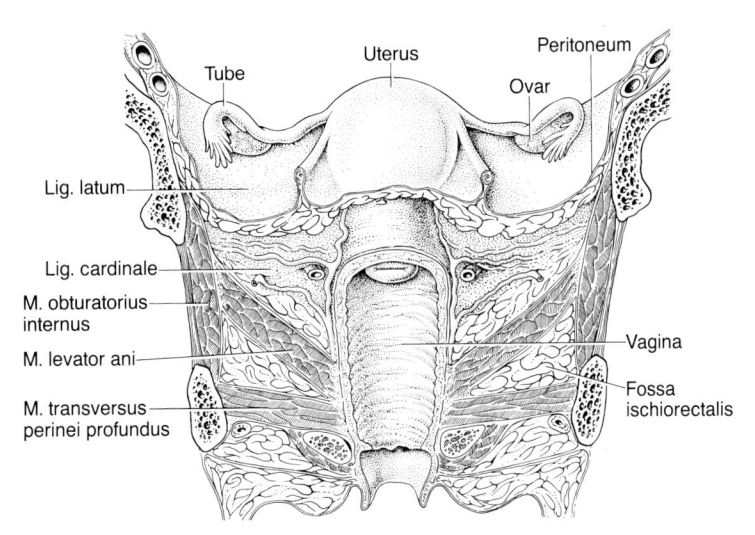

Abb. 12. Anatomie des weiblichen Beckens (Frontalschnitt). (Nach Netter 1987)

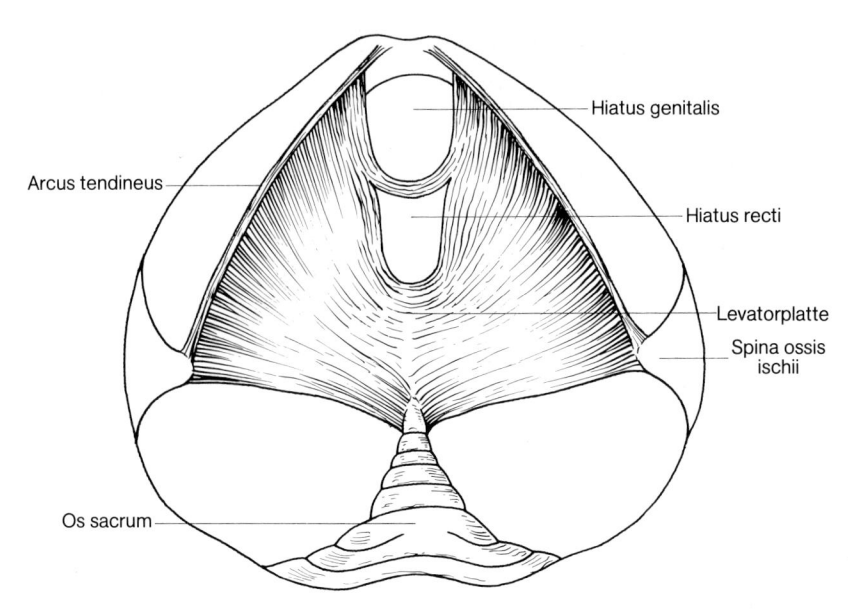

Abb. 13. Diaphragma pelvis. (Verlauf des M. levator ani)

und zur Genitalsenkung mit ihren Folgen führen (s. S. 629). Die Vermeidung von Verletzungen und Überbelastungen des Beckenbodens im Zusammenhang mit Schwangerschaft, Geburt und Wochenbett gehören daher zum Aufgabenbereich der präventiven Gynäkologie und Geburtshilfe (s. S. 629).

Das Halterungssystem der Genitalorgane

Zwischen Beckenwand und Beckenorganen spannt sich ein *parametranes Gewebesystem* von Bindegewebe- und Muskelfasern aus. Drei Züge heben sich durch kräftige, muskelfaserreiche Ausbildung aus der Gesamtheit des parametranen Gewebes heraus. Sie strahlen alle in Höhe der Cervix uteri in die Wandung der Gebärmutter ein:

- *Ligg. cardinalia* – seitlich vom knöchernen Beckenring her (Abb. 12),
- *Ligg. sacrouterina* – unter Flankierung des Enddarms von der Kreuzbeinhöhle her,
- *Ligg. pubovesicalia* – vom perivesikalen und periurethralen Gewebe her.

Einige Züge des Beckenbindegewebes heben das Bauchfell zu Duplikaturen an, die das kaudale Relief der Bauchhöhle der Frau typisch mitbestimmen. Diese Strukturen werden als Ligamenta bezeichnet, obwohl es sich um Bindegewebefalten handelt, die *keine* Haltefunktion ausüben:

Lig. teres uteri

Es strahlt beiderseits als muskelfaserreicher Zügel vom Tubenwinkel des Uterus durch den Leistenkanal an das Tuberculum pubicum und in die große Schamlippe aus.

Lig. latum uteri

Es zieht von der seitlichen Wand des Corpus uteri zur Beckenwand (Abb. 12), umschließt in seinem oberen Umschlag jederseits den Eileiter und wird von der A. uterina und dem Ureter durchzogen.

Lig. ovarii proprium

Es dient als Zügel zwischen seitlichem Funduswinkel des Uterus und den Ovarien.

Lig. suspensorium ovarii

Es strahlt vom Eierstock und dem ampullären Teil des Eileiters zur seitlichen Beckenwand aus und enthält jederseits die A. ovarica.

Der beschriebene Muskel-Band-Apparat des Beckeninnenraumes stellt ein aktives Halterungssystem dar, das v. a. dem Uterus und seinen Adnexen erhebliche Mobilität garantiert. Dadurch sind dem wechselnden Raumbedarf der Beckenorgane angepaßte Lageverschiebungen der Beckenorgane (Rektum; Uterus; Harnblase) wie auch ihre Eigenbeweglichkeit (Tubenenden!) gewährleistet. Als Stützapparat gegen Senkungen des Genitales spielt dieses System im Gegensatz zu früheren Anschauungen keine Rolle. Diese Aufgabe fällt dem Beckenboden zu.

Das äußere Genitale

Das äußere Genitale stellt eine funktionell-anatomische Einheit dar (Abb. 14). Hinsichtlich seiner Entwicklung steht es unter dem Einfluß der Sexualhormone. Bei sexueller Aktivität werden seine einzelnen Anteile koordinierend über komplexe nervale Reflexe gesteuert, in die auf der afferenten wie auf der efferenten Seite alle Stationen des zentralen und peripheren Nervensystems eingeschaltet sind. Über die normalen Entwicklungs- und Alterungsprozesse hinaus macht das äußere Genitale aufgrund der Abhängigkeit von den Sexualhormonen in den verschiedenen Lebensphasen der Frau typische Veränderungen durch.

Vulva

Als Vulva im engeren Sinne ist der durch die **Labia majora** und den **Mons pubis** gebildete äußere Rahmen des Genitales zu verstehen.

Mons pubis

Als **Mons pubis** wird das prä- und suprasymphysär gelegene, behaarte, Schweiß- und Talgdrüsen enthaltene Hautfettpolster bezeichnet. Es geht nach kranial ohne deutliche Grenzfurche in das Subkutanfett des unteren Abdomens über. Die Grenze zwischen beiden Regionen ist durch die querverlaufende Schamhaargrenze markiert.

Labia majora

Die **Labia majora** sind sagittal verlaufende, paarige Hautwülste, die ventral in den Mons pubis übergehen, während sie sich dorsal unter Abflachung in der **hinteren Kommissur** (Commissura labiorum posterior) vereinigen und damit an der Bildung des Dammes beteiligt sind. Lateral sind die großen Labien gegen die Innenseite der Oberschenkel durch eine deutliche Hautfurche - Sulcus femorolabialis - abgesetzt. Nach median hin bildet der Sulcus interlabialis die Grenze gegen die kleinen Schamlippen. Das Lig. teres uteri läuft nach Durchdringen des Leistenkanals im Bindegewebe der großen Labien aus. Indirekte Leistenhernien folgen dem Lig. teres und werden somit als Vorwölbung einer großen Labie kenntlich.

Der **histologische Aufbau** erweist die großen Labien als besonders im vorderen Anteil fettreiche Bindegewebewülste von mäßigen Gefäßreichtum, die im äußeren und lateralen Umfang von typischer Epidermis mit allen Anhangsgebilden (Haarfollikel, Schweiß- und Talgdrüsen) ausgestattet sind. Nach median hin verliert sich die Behaarung allmählich:

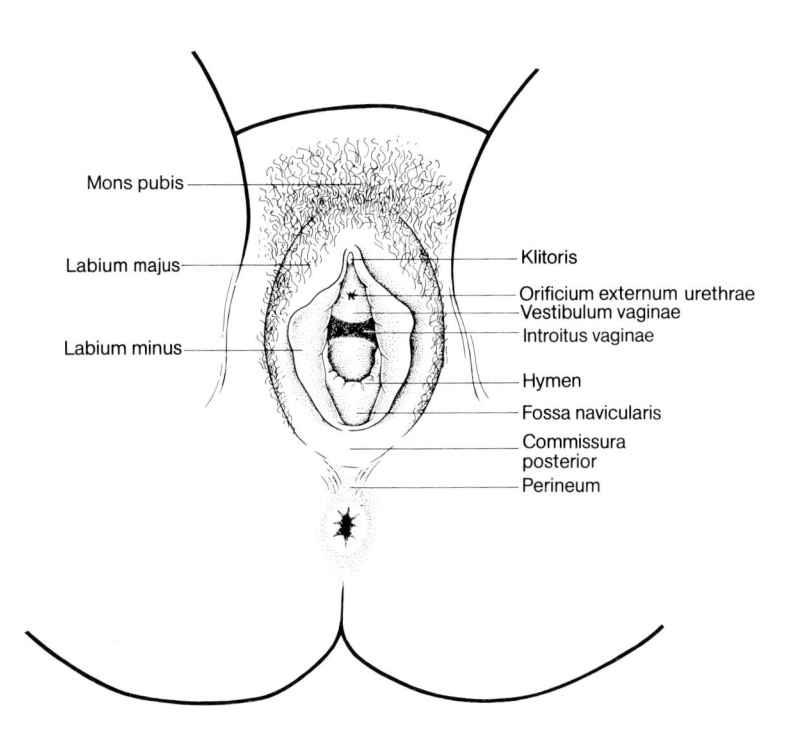

Abb. 14. Das äußere weibliche Genitale zur Zeit der Geschlechtsreife

Das derbe, verhornende Plattenepithel geht fließend in ein nur noch angedeutet verhornendes, haarfreies Plattenepithel über.

Normalerweise grenzen die Schamhaare den Mons pubis in einer queren Linie scharf vom Abdomen ab. Eine nach oben entlang der Linea alba reichende Schambehaarung kann ein Symptom im Rahmen allgemeiner Virilisierung sein.

Das Nachlassen der hormonellen Stimulation in der Postmenopause und im Senium hat eine Atrophie der Vulva zur Folge. Ähnliche Rückbildungserscheinungen treten im geschlechtsreifen Alter nach Entfernung der Ovarien auf. Der Scheidenvorhof liegt dann frei sichtbar. Geburtsverletzungen und Überdehnung des Beckenbodens führen häufig trotz guter Turgeszenz des Gewebes auch bereits bei der geschlechtsreifen Frau zu einem Klaffen der Vulva.

Labia minora

Die **Labia minora** bilden beiderseits eine kulissenartige Grenze zwischen Vulva und Vestibulum. Dorsal vereinigen sie sich in einer kleinen Hautfalte (Frenulum), die die dorsale Mulde des Vestibulums *(Fossa navicularis vestibuli)* gegen die hintere Kommissur der großen Schamlippen und Dammhaut abgrenzt. Diese Mulde ist bei Frauen, die geboren haben, verstrichen. Ventral spalten sich die kleinen Schamlippen jederseits in 2 Schenkel. Deren äußere vereinigen sich zum *Praeputium clitoridis,* das die *Glans clitoridis* umgreift, während die medianen Schenkel gemeinsam als *Frenulum clitoridis* von hinten an den Schaft der Klitoris treten. Feingeweblich sind die kleinen Schamlippen aus fettfreiem, sehr gefäß- und nervenreichem Bindegewebe mit vorwiegend elastischen Fasern aufgebaut. Die Epithelabdeckung wird auf der Außenfläche durch ein angedeutet verhornendes Plattenepithel mit freien Talgdrüsen und Schweißdrüsen gebildet. Auf der Innenseite findet man ein nichtverhornendes, geschichtetes Plattenepithel mit intrazellulärer Keratohyalineinlagerung in den oberen Zellschichten. Freie Talgdrüsen sind hier nur spärlich, Schweißdrüsen dagegen reichlich vorhanden.

Vestibulum vaginae

Das Vestibulum vaginae wird nach außen, seitwärts und dorsal von den kleinen Schamlippen, nach ventral von der Klitoris mit den Crura clitoridis begrenzt.

Schwellkörpersystem des Vestibulums

Die **Klitoris** entspricht entwicklungsgeschichtlich dem Penis des Mannes. Zwei erektile, den unteren Schambeinästen angeschmiegte Schwellkörper vereinigen sich unter der Symphyse zu einem kurzen Schaft - dem *Corpus clitoridis.* Es springt spritzwinkelig gegen das Vestibulum vor und wird hier mit Ausnahme der *Glans clitoridis* vom *Praeputium clitoridis* der kleinen Schamlippen überdeckt. Vor allem an Glans und Präputium der Klitoris besteht ein Reichtum an Nervenfasern und sensiblen Endorganen. Die *Bulbi vestibuli* sind keulenförmige, an der Basis der kleinen Labien das Vestibulum flankierende, nach vorne mit der Klitoris durch ein Venengeflecht - *Plexus cavernosus communicans* - verbundene Schwellkörpersysteme aus kavernös erweiterten Venen. Entwicklungsgeschichtlich entsprechen sie dem Corpus cavernosum urethrae des Mannes. Die nerval gesteuerte Füllung der Schwellkörpersysteme des Vestibulums führt zur Ausbildung weichelastischer Polster von erheblicher taktiler Sensibilität, die nach median gegen das Vestibulum vordrängen.

Spezielle Drüsen des Vestibulums

Alle Ausführungsgänge der verschiedenen in Subkutis und Bindegewebe des äußeren Genitales entwickelten Drüsen münden im Vestibulum. Im einzelnen handelt es sich um:

Glandulae vestibulares majores (Bartholin-Drüsen)
Sie liegen erbsen- bis bohnengroß jederseits dem dorsalen Ende des Bulbus vestibuli angeschmiegt unter dem M. bulbospongiosus. Ihr Sekret sammelt sich in einem Ausführungsgang, der an der medianen Basis der kleinen Schamlippen, also am Grund des Vestibulums, vor dem Introitus vaginae mündet. Ihr Sekret ist grauweiß und mäßig viskös.

Glandulae vestibulares minores
Hier handelt es sich um ein System kleiner, meist hirsekorngroßer Schleimdrüsen von alveolärem Bau, die über die gesamte Wand des Vestibulums verstreut liegen. Die größten dieser Schleimdrüsen münden mit 2-4 Gängen zwischen Harnröhrenöffnung und Introitus vaginae. Das Sekret dieser Drüsen ist gering bis mäßig viskös.

Ductus paraurethrales
Als rudimentäre, funktionslose Homologe der männlichen Prostata stellen sie kurze Kanälchen dar (*Skene*-Gänge), die neben der Harnröhrenöffnung deutlich sichtbare Mündungen haben. Sie sei-

en hier wegen ihrer Bedeutung als Schlupfwinkel für Infektionserreger (Trichomonaden, Gonokokken) erwähnt.

Die Organe des Vestibulum vaginae gelangen erst im Verlauf der Pubertät zu ihrer vollen Entfaltung. Neben der hormonellen Stimulation wird die koordinierte Reaktionsfähigkeit jedoch wesentlich durch nervale Impulse mitbestimmt, wie sie mit sexueller Aktivität einhergehen.

Die Unterpolsterung durch das venöse Schwellkörpersystem der Bulbi vestibuli und ihr Reichtum an Venen machen die kleinen Labien leicht erektil. Bei sexueller Stimulation bilden sie zusammen mit dem Schwellkörpersystem der Klitoris ein weichelastisches Polster, das sich dem Penis eng anschmiegt. Gleichzeitig wird der Gesamtdrüsenapparat des Vestibulums zur Sekretion angeregt. Die Immissio penis wird dadurch erleichtert, die Friktion der zahlreichen sensiblen Endorgane im Bereich der äußeren Genitale verstärkt. Die willkürliche Kontraktion des M. bulbospongiosus unterstützt die Sekretausschüttung und die Reizperzeption. Die Summation der peripheren Erregungen im Bereich der äußeren Genitales ist es dann vor allem, die zum Orgasmus führt (s. S. 66).

In der Postmenopause unterliegen auch die Gebilde des Vestibulums der Atrophie. Turgeszenz und Elastizität von kleinen Schamlippen und Klitoris nehmen ab. Drüsen- und Schwellkörperapparat bilden sich zurück. Trotz dieser Involution kann bei regelmäßiger sexueller Aktivität die Orgasmusfähigkeit erhalten bleiben.

Geburtsverletzungen im Bereich des äußeren Genitales, meist durch Überdehnung des fibromuskulären Gewebes bedingt, können Ursache mangelhafter funktioneller Koordination sein. Die Vermeidung von Gewebequetschungen und -rissen in diesem Bereich durch eine rechtzeitige und ausreichende Episiotomie bzw. die optimale chirurgische Versorgung von Damm- und Scheidenrissen sind daher wichtig für die Funktionserhaltung.

Orificium urethrae externum

Es liegt als Mündung der weiblichen Harnwege in der Tiefe des Vestibulums. Das geschichtete Plattenepithel des Vestibulums setzt sich über die sternförmige, runde oder längsgeschlitzte Öffnung des Orificium externum auf den unteren Teil der Harnröhre fort.

Das Sekret der Talgdrüsen bildet im ventralen Bereich des Vestibulums einen schwer wasserlöslichen Schutzfilm gegen Alterationen des vulnerablen Epithels durch den Urin.

Introitus vaginae

Als Grenzmarke zwischen vestibulärem Raum und Scheidenlumen und damit als Grenze zwischen äußerem und innerem Genitale befindet sich am Grunde des Vestibulums der Introitus vaginae. Er ist morphologisch durch den **Hymen** bzw. dessen Restnarben („Hymenalsaum") markiert. Der unversehrte Hymen stellt eine gefäßreiche Gewebeplatte mit einer oder mehreren, meist exzentrischen, in Weite und Form stark variierenden Öffnungen dar. Sie grenzt in einer deutlichen Furche an den Innenrand der kleinen Labien.

Bei der 1. Kohabitation reißt der Hymen an mehreren Stellen mehr oder weniger weit gegen die Peripherie hin ein (Defloration). Die verbleibenden Gewebeläppchen (Lobi hymenales) umsäumen bei der deflorierten Frau den Scheideneingang. Sie werden i. allg. bei der Passage des Geburtsobjektes durch Dehnung weiter zerstört. Nach der 1. Entbindung bilden daher nur noch warzenförmige Hautreste (Carunculae hymenales) die Grenze zwischen Vestibulum und Scheide.

Das innere Genitale

Vagina

Die Vagina stellt ein vom subpubischen Bereich des äußeren Genitales zum Zentrum des Beckens verlaufendes elastisches Passageorgan zwischen innerem Genitale und Körperoberfläche dar (Abb. 12). Sie ist mit nichtverhornendem geschichtetem Plattenepithel ausgekleidet.

Die Portio vaginalis des Gebärmutterhalses ist zapfenartig in das kraniale Ende der Vagina eingefügt (Abb. 12). Dabei umgreift der Vaginalraum die Portio in Form eines Gewölbes, das dorsal (hinteres Scheidengewölbe) tiefer liegt als ventral. Im Bereich des hinteren Scheidengewölbes trennt nur eine dünne bindegewebige Schicht zwischen Scheide und Peritoneum das Vaginalepithel vom Mesothel der **Excavatio rectouterina** – des sog. Douglas-Raumes – der Bauchhöhle. Intraperitoneale Sekret- und Blutansammlungen wölben daher das hintere Scheidengewölbe vor, und Douglas-Abszesse können hier spontan in die Scheide perforieren. Auf der anderen Seite eignet sich der Weg durch das hintere Scheidengewölbe für wichtige diagnostische Eingriffe (Endoskopie, Douglas-Punktion).

Scheidenwände und perivaginales Gewebe sind in ihrer **Struktur** ganz auf die Erfordernisse einer wechselnden Weitenanpassung des Lumens bei ausgeprägter Verschieblichkeit gegen die Nachbarorgane Rektum und Harnblase ausgerichtet. Das subepitheliale Bindegewebe ist reich an venösen Gefäßen und elastischen Fasergeflechten, die die Vaginalwand zu querverlaufenden Reservefalten raffen. Darüber hinaus bilden Muskelfasern in gegensinniger Spiralanordnung ein verstellbares Gittersystem. Die dorsal in das Septum rectovaginale, ventral in das Septum vesicovaginale einstrahlende Adventitia stellt ein ebenso locker verschiebliches Fasergeflecht dar. Das Scheidenepithel reagiert außerordentlich empfindlich auf Sexualsteroide. Die **Histo- und Zytomorphologie** dieses Epithels ist daher unter Berücksichtigung der jeweiligen physiologischen bzw. pathophysiologischen Situationen des Endokriniums (Lebensalter, Zyklusphase) zu betrachten.

Nur unter dem Einfluß der Sexualhormone, v. a. der Östrogene, differenzieren sich die einzelnen Zellschichten, ausgehend von den Basalzellen, über die Parabasalzellen zu Intermediärzellen der tieferen und höheren Lagen bis zu Superfizialzellen (Abb. 15). Dieser Prozeß der „Ausreifung" des Vaginalepithels läuft in Abhängigkeit von der oestrogenen Aktivität der Ovarien ab. Das Epithel der Vagina stellt daher einen äußerst feinen Indikator der Ovarialfunktion dar. Die Reizschwelle des Vaginalepithels liegt um ein Vielfaches niedriger als diejenige des Endometriums. So verursacht beispielsweise Äthinylöstradiol in einer Dosierung von 6 µg bereits eindeutig cytologisch erfaßbare Proliferationserscheinungen am atrophischen Vaginalepithel, während die untere Reizschwelle für dieses Östrogen am Endometrium um das 30fache höher liegt. Auf dieser Hormonempfindlichkeit des Vaginalepithels basiert die **hormonale Zytodiagnostik.** Dazu werden vom oberen Drittel der seitlichen Vaginalwand Zellabstriche entnommen (s. S. 512) und nach speziellen Methoden gefärbt (z. B. Papanicolaou).

Fehlt die Östrogenaktivität, so bleibt die Reifung des Vaginalepithels aus, und im Abstrich finden sich nur Basalzellen und Parabasalzellen. Man spricht von einem *atrophischen Funktionsbild.* Dieser Befund ist physiologisch für die **Lebensphasen** der Kindheit und des Seniums (Abb. 16). Pathologische Ursachen atrophischer Funktionsbilder des Plattenepithels sind alle Formen der Insuffizienz des Hypophysenvorderlappens und der Ovarien (s. S. 513). Aufgrund der Östrogenabhängigkeit der Differenzierungsvorgänge stellt das vaginale Zellbild einen semiquantitativen Test für die *zyklischen Abläufe* im Ovar dar (s. S. 46). Die volle Ausreifung ist gekennzeichnet durch ein Überwiegen der *Superfizialzellen* und spricht für einen **hohen Östrogeneffekt,** wie er v. a. vor der Ovulation herrscht.

Auch die Differenzierung der wechselnden Relationen der Östrogen-Gestagen-Konzentrationen in den einzelnen Phasen des Zyklus (s. S. 50) ist aus dem Vaginalabstrich möglich, wenn zusätzliche Zellkriterien beachtet werden. Diese integrierende Betrachtung läßt sich zytologisch aus dem Reife- und Alterungsgrad der Superfizialzellen ableiten.

Er ist charakterisiert durch das Verhältnis der Zellen mit pyknotischen Kernen zu den bläschenkernigen Intermediärzellen, den sog. **Karyopyknoseindex,** ferner durch das Verhältnis der basophilen zu den eosinophilen Superfizialzellen, den sog. *Eosinophilieindex.* Außerdem wird die Relation von Zellen mit transparentem, ausgebreitetem Zytoplasma zu denjenigen mit gefältetem Zytoplasmasaum bei der Diagnostik berücksichtigt.

Für die Beurteilung der Progesteronwirkung ist neben dem Absinken des Karyopyknose- und Eosinophilieindex die reichliche Abschilferung und Lagerung der Zellen mit gefältetem Zytoplasmasaum in „Haufen" charakteristisch.

Man kann mit Hilfe der *Vaginalzytologie* aus der Summe von Kriterien am Einzel- und Gesamtzellbild des Abstriches zunächst grobe Anhaltspunkte zur Prävalenz einzelner Hormonkomponenten gewinnen und darauf basierend Hinweise auf das physiologische und pathophysiologische Gesche-

Zelltyp	
Superfizialzelle	
Intermediärzelle — oberflächlich	
Intermediärzelle — tief	
Parabasalzelle	
Basalzelle	

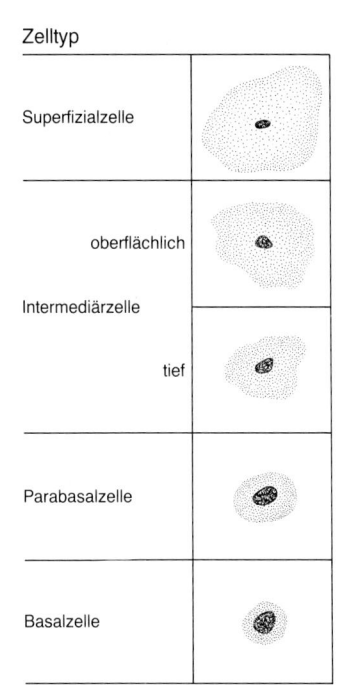

Abb. 15. Zelltypen des mehrschichtigen nichtverhornenden Plattenepithels der Vagina

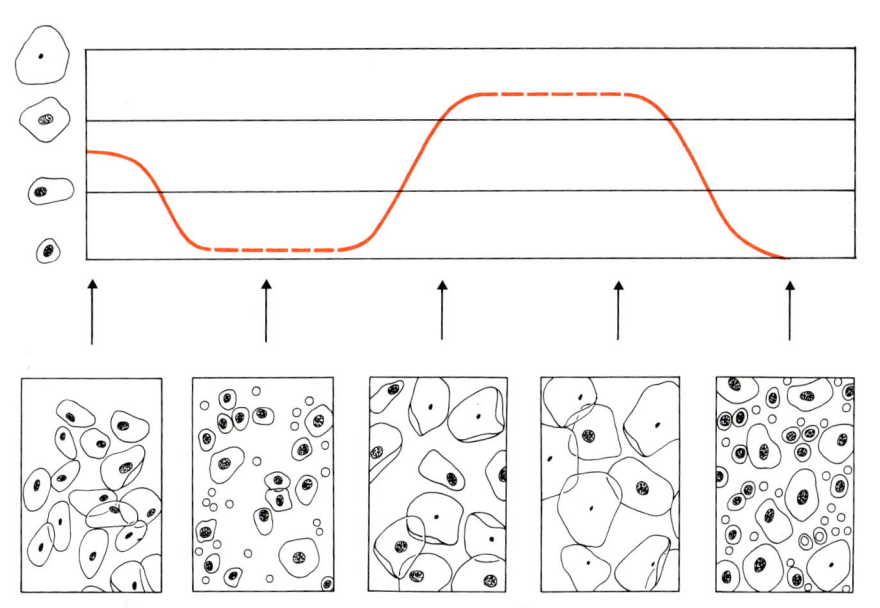

Abb. 16. Das vaginale Zellbild in den verschiedenen Lebensphasen. *Oben:* Ausreifungsgrad des Vaginalepithels graphisch dargestellt. *Unten* von links nach rechts: hohe Ausreifung beim Neugeborenen, atrophisches Zellbild während der Kindheit, beginnender Östrogeneinfluß der Pubertät, volle Ausreifung in der fertilen Phase, Proliferationsrückgang bis zur Atrophie im Senium. (Nach Smolka et al. 1971)

hen erhalten. Bezüglich der Symbiose von Scheidenepithel und Scheidenflora wird auf S. 600 verwiesen.

Uterus

Die Gebärmutter lagert als dickwandiges Hohlorgan von abgeplattet-birnenförmiger Gestalt im Zentrum des kleinen Beckens (Abb. 12 und 17). Im Rahmen der generativen Aufgaben der Frau fungiert sie als Fruchthalter (Aufnahme des befruchteten Eies, Beherbergung und Ernährung während der embryonalen und pränatalen Entwicklungsphase) und als Austreibungsorgan bei der Geburt. Außerhalb der Gestationsperiode wird ihre Schleimhaut in Abhängigkeit von dem ovariellen Zyklusgeschehen für die Aufnahme eines befruchteten Eies vorbereitet. Bei Ausbleiben der Nidation kommt es zu zyklisch eintretenden Desquamationen der Schleimhaut (Menstruationsblutung).

In funktionell-morphologischer Hinsicht ergibt sich am Uterus eine Dreiteilung in Korpus, Isthmus und Zervix.

Cervix uteri

Das kaudale Drittel des Uterus stellt als **Gebärmutterhals** ein dickwandig-zylindrisches Gebilde dar, das in der Längsrichtung einen Hohlgang (Zervixkanal) aufweist (Abb. 12 und 17).

Die Wand der Cervix uteri besteht aus derbem Bindegewebe mit in unvollständigen Ringen angeordneter glatter Muskulatur. Die Gefäßversorgung ist reichlich, jedoch nicht so ausgeprägt wie in der Korpuswand. Vom seitlichen Umfang der Zervix aus laufen die kräftigsten bindegewebigen Verbindungen zwischen Uterus und Beckenwand. Die Zervix ist dadurch der am geringsten bewegliche Teil des Uterus und stellt somit eine Art Angelpunkt der physiologischen, aber auch der pathologischen Lage- und Haltungsveränderungen der Gebärmutter dar.

Der frei in den Scheidenraum ragende Teil des Gebärmutterhalses wird als **Portio vaginalis uteri** bezeichnet. In ihrem Zentrum befindet sich der **äußere Muttermund** als kaudale Mündung des Uterozervikalkanals. Bei der Nullipara erscheint er grübchenartig und rund. Nach Geburten präsentiert er sich meist in Form eines mehr oder weniger klaffenden Querspaltes, oft mit narbig aufgeworfenen Rändern. Die Portio vaginalis ist dann in eine **vordere** und **hintere Muttermundslippe** geteilt. Als Folgezustand einer Rißverletzung während der Geburt kann die Portio auf einer oder auf beiden Seiten bis zum Scheidengewölbe hin gespalten bleiben (Emmet-Riß).

Im Bereich der Cervix uteri treffen 2 völlig verschiedenartige Epithelarten mit sehr differenten funktionellen Aufgaben aufeinander. Das **geschichtete nichtverhornende Plattenepithel** der Vagina überzieht auch die Ektozervix. Es bietet einen hervorra-

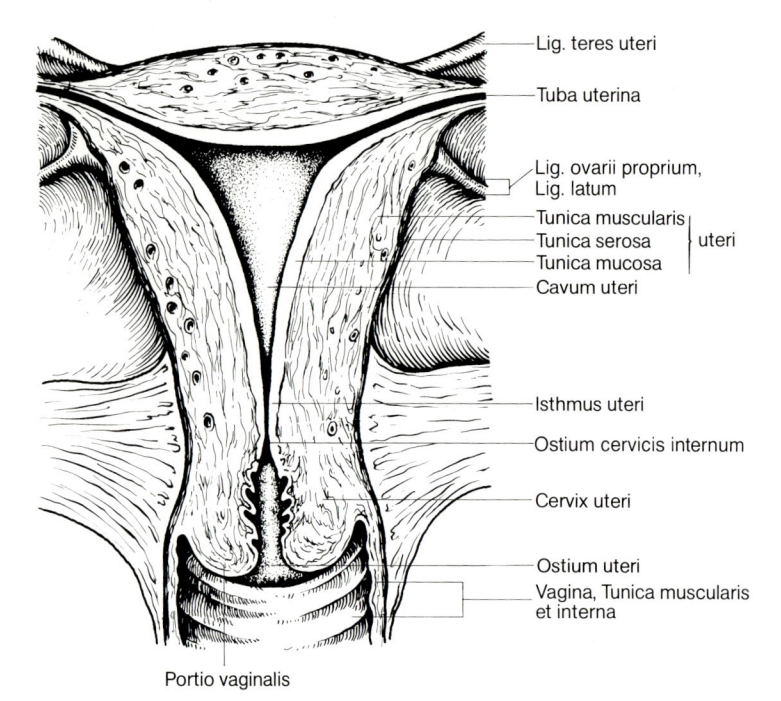

Abb. 17. Anatomie des Uterus (Frontalschnitt)

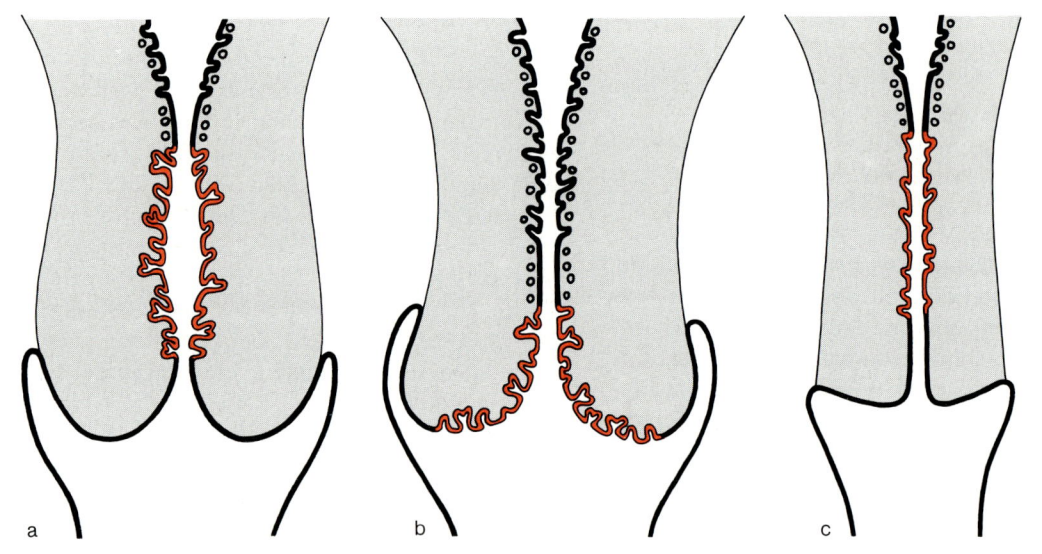

Abb. 18 a–c. Verschiebung des Zervixdrüsenfeldes in den verschiedenen Lebensphasen. **a** in der Kindheit, **b** in der Geschlechtsreife, **c** im Senium. (Nach Ober 1958)

genden mechanischen und in Symbiose mit der Scheidenflora auch einen wirkungsvollen chemischen Schutz. Der Zervikalkanal ist dagegen von einem einschichtigen, hochprismatischen *schleimbildenden Epithel* ausgekleidet, das sich vom Zervikalkanal aus zu drüsigen Gängen in die Wand der Zervix entfaltet. Dieses Epithel ist mechanisch sehr vulnerabel. Sein muköses Sekret mit einem im alkalischen Bereich liegenden pH-Wert von 7–8 stellt jedoch einen wirksamen Infektionsschutz dar. Es spielt mit seinen hormonabhängigen Viskositätsänderungen eine wichtige Rolle bei der Spermienpenetration.

Die Grenze zwischen beiden Epithelarten läuft meist in Höhe des äußeren Muttermundes, verschiebt sich jedoch in den verschiedenen Lebensabschnitten der Frau unter dem Einfluß der Sexualhormone (Abb. 18 a–c). Unter Östrogeneinwirkung ändert sich der Turgor im Bereich der Zervix, und das Drüsenepithel wird auf die Portio vaginalis uteri ektropioniert (‚ausgekrempelt'), so daß das Bild des Ektropion oder der Ektopie entsteht (Abb. 242).

Im Gegensatz dazu verschiebt sich die Platten-/Zylinderepithelgrenze kranialwärts über den äußeren Muttermund in den Zervikalkanal hinein, wenn mit nachlassendem Effekt der Sexualhormone ein gewisser Involutionsprozeß auch im Bereich des sog. Zervixdrüsenfeldes stattfindet (s. Abb. 18c und S. 674).

Isthmus uteri

Der Isthmus uteri, auch **unteres Uterinsegment** genannt, nimmt eine anatomische und funktionelle Zwischenstellung zwischen Korpus und Cervix uteri ein (Abb. 12 und 17). Auf der Oberfläche des Uterus markiert den Isthmus ein schmaler Taillierungsring in Höhe des Peritonealumschlages von der Vorderwand des Uterus zur Harnblase. Der Zervikalkanal verengt sich im Isthmusbereich. Im Gegensatz zur Zervix, in deren Wand das Bindegewebe überwiegt, wird die Wand des unteren Uterinsegmentes vorzugsweise von glatter, ringförmig angeordneter Muskulatur gebildet. Zusammen mit elastischen Fasernetzen bildet der Isthmus in seinem unteren Ende den fibromuskulären Verschluß des **inneren Muttermundes**. Die Schleimhaut des Isthmus uteri ähnelt in ihrem histologischem Aufbau derjenigen des Korpus; ihre Reaktionsfähigkeit auf Sexualhormone ist jedoch nur angedeutet. Bis auf den kaudalen Grenzring zur Zervix wird das untere Uterinsegment vom 3. Graviditätsmonat an in den Fruchthalter einbezogen; dadurch ist auch in funktioneller Hinsicht eine Abgrenzung gegenüber der Zervix gerechtfertigt. Außerdem erweist sich die morphologische und funktionelle Verschiedenheit vom Korpus bei der Geburt. Hier beteiligt sich die Muskelschicht des unteren Uterinsegments nicht aktiv an der Austreibung der Frucht, sondern dehnt sich gemeinsam mit Zervix, Scheide und Vulva zum Durchtrittskanal (s. S. 205).

Corpus uteri

Das Corpus uteri liegt, vom Bauchfell (Perimetrium) überzogen, mit seiner dorsalen und ventralen Wand sowie mit dem Fundus frei in der Beckenhöhle (Abb. 12 und 17). Nur an die seitlichen Wände tritt subperitoneales Beckenbindegewebe (Lig. latum, Parametrium). Das Perimetrium schlägt vorne in Höhe des Isthmus auf die Harnblase um. Der dorsale Umschlag auf das Rektum liegt kaudal und berührt die Wand des hinteren Scheidengewölbes. Die dadurch gebildete Aussackung stellt als Excavatio rectouterina (Douglas-Raum) den tiefsten Punkt der Bauchhöhle dar.

Die Wand des Corpus uteri wird überwiegend von glatter Muskulatur gebildet (Myometrium). Bindegewebe tritt v. a. in seiner elastischen Faserform auf. Die Muskelfaserstränge bilden ein spiralisiertes Scherengitter. Diese Funktionsstruktur ist neben der Hyperplasie und Hypertrophie des Muskelgewebes eine wichtige Voraussetzung für die Weiterstellung des Innenraumes während der Schwangerschaft. Bei den rhythmischen Kontraktionen unter der Geburt (Wehen) ermöglichen diese Strukturen die austreibende Erhöhung des Gebärmutterinnendruckes.

Normalerweise ist das Corpus uteri gegenüber der Zervix um einen nach vorne offenen Winkel geneigt (Anteflexio) (s. S. 626).

Dem Myometrium sitzt gegen das Cavum uteri hin – ohne Zwischenschaltung einer Submukosa – die Schleimhaut (Endometrium) auf. Das **Endometrium** stellt im Rahmen der generativen Funktion der Frau ein wichtiges Erfolgsgewebe der Gonaden dar, das in Abhängigkeit vom Zyklus rhythmische Struktur- und Funktionswandlungen durchmacht:

Die in der Norm im Zeitraum von 28 ± 3 Tagen ablaufenden zyklischen Veränderungen des Endometrium sind auf Aufnahme, Beherbergung und Ernährung eines befruchteten Eies abgestellt. Die Strukturveränderungen spielen sich dabei gleichermaßen an Drüsenapparat und Stroma der **Pars functionalis** des Endometriums ab. Eine schmale, gegen das Myometrium grenzende **Pars basalis** des Endometriums macht diese zyklischen Veränderungen kaum mit. Sie fungiert als Regenerationsboden, aus dem sich die Pars functionalis nach ihrer Abstoßung zyklisch neu aufbaut (Abb. 43).

Da die typischen strukturellen Wandlungen am Endometrium unter dem spezifischen Einfluß der Ovarialhormone stehen, erlauben sie umgekehrt diagnostische Schlüsse auf die ovarielle Funktion bzw. Dysfunktion.

Die wichtigsten Kriterien bei der strukturellen Zyklusdiagnostik am Endometrium sind:

1. Mitoserate der Drüsenzellen (Indikator für Proliferations- und Wachstumsaktivität des Epithels): 3.–17. Zyklustag;
2. Pseudoschichtung der Drüsenzellkerne (Indikator für Drüsenproliferation): 8.–17. Tag;
3. basale Vakuolenbildung in Drüsenzellen (frühester struktureller Hinweis auf Gestageneinwirkung bzw. Corpus-luteum-Bildung): 15.–19. Tag;
4. Füllung der Drüsenlumina mit Sekret (Zeichen der sekretorischen Aktivität): 18.–22. Tag;
5. Stromaödem (verminderter Gewebezusammenhalt begünstigt Implantation eines befruchteten Eies): Maximum 22. und 23. Tag;

6. Perivaskuläre prädeziduale Reaktion des Stromas (Schutz der Schleimhaut vor vorzeitigen Gefäßwandrupturen): 23.–28. Tag;
7. Leukozyteninfiltration im Stroma (enzymatische Histolyse bei ausgebliebener Konzeption): ab 26. Tag.

In der endokrinologischen Praxis haben allerdings die vaginale Funktionszytologie und die Möglichkeit der Hormonanalysen aus dem Plasma dank ihrer methodischen Einfachheit und Ungefährlichkeit die funktionelle Histodiagnostik am Endometrium mit Hilfe der Endometriumbiopsie mehr und mehr verdrängt.

Tuben (Tubae uterinae)

Von der kraniolateralen Kante des Corpus uteri (Tubenecken) geht jederseits der Eileiter ab (Abb. 12 und 17). Er ist von Peritoneum umhüllt und verläuft firstförmig auf dem kranialen Rand des Lig. latum. Die Tuben münden median mit engem Lumen in das *Cavum uteri (Ostium uterinum)*, lateral unter trichterartiger Erweiterung frei in die Bauchhöhle *(Ostium abdominale)*.

Der feingewebliche Wandaufbau des Eileiters zeigt die 3 klassischen Schichten intraabdominaler Hohlorgane: Mukosa und Submukosa, Muskularis und Serosa.

Das einschichtige Zylinderepithel der Mukosa ist zu Flimmerzellen und zu sezernierenden Zellen differenziert (Abb. 19). In der präovulatorischen Phase überwiegen dabei die Flimmerzellen, in der postovulatorischen die Drüsenzellen. So ist auch die Tubenschleimhaut in gewisser Weise dem Zyklusablauf unterworfen. Der Flimmerstrom ist uteruswärts gerichtet.

Die Tuben dienen der Aufnahme des Eies und nach erfolgter Konzeption der Ernährung und dem Transport der Zygote zum Uterus. Entsprechend diesen Aufgaben besitzt der Eileiter funktionsmorphologisch unterschiedlich gestaltete Abschnitte.

Die *Pars ampullaris* stellt den lateralen Abschnitt der Tube dar. Bauchhöhlenwärts erweitert sich die Ampulle trichterförmig (Infundibulum tubae) und läuft in einen Kranz von fingerartigen Fransen (Fimbrien) aus (Abb. 12); zur Zeit der Ovulation umfassen die Fimbrien durch Kontraktion der Längsmuskulatur polypenartig das Ovar, während eine Ringschicht an der Grenze zwischen Infundibulum und Ampulle durch Kontraktion eine Saugwirkung erzeugt, die die Follikelflüssigkeit mit der Eizelle in das Tubenlumen dirigiert. Der scheinbar ungeordnete Wechsel zwischen Ring- und Längsverlauf ihrer Wandmuskulatur ermöglicht eine wechselnde Erweiterung und Verengung des Lumens und damit die Ausbildung von Längsfalten mit Sekundärfaltungen und kammerartigen Ausbuchtungen (Tubenlabyrinth, Abb. 20). Der Durchmesser des Tubenlumens wechselt daher in der Pars ampullaris zwischen 4 und 10 mm. Durch segmentäre Kontraktionen der Wandmuskulatur soll es zu abwechselnder Verengung und Erweiterung der Kammern kommen. Auf diese Weise wird das Ei

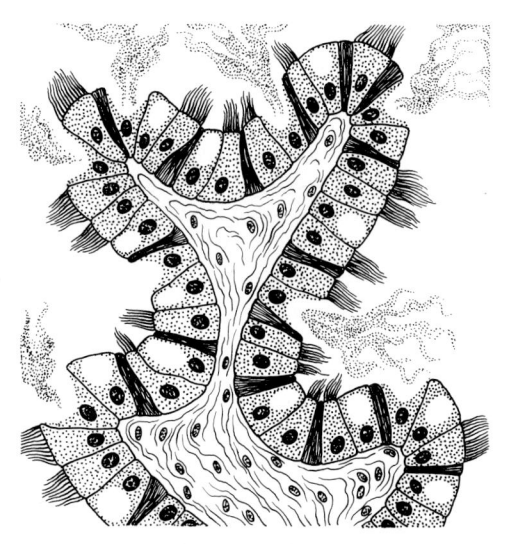

Abb. 19. Feinstruktur der Tubenschleimhaut. Das einschichtige Zylinderepithel ist teils aus Flimmerzellen, teils aus sezernierenden Zellen aufgebaut; die sekretionsaktiven Zellen sind an den mehr basalständigen Zellkernen und den apikalen Vakuolen erkennbar

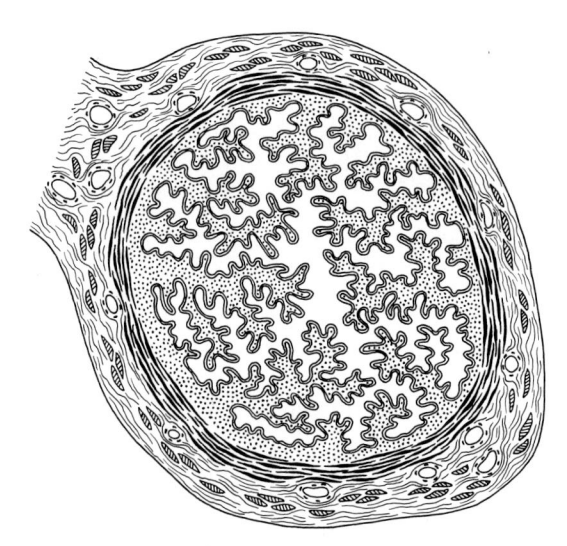

Abb. 20. Histologischer Aufbau der Pars ampullaris der Tube. Die Tubenschleimhaut ist vielfach verzweigt mit kammerartigen Ausbuchtungen (Tubenlabyrinth) und insgesamt weitem Lumen. Die innere Ring- und äußere Längsmuskelschicht der Tubenwand sind zu erkennen

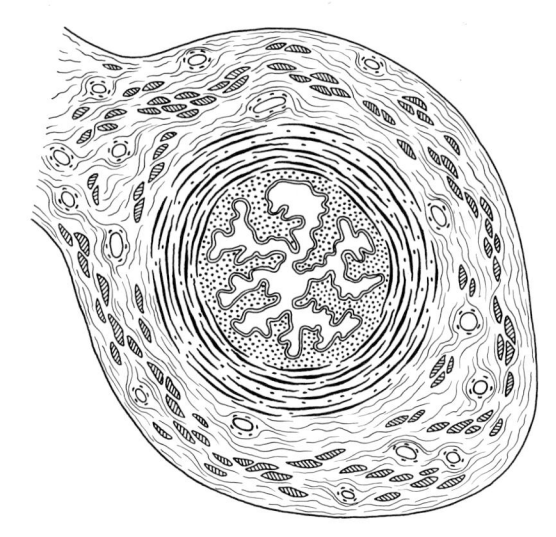

2 Funktionelle Anatomie und Histologie der weiblichen Genitalorgane

Abb. 21. Histologischer Aufbau der Pars isthmica der Tube. Die Schleimhaut ist weniger gefaltet und das Lumen insgesamt enger; Ring- und Längsmuskelschicht sind dagegen stärker ausgeprägt als in der Pars ampullaris

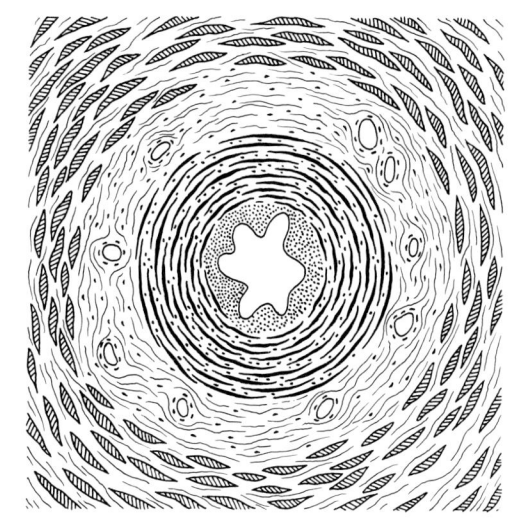

Abb. 22. Histologischer Aufbau der Pars intramuralis der Tube. Die Tubenschleimhaut ist kaum gefaltet, das Lumen in diesem Bereich am engsten; die Tube ist mit kräftig entwickelter Ringmuskelschicht in die Uteruswand eingefügt

durch Schub und Sog unter Einschaltung längerer Liegepausen langsam uteruswärts transportiert.

Die subtile Kontraktion dieses Abnahmemechanismus des Eies durch die Tubenfimbrien kann durch verschiedene Faktoren gestört sein, so durch Adhäsionen der Tubenwand an Nachbarorganen nach entzündlichen Prozessen im Bauchraum, aber auch durch vegetativ-spastische Motilitätsstörungen der Wandmuskulatur.

Die *Pars isthmica* bildet den uterusnahen Abschnitt des Eileiters (Abb. 21). Im Gegensatz zum ampullären Teil hat sie ein gleichmäßig enges, kaum gefaltetes Lumen ohne Buchten mit einem Durchmesser von etwa 2–3 mm. In der Wand des isthmischen Tubenanteils läßt sich eine innere Ring- von einer äußeren Longitudinalmuskelschicht deutlich unterscheiden. Dieser Anordnung der Muskulatur entsprechend, kommt es hier zu eindeutig uteruswärts gerichteten peristaltischen Kontraktionen.

Mit der *Pars intramuralis (sive interstitialis)* ist die Tube in die Gebärmutterwand eingefügt und mündet mit dem engen *Ostium uterinum* in das Cavum uteri (Abb. 22).

Ovarien

Die Eierstöcke sind als mandelförmige Organe beiderseits in das hintere Blatt des Lig. latum (Mesovarium) eingefügt (Abb. 12). Das Ovar ist die Produktionsstätte geschlechtsspezifischer Hormone und enthält das gesamte Reservoir an Keimzellen.

Dementsprechend ist der morphologische Aufbau der Eierstöcke durch ein Neben- und Nacheinander unterschiedlicher Funktionsstrukturen in Abhängigkeit von den Abläufen gekennzeichnet (Abb. 23).

Während der Geschlechtsreife ist das Ovar durchschnittlich 4–8 g schwer; es zeigt eine mehr oder weniger höckrige Oberfläche mit Wechsel zwischen weißlichen und graublauen Arealen. Das ruhende kindliche Ovar ist wesentlich kleiner (Gewicht 0,3–0,4 g) und von glatter Oberfläche; das senile Ovar ist ebenfalls wieder klein, aber derb und narbig.

Die äußere Hülle des Ovars besteht aus einer einschichtigen kubischen Zellage mesothelialer Herkunft (s. S. 30). Als *Tunica albuginea* schließt darunter ein fibrillenreicher, zellarmer Bindegewebebereich an (s. S. 12 und Abb. 23). Zentralwärts folgt das eigentliche ***Rindenparenchym, das die wichtigsten Strukturen des Eierstocks beherbergt (Follikel der verschiedenen Ordnungen, Thekaorgane, Corpora lutea und albicantia). Das Bindegewebe dieser Schicht ist sehr zellreich. Es umschließt schalenförmig das als Markzone bezeichnete Zentrum des Ovars.*** Es enthält die größeren Blutgefäße, Lymphbahnen und Nerven sowie in der Gegend des Mesovariums oft noch ein rudimentär entwickeltes Rete ovarii (s. S. 30). In der Hilusregion finden sich Inseln von relativ großen, polygonalen Zellen, den sog. Hiluszellen.

Funktionell wichtige Strukturen der Ovarialrinde

Beide Eierstöcke enthalten bereits um die Zeit der Geburt den gesamten Bestand an Eizellen (s. S. 12),

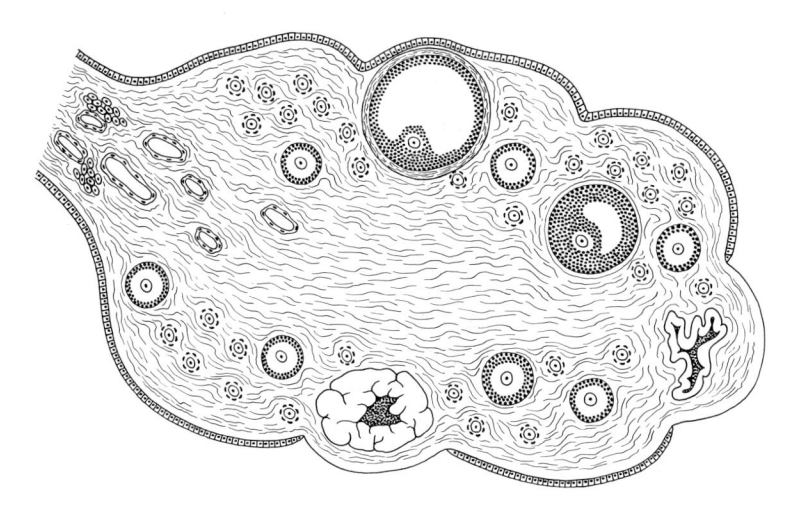

Abb. 23. Morphologie des Ovars. Außen ist das Deckepithel noch größtenteils erhalten. Darunter liegt die fibrillenreiche und zellarme Tunica albuginea. Nach innen schließt sich das zellreiche Rindenparenchym an, das Follikel unterschiedlicher Entwicklungsstadien enthält, weiterhin ein Corpus luteum (bei 7^h) und ein Corpus albicans (bei 4^h). Im Zentrum findet sich die Markzone. In der Hilusregion sind außer den Gefäßen die polygonalen Hiluszellen dargestellt

die von den Follikelzellen umgeben sind. Etwa 500 Eizellen kommen während der Geschlechtsreife zur Ovulation. Die übrigen Eizellen verfallen mit ihren zugehörigen Follikeln der Atresie.

Der Entwicklungsprozeß vom Primärfollikel bis zum sprungreifen Follikel mit der Freisetzung der befruchtungsbereiten Eizelle läuft in charakteristischen Wachstumsperioden ab.

Primärfollikel
Er besteht aus einem einschichtigen Ring von Follikelzellen, die die Eizelle umgeben (Abb. 7 und 23) und gegen Ende dieser 1. Phase kubische Gestalt annehmen.

Sekundärfollikel
Ein Teil der Primärfollikel wächst durch Vermehrung der Follikelzellen zum Sekundärfollikel heran (Abb. 23). Das nunmehr mehrschichtige Follikelepithel wird als Stratum granulosum bezeichnet. Das den Sekundärfollikel umgebende Stroma formiert sich zu den Thekazellschichten. Die innere Schicht – *Theca interna* – ist zell- und gefäßreich und durch eine Membran scharf von der Granulosaschicht abgegrenzt. Der Übergang in die äußere (zellarme, bindegewebereiche) Thekazellschicht – *Theca externa* – ist gleitend. Sekundärfollikel erreichen Durchmesser bis zu 0,3 mm.

Die Eizelle hat mit der Ausbildung des Sekundärfollikels ihre endgültige Größe erreicht (100–140 µm Durchmesser).

Tertiärfollikel
Bei weiterer Vermehrung der Follikelepithelien unter auffallender Granulierung ihrer Kerne (Granulosazellen) kommt es zur Vergrößerung des Follikels mit flüssigkeitsgefüllten Lückenbildungen innerhalb der Granulosazellschicht. Sie vereinigen sich zu einer solitären, von Liquor folliculi gefüllten Höhle (Antrum folliculi). Ob der Liquor folliculi durch Verflüssigung von Granulosazellen entsteht oder ob er ein Sekretionsprodukt der Thekazellen darstellt, ist nicht entschieden. In das Antrum folliculi ragt exzentrisch eine hügelartige Verdichtung von Granulosazellen, die die Eizelle umschließen (Cumulus oophorus). Die Größe der Tertiärfollikel schwankt zwischen 18–22 mm Durchmesser (Abb. 23).

Neben den Primärfollikeln kommen Sekundär- und Tertiärfollikel bereits vor der Geschlechtsreife im Eierstock vor. Aber erst mit Eintritt der Geschlechtsreife entwickelt sich unter dem Einfluß der hypophysären Gonadotropine in zyklischem Ablauf jeweils 1 Tertiärfollikel innerhalb weniger Tage unter rascher Mitosefolge der Granulosazellen mit Vergrößerung des Eihügels und Vermehrung des Liquor folliculi zum **sprungreifen Follikel** mit einer Größe von 18–22 mm Durchmesser (Graaf-Follikel). Die Thekazellen vergrößern und vermehren sich ebenfalls und werden dichter vaskularisiert. Gleichzeitig löst sich mit Abschluß dieser Entwicklung der Cumulus oophorus mit der Eizelle von der Follikelwand. Der Follikel ist indessen der Ovaroberfläche genähert, und die Theca externa buckelt sich als sog. Thekakonus vor. Als Folge enzymatischer Vorgänge in der Follikelwand erfolgt schließlich die Perforation des Follikels (Follikelsprung, Ovulation). Dabei wird die Eizelle mit der Corona radiata freigesetzt und über den Eiabnahmemechanismus in die Tuba uterina aufgenommen. Erst unmittelbar vor dem Follikelsprung vollendet die Eizelle die I. meiotische Teilung und geht unmittelbar in die II. Reifeteilung bis zur Metaphase II, dem befruchtungsbereiten Stadium, über.

Über die Hormonproduktion in den einzelnen Stadien der Follikelreifung s. S. 46.

Corpus luteum (Gelbkörper)

Der Ruptur des reifen Follikels folgt eine Faltung der Follikelwand (Abb. 23), wobei es aus den Gefäßen der Thekaschicht zu Blutaustritten in die Follikelhöhle, dann zum Vorwuchern von Kapillarsprossen zwischen den verbliebenen Granulosaepithelien kommt. Durch deren rasche Vermehrung und Vergrößerung unter Annahme polyedrischer Form des Plasmaleibes bildet sich eine breite Schicht von *Granulosaluteinzellen*. Sie enthalten reichlich lipochrome Granula und sind eine Produktionsstätte des Progesterons. Dagegen haben die Zellen der Theca interna *(Thekaluteinzellen)* als Östrogenbildner zu gelten.

Bleibt die Befruchtung der Eizelle aus, so verliert dieses ***Corpus luteum menstruationis*** nach etwa 10 Tagen seine funktionelle Aktivität. Die Luteinzellen degenerieren und verfallen der autolytischen und heterolytischen Degeneration, wobei Bindegewebe aus der Theca externa ihren Platz einnimmt. Als Narbenprodukt des Gelbkörpers bleibt dann das weißliche ***Corpus albicans*** (Abb. 23). Kommt es zur Konzeption und Nidation, so entwickelt sich der Gelbkörper durch weitere Vermehrung der Zellen und Verstärkung der Vaskularisation zum ***Corpus luteum graviditatis***, das die zur Erhaltung der Gravidität notwendigen Gestagene und Östrogene produziert (s. S. 155). Danach wird diese Funktion von der Plazenta übernommen, und das Corpus luteum graviditatis atrophiert allmählich.

Follikelatresie

Nur ein kleiner Teil der durch die zyklische Gonadotropinstimulation wachsenden Follikel gelangt zur vollen Reife und zur Ovulation. Die übrigen werden atretisch (wörtlich übersetzt: uneröffnet). Primär- und Sekundärfollikel verschwinden durch heterolytische Degeneration spurlos. An Tertiärfollikeln kommt es dagegen im Verlaufe der Atresie zu einer vorübergehenden Zellhyperplasie in der Theca interna. Die Thekazellen beteiligen sich dabei an der Produktion von Östrogenen (Thekaorgan). Die Atresie der Follikel hat daher eine wichtige Aufgabe im Rahmen der gesamten Hormonproduktion.

Blut- und Nervenversorgung der weiblichen Genitalorgane

Blutversorgung

Die Blutversorgung des Uterus erfolgt durch die Aa. uterinae und die Aa. ovaricae. Die A. uterina, ein Ast der A. iliaca interna, zieht von lateral durch das parazervikale Gewebe an die Uteruskante und teilt sich dort in einen aszendierenden und einen deszendierenden Ast. Von den Hauptästen ausgehend, umgreifen miteinander anastomosierende Gefäße die Uterusvorder- und -hinterwand. Die A. ovarica zieht über das Lig. suspensorium ovarii zum Lig. latum und anastomosiert in Höhe des Tubenwinkels mit dem aufsteigenden Ast der A. uterina. Der venöse Abfluß erfolgt über starke lateral gelegene Venenplexus.

Das Ovar wird durch die A. ovarica versorgt (s. oben), die direkt aus der Aorta entspringt (links kann sie auch aus der A. renalis entspringen). Sie anastomosiert im Bereich des Lig. latum sowohl mit dem R. ovaricus als auch mit dem die Tube versorgenden R. tubarius der A. uterina.

Aus der A. uterina entspringt auch die absteigend verlaufende A. vaginalis; zusätzliche Blutversorgung erhält die Vagina durch Äste der Aa. rectales, vesicales und pudendae. Die Blutversorgung des äußeren Genitales geschieht im wesentlichen über die Aa. und Vv. pudendae internae.

Nervenversorgung

Vulva und unteres Scheidendrittel erhalten ihre Nervenversorgung hauptsächlich vom N. pudendus.

Uterus und Ovarien werden ebenso wie das obere Drittel der Scheide mit sympathischen Fasern versorgt, die vom Ganglion mesentericum inf. über den Plexus uterovaginalis verlaufen. Dieser Plexus ist beiderseits im Parametrium gelegen und sendet Fasern zur Uteruskante und über das Parakolpium zur Vaginalwand. Es bestehen Verbindungen zum Plexus ovaricus; ferner ziehen Äste zu den Schwellkörpern der Klitoris. Die parasympathische Versorgung der Genitalien entstammt den Sakralnerven S II–IV (N. pelvicus). Die Vulva und die unteren Scheidenanteile werden überwiegend vom N. pudendus versorgt.

3 Endokrine Steuerung der Funktionsabläufe im weiblichen Organismus

Die Hormone. Struktur und Nomenklatur

Östrogene

Als Östrogen bezeichnet man nach biologischer Definition alle Stoffe, die beim kastrierten weiblichen Nager Brunst erzeugen, die also für die Brunst typische Verhaltensweise hervorrufen und eine Verhornung des Vaginalepithels bewirken.

Das vom Ovar primär sezernierte Östrogen und zugleich das biologisch aktivste ist das 17β-Östradiol. Es wird zu Östron und Östriol metabolisiert. Das Östriol ist das quantitativ bedeutendste Ausscheidungsprodukt. Beim Menschen sind noch etwa 30 weitere, natürlich vorkommende Östrogenabbauprodukte beschrieben worden, die man z. T. in Stoffwechseluntersuchungen nachgewiesen hat oder die im Schwangerenharn gefunden wurden. Das mengenmäßig wichtigste unter ihnen ist das 16-Epiöstriol. Eine besondere physiologische Bedeutung haben möglicherweise die 2-hydroxylierten und die 2-methoxylierten Derivate von Östron, Östradiol und Östriol (Abb. 24). Diese sog. Katecholöstrogene nehmen vermutlich an zentralen Regulationsvorgängen teil.

Gestagene

Das hauptsächliche Gestagen ist Progesteron. Es kommt im Corpus luteum des Ovars und als wichtigstes Zwischenprodukt der Hormonbiogenese auch in der Nebennierenrinde vor (Abb. 25). Durch Dihydrierung an C20 in α- oder β-Stellung entsteht im Organismus das 20-Dihydropregn-4-en-3on

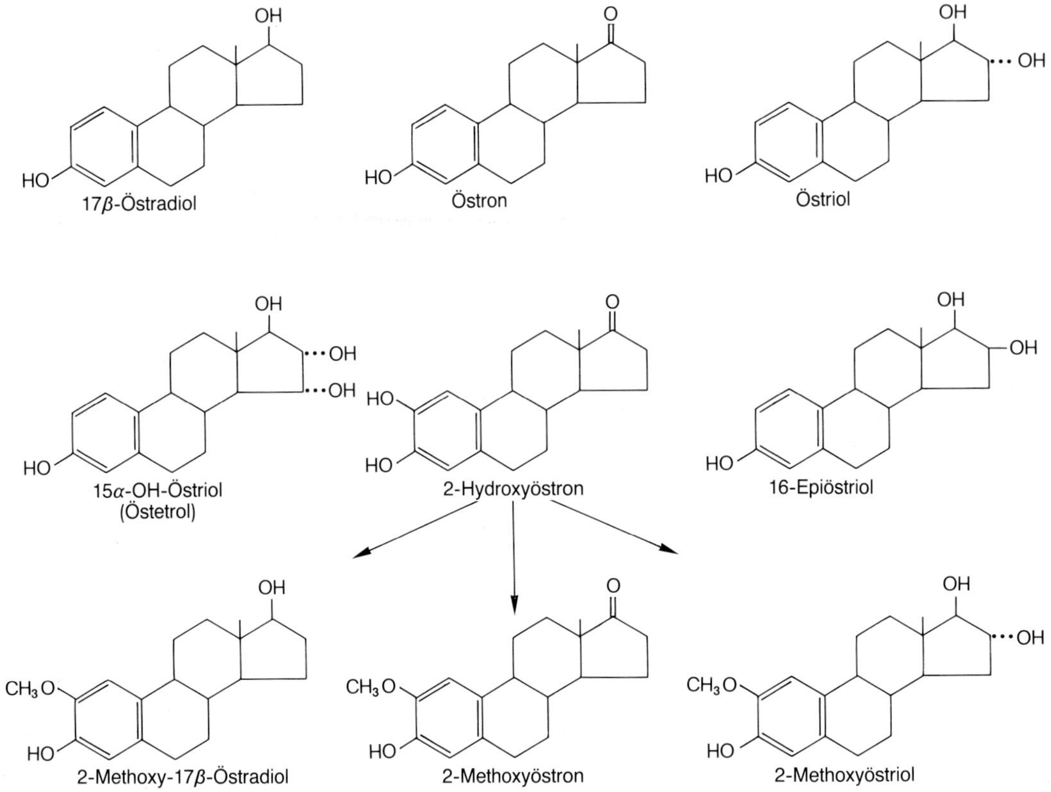

Abb. 24. Die wichtigsten, beim Menschen natürlich vorkommenden Östrogene. Die methyloxylierten Östrogene *(unterste Reihe)* werden auch als Katecholöstrogene bezeichnet und spielen vermutlich eine besondere Rolle bei der zentralen hypothalamischen Regelung der Gonadotropine

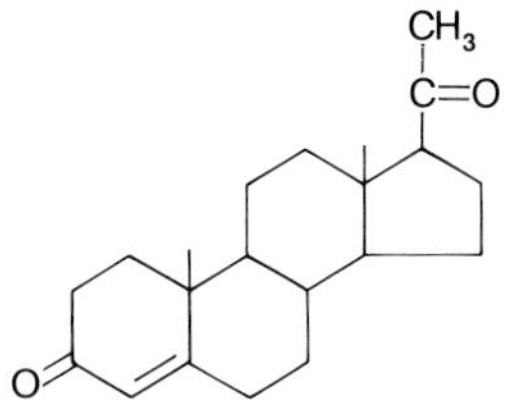

Abb. 25. Progesteron und seine 20-Dihydroderivate

Progesteron
(Pregn-4-en-3.20-dion)

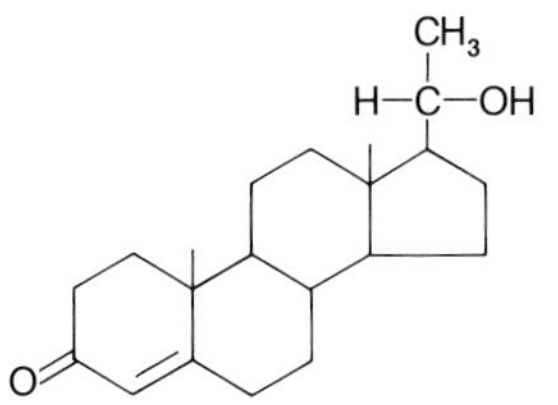

20α-Dihydroprogesteron
(20α-Hydroxypregn-4-en-3-on)

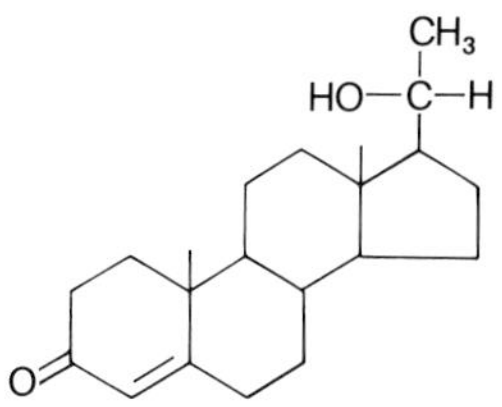

20β-Dihydroprogesteron
(20β-Hydroxypregn-4-en-3-on)

(Dihydroprogesteron-20α und -20β). Durch Reduzierung aus Progesteron über Pregnandion und Pregnanolon wird das biologisch weitgehend inaktive Pregnandiol gebildet, das das Hauptausscheidungsprodukt im Harn darstellt. Seine Bestimmung im Harn hatte früher für klinische Fragestellungen zur Kontrolle der Gelbkörper- und Plazentafunktion eine gewisse Bedeutung. Heute ist es aber durch die Bestimmung von Progesteron im Blutplasma mittels Radioimmunoassay ersetzt worden.

Androgene

Sie gehören zu den C_{19}-Steroiden. Testosteron, das (nach dem 5α-Dihydrotestosteron) biologisch aktivste natürliche männliche Sexualhormon ist charakterisiert durch eine Hydroxylgruppe in C_{17}-Stellung und eine Δ^4-Oxokonfiguration in Ring A. Es ist in kleinen Mengen auch bei der Frau nachweisbar, wo es in Ovarien und Nebennierenrinde gebildet wird. Ebenfalls in Ovarien, Nebennierenrinde und in der Plazenta wird das dem Testosteron ähnliche Androstendion (Δ^4-Androsten-3,17-dion) gefunden (Abb. 26). Androstendion gehört zu den 17-Ketosteroiden, die durch Oxydation der C_{17}-Hydroxylgruppe des Testosterons entstehen. Im Harn findet man eine große Anzahl solcher Ausscheidungsprodukte von Androgenen als 17-Ketosteroide. Ihr größter Teil geht aus Androgenen der Nebennierenrinde hervor. Wichtigste Bestandteile sind das Androstendiol, das als Ausscheidungsprodukt der Ovarien anzusehen ist und das Dehydroepiandrosteron, das hauptsächlich aus den Nebennierenrinden stammt (Abb. 26 und 28). Heute ist die Bestimmung im Urin durch die Bestimmung im Blutplasma von Testosteron (T), Androstendion (AD), Dehydroepiandrosteron (DHEA) und dessen Sulfat (DHEA-S) ersetzt worden.

Nebennierenrindenhormone

Entsprechend ihrer biologischen Wirkung und ihrer Funktion werden Glukokortikoide, Mineralokortikoide und Androgene unterschieden. Gluko- und Mineralokortikoide gehören zu den C_{21}-Steroiden. Die wichtigsten Glukokortikosteroide sind Kortisol und Kortison (Abb. 27). Zu den Mineralokortikoiden zählen das Aldosteron und das Desoxykortikosteron.

Proteohormone

Allen Proteohormonen gemeinsam ist ihr Eiweiß- oder Peptidcharakter und ihre gute Wasserlöslichkeit. Sie setzen sich aus einer verschieden großen Anzahl von Aminosäuren zusammen, die in peptidartiger Bindung miteinander verbunden sind. FSH und LH enthalten außerdem einen Zuckeranteil und werden daher als Glykoproteine bezeichnet. Das Molekulargewicht der Proteohormone schwankt zwischen 1000 (Oxytozin und Vasopressin) und 40000 Å (FSH, LH, Prolaktin). Die chemische Zusammensetzung von Vasopressin und Oxytozin wurde aufgeklärt. Ihre Synthese ist daher möglich. Das gleiche gilt für das ACTH, das somatotrope Hormon und das Insulin. FSH und LH liegen in hochgereinigter Form vor.

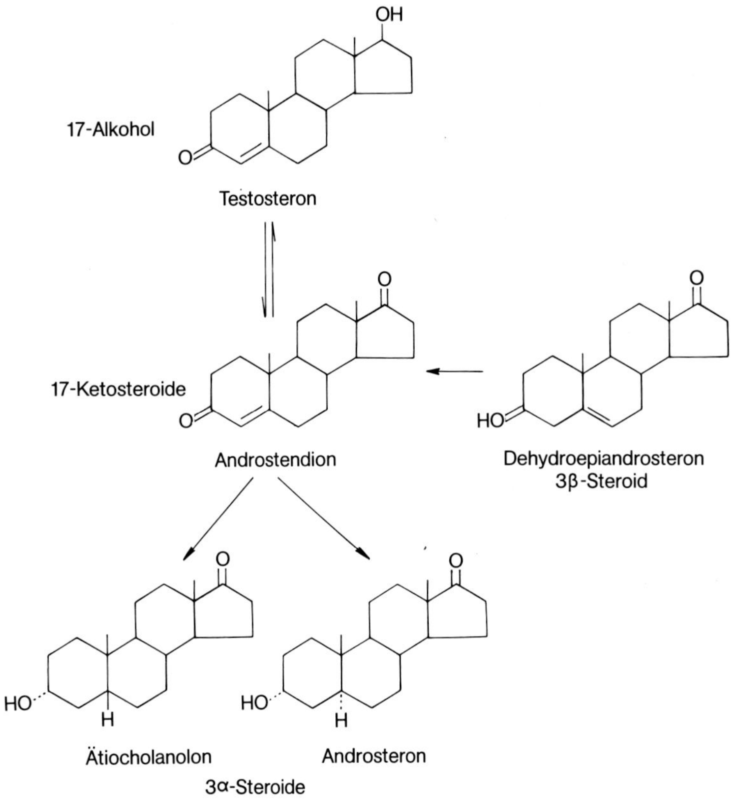

34   3 Endokrine Steuerung der Funktionsabläufe im weiblichen Organismus

17-Alkohol
Testosteron

17-Ketosteroide
Androstendion

Dehydroepiandrosteron
3β-Steroid

Ätiocholanolon   Androsteron
3α-Steroide

Abb. 26. Die wichtigsten Androgene und ihre Metabolite

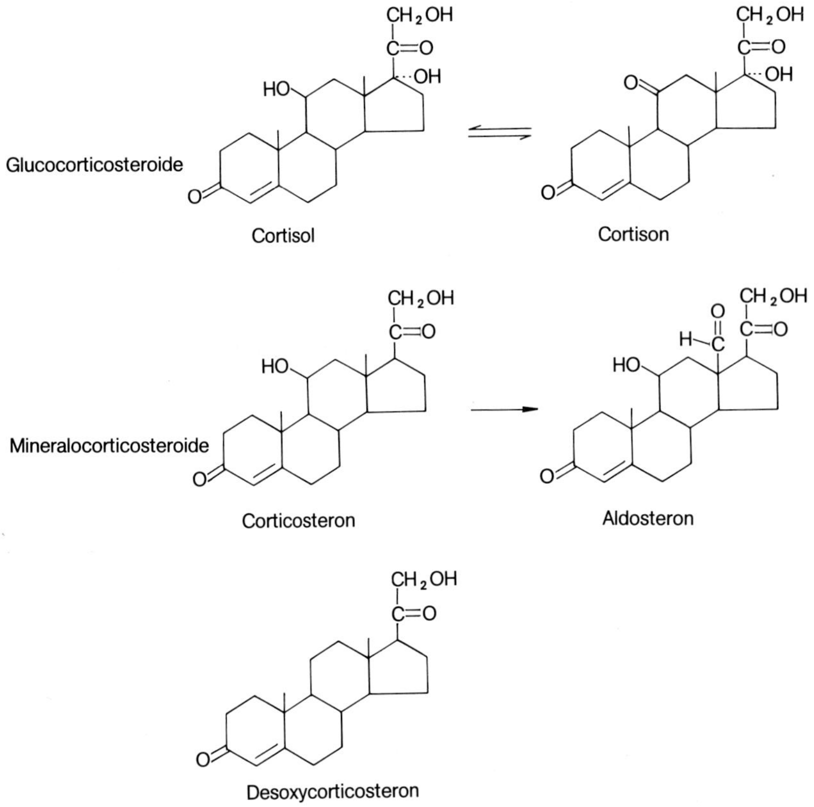

Glucocorticosteroide
Cortisol   Cortison

Mineralocorticosteroide
Corticosteron   Aldosteron

Desoxycorticosteron

Abb. 27. Gluko- und Mineralokortikosteroide

Die hypothalamischen Freisetzungshormone

Es handelt sich um niedermolekulare Peptide und Polypeptide mit 8–10 Aminosäuren.

Gegenwärtig sind die Releasinghormone (RH) für die meisten tropen Hormone des Hypophysenvorderlappens bekannt, nämlich das Kortikotropinreleasing-Hormon (CRH), das Gonadotropin-releasing-Hormon (GnRH) mit vorwiegend LHRH-Aktivität, das Thyreotropin-releasing-Hormon (TRH), das Melanotropin-releasing-Hormon (MRH), schließlich ein Prolaktin-releasing-Hormon und ein prolaktininhibierender Faktor (PIF), ferner das Somatostatin und das Somatomedin als vermittelnde Hormone zum Wachstumshormon (growth hormone = GH auch STH = somatotropes Hormon).

Biogenese und Stoffwechsel der Hormone

Sexualsteroidhormone

Die Synthese der Sexualsteroidhormone erfolgt in allen steroidbildenden Drüsen, nämlich Ovarien und Nebennierenrinde (aber nicht in der Plazenta) in etwa gleicher Weise, nämlich aus Azetat oder Cholesterin über Pregnenolon und Progesteron. Die Gonaden und Nebennierenrinden besitzen eine besonders hohe Konzentration bestimmter hydroxylierender und aromatisierender Enzyme. Dementsprechend erfolgt einerseits in den Ovarien die 17α-Hydroxylierung, ferner die Abspaltung der Seitenkette des Progesterons zu Östradiol und von Androstendion zu Östron. Andererseits bleibt die Biogenese der Steroidhormone im Gelbkörper teilweise auf der Stufe des Progesterons stehen. In der Nebennierenrinde spielt die C_{11}-Hydroxylierung eine besonders wichtige Rolle (Abb. 28).

Stoffwechsel und Abbau der Steroidhormone erfolgen vorwiegend in der Leber. Dort werden die Steroide durch Hydroxylierung, Oxidoreduzierung, Methylierung und Konjugierung an Schwefelsäure oder Glukuronsäure inaktiviert und wasserlöslich, d. h. nierenausscheidungsfähig gemacht. Dabei durchlaufen die Steroidhormone mehrfach Leber-Galle-Darm-Leber (enterohepatischer Kreislauf). Die Ausscheidung erfolgt dann hauptsächlich über die Nieren, durch glomeruläre Filtration und tubuläre Sekretion. Sulfokonjugate werden teilweise tubulär rückresorbiert. Ein wesentlicher Teil der Steroidhormone wird über den Darm ausgeschieden (Abb. 29). Auch das subkutane Fettgewebe nimmt an dem Stoffwechsel der Hormone teil, z. B. werden dort Androgene in Östrogene umgewandelt.

Östrogene

Biogenese
Sie entstehen in den Ovarien aus Azetat über Cholesterin und die Bildung von Pregnenolon und Pro-

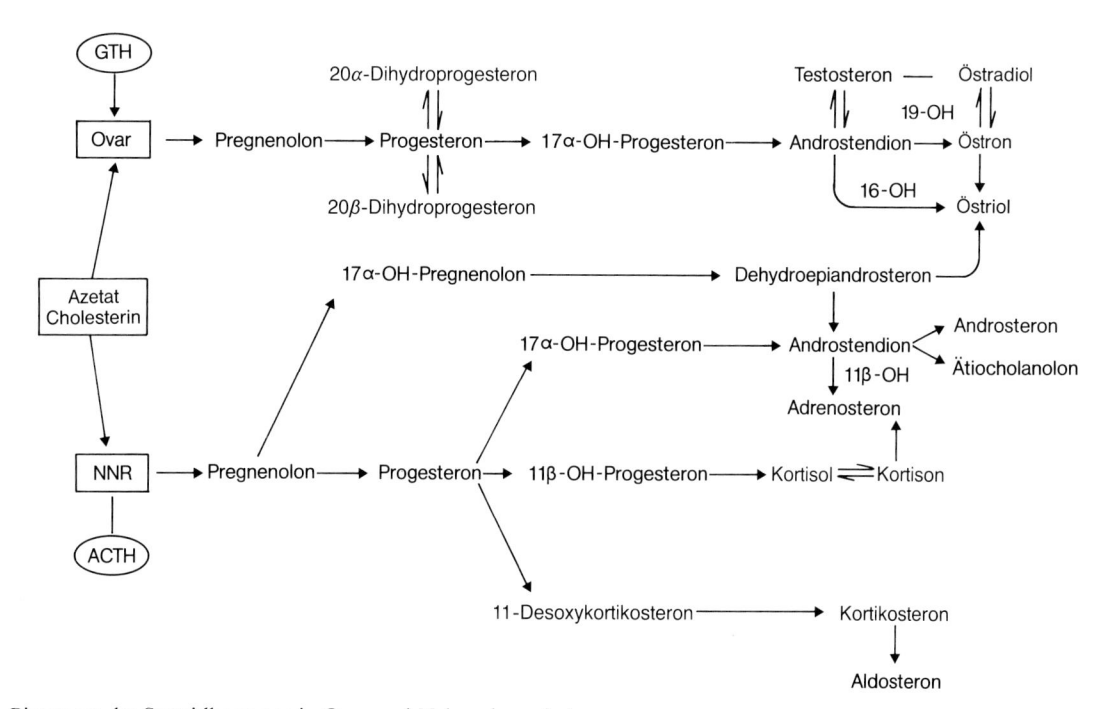

Abb. 28. Biogenese der Steroidhormone in Ovar und Nebennierenrinde

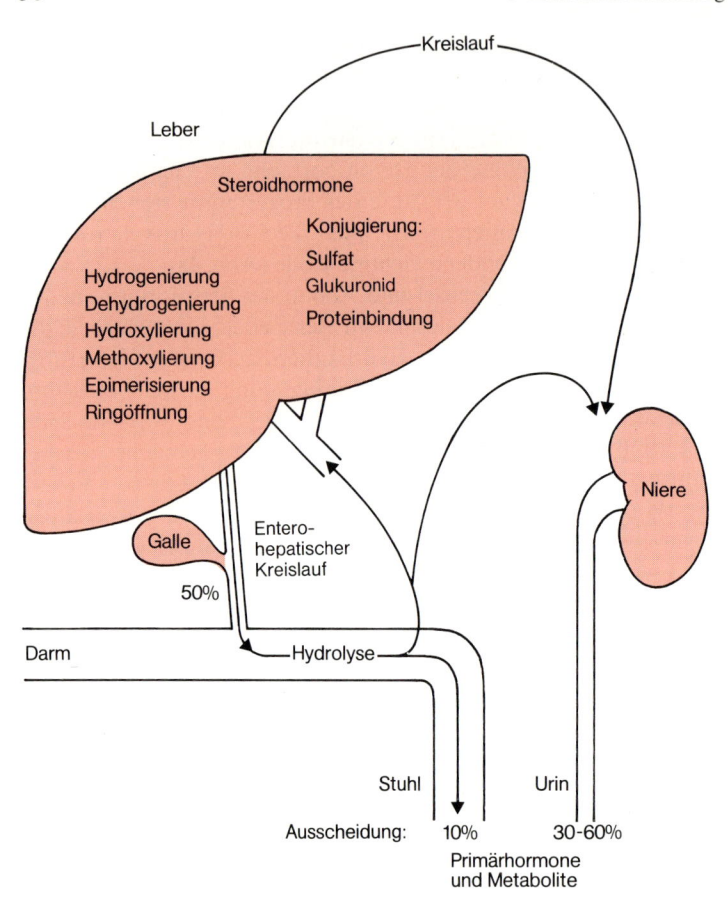

Abb. 29. Steroidhormonstoffwechsel in der Leber, enterohepatischer Kreislauf und Ausscheidung über Stuhl und Urin

gesteron, schließlich durch Aromatisierung des Ringes A von Androgenen (Abb. 28). Die Umwandlungsrate von Androgenen in Östrogene ist unterschiedlich hoch. Sie liegt zwischen 10 und 80%, je nach dem metabolisierenden Organ. Sie ist am höchsten in der Plazenta, gefolgt von Ovarien und enterohepatischem System. Die Umwandlung von Androstendion und Dehydroepiandrosteron in Östrogene in der Peripherie (subkutanes Fettgewebe) beträgt weniger als 1%, diejenige im Ovar liegt bei 50–60% und die in der Plazenta zwischen 40 und 80%. Bildungsstätten der Steroidhormone sind die Theca-interna-Zellen des Follikels sowie die Theka- und die Granulosazellen des Gelbkörpers. Dabei werden die Androgene des Ovars, wahrscheinlich in der Theka, Östrogene und Progesteron in den Granulosazellen gebildet. Im Hoden bilden die Leydig-Zellen Östrogene, in der Plazenta das Synzytium.

Die Nebennierenrinde bildet selbst keine Östrogene. Die von ihr sezernierten Androgene können aber in der Peripherie (im subkutanen Fettgewebe und in der Muskulatur) in Östrogene umgewandelt werden.

Stoffwechsel

Im *Stoffwechsel der Leber wie auch des Fettgewebes* wird Östradiol in Östron umgewandelt und umgekehrt. Der Hauptabbauweg geht über die C16-Hydroxylierung zum Östriol (Abb. 30). Nach Injektion von Östradiol, Östron und Östriol beträgt die wiedergefundene Menge der Gesamtöstrogene als Ausscheidung im Harn etwa 25% der verabfolgten Dosis. Die restlichen 75% werden vom Organismus im Harn oder auch im Stuhl in z. T. bisher nicht bekannter Form ausgeschieden. Im Harn findet man vorwiegend wasserlösliche Glukuronsäurekonjugate. Östriol wird hauptsächlich als C16-Glukuronosid ausgeschieden, das Östron überwiegend als Östronsulfat (Abb. 31 a, b).

Progesteron

Biogenese

Progesteron wird in den Granulosaluteinzellen des Ovars, in der Zona reticularis der Nebennierenrinde und im Synzytium der Plazenta gebildet. Es ist die Schlüsselsubstanz für die Biosynthese einer großen Anzahl von Steroidhormonen, nämlich sowohl

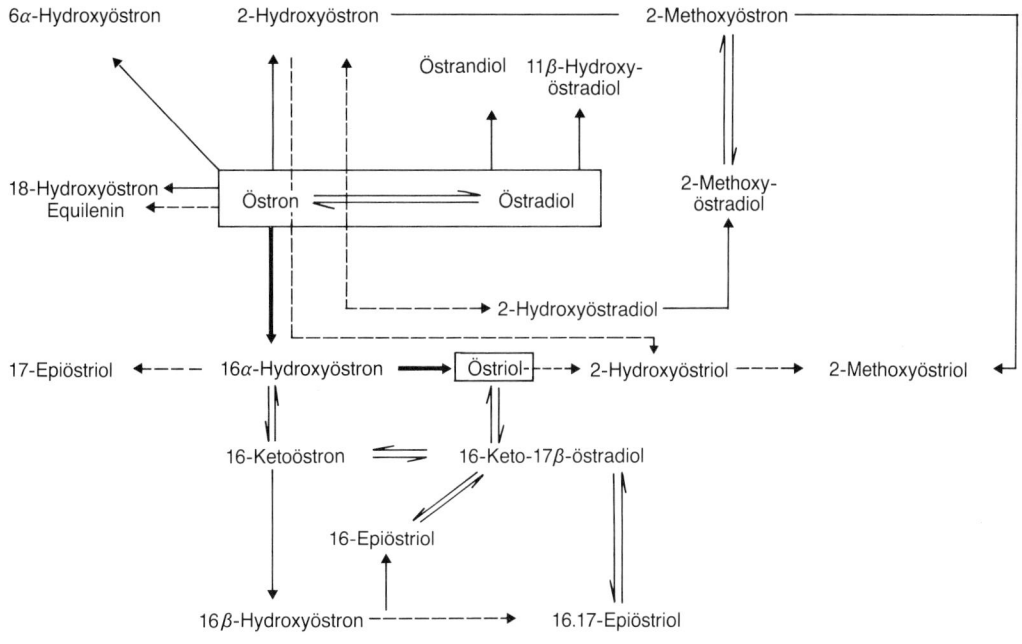

3 Endokrine Steuerung der Funktionsabläufe im weiblichen Organismus

Abb. 30. Östrogenstoffwechsel

von Kortikosteroiden als auch von Androgenen und Östrogenen (Abb. 28). Progesteron entsteht aus Azetat, Cholesterin und Pregnonolon. Als Primärhormon spielt es im Corpus luteum und in der Plazenta eine wichtige Rolle.

Stoffwechsel

Das Progesteron wird hauptsächlich in reduzierter Form als Pregnandiol ausgeschieden. Kleine Mengen erscheinen als Pregnandion, Pregnanolon und Allopregnandiol (Abb. 32). Diese Abbaustufen sind biologisch weitgehend inaktiv. Die Konzentration von Progesteron im Plasma und von Pregnandiol im Urin ist in der 2. Zyklushälfte bei der Anwesenheit eines Gelbkörpers sowie bei Schwangerschaft erhöht. Nach Injektion von Progesteron wird 15% der verabfolgten Menge als Pregnandiol im Harn ausgeschieden, und zwar in Form des C_3-Glukuronsäurekonjugates. Eine größere Menge wird auch durch Galle und Darm eliminiert, ein kleinerer Anteil in Form von Kohlenstoffbruchstücken in der Atemluft und durch die Haut. Unverändertes Progesteron erscheint zu weniger als 1% im Harn.

Abb. 31. a Östronsulfat; hauptsächliches Konjugat in Blut (und Harn); **b** Östriolglukuronid, hauptsächliches Ausscheidungskonjugat im Harn

Androgene

Biogenese

Die Androgene entstehen im Hoden (Leydig-Zellen), in der Nebennierenrinde (Zona reticularis) sowie auch als Intermediärprodukte im Ovar, nämlich in den Theka-, Hilus- und Zwischenzellen. Androgene entstehen über 17α-Hydroxylierung der Pregnenderivate. Das wichtigste Androgen beim Mann ist das Testosteron. An den Zielorganen wird es zu dem biologisch noch aktiveren 5α-Dihydrotesto-

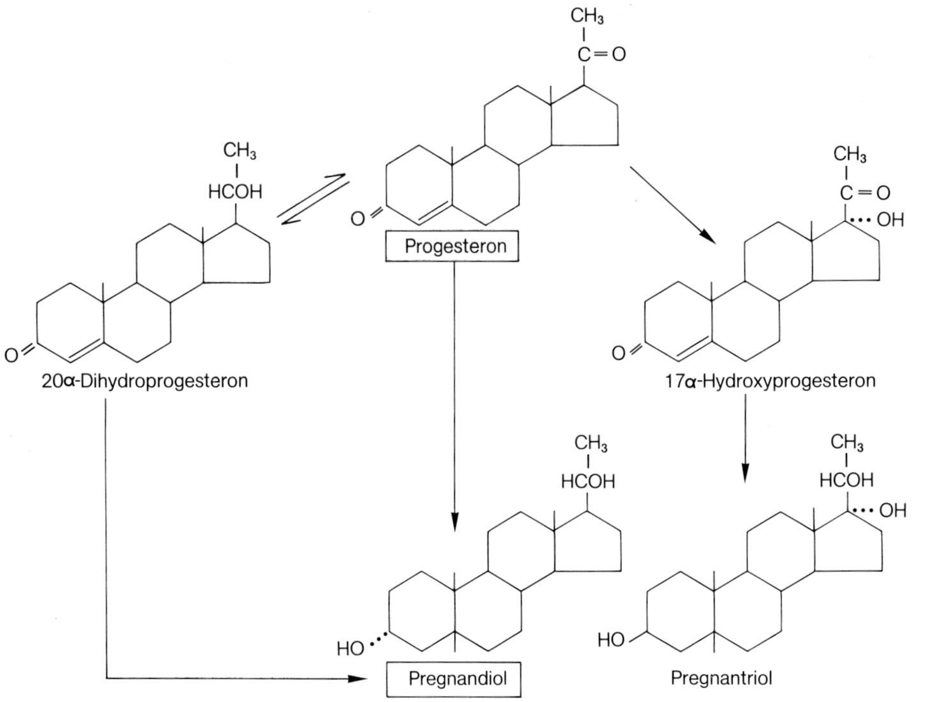

Abb. 32. Stoffwechsel des Progesterons. Hauptausscheidungsprodukt im Harn ist Pregnandiol als Glukuronsäurekonjugat

steron umgewandelt. Das wichtigste ovarielle Androgen ist jedoch das Androstendion, das die Frau in höherer Menge produziert als der Mann. Androgene sind potentielle Vorläufer von Östrogenen. Testosteron und Androstendion sind interkonvertierbar. Aus Testosteron entsteht bei der Frau in geringem Umfang Östradiol, aus Androstendion Östron. Das Dehydroepiandrosteron als Hormon der Nebennierenrinde hat sehr schwache androgene und nur leicht anabole Eigenschaften (Abb. 26). Es wird mit dem Kortisol zusammen sezerniert und scheint dessen katabole Nebenwirkungen zu mildern. Es kann ebenfalls in geringem Umfang aromatisiert werden.

Stoffwechsel

Die androgenen Steroide werden hauptsächlich als Androstendion, Ätiocholanolon und Androstendion (Abb. 26) ausgeschieden. Testosteron erscheint in kleiner Menge als unverändertes Testosteron im Harn. Auch das Dehydroepiandrosteron wird größtenteils unverstoffwechselt ausgeschieden und nur zu einem kleinen Teil in Androstendion und Testosteron umgewandelt. Die Ausscheidungsrate dieser Metaboliten im Harn nach Hormonverabfolgung beträgt etwa 15%. Testosteron, Androstendion und Ätiocholanolon sowie Androstendiol erscheinen vorwiegend als Glukuronide im Harn.

Gonadotropine und Releasinghormone

Biogenese

Über die Biogenese der Gonadotropine ist wenig bekannt. Sie werden in den basophilen Zellen des Hypophysenvorderlappens (s. S. 41) unter dem Einfluß der hypothalamischen Freisetzungshormone aus Aminosäuren synthetisiert. Die Struktur des LHRH zeigt Abb. 33.

Stoffwechsel

Unsere Kenntnisse über Stoffwechsel und Ausscheidung von Gonadotropinen stammen aus Injektionsversuchen. Von hochgereinigtem hypophysärem FSH und LH werden 10–12% innerhalb von 4 Tagen ausgeschieden, davon etwa 8% in den ersten 24 h.

Über Biogenese und Stoffwechsel der hypothalamischen Releasinghormone ist ebenfalls wenig Sicheres bekannt. Die Plasmawerte von LHRH bewegen sich im Mikrogrammbereich. Das Hormon verschwindet mit Halbwertszeiten von 5,3 und 27,4 min. aus dem Blut. Die metabolische Clearancerate ist 21480 ± 170 l/Tag. Zwischen 0,75 und 2,8% einer injizierten Dosis von GnRH werden in-

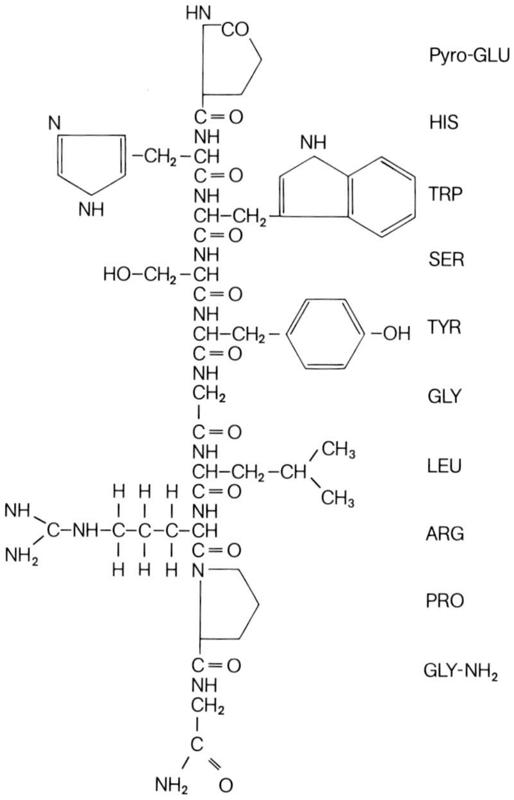

Abb. 33. Die Struktur des LH-releasing-Hormon (LHRH) (Dekapeptid)

nerhalb von 8 h im Harn ausgeschieden, davon 48% in der 1. h. Die tägliche Produktionsrate von GnRH liegt zwischen 90 und 165 µg in 24 h. Über die Konzentration von GnRH im Hypothalamus und dessen funktionelle Schwankungen gibt es beim Menschen keine exakten Angaben.

Wirkungsmechanismus der Hormone

Hormone wirken nicht auf alle Zellen des Organismus spezifisch, sondern nur auf die Zellen bestimmter Zielorgane. Diese besitzen Hormonrezeptoren und somit die Fähigkeit, die ihnen zugehörigen Hormone spezifisch zu binden, anzureichern und intrazellulär zu transportieren. Dies kann am Beispiel der *Östrogenwirkung* erläutert werden (Abb. 34 a):

Steroidhormone

Östrogenrezeptoren an der Zellmembran und in der Zellflüssigkeit (Zytosol) schleusen die *Östrogene* in die Zellen des Zielorgans ein und bringen sie zum Nukleus. Das Steroidhormon selbst wirkt im Zellkern, und zwar an dem genetischen Material. Diese genetische Information ist in der chromosomalen Desoxyribonukleinsäure (DNA) gespeichert. Die sog. Repressoren, kleine Proteinmoleküle, blockieren im Ruhezustand die Freilegung und „Ablesbarkeit" dieser Information. Das in den Zellkern eintretende Hormon bindet jedoch den Repressor und legt so die chromosomale DNA frei. Damit wird über eine Stimulierung des Enzyms RNA-Polymerase die Bildung von messenger-Ribonukleinsäure (m-RNA) induziert (Transkription, s. S. 7).

Die neugebildete m-RNA wandert in den extranukleären Raum und lagert sich als Matrize den Ribosomen des endoplasmatischen Retikulums an (Translation, s. S. 7). Auf diese Weise wird dort die Synthese spezifischer Proteine bewirkt, wie sie beispielsweise für das durch Östrogene stimulierte Uteruswachstum typisch ist. Die Rezeptormoleküle werden abgebaut oder resynthetisiert. Bei der Synthese wirken Östrogene stimulierend, Progesteron wirkt hemmend.

Daneben gibt es offenbar noch einige weitere Wirkungsmechanismen der Östrogene, die nicht am Genom angreifen und eine Reihe von intra- und extrazellulär ablaufenden Sekundärvorgängen. Zu ihnen gehört die Anhäufung von Phospholipiden und die Stimulierung von Enzymen wie Serinaldolase, Isozitratdihydrogenase und anderen. Die östrogeninduzierte Histaminfreisetzung aus Mastzellen ist die Ursache der vermehrten extrazellulären Wasser- und Natriumaufnahme. Die Freisetzung von Azetylcholin durch Östrogene ist die Ursache für die Hyperämisierung unter Östrogenwirkung. Diese und die begleitenden Permeabilitätsveränderungen bedingen eine vermehrte Einlagerung von Glukose und Aminosäuren in die Zellen der Zielorgane.

Der Wirkungsmechanismus der *Gestagene* und der *Androgene* ist dem der Östrogene prinzipiell gleich. Progesteron hemmt die Bildung von Östrogenrezeptoren und stimuliert die 17β-Oxydoreduktase, die bei der Umwandlung von Östradiol in Östron eine Rolle spielt. Auf diese Weise modifiziert Progesteron die Östrogenaktivität am Zielorgan.

Proteohormone

Sie besitzen spezifische Rezeptoren in der Zellmembran. Dort stimulieren sie das zyklische AMP-Adenosinmonophosphat, welches ATP, Adenosintri-

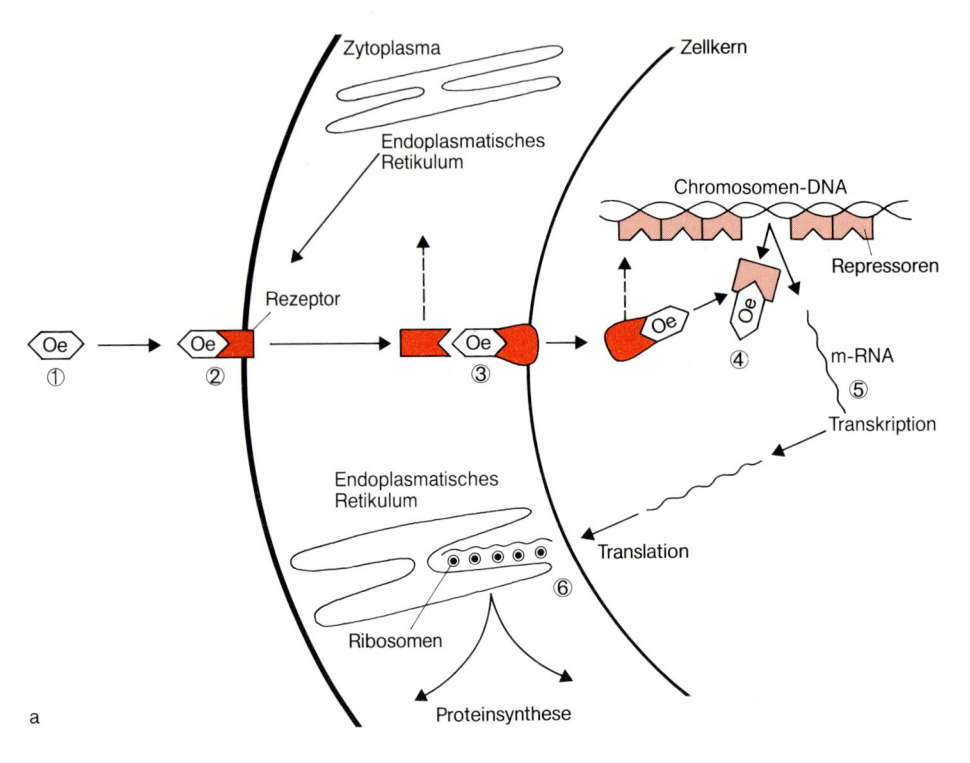

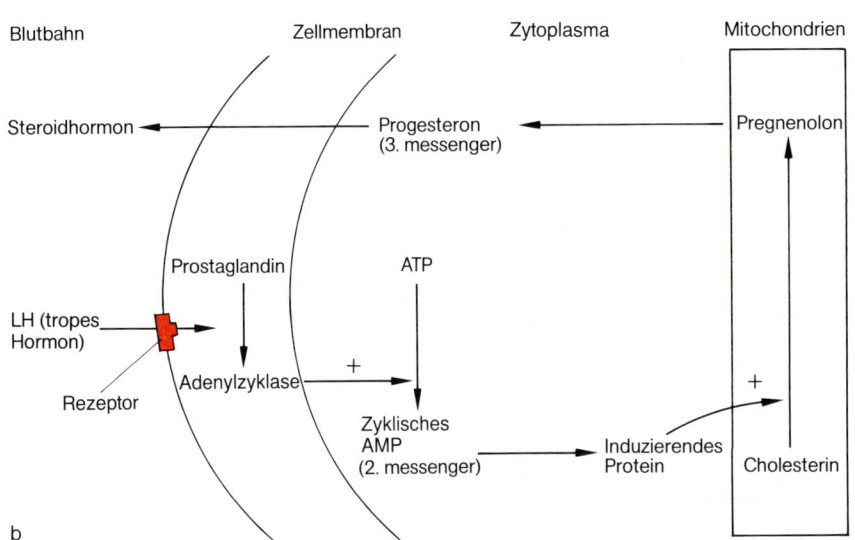

Abb. 34. a Gegenwärtige (teilweise hypothetische) Vorstellung über den Wirkungsmechanismus der Steroidhormone in der Zelle, erläutert am Beispiel der Östrogene. *1* Östrogenmolekül tritt an die Zelle heran; *2* Östrogen wird vom Rezeptor der Zellwandmembran gebunden, durch das Zytoplasma transportiert; *3* Östrogen wird vom Rezeptor der Kernmembran gebunden, durch den Zellkern transportiert; *4* der Östrogenrezeptorkomplex löst Repressoren der Chromosomen-DNA ab; *5* Bildung von Messenger-RNA und Transkription; *6* Anlagerung an die Ribosomen des endoplasmatischen Retikulums und Proteinsynthese. **b** Wirkungsmechanismus der tropen Hormone, z. B. des LH an der Zelle. LH bindet an den Rezeptor. Der LH-Rezeptorkomplex stimuliert die Adenylzyklase und Bildung von zyklischem AMP aus Adenosintriphosphat

phosphat aktiviert. Der Wirkungsmechanismus, z. B. der Gonadotropine über die Rezeptoren, beruht auf einem allgemeinen Anstieg des Energiestoffwechsels im Ovarialgewebe mit einer Stimulierung derjenigen Enzyme, welche die Steroidbildung aus Azetat und Cholesterin sowie die Epimerisierung und 3β-Hydroxylierung von Δ^5-3-Oxysteroiden fördern (z. B. Umwandlung von Pregnenolon → Progesteron). Das durch Adenylzyklase stimulierte Nukleotid zyklisches AMP (3′, 5′-zyklische

3 Endokrine Steuerung der Funktionsabläufe im weiblichen Organismus

Adenylsäure) spielt als Mittler zwischen Gonadotropinwirkung und Steroidbiogenese eine wichtige Rolle („second messenger") (Abb. 34 b).

Die Wirkung der Gonadotropin-*releasing-Hormone* verläuft wahrscheinlich über eine spezifische Depolarisierung der Hypophysenvorderlappenzelle. Die Membrandepolarisierung ist vergesellschaftet mit einer Ca^{++}-Aufnahme in die Zelle, die zur Ausschleusung der hypophyseotropen Speichergranula führt. Durch die Granulafreigabe oder einen anderen primären Effekt der Freisetzer wird die Gonadotropinsynthese aktiviert. Dopamin ist dabei die synaptische Überträgersubstanz, welche die Freigabe des GnRH aus den tuberoinfundibulären Neuronen in die portalen Spezialgefäße veranlaßt. Präkursoren der Dopaminsynthese steigern dosisabhängig die Plasmakonzentration von FSH und LH.

Endokrine Regelung[1] der zyklischen Abläufe

Der Zyklus als Regelkreis

Unter dem Begriff *Zyklus* faßt man diejenigen, bei der geschlechtsreifen Frau regelmäßig wiederkehrenden physiologischen Abläufe in den Drüsen des Sexualendokriniums und im Bereich des Genitales zusammen, die der Fortpflanzung dienen und damit entweder zur Menstruation oder zur Gravidität führen. Der Zyklus umfaßt im Idealfall einen Zeitraum von 28 ±3 Tagen, gerechnet vom 1. Tag der letzten Menstruation bis zum Tage vor Einsetzen der nächsten Regelblutung (oder bis zur Ovoimplantation). Nur wenige Frauen haben einen konstanten Zyklus und dieser beträgt nur selten genau 28 Tage (Abb. 35). Die physiologischen Schwankungen der Zykluslänge beruhen vorwiegend auf Variationen in der Länge der Follikelphase (Proliferationsphase des Endometriums), während die Gelbkörperphase mit 12-14 (10-18 Tagen) relativ konstant ist. Das Datum des Follikelsprunges kann dementsprechend nach Knaus durch Rückrechnung um 14 Tage vom 1. Tag der folgenden Regel näherungsweise ermittelt werden (s. S. 81).

---

[1] Unter Regelung versteht man einen kybernetischen Vorgang, bei dem der vorgegebene Wert (Soll-Wert) und der gemessene Wert (der Ist-Wert) einer Größe – und damit die eventuelle Abweichung voneinander – festgestellt und durch Gegenwirkung die Konstanz des Soll-Wertes wiederhergestellt wird.

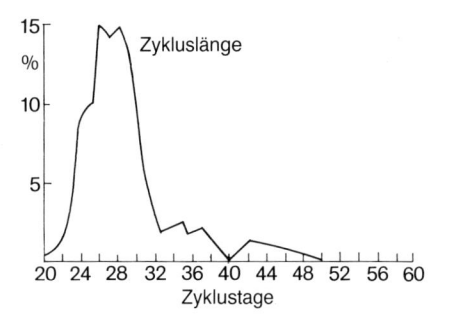

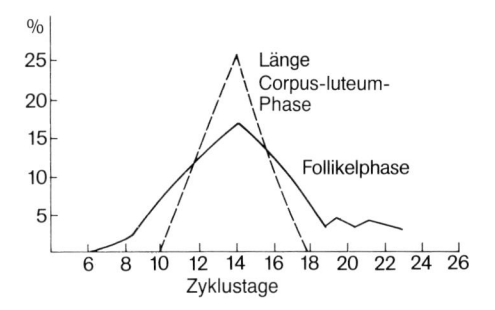

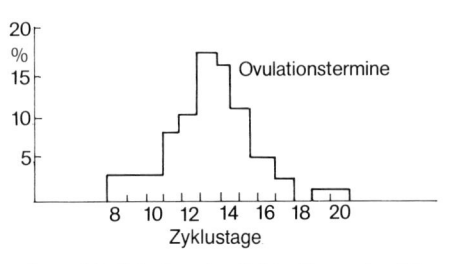

Abb. 35. Verteilungshäufigkeiten der Zykluslänge, der Länge der Follikel- und Corpus-luteum-Phase sowie des Ovulationstermins bei einem Kollektiv gesunder Frauen in der Geschlechtsreife

Das hypothalamohypophysäre System

Das inkretorische- und das Nervensystem wirken bei Auslösung und Koordinierung der zyklischen Vorgänge in einem integrierten Regelkreis eng zusammen. Die zyklische, endokrin-reproduktive Funktion der Ovarien wird durch übergeordnete Zentren im Gehirn geregelt (Abb. 36 und 37). Im ventralen und basalen mittleren Hypothalamus gibt es Areale (Nucleus arcuatus, ventromedialis, periventricularis anterior, Regio supra- und retrochiasmatica), welche die Höhe der Steroidkonzentration registrieren (Fühlersystem). Aufgrund dieser Information werden neuroendokrine Impulse an den gonadotropen Bereich des Hypophysenvorderlappens abgegeben (hypophyseotropes Impulssystem). Die Ovarien sind demnach durch ihre Steroidsekretion mit dem hypothalamischen Regler und dem gonadotropen Effektor im Hypophysenvorderlappen in

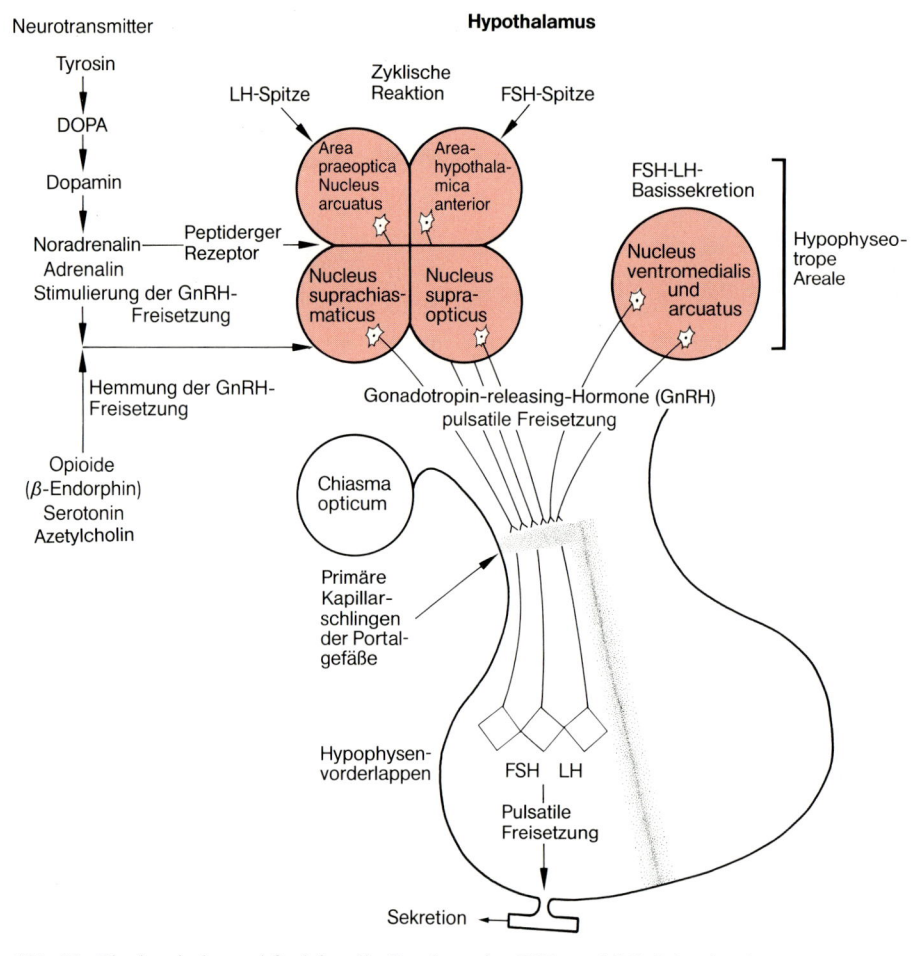

Abb. 36. Biochemische und funktionelle Regelung der FSH- und LH-Sekretion im Hypothalamus-HVL-System

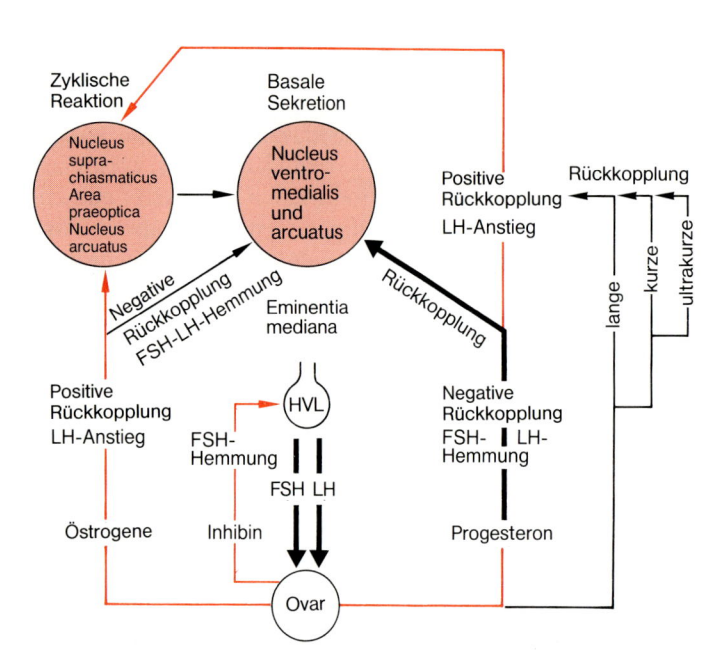

Abb. 37. Gegenwärtige Vorstellungen über die Rückkopplung („feed back") im Regelkreis Hypothalamus – Hypophysenvorderlappen – Ovar (Gonadostat)

3 Endokrine Steuerung der Funktionsabläufe im weiblichen Organismus

einem Regelkreis durch Rückkopplung („feed back") verbunden. Bezugssystem ist die konstant zu erhaltende Regelgröße, nämlich der Spiegel der Steroidhormone. Bei niedrigem Östrogenspiegel erfolgt beispielsweise reaktiv eine kräftige Gonadotropinausschüttung. Bei hohen Östrogenwerten resultiert dagegen eine Hemmung der Gonadotropinproduktion und -sekretion. Man spricht von *positiver Rückkopplung,* wenn das Steroidhormon die Gonadotropinsekretion fördert, von *negativer Rückkopplung,* wenn es sie hemmt (Abb. 37).

Die *neuroendokrine Informationsübertragung* über die Höhe des Steroidspiegels erfolgt vom Hypothalamus aus über die aus der Pars tuberalis der Eminentia mediana entspringenden Portalgefäße zum Hypophysenvorderlappen. Die Freisetzungsfaktoren werden also über Spezialgefäße den gonadotropen Zellen des Hypophysenvorderlappens zugeführt.

Für die Gynäkologie haben folgende *Freisetzungshormone* Bedeutung:

1. GnRH (Gonadotropin-releasing-Hormon) – es steuert die LH- und FSH-Produktion und -Sekretion aber überwiegend LH = LHRH;
2. PRH (Prolaktin-releasing-Hormon);
3. PIH (Prolaktin-inhibiting-Hormon), auch PIF (Prolaktin-inhibiting-Faktor) genannt.

Diese Freisetzer bewirken sowohl Sekretion als auch Neusynthese der Hypophysenhormone, während das PIH die Sekretion von Prolaktin hemmt.

Die hypophyseotropen Hormone werden im basalen und mittleren Hypothalamus (Nucleus infundibularis, Eminentia mediana) gebildet. Dieses Areal ist offenbar für die *tonische* Basissekretion der Gonadotropine verantwortlich. Die Freisetzung des GnRH erfolgt *pulsatil*, d. h. es kommt zu Sekretionsstößen, etwa alle 90 min. Dementsprechend werden auch FSH und LH nicht kontinuierlich, sondern pulsatil in gleichen Abständen alle 90 min. sezerniert (Abb. 38 b). Die Frequenz der GnRH-Sekretion wechselt während des Zyklus. Sie tritt in der

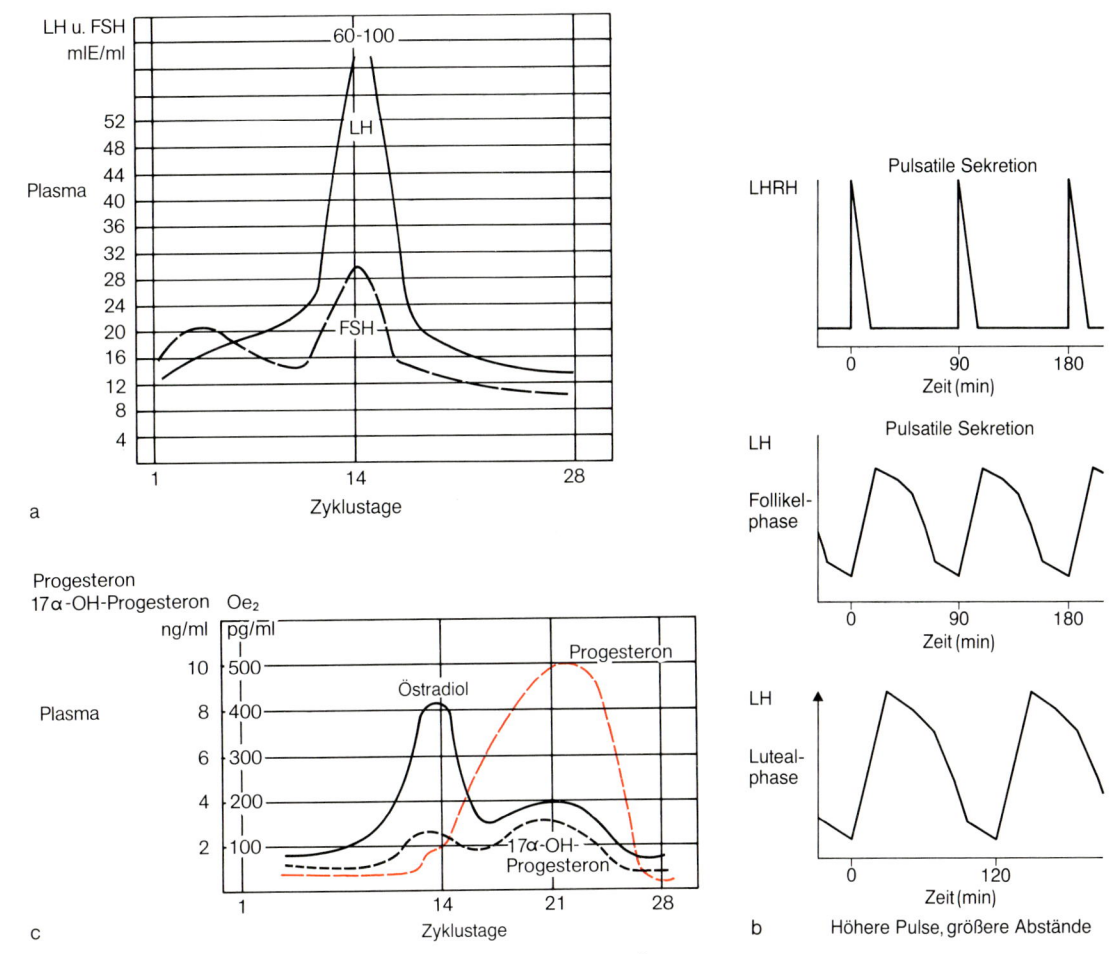

Abb. 38. a FSH- und LH-Werte im Plasma während des normalen Zyklus. **b** Pulsatile Sekretion von LHRH und LH. In Follikel- und Lutealphase unterschiedliche Höhe und Intervalle. **c** Östradiol-, Progesteron- und 17α-OH-Progesteronwerte im Plasma während des normalen Zyklus. Östradiolspitze zeitlich kurz vor der LH-Spitze

1. Zyklusphase häufiger als in der 2. unter gleichzeitiger Progesteronwirkung ein. Auch die Amplitude des GnRH-Pulses wechselt. Sie wird in der 2. Zyklushälfte größer. Dies ist im wesentlichen von den hormonellen Einwirkungen (Progesteron) abhängig, die auf die Nervenendigungen in der Eminentia mediana während der 2. Zyklushälfte Einfluß nehmen. Treten Störungen in der zentralen Zyklusregulation ein (z. B. hypothalamische Amenorrhö), so wird meist zunächst die pulsatile Sekretion des GnRH und der Gonadotropine ausfallen. Im vorderen Hypothalamus (Area präoptica und Nucleus suprachiasmaticus) ist ein weiteres Areal lokalisiert, das für die pulsatile Rückkopplung beispielsweise für den ovulatorischen Anstieg des LH (sog. LH-Gipfel) z. Z. der Ovulation verantwortlich ist. Die Abgabe des prolaktininhibierenden Hormons (PIH) wird durch ein Areal im dorsalen mittleren Hypothalamus am Übergang zum Thalamus kontrolliert (Nucleus dorsomedialis). Die für die Gonadotropinproduktion verantwortlichen Freisetzungsareale sind mit dem sog. Sexual- oder Erotisierungszentrum im hinteren Hypothalamus funktionell eng verbunden. Das hypothalmische System ist auch noch sehr stark von psychischen Einflüssen abhängig und kann durch äußere Einflüsse, z. B. Streß oder Angst, negativ beeinflußt werden.

Neben diesen stimulierenden Zentren sind im Tierversuch Bezirke lokalisiert worden, die für eine Hemmung der Hypophysen-Gonaden-Funktion verantwortlich sind, wie z. B. der Nucleus amygdalae und die Epiphyse. Regelnde Einflüsse gehen ferner vom übergeordneten limbischen System aus, das dem Hypothalamus sensorische Impulse zuleitet.

Das sog. *zyklische* Gonadotropinfreisetzungszentrum findet sich nur bei der Frau in Funktion. Beim Manne ist lediglich eine *tonische* Freisetzungsfunktion vorhanden. Beide Zentren werden bei beiden Geschlechtern, unabhängig vom genetischen Geschlecht, bipotent angelegt. Die Differenzierung in die männliche (tonische) oder die weibliche (zyklische) Richtung erfolgt während der Fetalzeit, und zwar durch das in den männlichen fetalen Gonaden gebildete Testosteron. Dieses Hormon induziert durch Hemmung des zyklischen Zentrums den männlichen, d. h. den azyklischen Typ der Gonadenfunktion. Fehlt die Testosteroneinwirkung während der kritischen Fetalperiode, so erfolgt eine Differenzierung der hypothalamischen Zentren in die weibliche Richtung, d. h. es kommt zur Ausbildung einer zyklischen Gonadenfunktion. Diese Kenntnisse sind für die Pathogenese bestimmter angeborener oder intrauterin erworbener Störungen der Keimdrüsentätigkeit von Bedeutung.

Auch von der Hirnrinde und von anderen Zentren kommende psychische, vegetative und Sinneseinflüsse (Gesicht, Gehör, Geruch) beeinflussen die zentrale Regelung der Ovarialfunktion. Psychische Einwirkungen belastender Art, besonders von Angst und seelischer Spannung, üben eher hemmende Einflüsse aus, insbesondere auf die LH-Sekretion. Dabei spielen offenbar die Endorphine eine wesentliche Rolle.

Die Freisetzungsfaktoren gelangen über die sog. Portalgefäße in den Hypophysenvorderlappen, wo sie über ihre spezifischen Rezeptoren und Beeinflussung von Proteinkinasen und Polyphosphoinositolen die Bildung und Freisetzung der Gonadotropine steuern.

Das follikelstimulierende Hormon (FSH)

Es wird in den zyanophilen-Δ^2-Zellen des Hypophysenvorderlappens gebildet. Es bewirkt Follikelreifung bis nahe zur Sprungreife und eine niedrige bis mittlere Östrogensekretion.

Das Luteinisierungshormon (LH)

Beim Manne wird es auch als ICSH (interstitielle Zellen stimulierendes Hormon) bezeichnet. Es wird

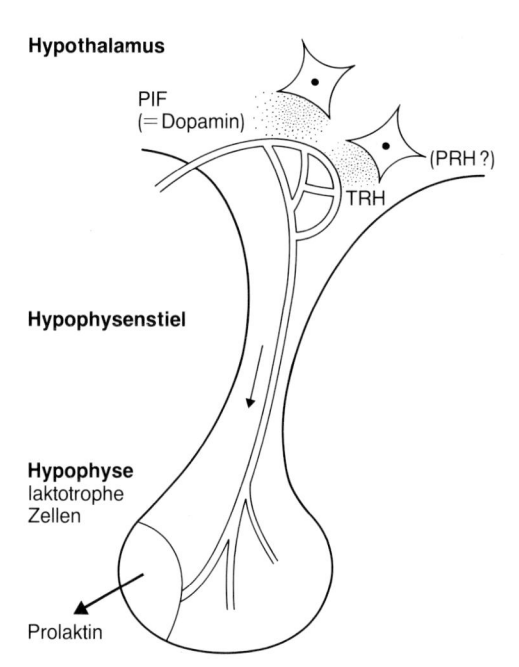

Abb. 39. Regelung der Prolaktinproduktion und -sekretion. Prolaktin-inhibiting-factor (PIF wohl identisch mit Dopamin) wirkt hemmend. Das Thyreotropin-releasing-Hormon (TRH) wirkt fördernd. Die Existenz eines Prolaktin-releasing-Hormons (PRH) ist bisher hypothetisch

3 Endokrine Steuerung der Funktionsabläufe im weiblichen Organismus

in den zyanophilen Δ^1-Zellen des Hypophysenvorderlappens gebildet.

Das LH hat für sich alleine nur eine sehr geringe stimulierende Wirkung auf die Östrogeninkretion. Es bewirkt aber zusammen mit dem FSH, oder wenn FSH vorher eingewirkt hat, eine volle Follikelreifung, einen hohen Anstieg der Östrogenabsonderung und schließlich den Follikelsprung, die Gelbkörperbildung sowie die Produktion der Östrogene und Gestagene im Corpus luteum. Beide Hormone, FSH und LH, wirken physiologischerweise in einem zeitlich und mengenmäßig sinnvoll abgestimmten Synergismus (Abb. 42).

Das Prolaktin (hPRL, luteotropes Hormon, luteomammotropes Hormon, LTH)

Es wird in den azidophilen α-Zellen des Hypophysenvorderlappens gebildet (Abb. 39). Bei einigen Spezies bewirkt es eine morphologische Reifung des Corpus luteum, eine Stimulierung seiner Hormonproduktion und -sekretion und erhält das Corpus luteum. Seine Bedeutung für die Physiologie des menschlichen Zyklus und des menschlichen Corpus luteum ist bisher weniger klar. Auf jeden Fall hemmen überhöhte Prolaktinwerte die Ovulation und Gelbkörperbildung. Sie führen zur Corpus-luteum-Schwäche, zur Anovulation, zur Oligomenorrhö-Amenorrhö und zur Sterilität. In einer Reihe dieser Fälle tritt auch eine Galaktorrhö ein. Im Wochenbett übt das Prolaktin eine galaktopoetische Wirkung aus und wird durch den Saugreiz stimuliert (s. S. 288).

Hormonspiegel

Im Plasma und im Harn ist die Ausscheidung von FSH und LH im Anfang des Zyklus nach einem kurzen Anfangsgipfel von FSH niedrig. In Zyklusmitte kommt es zu einem Anstieg von FSH und

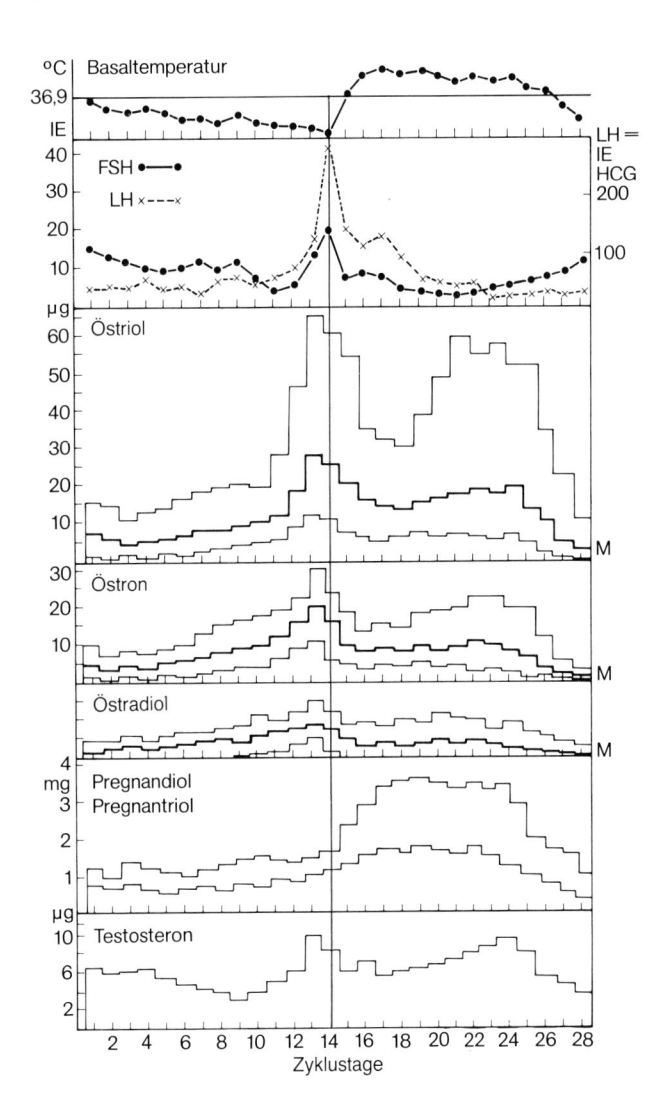

Abb. 40. Hormonausscheidung im Zyklus.
M Beginn der Menstruation

stärker von LH (Gonadotropinspitze), die zeitlich kurz nach dem Maximum der Östrogenwerte gelegen ist. Die Gonadotropinspitze, insbesondere der LH-Gipfel, wird nämlich durch den vorausgehenden Östrogengipfel induziert. Der LH-Spitze folgt kurz danach der Follikelsprung mit dem Anstieg von Progesteron und 17α-Hydroxyprogesteron im Blutplasma aus dem sich bildenden Corpus luteum. Entsprechend steigen die Stoffwechselprodukte Östriol, Östron, Östradiol sowie Pregnandiol und Pregnantriol im Harn an (Abb. 38 a-c und 40).

Ovarium – Ovulation – Menstruation

Morphologische Veränderungen

Die Ovarien sind paarige Organe, die beiderseits im Becken nahe dem Bereich der Tubenostien gelegen sind und von der A. uterina ascendens und der A. ovarica von beiden Seiten her mit Blut versorgt werden. Ihre Länge beträgt in reifem Zustand etwa 2,5–5,0 cm, die Breite 1,5–3,0 cm, die Höhe 0,7–1,5 cm. Sie wiegen 4–8 g und sind mit Zylinderepithel bedeckt. Die Organe gliedern sich in Mark und Rindenanteil (Abb. 23). Im Rindenanteil liegen Follikel und Eier sowie die wesentlichen hormonbildenden Strukturen. In den Ovarien setzt zu Beginn eines jeden Zyklus unter Gonadotropineinfluß (FSH) ein Wachstum der größeren Sekundär- zu Tertiärfollikeln ein. FSH dringt durch die Thekakapillaren in den Follikel ein. In den folgenden Tagen differenziert sich aus der Gruppe der wachsenden Follikel ein einziger, der zum reifenden Follikel wird, während sich die anderen zurückbilden und atretisch werden oder auf ihrer Entwicklungsstufe verharren. Die *Eizelle* vergrößert sich in einem raschen Wachstumsschub vom 12.–15. Tag des Zyklus von 100 auf ungefähr 140 µm. Der *Follikel* wächst von etwa 2 auf 18–22 mm zur Sprungreife heran (LH-Wirkung). Die Follikelzellen vermehren sich. So liegen schließlich je 12–16 Schichten übereinander. Sie werden jetzt wegen ihrer granulierten Kerne als *Membrana granulosa* bezeichnet (Abb. 41). Durch den zunehmenden Einfluß von FSH und LH kommt es zu einer Zunahme von FSH- und LH-Rezeptoren (Abb. 42). In der *Theca interna* hat sich ein dichtes Kapillarnetz ausgebildet. Sie grenzt sich von der äußeren Bindegewebeschicht ab, die keilförmig wachsend als Thekakonus dem Follikel den Weg zur Oberfläche des Ovars bahnt. Durch Verflüssigung eines Teiles der Granulosazellen und durch sekretorische Aktivität der Thekazellen hat sich eine Follikelzellhülle und Follikelflüssigkeit gebildet. In ihr entsteht ein spezifisches hormonelles

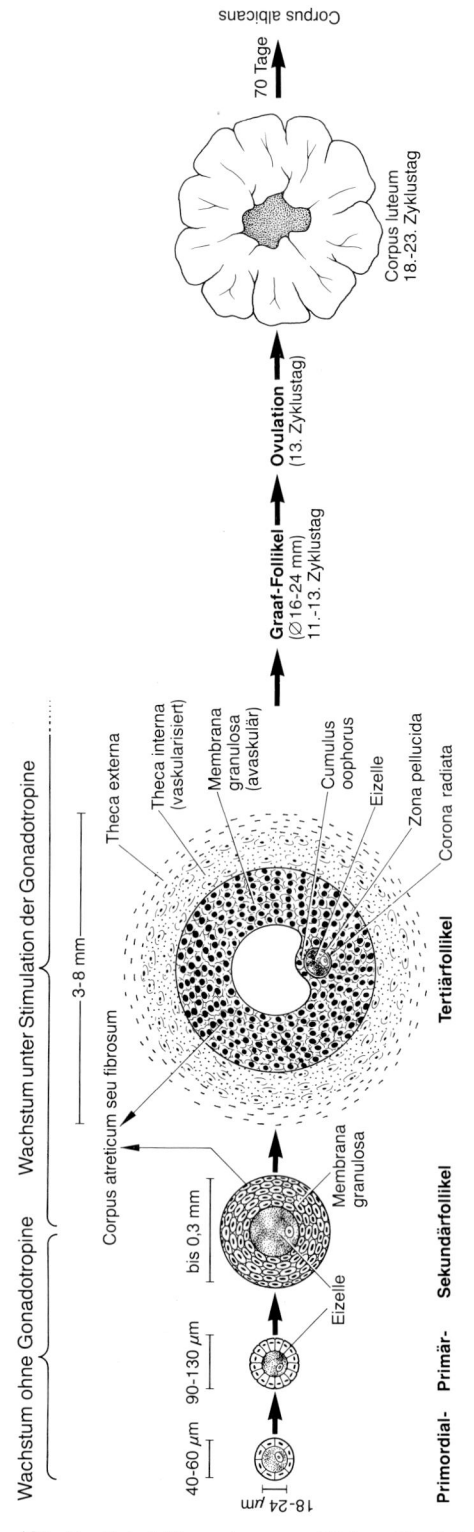

Abb. 41. Entwicklung der menschlichen Eizelle bis zum sprungreifen Follikel und weiter bis zum Corpus luteum. (Nach Schreiner 1987)

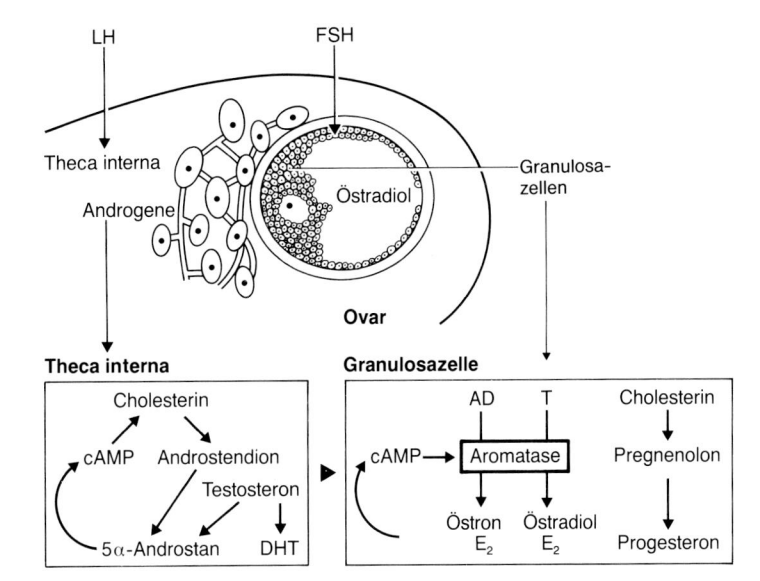

3 Endokrine Steuerung der Funktionsabläufe im weiblichen Organismus

Abb. 42. LH stimuliert die Theca interna und die Androgenbildung aus Cholesterin; FSH fördert die Östrogenbildung in den Granulosazellen aus Androgenen über die Stimulierung des Enzyms Aromatase; FSH und LH stimulieren die Progesteronbildung in den Granulosazellen aus Pregnenolon

Milieu, wobei die Hormonkonzentration in der Follikelflüssigkeit bis zu 3000fach über derjenigen im Blutserum liegt. Sie fördert die mitotische Aktivität der Granulosazellen und die Endreifung der Oozyte. Östron und Östradiol sind in der Follikelflüssigkeit sowie in der Theca-granulosa-Schicht in ansteigenden Mengen nachweisbar. Die Thekazellen bilden wahrscheinlich überwiegend Androgene, die dann in der Granulosa zu Östrogenen umgewandelt werden. Der Follikel, der am meisten FSH und Östradiol akkumuliert, wird der Leitfollikel, der zur *Ovulation* gelangt. Die anderen, die Begleitfollikel, atresieren. In ihnen bleibt ein androgenes Milieu bei niedrigem FSH-Gehalt vorherrschend. Der Anstieg der ovariellen Östrogenproduktion bewirkt, vorwiegend durch Östradiol, einen positiven Rückkoppelungseffekt über das Zwischenhirn-Hypophysenvorderlappen-System auf die LH-Sekretion, so daß LH präovulatorisch ansteigt. Wachsende Follikel bilden gleichzeitig *Inhibin,* das die FSH-Sekretion hemmt. Kurz nach der maximalen LH-Sekretion springt der Follikel. Schon ehe er springt, beginnt als Zeichen eines zunehmenden LH-Effektes bereits die Progesteronbildung (Abb. 42). Im sprungreifen Follikel wurden Progesteron sowie 20α- und 20β-Dihydroprogesteron gefunden. Das Progesteron wird in der Granulosa gebildet. Unter Zunahme des Follikelinnendruckes und der Einwirkung gewebeauflockernder Enzyme springt nach Stigmabildung[2] der Follikel etwa am 14. oder 15. Zyklustag und gibt das befruchtungsfähige Ei frei.

Der Follikel fällt jetzt zusammen. Meist tritt eine leichte Blutung in die Follikelhöhle ein. Nach der Ovulation nimmt die Östrogenproduktion, erkenntlich auch an den Blutspiegeln, etwas ab und erreicht z. Z. der Blüte des Corpus luteum um den 22. Tag herum einen 2., etwas niedrigeren Gipfel. Dieser hat möglicherweise für die Implantation eine gewisse Bedeutung. In den der Ovulation folgenden Tagen vergrößern sich die Granulosazellen und wandeln sich unter Einlagerung eines lipoiden gelben Farbstoffes in Granulosa-Lutein-Zellen um. Gleichzeitig wachsen von der Theca interna Bindegewebe- und Gefäßsprossen in die Granulosazellschicht ein. Das *Corpus luteum* ist damit als endokrine Drüse ausgebildet (Abb. 41). Die Gestagenbildung geht nach dem präovulatorisch-ovulatorischen Anstieg kurzfristig zurück und zeigt dann eine kontinuierliche Zunahme mit dem Höhepunkt um den 22. Zyklustag. Danach erfolgt entsprechend der Regression des Corpus luteum bei ausbleibender Schwangerschaft ein rascher Abfall der Funktion (Abb. 38 c).

Endokrine Abläufe

In den hormonbildenden Strukturen der Ovarien, nämlich Theca folliculi und Granulosa, werden unter dem Einfluß der Gonadotropine FSH und LH die Östrogene, 17β-Östradiol und Östron gebildet. In der Theka des Follikels findet man Androstendion, Testosteron, 5α-Dihydrotestosteron und Östradiol, in der Granulosa überwiegend Östradiol. Nach Ausbildung von LH-Rezeptoren in der Granulosa werden in den Lutealzellen auch Östriol, Progesteron sowie 20α- und 20β-Dihydroproge-

---
[2] Stigma: Blutleerer Bezirk am oberen Pol eines sprungreifen Follikels durch Kompression der Blutgefäße infolge des hohen Follikelinnendruckes.

ron gebildet. Die hormonbildenden Strukturen der Ovarien produzieren noch eine ganze Reihe anderer Gewebehormone oder hormonähnlicher Substanzen, wie z. B. das Inhibin, das bei der Regulation der FSH-Produktion und -Inkretion eine Rolle spielt sowie zahlreiche Peptide und Proteine mit hormonähnlichen Wirkungen.

Die Steroidbiogenese im Ovar ist in Abb. 28 in einer schematischen Übersicht dargestellt.

Die Sekretionsrate beträgt für Östron und Östradiol zwischen 0,2 und 0,5 mg/24 h je nach Stadium des Zyklus mit einer Spitze in Zyklusmitte. Für Progesteron liegt die Produktionsrate bei 20–30 mg/24 h in der 2. Zyklusphase. Ferner lassen sich kleine Mengen Östriol, 17α-Hydroxyprogesteron sowie Androstendion im Ovar und im Ovarialvenenblut nachweisen. Die Östrogenvorstufen werden vorwiegend in der Theka des Follikels gebildet, während die Granulosazellen vorwiegend Östrogene und später Progesteron bilden. Auch die sog. interstitielle Drüse[3] ist zur Bildung von Östron befähigt. Östradiol und Östron können im Ovar und im peripheren Stoffwechsel ineinander umgewandelt werden (Interkonversion s. S. 35).

Östrogene und Progesteron regeln über die Freisetzungsfaktoren im Hypothalamus die Produktion und Sekretion der hypophysären Gonadotropine. Man stellt sich die Regulation im Zyklus so vor, daß infolge des niedrigeren Östrogenspiegels am Zyklusanfang die hypothalamisch geregelte FSH-Ausscheidung allmählich zunimmt, durch positive Rückkopplung bis zur Zyklusmitte ansteigt und durch Progesteronbildung gehemmt wird, so daß Produktion und Ausscheidung in der 2. Zyklushälfte wieder absinken. Kleinere Östrogenmengen fördern die LH-Absonderung. Der Anstieg der Östrogenproduktion und -sekretion um die Zyklusmitte bewirkt nach Art eines Hohlwegeffektes[4] eine Freisetzung von Luteinisierungshormon, die zum Follikelsprung und zur Gelbkörperbildung führen = positive Rückkopplung (Abb. 37 und 38 a–c).

Der hohe Östrogenspiegel zusammen mit der beginnenden Sekretion der Gestagene bewirkt eine Bremsung der LH-Produktion und -Sekretion, so daß der Spiegel des LH im Plasma und Blut absinkt und in der 2. Zyklushälfte niedriger liegt. Die Hormonproduktion des Gelbkörpers läuft offenbar, wenn dieser sich einmal gebildet hat, auch ohne gonadotrope Stimulierung von selbst weiter, kann aber durch Gonadotropine zusätzlich stimuliert werden. Gelegentlich findet man um den 20.–22. Tag einen 2. LH-Gipfel, der wahrscheinlich mit dem in der Mehrzahl der Fälle nachweisbaren Östrogen- und Progesteronanstieg in dieser Zeit korreliert ist. Er scheint für die Ovumimplantation von Bedeutung zu sein. Wahrscheinlich sind die Verhältnisse ingesamt noch komplizierter, es gibt eine ganze Reihe von neuerdings entdeckten Faktoren in den Ovarien, deren Wirkung noch nicht genau bekannt ist. Ferner bestehen Hinweise darauf, daß Metabolitenwirkungen und Zeitfaktoren in der Hormonwirkung eine zusätzliche regulierende Bedeutung haben.

Das *Prolaktin* steigt parallel zur Höhe der Östrogenproduktion in der Zyklusmitte und in der 2. Zyklushälfte leicht an. Zu hohe Prolaktinwerte können Ovulation und Gelbkörperbildung sowie dessen Funktion hemmen (Abb. 39).

Hormonausscheidung

Die Harnausscheidung der Gesamtöstrogene, Östron, 17β-Östradiol und Östriol, bewegt sich in den Grenzen zwischen 20 und 100 µg/24 h, ebenfalls mit einer Spitze in Zyklusmitte (Abb. 40). Oft findet sich am 22. Tag ein kurzer 2. Gipfel. Dabei beträgt der Anteil von Östron + Östradiol zu Östriol i. allg. je 50%, d. h. der Östriol- (Östron + Östradiol) Quotient liegt bei 1. Östriol ist das Hauptausscheidungsprodukt im Harn. Das Hauptausscheidungsprodukt des Progesterons und des 20α-Dihydroprogesterons ist das Pregnandiol (Abb. 32). In der Follikelphase liegen die Pregnandiolwerte unter 2 mg im 24 h-Harn. Nach Eintritt der Ovulation nimmt die Pregnandiolausscheidung mit der Bildung des Gelbkörpers auf 2–2,5–6,0 mg/24 h zu. Heute bestimmt man jedoch Progesteron im Plasma. Die Werte müssen deutlich über 5 pg/ml liegen, um eine normale Gelbkörpertätigkeit anzuzeigen. Auch das 17α-Hydroxyprogesteron im Plasma bzw. dessen Ausscheidungsprodukt Pregnantriol steigt, etwa der Pregnandiolausscheidung entsprechend, an. Ferner wird eine zyklische Schwankung im Testosteronspiegel und in der Testosteronausscheidung beobachtet. Sie liegt in der 2. Zyklushälfte etwas höher als in der 1.

Wirkungen der Hormone an den Zielorganen

Die Zielorgane der ovariellen Steroidhormone zeigen von diesen Hormonen abhängige typische zyklische Veränderungen.

---

[3] Östrogen- und androgenbildende Zellen im Stützgewebe des Ovars, die aus epithelialen Elementen des Ovars hervorgehen.
[4] Hohlwegeffekt: Freisetzung von LH (positive Rückkopplung) durch einmalige, stoßartige Verabfolgung von Östrogenen (beim Nager).

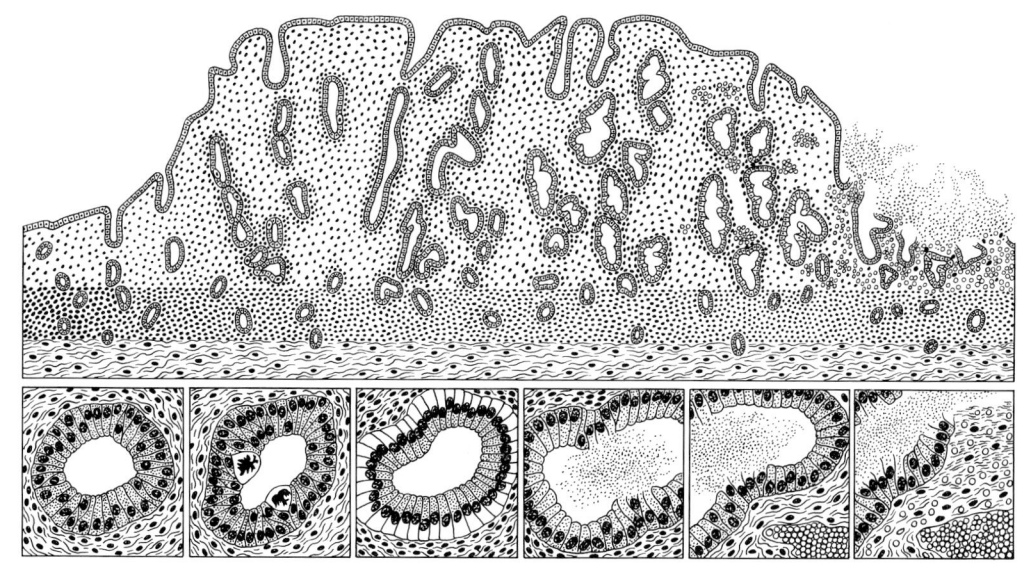

Abb. 43. Endometrium. *Links:* Proliferation. *Rechts:* Sekretion, Implantation. *Unten:* Drüsenepithel der einzelnen Zyklusphasen in stärkerer Vergrößerung

Tuben

Die zilientragenden Zellen des Tubenepithels sind unter Ansteigen der Östrogenspiegel nahe der Ovulation maximal entwickelt. Die nichtzilientragenden Zellen sind vergrößert und sezernieren in der prämenstruellen Phase. In ihnen ist Glykogen während des ganzen Zyklus, aber besonders prämenstruell, nachweisbar. Lipoidsekretion findet während des ganzen Zyklus statt. Tubenmuskulatur und Zilienbewegungen zeigen in der Östrogenphase Tendenz zur Bewegungsbeschleunigung, in der Gestagenphase zur Verlangsamung.

Endometrium

Die mensuelle Abstoßung der Zona functionalis des normal umgewandelten Endometriums erfolgt innerhalb von etwa 3 Tagen. Danach schließt sich eine kurze **Regenerations- und Epithelisierungsphase** der basalen Zone an. *Vom 5. Tag an beginnt unter Östrogeneinfluß der Aufbau einer neuen Funktionsschicht.* Das Endometrium nimmt an Dicke zu und wächst bis zu einer Höhe von etwa 5 mm heran. Die Abstoßungsfläche hat sich epithelisiert. Das Oberflächenepithel wird dicker. Die Drüsen, die zunächst noch enge Lumina aufweisen, beginnen sich zu strecken. Die anfangs flachen Drüsenepithelien nehmen kubisch-zylindrische Formen an. Die Lumina werden weit gestellt. Das zunächst dichte Stroma lockert sich durch Ödem auf. Die Mitosenzahl nimmt zu. Gegen Ende der **Proliferationsphase** findet man in den aktiven Zellen des Endometriums hohe Mengen von Ribonukleoproteinen und alkalischer Phosphatase, aber niedrige Konzentrationen von saurer Phosphatase. Das Auftreten einer **Gestagenaktivität** wird durch Glykogentröpfchen erkennbar, die an der Basis der Drüsenepithelien auftreten. Die Tröpfchen wandern in den folgenden Tagen an dem Kern der Epithelzellen vorbei nach apikal und in die Drüsenlichtung hinein und gelangen so zur **Sekretion.** Die Drüsen zeigen jetzt sägeförmige Schlängelung, die Lumina erweitern sich. Die Epithelien werden flacher. In den Drüsenlichtungen häuft sich das Sekret an, das für die Ernährung des implantationsbereiten Eies eine Rolle spielt (**Sekretionsphase**, Abb. 43). Die Spiralarterien kommen zur vollen Ausbildung, die Gliederung in Spongiosa[5] und Kompakta[6] ist ausgeprägt. Histochemisch findet man Glykoproteine und saure Phosphatase in höherer, Ribonukleoproteine und alkalische Phosphatase in niedrigerer Konzentration.

Bleibt eine Befruchtung aus, so erfolgt, da der LH-Spiegel absinkt und eine Stimulierung durch hCG (humanes Choriongonadotropin) nicht eintritt, eine Rückbildung des Gelbkörpers. Seine Gestagen-Östrogen-Sekretion nimmt ab. Das Endometrium schrumpft, und mit dem Abbruch der zerfallenden Funktionsschicht des Endometriums setzt eine Hormonentzugsblutung, die **Menstruation,** ein

---

[5] Spongiosa: uterusnahe aufgelockerte Zone des Endometriums.
[6] Kompakta: cavumnahe zelldichte Zone des Endometriums.

(Desquamationsphase). Dem Menstrualblut fehlen eine Reihe von Gerinnungskomponenten. Andere sind im Vergleich zum peripheren Blut stark erniedrigt (Faktor II, V und VIII, Thrombozyten). Die entscheidende Rolle spielt das Fehlen des Fibrinogens, das im uterinen Blut nicht nachgewiesen werden kann. Ursache hierfür ist im wesentlichen eine Fibrinogenolyse.

Gerinnsel, die bei manchen Frauen während der Menstruation auftreten und über die bei starken Blutungen fast immer geklagt wird, entstehen *nicht* als Endprodukt des Gerinnungsvorganges. Sie enthalten kein Fibrin und bestehen im wesentlichen aus Erythrozytenagglutinationen an mukoide Proteine und Glykogen. Diese Strukturen entstehen in der Scheide und nicht im Uteruscavum. Die ältere Vorstellung, daß Gerinnsel beim Durchtritt durch den Zervikalkanal einen Dehnungsschmerz erzeugen und dadurch Ursache der Dysmenorrhö sein können, trifft nicht zu. Gerinnsel im Uterus sind jedoch nach einer Abrasio vorhanden. Durch die Curettage werden oftmals große Mengen von Gewebethromboplastin frei, die eine Gerinnung hervorrufen, während die Aktivatoren des fibrinolytischen Fermentsystems mit der Schleimhaut entfernt werden und daher nicht zur Wirkung gelangen.

Das Menstrualblut enthält neben einer Reihe von Elektrolyten und Spurenelementen größere Mengen von *Prostaglandinen.* Diese hormonähnlichen Substanzen spielen u. a. bei der Entstehung der Dysmenorrhö eine Rolle.

Zervix

Unter zunehmender Östrogenwirkung öffnet sich der Muttermund in der präovulatorischen Periode bis zu einer Weite von durchschnittlich 4,5 mm. Die Zervixschleimsekretion der intrazervikalen Zylinderepithelien nimmt an Menge zu, nämlich von 100 auf 800 mm³. Der Schleim wird spinnbar bis zu einer Länge von 8–12 cm oder mehr. Nach Lufttrocknung auf dem Objektträger bildet sich, wenn Östrogeneinfluß vorhanden ist, eine Kristallisation aus *(Farnphänomen),* die etwa vom 8. Tag an nachweisbar zu werden beginnt. Sie findet z. Z. des höchsten Östrogenspiegels um die Ovulation ihr Maximum. Spätestens 8–10 Tage nach der Ovulation ist sie wiederum verschwunden (Abb. 44). Dieses Kristallisierungsvermögen beruht auf einer erhöhten Konzentration von Salzen, besonders von NaCl und von Proteinen im Zervixsekret. Parallel mit diesen Veränderungen gehen eine Zunahme bzw. Abnahme der Glukosekonzentrationen und eine präovulatorische Verbesserung der Penetration von Spermien in den Zervikalschleim, wie sie im Sims-Huhner-Test nachweisbar ist (s. S. 591). Unter Progesteronwirkung schließt sich der Muttermund wieder. Menge, Transparenz und Spinnbarkeit des Zervixschleimes nehmen ab. Das Farnphänomen erlischt etwa um den 22. Tag (Abb. 45).

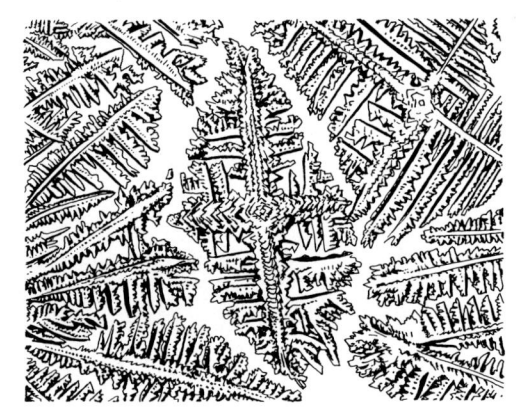

Abb. 44. Farnphänomen im Zervixschleim. Zeichen kräftiger Östrogenwirkung

Vagina

Das Scheidenepithel proliferiert unter Östrogeneinfluß und wird durch Gestagene regressiv verändert. *Das Scheidenepithel spricht auf Sexualsteroide wesentlich empfindlicher an als das Endometrium.* Im Vaginalabstrich lassen sich die Effekte der Hormone an morphologischen und färberischen Kriterien (Karyopyknose, Zellform und Lagerung sowie Azidophilie, Zyanophilie) ablesen und erlauben so eine annähernd semiquantitative Beurteilung des Östrogen- und Gestageneffektes im Organismus und damit eine Diagnose der Zyklusphase mit Erfassung der Ovulation und Corpus-luteum-Bildung in typischen Fällen (s. S. 24). Östrogene und Gestagene sind auch für die Bildung von Milchsäure aus Glykogen durch die Döderlein-Bazillen von Bedeutung (s. S. 600).

Brüste

Östrogene stimulieren das Wachstum und die Epithelproliferation der Milchgänge. Progesteron fördert zusammen mit Östrogenen vorwiegend die Ausbildung, Proliferation sowie die Sekretionsbereitschaft der Alveoli.

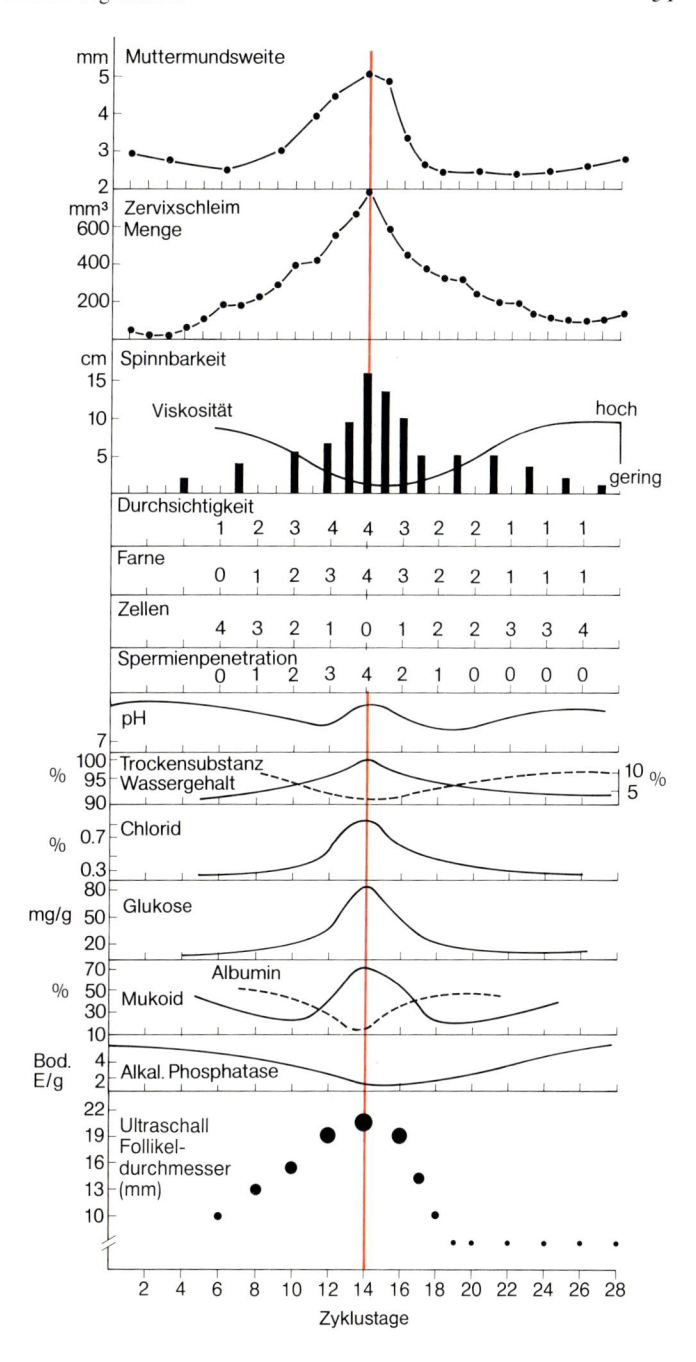

Abb. 45. Zyklische, östrogen- und gestagenabhängige Veränderungen am Muttermund und Zervixschleim. Follikeldurchmesser im Ultraschall

Basaltemperatur

Östrogene senken, Progesteron erhöht die Basaltemperatur (s. S. 52). Die Wirkung geht über hypothalamische Temperaturzentren sowie über die peripheren Gefäße in Haut- und Unterhautfettgewebe. Östrogene fördern durch die Erweiterung der Hautgefäße die Wärmeabgabe und senken damit die Kerntemperatur des Körpers. Progesteron und manche Gestagene vermindern über eine Drosselung der Hautgefäße und ihrer Kollateralen die Wärmeabgabe und steigern damit die Kerntemperatur des Körpers. Durch die Erhöhung der Basaltemperatur kommt es zu optimalen Bedingungen für Stoffwechsel und Enzymreaktionen sowie für Wachstum und Entwicklung des befruchteten Eies (Brutwärme). Nach dem 4. Monat fällt die Basaltemperatur trotz steigender Progesteronwerte infolge Wirkungsabschwächung des thermogenen Effektes des Progesterons wieder ab.

Hormonale Einflüsse auf Vegetativum und Psyche

Die im Zyklus ablaufenden hormonalen Schwankungen bewirken physiologischerweise eine mit den Östrogen- und Gestagenwirkungen gleichlaufende Veränderung im körperlichen Befinden sowohl im psychischen und dem seelisch-emotionalen Verhalten der Frau. Östrogenwirkung entspricht eher parasympathikotonem, Gestagenwirkung eher sympathikotonem Vorherrschen. Die körperliche Leistungsfähigkeit und die manuelle Geschicklichkeit der Frau sind durchweg in der Östrogenphase am höchsten und gehen unter überwiegender Gestagenwirkung prämenstruell deutlich zurück. Das psychische Hochgefühl in der Follikelphase weicht einem Tiefpunkt des Befindens in der prämenstruellen Phase mit Neigung zu Depression, Unausgeglichenheit, Gereiztheit und Verminderung des Antriebes, oft begleitet von entsprechenden Störungen der Herz-Kreislauf-Funktion (s. auch prämenstruelles Syndrom (s. S. 550), Nebenwirkungen der oralen Kontrazeptiva (s. S. 92), Besonderheiten des weiblichen Organismus (s. S. 61).

Hormonale Einflüsse auf den Stoffwechsel

Im Stoffwechsel senken *Östrogene* für eine begrenzte Zeit den β-Lipoprotein-Cholesterin-Spiegel. Östrogene steigern v. a. die Lipoproteine hoher Dichte (HDL = „high density lipoproteins"), die das Cholesterin aus der Peripherie zur Leber zurücktransportieren, um es dort Abbau und Ausscheidung zuzuführen. Dieser Wirkung auf das HDL wird die antiatherosklerotische Wirkung der Östrogene zugeschrieben. Gleichzeitig senken sie die Lipide mittlerer und sehr niedriger Dichte, die Cholesterin in die Peripherie transportieren, und haben auch dadurch eine zusätzlich günstige Wirkung auf die Lipidzusammensetzung des Blutes. Dies drückt sich beispielsweise in der Reduktion des Risikos für Myokardinfarkt aus bei Frauen, deren Ovarien funktionieren oder die exogene orale Östrogene erhalten. Die Phospholipide nehmen zu, jedoch sinkt günstigerweise das Verhältnis von β- zu α-Lipoprotein. Die Triglyzeride steigen nur nach überhöhten Östrogendosen deutlich an.

Östrogene fördern ferner die intestinale Kalziumaufnahme und die Kalziumretention im Knochen. Sie hemmen nämlich die Tätigkeit der Osteoklasten, die den Knochen und seine Mineralien abbauen. Dabei sind sie Antagonisten des Parathormons und Synergisten des Kalzitonins und des Vitamins D_3. Der Kalziumspiegel im Plasma wird durch Östrogene gesenkt, die Kalziumausscheidung im Harn und Stuhl, also der metabolische Verlust von Kalzium, wird vermindert. Kalium wird innerhalb, Natrium außerhalb der Zelle angereichert. Die extrazelluläre Wassereinlagerung wird also gefördert. Dadurch wird der Hautturgor verbessert. Ferner wird die Hyaluronsäure stimuliert, die für Wasserbindungsfähigkeit und Elastizität der Unterhaut mitverantwortlich ist. Plasmavolumen und interstitielles Gewebewasser nehmen zu.

Östrogene beeinflussen ferner die Transportfunktionen der Leber. Ein Überangebot an Östrogenen kann zu Cholestase führen. Östrogene bewirken eine Zunahme der Proteinbindung der Kortikosteroide (Vermehrung der Konzentration an kortikosteroidbindendem Globulin = CBG) und des Schilddrüsenhormons (TBG = „thyroid binding globulin"), wodurch deren Bioverfügbarkeit und Stoffwechsel wesentlich beeinflußt werden. Auch das sexualhormonbindende Globulin (SHBG) wird durch Östrogene stimuliert. Das retikuloendotheliale System wird ebenfalls durch Östrogene angeregt. Darüber hinaus sind Wirkungen auf das Gefäßsystem im Sinne einer vermehrten Einlagerung von Mukopolysacchariden in das perivaskuläre Bindegewebe bekannt. Unter Östrogenen verstärkt sich die Aktivität des Pigmenthormons. Östrogene können schließlich den Glukosestoffwechsel beeinflussen im Sinne einer leichten Verminderung der Glukosetoleranz und eines Anstiegs des Insulins. Östrogene bewirken ferner einen Anstieg des Somatomedins, das Effekte des Wachstumshormons vermittelt.

Gestagene besitzen generell eine antiöstrogene Wirkung im Stoffwechsel. Sie modifizieren die Wirkung der Östrogene. Sie fördern die Stickstoff- und Natriumausscheidung (Antialdosteronwirkung). Progesteron steigert ferner die basale Körpertemperatur und über hypothalamische Zentren die Atmungstiefe und Frequenz, wobei es auf diese Weise die alveoläre O_2-Spannung erhöht. Es übt eine leicht stimulierende Wirkung auf die Osteoblasten aus.

Die physiologischen Abläufe in den einzelnen Lebensphasen

Kindes- und Jugendalter

Unter „Kindesalter" versteht man die Zeit bis zum 8. Lebensjahr. Es folgen Präpubertät und Pubertät vom 9.–14. Lebensjahr. Daran schließt sich das Adoleszentenalter an, das vom 15.–18. Lebensjahr gerechnet wird. Während dieser Jahre spielen sich im kindlichen Organismus entscheidende körperliche wie auch seelische Veränderungen ab.

Die Neugeborenenperiode

Die Wirkung der plazentaren Östrogene ist am äußeren Genitale des neugeborenen Mädchens noch deutlich erkennbar. Der Hymen ist geschwollen und dunkelrot bis bläulich verfärbt. Er bedeckt die äußere Urethralöffnung und ragt aus der klaffenden Vulva hervor. Das Vaginalepithel ist unter der plazentaren Östriolwirkung hoch aufgebaut, zeigt reichliche Transsudation und eine saure Reaktion mit einem pH von etwa 5. Döderlein-Bakterien sind vorhanden. Die durch Östriolwirkung stark hypertrophe Zervix sezerniert eine beträchtliche Menge von Schleim, der mit dem abgestoßenen Vaginalepithel vermischt als milchiges Sekret aus dem Scheideneingang tritt. Das Corpus uteri ist dagegen klein, da Östriol im wesentlichen nur auf die Zervix wirkt. Die Ovarien zeigen (durch Wirkung des endogenen Choriongonadotropins der Mutter) gelegentlich Follikelwachstum, manchmal Zysten oder sogar Corpora lutea. Die Brustdrüsen der Neugeborenen sind nicht selten geschwollen und zeigen manchmal eine Sekretion von klarem bis gelblichem Sekret, das Fett, Eiweiß und Milchgangepithelien enthält, die sog. „Hexenmilch". Diese Reaktionen an Brust und Genitale des Neugeborenen, durch die hohen Hormonspiegel und deren rasches Absinken nach der Geburt bedingt, werden auch als „Halban-Reaktion"[7] bezeichnet. Die Veränderungen bilden sich innerhalb der ersten 2-3 Wochen zurück, nachdem in der 1. Woche die plazentaren Hormone im Harn des Neugeborenen ausgeschieden worden sind. Eine krankhafte Bedeutung kommt ihnen nicht zu. Hypothalamus, Hypophysenvorderlappen und Nebennierenrinde des Neugeborenen zeigen selbst eine sehr hohe endokrine Hormonproduktion, die sich aber in den ersten Wochen und Monaten der Neugeborenenzeit allmählich zurückbildet.

Die Ruheperiode

Nach der Neugeborenenperiode ist die Proliferation und Hyperämie des Genitales abgeklungen. Die großen Labien bedecken jetzt die kleinen. Der Hymen hat sich zu einem dünnen Gebilde mit zartem Rand zurückentwickelt, der sich unter der äußeren Öffnung der Urethra befindet.

Tatsächlich werden während der Ruheperiode auch noch weiterhin von Hypophysenvorderlappen, Ovarien und Nebennierenrinde niedrige Hormonkonzentrationen gebildet und abgesondert. Diese sind jedoch nicht imstande, funktionelle Veränderungen der Genitalien oder der sekundären Geschlechtsmerkmale herbeizuführen. Die Reaktion des Scheideninhaltes ist jetzt neutral bis schwach alkalisch. Die Scheide ist praktisch bakterienfrei. Das Corpus uteri ist noch deutlich kleiner als die Zervix. Die übermäßige Größe der Zervix nimmt aber allmählich ab. Die Brüste zeigen keinerlei Hormoneinfluß, die Brustwarzen liegen im Niveau der Haut des Brustkorbes und sind wenig pigmentiert.

Der Hypothalamus besitzt in den ersten Jahren eine hohe Empfindlichkeit gegen die niedrigen

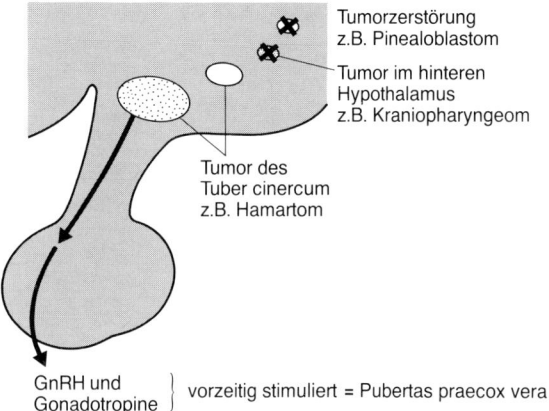

---

[7] Halban, Josef, Wiener Gynäkologe (1870-1937), Pionier der gynäkologischen Endokrinologie: Nachweis der inneren Sekretion des Ovars und der Plazenta.

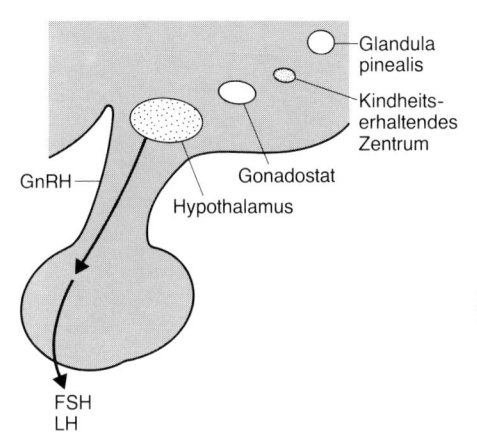

Abb. 46. Zirbeldrüse und kindheitserhaltende Zentren verhindern normalerweise den vorzeitigen Eintritt der Pubertät *(li)*, indem sie den Soll-Wert des Gonadostaten niedrig halten. Bei zerebralorganischen Erkrankungen wie Entzündungen, Hydrozephalus, Hirntraumen und Tumoren *(re)* kommt es durch Fortfall der Hemmung und Stimulation der Regelzentren zu vorzeitig erhöhter GnRH- und Gonadotropinausschüttung mit Pubertas praecox vera

Mengen von Östrogenen, die deshalb seine Funktion zu hemmen vermögen. Es kommt daher während der Ruheperiode auch nicht zu wesentlichen Funktionsveränderungen in diesem Bereich. Zusätzlich hemmen die Epiphyse (Glandula pinealis) und ein kindheitserhaltendes Zentrum im hinteren Hypothalamus die sexuelle Entwicklung während dieser Phase (Abb. 46).

Präpubertät und Pubertät

Die Präpubertät beginnt mit der sog. *„Adrenarche"* (Abb. 47). Sie ist gekennzeichnet durch eine Zunahme der Produktion und Sekretion von Dehydroepiandrosteron und Dehydroepiandrosteron-Sulfat (DHEA und DHEA-S) aus der Zona reticularis der Nebennierenrinde (Abb. 48). Die Ursache für den Anstieg dieser Steroide ist nicht exakt bekannt. Es scheint wohl ein spezifisches Hypophysenhormon zu geben, das diesen Vorgang einleitet. Dieses ist mit dem ACTH nicht identisch und entsteht wahrscheinlich aus dem Vorhormon Proopiomelanokortin. Durch die Einwirkung des C_{16}-Steroids DHEA-S ist der Hypothalamus allmählich einer erhöhten Steroidwirkung ausgesetzt. Dadurch wird die Fähigkeit, Androgene in Östrogene umzuwandeln und Östrogenrezeptoren zu bilden, angeregt. Dies führt zu Reifungsvorgängen im Zwischenhirn, zur Stimulierung zahlreicher Enzymreaktionen und letzten Endes wohl zur Überwindung des hemmenden Einflusses der kindheitserhaltenden Zentren. Hormonell kommt es zu einer vermehrten Bildung von Mittlersubstanzen, wie Dopamin, Serotonin, Adrenalin, Noradrenalin u. a. sowie zu einer vermehrten Bildung, Produktion und Sekretion von Gonadotropin-releasing-Hormonen (GnRH). Durch die nun verminderte Empfindlichkeit der hypothalamischen Strukturen auf Sexualsteroide antwortet der Hypothalamus jetzt auf Konzentrationsschwankungen örtlicher und peripherer Hormone mit höherer Reagibilität. Es kommt zunächst zu einem Anstieg der Releasinghormone und entsprechend auch der Hypophysenvorderlappenhormone FSH, LH und Prolaktin während der Schlafperiode als Zeichen einer endokrinen Reifung. Die Abgabe der hypothalamischen und hypophysären Hormone erfolgt nicht kontinuierlich, sondern als Zeichen der Reife jetzt pulsatil im Abstand von etwa 90 min, zunächst nachts, dann aber, bei fortschreitender Pubertät, auch tagsüber und mit zyklusabhängigen Unterschieden der Pulsfolge und der Amplitude (Abb. 49 und s. S. 43). Das hypophysäre Luteinisierungshormon (hLH) steigt 10- bis 12fach an, also stärker als das FSH, das im Laufe der weiteren en-

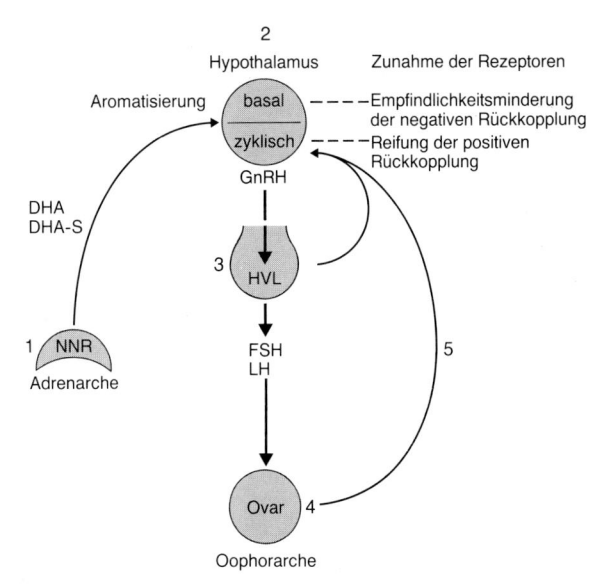

Abb. 47. Endokrine Reifung während der Pubertät im System Nebennierenrinde (Adrenarche), Hypothalamus, Hypophysenvorderlappen und Ovar. Die Zahlen bezeichnen die Reihenfolge der Reifungsvorgänge im Laufe der Pubertätsentwicklung (*GnRH* = Gonadotropin-releasing-Hormon)

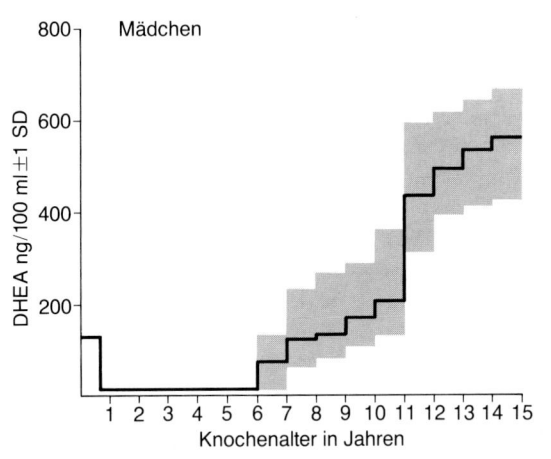

Abb. 48. Zunahme des DHEA-Spiegels im Plasma während der Adrenarche bei Mädchen

dokrinen Reifeentwicklung nur etwa 3fach ansteigt (Abb. 50). Auch das Prolaktin zeigt eine leichte Zunahme mit steigenden Östrogenwerten.

Auf Testgabe von GnRH zeigen LH und auch (aber etwas weniger) FSH in der frühen Pubertät eine nur geringe Zunahme. Mit Fortschreiten der pubertären Entwicklung wird der Anstieg nach Stimulation immer ausgeprägter, bis das Maximum mit Auftreten der Geschlechtsreife erreicht wird. In der Mitte der pubertären Entwicklung stellt sich die *positive Rückkopplungsreaktion* ein (positiver „feed back"), d. h.: Es kommt jetzt bei physiologischen

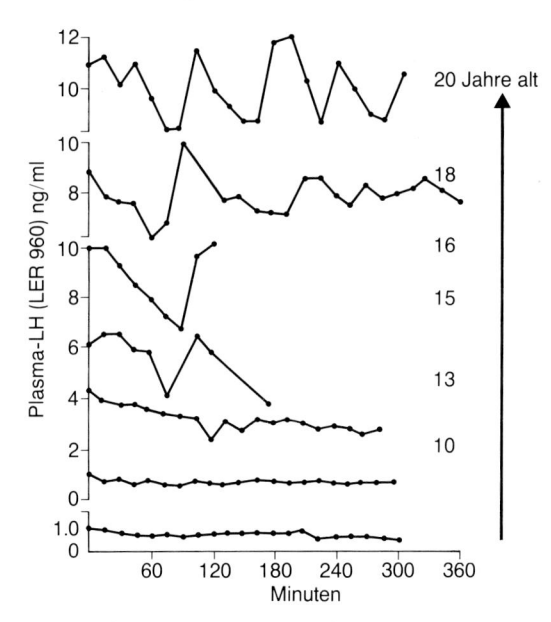

3 Endokrine Steuerung der Funktionsabläufe im weiblichen Organismus

Abb. 49. Entwicklung der hypothalamisch induzierten pulsatilen LH-Spitzen im Plasma im Laufe der Präpubertät bis zur Adoleszenz. Reife Oszillation im Alter von 12–16 Jahren

ansteigenden Östrogenmengen zu einem Anstieg von LH, wie er beispielsweise für die Ovulationsspitze zur Auslösung des Eisprunges und der Gelbkörperbildung erforderlich ist. Dieses Auftreten der positiven Rückkopplungswirkung ist ein Zeichen dafür, daß die endokrin-reproduktive Reife jetzt vollständig hergestellt ist. Zu diesem Zeitpunkt kann auch durch Östrogene wie durch Antiöstrogene (z. B. Clomiphen) eine Ovulation mit Gelbkörperbildung ausgelöst werden. An den **Ovarien** kommt es zur Reifung der Follikel bis zum Tertiärfollikel. Die Zyklen sind zunächst meist monophasisch und können erst mit der Entwicklung der positiven Rückkopplung allmählich ovulatorisch werden. An den hormonbildenden Zellen der Theka und Granulosa haben sich dementsprechend zunehmend Rezeptoren (Empfängerzellen) für FSH und LH ausgebildet. ***Durch das Ansteigen der Östrogenproduktion*** (Abb. 51) ***kommt es zu den pubertären Veränderungen an den Zielorganen:*** Uterus, Tuben und Vagina nehmen an Gewicht und Länge sowie Volumen zu (Abb. 52). Das Becken des Mädchens legt in der Breite aus. Es entwickelt sich das subkutane Fettpolster. Insbesondere bilden sich Fettpolster am Mons pubis und an den großen Labien aus.

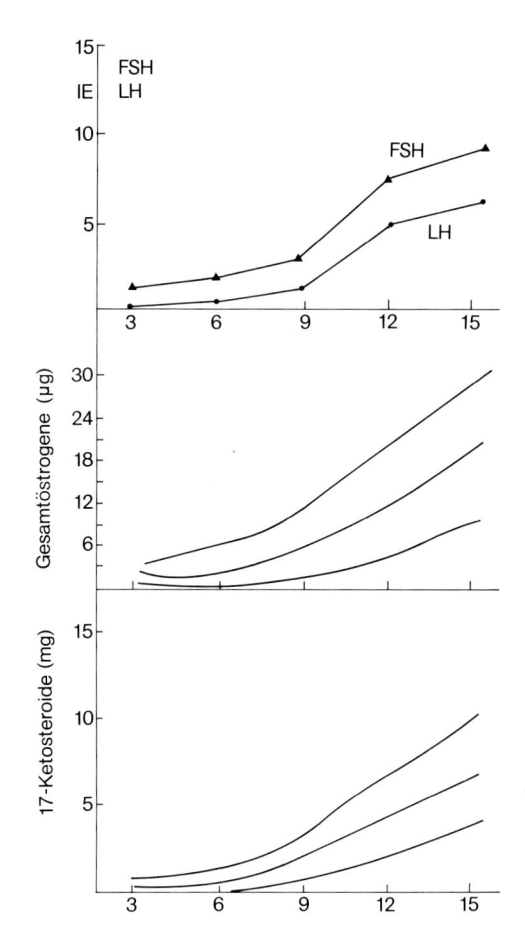

Abb. 50. Ausscheidung von Gonadotropinen (FSH und LH), Gesamtöstrogenen und 17-Ketosteroiden in Kindheit, Präpubertät und Pubertät

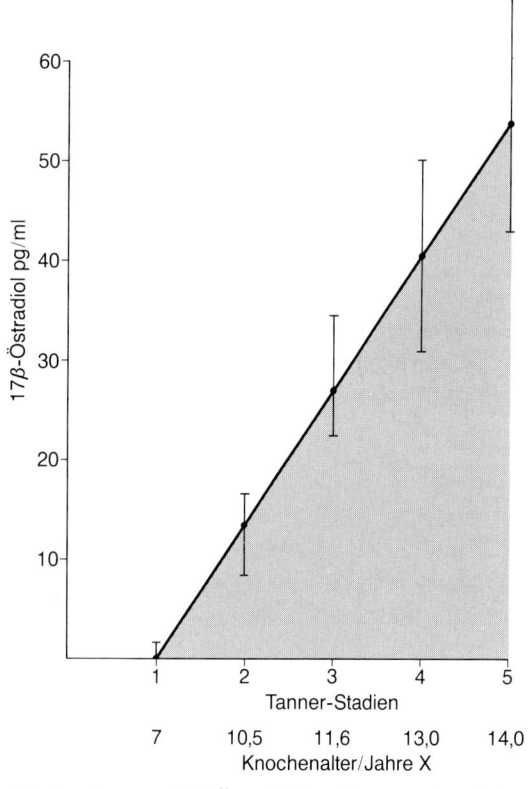

Abb. 51. Anstieg von 17-β-Östradiol im Plasma während der Pubertät in Beziehung zu den Tanner-Stadien und zum Knochenalter

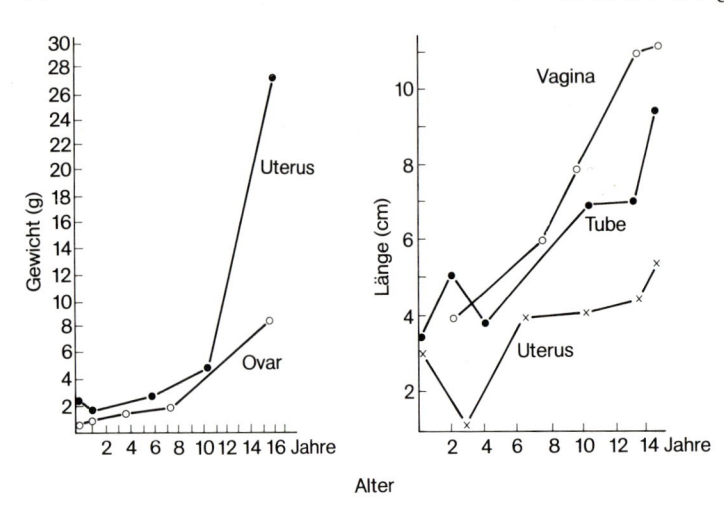

Abb. 52. Gewichts- und Längenzunahme von Uterus, Ovar, Tube und Vagina in Kindheit, Präpubertät und Pubertät. (Nach Fluhmann 1931)

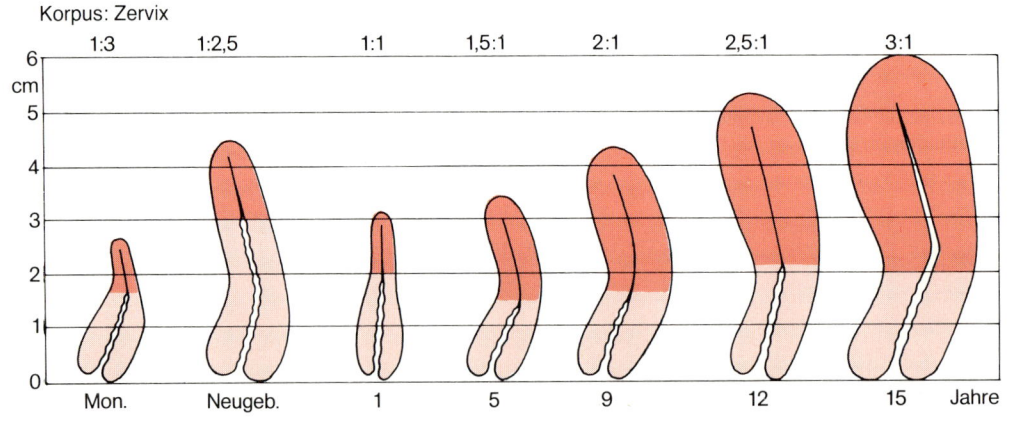

Abb. 53. Wachstum des Uterus und Größenrelation Korpus : Zervix bis zur Pubertät

Die Schamhaare entwickeln sich zunächst in der Umgebung des Scheideneingangs. Sie dehnen sich allmählich weiter auf die großen Labien seitlich und nach vorne hin aus. Durch Hormonwirkung beginnen sich die Haare teilweise zu kräuseln. Die Labia minora und der Hymen gewinnen an Dicke, die Vagina zeigt zusätzlich zum Längenwachstum eine deutliche Verdickung der Intermediär- und Superfizialschicht. Die Sekretmenge nimmt durch Transsudation zu. Zervikaler Schleim beginnt sich zu bilden. Uterus und Zervix haben jetzt ihre adulte Proportion von Korpus zu Zervix wie 1 : 1 erreicht (Abb. 53). Das Endometrium wird zunächst proliferativ aufgebaut. Im Vaginalabstrich aus den seitlichen Fornices zeigen sich erstmals Superfizialzellen als Zeichen einer kräftigen Östrogenwirkung. Diese breitet sich allmählich in der Scheide nach unten hin aus. Einige Monate vor der Menarche kommt es zu vermehrtem Ausfluß. Die milchig-weiße Flüssigkeit besteht hauptsächlich aus abgeschilferten Vaginalepithelzellen sowie aus Zervixschleim. Dieser physiologische Fluor albus ist geruchlos und frei von pathologischen Keimen. Die Reaktion des Scheidensekretes wird allmählich wieder sauer, der pH-Wert liegt zwischen 4,5 und 5,5. Auch die Klitoris wächst im Laufe der Pubertätsentwicklung und wird deutlich größer. Die Labia minora und majora werden pigmentiert.

Etwas früher als die Entwicklung der Genitalbehaarung (Pubarche) setzt die **Brustentwicklung** (Thelarche) ein, die *meist das erste Zeichen pubertärer Veränderungen* ist. Zunächst entwickelt sich die sog. „Brustknospe". Die Mamille erhebt sich über das Thoraxniveau. In den folgenden Jahren erreichen Genitalbehaarung, Brustentwicklung und Achselbehaarung ihre volle Reife. Mit der weiteren Größenzunahme des Uteruskörpers entsteht auch seine normale Anteflexio (Abb. 53). Die Entwicklung der sekundären Geschlechtsmerkmale läßt sich objektiv mit den von Tanner aufgestellten Reifekriterien für die Brustentwicklung und die Genitalbehaarung beschreiben. Sie sollte Grundlage jeder Beurteilung der physiologischen oder pathologischen Pubertätsentwicklung sein (Tabelle 1 und Abb. 51, 54 und 55).

3 Endokrine Steuerung der Funktionsabläufe im weiblichen Organismus

Tabelle 1. Reifestadien nach Tanner (1962)

Die Tanner-Stadien stellen eine Methode dar, die Reife eines Kindes während der Pubertät oder auch in der Adoleszenz mit sehr einfachen Methoden nachzuweisen. Sie haben eine sehr gute Korrelation zum Knochenalter und zu den Hormonwerten. Bei den Stadien P 3 und B 3 tritt i. allg. die Menstruation ein

Stadien der Brustentwicklung

B 1: Keine palpable Drüse
B 2: Brustknospe, Warzenhof ist vergrößert, Drüse vorgewölbt im Bereich des Warzenhofes
B 3: Drüse größer als Warzenhof
B 4: Knospenbrust, Drüse im Warzenhofbereich hebt sich gesondert von der übrigen Drüse ab
B 5: Reife Brust, Zurückweichen der Warzenhofvorwölbung in die allgemeine Brustkontur

Stadien der Pubesbehaarung

P 1: Keine Behaarung
P 2: Wenige Schamhaare um Labia majora
P 3: Kräftige Behaarung von umschriebener Ausdehnung
P 4: Kräftige Behaarung wie beim Erwachsenen, aber geringere Ausdehnung
P 5: Ausgedehntere kräftige Behaarung nach oben horizontal begrenzt, seitlich auf die Oberschenkel übergreifend
P 6: Dreieckige, mehr virile Ausweitung gegen den Nabel

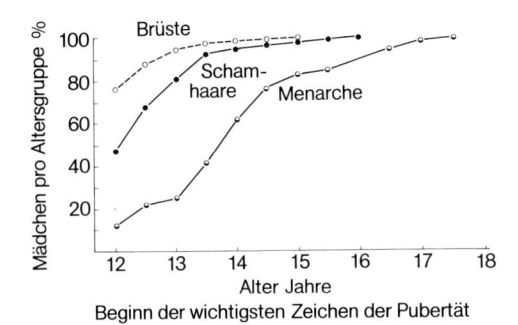

Abb. 54. Auftreten der Pubertätszeichen in zeitlicher Reihenfolge. (Nach Tanner 1962)

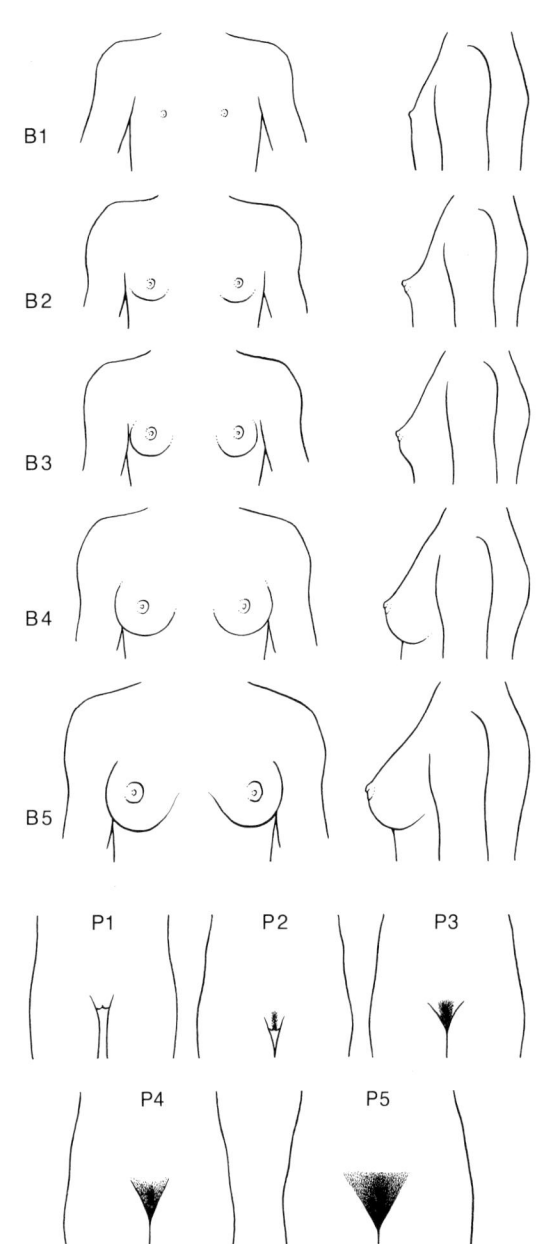

Abb. 55. Entwicklung der Brust und der Genitalbehaarung bis zur Geschlechtsreife (Tanner-Stadien)

Seit mehreren Generationen macht sich eine allgemeine Pubertätsakzeleration bemerkbar (Abb. 56). Die Ursache ist nicht bekannt. Man vermutet sie in vermehrten psychisch stimulierenden Reizeinflüssen und in verbesserter Ernährung. Mit 14–18 Jahren ist das Mädchen i. allg. geschlechtsreif. Das beschleunigte Wachstum und die zum Epiphysenschluß führende Knochenentwicklung steht mit Ovarialfunktion, Genitalentwicklung und Menarche in engerer Beziehung als das chronologische Alter oder die Körpergröße. Man kann daher den Pubertätsbeginn aus dem chronologischen Alter und dem **Knochenalter** vorhersagen. Vor dem Eintritt der Menarche findet ein deutlicher Wachstumsschub statt (Abb. 57). Das Wachstum kommt um so

eher zum Stillstand, je früher die Pubertät sich einstellt. Die Zunahme der Körpergröße trotz der Vorverlegung der Pubertät erklärt sich aus der verstärkten präpuberalen Wachstumsintensität, welche die insgesamt verkürzte Wachstumsphase mehr als ausgleicht. Ein besonderes Merkmal der Pubertät sind die auffallende Länge der Extremitäten und das starke Wachstum der Akren (*Pubertätsakromegaloid*), da die Extremitäten vor und zu Beginn der Pubertät stärker wachsen als der Stamm und ihr Wachstum auch früher abschließen. Der Beginn der

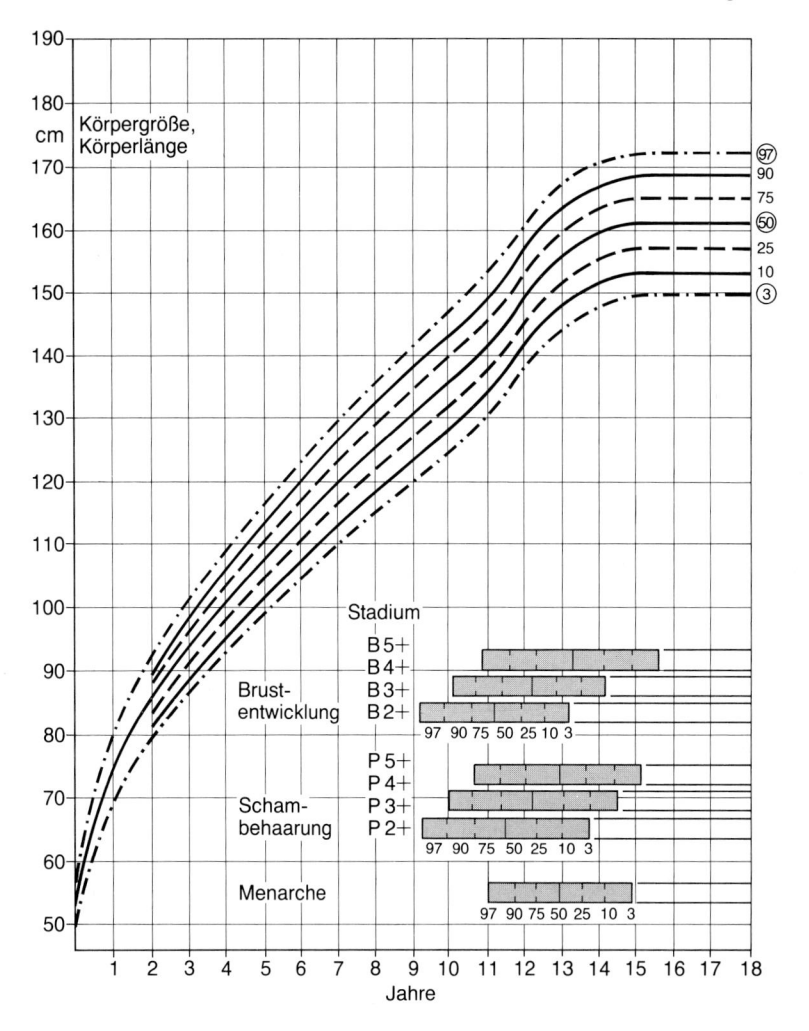

Abb. 56. Größenwachstumskurve mit Streuungen bei Mädchen

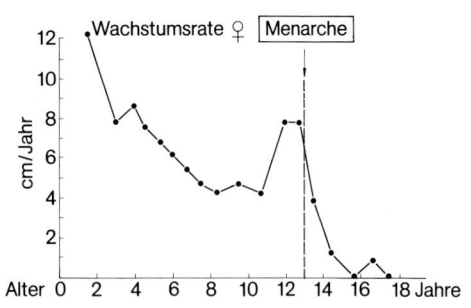

Abb. 57. Beziehungen zwischen Wachstumsrate und Menarche. Der Wachstumsschub geht der Menarche unmittelbar voraus

Pubertätsbeschleunigung des Längenwachstums liegt beim Mädchen zwischen 9½ und 14½ Jahren, das Maximum etwa 1 Jahr später. Vom 8.–10. Lebensjahr an nimmt die Beckenbreite bei Mädchen weiterhin stärker zu als bei Knaben, während sich die Schulterbreite relativ weniger vergrößert. Während sich die Dicke des Fettgewebes bis zum 6. Lebensjahr stetig vermindert hat, nimmt sie nach dieser Zeit wieder zu. Die Fettgewebeentwicklung findet sich besonders an Mammae, Nates und Hüften und beruht hier wahrscheinlich bereits auf einem Einfluß der Östrogene.

Ist das Endometrium durch die endogene ovarielle Östrogensekretion aufgebaut, so tritt die erste Blutung ein *(Menarche)*. Das durchschnittliche Menarchealter beträgt in Westdeutschland 12½ ± 2 Jahre (Abb. 58). Die Dauer der 1. Menstruation ist meist verlängert, da sie durchweg aus einem nur proliferierten Endometrium erfolgt. Die Intervalle sind meist ebenfalls verlängert. Während die Menarcheblutung meist anovulatorisch ist, kommt es später allmählich zunehmend zu ovulatorischen Zyklen, die aber anfangs noch ganz unregelmäßig vorkommen. Im Alter von 12 Jahren treten nur bei etwa 30% aller Mädchen Ovulationen auf, im Alter von 16 Jahren etwa bei 50% (Abb. 59). Bildet sich nach der Ovulation ein Gelbkörper, so ist dieser hormonell oft noch insuffizient und hat eine verkürzte Blütezeit. Mit zunehmender Reifung und Adoleszenz des jungen Mädchens werden die Zy-

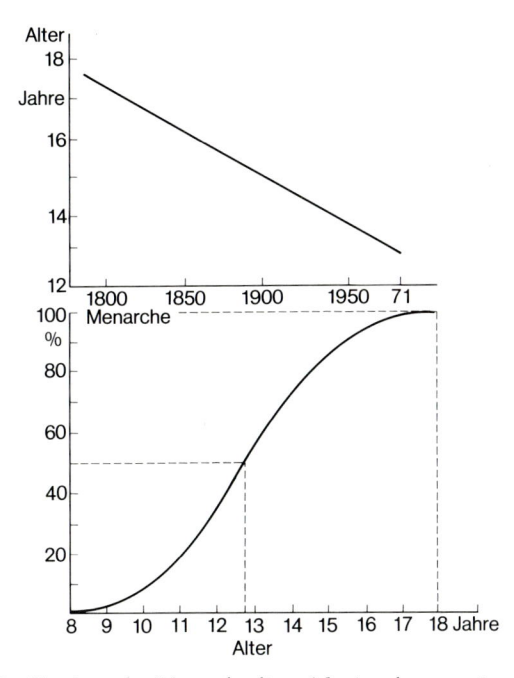

3 Endokrine Steuerung der Funktionsabläufe im weiblichen Organismus

Abb. 58. Abnahme des Menarchealters *(oben)* und gegenwärtiges Menarchealter in Westdeutschland

Tabelle 2. Reifekriterien beim jungen Mädchen

Kriterium	Reife erreicht	Anmerkung
Gynäkologisches Alter	>3(-5) Jahre	= Jahre nach Menarche
Menstruationsrhythmus	28 ± 5 Tage	Keine Oligomenorrhö-Episoden
Ovulation	eingetreten	Basaltemperatur oder Progesteron-Pregnandiol-Anstieg Auslösung durch Clomiphen möglich (ab Tanner-Stadium 4)
Tanner-Stadien	Brüste > B$_3$ Pubes > P$_3$	Beginnende Achselbehaarung
Knochenalter	>14,0	98% des Wachstums vollendet

klen dann in den folgenden Jahren vollkommen biphasisch (Tabelle 2) und die reproduktive Phase ist erreicht.

Geschlechtsreife

Unter Geschlechtsreife verstehen wir denjenigen Zeitraum, in dem die völlige morphologische und funktionelle Ausreifung der sekundären und tertiären Geschlechtsmerkmale erreicht ist (Tabelle 2). Kriterien für die Geschlechtsreife der Frau sind der ovulatorische Zyklus und damit die potentielle

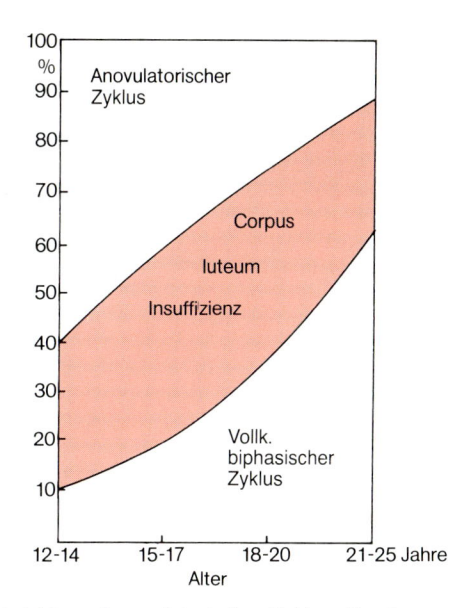

Abb. 59. Entwicklung des ovulatorischen Zyklus. Abnehmende Häufigkeit von Anovulation und Gelbkörperschwäche. Zunahme normaler ovulatorisch-biphasischer Zyklen von der Pubertät bis zur Geschlechtsreife

Möglichkeit, gravide zu werden und zu gebären. Für unseren Kulturkreis würde man eine entsprechende seelische Reife in die Definition einschließen. Die Phase der Geschlechtsreife endet mit der Menopause.

Klimakterium - Menopause - Senium

Definition

Das Klimakterium (Abb. 60) ist derjenige Zeitraum im Leben der Frau, in welchem die weiblichen Gonaden ihre generative Funktion als „Eierstock" und ihre hormonale Funktion als endokrine Drüse verlieren. Den Beginn des Klimakteriums erleben gegenwärtig die meisten Frauen im Alter von 46-48 Jahren. Wichtigste der primären Ursachen für das Eintreten dieses Geschehens der Wechseljahre ist der natürliche Verbrauch der im Ovarium angelegten Follikel. Schon im *Präklimakterium* läßt auch die Stimulierbarkeit des Follikelapparates nach, so daß Ovulation und Gelbkörperbildung ausbleiben. Hauptfaktoren, welche diese verminderte Ansprechbarkeit bedingen, sind „Rückbildungserscheinungen" des Ovars wie Physiosklerose der Ovarialgefäße, Zunahme des Zwischengewebes, Permeabilitätstörungen und Abnahme der Anzahl von Begleitfollikeln, die bei der Regulation intraovarieller Vorgänge eine bedeutsame Rolle zu spielen scheinen. Ausdruck dieser regressiven Vorgänge

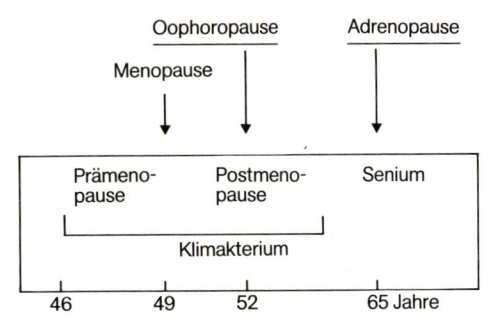

Abb. 60. Definition und zeitliche Zusammenhänge des Klimakteriums und Seniums

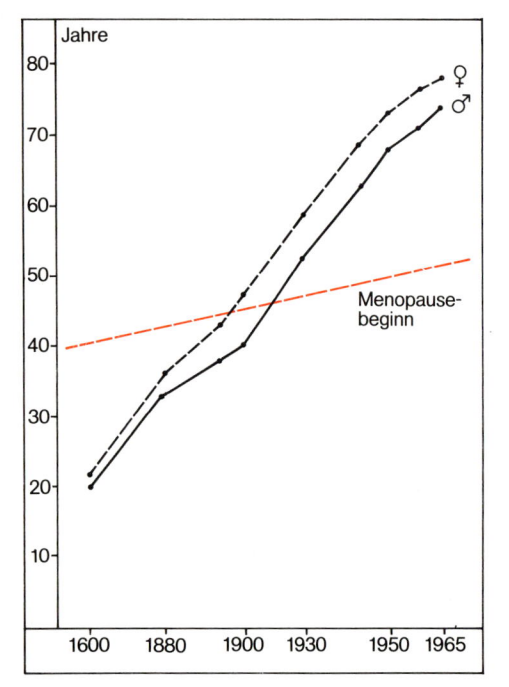

Abb. 61. Zunahme der Lebenserwartung und Verschiebung des Menopausebeginns ins höhere Alter

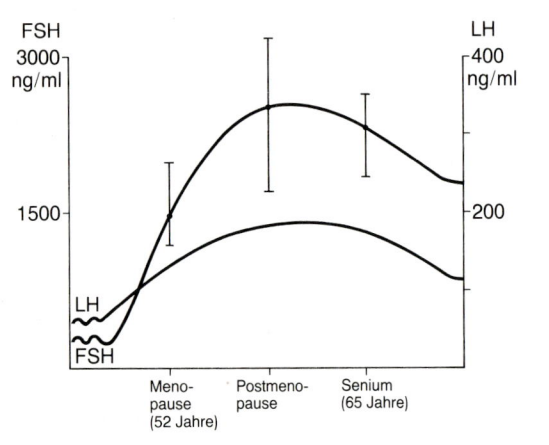

Abb. 62. Gonadotropinausscheidung im Harn während Klimakterium und Senium

ist eine Gewichtsabnahme des Ovars. Das Zwischenhirn-Hypophysenvorderlappen-System bleibt dagegen voll funktionsfähig.

Unter dem Begriff **Menopause** verstehen wir den Zeitpunkt der letzten vom Ovar gesteuerten uterinen Blutung. Sie tritt in der Mehrzahl der Fälle zwischen dem 50. und 52. Lebensjahr ein. Da man erst retrospektiv weiß, wann die letzte Regelblutung wirklich eingesetzt hat, schließt man aus Zweckmäßigkeitsgründen meist einen Zeitraum von 1 Jahr in den Begriff der Menopause mit ein. Danach beginnt die **Postmenopause**, an die sich das **Senium**, mit etwa 65 Jahren beginnend, anschließt. Durch das immer frühere Eintreten von Pubertät und Menarche und den immer späteren Beginn von Klimakterium und Menopause als Ausdruck evolutionärer Vorgänge hat sich mit Zunahme der Lebenserwartung (Abb. 61) die Dauer der Geschlechtsreife ständig verlängert.

Hormonbildung

Da bei der Frau Gametenentwicklung und Hormonbildung in den Gonaden eng gekoppelt sind, kommt es mit dem Ausbleiben von Eireifung, Follikelwachstum, Ovulation und Gelbkörperbildung zwangsläufig auch zu einem Nachlassen der Steroidhormonproduktion in den Theka- und Granulosazellen. Bereits im Präklimakterium hört für die Mehrzahl der Zyklen der Anstieg des Plasmaprogesterons und die Zunahme der Pregnandiolausscheidung in der 2. Zyklushälfte auf. Tritt überhaupt noch ein Anstieg auf, so ist er meist deutlich niedriger als auf der Höhe der Geschlechtsreife. Auch die mittlere Östrogenausscheidung geht statistisch signifikant zurück, wobei insbesondere der ovulatorische Östrogengipfel weniger ausgeprägt ist. Schon in der Prämenopause sind Gonadotropinproduktion, -blutspiegel und -ausscheidung erhöht (Abb. 62). In den folgenden Jahren sinkt der mittlere Östrogenspiegel weiter ab und stellt sich schließlich nach der Menopause auf Konzentrationen von weniger als 30 pg Östron und weniger als 50 pg Östradiol pro ml Plasma bzw. zwischen 5 und 20 µg Gesamtöstrogenausscheidung/Tag ein. Diese stammen nur noch zum kleineren Teil aus dem Interstitium des Ovars, größtenteils aus der Nebennierenrinde. Der adrenale Kortex sezerniert allerdings selbst wohl keine wesentlichen Östrogenmengen, sondern C19-Steroide, vorwiegend Androstendion, das im subkutanen Fettgewebe zu 1–3% in Östrogen umgewandelt werden kann.

Der Rückgang der Steroidspiegel in den Geweben der Zielorgane führt dem Rückkopplungsprinzip entsprechend im Hypothalamus zu einer wahrscheinlich dopaminergisch geregelten Entzügelung der Freisetzer und der von ihnen beeinflußten Gonadotropinabgabemechanismen. Da die Fühlorgane der zyklischen Freisetzungszentren in der Area praeoptica und hypothalamica anterior rhythmischen Schwankungen der Steroidspiegel nicht mehr unterliegen, kommt es zu einem Ansteigen der Gonadotropine, die bis ins Senium hinein zunehmen. Nach operativer Entfernung oder strahlentherapeutischer Ausschaltung der Gonaden ist dieser Anstieg sehr steil und erreicht innerhalb von 5–6 Wochen ein erstes Maximum, das häufig das 5- bis 20fache der Ausgangswerte im Zyklus betragen kann.

Die Erhöhung betrifft vorwiegend den FSH-Anteil der Gesamtgonadotropine. Die LH-Aktivität liegt nur wenig über den Maximalwerten der Geschlechtsreife in Zyklusmitte. Der LH/FSH-Quotient sinkt von etwa 1 auf weniger als 0,3 ab. Natürlich ist die Erhöhung der Gonadotropinproduktion frustran, da das Ovarium nicht oder nicht mehr typisch auf den gonadotropen Reiz anspricht. Es kommt daher häufiger zur Bildung von Follikelzysten und zu einer Hypertrophie des Ovarialstromas. Für maximal 3–5 Jahre nach der Menopause sind die Ovarien experimentell noch auf exogene Zufuhr hoher Dosen von Gonadotropinen stimulierbar. Es resultiert jedoch lediglich eine vermehrte Östrogenproduktion. Follikelsprung und Gelbkörperbildung sieht man nicht. Danach erlischt die Ansprechbarkeit auf Gonadotropine vollkommen. Das Ovar bildet dann offenbar nur noch kleinere Mengen Androgene.

Im *Senium* geht die Gonadotropinproduktion langsam zurück. In der Nebennierenrinde läßt die Bildung von stickstoffanabolen Hormonen (z. B. Dehydroepiandrosteron) aufgrund einer Aktivitätsminderung bestimmter Enzymsysteme wie der 17-Hydroxylase nach *(Adrenopause)*. Dagegen bleiben die Produktion und Sekretion von Glukokortikosteroiden und deren Stimulierbarkeit durch ACTH bis ins hohe Alter erhalten.

4 Besonderheiten des weiblichen Organismus

Abgesehen von der geschlechtsspezifischen Struktur und Funktion der Genitalorgane weist der Gesamtorganismus beider Geschlechter zahlreiche qualitative und quantitative Unterschiede auf. Ihre Kenntnis vermittelt ein allgemeineres Verständnis der Frauenheilkunde und ist bei der Beurteilung gynäkologischer Erkrankungen, der gynäkologischen Sport- und Arbeitsmedizin und bei der sozialmedizinischen Begutachtung von Nutzen.

Die Frau ist im Durchschnitt körperlich kleiner als der Mann. Bei den sog. *tertiären Geschlechtsmerkmalen* unterscheidet sich die Frau vom Mann durch einen schmäleren Schultergürtel, einen kleineren Thoraxumfang und die geringere Ausbildung der Körpermuskulatur. Dagegen besitzt sie entsprechend den Erfordernissen der generativen Aufgaben ein breiteres Becken mit ausladenden Hüftschaufeln und einen größeren Beckenraum. Die Beckenform bedingt, daß die Trochanteren weiter auseinanderstehen und die Beine eine leichte X-Stellung einnehmen. Das weibliche Becken ist mehr nach vorne gekippt. Die Lordose der Lendenwirbelsäule ist bei der Frau stärker ausgeprägt. Auch die Arme der Frau zeigen eine ausgeprägtere X-Stellung als beim Mann. Dadurch ist bei der Frau eine ungünstigere Hebelkraftwirkung der Muskulatur vorhanden. Sie kommt in dem charakteristischen Gang und beim Laufen zum Ausdruck.

Die andersartige Statik des weiblichen Beckens (s. S. 18) führt in Verbindung mit den Belastungs- und Abnützungserscheinungen infolge von Schwangerschaften und Geburten dazu, daß Frauen ungleich häufiger als Männer über *Kreuzschmerzen* klagen (s. S. 654).

Unterschiede im *Skelettsystem* und in der Kraftentfaltung drücken sich z. B. meßbar in der geschlechtsdifferenten Biomorphose des Handvolumens aus. Auch die absolute Druckkraft der Hand sowie der Bizepsmuskulatur ist bei der Frau erheblich geringer.

Verschieden ist das Verhältnis der *allgemeinen Körperzusammensetzung.* Bei der Frau sind Skelett- und Muskelmasse geringer, das subkutane Fettgewebe jedoch dicker als beim Mann. Der Broca-Index, der das Körpergewicht in Kilogramm aus der Körpergröße in Zentimetern minus 100 ermittelt, liegt beim weiblichen Geschlecht höher als beim männlichen. Die Frau ist dementsprechend im statistischen Mittel öfter adipös als der Mann.

Vitalkapazität, Residualluft und Gesamtvolumen der Lungen, ebenso der pulmonale Preßdruck ergeben bei der Frau z. T. erheblich niedrigere Werte.

Diese Unterschiede v. a. bedingen die durchweg *geringere körperliche und sportliche Leistungsfähigkeit* der Frau. Sie läßt sich durch intensives Training zwar erheblich steigern, erreicht aber auch bei Rekordleistungen nur etwa 75 bis höchstens 90% derjenigen der männlichen Sportler.

Bei weiblichen Früchten sind Hypophyse und Nebennieren leichter als bei männlichen, dagegen bei erwachsenen Frauen schwangerschaftsbedingt schwerer als bei Männern.

Im Plasma liegen die Cholesterinwerte bei Frauen höher als bei gleichaltrigen Männern. Diese Differenz ist besonders nach der Menopause erheblich. Signifikant niedrigere Werte wurden bei Frauen für Kreatinin, Harnsäure und Eisen gefunden. Hämoglobin, Erythrozyten- und Leukozytenzahlen sind ebenfalls niedriger. Beim weiblichen Geschlecht ist der Schwefelgehalt in Geweben, besonders in den Haaren, höher als bei Männern. Wichtige Unterschiede zeigen die Nierenfunktionsgrößen: Die mittlere Durchblutungsmenge, das Glomerulusfiltrat, die tubuläre Sekretion und die tubuläre Rücksorption ergeben bei Männern höhere Werte als bei Frauen.

Die mittlere **Hauttemperatur** liegt an der gesamten Körperoberfläche bei der Frau niedriger. Dementsprechend sind Wärmestrahlung und Wärmeleitung der Haut bei der Frau geringer.

Von Bedeutung sind Geschlechtsunterschiede bezüglich der **Häufigkeit von einigen Krankheitsbildern.** So treten z. B. die Koronarsklerose und die Koronarinsuffizienz bei Männern in vergleichbaren Lebensabschnitten etwa 5- bis 20mal häufiger auf als bei Frauen vor der Menopause. Frauen erkranken seltener an Hypertonie. Dies scheint mit einer protektiven Wirkung der Ovarialhormone in Zusammenhang zu stehen. Die Cholezystopathie und Cholelithiasis treten dagegen bei Frauen viel häufiger auf. Man nimmt an, daß hier die cholestatische Wirkung der Östrogene eine Rolle spielt. Frauen leiden seltener an Magengeschwüren und häufiger an Diabetes als Männer. Die Abhängigkeit des Diabetes von hormonellen Vorgängen zeigt sich an dem vermehrten Auftreten z. Z. der Pubertät, der Schwangerschaft und der Menopause. Die Cushing-Krankheit befällt vorwiegend Frauen. Entsprechend den Unterschieden im Grundumsatz, der bei Frauen niedriger ist als bei Männern, existieren Geschlechtsunterschiede bezüglich der Häufigkeit von Schilddrüsenerkrankungen. Bei Frauen entwickelt sich häufiger eine Struma als bei Männern. Der M. Basedow, die basedowifizierte Struma und das Myxödem treten bei Frauen vermehrt auf.

Erkrankungen des Skelettsystems, wie z. B. die primär chronische Polyarthritis und die Arthrosis deformans, befallen bevorzugt Frauen, besonders in der Zeit des Klimakteriums. Ähnliche Häufigkeitsunterschiede gelten für die Osteoporose, die sich vornehmlich bei Frauen in der Postmenopause manifestiert.

Der zyklische Ablauf der Ovarialfunktion mit Vorherrschen der Östrogene in der 1. und der Gestagene in der 2. Zyklushälfte bedingen zusätzliche Besonderheiten der weiblichen physischen und psychischen Reaktionsabläufe in Abhängigkeit vom Zyklus.

Die Östrogene wirken allgemein parasympathikomimetisch, die Gestagene sympathikomimetisch. Daraus resultiert eine **Zyklusabhängigkeit von Regulationen, die über das vegetative Nervensystem gesteuert** werden. Die Östrogene bewirken infolgedessen eine Herabsetzung der Körpertemperatur bei gleichzeitiger Heraufsetzung der Hauttemperatur. Außerdem kommt es unter ihrem Einfluß zu einer Zunahme der Vitalkapazität, einer Senkung der Atemfrequenz und einer Verbesserung der Kapillarresistenz, um nur einige Beispiele zu nennen. Der entgegengesetzte Effekt wird unter dem sympathikomimetischen Einfluß des Progesterons beobachtet (Abb. 63).

Der hormonell-vegetative Einfluß äußert sich auch in zyklischen Veränderungen der Motorik, Koordination und Gleichgewichtsregulation. Sie sind durch entsprechende Tests zu objektivieren. Die **psychomotorische Leistung der Frau ist postmenstruell am besten,** prämenstruell, besonders intra menstruationem, dagegen signifikant schlechter. Grobe Kraftleistungen werden in der Östrogenphase besser ausgeführt als in der prämenstruellen Phase. Das gilt auch für sportliche Leistungen. Die meisten sportlichen Rekorde werden in der postmenstruellen Phase errungen, während vor dem Eintritt der Menses ein relatives Leistungsminimum festzustellen ist.

Auch die **Blutwerte** zeigen zyklusabhängige Schwankungen: Die Zahl der Retikulozyten, der Thrombozyten, der basophi-

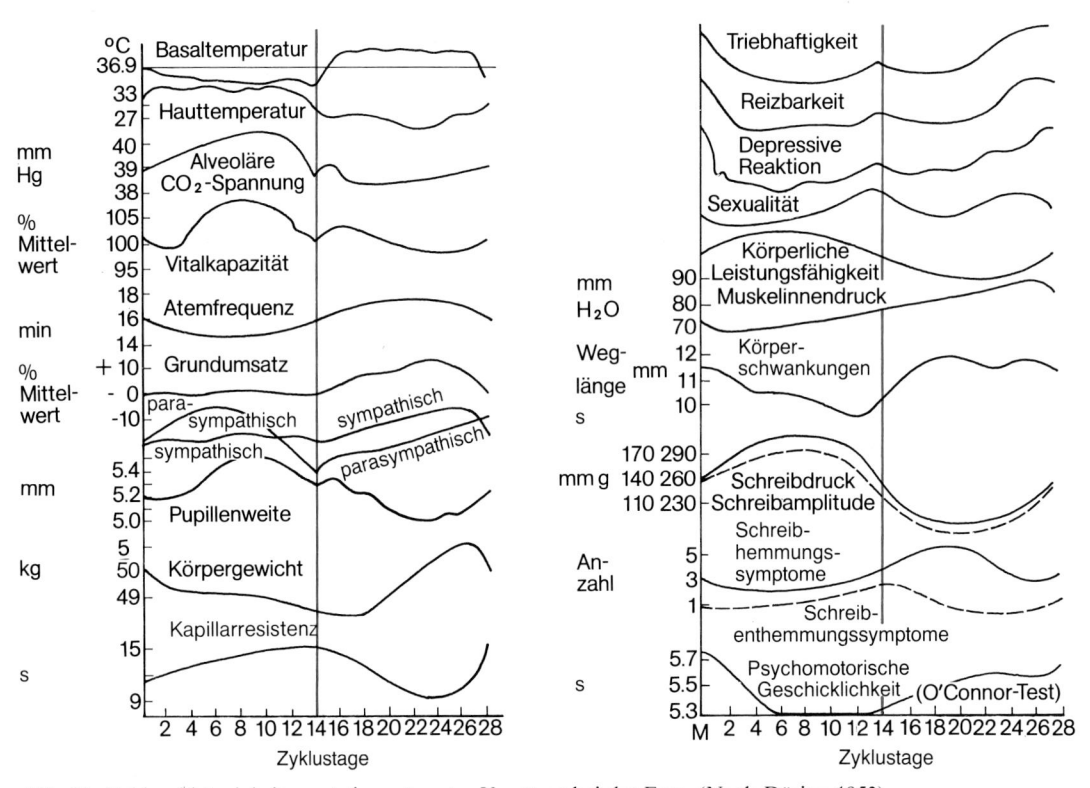

Abb. 63. Zyklusabhängigkeit vegetativ gesteuerter Vorgänge bei der Frau. (Nach Döring 1953)

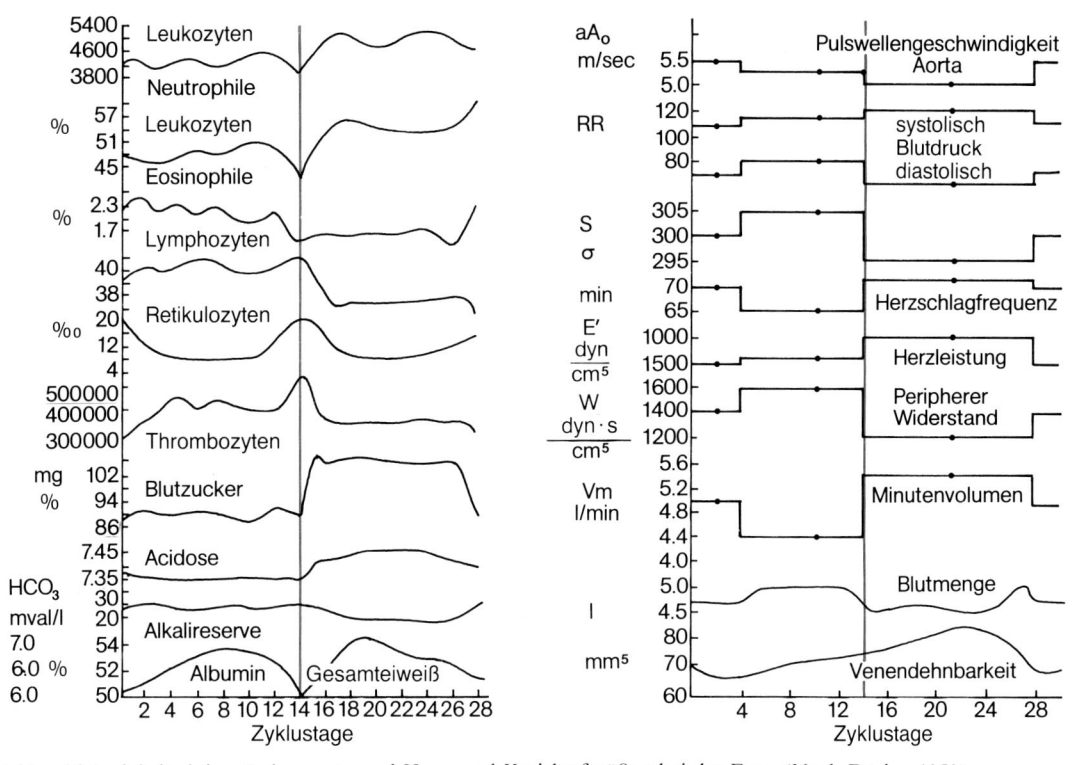

Abb. 64. Zyklusabhängigkeit einiger Laborwerte und Herz- und Kreislaufgrößen bei der Frau. (Nach Döring 1953)

len Leukozyten und der Lymphozyten nimmt unter Östrogenwirkung zu. Neutrophile Leukozyten und Hämoglobin steigen bis zum Prämenstruum an und kehren im Verlauf der Menstruation zum Ausgangswert zurück. Die Blutzuckerwerte sind im Rahmen der Norm in der prämenstruellen Phase deutlich gegenüber der Follikelphase erhöht. Gleichzeitig besteht prämenstruell eine Azidose mit Herabsetzung der Alkalireserve. Albumin und Gesamteiweiß sinken in Zyklusmitte ab (Abb. 64).

Die Schwankungen des hormonalen Milieus äußern sich zusätzlich in Veränderungen der Reaktion auf sensorische Reize. So findet man beispielsweise in der Follikelphase eine signifikant kürzere Reaktionszeit auf optische und akustische Reize als in der Korpus-luteum-Phase. Hierdurch erklärt sich u. a. die Häufung von Verkehrsunfällen bei Frauen im Prämenstruum.

Entsprechend den zyklischen hormonalen Einflüssen auf die **Psyche** kann man eine depressive Stimmungslage, eine vermehrte Reizbarkeit und Triebhaftigkeit kurz vor, während und kurz nach der Periode finden. Kriminelle Delikte (Ladendiebstähle), Selbstmorde bzw. Selbstmordversuche werden gehäuft in der prämenstruellen Phase begangen. Manische, neurotische, katatone und schizophrene Verschlechterungen während des Prämenstruums sind bekannt.

All diese Befunde zeigen, daß die Frau unter anderen physiologischen Bedingungen lebt als der Mann und daß ihre Leistungsfähigkeit in der Familie, der Arbeitswelt sowie im Sport unter solchen Gesichtspunkten beurteilt werden sollte.

5 Menstruationshygiene und Verhalten während der Periode

Menstruationshygiene

Zur Menstruationshygiene werden entweder Vorlagen (sog. Monatsbinden) oder Tampons verwendet, und zwar im Verhältnis von ca. 45:40% der Frauen. Annähernd 15% kombinieren die beiden Verfahren. Es besteht jedoch eine Altersabhängigkeit: Etwa 60–70% der Jugendlichen benutzen Tampons, im Alter zwischen 21 und 23 Jahren sind es noch 50–60%.

Vom ärztlichen Standpunkt aus kann man es der Patientin überlassen, ob sie Menstruationsbinden oder -tampons benutzen will. Auch Virgines können diese Form der Menstruationshygiene wählen, da unterschiedliche Tampongrößen zur Verfügung stehen. Falls Schwierigkeiten bei den ersten Applikationen auftreten, sollte der Arzt konsultiert werden. Er kann mit Hilfe eines Spiegels die anatomischen Verhältnisse und das Einführen demonstrieren. Gelegentlich empfiehlt es sich, die Spitze der Tampons mit einer Salbe gleitfähig zu machen. Der Hymenalsaum ist im Menarchealter so weit und dehnbar genug, um die Anwendung von Tampons ohne Schwierigkeiten zu ermöglichen. Nach der Defloration ist vornehmlich die Stärke der Menstruation für die Größenwahl maßgeblich.

Der *Tamponwechsel* richtet sich nach der Stärke der Blutung, ist jedoch mindestens einmal innerhalb von 6–8 h vorzunehmen. Nicht selten wird die Entfernung des zuletzt eingelegten Tampons vergessen. Er ruft binnen weniger Tage einen extrem starken und übelriechenden Ausfluß hervor. Der Arzt findet eine akute Kolpitis, die nach Entfernung des Tampons auf eine lokale Behandlung schnell abklingt. Eine Keimaszension ist selten.

Während und nach der Menstruation genügen die gewohnten Reinigungsmaßnahmen in Form von Waschungen, Duschen und Bädern. Zusätzliche intravaginale Spülungen sind nicht erforderlich. Die bei Scheidenspülungen häufig verwendeten Desinfektionsmittel zerstören die normale Flora, führen zur pH-Verschiebung und unterbinden damit den Selbstreinigungsmechanismus der Vagina (s. S. 600).

Es ist erwiesen, daß die Anwendung von Tampons keine gesundheitlichen Nachteile hat.

Diese Aussage gilt auch, obwohl Anfang der 80er Jahre in den USA in einer Häufigkeit von 3–6 Erkrankungen auf 100 000 menstruierende Frauen pro Jahr bei Tamponbenutzung ein *toxisches Schocksyndrom* beobachtet wurde. Bevorzugt waren junge Frauen betroffen und überwiegend solche, die „superabsorbierende" – d. h. zur Steigerung der Saugfähigkeit mit synthetischem Quellmaterial versehene – Tampons benutzt hatten. Fast regelmäßig fanden sich bei ihnen toxinbildende Staphylokokken in der Scheide bzw. Zervix. Nachdem dieser Tampontyp aus dem Handel gezogen ist, scheint das Problem eines toxischen Schocks im Zusammenhang mit der Tamponanwendung nicht mehr relevant zu sein.

Die heute von etwa der Hälfte der Frauen zum Wäscheschutz benutzten Baumwoll*slipeinlagen* beeinflussen das Keimmilieu von Vulva und Vagina nicht.

In nicht geringem Umfang finden sog. Intimsprays zur Hygiene der Vulva und des Introitus und als Desodorans Anwendung. Diese Sprays werden jedoch nicht von allen Frauen reaktionslos vertragen. Sie können allergische Reaktionen mit ihren Folgeerscheinungen hervorrufen (s. S. 595). Bei ätiologisch unklaren entzündlichen, allergischen und ekzematösen Veränderungen der Vulva ist daher nach der Anwendung solcher Mittel zu fragen.

Verhalten während der Menstruation

Zweifellos ist die Einstellung zur Periode weitgehend das Resultat der Erziehung. Es sollte daher ein Anliegen von Elternhaus und Schule sein, rechtzeitig darüber aufzuklären, daß die Menstruation ein physiologisches Geschehen darstellt, das normalerweise ohne jeden Schmerz abläuft. Eine obligatorische Befreiung von den geistigen und körperlichen Leistungsansprüchen des Tages ist – abgesehen von wenigen Einzelfällen, die dann ärztliche Betreuung benötigen – nicht angezeigt.

Sport

Generell ist gegen eine sportliche Betätigung und Training – unabhängig von der Sportart – auch während der Periode nichts einzuwenden. Es können sogar, z. B. bei einer nicht organisch bedingten Dysmenorrhö, gymnastische Übungen und Bewegungstherapie in den Gesamtbehandlungsplan erfolgversprechend eingebaut und auch intra menstruationem fortgesetzt werden.

Die Frage, ob Sportlerinnen während der Periode an Leistungswettkämpfen teilnehmen dürfen, wird man von Fall zu Fall entscheiden müssen. Konstitutionelle Faktoren, Stabilität des Zyklus und Stärke der Blutung sind dabei mit ausschlaggebend. Gelegentlich ist eine Zyklusverschiebung durch Hormonbehandlung in Erwägung zu ziehen. Sie wird im Leistungssport nicht als Doping angesehen.

Die Tamponhygiene ermöglicht das Schwimmen während der Menstruation, ohne daß gesundheitliche Schäden (aufsteigende Infektion) zu befürchten sind. Abraten wird man Frauen mit Hypermenorrhö und Deszensus; bei verstärkter Blutung reicht die Saugkraft des Tampons nicht aus, bei Deszensus mit klaffender Vulva dringt Wasser in die Tampons ein.

Kohabitationen

Um die Phase der empfängnisfreien Tage auszunutzen, wird der Geschlechtsverkehr nicht selten während der Periode ausgeführt. Es liegen keine Hinweise vor, daß dadurch gesundheitliche Störungen hervorgerufen werden. Die Annahme, daß es entlang der „Blutstraße" zu aufsteigenden Infektionen kommt, ist widerlegt.

6 Sexualphysiologie (mit Hinweisen auf die Sexualpathologie)

Aufgaben des Arztes im Rahmen der Sexualauflärung und Sexualberatung

Bei der gegenwärtigen Suche nach neuen gesellschaftlichen Normen des Sexualverhaltens muß sich der Arzt mit Fragen der Sexualaufklärung und Sexualberatung als einem allgemeinärztlichen Problem befassen. Vornehmlich dem Gynäkologen fällt die Aufgabe zu, dem Studenten im Unterricht Kenntnisse über die Sexualphysiologie und -pathologie zu vermitteln und den Ratsuchenden bei der Bewältigung ihrer Probleme im ärztlichen Gespräch zu helfen.

Die Sexualität ist ein wesentlicher Ausdruck zwischenmenschlicher Beziehungen, wobei die psychophysische Anziehung der beiden Partner die Grundlage des Zusammenlebens der Geschlechter in unserer Gesellschaftsform darstellt. Sie zeigt sich unter psychologischen, anthropologischen oder sozialen Aspekten jeweils in einem anderen Licht. Sie ist weder einseitig in einem Reiz-Reaktions-Schema zu erfassen noch allein unter dem Gesichtspunkt der Fertilität oder der bloßen Partnerschaft zu betrachten.

Die physiologischen und pathophysiologischen Abläufe bedeuten daher nur einen Teilaspekt menschlichen Sexualverhaltens. Ihre Kenntnis bildet jedoch vor dem Hintergrund der psychologischen Zusammenhänge die Grundlage der ärztlichen Beratung. Nicht zuletzt bieten sich gerade auf diesem Gebiet Möglichkeiten der Prävention zur Vermeidung tiefgreifender psychischer und somatischer Schäden.

In den 60er und 70er Jahren haben Masters und Johnson (1966, 1970) wesentliche Beiträge zur Kenntnis der Physiologie der Reaktionsabläufe während der Kohabitation geliefert und der Sexualforschung wichtige Impulse verliehen. Auf diese Ergebnisse wird Bezug genommen.

Die erogenen Zonen

Die sexuelle Ansprechbarkeit differiert sowohl graduell bei Mann und Frau als auch individuell bei den Geschlechtern. Die körperliche Kontaktaufnahme mit erster Stimulation erfolgt i. allg. über die erogenen Zonen. Bei der Frau sind dies mit unterschiedlicher Reizschwelle z. B. die Ohrläppchen, der Nacken, der Mund, die Brustwarzen, die Rückenwirbel, die periumbilikale Region, die Innenseite der Oberschenkel, der Mons pubis und das Perineum. Die erogenen Zonen des Mannes sind vorwiegend der Mund, die Brustgegend, die Innenseite der Oberschenkel und das Skrotum. Die sensiblen Nervenendigungen reagieren weniger auf Druck als auf streichende Bewegungen.

Die physiologischen Reaktionsphasen des Sexualzyklus

Die physiologischen Reaktionen des männlichen und weiblichen Organismus verlaufen im Prinzip gleichartig. Bei beiden Geschlechtern treten im Zuge der sexuellen Stimulierung und bei Zunahme der Erregung Phänomene auf, die auf 2 Grundreaktionen zurückzuführen sind:

1. die *Vasokongestion,*
2. die *Zunahme des Muskeltonus.*

Geschlechtsunterschiede bestehen in anatomischer Hinsicht und in dem zeitlich verschiedenen Erregungsablauf. Die physiologischen Reaktionen nach einer sexuellen Stimulation lassen sich bei Frau und Mann in 4 Phasen einteilen:

1. die *Erregungsphase,*
2. die *Plateauphase,*
3. die *Orgasmusphase* und
4. die *Auflösungsphase.*

Diese Unterteilung eines insgesamt kontinuierlichen Ablaufes entbehrt nicht der Willkür, erweist sich aber zur Erfassung der spezifischen physiologischen Reaktionen als zweckmäßig.

Die *Erregungsphase* entwickelt sich als Folge lokaler somatogener und/oder psychogener Stimulation. Sie stellt die längste der 4 Phasen dar. Sie kann nach Verlangen ausgedehnt, ebenso aber auch jederzeit unterbrochen werden. Bleibt die Stimulation aufrechterhalten und wird die sexuelle Spannung erhöht, so geht die Erregungsphase in die *Plateauphase* über. Die Plateauphase leitet spontan und unwillkürlich zum Stadium des Orgasmus bzw. der Ejakulation über. Die *Orgasmusphase* dauert nur wenige Sekunden. Danach folgt die Auflösungs-

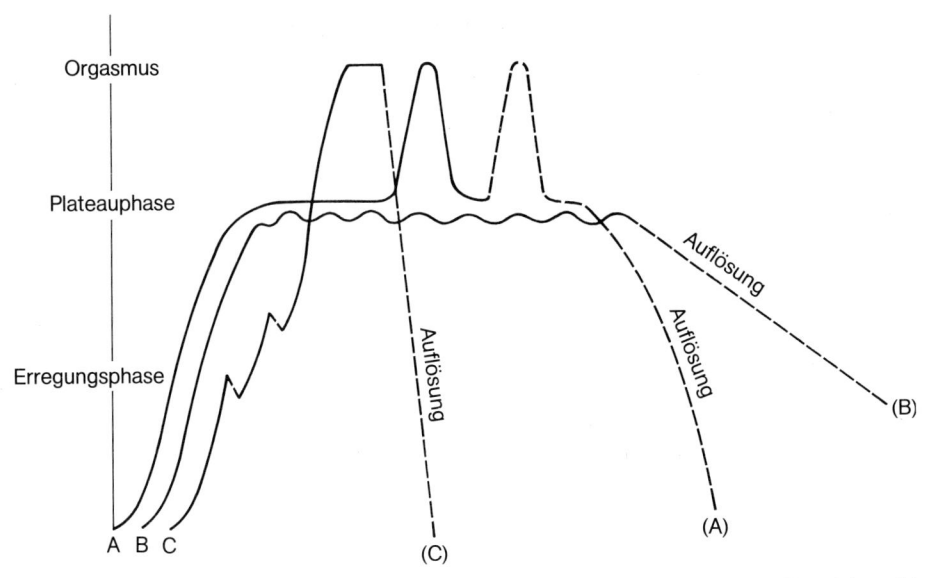

Abb. 65. Sexueller Reaktionszyklus der Frau. *A* Reaktionsablauf mit einem oder mehreren Orgasmen; *B* Reaktionsablauf ohne Orgasmus; *C* Reaktionsablauf ohne ausgeprägte Plateauphase. (Nach Masters u. Johnson 1967)

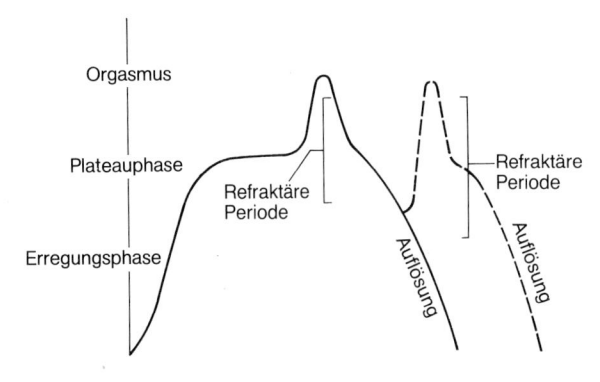

Abb. 66. Sexueller Reaktionszyklus des Mannes. (Nach Masters u. Johnson 1967)

phase. Bei fortgesetzter Stimulation kann die Frau von jedem Punkt der Auflösungsphase aus einen neuen Orgasmus erleben. Schnell aufeinanderfolgende Orgasmen werden als „Status orgasmicus" bezeichnet (Abb. 65). Beim Mann setzt dagegen nach der Ejakulation eine refraktäre Periode ein, die ablaufen muß, bevor eine neue Plateauphase erreicht werden kann. Diese refraktäre Phase nimmt auch bei Fortbestehen der Stimulation ihren physiologischen Verlauf. Infolgedessen erreicht der Mann viel langsamer eine erneute Plateauphase als die Frau (Abb. 66).

Die physiologischen Reaktionen der Sexualorgane der Frau in den Phasen des Sexualzyklus

Als Folge der Kongestion und der Tonussteigerung der Schwellkörper und der Mm. bulbospongiosi nehmen die **Labia majora** bei Nulliparae am Ende der Erregungsphase an Umfang zu und werden gestrafft. Bei Frauen, die geboren haben, ist dieser Effekt infolge geburtshilflicher Narben weniger ausgeprägt, oder er fehlt. Die **Labia minora** werden ödematös, vergrößern sich und rücken dadurch etwas auseinander. Damit klafft der Introitus etwas. Labia minora und Introitus nehmen eine charakteristische rote bis leicht livide Verfärbung an.

Die **Bartholin-Drüsen** sezernieren in der Erregungsphase einige Tropfen eines mukoiden Sekretes in Abhängigkeit von der Dauer der Erregungsphase. Diese Menge ist zu gering, um eine „Gleitfunktion" der Scheide zu gewährleisten. Sie genügt allenfalls, um den Introitus gleitfähiger zu machen und die Immissio penis zu erleichtern. Die Feuchtigkeit der Scheide wird durch ein Transsudat der Scheidenhaut bedingt (s. S. 600).

Die **Klitoris** dient allein der Rezeption und Transformation sensibler Reize. Die Frau besitzt damit ein Organ, das in seiner Funktion ganz auf die Auslösung oder Erhöhung der sexuellen Erregung ausgerichtet ist. Die Klitoris wird beim Koitus indirekt durch den Penis stimuliert, der durch Stoßbewegungen Druck und Zug an den Labia minora auslöst und dadurch die sexuelle Spannung erhöht. Die Glans clitoridis erfährt nur eine geringfügige

Schwellung. Dagegen zeigt das Corpus clitoridis mit seinen Corpora cavernosa in der Erregungsphase eine deutliche vasokongestive Schwellung auf direkte oder indirekte Stimulation. Eine eigentliche Erektion der Klitoris findet nicht statt. In der Plateauphase erfolgt die Retraktion der Klitoris mittels der Crura clitoridis, der Verkürzung des Lig. suspensorium clitoridis und der Kontraktion des M. ischiocavernosus. Bei Nachlassen der sexuellen Reizung kehrt sie in ihre Ausgangslage zurück.

Der Zustand der *Vagina* ändert sich bereits in der Erregungsphase in charakteristischer Weise: 10-20 s nach Beginn einer Stimulation setzt eine *Transsudation* ein, die auch als „sweating phenomenon" bezeichnet wird. Damit ist schon früh in der Erregungsphase eine ausreichende Gleitfähigkeit der Vagina gewährleistet. Sie ist Folge einer Vasodilatation und Kongestion der vaginalen venösen Plexus, die außerdem zu einer intensiven lividen Verfärbung der Scheidenwände führen. Die Transsudation ist auch bei **Frauen nach vorangegangener Hysterektomie** und ebenfalls nach **ein- oder beidseitiger Ovarektomie** vorhanden. Sie erfolgt also weitgehend unabhängig von der Ovarialfunktion. Selbst bei künstlicher Vagina tritt dieses Phänomen auf. Die biochemische Zusammensetzung des Transsudates ist nicht bekannt. Der physiologische Säuregrad der Scheide (pH 3,5-4,0) wird durch das Transsudat nur unwesentlich abgeschwächt (bis pH 4,2). Die zur Erhaltung der Lebensfähigkeit der Spermien notwendige Neutralisation des Säuregrades erfolgt allein durch das Ejakulat. Diese Pufferwirkung des Ejakulates hält eine gewisse Zeit an und gewährleistet bis zu etwa *6 h* die Beweglichkeit der Spermien in der Scheide.

In der Erregungsphase und noch mehr in der Plateauphase erweitern und verlängern sich die oberen ⅔ der Vagina. Im unteren Drittel tritt nur eine geringe Erweiterung während des Erregungsstadiums auf. Mit dem Übergang zur Plateauphase entwickelt sich dort eine ausgeprägte lokale vasokongestive Reaktion mit ödematöser Durchtränkung und Ausbildung eines Gewebepolsters, das als *orgastische Manschette* bezeichnet wird. Diese Gefäßstauung, die das untere Drittel der Vagina und auch den Bulbus vestibuli erfaßt, schafft zusammen mit den prall gefüllten Labia minora die anatomische Grundlage für den Ablauf des *Orgasmus.*

Dieser wird immer über die Klitoris ausgelöst, sei es durch direkte oder indirekte Stimulation oder auch durch Berührung anderer erogener Zonen, die sich individuell unterschiedlich über den ganzen Körper erstrecken, oder durch psychische Reize. Die Vagina ist von geringerer Bedeutung für die sexuelle Stimulation. Der Orgasmus beginnt mit Kontraktionen der orgastischen Manschette, die sich i. allg. 3- bis 5mal in Abständen von 0,8 s wiederholen und dann an Stärke abnehmen. Die Intensität ist individuell und von Orgasmus zu Orgasmus verschieden. Er wird ohne bewußte Lokalisation tief im Becken, im Klitorisschaft, in der Scheide und im Uterus empfunden. Der erhöhte Muskeltonus erreicht seinen Höhepunkt in Konvulsionen, die die gesamte Körpermuskulatur in unterschiedlicher Stärke und Dauer erfassen, aber bevorzugt die am Becken ansetzenden Muskeln ergreifen. Die Sinnesempfindungen, insbesondere die Schmerzempfindungen, sind reduziert. In der Auflösungsphase bilden sich die einzelnen Phänomene in der umgekehrten Reihenfolge ihres Auftretens zurück.

Die einzige Reaktion der *Cervix uteri* auf die sexuelle Stimulation besteht in einer minimalen Erweiterung des äußeren Muttermundes während der Rückbildungsphase. Die Annahme liegt nahe, daß dadurch das Hochwandern der Spermien begünstigt wird. Eine vermehrte Sekretion und Absonderung von Zervixschleim findet entgegen früheren Vorstellungen nicht statt.

Der *Uterus* wird während der späten Erregungsphase und der Plateauphase eleviert. Dies dürfte durch die Vasokongestion im gesamten kleinen Becken, vornehmlich der Gefäße im Lig. latum, bedingt sein. Während des Orgasmus treten regelrechte Kontraktionen auf. Sie beginnen am Fundus uteri und breiten sich über das Korpus zum unteren Uterinsegment aus. Gleichzeitig nimmt der Uterus als Folge der Kongestion an Größe zu. Kontraktion und Kongestion werden gelegentlich von der Frau als Schmerz empfunden. In der Auflösungsphase klingen diese Reaktionen i. allg. rasch ab, und durch das Tiefertreten taucht die Zervix in den Spermienpool.

Die physiologischen Reaktionen der Sexualorgane des Mannes in den Phasen des Sexualzyklus

Die erste genitale Reaktion des Mannes auf eine sexuelle Stimulation ist die Erektion des Penis. Diese erfolgt individuell unterschiedlich oft schon bei geringster Stimulierung. Im Laufe der Erregungsphase nimmt der Penis an Länge und Umfang zu. Die Erregungsphase kann auch beim Mann willkürlich unterbrochen oder für längere Zeit aufrechterhalten werden. Ablenkung durch andere sensuelle Reize kann den Penis trotz weitergeführter Stimulation erschlaffen lassen. Während der Plateauphase nimmt die Erektion weiter zu, und die Glans penis verfärbt sich unter Erweiterung der Venenplexus blaurot. In der Orgasmusphase erfolgt die Ejakulation durch regelmäßige Kontraktionen der Mm. sphincter urethrae, bulbospongiosus, ischiocavernosus und der transversalen perinealen Muskeln. Sie beginnen in Zwischenräumen von 0,8 s. Nach den ersten 3-4 starken Kontraktionen verringern sich Frequenz und Intensität bei zunehmendem Intervall. Der Mann empfindet den Orgasmus ganz ausgeprägt im Penis, weniger in der Gegend der Prostata und Samenblase. Erhöhung des Tonus der Muskulatur mit Konvulsionen und Beeinträchtigung der Sinnesempfindungen laufen in ähnlicher Weise wie bei der Frau ab. In der Auflösungsphase klingt die Erektion allmählich ab, und der Penis geht über eine Teilerektion in die schlaffe Form über. Die Teilerektion dauert länger, wenn der Penis nach der Ejakulation in der Vagina verbleibt.

Hoden und *Skrotum* reagieren in den einzelnen Phasen als Folge von Kongestion und Tonuserhöhung in typischer Weise. Die Faltung des Skrotums verschwindet infolge von Anspannung und Verdickung der Skrotalhaut. Während der Erregungsphase erfolgt eine Hebung der Testes durch eine Verkürzung des Funiculus spermaticus, die unwillkürlich durch eine Kontraktion des M. cremaster ausgelöst wird. Die Testes können bis zu 50% an Umfang zunehmen.

Die extragenitalen Reaktionen während des Sexualzyklus bei Frau und Mann

Die extragenital ablaufenden Reaktionen sind ebenfalls der Kongestion und Erhöhung des Muskeltonus zuzuordnen:

1. Bei der Frau nimmt der Umfang der **Brust** durch Gefäßerweiterung und Steigerung der Durchblutung im Verlaufe der verschiedenen Phasen des Sexualzyklus zu. Die Venenzeichnung ist in der Plateauphase am stärksten ausgeprägt und bei Nulliparae intensiver als bei Multiparae. Umgekehrt verhält sich die Erigierbarkeit der Brustwarzen. Sie ist bei der Mehrgebärenden stärker. Auch bei etwa 60% der Männer besteht eine Erektion der Brustwarzen.
2. „Sex flush". Durch Kapillarerweiterung bildet sich während der Plateauphase ein Erythem, das sich von den Brüsten über den Brustkorb erstreckt und auf die Flanken und den Rücken übergeht. Nach dem Orgasmus verschwindet das Erythem in der umgekehrten Reihenfolge des Auftretens. Beim Mann tritt das Erythem seltener auf (ca. 25%).
3. Die Erhöhung des *Muskeltonus* beginnt in der Erregungsphase und setzt sich in der Plateauphase fort. Dabei können **Muskelspasmen** der quergestreiften Muskulatur auftreten, z. B. in den unteren Extremitäten bei sitzender Position der Frau oder als Karpopedalspasmen bei supiner Position des Mannes.
4. *Blase, Urethra und Rektum.* Die Reaktionen der benachbarten Organe basieren ebenfalls auf den Grundphänomenen der Vasokongestion und des erhöhten Muskeltonus, werden aber durch die mechanische Irritation während der Kohabitation verstärkt. Bei der Frau kann in der Auflösungsphase ein Urindrang einsetzen. Die Kontraktionen des M. sphincter ani und der Mm. glutaei maximi steigern die Erregungsphase.
5. *Weitere Allgemeinreaktionen.* Sie sind bei Frau und Mann identisch. Vasokongestion, Erhöhung des Muskeltonus und psychische Erregung gehen z. B. mit einer Steigerung der Atemfrequenz und Atemtiefe einher, die spät in der Plateauphase beginnt, den Orgasmus überdauert und erst in der Auflösungsphase zur Norm zurückkehrt. Parallel damit setzt eine Zunahme der Herzschlagfrequenz und des Herzschlagvolumens ein. Der systolische Blutdruck steigt während des Orgasmus um 20-40 mm Hg, gelegentlich auch der diastolische in gleichem Ausmaß.

Das normale Sexualverhalten von Frau und Mann

Die Kohabitationshäufigkeit variiert erheblich. Als Mittelwert wird im Alter von 30-40 Jahren eine Frequenz von 1-4 Kohabitationen/Woche angenommen. Die Häufigkeit sinkt mit steigendem Lebensalter. Die Libido (s. S. 70) nimmt bei der Frau im fertilen Alter bis zum 35. Lebensjahr zu, bleibt dann annähernd konstant bis zum 45. Lebensjahr und kann bis weit in die Zeit der Postmenopause fortbestehen (s. S. 70). Beim Mann besteht ein Libidogipfel zwischen dem 20. und 30. Lebensjahr. Besonders starke geistige und auch körperliche Überbelastung dämpfen die Libido.

In der Regel ist der Mann leichter sexuell erregbar und erreicht den Orgasmus (Ejakulation) früher als die Frau. Der synchrone Ablauf von Ejakulation und Orgasmus ist nicht die Regel, sondern eher die Ausnahme. Die Unkenntnis dieser zeitlichen Unterschiede bei Mann und Frau in den einzelnen Phasen des Sexualzyklus führt gelegentlich zu Klagen über vermeintliche Störungen der Sexualbeziehungen.

Im Gegensatz zum Mann kann die Frau auch ohne Orgasmus voll sexuell empfinden. Sie gelangt dann von der Plateauphase unmittelbar in die Auflösungsphase (Abb. 65 B). Wenn das Fehlen des Orgasmus die Beziehungen belastet, so ermöglicht meistens die Stimulation der Klitoris die Auslösung des Orgasmus. Ist das Ausbleiben des Orgasmus eine Folge der zeitlichen Differenz in den Reaktionsabläufen beider Partner, so erlaubt die digitale Reizung der Klitoris eine Nivellierung der Zeitunterschiede.

Damit ist zugleich gesagt, daß eine Abgrenzung des vaginalen von dem klitoralen Orgasmus nicht aufrechtzuerhalten ist. Die fehlende Umstellung des klitoralen auf einen Orgasmus der fast nervenlosen Vagina ist nicht als ein Zeichen mangelnder sexueller Reifung oder des Stehenbleibens auf einer pubertären Entwicklungsphase anzusehen. Die Herbeiführung des Orgasmus durch Stimulation der Klitoris gehört in den Bereich der Norm, zumal der Penis beim Koitus nur selten in direkten Kontakt mit der Klitoris kommt.

Die Größe des Penis in Relation zur Länge der Scheide ist unter physiologischen Bedingungen bedeutungslos. Nach einer Hysterektomie bleibt die Länge der Vagina ausreichend. Der Verlust des Uterus hat keine Bedeutung für die Auslösung des Orgasmus. Nach Entfernung einer mehr oder weniger großen Scheidenmanschette (Wertheim-Schauta-Operation) oder nach einer intravaginalen und intrauterinen Radiumbehandlung kann die Dehnbarkeit der Vagina beeinträchtigt sein.

Die Zirkumzision hat keinen Einfluß auf die Reizschwelle der Glans penis.

Positionen beim Koitus unter klinischen Gesichtspunkten

Unter den verschiedenen Positionen, die bei der Kohabitation eingenommen werden können, sind 3 von klinischem Interesse:

1. die Position, bei der die Partnerin auf dem Rücken liegt,
2. die Position, bei der der Partner auf dem Rücken liegt und die Partnerin ihm sitzend oder liegend zugewandt ist,
3. die Position, bei der die Partnerin sich in Knie-Ellenbogen-Lage befindet.

Die Position 1 ist bei anteflektiertem Uterus und bei bestehendem Kinderwunsch als optimal anzusehen. Das Ejakulat wird im hinteren Scheidengewölbe deponiert, so daß die Zervix in der Auflösungsphase in den Spermienpool eintaucht. Die Verweildauer des Ejakulates kann durch Hochlagerung des Beckens, z. B. durch ein Kissen, verlängert werden. Von dieser Position sollte im letzten Drittel der Schwangerschaft abgeraten werden, da durch den direkten Kontakt zwischen Penis und Portio vaginalis eine Irritation der Zervix möglich ist. Da der Mann bei dieser Position der aktivere Partner ist, bedeutet die Kohabitation für ihn z. B. beim Bestehen einer kardiovaskulären Erkrankung eine stärkere körperliche Belastung.

Bei der Position 2 gewinnt die Wurzel des Penis einen gewissen Kontakt mit der Klitoris, wodurch die Auslösung des Orgasmus gefördert werden kann. Für adipöse Partner ist diese Position die geeignetere, ebenso bei Herzerkrankungen des Partners, da die Partnerin der aktive Teil ist. Die Position ist unzweckmäßig bei Kinderwunsch, da das Ejakulat nach Beendigung der Kohabitation schnell aus der Scheide abfließt.

Bei Durchführung der Kohabitation in der Position 3 wird der Damm weniger belastet. Zu dieser Position kann daher geraten werden, wenn nach Geburten mit Episiotomien oder nach Scheidendammplastiken die Kohabitation in der Position 1 zu schmerzhaft ist. Sie ist auch in Erwägung zu ziehen, wenn Kohabitationsversuche nicht zur Defloration führen. Die Einnahme dieser Position kann ferner bei Retroflexio uteri und bestehendem Kinderwunsch empfohlen werden, da das Ejakulat im vorderen Scheidengewölbe deponiert wird. Vor allem ist die Position 3 in der späteren Schwangerschaft anzuraten, da durch die Knie-Ellenbogen-Lage der gravide Uterus nach kranial verlagert und die Zervix weniger irritiert wird.

Die Richtung des Penis zur Scheidenachse bei den einzelnen Positionen ist auch aus Abb. 67 ersichtlich.

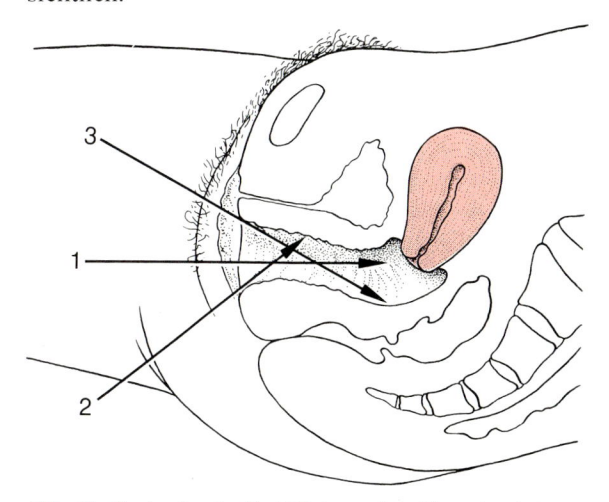

Abb. 67. Penisachse im Verhältnis zur Scheidenachse bei verschiedenen Koitusstellungen: *1* Partnerin in liegender Position; *2* Partnerin in sitzender Position; *3* Partnerin in Knie-Ellenbogen-Lage

Das Sexualverhalten und der Reaktionsablauf bei älteren Menschen

Mit zunehmendem Alter sind bei der Frau i. allg. Libido und Orgasmus unverändert vorhanden. Die Befreiung von der Angst vor einer Konzeption, der gesicherte soziale Status und die geringere Belastung in Haushalt und Beruf können u. a. die Gründe dafür sein, daß sogar eine vorübergehende Steigerung eintritt. Das Nachlassen der Ovarialfunktion hat also keinen unmittelbaren Einfluß auf die sexuelle Aktivität. Die als Folge der versiegenden Östrogenproduktion einsetzende Involution der Genitalorgane kann sich jedoch mit der Zeit nachteilig bemerkbar machen. Vasokongestion und Muskeltonus nehmen allmählich ab, die Dehnbarkeit und Transsudation der Scheidenhaut lassen nach, und das atrophische Scheidenepithel wird vulnerabel. Die einzelnen Phasen des Sexualzyklus laufen verzögert ab. Im Orgasmus kommt es eher zu Schmerzen im Becken, bedingt durch Kontraktionen des senil-atrophischen Uterus und die nachlassende Turgeszenz und Elastizität des Gewebes. Die Urethra wird leichter irritiert, eine Dysurie kann die Folge sein. Ist ein Deszensus der Scheidenwände vorhanden, so kann ein unwillkürlicher Urinabgang während der Kohabitation erfolgen.

Der Mann behält bis ins höhere Alter seine sexuelle Leistungsfähigkeit. Mit der Zeit machen sich jedoch das Nachlassen der Kongestion und des Tonus und eine Verlangsamung im Reaktionsablauf bemerkbar. Insgesamt läßt sich aber sagen, daß bei Frau und Mann sexuelle Aktivität und Reaktionsfähigkeit lange erhalten bleiben. Die Folgeerscheinungen der Involution lassen sich bei der Frau therapeutisch günstig beeinflussen (s. S. 72).

Partnerschaftsstörungen

Die Mehrzahl der Partnerschaftsstörungen ist psychosexuell bedingt. Häufig führt ein Schlüsselerlebnis negativer Art zu Schwierigkeiten mit dem jetzigen Partner. Nur selten beruhen die Störungen auf einer primär organischen Ursache.

Sexuelle Störungen der Frau

Frigidität

Unter Frigidität versteht man das fehlende Verlangen nach sexueller Erregung, d. h. das Fehlen der **Libido** (Geschlechtslust). Die Frigidität wird häufig von Laien mit Anorgasmie verwechselt (s. S. 71). Die Libido kann dann sehr wohl vorhanden sein, der Orgasmus jedoch nicht zustande kommen. Ein zeitweiliger Verlust der Libido ist nach schweren Anstrengungen und/oder konsumierenden Krankheiten physiologisch. Nach Genuß von Rauschgiften wie Morphium, Heroin und LSD sowie nach Alkoholabusus ist sie herabgesetzt.

Von Ausnahmen abgesehen ist die Frigidität psychosexuell bedingt und meistens sekundär als Folge von Ängsten und Verdrängungsreaktionen entstanden.

Wichtiges Therapieziel ist die Reduzierung der Angst. Dieses kann durch Beratung, d. h. den Abbau falscher Vorstellungen, durch Vermittlung sachlicher Informationen sowie durch Aufdeckung der Ursachen geschehen. Die Behandlung sollte in schwierigen Fällen durch einen Psychotherapeuten erfolgen.

Dyspareunie

Sie wird als „schmerzhafter Koitus" definiert. Organisch bedingt tritt sie bei Atrophie oder narbiger Verengung der Vagina auf, ebenso als Folge von lokalen entzündlichen Veränderungen (Vulvitis, Kolpitis) und von Krankheitsprozessen im kleinen Becken. Nicht selten entwickelt sich die Dyspareunie jedoch auf psychosexueller Basis. Dabei bildet häufig eine ungenügende Lubrifikation der Vagina infolge mangelnder sexueller Erregung die Ursache, die ihrerseits durch fehlendes sexuelles Interesse, unzureichende Stimulierung, Angst zu versagen oder Angst vor ungewollter Schwangerschaft bedingt ist. Schließlich können alle Störungen der Partnerbeziehungen auslösende Faktoren darstellen. Weiterhin führt nicht selten die Parametropathia spastica zur Dyspareunie, da durch die straffe Spannung der Ligg. sacrouterina und cardinalia Kohabitationsschmerzen ausgelöst werden (s. S. 653).

Vaginismus

Auf einen Reiz am Scheideneingang treten unwillkürliche Spasmen der gesamten Beckenbodenmuskulatur auf. Dadurch wird der Introitus verengt und eine Immissio penis behindert oder unmöglich. Es handelt sich um einen mit Angst besetzten Abwehrmechanismus. Betroffen sind Frauen, die ihre Weiblichkeit nicht akzeptieren oder in ihrer psychosexuellen Entwicklung gehemmt sind oder in einem Konflikt zwischen Mutterrolle und Sexualität stehen.

Eine Therapie ist nur dann angezeigt, wenn die Partner unter dem Problem leiden und eine Bereitschaft zur Beseitigung besteht. Bereits die gynäkologische Untersuchung bietet die Möglichkeit, die (normalen) Verhältnisse zu demonstrieren und die Angst abzubauen. Bei schweren Formen ist eine Verhaltenstherapie notwendig.

Orgasmusstörungen

Eine *Anorgasmie* wird häufig in der Sprechstunde angegeben, da etwa ⅓ der Frauen keinen oder nur selten einen Orgasmus erleben. Bei der Exploration stellt sich nicht selten heraus, daß die Frauen zwar über die Stimulation der Klitoris zum Orgasmus gelangen, nicht aber beim Koitus.

Die Ursachen für die Anorgasmie sind vielfältig. Besonders die Angst hemmt die Orgasmusfähigkeit, z. B. die Konzeptionsfurcht oder die Sorge, den Partner zu verlieren. Auch negative Erfahrungen oder eine individuell nicht angemessene Stimulation können eine Rolle spielen.

Die Orgasmusstörungen sind zumeist über die Sexualberatung einer Therapie zugänglich, wobei es vornehmlich um die Berichtigung irrtümlicher Vorstellungen und die Vermittlung sachlicher Kenntnisse geht. Aber auch schon alleine der Hinweis, daß die digitale Herbeiführung des Orgasmus vor und nach dem Koitus als normal zu bezeichnen ist, kann für viele Paare hilfreich sein (s. S. 69).

Nymphomanie

Sie wird als ungewöhnlich starke Libido bei der Frau definiert, die zur Promiskuität und in Ausnahmefällen auch zur Prostitution führen kann. Die Grenzen zwischen dem, was noch als normal und schon als abnorm zu bezeichnen ist, sind fließend.

Sexuelle Funktionsstörungen des Mannes

Erektionsstörungen

Man versteht darunter Störungen der Sexualfunktion beim Mann, die durch ein Fehlen oder den Verlust des Erektionsvermögens bedingt sind. Es handelt sich dabei im geschlechtsreifen Alter fast immer um eine schwere Sexualneurose, die nicht allzu selten auf psychosexuelle Traumata in der frühen Kindheit zurückgeht oder durch ein aktuelles Versagen oder die Angst vor dem Versagen beim Koitus, insbesondere bei sexueller Überforderung, ausgelöst wird. Nach einem Negativerlebnis steigert sich die Störung im Sinne einer Circulus vitiosus bis zur völligen Impotenz. Die Erektionsstörungen können im späteren Lebensalter auch durch organische Veränderungen, wie z. B. durch kardiovaskuläre Erkrankungen, besonders bei Diabetikern, verursacht werden. Aber auch bestimmte Medikamente, Alkohol und andere Suchtmittel beeinträchtigen die Erektionsfähigkeit.

Nach Ausschluß somatischer Ursachen soll die Behandlung wegen der notwendigen Aufdeckung der Ausgangserlebnisse durch den Psychotherapeuten erfolgen. Dabei kann sich die Paartherapie als sinnvoll erweisen.

Ejaculatio praecox

Die Ejaculatio praecox bezeichnet die Samenentleerung vor oder unmittelbar nach der Immissio penis. Als permanente sexuelle Störung gehört sie zum Formenkreis der Sexualneurose. Sie kann z. B. auf einem primär falsch gebahnten Sexualverhalten beruhen. Der vorzeitige Samenerguß geht häufig mit einer Erektionsstörung einher. Meistens liegt die Ursache in Ängsten (Versagensangst), die auf Konflikte in der frühkindlichen Entwicklung zurückgehen.

Fast immer ist eine psychotherapeutische Behandlung angezeigt, die auch die Partnerin zum geeigneten Zeitpunkt mit einbeziehen muß.

Eine passagere Ejaculatio praecox gehört in den Bereich der Norm; sie ist z. B. nicht ungewöhnlich bei dem ersten Verkehr nach längerer Enthaltsamkeit.

Hinweise zur Sexualberatung

Die Kenntnis der sexualphysiologischen Reaktionsabläufe, der geschlechtsspezifischen Unterschiede im Sexualzyklus und der Varianten im Sexualverhalten stellen die Grundlage für die Sexualberatung dar. Nur auf dieser Basis gelingt es, Störungen der partnerschaftlichen Beziehungen, die auf Unsicherheit und Unwissen beruhen, von echten Sexualneurosen differentialdiagnostisch abzugrenzen. Die Sexualberatung gehört insofern auch zum Aufgabenbereich des Gynäkologen, als er oft der erste Ansprechpartner der Ratsuchenden ist und v. a. stets zuerst organische Ursachen bei der Frau ausschließen muß.

Ein besonderes Anliegen gilt der Problematik der *Jugendlichen.* Verständlicherweise kann sich gerade ihr indeterminierter Status (s. S. 77) und die Suche nach neuen gesellschaftlichen Normen in Unsicherheiten des Sexualverhaltens auswirken und zu Störungen, z. B. einer Anorgasmie, führen. Hier gilt es, die Beratung vorurteilslos durchzuführen, fehlende Kenntnisse zu vermitteln und falsche Vorstellungen zu korrigieren.

Da die Angst vor einer Schwangerschaft das Sexualverhalten gravierend beeinflussen kann, müssen die Möglichkeiten der Konzeptionsverhütung sinnvoll in die Sexualberatung eingebaut werden.

Auf dem gynäkologischen Sektor besteht die Notwendigkeit, der *Frau vor und nach gynäkologischen Operationen* die Bedenken vor nachteiligen Folgen von Organentfernungen bezüglich der Vita sexualis zu zerstreuen, ggf. gezielte Anweisungen und Erklärungen zu geben (Dauer des Kohabitationsverbotes nach Operationen, Dämpfung der Libido während der Rekonvaleszenz).

Der Geburtshelfer sollte die Fragen des *Sexualverhaltens während der Gravidität* nicht vernachlässigen und dabei die Anliegen beider Partner berücksichtigen. Die Problematik kann darin bestehen, daß auf der einen Seite die stete Sorge um die ungestörte Entwicklung der Frucht die Veranlassung zur Einschränkung der sexuellen Aktivität abgibt, während auf der anderen Seite die Libido des Mannes gleichbleibt und bei der Frau sogar gesteigert sein kann. Hinzu kommen bei den Partnern Fragen der Ästhetik und von ärztlicher Seite zeitweilig verordnete Kohabitationsverbote.

Die *Sexualberatung älterer Menschen* nimmt in Anbetracht der erhöhten Lebenserwartung und der Verzögerung der Alterungsprozesse an Bedeutung zu. Sie muß sich jeweils auf die individuellen partnerschaftlichen Beziehungen und Bedürfnisse ausrichten. Altersbedingte Kohabitationsbeschwerden der Frau lassen sich durch eine allgemeine und lokale Östrogenbehandlung günstig beeinflussen.

Die Sexualberatung erfordert Zeit und Geduld. Meistens gibt das erste Gespräch nur begrenzt Aufschluß über die individuelle Problematik. Es dient mehr der Herstellung einer Vertrauensbasis. Wiederholte Explorationen sind i. allg. zur Erweiterung der Anamnese notwendig. Den Partner wird man je nach der Lage des Falles allein oder gemeinsam mit der Frau im geeigneten Moment in das Gespräch einbeziehen. Deuten die Störungen auf eine echte Sexualneurose hin, so ist von weiteren Explorationen Abstand zu nehmen und die Behandlung durch den entsprechend fachlich geschulten Arzt oder durch den Psychotherapeuten zu veranlassen. Entscheidend ist, daß der Arzt über so viel Kenntnisse und Erfahrungen verfügt, daß er eine Sexualneurose zu erkennen vermag und sie nicht durch eine fehlerhafte diagnostische und therapeutische Polypragmasie verschlimmert (s. S. 652).

Das nötige Rüstzeug kann sich der Arzt durch Weiter- und Fortbildung im Bereich der psychosomatischen Gynäkologie und z. B. die Teilnahme an *Balint-Gruppen* erwerben. Die Arbeit in den von dem Arzt und Psychoanalytiker M. Balint entwickelten kleinen Gruppen befähigt den Arzt, im Rahmen seiner Praxissituation wirksamer auf die psychischen und psychosexuellen Schwierigkeiten seiner Patientinnen einzugehen.

Das abnorme Sexualverhalten – sexuelle Deviationen

Hinsichtlich der Grenze zwischen normalem und abnormem Sexualverhalten und angesichts der Liberalisierung des Sexualbereiches ist alles als normal anzusehen, was 2 Partner befriedigt, ohne daß sie seelischen oder körperlichen Schaden nehmen (Kinsey 1948, 1953). Statistisch gilt als normal – unbeschadet moralischer und konfessioneller Anschauungen –, was dem Sexualverhalten einer großen Anzahl (nicht der Majorität) einer Bevölkerungsgruppe entspricht.

Unter diesem Aspekt können z. B. orogenitale Verhaltensweisen als Variationen des Normalen angesehen werden. Die manuelle Selbstbefriedigung (Onanie bzw. Masturbation) der Jugendlichen beider Geschlechter ist bei ungestörter psychophysischer Entwicklung als eine normale Durchgangsphase im sexuellen Reifungsprozeß zu betrachten. Ebenso gehört die Masturbation im Erwachsenenalter unter der gleichen Einschränkung in Zeiten der Isolierung vom Sexualpartner zum Normbereich.

Die sexuellen Deviationen lassen sich in 2 Gruppen einteilen, je nachdem, ob sie sich mehr auf die sexuellen Praktiken oder auf den Partner beziehen.

Abweichungen bezüglich der Praktiken

Exhibitionismus

Entblößung der Geschlechtsteile vor Personen, die nicht Geschlechtspartner sind, um eine sexuelle Erregung zu erreichen. Dieses Sexualverhalten kommt fast ausschließlich bei Männern vor und hat zwanghaften Charakter. Nach sexueller Entspannung erfolgt schlagartig Ernüchterung. Es handelt sich meist um Männer mit ausgeprägten Selbstwertproblemen.

Voyeurismus

Sexuelle Erregung durch anonyme und heimliche Beobachtung anderer Paare beim Austausch von Intimitäten und beim Geschlechtsverkehr.

Sadismus

Erzeugung der sexuellen Erregung durch Mißhandlung des Partners (z. B. Schlagen, Treten, psychische Erniedrigung).

Masochismus

Erzeugung der sexuellen Erregung durch Erniedrigung, die vom gleichgeschlechtlichen oder heterosexuellen Partner durchgeführt wird (vom Partner erniedrigt, geschlagen).

Deviationen bezüglich des Partners

Homosexualität

Als Homosexualität wird der sexuelle Verkehr zwischen gleichgeschlechtlichen männlichen Partnern, die weibliche Form als „lesbische Liebe" bezeichnet. In der Regel manifestiert sich nach der Pubertät im 15.–17. Lebensjahr die sexuelle Orientierung in Richtung eines hetero- oder homosexuellen Verhaltens. Homosexuelle geraten leicht in psychische Konflikte insofern, als die Andersartigkeit als solche von dem (der) Betroffenen oder aber die Stellung in der Gesellschaft als belastend empfunden wird.

Die Homosexualität gilt heute als Verhaltensmöglichkeit, die nicht von vornherein als krankhaft und therapiebedürftig angesehen wird.

Pädophilie

Der begehrte Partner ist ausschließlich ein kleines Kind. Außer der sexuellen Befriedigung an dessen Körper ist den Pädophilen das Erleben der kindlichen Welt wichtig. Dieses Verhalten hängt vermutlich mit Versäumnissen in der eigenen Jugend und der Sehnsucht nach der Kindheit zusammen.

Fetischismus

Der Partner wird durch einen Gegenstand, den Fetisch, ersetzt – es handelt sich also um ein Ausweichen vor der genitalen partnerschaftlichen Heterosexualität. Als Objekte dienen Gegenstände einer bestimmten Person – meist einer Frau –, z. B. Unterwäsche.

Transsexualismus und Transvestismus, s. S. 573

7 Die Stellung der Frau in der Gesellschaft aus gynäkologischer Sicht

Eine Reihe von psychosomatisch und organisch bedingten gynäkologischen Erkrankungen, mit denen der Arzt konfrontiert wird, geht auf veränderte Verhaltensweisen, Konfliktsituationen und Belastungsfaktoren zurück, deren Ursache nicht zuletzt in dem Strukturwandel der modernen Gesellschaft und Familie begründet ist.

Ursachen für den **Strukturwandel der Familie** sind in einer neuartigen Gliederung der Lebensphasen der Frau infolge geplanter Elternschaft, Rückzug auf die moderne Kernfamilie (Zweigenerationenfamilie), außerhäuslicher Erwerbstätigkeit und der erhöhten Lebenserwartung zu suchen.

Die Doppelrolle der Frau

Das *Familiensystem* ist gekennzeichnet durch die relativ „isolierte" Kernfamilie. Nach wie vor gilt, daß die Familie für die Tradierung und Stützung, aber auch für die Prägung neuer sozialer Werte und Normen verantwortlich ist. Die ältere Generation fühlt sich mehr den traditionellen Wertmustern der „bürgerlichen Kultur" verpflichtet. Die moderne Familie ist jedoch im Begriff, neue kulturelle Formen und Verhaltensweisen, neue Werte und Definitionen von Werten zu entwickeln und durchzusetzen, die aus der Auseinandersetzung mit traditionellen Normen erwachsen. Mit dem sozialen Wandel der westlichen Industriegesellschaft hat sich auch innerfamiliär ein Wandel angebahnt, der v. a. auch in einer gestärkten Position und dem emanzipierten Rollenverständnis der Frau zum Ausdruck kommt.

Frauen ist heute der freie Zugang zu allen Berufen garantiert, und sie sind mehr und mehr in das Berufsleben vorgedrungen und integriert. Die Berufstätigkeit hat ihre Emanzipation gefördert und rückwirkend ihre Position in der Familie weiter verstärkt. Der Status der Frau in der modernen Gesellschaft bietet mehr Gleichberechtigung und freie Entfaltung, verlangt jedoch gleichzeitig die Wahrung der familiären Rechte und die Sorge für die Erziehung der Kinder. Mehr als ⅓ der Mütter sind erwerbstätig. Nach einer Zunahme der Quote zwischen 1950 und 1973 um 24% steigt die Zahl weiter an und erreicht bei Müttern mit Kindern unter 15 Jahren sogar das 5fache des Ausgangswertes von 1950. Etwa 35% der erwerbstätigen Frauen sind Arbeiterinnen (Tabelle 3).

Die Motivation zur Erwerbstätigkeit der Frauen und Mütter ist z. T. die Erhöhung des materiellen Status (Konsumverhalten), nicht zuletzt aber auch die angestrebte Selbstverwirklichung, Entscheidungsfreiheit und Emanzipation.

Eine wesentliche Bedeutung kommt dabei der unausweichlichen *Doppelrolle* der Frau zu, bedingt durch ihre Pflichten innerhalb der Familie und ihre Stellung im Berufsleben. Diese *Doppelbelastung* ist an sich nicht neu. Die Frau war seit jeher – mit Ausnahme der Angehörigen einer dünnen Oberschicht – in den Wirtschafts- und Produktionsprozeß mit einbezogen. Das auslösende Moment für einen Rollenkonflikt tauchte erst mit der örtlichen Trennung von Familie und Arbeitsplatz auf. Diese Entwicklung hat sich, mit Ausnahme der landwirtschaftlichen Betriebe und der Heimarbeit, als Folge des Manufaktursystems und der Industrialisierung ab dem letzten Drittel des 18. Jahrhunderts vollzogen.

So ist die Stellung der Frau in unserer modernen Gesellschaft gekennzeichnet durch eine Ambivalenz zwischen dem Streben nach Emanzipation und Berufsweg (Karriere) einerseits und der biologischen Aufgabe in der Familie andererseits. Die Frauen geraten daher bald in das Dilemma, ihren häuslichen und beruflichen Pflichten nicht gleichermaßen nachkommen zu können. Überlastungserscheinungen, innere Unzufriedenheit, Rollenkonflikt, Ehe- und Erziehungsschwierigkeiten sind häufig die Folge.

Andererseits fühlen sich oft diejenigen Frauen, die ihren Beruf nach der Familiengründung aufgeben, durch die häusliche Tätigkeit nicht ausgefüllt, entbehren die Anerkennung und die sozialen Kontakte, die ihnen bisher im Berufsleben zuteil wurden. Sie fühlen sich durch diese familiären – häuslichen – Pflichten in ihren Aspirationen benachteiligt (z. B. Gleichberechtigung in Ehe und Beruf, Bereitschaft zur Übernahme sozialer Verantwortung). Psychosomatische Störungen sind nicht selten die Folge.

Der Familienzyklus

Als Familienzyklus wird jene Zeitspanne verstanden, die mit der Eheschließung und dem eigenen Hausstand beginnt und die endet, wenn das letzte Kind dieser Familie das Elternhaus verläßt. Unter Berücksichtigung des familiären Strukturwandels unterteilt man innerhalb dieser Zeitspanne den Familienprozeß der Kernfamilie in 3 Phasen.

In der *Phase I* durchläuft nach Partnersuche und partnerschaftlicher Bindung das „junge Paar" eine

Tabelle 3. Anteil der erwerbstätigen Frauen in der weiblichen Bevölkerung der BRD in %. (Nach Statistisches Jahrbuch 1988)

Erwerbstätige Frauen insgesamt:	38,2
Erwerbstätige Frauen	
– ohne Kinder unter 18 Jahren:	36,5
– mit Kindern unter 18 Jahren:	43,1
– mit Kindern unter 15 Jahren:	41,2
– mit Kindern unter 6 Jahren:	35,5

Aufbauphase von durchschnittlich 2–4 Jahren, in der es noch auf Kinder verzichtet, sei es, um die Ausbildung zu beenden, um materielle Wünsche zu erfüllen oder – nicht zuletzt – um der Verantwortung zur Erziehung eigener Kinder durch die eigene Persönlichkeitsentwicklung und -reifung besser gewachsen zu sein. Da die Geburt des 1. Kindes hinausgeschoben wird, liegen der Zeitpunkt der Eheschließung bzw. der partnerschaftlichen festen Bindung und derjenige der Geburt des 1. Kindes, also der eigentlichen Familiengründung, häufiger mehrere Jahre auseinander.

Die *Phase II* umfaßt den Zeitraum zwischen der Geburt und dem Aufziehen der Kinder – also die Elternphase. Ganz gleich, ob die Frau in dieser Zeit auf die Berufsausübung – zugunsten der Familie – verzichtet oder ob sie im Erwerbsleben bleibt und die Doppelrolle auf sich nimmt: diese Zeitspanne wird immer als der kritische innerfamiliäre Abschnitt für die Selbstverwirklichung und das Rollenverständnis der Frau gelten müssen. Die Folge sind nicht selten Spannungen in der Familie und Krisen in den Partnerschaftsbeziehungen (s. S. 70), die sich u. U. somatisch manifestieren, so daß sich eine ärztliche Betreuung als notwendig erweisen kann.

Die *Phase III* wird dadurch charakterisiert, daß sich die Kinder im Adoleszentenalter zunehmend von den Eltern lösen und gleichzeitig unter den Einfluß gleichaltriger Gruppen gelangen („peer groups"). Dieser Lösungsprozeß, die „soziale Emigration" der Kinder, ist für die Eltern oft schwierig und kann eine außerordentliche Belastung für die Mutter und erneut eine Strukturkrise für die Familie bedeuten.

Ablauf und Dauer des Familienzyklus werden heute maßgeblich durch die Möglichkeiten der *sicheren Familienplanung* bestimmt, mit deren Hilfe sowohl der Zeitpunkt der Empfängnis, die gewünschte Zahl der Kinder als auch deren zeitliche Aufeinanderfolge wählbar geworden sind.

Das Heiratsalter beträgt z. Z. in der BRD für die Frau 27,4 und 30,5 Jahre für den Mann. Am häufigsten ist die Ehe mit 1–2 Kindern, gegenwärtig mit deutlicher Tendenz zur Ein-Kind-Ehe (durchschnittliche Kinderzahl pro Familie 1,35). Die Geburtenabstände betragen in ca. 30% der Ehen 1–2 Jahre, in etwa 20% 2–3 Jahre, d. h. bei rund 50% der Ehen ist die gewünschte Kinderzahl in einem Zeitraum von 3 Jahren erreicht. Geht man davon aus, daß die Kinder bis zum Abschluß der Ausbildung bei den Eltern bleiben, so verlassen sie die Familie spätestens, wenn die Frau erst 45–50 Jahre alt ist. Meistens lasten die Kinder die Mutter bereits vor Abschluß der Berufsausbildung nicht mehr voll aus, so daß die Frau mit ca. 40 Jahren nicht mehr vorwiegend durch Kindererziehung und Haushalt in Anspruch genommen wird. Allgemein wird der Familienzyklus mit etwa 25 Jahren angesetzt. Das bedeutet, daß die Frau nach dessen Abschluß noch eine Lebenserwartung von über 25 Jahren hat, und zwar bei einem eindeutig verlangsamten Alterungsprozeß.

In den mittleren Schichten steht der Ehemann mit Abschluß des Familienzyklus auf dem Höhepunkt seiner Berufslaufbahn; seine gesamte Aktivität ist also zu einem Zeitpunkt vorwiegend beruflich gebunden, in dem bei der Frau ein relatives Vakuum eintritt. Hinzu kommt, daß in dieser Zeit die Frau in das Klimakterium gelangt. Da das Erlöschen der fertilen Phase keineswegs mit einem Nachlassen der sexuellen Potenz der Frau einhergeht, wird die Frau – nicht zuletzt infolge der beruflich ausgerichteten Aktivität des Ehepartners – die Zuwendung des Mannes vermissen. Kommt das Unausgefülltsein durch Wegfall der Sorgepflichten hinzu, so ist die Basis für einen Konflikt gegeben. Er läßt sich häufig genug vom Arzt aufdecken, wenn dieser sich die Zeit nimmt, den psychologischen Hintergrund der vielfältigen Beschwerden im Klimakterium abzuklären. Die Krise wird leichter zu überwinden sein, wenn die Frau nach Abschluß des Familienzyklus in das Berufsleben zurückkehrt. Vom Standpunkt des Arztes aus kann die Wiederaufnahme der Berufstätigkeit nach Aufdeckung und Bewußtmachung der eigentlichen Ursachen der Beschwerden gleichsam eine therapeutische Maßnahme darstellen.

Auf die Beendigung des Familienzyklus folgt ein weiterer Lebensabschnitt der Eltern, den man als *Phase IV* („Altenphase", Nachelternphase, Großelternphase) bezeichnen kann. Der Lösungsprozeß der Kinder von ihren Eltern ist endgültig vollzogen. Im selben Zeitraum erfolgt die Ausgliederung aus dem Erwerbsleben. Der Verlust beider Funktionskreise (Familie und Erwerbsleben) und die damit verbundene innere Umstellung gehen nicht immer reibungslos vonstatten und führen nicht selten zu „Ruhestandskrisen" und Vereinsamung und dadurch bedingt zu psychosomatischen Erkrankungen.

Ablauf und Dauer der Phase IV werden heute durch die steigende Lebenserwartung nachhaltig beeinflußt. Inzwischen beträgt die durchschnittliche Lebenserwartung der Frau 78,1, die des Mannes 71,5 Jahre (Statistisches Jahrbuch 1988) (Tabelle 4). Allein in den letzten 25 Jahren ist ein Anstieg von 5 Jahren bei der Frau und von ca. 3 Jahren beim Mann zu verzeichnen. Bezogen auf beide Geschlechter hat damit eine bemerkenswerte Ver-

Tabelle 4. Anstieg der Lebenserwartung vom Mittelalter bis zur Gegenwart

Beobachtungs-zeiträume	Lebenserwartung in Jahren		
	Mann	Frau	Beide Geschlechter
Mittelalter			33
Deutsches Reich			
1871–1880	35,58	38,45	37
1901–1910	44,82	48,33	47
Bundesrepublik Deutschland			
1959–1960	66,69	71,94	70
1964–1965	67,59	73,45	70,5
1984–1986	71,5	78,1	

schiebung zugunsten der älteren Jahrgänge eingesetzt hat, die aller Voraussicht nach noch anhalten wird.

So waren vor 100 Jahren nur 5% der Bevölkerung älter als 60 Jahre, heute sind es in der BRD 19,6% (14,9% der Männer, 23,9% der Frauen). Man schätzt, daß der Anteil der über 60jährigen bis zur Jahrtausendwende auf 25% ansteigen wird.

Bei anhaltendem Geburtenrückgang wird der relative Anteil der hohen Altersgruppen noch zunehmen.

Medizinisch-ärztlich wird sich diese Generationenverschiebung zugunsten der älteren und alten Jahrgänge auch besonders in der Gynäkologie im Rahmen der Geroprophylaxe, der Therapie und Rehabilitation auswirken und einen relativ größeren Teil der Klientel ausmachen.

Darüber hinaus sollte es sich der Gynäkologe zur Aufgabe machen, mit dafür Sorge zu tragen, daß auch die Frauen im höheren und hohen Alter zur Erhaltung ihrer Lebensqualität die vielfältigen Möglichkeiten der sozialen, geistigen und körperlichen Anregungen nutzen und in die Gesellschaft integriert bleiben.

Gesellschaftliche Auswirkungen der Kontrazeption

Die Methoden einer sicheren Kontrazeption erlauben eine individuelle und partnerschaftliche Familienplanung. Zahl und zeitliche Aufeinanderfolge der Kinder werden rational bestimmt. Diese Möglichkeit der freien Entscheidung über das reproduktive Verhalten hat in hohem Maße zur Selbstverwirklichung und Emanzipation der Frau beigetragen.

Es besteht aber kein Zweifel daran, daß die durch die modernen Kontrazeptionsmethoden vollzogene Trennung von Sexualität und Mutterschaft gravierende Auswirkungen auf die Gesellschaft zur Folge hat.

In den Industriegesellschaften wird die Kinderzahl heute fast durchweg auf 1–2 Kinder begrenzt. Die Gründe für dieses veränderte reproduktive Verhalten sind vielfältig: Es geht um die Aufrechterhaltung des beruflichen Status der Frau, die Beschränkung auf die moderne Kernfamilie, der die Familie mit 1–2 Kindern am besten angepaßt ist, und um die Gewährleistung einer guten Ausbildung der Kinder. (Familien mit mehreren Kindern sind steuerlich und einkommensmäßig in der BRD z. Z. schlechter gestellt als kinderlose Paare; d. h. Kinder bedeuten ein Absinken bzw. eine Einschränkung des erstrebten Lebensstandards.) Bevölkerungspolitisch ergeben sich durch die Familienplanung und die damit verbundene Geburtenbeschränkung erhebliche Konsequenzen: In der BRD ist mit dem statistischen Wert von 1,35 Kindern/Familie auch im Vergleich mit anderen Ländern der westlichen Welt ein Tiefstand der Geburtenfrequenz zu verzeichnen; die Lebenskurve stagniert seit 1978 bei 10 Geburten auf 1000 Einwohner. Im Zusammenhang mit der erhöhten Lebenserwartung besteht durch den „Geburtenschwund" bereits jetzt die Gefahr der Überalterung der Bevölkerung (s. oben).

Die Trennung von Sexualität und Reproduktion durch die Verfügbarkeit der modernen Kontrazeption führt zweifellos häufiger zu veränderten Partnerschaftsbeziehungen.

Der Wandel in der Familienstruktur der hochindustrialisierten Gesellschaft und die außerhäusliche Erwerbstätigkeit der Frau haben in Verbindung mit der Antikonzeption eine erhöhte Krisenanfälligkeit der Ehe ausgelöst. Einhergehend mit dem sozialen Wandel hat sich ein gewisser Stabilitätsschwund der Familie bzw. der Ehe bemerkbar gemacht. So ist in allen westlichen Industrienationen eine drastische Zunahme der Ehescheidungen bei noch steigender Tendenz zu verzeichnen. In der BRD wurden 1979 bei 136 884 Eheschließungen im gleichen Jahr 44 735 gerichtliche Ehescheidungen registriert. Davon gingen 60% auf die Initiative der Frau zurück. Von den geschiedenen Müttern sind ¾ erwerbstätig. Im Jahre 1986 entfielen auf 137 208 Eheschließungen im gleichen Zeitraum sogar 52 439 Ehescheidungen. Die Reform von Scheidungsrecht und Familienrecht trägt diesem veränderten Eheverhalten und der Gleichberechtigung der Frau mehr Rechnung.

Die Stellung der Jugendlichen

Eine besondere Situation besteht zweifellos für die *Jugendlichen.* Sie sehen sich mit der Tatsache konfrontiert, daß sich die Umstrukturierung der modernen Gesellschaft bei Fortbestehen der überkommenen sozialen Normen vollzog und neue Leitbilder und Verhaltensregeln noch nicht oder nur in Ansätzen existieren.

Die **Dauer der „Jugendphase"** ist abhängig von der Berufsausbildung. Diese reicht durchschnittlich vom 15.–19. Lebensjahr, bei akademischen Berufen dauert sie entsprechend länger. Für Mädchen in diesem Alter hat die Verwirklichung des Berufswunsches Vorrang, verbunden mit der Option eines zeitweiligen Verzichtes auf die Berufstätigkeit zugunsten der Gründung einer eigenen Familie.

Der gesetzlich garantierte freie Zugang zu allen Berufen bedeutet einen wichtigen Schritt der **Emanzipation,** den auch die weiblichen Jugendlichen als selbstverständlich wahrnehmen wollen.

Im Widerspruch dazu steht aber eine **Statusunsicherheit,** die dadurch bedingt ist, daß in diesem Altersabschnitt der vollen Selbständigkeit und Entscheidungsfreiheit noch gewisse Grenzen gesetzt sind.

Wenn die Jugendphase als Zeitspanne der Qualifizierung für das spätere Leben angesehen wird, so bezieht sich dieser Anspruch v. a. auf die Vorbereitung für das Berufs- und Erwerbsleben. In dieser Zeit der Weichenstellung für spätere Lebensabschnitte wiegen Zeiten einer hohen Arbeitslosenquote der Jugendlichen, eines Lehrstellenmangels und eines Numerus clausus für viele akademische Berufe besonders schwer; die Gefahr einer Identitätskrise ist nicht von der Hand zu weisen.

Entscheidend kommt als biologisches Faktum die *Akzeleration der Pubertät* hinzu; aus der beschleunigten und damit früheren sexuellen Reife und der gleichzeitig vorhandenen sozialen Statusunsicherheit resultiert eine stete Diskrepanz zwischen der biologischen und gesellschaftlichen Adoleszenz. Dieser Zwiespalt gilt für beide Geschlechter.

Gleichzeitig besteht aber auch eine zeitliche *Diskrepanz zwischen somatischer und psychischer Reife.* Für die meisten Jugendlichen dürfte daher zutreffen, daß die sexuelle Reife zu einem Zeitpunkt erreicht wird, zu dem Entwicklung und Prägung der Persönlichkeit in keiner Weise vollzogen sind.

Die körperliche Akzeleration begünstigt in Verbindung mit veränderten Wertvorstellungen und der Liberalisierung des **Sexualverhaltens** die frühe Aufnahme sexueller Beziehungen. Dabei spielen die „Peer-groups" eine wichtige Rolle. Ein Teil der Mädchen wird unter dem Druck der Altersgefährtinnen und aus Angst vor Kontaktverlusten zu sexuellen Erfahrungen gedrängt, die sie psychisch nicht oder falsch verarbeiten. Psychosexuelle Erkrankungen mit somatischer Prägung, z. B. als Amenorrhö, Dysmenorrhö, Fluor, Anorgasmie dürften damit in Zusammenhang stehen.

Man kann davon ausgehen, daß mit 15 Jahren jedes 10., mit 16 Jahren jedes 3. und mit 17½ Jahren jedes 2. Mädchen Koituserfahrungen hat.

Bis zum 20. Lebensjahr verfügen 80% der weiblichen und 67% der männlichen Jugendlichen über Koituserfahrungen. Weiterhin hat sich in den letzten Jahren eine deutliche Zunahme der Koitusfrequenz und der Häufigkeit des Partnerwechsels bemerkbar gemacht. Die größeren Erfahrungen der Mädchen könnten eine Folge ihres früher einsetzenden Reifungsprozesses sein. Herkunft und sozialer Hintergrund sind praktisch ohne Belang.

In Anbetracht dieses veränderten Sexualverhaltens stellt sich das Problem der zuverlässigen Kontrazeption zur Vermeidung unerwünschter Schwangerschaften. Aufklärung und Wissen über die Methoden zur Empfängnisverhütung sind jedoch entweder unzulänglich, oder sie werden vernachlässigt bzw. nicht akzeptiert. Mehr als die Hälfte der Mädchen praktizieren bei ihrem ersten Koitus keine oder nur eine untaugliche Kontrazeption. Vor allem die Mädchen der sozial niederen Schichten nehmen den Sexualverkehr eher und ungeschützt auf. Das Risiko unerwünschter Schwangerschaften ist entsprechend größer.

Die Zahl der **Schwangerschaften bei Jugendlichen** im Alter von 15–18 Jahren ging jedoch in jeder Jahrgangsgruppe nach einem steilen Anstieg in der Zeit von 1950–1970 in den folgenden Jahren bis 1986 deutlich zurück. Da sich auch die Zahl der legalen Schwangerschaftsabbrüche bei Jugendlichen (Notlagenindikation) im Alter von 15–20 Jahren in der Zeit von 1982–1984 deutlich verringert hat, kann man mit vorsichtigem Optimismus auf einen Erfolg der vielseitigen, nicht zuletzt ärztlichen Bemühungen um die sichere Kontrazeption der Jugendlichen beider Geschlechter schließen.

Dabei dürfte dem Wandel im Kontrazeptionsverhalten seit der Verfügbarkeit sicherer Kontrazeptiva für die Frau besonderes Gewicht beizumessen sein. Lag vordem die Hauptverantwortung für die Empfängnisverhütung bei dem männlichen Partner (Präservativ, Coitus interruptus), so übernimmt inzwischen – auch bei den Jugendlichen – in mehr als 80% die Frau die Sorge für die Kontrazeption.

Damit hat sich gleichzeitig eine Verschiebung von einer situationsgebundenen zur permanenten

Kontrazeption und die Trennung von Sexualität und Zeugung vollzogen; die Frau kann letztlich bestimmen, ob und wann sie Kinder haben will. Unübersehbar ist jedoch als gravierende Folge der sexuellen Emanzipation die Promiskuität der Jugendlichen, verbunden mit einer starken Zunahme der sexuell übertragbaren Krankheiten (s. S. 618). Es bleibt zu hoffen, daß die Aufklärung über und die Angst vor AIDS zu einer Einschränkung der Promiskuität und Bevorzugung fester Partnerbeziehungen führt. Die Jugendlichen streben eine möglichst frühzeitige Lösung vom Elternhaus an; während 96% der 15- bis 17jährigen noch bei den Eltern wohnen, sind es noch 45% in der Gruppe der 21- bis 24jährigen. Die Einstellung der Jugendlichen zur Familie ist eher distanziert, der persönliche Freiraum größer und das Familienbewußtsein weniger stark ausgeprägt.

Zur Gründung einer eigenen Familie haben die Jugendlichen i. allg. eine positive Einstellung; jedoch stehen viele von ihnen der traditionellen **Struktur der Familie** skeptisch gegenüber und suchen nach neuen Formen der Partnerschaft und des Zusammenlebens bzw. entwickeln und erproben neue Verhaltensweisen der sexuellen Emanzipation.

Eheähnliche Gemeinschaft und „feste Freundschaft" sind Formen der modernen Partnerbeziehung. Vor allem von den Frauen wird die eheähnliche Gemeinschaft nicht als Vorstufe, sondern als Alternative zur tradierten Ehe empfunden, wobei von der Mehrzahl der Jugendlichen beider Geschlechter letztlich eine feste monogame Beziehung mit sexueller Treue angestrebt wird.

Die Einstellung zu Kindern ist auch ohne traditionelle Eheschließung durchaus positiv. Die neuen alternativen Partnerschaftsbindungen sind wie die seit den 70er Jahren zunehmenden Wohngemeinschaften als praktisch gelebte Kritik an der bürgerlichen Ehe und Kleinfamilie anzusehen. Das Leben in eheähnlicher Gemeinschaft stellt inzwischen eine weitgehend ideologieneutrale Form des Zusammenlebens dar. Konturen einer modernen Familie mit emanzipierten Müttern und Vätern in partnerschaftlichem Zusammenleben gemeinsam mit ihren Kindern zeichnen sich ab.

8 Familienplanung – Empfängisregelung – Empfängnisverhütung

Unter Empfängnis*regelung* versteht man das Bestreben, Zahl und Abstand seiner Kinder nach den eigenen Lebensumständen zu planen ("Familienplanung"). Sie kann vorübergehende oder dauernde Empfängnis*verhütung (Kontrazeption)* beinhalten. Ihr Ziel ist letzten Endes die Schaffung einer sozial und medizinisch gesunden, von verantwortungsbewußtem Willen zum Kind bestimmten Familie. Die im englischen Sprachraum übliche Bezeichnung „Geburtenkontrolle" („birth control") schließt neben der Empfängnisverhütung auch den Schwangerschaftsabbruch mit ein.

Empfängnis*regelung* kann aus folgenden Gründen erforderlich oder erwünscht sein:

Medizinische Indikationen: Dabei geht es um die Erhaltung der körperlichen und psychischen Gesundheit oder des Lebens der Mutter, wenn zu erwarten ist, daß bestehende Erkrankungen sich in der Schwangerschaft verschlechtern. Bei einer Reihe von erblich bedingten Leiden muß die Empfängnisverhütung im Rahmen der genetischen Beratung empfohlen werden.

Die bewußte oder geplante Elternschaft: Diese kann die *Regelung des Abstandes* zwischen den einzelnen Geburten zum Ziele haben. Dabei sind persönliche Motive, insbesondere die Lebensumstände und die körperliche und seelische Leistungsfähigkeit der Frau, maßgebend. Die Einhaltung eines Abstandes von 2-3 Jahren zwischen den Geburten ist aus präventivmedizinischer Sicht anzuraten, da Morbidität und Mortalität der Mütter und der Kinder dann eindeutig niedriger liegen als bei rasch aufeinanderfolgenden Schwangerschaften und Geburten. Die Einhaltung eines optimalen Geburtenabstandes ist schließlich für die Erziehung und die soziale Anpassung der Kinder in der Familie von Bedeutung.

Beschränkung der Kinderzahl: Sie ist die häufigste und wichtigste Motivation der Familienplanung. Dabei spielen sozioökonomische Gründe, die Berufstätigkeit der Frau, ferner die zur Wahrnehmung der Aufstiegschancen aufwendige Ausbildung der Kinder sowie schließlich Gesichtspunkte der individuellen Daseinsgestaltung eine Rolle.

Unter den Begriff der geplanten Elternschaft fällt auch die Empfängnisverhütung Nichtverheirateter. Dieser Bereich der Kontrazeption ist durch die weitgehende Aufhebung sexueller und gesellschaftlicher Tabus und durch die teilweise Loslösung der Sexualität von der Fortpflanzung zu einem vielschichtigen Problem geworden. Die Verhinderung unerwünschter außerehelicher und ehelicher Schwangerschaften mit dem Ziel der **Reduzierung krimineller Aborte** und ihren schwerwiegenden gesundheitlichen Folgen gehören heute im weiteren Sinne in den Bereich der Präventiv- und Sozialmedizin. Somit gibt es gewichtige ärztliche und sozialmedizinische Gründe für die großzügige Anwendung der Kontrazeption.

Abgesehen von diesen Fragen der individuellen Daseinsgestaltung sind in den letzten Jahrzehnten weltweite soziologische, ökonomische und politische Motive zur Geburtenkontrolle durch Regierungen oder öffentliche Organisationen in den Vordergrund getreten. Durch das enorme Wachstum der Erdbevölkerung, nicht zuletzt bedingt durch die Erfolge der Seuchenbekämpfung, die Senkung der Neugeborenen- und Säuglingssterblichkeit sowie die erhöhte Lebenserwartung, steigt die Zahl der Menschen besonders in den Entwicklungsländern explosionsartig an. Sie droht alle wirtschaftlichen und zivilisatorischen Fortschritte zu gefährden. Die Erdbevölkerung nimmt dabei wesentlich schneller zu als die Ernährungsreserve der betreffenden Länder oder der ganzen Welt.

Noch im Jahre 1850 war die Erde von etwa 1 Mrd. Menschen bewohnt. Deren Zahl stieg bis 1925 auf das Doppelte an und vervierfachte sich bis 1977 auf ca. 4 Mrd. Menschen. Bis zum Ende dieses Jahrhunderts wird ein noch steilerer Anstieg auf mehr als 6 Mrd. Menschen vorausberechnet (Abb. 68). Gegenwärtig werden in jeder Sekunde etwa 3 Menschen geboren, während 2 andere sterben. Die Weltbevölkerung wächst also etwa um 1 Menschen je Sekunde. Anders ausgedrückt: Pro Tag müssen etwa 80000 Menschen zusätzlich ernährt werden.

Die Konzeptionsverhütung stellt – namentlich bei umfassendem Einsatz in der dritten Welt – eine bedeutsame Maßnahme dar, diese Entwicklung zu beeinflussen.

Die bisher gewonnenen Erfahrungen zeigen jedoch eines sehr deutlich: Die Geburtenkontrolle kann weder durch staatliche Lenkung noch durch ein Angebot von kontrazeptiven Maßnahmen ausreichend gesteuert werden, solange nicht sozioökonomische Fortschritte, Industrialisierung, Ausbildung und Erziehung als Voraussetzungen gewährleistet sind. Die technischen und materiellen Probleme sind erst dann lösbar, wenn die politischen, religiösen und sozioökonomischen Hindernisse beseitigt werden können.

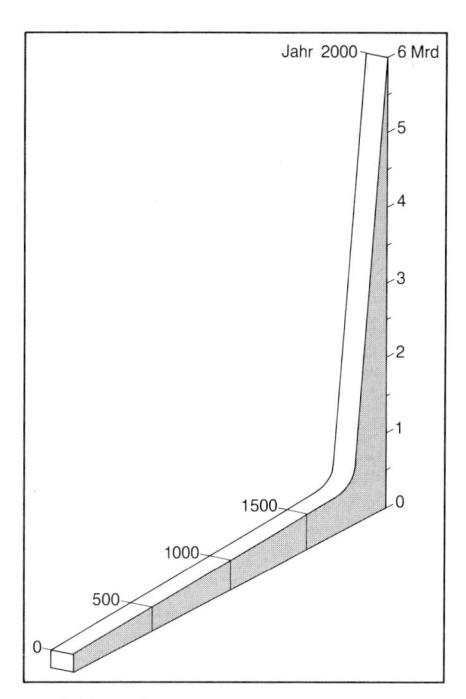

Abb. 68. Die Entwicklung der Weltbevölkerung seit der Zeitenwende

Die Aufgaben des Arztes bei der Empfängnisregelung: Die Beratung über Empfängnisverhütung und Geburtenplanung stellt heute einen sehr wichtigen Bestandteil der ärztlichen Tätigkeit sowohl des praktischen als auch des Gebietsarztes dar. Die Aufgabe des beratenden Arztes besteht darin, die Frau oder beide Partner über die für sie in Frage kommenden Methoden der Empfängnisverhütung zu beraten, die Kontraindikationen und Risikofaktoren mit ihnen zu erörtern, im Falle der hormonalen Kontrazeption das individuell am besten geeignete Präparat zu verschreiben, Einnahmeanweisungen zu geben und die Betreuung während der Dauer der Anwendung zu übernehmen. Für die Verabfolgung von hormonalen Kontrazeptiva müssen bestimmte Minimalforderungen erfüllt sein (Tabelle 5). Der Arzt wurde hier in der Beratung insofern vor eine neue Aufgabe gestellt, als die Anwendung der hormonalen Kontrazeptiva, von wenigen Ausnahmen abgesehen, weder eine medizinische Indikation voraussetzt, noch eine therapeutische Maßnahme darstellt. *Der Arzt muß sein Handeln daher unter dem Gesichtspunkt einer sozialmedizinischen*

Tabelle 5. Minimalforderungen für die Verordnung oraler Kontrazeptiva

Vor der Behandlung:
1. Ausschluß aller Kontraindikationen durch Anamnese und Befund
2. Untersuchung des Genitales und der Brüste, einschließlich Vaginalzytologie
3. Untersuchung des Urins auf Zucker
4. Blutdruckmessung
5. Auswahl des geeigneten Präparats

Während der Behandlung:
1. Halbjährliche gynäkologische Untersuchung mit Vaginalzytologie. Untersuchung der Brüste. Ausdrückliche gezielte Befragung nach Beschwerden
2. Halbjährlich Untersuchung auf Harnzucker
3. Halbjährlich Blutdruckmessung
4. Transaminasen bei Leber-Gallen-Beschwerden oder Hinweisen aus der Anamnese
5. Überprüfung der Wahl des Präparates und der Methode

Prophylaxe sehen und Nutzen und Schaden einer Verabfolgung von Kontrazeptiva im Einzelfall gegeneinander abwägen, d.h. er muß die sozialen, ökonomischen und medizinisch-prophylaktischen Vorteile etwaigen möglichen Nebenwirkungen gegenüberstellen.

Da es unter den kontrazeptiven Medikamenten auch solche gibt, die die Nidation eines befruchteten Eies verhindern und die somit eigentlich als Abortiva angesehen werden könnten, ist es erforderlich, den Beginn der Schwangerschaft klar zu definieren. Biologisch gesehen beginnt das menschliche Leben mit der Befruchtung der Eizelle. Die Zygote besitzt die genetische Ausstattung und die Potenz zur Entwicklung des späteren Individuums. Geht man jedoch von der Individualität als Kriterium der Person im juristischen Sinne aus, so wird diese erst existent, wenn der Zeitpunkt der möglichen Zwillingsbildung überschritten ist. Dieser Zeitpunkt ist bis zum 13. Tage nach der Konzeption erreicht und fällt *noch* mit der Implantation zusammen. Damit sind, unabhängig von der weltanschaulichen Auffassung, *kontrazeptive Maßnahmen, die die Nidation und Implantation der Blastozyste verhindern (Pille danach - „morning after pill" - Intrauterinpessare* und *endometriumwirksame Steroide)* nach gegenwärtiger Auffassung als juristisch unbedenklich anzusehen. Ohnehin gehen vor der Implantation mehr als 50% befruchteter Eier zugrunde und der Nachweis des Eintrittes einer Schwangerschaft ist erst nach der Implantation durch die Bestimmung von β-hCG möglich. Die noch im Versuchsstadium befindliche Antiprogesteronpille setzt entweder mit gleichem Mechanismus ein oder kann auch später durch Hemmung der Progesteronwirkung abortiv wirksam werden. Diese Medikation ist nach unserem gegenwärtigen Rechtsverständnis - wenn nach dem Zeitpunkt der Implantation angewendet - gesetzlich nicht erlaubt.

Erfolgsbeurteilung der kontrazeptiven Methoden:
Die Zuverlässigkeit einer empfängnisverhütenden Methode wird nach der Formel von Pearl beurteilt. Diese Formel benützt als objektives Bezugssystem eine statistisch relevante Zahl von Zyklen (ausgehend von der Tatsache, daß pro Zyklus nur eine Befruchtung stattfinden kann). Die Zahl der ungewollten Konzeptionen bzw. der Versager einer bestimmten Methode der Empfängnisverhütung wird daher auf 1200 Anwendungsmonate bzw. Zyklen oder - anders ausgedrückt - auf 100 Frauenjahre berechnet. Neuerdings wird auch der Begriff der „*Gebrauchseffektivität*" („use effectiveness") verwendet. Gegenwärtig wird zunehmend das Verfahren der „*life table*" benutzt. Dabei werden die Ereignisse, z. B. kontrazeptive Versager, zum jeweiligen Zeitpunkt erfaßt und übersichtlich gemacht. Die Versagerquote ist nicht der Maßstab für die theoretische Qualität einer bestimmten kontrazeptiven Methode, sondern bezeichnet deren *praktische* Brauchbarkeit, die Anwendungsfehler mit einschließt. In Tabelle 6 sind die Versagerquoten der am häufigsten verwendeten empfängnisverhütenden Mittel und Maßnahmen aufgeführt. Tabelle 7 gibt eine Life-table-Untersuchung wieder.

Tabelle 6. Versagerrate verschiedener Methoden der Kontrazeption (Pearl-Index)

Kontrazeptiva	Versager pro 100 Frauenjahre
Orale Kontrazeptiva	
kombinierte Präparate	0,2
	(0-0,8)
Sequenz- und Stufenpräparate	0,4
	(0-1,2)
orale Gestagene (Minipille)	1,5
	(0,2-1,5)
Gestagendepotinjektionen	
(Dreimonatsspritze)	0,4-2,0
Intrauterinpessare	0,5-4,6
	(0,5-11,6)
Scheidendiaphragma	12-20
Scheidendiaphragma in Verbindung mit	
Spermatoziden	4-10
Zervixpessar	10-15
Spermatozide Scheidentabletten	0,8-20
Spermatozides Scheidengelee	20
Spermatozider Spray	12
Rhythmusmethode	15-38
Kondom	3-14
Coitus interruptus	35
Scheidenspülung	31
Tubensterilisation	0-0,3

Tabelle 7. Life-Table-Darstellung der Sicherheit eines Sequenzpräparates zur Empfängnisverhütung. (Sturtevant u. Wait 1971)

Zahl der Zyklen	Zahl der Schwangerschaften	Zahl der Frauen	Prozentsatz geschützter Frauen	Kumulativer Prozentsatz
0	–	5335	100	100
6	22	3504	99,5	99,5
12	7	2108	99,7	99,2
18	6	913	99,5	98,7
24	1	374	99,7	98,4
30	0	198	100	98,4
36	1	153	99,3	97,8

Methoden ohne Anwendung von Mitteln (sog. natürliche Methoden)

Zeitwahlmethode (periodische Enthaltsamkeit)

Die Anwendung natürlicher Verfahren ist auch dem religiös Gebundenen erlaubt. Die Zeitwahlmethoden beruhen auf der Beobachtung von Ogino und Knaus über den Zeitpunkt der Ovulation im Verlauf des Menstruationszyklus. Nach Ogino erfolgt die Ovulation zwischen dem 16. und 12. Tag vor Eintritt der nächsten Periode. Unter Berücksichtigung der Lebensdauer der Spermien von 3 Tagen berechnet er die fruchtbare Spanne vom 19.–12. Tag vor Einsetzen der nächsten Menstruation. Bei einem regelmäßigen Zyklus von 28 Tagen erstreckt sich infolgedessen die fruchtbare Phase vom 10.–17. Zyklustag. Nach neueren Untersuchungen beträgt die Befruchtungsfähigkeit der Eizelle 6–12 h, die der Spermien 2–3 Tage, was ebenfalls einem Gesamtzeitraum von maximal 3 Tagen entspricht, während dem die Gameten befruchtungsfähig sind.

Nach Knaus erfolgt die Ovulation genau am 15. Tag vor Einsetzen der Regelblutung, da die Gelbkörper- oder postovulatorische Phase normalerweise mit 14 Tagen nahezu konstant ist. (s. S. 41). Als fruchtbare Phase bezeichnet Knaus die Zeitspanne von 3 Tagen *vor* und 1 Tag *nach* der Ovulation. Beide, Ogino und Knaus, fordern, daß vor Anwendung ihrer Berechnungsmethode zunächst für 12 Monate die Konstanz des Zyklus bzw. die größte und geringste Abweichung durch Kalenderführung festgestellt werden muß. Aus der kürzesten und der längsten Zyklusdauer ergeben sich dann die individuellen fruchtbaren Tage der Frau nach der Formel von Knaus folgendermaßen:

- längster Zyklus minus 15 plus 2,
- kürzester Zyklus minus 15 minus 2,

Beträgt also der längste Periodenabstand 32 Tage, der kürzeste 26 Tage, so erstreckt sich die fruchtbare Phase vom 9.–19. Tag des Intervalls.

Selbst bei Beachtung dieser Vorbedingungen können außergewöhnliche Zyklusschwankungen z. B. infolge psychischer oder umweltbedingter Faktoren (s. S. 44), mit abweichenden Ovulationsterminen ungewollte Schwangerschaften zur Folge haben. Die Verfahren sind also nur bei sehr regelmäßigem Zyklus einigermaßen zuverlässig. *Insgesamt erscheint die Zeitwahlmethode vorteilhafter zur Berechnung der fruchtbaren Tage bei Kinderwunsch, aber weniger zuverlässig zur Festlegung der unfruchtbaren Tage mit dem Ziel der Empfängnisverhütung.* Es ist daher nicht überraschend, daß die Versagerquote unterschiedlich und abhängig von der Stabilität des Zyklus, der Intelligenz und der Sorgfalt der Frau ist. Sie beträgt unter günstigen Voraussetzungen ca. 15 Konzeptionen auf 100 Frauenjahre, dürfte aber meist darüber liegen (s. Tabelle 6).

Billings-Methode (Zervikalschleim)

Verfahren: Die Methode beruht auf der Beurteilung von Veränderungen des Zervikalschleimes während des menstruellen Zyklus durch die Frau selbst. Zum Zeitpunkt des Eisprunges wird eine vermehrte Schleimabsonderung beobachtet. Sexuelle Enthaltsamkeit ist an denjenigen Tagen erforderlich, an denen die Frau einen fadenziehenden Schleim feststellt. Die Veränderungen des Zervixschleimes sind abhängig von dem sich ändernden Östrogen- und Progesteroneinfluß im Verlauf des Zyklus. Die Zuverlässigkeit des Verfahrens ist schlecht. Der Pearl-Index beträgt 5–15. Praktisch geht die Frau so vor, daß sie die Sekretion eines fadenziehenden Schleimes aus der Scheide beobachtet und auf einem Verlaufsblatt entsprechend notiert. Dabei werden folgende Phasen unterschieden.

- *Phase 1:* Die trockenen Tage
  Sie liegen unmittelbar nach der Menstruation. Die Östrogenspiegel sind niedrig. Schleim wird kaum sezerniert.
- *Phase 2:*
  Es sind dies die frühen präovulatorischen Tage. Der Östrogenspiegel steigt an. Es kommt zur Sekretion eines trüben gelblichen oder weißen Ausflusses von klebriger Konsistenz.
- *Phase 3:* Die nassen Tage
  Sie liegen unmittelbar vor und nach der Ovulation. Der Östrogenspiegel hat seinen Gipfel er-

reicht. Der Zervikalschleim nimmt stark an Volumen zu, ist hell und fadenziehend und zeigt eine Konsistenz wie Eiweiß. Das Zeichnen besteht gewöhnlich über 2–3 Tage.
- **Phase 4:** Die postovulatorischen Tage
  Hier steigt der Progesteronspiegel an, der Schleim nimmt an Menge rasch ab, wird trübe und klebrig.
- **Phase 5:** Die prämenstruelle Phase
  Der Schleimfluß vermindert sich, das Sekret wird wieder klar, manchmal wäßrig.

Zur Beurteilung muß die Frau die Trockenheit und Feuchtigkeit ihrer äußeren Geschlechtsteile zu beurteilen lernen. Die Scheide muß vor dem Wasserlassen abgetupft werden. Auf dem Papier werden die physikalischen Eigenschaften des Schleimes untersucht. Die rein taktile Untersuchung der Scheide ist weniger zuverlässig.

Die unsichere Periode beginnt in der Phase 2, die fruchtbare Zeit in der Phase 3. Der unsichere oder fruchtbare Zeitraum kann 7 bis maximal 14 Tage dauern. Danach tritt die sicher unfruchtbare Phase ein. Diese dauert bis zur Phase 1, der trockenen Phase nach der Menstruation.

Das Verfahren ist mit Einschränkungen brauchbar für Frauen, die gelernt haben, die Qualität ihres Zervixschleimes zu beobachten und die keine systemische oder lokale Empfängnisverhütung wünschen. Ein Vorteil ist die Natürlichkeit der Methode, ein Nachteil die Notwendigkeit der täglichen Beobachtung. Die Schleimsekretion kann sich abhängig von psychischen Ursachen und bei bakterieller Besiedlung der Scheide ändern. Der Pearl-Index (s. S. 80) ist abhängig von Intelligenzgrad und Erfahrung der Patientin, Zyklusstabilität und Häufigkeit von zervikovaginalen Infektionen oder verschiedenen Umwelteinflüssen.

Verlängerte Stillperiode

Während der Stillperiode besteht meist eine leichte Hyperprolaktinämie mit sekundärer Amenorrhö und Anovulation. Spontanovulationen kommen jedoch vor. Die Methode der verlängerten Stillzeit wird in zahlreichen Entwicklungsländern praktiziert und führt mindestens zu einer Verminderung der unerwünschten Schwangerschaften. Das Verfahren ist sonst nicht empfehlenswert, da die kontrazeptive Sicherheit sehr schlecht ist. Versager treten in etwa 8–10 % der Fälle wegen Durchbruchsovulationen während der Stillperiode auf.

Basaltemperaturmessung

Die Sicherheit der Zeitwahlmethode kann durch Messung der Basaltemperatur erhöht werden (s. S. 51 und Abb. 288). Die sicher unfruchtbare Zeitspanne erstreckt sich vom 3. Tag der hyperthermen Phase bis zum 5. Tag nach Beginn der nächsten Regelblutung. Die Versagerquote dieser Methode beträgt bei strenger Anwendung etwa 1–10 auf 100 Frauenjahre. Für Ehepaare mit Intelligenz und Disziplin kann die Methode als genügend zuverlässig empfohlen werden. Nachteilig ist allerdings die oft niedrige Anzahl der Tage mit erlaubtem Verkehr, die u. U. oft weniger als 12/Zyklus betragen kann. Die weniger strenge Methode, die Verkehr postmenstruell zuläßt, ist auch weniger zuverlässig.

Die alleinige Basaltemperaturmethode ist nur bei regelmäßigem Zyklus mit biphasischem Verlauf und bei sorgfältiger Messung der Temperatur jeweils täglich rektal vor dem Aufstehen ausreichend zuverlässig. Die Versagerquote liegt zwischen 15 und 40 % bei breiter Anwendung, in einem größeren Klientel unter 15 oder sogar unter 10 % bei zuverlässiger Anwendung und exakter Zykluswiederkehr. Neuerdings gibt es auch Thermometer mit elektronisch gesteuerter Anzeige, die eine rasche Messung im Mund oder in der Vagina erlauben und zusätzlich die fruchtbaren Tage anzeigen.

Symptothermale Methode

Es handelt sich hierbei um eine Kombination von Beurteilung des Zervixschleimes und der Basaltemperatur. Bei strenger Beachtung der Vorschriften ist Verkehr nur möglich in der postovulatorischen Phase, wenn die Schleimsekretion nachgelassen hat und wenn die Basaltemperatur bereits mindestens 48 h lang einwandfrei angestiegen ist. Die Zuverlässigkeit ist bei Befolgung der Daten gut.

Mechanische und chemische Methoden

Zervixkappen aus Gummi oder Kunststoff

Die sog. Okklusivpessare werden in passender Größe auf die Portio vaginalis aufgesetzt und verhindern dadurch das Hochwandern der Spermien. Sie müssen vor der Periode entfernt und nach Abklingen der Blutung erneut eingeführt werden und bleiben dann liegen. Da nur wenige Frauen die Schutzkappe selbst einsetzen und allenfalls nur die Entfernung selbst vornehmen können, muß zumeist nach jeder Periode der Arzt aufgesucht werden. Kontraindikationen bestehen bei entzündlichen und anatomischen Veränderungen. Zusatz von Spermiziden wird empfohlen. Die Methode ist insgesamt etwas kompliziert und wird daher nur noch selten angewendet. Neuerdings werden Abgüsse von der Portio vaginalis uteri durchgeführt und individuelle Pessare danach hergestellt. Die Akzeptanz ist begrenzt. Die Versagerquote beträgt 5-15/100 Frauenjahre.

Scheidendiaphragma

Das segelartig ausgespannte Diaphragma deckt die Zervix mechanisch ab. Es liegt aber im Gegensatz zum Okklusivpessar in der Scheide und kann sich durch seine Verformbarkeit aufgrund des federnden Außenringes der Weite der Scheide anpassen. Wichtig ist, daß es nicht zu groß und nicht zu klein gewählt wird, damit es sich elastisch ins hintere Scheidengewölbe und unter den Urethralwulst einfügt. Zum Anpassen legt der Gynäkologe probeweise Anpassungsringe des Scheidendiaphragmas verschiedener Größe ein und nimmt danach die Verordnung vor. Es wird auch empfohlen, die Länge der Scheide vom hinteren Scheidengewölbe bis unter den Urethralwulst zu messen und danach die Größe des Pessars auszuwählen. Das Diaphragma wird gewöhnlich zur Erhöhung der Sicherheit in Kombination mit spermiziden Gelees oder Schaumpräparaten benutzt, die auf den Rand des Pessars aufgetragen werden. Es wird von der Patientin selbst jeweils vor dem Verkehr eingesetzt und frühestens 8-10 h später wieder entfernt. Die Frau muß nach dem Einführen manuell kontrollieren, ob der Spannring zwischen dem hinteren Scheidengewölbe und der Hinterwand der Symphyse sicher abschließt. Das Spermizid liegt auf dem Rand des federnden Außenringes, so daß hierdurch zusätzlich verhindert wird, daß Spermien am Pessar vorbei sich auf die Portio zubewegen.

Die Versagerquote des Scheidendiaphragmas beträgt 12-20/100 Frauenjahre. Sie läßt sich auf 4/100 senken, wenn das Diaphragma vom Arzt sorgfältig angepaßt und wenn der Patientin die Handhabung genau erklärt und vorgeführt wird. Es wird am besten in Hockstellung oder mit Aufstellen eines Beines auf einen Stuhl eingeführt.

Das Scheidendiaphragma wird von manchen Frauen aus ästhetischen Gründen und wegen der Manipulationen vor und nach dem Verkehr abgelehnt. Kontraindikationen sind ein ausgeprägter Descensus vaginae et uteri sowie narbige Prozesse der Scheide.

Spermizide

Die alleinige Anwendung von spermiziden Gelees oder von spermiziden Schaumpräparaten in Tabletten- oder Geleeform als chemische kontrazeptive Methode hat eine sehr unterschiedliche Versagerquote, je nach Zusammensetzung. Die Präparate, die Nonoxinol enthalten, haben sich als verhältnismäßig zuverlässig erwiesen. Sie wirken durch Abtötung der Spermien. Die Versagerquote liegt hier bei 0,8-2,0/100 Frauenjahre, je nach Intelligenz und Unterrichtung der Patientin. Tablette oder Gelee sollen unmittelbar vor die Portio eingebracht werden. Bei Tabletten muß etwas gewartet werden, bis sie sich unter Schaumbildung aufgelöst haben.

Es sind bisher keine Hinweise dafür vorhanden, daß durch spermizide Substanzen im Falle einer Konzeption vermehrt Mißbildungen der Früchte aufgetreten sind.

Unmittelbar nach einem Verkehr vorgenommene Scheidenspülungen sind sehr unsicher, da die Spermien nachweislich schon binnen Sekunden nach der Ejakulation in den Zervikalkanal eindringen. Die Versagerquote ist daher hoch und liegt bei 30/100 Frauenjahre (Tabelle 6).

Intrauterinpessare (IUP) („intrauterine contraceptive devices" = IUCD)

Die modernen Intrauterinpessare bestehen aus inertem Plastikmaterial, das sich der Form nach dem Uteruscavum anpaßt, also wie ein T oder eine 7 angeordnet ist. Die neueren Pessare sind zusätzlich mit Kupferspiralen am Schaft umwickelt, die eine kleine Menge Kupfer kontinuierlich über mehrere Jahre abgeben. Kunststoff und Metall werden vom Gewebe gut toleriert. Infolge der elastischen Spannung lassen sich die Pessare leicht in gestrecktem Zustand einführen und nehmen im Cavum uteri ihre Ausgangsform wieder an. Die gebräuchlichsten Modelle sind das Multiload- und das Kupfer-T-Pessar (Abb. 69). Der Lippes-Ring und die Margulies-Spirale werden als ältere Modelle heute nur selten verwendet. Es scheint, daß die zusätzliche Verwendung des Kupfermetalls gegenüber dem reinen Kunststoff-IUP einen noch besseren kontrazeptiven Effekt gewährleistet. Dadurch konnte die Versagerrate des reinen Kunststoffpessars von 19 auf 1/100 gesenkt werden. Auch die auftretenden Nebenwirkungen sind vergleichsweise selten geworden, da offenbar Indikation und Kontraindikation heute besser berücksichtigt werden. Die T-förmigen Intrauterinpessare mit Progesteron im Schaft des Pessars, die kleine Mengen dieses Gestagens pro-

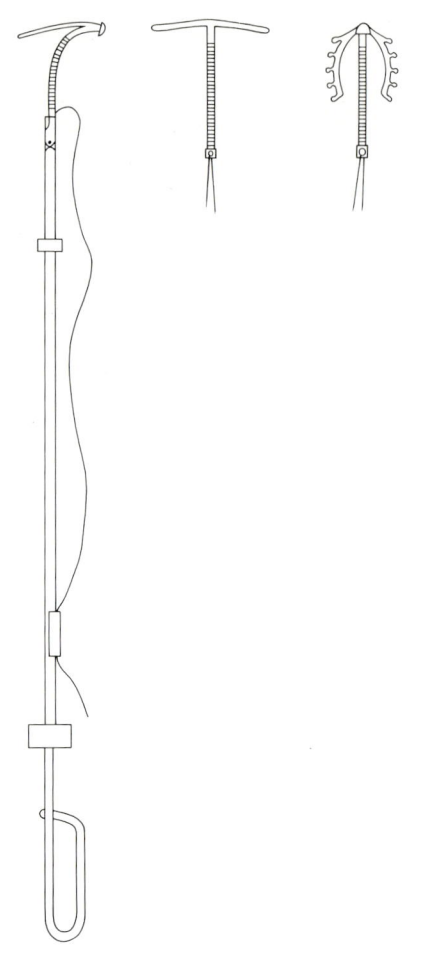

Abb. 69. Die gebräuchlichen Intrauterinpessare (IUP): Kupfer 7, Kupfer T, Multiload

trahiert an das Endometrium abgeben, haben sich u. a. wegen ihrer kurzen Wirkungsdauer – Entfernung bereits nach 1 Jahr erforderlich – nicht bewährt.

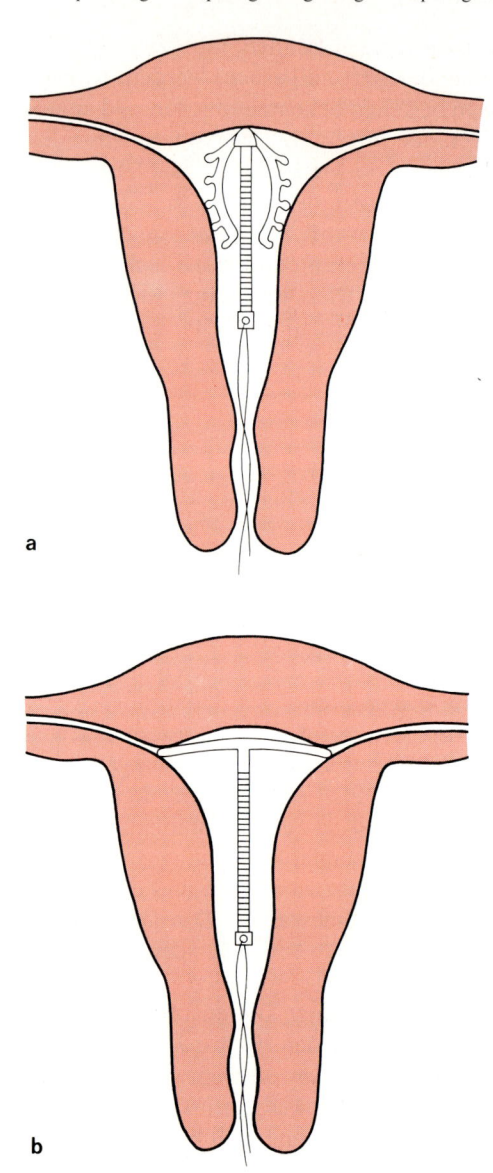

Abb. 70. a Multiload Cu 250 in utero-orthotoper Sitz; **b** Kupfer T in utero-orthotoper Sitz

Anwendungsweise

Die Einlage des Pessars erfolgt bei noch weitgestelltem Muttermund während der Periode. Nach vorhergehender gynäkologischer Untersuchung *einschließlich Zytodiagnostik* und Zervixabstrich sowie Blutsenkung wird die Portio desinfiziert, der Muttermund mit einer Kugelzange angehakt und in eine waagrechte Lage heruntergezogen. Danach erfolgt Sondenmessung der Länge des Cavum uteri zur Einstellung der Arretierung an der Einführungssonde des Intrauterinpessars. Das Pessar wird in dem röhrenförmigen Applikator durch den Zervikalkanal in den Fundus uteri vorgeschoben (Abb. 70 a, b). Eine Dilatation des Zervikalkanals ist i. allg. nicht erforderlich, sie kann aber bei Nulliparae bis zu Hegar Nr. 4 in seltenen Fällen notwendig sein. Anschließend wird der Faden auf etwa 3 cm Länge abgeschnitten. An der Länge des Fadens kann der Arzt und die Patientin jeweils den orthotopen Sitz des Pessars überprüfen. Durch eine Ultraschalluntersuchung nach der folgenden Regelblutung wird gesichert, daß das Pessar richtig sitzt. Kontrolluntersuchungen sind nach der ersten Periode und später alle 6 Monate vorzunehmen. Wegen der zwar seltenen, aber doch möglichen Komplikationen beim Einlegen des IUP wird empfohlen, von der Patientin eine Einwilligungs- und Aufklärungsbestätigung unterschreiben zu lassen

Komplikationsmöglichkeiten sind Kreislaufprobleme, durch die Einlage bedingt, bis zum Kollaps, ferner die Möglichkeit der Verletzung des Uterus infolge Durchstoßung der Uteruswand oder die aufsteigende Entzündung nach der Einlage. Die Patientin muß über diese möglichen, wenn auch seltenen Komplikationen aufgeklärt werden und sollte sich bei Auftreten von Schmerzen und Fieber an den Arzt wenden, der das Pessar eingelegt hat. Eine Perforation kann im Röntgenbild oder ultrasonographisch festgestellt werden, da die Pessare Kontrast geben.

Entzündungen des Genitales nach Einlage werden in 1–2% der Fälle beobachtet. Sie beruhen möglicherweise auf mangelnder Asepsis bei der Einführung oder gehen darauf zurück, daß bereits vor der Einlage eine Entzündung bestanden hat, die übersehen wurde. Selbstverständlich kann eine Infektion auch später – unabhängig von der Insertion und ggf. entlang des Fadens – aszendieren und eine Adnexitis bei liegendem Pessar hervorrufen (s. S. 609). Dann muß das IUP entfernt und eine antibiotische Behandlung eingeleitet werden.

Das Pessar kann bei Bedarf jederzeit durch Zug an dem Faden leicht entfernt werden. Die modernen Kupferpessare mit 275 mg Cu können 3 Jahre, die mit höherem Kupfergehalt (375 mg) 5 Jahre liegen bleiben.

Nach einer Geburt oder Fehlgeburt erfolgt die Einlage in Entwicklungsländern oft gleich nach der Entbindung oder Fehlgeburt. Unter hiesigen Verhältnissen wird sie nicht vor Ablauf von 5 Wochen vorgenommen, meist während der ersten Regel.

Wirkungsweise

Die Wirkungsweise der Intrauterinpessars ist bisher nicht völlig geklärt. Folgende Hypothesen existieren:

- das Pessar behindert als Fremdkörper die Implantation des Eies,
- die anfängliche Vermehrung der Leukozyten und Makrophagen reduziert die Anzahl der Spermien,
- die Kupferionen entfalten eine spermizide Wirkung,
- der Anstieg der Lysosomen führt zur Freisetzung von Substanzen mit Antifertilitätseffekten,
- die lokal erhöhten Prostaglandine behindern durch Auslösung uteriner Kontraktionen die Implantation oder das Wachstum der Blastozyste.

Die Kupferionen werden anfangs in höherer Rate abgegeben; die Konzentration nimmt dann ständig ab, und ihre Wirkung ist nach 3–5 Jahren erschöpft. Die Annahme, daß Tubenmotilität und damit der Eitransport beschleunigt und infolge des asynchronen Ablaufes dadurch entweder die Befruchtung oder die Nidation verhindert wird, ließ sich nicht bestätigen. Die kontrazeptive Sicherheit ist der Oberfläche des Pessars direkt proportional und von seinem Sitz sowie der Anpassung an das Uteruscavum abhängig.

Nebenwirkungen des IUP

Spontanausstoßungen

Die Sicherheit der Methode ist durch eine relativ hohe Rate von Spontanausstoßungen beeinträchtigt, die je nach Form des Intrauterinpessars 0,5–2% beträgt. Die Verweildauer spielt dabei eine entscheidende Rolle. Für die Lippes-Schleifen wurde im 1. Jahr nach der Applikation eine Rate von sogar 10,4% festgestellt. Im 2. und 3. Jahr sinkt der Prozentsatz dann bis auf 0,7–1,6% ab. Die Ausstoßungsrate ist auch höher, wenn das Intrauterinpessar vor Abschluß der Involution des Uterus post partum eingelegt wird. Aber auch bei Nulliparae muß mit einer überdurchschnittlich hohen Spontanausstoßungsrate gerechnet werden.

Schmerzen und Blutungsstörungen

Nach der Einlage können gelegentlich Schmerzen auftreten, insbesondere bei empfindlichen Patientinnen mit kleinem Uterus. Gelegentlich kommt es zu Schmierblutungen, die sich während der ersten Zyklen wiederholen können. Verlängerte und verstärkte Blutungen, die zu einer Entfernung des Pessars zwingen, werden mit einer Häufigkeit von 1:100 angegeben. Ein späterer nochmaliger Versuch der Einlage ist jedoch möglich. Blutungsdauer und Blutungsstärke können ggf. durch Gaben von Antifibrinolytika normalisiert werden.

Okkultes IUP (Lost IUCD): Ist der Faden eines IUP nicht mehr sichtbar, so muß zu allererst eine Schwangerschaft ausgeschlossen und die Lage des Pessars (intrauterin oder extrauterin nach Perforation oder Durchwanderung?) sonographisch geortet oder der unbemerkte Verlust festgestellt werden.

Das intrauterin liegende IUP kann unter sonographischer oder hysteroskopischer Sicht mit speziellen Faßinstrumenten entfernt werden. Die Perforation oder Durchwanderung in die Bauchhöhle macht wegen Peritonitis- und Ileus-Gefahr die Entfernung mittels Laparoskopie oder Laparotomie erforderlich.

Schwangerschaft

Kommt es bei liegendem Intrauterinpessar dennoch zu einer Schwangerschaft, so enden ca. 60% termingerecht; es besteht jedoch eine erhöhte Infektionsgefahr. Die restlichen 40% der Graviditäten enden, insbesondere wenn das Pessar gezogen wird, als Aborte; vermutlich dürfte ein großer Teil jedoch artefiziell induziert sein und nicht zu Lasten des IUP gehen. *Ektopische Schwangerschaften* treten häufiger als bei ungeschützten Frauen auf (s. S. 355).

Nach einer Konzeption soll das Pessar bei sichtbaren Fäden gezogen werden. Sind sie verschwunden, so kann wegen der Infektionsgefahr ein Schwangerschaftsabbruch erwogen werden (s. S. 609).

Kontraindikationen

- Infektion des Genitales,
- unklare Blutungsstörungen,
- Uterus myomatosus,
- Anomalien des Cavum uteri, Zervixrisse,
- verdächtiger Befund bei der Zytodiagnostik,
- Verdacht auf Frühschwangerschaft.

Insbesondere bei **Jugendlichen** ist wegen der Häufung aszendierender Infektionen mit u. U. weitreichenden Folgen für die spätere Fruchtbarkeit Zurückhaltung geboten (s. S. 609).

Indikationen

Intrauterinpessare eignen sich besonders für diejenigen Frauen, die im Rahmen der Familienplanung zwischen den Schwangerschaften Abstände einschalten wollen. Eine weitere geeignete Gruppe bilden die Frauen, die auf orale Kontrazeption verzichten müssen. Schließlich ist die Verwendung des IUP auch anzuraten bei Frauen über 40 Jahre, wenn das „*Pillenrisiko*" insbesondere bei vorhandenen zusätzlichen Risikofaktoren ansteigt. Das Intrauterinpessar kann auch empfohlen werden bei abgeschlossenem Familienbild und Pillenmüdigkeit, ferner bei denjenigen Frauen, die in der Tabletteneinnahme unzuverlässig sind, beispielsweise psychiatrische Patientinnen.

Zweifellos stellen die Intrauterinpessare eine akzeptable Form der Konzeptionsverhütung dar. Die Versagerquote differiert bei den einzelnen Formen und beträgt insgesamt zwischen 0,5 und 4 Schwangerschaften auf 100 Frauenjahre. Ein wesentlicher Unsicherheitsfaktor ist die unbemerkte Spontanausstoßung. Ihre weiteste Verbreitung haben die Intrauterinpessare in den Entwicklungsländern gefunden. Man schätzt, daß etwa 10 Mill. Frauen zur Empfängnisverhütung Intrauterinpessare tragen.

Die hormonale Kontrazeption

Geschichtlicher Überblick

Eine vorübergehende Hemmung der Ovulation durch Injektion von Östrogenen oder Progesteron wurde bereits in den Jahren 1930–1945 mehrfach im Tierversuch und auch beim Menschen beobachtet. Die zu dieser Zeit verfügbaren Progesteronpräparate waren jedoch oral kaum aktiv. Möglichkeiten zu einer hormonalen Kontrazeption auf breiter Grundlage boten sich erst an, als die Herstellung synthetischer Östrogene mit hoher oraler Aktivität (Hohlweg u. Inhoffen 1939) und von Steroiden mit hoher oraler gestagener Wirksamkeit (Junkmann u. Djérassi 1954) gelungen war. Pincus u. Rock (1956) waren die ersten, die in klinischen Reihenuntersuchungen solche synthetischen, oral wirksamen Gestagene *mit dem Ziel der Ovulationshemmung* anwendeten. Dabei zeigte sich, daß zur Vermeidung von Zwischenblutungen ein Östrogenzusatz zweckmäßig ist. Das erste verwendete Gestagen war Norethinodrel, ein Derivat des Nortestosterons. Wurde es als Mischpräparat im Kombination mit einem oralen Östrogen vom 5.–25. Tag des Zyklus gegeben, so konnte die Ovulation unterdrückt und 2–3 Tage nach Absetzen des Präparates eine menstruationsähnliche Blutung herbeigeführt werden.

Zur Zeit steht eine Vielzahl von Nortestosteronderivaten zur Verfügung, die entweder mit Ethinyl- oder Methylgruppen substituiert sind. Ferner werden einige synthetische Progesteronabkömmlinge verwendet (Abb. 71). Sie werden gegenwärtig mit Äthinylestradiol, seltener mit Mestranol (Ethinylestradiol-3-methyläther) kombiniert (Abb. 72). Östrogene und Gestagene können nach mehreren Anwendungsprinzipien verabreicht werden, und zwar nach der *Kombinations-*, der *Sequenz-* oder *Stufenmethode.*

Kombinationsmethode

Hierbei werden Kombinationspräparate verwendet, die in jeder Tablette ein Gemisch von Östrogen und Gestagen enthalten. Dieses Anwendungsprinzip entspricht der ursprünglichen „Pille" von Pincus

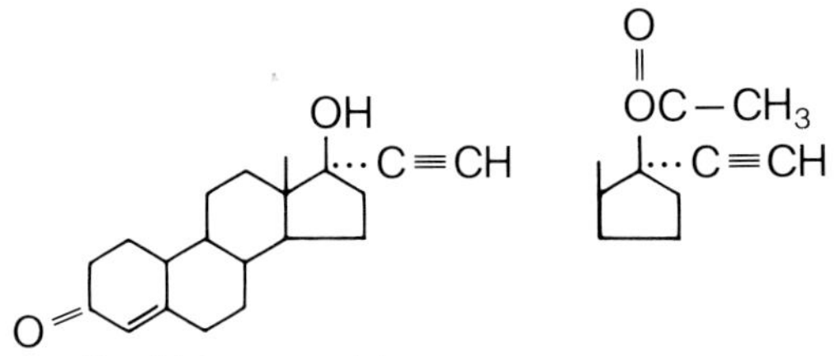
Norethisteron – acetat
(Norethindron)

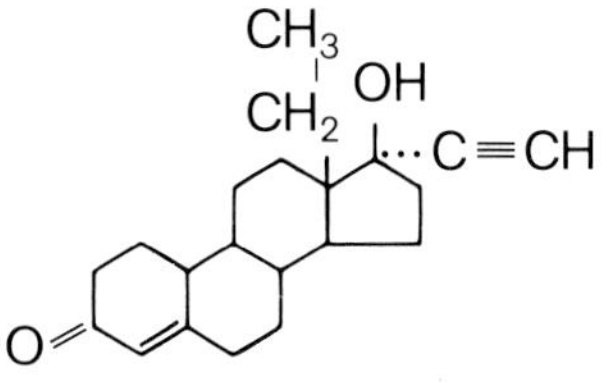
Norgestrel
Levonorgestrel

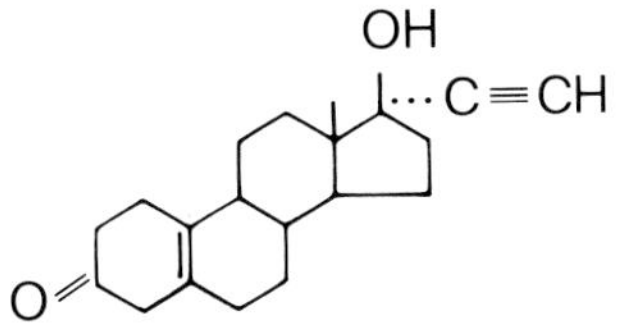
Norethinodrel

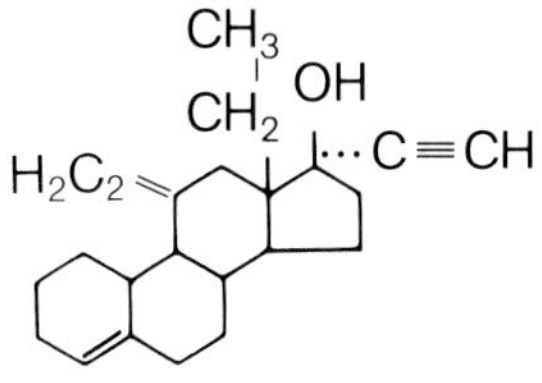
Desogestrel

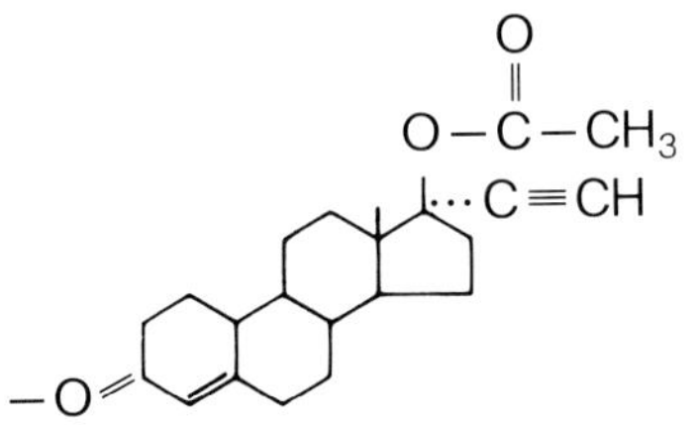
Ethinodioldiacetat

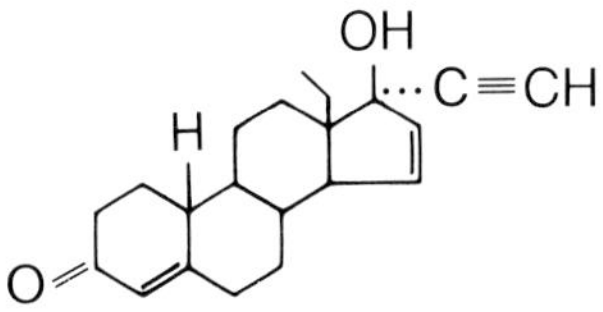
Gestoden

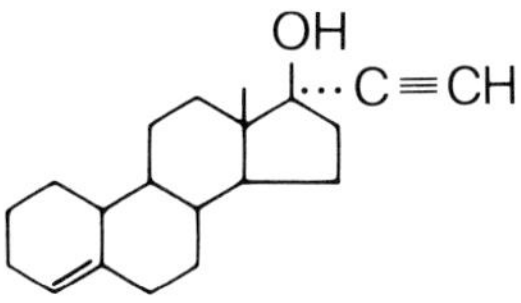
Lynestrenol

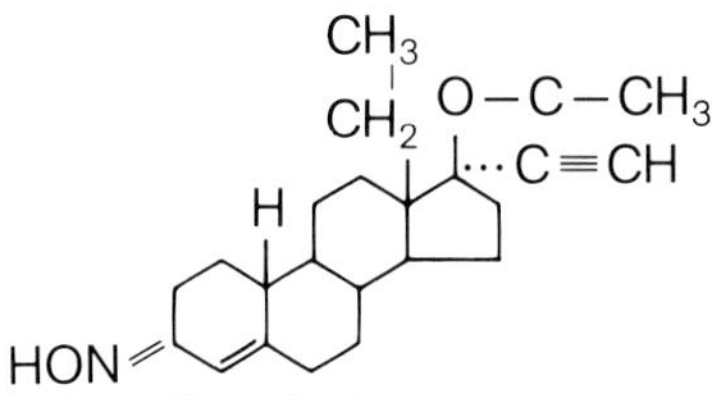
Norgestimat

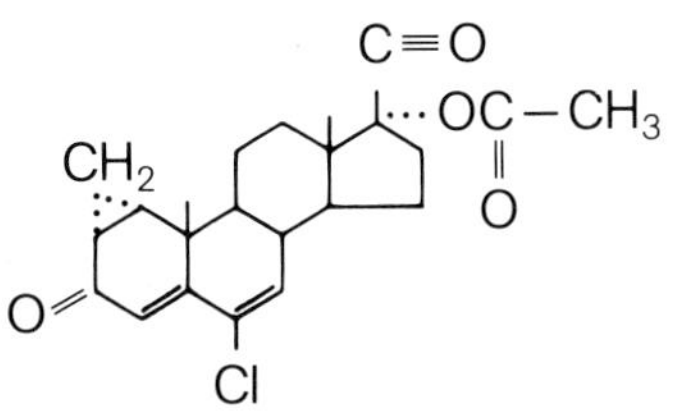
Cyproteronacetat

Abb. 71. Die in oralen hormonalen Kontrazeptiva verwendeten Gestagene

und Rock. Pro Zyklus wird vom 5.–25. oder 26. Zyklustag täglich eine kombinierte Tablette eingenommen. Das Östrogen-Gestagen-Verhältnis differiert von Präparat zu Präparat. Die kontrazeptive Wirkung der Kombinationspräparate verläuft über eine Hemmung des hypothalamisch-hypophysären Systems und des Ovars sowie über eine fertilitätshemmende Wirkung auf das Endometrium und das Zervixsekret. Außerdem wird ein negativer Effekt auf die Tubenmotilität ausgeübt (Tabelle 8, Abb. 73 und 74).

Äthinylöstradiol

Mestranol
(3-Methyläther des Äthinylöstradiols)

Abb. 72. Die in oralen hormonalen Kontrazeptiva verwendeten Östrogene

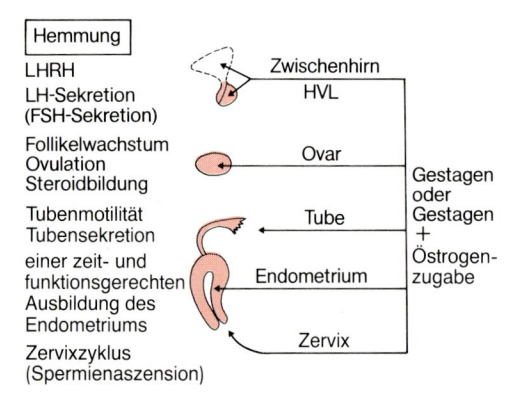

Abb. 73. Zielorgane und Wirkung oraler Gestagene und Östrogen-Gestagen-Kombinationen

Die Wirkung auf das hypothalamisch-hypophysäre System

Die Ausschüttung von FSH wird durch den Östrogenanteil mäßig stark gehemmt. Die Gestagenkomponente unterdrückt die in der Zyklusmitte zur Ovulationsauslösung notwendige LH-Ausschüttung (s. S. 43). Auf diese Weise wird der Follikelsprung verhindert (Ovulationshemmung). Der Mechanismus der Hemmung des Hypothalamus-Hypophysenvorderlappen-Systems verläuft über eine Bremsung des hypothalamischen Freisetzungshormons (GnRH).

Die Wirkung auf das Ovar

Die Hemmung der übergeordneten hypothalamischen Zentren durch das Östrogen-Gestagen-Gemisch und die Verminderung der Gonadotropinsekretion über die GnRH-Hemmung sowie wahrscheinlich auch über eine direkte hypophysäre Hemmwirkung hat die Ruhigstellung des Ovars zur Folge. Die Wirkung auf die Eierstöcke ist also eine vorwiegend indirekte. Zusätzliche Angriffspunkte auf Steroidbiogenese und Stoffwechsel der Ovarien werden jedoch vermutet. Die Tubenmotilität und die sekretorische Aktivität der Tuben werden ebenfalls in einer für die Befruchtung des Eies ungünstigen Weise beeinflußt.

Die Wirkung auf das Endometrium

Das Endometrium zeigt bei Östrogen-Gestagenkombinierten Präparaten das Bild der „starren Sekretion" mit regressiven Zellveränderungen. Das Stroma erscheint hyperaktiv mit Zeichen der dezidualen Reaktion. Dieses Schleimhautbild findet sich sonst weder unter physiologischen noch unter pathologischen Bedingungen. Da die Einnistung des befruchteten Eies im Endometrium nur erfolgen kann, wenn die Mukosa morphologisch und biochemisch auf den Tag genau der Zeit des Zyklus entspricht (s. S. 49), verhindern deshalb wahrscheinlich schon geringe Störungen der notwendigen zeitlichen und morphologischen Koordination im Endometrium eine Nidation. Die Nidationshemmung muß also auch als eine Folge der unphysiologischen kombinierten Hormonwirkung und damit als ein Mechanismus der Kontrazeption mit in Betracht gezogen werden.

Die Wirkung auf das Zervixsekret

Ein weiterer empfängnisverhütender Effekt verläuft über die Veränderung des Zervixsekretes: Unter dem Einfluß von Östrogenen wird normalerweise das Sekret biochemisch und biophysikalisch in einer Weise verändert, daß die Spermien leicht penetrieren können (Zunahme der „Spinnbarkeit") (s. S. 50). Gestagene wirken sich dagegen in umgekehrter Richtung aus: die Penetration der Spermien wird gehemmt (Viskositätszunahme). In den Kombinationspräparaten reicht die Gestagenkomponente aus, um die Spermienpenetration zu blockieren. Dieser Effekt ist wahrscheinlich neben der Ovulationshemmung der wichtigste kontrazeptive Sicherheitsfaktor der Kombinationspräparate.

Sequenzmethode (Zweiphasenmethode)

Bei diesem Verfahren der oralen Kontrazeption wird zunächst nur ein Östrogen, und erst kurz vor der Zyklusmitte die Östrogen-Gestagen-Kombination verabreicht. Die Ovulationshemmung wird zunächst durch die Östrogene bewirkt. Ab Tag 12 wird dann die Ovulationshemmung und die Spermienpenetrationshemmung durch die Gestagenzugabe gesichert (Tabelle 8 und Abb. 74).

Stufenmethode

Um den gestagenbedingten Zervixfaktor auch während der Östrogenphase zu nutzen, wurde die Stufenmethode (Step-up-Methode) entwickelt. Bei diesem Verfahren werden den Östrogentabletten der 1. Phase kleine Gestagendosen beigemischt und in den letzten 11 Tagen die Östrogen-Gestagen-Dosis in üblicher Höhe gegeben. Bei einigen Präparaten werden zusätzlich in der 2. Phase noch die Östrogen- oder Gestagendosen verändert (Tabelle 8 und Abb. 74).

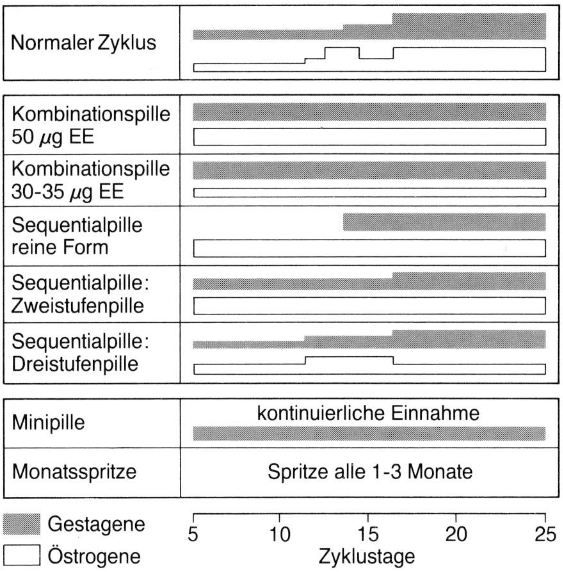

Abb. 74. Präparatetypen bei oralen und injizierbaren hormonalen Kontrazeptiva; unterschiedliche Dosisverteilung und -anordnung

Tabelle 8. Die im Handel erhältlichen hormonalen Kontrazeptiva

Kombinierte monophasische Präparate	Sequenz-präparate (Zweiphasen)	Dreiphasen-präparate	Minipille (nur Gestagen)
Mikropille (<50 µg Ethinylestradiol) Conceplan-21 mite Diane 35 Marvelon Microgynon Neorlest Ovoresta M Ovysmen 0,5/35 Ovysmen 1/35 Stediril 30 Yermonil (40 µg)	**(50 µg Ethinylestradiol)** Neo-Eunomin Physionorm Lyn-ratiopharm-Sequenz Ovanon Oviol Perikursal Sequilar Sinovula	Synphasec Trinordiol Trinovum Triquilar Tristep	Exlutona Microlut Micronovum Micro-30 Wyeth **Monatsspritze** Depo-Clinovir Noristerat
50 µg Ethinylestradiol Anacyclin Anovlar Duoluton Ediwal 21 Etalontin Eugynon Lyndiol Lyn-ratiopharm Neogynon Neo-Stediril Noracyclin Orlest Ovoresta Pregnon 28 Stediril Stediril-d	**Mestranol** Conceplan 21 0,05 Eunomin 0,1 Ortho-Novum 1/50 Ortho-Novum 2 mg 0,1 Ovulen		

Alleinige Verabreichung von Gestagenen

Diese geschieht in Form der Minipille, wobei niedrig dosierte Gestagentabletten kontinuierlich verabfolgt werden. Eine zweite Anwendungsform ist die Gestagendepotspritze, die, intramuskulär gegeben, mehrere Wochen oder Monate vorhält.

Die Minipille

Da die unerwünschten Nebenwirkungen, welche die Östrogen-Gestagen-Kombination in manchen Fällen begleiten, vorwiegend den Östrogenen zugeschrieben werden, wurde versucht, die Kontrazeption durch ausschließliche kontinuierliche Gabe von Gestagendosen zu erreichen. Dabei bleibt die Achse Hypophyse-Ovar-Uterus im wesentlichen unbeeinflußt. Die Gestagendosis ist aber doch hoch genug, um einen sicheren kontrazeptiven Schutz durch Beeinflussung des Zervixschleimes und des Endometriums zu erreichen. Dadurch wird der Zervixschleim für Spermien undurchlässig. Das Endometrium ist für eine Implantation schlecht geeignet. Der gute kontrazeptive Effekt der Minipille wird durch die häufigen intermenstruellen Durchbruch- und Schmierblutungen sowie das Ausbleiben der Menstruation („silent menstruation") beeinträchtigt. Die Minipille wird heute nur wenig verordnet, und zwar meist dann, wenn Östrogene absolut kontraindiziert sind (Tabelle 11).

Gestagendepotpräparate

Sechswochen- oder Dreimonatsspritze

Das Prinzip der Sechswochen- oder Dreimonatsspritze beruht auf der parenteralen Verabreichung einer hohen, protrahiert wirksamen Gestagendosis. Die Injektion von 150 mg eines Progesteronderivates (Medroxyprogesteronazetat) besitzt eine Wirkungsdauer von mindestens 90 Tagen. Da täglich mehr als 1 mg des Gestagens freigesetzt wird, tritt eine Hemmung der Gonadotropinproduktion, insbesondere von LH ein, die zur Ovulationshemmung führt. Das Endometrium zeigt anfangs das Bild einer „starren Sekretion", wird dann zunehmend atrophisch und verliert damit seine Eibettfunktion. Der Zervixschleim wird durch den Gestageneffekt für Spermien undurchdringbar. Auch die Tubenmotilität wird wahrscheinlich beeinträchtigt. Der gleiche Wirkungsmechanismus gilt für das Norethisteronenantat, 200 mg in öliger Lösung. Man injiziert eine Ampulle i. m. innerhalb der ersten 5 Zyklustage. Die nächsten 3 Spritzen werden im Abstand von jeweils 8 Wochen, weitere alle 12 Wochen, verabfolgt (Tabelle 8).

Die *Versagerrate* der injizierbaren Gestagendepotpräparate beträgt 0,3-1,5 Graviditäten auf 100 Frauenjahre. Als *Nebenwirkungen* werden Kopfschmerzen, Depressionen, Abnahme der Libido und Gewichtszunahme genannt. Die Methode ist v. a. durch unregelmäßige Durchbruchsblutungen, Dauerschmierblutungen oder *Metrorrhagien* belastet, die anfangs annähernd bei 80% aller behandelten Frauen, nach 12 Monaten noch bei annähernd 50% der Frauen auftreten und öfter zum Verzicht auf die Methode Anlaß geben. Nach der 5.-6. Injektion tritt außerdem häufig eine *Amenorrhö* auf. Öfter kommt der Zyklus auch nach Absetzen und dem Abklingen der Gestagenwirkung nicht in Gang. Lange dauernde Amenorrhöen wurden beobachtet. Sie können meist durch kurzzeitige Östrogen-Gestagen-Gaben oder durch eine Induktion der Ovulation, z. B. mit Clomiphen, durchbrochen werden. Aus all diesen genannten Gründen wird die Gestagendepotspritze nur wenigen Spezialindikationen vorbehalten bleiben: Frauen über 40 Jahre, abgeschlossenes Familienbild, Unzuverlässigkeit bei der Pilleneinnahme, mangelnde Intelligenz, psychiatrische Kranke.

Die „Pille danach"

Bei Verdacht auf eine erfolgte Befruchtung innerhalb des fruchtbaren Zeitraumes gab man früher hohe Östrogendosen, nämlich 5 mg Äthinylöstradiol/Tag über 5 Tage hin. Dadurch wurde die Implantation eines befruchteten Eies in einem sehr hohen Prozentsatz (99,5%) verhindert. Als Nebenwirkungen traten starke Übelkeit und Blutungen auf. Die Methode ist heute verlassen worden. Auch die Gabe von Gestagenen oral, z. B. 20-30 Gestagenminipillen in einer Dosis innerhalb von 12-36 h nach einem Verkehr ist verlassen worden.

Die gegenwärtig gebräuchlichen Präparate enthalten eine Östrogen-Gestagen-Kombination mit z. B. 0,25 mg Levonorgestrel und 0,05 mg Äthinylöstradiol. Zwei Tabletten dieser Östrogen-Gestagen-Kombination werden zur *postkoitalen Schwangerschaftsverhütung (Interzeption)* innerhalb von 48 h nach ungeschütztem Verkehr oder erkennbarem Versagen mechanischer Methoden eingenommen, 2 weitere Tabletten 12 h später.

Das Verfahren ist als *Notmaßnahme bei Verdacht auf unerwünschte Empfängnis* entwickelt worden. Es eignet sich *nicht* zur regelmäßigen Anwendung in jedem Monat.

Beginn und Dauer der Anwendung oraler hormonaler Kontrazeptiva

Man ist sich heute darüber einig, daß orale hormonale Kontrazeptiva über Jahre hin eingenommen oder injiziert werden dürfen. Eine zeitliche Begrenzung ist nicht vorgesehen, doch empfiehlt es sich, Indikationsstellung, Verträglichkeit und Dosierung bei jeder neuen Verschreibung zu überprüfen. Pillenpausen, früher empfohlen, um zu kontrollieren, ob Blutungen und Ovulationen nach Absetzen auch wieder auftreten, sind nicht angezeigt. Sie führen allenfalls zu unerwünschten Schwangerschaften.

Die Pille sollte bei Frauen über 40 Jahren durch andere Verfahren wie Intrauterinpessare, Sterilisation, Diaphragma, Kondom oder Spermizide ersetzt werden, da von diesem Alter ab das Risiko vaskulärer Komplikationen deutlich zunimmt. Wünscht die Patientin jedoch weiterhin die orale Kontrazeption, so ist dies nach eingehender Beratung über die Risiken (s. Tabelle 11) zu entscheiden. Zusätzliche Gefährdungsfaktoren wie starkes Rauchen, Übergewicht, Diabetes und Gefäßschäden und Störungen des Fettstoffwechsels bilden eine Kontraindikation (s. S. 94). Spätestens im Alter von etwa 50 Jahren sollte aber auf jeden Fall die Pille abgesetzt werden.

Unter Kondomschutz wird ggf. überprüft, ob noch Blutungen und Ovulationen (Basaltemperatur, Ultraschall, Progesteron > 5 ng/ml Plasma) auftreten. Ist dies nicht der Fall und liegen die Östrogenwerte 4 Wochen nach Absetzen der Hormone unter 20 pg/ml Östradiol und über 1000 pg/ml FSH, so ist das Eintreten einer Schwangerschaft mit hoher Sicherheit nicht mehr zu erwarten. Die Kontrazeption kann eingestellt oder mit weniger sicheren Verfahren einige Zeit fortgeführt werden, sofern die Patientin noch immer das Eintreten einer Schwangerschaft befürchtet.

Nach einer Entbindung wird i. allg. mit der Einnahme der Pille oder mit Gestageninjektionen erst nach Eintritt der ersten Periode begonnen, um die Laktation nicht nachteilig zu beeinflussen und um das Kind nicht dem Hormoneinfluß auszusetzen. Das spontane Ingangkommen des Zyklus kann i. allg. abgewartet werden. Nur in Ausnahmefällen kann z. B. die Minipille oder nach Abstillen auch ein Östrogen-Gestagen-Präparat verabfolgt werden, wenn eine frühe, sichere Kontrazeption erforderlich erscheint.

Die *Minimalforderungen,* die der Arzt bei der Verschreibung eines hormonalen Kontrazeptivums berücksichtigen muß, gehen aus Tabelle 5 hervor. Dort sind auch die anläßlich der halbjährlichen Kontrolluntersuchungen erforderlichen Maßnahmen aufgeführt.

Besonderheiten der Kontrazeption bei Jugendlichen

Die Beratung über Empfängnisverhütung macht in einer gynäkologischen Sprechstunde für Adoleszenten einen beträchtlichen Anteil der Untersuchungen und Beratungen aus. Oft kommen die jungen Mädchen zum ersten Mal zum Gynäkologen, wenn sie die Pille möchten. Die Sexualität spielt heute im früheren Alter eine Rolle als das noch vor wenigen Jahrzehnten der Fall war (s. S. 77).

Da die Gefahr des Eintretens einer Schwangerschaft besteht, ist eine sichere empfängnisverhütende Methode unbedingt zu fordern. Hier hat sich die Pille am besten bewährt. Die Einnahme oraler Kontrazeptiva stellt die sicherste Methode dar, wird von den Jugendlichen bevorzugt und meist auch gut vertragen. Präparate mit niedriger Dosierung, am besten Kombinationspräparate oder Zwei- und Dreiphasenpräparate sind angezeigt (s. S. 89). Die Minipille (nur Gestagene) hat sich weniger bewährt.

Die Häufigkeit von *Nebenwirkungen* ist bei Adoleszenten eher seltener als bei erwachsenen Frauen. Ein biphasischer Zyklus ist keine Voraussetzung für die Verordnung. Sekundäre Amenorrhöen treten nach Absetzen der oralen hormonalen Kontrazeptiva nicht vermehrt auf. Auswirkungen auf die spätere Fruchtbarkeit sind nicht zu befürchten. Die Dreimonatsspritze ist bei jungen Mädchen kein geeignetes Kontrazeptivum, da sie zu Blutungsstörungen und zu Amenorrhö führen kann (s. S. 90).

Die Verschreibung hormonaler Kontrazeptiva an *Minderjährige* und *Jugendliche* hat ihre eigene Problematik. Dem Arzt ist es erlaubt, hormonale Kontrazeptiva dann an Jugendliche ab 14 Jahre zu verschreiben, wenn er die Gefahr einer unerwünschten Schwangerschaft sieht. In solchen Fällen soll er seine Beratungs- und Aufklärungspflicht besonders ernst nehmen. Die ärztlichen Überlegungen, welche die Indikation zur Verordnung des Kontrazeptivums abgeben, sind ausführlich zu dokumentieren. Der Arzt wird ggf. das junge Mädchen fragen, ob die Eltern eingeweiht werden sollen. Er ist jedoch nicht verpflichtet und auch nicht berechtigt, die Eltern zu unterrichten, sondern er ist an seine Schweigepflicht gebunden und braucht, wenn er sich so verhält, keine juristischen Komplikationen zu befürchten. Im Einzelfall werden juristische und ärztliche Bedenken über die Anwendung der Pille zurückstehen müssen hinter der Problematik der zu frühzeitigen Schwangerschaft und dem Schicksal eines unerwünschten, außerehelichen Kindes bei fehlender Persönlichkeitsreife der Kindesmutter sowie hinter den Risiken des artefiziellen Abortes im jugendlichen Alter.

Wird Verkehr selten ausgeführt, so bietet sich das *Kondom* als beste Empfehlung an. In einigen Fällen ist die lokale Verabfolgung von *Spermiziden* günstig. Mechanische Maßnahmen wie *Portiokappe* oder *Diaphragma,* sind im jugendlichen Alter, schon aus anatomischen Gründen, nicht angezeigt. *Intrauterinpessare* werden bei Mädchen, die noch keine Schwangerschaft durchgemacht oder nicht geboren haben, i. allg. als kontraindiziert angesehen (s. S. 86).

Nebenwirkungen oraler hormonaler Kontrazeptiva

Die orale hormonale Kontrazeption ist mit einer Reihe von Nebenwirkungen belastet. Für deren Bewertung erscheint es wesentlich zu berücksichtigen, daß einige der Beschwerden auch schon vor Beginn der Einnahme der Hormone bestanden haben können und damit nicht oder nicht ausschließlich der Hormonzufuhr zugeschrieben werden dürfen. Psychologische Momente spielen ebenfalls eine wesentliche zusätzliche Rolle: Die gleichen subjektiven Empfindungen wie bei Einnahme der Pille treten bei einem Teil der Frauen auch auf, wenn sie ein Plazebo einnehmen. Die realen Nebenwirkungen gehen entsprechend den Erfahrungen aus der Hormontherapie z. T. auf die Östrogen-, z. T. auf die Gestagenaktivität zurück. Als *östrogenbedingt* gelten Übelkeit, Erbrechen, Natrium- und Wasserretention mit Ödemen, prämenstruelle Spannung, Brustbeschwerden, Kopfschmerzen während der Tabletteneinnahme oder bei Tablettenentzug, ferner Wadenkrämpfe, zervikale Hypersekretion und Hyperpigmentierung.

Zu den *gestagenbedingten* Nebenwirkungen werden gerechnet: Appetit- und Gewichtszunahme, Müdigkeit, depressive Verstimmung und Abnahme der Libido. Bei Einnahme höherer Gestagendosen können Hypo- und Amenorrhö eintreten. Handelt es sich bei den Gestagenen um Nortestosteronderivate, so treten gelegentlich Akne, Seborrhö und in seltenen Fällen Hypertrichose sowie Kopfhaarausfall auf (Tabelle 9).

Auf der Grundlage der durch das jeweilige Hormon bedingten Nebenwirkungen ist eine gewisse *gezielte Auswahl des Präparates bei der Erstverordnung* möglich (Tabelle 10). So wird man beispielsweise bei Vorhandensein eines *prämenstruellen Syndroms* ein Östrogen-Gestagen-Präparat mit nicht zu hoher Östrogendosis und einem eher kräftigen Gestagen wählen, um ein therapeutisch günstigeres Hormonverhältnis zur Wirkung zu bringen. Bei Vorliegen einer *Hypermenorrhö* wird man ein gestagenbetontes Präparat auswählen, um die Stärke der Blutung dadurch zu reduzieren.

Ähnliche Grundsätze gelten bei Auftreten bestimmter *Nebenwirkungen während der Einnahme* eines Pillenpräparates. Tritt beispielsweise unter der Pille eine Mastopathie oder Mastodynie auf, so wird man ein Präparat wählen, das eine niedrigere Östrogen- und eine höhere Gestagenaktivität enthält und dadurch die Brustbeschwerden günstig beeinflußt.

Klagt die Patientin über Akne, Hirsutismus, Seborrhö und Kopfhaarausfall, ohne daß Verdacht auf einen androgenbildenden Tumor vorliegt, so wird man ein Präparat verordnen, das als Gestagen eine antiandrogen wirksame Substanz (z. B. Cyproteronazetat oder Chlormadinonazetat) enthält. Da die in den Präparaten enthaltenen Gestagene eine unterschiedliche biologische Aktivität entfalten, kann die Auswahl des Gestagens nicht quantitativ

Tabelle 9. Prozentuale Häufigkeit von Nebenwirkungen oraler Kontrazeptiva in Abhängigkeit von der Dauer der Einnahme. (Zum Vergleich sind die Befragungsergebnisse nach Plazeboversuchen und nach Applikation von IUP verzeichnet)

Nebenwirkungen	Letzter unbehandelter Zyklus	Plazebo	1. Behandlungs-Zyklus	3. Behandlungs-Zyklus	Patientin mit Intrauterinpessar
Übelkeit	1,9	9,4	8,4	1,4	1,1
Erbrechen	0,2	1,5	1,2	0,3	0,4
Leibschmerzen	1,5	1,5	1,7	1,4	7,0
Kopfschmerzen	4,0	8,3	11,5	3,5	12,0
Schwindel	6,7	11,0	9,8	2,2	5,4
Nervosität	16,1	23,5	15,9	3,1	8,7
Brustspannung	20,4	22,6	11,4	0,4	16,2
Libidominderung	16,8	15,3	9,7	4,3	17,6
Libidosteigerung	1,4	6,6	22,8	20,1	5,9
Depression prämenstruell	11,9	10,3	6,4	2,9	8,4
Müdigkeit	31,4	25,7	26,2	8,6	28,0
Schlaflosigkeit	10,8	9,3	11,4	5,1	11,7
Gewichtszunahme	3,0	3,0	14,2	0,8	2,7
Amenorrhö	–	–	0,4	1,0	0,9
Hypomenorrhö	8,3	8,0	5,1	7,9	0,3
Hypermenorrhö	12,6	12,9	10,4	11,0	25,2
Durchbruchsblutungen	2,4	2,0	1,4	3,6	8,5
Dysmenorrhö	18,7	16,4	3,5	3,0	31,8
Varizenbeschwerden	15,9	21,5	20,3	24,8	16,7
Akne	1,1	1,5	0,2	0,4	0,7

Tabelle 10. Erstverordnung der Pille nach bestimmten Symptomen: Je nach der Häufigkeit von östrogen- oder gestagenabhängigen Symptomen wird eine mehr östrogen- oder gestagenbetonte Pille verschrieben

Parameter	Östrogenbetont	Hormonell ausgewogen	Gestagenbetont
Zyklus	Hypomenorrhö Zwischenblutungen		Hypermenorrhö
Haut	Akne, Hirsutismus		
Uterus	Uterushypoplasie	Für alle Frauen	Zervikaler Fluor
Vagina	Rezidivierende Soorkolpitis	ohne besondere Symptome	
Brust	Mammahypoplasie		Mastopathie Mastodynie
Körpergewicht	Untergewicht		Ödeme, schwere Beine
Libido	Mangelnde Libido		
andere			Völlegefühl

auf Milligrammbasis getroffen werden. Vielmehr sind bei der Beurteilung die spezifischen gestagenen und antiöstrogenen Wirkungen mit der Östrogendosis der Kombination in Beziehung zu setzen.

Übelkeit

1–10% aller Frauen klagen, je nach Präparat, zu Beginn der Einnahme oraler hormonaler Kontrazeptiva über Übelkeit. Bei länger dauernder Anwendung nimmt deren Häufigkeit jedoch ab. Hierauf muß die Patientin hingewiesen werden, damit sie nicht wegen Übelkeit die Tabletten vorzeitig absetzt. Zur Vermeidung von Übelkeit und Erbrechen ist es ratsam, die Tablette **zum Essen mit reichlich Flüssigkeit** zu nehmen. Gegebenenfalls kann man auch eine Einnahme abends empfehlen, so daß die später eintretende Übelkeit auf die Nachtzeit fällt und damit verschlafen wird. Zum **Erbrechen** kommt es bei <1% der Frauen. Tritt das Erbrechen kurz nach der Einnahme auf, so wird u. U. die Tablette miterbrochen, und die kontrazeptive Wirkung ist damit gefährdet. Es empfiehlt sich in diesem Falle die nochmalige Einnahme innerhalb von 12 h.

Blutungsstörungen

Während der Einnahme der Pille treten bei etwa 5% der Frauen azyklische Blutungen auf. Es handelt sich um sog. Durchbruchsblutungen, meist in Form von Schmier- oder Spurblutungen („spotting"). Da sie überwiegend in den ersten Monaten der Anwendung vorkommen, kann man sich zunächst abwartend verhalten. Die Patientin sollte die Einnahme nicht abbrechen, da sonst der kontrazeptive Schutz verloren gehen kann. Wiederholte Schmierblutungen lassen sich durch die zusätzliche Verabreichung kleiner Östrogendosen oder durch eine vorübergehende Verdoppelung der Tagesdosis für 3–4 Tage meist zum Stillstand bringen. Bei anhaltenden Blutungen empfiehlt sich ein Wechsel des Präparates. Treten die Durchbruchsblutungen in der 1. Zyklushälfte auf, so wird man auf ein Präparat mit etwas höherer Östrogendosis umstellen. Bei Durchbruchsblutungen in der 2. Zyklushälfte wird man auf ein gestagenstärkeres Präparat umsetzen. Selbstverständlich muß man bei solchen Blutungsstörungen auch an andere Ursachen wie Polypen oder Karzinome denken. Ferner ist zu berücksichtigen, daß manche mit der Pille zusammen eingenommenen Medikamente die Verstoffwechselung der Östrogene und Gestagene beschleunigen. Dadurch kann es zu Schmierblutungen und sogar zum Versagen der Kontrazeption kommen.

Mitunter bleibt nach Einnahme der letzten Tablette eines Einnahmezyklus die Entzugsblutung aus. Dies sieht man besonders bei gestagenbetonten kombinierten Präparaten. Wenn eine Schwangerschaft durch Einnahmefehler ausgeschlossen ist, so soll nach der vorgeschriebenen Pause von 7 Tagen mit der Tabletteneinnahme erneut begonnen werden.

Libido

Abhängig von der individuellen Situation der Frauen kommt es vereinzelt unter Einnahme hormonaler Kontrazeptiva zu einer Steigerung der Libido. Sie dürfte teilweise durch den Fortfall der Angst vor Schwangerschaft bedingt sein. Ebenso wird gelegentlich eine Herabsetzung der Libido vermerkt. In diesem Fall stellt man, wenn psychische Faktoren auszuschließen sind, auf ein Präparat mit niedrigerer Gestagendosis und, wenn möglich, höherer Östrogendosis um. Oft ist die Libidoabnahme auch durch einen Präparatwechsel nicht zu beheben. In diesem Fall ist die Erhebung einer Sexualanamnese und eine Psychoexploration empfehlenswert. Notfalls muß man auf hormonale Kontrazeptiva verzichten.

Depressive Verstimmungen

Unter Einnahme oraler hormonaler Kontrazeptiva geben 2–8% der Patientinnen das Auftreten depressiver Verstimmungen an. Dies ist besonders dann der Fall, wenn das Präparat einen höheren Gestagenanteil oder einen relativ niedrigen Östrogenanteil enthält. Man wird dann ein in der Zusammensetzung geeigneteres Präparat mit höherer Östrogen- und niedriger Gestagenaktivität verordnen oder auf ein Sequenzpräparat überwechseln.

Gewichtszunahme

Bei 3–10% der Frauen, die die Pille einnehmen, kommt es zu einer Gewichtszunahme. Dies ist besonders in den ersten Monaten der Fall. Sie beruht anfangs überwiegend auf einer vorübergehenden, durch die Östrogenkomponente induzierten Wassereinlagerung. Auch einige synthetische Gestagene wirken wasserretinierend. Eine weitere Ursache besteht in der anabolen und appetitfördernden Wirkung der Gestagene, insbesondere der Nortestosteronderivate. In solchen Fällen wird man auf im Gestagenanteil niedrig dosierte Präparate übergehen und v. a. Nortestosteronderivate meiden. Meist klingt die Gewichtszunahme nach einigen Monaten ab. Frauen, die über eine Gewichtszunahme unter der Pille klagen, hatten meist auch vorher schon Probleme mit ihrem Gewicht.

Amenorrhö

Nach mehrmaliger Verabfolgung injizierbarer Gestagendepotpräparate kann es zunächst zu Schmierblutungen und dann zur Amenorrhö kommen (s. S. 90).

Auch nach Einnahme der kombinierten Pille kann gelegentlich eine Amenorrhö eintreten. Eine „Postpillenamenorrhö" im eigentlichen Sinne gibt es jedoch nicht. Meist hatten diese Patientinnen auch schon früher Zyklusstörungen. Es handelt sich dann um eine kontinuierliche Entwicklung über die Oligomenorrhö zur Amenorrhö, ohne daß der Pille eine Schlüsselrolle zuzuweisen ist. In der Praxis wird man bei einer Amenorrhö nach Einnahme hormonaler Kontrazeptiva zunächst eine Erhöhung des Prolaktins im Plasma ausschließen (s. S. 45). Wenn mehr als ½ Jahr seit der letzten Regel vergangen ist oder auf Wunsch der Patientin wird man eine Blutung durch Östrogene-Gestagene herbeiführen. Gegebenenfalls kann man einen Versuch der weiteren Zyklusinduktion mit Clomiphen anschließen.

Ovarialfunktion

Auch nach langzeitiger Einnahme oraler hormonaler Kontrazeptiva oder nach Gestagendepotinjektionen wurden bisher keine wesentlichen pathologischen Veränderungen der Ovarien festgestellt. Hormonelle Funktionen und Fertilität erleiden keine Einbuße. Die erste Follikelreifung erfolgt nach dem Absetzen i. allg. etwas verzögert. Offenbar benötigt der hypothalamische Regulationsmechanismus eine gewisse Zeitspanne bis zur völligen Wiederherstellung des endokrinen Gleichgewichtes.

Auch für eine mutagene Wirkung von Östrogenen und Gestagenen auf die im Ovar befindlichen Eizellen besteht nach den gegenwärtigen Erkenntnissen kein Anhalt. Die Mißbildungsrate der Kinder, die nach Absetzen von hormonalen Kontrazeptiva geboren wurden, weicht nicht von der durchschnittlichen Anomalierate ab.

Kohlenhydratstoffwechsel

In knapp 40% der Fälle wird unter Einnahme hormonaler Kontrazeptiva eine Verminderung der Glukosetoleranz beobachtet. Der Insulinspiegel kann ansteigen. Diese Veränderungen sind reversibel. Ein Risiko für die Förderung eines Diabetes durch hormonale Kontrazeptiva besteht vermutlich nicht. Das Risiko ist, wenn es besteht, jedenfalls beträchtlich geringer als dasjenige einer Diabetesförderung durch eine Schwangerschaft. Dennoch wird empfohlen, unter Langzeitbehandlung mit Östrogen-Gestagen-Kombinationen bei Frauen mit diabetischer Stoffwechsellage in kurzfristigen Abständen Urinuntersuchungen auf Glukose und bei positivem Ausfall Glukosetoleranztests durchzuführen. Bei Frauen mit manifestem Diabetes kann der Insulinbedarf durch die Pille erhöht werden. Hormonale Kontrazeptiva sind nicht grundsätzlich kontraindiziert. Nur bei fortgeschrittenen Stadien des Diabetes mit Gefäßbeteiligung sollte man möglichst andere kontrazeptive Maßnahmen empfehlen, da eine erhöhte Gefährdung für vaskuläre Komplikationen besteht.

Fettstoffwechsel

Insbesondere **oral** eingenommene Östrogene und Gestagene beeinflussen die Funktion der Leber und damit die Zusammensetzung der Lipoproteine im Blutplasma. Während Östrogene zu einem Anstieg der Lipoproteine hoher Dichte führen (HDL = „high density lipoproteins"), bewirken die meisten synthetischen Gestagene eine Verminderung dieses günstigen Lipideffektes der Östrogene, indem sie HDL senken. Dies gilt besonders für Norsteroide. Derivate des Progesterons (z. B. Medroxyprogesteronazetat und Chlormadinonazetat), haben jedoch in den üblichen Dosen keinen negativen Einfluß auf die Lipoproteine. Die modernen synthetischen Gestagene, die in relativ niedrigen Dosen in der Pille enthalten sind, verhalten sich in diesem Dosisbereich weitgehend lipidstoffwechselneutral. Östrogene und die meisten Gestagene führen in höheren Dosen zu einem Anstieg der Triglyzeride. Der Einfluß der modernen Östrogen-Gestagen-Kombinationen auf die Lipoproteine niedriger Dichte („low density lipoproteins" = LDL) und sehr niedriger Dichte (VLDL = „very low density lipoproteins") ist nur gering. Da die Zusammensetzung der Lipide von wesentlicher Bedeutung für die Entstehung der Atherosklerose ist und auch Beziehungen zwischen Hyperlipidämie und thromboembolischen Erkrankungen bestehen, ist es sehr wichtig, für eine Langzeiteinnahme ein Präparat zu wählen, das keinen ungünstigen Einfluß auf die Lipide ausübt. Dies ist bei den modernen Präparaten mit ihren niedrigen Gestagen- und Östrogendosen durchweg der Fall. Bei bestehenden Fettstoffwechselstörungen sollte die Verordnung der Pille, wenn überhaupt erforderlich, nur in Zusammenarbeit mit einem Internisten erfolgen.

Eiweißstoffwechsel

Unter dem Einfluß oraler Östrogen-Gestagen-Kombinationen kommt es zu geringen Verschiebungen im Serum-Albumin-Globulin-Quotienten. Der α_1-Trypsin-Inhibitor steigt an. Die Veränderungen sind ähnlich denen in der Schwangerschaft und nicht als pathologisch anzusehen.

Leberfunktion

Bei einer vorausgegangenen Hepatitis, bei Schwangerschaftsikterus und Schwangerschaftspruritus in der Anamnese sowie bei Leberschädigungen und Enzymopathien der Leber (Dubin-Johnson- und Rotor-Syndrom) ist die Anwendung von Ovulationshemmern kontraindiziert. Bei etwa 2% aller Frauen, die die Pille einnehmen, steigen Transaminasen oder andere Leberenzyme leicht und vorübergehend an, bleiben jedoch meistens noch im Normalbereich. Auch die Bromthaleinretention kann als Ausdruck cholestatischer Vorgänge, namentlich zu Beginn der Einnahme von Steroiden, verlängert sein. Sinken die Leberwerte nicht ab oder sind sogar erhöhte Bilirubinwerte nachzuweisen, so muß das hormonale Kontrazeptivum abgesetzt werden (Tabelle 11). Eine dauernde Schädigung der Leberfunktion tritt durch die oralen Kontrazeptiva nicht ein.

In letzter Zeit wurden vereinzelt bei Patientinnen, die langzeitig orale hormonale Kontrazeptiva einnahmen, Leberzelladenome beobachtet, auch solche mit karzinomatöser Entartung. Der ursächliche Zusammenhang dieser sehr seltenen Komplikation mit der langfristigen oralen Kontrazeption ist jedoch bisher nicht gesichert.

Tabelle 11. Warnhinweise, die zum Absetzen der Pille führen sollten

Erkrankungen	Tiefe Beinvenenthrombose
	Myokardinfarkt
	Gallenblasenkoliken
	Pankreatitis
Symptome	Beinschmerzen
	Ikterus
	Epileptische Reaktionen
	Akute Sehstörungen
	Heftige ungewohnte Kopfschmerzen
	Längere Immobilisierung

Bluthochdruck

Eine Hypertonie mit Blutdruckwerten über 140/90 mm Hg entwickeln 2–3% aller Frauen, die die Pille einnehmen. Es handelt sich meist um besonders disponierte Frauen, bei denen familiäre Belastungen für Hypertonie vorliegen. Die Blutdruckerhöhung kann vorübergehend sein und spontan ohne Absetzen der Pille zurückgehen oder aber bestehenbleiben. Sie beruht auf einer gestagen- oder östrogenbedingten Störung des Renin-Angiotensin-Aldosteronsystems bei Versagen der normal vorhandenen Regulierung durch Rückkopplung.

Erhöhte Blutdruckwerte unter Pilleneinnahme machen eine regelmäßige Kontrolle des Blutdruckes erforderlich. In leichten Fällen kann eine Einschränkung der Salzzufuhr unter 3 g/Tag oder die gleichzeitige Gabe von Antihypertonika die Störung beseitigen. Anhaltende oder fortschreitende Anomalien der Blutdruckregulation unter Pilleneinnahme zwingen in einigen wenigen Fällen zum Verzicht auf diese Form der Kontrazeption. Generell bringt die hormonale Kontrazeption für Frauen mit manifesten Hochdruckleiden ein erhöhtes Risiko für vaskuläre Komplikationen mit sich und läßt die Anwendung anderer Methoden, z. B. mechanische Verfahren, als geeigneter erscheinen.

Migräne, Kopfschmerzen

Während der Einnahme klagen 6–8% der Frauen, die die Pille einnehmen, über Kopfschmerzen oder Migräne (Tabelle 11). Es ist wahrscheinlich, daß die oralen hormonalen Kontrazeptiva in diesen Fällen den auslösenden Faktor für die *Manifestierung einer bisher latenten Prädisposition* für Migräne und Kopfschmerzen darstellen. In vielen Fällen lassen sich die Beschwerden durch den Übergang auf ein Präparat mit niedrigerem Östrogengehalt beheben. Tritt die Migräne nach Absetzen der Pille auf, so handelt es sich um die Folge eines raschen Abfalls des Östrogenspiegels. In solchen Fällen kann man entweder eine kombinierte Pille ohne Unterbrechung über längere Zeit einnehmen lassen (man verzichtet also auf die sonst übliche Pause) oder man verabfolgt in der Pause zwischen der Einnahme von 2 Pillenpackungen eine kleine Dosis Östrogen, z. B. 1 oder 2 Tabletten zu je 20 μg Äthinylöstradiol täglich. Tritt keine Besserung ein, so muß von der Einnahme oraler hormonaler Kontrazeptiva abgeraten werden, da in Einzelfällen eine besondere zerebrale Empfindlichkeit für Hormone vorliegen kann. Unter der Einnahme auftretende Kopfschmerzen können nämlich auch einmal prämonitorische Symptome für das Auftreten einer zerebralen Blutung sein.

Thrombose und Embolie

Alle vorliegenden Untersuchungen lassen auf einen Zusammenhang zwischen der Anwendung oraler hormonaler Kontrazeptiva und der Häufigkeit thromboembolischer Erkrankungen (Thrombophlebitis, Phlebothrombose, Zerebralthrombose, Lungenembolie) schließen (Tabelle 11). Dabei besteht ein Zusammenhang sowohl mit der Östrogen- als auch mit der Gestagendosis, insbesondere bei Langzeitbehandlung. Das Risiko für thromboembolische Komplikationen ist dementsprechend bei den modernen Präparaten wahrscheinlich deutlich geringer als bei den älteren, höher dosierten Präparaten.

Die Häufigkeit tödlicher thromboembolischer Komplikationen liegt bei Frauen im Alter zwischen 35–44 Jahren, die orale hormonale Kontrazeptiva einnehmen, bei 2–3,4/100000 Frauen, während sie bei jungen Frauen nur etwa 1,3/100000 beträgt (Tabelle 12). *Hormonale Kontrazeptiva steigern das Embolierisiko in höherem Alter also auf das 4- bis 5fache. Noch gefährdeter sind starke Raucherinnen. Auch Koronarthrombosen und Embolien nehmen unter der Pille zu, und es gelten die gleichen zusätzlichen Risikofaktoren, nämlich starkes Rauchen, Adipositas, Hyperlipidämie und erhöhter Blutdruck.*

Tabelle 12. Häufigkeit tödlicher Lungenembolien, berechnet auf 100000 Frauen unter Einnahme oraler Kontrazeptiva (im Vergleich zu Kontrollen und der Emboliehäufigkeit während und nach Schwangerschaften)

	Altersgruppe	
	20–34 Jahre	35–44 Jahre
Kontrollen	0,2	0,5
Unter der Einnahme von oralen Kontrazeptiva	1,3	3,4
Während und nach Schwangerschaften	22,8	57,6

Ursache für das erhöhte Thromboembolierisiko scheint vorrangig der Faktor der *oralen* Einnahme der Östrogene-Gestagene zu sein. Es kommt hierdurch zu einer ersten direkten Leberpassage vom Magen und oberen Dünndarm aus. Die intestinal resorbierten Hormone bewirken so eine überphysiologische Stimulierung von Synthesereaktionen in der Leber, die v. a. das Gerinnungssystem betreffen. Nach höheren Dosen von Östrogenen und Östrogenen-Gestagenen wurde in den meisten Untersuchungen eine Erhöhung der Gerinnungsfaktoren II, VII, VIII, X und Xa, des Fibrinogens sowie auch des Plasminogens gefunden. Zusätzlich kommt es zu einer Aggregationsförderung der Thrombozyten. Wesentlich scheint die Erhöhung des α_1-Trypsin-Inhibitors zu sein, da etwa 90% der Antiplasminwirkung im menschlichen Organismus durch dieses Protein erfolgt. Außerdem wurde eine Reduzierung des Antithrombins III beobachtet. Diese Befunde deuten auf eine *Verschiebung des Gerinnungspotentials im Sinne einer Hyperkoagulabilität.* Diese wird jedoch in den meisten Fällen ausgeregelt und führt offensichtlich nur bei wenigen prädisponierten Frauen über eine Dekompensation des Gerinnungssystems zur Thrombose.

Für das *praktische Verhalten des Arztes* ergeben sich aus diesen Tatsachen folgende Konsequenzen: Bei der Verordnung sind orale hormonale Kontrazeptiva mit niedrigem Östrogen- und Gestagengehalt vorzuziehen. Bei Frauen mit belasteter Anamnese (früher durchgemachte Thromboembolie) sollte man andere kontrazeptive Verfahren in Erwägung ziehen. Krampfadern geben nicht notwendigerweise eine Kontraindikation ab; es empfiehlt sich jedoch bei deutlicher Zunahme von Krampfader- und Stauungsbeschwerden während der oralen hormonalen Kontrazeption, den Übergang auf andere kontrazeptive Verfahren zu erwägen.

Myome, Endometriose, Mastopathie

Bei Vorliegen dieser Erkrankungen sind Östrogene relativ kontraindiziert. Bei Auswahl eines Präparates mit geeignet starker Gestagenkomponente kann man jedoch auch in solchen Fällen durchaus hormonale Kontrazeptiva verabfolgen. Eine starke Gestagenkomponente hemmt das Wachstum von Myomen, ferner die Proliferation von Endometrioseherden sowie die Entstehung oder Verschlimmerung einer Mastopathie und kann in manchen Fällen sogar positive therapeutische Effekte erzielen. So ist beispielsweise bekannt, daß bei langzeitiger Einnahme von kombinierten oralen hormonalen Kontrazeptiva die Zahl der gutartigen Brustveränderungen statistisch deutlich abnimmt. Es konnte auch gezeigt werden, daß unter kombinierten Präparaten die Zahl der zystischen Ovarien oder Ovarialzysten statistisch gegenüber einer Kontrollgruppe signifikant vermindert ist. Dagegen können bei Verwendung sehr niedrig dosierter Östrogen-Gestagen-Kombinationen oder bei Einnahme der Minipille Ovarialzysten etwas häufiger nachgewiesen werden als sie bei unbehandelten Frauen vorkommen.

Zur Frage der karzinogenen Wirkung

Es bestehen keine Anhaltspunkte für eine karzinogene Wirkung der heute gebräuchlichen Östrogen-Gestagen-Kombinationen, wie sie mit der Pille eingenommen werden. Nach großen Statistiken auf der Basis von Zervixabstrichen liegt die Zahl der zervikalen Dysplasien etwas höher als bei entsprechenden Kontrollgruppen. Es ist aber nicht völlig geklärt, ob diese leichte Zunahme unter Pilleneinnahme nicht auf Unterschieden der Lebensweise im Vergleich zur Kontrollgruppe bestehen. So ist bekannt, daß Frauen, die die Pille einnehmen, ein sexuell freieres Verhalten zeigen und infolgedessen auch eher einer HPV-Infektion ausgesetzt sind (s. S. 597). Zusätzlich kann sich der bei Pilleneinnehmerinnen erhöhte Zigarettenkonsum nachteilig auswirken (s. S. 96).

Nachdem früher eine Zunahme des Korpuskarzinoms bei einer Sequenzbehandlung mit hohen Östrogendosen und zu niedrig dosierter und zu kurzer Gestagenphase gezeigt wurde, ist heute sicher, daß bei Verabfolgung von kombinierten oralen hormonalen Kontrazeptiva die Häufigkeit der Korpuskarzinomentstehung deutlich niedriger liegt als bei entsprechenden unbehandelten Kontrollen. Frauen, die die Pille langzeitig eingenommen haben, erkranken offenbar statistisch seltener am Ovarialkarzinom. Dies hängt mit der Unterdrückung der Ovulation zusammen, die traumatischen Charakter hat und dadurch zur Karzinomentstehung führen soll. Die meisten Untersuchungen zeigen, daß die Einnahme der Pille auch über längere Zeit offenbar nicht zu einer Zunahme der Häufigkeit des Mammakarzinoms führt. Noch nicht völlig gesichert sind Befunde, die die Frage diskutieren, ob nicht die Einnahme der Pille vor dem 25. Lebensjahr eine geringe Zunahme der Mammakarzinomhäufigkeit bewirken kann. Es ist jedoch zu bedenken, daß jede Verschiebung der ersten voll ausgetragenen Schwangerschaft und Geburt für sich schon (unabhängig davon, welche Methode verwendet wird) zu einer Erhöhung des Mammakarzinomrisikos führt (s. S. 740).

Vorteile der Einnahme hormonaler Kontrazeptiva

Insgesamt überwiegen die Vorteile bei der Einnahme hormonaler oraler Kontrazeptiva bei weitem die möglichen Risiken, die von der Einnahme der Pille ausgehen könnten. Es ist zu beachten, daß die Schwangerschaft mit Entbindung oder das Risiko eines Schwangerschaftsabbruches wesentlich höher liegen als die Gefährdung durch die Einnahme der Pille. Die hormonale Kontrazeption hat der Frau viele neue Freiheiten gegeben und wesentlich zu ihrer Emanzipation beigetragen. Sie erlaubt ihr, ihre Schwangerschaften und das Berufsleben besser zu planen und ist inzwischen ein wesentlicher Faktor der Lebensgestaltung geworden.

Darüber hinaus hat die Pille eine Reihe unmittelbarer Vorteile. Sie beseitigt die Angst vor einer unerwünschten Schwangerschaft und ermöglicht daher sexuelle Beziehungen auf einer neuen Grundlage. Die Pille beeinflußt darüber hinaus die meisten Zyklusstörungen günstig, wie z. B. die Oligomenorrhö, die Polymenorrhö, die Hypermenorrhö, die Menorrhagie sowie die Dysmenorrhö. Sie kann ferner, wenn Antiandrogene verwendet werden, Hirsutismus, Akne, Seborrhö und Kopfhaarausfall günstig beeinflussen. Die Häufigkeit aszendierender Unterleibsentzündungen ist bei Frauen, die die Pille einnehmen, deutlich niedriger als bei anderen Frauen. Unter der kombinierten Pille nimmt, wie oben erwähnt, die Zahl der Ovarialzysten und zystischen Ovarien ab. Es kommt zu einer Verminderung gutartiger pathologischer Brustbefunde und auch zu einer Reduktion der Häufigkeit von Korpus- und Ovarialkarzinomen. Frauen, die die Pille langzeitig eingenommen haben, erkranken darüber hinaus seltener an einer Postmenopauseosteoporose.

Mögliche Weiterentwicklungen

Neue, noch in der Forschung befindliche Verfahren der hormonalen Kontrazeption sind: die Verwendung von Implantaten von Östrogenen und Gestagenen in Kapselform, ferner die Verabfolgung von Vaginalringen, die Östrogene und Gestagene transvaginal freisetzen. Im Versuchsstadium sind Bestrebungen, die Fruchtbarkeit durch Impfung zu regulieren. Dabei werden Antikörper gegen das Schwangerschaftshormon Choriongonadotropin oder gegen bestimmte vom Sperma gebildete Substanzen erzeugt. Solche Verfahren werden sicherlich erst in einigen Jahren zur Praxisreife gelangen.

Operative Sterilisierung der Frau – Tubensterilisation

Die operative Sterilisierung der Frau stellt heute ein häufig angewendetes Verfahren zur definitiven Kontrazeption dar – in erster Linie nach erfülltem Kinderwunsch. Eindeutige Richtlinien für die ärztliche und richterliche Praxis fehlen. Der Eingriff gilt als straffrei, wenn die Einwilligung der Eheleute vorliegt und die Operation unter der Verantwortung des Operateurs aus medizinischer oder sozialmedizinischer Indikation durchgeführt wird.

Zeitpunkt
Die operative Unfruchtbarmachung kann erfolgen

- im Anschluß an eine Geburt, Fehlgeburt oder einen Schwangerschaftsabbruch,
- unabhängig von der Gestation in einem beliebigen Intervall.

Zugangswege
- Abdominal (Minilaparotomie, Laparoskopie oder intra operationem, z. B. anläßlich einer Sectio caesarea),
- vaginal (Kolpozöliotomie),
- via Cavum uteri per hysteroscopiam.

Verfahren zur Tubensterilisierung
- Resektion des Fimbrienendes (zuverlässigstes Verfahren),
- Unterbindung mit Resektion einer Tubenschlinge,
- Verschluß durch Silasticringe oder Clips,
- bipolare umschriebene Elektrokoagulation im isthmischen Teil, wobei der elektrische Strom nur zwischen den beiden Branchen der Tubenfaßzange fließt (in Verbindung mit der Laparoskopie heute das gebräuchlichste Verfahren),
- Thermokoagulation durch Aufheizen der Koagulationszange mit Schwachstrom,
- hysteroskopische Sterilisation durch narbigen Verschluß des interstitiellen Tubenabschnittes mittels Koagulationssonde.

Versagerquoten
Je nach Methode liegt die Verwagerquote bei 1–6/1000 Sterilisationen. Dabei werden häufiger Tubargraviditäten beobachtet (s. S. 356). Die Versager kommen trotz kunstgerecht vorgenommener Tubenkoagulation als Folge einer Rekanalisation des Eileiters oder einer Fistelbildung zustande. Wird ein fehlerhaft durchgeführter Eingriff nachgewiesen, so kann der Operateur zur Unterhaltspflicht für das Kind verurteilt werden.

Risiken
Die Häufigkeit nennenswerter Komplikationen (Blutungen, Darmverletzungen) liegt nach laparoskopischer Tubensterilisation um 1%. Die Mortalität beträgt ca. 0,05‰.

Folgen
Der Verlust der Fertilität durch eine Sterilisation kann langwierige psychische Störungen zur Folge haben, insbesondere dann, wenn die Aufklärung und Beratung über diesen definitiven Schritt der Unfruchtbarmachung ungenügend waren und/oder wenn die Entscheidung kurzfristig und eher emotional als rational erfolgte. Vor allem eine Sterilisierung unmittelbar nach einer Gravidität hat eher nachteilige psychische Auswirkungen.

Aus dieser Situation heraus ist zu verstehen, daß etwa 0,5–2% der sterilisierten Frauen eine *Refertilisierung* wünschen. Der Erfolg hängt weitgehend von der angewendeten Sterilisierungsmethode ab und beträgt unter Verwendung mikrochirurgischer Methoden 60–80%.

Methoden zur Empfängnisverhütung von seiten des Mannes

Coitus interruptus
Durch vorzeitige Unterbrechung des Geschlechtsverkehrs durch Zurückziehen des Penis vor der Ejakulation gelangen die Spermien nicht in die Scheide bzw. an den Muttermund. Die Sicherheit dieses Verfahrens ist sehr niedrig, da es gelegentlich zu vorzeitigem Samenerguß kommen kann. Der Pearl-Index beträgt 8–38 (s. Tabelle 6). Die Durchführung

hängt von der gemeinsamen Vorsorge beider Partner, insbesondere aber vom Manne, ab. Das Verfahren ist meistens für beide unbefriedigend. Es wird häufig dann verwendet, wenn es unvorhergesehen zu einem Verkehr kommt und wenn Vorsorge nicht getroffen werden konnte.

Coitus condomatus
Die Anwendung eines Präservatives ist eine der gebräuchlichsten Maßnahmen zur Konzeptionsverhütung. Die Versagerquote beträgt 3–14/100 Anwendungsjahre (s. Tabelle 6). Die Zuverlässigkeit kann durch die Kombination mit Spermiziden erhöht werden (s. S. 83). Diesem Verfahren wird dann der Vorzug gegeben, wenn der Mann die Verantwortung für die Empfängnisverhütung übernehmen will. Versager sind v. a. auf Mehrfachkoitus zurückzuführen. Das Condom bietet gleichzeitig Schutz vor sexuell übertragbaren Krankheiten (s. S. 618) und hat im Rahmen der AIDS-Prophylaxe einen neuen Stellenwert erhalten (s. S. 699).

Sterilisierung des Mannes – Samenstrangunterbindung
Die Unfruchtbarmachung des Mannes erfolgt durch die *Vasektomie*. Der Samenstrang wird dabei im Bereich des Skrotums in Lokalanästhesie unterbunden und durchtrennt. Die Zeugungsfähigkeit bleibt noch ca. 3 Monate bestehen, da sich über diese Zeitspanne Spermatozoen in dem Gangsystem und in der Samenblase halten können. Aus diesem Grunde müssen die bisherigen kontrazeptiven Maßnahmen fortgesetzt werden, bis die Untersuchung auf Spermatozoen negativ ausgefallen ist.

Obwohl die Ligatur der Funiculi spermatici einen kleinen Eingriff darstellt, weder hormonelle Veränderungen noch Potenzstörungen zur Folge hat, besteht eine relativ geringe Bereitschaft der Männer zu diesem Eingriff. In der dritten Welt hat jedoch das Verfahren zur Eindämmung der Überbevölkerung an Bedeutung gewonnen.

Eine *Refertilisierung* ist mit guter Aussicht auf Erfolg möglich.

9 Genetische Beratung

Aufgaben des Geburtshelfers und Gynäkologen

Der Geburtshelfer und Gynäkologe ist heute mehr denn je in den Komplex der genetischen Beratung einbezogen und bildet häufig die erste Anlaufstelle für Ratsuchende.

Im Rahmen seines Fachgebietes stehen folgende Aufgaben im Vordergrund:

- Mitwirkung bei der Abklärung der Diagnose,
- Übernahme der genetischen Beratung in geeigneten Fällen,
- Maßnahmen zur Familienplanung auf der Basis des genetischen Risikos einschließlich der pränatalen Diagnostik oder Kontrazeption.

Dem Geburtshelfer, der als erster bei der *Geburt eines abnormen Kindes* mit diesem Schicksal konfrontiert wird, obliegt es, sofort alle Maßnahmen in die Wege zu leiten, um die Diagnose und Hinweise auf die Ätiologie zu ermitteln. Bei der Abgrenzung von *genetischen* gegenüber *exogenen* Ursachen nimmt er eine Schlüsselposition ein.

Zeigt das Neugeborene Auffälligkeiten, so müssen besonderer Wert auf die eingehende Inspektion und *Dokumentation der phänotypischen Stigmata* in Wort und Bild gelegt und die notwendigen Spezialuntersuchungen veranlaßt werden. Dazu gehören neben den obligatorischen Suchtests (s. S. 283) spezielle serologische, virologische und zytogenetische Analysen. Es ist zur *Frage etwaiger Geburtstraumen* Stellung zu nehmen, die bei Kindern mit späterer psychomotorischer Retardierung ursächlich in Betracht zu ziehen sind. Bei perinatal verstorbenen Kindern stellt die detaillierte *Autopsie* eine Conditio sine qua non dar. Wird sie abgelehnt, so sind zumindest Röntgenaufnahmen zur Dokumentation der Skelettverhältnisse vorzunehmen.

Zuverlässige Aufzeichnungen während der *Schwangerenbetreuung über mögliche teratogene bzw. embryo/fetopathogene exogene Einflußfaktoren* und deren zeitliche Einwirkung tragen zur Abklärung der Ätiologie bei. Komplette Unterlagen dieser Art erleichtern die Abgrenzung von erblichen gegenüber nichterblichen Ursachen.

Besteht der Verdacht auf eine genetisch bedingte Störung, so sind die *Einzel- und Familienanamnese* zu vertiefen. Dazu gehören:

- Zahl der vorausgegangenen Aborte, evtl. Totgeburten,
- frühkindliche Todesfälle sowie deren vermeintliche Todesursachen,
- ähnliche Vorkommnisse in der engsten und der weiteren Familie mit Angabe des Verwandtschaftsgrades,
- Verwandtenehe.

Die genetische Beratung erfolgt in der Mehrzahl der Fälle *retrospektiv*, also *nach* der Geburt eines fehlgebildeten Kindes. Die Ratsuchenden erwarten Aufklärung über die Ursache, das Wiederholungsrisiko bei weiteren Schwangerschaften und über den Krankheitswert der aufgetretenen Anomalie für das betroffene Individuum, d. h. über die individuelle Prognose aufgrund verfügbarer Korrektur- und Behandlungsmöglichkeiten. Nicht selten geht es um das Problem der wiederholten bzw. habituellen Aborte.

Prospektiv – vor der Zeugung eigener Nachkommen – suchen Partner Rat, wenn einer oder beide erwiesene Träger oder Überträger eines erblichen Leidens sind und sie um das Risiko der Weitergabe an die Nachkommen wissen wollen. Ferner wünschen Verlobte oder Ehepartner eine Beratung, wenn in der Verwandtschaft Kinder mit angeborenen Defekten bekannt sind. Verwandtenehe, Probleme der verzögerten oder abnormen Geschlechtsentwicklung sowie der Adoption bei Kinderlosigkeit, nachgewiesenes hohes genetisches Risiko für eigene Nachkommen und nicht zuletzt Fragen nach der Wirkung exogener Noxen auf die Keimzellen oder die Fruchtentwicklung sind Ausgangspunkte der Beratung.

Eine weitere Veranlassung für eine prospektive genetische Beratung ergibt sich aus den Möglichkeiten der Familienplanung: Bei der Tendenz zur Zwei-, maximal Dreikinderehe wollen die Ehepartner wissen, ob alle Voraussetzungen für „normale" Kinder gegeben sind. Dies gilt auch für Fragen nach möglichen Nachteilen passagerer kontrazeptiver Maßnahmen (orale Kontrazeptiva, Intrauterinpessare).

Eine wichtige Gruppe stellen die Frauen im fortgeschrittenen fertilen Alter dar, die – sei es vor einer geplanten Schwangerschaft, sei es in der frühen Gravidität – das Risiko einer Fehlentwicklung der Frucht, insbesondere bezüglich des Down-Syndroms, erfragen.

Bei jeder Beratung geht es darum, *Unsicherheit und Furcht durch eine möglichst klare Bewertung der tatsächlichen Gefährdung zu ersetzen* und damit die Grundlage für eine *eigenverantwortliche Entscheidung* zu vermitteln.

Es genügt nicht, das Erkrankungsrisiko für Nachkommen entsprechend dem Erbgang klarzulegen, sondern es müssen auch die Schwere des Leidens – der Krankheitswert –, der Grad der Behinderung und die Prognose unter Einbeziehung etwaiger Therapie- bzw. Korrekturmöglichkeiten deutlich gemacht werden. Dieser Teil des ärztlichen Gesprächs erfordert Zeit, psychologisches Verständnis und Einfühlungsvermögen. Aus der Interaktion zwischen Ratsuchenden und Beratenden sowie durch wiederholte Rückkoppelung müssen die Patienten in die Lage versetzt werden, die Tragweite und die Konsequenzen ihrer individuellen genetischen Belastung rational zu erkennen und zu verstehen, ebenso – und nicht zuletzt – aber auch emotional zu verarbeiten. Erst durch diesen, vom Arzt voll Empathie mitgetragenen Erkenntnisprozeß können individuelle psychische Belastungsfaktoren, etwaige Schuldgefühle bzw. Schuldzuweisungen abgebaut und die Wege zur eigenverantwortlichen Entscheidung gebahnt werden. Stets ist zu bedenken, daß Konsequenzen nicht allein auf Rat des Arztes hin gezogen werden, sondern daß individuelle religiöse, soziale und emotionale Faktoren das weitere Verhalten der Betroffenen in hohem Maße mitbeeinflussen. Aus diesen Gründen kann sich eine begleitende Betreuung als notwendig erweisen, der man sich nicht entziehen darf.

Die individuelle Problematik kann von vornherein die Einschaltung des klinischen Genetikers erforderlich machen. Umgekehrt ist der Humangenetiker auf die Zusammenarbeit mit dem Gynäkologen und Geburtshelfer angewiesen, da dieser in Fragen der Familienplanung zur Prävention angeborener Anomalien über das spezielle Rüstzeug wie Methoden der *pränatalen Diagnostik* und der *Kontrazeption* verfügt und die Konsequenzen – z. B. im Falle eines Schwangerschaftsabbruches – aus seiner Sicht ziehen und verantworten muß (s. S. 121).

Diese Maßnahmen verlangen eine enge interdisziplinäre Zusammenarbeit, die am besten durch Teams in Zentren für Pränataldiagnostik gewährleistet ist.

Ist das genetische Risiko für Nachkommen sehr hoch, die vorgeburtliche Diagnostik bei dem in Frage stehenden Erbleiden jedoch nicht möglich, so kommt das Repertoire der passageren oder definitiven Kontrazeption, also die *negative Familienplanung*, zum Tragen. Die Methoden müssen zuverlässig sein, der individuellen Situation und der möglichen raschen Entwicklung weiterer pränataler Nachweismethoden gleichermaßen Rechnung tragen. Alle diese Aufgaben setzen die Kenntnis der wesentlichen *Grundlagen der Humangenetik* voraus.

Einige Grundlagen der Humangenetik

Begriffsdefinitionen

Die Gene entsprechen umschriebenen Abschnitten der DNA auf den **Chromosomen** des Zellkerns (s. S. 6). Von den homologen Chromosomenpaaren ist eines väterlicher und eines mütterlicher Herkunft. Dementsprechend sind auch die in der DNA der Chromosomen verankerten Gene paarig vorhanden, und von jedem Genpaar stammt eines vom Vater und eines von der Mutter (eine Ausnahme machen nur die Gene der Geschlechtschromosomen des Mannes, da das männliche Gonosomenkomplement *unpaarig* aus 1 X- und 1 Y-Chromosom besteht).

Gene, die am selben Ort (Genlocus) homologer Chromosomen liegen und Instruktionen für das gleiche Merkmal enthalten, werden als **Allele** bezeichnet. Enthält ein Genpaar dieselbe Information, so ist das Individuum *homozygot* für die Anlage. Wenn die Allele unterschiedliche Informationen tragen, so ist das Individuum ungleicherbig – *heterozygot* – für das betreffende Merkmal.

Eine **Genmutation** bedeutet Veränderung der DNA des betreffenden Gens, d. h. des genetischen Informationsgehaltes. Die Genmutation wird – wie alle Merkmale – im Zuge der Segregation der Keimzellen während der Gametogenese (s. S. 135) nach den Mendel-Gesetzen vererbt.

Genotyp-Phänotyp-Beziehungen

Jedem Allelenpaar ist ein spezifisches Genprodukt – Phän – zugeordnet. Als Genprodukt der in der DNA kodierten genetischen Information haben die Zellproteine zu gelten, die Struktur und Funktion der Zellen, der Organe und schließlich des gesamten Organismus bedingen.

Während die DNA die materielle Grundlage des Genotypus bildet, prägen die von den Genen kodierten Polypeptide die meisten körperlichen Eigenschaften und damit den Phänotypus. Der Genotypus stellt die zugrundeliegende genetische Konstitution, der Phänotypus die biochemische, gestaltliche und funktionelle Expression der genetischen Information dar. Die Beziehungen zwischen Genotyp und Phänotyp sind jedoch nur selten auf ein einfaches Ursache-Wirkungs-Prinzip zurückzuführen.

Wenn man davon ausgeht, daß der Genbestand des Menschen auf ca. 50 000–100 000 Strukturgene zu veranschlagen ist, und daß jede Zelle des Körpers den kompletten Satz von Genen bzw. genetischen Informationen enthält, so ist damit ein Reservoir gegeben, aus dem während der Entwicklung und durch das ganze Leben hindurch zur rechten Zeit und am rechten Ort die benötigten Gene aktiviert und im Bedarfsfall inaktiviert werden können. Mutationen als Ursache von Erbleiden manifestieren sich daher häufig nur in den Zellsystemen, in denen das mutierte Gen, anstelle des normalen, in bestimmten Entwicklungsstadien und Organen aktiv ist, jedoch Fehlinformationen erteilt oder aber zum Ausfall von Informationen führt.

Daraus erklärt sich, daß ein beachtlicher Teil der angeborenen Stoffwechselleiden – auch wenn der metabolische Defekt genau bekannt ist –, mit biochemischen Methoden pränatal nicht in Amnion- oder Chorionzellen nachgewiesen werden kann, da die betroffenen Gene entwicklungsphysiologisch in ihnen nicht exprimiert werden. Mit Hilfe gentechnischer Verfahren können jedoch die fraglichen Gendefekte heute bei bestimmten Erbleiden in fetalen Zellen des Amnions oder Chorions direkt über DNA-Restriktionsanalysen oder über Kopplungsanalysen unter Verwendung von DNA-Polymorphismen – also auf der Ebene des Genoms – ermittelt werden. Der grundsätzliche Vorteil dieser Methoden liegt in der Tatsache begründet, daß die betreffenden Gene nicht exprimiert bzw. aktiv sein müssen; man ist beim Nachweis oder Ausschluß nicht mehr auf das Genprodukt angewiesen.

Die Hauptgruppen der menschlichen Erbleiden

Drei Hauptgruppen genetisch bedingter Anomalien sind zu unterscheiden:

- Einzelgendefekte – unifaktorielle Vererbung, monogene Erbleiden,
- multifaktoriell bedingte Defekte – multifaktorielle (polygene) Vererbung,
- chromosomal bedingte Defekte – Chromosomopathien.

Einzelgendefekte

Einzelgendefekte, also Eingenmutationen bedingen ein unterschiedliches genetisches Risiko, je nachdem, ob das Merkmal dominant oder rezessiv vererbbar ist. Führt eine Genmutation bereits in **heterozygotem Zustand** zur Erkrankung eines Individuums, so muß dieses Gen **dominant** für die Ausprägung sein. Eine Genmutation, die ausschließlich in **homozytogem Zustand,** also nur bei Vorhandensein auf beiden Allelen des paternen **und** maternen Chromosoms phänotypische Stigmata bewirkt, wird als **rezessiv** erblich bezeichnet.

Ist das mutierte Gen auf einem **Autosom** lokalisiert, spricht man von **autosomal dominanter** bzw. **autosomal rezessiver** Vererbung. Bei Lokalisation auf einem **Geschlechtschromosom** liegt ein **geschlechtsgebundener Erbgang** vor, der ebenfalls dominant oder rezessiv sein kann.

Autosomal dominante Leiden

Ein Individuum, das heterozygot für ein autosomal dominant vererbbares Leiden ist, besitzt das mutierte Gen mit dominanter Genwirkung und das normale Allel. Autosomal dominante Störungen werden daher bei erhaltener Fertilität vertikal von dem betroffenen Elternteil theoretisch an die Hälfte der Nachkommen ohne Bevorzugung des Geschlechtes weitergegeben. Das bezüglich des Merkmals gesunde Kind besitzt das mutierte Gen nicht und wird daher die Erkrankung nicht weiter vererben. Für die Nachkommen merkmalsfreier Familienmitglieder besteht also kein Risiko (Abb. 75).

Bemerkenswert ist jedoch, daß es autosomal dominante Erkrankungen mit unterschiedlicher **Expressivität** (= Grad der phänotypischen Ausprägung) und **Penetranz** (= Durchschlagskraft = Häufigkeit der Manifestation) gibt. Zum Beispiel kann man bei der Geburt eines Kindes mit einer Osteogenesis imperfecta auf diese Problematik stoßen, wenn der heterozygote Elternteil äußerlich kaum wahrnehmbare Symptome aufweist. Weiterhin werden einige autosomal dominante Leiden erst relativ spät in der reproduktiven Phase manifest und erschweren daher die Beratung bezüglich der individuellen Prognose und Familienplanung, auch dann, wenn DNA-Techniken pränatal eingesetzt werden können (z. B. Chorea Huntington).

Schließlich ist zu bedenken, daß eine Anomalie als **Neumutation** auftreten, die Familienanamnese also „leer" sein kann. Bei nicht eindeutig vertikalem Erbgang ist der Humangenetiker einzuschalten.

Leiden und Fehlbildungen mit autosomal dominantem Erbgang weisen darauf hin, daß die in heterozygotem Zustand wirksamen Genmutationen durch die Bildung abnormer Genprodukte, also speziell abnormer Proteine, zur Manifestation führen. Im Vordergrund der phänotypischen Ausprägung stehen morphologische Anomalien mit Störungen der Gewebe- und Organstruktur.

Insgesamt fallen **dominant vererbbare Genmutationen hinsichtlich ihrer Verbreitung und Weitergabe an die Nachkommen weniger ins Gewicht als rezessive.** Die meisten der dominanten Anlagen führen zu schweren Störungen, die mit der Fortpflanzung überhaupt nicht vereinbar sind oder Letalfaktoren im engeren und weiteren Sinne darstellen (Tabelle 13). Somit wird das Leiden durch Selektion eliminiert, insgesamt betrachtet der Pool jedoch durch Neumutationen ergänzt.

Im Rahmen der Geburtshilfe und Gynäkologie sei auf die autosomal dominanten Dysfribrinogenämien hingewiesen. Die einzelnen Formen sind

Tabelle 13. Einige der autosomal dominant vererbbaren Krankheiten

Erkrankungen		Möglichkeit der Fortpflanzung
Skeletterkrankungen:	Osteogenesis imperfecta mit blauen Skleren (Lobstein)	Eingeschränkt
	Achondroplasie (Chondrodystrophie)	Eingeschränkt
	Dysostosis cleidocranialis	Eingeschränkt bis aufgehoben
	Dysostosis mandibulofacialis	Eingeschränkt
	Marfan-Syndrom	Eingeschränkt
Muskelerkrankungen	Faziohumeroskapuläre Muskeldystrophie („Schultergürtelform")	Über Generationen möglich
	Myotonia congenita	Nicht eingeschränkt; große Sippen
Erkrankungen des Nervensystems:	Chorea Huntington	Nicht eingeschränkt
	Neurofibromatosis	Nicht eingeschränkt
	Tuberöse Sklerose	Nicht eingeschränkt
Hämatologische Erkrankungen:	Sphärozytose	Über viele Generationen möglich
	Elliptozytose	Über viele Generationen möglich
Andere Erkrankungen:	Zystennieren = polyzystische Nierenerkrankung des Erwachsenenalters	Nicht eingeschränkt
	Bestimmte Dysfribrinogenämien	Möglich

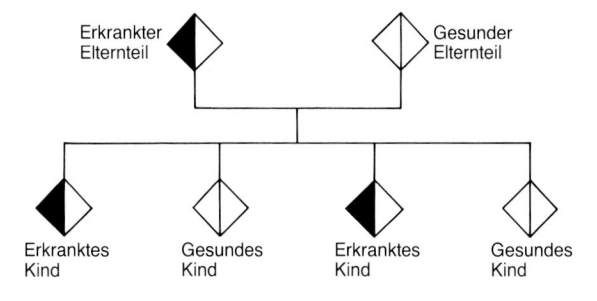

Das Symbol ◇ verweist darauf, daß das Merkmal unabhängig vom Geschlecht vererbt wird

Abb. 75. Autosomal dominanter Erbgang

zwar selten, stellen jedoch nicht nur hinsichtlich der genetischen Beratung, sondern v. a. im Einzelfall in der Geburtshilfe akute Problemfälle dar, da bei dem möglicherweise betroffenen Neugeborenen Blutungsgefahr besteht. Falls die Mutter die Anlage trägt, ist auch sie sub partu gefährdet.

Autosomal rezessive Leiden

Bei *autosomal rezessivem Erbgang* tritt die abnorme Anlage nur in Erscheinung, wenn *beide Gene* des Genpaares gleichermaßen mutiert sind. *Der Erbgang setzt für die Manifestation den homozygoten Zustand voraus.* Das Leiden tritt daher überwiegend bei den Nachkommen *aus der Ehe von 2 für das gleiche Merkmal heterozygoten Elternteilen auf* (s. S. 104). Entsprechend dem Segregationsmuster beträgt die theoretische Erkrankungswahrscheinlichkeit für jedes Kind 25%. Unter den phänotypisch gesunden Kindern sind 50% heterozygot und damit unauffällige Überträger zu erwarten; weitere 25% werden merkmalsfrei sein (Abb. 76a).

Wesentlich erscheint, daß *2 phänotypisch* unauffällige *Ehepartner plötzlich ein erkranktes Kind haben können*, auch ohne daß sich in der Familienanamnese Hinweise für die Belastung finden. Da das erkrankte Kind bei rezessivem Erbgang homozygot sein muß, setzt dies eine *Heterozygotie beider Elternteile* voraus.

Die Wahrscheinlichkeit einer Heirat von 2 für das gleiche Merkmal heterozygoten Partnern ist sehr gering. Es ist abhängig von der Häufigkeit des mutierten Gens in Bevölkerungsgruppen. Die Frequenz heterozygoter Träger beträgt z. B. für die Phenylketonurie (PKU) 1:50 und für die Galaktosämie 1:100. Daraus läßt sich die Häufigkeit der mit einem dieser Defekte behafteten Kinder für die PKU mit 1:10000 und für die Galaktosämie mit 1:40000 berechnen.

Die genetische Belastung ist eine andere, wenn ein für ein *rezessives Leiden homozygoter Merkmalsträger* – also ein Erkrankter – einen *homozygot normalen Partner* heiratet. Die Kinder werden nicht krank, jedoch alle heterozygot für das Merkmal sein (Abb. 76b). Wiederum anders gestaltet sich das Risiko für die Nachkommen im Falle der – extrem seltenen – *Heirat zwischen einem Erkrankten, d. h. Homozygoten, und einem für dieses Merkmal Heterozygoten.* Dann ergibt sich eine Erkrankungswahrscheinlichkeit von 50% für jedes Kind und dasselbe Risiko für heterozygote Nachkommen, also solche mit Überträgerstatus (Abb. 76c).

Bei der genetischen Beratung vor Eingehen einer Verwandtenehe spielen in erster Linie rezessiv autosomale Erbgänge zur Abschätzung des Risikos eine Rolle. Vetter und Base 1. Grades haben durchschnittlich ⅛ ihrer Gene gemeinsam. Wenn keine belastende Familienanamnese besteht, ergeben sich bei Konsanguinität gegenüber der Normalpopulation leicht erhöhte, aber tragbare Risikoziffern. Die Situation ist belastender, wenn ein autosomal rezessives Leiden in einer Familie mehrfach aufgetreten ist. Heiratet z. B. eine Kusine einen Vetter mit erkrankten Geschwistern, so besteht ein Risiko von 1:24 für erkrankte Nachkommen.

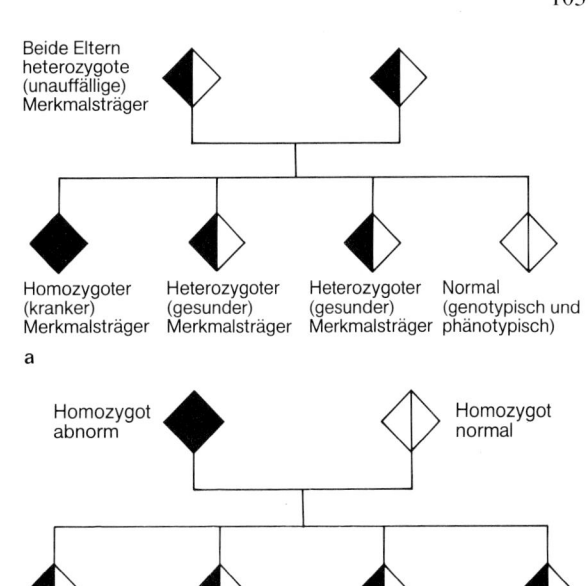

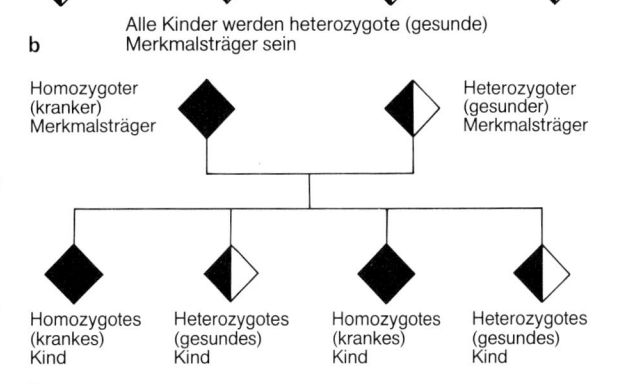

Abb. 76a–c. Autosomal rezessiver Erbgang. **a** Beide Eltern sind heterozygote Merkmalsträger. **b** Ein Elternteil ist homozygot abnormer, der andere homozygot normaler Merkmalsträger. **c** Ein Elternteil ist homozygot, der andere heterozygot für den Gendefekt

Rezessivem Erbgang folgen fast alle diejenigen Erbleiden, bei denen ein bestimmtes Enzym oder Protein fehlt. In heterozygotem Zustand genügt die genetische Information des normalen Gens, um eine ausreichende Merkmalsfunktion zu gewährleisten. In homozygotem Zustand manifestiert sich der Defekt, weil dann eine Stoffwechselkette nicht bis zum Ende durchlaufen wird oder weil im Metabolismus Nebenwege eingeschlagen werden, die zu pathologischen Intermediärprodukten führen.

Bisher sind >500 autosomal rezessiv erbliche Leiden bekannt geworden, und für etwa die gleiche Anzahl gilt dieser Erbgang als wahrscheinlich.

Angeborene Stoffwechselerkrankungen

Im Vordergrund der autosomal rezessiv erblichen Leiden stehen die angeborenen *Stoffwechselerkran-*

kungen – die „inborn errors of metabolism". Etwa 200 von ihnen sind biochemisch aufgeklärt.

Die Stoffwechseldefekte lassen sich - ausgehend von der metabolischen Störung – in folgende Gruppen unterteilen:

- Störungen des Lipidstoffwechsels,
- Störungen des Mukopolysaccharidstoffwechsels,
- Störungen des Aminosäurestoffwechsels,
- verschiedene andere biochemische Störungen.

Die angeborenen metabolischen Erkrankungen machen ca. *0,2% der konnatalen Defekte* aus. Sie haben – wenn auch in unterschiedlicher Ausprägung – stets *geistige und körperliche Retardierung* zur Folge, die bei den meisten im *Säuglingsalter* oder in der *frühen Kindheit* manifest wird. Die Kinder fallen i. allg. bei der Geburt nicht auf.

Eine Ausnahme stellen z. B. die Fehlbildungen bei einem Neugeborenen mit einer **Mukopolysaccharidose** vom Typ Pfaundler-Hurler dar (großer, plumper Schädel, groteske Gesichtszüge – Gargoylismus –, Kyphose, plumpe Extremitäten). Die **Galaktosämie** tritt nach Beginn der Milchfütterung mit Erbrechen und Durchfällen in Erscheinung, gefolgt von Ikterus, Hepatosplenomegalie und Aszites. Die **Ahornsirupkrankheit** äußert sich gegen Ende der 1. Lebenswoche mit Rigidität, Opisthotonus und asphyktischen Krisen als Zeichen der zerebralen Störungen.

Bei der Seltenheit der Heirat zweier für den gleichen Gendefekt heterozygoter Träger wird die familiäre Belastung in der Regel *erst durch ein erkranktes Kind* offenbar. Entsprechend dem Erbgang besteht für jedes weitere Kind eine Erkrankungswahrscheinlichkeit von 25% (Abb. 76a).

Für die genetische Beratung ist wichtig, daß bei einigen dieser erblichen Stoffwechselleiden die heterozygoten Träger mit Hilfe biochemischer Tests ermittelt werden können. Der *Heterozygotentest* basiert auf der Tatsache, daß heterozygote Merkmalsträger nur die halbe Aktivität des in Frage stehenden Enzyms besitzen. Bei Verdacht auf eine familiäre Belastung liefert der Heterozygotenstatus einen – wenn auch mit gewissen Unsicherheiten behafteten – Parameter für die individuelle Beratung.

Als Konsequenz der Identifizierung einer Reihe von Stoffwechseldefekten und der Entwicklung geeigneter Nachweismethoden haben sich für derartig belastete Familien neue Perspektiven durch die pränatale Diagnostik in der frühen Schwangerschaft eröffnet. Mehr als 60 angeborene metabolische Leiden lassen sich nach Amniozentese oder Chorionbiopsie aus den fetalen Zellen und/oder – seltener – direkt aus dem Fruchtwasser nachweisen (s. S. 118 und S. 120) (Tabelle 14). Der Katalog der pränatal diagnostizierbaren Stoffwechseldefekte wird schon in naher Zukunft weiter zunehmen, v. a. werden die monogenen Erbleiden mit bekanntem Genort der Diagnostik mit Hilfe gentechnischer Verfahren zugänglich werden.

Wenn auch die autosomal rezessiven Leiden, insbesondere die Stoffwechselanomalien, einzeln betrachtet, seltene Ereignisse darstellen, so bilden sie doch insgesamt und wegen der Schwere des Verlaufes sowie der familiären genetischen Belastung ein nicht zu unterschätzendes Kontingent für Beratung und pränatale Diagnostik. Gerade die erblichen metabolischen Erkrankungen erfordern eine enge Kooperation von Pädiater, Humangenetiker und Geburtshelfer.

Bei der Beratung gilt es außer der Abschätzung des genetischen Risikos zu berücksichtigen, ob ein Stoffwechselleiden durch eine entsprechende Behandlung beherrscht werden kann. Mit einer diätetischen Dauertherapie gelingt es zum Beispiel, die schweren Verlaufsformen der Phenylketonurie (PKU) einzudämmen. Damit stellen sich jedoch neue Aufgaben für den Arzt, insbesondere für den Gynäkologen und Geburtshelfer.

Die Früherkennung der PKU seit Einführung des Neugeborenenscreenings Ende der 50er Jahre bahnte den Weg zur erfolgreichen diätetischen Therapie unter Phenylalaninentzug. Dank der Früherfassung und Frühbehandlung sind die PKU-Kranken heute klinisch unauffällig und mit normaler Intelligenz ausgestattet, wenn die Behandlung als Dauertherapie bis zum 10.–15. Lebensjahr fortgesetzt wird. Danach können sie normale Kost zu sich nehmen, ohne daß das Gehirn noch Schaden erleidet. Infolge dieser konsequenten Betreuung und diätetischen Steuerung ist die Lebenserwartung PKU-Kranker gestiegen, und eine zunehmende Zahl von ihnen gelangt in das fertile Alter. Wird eine an PKU leidende Frau schwanger, so stellt sich die Frage, wie weit das Grundleiden der Mutter die Gravidität beeinflußt und umgekehrt. Seit den ersten Beobachtungen ist klar, daß die PKU der Mutter den Feten schädigen kann, d. h. der Fetus erkrankt, ohne selbst den Gendefekt in homozygotem Zustand zu tragen. Die Kinder werden häufiger mit Mikrozephalie, Dystrophie und Herzfehlern geboren. Vorherrschend ist die geistige Retardierung. Dabei besteht eine positive Korrelation zwischen den Phenylalaninwerten im Blut der Mutter und dem Schädigungsgrad des Feten. So birgt das mütterliche PKU-Syndrom eine besondere Problematik: Aufgrund der genetischen Konstellation brauchte man nicht von einer Gravidität abzuraten. Bedenken bestehen aber angesichts der peristatischen Faktoren, d. h. der jeweiligen diätetischen Situation der Mutter. Wenn auch die Zahl der Beobachtungen noch gering ist, so scheint doch eine präkonzeptionelle und post conceptionem aufrechterhaltene straffe Einstellung der Mutter die Rate geschädigter Kinder zu verringern.

Für die Beratungspraxis bedeuten diese Erkenntnisse, daß die an PKU erkrankten Mädchen, wenn sie der Betreuung durch den Pädiater entwachsen, frühzeitig der Vorsorge des Gynäkologen und Geburtshelfers anvertraut werden sollten. Ihm obliegt es im Rahmen seiner präventiven Aufgaben, die individuell geeigneten kontrazeptiven Maßnahmen

9 Genetische Beratung

Tabelle 14. Pränatal nachweisbare angeborene Stoffwechselleiden. (Nach Fuhrmann u. Vogel 1982)

Störungen des Fettstoffwechsels:	Mukopolysaccharidosen:	Verschiedene:
M. Fabry[a]	MPS I H (Hurler)[a]	Akatalasämie
M. Gaucher[a]	MPS I S (Scheie)	M. Menkes[a]
G_{M1}-Gangliosidose	MPS II (Hunter)[a]	Lesch-Nyhan-Syndrom[a]
Typ 1 generalisiert[a]	MPS III A (Sanfilippo A)[a]	Lysosomaler Mangel an saurer
Typ 2 juvenile Form[a]	III B (Sanfilippo B)	Phosphatase[a]
G_{M2}-Gangliosidose	MPS IV (Morquio)?	Xeroderma pigmentosum[a]
Typ 1 M. Tay-Sachs[a]	MPS VI (Maroteaux-Lamy)[a]	Orotsäureazidurie
Typ 2 M. Sandhoff[a]	Fukosidose[a]	β-Thalassämie[a]
Typ 3 juvenile Form	Mannosidose	Sichelzellanämie[a]
M. Krabbe[a]	Mukolipidose Typ II[a]	Fanconi-Anämie
Metachromatische Leukodystrophie[a]	Mukolipidose Typ III	
M. Niemann-Pick[a]	Mukolipidose Typ IV[a]	
M. Refsum		
M. Wolman[a]	**Aminosäurestoffwechselstörungen**	
Hyperlipoproteinämie Typ II[a]	**und verwandte Krankheiten:**	
	Argininbernsteinsäuresyndrom	
Störungen des Kohlenhydratstoffwechsels:	Zystinose	
Galaktosämie[a]	Zitrullinämie (?)	
Galaktokinasemangel	Hyperammonämie (Typ II, kongenitale	
Glykogenspeicherkrankheit	Form)	
Typ II (Pompe)[a]	Hyperlysinämie (?)	
Typ III	Verzweigtkettenketonurie	
Typ IV	(Ahornzuckerurinkrankheit)	
Glukose-6-phosphat-Dehydrogenasemangel	schwere infantile[a]	
Pyruvatdehydrogenasemangel	intermittierende	
	Methylmalonsäureazidurie[a]	
	Homozystinurie	
	Zystathioninurie	
	Histidinämie	
	Propionazidämie	

[a] Bereits an Amnionzellen nachgewiesen.

zur Anwendung zu bringen. Besteht dringender Kinderwunsch, so geht es um die zeitliche Planung der Gravidität nach vorheriger straffer kontrollierter diätetischer Einstellung und um die konsequente Fortsetzung des diätetischen Regimes während der ganzen Schwangerschaft.

Geschlechtsgebunden rezessive Leiden

Nach den bisherigen Kenntnissen besitzt das Y-Chromosom keine für Erbleiden relevanten Merkmale, so daß unter den geschlechtsgebundenen erblichen Defekten die X-gekoppelten Erkrankungen verstanden werden. Die überwiegende Mehrzahl folgt dem *rezessiven* Erbgang.

Die Besonderheiten der Weitergabe an die Nachkommen beruhen bei der X-gebundenen Vererbung auf dem unterschiedlichen Gonosomenkomplement beider Geschlechter. Da das X-Chromosom bei *männlichen Individuen unpaarig – hemizygot – vorliegt, wird ein abnormes Gen auf dem einzigen X-Chromosom bei männlichen Nachkommen zur manifesten Erkrankung führen.* Die weiblichen Individuen werden aufgrund der beiden X-Chromosomen – eines materner, eines paterner Herkunft – bezüglich des Merkmals gesund, aber für den Gendefekt heterozygot und damit Übertägerinnen (Konduktorinnen) des Merkmals sein (Abb. 77a). Wenn eine Überträgerin eines X-gebundenen Erbleidens einen gesunden Mann heiratet, werden rechnerisch die Hälfte der Söhne erkrankt und die Hälfte der Töchter Überträger des Gendefektes sein (Abb. 77a). Der Konduktorinnenstatus läßt sich aus einer detaillierten Familienanamnese ableiten und kann bei einigen dieser Leiden, z. B. bei der Hämophilie A und der progressiven Muskeldystrophie vom Typ Duchenne, biochemisch verifiziert werden.

Aus der Ehe eines erkrankten männlichen Individuums und einer homozygot normalen Partnerin gehen normale männliche Nachkommen hervor, während die Töchter alle Konduktorinnen sein werden (Abb. 77b).

Die häufigste Beratungssituation ergibt sich, wenn die Ehefrau oder Verlobte Überträgerin eines geschlechtsgebundenen rezessiven Gendefektes ist. In diesen Fällen ist davon auszugehen, daß die Erkrankungswahrscheinlichkeit der Söhne 50% beträgt. Zur Prävention steht die pränatale Diagnostik mit der Bestimmung des Geschlechtes und bei

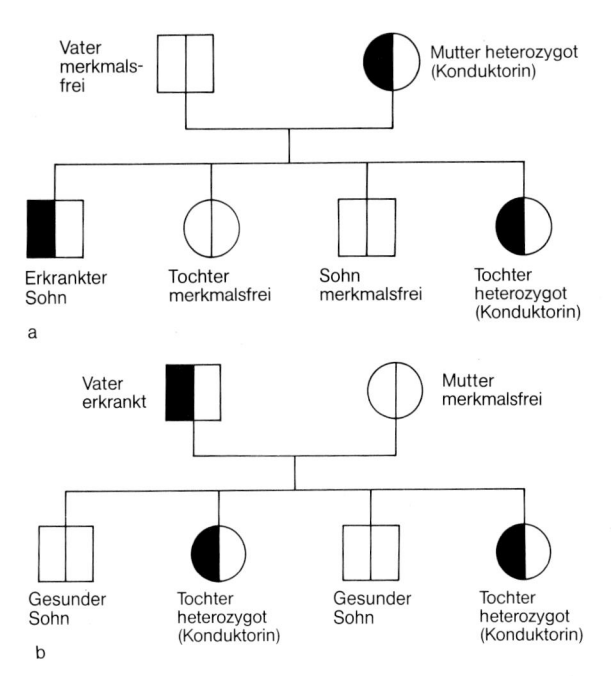

Abb. 77 a, b. X-gebunden rezessiver Erbgang. **a** Vater merkmalsfrei, Mutter heterozygote Merkmalsträgerin (Konduktorin). **b** Vater hemizygoter Merkmalsträger (erkrankt), Mutter merkmalsfrei

Nachweis eines männlichen Feten bei einigen X-gebundenen Erbleiden die Ausschlußdiagnostik mit Hilfe gentechnischer Verfahren zur Verfügung (s. S. 120 und Tabelle 15).

Mit gewissem Vorbehalt ist an dieser Stelle das *„Marker-X-Syndrom"* zu nennen, eine X-chromosomal-rezessive Schwachsinnsform, die mit Sprachstörungen und den phänotypischen Stigmata einer Makrorchie, akromegalen Gesichtszügen und großen abstehenden Ohren einhergeht. Die Frequenz der schwachsinnigen Männer mit dem sog. „fragi-

Tabelle 15. Einige der geschlechtsgebunden rezessiven Erbleiden. (Nach Knörr et al. 1987)

M. Addison mit Zerebralsklerose	
Agammaglobulinämie	
Nephrogener Diabetes insipidus	*
Hämophilie A und B	*
Ichthyosis	
Lesch-Nyhan-Syndrom	*
Testikuläre Feminisierung	*
Menkes-Syndrom	(*)
Mukopolysaccharidose Typ II (Hunter)	
Progressive Muskeldystrophie Duchenne	*
Otopalatodigitales Syndrom	
Lowe-Syndrom	
Glukose-6-phosphat-Dehydrogenase	*

* Konduktorinnennachweis möglich

len X" wird für die BRD auf 1:2000 geschätzt. Das fragile X läßt sich unter geeigneten Kulturbedingungen aus Metaphasen der Lymphozytenkultur oder anderen Zellkulturen – auch der Amnionzellkultur – nachweisen, wenn folsäurefreies oder mit Zusatz von Folsäureantagonisten versehenes, serumarmes oder -freies Medium verwendet wird. Das X-Chromosom betroffener Patienten zeigt an der Position Xq 27 oder 28 eine brüchige Stelle, nach bisherigen Kenntnissen ohne Genverlust. Es läßt sich auch bei der Chromosomenanalyse weiblicher Überträger nachweisen. Die Frequenz der Zellen mit fragilem X ist bei Überträgerinnen jedoch niedriger als bei hemizygoten Männern und zeigt überdies mit zunehmendem Alter der Frauen eine Frequenzabnahme, so daß die sichere Diagnose des Überträgerstatus nur bei Mädchen bis zum Alter von ca. 20 Jahren einwandfrei gestellt werden kann. Die Überträgerinnen können klinisch unauffällig, aber auch geistig retardiert und phänisch stigmatisiert sein.

Die Entscheidung der Frage, ob man bei diesem Leiden die – grundsätzlich mögliche – pränatale Diagnostik in Erwägung ziehen soll, ist dadurch erschwert, daß auch bei einem Teil der weiblichen Nachkommen, die ja Überträgerstatus aufweisen, mit geistiger Behinderung zu rechnen ist. Gegenwärtig scheint wichtig, bei den heranwachsenden Mädchen aus betroffenen Familien schon frühzeitig den Konduktorinnenstatus nachzuweisen oder auszuschließen. Bei positivem Befund müßte dann die Frage der pränatalen Diagnostik rechtzeitig angesprochen werden.

Multifaktoriell – polygen – bedingte Leiden

Definitionsgemäß handelt es sich bei dieser Gruppe um Anomalien, deren Manifestation von einer polygenen Prädisposition, also von *mehreren Genen bzw. deren Kombination und von zusätzlich wirksamen Umgebungsfaktoren* abhängt. Wahrscheinlich üben exogene Einflüsse bei gegebener Genkombination eine Art „Triggerfunktion" aus. Die Hypothese der polygenen bzw. multifaktoriellen Ätiologie basiert v. a. auf der Tatsache, daß der Erbgang **nicht** den Mendel-Gesetzen folgt, obwohl ein familiäres Auftreten und die Weitergabe an Nachkommen unbezweifelbar ist. Die *genetische Belastung* kann daher bei multifaktoriell bedingten Anomalien nur *empirisch aus Familienbeobachtungen* ermittelt werden. Die gewonnenen *Risikoziffern dienen dann für den individuellen Beratungsfall als Richtschnur*. Diese Situation ist unbefriedigend, um so mehr als diese Erbleiden die größte Gruppe der angeborenen

Tabelle 16. Wiederholungsrisiko bei einigen multifaktoriell bedingten Defekten und Erkrankungen. (Nach Knörr-Gärtner u. Knörr 1987)

Art der Fehlbildung/Erkrankung	Empirisches Risiko (%)	Häufigkeit in der Bevölkerung (%)
Isolierte Gaumenspalte		ca. 0,02–0,04
wenn 1 Kind behaftet	2–5	
wenn 1 Elternteil behaftet	17	
Lippen-Kiefer-Gaumen-Spalte		ca. 0,1–0,2
wenn 1 Kind behaftet	4	(Knaben häufiger als
wenn 2 Kinder behaftet	9	Mädchen betroffen)
wenn 1 Elternteil behaftet	4	
wenn 1 Elternteil **und** 1 Kind behaftet	17	
(Risiko etwas höher, wenn die Mutter erkrankt oder 1 Tochter behaftet)		
Spina bifida		
Spina bifida allein	5,1	ca. 0,1
Spina bifida + Anenzephalie und/oder Hydrozephalie		ca. 0,29
wenn 1 Kind behaftet	4,0	
wenn 2 Kinder behaftet	10,0	
Anenzephalie allein		
wenn 1 Kind behaftet	5,0	
Kongenitale Herzfehler		0,6
wenn 1 Kind behaftet	1–6	
Pylorusstenose		Knaben ca. 0,6 Mädchen ca. 0,1
wenn die Mutter betroffen	für Knaben 20 für Mädchen 7	
wenn der Vater betroffen	für Knaben 5 für Mädchen 2,5	
wenn 1 Tochter betroffen	für Knaben 20 für Mädchen 7	
wenn 1 Sohn betroffen	für Knaben 5 für Mädchen 2,5	
Angeborene Hüftluxation		Knaben ca. 0,05 Mädchen ca. 0,3
wenn 1 Tochter betroffen	für Knaben 0,6 für Mädchen 6,25	
wenn 1 Sohn betroffen	für Knaben 0,9 für Mädchen 6,9	
Klumpfuß		ca. 0,1
wenn 1 Kind behaftet	für Knaben 5,97 für Mädchen 1,95	
Hypospadie		ca. 0,3
wenn 1 Sohn betroffen	für Brüder 9,6	
Oligophrenie		ca. 2–4
für Kinder eines Schwachsinnigen	16–50	
für Geschwister eines Schwachsinnigen	11–41	
für Kinder schwachsinniger Eltern	90	
Epilepsie		ca. 2,3
wenn 1 Kind erkrankt	7,8	
Schizophrenie		ca. 0,85
für Geschwister eines Kranken	8–14	
für Kinder eines Kranken	9–16	
Diabetes mellitus		
Erkrankungsalter		
bis 24 Jahre	6 (bis 9 Jahre) 13 (bis 45 Jahre)	0,2 (bis 19 J.)
25–44 Jahre	1,7 (bis 25 Jahre) 2,3 (bis 45 Jahre)	0,4

Fehlentwicklungen ausmachen. Sie sind etwa doppelt so häufig wie die monogenen und chromosomalen Defekte zusammengenommen und damit von größerer Bedeutung für den Alltag des Arztes und Geburtshelfers (Tabelle 16).

Das *Wiederholungsrisiko beträgt generell 2–5%* und differiert in Abhängigkeit von der speziellen Anomalie. Es ist *signifikant erhöht*,

- wenn bereits ein Kind behaftet ist,
- wenn ein Elternteil selbst betroffen ist – z. B. eine Hasenscharte hat –,
- wenn eine bestimmte Anomalie in der Verwandtschaft wiederholt aufgetreten ist.

In die Risikoabschätzung muß mit eingehen, wenn *Geschlechtsdifferenzen in der Manifestationshäufigkeit* bestehen. Die Pylorusstenose tritt z. B. häufiger bei Knaben, die Hüftluxation häufiger bei Mädchen auf.

Die *Beratung kann nur gezielt auf die in Frage stehende Entwicklungsstörung, die Möglichkeiten ihrer Korrektur,* die spätere Belastung des Individuums und der Familie ausgerichtet sein und unter Einbeziehung der gesamten familiären Situation erfolgen. Bei einer Reihe multifaktoriell verursachter Fehlbildungen kommt die pränatale Diagnostik als Präventivmaßnahme zum Tragen. Anenzephalie, offene Spaltbildungen des Schädels und der Wirbelsäule lassen sich mit großer Zuverlässigkeit durch die *Ultrasonographie,* die Bestimmung der *α-Fetoproteine* und den *Azetylcholinesterasetest* im Fruchtwasser nachweisen oder ausschließen. Infolge der Fortentwicklung der Ultraschalldiagnostik kann inzwischen darüber hinaus der größte Teil der mit Strukturveränderungen einhergehenden Entwicklungsstörungen erfaßt werden (s. S. 122). Bestehen keine pränataldiagnostischen Möglichkeiten und erscheint den Ratsuchenden das Wiederholungsrisiko zu hoch, so sind je nach Lage des Falles geeignete Maßnahmen zur Kontrazeption zu erörtern.

In die Beratung müssen neben der Erörterung der Korrekturmöglichkeiten auch Fragen der Prävention bzw. Prophylaxe einbezogen werden. Nach neueren Erkenntnissen soll die Substitution von Vitaminen, v. a. von *Vitamin A und Folsäure* zu einer signifikanten *Senkung von neuralen Spaltbildungen in belasteten Familien* führen, wenn mit den Gaben ca. 4 Wochen vor der Empfängnis begonnen wird und die Medikation bis zum 2. Ausbleiben der Menstruation andauert.

Ebenso sprechen Studien dafür, daß durch eine präkonzeptionell einsetzende *Multivitaminsubstitutionstherapie* eine signifikante *Verminderung der Wiederholungsrate von Lippen-Kiefer-Gaumen-Spalten* zu erzielen ist.

Man wird daher zur Prävention bzw. Prophylaxe von neuralen und/oder oralen Spaltbildungen bei erhöhtem Wiederholungsrisiko (Spaltbildungen bei Geschwistern oder in der engeren Familie) die perikonzeptionelle Gabe von Multivitaminpräparaten empfehlen.

Bei familiärem Vorkommen der schweren multifaktoriell erblichen Krankheiten mit variierenden Verlaufsformen, d. h. unterschiedlicher individueller und familiärer Prognose, wie der Schizophrenie, Epilepsie oder Oligophrenie, obliegt die Beratung dem Humangenetiker in Zusammenarbeit mit dem für das Leiden zuständigen Spezialisten, während die Fragen der Familienplanung mit dem Gynäkologen und Geburtshelfer abzustimmen sind.

Chromosomopathien

Im Rahmen der genetischen Beratung geht es häufig um die Prävention eines Kindes mit einer Chromosomenanomalie. Wenn auch Chromosomopathien „nur" mit einer Frequenz von 1 : 200 (0,5% der Neugeborenen) auftreten, so stellen die Ratsuchenden doch das größte Kontingent, weil die Risikogruppen bekannt und die Möglichkeiten der Prophylaxe durch die pränatale Diagnostik gegeben sind.

Für die regelrechte intra- und extrauterine Entwicklung stellt die Konstanz des menschlichen Chromosomenkomplementes mit seinem Genbestand, dem Genom, eine unabdingbare Voraussetzung dar. Diese Konstanz des Karyotyps ist gebunden an die identische Reduplikation der DNA und die Weitergabe der Chromosomen als Einheiten der Genkomplexe in den Teilungsschritten der Meiose und der Mitose, d. h. also der Gametogenese und der somatischen Zellvermehrung (s. S. 6 und S. 135).

Es ist davon auszugehen, daß ein Zuviel oder ein Zuwenig an genetischer Substanz von der Natur nicht geduldet wird. Abweichungen von der normalen Gendosis sind entweder nicht mit der Entwicklung und dem postnatalen Dasein vereinbar oder führen zu zwar lebensfähigen, aber fehlgebildeten Kindern.

Numerische Chromosomenaberrationen – Aneuploidie

Abweichungen von der normalen Chromosomenzahl (Aneuploidie) sind als Ursache von Anomalien überwiegend auf Fehlverteilungen der Chromosomen während der Gametogenese zurückzuführen (s. S. 109).

Auslösend sind Störungen des Mikromilieus in Betracht zu ziehen, ebenso aber auch ein Versagen der genetischen Steuerung der Meiose.

Ereignen sich Fehlverteilungen im **Mitoseablauf** der **postzygotischen Stadien,** so besitzt der Conceptus 2 oder sogar mehrere Zellinien unterschiedlicher Chromosomenzahl und wird als **Mosaik** bezeichnet (s. S. 111).

Unter den Aneuploidien stellen die **Trisomie** und die **Monosomie** die wichtigsten Formen dar.

Bei einer *Trisomie* ist ein bestimmtes Chromosom nicht paarig – disom –, sondern 3fach – trisom – vorhanden. Fehlt eines der beiden homologen Chromosomen, so handelt es sich um eine *Monosomie*. Beiden Formen liegt ein Verteilungsfehler während der **Gametogenese** zugrunde, sei es, daß ein Chromosomenpaar ausnahmsweise während der Anaphase I nicht auseinanderweicht (Non-disjunction), oder sei es, daß es im Zuge der Teilungsbewegungen keinen Anschluß an den Spindelapparat gewinnt (Anaphase lagging). Es resultiert dann eine Gamete mit 1 Chromosom zuviel oder 1 Chromosom zuwenig (Abb. 78).

Die **meiotische Non-disjunction** ist offenbar um so häufiger zu erwarten, je länger die Paarung der homologen Chromosomen in der I. meiotischen Prophase andauert. Während bei männlichen Individuen die Meiose ab der Pubertät kontinuierlich durchlaufen wird, treten die **Keimzellen bei weiblichen Individuen** bereits während der Fetalzeit in das letzte Stadium der meiotischen Prophase – das *Diktyotän* – ein und verharren in diesem Wartestadium, bis ab der fertilen Phase – nach 20, 30 oder gar erst nach 40 Jahren – 1 Eizelle/Zyklus „abgerufen" wird und erst dann die Reifeteilungen vollendet. Die Gefahr einer Non-disjunction während der mütterlichen Gametogenese steigt daher mit dem Alter der Frau, da die Eizelle entsprechend gealtert ist und möglicherweise nachteiligen exogenen Einflüssen ausgesetzt war. Daß diese Annahme zu Recht besteht, zeigt die Zunahme der Trisomien in Abhängigkeit vom Alter der Mutter (s. S. 118). Bei altersunabhängigem Auftreten einer Non-disjunction sind andere Faktoren wie eine **hormonale Imbalance** oder auch eine verzögerte Fertilisation – d. h. *Überreife der Eizelle* – ursächlich in Betracht zu ziehen. Ein *Einfluß des väterlichen Alters* scheint ebenfalls vorhanden zu sein (s. S. 119). Zweifellos treten Fehlverteilungen auch während der Spermiogenese auf; jedoch dürften Selektionsprozesse die Befruchtung durch normale Gameten begünstigen (s. S. 136).

Eine besondere Form meiotischer Teilungsstörungen stellt die **Polyploidie** dar. Hier handelt es sich um Komplemente mit Chromosomenmehrfachsätzen, z. B. in Form der *Triploidie* (3n = 69) oder der *Tetraploidie* (4n = 92). Auch diesen Anomalien liegt eine fehlerhafte **materne oder paterne Gametogenese** zugrunde, die je nach Herkunft der überzähligen Chromosomenkomplemente mit den Sammelbegriffen **Polygynie** bzw. **Polyandrie** umrissen wird.

Bei der am häufigsten vertretenen *Triploidie* kommen formal folgende Entstehungsmodi in Frage: Störungen im Ab-

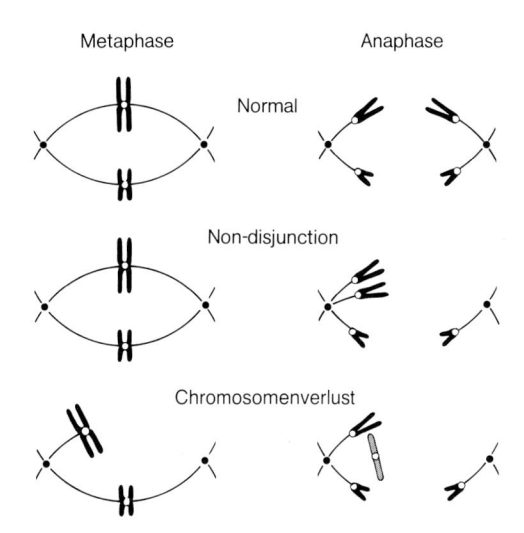

Abb. 78. Schema der Non-disjunction und des Chromosomenverlustes in der Anaphase

lauf der I. oder II. Reifeteilung der *Eizelle* können dazu führen, daß ein Polkörperchen nicht ausgestoßen wird. Dadurch unterbleibt die Reduktion auf den haploiden Chromosomensatz. Bei der Befruchtung einer solchen diploiden Eizelle durch ein normales haploides Spermium entsteht eine triploide Zygote. Da die Störung in der Eizelle abgelaufen ist, liegt eine *Digynie* vor. Unterbleibt die Haploidisierung der *Spermiogenese* und gelangt ein abnormes diploides Spermium zur Befruchtung einer normalen haploiden Oozyte, so ist die Triploidie paternal bedingt, und es handelt sich um eine *Diandrie*. Als besonderer Entstehungsmodus im Rahmen der Diandrie ist das Eindringen zweier normaler haploider Spermien in die Eizelle in Betracht zu ziehen *(Dispermie)*. Es muß offen bleiben, ob in diesem Falle die Barrierenfunktion der Zona pellucida und der Corona-radiata-Zellen der Oozyte, die normalerweise das Eindringen eines 2. Spermiums blockieren (Polyspermieblock, s. S. 142), insuffizient ist, oder ob das eindringende 1. Spermium die abdichtende Funktion nicht auszulösen vermochte. Die Digynie dürfte weitaus häufiger sein als die Diandrie.

Strukturelle Chromosomenaberrationen

Strukturveränderungen der Chromosomen setzen **Bruchereignisse** voraus.

Der **Stückverlust** nach einem Chromosomenbruch (Deletion) hat die **partielle Monosomie** eines Chromosoms zur Folge. Die *Deletion* tritt meist sporadisch im Zuge der Gametogenese einer der elterlichen Keimzellen auf, kann jedoch auch die unbalancierte Form einer interchromosomalen Translokation sein, die ein Elternteil balanciert besitzt.

Chromosomenumbauten – Translokationen – setzen im einfacheren Fall 2 *Bruchereignisse* voraus, die zum reziproken Austausch nichthomologer Fragmente zwischen den betroffenen Chromosomen führen. Bleibt das Genom komplett erhalten, so handelt es sich um eine **balancierte Translokation;** die Träger sind phänotypisch unauffällig. Im Zuge der Segregation während der Gametogenese und anschließenden Befruchtung können Zygoten mit unbalancierten Typen der Translokation resultieren.

Die Mehrzahl der reziproken Translokationen beruht auf einer *zentrischen Fusion zweier akrozentrischer Chromosomen der D- und G-Gruppe (Robertson-Translokation).* Dabei verschmelzen nach 2 gleichzeitigen Bruchereignissen die langen Arme zweier akrozentrischer Chromosomen in der Zentromerregion nach Verlust der kurzen Arme. Durch diesen Prozeß verringert sich die Chromosomenzahl des Komplements von 46 auf 45. Dieser Translokationsmodus spielt v. a. bei der *erblichen Form des M. Down - dem Translokationsmongolismus* - eine Rolle.

Eine z. B. im Rahmen der Gonosomopathien wichtige Strukturanomalie ist die Bildung eines *Isochromosoms.* Es entsteht dadurch, daß das betroffene Chromosom eine Querteilung statt der normalen Längsteilung durchmacht. Im Zuge der Chromosomenreduplikation resultiert dann ein abnorm langes oder kurzes Chromosom mit genetisch identischen Armen und ein Fragment, das, da ohne Zentromer, bei der Teilung verloren geht (Abb. 79).

Tritt die Strukturanomalie spontan als *Neumutation* in einer der elterlichen Gameten auf, so ist nur der aus dieser Befruchtung stammende Conceptus betroffen. Diese Fälle bergen kein erhöhtes Risiko für weitere Geschwister, da es sich um ein Zufallsereignis handelt. Der Nachweis des sporadischen Auftretens muß jedoch vorsorglich durch die Analyse des elterlichen Karyotypus erbracht werden.

Die Situation ist eine andere, wenn bei *einem Elternteil eine Translokation in balancierter Form* vorliegt. Die Träger sind phänotypisch normal, aber Überträger, sog. Strukturheterozygote, und können die Aberration an die Nachkommen weitergeben. Der Erbgang folgt formal den Mendel-Gesetzen, wenn auch die empirische Verteilung - wahrscheinlich infolge von frühen Keimverlusten - den Erbgang nicht ohne weiteres erkennen läßt.

Bei Trägern von Strukturanomalien entstehen in der Meiose im Zuge der Segregation als Folge möglicher Paarungsstörungen *unbalancierte Gameten,* so daß nach der Befruchtung Conceptus mit abnormem Chromosomenkomplement resultieren können. Sie gehen entweder als Letalfaktoren im engeren Sinne unmittelbar nach der Befruchtung zugrunde oder enden als Abort. Wenn jedoch die intrauterine Entwicklung durchlaufen wird, kommt es zur Geburt eines Kindes mit schweren körperlichen und geistigen Störungen. Entsprechend dem Erbgang können aber ebenso gesunde Kinder mit *normalem Karyotyp* und solche mit der *balancierten Form* der Strukturanomalie geboren werden. Letztere sind als Strukturheterozygote wiederum *Überträger der Chromosomenaberration auf die nächstfolgende Generation.* Diese Gruppe spielt bei der genetischen Beratung in mehrfacher Hinsicht eine Rolle:

- *nach der Geburt des mißgebildeten Kindes* mit einem strukturell abnormen Karyotypus; meist wird dann erst nachträglich ein Elternteil als Strukturheterozygoter ermittelt
- bei *Fertilitätsstörungen,* z. B. bei wiederholten bzw. habituellen Aborten; in ca. 2–3% liegt bei einem der Ehepartner ein Überträgerstatus mit balancierter Chromosomenstrukturaberration vor
- wegen der Möglichkeit der Prävention mit Hilfe der pränatalen Diagnostik (s. S. 119).

Klinische Syndrome

Numerische Chromosomenaberrationen haben vielfältige Veränderungen des Phänotypus zur Folge. In Abhängigkeit von den betroffenen Chromosomen herrschen jeweils phänotypische Stigmata vor, deren *Kombination* trotz individuell unterschiedlicher Ausprägung zu umschriebenen klinischen *Syndromen* führt. Dabei ist zwischen *gonosomalen* und *autosomalen Chromosomenmutationen* zu unterscheiden.

Numerische Gonosomenaberrationen

Bei den *Gonosomenaberrationen* stehen im Vordergrund der phänotypischen Expression Stigmata einer *defekten Geschlechtsentwicklung* und *-funktion;* Fehlbildungen der übrigen Organe und Organsysteme dürften auf Ausfall oder Überschuß der auf dem X-Chromosom verankerten autosomalen Gene zurückzuführen sein. Sie erreichen nie die Schwere

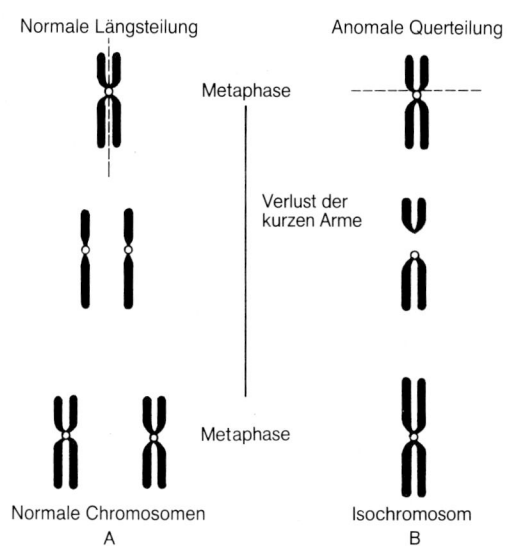

Abb. 79. Entstehung eines X-Isochromosoms. Diese Strukturanomalie entsteht, wenn ein X-Chromosom anstatt der normalen Längsteilung (A) eine Querteilung durchmacht. Gehen die kurzen Arme in der Anaphase dieser Teilung verloren, so resultiert im Zuge der Chromosomenreduplikation vor der nächsten Zellteilung durch Verdoppelung der verbliebenen langen Arme ein abnorm langes X-Chromosom (B)

der bei autosomalen Chromosomopathien zu beobachtenden Anomalien. Auch Intellekt und Psyche sind weniger gravierend beeinträchtigt, jedoch gilt als Regel, daß die geistige Retardierung bei der Polysomie X um so stärker ausgeprägt ist, je mehr X-Chromosomen das Gonosomenkomplement enthält.

Mutationen der Geschlechtschromosomen treten außer in der „reinen" monosomen oder trisomen Form als Folge von Fehlverteilungen während der Gametogenese in *zahlreichen Varianten*, z. B. als doppelte Non-disjunction in beiden maternen und/oder paternen Reifeteilungen, insbesondere aber als *Mosaikkonstellationen* infolge postzygotischer Non-disjunction auf. Die Monosomie X sowie die Trisomie X und die Trisomie XXY führen zu Syndromen, die auch für ihre vielfältigen Unterformen weitgehend zutreffen.

Gonosomale Monosomie − Ullrich-Turner-Syndrom und seine Varianten: Das *Ullrich-Turner-Syndrom* konnte 1959 − also bereits 3 Jahre nach der erstmaligen Darstellung des menschlichen Karyotypus − ätiologisch auf eine *Monosomie des Gonosomenkomplementes* zurückgeführt werden. Seine Frequenz beträgt etwa 1 auf 5000 weibliche Neugeborene.

Das Geschlechtschromosom geht wahrscheinlich in der Mehrzahl der Fälle nicht während der Gametogenese, sondern während der *frühen postmeiotischen Teilungen* verloren; v. a. während der 1. Furchungsteilung kann das mütterliche X-Chromosom oder das vom Vater stammende X- oder Y-Chromosom einer Fehlverteilung zum Opfer fallen. Für diese Annahme sprechen das *vom mütterlichen Alter unabhängige Auftreten* und ferner die *häufigen Mosaikformen*.

Etwa ⅓ aller Patientinnen mit einem Turner-Syndrom besitzen eine Mosaikkonstellation. Wenn auch die graduelle Ausprägung der phänotypischen Stigmata von dem quantitativen Verhältnis der beteiligten Zellinien abhängt, so ist doch die *Symptomatik des Turner-Syndroms* unverkennbar. Dies gilt auch für die wichtigste *strukturelle* Aberration des X-Chromosoms, die *Iso-X-Konstellation* (s. S. 110, Abb. 79). Meist liegt hier eine Isoformation der langen Arme unter Verlust der kurzen Arme vor. Annähernd 20% der Patientinnen mit einem Turner-Syndrom besitzen ein Iso-X-Gonosomenkomplement, ⅔ von diesen als Mosaikkonstellation 45,X/46,X i (Xq).

Im Vordergrund der *phänotypischen Stigmata des Turner-Syndroms* steht das Bild der *Gonadendysgenesie*. Unabhängig davon, welches Geschlechtschromosom verloren ging und zum XO-Status führte, findet sich die Regel bestätigt, daß *bei Fehlen eines Y-Chromosoms die gonadale Entwicklung stets in weiblicher Richtung erfolgt* (s. S. 14). Das einzige X-Chromosom genügt jedoch nicht zur vollen Ausdifferenzierung der Gonaden. Die Ovarien durchlaufen zunächst eine annähernd regelrechte Entwicklung und bilden Primordialfollikel. Etwa um den 3. Fetalmonat verfallen sie der Degeneration mit völligem (bei Mosaiken möglicherweise partiellem) Parenchymverlust, und es verbleiben lediglich bindegewebige Stränge. Diese sog. *Streak-Gonaden* sind funktionslos und bedingen den abnormen endokrinen Status mit dem hervorstechenden Symptom der *primären Amenorrhö*. (Bei den seltenen Mosaiken mit Beteiligung einer 46,XY-Zellinie finden sich gelegentlich extrem hypoplastische Hoden.) Die *Neugeborenen* fallen bereits durch ein *Pterygium colli* sowie Hand- und Fußrückenödeme auf. Diese Stigmata gehen ebenso wie die *inneren Fehlbildungen* und *Dysmorphien* (Tabelle 17) auf hochgradige generalisierte Ödeme während der Fetalperiode zurück, die im Zuge der weiteren Entwicklung durch Kanalisation der tiefen Lymphbahnen und Induration der bindegewebigen Strukturen weitgehend zurückgebildet werden.

Diese hochgradigen Veränderungen, v. a. das Hygroma colli, stellen sich im Ultraschallbild dar und bilden dann die Indikation zur pränatalen zytogenetischen Untersuchung. Ein weiteres, stets vorhandenes Symptom ist der *Minderwuchs* (Abb. 274). Individuen mit einem Turner-Syndrom werden höchstens 152 cm groß. Die Wachstumsstörung erklärt sich durch das Fehlen des 2. X-Chromosoms, da die Gene für das Größenwachstum auf den kurzen Armen der X-Chromosomen liegen, der monosome Zustand jedoch für das normale Längenwachstum nicht ausreicht. Die *Intelligenz* ist häufig subnormal entwickelt (Tabelle 17).

Die Mehrzahl der XO-Conceptus geht intrauterin zugrunde. Man schätzt aufgrund zytogenetischer Untersuchungen an Abortmaterial, daß von *200 Fruchtanlagen mit dieser Anomalie nur 1 lebendes Kind mit einem Turner-Syndrom geboren wird*.

Tabelle 17. Stigmata des Turner-Syndrom (Frequenz 1:5000 Neugeborene)

Bei der Geburt erkennbar	Ab der Pubertät im Vordergrund
Kraniofaziale Dysplasien	Streakgonaden
Mikrognathie	Infantiles Genitale
Tiefsitzende Ohren	Fehlen der sekundären
Tiefer Haaransatz	Geschlechtsmerkmale
Kurzer Hals	Primäre Amenorrhö
Pterygium colli	Niedrige Östrogenwerte
Schildthorax	Extrem erhöhte
Breiter Mamillenabstand	Gonadotropinwerte für FSH
Hand- und	und LH
Fußrückenödeme	Minderwuchs (≤ 152 cm)
Pigmentnävi	Osteoporose
Verkürztes Os metacarpale	Hypertension
IV	Herabgesetzte Glukosetoleranz
Cubitus valgus	Neurokognitive Defekte
Herzmißbildungen	Intelligenz häufig subnormal
Aortenisthmusstenose	
Pulmonalstenose	
Koarktation der Aorta	
Nierenmißbildungen	
Hufeisenniere (bei 80%)	

Fruchtanlagen mit einer Monosomie X sind also 200mal häufiger als in der Neugeborenenfrequenz mit 1:5000 zum Ausdruck kommt.

Die Beratung der betroffenen Individuen – in die häufig und je nach Alter auch die Eltern einbezogen werden müssen – verlangt v. a. die Aufklärung über ihre *definitive Sterilität*. (Nur Mosaike mit einer schwachen XO-Linie sind gelegentlich fertil, jedoch ist die Rate an Aborten, Totgeburten und abnormen Feten, auch solchen mit Chromosomenanomalien, erhöht.) Die vita sexualis ist meist erhalten. Diese Individuen können durchaus zu einer Ehe ermutigt werden, wenn der Partner die Kinderlosigkeit akzeptiert. Bei der Beratung müssen die vielfältigen individuellen und sozialen Probleme, auch die möglicherweise reduzierte Intelligenzentwicklung, berücksichtigt werden und Anlaß zur Betreuung und Führung bilden. Eine *hormonale Substitution* ist nach Abschluß des Längenwachstums, etwa ab dem 14./15. Lebensjahr in die Wege zu leiten. Sie vermag die Entwicklung der sekundären Geschlechtsmerkmale günstig zu beeinflussen, gelegentlich Entzugsblutungen auszulösen und einer frühzeitigen Osteoporose vorzubeugen. Der Minderwuchs läßt sich bisher nicht durch Wachstumshormone korrigieren.

Gonosomale Trisomien und ihre Varianten: Die Häufigkeit der *gonosomalen Trisomien und ihrer Varianten* zeigt eine deutliche *Abhängigkeit vom mütterlichen Lebensalter.*

Die intrauterine Entwicklung wird bei diesen Gonosomenmutationen weitaus häufiger als beim Turner-Syndrom störungsfrei durchlaufen. Auf 1 Neugeborenes mit einer solche Anomalie entfällt 1 Abort, das Verhältnis beträgt somit 1:1.

Triplo-X-Konstellation – Superfemale Syndrome: Die Frequenz der Triplo-X-Konstellation (47,XXX) ist mit ca. 1 auf 1000 weibliche Neugeborene gar nicht so selten. Die Mädchen sind bei der Geburt und in der Kindheit unauffällig. Etwa ⅓ der Individuen mit einer Triplo-X-Konstellation oder einer der Varianten mit Polysomie X erweist sich im Zuge der Entwicklung jedoch als mehr oder minder geistig retardiert und/oder verhaltensgestört, so daß die soziale Einordnung in Familie und Beruf Schwierigkeiten bereiten kann. Dem Arzt kommen sie i. allg. erst ab dem Pubertätsalter wegen der gestörten Sexualentwicklung zu Gesicht. Sie sind meist kräftig und hochgewachsen, besitzen in auffallendem Kontrast dazu jedoch ein *hypoplastisches Genitale*, entsprechend dem Grad der *ovariellen Dysgenesie* meist gekoppelt mit *primärer Amenorrhö* oder *Oligomenorrhö*.

Eine normale Ovarialfunktion mit Eumenorrhö stellt die Ausnahme dar. Dementsprechend ist die Mehrzahl der betroffenen Individuen infertil; Schwangerschaften kommen nur ganz vereinzelt vor. Das Risiko chromosomal abnormer Kinder ist dann erhöht; es finden sich vermehrt wiederum gonosomale Anomalien, aber auch autosomale Trisomien.

Die Gefahr der geistigen Retardierung, psychosozialer Verhaltensstörungen und von Entwicklungsausfällen sowie das Risiko im Falle einer erhaltenen Fertilität bilden eine befriedigend verläßliche Basis für die schwierige Beratung eines Elternpaares, wenn anläßlich der pränatalen Diagnostik eine Trisomie X oder eine der zahlreichen Varianten dieses Syndroms nachgewiesen wurde. Bei der individuellen Prognose sind v. a. die Frage der Sterilität und die Persönlichkeitsstruktur zu berücksichtigen.

Klinefelter-Syndrom: Die entsprechende Beratungssituation stellt sich für den männlichen Gegenpart – das Klinefelter-Syndrom (47,XXY) und seine Varianten –, das mit 2:1000 die häufigste Chromosomenaberration bei Neugeborenen darstellt, nicht zuletzt wiederum deshalb, weil auch bei dieser Gonosomenmutation die intrauterine Entwicklung im Verhältnis 1:1 durchlaufen wird (s. oben).

Bei der Geburt sind Knaben mit dieser Gonosomenkonstellation unauffällig. Bereits ab der Kindheit setzt jedoch ein *starkes Längenwachstum*, vornehmlich der *unteren Extremitäten* ein, das noch eine Pubertätsbeschleunigung erfährt, so daß die Durchschnittsgröße der erwachsenen Klinefelter-Patienten ca. 180 cm beträgt. In auffallendem Kontrast zu ihrem Hochwuchs stehen die *genitale Unterentwicklung* und mangelnde Ausprägung der sekundären Geschlechtsmerkmale (spärliche Behaarung, Fistelstimme) sowie die häufige Gynäkomastie. Das Klinefelter-Syndrom stellt den klassischen Typus der *testikulären Dysgenesie* mit konsekutiver *Azoospermie* oder – selten – hochgradiger Oligozoospermie mit pathologischer Spermienmorphologie dar. Während der intrauterinen Entwicklung läuft die geschlechtsspezifische Differenzierung zunächst regelrecht an, jedoch setzen bald regressive Veränderungen mit Degeneration und Fibrosierung der Hodenkanälchen ein; Leydig-Zellen sind vermehrt, Sertoli-Zellen spärlich nachweisbar.

Die *Intelligenz ist bei ca. ¼ der Betroffenen* – wenn auch graduell unterschiedlich – *herabgesetzt*, kann also durchaus normal und vereinzelt sogar überdurchschnittlich entwickelt sein. Unter Hilfsschülern oder leicht Oligophrenen sind ca. 1% Klinefelter-Individuen zu erwarten. Die eigentlichen Beratungsprobleme stellen sich bei denjenigen Patienten mit Klinefelter-Syndrom, die begabt, sozial unauffällig und angepaßt sind. Sie müssen v. a. darüber aufgeklärt werden, daß sie *zeugungsunfähig* sind, auch wenn die Vita sexualis erhalten ist – eine Tatsache, die vor Eingehen einer Ehe erörtert werden sollte. Nicht selten wird die Anomalie jedoch erst durch den Gynäkologen oder Andrologen im Rahmen der Infertilitätssprechstunde aufgedeckt.

Die unterschiedliche Ausprägung des Syndroms stellt bei pränatalem Nachweis dieser Anomalie den Arzt und die Eltern vor eine schwierige Entscheidung, wenn es um die Frage der Erhaltung oder des Abbruches der Schwangerschaft geht.

47,XYY-Konstellation (verhaltensgenetisches Syndrom): Männliche Individuen mit der seltenen Chromosomenkonstitution 47,XYY sind zunächst körperlich unauffällig, werden jedoch ab der Kindheit *proportioniert überdurchschnittlich* – über 180 cm – *groß*. Sie sind *fertil* und ihre Nachkommen nach bisherigen Beobachtungen zytogenetisch normal.

Bei durchschnittlich bis wechselnd herabgesetzter Intelligenz fallen einzelne durch *besondere Persönlichkeitsmerkmale* wie Kontaktschwäche, gesteigerte Erregbarkeit und Aggressivität auf. Fehlende Selbstbeherrschung, mangelnde soziale Eingliederung und kleinere Delikte können vor oder während der Pubertät erste Warnsignale für ein allmähliches Abgleiten in die Kriminalität sein, insbesondere bei ungünstigen Milieubedingungen. Bei straffälligen Delikten stellt sich die Frage, wie weit diese Individuen für ihr Verhalten verantwortlich sind.

Im Falle des pränatalen Nachweises einer XYY-Anomalie ergibt sich eine ähnlich schwierige Beratungssituation wie bei Nachweis eines Klinefelter-Syndroms.

Numerische Autosomenaberrationen

Unter den autosomalen numerischen Chromosomenaberrationen stehen die *Trisomien* zahlenmäßig im Vordergrund. Die 3fache Menge der auf dem trisomen Chromosomenkomplement lokalisierten Gene ist *nur bedingt mit der intrauterinen Entwicklung und der Geburt lebender Kinder vereinbar; weitaus häufiger kommt es zu frühen Keimverlusten und Spontanaborten.* Diejenigen Trisomien, die dem Geburtshelfer zu Gesicht kommen, sind nach der Häufigkeit ihres Auftretens die Trisomie Nr. 21 *(Down-Syndrom),* Nr. 18 *(Edwards-Syndrom),* Nr. 13 *(Patau-Syndrom),* selten die Trisomien Nr. 8 und Nr. 9.

Aber selbst für die bei Neugeborenen bekannten Trisomiesyndrome gilt, daß nur einige der Conceptus gleichsam als „Durchbrenner" die intrauterine Entwicklung zu durchlaufen vermögen. So schätzt man, daß von 7 Conceptus mit Trisomie 21 nur eines lebend mit den Stigmata des Down-Syndroms geboren wird, während 6 als Aborte enden. Für die Trisomie 13 (Patau-Syndrom) beträgt das Verhältnis 1:150 und für die Trisomie Nr. 18 (Edwards-Syndrom) 1:35 (Tabelle 18 und 19).

Die Neugeborenen mit einem der Trisomiesyndrome weisen stets *multiple innere und äußere Fehlbildungen* auf. Ihre Lebenserwartung variiert zwar in Abhängigkeit von der Schwere der Organmißbildungen, ist aber immer erheblich reduziert. Die phänotypischen Stigmata sind trotz individuell und graduell unterschiedlicher Ausprägung für jede Trisomie typisch, Schwachsinnsformen die Regel (Tabelle 19).

Die Eltern müssen über die *Ätiologie* und das *Wiederholungsrisiko* aufgeklärt werden. Unabdingbare Voraussetzung ist daher *die Sicherung der Diagnose* mit Hilfe der *Chromosomenanalyse,* die am besten *schon bei der Geburt* durch die Entnahme von *Nabelschnurblut* in die Wege geleitet wird. Mußte die zytogenetische Untersuchung beim Kind unterbleiben, z. B. weil es perinatal zugrunde ging, ist der Karyotypus der Eltern zu erstellen.

Tabelle 18. Annähernde postnatale Überlebenschancen von Zygoten mit Chromosomenanomalien. (Nach Gropp u. Schwinger 1977 persönliche Mitteilung)

	Häufigkeit [%]		Überlebenschance kalkuliert aufgrund der Annahme von 15% Spontanaborten unter allen Conceptus	
	unter Spontanaborten[a]	unter Neugeborenen[b]		
45, XO	15–20	0,01	1:200 bis 1:300	bezogen auf jeweiliges Geschlecht
47, XXY	?	0,1	1:1 ?	
47, XYY	?	0,09	1:1 ?	
47, XXX	?	0,09	1:1 ?	
Trisomie D (nicht spezifiziert)	7,0	0,007	~1:150	
Trisomie E (nicht spezifiziert)	11,2	0,01	~1:170	
Trisomie 18	2,0–2,5	0,01	~1:35	
Trisomie 16	7,5–8,0	0	1:∞	
Trisomie G (nicht spezifiziert)	5,6	0,15	~1:5,6	
Triploidie	12,4	Selten	1:∞	

[a] Boué et al. (1975, 1976); [b] Hamerton et al. (1975)

Tabelle 19. Autosomale Trisomiesyndrome

Mongolismus Morbus Down Trisomie 21 (1959)	Patau-Syndrom Trisomie 13 (1960)	Edwards-Syndrom Trisomie 18 (1960)	Trisomie 8 (Casperson 1972)	Trisomie 9 (1973)
Frequenz 1:600 Neugeborene ♀ = ♂ small for date	*Frequenz* 1:7600 bis 1:9000 ♀ > ♂ small for date	*Frequenz* 1:3500 bis 1:6700 ♀ > ♂ small for date	*Frequenz* unbekannt; selten ♀ : ♂ ? Größe und Gewicht normal	*Frequenz* unbekannt; selten ♀ : ♂ ?

Schädel
Hyperbrachyzephalie
mit flachem Okziput
Dysplastische Ohren
Schräge (mongoloide)
Lidspalten
Epikanthus
Irisflecken
(Brushfield)
Strabismus
Katarakt
Flacher Nasenrücken
Makroglossie
Hoher spitzer Gaumen
	Schädel
	Mikrophthalmie-
	Anophthalmie
	Kolobom
	Mißbildung des
	Groß- und Klein-
	hirns
	  Arhinenzephalie
	  Holoprosenze-
	  phalie
	Deformierte Ohr-
	muscheln
	Hämangiome
	Lippen-Kiefer-Gau-
	men-Spalte (fast
	obligatorisch!)
		Schädel
		„Vogelgesicht"
		Ausladendes
		Okziput
		Langer schmaler
		Schädel
		Hypertelorismus
		Deformierte Ohren
		Gehörgangsdefekte
		Mikrognathie
		Mikro-/Retrogenie
		Heterotopien im
		Kleinhirn
			Schädel
			Asymmetrisch
			Kurzer Nacken
			
			Rumpf
			Zylindrisch
			(schmale Schultern
			u. Becken)	

Innere Organe
30% Herzfehler
(Septum-Vorhof-De-
fekt!)
	Innere Organe
	Herzfehler
	Nierenmißbildun-
	gen
	  ♀ Uterus bicornis
	  ♂ Kryptorchismus
		Innere Organe
		Herzfehler ±
		Mißbildungen des
		Urogenitalsystems ±
			Innere Organe
			Herzfehler
			Nierenanomalien	

Extremitäten Verkürzter V. Finger mit Klinodaktylie Vierfingerfurche Abnormes Papillarlei- stenmuster Abspreizung der Großzehe Überstreckbarkeit der Gelenke Muskelhypotonie Breit ausladendes Ili- um mit flacher Ge- lenkpfanne	*Extremitäten* Hexadaktylie Muskelhypotonie	*Extremitäten* Beugekontraktur der Finger Kurze Großzehen	*Extremitäten* Hypertonus der Muskulatur	Multiple Mißbildungen
ZNS/Psyche Schwachsinn Psychomotorische Retardierung	*ZNS/Psyche* Krämpfe Taubheit Psychomotorische Retardierung	*ZNS/Psyche* Schwere Entwicklungs- retardierung Wachstumsverzöge- rung	*ZNS/Psyche* Schwachsinn	
Lebenserwartung Durchschnittlich 35 Jahre, aber stei- gend (50% der Kin- der > 10 Jahre, Mor- talität bis 5 Jahre er- höht). Mangelnde Infektab- wehr Erhöhtes Leukämieri- siko Fertilität kann bei weiblichen Mongoloi- den vorhanden sein, männliche scheinen infertil zu sein	*Lebenserwartung* 50% † bis Ende des 1. Monats 65% † bis Ende des 3. Monats 95% † bis Ende des 3. Jahres	*Lebenserwartung* ca. 1 Jahr	*Lebenserwartung* Noch nicht bekannt	*Lebenserwartung* Noch nicht bekannt

9 Genetische Beratung

Die Lebenserwartung von Individuen mit einem Down-Syndrom ist stetig gewachsen. Sie gelangen weitaus häufiger in das reproduktive Alter als früher. Die Fertilität ist im Einzelfall schwer zu beurteilen; wenn sie auch i. allg. als reduziert gelten darf, so ist sie jedoch insbesondere bei weiblichen Mongoloiden in Betracht zu ziehen. So suchen denn auch die Eltern heranwachsender Mädchen mit einer Trisomie 21 voller Sorge Rat und wünschen rechtzeitig die definitive Kontrazeption - also die Tubenligatur. Ohne auf die vielschichtige Problematik im menschlichen und juristischen Bereich einzugehen, sei nur darauf hingewiesen, daß das Risiko einer Mongoloiden, ein Kind mit einem M. Down zur Welt zu bringen, etwa 33% beträgt (die theoretisch zu erwartenden 50% werden infolge von Letalfaktoren und frühen Keimverlusten nicht erreicht.) Männliche Individuen mit Trisomie 21 scheinen nicht zeugungsfähig zu sein, wenn auch die Pubertät normal durchlaufen wird.

Alle autosomalen - wie auch die gonosomalen - Trisomien zeigen eine deutliche *Frequenzabhängigkeit vom Alter der Mutter.* Die zuverlässigsten Werte liegen für das häufigste Trisomiesyndrom - die Trisomie Nr. 21 (M. Down) - vor. Etwa 40% aller Mongoloiden werden von Schwangeren ab dem 35. Lebensjahr geboren, obwohl der Anteil dieser Mütter bei Aufschlüsselung der Geburtenjahrgänge nach dem Gebäralter nur 7% beträgt (s. auch Tabelle 22 und Abb. 81).

Entscheidend für die genetische Beratung über das *Wiederholungsrisiko* ist die Feststellung, ob es sich um eine „freie" Trisomie handelt oder ob eine Translokationstrisomie vorliegt (s. S. 110). Das Wiederholungsrisiko einer „freien" Trisomie als Folge einer Non-disjunction ist bei jungen Frauen gegenüber der Vergleichspopulation leicht erhöht (s. S. 119). Im *fortgeschrittenen Gebäralter* (ab dem 35. Lebensjahr) entspricht das Wiederholungsrisiko für eine Non-disjunction dem *mütterlichen Altersrisiko* (s. S. 119).

Das *Wiederholungsrisiko* nach vorausgegangener Geburt eines Kindes mit einer Chromosomenanomalie *und das mit dem steigenden Gebäralter erhöhte genetische Risiko* für eine Chromosomenmutation bilden heute *zahlenmäßig die häufigste Indikation zur pränatalen Diagnostik* (s. S. 118 und S. 119).

Bezüglich der *autosomalen Monosomien* muß angenommen werden, daß der Verlust eines Autosoms bereits zum Untergang der Zygote oder zu frühen Keimverlusten führt; selbst bei Spontanaborten werden nur vereinzelt Monosomien der Autosomen festgestellt.

Strukturelle Autosomenaberrationen

Translokationsmongolismus: Die wichtigste Anomalie als Folge einer *unbalancierten strukturellen autosomalen* Chromosomenaberration ist der *Translokationsmongolismus* auf dem Boden einer zentrischen Fission zweier akrozentrischer Chromosomen unter Beteiligung eines Chromosoms Nr. 21. *Etwa 8% aller mongoloiden Kinder von jungen Müttern (unter 30 Jahren) sind Translokationsmongoloide,* jedoch nur bei *etwa 3% liegt die Translokation in balancierter Form bei einem Elternteil vor,* ist also erblich. Die restlichen 5% sind De-novo-Mutationen in einer der parentalen Gameten. Bei der *erblichen Form ist das genetische Risiko für weitere Nachkommen stets erhöht,* hängt zahlenmäßig jedoch von dem an der Translokation des Chromosoms Nr. 21 beteiligten D- oder G-Chromosom und außerdem vom übertragenden Elternteil ab. Ist die Mutter Überträgerin, so beträgt das Risiko unbalancierter Nachkommen mit M. Down 20-30%, ist der Vater Strukturheterozygoter, liegt das Risiko bei 1-2%.

Für das erniedrigte paterne Risiko sind wahrscheinlich Selektionsprozesse mit der Ausschaltung unbalancierter Gameten verantwortlich (s. S. 137).

Einen Sonderfall stellen Strukturheterozygote mit der seltenen 21q−/21q−-Translokation dar; sie bekommen ausschließlich mongoloide Kinder. In der Anamnese finden sich oft Angaben über gehäufte Aborte, die nicht allein auf die Translokationstrisomie 21, sondern auch auf die mögliche monosome Alternativform zurückzuführen sind.

Die unterschiedliche Ätiologie und die differierende genetische Belastung durch die *„freie" Trisomie 21* einerseits und die Formen des *Translokationsmongolismus* andererseits unterstreichen einmal mehr die Notwendigkeit der *Abklärung des kindlichen Karyotyps,* insbesondere bei mongoloiden Neugeborenen junger Frauen, als Grundlage der genetischen Beratung. Familiäre Häufung mongoloider Nachkommen in der engeren und weiteren Familie, ebenso wiederholte bzw. habituelle Aborte oder Subfertilität des männlichen Ehepartners deuten auf die erbliche Form des M. Down hin. Entscheidend ist in solchen Fällen die Erstellung des Karyotyps der *Eltern* und bei positivem Befund auch der gesunden Geschwister, da auch diese Strukturheterozygote sein können.

Die genetische Beratung mündet in die *präventive Anwendung der pränatalen Diagnostik* im Sinne einer sicheren und positiven Familienplanung.

Bei bekanntem Überträgerstatus einer 21q−/21q−-Translokation ist von vornherein die Interruptio der bestehenden Gravidität und die Sterilisation des betroffenen Ehepartners indiziert.

Tabelle 20. Strukturelle Autosomenaberrationssyndrome

Cri-du-Chat Syndrom Lejeune-Syndrom 5p--Syndrom (1963)	Hirschhorn-Wolf-Syndrom 4p--Syndrom (1965)	De-Grouchy-Syndrom II 18q--Syndrom (1964)
Frequenz: 1:50000 bis 1:100000 ♀ > ♂ small for date	*Frequenz:* ca. 1:500000 ♀ = ♂ small for date	*Frequenz:* ca. 1:500000 ♀ = ♂ small for date
Schädel Mikrozephalie Laryngomalazie („Katzenschrei") Mondgesicht Hypertelorismus Epikanthus Antimongoloide Lidachsen Breite Nasenwurzel Hoher Gaumen Mikro-/Retrogenie Tiefsitzende Ohren	*Schädel* Mikrozephalie Gesichtsasymmetrie Hypertelorismus Epikanthus Antimongoloide Lidachsen Breite Nasenwurzel, schnabelartige Nase Fischmaulartiger Mund Gesichtsspalten Hoher Gaumen Mikrogenie	*Schädel* Mikrozephalie Typische faziale Dysmorphie (Hypertelorismus) (Epikanthus) Tief liegende Augen Ptosis, Strabismus, Nystagmus Optikusatrophie Trianguläre Nasenflügel Anthelix und Antitragus prominent Gehörgangsstenose, -atresie Karpfenmund Mikrognathie
Innere Organe Inguinalhernie	*Innere Organe* Herzmißbildungen Hypospadie Sakraler Sinus	*Innere Organe* Schildthorax weiter Mamillenabstand Überzählige Rippen Herzmißbildungen Nierenmißbildungen Hypogenitalismus Hypospadie
Extremitäten Vierfingerfurche Syndaktylien Kurze Metacarpalia Kurze Metatarsalia Muskelhypotonie Papillarlinienanomalien	*Extremitäten* Vierfingerfurche Großzehenanomalien Hüftluxation Muskelhypotonie Papillarlinienanomalien Hämangiome	*Extremitäten* Finger lang Zehenansatzanomalien Klumpfüße
ZNS/Psyche Stato- und psychomotorische Retardierung	*ZNS/Psyche* Stato- und psychomotorische Retardierung; Krämpfe	*ZNS/Psyche* Stato- und psychomotorische Entwicklung stark retardiert

Andere autosomale Strukturanomalien: Alle übrigen autosomalen Strukturanomalien sind seltene Vorkommnisse.

Das *Cri-du-chat-Syndrom* beruht auf einer Deletion des kurzen Armes eines Chromosoms Nr. 5 *(5p--Syndrom).* Seine Frequenz wird auf 1:50000 bis 1:100000 geschätzt. Das Verhältnis der erblichen Form als Folge einer parentalen Translokation zum De-novo-Stückverlust beträgt ca. 1:5. Die Kinder fallen bereits nach der Geburt durch das klägliche, dem Schreien der Katze ähnliche Wimmern auf, das den Namen des Syndroms veranlaßte und auf einer Laryngomalazie beruht. Dieses Symptom erlaubt die Abgrenzung gegenüber dem *4p--Syndrom (Hirschhorn-Wolf-Syndrom),* während die übrigen phänotypischen Stigmata einander sehr ähneln. Eine weitere autosomale Strukturanomalie ist das $E_{18}q$*--Syndrom (De-Grouchy-Syndrom),* das auf eine partielle Monosomie des langen Armes von Chromosom Nr. 18 zurückgeht (Tabelle 20).

Mit Hilfe neuer Färbetechniken, die für jedes Chromosomenpaar ein spezifisches Bandenmuster und damit die individuell charakteristischen Regionen eines jeden Chromosoms erkennen lassen, konnte in den letzten Jahren eine Vielzahl auch kleinster Chromosomenstückverluste und -gewinne, d. h. Partialmonosomien und -trisomien als Ursache kongenitaler Anomalien aufgedeckt werden. Auf diese Weise ließen sich v. a. auch geringfügige Defekte – wie z. B. kraniofaziale Dysplasien – als chromosomal bedingt nachweisen. Wenn es sich auch vornehmlich um Einzelbeobachtungen handelt und bisher kein Einfluß auf die Gesamtfrequenz von chromosomalen Anomalien als Ursachen angeborener Fehlbildungen zu verzeichnen ist, kommt ihnen dennoch eine nicht zu unterschätzende Bedeutung für die differentialdiagnostische Abklärung als Basis der genetischen Beratung zu. Partialdefizienzen und -duplikationen treten überwiegend sporadisch auf, stellen jedoch gelegentlich den unbalancierten Typus einer familiären Translokation dar.

10 Pränatale Diagnostik

Die pränatale Diagnostik angeborener Anomalien umfaßt den Nachweis oder Ausschluß von Chromosomenanomalien, einer Anzahl angeborener Stoffwechselkrankheiten und X-gebundener Erbleiden, offener neuraler Spaltbildungen sowie bestimmter morphologischer Fehlbildungen des Feten. Für eine ganze Reihe kongenitaler Defekte läßt sich bereits zu einem frühen Zeitpunkt der intrauterinen Entwicklung die individuelle und alternative Feststellung treffen, ob das zu erwartende Kind normal oder mit einer der nachweisbaren Anomalien behaftet ist.

Die aufgrund der vorhandenen Nachweisverfahren und der bekannten Risikogruppen abgeleiteten Indikationen zur vorgeburtlichen Ausschlußdiagnostik gehen aus Tabelle 21 hervor.

Für den Zugang zu den fetalen Kompartimenten stehen folgende invasive und nichtinvasive Methoden zur Verfügung:

- die Amniozentese im II. Trimenon,
- die Chorionbiopsie im I. Trimenon,
- die Fetoskopie,
- die Ultraschalldiagnostik.

Tabelle 21. Indikationen zur pränatalen Diagnostik

Erhöhtes Gebäralter ab dem 35. Lebensjahr

Erhöhtes Alter des Vaters ab dem 41. Lebensjahr (?)

Vorausgegangene Geburt eines Kindes mit einer nicht erblichen Chromosomenanomalie

Strukturelle Chromosomenanomalie eines Elternteils

Sonographischer Verdacht auf eine Chromosomenanomalie

Überträgerinnen eines X-gebundenen Erbleidens

Erblicher pränatal nachweisbarer Stoffwechseldefekt

Wiederholungsrisiko nach Geburt eines Kindes mit neuraler Spaltbildung in der eigenen Familie oder unmittelbaren Verwandtschaft oder erhöhte AFP-Werte im mütterlichen Serum

Varia

Amniozentese im II. Trimenon

Die Fruchtwassergewinnung durch Amniozentese stellt bisher das am häufigsten angewendete Verfahren dar. Der Eingriff erfolgt routinemäßig in der 16./17. SSW. Zu diesem Zeitpunkt kann das invasive Vorgehen risikoarm gestaltet werden, weil

- genügend Fruchtwasser gebildet ist (170–180 ml),
- die Amnionflüssigkeit ausreichend vitale fetale Zellen für die Zellkultivierung mit nachfolgender Chromosomenanalyse oder biochemischer Untersuchung enthält und
- der Uterus so hoch steht, daß er transabdominal erreicht werden kann.

Zur Technik der Fruchtwassergewinnung in der Frühschwangerschaft: Obligatorisch wird der Fruchtwasserpunktion die *Ultraschalldiagnostik vorgeschaltet,* um die zeitgerechte Entwicklung und Intaktheit der Gravidität sicherzustellen und eine Mehrlingsschwangerschaft vor dem Eingriff nachzuweisen oder auszuschließen. Die *Fruchtwasserpunktion* erfolgt nach Desinfektion mit oder ohne Lokalanästhesie *transabdominal unter Ultraschallkontrolle* mit Einmalkanülen (0,7 mm ⌀, Länge 8–10 cm). Für die Chromosomenanalyse werden 10–15 ml, für biochemische Untersuchungen ca. 20 ml Fruchtwasser benötigt, zur Bestimmung von α-Fetoproteinen und Durchführung des Azetylcholinesterasetests (s. S. 120) genügen 0,5 ml.

Die Amniozentese hat sich als eine für Mutter und Kind risikoarme Methode erwiesen, der eine hohe diagnostische Sicherheit zukommt. Die Gefahr der Auslösung eines Abortes durch den Eingriff liegt unter 1%.

Chorionbiopsie

In den letzten Jahren konnte die pränatale Diagnostik im *I. Trimenon mit Hilfe der Chorionbiopsie* zur Praxisreife entwickelt werden. Das Prinzip besteht in der Entnahme von Trophoblastgewebe aus dem *Chorion frondosum* innerhalb der *8.–11. SSW,* das sich zu dieser Zeit durch eine hohe Mitoserate auszeichnet, während das Chorion laeve bereits regressive Veränderungen aufweist (s. S. 149).

Zur Technik der Chorionbiopsie im I. Trimenon: Zur *transzervikalen* Gewinnung von Chorionvilli hat sich die sog. Kathetermethode durchgesetzt: Ein *Kunststoffkatheter* (Durchmesser 1,2–2,0 mm) mit flexiblem Metallobturator wird *unter Ultraschallsicht durch den Zervikalkanal zum Chorion frondosum* vorgeschoben. Der *Nabelschnuransatz* dient als Orien-

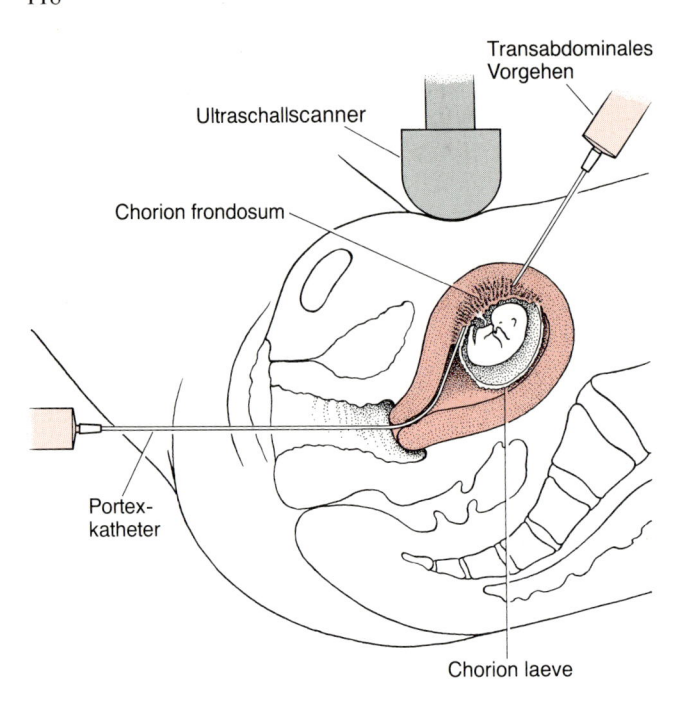

Abb. 80. Chorionbiopsie zur pränatalen Diagnostik in der Frühschwangerschaft: transzervikales und transabdominales Vorgehen

tierungspunkt für die günstigste und sicherste Entnahmestelle (Abb. 80). Nach Entfernung des Obturators wird **Trophoblastgewebe aspiriert;** für die Diagnostik werden 10–25 mg Naßgewebe benötigt.

Über den *transabdominalen Weg* (Abb. 80) liegen bereits positive Erfahrungen vor. Schon jetzt zeichnet sich eine deutliche Reduzierung der Abortquote und der Frequenz bakterieller Kontaminationen ab.

Das gewonnene Material kann durch entsprechende präparative Schritte direkt oder über Kurzzeitkultivierung zur **Chromosomenanalyse** aus den Zytotrophoblastzellen oder zur pränatalen **Diagnostik angeborener Enzymdefekte** verwendet werden. Als wichtigstes Anwendungsgebiet der Chorionbiopsie kann schon jetzt die pränatale Diagnostik der **Hämoglobinopathien** und **Thalassämien** mit Hilfe der DNA-Techniken gelten. Auch die vorgeburtliche **Geschlechtsbestimmung** bei X-gebundenen Erbleiden ist auf DNA-Ebene unter Benutzung rekombinanter Y-spezifischer DNA-Proben möglich und kann der Analyse des gesuchten geschlechtsgebundenen Gendefektes vorgeschaltet werden (s. S. 105).

Die **Indikationen** zur Chorionbiopsie sind die gleichen wie diejenigen zur Amniozentese im II. Trimenon mit Ausnahme der biochemischen Diagnostik neuraler Spaltbildungen, die an die Fruchtwasserentnahme via Amniozentese gebunden ist (s. S. 120).

Die Rate der kausal mit dem Eingriff verknüpften **Aborte** übertrifft die nach Amniozentese, liegt aber nicht höher als 1%. Dabei muß man bedenken, daß in diesem frühen Gestationsalter noch eine Rate von 4–7% spontanen Fehlgeburten verzeichnet wird. Das **Risiko für die Mutter** liegt nach allen bisherigen Erfahrungen niedrig. Eine aszendierende Infektion scheint selten vorzukommen.

Die Chorionbiopsie ist mit Vervollkommnung der Entnahmetechnik und zunehmender Erfahrung zu einem für Fetus und Mutter risikoarmen und diagnostisch zuverlässigen Verfahren entwickelt worden. In Zweifelsfällen besteht immer noch Zeit, auf die Amniozentese im II. Trimenon zurückzugreifen.

Indikationen zur zytogenetischen pränatalen Diagnostik

Erhöhtes Gebäralter

Das Risiko, ein Kind mit einem M. Down oder einer anderen Trisomie zur Welt zu bringen, steigt mit zunehmendem **Alter der Mutter** an (Abb. 81). Die Gefahr der Geburt eines Kindes mit M. Down nimmt von 0,45% bei 35jährigen bis 1,2% bei den 40jährigen zu und erreicht bei den 45jährigen 3,35% (Tabelle 22). Bezieht man auch die anderen, ebenfalls altersabhängigen Trisomiesyndrome ein, so liegen die Anomalieraten etwa um das Doppelte höher. Die Indikation zur vorgeburtlichen zytogeneti-

10 Pränatale Diagnostik

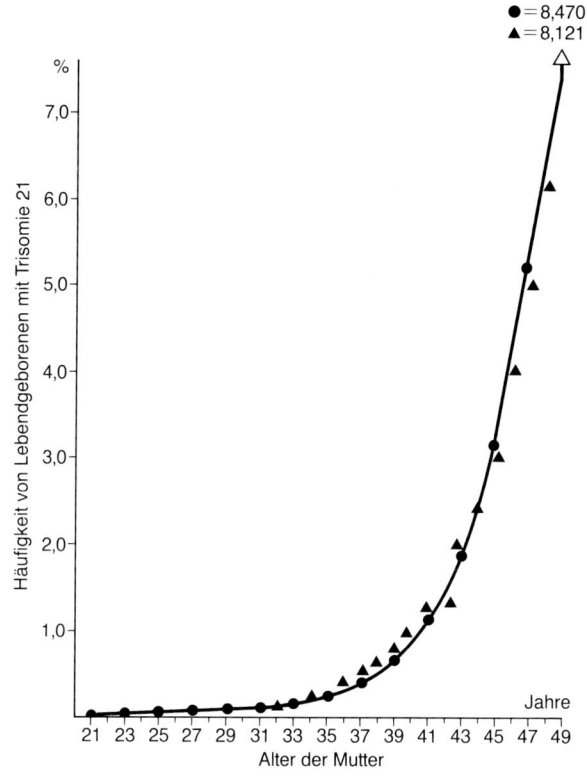

Abb. 81. Anstieg der Häufigkeiten von Lebendgeborenen mit Trisomie 21 in Abhängigkeit vom mütterlichen Alter. (Nach Schroeder-Kurth 1985). ● ▲ Häufigkeitsangaben aus dem Jahre 1983

schen Diagnostik wird daher übereinkunftsgemäß ab dem 35., spätestens aber ab dem 38. Lebensjahr gestellt. Etwa 80% aller Pränataldiagnosen aus dem Fruchtwasser erfolgen z. Z. wegen des steigenden Trisomierisikos bei erhöhtem Gebäralter.

Die Frage ob ein *erhöhtes väterliches Alter* eine Indikation zur vorgeburtlichen Chromosomendiagnostik abgibt, ist noch umstritten, spätestens jedoch ab dem 55. Lebensjahr zu befürworten.

Vorausgegangene Geburt eines Kindes mit einer nicht vererbbaren Chromosomenanomalie

Wenn bereits ein Kind mit einer nicht vererbbaren Chromosomenanomalie – z. B. einer einfachen Trisomie 21 – geboren wurde, besteht unabhängig vom Alter der Mutter ein Wiederholungsrisiko von 1–1,5% und daher eine Indikation zur pränatalen Diagnostik. Meist verlangen die betroffenen Frauen in einer folgenden Schwangerschaft von sich aus die vorgeburtliche Befunderhebung, um die Gravidität ohne Sorgen austragen zu können oder bei pathologischem Ergebnis die Schwangerschaft beenden zu lassen.

Erbliche strukturelle Chromosomenanomalien

Familien mit erblichen Chromosomentranslokationen werden i. allg. erst nach der Geburt eines fehlgebildeten Kindes entdeckt oder/und fallen durch gehäufte Fehlgeburten auf. Ist ein Elternteil balancierter Überträger einer solchen strukturellen Chromosomenaberration, so geht es bei der pränatalen Diagnostik um die Bestimmung des fetalen Karyotypus zum Nachweis oder Ausschluß der segregationsbedingten unbalancierten Form, die schwere konnatale Anomalien des Kindes zur Folge hat. Das wichtigste Beispiel ist der Translokationsmongolismus (s. S. 110).

Trägt der Fetus das Translokationschromosom in der balancierten Form, so wird er phänotypisch unauffällig sein. Die Eltern müssen aber dann wissen, daß dieses Kind ebenso wie der belastete Elternteil die Strukturanomalie an die nächste Generation weitergeben wird (s. S. 110).

Sonographischer Verdacht auf eine Chromosomenanomalie

Ergibt die Ultrasonographie den Verdacht auf ein chromosomal bedingtes Mißbildungssyndrom, so ist die Fruchtwassergewinnung zur Ermittlung des

Tabelle 22. Mütterliches Alter und freie Trisomie 21 aufgrund von Amniozentesebefunden (Daten der europäischen Gemeinschaftsstudie). (Nach Fuhrmann und Vogel 1982)

Mütterliches Alter (bei Geburt)	Zahl der Untersuchten	Trisomie 21 [%]	Gesamtzahl[a] der Chromosomenanomalien [%]
35	662	3 (0,45)	5 (0,75)
36	812	4 (0,49)	8 (0,98)
37	1039	8 (0,77)	14 (1,34)
38	1094	10 (0,91)	16 (1,46)
39	1131	15 (1,32)	21 (1,86)
40	1244	15 (1,20)	29 (2,33)
41	981	23 (2,34)	30 (3,06)
42	721	24 (3,33)	44 (6,10(
43	616	11 (1,78)	25 (4,06)
44	286	16 (5,59)	22 (7,69)
45	179	6 (3,35)	9 (5,03)
46	74	6 (8,10)	10 (13,51)
47	32	1 (3,12)	3 (9,37)
48	14	1 (7,14)	2 (14,28)
49	6	1 (16,67)	1 (16,67)

[a] Ohne balancierte strukturelle Aberrationen.

fetalen Karyotypus zwingend, da ein abnormer zytogenetischer Befund nach Verstreichen der gesetzlichen Frist für den Schwangerschaftsabbruch das geburtshilfliche Planen und Handeln entscheidend beeinflußt (s. S. 123).

Geschlechtsgebundene Erbleiden

Bei Überträgerinnen geschlechtsgebundener Erbleiden geht es zunächst um die Geschlechtsbestimmung des Feten. Weibliche Individuen übertragen den Gendefekt von Generation zu Generation, ohne selbst krank zu sein; für männliche Nachkommen besteht jedoch ein Risiko von 50% einer manifesten Erkrankung (s. S. 105). Das bedeutet, daß bei Nachweis eines männlichen Feten und der daraus abgeleiteten Indikation zum Schwangerschaftsabbruch mit 50% Wahrscheinlichkeit ein gesunder Knabe geopfert wird. Zur Abwendung dieser Eltern und Arzt gleichermaßen belastenden Situation hat sich ein Wandel angebahnt: Der dem *Menkes-Syndrom* zugrundeliegende Gendefekt läßt sich über die Amnionzellkultur bei männlichen Feten nachweisen oder ausschließen. Die *Hämophilie A und B* sind durch die Bestimmung der Gerinnungsfaktoren VIII und IX im fetalen Blut nach ultraschallkontrollierter Nabelschnurpunktion nachweisbar und können zur Ausschlußdiagnostik herangezogen werden (s. S. 105). Inzwischen gelingt die Diagnose beider Formen der Hämophilie unter Anwendung gentechnischer Verfahren aus Chorionzotten, ebenso die der *progressiven Muskeldystrophie* vom *Typ Duchenne* (s. S. 105).

Zu der Indikationsgruppe X-gebundener Erbleiden wird mit Vorbehalt das sog. *Marker-X-Syndrom* gerechnet. Die Indikationsstellung zur pränatalen Diagnostik und Beurteilung liegen in der Hand des Humangenetikers (s. S. 106).

Erbliche, pränatal nachweisbare Stoffwechseldefekte

Hierbei handelt es sich in der Mehrzahl um *autosomal rezessiv vererbbare Enzymdefekte* (s. S. 103-105). Aufgrund des Vererbungsmodus werden sie meistens erst nach der Geburt eines abnormen Kindes aufgedeckt. Denn die Eltern sind beide heterozygot für den Gendefekt, also phänisch unauffällig, tragen jedoch ein Risiko von 25% für erkrankte Nachkommen (Abb. 76a, s. auch S. 103).

Von den etwa 200 monogenen Erbleiden mit bekanntem Basisdefekt können heute annähernd 60 pränatal nachgewiesen oder ausgeschlossen werden (s. S. 105). Jedes einzelne dieser Leiden ist zwar selten, insgesamt bilden sie jedoch eine umfangreiche Ursachengruppe geistig und körperlich schwerst behinderter Kinder (s. S. 104).

Pränatale Diagnostik von Neuralrohrdefekten

Offene Spaltbildungen des Gehirns und des Rückenmarks wie Anenzephalie oder Meningomyelozele sind durch Bestimmung der α-*Fetoproteine* (AFP) und den nervengewebespezifischen *Azetylcholinesterase*-(AChE-)Test im Fruchtwasser der vorgeburtlichen Diagnostik zugänglich geworden. Diese Entwicklungsstörungen bergen ein Wiederholungsrisiko von generell ca. 5% (s. S. 107). Deshalb ist die pränatale Diagnostik indiziert, wenn bereits ein Kind (oder Kinder) mit Spaltbildungen in der eigenen Familie oder der engeren elterlichen Verwandtschaft geboren wurde(n), ferner wenn eine erhöhte AFP-Konzentration im mütterlichen Serum gemessen wurde oder wenn sich anläßlich der Ultraschallvorsorgeuntersuchung in der Schwangerschaft der Verdacht auf einen Neuralrohrdefekt erhob (s. S. 122).

Bei der Beratung vor dem Eingriff muß bedacht werden, daß 5-10% der Neuralrohrdefekte als geschlossene Mißbildungen auftreten und daher der Diagnose mittels AFP-Bestimmung oder des AChE-Tests entgehen.

Die AFP sind die ersten spezifischen Proteine des Embryos. Die Synthese beginnt bereits in der 4. SSW zunächst im Dottersack und erfolgt später in der fetalen Leber. Aus dem fetalen Serum werden sie über die Nieren in die Amnionflüssigkeit ausgeschieden.

Im Fruchtwasser werden die AFP von der 6. SSW an erfaßbar, steigen bis zur 14./16. SSW an und fallen zunächst allmählich, dann deutlich ab. Daher setzt die Bewertung und Interpretation der gemessenen AFP-Konzentrationen im Fruchtwasser die Kenntnis des Gestationsalters voraus. Ihre diagnostische Bedeutung liegt darin, daß die AFP bei offenen neuralen Spaltbildungen mit dem Liquor cerebrospinalis in die Amnionflüssigkeit übertreten und auf diese Weise zur pathologischen Erhöhung der Meßwerte führen.

Erhöhte AFP-Werte im Fruchtwasser haben einen Anstieg der *AFP-Konzentrationen im mütterlichen Serum* zur Folge. Die Bestimmung im mütterlichen Serum gibt zwar relativ genaue Werte, erreicht jedoch nicht die Zuverlässigkeit des Nachweises aus dem Fruchtwasser. Als *vorgeschalteter Suchtest bei familiärer Belastung* können die mütterlichen Serumkonzentrationen aber wichtige Hinweise liefern. Bei Überschreitung der empirisch festgesetzten Grenzwerte muß die gezielte Diagnostik mit Hilfe der *Ultrasonographie* (s. S. 122) und ggf. *der AFP-Bestimmung und des AChE-Tests im Fruchtwasser mittels Amniozentese* eingesetzt werden, um Klarheit zu gewinnen. Dies gilt um so mehr, als auch bei einer *Ösophagusatresie,* einer *angeborenen Nephrose,* einer *Omphalozele* und einem *Steißteratom* sowie dem *Turner-Syndrom* die AFP-Werte erhöht sein können.

Finden sich dagegen erniedrigte Werte im mütterlichen Serum, so besteht der Verdacht auf ein Down-Syndrom oder eine Trisomie 18; eine Chromosomenanalyse aus dem Fruchtwasser ist dann indiziert.

Die AFP-Bestimmung und der AChE-Test im Fruchtwasser sind zur diagnostischen Absicherung auch angezeigt, wenn sich im Rahmen der obligatorischen Ultraschalluntersuchung der Verdacht auf eine neurale Spaltbildung ergibt (s. S. 256).

Wird die Amniozentese bei gegebener Belastung zur Bestimmung von AFP und des AChE-Tests durchgeführt, so gilt als Regel, gleichzeitig eine Chromosomenanalyse zu veranlassen; umgekehrt werden bei jeder aus anderen Gründen indizierten Amniozentese die AFP-Werte ermittelt und der AChE-Test vorgenommen.

Fetoskopie

Die Fetoskopie sei der Vollständigkeit halber erwähnt. Sie erlaubt

- die Betrachtung des Feten.
- die Aspiration von fetalem Blut durch Punktion eines Nabelschnurgefäßes,
- die Entnahme von Gewebeproben aus der fetalen Haut und aus der Leber.

Für die Fetoskopie werden spezielle Endoskope benutzt. Die zusätzliche Ausrüstung mit einem Instrumentierkanal ermöglicht die Führung von Spezialkanülen zur Punktion von Nabelschnurgefäßen. Der Gewebeentnahme dienen Biopsiezangen.

Der Eingriff erfolgt in Anlehnung an die Amniozentesetechnik unter ständiger Ultraschallkontrolle transabdominal im II. Trimenon in Allgemein- oder Periduralanästhesie (s. S. 274).

Das *Abortrisiko* ist infolge des stärkeren Kalibers des Fetoskops und der längeren Operationsdauer erheblich höher anzusetzen als dasjenige nach Amniozentese im II. Trimenon (s. S. 117), die Quote liegt zwischen 4 und 8%.

Die bisher gültigen *Indikationsgebiete* werden inzwischen weitgehend durch die Ultrasonographie abgedeckt. Das gilt sowohl für die Suche nach äußerlich sichtbaren morphologischen Anomalien als auch für Biospien zur Diagnostik von Hauterkrankungen aus der Gruppe der Epidermolysen oder Ichthyosen. Auch die Gewinnung von fetalem Blut durch die Punktion eines Nabelschnurgefäßes bei Hämoglobinopathien, Thalassämien oder der Hämophilie A und B wird in zunehmendem Maße durch die ultraschallkontrollierte Punktion der Nabelschnurgefäße oder bei verfügbaren DNA-Techniken durch die Chorionbiopsie ersetzt (s. S. 118).

Stellung und Wert der pränatalen Diagnostik

Die Gesamtrate an abnormen zytogenetischen und biochemischen Befunden beträgt bei genetischen Risikoschwangerschaften ca. 3%. Am häufigsten ergibt sich die Indikation zur pränatalen Diagnostik bei erhöhtem Gebäralter. Gegenwärtig machen ca. 40–50% aller über 35 Jahre alten Schwangeren in der BRD vom Angebot der pränatalen Diagnostik Gebrauch. Die übrigen Indikationen betreffen zwar kleine, aber infolge des hohen genetischen Risikos bedeutsame Kontingente. In ca. 97% werden pränatal Fehlentwicklungen ausgeschlossen. Dieser Tatsache kommt ein besonderes Gewicht zu, bedeutet doch der Ausschluß einer Anomalie die Befreiung von Angst und Sorge um das Ungeborene. Die *vorgeburtliche Diagnostik wirkt sich auf diese Weise positiv auf die Erhaltung der Gravidität und die gesamte Familienplanung aus.*

Schwangerschaftsabbruch bei pränatal nachgewiesener Anomalie

Bei Nachweis einer schweren chromosomal oder biochemisch bedingten Anomalie bleibt als einzige Konsequenz der Abbruch der Schwangerschaft, wenn man die Geburt eines geschädigten Kindes vermeiden will. Die durch die Rechtsprechung erlaubte Beendigung einer Schwangerschaft bis zur 22. SSW post conceptionem (p. c.) bzw. 24. SSW post menstruationem (p. m.) kann jedoch die Beteiligten, vornehmlich die betroffenen Eltern und den Arzt, nicht von den Belastungen durch die vielen Fragen ethischer und religiöser Natur befreien.

Bei der pränatalen Diagnostik im II. Trimenon mittels Amniozentese wirkt sich besonders gravierend aus, daß der Schwangerschaftsabbruch oft erst kurze Zeit vor Erreichen der Lebensfähigkeit des Feten vorgenommen werden kann. Der Zeitverlust durch die diagnostischen Maßnahmen ist erheblich: Die Amniozentese ist nicht vor der 16. SSW zu empfehlen (s. S. 117), und die Erstellung der zytogenetischen Diagnose nimmt mindestens 3 Wochen, die Diagnose metabolischer Defekte noch längere Zeit in Anspruch. Die Gravide ist also bis zur Entscheidung, ob die Schwangerschaft ausgetragen werden kann oder ob ein Abbruch der Gravidität wegen eines abnormen Befundes in Erwägung zu ziehen ist, einer erheblichen psychischen Belastung ausgesetzt, und dies zu einer Zeit, in der bereits Kindsbewegungen spürbar und die Mutter-Kind-Beziehungen zunehmend enger gestaltet werden. Die Beendigung der Gravidität zu einem so späten Zeitpunkt bedeutet in jedem Falle eine extreme psychische Ausnahmesituation für die Betroffene – oft nicht ohne Langzeitwirkungen. Auch ist der Schwangerschaftsabbruch im II. Trimenon technisch schwierig und mit Risiken behaftet (s. S. 355). Demgegenüber besitzt die Chorionbiopsie im I. Trimenon den großen Vorteil der frühen Diagnose: in der Frühschwangerschaft sind die Mutter-Kind-Beziehungen noch nicht so eng, und der Schwangerschaftsabbruch mittels Saugkurettage ist eher komplikationslos als die Abruptio graviditatis im II. Trimenon.

Pränatale ultrasonographische Diagnostik angeborener Fehlbildungen

Durch technische Vervollkommnung der Ultraschallgeräte und zunehmende Erfahrungen kann heute der weitaus größte Teil morphologischer Anomalien, die früher erst bei der Geburt oder in der postnatalen Lebensphase feststellbar waren, bereits pränatal aufgedeckt werden (Tabelle 23).

Für die vorgeburtliche Erkennung fetaler Anomalien bestehen in der BRD günstige Voraussetzungen, weil das im Rahmen der Schwangerenvorsorge obligatorische 2malige Ultraschallscreening in der 16.–20. SSW und in der 32.–36. SSW es ermöglicht, suspekte Befunde zu erfassen und in Ultraschallzentren definitiv abzuklären.

Dabei kann die **Beachtung bestimmter Hinweiszeichen** wesentlich zur Aufdeckung von Entwicklungsstörungen beitragen (Tabelle 24).

So weisen eine **Anhydramnie** oder **Oligohydramnie** auf Störungen im Nieren-Harnweg-System hin. Eine verminderte Fruchtwassermenge ist in 10–15% mit schweren Fehlbildungen assoziiert, die z. T. chromosomale Mißbildungssyndrome einschließen.

Mit einem **Polyhydramnion** gehen in 25–30% der Fälle ebenfalls fetale Entwicklungsanomalien ein-

Tabelle 23. Mittels Ultraschall pränatal nachweisbare Defekte. (Nach Hansmann et al. 1981; Sperling 1985)

I. Anomalien des allgemeinen Erscheinungsbildes
Azephalie
Dizephalie
Chondrodysplasien
Achondroplasie
Thanatophorer Zwergwuchs
Potter-Syndrom
Gastroschisis

Eventeration
Omphalozele
Meckel-Syndrom
Ellis-van-Creveld-Syndrom[a]
Thoraxdysplasie
Hemidystrophien und Syndrome[a]

II. Zentralnervensystem
Anenzephalus
Inenzephalus
Zephalozelen
Meningomyelozelen
Hydrozephalus (verschiedene Formen)
Hydranenzephalus

Spina bifida (m. E.[c])
Holoprosenzephalie
Mikrozephalie
Dandy-Walker-Syndrom
Joubert-Syndrom
Sakralagenesie

III. Herz (einschließlich Doppler-Analyse)
Akardie bei Mehrlingen
Dextrokardie (Situs inversus)
Cor triloculare biatriatum
Ectopia cordis
Kardiomegalie
Herzhypoplasie
Verschmelzung zweier Herzanlagen z. B. bei Thorakopagus
Hypoplastisches Linksherz[a]

Herzwandaneurysmen[a]
Großer Vorhofseptumdefekt[a]
Großer Ventrikelseptumdefekt[a]
Transposition[a]
Fallotsche Tetralogie[a]
Trikuspidalatresie[a]
Mitralatresie[a]
Rechtsherzhypoplasie[a]
Aortenbogenatresie u. v. a.[a]

IV. Intestinaltrakt
Ösophagusatresie
Pylorusstenose
Duodenalatresie
Situs inversus
Megakolon

M. Hirschsprung[a]
Larynxatresie[a]
Analatresie[a]
Choledochuszysten[a]
Gallenblasenaplasie[a]

V. Urogenitalsystem
Nierenagenesie (Potter-Syndrom)
Hydronephrosen
Megaureter
Zystennieren (m. E.[c])
Blasenagenesie

Blasenektopie
Meckel-Syndrom
Hufeisenniere[a]
Smith-Lemli-Opitz-Syndrom[a]

VI. Muskeln und Skelett
Phokomelien (z. B. Robert-Syndrom, TAR-S.)
Sirenomelie
Radiusaplasie
Fibulaaplasie u. v. a.
Arthrogryposis multiplex congenita

Prune-Belly-Syndrom
Marfan-Syndrom
Osteogenesis imperfecta, Typ II
EEC-Syndrom[a]
Polydaktylien als Hinweis für verschiedene Syndrome

VII. Fetale Geschwülste[b]
Halszysten
Lymphangiektasie
Teratome (Nacken, Steiß)

Neuroblastome
Wilms-Tumoren

[a] Wahrscheinlich in Zukunft nachweisbar.
[b] Ab einer bestimmten Größe nachweisbar.
[c] Mit Einschränkung.

Tabelle 24. Sonographische Hinweiszeichen für das Vorliegen einer Entwicklungsstörung. (Nach Hansmann et al. 1985)

An- bzw. Oligohydramnie

Polyhydramnie

Frühe Wachstumsretardierung bei gesichertem Gestationsalter

Abnorme Form des Körperumrißbildes

Abweichungen vom normalen Organreflexmuster

Dysproportionen im Größenverhältnis einzelner Körperabschnitte oder -maße

Volumen- und Strukturauffälligkeiten der Placenta

Fehlen einer Nabelschnurarterie

Abnormes Bewegungsverhalten des Feten

---

her. Am häufigsten ist die Amnionflüssigkeitszirkulation durch *Atresien im oberen Gastrointestinaltrakt* gestört. Ein Polyhydramnion wird auch im Zusammenhang mit *Anenzephalie, Spina bifida, Hydrozephalus, Herzfehler und Steißteratom* angetroffen.

Eine *frühe,* bereits um die 20. SSW bemerkbare symmetrische **Wachstumsverzögerung** muß den Verdacht auf eine Anomalie lenken; fast 20% der früh retardierten Feten sind mißbildet. Zunehmende Bedeutung kommt einem **gestörten Bewegungsmuster des Feten** als Zeichen einer möglichen Fehlentwicklung zu.

Findet sich eines der genannten Leitsymptome oder hat der Arzt aufgrund des Ultraschallbildes den Verdacht auf eine Anomalie, so ist zur Absicherung des Befundes und gezielten Mißbildungsdiagnostik die Überweisung an ein Ultraschallzentrum zwingend notwendig.

Angesichts der diagnostischen Sicherheit in der Hand des Erfahrenen ist die spezielle ultrasonographische Diagnostik auch bei *familiärer Belastung* bzw. einem *erhöhten Wiederholungsrisiko für bestimmte Fehlbildungen* indiziert (z. B. ventrale und dorsale Spaltbildungen, Fehlentwicklungen des Urogenitalsystems sowie des Gastrointestinaltraktes) (Tabelle 16).

Die ultrasonographische Aufdeckung von Anomalien, die vorwiegend mit einem chromosomal bedingten Mißbildungssyndrom assoziiert sind, erfordern zusätzlich eine Amniozentese zur zytogenetischen Untersuchung der aus dem Fruchtwasser kultivierten fetalen Zellen (s. S. 119).

Als Risikogruppen für eine gezielte Ultraschallanomaliediagnostik kommen **Schwangere mit Diabetes mellitus** (s. S. 315) und **Gravide mit erhöhten AFP-Konzentrationen** im Serum und/oder Fruchtwasser in Frage (s. S. 121).

Fast die Hälfte der sonographisch erkennbaren Anomalien wird vor Beendigung der 24. SSW p. m. festgestellt, so daß bei schweren, nicht korrigierbaren Mißbildungen die Abruptio graviditatis fristgerecht durchgeführt werden kann.

Entschließt sich die Mutter zum Austragen der Schwangerschaft oder erfolgt die Diagnostik erst **nach** der 24. SSW p. m., so stellen sich für den Geburtshelfer besondere Aufgaben. Zum einen obliegt ihm die **begleitende Betreuung** der mit diesem harten Schicksal belasteten Eltern. Sie müssen nach Konsilien mit dem Neonatologen und dem zuständigen Spezialisten (Kinderchirurgen, Kinderurologen, Kinderkardiologen u. a.) ausführlich und verständlich über die erhobenen Befunde, die Korrekturmöglichkeiten und die Prognose sowohl quoad vitam als auch der individuellen Existenzmöglichkeiten informiert werden. Zum anderen muß der Geburtshelfer aufgrund des beim Feten festgestellten abnormen Befundes das geburtshilfliche Planen und Handeln mit den Spezialisten absprechen und das weitere Vorgehen gemeinsam beraten. Kommt eine operative Korrektur post partum in Frage, so gilt es, den Zeitpunkt der Geburt und den Entbindungsmodus festzulegen und die adäquate Erstversorgung durch den Kinderchirurgen sicherzustellen (s. S. 478 und Tabelle 75).

Pränatale intrauterine Therapie

Gegenwärtig zeichnet sich die Entwicklung einer *Pränatalmedizin* ab, mit dem Ziel, auf die Diagnostik auch eine angemessene Therapie folgen zu lassen. Hier steht die interdisziplinäre Zusammenarbeit der Spezialisten ganz im Vordergrund.

Beispiele für eine pränatale *medikamentöse Therapie* des Feten in utero über die Mutter via Plazenta stellen die Gaben von Kortison zur Beschleunigung der Lungenreife bei drohender Frühgeburt (s. S. 388), die Applikation von Digitalis und Propanolol bei *fetalen Arrhythmien* oder auch die Zufuhr von Schilddrüsenhormonen in das Fruchtwasser bei *Hypothyreoidismus* dar.

Einige *metabolische Defekte* sind durch eine **Substitutionstherapie** günstig zu beeinflussen; dies gilt z. B. für die Zufuhr von Vitamin B_{12} bei Methylmalonazidurie oder von Biotin bei biotinabhängigem Karboxylasemangel.

Intrauterine chirurgische Maßnahmen beschränken sich z. Z. vorwiegend auf Entlastungseingriffe, wie z. B. Absaugen eines Hydrothorax oder die Ableitung des fetalen Urins in das Fruchtwasser bei angeborenem Verschluß der Harnröhre oder die Shuntbehandlung bei zunehmendem Hydrozephalus.

11 Umweltfaktoren und Schwangerschaft

Medikamente

Etwa 75% der Frauen nehmen während der Schwangerschaft Pharmaka der verschiedensten Arten und Zusammensetzungen ein. Die Applikation erfolgt nur bei einem relativ kleinen Anteil aus unabdingbarer medizinischer Indikation als kurative Therapie, häufiger aus nicht zwingenden Gründen. Nicht wenige Gravide nehmen Medikamente in Unkenntnis einer bereits bestehenden Schwangerschaft und erwarten vom Arzt Informationen über das Risiko für die Frucht. Des öfteren wird damit die Frage nach der Dringlichkeit eines Schwangerschaftsabbruches verknüpft.

Bemerkungen zur Teratogenese

Übereinkunftsgemäß gilt ein Agens als teratogen, wenn es nachweislich einen Conceptus im Verlauf seiner Entwicklung schädigt, der sich aufgrund seiner genetischen Ausstattung normal entwickelt hätte. Damit wird der Wirkungsbereich einer teratogenen Noxe auf die Zeitspanne der intrauterinen Entwicklung begrenzt. Nicht eingeschlossen sind Gen- und Chromosomenmutationen – also erbliche oder de novo entstandene Veränderungen der Keimzellen –, obwohl auch sie durch exogene Noxen – dann als Mutagene definiert – hervorgerufen werden können.

Die teratogene Wirksamkeit hängt von der Spezifität des Agens, von der Dosis, der Applikationsdauer und dem Zeitraum der Einwirkung während der embryofetalen Entwicklung ab, weiterhin von dem Zusammentreffen mit anderen Agenzien bzw. den Interaktionen zwischen verschiedenen exogenen Faktoren. Nebeneffekte von Medikamenten dürften als Folge der Pharmakokinetik und -dynamik eher auf metabolische Intermediärprodukte als auf die Substanz als solche zurückzuführen sein. Das Prägungsmuster der Schädigung wird zudem durch den Genotyp der Mutter und des Conceptus wesentlich beeinflußt. Genetische Faktoren können eine Prädisposition für die Auswirkungen schädigender Agenzien schaffen.

Von entscheidender Bedeutung für die *teratogene Wirksamkeit* eines Agens ist das *Stadium der embryofetalen* Entwicklung. Generell lassen sich *3 sensible Phasen* unterscheiden:

Während der *ersten beiden Wochen nach der Empfängnis* gilt – auf eine kurze Formel gebracht – das *Alles-oder-nichts-Gesetz*. Wenn die teratogene Substanz in dem präimplantatorischen Stadium die junge Blastozyste überhaupt erreicht, so sind zu dieser Zeit die embryonalen Zellen noch nicht weit genug in der Differenzierung begriffen, sondern eher pluripotent; sie gehen entweder zugrunde oder überleben ohne Schaden für die weitere Entwicklung.

Während der *Organogenese* – beim Menschen vornehmlich zwischen der 3. und 8. SSW bzw. zwischen dem 18. und 55. Tag p. c. – besteht eine zeitlich begrenzte maximale und organspezifische Teratogenempfindlichkeit (Abb. 98). Alle äußeren und inneren Strukturen beginnen sich in dieser relativ begrenzten Zeitspanne zu differenzieren und zu entwickeln. Die embryoplazentomaternale Zirkulation wird etabliert (s. S. 145), und daher können exogene Noxen den Embryo erreichen. Sie bergen während der Organogenese die Gefahr gröberer einzelner oder multipler Fehlbildungen. Im Gegensatz zu anderen Organen ist jedoch das zentrale Nervensystem (ZNS) über die engere Zeitspanne der Organogenese hinaus teratogen beeinflußbar.

Im Anschluß an die Organogenese – in der *Fetalperiode* – vollzieht sich die Entwicklung mehr durch Wachstum, fortschreitende Gestaltung und Aufnahme von Funktionen als durch weitere Differenzierung. In dieser Periode kann die Hemmung oder auch die Fehlsteuerung von Enzymen, aber auch die Beeinträchtigung von Energiequellen zu Störungen mit variierender Manifestation führen. In der Fetalzeit vermag ein Teratogen das Wachstum eines bestimmten Organs zu beeinträchtigen, ohne daß es zu morphologisch faßbaren Fehlbildungen kommt. Der gesetzte Schaden kann sich jedoch in funktioneller Hinsicht bis in das postnatale Dasein hinein auswirken. In dieser Periode des Wachstums und der Funktionsaufnahme kommen v. a. die *mütterlichen Milieu- und Umweltfaktoren* (s. S. 162) zum Tragen, die den Schwangerschaftsausgang – z. B. durch intrauterine Mangelentwicklung (s. S. 392) oder durch eine Frühgeburt (s. S. 381) – beeinträchtigen können.

Die Extrapolation tierexperimenteller Ergebnisse auf den Menschen ist nur mit äußerstem Vorbehalt möglich. Die Teratogenempfindlichkeit variiert von Spezies zu Spezies. Unterschiede existieren selbst bei Säugern mit ähnlicher Plazentation. Auch die Organempfindlichkeit wechselt innerhalb der gleichen Tierarten und -stämme. Insgesamt wirken auch

Substanzen im Tierversuch teratogen, die beim Menschen über jeden Verdacht erhaben sind. Die experimentelle Teratologie besitzt daher nur eine begrenzte Aussagekraft für die Belange der Humanmedizin. Eine Koinzidenz zwischen experimentell verabfolgter Testsubstanz und den beobachteten Anomalien im Tierversuch sagt noch nichts über eine mögliche Koinzidenz beim Menschen aus. Wenn aber eine chemische Noxe bei Säugetieren, insbesondere bei Primaten, stets reproduzierbare Fehlbildungen hervorruft, müssen die Ergebnisse als Warnsignale für den Menschen dienen. Bei der limitierten Beweiskraft tierexperimenteller Untersuchungen ist man in der Humanmedizin auf ärztliche Beobachtungen und statistische Erhebungen angewiesen. Jedoch sind auch hier von vornherein Einschränkungen zu machen. Vor allem erschwert die Heterogenität des Menschen die zweifelsfreie Aufdeckung von Ursachen. Ferner ist unsicher, wie weit das Gundleiden selbst und wie weit die zu seiner Behandlung applizierten Medikamente das Auftreten von Fruchtschäden verursachen. So sind Beobachtungen beim Menschen schwierig zu beurteilen und führen leicht zu Fehlassoziationen.

Zum Beweis der teratogenen Wirksamkeit eines Agens sind folgende Voraussetzungen unabdingbar:

- Bestimmte Anomalien müssen häufiger mit einem in Verdacht stehenden Agens assoziiert sein als in Vergleichskollektiven;
- die Substanz muß während der Organogenese des später mißgebildeten Organs appliziert worden sein;
- die Anomalie muß vor der Einführung des spezifischen Agens signifikant seltener aufgetreten sein als danach;
- die Reproduzierbarkeit der Anomalie im Tierversuch erhärtet den Verdacht; negative Resultate räumen ihn nicht aus.

Zweifelsfrei teratogen wirkende Medikamente

Als sicher teratogen gelten die in Tabelle 25 aufgeführten Medikamente:

Thalidomid ist als unbezweifelbar teratogene Substanz in keinem der bei uns gebräuchlichen Medikamente mehr enthalten und wird nur noch zur Behandlung der Lepra eingesetzt. (Durch Einnahme zwischen dem 35. und 50. Tag p. m. wurden charakteristische Fehlbildungen der Extremitäten, v. a. Phokomelie oder Amelie, meist kombiniert mit Anomalien der inneren Organe, induziert.)

Tabelle 25. Zweifelsfrei teratogene Medikamentengruppen

1. Thalidomid
2. Folsäureantagonisten:
   (Aminopterin, Methotrexat)
3. Bestimmte Hormone:
   a) Steroidhormone mit virilisierender Aktivität bei weiblichen Feten
   b) Steroidhormone mit feminisierender Aktivität bei männlichen Feten
   c) Diäthylstilböstrol (DES)
4. Retinoide

Folsäureantagonisten (Aminopterin, Methotrexat) – als Zytostatika besonders bei Trophoblasttumoren eingesetzt (s. S. 365) – wirken sich in der Mehrzahl der Fälle embryoletal aus. Nur etwa 30% der so belasteten Conceptus vermögen die intrauterine Entwicklung zu durchlaufen, werden dann aber mit vielfältigen Anomalien geboren, wenn die Substanz zur Zeit der Organogenese an die Mutter verabreicht wurde.

Androgene und einige *Progestagene* können eine *Maskulinisierung des äußeren Genitales bei weiblichen* Feten herbeiführen.

Für die Praxis relevant ist die nicht seltene versehentliche Einnahme von Progestagenen, insbesondere von *Ethisteron-* und *Norethisteron-*enthaltenden Präparaten, während der frühen Gravidität.

Bei der Beurteilung des individuellen embryofetalen Risikos nach einer Applikation von Progestagenen dieser Konstitution ist zu berücksichtigen, daß das *indifferente Stadium des äußeren Genitales etwa bis zur 9./10. SSW p. c.* reicht. Erst von diesem Zeitpunkt an bilden sich die spezifisch weiblichen und männlichen Strukturen (s. S. 16). Das bedeutet, daß sich ein Norethisteron enthaltendes Präparat bis dahin nicht nachteilig auswirkt. Danach können hohe, über längere Zeit verabfolgte Dosen bei weiblichen Früchten zu Virilisierungserscheinungen führen, und zwar vor der 12. SSW zu einer *Labienfusion* und danach zu einer *Klitorishypertrophie*.

Dieses Virilisierungsrisiko weiblicher Feten in utero besteht zum Beispiel, wenn in Unkenntnis einer Schwangerschaft *Danazol*, ein Derivat des Ethinyltestosterons, im Rahmen der Behandlung einer Endometriose (s. S. 644) oder einer Mastopathie (s. S. 736) hoch dosiert und langfristig zur Anwendung gelangt.

Anabolika entfalten androgene Partial- oder Restwirkungen, so daß nach versehentlicher Verabreichung in der entsprechenden Phase der Schwangerschaft je nach Dosis und Dauer der Einwirkung mit einer Virilisierung weiblicher Feten zu rechnen ist.

Antiandrogene (z. B. Cyproteronacetat) können als *Steroidhormone mit feminisierender Wirkung* bei Applikation in der kritischen Phase der Differenzierung der Geschlechtswege bei *männlichen* Feten die Entwicklung der Wolff-Gänge und ihrer Derivate wie Samenleiter, Samenblase und Prostata verhindern. Die Befunde ähneln denen der testikulären Feminisierung (s. S. 572), sind jedoch erst bei Tagesdosen von ca. 100 mg Cyproteronacetat zu erwarten. Diese Gefahr besteht nicht bei versehentlich eingenommenen Tagesdosen von 2 mg, die als orale Kontrazeptiva bei Frauen mit Hirsutismus verordnet werden.

Diäthylstilböstrol (DES) wurde zur Abortprophylaxe in hohen Dosen in den 50er und 60er Jahren in den USA angewendet. Die Substanz hat bei den in utero exponierten und inzwischen herangewachsenen *Mädchen* häufiger zu *Vaginaladenosis* und vereinzelt (0,4–1,4%) zur malignen Entartung dieser Bezirke geführt. Grundlage dürfte eine **hormoninduzierte Differenzierungsstörung im Grenzbereich Zervix/ Vagina** sein. Des weiteren finden sich bei den inzwischen erwachsenen Töchtern häufiger Fertilitätsstörungen als Folge von *Uterusanomalien* und *-hypoplasien.*

Unter den *männlichen Nachkommen* DES-behandelter Mütter wurden Nebenhodenzysten, vereinzelt Hodentumoren, häufiger Penishypoplasien im Zusammenhang mit Fertilitätsstörungen beobachtet.

Als teratogen muß auch das aromatische **Retinoid Etretinat,** ein Derivat der Vitamin-A-Säure eingestuft werden. Dieses Medikament wird zur Behandlung schwerer Verhornungsstörungen eingesetzt, z. B. bei Psoriasis vulgaris und Ichthyosis congenita.

Nach Einnahme in der Frühschwangerschaft wurden bei den Kindern Skelettanomalien (kraniofaziale Defekte, Fehlbildungen der Wirbelsäule und der Extremitäten), weiterhin neurale Spaltbildungen sowie Anophthalmie beobachtet.

Da diese Substanz sehr langsam über einen Zeitraum bis zu 2 Jahren eliminiert wird, können auch nach Absetzen des Präparates noch Fehlentwicklungen auftreten. Daher muß während der Medikation und anschließend über mindestens 1 Jahr eine sichere Kontrazeption gewährleistet sein. Kommt es unter der Medikation zur Empfängnis, so erscheint die Abruptio graviditatis gerechtfertigt. Tritt eine Gravidität innerhalb 1 Jahres nach Beendigung der Medikation ein, wird man Eltern und Arzt in Anbetracht der wenigen bisher vorliegenden Beobachtungen einen Ermessensspielraum zubilligen müssen.

Zur gleichen Gruppe gehört *Isotretinoin,* ein Isomer der Retinoinsäure, das zur Behandlung der Akne appliziert wird. Nach Anwendung dieser Substanz in der Frühschwangerschaft wurden Kinder mit charakteristischen Defekten geboren (Hydrozephalus, Mikrotie, Gaumenspalte, Herzfehler), so daß es berechtigt erscheint, von einer Isotretinoinembryopathie zu sprechen (Tabelle 26).

Tabelle 26. Isotretinoin-Embryopathie

Vorherrschende Fehlbildungen

Hydrozephalus
Mikrotie
Gaumenspalte
Herzfehler

Wahrscheinlich teratogen wirkende Medikamente

Mit unterschiedlicher Wahrscheinlichkeit sind die in Tabelle 27 aufgeführten Medikamente als teratogen einzustufen:

Antikonvulsiva: Unter den Antikonvulsiva gerieten zunächst *Hydantoin* und *Trimethadion* in den Verdacht, bestimmte Anomalien bei der Frucht hervorzurufen. Nach einer *Hydantoin*-Medikation wurden neben allgemeiner Wachstumsretardierung u. a. Mikrozephalie mit verzögerter geistiger Entwicklung, kraniofaziale Dysmorphien, Hypoplasien der Endphalangen und Nägel beschrieben.

Nach einer *Trimethadion*-Einnahme kamen ebenfalls Entwicklungsverzögerung, Mikrozephalie mit geistiger Retardierung und Fehlgestaltungen an Augenbrauen und Ohren zur Beobachtung, weiterhin u. a. genitale Anomalien. Das Fehlbildungsrisiko wurde nach Hydantoin mit ca. 10%, nach Trimethadion noch höher eingeschätzt.

Inzwischen hat sich gezeigt, daß die dem Hydantoin und Trimethadion zugeschriebenen Anomalien *auch* nach Exposition der Mutter *gegenüber Antikonvulsiva anderer chemischer Konstitution* auftreten. Nach Verabreichung des Antiepileptikums *Valproinsäure* in der frühen Schwangerschaft wurde bei ca. 1% der Kinder eine Spina bifida beobachtet.

So erscheint es nicht mehr gerechtfertigt, von einem einheitlichen Fehlbildungsmuster im Sinne eines Hydantoin- oder Trimethadionsyndroms zu sprechen. Offenbar begünstigt bei einer genuinen Epilepsie der Mutter *das Grundleiden* selbst das Auftreten von Anomalien. Denn auch Kinder nichtbehandelter epileptischer Mütter weisen häufiger gröbere Fehlbildungen (z. B. orale Spaltbildungen, kongenitale Herzvitien) auf; außerdem stammen die Frauen oft aus genetisch belasteten Familien.

Auf teratogenen Effekten der Antikonvulsiva sollen nur die „kleineren" Fehlentwicklungen wie partielle Dysmorphien und Hypoplasien der Phalangen und Nägel beruhen.

Bei der *Beratung von Epileptikerinnen* muß auf die Familienplanung besonderes Gewicht gelegt werden, und zwar unter Berücksichtigung der Schwere

Tabelle 27. Wahrscheinlich teratogene Medikamentengruppen

1. Antikonvulsiva
2. Kumarinderivate
3. Zytostatika
   (Alkylanzien, Alkaloide, Antibiotika)

des Leidens, des genetischen und psychosozialen Hintergrundes. Die Frau soll das Fehlbildungsrisiko kennen und danach entscheiden, ob sie sich zu einer Schwangerschaft entschließen will. In diesem Zusammenhang erscheint es wichtig, daß *orale Kontrazeptiva* während einer antiepileptischen Dauertherapie rascher metabolisiert werden, dadurch *ihre Sicherheit beeinträchtigt ist* und wider Erwarten Schwangerschaften auftreten können.

Im Falle einer ungeplanten Schwangerschaft unter Antikonvulsivatherapie stellt die Entscheidung für oder gegen eine Abruptio graviditatis eine Ermessensfrage unter Berücksichtigung aller Kofaktoren, wie Schwere des Anfallsleidens, Dauer und Dosierung der in Frage stehenden Medikamente und der genetischen Belastung dar.

Kumarinderivate: Der teratogene Effekt der Kumarinderivate gilt als weitgehend gesichert. Die Koinzidenz mit dem Auftreten bestimmter Anomalien ist so eindeutig, daß man von einer **Kumarinembryofetopathie** sprechen kann (Tabelle 28).

Bei Exposition im I. Trimenon stehen eine schwere Hypoplasie der Nasalknochen, eine Chondrodysplasia punctata (Kalkspritzer in den Epiphysen) und Ossifikationsstörungen im Vordergrund. Die teratogenetisch kritische Periode liegt zwischen der 6.-9. SSW. Das Risiko einer Kumarinembryopathie wird auf 8-15% geschätzt; das Syndrom tritt vergleichsweise häufiger bei Kumarinbehandlung wegen einer Herzerkrankung als wegen eines postthrombotischen Syndroms auf. Die höhere Anomaliefrequenz bei den Kindern herzkranker Mütter dürfte zusätzlich durch das maternale Grundleiden mit bedingt sein. Außerdem endet die Gravidität nicht selten als Frühabort.

Vom II. Trimenon an droht unter der Medikation mit Kumarinderivaten die - seltenere - schwere, wahrscheinlich durch **Mikroblutungen** verursachte *fetale Neuropathie* (Mikrozephalie, Optikusatrophie) (Tabelle 28).

Die als eindeutig erkannte kausale Verknüpfung einer mütterlichen Kumarintherapie mit Störungen der embryofetalen Entwicklung rechtfertigt den Schwangerschaftsabbruch aus kindlicher Indikation. Angesichts dieser Risiken und Konsequenzen muß während einer Kumarinmedikation präventiv eine sichere Konzeptionsverhütung gewährleistet werden. Im Falle einer Konzeption muß so bald wie möglich auf **Heparin** umgestellt werden. Heparin darf während der Gravidität gegeben werden, da es die Plazenta nicht passiert. Jedoch birgt auch die fortlaufende Heparinapplikation Gefahren: Früh- und Totgeburten wurden häufiger beobachtet, und die mütterliche Komplikationsrate ist ebenfalls erhöht; u. a. treten in 10% mütterliche Hämorrhagien auf, und als Spätfolge droht eine Osteoporose.

Zytostatika: Während die *Folsäureantagonisten Aminopterin* und *Methotrexat* mit einem Risiko von *ca. 75% zweifelsfrei als teratogen als* erwiesen sind (s. S. 125), gilt dies nicht in gleichem Maße für die anderen zytotoxischen bzw. zytostatischen Substanzen *(Alkylanzien, Alkaloide, Antibiotika).* Diese haben nach Applikation im I. Trimenon eine Anomalierate von ca. 12% zur Folge. Wird die Zytostatikaverabreichung im II. und III. Trimenon durchgeführt bzw. fortgesetzt, muß bei den Feten mit toxischer Beeinflussung des Knochenmarks mit Anämie und Leukopenie sowie konsekutiver Hyperbilirubinämie gerechnet werden. Daraus folgt, daß *jeder zytostatischen Therapie eine eingehende Beratung über die individuell geeigneten Maßnahmen zur Konzeptionsverhütung vorausgeschickt werden muß, eine Beratung, die angesichts des Grundleidens von vornherein zwingend ist.* Besteht bereits eine junge Gravidität oder erfolgt die Konzeption unter der Therapie, so ist eine Abruptio graviditatis sowohl aus kindlicher als auch aus mütterlicher Indikation gerechtfertigt.

Beurteilung einiger gebräuchlicher Medikamente

Chemotherapeutika: Im Gegensatz zu Tierexperimenten ist beim Menschen nichts darüber bekannt, daß *Sulfonamide* Anomalien hervorrufen. In der Perinatalperiode besteht jedoch die Gefahr von Nebenwirkungen auf das Kind insofern, als Sulfonamide mit den Bilirubinbindungsorten des Plasmaalbumins konkurrieren und das Risiko eines Kernikterus insbesondere bei Frühgeborenen verstärken,

Tabelle 28. Kumarinembryofetopathie

Vorherrschende Entwicklungsstörungen im	
I. Trimenon	II. und III. Trimenon
Hypoplasie der Nasalknochen	Fetale Neuropathie
Chondrodysplasia punctata (Kalkspritzer in den Epiphysen)	Mikrozephalie
	Enzephalozele
	Kleinhirnatrophie
	Hydrozephalie
Ossifikationsstörungen	Geistige Retardierung
Breite, kurze Hände	Augenfehlbildungen
Verkürzte Endglieder von Finger und Zehen	Blindheit
	Optikusatrophie
Intrauterine Entwicklungsverzögerung	Mikrophthalmie

wenn sie unmittelbar ante partum an die Mutter verabfolgt werden (Tabelle 29).

Von dem Chemotherapeutikum *Nitrofurantoin* sind bisher keine schädigenden Effekte bei menschlichen Feten bekannt geworden. Die Substanz ist wenig plazentagängig und kann zur Behandlung von Harnweginfektionen in der Schwangerschaft benutzt werden. Nur bei dem seltenen Zusammentreffen mit einem Glukose-6-phosphat-Dehydrogenase-(G6PD-)Mangel besteht nach antepartaler Verabreichung die Gefahr einer akuten Hämolyse bei Neugeborenen (Tabelle 29).

Da *Trimethoprim* zu den Folsäureantagonisten zählt, sollte die Kombination von Trimethoprim und Sulfamethoxazol in der Schwangerschaft keine Anwendung finden, auch wenn bisher beim Menschen keine teratogene Wirkung beobachtet wurde.

Von *Nalidixinsäure* sind beim Menschen keine teratogenen Effekte bekannt. Wegen belastender Tierversuche soll jedoch in der Schwangerschaft auf ihre Anwendung verzichtet werden.

Unter den *Tuberkulostatika* ist *Streptomyzin* in der Gravidität **kontraindiziert** (s. unten). Auch auf *Rifampizin* sollte während der Gravidität wegen seiner teratogenen Wirksamkeit im Tierexperiment vorsichtshalber verzichtet werden. Zu beachten ist, daß Rifampizin die Wirksamkeit und damit die Zuverlässigkeit der oralen Kontrazeptiva beeinträchtigt. *Ethambutol, p-Aminosalizylsäure (PAS)* und *Isoniazid (INH)* können angewendet werden. Mit *Protionamid* und *Dapson* liegen zwar noch keine ausreichenden Erfahrungen vor, jedoch sind keine Hinweise auf embryotoxische Effekte bekannt.

Tabelle 29. Einige Medikamente mit potentiell nachteiligen Effekten auf das Neugeborene bei Verabreichung ante partum

Medikamente	Potentiell nachteiliger Effekt
Antikonvulsiva	Blutungen (Vitamin-K-Prophylaxe!)
Azathioprim	Immunsuppression
Barbiturate	Atemdepression
Chloramphenikol	„Graue Babies"
Kortikosteroide	Nebennierenrindendepression
Kumarinderivate	Gerinnungsstörungen
Zytostatika	Anämie, Leukopenie
Indometacin	Vorzeitiger Verschluß des Ductus arteriosus Botalli
Nitrofurantoin	Hämolyse (G6PD-Mangel)
Salizylate	Hyperbilirubinämie, Gerinnungsstörungen, vorzeitiger Verschluß des Ductus arteriosus Botalli
Sulfonamide	Hyperbilirubinämie
Thiazide	Thrombozytopenie, Ikterus, Elektrolytstörung
Tranquilizer	Zentrale Dämpfung

Über das teratogene Risiko des gegen Trichomonaden und gegen Anaerobier wirksamen *Metronidazols* bestehen noch Unsicherheiten. Daher sollte die Anwendung dieser Substanz und ihrer Abkömmlinge im 1. Trimenon besser vermieden werden.

Die **oralen Antidiabetika** aus der Gruppe der Sulfonamide sind durch ihre teratogene Wirksamkeit im Tierversuch belastet; ihre Anwendung in der Schwangerschaft ist daher kontraindiziert. Die Diabetikerin ist im Falle einer Schwangerschaft - möglichst aber schon präkonzeptionell - *auf Insulin um- und straff einzustellen. Insulin* gilt als ungefährlich, da es die Plazenta nicht passieren kann (s. S. 318).

Antibiotika: Nachteilige Effekte der *Penizilline* auf die Fruchtentwicklung sind nicht bekannt. Penizilline können daher in der Gravidität ohne Bedenken angewendet werden. Das gleiche gilt für *Zephalosporine*. *Tetrazykline* besitzen im Gegensatz zum Tierexperiment beim Menschen keine eindeutige teratogene Wirksamkeit. Jedoch besteht eine spezifische Affinität zum Dentin der Zähne in der Ontogenese und zu den Kalziumverbindungen des sich entwickelnden Skeletts. Einlagerungen in die ossären Kalzifizierungszonen können eine reversible Wachstumshemmung zur Folge haben. Tetrazyklineinwirkung führt nach dem 4. Schwangerschaftsmonat zu der typischen Grauverfärbung der Milchzähne und/oder, im letzten Trimenon verabfolgt, auch der bleibenden Zähne, möglicherweise auch zu Schmelzdefekten. Tetrazykline sind daher während der Schwangerschaft kontraindiziert.

Teratogene Effekte von *Chloramphenikol* sind nicht bekannt. Bei Neugeborenen kann das *Syndrom des peripheren Gefäßkollapses ("graue Babies")* auftreten, so daß dieses Antibiotikum besonders in der späten Schwangerschaft und sub partu nicht angewendet werden darf (Tabelle 29).

Die *Aminoglykosidantibiotika Streptomyzin, Kanamyzin, Gentamyzin und Vankomyzin* sollten wegen ihrer Oto- und Nephrotoxizität in der Schwangerschaft nicht und bei zwingender Notwendigkeit nur kurzzeitig verabfolgt werden. Insbesondere nach langzeitiger Anwendung von Streptomyzin und Kanamyzin wurden kindliche Hörschädigungen beobachtet.

Nach Applikation des Antimykotikums *Griseofulvin* sind beim Menschen keine Fruchtschädigungen beobachtet worden; dennoch sollte wegen belastender Tierexperimente während der Gravidität auf diese Substanz verzichtet werden.

Thyreostatika: Für eine teratogene Wirkung der Thyreostatika liegen beim Menschen keine beweiskräftigen Beobachtungen vor. Es ist aber zu beachten, daß die fetale Thyreoidea bereits im 4. Monat ihre Funktion aufnimmt. Von diesem Zeitraum an besteht demnach unter thyreostatischer Behandlung der Mutter die Gefahr einer – reversiblen – Kropfbildung beim Feten.

Hormone: Die *weiblichen Sexualsteroide, Östrogene* und *Progestagene,* gerieten vor mehr als 1 Jahrzehnt in den Verdacht der teratogenen Wirksamkeit, insbesondere als auslösende Noxe von Fehlbildungen des Herz- und Gefäßsystems, der Nieren, des Ösophagus, der Trachea, des Anus und des Skelettsystems. Der Verdacht konnte jedoch nicht mit bindender Sicherheit bestätigt werden. Wenn überhaupt ein Risiko besteht, so ist es als außerordentlich gering zu veranschlagen. Die Zweifel an der völligen Unschädlichkeit weiblicher Sexualsteroide sollten jedoch genügen, auf ihre Anwendung während der Gravidität – auch auf die sog. hormonale Abortprophylaxe – zu verzichten (s. S. 347). Andererseits rechtfertigt eine Applikation weiblicher Sexualhormone in der Frühgravidität – auch die versehentliche Weitereinnahme oraler Kontrazeptiva – keinen Schwangerschaftsabbruch.

Auch *Kortikosteroide* standen lange im Verdacht einer teratogenen Wirksamkeit, da sie bei verschiedenen Tierarten reproduzierbar vermehrt Gaumenspalten hervorrufen. Beim Menschen haben sich dafür keine Anhaltspunkte ergeben.

Psychopharmaka: Prospektive und/oder gezielte Fallkontrollstudien haben keine Anhaltspunkte für eine teratogene Wirksamkeit von *Sedativa, Tranquilizern, Antidepressiva, Neuroleptika und Barbituraten* ergeben. Ob und inwieweit eine *Lithiummedikation* in der Schwangerschaft ein Risiko für die Fruchtentwicklung bedeutet, kann z. Z. noch nicht sicher entschieden werden. Bis zur Abklärung soll auf diese Substanz während der Gravidität verzichtet werden.

Zu Beachten ist, daß sub partu verabfolgte *Barbiturate* zur Atemdepression und *Tranquilizer* zur zentralen Dämpfung des Neugeborenen führen (Tabelle 29).

Antiemetika, Analgetika, Antipyretika: Die Exposition gegenüber den gängigen *Antiemetika* und *Antihistaminika* ist für die Frucht ungefährlich.

Auch die üblichen, seit langem eingeführten *Analgetika* und *Antipyretika* enthalten keine die Frucht schädigenden Substanzen. Die Applikation hoher Dosen von *Azetylsalizylsäure* in der *späten Schwangerschaft* kann jedoch hämorrhagische Diathesen mit Absinken des Faktors VII und/oder Intoxikationen des Kindes in der Perinatalperiode hervorrufen, des weiteren zu einem vorzeitigen Verschluß des Ductus arteriosus führen, da Salizylate als Prostaglandinsynthetasehemmer den Prostaglandinspiegel senken (s. S. 164 und Tabelle 29). *Chinin* darf in Mengen, wie sie in den gängigen Antipyretika enthalten sind, als unverdächtig gelten. Therapeutische Dosen von *Chloroquin* zur Behandlung von chronischen rheumatoiden Leiden und Autoimmunkrankheiten, z. B. des Lupus erythematodes, sollen während der Gravidität nicht verabfolgt werden, da vereinzelt bei der Frucht Retinaschädigungen und ototoxische Wirkungen beobachtet wurden. Gegen die *Malariaprophylaxe* mit niedrigen Dosen *Chloroquin* bestehen dagegen keine Einwände. Dasselbe gilt für *Pyrimethamin.*

Anästhetika: Eine *Lokal- oder Allgemeinanästhesie* ist unbedenklich. Die gebräuchlichen *Inhalationsanästhetika* gelten nicht als teratogen. Die Unbedenklichkeit der gebräuchlichen Narkotika gilt auch für die beruflich exponierten Schwangeren (Anästhesiepersonal), zudem Absaugvorrichtungen die Entfernung der gasförmigen Substanzen aus den Operationsräumen gewährleisten.

Schlußfolgerungen zur Medikamentenanwendung in der Schwangerschaft

Abgesehen von den wenigen als zweifelsfrei und den als wahrscheinlich teratogen eingestuften Substanzen scheint die *große Mehrzahl der Medikamente keine schädigenden Einflüsse auf die menschliche Entwicklung in utero* auszuüben, insbesondere keine Embryopathiesyndrome zu verursachen.

Diese Aussage kann jedoch nicht über die Schwierigkeiten hinwegtäuschen, die sich ergeben, wenn es im *Einzelfall* um die *Analyse* eines möglichen schädigenden Einflusses von bestimmten Medikamenten auf die Frucht geht. *Man wird niemals mit absoluter Gewißheit sagen können, daß ein Pharmakon oder eine Kombination von mehreren Pharmaka unschädlich ist;* die Möglichkeiten seltener, unvermuteter Schäden, auch in Kombination mit anderen Stoffen oder Noxen oder bei bestimmten Stoffwechsellagen läßt sich nie ganz ausschließen. Angesichts der *multifaktoriellen Genese der meisten Fehlbildungen* dürfte sowohl bei der Manifestation als auch bei der Toleranz von exogenen Einflußfaktoren die *individuelle genetische Konstitution ausschlaggebend sein.*

Aufgrund unserer unzulänglichen Kenntnisse über die Einflüsse von Pharmaka auf den Embryo, bzw. Feten ergibt sich die *Konsequenz, keine Medika-*

mente in der Schwangerschaft, v. a. *im I. Trimenon zu verordnen, die nicht streng indiziert sind.*

Die Hersteller pharmazeutischer Präparate sind dazu übergegangen, in den Anwendungsrichtlinien vor der Einnahme ihrer Produkte während der Gravidität zu warnen, um juristisch abgesichert zu sein. Somit obliegt letztendlich dem Arzt die alleinige Verantwortung - auch forensisch - für eine Medikamentenverordnung in der Schwangerschaft.

Genußmittel

Alkohol

Der Alkohol stellt heute die häufigste teratogene Noxe dar. Man muß davon ausgehen, daß in den *westlichen Ländern etwa 2% der Frauen im reproduktiven Alter chronische Alkoholikerinnen* sind, d. h. täglich mindestens 80 g reinen Alkohol konsumieren; diese Menge entspricht einer Flasche Wein, 2 l Bier und 1,7 dl Whisky. Als Folge werden in den Industriestaaten 1–3‰ der Neugeborenen mit einem *embryofetalen Alkoholsyndrom* geboren (Tabelle 30). Das Syndrom tritt bei 30–45% der Neugeborenen von Müttern auf, die bereits vor der Schwangerschaft an Alkoholismus erkrankt waren und den Alkoholkonsum während der Gravidität nicht einschränkten. Überwiegend werden leichte und mittelschwere Dysmorphien beobachtet, die erst etwa 5 Monate nach der Geburt auffällig werden. Daher wird eine Alkoholembryofetopathie eher ausnahmsweise schon bei der Geburt diagnostiziert.

Die nachgewiesene teratogene Wirksamkeit von Akohol verlangt, daß in der *Schwangerensprechstunde* bei Verdacht auf Alkoholmißbrauch eine entsprechende Anamnese erhoben und das Stadium der Alkoholkrankheit ermittelt wird. In der chronischen Phase kann - nach psychiatrischer Begutachtung - die Indikation zum Schwangerschaftsabbruch gegeben sein.

Rauchen

In der Schwangerschaft hat es offenbar keine erhöhte Rate an Fehlbildungen zur Folge. Im Vordergrund steht bei den Kindern eine Reduktion des Geburtsgewichtes um durchschnittlich 150–200 g, und zwar abhängig von der Höhe des täglichen Zigarettenkonsums. Die Schwangerschaftsdauer ist nur unwesentlich verkürzt. Geburtshilfliche Komplikationen wie Placenta praevia und vorzeitige Lösung der Plazenta treten vermehrt auf und sind vermutlich für die erhöhte perinatale Sterblichkeit mitverantwortlich. Als Ursache dieser Störungen wird die relative Übergröße der Plazenta als Adaptation an hypoxische Phasen angenommen.

Suchtmittel

Sucherregende Substanzen und ihr Abusus während der Schwangerschaft verursachen offenbar keine Fehlbildungen. Drogenmißbrauch hat jedoch ungeachtet der benutzten Suchtmittel eine erhöhte Rate an Aborten, an Früh- und Mangelgeburten sowie eine um das Mehrfache gesteigerte perinatale Mortalität und Morbidität zur Folge. Gefahrvoll sind v. a. die *Entzugserscheinungen in der Neugeborenenperiode,* die bei 70–90% der Kinder auftreten und lebensbedrohliche Ausmaße annehmen können.

Zusätzliche Einflußfaktoren auf den ungünstigen Schwangerschaftsverlauf und die gestörte Kindesentwicklung dürften in den mütterlichen Ausgangsbedingungen, wie unkontrolliertem Verhalten, der gesamten Persönlichkeitsstruktur und dem sozialen Milieu der drogenabhängigen Graviden zu suchen sein.

Wegen der großen Schwierigkeiten bei der Betreuung von graviden Suchtkranken ist ihre Versorgung in Institutionen anzustreben, die über Erfahrungen mit dieser schwierigen Klientel verfügen. Dort kann auch über die Verwendung von Ersatzdrogen entschieden werden, da sich ein akuter Entzug wegen der fetalen Gefährdung verbietet.

Eine sichere Konzeptionsverhütung ist mit zunehmender Destruktion der Persönlichkeit und

Tabelle 30. Embryofetales Alkoholsyndrom

Vorherrschende Stigmata
Pränatale Dystrophie
Mikrozephalie
Mikrophthalmie
Kurze Lidspalten
Epikanthus
Ptosis
Hoher Gaumen/u. U. Gaumenspalte
Mikrogenie
Trichterbrust
Herzfehler (Vorhofseptumdefekt!)
Fehlbildungen des Genitale
Stellungsanomalien und Bewegungseinschränkung der Extremitäten
Postnatale somatische und geistige Retardierung

mangelnder Einsicht der Drogenabhängigen in Frage gestellt. Außerdem sind die Zuwendung zum Kind, die Aufzucht und Erziehung selten gewährleistet. Unter Berücksichtigung aller Begleitumstände wird man die Abruptio graviditatis individuell, insgesamt aber großzügig handhaben müssen.

Umweltchemikalien

Über teratogene Effekte von **Fungiziden, Herbiziden** und **Pestiziden** ist beim Menschen nichts zuverlässiges bekannt geworden. Daß aber auch der Mensch vor überraschenden Umweltschäden nicht sicher sein kann, haben die 1953-1960 in Japan und die in den 70er Jahren im Irak aufgetretenen **Quecksilberintoxikationen** gezeigt. In Japan war es der Verzehr von quecksilberverseuchten Fischen, und im Irak führte die Ernährung mit quecksilberkontaminiertem Getreide zu schweren Schädigungen der Conceptus. Die organischen Quecksilberverbindungen sind nicht im strengen Sinne teratogen, sondern führen bei Aufnahme von quecksilberverunreinigter Nahrung durch die Mutter zu einer Vergiftung der Frucht. Bei leichter Plazentagängigkeit wirkt Quecksilber auf den Feten schon in Dosen toxisch, die für die Mutter unbemerkt bleiben. Die bei den Kindern gehäuft beobachteten weitgehend übereinstimmenden **neurologischen Defekte** sind als **Minamata-Krankheit** bekannt geworden.

Besondere Sorge galt und gilt **Dioxin:** 1976 wurde in Séveso (Norditalien) bei der Herstellung von Trichlorphenol durch eine Explosion Dioxin freigesetzt. Da diese Noxe sich im Tierexperiment als ein hochwirksames Teratogen erwiesen hatte, wurden in der verseuchten Region zahlreiche Schwangerschaften im I. Trimenon abgebrochen. Die pathologisch-anatomische Untersuchung des Abortmaterials ergab jedoch keine sicheren Hinweise auf eine Schädigung in der Embryo- bzw. Fetalperiode.

Strahlenexposition

Der Mensch ist wie alle Lebewesen durch seine Umwelt einer steten natürlichen Strahlenbelastung ausgesetzt, die sich aus der *externen kosmischen* und *terrestrischen* Strahlenemission, ergänzt durch die *interne* Strahlenexposition infolge *Inhalation* und *Ingestion* radioaktiver Stoffe, zusammensetzt (Tabelle 31).

Die mittlere effektive Dosis durch diese natürlichen Strahlenquellen liegt in der BRD bei etwa 200 mrem (2 mSv)/Jahr mit einer erheblichen Schwankungsbreite von 100-600 mrem (1-6 mSv), bedingt durch die jeweilige Meereshöhe, die geologische Beschaffenheit des Bodens und seines Untergrundgesteins sowie den Gehalt natürlich radioaktiver Substanzen in Baumaterialien.

So entfallen etwa 50% der natürlichen Strahlenemission auf die Radioaktivität in Häusern, deren kurzlebige Zerfallsprodukte durch die Atemluft in den Körper gelangen. Zu den terrestrischen Strahlenquellen zählt v. a. Kalium (^{40}K), das fortlaufend

Tabelle 31. Natürlich bedingte mittlere jährliche Strahlenexposition des Menschen (UNSCEAR[a])

Strahlenquelle	Effektive Jahresdosis in mrem (mSv)		
	Externe Strahlenexposition	Interne Strahlenexposition	Gesamt
Kosmische Strahlenquellen			
Kosmische Strahlung	25 (0,25)		
Kohlenstoff 14, Tritium		2 (0,02)	27 (0,27)
Terrestrische Strahlenquellen			
Kalium 40	12 (0,12)		30 (0,3)
Uran-/Radium-Reihe	9 (0,09)		110 (1,1)
davon durch Inhalation von Radon 222 und kurzlebigen Zerfallsprodukten		18 (0,18) 101 (1,01) 85 (0,85)	
Thorium-Reihe	14 (0,14)		33 (0,33)
davon durch Inhalation von Radon 220 und kurzlebigen Zerfallsprodukten		19 (0,19) 17 (0,17)	
Summe der natürlichen Strahlenquellen	60 (0,6)	140 (1,4)	200 (2,0)

[a] UNSCEAR: United Nations Scientific Committee on the Effects of Atomic Radiation.

durch Ingestion aufgenommen wird, sich zusammen mit dem natürlichen Kalium in allen Körperzellen findet und sich als interne Strahlenquelle ähnlich wie Caesium (^{137}Cs) verhält.

Der *Organismus des Erwachsenen* enthält bei einem Durchschnittsgewicht von 70 kg etwa 140 g ^{40}K. Diese Menge entspricht einer internen Strahlendosis von *4400 Bq mit einer jährlichen Dosisbelastung von 18 mrem (0,18 mSv)*. Jeder Mensch erhält im Laufe seines Lebens (innerhalb von 70 Jahren) als Folge der natürlichen Strahlenbelastung eine *kumulative Dosis von 7-40 mrem* (0,07-4,0 mSv). Etwa die Hälfte wird in der auf 30 Jahre angenommenen Generationszeit erreicht. *Auf die Zeitspanne der intrauterinen Entwicklung entfallen ca. 90 mrad (0,9 mGy).*

Die natürliche Strahlenexposition stellt anerkanntermaßen keinen Kausalfaktor für die von Generation zu Generation gleichbleibende Inzidenz von 4-5% konnataler Anomalien dar. Daher bildet die Kenntnis der natürlichen Strahlenbelastung die Basis für die Beurteilung des somatischen und genetischen Strahlenrisikos sowohl nach diagnostischer und therapeutischer Strahlenbelastung in der Medizin als auch nach akuter und chronischer akzidenteller Strahlenexposition.

Die *klinische Anwendung ionisierender Strahlen bildet für das Individuum die größte künstliche Strahlenbelastungsquelle.* Den höchsten Anteil nimmt die *Strahlendiagnostik* ein, gefolgt von der *therapeutischen Strahlenapplikation.* Die Anwendung *radioaktiver Substanzen* (Radiopharmaka) steht z. Z. noch an letzter Stelle.

Das *genetische* und *somatische Strahlenrisiko* läßt sich nur empirisch und durch Extrapolation experimenteller Daten abschätzen. Das Risiko für die Frucht ist daher bei strahlendiagnostischen und -therapeutischen Maßnahmen prae und post conceptionem im individuellen Fall letztlich mit Unsicherheiten behaftet.

Strahlenexposition in utero durch röntgendiagnostische Maßnahmen

Aufgrund der biologischen Strahlenwirkung kann zu keinem Zeitpunkt vor der Empfängnis und während der Gravidität eine radiologische Untersuchung des unteren Abdomens und der Beckenregion der Frau ohne jegliches Risiko für den Conceptus durchgeführt werden, da es im Prinzip keine minimale oder Schwellendosis gibt. Gleichzeitig gilt jedoch, daß das Risiko - auch wegen unverzüglich und schnell ablaufender Repairmechanismen der DNA - denkbar gering ist und daß *strahlendiagnostische Maßnahmen ergriffen werden müssen, wenn sie indiziert* sind - ungeachtet einer bestehenden Schwangerschaft.

Aus Vorsichtsgründen muß die Strahlenbelastung so niedrig wie möglich gehalten werden. Die international und national gültigen Richtlinien gründen sich auf empirische und experimentelle Daten, denen zufolge beim Menschen der *Grenzwert für die Auslösung gröberer Mißbildungen* etwa 0,25 Gy (25 rad) und für *Wachstumsstörungen* ein Wert von 0,25-0,5 Gy (25-50 rad) anzunehmen ist. Aus Sicherheitsgründen dürfen vom Zeitpunkt einer festgestellten Schwangerschaft innerhalb der ersten beiden Monate nicht mehr als 1 rem auf das Abdomen verabfolgt werden.

Dieser empfohlene Richtwert wird üblicherweise bei strahlendiagnostischen Maßnahmen nicht erreicht (Tabelle 32 und 33). Es bleibt sogar noch ein Spielraum für spezielle röntgenologische Abklärungen. Das bedeutet, daß jede indizierte strahlendiagnostische Untersuchung mit einer Belastungsgröße des Abdomens von < 1 rad (< 10 mGy) unabhängig vom Schwangerschaftsalter, durchgeführt werden kann.

Bei Einhaltung dieser Richtwerte im Milliradbereich ist keine Schädigung der Frucht zu erwarten. Daher besteht auch keine Indikation zu einem Schwangerschaftsabbruch. Der vorsichtig angesetz-

Tabelle 32. Belastung der Genitalorgane durch röntgendiagnostische Maßnahmen. (Mod. nach Drexler 1978)

Röntgendiagnostische Maßnahme	Strahlenbelastung in mrad		
	Ovarien	Uterus	Testes
Lendenwirbelsäule	190-210 (am fokusnahen Ovar)	59- 67	2- 7
Beckenübersicht			
a. p.	64-120	98-167	210- 470
p. a.	71- 90	64- 87	32- 40
sagittal	80-190	110-304	317-1094
i. v. Pyelogramm	114-138	168-218	4
Urethrozystogramm	30- 36	64- 72	530- 695
Abdomen (Übersicht)	129-188	182-250	8- 14
Hysterosalpingographie (Durchleuchtung + 1 Aufnahme)	200		

11 Umweltfaktoren und Schwangerschaft

Tabelle 33. Geschätzte mittlere Dosis für den Embryo/Fetus bei röntgendiagnostischen Maßnahmen in der Schwangerschaft. (Mod. nach Brent 1976, 1977)

Diagnostisch belastete Körperregion der Mutter	Dosis für Embryo oder Feten in mrad
Schädel	4
Halswirbelsäule	2
Obere/untere Extremität	1
Brustwirbelsäule	9
Lendenwirbelsäule	275
Becken (Übersicht)	440
Hüftgelenk	300
Lungen	
Durchleuchtung	70
Aufnahme	8
Photofluorographie	8
Abdomen (Übersicht)	290
Oberer Gastrointestinaltrakt	
Durchleuchtung	200
Aufnahme	360
Insgesamt	560
Intestinaltrakt (Bariumkontrastdarstellung)	
Durchleuchtung	360
Aufnahme	440
Insgesamt	800
Gallenblase	200
Pyelogramm (i. v. oder retrograd)	400
Schwangerschaftsaufnahme	723

te Grenzdosisbereich für die Berechtigung einer Abruptio graviditatis liegt bei Belastungsgrößen von 10–20 rad (0,1–0,2 Gy), also in Größenordnungen, die im Rahmen der Röntgendiagnostik nicht in Betracht kommen. Als absolute Indikation zum Schwangerschaftsabbruch müssen akquirierte Dosen von >20 rad (>0,2 Gy) gelten (Tabelle 34). Bei ärztlichen Entscheidungen ist zu bedenken, daß das Risiko, eine Erkrankung während der Schwangerschaft nicht oder nicht rechtzeitig zu erkennen, größer ist als das Risiko einer mit der Diagnostik verbundenen Schädigung durch ionisierende Strahlen. Jedoch ist zu fordern, daß die **Indikation streng gestellt und die Möglichkeiten anderer diagnostischer, nichtradiologischer Verfahren,** wie z. B. der Ultrasonographie, voll ausgeschöpft werden.

Tabelle 34. Dosisangaben zur Frage des Schwangerschaftsabbruches nach Strahlenexposition in der Frühschwangerschaft. (Nach Stieve 1983)

Art der Entscheidung	Dosisbereich
Keine strahlenbiologisch begründbare Indikation	<0,1 Gy (10 rd)
Relative Indikation	0,1–0,2 Gy (10–20 rd)
Absolute Indikation	>0,2 Gy (20 rd)

Strahlenbelastung des Embryos bzw. Feten in utero durch berufliche Strahlenexposition der Mutter

Für beruflich strahlenexponierte Frauen im fertilen Alter bis zu 45 Jahren gilt nach den EURATOM-Grundnormen (1980), daß eine Äquivalentdosis von 5 rem (50 mSv) in 1 Jahr und 1,3 rem (13 mSv) in 3 Monaten nicht überschritten werden dürfen. Der Grenzwert für den Feten während der gesamten Schwangerschaftsdauer ist auf 1 rem (10 mSv) festgesetzt.

Sobald eine Schwangerschaft bekannt wird, ist der Aufenthalt in Kontrollbereichen untersagt und für einen Arbeitsplatzwechsel Sorge zu tragen.

Wenn auch eine *genetische* Strahlenschädigung der Frucht als Folge strahlendiagnostischer Maßnahmen während der Gravidität zu verneinen ist, so läßt sich jedoch das Risiko einer *somatischen* Strahlenschädigung im Rahmen der **Karzinogenese** nicht ganz von der Hand weisen. Aus mehreren prospektiven und retrospektiven Studien geht hervor, daß bei Kindern, die durch eine diagnostische Strahlenbelastung der Mutter während der Schwangerschaft in utero exponiert waren, ein leicht erhöhtes **Leukämierisiko** vorhanden zu sein scheint. Die Ergebnisse sind jedoch umstritten. Die diagnostische Strahlenbelastung in utero dürfte allenfalls einen Kofaktor bei der Entstehung einer Leukämie und eines Karzinoms darstellen.

Die diagnostische Anwendung von **Radiopharmaka** bedarf in graviditate einer besonders strengen Indikation, v. a. wenn **radioaktives Jod** zur Anwendung gelangen soll. (Die fetale Thyreoidea nimmt dieses Isotop etwa ab der 10. SSW entsprechend ihrem Organgewicht auf.) Da im diagnostischen Anwendungsbereich keine teratogenen oder kanzerogenen Effekte bekannt sind, ist ein Schwangerschaftsabbruch nach Anwendung von Radiopharmaka nicht gerechtfertigt.

Problematik der Fortpflanzung nach therapeutischer Strahlenbelastung eines Elternteils

Beratungssituationen als Folge therapeutischer Strahlenanwendung ergeben sich bei malignen Erkrankungen eines der Ehepartner aus Sorge um die Nachkommen.

Befanden sich während einer Strahlentherapie die **Ovarien** im Streustrahlbereich, und kommt es später zu einer Befruchtung, so besteht für den Conceptus nach allem, was wir wissen, keine Gefahr einer strahleninduzierten genetischen Schädigung.

Das gleiche gilt nach einer strahlentherapeutischen Exposition der *Testes*. Nicht selten macht das *Seminom des Mannes* eine Stellungnahme erforderlich, da es vorwiegend in jüngerem Alter - also in der fertilen Phase - auftritt. Im Zuge der Strahlentherapie nach Hemiorchektomie erhält der gesunde Hoden je nach Strahlenqualität und -applikationsart eine Streustrahlendosis im Bereich von 100-600 rad. Nach unterschiedlich langen Intervallen mit Azoo- und/oder Oligozoospermie kann die normale Spermienzahl wieder erreicht werden. Ist deren Befruchtungsfähigkeit erhalten und tritt eine Schwangerschaft ein, so ist der Schwangerschaftsabbruch eine Ermessensfrage. Da ein genetischer Schaden individuell nie mit absoluter Sicherheit ausgeschlossen werden kann, ist der Schwangerschaftsabbruch aus kindlicher Indikation vertretbar. Bei *dringendem Kinderwunsch* wird man sich jedoch für die Erhaltung der Schwangerschaft aussprechen können. Die Aufbewahrung von tiefgefrorenem Ejakulat *(Kryosperma)*, das vor Beginn der Behandlung gewonnen wurde, ist im Einzelfall zu erwägen, wenn die organisatorischen und v. a. technischen Voraussetzungen dafür gegeben sind.

Eine Indikation zur pränatalen Diagnostik besteht nicht. Genmutationen sind der vorgeburtlichen Erkennung nicht zugänglich, und für ein erhöhtes Risiko einer Chromosomenmutation besteht kein Anhalt. Dennoch wird man der verständlichen Angst Rechnung tragen und aus psychologischen Gründen den Eingriff nicht ablehnen, wenn die Eheleute darauf drängen.

Üblicherweise wird man bei einer malignen Erkrankung eines Ehepartners in Anbetracht der zweifelhaften Prognose des Leidens von einer Schwangerschaft abraten und individuell geeignete Maßnahmen zur *Konzeptionsverhütung* empfehlen. Bei *karzinomkranken Frauen* fällt dabei entscheidend die mögliche Verschlechterung des Grundleidens durch eine Gravidität ins Gewicht. Eine *Strahlenbehandlung in graviditate* rechtfertigt sowohl wegen der möglichen Beeinträchtigung der Prognose durch die Schwangerschaft an sich als auch in Anbetracht einer nicht auszuschließenden somatischen Gefährdung der Frucht durch Exposition im Streustrahlenbereich einen Schwangerschaftsabbruch aus *mütterlicher und kindlicher Indikation.*

Die Vielschichtigkeit der Problematik bei therapeutischer Strahlenanwendung macht eine jedem einzelnen Fall Rechnung tragende individuelle Beurteilung und Beratung als Entscheidungshilfe notwendig.

12 Physiologie der Reproduktion

Einleitung

Die Kenntnis der menschlichen Fortpflanzung mit ihren vielfältigen und komplexen Schritten unter physiologischen und pathologischen Bedingungen bildet die Grundlage für den Geburtshelfer und Gynäkologen in der täglichen Praxis, Klinik und Forschung. Die Phasen der Reproduktion stellen insgesamt ein zyklisches Geschehen dar. Es beginnt mit der Gametogenese von Ei- und Samenzellen und setzt sich fort über Befruchtung, Tubentransport, Nidation, Implantation, Embryonalperiode und das fetale Wachstum unter Einschluß der engen ununterbrochenen fetomaternalen Beziehungen bis hin zur Geburt. Der Kreis schließt sich, wenn das neue Lebewesen die Geschlechtsreife erreicht.

Die Grundlage zum Verständnis liefert die Kenntnis der pränatalen Entwicklung einschließlich genetischer, biochemischer und endokrinologischer Parameter. Sie gewährleistet die Synopse der Gestaltung des Normalen und der Abweichungen von der Norm bei kongenitalen Defekten und intrauterinen Erkrankungen.

Die inzwischen praxisreifen Verfahren der In-vitro-Fertilisierung haben gerade die frühesten Stadien der Reproduktion dem allgemeinen Verständnis näher gebracht und neue Dimensionen zur Behandlung der weiblichen Infertilität eröffnet. Auch die Fertilitätskontrolle muß unter diesem Aspekt betrachtet werden, da jede Methode der Kontrazeption in das generative Geschehen eingreift.

So gesehen geht es darum, Schwerpunkte der Reproduktion herauszugreifen, die in unmittelbarer Beziehung zur Geburtshilfe und Gynäkologie stehen.

Meiose – Reduktionsteilung – Reifeteilung

Im Zuge der Evolution ist der menschliche Karyotypus mit dem diploiden Satz von 46 Chromosomen, bestehend aus 22 Autosomenpaaren und 2 Geschlechtschromosomen – 2 X-Chromosomen beim weiblichen und 1 X- und 1 Y-Chromosom beim männlichen Geschlecht – ausgestattet (s. S. 3).

Bei der Vermehrung *somatischer* Zellen erfolgt die Konstanthaltung des Karyotypus über die Mechanismen der *mitotischen* Zellteilung. Auch die Vorstufen der Keimzellen, die **Spermatogonien** und **Oogonien** vervielfachen sich *mitotisch* und besitzen somit ebenfalls den diploiden Chromosomensatz 46 XY bzw. 46 XX.

Die Weitergabe dieses für den Menschen spezies-spezifischen Chromosomenbestandes mit den auf den Chromosomen verankerten Genen – dem Genom – setzt jedoch voraus, daß der diploide Chromosomensatz *vor* der Befruchtung in den männlichen und weiblichen Keimzellen auf die Hälfte reduziert wird, um bei der Vereinigung von Ei- und Samenzelle den kompletten diploiden Status wiederherzustellen und aufrechtzuerhalten.

Diese Voraussetzung wird durch die *Reifeteilungen* erfüllt. Sie dienen

1. der Reduzierung der Chromosomenzahl auf die Hälfte, darüber hinaus gleichzeitig
2. der Umverteilung – Reassortierung – des genetischen Materials.

Zur Gewährleistung dieser Vorgänge laufen während der Gametogenese von Ei- und Samenzelle nach einem genetisch programmierten und gesteuerten Mechanismus hintereinander 2 Teilungen ab, die als *Meiose I und II* bezeichnet und untergliedert werden. Als morphologisches Zeichen für die Wiederaufnahme der Reifeteilung gilt die Auflösung der Kernmembran („germinal vesicle breakdown" = GVBD).

Die homologen Chromosomen replizieren nur einmal *vor* Eintritt in die *I. Reifeteilung* und paaren sich dann zur Vorbereitung der exakten Aufteilung in den Frühstadien der Meiose I longitudinal, Seite an Seite liegend (Synapse). Jedes der gepaarten Chromosomen besteht aus 2 Chromatiden, die durch ein Zentromer zusammengehalten werden, so daß bei der Paarung jeweils 4 Stränge nebeneinander liegen (Tetrade). Entscheidend für den Vollzug der Teilung durch die Trennung der homologen Chromosomen ist das Verhalten der Zentromere.

Diese bewegen sich nach Anordnung in der Äquatorialebene der Metaphase I entlang den Spindelfasern zu den entgegengesetzten Polen und führen dabei die durch sie zusammengehaltenen beiden Chromatiden des Chromosoms mit sich (Disjunktion). Auf diese Weise ist die Chromosomenzahl halbiert, und am Ende der Meiose I sind aus einer diploiden 2 haploide Keimzellen entstanden. Dieser halbe Chromosomensatz enthält jedoch zweisträngige – also aus 2 Chromatiden bestehende – Chromosomen. Eine DNA-Synthesephase (S-Phase) findet nicht mehr statt; die *II. Reifeteilung* besteht vielmehr nur in der Trennung der Chromatiden. Sie vollzieht sich mechanisch durch die Längsspaltung der Zentromere und Abwandern der Chromatiden zu den Spindelpolen wie bei der mitotischen Teilung.

Nach Abschluß der Meiose II sind 2 haploide Kerne mit jeweils 22 Autosomen und 1 Geschlechtschromosom gebildet (Abb. 82). Erst bei der Befruchtung, wenn der männliche und weibliche Pronukleus miteinander verschmelzen, wird die komplette diploide Chromosomenzahl wiederhergestellt und somit über den Modus der Haploidisierung dem Hauptprinzip der Meiose, nämlich der Konstanthaltung der Chromosomenzahl von einer Generation zur anderen, Rechnung getragen.

Praktisch gleichzeitig mit der longitudinalen Paarung der homologen Chromosomen (s. oben) findet gegen Ende der 1. meiotischen Prophase ein Austausch von linearen Segmenten mit den auf ihnen verankerten Genen zwischen den Chromatiden mütterlicher und väterlicher Herkunft statt. Dieses Phänomen wird als **Crossing-over** bezeichnet und trägt dazu bei, die Gene zu vermischen und auf diese Weise eine *individuelle Rekombination genetischen Materials* zu garantieren (s. oben). Als Ort des Austausches nimmt man die Chiasmata an, deren Zahl durchschnittlich bei der männlichen Gametogenese insgesamt 44–58 mit einem Streubereich von 35–66 beträgt. Für die Oogenese wurde bei In-vitro-Reifung eine annähernd gleiche Frequenz von 42–50 Chiasmata ermittelt. Die Zahlen variieren bei den einzelnen homologen Chromosomen u. a. in Abhängigkeit von ihrer Größe.

Zusätzlich findet während der Meiose durch die zufällige Segregation haploider Sätze eine **unabhängige Assortierung der mütterlichen** und **väterlichen** Chromosomen innerhalb der Gameten statt.

Als Folge dieser Mechanismen besitzt *jede Gamete einen einmaligen individuellen Genotyp*. Die Vereinigung derartig vorbereiteter Ei- und Samenzellen bei der Befruchtung gewährleistet, daß kein Individuum dem anderen genotypisch und phänotypisch völlig gleicht.

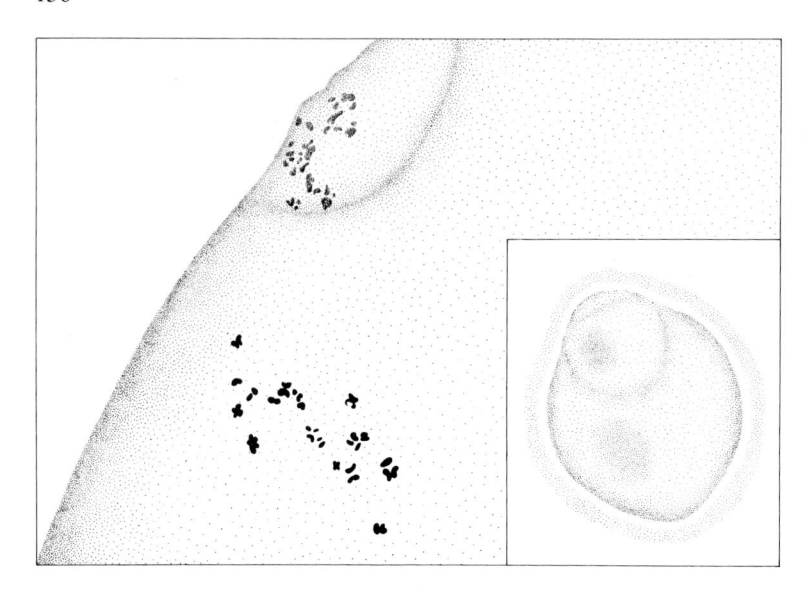

Abb. 82. Reifeteilung der Eizelle. Metaphase der Reifeteilung: Man sieht die Metaphase-II-Chromosomen im Ooplasma und das am oberen Rand bereits abgegrenzte Polkörperchen der I. Reifeteilung. (In-vitro-Kultivierung, Präparation und Aufnahmen von B. M. Uebele-Kallhardt, 1978)

Verständlicherweise bergen diese komplizierten Schritte und Mechanismen der Reduktionsteilungen das Risiko der Störanfälligkeit. Versagen der genetischen Steuerung der Meiose, Fehlverteilungen, Gen- und Chromosomenmutationen können bei erhaltener Befruchtungsfähigkeit zu abnormen Zygoten mit allen ihren Folgen für das sich daraus entwickelnde Individuum führen. Das bekannteste Beispiel ist die Trisomie des Chromosoms Nr. 21 auf der Basis einer Non-disjunction als Ursache des Mongolismus (s. S. 115). Dazu gehört aber auch die Entstehung von Chromosomentranslokationen und anderen strukturellen Chromosomenanomalien als Folge einer Neumutation während der Gametogenese in balancierter oder unbalancierter Form (s. S. 115).

Die Meiose läuft in männlichen und weiblichen Keimzellen nach den gleichen Prinzipien ab. Jedoch unterscheiden sich die Spermiogenese und Oogenese wesentlich im Hinblick auf den Zeitpunkt des Beginns und die Dauer der Reifeteilungen. Ferner weichen die befruchtungsbereiten Spermatozoen und Oozyten in Zahl und Struktur beträchtlich voneinander ab, entsprechend ihren spezifischen Aufgaben und Funktionen bei der Fertilisation.

Spermiogenese – Spermatogenese

Bereits in der undifferenzierten Gonadenanlage (s. S. 11) sind die Keimzellen morphologisch zu identifizieren. Besitzen sie ein männliches Geschlechtschromosomenkomplement mit den männlich determinierenden Genen auf dem Y-Chromosom – insbesondere dem H-Y-Antigen –, so erfolgt die Differenzierung zu Testes. Die Keimzellen – nunmehr als *Spermatogonien* bezeichnet – bilden zusammen mit den ortsständigen mesodermalen Zellen die **Tubuli seminiferi.** Dabei liegen die späteren *Sertoli*-Zellen in der Peripherie und die an Zahl geringeren unreifen Keimzellen im Zentrum der Tubuli. Möglicherweise besteht zwischen der frühzeitigen Umschließung der Spermatogonien durch die Sertoli-Zellen und dem Aufschub der Meiose ein Kausalzusammenhang, ähnlich dem Modus der Einbettung der Eizellen in die Primordialfollikel (s. S. 12).

Die Tubuli seminiferi werden beim 15–17 mm langen Embryo erkennbar. Die **Leydig-Zellen** sind erst bei einem Keimling von 29–33 mm Länge zu beobachten. Sie sind nicht mit der Organogenese befaßt, sondern mit der *Androgenproduktion,* zunächst unter Kontrolle des plazentaren HCG, später der fetalen Hypophyse (Ein Defizit findet sich z. B. bei Anenzephalie!). Die Empfindlichkeit der *Rezeptorzellen* ist entscheidend für die Differenzierung und Entwicklung, wie man von der testikulären Dysgenesie und der testikulären Feminisierung her weiß (s. S. 572).

Vom Beginn der *Pubertät* an nehmen die Spermatogonien an Zahl zu. Während die mitotischen Teilungen die Population aufrechterhalten, bis ins Alter ein ständiges Reservoir für neue heranreifende Keimzellen bilden und für einen steten Nachschub sorgen, nehmen kontinuierlich andere Spermatogonien gruppenweise an Größe zu, transformieren zu *primären Spermatozyten* und durchlaufen die I. meiotische Teilung. Es entstehen 2 *sekundäre Spermatozyten,* die den haploiden Chromosomensatz von entweder 23,X oder 23,Y enthalten. Da sich das Zytoplasma gleichmäßig aufteilt, sind die

12 Physiologie der Reproduktion

beiden sekundären Spermatozyten nur halb so groß wie die primäre Spermatozyte. Auch die anschließende Meiose II geht wiederum mit gleichmäßiger Verteilung des Zytoplasmas einher, so daß die nun gebildeten *Spermatiden* halb so groß sind wie die sekundären Spermatozyten. Aus einer primären Spermatozyte entstehen **im Zuge der Reduktionsteilungen somit insgesamt 4 haploide Spermatiden, 2 mit einem X- und 2 mit einem Y-Chromosom.**

Abnorme Gonosomenkomplemente bedingen offenbar durch die damit verknüpfte Instabilität des Karyotypus eine Hemmung der Differenzierung und Reifung zu Spermatozoen und werden eliminiert.

Die Spermatogonien und Spermatozyten bleiben bis zur Bildung der Spermatiden durch zytoplasmatische Brücken miteinander verbunden. Auf diese Weise findet der Ablauf der Meiose *gruppenweise synchron* statt. Neue Gruppen beginnen periodisch, bevor die vorangegangenen ihre Transformation beendet haben. Die Zyklusdauer beträgt ca. 16 Tage.

Das X- und Y-Chromosom der primären Spermatozyten sind genetisch inaktiv (erkenntlich daran, daß sie in Heterochromatin eingebettet als „sex vesicle" isoliert sind). Im Gegensatz dazu sind die beiden X-Chromosomen während der Oogenese aktiv.

Da die haploiden Spermatiden keine Genaktion erkennen lassen, dürften die notwendigen Informationen durch das diploide Chromosomenkomplement der Spermatogonien in Form stabiler RNA bereits vorprogrammiert sein; außerdem findet wahrscheinlich während der Meiose ein Transfer ribosomaler RNA von Sertoli-Zellen in die Spermatozyten statt.

Die Spermatiden unterliegen einem langen Differenzierungsprozeß - *Spermiogenese* - zu den befruchtungsbereiten *Spermatozoen*. Die Transformation eines Spermatogoniums in die 4 reifen haploiden Spermatozoen bis zur Freisetzung in das Lumen der Samenkanälchen benötigt 34,5 Tage, einschließlich der Passage und des Aufenthaltes in der Epididymis durchschnittlich 64 Tage.

Die Differenzierungsschritte von der Spermatide zum befruchtungsfähigen Spermium beginnen in den Tubuli seminiferi in enger Attachierung an die Sertoli-Zellen; erst wenn die Spermienreifung komplett ist, gibt die Sertoli-Zelle das Spermium frei, behält aber dessen Überfluß an Zytoplasma zurück.

Die Spermiogenese unterliegt in allen ihren Schritten dem *Einfluß der tonischen Ausschüttung der Gonadotropine FSH und LH.* FSH stimuliert die Spermiogenese, während LH (ICSH) die Leydig-Zellen zur Androgenproduktion veranlaßt. Das *Testosteron* scheint lokal die Entwicklung der angrenzenden Samenkanälchen zu kontrollieren. Spermatogonien besitzen zytoplasmatische und proteingebundene Rezeptoren für Androgene, ebenso verfügen die Tubuluszellen über androgenbindendes Protein für Testosteron und Dihydrotestosteron. Somit besteht während der Spermiogenese ein *vielfältiges Sicherheitssystem* übergeordneter und regionaler/lokaler Kontrollmechanismen. Das Prinzip der Differenzierung zur befruchtungsbereiten Gamete ist auf das Ziel ausgerichtet, die Eizelle zu erreichen und in sie eindringen zu können. Dazu dienen die Lokalisierung des Kernmaterials auf engem Raum im Kopf des Spermiums, die Abstoßung des größeren Teiles des Zytoplasmas mit dem endoplasmatischen Retikulum und den Ribosomen und die Bildung der *Kopfkappe* mit dem *Akrosom* aus Teilen des *Golgi-Apparates*. Für die Erreichung dieses Zieles werden alle nunmehr überflüssigen Bestandteile eliminiert und die für die Erlangung der Fertilisierungskapazität notwendigen umstrukturiert (Abb. 83). Das kappenförmige Akrosom wird mit den für die Penetration essentiellen Enzymen wie *Akrosin* und *Hyaluronidase* ausgestattet. Der Nachweis polar angeordneter akrosomaler und basaler Chromozentren deutet darauf hin, daß die Information für die Morphogenese des Akrosoms und des Nukleus unmittelbar regional erteilt wird. Als essentieller Prozeß erfolgt gleichzeitig die *Ausbildung des Bewegungsapparates* mit einer spezifischen Fibrillenstruktur, den *axialen Filamenten,* die dem befruchtungsreifen Spermatozoon im Mittelstück eine *zweidimensionale* und im distalen Abschnitt des Schwanzes eine *dreidimensionale Beweglichkeit* verschaffen. Dazu liefern die in dem spiraligen Mittelstück angeordneten Mitochondrien die notwendige Energie durch oxidative Phosphorylierung zu ATP. Die biochemische Ausstattung dient vornehmlich der Aufrechterhaltung der ATP-Konzentration, denn nur bewegliche Spermien sind befruchtungsfähig.

Die endgültige *Ausreifung* und *der Gewinn der Motilität* vollziehen sich nach der Passage des *Rete testis in der Epididymis,* deren Sekret die funktionellen Veränderungen der Spermatozoen entscheidend beeinflußt. Hier wird das restliche Zytoplasma abgestoßen, und hier erfolgen der Formwechsel des Akrosoms, die Änderung der Membraneigenschaften sowie ein Rearrangement des Chromatins (s. oben). *Nur über den Aufenthalt in der Epididymis wird die Befruchtungsfähigkeit erreicht.* Der Nebenhoden dient gleichzeitig als Speicher: Die Spermien können dort - solange sie noch unbeweglich sind und daher einen niedrigen Energiebedarf haben - einige Wochen verharren.

Schätzungsweise hält die Beweglichkeit ca. 1 Woche an, die Befruchtungsfähigkeit erstreckt sich jedoch nur über etwa 3 Tage. Die Länge der Spermatozoen beträgt 60 µm, der Anteil des Kopfes 4 µm (Abb. 83).

Während dieser begrenzten befruchtungsfähigen Phase sind die Spermatozoen auf extrazelluläre Substrate - v. a. Fruktose als Energiequelle zur Erhaltung der Bewegungsfähigkeit - aus dem Samenplasma angewiesen, das durch eine Reihe akzessorischer Drüsen einschließlich des Sekretes der Samenkanälchen (vorwiegend Prostaglandine), der Prostata, der bulbourethralen Drüsen, des Nebenhodens und des Vas deferens geliefert wird. Die Sekrete der akzessorischen Drüsen enthalten wichtige Enzyme, deren Wirkung durch zugehörige Proteaseinhibitoren zeitlich und lokal begrenzt wird. Das Sekret der Prostata steigert die Motilität (Erwerb der Vorwärtsbeweglichkeit) und Vitalität der Spermien. Unmittelbar nach der Ejakulation trägt es zur Koagulation des Spermas bei; durch diese Art Schutzmechanismus werden die Spermien zunächst umschlossen, können sich jedoch infolge der 5-20 min später einsetzenden Verflüssigung „freischwimmen". Die Agglutination und die schnell darauf einsetzende Verlüssigung des Samens sind mitentscheidend für die Fertilität der im Ejakulat enthaltenen Spermien. Das an der Oberfläche des Spermienkopfes adsorbierte *Seminin* dient der Einschleusung in den Zervixmukus. Eine der wesentlichen Aufgaben des Samenplasmas ist seine Pufferfunktion gegenüber pH-Änderungen wie dem sauren Milieu der Vagina.

Die voll differenzierten Spermatozoen werden durch Muskelkontraktionen der Wand der Epididymis durch das Vas deferens geleitet und während des Orgasmus durch die Urethra ejakuliert. Die Menge des menschlichen Ejakulates beträgt 2-5 ml mit 60-100 Mill. Spermien/ml.

Etwa 46% der Spermatozoen tragen ein Y-Chromosom. Im Zervixsekret sind etwa 55% der Spermien fluoreszenzmikroskopisch als Y-haltig, also männlich determiniert, zu identifizieren. Die offenbar raschere Penetration der Y-Spermien - der Penetrationsvorteil - könnte auf die gegenüber den X-Chromosom tragenden Spermien um 7% geringere Masse zurückgeführt werden und auf diese Weise zu dem sekundären Geschlechtsverhältnis von 106:100 beitragen (s. S. 168).

Oogenese

Die Schritte der *Oogenese* umfassen

- die Meiose mit der Haploidisierung des Chromosomensatzes, der Reassortierung der homologen Chromosomen in der I. meiotischen Teilung und dem Genaustausch durch Crossing-over,
- die Entwicklung der Eizelle mit der Speicherung von Informationen und Nährstoffen für die ersten Schritte der Keimentwicklung,
- die endokrine Regulation der Eireifung und Freisetzung der Oozyte über den Mechanismus der Ovulation.

Die Oogenese beginnt im Gegensatz zur Spermiogenese bereits im fetalen Ovar und erstreckt sich somit über eine außerordentlich lange Zeitspanne. Zwischen dem 3. und 7. Fetalmonat findet zwar noch eine mitotische Vermehrung der *Oogonien*

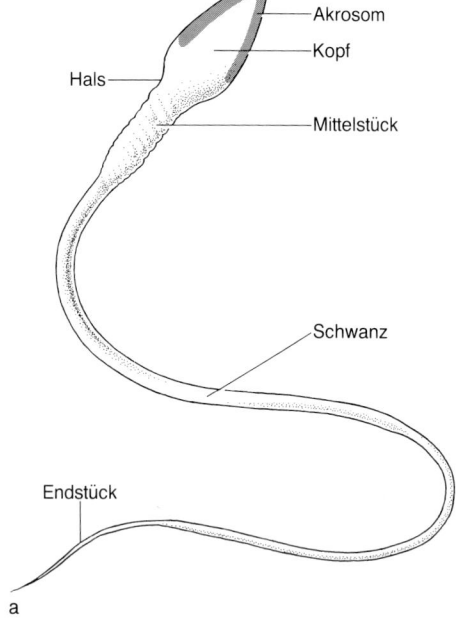

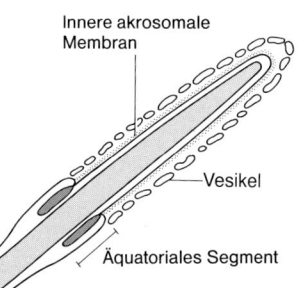

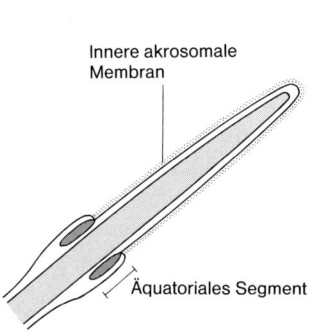

Abb. 83 a, b. Schematische Darstellung **a** einer ausdifferenzierten menschlichen Samenzelle, **b** der Akrosomreaktion eines Spermatozoons. [Mod. nach Moore (1977) und McRorie u. Williams (1974), zit. nach Kuss 1987]

statt, aber gleichzeitig auch die Transformation zu Oozyten, die bereits während der Fetalperiode in die Prophase der I. Reifeteilung eintreten. Zur Zeit der Geburt haben alle *primären Oozyten* das sog. Diktyotän erreicht und verharren in diesem Stadium bis zur Geschlechtsreife (Abb. 84) (s. S. 13).

Etwa 36 h vor der *Ovulation* nimmt jeweils *1* von ihnen pro Zyklus unter dem Einfluß von LH die Meiose wieder auf und entwickelt sich zur befruchtungsfähigen Eizelle. Infolge der Reifung nur 1 Eizelle/Zyklus stehen während der gesamten fertilen Phase auf Abruf Eizellen im Diktyotän bereit.

Für die Wiederaufnahme der Meiose wird ein lokal wirkender, in der Follikelflüssigkeit des reifenden Follikels nachweisbarer Stimulierungfaktor („*m*eiosis *i*nducing *f*actor" = MIF) angenommen, während die Unterdrückung der Meiose in den unreifen Follikeln durch einen ebenfalls lokal wirksamen, von den Granulosazellen stammenden, inhibierenden Faktor („*o*ocyte *m*aturation *i*nhibitor" = OMI), möglicherweise cAMP, kontrolliert wird. Die Gesamtzahl der Keimzellen erreicht während des 5. Fetalmonats ein Maximum von annähernd 6 Mill., wird jedoch schon während der weiteren Fetalzeit und in der Kindheit durch Zelldegeneration, verbunden mit Follikelatresie, auf ca. 100000 bei Beginn der Pubertät reduziert; auch im Ovar der geschlechtsreifen Frau gehen weitere Eizellen mit ihren Follikeln zugrunde. Schließlich erreichen – berechnet aus der Zahl der Zyklen im fertilen Alter – nur etwa 300–500 Eizellen die volle Reife und werden mit der Ovulation jeweils freigesetzt.

Die Meiose verläuft bezüglich der Haploidisierung und Reassortierung der homologen Chromosomen und des Crossing-over bei beiden Geschlechtern formal nach den gleichen Prinzipien (s. S. 135). Eine Besonderheit der Eireifung besteht jedoch darin, daß jeweils der eine der beiden haploiden Chromosomensätze in der Telophase der I. und II. Reifeteilung als sog. *Polkörperchen* abgestoßen wird. Durch diesen Modus verbleibt der Großteil des Zytoplasmas der reifenden Eizelle. Die Meiose I wird kurz vor der Ovulation beendet, und das 1. Polkörperchen erscheint im perivitellinen Raum. Bis zur Ovulation hat die *sekundäre Oozyte* das Stadium der Metaphase II erreicht (Abb. 84). Die II. Reifeteilung mit der Ausstoßung des 2. Polkörperchens wird *nur* im Falle der Befruchtung beendet.

Wie die Spermatozyten, so durchlaufen auch die Oozyten außer den Reifeteilungen eine komplexe Differenzierung zur befruchtungsbereiten Eizelle mit dem Ziel, die genetische Information, Ernährung und den Energiestoffwechsel für die frühen Stadien der Entwicklung zu gewährleisten.

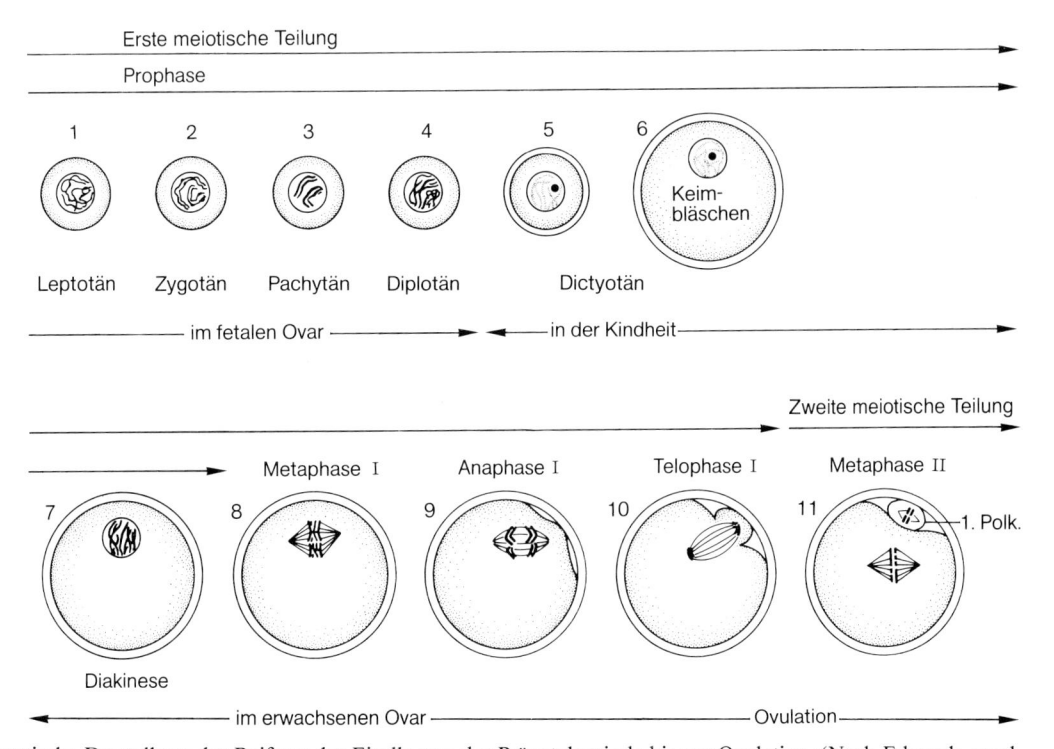

Abb. 84. Schematische Darstellung der Reifung der Eizelle von der Pränatalperiode bis zur Ovulation. (Nach Edwards, mod. von Uebele-Kallhardt 1978)

Bereits mit der Arretierung im Diktyotän beginnt eine Phase der regen Genaktivität. Die Information wird in stabilen RNA-Molekülen gespeichert und steht z. T. bis in das Stadium der frühen Blastozyste hinein zur Verfügung. Wenn auch die Interaktionen zwischen Kern und Zytoplasma während der Oogenese noch nicht geklärt sind, so ist doch davon auszugehen, daß das Ooplasma die notwendigen Entwicklungsinformationen enthält. Während die Ribosomen die Proteinsynthese des ganz frühen Conceptus abstützen, dient der Reichtum an Mitochondrien mit der (maternen) Mitochondrien-DNA dem zukünftigen Energiestoffwechsel.

Wie bei der Formierung der Primordialfollikel, so vollziehen sich auch die Differenzierungsleistungen der reifenden Oozyte in enger Kommunikation mit den Follikelzellen bzw. Granulosazellen des synchron heranwachsenden Follikels (s. S. 46 und S. 139).

Während der Entwicklung des sprungreifen Follikels gewinnt die Oozyte eine klare, durchsichtige glykoproteinreiche Membran, die *Zona pellucida,* die von der Oozyte und den Granulosazellen gemeinsam aufgebaut wird. Zwischen ihr und der Zellmembran der Oozyte verbleibt ein Spalt, der *perivitelline Raum.* Indessen bilden die Cumuluszellen durch Interzellularbrücken ein Retikulum, und ein Kranz von Granulosazellen legt sich der Zona pellucida dicht als sog. *Corona radiata* an. Ihre Zellfortsätze verflechten sich mit den Mikrovilli der Eihülle innerhalb der Zona pellucida. Diese enge Beziehung zwischen Oozyte und Granulosazellen gewährleistet die Ernährung und die Weitergabe von Informationen in den perivitellinen Raum und das Ooplasma. Die Corona-radiata-Zellen werden daher auch als Nährzellen bezeichnet. Unmittelbar vor der Ovulation wird die Eizelle noch von 4000–5000 Cumuluszellen umschlossen. Mit Beendigung der I. Reifeteilung retrahieren sie sich, verlieren ihre Interzellularbrücken und gehen in der Folge durch enzymatische Prozesse zugrunde. Eine verbleibende dünne Lage von Corona-radiata-Zellen verliert das Ovum erst, unterstützt durch die Einwirkung der Hyaluronidase des Spermas, in der Tube und wird damit befruchtungsbereit. Die Reifungsprozesse beider Kompartimente – der Oozyte und des Follikels – vollziehen sich synchron und werden endokrin gesteuert: Wachstum und Differenzierung der Oozyte sowie Vermehrung und Funktion der Granulosazellen mit der Bildung des Cumulus oophorus stehen unter dem Einfluß von FSH und Östrogen. Zielzellen für das ovulationsauslösende LH scheinen die Granulosazellen zu sein. Die engen Wechselbeziehungen zwischen Oozyte und Granulosazellen machen auch die Stimulation der Differenzierung von Granulosazellen zu Luteinzellen durch die Oozyte unter steter endokriner Rückkopplung wahrscheinlich. Entscheidend für den geordneten Ablauf ist die *Synchronisation aller Schritte.*

Kapazitation und Migration der Spermatozoen

Das voll differenzierte Spermatozoon muß auf seinem Weg durch den weiblichen Genitaltrakt noch die Fähigkeit zur Durchdringung der Corona radiata und der Zona pellucida erwerben. Dieser Vorgang wird als *Kapazitation* bezeichnet. Er ist mit der Ablösung von Inhibitoren der akrosomalen Enzyme verknüpft, die an die Spermatozoen gebunden sind. Erst dadurch werden die akrosomalen Enzyme, v. a. das Akrosin, frei und aktiviert, die das Eindringen in die Eizelle ermöglichen. Alle penetrationsfähigen Spermien haben nach der Kapazitation die äußere akrosomale und Plasmamembran verloren. Durch die innere, nun frei liegende Akrosomenmembran können die Hyaluronidasen die Matrix des Cumulus oophorus auflösen, und die akrosomale Proteinase steht für die Penetration der Eihülle zur Verfügung (Abb. 83b).

Der Prozeß der Kapazitation findet während der Migration der Spermien hauptsächlich im Uteruscavum und in den Tuben statt, jedoch dürfte auch das Zervixsekret beteiligt sein (s. unten). Nach den Erfahrungen mit der In-vitro-Fertilisation menschlicher Eizellen sind auch die Cumuluszellen aktiv an der Kapazitation beteiligt.

Voraussetzungen für die Kapazitation ist ein ausgewogenes Östrogen-Gestagen-Gleichgewicht z. Z. der Ovulation mit entsprechenden Milieubedingungen durch Zervix- und Uterussekrete sowie die Wirksamkeit der Cumuluszellen.

Migration der Spermatozoen durch den weiblichen Genitaltrakt – Durchdringung des Zervixschleims

Das Ejakulat wird bei der Kohabitation in das hintere Scheidengewölbe deponiert, und die Spermien müssen nun auf dem Wege zum Eileiter, dem Ort der Befruchtung, in Interaktion mit den Sekreten von Zervix, Uterus und Eileiter treten.

Das Sekret der Zervix nimmt um den Ovulationstermin an Viskosität zu und zeigt eine besonders ausgeprägte *Spinnbarkeit* (s. S. 50). Der Mukus besteht aus Filamenten von Glykoproteinen mit einem Kohlenhydratanteil von 70–80% und weist eine netzige Struktur auf, die durch die parallele Längsanordnung der Mukusfilamente z. Z. der Ovulation die Penetration der Spermatozoen begünstigt, sie nach der Ovulation durch Aufhebung der Längsrichtung jedoch erschwert oder unmöglich macht (Abb. 85a, b).

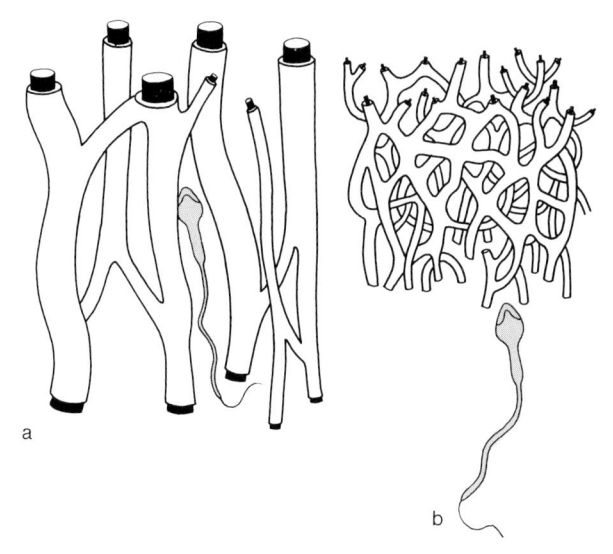

Abb. 85 a, b. Zyklusabhängige Veränderungen des zervikalen Mukus. **a** Parallele Längsanordnung der Mukusfilamente z. Z. der Ovulation (Spermienpenetration begünstigt); **b** Aufhebung der Längsanordnung der Filamente nach der Ovulation (Penetration erschwert bis unmöglich). (Nach Odeblad 1972)

Für die Erhaltung der Motilität der Spermatozoen ist die Glukose des Zervixschleimes ein wichtiger Energielieferant. In den Krypten der Zervix können sich Spermien über eine begrenzte Zeit, bis maximal 6 Tage funktionsfähig erhalten und aus diesem Reservoir erneut in den Zervikalkanal vordringen und aufwärts wandern.

Daneben übt der Mukus einen Filtereffekt aus: Immobile und wohl auch grob mißgestaltete Spermien werden zurückgehalten. Der Zervixmukus schützt vor Phagozytose durch die in den Sekreten vorhandenen Leukozyten. Das alkalische Milieu begünstigt die Migration.

Das Zervixplasma - der flüssige Anteil des Sekretes - dient als Trägermedium für die Spermatozoen. Es enthält Elektrolyte sowie zyklusabhängige Konzentrationen von Proteinen und Enzymen, die möglicherweise die Kapazitation einleiten. Man nimmt an, daß die akrosomale Protease Akrosin als sog. „Pfadfinderreaktion" bereits den Zervixmukus anzudauen vermag.

Bestimmte Proteasen und deren Inhibitoren sowie die Konzentration von Immunglobulinen regulieren die Mukuspenetrationsfähigkeit zeitgerecht qualitativ und quantitativ. Zur Zeit der Ovulation liegen die Konzentrationen der Inhibitoren, z. B. des Akrosininhibitors, und der IgG und IgA sehr niedrig und begünstigen infolgedessen den Fertilisierungsvorgang.

Die Migration erfolgt unter günstigen Voraussetzungen sehr schnell; bereits 5 min nach der Ejakulation können die ersten Spermatozoen das Cavum uteri erreicht haben. Während der Aszension gehen bereits abnorme Spermien zugrunde (ca. 20%).

Die physikalischen und biochemischen Eigenschaften des Zervixsekretes und ihre endokrine Steuerung spielen somit eine wichtige Rolle im Rahmen der Fertilität und Infertilität (s. S. 50 und S. 588).

Schon während der Penetration des Zervikalmukus findet ein entscheidender Selektionseffekt statt. Der biophysikalische Zustand des Zervix- und Uterussekretes ist offenbar einer der wichtigsten Faktoren, der die X:Y-Relation der Spermatozoen beeinflußt. Der Penetrationsvorteil männlich determinierter Spermatozoen dürfte auch bei der sog. präkonzeptionellen Geschlechtswahl eine Rolle spielen. Die Knaben-zu-Mädchen-Relation soll abhängig sein vom Zykluszeitpunkt der Konzeption. So sollen Kohabitationen unmittelbar am Zeitpunkt der Ovulation die Entstehung männlicher Conceptus begünstigen, während Kohabitationen im zeitlichen Abstand vor der Ovulation vermehrt zu weiblichen Zygoten führen. Bei Inseminationen kurz vor oder am Ovulationstermin wird über 70-80% männlicher Conceptus berichtet, während 2 Tage vor der Ovulation mehr weiblich determinierte Früchte resultierten.

Migration durch Uteruscavum und Tuben

Unmittelbar nach der Deponierung des Ejakulates im hinteren Scheidengewölbe gehen auch im optimalen Milieu viele Spermien zugrunde. Binnen 4-6 h post coitum kann die Motilität zwar noch erhalten sein, die Befruchtungsfähigkeit geht als Folge der nachlassenden Pufferkapazität des Seminalplasmas gegenüber dem sauren Milieu der Vagina jedoch bereits verloren. Die Wanderung durch den Zervikalkanal und das Uteruscavum vollzieht sich relativ schnell; nach 1-2 h haben bereits einige Spermien die Tuben erreicht und finden sich auch in der Peritonealflüssigkeit. Insensible Muskelkontraktionen dieser Organe dürften dabei eine unterstützende und beschleunigende Rolle spielen. Während der Passage findet eine weitere erhebliche Verminderung der Spermienzahl statt, und nur einige 100 Spermatozoen erreichen die Tube.

Auf ihrem Weg durch den Eileiter schwimmen die Spermatozoen gegen den Strom des auf diese Weise richtungsweisenden Tubensekretes. Nach ihrer Ankunft im ampullären Teil der Tube sind sie kapazitiert (s. S. 140), können dort ca. 24-48 h überleben und gleichsam auf die Eizelle „warten".

Die Befruchtung

Die Befruchtung findet im ampullären Teil der Tube statt.

Die Oozyte, die mit ihrer Reifung einen Durchmesser von 100–140 µm erreicht und damit als die größte Zelle des menschlichen Körpers mit bloßem Auge sichtbar ist, wird bei der Ovulation durch die Bewegungen der Fimbrien in den Oviduct geleitet. Die Fimbrien streichen rückwärts und vorwärts über das Ovar und „wedeln" die Eizelle in das Infundibulum der Tube. Von dort gelangt sie in die Ampulle des Eileiters, transportiert durch Bewegungen der Zilien der Schleimhautepithelzellen und durch Kontraktionen der Tubenmuskulatur.

Die Spermatozoen „finden" die Oozyte zufallsabhängig und ordnen sich rechtwinklig zur Oberfläche des Eies an. Akrosomale Enzyme und einander entsprechende Rezeptoren der Plasmamembran des Spermiums und der Zona pelucida ermöglichen dem Spermatozoon, die Corona radiata und die Zona pelucida zu durchdringen. Nachdem der Spermienkopf bis in den perivitellinen Raum eingedrungen ist, verschmelzen die Mikrovilli der Plasmamembranen der Oozyte mit der Spermatozoenmembran und gehen dann am Ort des Kontaktes zugrunde. Beim Menschen dringt auch der Schwanzteil des Spermiums in das Zytoplasma der Eizelle ein, degeneriert jedoch bald (Abb. 86). Vor allem gehen auch die mitgeführten Mitochondrien schnell zugrunde, so daß alle Mitochondrien der Zygote mütterlichen Ursprungs sind (s. S. 140).

Das Eindringen weiterer Spermien wird durch die „zonale Reaktion" mit Hilfe einer aus der korticalen Granula stammenden Protease sowie durch den Abfall der Zona-Rezeptoren verhindert, ein Mechanismus, der als „Polyspermieblock" bezeichnet wird (s. S. 109).

Mit der Penetration des Spermatozoons beendet die Eizelle die II. Reifeteilung. Das 2. Polkörperchen wird eliminiert und der *weibliche Pronukleus* formiert. Die Befruchtung findet innerhalb von ca. 12 h nach der Ovulation statt.

Unmittelbar nach dem Eindringen in das Ooplasma beginnt der Spermienkopf zu schwellen und erreicht die Größe des weiblichen Pronukleus. Die Bildung des *männlichen Pronucleus* ist von Theka- und Granulosazellen abhängig, die den „männlichen Pronukleuswachstumsfaktor" beisteuern.

Nach Auflösung ihrer Kernmembran *verschmelzen* beide Pronuklei miteinander. Mit der vollen *Integrierung des diploiden Chromosomenkomplements* ist der Befruchtungsvorgang vollzogen und die *Zygote* als Ausgangszelle des künftigen Individuums formiert.

Die Furchungsteilungen

Unmittelbar nach der Kernverschmelzung beginnt das Ovum die 1. DNA-Synthesephase. Sie bildet den Auftakt einer etwa 30 h nach der Befruchtung während der Wanderung durch die Tube einsetzenden rapiden mitotischen Aktivität.

Die ungewöhnliche rasche Aufeinanderfolge der als *Furchungsteilungen* bezeichneten ersten Zellteilungen hängt u. a. mit dem Wegfall der G_1-Phase im Zellzyklus zusammen. Dieses relativ lange Stadium der Interphase wird erst ab dem Stadium der Blastozyste beobachtet (gleichzeitig mit der späten Replikation eines X-Chromosoms, d. h. der X-Inaktivierung (s. S. 10)).

Die Tochterzellen – *Blastomeren* genannt – werden von einer zur anderen Zellgeneration durch Aufteilung des (mütterlichen) Zytoplasmas kleiner. Innerhalb von 72 h ist ein Zellkomplex von ca. 32 Blastomeren entstanden, seiner Form wegen als *Morula* bezeichnet. In diesem Stadium wird der Uterus erreicht.

Die Zygote ist reich mit Informationen und Vorräten des maternen Ooplasmas ausgestattet, so daß zunächst während der frühesten Entwicklung die Syntheseprodukte aus der Translation der während

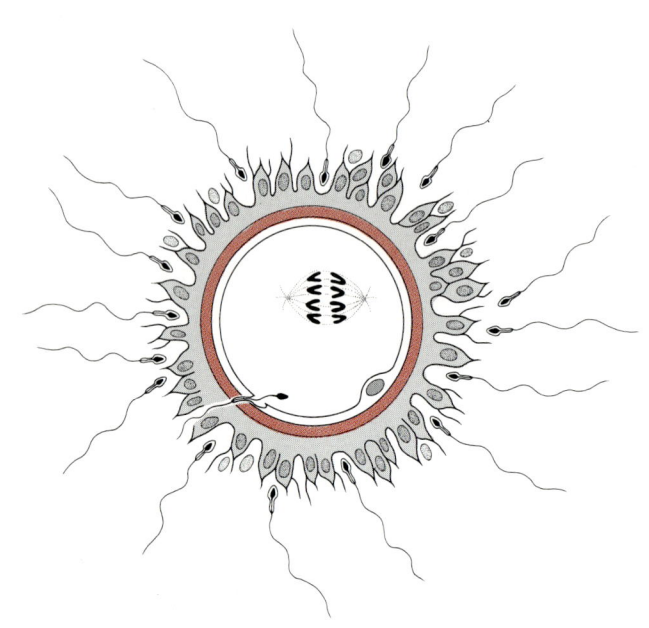

Abb. 86. Befruchtung. Eindringen eines Spermiums in die Oozyte. Dabei verschmelzen die Plasmamembranen von Spermium und Oozyte. Das Spermium dringt einschließlich seines Schwanzteiles in die Eizelle ein. (Nach Moore 1977)

der Oogenese gespeicherten maternalen mRNA überwiegen. Sehr bald kommt es aber zur Aktivierung und Expression embryonaler Gene. Peptide und Proteine werden vom neuentstandenen Individuum synthetisiert und freigesetzt. Die Zellen der Morula bilden bereits Strukturproteine, Oberflächenantigene und Enzyme.

Es darf inzwischen als gesichert gelten, daß schon die Zygote oder die Blastomeren der frühen Furchungsstadien als frühestes Signal ein Peptid abgeben, das die Umstellung der mütterlichen ovariellen und uterinen Regelkreise auf den „Sollwert Schwangerschaft" veranlaßt. Als Reaktion zeigen sich im mütterlichen Serum Faktoren, die in ihrer Gesamtheit als „*e*arly *p*regnancy *f*actor" (EPF) bezeichnet werden.

Durch dieses Anwesenheitssignal wird als erstes Ziel die Programmierung des Corpus luteum zur genügenden und genügend lang anhaltenden Progesteronproduktion angesteuert.

Zu der Funktionssicherung des Corpus luteum kommt als weitere existentielle Vorbedingung zur Erhaltung der Schwangerschaft die Verhinderung der immunologischen Abstoßung des genetisch andersartigen Keimlings durch die Mutter. Der innerhalb weniger Stunden p. c. von der Zygote und/oder den Blastomeren freigesetzte EPF bzw. das EPF-System wirkt als frühester immunsuppressiver Faktor und schützt den Conceptus vor dem mütterlichen Immunabwehrsystem, wobei ein Verstärkermechanismus zwar anzunehmen, jedoch nicht bekannt ist (s. S. 145). Ein nicht minder wichtiger Sicherungsschritt zur erfolgreichen Implantation besteht in der Synchronisierung der frühen Entwicklungsstadien des Keimlings einerseits und der Transformation des Endometriums andererseits. Die Präimplantationszeit ist beim Menschen konstant; damit muß auch die Implantation termingerecht erfolgen. Der menschliche Conceptus kann, ohne Schaden zu nehmen, zu früh im Uterus ankommen, jedoch darf er keineswegs zu spät eintreffen, weil dann die optimalen Bedingungen im Endometrium für eine erfolgreiche Implantation bereits überschritten sind.

Der synchrone Ablauf der Entwicklungsschritte des Conceptus und der Vorbereitung des Endometriums stellt verständlicherweise die wesentliche Voraussetzung für das Gelingen der In-Vitro-Fertilisation (IVF bzw. ECB) dar (s. S. 593). Denn die Eireifung geht in vitro langsamer vonstatten als in vivo. (So differiert das biologische optimale Stadium des Endometriums gegenüber dem Reifezustand des Ovums in vitro um mehr als 12 h, so daß u. U. kaum noch eine Nidationsmöglichkeit besteht.) Wegen der Bedeutung der synchronisierten Implantation ist man daher von der Überführung des Conceptus in den Uterus im Stadium der präimplantatorischen Blastozyste abgekommen und nimmt den Transfer gegenwärtig bereits im Zwei-, Vier- bis Achtzellstadium vor - in der Hoffnung, daß das uterine Milieu bessere Ernährungsbedingungen bietet und die Einnistung zum optimalen Zeitpunkt gelingt. Diese Maßnahme ist unphysiologisch und die Verlustrate infolgedessen hoch. Es bleibt abzuwarten, ob die im Falle erhaltener Tuben angestrebte Verbringung der Ei- und Samenzelle in den Eileiter - der biologisch natürlichere Weg - sich als erfolgreicher, v. a. in bezug auf die Synchronisation, erweisen wird (s. S. 593).

Die einzelnen Entwicklungs- und Differenzierungsschritte setzen sehr genaue und effiziente Kontrollmechanismen bezüglich der Aktivierung und Inaktivierung spezifischer Gene in Zellen und Geweben des Conceptus voraus. Die Synthese spezifischer Enzyme *am richtigen Ort, zur richtigen Zeit und in der richtigen Menge* hängt primär davon ab, daß die genetische Information transkribiert wird. *Das terminierte An- und Abschalten der Genexpression zur Synthese eines spezifischen Proteins bedeutet letztlich Differenzierung auf molekularer Ebene und beinhaltet die zeitgerechte spezifische Genaktivität und Transkription der DNA in mRNA.* Kodierung, Aufbau und Herstellung des ersten eigenen Proteins stellen sicherlich einen der wichtigsten und zugleich einen der kritischen Augenblicke der Entwicklung dar.

Von der Befruchtung an und während des gesamten Gestationsprozesses hängt der Conceptus von dem unmittelbaren mütterlichen Milieu in Tube und Uterus ab. Als Zeichen der *Wechselbeziehungen zwischen frühembryonalem und mütterlichem System* zeigen die Sekrete von Tube und Uterus bereits *vor* der Implantation ein hormonsensitives, streng zeitspezifisches Proteinmuster. Dem Eileiter obliegt nicht nur der Transport des Eies; die Tubenmukosa bildet und sezerniert darüber hinaus spezifische Proteine, darunter ein dem Uteroglobin ähnliches β-Glykoprotein. Während der Passage steuert das Tubenepithel für das Ovum außerdem eine Hülle aus sauren Mukopolysacchariden, das *Mukolemm*, bei, das als unerläßlich für die Differenzierung der Morula zur Blastozyste angesehen wird.

Die Entwicklung der Blastozyste

Nach der Ankunft in der Gebärmutter schwebt die Morula, eingehüllt in das Mukolemm, frei im Sekret des Uteruscavums.

Aus ihr geht durch einen (ersten) Differenzierungsprozeß die *Blastozyste* hervor, bei der nun *Embryoblast, Trophoblast* und *Blastozystenhöhle* deutlich unterscheidbar werden.

Etwa am 4. Tag nach der Befruchtung dringt in zunehmender Menge Uterussekret in die Interzellulärräume der Morula ein. Die flüssigkeitsgefüllten Räume fusionieren zur sog. **Blastozystenhöhle,** und die Zellen ordnen sich in 2 Lagen an. Die äußere dient der Formierung des **Trophoblasten,** aus dem später die Plazenta hervorgeht. Die innere Zellmasse – *der Embryoblast* – bildet die Ausgangszellen für Entwicklung und Differenzierung des Embryos. Dabei genießt der Trophoblast zur Sicherstellung der essentiellen Zufuhr von Metaboliten und des Energiestoffwechsels (O_2-Zufuhr) eindeutig die Priorität. Nach Beobachtungen in vitro werden 99 Zellen für den Trophoblasten zur Verfügung gestellt, während der Embryoblast nur 8 Zellen erhält. Die so entstandene Blastozyste verharrt noch etwa 2 Tage frei schwebend im Uterus und wird vom uterinen Sekret mit einer „Klebeschicht" umhüllt, die zugleich mit dem Mukolemm erst ab der Kontaktaufnahme mit dem Endometriumepithel der Auflösung verfällt.

Nidation und Implantation

Nidation und Implantation vollziehen sich nach einem präzisen Zeitplan in enger Wechselbeziehung zwischen Blastozyste und Endometrium.

Die *Nidation* erfolgt am 6. Tag regelmäßig über einer subepithelialen Kapillare, und zwar fundusnah dorsal oder ventral. Entscheidend für den Nidationsort sind letzten Endes lokale biochemische Veränderungen im Endometrium. Offenbar geht die Stimulation zur sekretorischen Aktivität und Freisetzung uteriner Proteasen im umgebenden Endometrium von der Blastozyste aus.

Die wachsende Blastozyste nimmt nicht nur Proteine und Peptide aus dem uterinen Sekretmilieu auf, sondern gibt selbst auch welche ab. Einige dieser Proteine dienen wahrscheinlich als Signalstoffe, die auf den mütterlichen Organismus einwirken (s. S 143).

Nur die *Interaktion* beider Kompartimente mit reger Aktivität von Glykosidasen und trypsinähnlichen Peptidasen gewährleistet eine störungsfreie Einnistung. Eines der spezifischen Endometriumproteine ist das *Uteroglobin* (wahrscheinlich identisch mit *Blastokinin*), das seinerseits an der Entwicklung der Blastozyste beteiligt ist, indem es den Trophoblasten passiert oder transferiert wird und an Ort und Stelle die Mitoseaktivität und RNA-Synthese des Keimlings stimuliert.

Zur Zeit der Nidation ist die Blastozyste bereits eindeutig polarisiert und sinkt bei der Implantation stets mit dem embryonalen Pol, also mit dem „Embryonalknoten", in das Endometrium ein (Abb. 87a).

Die *Implantation* kann nur im Stadium der Blastozyste erfolgen. Der Beginn der Einnistung ist durch die Auflösung der Keimhüllen einschließlich der Zona pellucida mit Hilfe eigener Proteasen und den Zell-zu-Zellkontakt zwischen Trophoblast und Endometrium gekennzeichnet. Die nun hüllenlosen Trophoblastzellen dringen unmittelbar zwischen den Zellen der Endometriumoberfläche ein und bis zu den Gefäßen der Tunica propria vor (Abb. 87b).

Innerhalb von nur 1 Woche vollzieht sich somit eine Vielzahl von Entwicklungsschritten:

- die Befruchtung im ampullären Teil der Tube,
- die Furchungsteilungen während des Eitransportes durch die Tube bis zum 32-Zellstadium (Morula),
- die Ankunft im Uteruskavum nach 72 h,
- die Entwicklung zur Blastozyste mit innerer und äußerer Zellmasse – Embryoblast und Trophoblast – und Bildung der Blastozystenhöhle,
- die Vorbereitung der Implantation mit Auflösung der Eihüllen am 4./5. Tag,

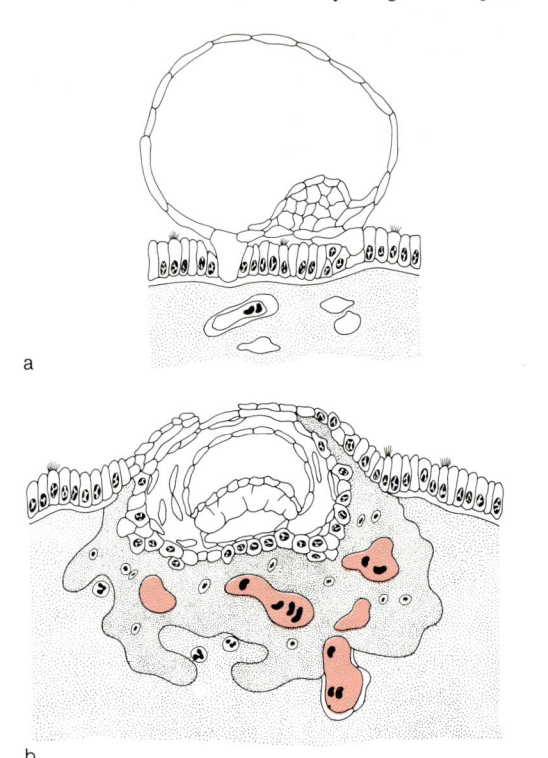

Abb. 87 a, b. Nidation und Implantation der Blastozyste. **a** Nidation der polarisierten Blastozyte mit gerade beginnender Penetration des Endometriums (6. Tag): **b** frühes lakunares Stadium der Implantation und beginnende Proliferation des Trophoblasten (9. Tag). (Mod. nach Moore 1977)

- die Nidation am 6. Tag,
- der Beginn der Implantation am 7. Tag mit dem oberflächlichen Vordringen des Trophoblasten durch Oberflächenepithel und Stroma des Endometriums.

Bemerkenswert erscheint, daß das Vordringen im Endometriumepithel anfangs nicht erosiv erfolgt; die Fortsätze des Trophoblasten schieben sich vielmehr zwischen den intakten angrenzenden Epithelzellen vor, es bestehen sogar Verbindungen zwischen Trophoblast- und Endometriumzellen, die die Verankerung zu festigen scheinen. Vermutlich kommt hier eine spezifische Oberflächenaktivität der Zellmembranen zum Tragen. Schließlich sind keine Zellgrenzen zwischen beiden Zellarten mehr zu erkennen. Eine Erosion findet erst beim Tieferdringen statt (s. S. 148).

Um den 9./10. Tag ist die Blastozyste bereits unterhalb der Oberfläche des Endometriums vorgedrungen, und am 12./13. Tag schließt sich die Lücke im Oberflächenepithel des Endometriums. Der Conceptus ist nun ganz im Endometrium eingebettet und von vollständig regeneriertem Epithel überdeckt. Damit ist einer der entscheidenden Schritte der frühen intrauterinen Entwicklung vollzogen, nämlich die *Implantation abgeschlossen* (Abb. 88).

Während all dieser Schritte bestehen stete Interaktionen zwischen den spezifischen uterinen Proteinen und der normalen Entwicklung der Blastozyste. Dieses exakte Zusammenspiel setzt eine ausgewogene endokrine Steuerung voraus, die synchron synergistisch auf Endometrium und Blastozyste einwirkt (s. S. 143).

Einer der ganz entscheidenden Schritte mit Beginn der Implantation und der Anschlußgewinnung an die uterinen Blutgefäße ist der Übergang vom anaeroben zum aeroben Stoffwechsel.

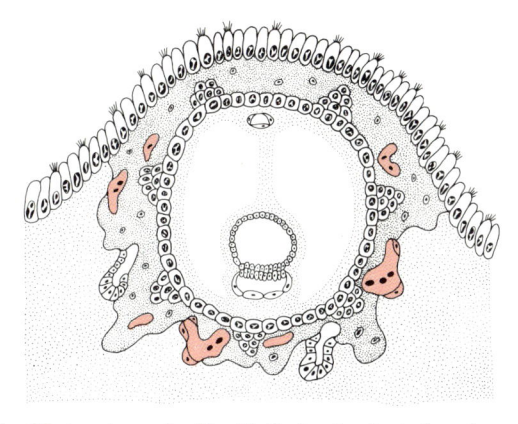

Abb. 88. Blastozyte nach Abschluß der Implantation (ca. 14. Tag). Endometrium über der Implantationsstelle geschlossen. Ausbildung von Lakunen *(rot)* im Synzytiotrophoblasten *(dunkelgrau)*. (Nach Moore 1977)

Eine Störung auch nur eines dieser Vorgänge kann unmittelbar zu Keimverlusten oder zu folgenschweren Verzögerungen der Implantation führen. Schätzungsweise gehen ein Drittel bis die Hälfte aller befruchteten Eizellen – meist unbemerkt – als frühe Keimverluste zugrunde. Für die Beeinflussung durch exogene Noxen gilt zu diesem Zeitpunkt das Alles-oder-nichts-Gesetz (s. S. 124).

Von nun an spielen sich die Ereignisse gleichlaufend, aber sich gegenseitig beeinflussend und aufeinander abgestimmt sowohl im Embryo- und Trophoblast als auch im mütterlichen Endometrium ab.

Immunologische Aspekte der Implantation

Man müßte eigentlich erwarten, daß spätestens ab der direkten Kontaktaufnahme zwischen dem Conceptus bzw. Trophoblasten und dem Endometrium während der Implantation, ebenso in der Folge während der intrauterinen Entwicklung eine Immunreaktion ausgelöst würde. Der Conceptus ist gegenüber der Mutter erbungleich, da er zur Hälfte väterliche Erbanlagen und damit Histokompatibilitätsgene besitzt, die das Muster seiner Gewebeantigene mitbestimmen. Aufgrund dieser genetischen Unterschiede sind Implantation und Plazentation als Semiallo- bzw. haploidentische Transplantation aufzufassen.

Dennoch tritt zu keiner Zeit einer normalen Schwangerschaft ein immunologischer Konflikt auf; trotz der großen Kontaktfläche zwischen Chorion und mütterlichem Blut erfolgt keine Abstoßung. Auch mehrfache Schwangerschaften lösen keine Abwehrreaktion (im Sinne einer Sensibilisierung) aus.

Über die Ursachen der zellulären und humoralen Immunität existiert eine Reihe von Hypothesen, von denen jede einiges für sich hat und teilweise durch experimentelle Befunde gestützt wird.

Die Schutzmechanismen, die den Conceptus vor der Abstoßung bewahren, laufen zunächst und in erster Linie *lokal* im embryomaternalen Kontaktbereich ab und führen dort zu einer örtlich begrenzten Immunsuppression. Es ist der *Trophoblast,* der die Signale gibt und die Mechanismen bahnt, die dazu führen, daß die embryo- bzw. fetoplazentare Einheit der Abstoßung entkommt. Der Trophoblast baut seinen immunologischen Schutz über *verschiedene Mechanismen* auf, die als Barrieren auf histologischer, zytologischer und molekularer Ebene zu betrachten sind. Von entscheidender Bedeutung dürfte eine verminderte oder fehlende Expression seiner MHC-Antigene („**m**ajor **h**isto**c**ompatibility antigens") an der Berührungsfront sein, so daß die Auslösung maternaler Immunantworten im Sinne einer Abstoßung unterbleibt. Dafür spricht, daß der villöse Trophoblast keine Antigene der Klasse II MHC exprimiert. Die Expression der Klasse I MHC auf der Oberfläche der Trophoblastzellen ist vermindert bzw. zeitweilig ganz aufgehoben, oder aber es wird ein besonderes Klasse-I-MHC-Oberflächenantigensystem mit geringerer alloantigener Wirksamkeit exprimiert. Diesem wird wiederum eine Signalwirkung zum Schutz des Conceptus zugesprochen, die dann in der *Lymphozyteninfiltration der Dezidua* zum Ausdruck kommt. Mit Hilfe der Herstellung monoklonaler Antikörper konnte ein Oberflächenantigen identifiziert werden, das vom Trophoblasten exprimiert wird. Es erkennt ein Protein, das Teil des Trophoblast-Lymphozyten-kreuzreagierenden-Antigen-(TLX-)Systems ist. Auch dieses Phänomen wird als fetales Signal zur Immunregulation der Mutter verstanden und schützt den Conceptus gegenüber zytotoxischen Lymphozyten oder Antigen-Antikörper-Komplexen. Ein Versagen dieses Schutzmechanismus bildet möglicherweise die Ursache des ungehemmten Eindringens des Trophoblasten bei Trophoblasttumoren (s. S. 362).

Der Trophoblast spielt mit Sicherheit die Schlüsselrolle bei der Signalisierung und Stimulierung der Einwanderung von *mütterlichen Lymphozyten in die Dezidua, die supprimiert* sind *oder eine verminderte Immunantwort gegenüber paternen Antigenen erbringen*. Durch Synthese oder Induktion lokal wirksamer immunsuppressiver Substanzen oder „maskierter" Antigene verfügt der Trophoblast überdies über genügende immunsuppressive Aktivität, um direkt die mütterlichen Effektorzellen zu inhibieren und die Abstoßung zu verhindern. Ein Versagen dieser Regulationsmechanismen zur Initiierung und Steuerung der dezidualen Suppressorzellen dürfte eine der Ursachen für die Keimverluste bei der extrakorporalen Befruchtung (ECB) sein.

Schließlich produziert der Trophoblast Progesteron und andere Hormone (z. B. hCG) in weit höheren *lokalen* als systemischen Konzentrationen, die regulatorische Funktionen auf den *afferenten Teil des immunologischen Reflexbogens* ausüben und die Genexpression der Gewebe an der fetomaternalen Kontaktfläche beeinflussen.

Im Endometrium löst bereits der erste Oberflächenzellkontakt mit dem Trophoblast Veränderungen aus, die als „Antwort" auf die Anwesenheit der Blastozyste zu werten sind, also Reaktionen auf das Signal des Conceptus darstellen und eine Umstellung der Immunabwehr zur Akzeptanz und Toleranz des genetisch fremden Embryos bewirken. Es gilt als sicher, daß die Mutter die Anwesenheit des haploallogenen Conceptus als „nicht selbst" erkennt; d. h. der afferente Teil der immunologischen Reaktion funktioniert durchaus, der efferente Teil – die eigentliche Abstoßungsreaktion – unterbleibt jedoch. Der Hauptgrund auf *lokaler* Ebene ist darin zu sehen, daß Signalwirkung der Blastozyste und Oberflächenzellkontakt bei der Implantation zu einer Induktion der *dezidualen Suppressorzellen* führen. Dabei handelt es sich um einen „Non-T-Lymphozytensuppressorzelltyp", der zunächst an der Implantationsstelle morphologisch als Ansammlung kleiner B-Lymphozyten in Erscheinung tritt. Diese vermögen die Aktivität und Bildung zytotoxischer T-Lymphozyten (CTL) gegen paternale Antigene zu inhibieren. Wahrscheinlich nehmen auch Makrophagen und große Deziduazellen an der Suppression teil. Die zellulären und molekularen Vorgänge bei der „Rekrutierung" der Suppressorzellen sind noch unklar; mit Sicherheit stellen sie aber die Reaktion der Dezidua bzw. der Mutter auf die Signale des Feten dar.

Offenbar besitzen Endometriumzellen in graviditate die Fähigkeit zur Expression der HLA- und TLX-Antigene. Diese Eigenschaft deutet auf einen zusätzlichen Regulator der Genexpression, der sowohl am Trophoblasten als auch am Endometrium wirksam wird und möglicherweise progesteronabhängig ist. Von der Implantation an fördert die embryofetoplazentare Einheit bei der *Mutter* die Produktion *blockierender Antikörper (BF)*. Diese scheinen das wirksame Prinzip darzustellen, das den efferenten Teil der Immunantwort blockiert und zur Akzeptanz des Conceptus führt. Die Antigene, die die Bildung dieser als BF wirkenden IgG-Antikörper auslösen, gehören zu den TLX-Antigenen. Die TLX-Antigene sind nicht mit den HLA-Antigenen identisch, werden aber möglicherweise in der Nähe der HLA-Region kodiert. Diese Position könnte die gelegentliche Beobachtung erklären, daß Ehepaare mit *habituellen Aborten* auffallend häufig eine weitgehende Übereinstimmung im HLA-System aufweisen. Wenn diese Übereinstimmung auch das TLX-System betrifft, so könnte darin die Ursache liegen, daß der Fetus nicht erkannt wird, keine BF-Induktion stattfindet und somit kein Schutz vor der Abstoßung durch das Immunsystem der Mutter vorhanden ist. Dieser Vorstellung entspricht die Beobachtung, daß Frauen mit habituellen Aborten und einer solchen immunologischen Konstellation der Ehepartner erfolgreich zur Induktion von BF immunisiert werden können (s. S. 345).

Die Dezidualisation

Die schwangerschaftsbedingten Veränderungen am Endometrium werden als deziduale Umwandlung oder als Dezidualisation bezeichnet. Die Uterusschleimhaut befindet sich z. Z. der Implantation in der Sekretionsphase unter dem Einfluß des Progesterons des Corpus luteum. Während der allerersten Stadien der Implantation tritt zunächst ein charakteristisches Ödem der Stromazellen in der oberflächlichen Schleimhautschicht auf (s. S. 145). Erst *nach* vollzogener Einnistung beginnt als Anpassung des Endometriums die eigentliche *deziduale Reaktion,* gekennzeichnet durch Speicherung von Glykogen und Lipiden sowie die Immigration supprimierter T- und kleiner B-Lymphozyten (s. S. 146). Sie ist anfangs auf die unmittelbare Nachbarschaft des Conceptus begrenzt, dehnt sich aber bald auf das gesamte Endometrium aus. Die Dezidualisation dient einmal der Histotrophe (der Bereitstellung von Nährstoffen für den Conceptus), zum anderen bildet sie ein wichtiges Element zur Begrenzung der Invasion des Trophoblasten. Normalerweise bleibt eine deziduale Schicht zwischen Trophoblast und Myometrium erhalten. Ist jedoch die deziduale Reaktion insuffizient, so vermag der Trophoblast u. U. tiefer vorzudringen, und es resultiert eine Placenta accreta oder increta (s. S. 463). Die Grenze kann aber auch vom Trophoblasten im Falle einer Trophoblasterkrankung wie der invasiven Mole oder des Chorionkarzinoms durchbrochen werden (s. S. 362).

Die Dezidua, die zwischen Trophoblast und Myometrium erhalten bleibt, wird als **Decidua basalis** bezeichnet, derjenige Bereich, der das implantierte Ei überzieht, als **Decidua capsularis**. Die **Decidua parietalis** kleidet das übrige Cavum uteri aus. Gegen Ende des 3. Schwangerschaftsmonats verschmelzen Decidua capsularis und parietalis miteinander, da der Fetus mit Plazenta und Fruchtwasser die gesamte Uterushöhle ausfüllt (Abb. 89).

Entwicklung des graviden Uterus

Das Schwangerschaftswachstum des Uterus wird bewirkt durch die gemeinsame, vom Corpus luteum graviditatis ausgehende Östrogen- und Progesteronwirkung, dann, nach der 8. Woche, zunehmend von den gleichen Steroidhormonen des sich entwickelnden Synzytiotrophoblasten der Plazenta. Unter Östrogeneinfluß kommt es v. a. zu einer Zunahme der kontraktilen Muskelsubstanz, des Aktomyosins. Zwischen dem 2. und 4. Monat der Schwangerschaft ist die äußere Form des Uterusfundus noch sphärisch, danach mehr elliptisch bis zylindrisch; die Streckung geschieht vornehmlich in der Längsrichtung auf Nabel und Rippenbogen zu. Die Umwandlung der sphärischen zur zylindrischen Gestalt hat wichtige Folgen für die Stärke und Wirkungsrichtung des intrauterinen Drucks. Während bei der

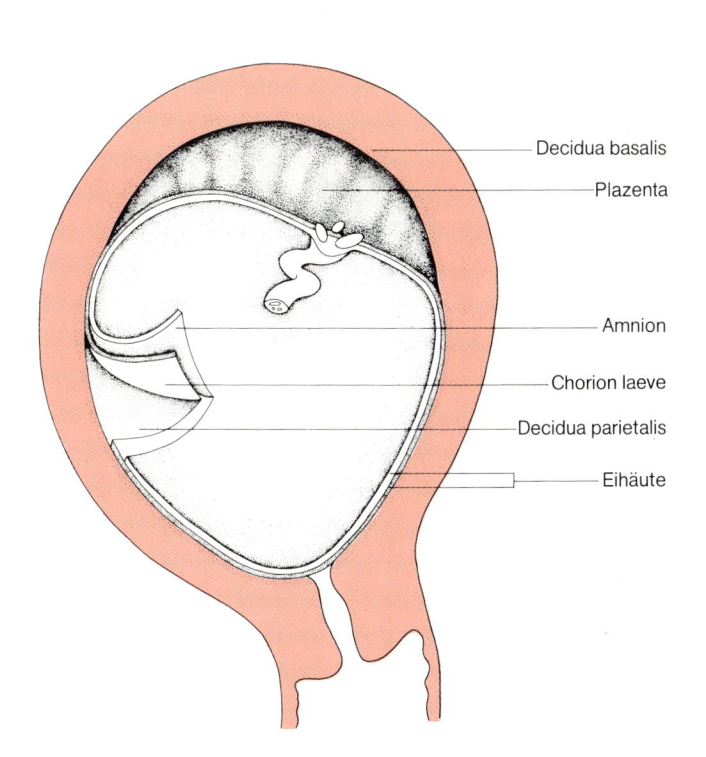

Abb. 89. Schematisierter Längsschnitt durch einen Uterus mit Plazenta und Eihäuten. Amnion *(innen)* und Chorion *(außen)* sind fest verklebt, jedoch nicht miteinander verwachsen. Während sich im Bereich des Chorion laeve die Zotten zurückbilden, kommt es im Bereich des Chorion frondosum zur Ausbildung der Plazenta. Die Dezidua an der Plazentahaftstelle wird als Decidua basalis bezeichnet, im übrigen Bereich des Uterus als Decidua parietalis

sphärischen Form der Druck eine geometrische Funktion des Radius der Kurvatur ist, zeigt er bei zylindrischer Form eine lineare Funktion mit dem Maximum in Zervixrichtung.

Der Gestaltwandel zur zylindrischen Form bestimmt somit Stärke und Wirkungsrichtung des intrauterinen Drucks. Die Zervix besteht zu 90% aus Bindegewebe mit Kollagen und zu 10% aus Muskulatur. Die Anteile verhalten sich also gerade entgegengesetzt zu denjenigen des Fundus uteri. Während der Schwangerschaft unterliegen die bindegewebigen und muskulären Fasern der Zervix einer plastischen Verformung. Die sich verschränkenden Muskelfasern verlagern sich nach kranial, insbesondere nachdem der obere Zervixabschnitt in das Cavum uteri miteinbezogen wurde. Am Ende der Zeit kommt es so zu einer langsamen Eröffnung der Zervix, die sich insgesamt verkürzt und in die Mittelachse der Scheide tritt (s. S. 218).

Der Uterusmuskel macht also während der Schwangerschaft Veränderungen durch, die ihn in die Lage versetzen, die Frucht 40 Wochen lang im Uterus zu schützen und wachsen zu lassen, am Ende der Zeit auszutreiben und schließlich durch Involution in den nichtschwangeren Zustand zurückzukehren (s. S. 213 und 284).

Differenzierung und Entwicklung des Throphoblasten

Nach Abschluß der Implantation in der 2. SSW erhält die Weiterentwicklung des Trophoblasten Priorität zur Sicherstellung der essentiellen Zufuhr von Metaboliten und des Energiestoffwechsels (O_2-Zufuhr). Dieser Vorrangigkeit wird schon frühzeitig Rechnung getragen: Schätzungsweise 8 Zellen der beginnenden Blastozyste werden für den Embryoblasten, dagegen 99 für den Trophoblasten zur Verfügung gestellt (s. S. 144). Um den stetig steigenden Bedürfnissen der rapiden Entwicklung gerecht zu werden, ist die Herstellung der primitiven uteroplazentaren Zirkulation am dringlichsten. Die polaren Trophoblastzellen nehmen als erste Kontakt mit dem Endometrium auf und stellen die embryomaternale Beziehung her.

Der undifferenzierte sog. Implantationstrophoblast beginnt sich bereits am 7./8. Tag, sobald er Kontakt mit der Gewebeflüssigkeit der Tunica propria des Endometriums bekommt, in eine innere Zellage – den *Zytotrophoblasten* – und eine äußere – den *Synzytiotrophoblasten* – zu differenzieren (Abb. 87).

Der Zytotrophoblast besteht aus einzelnen Zellen mit scharfen Zellgrenzen – den **Langhans-Zellen** – mit hohem Mitosenreichtum. Sein Differenzierungsprodukt, der Synzytiotrophoblast, besteht aus einem Synzytium mit zahlreichen Zellkernen als Grenze zwischen mütterlichen und embryonalen Anteilen (Abb. 88).

Bei weiterem Vordringen des Synzytiotrophoblasten kommt es am 10./11. Tag p. c. zur Eröffnung von Gefäßen im Bereich der Decidua basalis (s. S. 147), die ihr Blut in synzytiale Einschmelzungsräume – die Lakunen – abgeben (Abb. 87 und 88). Als erstes sind mütterliche Leukozyten und sehr bald auch Erythrozyten in diesen primitiven intervillösen Räumen anwesend. Die Lakunen konfluieren und erweitern sich zu einem kommunizierenden lakunaren Netzwerk. Die verbleibenden Trennwände werden als Trabekel bezeichnet. Sie verlaufen überwiegend in radiärer Richtung und bleiben von der Blastozystenhöhle durch eine massive Trophoblastlage – die *primäre Chorionplatte* – abgegrenzt. Diese besteht zur Blastozystenhöhle hin aus Zytotrophoblasten und auf der Seite der Lakunen aus Synzytiotrophoblasten. Aus den Trabekeln schieben sich nun synzytiale Sprossen in die Lakunen vor. Sie erhalten durch den einwachsenden Zytotrophoblasten von der primären Chorionplatte aus einen inneren „Kern" von Zytotrophoblastzellen und bilden auf diese Weise ab dem Ende der 2. Gestationswoche die *Primärzotten*. Der Zottenausbau vollzieht sich durch fortschreitende Proliferation, die Trabekel werden zu *Stammzotten* und an den Stellen, an denen ihre Verbindung zur primären äußeren Trophoblasthülle erhalten bleibt, zu *Haftzotten*.

Das erosive Vordringen des Trophoblasten in die im Zuge der Dezidualisation (s. S. 147) aus Endometriumkapillaren entstandenen sinusoiden Bezirke des Endometriums und der Austritt mütterlichen Blutes in die synzytialen Lakunen hat gelegentlich eine sog. *Implantationsblutung* zur Folge: Etwa zum Zeitpunkt der erwarteten Periode tritt eine leichte vaginale Blutung auf, die nicht selten als Menstruation registriert wird und über die bereits bestehende Schwangerschaft hinwegtäuscht.

Die Mechanismen zur Steuerung des „invasiven" Vordringens sind nicht bekannt. Wahrscheinlich spielt dabei die Zellfusion mit Änderung der Membraneigenschaften zur Drosselung der Antigenwirksamkeit eine Rolle.

Mit dem Eindringen mütterlichen Blutes in das lakunare Netzwerk ist die primitive uteroplazentare Zirkulation, d. h. die *primitive Plazenta*, am 10.–12. Tag p. c. hergestellt.

Das Synzytium wird direkt von dem intervillösen mütterlichen Blut umströmt; damit sind die Voraussetzungen für den embryofetomaternalen Austausch geschaffen.

Das *Zytoplasma des Synzytiums* besitzt zur Vergrößerung der Austauschfläche an der Oberfläche mikrovillöse Strukturen und stellt die *Bildungsstätten von hCG und hPL* dar. Auch der Steroidstoffwechsel und die aktiven Transporte werden durch das Synzytium kontrolliert. Wie frühzeitig die Interaktionen einsetzen, wird daran deutlich, daß bereits am *9. Tag p. c. Choriongonadotropin* in genügenden Mengen gebildet, in das mütterliche Blut zur Erhaltung des Corpus luteum und zur Steigerung der Progesteronproduktion abgegeben wird und damit der Verhinderung der Follikelreifung und der Ovulation und infolgedessen der Menstruation dient.

Extraembryonales Entoderm und Trophoblast bilden zusammen das *Chorion*. Die Differenzierung des Trophoblasten schreitet an der inneren Oberfläche des Zytotrophoblasten unter Bildung des extraembryonalen Mesoderms fort. Dieses vom Zytotrophoblasten stammende Bindegewebe füllt den zunehmenden Spalt zwischen Trophoblast und Embryoblast, aus dem durch Bildung von Zysten und deren anschließende Verschmelzung das *extraembryonale Zölom* hervorgeht. Es umgibt den primären *Dottersack* und die *Amnionhöhle* mit Ausnahme einer schmalen Verbindung, aus der sich später der sog. *Haftstiel* gestaltet.

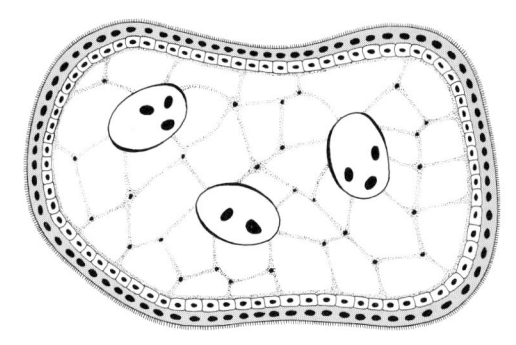

Abb. 90. Zotte einer Plazenta im I. Trimenon. Der Trophoblastsaum ist durchgehend zweischichtig: außen – ohne Zellgrenzen – der Synzytiotrophoblast, innen die Zytotrophoblastschicht mit deutlich erkennbaren Zellgrenzen. Die Kapillaren sind relativ eng, sie liegen überwiegend zentral im Stroma. Die Diffusionsstrecke zwischen mütterlichem Blut und fetalem Blut ist vergleichsweise lang

Zwischen dem 14. und 20. Tag p. c. dringen Mesodermzellen aus dem extraembryonalen Mesoderm in die plumpen Primärzotten ein, die damit zu **Sekundärzotten** werden. Am Ende der 3. Gestationswoche beginnen sich aus Mesodermzellen im Zottenkern die ersten Kapillaren zu differenzieren (autochthone Kapillarisierung der Zotten). Damit sind die **Tertiärzotten** etabliert (Abb. 90). Das Zottenkapillarsystem gewinnt bald Anschluß an die im extraembryonalen Mesoderm und im Haftstiel entstehenden Kapillaren. Im Laufe der 4. Gestationswoche (etwa am 24. Tag p. c.) treten diese Gefäße in Verbindung zum intraembryonalen Gefäßsystem und stellen damit die existentielle Verbindung zwischen Plazenta und Embryo her. *Mit der Kontaktaufnahme embryonaler und extraembryonaler Kapillaren* (s. S. 160) *ist nun außer der uteroplazentaren auch eine primitive embryoplazentare Zirkulation hergestellt, und zwar bereits zu einem Zeitpunkt, zu dem die Embryonalachse nicht mehr als 4 mm mißt.* Zunächst besitzen die gesamte Chorionmembran und die Zotten ein Gefäßsystem. Etwa zur gleichen Zeit dringen die Zytotrophoblastzellen aus den Zotten in zunehmendem Maße in das Synzytium gegen die Decidua basalis vor und vereinigen sich zur sog. äußeren *Trophoblasthülle.* Dieser Überzug ist zunächst nur am Embryonalpol vorhanden und breitet sich von dort gegen den abembryonalen Pol aus, um schließlich die ganze Fruchtanlage zu umhüllen. Dadurch wird ein rasches, zirkumferentes Wachstum der Plazenta mit Eröffnung zahlreicher dezidualer Gefäße ermöglicht (Abb. 88).

Die fortschreitende Entwicklung und das Wachstum der plazentaren Strukturen an der Implantationsstelle vollziehen sich bäumchenartig und bilden das **Chorion frondosum** (Abb. 89). Die embryofernen Strukturen dagegen werden mit zunehmender Ausdehnung der Amnionhöhle an die Uteruswand gedrückt und durch Degeneration und Atrophie auf die verbleibenden Membranen (Eihäute) reduziert *(Chorion laeve)* (Abb. 89). Die bäumchenartig verzweigten Strukturen des mitosenreichen Zytotrophoblasten im Bereich des Chorion frondosum können zur frühzeitigen pränatalen Diagnostik mit Hilfe der Chorionbiopsie herangezogen werden (s. S. 117).

Weitere Entwicklung der Plazenta

Morphologie

Während im Bereich des Chorion laeve mit zunehmender Ausdehnung der Amnionhöhle zunächst der Synzytio-, dann der Zytotrophoblast degenerieren, entwickelt sich basal im Bereich des Chorion frondosum – wahrscheinlich aufgrund der besseren Durchblutungs- und damit Ernährungsbedingungen – durch Wachstum und Reifung die endgültige Plazenta. Das Wachstum der Plazentazotten, die sich nach Art eines Baumes bzw. einer Wurzel immer erneut verzweigen, verläuft stets nach dem gleichen Prinzip wie bei der Entstehung der primitiven Zotten (s. oben).

Inzwischen kommt es zu gewissen regressiven Veränderungen der Zytotrophoblastzellen im Bereich der Chorionplatte und der Trophoblastenhülle; die aus Zytotrophoblastzellen bestehenden Zellsäulen degenerieren und werden weitgehend durch Fibrinmaterial ersetzt *(Rohr- bzw. Nitabuch-Fibrinstreifen).* Währenddessen proliferieren etwa während der 12.–16. SSW p. c. die endovaskulären Zytotrophoblastzellen und ersetzen das Endothel der Spiralarterien in deren Verlauf bis zum Myometrium einschließlich der Tunica media dieser Gefäße. Dieser Vorgang wird von einer fibrinoiden Nekrose des muskuloelastischen Gewebes in der Gefäßwand begleitet und bedingt eine fortschreitende Erweiterung der Gefäße und auf diese Weise die Anpassung an den stetig zunehmenden Blutstrom.

Die *Plazentasepten* oder „Segel" beginnen sich im Laufe des 3. Schwangerschaftsmonats auszubilden. Sie entstehen durch das unterschiedlich tiefe Eindringen des Trophoblasten in die Dezidua, wobei „Reste" von Dezidua „stehenbleiben", möglicherweise mitbedingt durch die an dieser Stelle fixierten Haftzotten geringerer Wachstumstendenz. Der Verlauf der funktionell bedeutungslosen Plazentasegel, zumindest der größeren von ihnen, läßt sich an der geborenen Plazenta an den *Sulci* zwischen den einzelnen Plazentalappen verfolgen. *Am Ende des 4. Schwangerschaftsmonats hat die Plazenta ihre endgültige Ausgestaltung erreicht; sie dehnt sich ohne Veränderung der Haftfläche nur noch entsprechend dem wachsenden Uterus aus.* Die Zotten vermehren sich jedoch durch *fortschreitende Verzweigung* des Zottenbaumes, während sich mit steigender Verästelung ihre Durchmesser verringern. Dadurch vergrößert sich die synzytiale *Gesamtzottenoberfläche* stetig. Der mittlere Durchmesser der reifen Zotten beträgt 50 µm, ihre Gesamtoberfläche 12 m². Ein weiteres Prinzip zur Sicherstellung der Versorgung besteht darin, daß im Zuge der Zottenreifung gleichsam eine „innere Oberflächenvergrößerung" stattfindet. Sie kommt dadurch zustande, daß sich die Kapillaren unter Verdrängung des Zottenstromas zu *Sinusoiden* ausweiten. Über den Sinusoiden bildet sich der Trophoblast zu besonders dünnen synzytialen Epithelplatten aus (Abb. 91), in deren Bereich die materne und fetale Blutbahn lediglich durch das Synzytium, dessen Basalmembran und die Kapillarwand der Sinusoide voneinander getrennt sind. Hierdurch wird gleichzeitig mit der Zottenverkleinerung und der Ausweitung der Kapillaren zu Sinusoiden die **Diffusionsstrecke,** d. h. der Abstand zwischen maternem und fetalem Blutstrom, *verringert* (Abb. 91). Durch diese Wachstums- und Reifungsschritte vermag sich die Plazenta, deren Haftfläche bereits sehr früh determiniert - und damit begrenzt - ist, durch Zottenvermehrung, deren innere Ausdifferenzierung und durch die Ausbildung der Sinusoide stetig den steigenden Bedürfnissen des wachsenden Feten anzupassen.

Mit fortschreitender Eröffnung von Spiralarterien formieren sich um ihre Einmündungsstelle die **plazentaren Strömungseinheiten.** Sie bestehen aus dem fetalen Anteil - den Lobuli (Läppchen) -, der dazugehörenden Spiralarterie und der sie umgebenden Dezidua. Diese Funktionseinheit wird als **Plazenton** bezeichnet, von denen die reife Plazenta insgesamt 40-60 besitzt (Abb. 92).

Die in der *Nachgeburtsperiode* meist durch Zug an der Nabelschnur extrahierte Plazenta (s. S. 229) präsentiert sich als rundes bis ovales Organ mit einer Fläche von 240-250 cm², einer Dicke von 2-3 cm und einem Gewicht von durchschnittlich 500 g. Die Haftfläche oder mütterliche Oberfläche ist meistens (ca. 90%) durch dazwischenliegende Sulci - in situ von den dezidualen Plazentasegeln ausgefüllt - in 20-25 unterschiedlich große Lappen (Lobi) oder Kotyledonen unterteilt (s. S. 229). Sie sind nicht oder nur ausnahmsweise mit den Plazentonen identisch; ein Lobus enthält meist mehrere Plazentone (Abb. 92).

Da sich die Lösung der Plazenta in der Dezidua spongiosa vollzieht, besitzt die mütterliche Oberfläche eine dünne Dezidualage, die als grauweißlicher Schleier erkennbar und für die Beurteilung der Vollständigkeit der Plazenta wichtig ist (s. S. 229). Die fetale Seite der Plazenta ist vom Amnion überzogen; sie trägt die Insertionsstelle der Nabelschnur (s. S. 157).

Physiologie

Fetoplazentare Durchblutung

Die fetalen Gefäße der Plazenta gliedern sich entsprechend den morphologischen Strukturen. Die Nabelschnurarterien (s. S. 157) anastomosieren nach Erreichen der Plazenta und teilen sich dann in mehrere Segmentarterien. Diese ziehen geschlängelt auf der fetalen Plazentafläche entlang und verzweigen sich in sekundäre und tertiäre Arterien, die in den Stammzotten verlaufen und als Stammzottengefäße I. Ordnung bezeichnet werden. Sie teilen sich am Hilus eines Plazentaläppchens (Lobulus) in die Stammzottengefäße II. Ordnung - Ramusgefäße - und weiter in Stammzottengefäße III. Ordnung - Ramulusgefäße - und durchziehen schließlich die ebenso baumartig verzweigten Zotten (Abb. 92). Arterielle und venöse Schenkel der Zottengefäße sind durch ein paravaskuläres dichtes Kapillarnetz und durch die sinusoiden Kapillaren der Zottenperipherie verbunden (Abb. 93). Das intraplazentare fetale Gefäßsystem faßt durchschnittlich 120 ml Blut.

Die fetale Durchblutung der Plazenta bestimmt zusammen mit der maternen plazentaren Durchblutung und anderen Größen den diaplazentaren Stofftransfer und damit die Stoffkonzentrationen des fetalen arteriellen Blutes. Die fetoplazentare umbilikale Durchblutung nimmt mit dem Wachstum des Feten zu und erreicht am Ende der Gravidität 100 ml/min/kg. Der fetale arterielle Blutdruck steigt im Verlauf der Gravidität an. Zum Zeitpunkt der Geburt ist der Wert etwa halb so hoch wie der arterielle Druck des Erwachsenen.

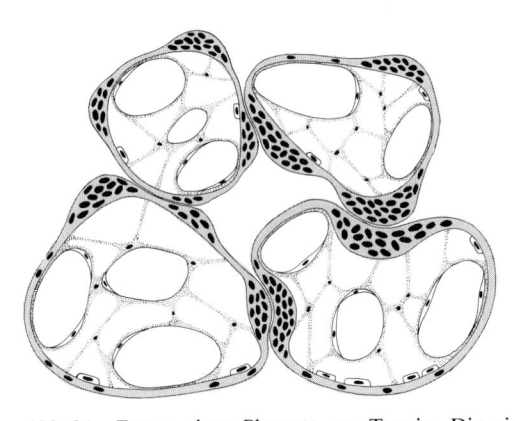

Abb. 91. Zotten einer Plazenta am Termin. Die einzelnen Zotten sind verkleinert. Die Synzytiumschicht ist unterschiedlich dick, die Kerne des Synzytiotrophoblasten sind in Form der „synzytialen Knoten" angeordnet, der Zytotrophoblast ist nicht mehr durchgehend zu erkennen. Die zu Sinusoiden umgewandelten Kapillaren sind vom Zentrum der Zotte nach außen gerückt. Über den Kapillaren bezeichnet man das hier besonders dünne Synzytium als „Epithelplatten". In diesem Bereich ist die Diffusionsstrecke zwischen maternem und fetalem Blut extrem verkürzt

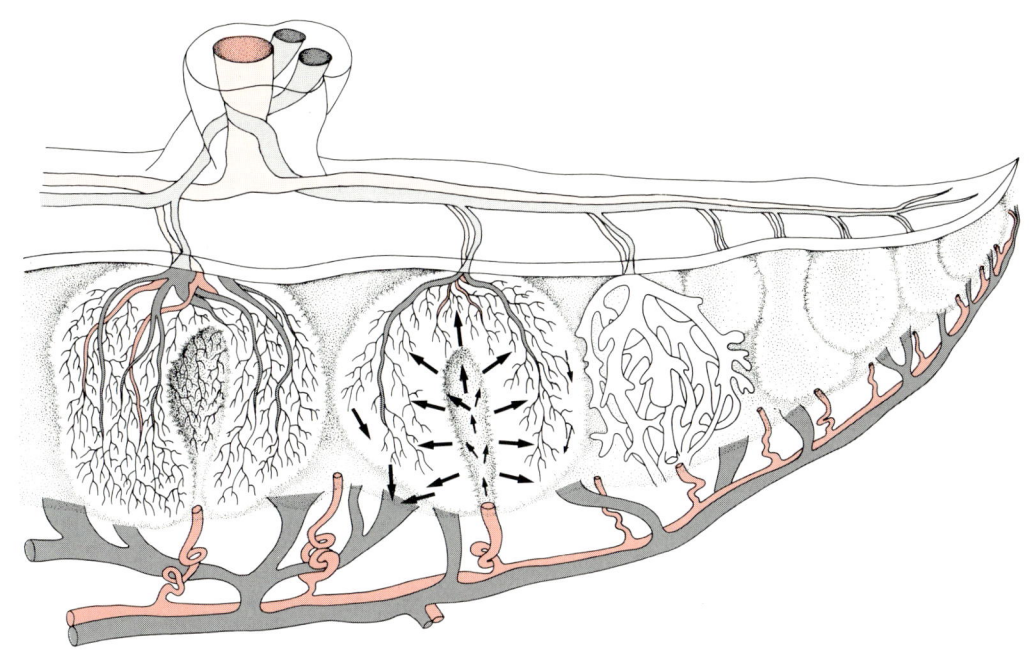

Abb. 92. Schematische Darstellung der Plazentagliederung und der uteroplazentaren Durchblutung. Man erkennt oben einen Anschnitt der Nabelschnur mit 2 Nabelarterien und einer Nabelvene. Auf der Oberfläche der Plazenta verlaufen die sog. Segmentgefäße, die sich in sekundäre und tertiäre Arterien bzw. Venen aufteilen und als Stammzottengefäße I. Ordnung bezeichnet werden. *Links:* Am Hilus eines Plazentaläppchens teilen sie sich und werden zu Stammzottengefäßen II. Ordnung (Ramusgefäßen). Diese verzweigen sich weiter in Stammzottengefäße III. Ordnung, die in die Zottenkapillaren übergehen. *Mitte:* Darstellung der Strömungsverhältnisse innerhalb eines Plazenton (s. Text). Die Spiralarterien, die aus den sog. Arkadengefäßen entspringen, münden basal in das zottenarme Zentrum des Plazenton. Das arterielle Blut verteilt sich von hier strahlenförmig und strömt im Bereich der Peripherie des Plazenton nach basal, wo es von den dezidualen Venen aufgenommen wird. *Rechts:* Grundgerüst eines Plazentaläppchens mit Stammzotten I., II. und III. Ordnung. (Mod. nach Freese 1968)

Uteroplazentare - maternofetale - Durchblutung

Der uteroplazentare Kreislauf weist beim Menschen und anderen Primaten strukturelle und funktionelle Besonderheiten aus. Das Strombett des mütterlichen Blutes in der Plazenta, der intervillöse „Raum", gleicht in seinem Strömungswiderstand einer arteriovenösen Fistel. Das Lumen der uteroplazentaren Arterien, der Spiralarterien und der diesen vorgeschalteten Radialarterien und Arkadengefäße bestimmt die Größe des plazentaren Stromzeitvolumens. Die Weite dieser Gefäße steht unter hormoneller und sympathisch-nervaler Kontrolle. Durch die Einwirkung von Östrogenen, möglicherweise auch der Prostaglandine $E_2\alpha$, werden sie dem Wachstum des Feten so angepaßt, daß die Durchblutung der Plazenta annähernd proportional dem Gewicht des graviden Uterus ansteigt. Am Ende der Gravidität beträgt sie etwa das 100fache des Wertes nichtschwangerer Frauen, d. h. der Durchmesser der Gefäße steigt von 20 auf 2000 μm.

Das mütterliche Blut strömt durch die Spiralarterien in das Zentrum der Plazentone, die sich durch eine besonders lockere Anordnung der Zotten aus-

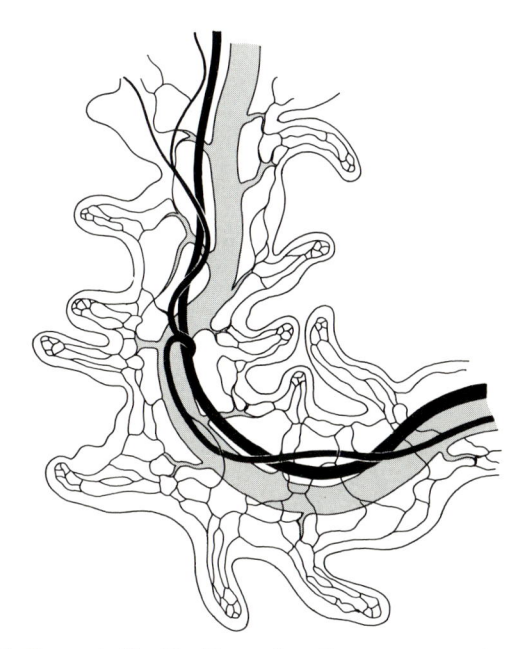

Abb. 93. Paravaskuläre Kapillaren eines Zottenstammes. Ein kleiner Ast der Hauptarterie spaltet sich nach proximal und distal in kleine Äste, aus denen unter der Oberfläche des Zottenstammes zahlreiche Kapillaren abgehen. Aus diesen sammeln sich venöse Äste, die das Blut in die Hauptvene weiterleiten. (Nach Bøe 1954)

zeichnen. Der arterielle Druck in den Spiralarterien beträgt nur ca. 10–20 mm Hg; der wesentliche Druckabfall zwischen Aorta und Spiralarterien erfolgt bereits in den vorgeschalteten Arkadenarterien und Radialarterien, die damit die uteroplazentare Durchblutungsgröße bestimmen.

Vom Zentrum der Strömungseinheit (Plazenton) verteilt sich das einströmende Blut radiär, durchströmt einen „Mantel" dichterer Zottenlagerung und fließt über venöse Ostien in die Decidua basalis ab (Abb. 92). Die Strömungsgeschwindigkeit beträgt hier im Mittel 1 mm/s, die Druckdifferenz zwischen Zentrum und Peripherie der Strömungseinheit ca. 10 mm Hg.

Das uteroplazentare Stromzeitvolumen von 100 ml/min/kg gravider Uterus entspricht einer Menge von 500 ml/min, wenn ein Volumen des intervillösen Kapillarspaltes von 180 ml zugrunde gelegt wird. Nach Messungen mittels Ultraschall beträgt dieses jedoch ca. 400 ml. Demnach müßte für das uteroplazentare Stromzeitvolumen ein Wert von 800 ml/min angenommen werden. Der intervillöse „Raum" erhält 90%, das Myometrium 10% des gesamten uterinen Blutzuflusses.

Die uteroplazentare Durchblutung wird durch die Wehentätigkeit erheblich reduziert. Bei einem intrauterinen Druckanstieg von 10 auf 30 mm Hg sinkt die Durchblutung auf die Hälfte ab, bedingt durch Kompression der uterinen Venen und intervillösen Spalten am venösen Ende sowie durch Konstriktion der uteroplazentaren Arterien durch myometrale Fasern.

Stoffwechsel- und Austauschfunktion

Intrauterine fetale Ernährung

Glukose, aus dem mütterlichen Organismus stammend, ist die Hauptquelle der für Wachstum und Stoffwechsel des Fetus erforderlichen Energie. Lipide werden für diesen Zweck vom Feten praktisch nicht benutzt. Das ist auch daraus ersichtlich daß der Übergang von Lipiden durch die Plazenta auf die Frucht gering ist und daß der respiratorische Quotient des Neugeborenen nahe bei 1 liegt. Die Menge der verstoffwechselten Glukose kann aus der Differenz zwischen der Glukosekonzentration in den Nabelarterien und der Nabelvene errechnet werden. Sie beträgt im Mittel 11 mg/100 ml. Bei einem fetalen Plasmadurchfluß von 180 ml/min am Ende der Schwangerschaft würde die Frucht etwa 20 mg Glukose/min verbrauchen. Nimmt man an, daß der Sauerstoff fast völlig für die Oxidation von Glukose verwendet wird, so müßte noch etwa ¼ des Glukoseangebots auf nichtoxidativen Stoffwechselwegen metabolisiert werden. Für die Verstoffwechselung der Glukose wird das Insulin des fetalen Pankreas verwendet. Mütterliches Insulin vermag die Plazenta nicht zu durchdringen. Dagegen ist der Glukosestrom von der mütterlichen Seite her durch die Plazenta zur Frucht während Tag und Nacht ziemlich gleichmäßig, und die fetale Insulinsekretion zeigt dementsprechend keine wesentlichen Schwankungen. Dies ist beim Fetus der diabetischen Mutter anders. Es kommt zu wiederholten Episoden von Hyperglykämie und von fetaler Insulinhypersekretion. Diese führt zu Übergröße der Frucht bei der diabetischen Schwangeren (Riesenwuchs, s. S. 319).

Der Fetus benötigt ferner *Aminosäuren* in ausreichender Menge zur Synthese von Proteinen, die für Wachstum und Aufbau der Gerüst- und Grundsubstanzen von Bedeutung sind. Aminosäuren und Peptide mütterlicher Herkunft werden vom Fetus auch für die Oxidation der Glukose und für die Glukoneogenese verwendet. Abgesehen von extremem Nahrungsmangel (Krieg, Flucht) ist die ausreichende Versorgung des Feten durch die Mutter – v. a. auch dank ihrer Proteinreserven – gewährleistet. Mangelernährung und Mangelentwicklung des Feten treten weitaus häufiger als Folge einer Störung der uteroplazentaren Durchblutung und einer Plazentainsuffizienz auf, dann also, wenn der maternofetale Nährstoffstrom ungenügend und/oder die Plazenta für Glukose und Aminosäuren nicht ausreichend durchgängig ist.

Normalerweise besitzen die epithelialen Gewebe des Fetus wie Haut, Lunge, Nierenepithel und Leber größere Glykogenreserven und Lipidspeicher, die eine wichtige Rolle in der Homöostase des Stoffwechsels spielen. Am Termin enthält z. B. die fetale Niere etwa 100 mg Glykogen/g, und die Gesamtlipidreserve beträgt etwa 171 g/kg.

Diaplazentarer Transfer

Die Plazenta wirkt nicht nur als eine semipermeable Membran, sondern stellt ein aktives Austausch- und Transportorgan des Feten dar: Morphologisch, insbesondere elektronenoptisch, weist die Ausstattung des Synzytiums mit zellulären Organellen auf ein stetes aktives Stoffwechselverhalten und einen aktiven Stofftransport *in beiden Richtungen* hin. Die histochemisch und biochemisch nachgewiesene hohe Enzymausstattung (ca. 60 Enzyme), insbesondere des Synzytiums, spricht ebenfalls für aktive Stoffwechselvorgänge beim Austausch von Substanzen zwischen Mutter und Fetus.

Mit Ausnahme einiger Metalle, z. B. Eisen, und der hochmolekularen Hormone gehen alle Nährstoffe und Gase in beiden Richtungen durch die Plazenta. Die angebotenen Mengen übersteigen üblicherweise beträchtlich den Bedarf des Fetus für Wachstum und Stoffwechsel. Der Synzytiotrophoblast stellt offenbar den begrenzenden Faktor für die Diffusionsgröße und den aktiven Transport dar. Das darunter liegende Bindegewebe und das Endothel der fetalen Kapillaren spielen als Grenzmembran für größere Moleküle und Zellen eine Rolle. Die Durchgängigkeit der verschiedenen Stoffe durch die Plazenta ist in erster Linie von ihrer Molekülgröße, -struktur und Ladung abhängig. Moleküle eines Molekulargewichtes von < 1000 gehen leicht durch die Plazenta hindurch, für Substanzen von ca. 1000 ist die Durchgängigkeit gering. Stoffe mit einem Molekulargewicht von > 1000 vermögen die Plazenta i. allg. nicht zu passieren. Undurchgängigkeit besteht auch, wenn die Stoffe fest an Eiweiß oder Zellmembranen gebunden sind, und ferner, wenn die Trophoblastzellen in der Lage sind, das Molekül zu binden oder abzubauen (z. B. Insulin).

Bemerkenswert erscheint, daß mit Ausnahme hochmolekularer Verbindungen die meisten **Pharmaka** durch die Plazenta den Feten erreichen können, wenn auch die Rolle der Plazenta bei der Pharmakokinetik in vieler Hinsicht unklar ist.

Insgesamt sind die Probleme des Plazentatransportes mehr quantitativer als qualitativer Natur. Die Plazenta bedient sich zur Durchschleusung der gleichen Vorgänge wie andere epitheliale Membranen, z. B. des Magen-Darm-Traktes oder des Tubulusepithels der Niere.

Folgende Transfermechanismen sind bekannt:

- die einfache Diffusion,
- die erleichterte Diffusion,
- der aktive Transport,
- die Pinozytose.

Der Transfer durch *einfache Diffusion* betrifft niedrigmolekulare Substanzen mit einem Molekulargewicht von 500–700, die die Plazentamembran aufgrund ihrer chemischen oder elektrochemischen Gradienten passieren können. Wenn diese Gradienten sich ausgleichen, so ist die Austauschgröße durch die Membran nach beiden Seiten hin gleich. Die wichtigsten Substanzen, die durch einfache Diffusion die Plazenta passieren, sind Sauerstoff und Kohlendioxid. Der mittlere Gradient des Sauerstoffdruckes zwischen Mutter und Fetus beträgt 20 mm Hg für Sauerstoff und 5 mm Hg für Kohlendioxid. Beide Gradienten sind höher als man aufgrund der Gesamtoberfläche des Austauschorgans annehmen würde. Dies rührt daher, daß das uteroplazentare Blut ungleich verteilt wird und daß insbesondere in den Gegenden des Austausches höhere Konzentrationen vorliegen. Die Menge von Sauerstoff, die den Feten erreicht, ist jedoch überwiegend durch die Durchblutungs- und weniger durch die Diffusionsgröße bedingt. Der Sauerstoffgradient ist nicht nur infolge der niedrigeren Diffusionskonstante des Sauerstoffs so hoch, sondern auch weil etwa 40% des Sauerstoffs bereits durch Plazenta und Myometrium verbraucht werden. Insgesamt erreicht die Plazentamembran etwa die Austauschgröße der Lunge.

Bezüglich der Sauerstoffspannung ist als besonderer Schutzmechanismus für den Feten und zur Erleichterung des Übertrittes der höhere Hämoglobingehalt des fetalen Blutes und die höhere Sauerstoffaffinität des fetalen Hämoglobins gegenüber dem des Erwachsenen von Bedeutung (s. S. 165).

Der gleiche Austauschmechanismus gilt z. B. für Kohlendioxid, Wasser, Kreatin, Harnstoff und auch für körperfremde Stoffe mit entsprechend niedrigem Molekulargewicht.

Der Transfermechanismus der *erleichterten Diffusion* gilt v. a. für die Glukose. Sie wird nicht infolge eines chemischen Gradienten durch die Plazenta geführt. Dennoch ist die Durchschleusungsrate signifikant höher und der Durchgang rascher als bei der einfachen Diffusion. Man nimmt daher an, daß der Trophoblast über ein besonderes Glukosetransportsystem – ein Trägersystem – verfügt, das den raschen Durchtritt, auch gegen den Gradienten, erleichtert, dadurch steigert und erst bei hohen Konzentrationen eine Sättigung erreicht. Die erleichterte Diffusion gilt auch für Milchsäure und möglicherweise Elektrolyte.

Der aktive Transport muß für anorganische Ionen, Aminosäuren, Hydratationswasser, Fettsäuren, Antimetaboliten sowie einige Vitamine angenommen werden. Es handelt sich dabei um aktive enzymatische Leistungen; der Transfer erfolgt z. T. entgegen einem Konzentrationsgradienten durch Trägermoleküle unter Energieverbrauch des Trophoblasten.

Die **Pinozytose** stellt einen weiteren, elektronenoptisch erkennbaren Transportmechanismus dar. Eiweißkörper, Lipide und andere hochmolekulare Stoffe werden von den Zellen aktiv durch Umfließen oder Aufsaugen aufgenommen und durch ultramikroskopisch kleine Kanäle der Membranen in die fetalen Kapillaren geschleust. Dieser Mechanismus kommt insbesondere für die Überführung von Globulinen, Lipoproteinen, Phospholipiden und anderen Makromolekülen in Betracht.

Die Plazenta als endokrine Drüse – Endokrinologie der Schwangerschaft

In der 2. Hälfte des ovulatorischen Zyklus wird durch die gemeinsame Einwirkung von Östrogenen und Progesteron aus dem Corpus luteum das Endometrium für die Einpflanzung des Eies vorbereitet. Aus der proliferierten wird eine sekretorisch transformierte Schleimhaut. Das Sekret zylinderepithelialer Endometriumsdrüsen besteht aus Glykogen und Proteinen und soll der Ernährung des sich implantierenden Eies dienen. Sobald die Verbindung mit dem mütterlichen Blutstrom durch die Einnistung der Zotten des Synzytiotrophoblasten hergestellt ist, sendet das Ei als Signal, daß eine Schwangerschaft eingetreten ist, Choriongonadotropin (hCG = humanes Choriongonadotropin, ein Glykoprotein mit Molekulargewicht 30 000 Dalton) in den mütterlichen Kreislauf. Dementsprechend kann man zu diesem Zeitpunkt bereits durch radioimmunologische Bestimmung (Empfindlichkeit < 5 IE β-hCG) oder durch die modernen, sehr empfindlichen und spezifischen immunologischen Tests das Vorhandensein von β-hCG (spezifische Seitenkette des Choriongonadotropin) nachweisen. Die etwas weniger empfindlichen Schwangerschaftstests werden erst nach dem weiteren Ansteigen der Produktion von Choriongonadotropin, also etwa 10–12 Tage nach ausgebliebener Regelblutung, bei einer hCG-Konzentration von etwa 50–2000 IE/ml Urin oder Blut positiv. Moderne Tests zeigen keine Kreuzreaktion mehr gegen LH.

Aus dem Trophoblasten, der sich in die Dezidua des Uterus eingesenkt hat und die mütterlichen Blutgefäße eröffnet, um die Verbindung beider Kreisläufe herzustellen, wird im Laufe der Entwicklung über die Bildung von Chorion laeve und Chorion frondosum die Plazenta (s. S. 149). Diese stellt in ihrer vollen Ausprägung ein Organ dar, das sich der Embryo bzw. Fetus aus eigenem Gewebe als endokrine Drüse auf Zeit erschafft. Sie übernimmt nach und nach die für die gesamte Entwicklung der Frucht notwendige Hormonproduktion. Die Biosynthese der wichtigsten mütterlichen Hormone wird während der ganzen Schwangerschaft durch die Plazenta weitgehend ergänzt (Abb. 94). Dies ist deshalb nötig, weil die endokrinen Drüsen der Mutter nicht in der Lage sind, die erforderlichen großen Mengen von Hormonen, wie sie zur Entwicklung und Erhaltung der Schwangerschaft benötigt werden, zu bilden. Es kommt hinzu, daß Hypophyse und Zwischenhirn durch hohe Steroidkonzentrationen auf dem Wege der Rückkopplung gehemmt werden, während die Plazenta einer solchen negativen Rückkopplung offenbar *nicht* unterliegt. Die im Hypophysenvorderlappen gebildeten Hormone haben zudem eine verhältnismäßig kurze Halbwertszeit, so daß sie den Uterus nicht in genügender Menge erreichen würden. Die Plazenta sitzt dagegen an der „Nahtstelle" zwischen Mutter und Frucht und gibt die Hormone in beiden Richtungen zu Mutter und Fetus ab, und zwar in zweckentsprechend unterschiedlichen Konzentrationen. Die Plazentahormone, v. a. Östrogene und Progesteron, gelangen von der Plazenta her durch direkte Diffusion in den Uterusmuskel. Sie sind daher hier in sehr hohen Konzentrationen vorhanden und unmittelbar uterotrop wirksam. Die Plazenta ist bemerkenswerterweise eine endokrine Drüse, die Proteohormone wie auch Steroidhormone in einer einzigen Zellart, dem Synzytium bildet. Sie ist darüber hinaus Nähr-, Ausscheidungs- und Stoffwechselorgan für den Feten – also eine Art Lunge, Leber, Darm und Niere. Schließlich stellt sie eine Barriere dar, welche in begrenztem Umfang die für den Feten unerwünschten mütterlichen Stoffe abfiltert und die erwünschten passieren läßt.

Die Plazenta bildet im Synzytiotrophoblasten zahlreiche Hormone, darunter die folgenden (Abb. 94 und 95):

Proteohormone

- hCG (= humanes Choriongonadotropin mit einer α- und β-Untereinheit),
- hPL (= humanes plazentares Laktogen, früher auch hCS genannt = humanes Chorionsomatotropin),
- hCT (= humanes Chorionthyreotropin),
- hCC (= humanes Chorionkortikotropin),
- hCRH (= humanes Choriongonadotropin-releasing-Hormon),
- Relaxin,
- Endorphine,
- Enkephaline,
- Schwangerschaftsproteine u. a.:
- Schwangerschaftsprotein 1 (SP 1),
- Plazentares Protein 5 (PP 5),
- schwangerschaftsassoziierte Plasmaproteine (PAPP-A, PAPP-B u. a.).

Steroidhormone

- Östron,
- Östradiol,
- Östriol,
- Progesteron,
- 20α-, 20β-Dihydroprogesteron.

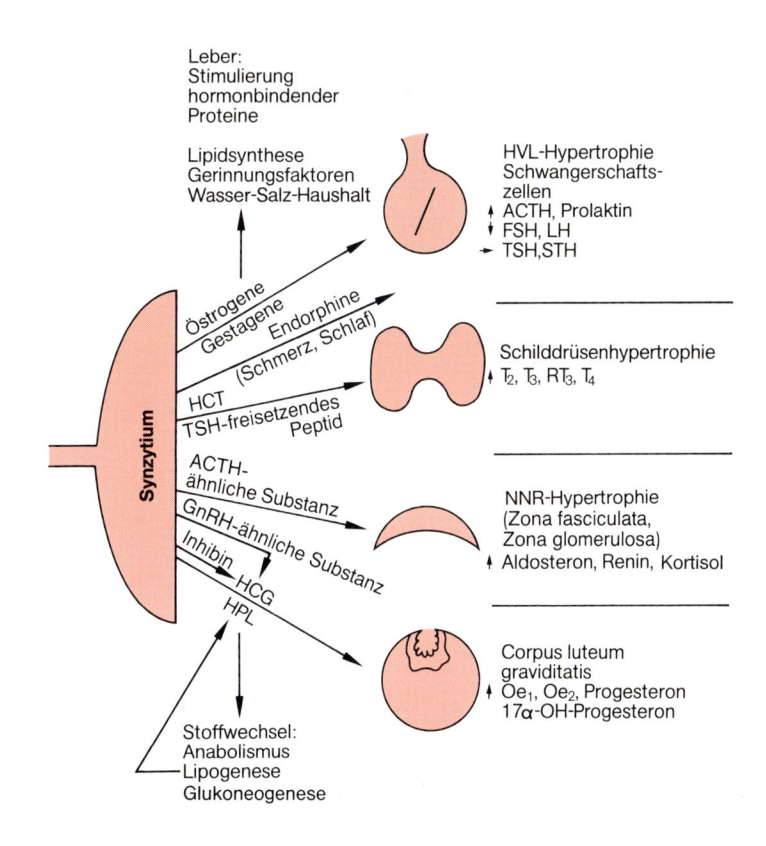

Abb. 94. Die Wirkungen plazentaler Hormone auf den mütterlichen Organismus

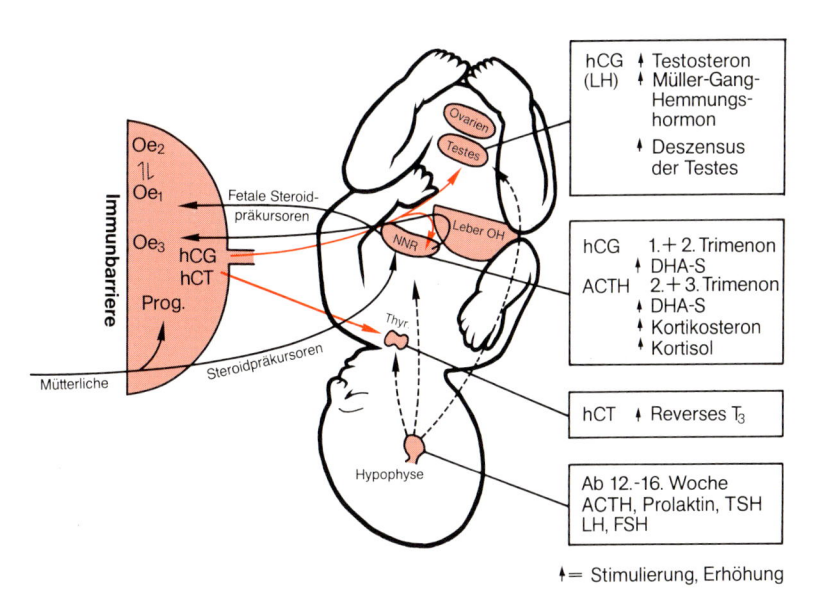

Abb. 95. Fetoplazentare hormonale Wechselbeziehungen

↑ = Stimulierung, Erhöhung

Auch die *Dezidua* (Schwangerschaftsendometrium) bildet Hormone, beispielsweise

- Prostaglandine,
- Prolaktin.

Die Plazenta ist eine unvollkommene hormonbildende Drüse. Das heißt: Sie kann Steroidhormone nicht aus kleinen Molekülen, z. B. Azetat, herstellen, sondern sie ist beispielsweise für die Östrogen- und Progesteronbildung auf die Anlieferung höher aufgebauter Vorstufen vom Fetus wie auch von der Mutter her angewiesen. Vorläufer für die **Östron-/Östradiolbildung** in der Plazenta sind nach dem 1. Schwangerschaftsdrittel zu je 50% das Dehydroepiandrosteron-Sulfat (DHEA-S) und das Dehydroepiandrosteron (DHEA) aus den fetomaternen Nebennierenrinden. Vorläufer für Östriol ist zu 90% das in der Leber des Feten aus DHEA-S gebildete 16α-Hydroxydehydroepiandrosteron-Sulfat (Abb. 96). Die Nebennierenrinde des Feten ist relativ viel größer als später im postnatalen Leben. Sie stellt in ihrer Zone X erhebliche Mengen von DHEA-S, nämlich 75 mg/Tag und freies DHEA (15 mg/Tag) her. Die mütterliche Nebennierenrinde bildet dagegen nur 15 mg bzw. 5 mg DHEA-S und DHEA/Tag (Abb. 96).

Für die Biosynthese des **Progesterons** in der Plazenta stammen die Vorstufen Cholesterin und Pregnenolon fast ausschließlich aus dem mütterlichen Organismus, nämlich von Leber, Darm und Nebennierenrinden (Abb. 97). Wegen des Zusammenwirkens von Fetus, Mutter und Plazenta bei der Hormonbildung spricht man von der *fetoplazentomaternalen Einheit*.

hCG wird überwiegend zur mütterlichen Seite abgegeben, geht jedoch in kleinerer Menge auch auf den Feten über. Bei der Mutter regt es die Produktion von Östradiol und Progesteron im Corpus luteum graviditatis an. In der Plazenta fördert es die Aromatisierung des aus DHEA über Androstendion entstehenden Östron-Östradiol. Bei der Frucht stimuliert es wahrscheinlich die DHEA-S-Bildung in der Nebennierenrinde während des mittleren Schwangerschaftsdrittels. Auf diese Weise reguliert die Plazenta die für die Östrogenbildung erforderliche Menge von Präkursoren selbst. Später übernimmt, mit zunehmender Reifung des Hypothalamus-Hypophysenvorderlappen-Systems, das ACTH, wahrscheinlich mit anderen hypophysären Hormonen zusammen, diese Rolle der Nebennierenrindenstimulierung. Außerdem fördert hCG beim männlichen Neugeborenen den Deszensus der Testes. Es gibt auch Hinweise, daß hCG von Bedeutung für die immunologische Abgrenzung zwischen Fetus und Mutter sein könnte.

hPL, ein hochmolekulares Polypeptid vom Molekulargewicht 38000 Dalton, wird ebenfalls im wesentlichen zur mütterlichen Seite hin abgegeben. Hier hat es Wirkungen, die denen des Wachstumshormons sehr ähnlich sind. Dies gilt insbesondere für seinen Einfluß auf die Glukoneogenese und die Lipogenese. Es übt ferner Antiinsulineffekte aus und ist daher bedingt „diabetogen". Die Brustdrüse beeinflußt hPL ähnlich wie Prolaktin. Mit hCG zusammen stimuliert es die Progesteronbildung im Gelbkörper. Beim Feten wirkt es als zusätzliches Wachstumshormon. Das fetale Wachstum wird aber hauptsächlich durch Insulin gefördert.

Östrogene sind von Bedeutung für das Wachstum des Uterus, seine Kontraktilität und für die Reifung der Zervix bis zur Geburt. Wahrscheinlich wird durch die Östrogene, zusammen mit Relaxin, auch die Knorpelverbindung des Beckenringes aufgelockert.

Progesteron spielt eine Rolle bei der Bildung und Erhaltung der Decidua graviditatis, und zwar zu-

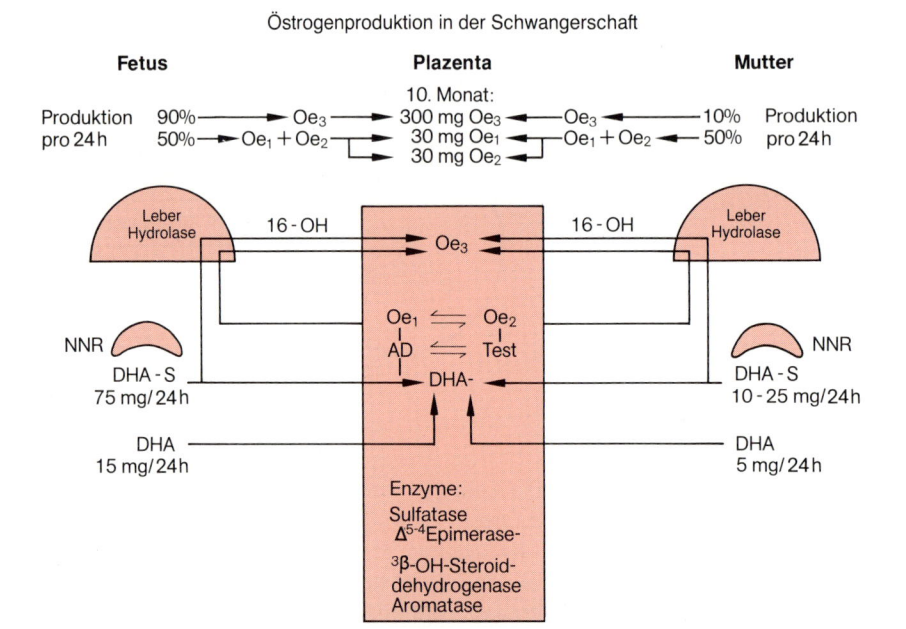

Abb. 96. Östrogenproduktion im fetomaternoplazentaren System während der Schwangerschaft (*AD* = Androstendion, *Test* = Testosteron)

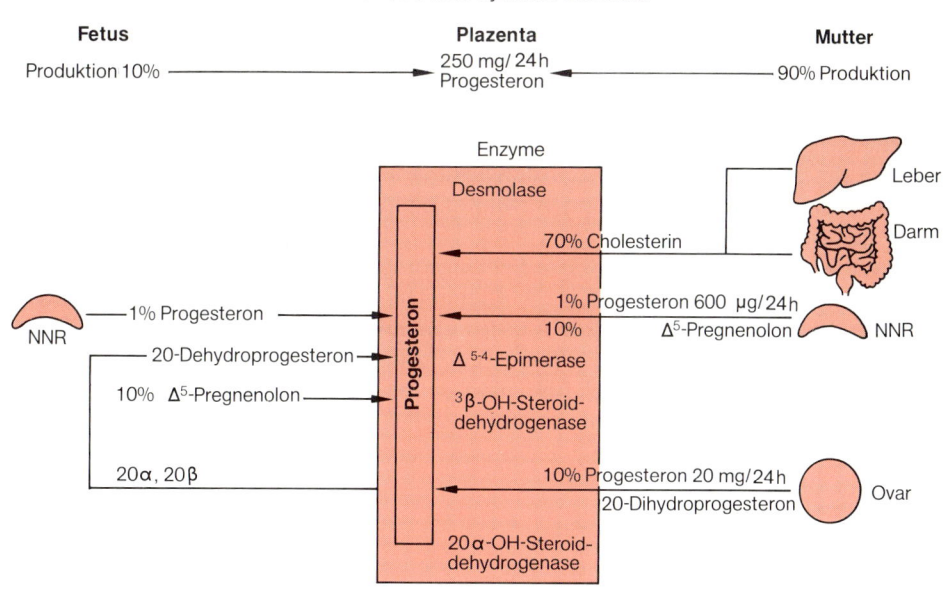

Abb. 97. Progesteronproduktion im fetomaternoplazentaren System während der Schwangerschaft

sammen mit den Östrogenen. Ferner stellt es synergistisch mit den β-rezeptorstimulierenden Hormonen (wie Adrenalin) den Uterus ruhig. Insgesamt ist es ein funktioneller Synergist und teilweise Antagonist der Östrogene.

Die *Schwangerschaftsproteine wie SP 1* scheinen immunsuppressive Effekte zu haben. Das *PP 5* ist wahrscheinlich ein Proteaseninhibitor, indem es die proteolytische Wirkung von Trypsin und Plasmin hemmt. Vermutlich hat es auch Funktionen im Gerinnungsmechanismus analog dem Antithrombin III, wodurch die fehlende Gerinnbarkeit des intervillösen Blutes zumindest teilweise erklärt wäre. Auch die *schwangerschaftsassoziierten Plasmaproteine (PAPP-A und PAPP-B)* scheinen Einflüsse auf das Gerinnungssystem auszuüben. Das *hCRH* beeinflußt wahrscheinlich Produktion und Freisetzung von hCG. Hierbei scheinen auch die in der Plazenta gebildeten Endorphine eine Rolle zu spielen.

Insgesamt sind unsere Kenntnisse über die hormonalen plazentaren Regulationsvorgänge noch sehr unvollständig.

Nabelschnur, Eihäute, Fruchtwasser – Paraplazentare Strukturen – Secundinae

Die Nabelschnur

Normalerweise enthält die Nabelschnur *2 Arterien* und *1 Vene.* Die Gefäße sind von der sog. *Wharton-Sulze,* einem Mukopolysaccharidmaterial, umhüllt, das mit der interzellulären Grundsubstanz im übrigen Körper identisch sein dürfte. Die äußere Umkleidung der Nabelschnur stammt vom Amnion ohne choriale Anteile. Man nimmt an, daß ein beachtlicher Flüssigkeitsaustausch zwischen der Nabelschnur und dem Fruchtwasser stattfindet (s. S. 158). *Die Länge der Nabelschnur* beträgt im Mittel *55 cm,* variiert jedoch erheblich zwischen 30 und 90 cm. Die extrem kurze, ebenso die überlange Nabelschnur können die Ursache von Nabelschnurkomplikationen unter der Geburt bilden (s. S. 452).

Etwa einmal unter rund 200 Geburten findet sich nur 1 Nabelschnurarterie. Es handelt sich entweder um eine primäre Anlagestörung oder eine sekundäre Obliteration während der frühen Entwicklung. Diese Anomalie tritt in etwa 15–20% zusammen mit variierenden Fehlbildungen des Feten auf. Das fehlende Nabelschnurgefäß dürfte dabei nicht die Ursache der vielfältigen Defekte, sondern nur einer der Manifestationsorte im Rahmen einer komplexen embryofetalen Entwicklungsstörung sein.

Die Insertionsstelle der Nabelschnur liegt in der Plazenta meistens zentral oder parazentral (70%), seltener randständig (marginal). Gelegentlich (etwa 1%) findet sich eine häutige Insertion - Insertio velamentosa. Bei ungünstigem Verlauf der Gefäße im Bereich des unteren Eipols können diese mit dem Blasensprung einreißen und zum Verblutungstod des Feten führen (s. S. 452).

Durch eine besonders ausgeprägte Schlängelung der Nabelschnurgefäße kann es zu Auftreibungen der Nabelschnur, den sog. *falschen Nabelschnurknoten,* kommen, die ohne klinische Bedeutung sind, im Gegensatz zu den *echten Nabelschnurknoten* (bei ca. 2% der Geburten), die sich in ungünstigen Fällen zuziehen und dann Ursache einer intrauterinen Asphyxie sein können.

Die Eihäute

Die Eihäute oder fetalen Membranen, bestehend aus **Chorion** und **Amnion,** bilden die Wand der Fruchtblase. Das Chorion, die äußere der beiden Häute, verbleibt nach Degeneration der Chorionzotten am abembryonalen Pol der Chorionhöhle (Chorion laeve, s. S. 149) und geht mit der Dezidua eine innige Verbindung ein. Innen lagert sich mit zunehmender Ausdehnung der Amnionhöhle (s. S. 159) etwa im 2. Schwangerschaftsmonat das Amnion an. Chorion und Amnion verwachsen nicht fest miteinander, so daß eine gewisse Verschieblichkeit beider Komponenten gewährleistet ist, die beim Blasensprung eine Rolle spielen dürfte.

Der Aufbau des Chorions läßt noch seine Zugehörigkeit zur Plazenta erkennen: Eine Fibrin- oder Trophoblastschicht mit Basalmembran und einer darunterliegenden degenerierten Bindegewebeschicht bildet die Grenze zur Dezidua. Das Amnion besteht aus einer inneren, einschichtigen Lage kubischen Epithels mit Basalmembran sowie einer darunterliegenden Bindegewebeschicht.

Die Eihäute bilden nicht nur die Schutzhülle für die Frucht, sondern sind auch wesentlich an dem Wasser- und Elektrolytstoffwechsel des Fruchtwassers und dem sog. *paraplazentaren Transfer* zwischen Mutter und Fetus beteiligt.

Das Fruchtwasser

Bis zur Stratifizierung und Verhornung der Haut des Feten, d. h. etwa bis zur 20. SSW, ist das Fruchtwasser vorwiegend ein Filtrat bzw. Dialysat des fetalen Plasmas der Kutis. Daher entspricht die Zusammensetzung der Amnionflüssigkeit in der frühen Gravidität weitgehend der extrazellulären Flüssigkeit des Feten.

Die fetalen Membranen selbst sind zumindest so lange an der Bildung des Fruchtwassers beteiligt, wie das Amnion sekretorische Zylinderzellen aufweist.

Der Fetus schluckt Fruchtwasser (am Ende der Zeit stündlich 8-10 ml bzw. täglich etwa 200 ml) und scheidet bereits ab der 14. SSW Urin aus (in der 38./40. SSW bis zu 500 ml/Tag). Durch die Kommunikation mit dem Tracheobronchialsystem ist ein weiterer Zufluß gegeben (am Ende der Gravidität ca. 30-100 ml/Tag).

Die *Fruchtwassermenge* steigt anfangs allmählich, ab der 15. SSW jedoch rasch und kontinuierlich an, und zwar von der 11. bis zur 15. SSW um ca. 25 ml, danach bis zur 20. SSW um ca. 50 ml/Woche. Kurz vor der Geburt ist ein leichter Rückgang zu verzeichnen. In allen Stadien der Schwangerschaft besteht jedoch eine außerordentliche Variabilität der Fruchtwassermenge. So sind die Angaben in Tabelle 35 lediglich als Orientierungswerte anzusehen.

Der *Fruchtwasseraustausch* vollzieht sich rasch: In der fortgeschrittenen Gravidität wird die gesamte Menge binnen 3 h umgesetzt. Der Turnover erfolgt in beiden Richtungen, z. T. via Fetus zur Mutter, z. T. über die fetalen Membranen (40%), insbesondere durch das die Plazenta und die Nabelschnur bedeckende Amnion (s. S. 157).

Bemerkenswert erscheint, daß das Fruchtwasser in nahezu 8% der Fälle trotz stehender Fruchtblase bakteriell kontaminiert ist (Enterokokken, Proteus, E. coli, Pseudomonas), ohne daß Zeichen einer Erkrankung auftreten. Diese Tatsache beruht auf antimikrobiellen Faktoren der Amnionflüssigkeit (nachgewiesen für E. coli und Staphylokokken). Der Schutzmechanismus (wahrscheinlich organisch gebundenes $MgPO_4$ und Zn) beginnt etwa in der 13. SSW, steigt kontinuierlich an, verringert sich jedoch gegen Ende der Gravidität. Durch den Blasensprung wird er unwirksam.

Tabelle 35. Fruchtwassermenge in einzelnen Stadien der Schwangerschaft

Gestationsalter [Wochen]	Fruchtwassermenge in ml
6	5
10	30
16	170-180
20	350
22	650
30	950
40	750

Durch die Diffusion und per continuitatem (Lunge) gelangen Metaboliten über den Feten, aber auch direkt aus dem mütterlichen Blut in das Fruchtwasser. Außerdem sind fetale Zellen darin suspendiert. Daher liefern Proben von Amnionflüssigkeit – durch Amniozentese gewonnen – wichtige diagnostische Kriterien für die Beurteilung des Feten.

In 3 Bereichen gilt die Fruchtwasserdiagnostik als unentbehrlich:

- zur Bestimmung der fetalen Lungenreife (Surfactanttest – L/S-Ratio) (s. S. 162 und 389),
- zur Erkennung des Schweregrades des M. haemolyticus fetalis (Bestimmung von Bilirubin und Bilirubinoiden) (s. S. 165 und 409),
- zur pränatalen Diagnostik angeborener Defekte (α-Fetoproteinbestimmung, ACHE-Test, Ultraschallkontrolle der Fruchtwassermenge als eventuelle Hinweiszeichen auf kongenitale Defekte, Kultivierung der im Fruchtwasser suspendierten fetalen Zellen zur zytogenetischen und biochemischen Diagnostik) (s. S. 117).

Das Fruchtwasser bildet also nicht nur ein Schutzpolster für den Feten gegenüber mechanischen Insulten, sondern erfüllt im Rahmen der fetoplazentomaternalen Einheit wesentliche Austauschfunktionen.

Entwicklung des Embryoblasten

Strukturelle Verbindungen zwischen Trophoblast und Embryoblast

Schon während sich in der 2. SSW von der äußeren Oberfläche des Trophoblasten aus die Primärzotten entwickeln, werden von seiner Innenfläche *und* den embryonalen Zellschichten Strukturen in Angriff genommen, die die *Verbindung zwischen Trophoblast und Embryoblast herstellen und die Grundlage für die zukünftige embryofetoplazentare Zirkulation* bilden.

Dazu gehören die Abgliederung des extraembryonalen Mesoderms aus der inneren Oberfläche des Trophoblasten (s. S. 149). Auch dort bilden sich Gefäßanlagen, die bald Anschluß an das Kapillarsystem der Zotten gewinnen. Die gleiche Differenzierung vollzieht sich im Haftstiel (s. unten). Im Laufe der 4. SSW gewinnen diese Kapillaren Anschluß an das inzwischen entstandene intraembryonale Kreislaufsystem. Damit ist die *embryoplazentare Zirkulation* hergestellt.

Innerhalb des extraembryonalen Mesoderms entstehen Räume, aus denen das extraembryonale *Zölom* hervorgeht. Bald umgibt das Chorion die Zölomhöhle (s. S. 148). Am 19./20. Tag verbindet den Embryo nur noch ein schmaler Stiel mit seiner Trophoblasthülle. Er besteht aus extraembryonalem Mesenchym, das in das Mesenchym auf der Innenseite des Trophoblasten übergeht, und ist mit dem kaudalen Ende des Embryos verbunden. *Der Haftstiel wird später zur Nabelschnur gestaltet.* Zunächst ist der Embryo mit seinem Amnion und Dottersack sowie der Allantois an dem Haftstiel suspendiert und durch die umgebende Flüssigkeit geschützt.

Zur gleichen Zeit erscheint die *Amnionhöhle* zunächst als schmaler Spalt zwischen Trophoblast und Epiblast, der nun zweiblättrigen Keimscheibe. In der 3. SSW vergrößert sie sich und erwirbt ein dünnes epitheliales Dach, das *Amnion*. Wahrscheinlich stammen diese Zellen vom Zytotrophoblasten ab, während der embryonale Epiblast den Boden der Höhle begrenzt. Beide Anteile vereinigen sich seitlich (Abb. 88).

Die *Amnionhöhle* zwischen Ektoderm und Chorionmembran dehnt sich mit Wachstum des Embryos, seiner Faltung und Achsenbildung rasch aus. Mit Vergrößerung der Amnionhöhle und der Faltung des Embryos bildet sich der Haftstiel zum *Gefäßstiel* (s. oben), der *künftigen Nabelschnur,* um. *Der Embryo stülpt sich nach rückwärts gleichsam wie eine Hernie in die Amnionhöhle hinein.*

Auf diese Weise bedeckt das Amnion die gesamte Länge der Nabelschnur und nach voller Ausdehnung bis zum 3. Schwangerschaftsmonat den gesamten Chorionraum (Abb. 89).

Dottersack und Allantois sind beim Menschen nur rudimentär entwickelt, erfüllen aber dennoch wichtige Funktionen. Bevor der *Dottersack* der Atrophie verfällt, ist er die *Bildungsstätte* der *primitiven Gefäße* und der *Blutzellen*. Hier entstehen die *Urkeimzellen,* und der Dottersack verfällt erst der Rückbildung, nachdem die Urkeimzellen zur Gonadenregion abgewandert sind (s. S. 11) (Abb. 5).

Das embryonale Zirkulationssystem wird auch als Chorion- oder Allantoisgefäßsystem bezeichnet. Die Allantois - ebenfalls eine rudimentäre Struktur - erscheint als Divertikel des Dottersackes und trägt später proximal zur Gestaltung der Nabelschnur und ihrer Gefäße bei. *Die umbilikalen (Allantois-) Gefäße sind letzten Endes als Beitrag des Embryos zu seiner eigenen plazentaren Versorgung zu sehen.*

Der Embryoblast

Die Entwicklung der Embryonalanlage schreitet im Vergleich zum Trophoblasten zwar korrespondierend, aber zunächst eher langsamer voran.

Nach der Umgestaltung der inneren Zellmasse (s. S. 144) zur zweiblättrigen Keimscheibe mit der Verdickung des embryonalen Entoderms im Bereich der später kranialen Region vollzieht sich in der 3. SSW die Differenzierung des 3. Keimblattes durch Invagination von Zellkomplexen des Epiblasten, die zwischen ihm und dem Entoderm zu liegen kommen. Damit sind die Ausgangszellaggregate *Ekto-, Meso- und Entoderm für zukünftige spezifische Organ- und Körperstrukturen* gebildet.

Gelegentlich persistieren Reste des Primitivstreifens. Sie können Ausgangszellen eines *Teratoms* werden, das wegen der Pluripotenz dieses Reststreifens verschiedenste Gewebe enthalten kann. Teratome in oder nahe den Gonaden leiten sich nicht von derartigen Residuen ab, sondern gehen aus späteren fehlorganisierten fetalen Anteilen hervor (s. S. 722).

Ein ganz wesentlicher Schritt zur Sicherung von Energie- und Wachstumsstoffwechsel ist der Beginn der *Blutbildung* und der *Blutgefäße* und die Anschlußgewinnung an die extraembryonale Vaskularisation (s. S. 159). Die intraembryonale Differenzierung läuft etwa 2 Tage später an als in den extraembryonalen Bildungsstätten im Dottersack, der Allantois, dem Haftstiel und Chorion. Blut- und Endothelzellen gehen aus dem embryonalen Mesenchym hervor. Es entstehen sog. Blutinseln – angiogenetische Zellnester –, deren Interzellularspalten konfluieren und Lumina bilden. Die zentral gelegenen Zellen werden zu *Stammzellen* der roten Blutkörperchen (Erythroblasten), die peripheren differenzieren sich zu abgeflachten *Endothelzellen*. Durch aussprossende Endothelzellen wird die Vereinigung mit benachbarten Räumen hergestellt, und damit existiert das *primitive embryonale Gefäßsystem*.

Am Ende der 3. SSW p. c. ist aus denselben Elementen das Herz beiderseits als *Herzschlauch* vorgebildet und mit den Blutgefäßen im Embryo verbunden. Durch weitere Aussprossungen treten extraembryonale Kapillaren mit denen des Embryos in Kontakt und stellen somit eine erste Zirkulation zwischen Embryo und Plazenta her (s. S. 159).

Unter teratogenetischen Gesichtspunkten ist der *frühe Beginn der neuralen Strukturen* hervorzuheben. Die Anlage des vom Ektoderm stammenden *Zentralnervensystems* beginnt sich bereits am *Anfang der 3. SSW* zu formieren. Aus einer Ektodermverdickung im kranialen Teil des Embryos ist bis zum Ende der 3. SSW die längliche *Neuralplatte* als Ursprung des zentralen Nervensystems hervorgegangen (18. Tag). Sie verbreitert sich und bildet durch Invagination die *Neuralrinne*. Ihre lateralen Bezirke, die Neuralfalten beiderseits, nähern sich einander, fusionieren zunächst in der späteren Halsregion und von dort aus kranial- und kaudalwärts fortschreitend, und verwandeln damit die Neuralplatte zum *Neuralrohr* (21. Tag). Aus dem kranialen Teil bilden sich bald die ersten *Hirnbläschen,* und der kaudale Anteil wird allmählich zum *Rückenmark* gestaltet.

Von den Neuralleisten wandern Zellen ventralwärts ab; aus ihnen gehen später die *sympathischen Ganglien* hervor. Andere Zellgruppen bilden nach ihrer Abwanderung den Ursprung des *Nebennierenmarkes,* wieder andere die parafollikulären kalzitoninsezernierenden Zellen der *Schilddrüse,* deren primordiale Struktur bereits 2½ Wochen p. c. erscheint.

Am Ende der 3. Woche entstehen aus dem Mesoderm, kranial beginnend, die *Somiten* – mesodermale Zellblöcke –, deren Zahl bei embryopathologischen Untersuchungen zur Bestimmung des Schwangerschaftsalters herangezogen werden kann.

Embryonalperiode (3.–8. Entwicklungswoche)

Der Conceptus wird ab der Befruchtung bis zur Bildung der Blastozyste vielfach als Ovum bzw. Morula und Blastula, vom Beginn der 3. bis Ende der 8. SSW als Embryo bezeichnet.

Bezüglich der In-vitro-Fertilisation hat sich für alle Frühstadien der Entwicklung der Begriff „Embryo" eingebürgert; so wird – wenn auch nicht zutreffend – bei der Übertragung in das Uteruscavum im Vier- und Achtzellstadium von dem Embryotransfer gesprochen.

Für die anschließende Zeitspanne von der 8. SSW bis zur Geburt ist der Begriff Fetus gebräuchlich.

Die Embryonalperiode umfaßt insgesamt eine entscheidende Phase der menschlichen Entwicklung. Alle größeren äußeren und inneren Strukturen differenzieren sich in dieser relativ begrenzten Zeitspanne. Damit ist sie zugleich eine äußerst kritische und störanfällige Periode. Die embryoplazentomaternale Blutzirkulation ist etabliert, und daher können nachteilige endogene und exogene Einflüsse und Noxen den Embryo erreichen. Ihre Einwirkung birgt während der Organogenese die Gefahr gröberer einzelner oder multipler kongenitaler Fehlbildungen (s. S. 124).

Der in dieser Hinsicht so wichtige Zeitplan der Differenzierungs- und Entwicklungsschritte lebensnotwendiger Organe und Strukturen ist der Abb. 98 zu entnehmen.

Der Embryo hat bis zum Ende der 8. SSW bereits unverwechselbar menschliche Züge erhalten: Der Kopf ist annähernd rund und aufgerichtet, wenn auch noch unproportional groß, da er noch etwa die Hälfte des Embryos einnimmt. Augenlider und Ohrmuscheln sind deutlich zu erkennen, ebenso die Nackenregion. Die Gliedmaßen sind strukturiert, z. B. die Finger gestreckt und die Zehen zu unterscheiden. Das Geschlecht kann zu diesem Zeitpunkt noch nicht sicher identifiziert werden, da die Ausdifferenzierung des äußeren Genitale später erfolgt (s. S. 16).

Der zeitliche Ablauf der Organdifferenzierung trägt den Entwicklungs- und Wachstumsbedingungen der Embryonalperiode und zugleich den Anforderungen während der Fetalzeit Rechnung. Dies gilt beispielsweise für die z. T. sehr frühe Differenzierung des endokrinen Systems. So kann die Thyreoidea bereits in der 4. SSW Thyreoglobulin synthetisieren, bis zur 8. SSW sind ihre Follikel gebildet und ab der 12. SSW verfügt der Fetus über eine endokrin leistungsfähige, thyreoidhormonsynthetisierende Schilddrüse (s. S. 166).

12 Physiologie der Reproduktion

Organ \ Tage	14	21	28	35	42	49	56	63	70	77	84
Wochen p. ov.		3	4	5	6	7	8	9	10	11	12	13
Rückenmark	■	■	■	■	■						
Gehirn	■	■	■	■	■						
Neuralrohr	■	■									
Augen		■	■								
Geruchsorgan		■	■								
Ohren		■	■	■							
Gaumen					■						
Respirationstrakt		■	■	■							
Herz	■	■	■								
Gastrointestinaltrakt	■	■	■								
Leber	■	■	■								
Nieren		■	■								
Gonaden		■	■								
♀ Geschlechtswege						■	■	■	■	■	
♂ Geschlechtswege						■					
Gesicht	■	■	■								
Gliedmaßen		■	■								

Embryonalperiode | Fetalperiode bis Geburt →

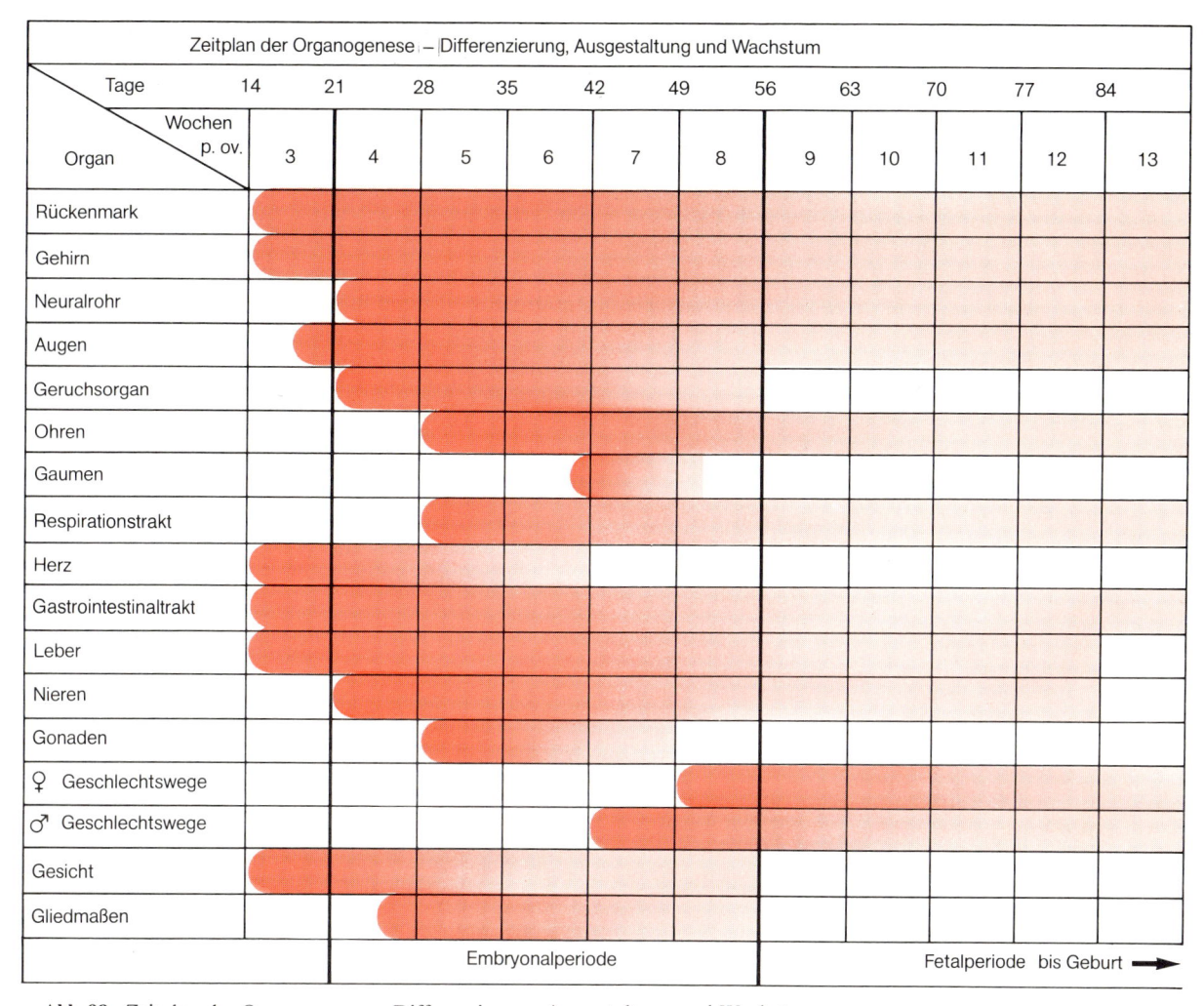

Abb. 98. Zeitplan der Organogenese – Differenzierung, Ausgestaltung und Wachstum

Mit Hilfe der ultrasonographischen Diagnostik wird zur Bestimmung des Gestationsalters in vivo zunächst der ***Durchmesser der Chorionhöhle*** (5 mm in der 5. SSW p. m.) bzw. der ***Fruchtsackdurchmesser*** zugrunde gelegt. Von der 9. SSW p. m. an liefern die ***Scheitelsteißlänge*** und der ***biparietale Kopfdurchmesser*** verläßliche Werte (s. S. 247).

Fetalperiode (9. SSW bis zur Geburt)

Die Fetalperiode beginnt mit der 9. Entwicklungswoche und endet mit der Geburt. Sie ist in erster Linie auf Wachstum, Ausdifferenzierung der Gewebe und Organe sowie Aufnahme eigener Körperfunktionen ausgerichtet.

Die Entwicklungs- und Wachstumsprozesse während der Fetalperiode sind daher auch nicht mehr so gefährdet wie die Differenzierungsschritte der Embryonalzeit. Der Fetus ist weit weniger vulnerabel gegenüber exogenen Noxen, wenn auch keineswegs unempfindlich. Milieu- und Umweltfaktoren können vielmehr die normale funktionelle Ausreifung stören, insbesondere die des Gehirns. In dieser Periode kann die Hemmung von Enzymen, aber auch die Beeinträchtigung von Energiequellen auf verschiedenen Ebenen zu Störungen mit unterschiedlicher Manifestation führen. Ein Teratogen vermag in der Fetalzeit das Wachstum eines bestimmten Organs oder auch des gesamten Organismus zu beeinträchtigen, ohne daß es zu morphologisch faßbaren Fehlbildungen kommt. Der gesetzte Schaden kann sich jedoch in funktioneller Hinsicht auswirken. Die Verhaltensforschung nach Einwirkung exogener Noxen während der Fetalperiode steht erst am Beginn.

Ab der frühen Fetalzeit ermöglichen diagnostische Eingriffe wie die Chorionbiopsie, die Amniozentese und Fetoskopie den Zugang zum Feten, um bestimmte angeborene Krankheiten und Defekte bereits vor der Geburt aufzudecken (s. S. 117).

In der Fetalzeit verlangsamt sich das Kopfwachstum im Verhältnis zu dem des Rumpfes. Lanugo- und Kopfbehaarung erscheinen. Etwa am Beginn der 20. Woche wird die Haut mit der Vernix caseosa bedeckt. Die Augenlider, die während des ersten Teils der Fetalperiode geschlossen sind, öffnen sich um die 26. Woche p. c. herum. Bis etwa um die 30. Woche hat der Fetus wegen der dünnen Haut und des fehlenden subkutanen Fettgewebes ein rötliches Aussehen. Die Fettschicht entwickelt sich erst während der letzten 6-8 Schwangerschaftswochen, so daß in diesem Entwicklungsabschnitt die Gewichtszunahme stärker ausgeprägt ist als die der Körperlänge. Die Endphase des intrauterinen Wachstums dient hauptsächlich dem Aufbau von Geweben und der Vorbereitung der Systeme, die für den Übergang vom intrauterinen zum extrauterinen Dasein notwendig sind. Feten, die unreif geboren werden, können bei intensiver Überwachung und Förderung der vitalen Funktionen ab der 24. SSW p. m. bzw. 22. SSW p. c. überleben und den Entwicklungsrückstand aufholen (s. S. 391). Feten, die nach normaler intrauteriner Entwicklung zum Termin geboren werden, sind bei komplikationsloser Geburt durch ihren Reifegrad auf eine reibungslose Anpassung an das extrauterine Dasein vorbereitet.

Das *fetale Alter* wird in *Wochen* p. m. berechnet und läßt sich zuverlässig aus den ultrasonographischen Meßdaten ermitteln (s. S. 251).

Embryofetale Entwicklung und Funktionsaufnahme einiger Organe und Organsysteme

Die embryofetale Entwicklung und Funktionsaufnahme einiger Organe und Organsysteme werden unter den Aspekten der Anfälligkeit bzw. der Störungsmöglichkeiten und ihrer Auswirkungen in funktioneller Hinsicht dargelegt. Dabei werden die Möglichkeiten der Entstehung einer Anomalie und das Auftreten geburtshilflicher Notsituationen besonders herausgestellt.

Lungen

Ihre Entwicklung beginnt in der 4. SSW, und in der 17. SSW sind bereits alle gröberen Strukturen der Lungen bzw. des Respirationstraktes formiert. Bis zur 25. SSW bilden sich die primitiven Einheiten für des Gasaustausch durch Epitheldifferenzierung der späteren Alveolenwand und Verzweigung der Kapillaren bis dicht an den zukünftigen terminalen Luftraum.

Ab der 24. SSW p. c. entstehen aus den bis dahin gebildeten Bronchioli durch vielfache Verzweigung weitere respiratorische Bronchiolen, deren letzte in dünnwandigen Alveolen enden. Von diesem Stadium an ist die Lunge morphologisch so weit gereift, daß sie den Gasaustausch zur Lebenserhaltung wahrnehmen kann. Jedoch ist die endgültige Ausbildung der Alveolen in Zahl und Größe erst mit dem Ende des 2. Lebensmonats abgeschlossen.

Das Alveolarepithel differenziert sich zwischen der 20. und 24. SSW in 2 Zelltypen. Außer dem flachen Epithel der Alveolarzellen (Typ I) erscheinen polygonale Zellen - die granulären Pneumozyten mit osmiophilen Einschlußkörperchen (Typ II) - zwischen den Kapillarschleifen. Diese *Pneumozyten Typ II* können Proteine, Fettsäuren und Phospholipide synthetisieren. Damit beginnt die *Produktion der oberflächenaktiven Substanzen - der Surfactants. Diese bestehen aus einem Lipoproteinkomplex mit Lezithin als essentiellem Lipid. Zur Synthese werden aus gemeinsamen Vorstufen 2 Wege beschritten: der 1. zu Beginn der Syntheseleistung in der 22.-24. SSW, der 2. Weg bevorzugt in der späteren Gravidität ab der 35. SSW* (s. S. 388). *Die Surfactants sind fähig, die Oberflächenspannung an der Kontaktstelle von Luft und Flüssigkeit in den Alveolen herabzusetzen und dadurch die Öffnung der Alveoli mit Beginn der Atmung aufrechtzuerhalten.* Etwa 41% dieser oberflächenaktiven Substanzen bestehen aus Lezithin, das die essentielle molekulare Komponente des oberflächenaktiven Materials in den Alveolen darstellt und die Grundsubstanz eines *Oberflächenfilms* bildet, der einer hohen Kompression widersteht und dadurch die Oberflächenspannung in den Alveolen herabsetzt. Sein schneller Aufbau wird durch die Verbindung mit Proteinen, ungesättigten Phospholipiden und neutralen Lipiden gewährleistet. Glukokortikoide können die Synthese dieses Enzyms induzieren. Demnach scheint die Reifung dieser metabolischen Schritte nahe dem Termin von adrenalen Steroiden abhängig zu sein (s. S. 389).

Die Lungen bilden ab der 2. Schwangerschaftshälfte reichlich Flüssigkeit, die in das Fruchtwasser gelangt und damit den Nachweis der Surfactants aus dem Liquor amnii zur Bestimmung der Lungenreife ermöglicht (s. S. 389).

Beginn der Atmung

Die reibungslose Umstellung vom plazentaren Gasaustausch auf die Lungenatmung beruht nicht allein auf der **kardiorespiratorischen Systemänderung**, sondern auch auf **chemischen** und **neuralen Kontrollen**. Bereits in utero erfolgen fetale Atembewegungen, die sich ultrasonographisch verfolgen lassen. Sie treten nachweislich ab dem 2. Trimenon episodisch mit einer Frequenz von 30–70 Atemzügen/min auf. Die Steuerung erfolgt wahrscheinlich durch das primitive medulläre Atemzentrum. Die extrauterinen Atemexkursionen werden also bereits intrauterin gebahnt.

Bei der Geburt wird der Rumpf auf dem Wege durch den Geburtskanal einem erhöhten Druck ausgesetzt und dadurch die Flüssigkeit weitgehend aus den Lungen herausgepreßt. Mit der Erweiterung des Thorax nach der Geburt dringt statt dessen Luft in die Lungen ein. Das auch unter physiologischen Bedingungen bei der Austreibungsperiode herabgesetzte Sauerstoffangebot und die Anreicherung von Kohlendioxid stimulieren den Beginn der Atmung über zentrale und v. a. periphere Chemorezeptoren. Die Kinder beginnen meistens einige Sekunden nach der Geburt – auch bereits vor der Durchtrennung der Nabelschnur – zu atmen. Der 1. Inspiration folgt gewöhnlich ein Schrei, weil das Kind gegen den z. T. geschlossenen Kehlkopf ausatmet. Beim 1. Atemzug sind die Viskosität der noch vorhandenen Flüssigkeit in den Luftwegen und die Oberflächenspannung zu überwinden. Nach wenigen Atemzügen sind die Lungen weitgehend entfaltet, und das gesunde Neugeborene kann eine während der Austreibungsperiode eingegangene Sauerstoffschuld durch erhöhte Atemanstrengungen innerhalb der ersten 10–20 min des extrauterinen Lebens ausgleichen. Das Atemzentrum und die Atemreflexe funktionieren, und das Neugeborene ist nun unabhängig.

Kreislauf

Der Beginn der Lungenatmung unmittelbar mit der Geburt bedingt eine Umstellung des bis dahin auf den plazentaren Gasaustausch ausgerichteten Kreislaufs (Abb. 99).

Der fetale Kreislauf

Die fetale Hämodynamik ist durch ein hohes kardiales Auswurfvolumen bei peripherer arterieller Vasodilatation und niedrigem Blutdruck gekennzeichnet. Infolge hoher HbF-Werte mit hoher O_2-Affinität kann der beachtliche O_2-Bedarf des fetalen Gewebes bei niedrigem arteriellen pO_2 gedeckt werden (s. S. 165).

Das sauerstoffbeladene Blut der Nabelvene besitzt einen Sauerstoffpartialdruck von durchschnittlich 30 mmHg. Ungefähr die Hälfte dieses Blutes wird für die existentiell wichtige **Versorgung der Leber** abgezweigt. Die übrige Hälfte erreicht durch den Ductus venosus die V. cava inferior, die in den rechten Vorhof mündet. Von dort wird das Blut größtenteils durch das Foramen ovale in den linken Vorhof und über diesen in den linken Ventrikel geleitet. Dadurch ist Vorsorge getroffen, daß der größte Teil des Blutes der V. cava inferior der aszendierenden Aorta zugeführt wird und daß auf diese Weise sauerstoffangereichertes Blut für die **koronare und zerebrale Versorgung** zur Verfügung steht. Das Blut aus der V. cava superior fließt durch den rechten Vorhof in den rechten Ventrikel. Von hier aus erreichen nur 10–15% die Lungen, während die überwiegende Blutmenge durch den Ductus arteriosus in die absteigende Aorta mündet. Von dort kehren 40–50% des Blutes direkt über die Aa. umbilicales zur Plazenta zurück, während der übrige Anteil durch die untere Hälfte des Körpers zirkuliert.

Die fetalen Lungen erhalten nur 10–15% des gesamten Herzvolumens und zudem relativ gering oxygeniertes Blut, also nur so viel, wie sie zur Deckung ihres Wachstumsstoffwechsels benötigen. Diese gedrosselte Zufuhr wird durch den hohen Gefäßwiderstand in den Lungen als Folge des niedrigen Sauerstoffpartialdruckes des anströmenden Blutes erreicht. Als Reaktion auf diesen hohen Gefäßwiderstand nimmt die Muskelschicht der Lungenarterien gegen Ende der Schwangerschaft an Dicke zu.

Besonderheiten des fetalen Kreislaufs sind:

- Parallelschaltung beider Herzhälften,
- bevorzugte Versorgung der lebenswichtigen Organe Leber, Gehirn, Herz,
- relative Minderdurchblutung der Lungen.

Prostazyklin, als starker Vasodilatator und Thrombozytenaggregationshemmer, und Prostaglandin E_2 scheinen bei der Aufrechterhaltung der Homöostase und Hämodynamik eine bedeutende Rolle zu spielen, v. a. auch zur Offenhaltung des Ductus arteriosus Botalli.

Kreislaufumstellung nach der Geburt

Die Belüftung der Lunge geht einher mit:

- einem deutlichen Abfall des Widerstandes der Lungengefäße,

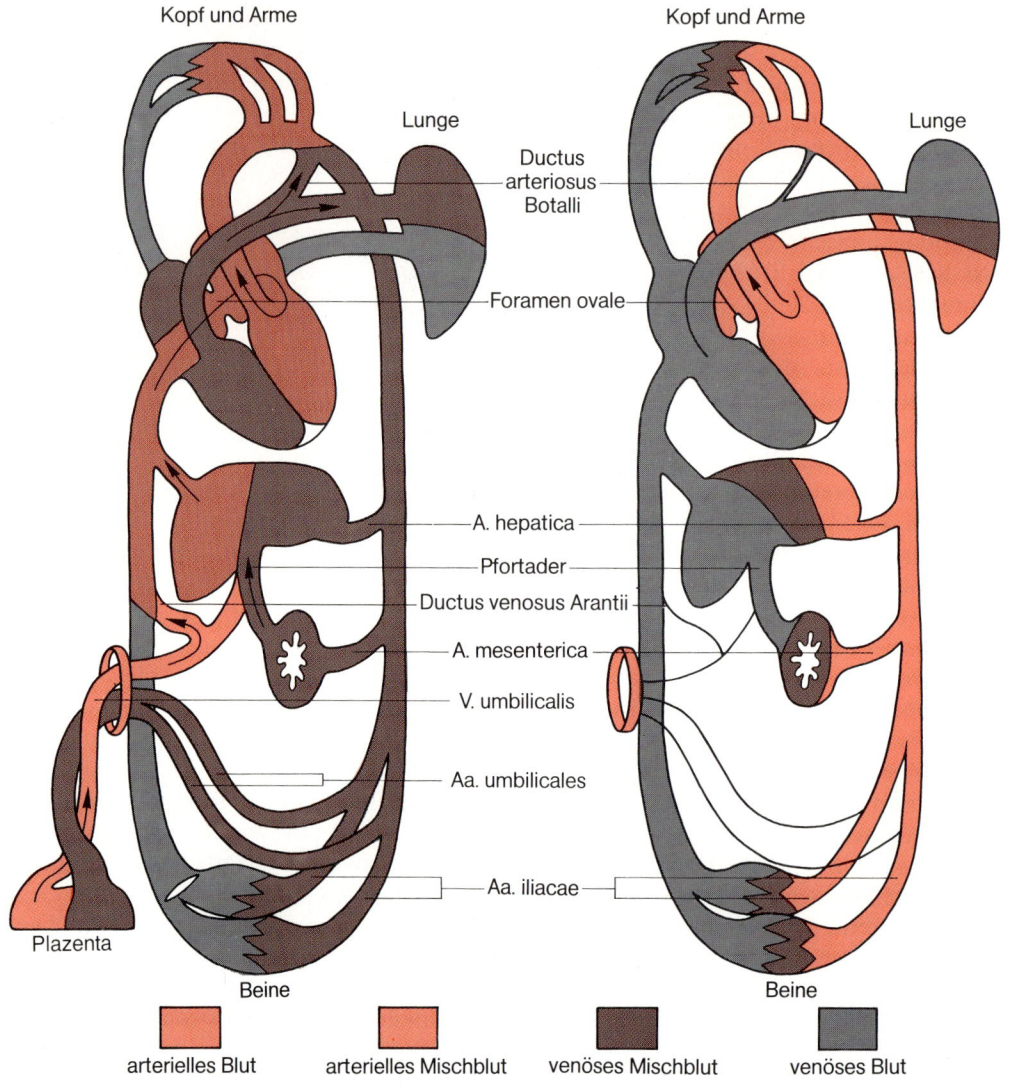

Abb. 99. Kreislauf vor und nach der Geburt. *Links:* Kreislauf während der Fetalperiode, *rechts:* Kreislaufumstellung nach der Geburt

- einem prompten Anstieg des pulmonalen Blutstroms,
- einer allmählichen Abnahme der Gefäßwanddicke der Pulmonalarterien.

Der Abfall des Gefäßwiderstandes ist die Folge einer steigenden Sauerstoffspannung, wahrscheinlich vermittelt durch vasoaktive Substanzen aus dem Lungenparenchym. Der Strömungswiderstand wird auf 20% und weniger gesenkt und dadurch die Durchblutung der Lungen auf das 5- bis 10fache gesteigert. Durch dieses Verhalten wird die Ausnahmesituation der Lunge unterstrichen: Die **Lungenarterien reagieren mit einer Vasodilatation,** während die meisten Arterien des Körpers auf einen höheren Sauerstoffgehalt mit einer Konstriktion antworten.

Das **Sistieren der Plazentazirkulation** ein paar Minuten nach der Geburt und der **Beginn der Atmung** verursachen einen beachtlichen Anstieg des gesamten Gefäßwiderstandes und haben eine Reorientierung des Blutverteilungsmusters zur Folge. *Der Druck in den Vorhöfen kehrt sich um* und führt zunächst zu einem *funktionalen Verschluß des Foramen ovale,* indem sich die rechte und linke Vorhofklappe nahe der Öffnung aneinanderlegen (bei einigen Kindern besteht die Verbindung noch über einige Monate fort). *Der Ductus arteriosus schließt sich innerhalb von 10–15 h* nach der Geburt, anfangs durch Konstriktion; die Obliteration erfolgt erst nach Wochen oder Monaten, insbesondere bei unreifen Kindern oder im Falle einer fortbestehenden Hypoxie. Die Abnabelung beendet den Strom durch den

Ductus venosus (das spätere Lig. venosum) und durch die intraabdominalen Anteile der umbilikalen Venen (späteres Lig. teres). Der Verschluß wird ebenfalls zunächst funktionell durch Konstriktion und erst nachfolgend durch Proliferation von Bindegewebe erreicht. Dieser Vorgang ist nach etwa 2 Wochen abgeschlossen.

Die Umstellung des Kreislaufs nach der Geburt vollzieht sich also in Etappen über den transitorischen Neugeborenenkreislauf zur definitiven postpartalen Zirkulation und benötigt Stunden bis Tage, unter abnormen Umständen sogar Wochen, insbesondere bei extrauterin fortbestehender Asphyxie.

Erythropoese-Hämoglobin

Ebenso wie sich das respiratorische und das Kreislaufsystem während der Entwicklung auf die spätere Lungenatmung vorbereiten müssen, so wird auch für die zelluläre Respiration durch die differenzierte Entwicklung der Erythrozyten und des Hämoglobins Sorge getragen.

Die *Erythropoese* beginnt etwa um den 14. Tag p. c. im Dottersack und im Haftstiel (s. S. 159). Die primitiven Erythrozyten vermehren sich bis zur 9. SSW und persistieren etwa bis zum Ende des 3. Schwangerschaftsmonats.

Die *definitive Erythropoese* läuft im Dottersack und in der Leber etwa um die 6. SSW an, und in der 7. SSW enthalten diese Erythrozyten bereits Hämoglobin. In der 10. SSW werden die Leber und zwischen dem 3. und 7. Schwangerschaftsmonat die Milz zu den Hauptbildungsstätten; um den 5. Schwangerschaftsmonat beginnt die Erythropoese im Knochenmark, das etwa ab dem 7. Schwangerschaftsmonat die dominierende Bildungsstätte darstellt. Bereits bei der Geburt findet die Hämatopoese wie im postpartalen Dasein mit über 90% im Knochenmark statt.

Die Stammzellen im Knochenmark – Hämozytoblasten – differenzieren sich über Proerythroblasten zu Normoblasten, nach Abstoßung ihres Kernes zu Retikulozyten und durch weitere Reifung zu definitiven Erythrozyten. Die Hämoglobinsynthese steigt erstmals in den Proerythroblasten an und setzt sich in den Normoblasten und den Retikulozyten fort; damit ist der reife Erythrozyt mit Hämoglobin ausgestattet.

Das Fetalblut besitzt als ideale Anpassung an die intrauterinen Versorgungsbedingungen eine wesentlich höhere Sauerstoffaffinität als das Blut des Erwachsenen. Dieser Vorteil beruht darauf, daß der Fetus das spezifische **Hämoglobin F** synthetisiert. Der Unterschied gegenüber dem adulten Hämoglobin (Hb A_1, Hb A_2) besteht in der Zusammensetzung der Aminosäuren in den γ-Ketten des Hb F. Dadurch sind die physikochemischen Eigenschaften einschließlich der Alkaliresistenz und des Membranpotentials des Erythrozyten verändert. Diese Faktoren erhöhen die O_2-Bindungskapazität und erleichtern die O_2-Aufnahme.

Die chronologische Folge der verschiedenen Hämoglobine liefert ein eindrucksvolles Beispiel für die genetische Steuerung spezifischer Syntheseleistungen zur rechten Zeit, am richtigen Ort und in der erforderlichen Menge.

Zunächst existiert bis zur 10. SSW ein embryonales Hämoglobin Hb P, dessen Funktion unbekannt ist. Anschließend bestehen im 1. Trimenon annähernd 100% des Hämoglobins aus Hb F. Die Synthese des adulten Hämoglobins beginnt bereits im 2. Trimester, jedoch sind bis zu den letzten 4–5 Wochen vor dem Termin noch 90% Hb-F-Zellen vorhanden. Bei der Geburt ist ihr Anteil auf etwa 20% abgesunken. Post partum vollzieht sich der weitere Abfall innerhalb des 1. Vierteljahrs; geringe Mengen können während des 1. Lebensjahres persistieren.

Erythropoetin läßt sich ab der 32. SSW nachweisen. Durch die Mehrproduktion dieses Hormons kann der menschliche Fetus auf eine Anämie und/oder eine chronische Hypoxie mit einer Steigerung der Hämoglobinsynthese reagieren.

Leber

Auch die Differenzierung und Entwicklung der Leber vollzieht sich während der Hauptperioden der Organogenese. Bereits mit 4½ Wochen sind die Leberlappen erkennbar.

Das Enzymmuster des Organs variiert im Laufe der Entwicklung entsprechend den zunehmenden Stoffwechselanforderungen. Während der Zeit, in der die Hämoglobinsynthese vorwiegend in der Leber stattfindet (s. oben), beginnt dort auch die Bildung von Bilirubin. Zwischen der 16. und 30. SSW findet es sich in steigenden Konzentrationen im Fruchtwasser. Seine quantitative Bestimmung mittels Amniozentese bildet einen wichtigen diagnostischen Parameter bei einer Rh-Inkompatibilität (s. S. 409). Das fetale Bilirubin liegt in nichtkonjugierter Form vor, da es nur so über die Plazenta eliminiert werden kann. Die im Rahmen des postpartalen Metabolismus für die Konjugation von Bilirubin benötigten Enzyme (Glukuronyltransferase, Uridindiphosphoglukosedehydrogenase) reifen nur langsam und spät heran. Das reife Neugeborene weist noch ein Defizit auf, das die Ursache für den Icterus neonatorum abgibt (s. S. 283).

Um die 15. SSW besitzt die Leber bereits Enzyme für die Lipolyse und Utilisierung freier Fettsäuren. So ist das Neugeborene in der Lage, zusätzlich außer auf die Kohlenhydratdepots auf Fettreserven zurückzugreifen.

Der Fetus ist auf ausreichende Kohlenhydratvorräte angewiesen. Die von der Mutter angelieferte Glukose wird überwiegend in der Leber, außerdem in der Herz- und Skelettmuskulatur als Glykogen gespeichert. Bereits in der 10. SSW läßt sich Glykogen in der Leber nachweisen; es nimmt im Verlauf der Gravidität stetig zu. Im letzten Schwangerschaftsdrittel überschreitet der Kohlenhydratgehalt dieser Depots relativ diejenigen des Erwachsenen. Der hohe Leberglykogengehalt des reifen Feten vermindert sich schnell unter der Geburt und in den ersten Lebensstunden, erkennbar an einem steilen Abfall der Serumglukose. Dieser Vorgang führt zur physiologischen Hypoglykämie des Neugeborenen. Die Leber des reif geborenen Kindes ist jedoch in der Lage, den Ausgleich über eine Glykogenolyse, Glukoneogenese und ebenso durch Lipolyse und Utilisierung freier Fettsäuren für den Energiehaushalt herbeizuführen.

Eine anhaltende Hypoglykämie findet sich häufiger bei Früh- und Mangelgeborenen. Sie besitzen geringere Glykogenreserven und keine ausreichenden Kompensationsmöglichkeiten.

Nieren

Die sog. permanente Niere beginnt mit ihrer Differenzierung und Entwicklung in der 5. SSW. Nierenbecken und Nierenkelche sind bis zur 10. SSW gebildet. Im 2. Schwangerschaftsmonat sind bereits gut differenzierte Glomeruli und Tubuli vorhanden, und es wird Urin gebildet. Nicht alle Nephra werden gleichzeitig funktionell aktiv: Schätzungsweise sind in der 11.–13. SSW 20% und etwa 30% zwischen der 16. und 20. SSW morphologisch ausgereift. Die Zahl der Nierenkanälchen verdoppelt sich von der 20. bis zur 40. SSW auf ihre endgültige Zahl.

Der Urin wird in die Amnionflüssigkeit ausgeschieden. Der Fetus schluckt Fruchtwasser – gegen Ende der Schwangerschaft bis zu täglich 200 ml –, das vom Gastrointestinaltrakt absorbiert und z. T. über die Nieren wieder eliminiert wird (s. S. 158). Auf diese Weise sind die Nieren des Feten an der Regulation der Menge und Zusammensetzung des Liquor amnii beteiligt.

Bei Fehlbildungen, wie z. B. einer Nierenagenesie, ist die Fruchtwassermenge reduziert. Eine Stenose oder Atresie im Bereich des Ösophagus oder Intestinaltraktes hat dagegen eine Vermehrung des Fruchtwassers bzw. ein Hydramnion (Polyhydramnie) zur Folge (s. S. 442).

Nervensystem - hypothalamisch-hypophysäres System

Das *Gehirn* entwickelt sich aus dem Neuralrohr früher und schneller als die meisten anderen Organe, aber die endgültige Ausreifung reicht bis in das extrauterine Dasein. Unter endokrinologischen Aspekten ist bemerkenswert, daß der *Thalamus* und *Hypothalamus* bereits in der 5. SSW gebildet sind und daß die *Releasinghormone* frühzeitig erscheinen. In der 8. Woche beginnt die zytomorphologische Differenzierung der *Hypophyse*. ACTH ist ab der 10. und *TSH* ab der 11. SSW nachweisbar. Die fetale Hypophyse bildet ab der 12. Woche *Gonadotropine*. Es bestehen – für die Gonadenentwicklung bedeutungsvoll – geschlechtsspezifische Unterschiede: Bei weiblichen Feten wird mehr FSH als bei männlichen produziert. Die letzte Stufe der Geschlechtsdetermination betrifft die Prägung des Gehirns. Der genaue Zeitpunkt ist für den Menschen nicht bekannt. Bei männlichen Feten wird die tonische Ausschüttung von LH und FSH gebahnt und damit ab der Pubertät ein männliches Sexualverhalten. Bei weiblichen Feten (und Abwesenheit von Testosteron) entwickelt sich eine zyklische Ausscheidung von LH und FSH und später ein weibliches Sexualverhalten (s. S. 44).

Die *neurologische Reifung* ist zeitlich programmiert und vollzieht sich unabhängig davon, ob das Kind sich bis zum Termin im Uterus entwickelt oder als Frühgeborenes zur Welt kommt.

Sowohl die embryonale Phase der *Differenzierung* als auch die fetalen *Wachstums- und Reifungsperioden* des ZNS müssen als *störanfällig* gelten. Während der Organogenese stehen grobe morphologische Anomalien (Anenzephalie, Hydrozephalie) im Vordergrund; spätere Insulte wirken sich eher in zerebralen Störungen mit psychomotorischer Entwicklungsretardierung aus (s. S. 124).

Die zerebralen Strukturen sind gegenüber Sauerstoff- und Glukosemangel außerordentlich empfindlich, wenn auch ihre Gefäße auf einen Abfall der Sauerstoffspannung oder einen Anstieg von Kohlendioxid mit einer Dilatation reagieren, um die O_2-Versorgung so lange wie möglich sicherzustellen (anhaltende intrauterine und/oder fortbestehende extrauterine Hypoxie).

Die fetale Schilddrüse

Sie ist ab der 10. SSW bereits so weit differenziert, daß sich Jod und Schilddrüsenhormone in geringen Konzentrationen nachweisen lassen. Sie nimmt ihre Funktion jedoch erst zwischen der 18. und 20. SSW auf, wenn die hypophysär-hypothalame Achse ausgereift und über die TRH- (Thyreotropin-releasing-Hormon-) Freisetzung die TSH-Sekretion in Gang kommt. TSH steigt im fetalen Serum auf Werte an, die weit über denjenigen im mütterlichen Serum liegen. Jodspeicherungsfähigkeit und Hormonsekretion nehmen zu. Gesamtthyroxin und freies Thyroxin übersteigen bis zum Termin ebenfalls die mütterlichen Werte, während fetales T_3 (Trijodthyroxin) offenbar zugunsten von Reserve-T_3 während der Gravidität unter dem mütterlichen Niveau bleibt.

Die fetale Schilddrüsenfunktion verhält sich also weitgehend autonom, zumal mütterliches TSH die Plazenta nicht passieren kann und der Übertritt von T_3 und T_4 infolge der Trägerproteine nur partiell möglich ist.

Die Hormonkonzentrationen im Fruchtwasser spiegeln weitgehend die fetale Schilddrüsenfunktionskapazität. Der Fetus kann T_4 aus dem Fruchtwasser aufnehmen, so daß die pränatale Therapie einer fetalen Hypothyreose durch Instillation von T_4 in die Amnionhöhle sinnvoll sein kann (s. S. 123).

Unter dem Aspekt einer therapiepflichtigen Hypo- oder Hyperthyreose der Mutter gilt es zu beachten, daß Jodide und Thyreostatika die Plazentabarriere ohne Einschränkung passieren und die fetale Funktion der Thyreoidea beeinträchtigen können (s. S. 127).

Immunsystem

Bezüglich der Entwicklung des *zellulären Immunsystems* ist davon auszugehen, daß die Lymphozyten ihren Ausgang schon sehr frühzeitig von den Stammzellen im Dottersack nehmen (s. S. 159) und von dort aus hämatogen Leber, Thymus und Knochenmark erreichen. Der *Thymus* differenziert sich in der 6. SSW und besitzt in der 8. SSW bereits Kolonien von Lymphozyten, die im Zuge eines Reifungsprozesses ihre Immunkompetenz erlangen und damit zu *T-Lymphozyten* werden (ab der 9. SSW). Sie besiedeln in der Folgezeit Lymphknoten und Milz. In der *Milz* ist ab der 16. SSW die Lymphopoese etabliert. Der Thymus erreicht seine maximale Größe unmittelbar vor der Geburt. Kurz danach beginnt die Rückbildung, da die Funktion durch andere Organe (Milz, Lymphknoten) übernommen wird.

Bereits ab der 11./12. SSW beträgt der Anteil des lymphoiden Kompartiments im Knochenmark ungefähr 25% aller kernhaltigen Zellen. Lymphozyten aus dem Knochenmark (B-Lymphozyten) haben Oberflächenmarker und können Immunglobuline produzieren. Die maximale Aktivität wird in der 30. SSW erreicht. Insgesamt dürfte die zelluläre Immunkompetenz ab Beginn der 2. Schwangerschaftshälfte qualitativ und quantitativ ausgereift sein.

Auch das *humorale Immunsystem* wird schon früh vom Feten aufgebaut; dadurch wird er zeitig zur eigenen Immunantwort fähig. Das genetisch zeitlich programmierte immunologische Reifungsmuster beginnt sich im 1. Trimenon zu entwickeln.

Die Synthese von fetalem *IgM* ist etwa in der 13./14. SSW angelaufen, also bald nachdem die Lymphozyten in dem fetalen lymphoiden Gewebe zu identifizieren sind. Um die 20. SSW lassen sich IgM im fetalen Serum in ausreichenden Konzentrationen nachweisen, die bis zur Geburt in der gleichen Höhe bleiben und 10% der IgM-Werte des Erwachsenen betragen.

Im 2. Trimenon werden auch schon IgA, IgD und IgE synthetisiert, jedoch nur in geringen Mengen.

Um die 12. SSW können die fetale Leber und der Gastrointestinaltrakt bereits *IgG* synthetisieren; zwischen der 17. und 18. SSW beginnt die Produktion auch in der Milz.

Ab Beginn der 2. Schwangerschaftshälfte darf der Fetus immunologisch als weitgehend ausgereift betrachtet werden, ohne jedoch einen ausreichenden Schutz v. a. gegenüber den Erregern zu besitzen, die durch *IgG* inaktiviert werden. Diese werden selektiv und als einzige Immunglobuline von der Mutter *diaplazentar* zum Feten transferiert. Im Verlauf des 1. Trimenons erreichen die fetalen IgG-Spiegel etwa 10% der Erwachsenenwerte. Zwischen der 20. und 24. SSW kommt es zu einem steilen Anstieg im fetalen Blut auf Konzentrationen, die etwa denen im mütterlichen Blut entsprechen.

Durch die von der Mutter stammenden IgG-Antikörper ist der Fetus – und auch das Neugeborene – gegenüber allen Antigenen geschützt, die durch IgG neutralisiert werden. Jedoch gefährden diejenigen Erreger, die durch IgM oder IgA inaktiviert werden, insbesondere in der frühen Schwangerschaft vor dem Erreichen der fetalen Immunkompetenz den sich entwickelnden Organismus.

Insgesamt kann man davon ausgehen, daß der Fetus weitgehend durch die Mutter geschützt wird, jedoch auch selbst durch eine frühe eigene IgM-Produktion auf intrauterine Infektionen reagieren kann.

Das Geschlechtsverhältnis

Unter der Annahme der gleichen Anzahl männlich und weiblich determinierter Spermien und der Aufrechterhaltung dieser gleichmäßigen Verteilung bei der Befruchtung ist ein *primäres Geschlechtsverhältnis* von annähernd 1:1 zu erwarten. Diese Relation läßt sich auch im Ejakulat zytogenetisch als real nachweisen (s. S. 138).

Das definitive Geschlechtsverhältnis - die *sekundäre Sexratio* - weicht jedoch von dem Erwartungswert ab und beträgt in der weißen Bevölkerung übereinstimmend 106 ♂ : 100 ♀.

Nur wenige Einflußfaktoren sind bekannt: Erstgeborene sind häufiger männlichen Geschlechts. Mit steigendem mütterlichen Alter in Verbindung mit zunehmender Geburtenzahl gehen Knabengeburten dagegen zurück. Der Trend zur Umkehr des Knaben-Mädchen-Verhältnisses wird um das 40. Lebensjahr deutlich. Einen bestimmenden Faktor für das Geschlechtsverhältnis der Lebendgeborenen bilden Spontanaborte, die ein chromosomales Geschlechtsverhältnis von 74 ♂ : 100 ♀ aufweisen, während bei totgeborenen reifen Kindern der Anteil an Knaben größer ist (115 ♂ : 100 ♀).

13 Physiologische Veränderungen des mütterlichen Organismus in der Schwangerschaft und unter der Geburt

Einleitung

Während der Schwangerschaft vollziehen sich im gesamten mütterlichen Organismus Veränderungen, die als Adaptationsvorgänge zu betrachten sind. Sie dienen der Versorgung und Erhaltung zweier Individuen und sind Ausdruck der physiologischen Umstellung auf die erhöhten Leistungsanforderungen.

Sie werden in erster Linie durch die plazentaren und fetoplazentaren Hormone induziert und aufrechterhalten. Hinzu kommen die Veränderungen, die die Schwangere als Anpassung an die zunehmende mechanische Belastung durch die wachsende Frucht vollziehen muß.

Die Umregulierungen unter den Bedingungen erhöhter physischer Beanspruchung führen nicht selten bis an den schmalen Grenzbereich zwischen physiologischer Anpassung und pathologischer Entgleisung heran. Die vielfältigen, typischen „Schwangerschaftsbeschwerden" (s. S. 181) sind Ausdruck dieser Grenzsituation. Wird sie überschritten, so können schwangerschaftsspezifische Erkrankungen die Folge sein. Bereits bestehende oder in der Schwangerschaft hinzutretende systemische oder organische mütterliche Krankheiten bergen die Gefahr einer Erschöpfung der Reservekapazitäten und der Dekompensation.

Stoffwechselveränderungen

Kohlenhydratstoffwechsel

Außerhalb der Schwangerschaft wird die aus dem Intestinaltrakt *resorbierte Glukose* nur teilweise zur Deckung des unmittelbaren Bedarfs genutzt, der Rest in Leber und Muskel als Glykogen oder im Fettgewebe als Triglyzerid gespeichert. Die Steuerung erfolgt über Insulin. Steigende Raten von Glukose und Aminosäuren im Blut wirken insulinogen, und die Insulinausschüttung erleichtert die Speicherung in den Depotgeweben und außerdem die Spaltung veresterter Fette, so daß auch die Fettsäuren der Nahrung gespeichert werden können.

In der Schwangerschaft liegen die Verhältnisse anders: Der Conceptus ist auf die kontinuierliche Zufuhr von Glukose (und Aminosäuren) angewiesen (s. S. 153). So muß die Mutter stetig diese Stoffe abgeben, unabhängig davon, ob sie sich ausreichend oder schlecht ernährt (selbst im Hungerzustand!). Damit werden auch das beschleunigte Einsetzen des Hungergefühls der Schwangeren und die Schwierigkeit ihrer diätetischen Überwachung verständlich.

Als physiologische Anpassung an diese Erfordernisse wird - wahrscheinlich unter dem Einfluß des hPL - die periphere Glukoseutilisierung der Mutter durch eine *sog. Insulinresistenz* herabgesetzt. Diese wiederum hat kompensatorisch eine erhöhte Insulinausschüttung mit nachfolgender Inselzellhyperplasie des Pankreas zur Folge. Diese Insulinresistenz des Gewebes muß im Zusammenhang mit einer verstärkten Lipolyse und der konsekutiven Zunahme nichtveresterter freier Fettsäuren im Serum ab 3./4. Schwangerschaftsmonat gesehen werden. Zur Assimilation der Glukose werden im Laufe der Gravidität immer größere Mengen Insulin erforderlich. Die Mutter lebt während der Schwangerschaft zunehmend aus Lipolysesubstanzen, während der Fetus in steigendem Maße Glukose zugeführt bekommt. Die Umstellung im Intermediärstoffwechsel der Mutter kommt in einer – in Abhängigkeit vom Gestationsalter – signifikant erniedrigten Glukosekonzentration zum Ausdruck. Diese metabolischen Veränderungen erklären teilweise auch die *verminderte Ansprechbarkeit der diabetischen Schwangeren auf Insulin* (s. S. 315).

Fettstoffwechsel

Infolge der steten Glukoseabgabe an die heranwachsende Frucht werden der **Lipidstoffwechsel gesteigert und die Fettspeicher mobilisiert** – wahrscheinlich unter dem Einfluß der kontinuierlichen Abgabe des lipolytisch wirksamen hPL. Die Konzentration der Gesamtlipide nimmt von durchschnittlich 600 mg/100 ml Blut außerhalb der Gravidität bis zu 900 mg/100 ml Blut am Ende der Schwangerschaft zu. Das bedeutet eine Zunahme um bis zu 40%, an der alle Lipidfraktionen wie Triglyzeride, Cholesterol, Phospholipide und freie Fettsäuren beteiligt sind. Die erhöhte Lipolyse hält etwa bis zur 6. Woche post partum – also *bis in die Stillperiode hinein* – an.

Eiweißstoffwechsel

Die Frucht in utero ist zur eigenen Proteinsynthese auf die ausreichende, **kontinuierliche Bereitstellung von Aminosäuren** angewiesen. Der Fetus weist höhere Aminosäurekonzentrationen auf als die Mutter. Die Schwangere verfügt über genügende Proteinreserven. Ihre Stickstoffbilanz ist positiv.

Die **Gesamtproteine im Plasma** sinken von durchschnittlich 7,25 g/100 ml Plasma bei der Nichtschwangeren auf 6,25 g/100 ml Plasma während der Gravidität ab. Die Abnahme ist jedoch relativ, bedingt durch das erhöhte Blutvolumen.

Die **Serumalbuminkonzentration** wird mit fortschreitender Schwangerschaft und zunehmendem Blutvolumen von 4,15 g% auf 3,05 g% reduziert, ebenso die des *γ-Globulins*. Dagegen nehmen die Werte für α- und β-Globuline und einige Enzyme (z. B. alkalische Phosphatase, Diaminooxidase, Oxytokinase) zu. Dieses unterschiedliche Verhalten wird im Zusammenhang mit dem *selektiven Plazentatransfer der Proteine* verständlich. Der Albumin-Globulin-Quotient ist während der Schwangerschaft zugunsten der Globuline verschoben und liegt zwischen 1 und 1,8 (bei Nichtschwangeren zwischen 1,5 und 2,6).

Ein *schwangerschaftsassoziiertes spezielles Protein* ist das α_2-*Glykoprotein* (α_2PAG), das im Verlaufe der Gravidität – aber auch bei malignen Tumoren – zunehmend in den **mütterlichen Leukozyten**, wahrscheinlich auch in der Leber, synthetisiert wird. Es scheint eine immunsuppressive Wirkung zu entfalten (s. S. 157).

Direkt vom Feten stammt das α-*Fetoprotein*, dessen Konzentration im mütterlichen Serum bis zur 32. SSW ansteigt und Bedeutung im Rahmen der pränatalen Diagnostik erlangt hat (s. S. 120). Ferner wird **vom Feten** das **karzinoembryonale Antigen** (CEA) gebildet, das bereits Anwendung als Tumormarker gefunden hat.

Die **Plazenta** synthetisiert im Synzytiotrophoblasten das „*schwangerschaftsspezifische-β_1-Glykoprotein*" (SP1), nachweisbar ca. ab der 3. SSW p. ov. (s. S. 157). Seine bisher gesicherte Bedeutung liegt darin, daß es einen Parameter für die Plazentafunktion darstellt und auch als Tumormarker, z. B. für das Chorionepitheliom, Verwendung findet.

Mineralhaushalt

Natrium

Natrium spielt eine entscheidende Rolle bei der Homöostase zwischen intra- und extrazellulärer Flüssigkeit, der Aufrechterhaltung des Säure-Basen- und des Ionengleichgewichtes. In der Schwangerschaft kommt es durch östrogene Stimulierung des Renin-Angiotensin-Aldosteron-Systems zu einer positiven Natriumbilanz, d. h. es wird Natrium retiniert. Die retinierte Menge beläuft sich in der gesamten Gestationsperiode auf 20–30 g (0,17–1,09 mol) (s. S. 174).

Kalium

Etwa 95% des Kaliums liegen intrazellulär und bilden den größten Kationenanteil des Zellwassers. Der Mehrbedarf in der Schwangerschaft entspricht daher etwa dem Grad der Zunahme an Zellsubstanz.

Kalzium

Der Kalziumbedarf während der Schwangerschaft kann als gedeckt gelten. Der Fetus benötigt insgesamt etwa 20–25 g (0,50–0,63 mol) Kalzium, den größten Teil davon in der 2. Hälfte seiner Entwicklung. Die im Gastrointestinaltrakt der Mutter resorbierte Menge richtet sich normalerweise nach dem Bedarf. In der späten Gravidität steigt die Konzentration von Kalzitonin im mütterlichen Serum auf das Doppelte an und sorgt für die gesteigerte Resorption aus dem Darm. Die Mutter verfügt zudem über ausreichende Vorräte in ihrem Knochensystem. Hier wirken jedoch die Östrogene und Kalzitonin direkt an der Knochenzelle zum Parathormon antagonistisch und verhindern so eine unkontrollierte Entkalkung. Die reduzierte Kalziumkonzentration im mütterlichen Serum ab dem Beginn der Gravidität bis zum 3. Trimenon steht mit dem relativen Abfall der Serumproteine in Zusammenhang und bedeutet keinen Verlust an Kalziumionen, damit auch keinen Nachteil für die Säure-Basen-Bilanz. Die Serumwerte des Feten für Kalzium liegen höher als die der Mutter. Unter Berücksichtigung der Resorptionsbedingungen und der Erfordernisse des Feten benötigt die Schwangere täglich etwa 1200 mg und während der Stillperiode zusätzlich 150–300 mg Kalzium. Diese Mengen werden bei normaler Kost gedeckt, so daß sich eine gesonderte Zufuhr erübrigt.

Die Konzentration anorganischen Phosphors geht zunächst zurück, steigt dann ab der 30. SSW bis zum Termin auf Normalwerte an.

Magnesium

Das Wachstum des Feten und der infolgedessen erhöhte mütterliche Stoffwechsel bedingen während der Gravidität einen *erhöhten Bedarf an Magnesium (Mg)*. Im Verlauf der Schwangerschaft kommt es zu einem signifikanten Absinken der mütterlichen Serum-Mg-Werte, das jedoch nicht allein auf dem Mehrbedarf beruht, sondern auch auf eine um ca. 25% gesteigerte Mg-Ausscheidung zurückzuführen ist. Die glomeruläre Filtrationsrate nimmt für Mg um ca. 30% zu, während die Rückresorption nicht entsprechend gesteigert wird. Die *niedrigsten Werte* im mütterlichen Serum werden zwischen *der 24. und 28. SSW* beobachtet.

Bei Abnahme der Mg-Konzentration im extrazellulären Raum wird der Azetylcholinverlust im Bereich der neuromuskulären Synapsen verstärkt. Dadurch kann es nach Depolarisation zu einer Serie von Aktionspotentialen kommen, die zur Tetanie des Muskels führen.

Zunehmende Bedeutung wird aufgrund des Wirkungsmechanismus dem Mg bzw. einem Mg-Mangel im Rahmen der Ätiologie pathophysiologischer Schwangerschaftsverläufe beigemessen – so bei nächtlichen Wadenkrämpfen, *Abortus imminens* (s. S. 346), *Früh- und Mangelgeburten* (s. S. 381), v. a. aber bei der *Gestose* (s. S. 337).

Eisen

Der Organismus der Mutter verfügt über keine wesentlichen Eisendepots: Etwa ⅔ des Eisens sind in Hämoglobin eingebaut. Nur etwa ⅓ findet sich in Leber, Milz und Knochenmark als Ferritin oder Hämosiderin.

Im Zuge der Anpassung an die Sauerstoffversorgung des Feten steigt das mütterliche Erythrozytenvolumen während der Schwangerschaft an. Durch die erhöhte Erythropoese erfolgt ein Zuwachs von etwa 450 ml Erythrozyten, für die rund 500 mg Eisen aufgebracht werden müssen. Wenn nicht genügend Eisen zur Verfügung steht, können die erforderlichen Erythrozyten nicht gebildet werden; Hämoglobin- und Hämatokritwert sinken ab.

Das reife Kind enthält etwa 250–300 mg Eisen, das fetale Blut in der Plazenta und Nabelschnur weitere 50 mg. Der Eisenbedarf des Feten steigt proportional seinem Gewicht, ist also im letzten Trimenon am höchsten.

So benötigt die Mutter insgesamt während der Gravidität durchschnittlich 750–900 mg Eisen. Der Eisenbedarf liegt damit bedeutend höher als außerhalb der Gestation.

Es fragt sich, ob und wie die erforderliche Menge gedeckt wird.

Das mit der Nahrung aufgenommene Eisen wird nicht quantitativ resorbiert, da Resorptionsunterschiede in Abhängigkeit von der Wertigkeit des angebotenen Eisens und der Menge der verfügbaren reduzierenden Substanzen – z. B. Askorbinsäure – bestehen.

Eisen wird in der Darmschleimhaut von Ferritin aufgenommen, nach Reduktion zur Ferroform in das Blut abgegeben und dort an Transferrin (ein β-Globulin) gebunden. Der Eisen-Transferrin-Komplex wird zunächst durch plazentare Oberflächenrezeptoren gebunden. Nach Abtrennung gelangt das Eisen in die fetale Zirkulation und wird dort an fetales Transferrin gekoppelt.

Die Eisenresorption im Darm ist während der Gravidität erleichtert und steigt auf das 3fache des Normalwertes. Der Plasma-Transferrin-Spiegel nimmt von 200 g% auf etwa 350 g% zu. Das Serumeisen fällt von 90 µg% auf ca. 70 µg% in der Schwangerschaft ab (Abb. 100), gefolgt von einem weiteren

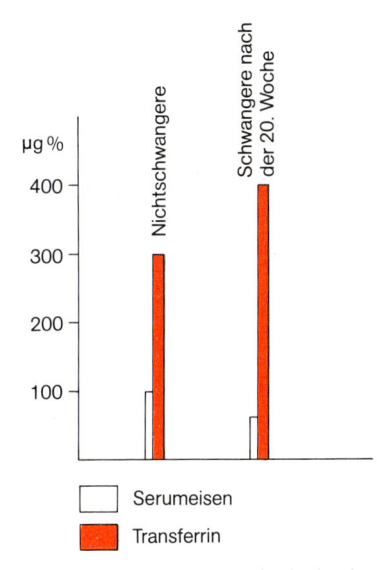

Abb. 100. Verhalten von Serumeisen und Transferrin in der Schwangerschaft

Absinken unmittelbar nach der Geburt (Blutverlust!). Etwa nach 7–8 Wochen wird der Ausgangswert wieder erreicht, bei stillenden Müttern jedoch später. Eine Stilldauer von 6 Monaten bedeutet einen zusätzlichen Eisenbedarf von 180 mg.

Eine *Eisenmangelsituation in der Schwangerschaft und Stillperiode* ist daher anzunehmen. Unter Berücksichtigung des Bedarfs und der Besonderheiten des Eisenstoffwechsels muß die Schwangere im 1. Trimenon täglich 1 mg (18 μmol), im 2. Trimenon 4 mg (72 μmol) und im letzten Drittel 12–15 mg (215–269 μmol) Eisen erhalten. Dieser Bedarf kann i. allg. nur durch zusätzliche Gaben geeigneter eisenhaltiger Präparate ausreichend gedeckt werden (s. S. 184).

Veränderungen des Herz- und Kreislaufsystems

Der durch das Wachstum der Frucht bedingte gesteigerte Stoffwechsel der Mutter sowie die Ernährungs- und Austauschfunktion der Plazenta stellen steigende Anforderungen an die Leistung des kardiovaskulären Systems. Zusätzlich muß der vermehrten Durchblutung des Uterus, aber auch der erhöhten Durchströmung der Nieren infolge vermehrter Ausscheidungsleistung und der erhöhten Wasser- und Wärmeabgabe durch die Haut Rechnung getragen werden.

Schon im I. Trimenon vollziehen sich eingreifende adaptive Veränderungen des Kreislaufs. Sie führen zu einer:

- Erhöhung des Herzminutenvolumens,
- Zunahme der Herzfrequenz,
- Zunahme des Blutvolumens,
- Blutdruckadaptation,
- Abnahme des peripheren Gefäßwiderstandes,
- Zunahme des zentralen und peripheren Venendruckes.

Bereits am Ende des 1. Drittels der Schwangerschaft ist das **Herzminutenvolumen** um 25–50% angestiegen. Im II. Trimenon nimmt es um weitere 10% zu und bleibt so bis zur Geburt.

Die Herzfrequenz steigt um 10 Schläge/min an. Ihre Beschleunigung trägt zur Erhöhung der *zirkulierenden Blutmenge* und zur Steigerung des Schlagvolumens bei. Der Maximalwert des Schlagvolumens variiert zwischen 1,2 und 3,1 l/min. Wahrscheinlich spielen die schwangerschaftsbedingten hormonalen Veränderungen dabei eine ursächliche Rolle. Während der Geburt steigt das Herzminutenvolumen jeweils bei Einsetzen einer Wehe um 15–20% in Verbindung mit einem Blutdruckanstieg an und kehrt in der Akme, wenn die uteroplazentare Zirkulation durch die wehenbedingte intrauterine Druckerhöhung abnimmt, zum Ausgangswert zurück. Durch die Kontraktion des Uterus nach der Geburt kommt es erneut zu einer Art Autotransfusion, die aber durch den Blutverlust ausbalanciert wird.

Die Vorgänge werden als Anpassungsvorgang an die Hypervolämie in graviditate gedeutet. Daneben spielt v. a. die Öffnung der arteriovenösen Anastomosen in den uteroplazentaren Gefäßen eine Rolle. Der wachsende Uterus kann mechanisch zur Abflußbehinderung in den größeren Körpervenen führen.

Die Zunahme von Herzminuten- und Blutvolumen findet normalerweise ohne eine Zunahme des *systolischen Blutdruckes* statt, und der *diastolische* ist eher leicht erniedrigt. Dieses Phänomen beruht auf einem durch die Schwangerschaft induzierten *Abfall des Gefäßwiderstandes,* der bereits im I. Trimenon einsetzt. Man nimmt heute an, daß maßgeblich Substanzen aus der Gruppe der *Eikosanoide,* nämlich *Prostaglandin E_2* (PG E_2), durch ihre vermehrte Produktion während der normalen Schwangerschaft die Weiterstellung im Gefäßsystem mit Zunahme des Gefäßquerschnittes auslösen und somit bei der vaskulären Autoregulation in der Gravidität eine bedeutsame Rolle spielen. Dafür spricht, daß im peripheren Blut der Graviden etwa 4,5mal höhere Werte von PG E_2 als bei Nichtschwangeren gefunden werden und ebenso wesentlich höhere Werte im Uterus und fetoplazentaren Gewebe. Von besonderer Bedeutung hinsichtlich des **Blutdruck-**

verhaltens ist die *Interaktion zwischen PG und dem Renin-Angiotensin-System:* Die in der Schwangerschaft deutlich herabgesetzte Angiotensinempfindlichkeit beruht darauf, daß die vermehrt gebildeten PG den Angiotensineffekt aufzuheben vermögen.

Eine eindeutige vasodilatatorische blutdrucksenkende Wirkung durch Reduktion des blutdrucksteigernden Pressoreffektes von Angiotensin II weist auch *Prostazyklin I_2* (PG I_2) auf, das vorwiegend in der Gefäßwand gebildet wird. Darüber hinaus übt PG I_2 eine Hemmfunktion auf die *Blutplättchenaggregation* aus. *Antagonistisch* dazu wirkt das ebenfalls zu den Eikosanoiden gehörige *Thromboxan A_2* (Tx A_2). Es wird in den Blutplättchen gebildet und entfaltet einen vasokonstriktorischen und thrombozytenaggregationsauslösenden Effekt.

Man kann heute davon ausgehen, daß in der Schwangerschaft neben PG E_2 insbesondere PG I_2 an der adaptativen Zunahme der Vasodilatation mit Abfall des peripheren Gefäßwiderstandes beteiligt ist. Eine defekte PG-Synthese und eine Störung der Balance von PG I_2 : Tx A_2 hat entscheidende Bedeutung für die der *Gestose* zugrundeliegenden pathophysiologischen Vorgänge, möglicherweise aber auch für eine aus diesen Erkenntnissen abzuleitende kausale Therapie (s. S. 332).

Der *zentrale Venendruck* ist leicht erhöht. In der *Peripherie,* insbesondere in den unteren Extremitäten, kann als Folge der Kompression der Beckenvenen (und der zusätzlichen Kompression der V. cava in Rückenlage) eine *Druckerhöhung* bis zu 25 cm H_2O auftreten. Das *V.-cava-Drucksyndrom* kann sich somit bereits in der fortgeschrittenen Gravidität in Rückenlage – meist als leichtere Form – entwickeln. Die Symptomatik mit Hypotonie, Bradykardie, Kollapsgefahr und verminderter Nierendurchblutung verschwindet schlagartig in Seitenlage.

Die *Rückflußbehinderung* stellt bei entsprechender Disposition und Belastung (Tätigkeit im Stehen und Sitzen) zusammen mit der *tonussenkenden Wirkung der Gestagene* auf die Gefäßmuskulatur der Venen eine der Hauptursachen *orthostatischer Ödeme* und der Ausbildung einer *Varicosis* im Bereich der unteren Extremitäten, der Vulva und der Analregion (Hämorrhoidalvenen) und damit zugleich einen begünstigenden Faktor für die Erkrankung an einer Thrombose und Thrombophlebitis dar.

Blutvolumen – Erythrozytenvolumen

Die durch Östrogene über den Wasser- und Salzhaushalt bewirkte Zunahme der zirkulierenden Blutmenge ist notwendig, um die im Uterus und auch in anderen Organen entwickelte längere Gefäßstrecke aufzufüllen. Sie dient ferner als Schutz vor dem Blutverlust unter der Geburt.

Bereits in der frühen Schwangerschaft (ca. 12. SSW) – jedoch erst nach Steigerung des Herzminutenvolumens – tritt eine *Vermehrung des Plasmavolumens* ein, die bis zur 32.–36. SSW linear erfolgt und auf dem erreichten Niveau bis zur Geburt bleibt. Nur bei Zwillingsschwangerschaften nimmt das Plasmavolumen bis zur Geburt weiter zu. Die Rückkehr zur Norm ist bis zum 10.–14. Wochenbett abgeschlossen. Die Plasmavolumenzunahme ist eng mit der Größe der Schwangeren und des Feten korreliert. Durchschnittlich dürfte die Steigerungsrate des Plasmavolumens 35–45%, die des Erythrozytenvolumens etwas weniger – etwa 25% – betragen (Abb. 101). Dementsprechend steigt das

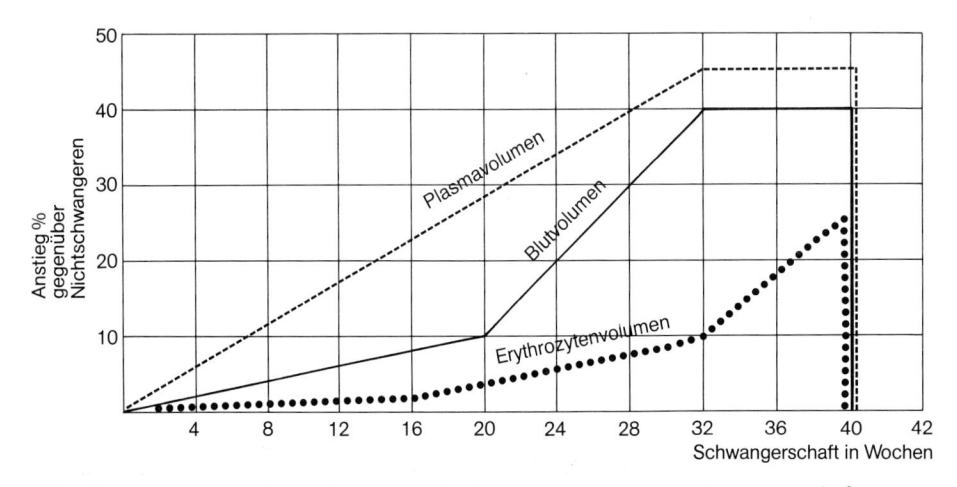

Abb. 101. Verhalten von Blut-, Plasma- und Erythrozytenvolumen in der Schwangerschaft

gesamte Blutvolumen um etwa 30% an. Durch die relativ stärkere Zunahme des Plasmavolumens sind Hämatokrit- und Hämoglobinwerte, auch ohne daß eine Anämie vorliegt, reduziert. Hämoglobinwerte unter 11 g% und Erythrozytenzahlen unter 3,2 Mio./mm^3 sowie Plasmaeisenwerte unter 60 μg/dl haben jedoch als pathologisch zu gelten und machen die Eisensubstitution erforderlich (s. S. 184).

Weitere hämatologische Veränderungen

Die *Leukozyten* steigen bis zu 12 000/mm^3, unter der Geburt gelegentlich auf 20 000/mm^3 an und kehren im Laufe der ersten beiden Wochen post partum zum Normalwert zurück. Gelegentlich kann die Differenzierung zwischen der schwangerschaftsbedingten und einer durch eine Infektion induzierten Leukozytose Schwierigkeiten bereiten. Die *Thrombozytenwerte* steigen nur post partum kurzfristig an.

Die Faktoren des Gerinnungssystems sind gerinnungsaktive Proteine. Die Faktoren VII, VIII, IX und X steigen in der Schwangerschaft progredient an, während das Prothrombin (Faktor II) kaum zunimmt. Der Faktor XIII (fibrinstabilisierender Faktor) fällt in der Schwangerschaft ab. Die Werte des Antithrombins III nehmen bei der Geburt ab.

Das *Plasmafibrinogen* steigt beginnend ab der 20. SSW an, und es werden Durchschnittswerte von 450 mg% (in Einzelfällen bis 1000 mg% und mehr) gegenüber 300 mg% im nichtschwangeren Organismus erreicht. Die Messung des gesamten fibrinolytischen Systems im Blut ergibt eine Verminderung, die auf einer Reduzierung des Blutaktivatorgehaltes beruht, während das Plasminogen unverändert bleibt. Die Inhibitoren des Plasminsystems, also das α_1-Trypsin und das α_2-Makroglobulin, nehmen um ⅓ des Ausgangswertes zu. Bei 40% der Schwangeren lassen sich Fibrinmonomere als lösliche Fibrinmonomerkomplexe nachweisen. Fibrin(ogen)abbauprodukte sind dagegen normalerweise nicht nachweisbar.

Das gesamte System befindet sich in einem *Zustand der Hyperkoagulabilität,* die sich insbesondere aus der Verkürzung der Prothrombinzeit, der Gerinnungszeit und der Anwesenheit von Fibrinomomerkomplexen ergibt. Daraus ist zu schließen, daß in der Schwangerschaft eine *kompensierte Koagulopathie* besteht. Ein Teil dieser Veränderungen läßt sich durch die Zunahme der Östrogenaktivität erklären. Sie sind sinnvoll zur Eindämmung des Blutverlustes unter der Geburt, steigern aber das Risiko einer Thrombose. Bezüglich der Wirkung von Thromboxan A$_2$ s. S. 332.

Atmung

Das Atemvolumen/min nimmt bis zum Ende der Gravidität um ca. 60% zu. Da die Atemfrequenz nicht oder nur um maximal 10% ansteigt, erfolgt die vermehrte Ventilation vornehmlich über die Vergrößerung des Atemvolumens. Das exspiratorische Reservevolumen und die Residualluft (= funktionelle Reservekapazität) nehmen leicht ab - z. T. auch mechanisch durch den Zwerchfellhochstand bedingt. Dagegen ist die inspiratorische Kapazität (= inspiratorisches Reservevolumen + Atemvolumen) erhöht. Es besteht - vermutlich als Progesteroneffekt - eine *gesteigerte alveoläre Ventilation.* Der Gasaustausch wird in der späten Gravidität im Sinne einer echten Bedarfshyperventilation intensiviert.

Die ständige alveoläre Hyperventilation hat einen verringerten CO$_2$-Gehalt des mütterlichen Blutes zur Folge. Dadurch kann der Fetus leichter CO$_2$ via Plazenta an die Mutter abgeben. Trotz Erniedrigung des pCO$_2$ wird das mütterliche pH durch vermehrte Hydrogenkarbonat- und Kationenabgabe über die Nieren konstant gehalten. Es resultiert eine Senkung der Osmolalität um 3%, auf die sich die Osmorezeptoren einstellen. *So wird die respiratorische Alkalose metabolisch kompensiert.*

Eine sog. *Schwangerschaftsdyspnoe* - die leichte „Kurzatmigkeit" der Schwangeren - ist symptomatisch während der gesamten Schwangerschaft vorhanden; möglicherweise löst der erniedrigte pCO$_2$ mit Verminderung der Alkalireserve dieses Empfinden aus, denn die funktionelle respiratorische Leistungsgrenze der Graviden wird erst bei schwerer körperlicher Belastung erreicht.

Grundumsatz

Der O$_2$-Verbrauch nimmt mit der Zunahme des Gesamtstoffwechsels um 20–30% zu. Dieser erhöhte O$_2$-Verbrauch erklärt z. T. die Steigerung des Grundumsatzes um etwa 20%; zusätzlich spielt der Energieumsatz des Feten eine Rolle. In der Schwangerschaft kommt es häufig zu einer adaptiven Vermehrung des Schilddrüsengewebes. Man findet eine Hyperplasie des Follikelepithels, eine Zunahme der Zahl der Follikel und eine erhöhte Durchblutung. Die Konzentration von thyroxinbindendem Globulin im Plasma steigt unter dem Einfluß der zunehmenden Östrogenmenge an. Das proteingebundene Jod, das Gesamt-T$_3$ und Gesamt-

T_4 sind erhöht, dagegen liegt das freie T_4 im Normbereich. Die Plazenta bildet ein wie TSH wirksames Hormon (hCT), das überwiegend auf die mütterliche Seite abgegeben wird. Diese Veränderungen sind für den Anstieg des Grundumsatzes teilweise mitverantwortlich. Hypophysäres TSH durchdringt die Plazentaschranke nicht, dagegen ist diese für T_3 und T_4 in gewissem Umfange durchgängig. Auch das LATS („long acting thyroid stimulating hormone") geht frei durch die Plazenta hindurch; ebenso ist sie für Jodide und Thyreostatika durchlässig.

Wasser- und Elektrolythaushalt

Die Veränderungen im Wasser- und Elektrolythaushalt sind zum Verständnis der häufigen Ödemneigung der Schwangeren wichtig.

Der intensive, kontinuierliche Wasser- und Elektrolytaustausch zwischen Mutter und Fetus macht eine vermehrte Bereitstellung von Wasser im mütterlichen Gewebe, v. a. im Unterhautgewebe erforderlich, die auch Schwankungen in der Flüssigkeitszufuhr ohne Einbuße für die Frucht zu kompensieren vermag. Bereits ohne ödematöse Einlagerungen steigt der gesamte Wasserhaushalt des schwangeren Organismus einschließlich Frucht, Plazenta und Amnionflüssigkeit schätzungsweise um etwa 7,5 l an. Der größte Teil (annähernd ⅔) entfällt auf extrazelluläre, also interstitielle Einlagerungen, der Rest auf die intrazelluläre Wasseraufnahme.

Das bedeutet, daß eine normalgroße Gravide ohne klinische Anzeichen von Ödemen allein - unter Ausschluß von Frucht, Plazenta und Amnionflüssigkeit - 1,7 l Wasser einlagert, eine Schwangere mit generalisierten Ödemen etwa weitere 3,3 l. Dabei ist zu berücksichtigen, daß jede zusätzliche Wasserretention die Zurückhaltung von Kochsalz zur Aufrechterhaltung der Osmolalität erfordert.

Unbedeutend und ohne Zusammenhang mit der Tubulusresorption ist die durch erhöhten Filtrationsdruck bedingte, *lokal begrenzte* Anschwellung im Bereich der unteren Extremitäten (z. B. Knöchelödeme bei langem Sitzen und Stehen der Schwangeren).

Generalisierte Ödeme führen zu einer schnellen Gewichtszunahme und Anschwellung im Bereich der oberen Körperhälfte (palmare und Fingerödeme, Lidödeme). Sie sind immer ein Alarmzeichen und erfordern neben Kochsalzeinschränkung die häufigere Überwachung von Blutdruck und Urin (s. S. 335). Die Mehrzahl der betroffenen Schwangeren entwickelt keine Präklampsie. Möglicherweise liegt die Ursache der generalisierten Ödeme in einem erniedrigten kolloidosmotischen Druck des Plasmas im Verlaufe der Schwangerschaftsumstellungen ohne wesentliche Beeinträchtigung der Nieren. Die Ödeme bei der Präklampsie sind dagegen Ausdruck der gestörten Nierenfunktion (vermindertes glomeruläres Filtrat mit gesteigerter Natriumretention durch die Tubuli als primäres Ereignis). Die Ursachen lassen sich allein aufgrund des Symptoms „Ödeme" schwer differenzieren.

Im Zusammenhang mit dem veränderten Wasser- und Elektrolythaushalt verdienen die funktionellen Anpassungsvorgänge der Niere Beachtung.

Nierenfunktion

In der 2. Hälfte der Schwangerschaft tritt eine Steigerung der Urinsekretion und Natriumausscheidung auf.

Der *renale Plasmadurchfluß* beträgt bei der Nichtschwangeren 600 ml/min, steigt im 1. Trimenon auf 836 ml/min, sinkt auf 750 ml/min im 2. Trimester und bis zur Geburt auf den Ausgangswert ab. Die Ursache des frühen Anstiegs wird auf plazentare Hormone, möglicherweise das Chorionsomatotropin, zurückgeführt.

Die *Glomerulusfiltrationsrate* steigt zwischen dem 4. und 8. Schwangerschaftsmonat etwa um 60%. Die Werte der Kreatinclearance gehen der Glomerulusfiltrationsrate parallel, d. h. die Kreatin- (und auch Harnstoff-)Konzentrationen nehmen ab.

Wenn die Filtrationsrate um 60% ansteigt, so betrifft diese Erhöhung auch alle im Plasmawasser gelösten Substanzen; das bedeutet, daß die Tubuli eine erhöhte Rückresorption zu bewältigen haben. Wenn diese nicht Schritt hält, werden die Substanzen ausgeschieden. Dies gilt z. B. für Glukose im Sinne der sog. *Schwangerschaftsglukosurie.* Ebenso besteht in der Schwangerschaft eine wechselnd ausgeprägte Azidurie, gelegentlich auch eine leichte Proteinurie.

Körperwasser und Natriumretention nehmen gleichsinnig zu, so daß man von einer isoosmotischen Wasser-Natrium-Retention in der Schwangerschaft sprechen kann.

Die verminderte Ausscheidung von Natrium ist komplexer Natur und wird auf die Östrogenzunahme, einen leichten Anstieg von Kortisol und Aldosteron sowie des mit der Aldosteronsekretion eng gekoppelten Renins im Plasma und schließlich auf die Wasser- und Natriumansammlung als Folge des veränderten Venendruckes in den unteren Extremitäten zurückgeführt. Fördernd auf die Ausscheidung wirkt sich dagegen eine erhöhte Filtrationsrate aus, und vermutlich vermag eine steigende Progesteronkonzentration die Wirkung von Aldosteron auf die Rückresorption in den Tubuli zu paralysieren.

Da in der Schwangerschaft aber fast jeder Kontrollfaktor für die Exkretion oder Retention Veränderungen unterliegt, ist die Ursache unklar. Fest steht, daß bei der **Präeklampsie** eine Reduktion des renalen Blutdurchflusses und der Glomerulusfiltration vorliegt, die zu einer Retention von Wasser und Natrium führen (s. S. 333).

Die schwangerschaftsbedingte erhöhte Sekretion der **Mineralokortikoide** resultiert aus der vorwiegend östrogeninduzierten Hypophysenhypertrophie und erhöhten ACTH-Produktion. Es kommt auch zu einer adrenokortikalen Hypertrophie mit Hypersekretion von Kortisol bei erhaltenem diurnalem Rhythmus.

Diese führt zu einer erhöhten Mobilisierung von mütterlichen Proteinen, Glukose, Lipiden, Kalzium und dient somit der Ernährung des Feten.

Da Kortisol die Immunabwehr schwächt, dürfte die Hypersekretion dieses Hormons in der Schwangerschaft auch eine Rolle bei der Toleranz des Conceptus als Allograft spielen.

(Transplazentar auf den Feten übergegangenes mütterliches Kortisol hemmt im Sinne eines negativen Feedbacks die fetale Nebennierenfunktion. Mütterliches ACTH passiert dagegen die Plazenta nicht.)

Renin-Angiotensin-Aldosteron-System

Die Reninaktivität ist im peripheren Blut erhöht, ebenso die des Angiotensins. Trotzdem ist der Blutdruck eher erniedrigt und die vaskuläre Ansprechbarkeit auf Angiotensin reduziert (im Gegensatz zur Präeklampsie). Da Angiotensin die Aldosteronsekretion stimuliert, ist auch diese erhöht. Die klinische Bedeutung während der Schwangerschaft ist noch nicht hinreichend bekannt.

Harntrakt

Bei ca. 80% der Schwangeren kommt es bereits ab der 10. SSW zu einer deutlichen Erweiterung der Ureteren und des Nierenbeckens, die auf einem Tonusverlust beruht und ursächlich mit dem Progesteronanstieg in Verbindung gebracht wird. Erst später spielen mechanische Faktoren eine Rolle: Die Dilatation ist rechts und oberhalb des Beckeneingangs meist stärker ausgeprägt; diese Tatsache wird mit der häufigeren Rechtsrotation des Uterus in Zusammenhang gesehen. Durch die Weiterstellung enthalten Nierenbecken und Ureteren 20–60 ml Urin im Vergleich zu 6–15 ml bei der nichtgraviden Frau. Die Durchflußgeschwindigkeit ist verringert; gelegentlich kommt es zur Harnstase und zum Reflux. Aufgrund dieser Veränderungen besteht eine erhöhte Gefahr der Keimaszension, die zur Pyelitis oder Pyelonephritis führen kann.

Auch die *Harnblase* ist in die schwangerschaftsbedingten Umstellungen im kleinen Becken einbezogen. Die allgemeine und lokale Hyperämie und die mechanische Irritation während der 1. Wachstumsphase des Uterus – so lange sich also der Uterus noch im kleinen Becken befindet – lösen bereits in der frühen Gravidität häufig einen verstärkten Harndrang, v. a. eine Nykturie, aus.

Vom 4. Schwangerschaftsmonat an führt der aus dem Becken herauswachsende Uterus in Verbindung mit der stärkeren Durchblutung, der Hypertrophie der benachbarten Muskulatur und bindegewebigen Strukturen zu einer Elevation der Harnblase; das Trigonum vesicae wird angehoben und erweitert.

In der späten Gravidität, insbesondere wenn der vorangehende Teil Beziehung zum Becken aufgenommen hat, wird der Blasenboden nach vorn oben gedrängt. Der Druck des graviden Uterus und des vorangehenden Teiles können die Blase so komprimieren, daß die Blutzirkulation beeinträchtigt sein und eine ödematöse Schwellung eintreten kann. Die Blasenkapazität wird durch die Raumbeengung reduziert. Die Folge ist eine ***Pollakisurie.*** Nicht selten bedingt die Änderung des urethrovesikalen Winkels präpartal eine Harninkontinenz, meist im Sinne einer Streßinkontinenz. Der Restharn ist normalerweise nicht erhöht.

Lageveränderungen und Kompression können diagnostische Eingriffe (Katheterisieren) erschweren, zumal auch der Verlauf der Urethra durch die Elevation des Organs verändert ist. Das Risiko einer aszendierenden Infektion ist erhöht.

Gastrointestinaltrakt

Mundbereich

Schwangerschaft und Stillzeit steigern die Anfälligkeit gegenüber der Karies nicht, vermögen bei erhöhtem Kariesindex den Ausbruch neuer Herde aber zu beschleunigen. Die in der Schwangerschaft hyperämischen Gefäße im Korium der Zwischenräume proliferieren. Eine erhöhte Neigung zu Zahnfleischblutungen ist häufig zu beobachten. Leicht treten entzündliche Veränderungen hinzu, und es bildet sich die ***Gingivitis hypertrophicans.***

Eine Reizhypertrophie der Schleimhaut mit Ausbildung eines Angiogranuloms führt zum Bild der

Epulis gravidarum. Diese Gewebewucherungen sind schmerzhaft und bluten leicht.

Nicht selten tritt in der Gravidität eine vermehrte ununterbrochene Speichelsekretion – *Ptyalismus gravidarum* – auf, auch im Zusammenhang mit einer Hyperemesis gravidarum (s. S. 328).

Gegen erforderliche Zahnbehandlungen in Lokalanästhesie bestehen keine Bedenken.

Magen-Darm-Bereich

Der Magen wird entsprechend dem Wachstum des Fruchthalters nach links kranial gedrängt und zugleich leicht um seine Achse gedreht (ca. 45°).

In den beiden ersten Schwangerschaftsdritteln ist die Magensekretion vermindert. In der Gravidität entwickelt sich daher i. allg. kein Ulcus ventriculi. Das häufig geklagte *Sodbrennen* geht nicht auf eine Hyperazidität zurück, sondern auf den gastroösophagealen Reflux. Der gesamte Magen-Darm-Trakt einschließlich der Gallenblase erfährt während der Schwangerschaft einen Tonusverlust, der auf denselben hormonalen Effekten des Progesterons beruht, die an der Gefäßmuskulatur und an den Ureteren wirksam werden. Der Tonusverlust des Kolon bewirkt die *häufige atonische Obstipation* der Schwangeren. Selten kommt es zur Cholestase mit Retention von Gallensalzen und generalisiertem Juckreiz ohne Ikterus (s. S. 327).

Haut

Als Dehnungseffekte entwickeln sich bei fast der Hälfte der Graviden im letzten Trimenon rötliche, oberflächliche, senkrecht verlaufende Dehiszenzen in der Haut des Abdomens, der Hüften, selten auch der Mammae, die als *Striae gravidarum* bezeichnet werden. Sie persistieren post partum als silbrigweiß schimmernde narbenartige Gewebezüge. Neben der schwangerschaftsbedingten Dehnung spielt möglicherweise die Beeinflussung der elastischen Fasern durch Kortikoide eine Rolle. Eine konstitutionelle Bindegewebeschwäche scheint die Hautveränderungen zu begünstigen.

Häufig tritt eine *verstärkte Pigmentierung* der Linea alba – dann als Linea fusca bezeichnet –, der Warzenhöfe und im Bereich der Vulva und des Anus auf. Die Pigmentansammlungen im Gesicht und auf der Stirn werden *Chloasma uterinum* genannt. Die Pigmentierung bildet sich post partum allmählich vollständig zurück, gelegentlich verbleibt eine verstärkte Hauttönung. Ursächlich wird eine vermehrte, durch Östrogeneinfluß angeregte, Bildung des hypophysären Melanophorenhormons angenommen.

Ein vorübergehender *Haarausfall* während der Schwangerschaft und Stillzeit kommt vor und ist durch eine Östrogen-Gestagen-bedingte Synchronisierung des Haarzyklus verursacht.

Psychische Veränderungen

Im Verlaufe der Schwangerschaft – namentlich im 1. Trimester und bei Erstgraviden – können sich je nach der Grundstruktur der Persönlichkeit sowie psychosozialen und sozioökonomischen Gegebenheiten Verhaltensänderungen bemerkbar machen. Auffällig sind Stimmungsinstabilität – „Launenhaftigkeit" –, ein Wechsel zwischen intro- und extrovertierten Phasen und Zeiten gesteigerter Aktivität und Agilität, unvermittelt abgelöst von Antriebs- und Konzentrationsschwäche. Die korrespondierende somatische Reaktion bedingt einen Teil der Schwangerschaftsbeschwerden (s. S. 181).

Die Ursachen sind vielschichtig. Auch die erwünschte Schwangerschaft erfordert die Realisierung der neuen Situation, eine Umorientierung unter mancherlei Verzichten und einer Zurücknahme emanzipierter Vorstellungen. Der durch den plötzlich erweiterten Lebens- und Erlebnisbereich notwendige Reifungsprozeß kann oft nicht ohne weiteres bewältigt werden, insbesondere dann nicht, wenn Rollenkonflikte, wie z. B. der Verzicht auf die Berufsausübung, hinzutreten. Vor allem aber verbirgt sich hinter den vordergründigen Verhaltensschwankungen eine tiefe, unterschwellige oder auch reale – meist tradierte – Angst vor der Geburt und ihren möglichen Gefahren.

Es gilt als gesichert, daß sich eine positive oder negative pränatale *Mutter-Kind-Beziehung* gleichermaßen nachhaltig sowohl auf Schwangerschaftsverlauf und Geburt als auch auf die postnatale Entwicklung der Kinder auswirkt, d. h. daß die „Biographie" des vorgeburtlichen Daseins nicht belanglos für das postnatale frühkindliche Verhaltensmuster ist. Die Förderung der vorgeburtlichen Mutter-Kind-Bindung gehört daher zu den Aufgaben der Schwangerenvorsorge.

Schwangerschaftsveränderungen der Genitalorgane

Die schwangerschaftsbedingten Veränderungen des *Uterus,* die dazu dienen, seinen Aufgaben als Fruchthalter und Geburtsorgan gerecht zu werden, sind gesondert dargestellt (s. S. 147).

In den übrigen Genitalorganen einschließlich des Stütz- und Halteapparates laufen eine Reihe von Umbauvorgängen ab, die sowohl die Anpassung an die veränderten Raum- und Lagebeziehungen als auch die zunehmende Belastung durch den graviden Uterus sowie die spezielle funktionelle Beanspruchung durch den Geburtsvorgang und die Involution post partum gewährleisten. Gemeinsames Kennzeichen ist eine schon in der frühen Gravidität einsetzende Hyperämie und Vaskularisation, eine Hypertrophie der Muskelzellen, Auflockerung des Bindegewebes mit vermehrter Wassereinlagerung und Zunahme der Kollagenfasern bei gleichzeitiger Streckung der elastischen Fasern.

Vagina – Vulva

Die Anpassungsvorgänge der Vagina dienen der Vorbereitung auf ihre Funktion als Durchtrittsorgan. Schon in der frühen Schwangerschaft setzte eine starke Vaskularisation ein; es kommt zu einer schwellkörperartigen Erweiterung der Venenlumina, Hypertrophie der Lymphbahnen und dadurch zu vermehrter Sukkulenz des Gewebes. Diese Veränderungen führen zu einer lividen Verfärbung von Introitus, Vagina und Portio vaginalis (Chadwick-Schwangerschaftszeichen, s. S. 181). Der Urethralwulst hypertrophiert beträchtlich.

Die Muskelzellen der Vaginalwand hypertrophieren, die Kollagenfasern nehmen zu, das Netz der Zwischensubstanz wird weitmaschiger, und die elastischen Fasern erscheinen gestreckter. Die Scheide macht also ein echtes Wachstum durch, wird länger, v. a. aber elastischer und dehnbarer.

Ähnliche Umbauvorgänge vollziehen sich im Bereich der *Vulva* und des *Dammes* sowie des *Beckenbodens.*

Das *Vaginalepithel* wird aufgelockert und erscheint durch die stärker vortretenden Papillen samtartig. Die Epithelschichten weisen quantitativ veränderte Relationen auf: Die Intermediärschicht hypertrophiert, während die Superfizialschicht vergleichsweise dünn erscheint. Daher findet man bei ⅔ aller Graviden im Zellabstrich überwiegend Intermediärzellen (Navikularzellen); seltener überwiegt entweder der Östrogentypus mit einem hochproliferierenden Epithel oder der Zytolysetypus.

Trotz des Vorherrschens einiger zytologischer Kriterien ist das Zellbild nicht schwangerschaftsspezifisch und unterliegt während der Gestationsperiode keinen typischen Veränderungen. Daher ist der diagnostische Aussagewert, z. B. zur Erkennung der echten Übertragung, begrenzt.

Der *Scheideninhalt* nimmt zu, bedingt durch ein vermehrtes Transsudat und den Reichtum an abgeschilferten Epithelzellen.

Tuben

Die Adnexe werden durch den wachsenden Uterus nach kranial gedrängt und liegen bereits ab dem 4. Schwangerschaftsmonat oberhalb des kleinen Beckens. Die Tuben verlaufen dann gestreckt und erscheinen länger, zumal es auch zu einer echten Hypertrophie ihrer Muskelfasern und bindegewebigen Strukturen kommt. Ihre Motilität nimmt ab.

Das Tubenepithel ist flacher als außerhalb der Gravidität, der Flimmerbesatz geht größtenteils verloren. Selten finden sich Bezirke mit einer dezidualen Reaktion.

Ovar

Im Vordergrund der Schwangerschaftsveränderungen steht zunächst das Corpus luteum graviditatis und seine anschließende Rückbildung. Anfangs nehmen aber beide Ovarien infolge verstärkter Vaskularisation und Wassereinlagerung sowie Hypertrophie der Stromazellen und Auflockerung des Bindegewebes an Volumen zu. In der 2. Schwangerschaftshälfte werden dagegen die Organe als Zeichen ihrer Funktionsruhe kleiner.

Häufig finden sich an der Oberfläche kleine, unregelmäßige erhabene Bezirke, die frischem Granulationsgewebe ähneln und bei mechanischer Irritation, z. B. bei einem Kaiserschnitt, leicht bluten. Histologisch handelt es sich um eine Art deziduale Reaktion oberflächennaher Bindegewebezellen dicht unterhalb des sog. Keimepithels.

Schwangerschaftsveränderungen der Halte- und Stützgewebe

Die hormonell bedingte *Auflockerung des knöchernen Beckens* erlaubt eine – wenn auch geringgradige – Anpassung an die Geburtsvorgänge (s. S. 199).

Das Lig. teres wird durch Hypertrophie und vermehrte Sukkulenz auf über Bleistiftdicke verstärkt und auf diese Weise für seinen Zügeleffekt auf das Corpus uteri während der Austreibungswehen vorbereitet. Unterstützend wirken dabei die gleichfalls während der Gravidität verstärkten Ligg. sacrouterina.

Die zunehmende statische Beanspruchung der Wirbelsäule und des Beckens führt zu einer verstärkten Lordose. Im Zusammenhang mit der Auflockerung der Ileosakralgelenke werden bestimmte Muskelgruppen - v. a. die Streckmuskulatur des Rückens - mehr als außerhalb der Gravidität belastet. Die veränderte Statik, insbesondere die Vorderlastigkeit durch den Uterus in der späten Schwangerschaft, bildet die Ursache der nicht seltenen Rückenschmerzen.

14 Untersuchung und Betreuung während der Schwangerschaft

Betreuung vor einer geplanten Schwangerschaft („prepregnancy care")

Frauen mit belastender Anamnese infolge früher durchgemachter Erkrankungen, bestehender chronischer Leiden, genetischer Krankheiten in ihrer Familie oder derjenigen des Partners (s. S. 99) benötigen eine ausführliche Beratung möglichst schon *vor* der Planung einer eigenen Familie zur Abschätzung des Risikos einer Schwangerschaft für die Mutter und das Kind (s. S. 100). Auf diese Weise können etwaige Belastungsfaktoren bereits vor einer Gravidität abgeklärt und eine ermittelte Gefährdung der Mutter und/oder des Kindes abgewogen werden.

Ein Optimum dieser *„pre-pregnancy care"* läßt sich erreichen, wenn bereits ab der Adoleszenz anläßlich einer gynäkologischen Untersuchung - z. B. wegen Zyklusstörungen oder bei der Beratung über die individuell geeignete Konzeptionsverhütung - auf diese Fragen eingegangen wird, ggf. abklärende Maßnahmen ergriffen und - wenn erforderlich - auch therapeutische Schritte in die Wege geleitet werden. Besondere Aufmerksamkeit gilt dabei Fragen des *Impfschutzes* (s. S. 380).

Außerdem bietet sich dann auch dem Arzt die Möglichkeit, frühzeitig auf eine Änderung ungünstiger Lebensgewohnheiten und Verhaltensweisen (Rauchen, Alkoholgenuß) hinzuwirken, um die Gefahren für das Kind während seiner intrauterinen Entwicklung zu vermindern (s. S. 130).

Betreuung während der Schwangerschaft - Schwangerenvorsorge

Die Betreuung einer Schwangeren stellt den Arzt vor die außergewöhnliche Situation, daß er sein Augenmerk stets gleichzeitig auf 2 Individuen, nämlich die Mutter und das Kind, richten muß.

So dient die regelmäßige Untersuchung und Betreuung während der Schwangerschaft - unter dem Begriff der *Schwangerenvorsorge* zusammengefaßt - dem Ziel, sowohl die fetale Entwicklung als auch den Gesundheitszustand der Mutter kontinuierlich zu überwachen, mütterliche *und* kindliche Gefahrenzustände früh zu erkennen, um rechtzeitig notwendige Maßnahmen einleiten zu können. Man muß davon ausgehen, daß sich nicht nur mütterliche Krankheitszustände, sondern auch vielfältige Umgebungseinflüsse einzeln oder insgesamt - falls sie unerkannt und unbeeinflußt bleiben - nachteilig auf den Schwangerschaftsverlauf auswirken können. Es gilt daher, die geburtshilfliche Vorgeschichte und mütterliche Erkrankungen ebenso zu berücksichtigen wie die Lebensbedingungen der Schwangeren, ihren sozioökonomischen Status, die körperlichen und psychischen Belastungen in Haushalt und Beruf zu erfassen und ungünstige Umweltbedingungen auszuschalten bzw. zu mindern.

Die *kontinuierliche Überwachung* beider Individuen - *der Mutter und des in utero heranwachsenden Feten* - stellt zweifellos eine der *entscheidenden Präventivmaßnahmen zur Risikoverminderung für Mutter und Kind, insbesondere zur Senkung der perinatalen Morbidität und Mortalität dar.*

Dieser Bedeutung tragen das *Mutterschutzgesetz* (s. Anhang I) und die vom Bundesausschuß der Ärzte und Krankenkassen in der BRD aufgestellten *Mut-*

terschaftsrichtlinien Rechnung, in denen ein diagnostisches Routineprogramm vorgeschrieben ist (s. Anhang II). Die Gravida erhält außerdem nach Feststellung der Schwangerschaft einen „*Mutterpaß*", in den die anamnestischen Angaben, die bei der Erstuntersuchung und bei jeder Kontrolle erhobenen Daten und Befunde vom Arzt eingetragen werden (s. Anhang II). Diese engmaschige Überwachung, die bei Bedarf jederzeit durch spezielle diagnostische Verfahren zu ergänzen ist, gewährleistet, daß die individuelle Prognose für den Schwangerschaftsausgang von Mal zu Mal neu festgelegt werden kann.

Ergeben sich von der Norm abweichende Befunde – sei es von seiten der Mutter oder von seiten des Feten – so ist die Gravida als **Risikoschwangere** einzustufen und die Betreuung zu intensivieren. Im allgemeinen wird dann die Geburt prophylaktisch auch als **Risikogeburt** eingestuft (s. S. 298).

Die erste Untersuchung zur Diagnose einer Frühgravidität

Die erste Untersuchung sollte möglichst bald nach dem Ausbleiben der Periode erfolgen, damit ein Basisbefund erhoben werden und die Betreuung schon zu einem frühen Zeitpunkt in der Schwangerschaft einsetzen kann.

Anamnese

Die Erhebung der Anamnese erfolgt nach denselben Richtlinien wie vor einer gynäkologischen Untersuchung (s. S. 507). Zur Feststellung der Schwangerschaft und zur gezielten nachfolgenden Überwachung erfahren jedoch einige anamnestische Erhebungspunkte eine Akzentuierung.

Zyklusanamnese

Im Vordergrund steht die *Zyklusanamnese:* Prinzipiell macht jede amenorrhoische Phase (sekundäre Amenorrhö) im fertilen Alter der Frau den Nachweis oder Ausschluß einer Gravidität erforderlich.

Die Regelanamnese beginnt obligatorisch mit den Fragen nach **Datum, Dauer und Stärke der letzten und vorletzten Periode** und dem bisherigen Menstruationszyklus. Schwankungen der Zyklusintervalle verdienen besondere Beachtung, da sie bei der Bestimmung des Gestationsalters und des voraussichtlichen Geburtstermins im Vergleich zu den jeweiligen Untersuchungsbefunden zu berücksichtigen sind (s. S. 193).

In diesem Zusammenhang spielt die Frage nach einer *vorausgegangenen oralen Kontrazeption* eine Rolle. Nach Absetzen der Ovulationshemmer treten Follikelreifung und Ovulation während der ersten Zyklen häufiger verzögert auf und bedingen infolgedessen auch einen zeitlich abweichenden Konzeptionstermin.

Nicht selten sind die Angaben über die letzte Periode für die Zeitbestimmung der Schwangerschaft gar nicht oder nur begrenzt verwertbar: Die als letzte Menstruation angegebene Blutung kann nach bereits erfolgter Konzeption als sog. **Implantationsblutung** (s. S. 148) aufgetreten sein. Dieser Verdacht erhebt sich, wenn sie verkürzt und/oder abgeschwächt verlaufen ist. Die Häufigkeit von verkürzten und/oder abgeschwächten *menstruationsähnlichen Blutungen* um den Zeitpunkt der erwarteten Periode beträgt 4%, die Frequenz von *Blutungen gleicher Stärke und Dauer* ca. 1%. Bestehen Diskrepanzen zwischen den angegebenen Blutungsdaten und der Uterusgröße, so ist die objektive Befunderhebung zugrunde zu legen und frühzeitig durch weitere Parameter wie v. a. die ultrasonographische Bestimmung des Gestationsalter zu verifizieren (s. S. 194 u. 245). Eindeutig verwertbar sind die Angaben über die letzte Periode, wenn gleichzeitig der mutmaßliche Konzeptionstermin erinnerlich ist oder im Zuge der Familienplanung (Spacing) oder einer Sterilitätsbehandlung die *Basaltemperatur* gemessen wurde (s. S. 82). Bekannt ist der Zeitpunkt der Empfängnis nach einer *Induktion der Ovulation* oder einer *Insemination.* Die auf diese Weise erzielten Graviditäten haben von vornherein als Risikoschwangerschaften zu gelten, z. B. wegen der erhöhten Abortrate und der nach Ovulationsinduktion häufigeren Mehrlingsschwangerschaften.

Spezielle geburtshilfliche Anamnese

Vorausgegangene Schwangerschaften

Entscheidendes Gewicht für die Prognose der in Frage stehenden Gravidität kommt der *Zahl, dem Verlauf und dem Ausgang vorangegangener Schwangerschaften zu* (s. S. 299). Definitionsgemäß wird sowohl aus anamnestischen als auch aus prognostischen Gründen unterschieden zwischen der *Zahl der Graviditäten* – also der summarischen Angabe der bisher abgelaufenen Geburten und Aborte einschließlich der ektopischen Schwangerschaft(en) – und der *Zahl der Geburten* (ab der 21. SSW p. c.). Demnach ist eine

Nulligravida die Frau, die bisher noch nicht schwanger war,

Primigravida (Erstgravida) die Frau, die erstmalig gravide ist,

Plurigravida die Frau, die wiederholt (2- bis 5mal) gravide war,

Multigravida die Frau, die 6mal und häufiger gravide war,

Nullipara die Frau, die noch nicht geboren hat,

Primipara (Erstgebärende) die Frau, die erstmalig entbunden wird,

Pluripara (Mehrgebärende) die Frau, die 2-5 Geburten durchgemacht hat,

Multipara (Vielgebärende) die Frau, die 6 und mehr Geburten durchgemacht hat.

Eine Schwangere kann also z. B. Primipara, jedoch Plurigravida sein, wenn sie nach wiederholten bzw. habituellen Aborten zur ersten Geburt kommt.

Die *spezielle geburtshilfliche Anamnese* dient als erstes Filter für die Erfassung von Gefährdungszeichen und damit ggf. einer Schwangeren mit einem erhöhten geburtshilflichen Risiko (s. S. 297).

Handelt es sich um die erste Schwangerschaft – ist die Patientin also Primigravida –, so ist zur Beurteilung der Fertilität zu erfragen, seit wann Kinderwunsch besteht, ebenso nach Methoden und Zeitspanne einer etwaigen Kontrazeption.

Sind bereits Schwangerschaften vorausgegangen, so müssen ihr *Abstand, Verlauf und Ausgang* detailliert abgeklärt werden. Dazu gehören Angaben über *Schwangerschaftserkrankungen,* die jeweilige Schwangerschaftsdauer, die Art der Entbindung (spontan, operativ), die *geburtshilflichen Komplikationen* einschließlich der Nachgeburtsperiode. Weiterhin sind Geschlecht und Größe des (der) Kindes (Kinder), der Zustand bei der Geburt mit besonderer Berücksichtigung *perinataler Todesfälle* und *Fehlbildungen,* der Wochenbettverlauf, das Stillen und die weitere Entwicklung des Kindes zu dokumentieren.

Bei vorausgegangenen *Frühgeburten* gilt die Aufmerksamkeit der Schwangerschaftsdauer und der vermuteten Ursache der vorzeitigen Geburt. Die gleichen Erhebungen müssen auch bei früheren *Mangelgeburten* erfolgen. Da gerade diese Ereignisse für die Überwachung und Prognose der jetzigen Schwangerschaft und Geburt wichtige Warnsignale setzen, empfiehlt sich die Einholung der entsprechenden Geburtsberichte und ggf. der pädiatrischen Daten.

Vorausgegangene *Spontanaborte* sind in der zeitlichen Folge zu eruieren, v. a. ob der (oder die) Abort(e) ausgetragenen Schwangerschaften vorangingen(en) oder zwischenzeitlich auftrat(en) oder ob bisher ausschließlich eine oder mehrere Fehlgeburten erfolgten. Das Gestationsalter des (der) abgelaufenen Aborts (Aborte) mit der Zuordnung zu Früh- oder Spätaborten (s. S. 341) liefert erste Hinweise auf die möglichen Ursachen, die Einstufung der jetzigen Gravidität als Risikoschwangerschaft, die zu ergreifenden Präventivmaßnahmen und erlaubt insgesamt eine Prognose für die neuerliche Gravidität. Dabei fallen die Art der Beendigung des (der) Aborts (Aborte) durch Aus- oder Nachräumung sowie ein fieberhafter Verlauf mit ins Gewicht. In Zweifelsfällen sind ergänzende ärztliche Unterlagen einzuholen.

Vorausgegangene *Schwangerschaftsabbrüche* müssen bezüglich Zeitpunkt, Technik und evtl. Komplikationen – auch im Hinblick auf eine mögliche Zervixinsuffizienz (s. S. 343) – erfragt und festgehalten werden.

Vorausgegangene gynäkologische Erkrankungen und Operationen

Nach vorausgegangen *gynäkologischen Erkrankungen* und *Operationen* (z. B. Konisation, Metroplastik) gehört die Gravide von vornherein in das Kollektiv der Risikoschwangeren, weil Schwangerschaft und Geburt mit einem erhöhten Gefährdungsgrad behaftet sein und gezielte Maßnahmen intra graviditatem und sub partu erforderlich machen können. Deshalb sind Art der Erkrankung und/oder des Eingriffes genau zu erfragen und ggf. ärztliche Informationen einzuholen.

Vorausgegangene extragenitale (allgemeine) Erkrankungen und Operationen

Gegenüber der speziellen geburtshilflich-gynäkologischen Vorgeschichte darf die *Allgemeinanamnese* nicht zu kurz kommen. Bei der Eruierung früherer akuter und chronischer Erkrankungen stehen Fragen nach Störungen von seiten der *Nieren* und *Harnwege* sowie nach einem *Diabetes mellitus,* nach *Herz-* und *Kreislaufleiden,* aber auch nach durchgemachten *akuten* und *chronischen Infektionskrankheiten* (einschließlich sexuell übertragbarer Erkrankungen) im Vordergrund, da diese Krankheitsbilder von vornherein das mütterliche und fetale Risiko, wenn auch graduell unterschiedlich, erhöhen und dementsprechend gewichtet werden müssen (s. S. 299). Ebenso sind frühere *Operationen im Bereich des Abdomens* (Darmoperationen, Appendektomie) festzuhalten; nach *Unfällen* ist eine Beteiligung des Beckens abzuklären. Schließlich verdienen *Allergien* – v. a. gegenüber Medikamenten und Narkotika – bei der Anamneseerhebung unter prospektiven Aspekten Beachtung.

Arbeits- und Sozialanamnese

Besonderer Aufmerksamkeit bedürfen die psychoökonomischen *Hintergrundfaktoren,* speziell die *Arbeits- und Sozialanamnese.* Es ist davon auszugehen, daß ungünstige soziale Verhältnisse den Schwangerschaftsverlauf und -ausgang gefährden und von vornherein die Einstufung als Risikoschwangerschaft erforderlich machen (z. B. jugendliche und/oder ledige Gravide) (s. S. 187).

Familienanamnese

Der Schwerpunkt der *Familienanamnese* liegt in der Geburtshilfe vornehmlich auf der Erfassung einer *genetischen Belastung.* Nicht selten fragt die Gravida selbst angesichts von geistig oder körperlich behinderten eigenen oder angeheirateten Verwandten nach dem genetischen Risiko für das zu erwartende Kind, ganz sicher aber, wenn sie selbst bereits ein Kind mit konnatalen Defekten geboren hat. Die Familienanamnese hat an Aktualität gewonnen, seit für eine Reihe von genetisch bedingten Anomalien die Möglichkeiten der **pränatalen Diagnostik** genutzt werden können (s. S. 99 und 117).

Erkrankungen und Beschwerden seit dem Zeitpunkt der vermuteten Empfängnis

Gezielte Aufmerksamkeit muß der Frage nach **Erkrankungen seit dem Zeitpunkt der vermuteten Empfängnis** gelten, die sich nachteilig auf die Entwicklung der Frucht ausgewirkt haben könnten. Hierzu rechnen **Infektionskrankheiten**, v. a. die **Röteln**, aber auch andere **Virusinfektionen** (s. S. 367) und fieberhafte Infekte. Zeitpunkt und Ablauf der Erkrankung, diagnostische und therapeutische Maßnahmen (serologische Untersuchungen, Röntgendiagnostik, Medikamente) sind zu dokumentieren. Das gleiche gilt für Operationen und besondere Ereignisse mit außergewöhnlichen physischen und psychischen Belastungen.

Bei Rückfragen nach *gegenwärtigen Beschwerden* ist davon auszugehen, daß im I. Trimenon **Änderungen im subjektiven Befinden** eintreten können, die auf der schwangerschaftsbedingten Umstellung des mütterlichen Organismus beruhen. Sie sind als physiologisch anzusehen und zählen zu den sog. *unsicheren Schwangerschaftszeichen.* Zu ihnen gehören:

- morgendliche Übelkeitserscheinungen (Vomitus matutinus),
- gelegentliches Erbrechen,
- Spannen in den Brüsten,
- eine gewisse physische und psychische Labilität mit Abnahme der Leistungsfähigkeit,
- ungewohnte Bevorzugung oder Ablehnung bestimmter Speisen und Genußmittel.

Schon frühzeitig werden häufig Änderungen in der Blasen- und Darmfunktion wie gehäufte Miktionen und eine Neigung zu Obstipation bemerkbar, gelegentlich ein verstärkter Fluor vaginalis.

Die gynäkologische Untersuchung zur Diagnose der frühen Gravidität

Zur Diagnose einer frühen Schwangerschaft wird die Untersuchung in der gleichen Weise wie bei der gynäkologischen Exploration vorgenommen. Obligatorisch werden im Rahmen der Krebsfrüherfassung von Ekto- und Endozervix Zellabstriche entnommen und die Kolposkopie durchgeführt (s. S. 24 und 513).

Zur Schwangerschaftsdiagnose sind einige Besonderheiten zu beachten: Schon in den ersten Wochen nach der Konzeption kommt es zu einer **lividen Verfärbung** und Auflockerung von Introitus, Vagina und Zervix infolge einer Weiterstellung der Gefäße und einer verstärkten Durchblutung. Diese bei der **Inspektion** des Introitus nach Entfaltung der kleinen Schamlippen und bei der Spekulumeinstellung auffallenden Veränderungen gelten zwar als **unsichere Schwangerschaftszeichen,** vermitteln aber diagnostische Hinweise. Der **Tastbefund** läßt üblicherweise erst ab der 7./8. SSW post menstruationem (p. m.) die Vergrößerung des Uterus erkennen. Vor diesem Zeitpunkt kommt daher der tastbaren **Auflockerung des Uterus** die größere diagnostische Bedeutung zu, zumal in der Frühgravidität die Größen- und Lagebestimmung des Uterus erschwert sein kann. Es kommt hinzu, daß der Uterus bei Erstgraviden zunächst kleiner imponiert als bei Frauen, die bereits geboren haben, und daß in den ersten Schwangerschaftsmonaten das Uteruswachstum eine gewisse Variabilität aufweist und in Schüben verlaufen kann.

Die Auflockerung macht sich in den ersten Wochen der Gravidität – graduell zunehmend – vornehmlich an der Zervix bemerkbar. Darauf beruht das vor der Ära der immunologischen Schwangerschaftstests diagnostisch wertvolle **Hegar-Schwangerschaftszeichen** (Abb. 102).

Bei der bimanuellen Palpation berühren die Finger der inneren Hand vom vorderen Scheidengewölbe aus und die von

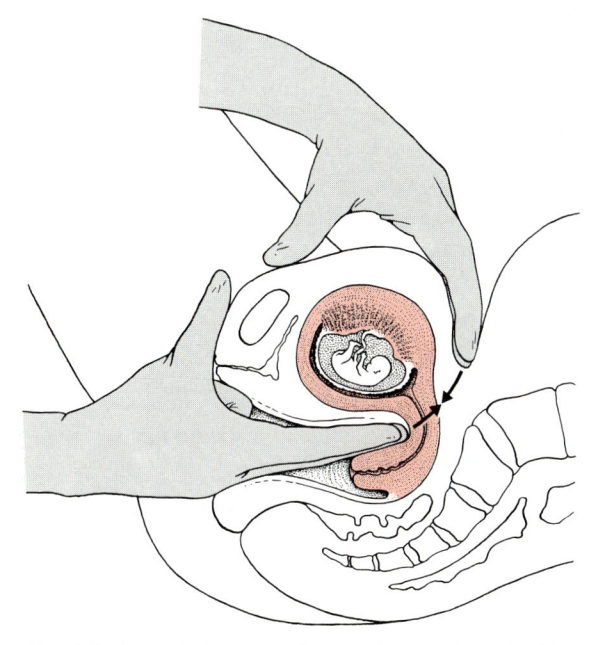

Abb. 102. Hegar-Schwangerschaftszeichen: Infolge der Zervixauflockerung können sich die Finger der inneren und äußeren Hand berühren

den Bauchdecken her hinter den Uterus eindringenden Finger der äußeren Hand einander, weil die aufgelockerte Zervix und der Isthmus keinen Widerstand bieten.

Gelegentlich kommt es während der Befunderhebung zu Uteruskontraktionen, dem sog. „Konsistenzwechsel".

Ferner kann bei der bimanuellen Untersuchung eine Asymmetrie des Uterus auffallen: Im 2.–4. Schwangerschaftsmonat lädt der Fundus uteri häufig nach einer Seite, und zwar im Bereich der Implantations- und Plazentationsstelle aus *(Piskaček-Ausladung),* bedingt durch ein stärkeres lokales Wachstum und eine vermehrte Nachgiebigkeit des Myometriums als Folge der lokalen Progesteronwirkung. Diese Formveränderung des Uterus ist differentialdiagnostisch zur Abgrenzung gegenüber einer uterusnahen Tubargravidität oder gegenüber einem Myom bei bestehender intrauteriner Gravidität von Bedeutung.

Die üblicherweise zur *Schätzung des Gestationsalters* benutzte Zyklusanamnese und die bimanuelle vaginale Untersuchung mit Größenbestimmung des Uterus (Tabelle 36) sind in etwa ¼ der Fälle nicht verwertbar (s. S. 245). Das richtige Schwangerschaftsalter ist aber unabdingbare Voraussetzung für die Beurteilung des fetalen Wachstums bzw. einer Mangel- oder Fehlentwicklung im weiteren Verlauf der Gravidität. Bei jeder Unsicherheit über den letzten Regeltermin und über den erhobenen Befund ist daher großzügig die *Ultrasonographie* einzuschalten (s. S. 246). Sie erlaubt schon früh in der Schwangerschaft eine zuverlässige Terminbestimmung und zwar mit Hilfe des *Fruchtsackdurchmessers* in der 6.–12. SSW, der *Scheitel-Steiß-Länge* in der 7.–20. SSW., des *biparietalen Kopfdurchmessers* durchgehend ab der 8. SSW, des *abdominotransversalen Durchmessers* ab der 12. SSW und der *Femurlänge* ab der 14. SSW.

Es stehen also schon im I. Trimenon genügend ultrasonographische Parameter zur Verfügung, um zu einer zuverlässigen Gestationsaltersbestimmung zu gelangen, die als Basisbefund für den weiteren Schwangerschaftsverlauf von unschätzbarem Wert ist.

Selbstverständlich gehört zur palpatorischen Befunderhebung auch die **Beurteilung der Adnexe und Parametrien** (s. S. 517). Häufig findet sich dasjenige Ovar, das das Corpus luteum graviditatis trägt, vergrößert.

Grundsätzlich gilt es, die bimanuelle Untersuchung bei Verdacht auf eine junge Gravidität vorsichtig vorzunehmen. Die Diagnose darf nicht durch die Palpation, z. B. die forcierte Prüfung des Hegar-Schwangerschaftszeichens oder des Konsistenzwechsels, erzwungen werden.

Ergibt die Untersuchung keinen eindeutigen Hinweis auf das Bestehen einer jungen Gravidität, so steht der *immunologische Schwangerschaftstest* zur Verfügung. Er fällt bei Verwendung von Morgenurin ab dem 36.–40. Tag p. m. bzw. 10–12 Tage nach Ausbleiben der erwarteten Regel positiv aus (s. S. 262). Ist ein noch frühzeitigerer Nachweis einer Schwangerschaft klinisch von Bedeutung – z. B. bei Verdacht auf eine Extrauteringravidität (s. S. 358) –, so kann der quantitative *hCG-Nachweis* im Blutplasma mittels *Radioimmunoassay* herangezogen werden (s. S. 262). Mit diesem Nachweisverfahren ist hCG bereits 8–12 Tage nach der Ovulation – also vor Ausbleiben der Regel – nachweisbar.

Auch die *Basaltemperaturmessung* (s. S. 82) vermittelt bei Frauen, die regelmäßig die Ruhetemperaturkurve führen, frühzeitig einen Hinweis auf eine erfolgte Konzeption. Kennzeichnend ist die Verlängerung der postovulatorischen hyperthermen Phase. Bleibt die Temperaturkurve 16 Tage und mehr auf dem erhöhten Niveau (0,6 °C über dem präovulatorisch gemessenen Temperaturverlauf), so kann man mit einer Zuverlässigkeit von 97% auf das Bestehen einer jungen Schwangerschaft schließen. Von Vorteil ist dabei, daß der Zeitpunkt der Ovulation bzw. Konzeption aus dem Kurvenverlauf abzulesen ist (Abb. 288). Eine Abschätzung des Konzeptionstermins erlauben auch Angaben über die zuverlässige Anwendung der *symptothermalen* Methode (s. S. 82).

Die Tatsache, daß eine frühe Gravidität durch eine Ultraschalluntersuchung und auch durch einen Schwangerschaftstest zuverlässiger als durch Inspektion und Palpation festzustellen ist, sollte nicht dazu verleiten, auf die komplette gynäkologische Untersuchung zu verzichten. Nur dadurch verschafft man sich einen objektiven Ausgangsbefund, der bei späteren Kontrolluntersuchungen, insbesondere bei pathologischen Befunden (z. B. Myomentwicklung), Vergleichsmöglichkeiten bietet.

Tabelle 36. Größe des Uterus bzw. Stand des Fundus uteri im Verlauf der Schwangerschaft

Schwangerschaftszeitpunkt p. m.	Größe des Uterus bzw. Stand des Fundus uteri
8. SSW	Gänseei- bis frauenfaustgroß
12. SSW	Faustgroß
16. SSW	1½ bis doppelfaustgroß bzw. Fundus Mitte zwischen Symphyse und Nabel
22. SSW	Fundus in Nabelhöhe
28. SSW	Fundus 2 Querfinger oberhalb des Nabels
32. SSW	Fundus Mitte zwischen Nabel und Schwertfortsatz
36. SSW	Fundus am Rippenbogen
40. SSW	Fundus 2 Querfinger unterhalb des Rippenbogens

14 Untersuchung und Betreuung während der Schwangerschaft

Es sei dahingestellt, ob man sich schon bei der ersten Untersuchung über die Beckenverhältnisse orientiert. Die Austastung des Beckens gegen Ende der Schwangerschaft hat den Vorteil, daß gleichzeitig die Abschätzung der Größe des Kindes, insbesondere des kindlichen Kopfes, in Relation zur Weite des Beckens vorgenommen werden kann (s. S. 192). Nicht versäumen sollte man allerdings im Zuge der Allgemeinuntersuchung, den Konstitutionstyp der Graviden mit seinen Hinweiszeichen auf die Beckenform zu erfassen (s. S. 199).

Obligatorische Zusatzuntersuchungen

Steht die Diagnose einer Gravidität fest, schließen sich gemäß den Mutterschaftsrichtlinien (s. Anhang II) obligatorisch folgende Untersuchungen und Beratungen an:

- Überprüfung des Allgemeinzustandes,
- Bestimmung des Körpergewichtes,
- Messung des Blutdrucks,
- Untersuchung des Mittelstrahlurins (Eiweiß, Zucker, Sediment, ggf. bakteriologische Untersuchung),
- Hämoglobinbestimmung und bei Werten unter 11,2 g/100 ml = 70% Hb Zählung der Erythrozyten,
- Ermittlung der Blutgruppe und des Rh-Faktors D[1],
- Durchführung des Antikörpersuchtests (AK)[1],
- Veranlassung des Rötelnhämagglutinationshemmungstests (Röteln - HAH)[1],
- Vornahme der Luessuchreaktion (TPHA-Test = Treponema-pallida-Hämagglutinationshemmungstest). (Bei der Luessuchreaktion ist lediglich die Durchführung und nicht das Ergebnis der Untersuchung im Mutterpaß zu dokumentieren.),
- serologische Untersuchungen auf Infektionen
- bei gefährdeten Personen auf Hepatitis B
- bei begründetem Verdacht auf Toxoplasmose und andere Infektionen
- Zum Ausschluß einer HIV-Infektion auf freiwilliger Basis nach vorheriger ärztlicher Beratung. (Weder über eine AIDS-Beratung noch eine HIV-Untersuchung dürfen irgendwelche Eintragungen im Mutterpaß erfolgen).

Ausgehend von diesen Basiswerten und je nach Ausfall der Reaktionen und zusätzlichen anamnestischen Hinweisen werden dann weitere diagnostische und ggf. therapeutische Maßnahmen in die Wege geleitet.

Die Beratung nach Feststellung der Gravidität

In dem ersten Gespräch nach Feststellung der Gravidität ist die Patientin unmittelbar über das Ergebnis der Untersuchung zu informieren, v. a. darüber, ob die Schwangerschaft intakt und zeitgerecht entwickelt zu sein scheint oder ob Abweichungen von der Norm bestehen, die Konsequenzen nach sich ziehen. Der voraussichtliche Geburtstermin (s. S. 193) wird mitgeteilt und der Mutterpaß ausgestellt (s. Anhang III).

Bei der anschließenden Beratung stehen Hinweise auf das Verhalten und evtl. Änderungen in den Lebensgewohnheiten während der jetzigen Gravidität im Vordergrund.

Im einzelnen sollten folgende Punkte zur Sprache kommen:

- Notwendigkeit regelmäßiger Kontrolluntersuchungen,
- Hinweise auf die Ernährung in der Schwangerschaft,
- Genußmittel in der Schwangerschaft,
- körperliche Belastung in der Schwangerschaft,
- Sport in der Schwangerschaft,
- Reisen in der Schwangerschaft,
- Sexualverhalten in der Schwangerschaft,
- Medikamente in der Schwangerschaft,
- Hinweise für Risikoschwangere.

Notwendigkeit regelmäßiger Kontrolluntersuchungen

Es besteht kein Zweifel daran, daß die turnusmäßige Schwangerschaftsüberwachung zur **Risikominderung bei Mutter und Kind** und entscheidend zur Senkung der perinatalen Mortalität und Morbidität beiträgt (s. S. 499).

Hinweise auf die Ernährung in der Schwangerschaft

Die Ernährung der Schwangeren muß dem Energie- und Nährstoffbedarf von Mutter und Kind Rechnung tragen. Dabei gilt es, das im Volksmund geläufige, quantitativ verstandene „Essen für 2" aufgrund der Bedarfsgrößen des Feten in den einzelnen Entwicklungs- und Wachstumsphasen auf eine rationale Basis zu stellen und die Richtwerte für die quantitative und v. a. qualitative Bedarfsdeckung zu erläutern (Tabellen 37–39).

In der BRD spielt i. allg. eine Unterernährung keine Rolle, wohl aber nicht selten eine **Fehl-** und **Überernährung.** Vor allem neigen die jungen werdenden Mütter zur **Fehlernährung** und benötigen da-

---
[1] Interpretation der serologischen Befunde und Anweisungen für die Kontrollen und weiterführenden Untersuchungen s. Mutterschaftsrichtlinien (Anhang II, S. 760).

Tabelle 37. Empfohlene Mehrzufuhr an Nahrungsenergie und essentiellen Nährstoffen während der Schwangerschaft (Deutsche Gesellschaft für Ernährung 1985). *RÄ:* Retinol-Äquivalent, *TÄ:* Tokopherol-Äquivalent, *NÄ:* Niacin-Äquivalent, *fFÄ:* Freie-Folsäure-Äquivalent

	Empfohlene Mehrzufuhr	Relative Mehrzufuhr[1]
Nahrungsenergie	1,2 MJ[2] (300 kcal)	rd. 14%
Protein	30 g[2]	rd. 67%
essentielle Fettsäuren	1 g[2]	10%
Calcium	400 mg[3]	50%
Phosphor	200 mg[3]	25%
Magnesium	100 mg[2]	rd. 33%
Eisen	7 mg[3]	rd. 39%
Jod	30 µg[3]	15%
Zink	10 mg[2]	rd. 67%
Vitamin A	0,3 mg-RÄ[2]	rd. 38%
Vitamin D	5 µg[2]	100%
Vitamin E	2 mg-TÄ[2]	rd. 17%
Thiamin (Vit. B_1)	0,3 mg[2]	25%
Riboflavin (Vit. B_2)	0,3 mg[2]	20%
Niacin	2 mg-NÄ[2]	rd. 13%
Vitamin B_6	1,0 mg[2]	rd. 63%
Folsäure	160 µg-fFÄ[3]	100%
Pantothensäure	2 mg[2]	25%
Vitamin B^{12}	1,0 µg	20%
Vitamin C	25 mg[2]	rd. 33%

[1] Empfehlungen für Frauen mit überwiegend sitzender Beschäftigung (Alter 19–35 Jahre).
[2] Ab 4. Schwangerschaftsmonat.
[3] Gesamte Schwangerschaft.

Tabelle 38. Täglicher Bedarf an Proteinen, Fett und Kohlenhydraten (KH) während der Schwangerschaft. (Nach Stoll et al. 1986)

I. und II. Trimenon			III. Trimenon		
Proteine	Fette	KH	Proteine	Fette	KH
70 g (16%)	80 g (18%)	290 g (66%)	85 g (17%)	80 g (16%)	340 g (67%)

her detaillierte Angaben zur notwendigen Umstellung ihrer bisherigen Eß- und Trinkgewohnheiten. Ebenso sind in dieser Hinsicht Gravide mit ungünstigem sozioökonomischem Status und/oder Konsum von Nikotin, Alkohol und Drogen gefährdet. An die Möglichkeit einer unzureichenden Ernährung ist auch bei Untergewicht, fehlender Gewichtszunahme im Verlauf der Schwangerschaft und bei Einhaltung einer speziellen Diät wegen einer chronischen Krankheit zu denken.

Besondere Beachtung verdienen die **übergewichtigen Schwangeren**, d.h. diejenigen, die mit einem überhöhten Ausgangsgewicht, meist als Folge steter Überernährung, gravide werden. Da bei ihnen häufiger geburtshilfliche Komplikationen auftreten und die kindliche Morbidität und Mortalität erhöht ist, sollte man sie vorsorglich zur Gruppe der Risikoschwangeren rechnen. Eine Reduktion des Übergewichtes während der Schwangerschaft ist mit Rücksicht auf den Feten nicht ratsam, jedoch soll die graviditätsbedingte Zunahme kontrolliert und qualitativ balanciert werden (Tabelle 37–39).

Insgesamt ist der tägliche *Kalorienbedarf* gegenüber den Richtwerten außerhalb der Gravidität (~8400 kJ = 2000 kcal) unter Berücksichtigung der körperlichen Beanspruchung um etwa 1260 kJ (=300 kcal) in der Schwangerschaft auf ~9660 kJ (=2300 kcal) zu erhöhen.

Es ist jedoch zu bedenken, daß in der BRD die tägliche mittlere Kalorienzufuhr bei Frauen zwischen 19–35 Jahren mit fast 2800 kcal beträchtlich über dem angegebenen Richtwert liegt. Dementsprechend ist für die Mehrzahl der Schwangeren mit normalen Eßgewohnheiten eine Steigerung der Kalorienzufuhr nicht erforderlich. Die Problematik liegt vielmehr darin, bei fehlendem oder verhältnismäßig geringem Mehrbedarf an Nahrung (d.h. Nahrungsenergie) den für einige Nährstoffe notwendigen höheren Zusatzbedarf zuzuführen (Tabelle 37).

Dabei gilt es vor allem, dem vermehrten *Proteinbedarf* Rechnung zu tragen (Tabelle 37 und 38). Als günstig wird ein Verhältnis tierischer zu pflanzlichen Proteinen von ⅔ zu ⅓ empfohlen, um die Zufuhr essentieller Aminosäuren für den Feten und die Stickstoffbilanz für die Stillperiode sicherzustellen (s. S. 289). Die tägliche *Kohlenhydratmenge* als wichtige Energiequelle wird mit 290–340 g/Tag angegeben, die tägliche Fettzufuhr soll nicht mehr als 15–20% der Gesamtkalorien ausmachen. Bei landläufiger Kost impliziert dieser Richtwert eher eine Reduzierung der gewohnten Aufnahme (Tabelle 38). Unter den *Mineralstoffen* und *Spurenelementen* verdient der erhöhte Bedarf an *Eisen* und *Kalzium* Beachtung (Tabelle 37 und 39). Die erforderlichen Mengen an Kalzium lassen sich durch eine Zulage von täglich etwa 400 ml Milch oder einer entsprechenden Menge an Milchprodukten sichern; dadurch wird gleichzeitig nahezu die Hälfte der empfohlenen zusätzlichen Proteinzufuhr aufgenommen. Ein Engpaß besteht jedoch oft für *Eisen*, namentlich im letzten Schwangerschaftsdrittel. Es ist zu empfehlen, mit Beginn der Schwangerschaft Lebensmittel zu bevorzugen, die reich an Eisen sind (Leber, Fleisch, Grüngemüse) (Tabelle 39). Bei erniedrigten Hb-Werten (unter 12 g/100 ml) ist die Verordnung eines Eisenpräparates erforderlich.

Vermehrte Beachtung verdient unter physiologischen und pathophysiologischen Gesichtspunkten

Tabelle 39. Nährstoffdichte (pro 1000 kcal) (Nährstoffdichte = Verhältnis der Nährstoffe zum biologischen Brennwert) ausgewählter Lebensmittel im Vergleich zu den „Empfehlungen für die Nährstoffzufuhr" für Schwangere ab 6. Schwangerschaftsmonat. (Nach Kübler 1977). **Fettdruck:** Besonders ergiebige Nährstoffquellen

	Ca (mg)	Fe (mg)	Vit. A (mg-Äquiv.)	Thiamin (mg)	Riboflav. (mg)	Folsr.[5] (mg)	Vit. B_6 (mg)	Vit. C (mg)	Menge[6] (g)
Empfehlungen Schwangere ab 6. Mon.	462	9,6	0,46	0,6	0,9	0,31	1,0	38,5	
Trinkmilch	**1840**	1,6	0,37	0,6	**3,1**	0,01	0,8	31,3	1560
Quark, Magerstufe	**795**	5,7	0,15	0,6	**3,4**	0,35	0,1	11,4	1140
Eiscreme	**659**	0,5	0,63	0,2	1,2	0,01	0,6	S	490
Hühnerei	340	12,2	**1,80**	0,7	**1,7**	0,03	0,6	+	ca. 12 St.
Schweinefleisch, mager	56	**14,0**[1]	–	**4,9**	1,1	0,01	1,4	–	700
Rindfleisch mager	52	**12,1**[1]	–	0,3	0,9	0,05	**2,5**	–	580
Kalbsleber	29	**74,5**[1]	**29,2**	**1,8**	**17,9**	**0,36**	**8,6**	**285**	730
Kalbsniere	74	**83,5**[1]	**1,53**	**2,9**	**18,2**	**0,30**	**3,8**	**91**	825
Hering, Filet	158	**5,0**[1]	0,18	0,2	1,1	–	0,5	–	450
Dorsch, Filet	141	**6,4**[1]	–	0,6	0,6	–	**2,6**	–	1280
Weizenvollkornbrot	394	8,4	–	**1,0**	0,6	–	1,1	–	440
Eierteigwaren	51	5,4	0,15	0,5	0,3	–	0,2	–	270
Haferflocken	162	9,0	–	**1,0**	0,4	–	**1,9**	–	260
Kartoffeln	153	10,6	0,06	**1,2**	0,6	0,08	**2,6**	**176**	1316
Pommes frites	41	8,2	+	0,7	0,1	–	0,4	**95**	455
Grüne Bohnen	**1364**	**21,2**	**1,52**	**1,5**	**4,6**	**0,88**	**4,4**	**545**[3]	3125
Blumenkohl	**464**	**14,3**	0,14	**1,8**	**1,8**	**0,81**	**7,4**	**1535**[3]	3700
Grünkohl	**4783**	**43,5**	**15,2**	**2,2**	**6,5**	**1,32**	**5,0**	**2348**[3]	2170
Spinat	**4722**[2]	**289**[2]	**35,0**	**2,8**	**11,1**	**2,88**	**7,7**	**2056**[3]	3850
Kopfsalat	**1500**	**40,0**	**10,5**	**5,0**	**5,0**	**1,43**	**5,0**	**700**[3]	7140
Feldsalat	**1944**	**105**	**17,2**	**2,8**	**4,4**	**2,22**	**11,1**	**1000**[3]	5550
Rhabarber	**2860**[2]	**28,6**[2]	0,64	**1,4**	**1,4**	0,19	**1,9**	**562**	625
Rote Bete	**862**	**24,1**	0,07	0,7	1,0	**0,47**	1,2	**232**	2326
Karotten	**1034**	**20,7**	**38,6**	**1,7**	**1,7**	0,20	**3,0**	**172**	3450
Tomaten	**722**	**27,8**	**7,2**	**2,8**	**1,7**	**0,36**	**4,6**	**1277**	5263
Äpfel	121	5,2	0,18	0,7	0,3	0,03	0,5	**86**[4]	1720
Birnen	131	4,9	0,11	0,3	0,7	0,03	0,3	66	1640
Bananen	94	8,2	0,25	0,6	0,7	0,12	**3,8**	**118**	1175
Kirschen	317	8,3	0,85	0,8	1,0	0,10	0,8	**167**	1670
Erdbeeren	**568**	**27,0**	0,18	0,8	**1,9**	0,14	1,1	**1620**	2700
Himbeeren	**860**	17,5	0,29	0,5	1,6	0,09	1,6	**439**	1750
Aprikosen	333	9,8	**5,88**	0,6	1,0	0,06	1,4	**137**	1960
Orangen	**836**	8,2	0,45	**2,0**	0,6	0,10	0,6	**1020**	2040

[1] Eisen besonders gut resorbierbar.
[2] Kalzium und Eisen schwer resorbierbar durch hohen Oxalsäuregehalt.
[3] Frischware und gute Konserven – hohe Verluste beim Lagern.
[4] Besonders große Schwankungsbreite.
[5] Anhaltswerte; abhängig von Bestimmungsmethode.
[6] 1000 kcal werden in ... g eßbarer Substanz aufgenommen.

(s. S. 170) die Frage, ob und inwieweit der Mehrbedarf an **Magnesium** während der Gravidität durch die Ernährung gedeckt wird. Fest steht eine Verarmung an Magnesium in hochgedüngten Kulturböden. Außerdem wird im Durchschnitt weniger pflanzliche Nahrung als Fleisch aufgenommen. Bei proteinreicher Ernährung und erhöhter Kalziumaufnahme durch den Verzehr von Milchprodukten ist der Magnesiumbedarf erhöht, da seine Resorption im Darm durch Kalzium antagonistisch gehemmt wird. Insofern ist durchaus in der Schwangerschaft mit einem ernährungsbedingten Unterangebot zu rechnen. Empfohlen wird daher die Mehrzufuhr von 100–150 mg/Tag (Tabelle 37). Reich an Magnesium sind Obst, Gemüse, Kleie, Nüsse.

Der erhöhte Bedarf an Vitaminen, speziell an **Folsäure,** wird i. allg. durch Mischkost mit Obst, Zitrusfrüchten, Grüngemüse und Vollkornprodukten gedeckt (Tabelle 39). Zu beachten ist, daß im letzten Schwangerschaftsdrittel häufiger eine unsichere Bedarfsdeckung mit Vitamin A, Thiamin, Riboflavin und Vitamin B_6 besteht. Bei jugendlichen Schwangeren muß man eher mit einem Defizit an den fettlöslichen Vitaminen A und E rechnen.

Da die Vitaminbilanzierung je nach Eßgewohnheiten unzulänglich sein kann, ist die vorsorgliche Gabe von Vitaminkombinationspräparaten in der Schwangerschaft insbesondere bei Massenverpflegung (Kantinenessen!) zu empfehlen.

An *Kochsalz* werden 2–4 g als tolerabel angesehen; diese Richtwerte werden eingehalten, wenn die Schwangere unter Berücksichtigung des in den Hauptnahrungsmitteln enthaltenen Kochsalzes (Wurst, Käse!) für die von ihr zubereiteten Speisen wenig Salz verwendet. (Bei Neigung zu Ödemen und Symptomen des SIH-Syndroms gelten besondere diätetische Vorschriften (s. S. 330). Die zusätzlich zu den Speisen benötigte *Flüssigkeitsmenge* pro Tag in Form von Getränken soll etwa 1000 ml betragen.

Um eine *Struma congenita des Neugeborenen* und damit zusammenhängende Entwicklungsstörungen des Knochens (Wachstumsverzögerung) und des zentralen Nervensystems zu vermeiden, ist eine *Jodprophylaxe* in der Schwangerschaft mit täglich 150 µg Jod in Form von jodiertem Speisesalz oder mit Jodidtabletten angezeigt.

Die einfachste Form der diätetischen Überwachung ist die *Gewichtskontrolle* anläßlich der regelmäßigen Untersuchungen im Rahmen der Schwangerenbetreuung. *Die durchschnittliche Gewichtszunahme während der Gravidität sollte 12–13,5 kg betragen.* In den ersten 3 Monaten erfolgt kein Gewichtsanstieg, gelegentlich bei anhaltender Emesis sogar eine Gewichtsabnahme. *In der 2. Schwangerschaftshälfte soll die Gravide pro Woche ca. 400–500 g bzw. pro Monat nicht mehr als 2 kg zunehmen.* Das bedeutet, daß die Gewichtszunahme vornehmlich in der Zeit erfolgt, in der der Fetus seine hauptsächliche Wachstumsphase durchmacht.

Genußmittel in der Schwangerschaft

Rauchen und regelmäßiger *Alkoholgenuß* beeinträchtigen den Schwangerschaftsverlauf und die fetale Entwicklung. *Der Alkohol stellt heute die häufigste teratogene Noxe dar* (s. S. 130). Es gilt daher, diese negativen Einflußfaktoren ab der frühen Gravidität auszuschalten. Man muß bedenken, daß ca. jede 3. Gravida Raucherin ist. Gerade bezüglich der Genußmittel und insbesondere des Rauchens bietet die Phase der Übelkeitserscheinungen und der Emesis gravidarum im I. Trimenon die Chance, das Rauchen und den Alkoholgenuß aufzugeben. Wird die Gelegenheit zu Beginn der Gravidität verpaßt, so erreichen die Frauen häufig in der Folgezeit keine Reduktion ihres gewohnten Zigaretten- oder/und Alkoholkonsums mehr.

Körperliche Belastungen in der Schwangerschaft

Da sich starke **körperliche Beanspruchung durch Haushalt und/oder Beruf** (Arbeit im Stehen und Gehen, Heben schwerer Lasten, Akkordarbeit) nachteilig auf den Schwangerschaftsausgang auswirken und zweifelsfrei mit einer erhöhten Frühgeburtenrate assoziiert sind (s. S. 384 und Tabelle 67), sollten alle Möglichkeiten der Erleichterung unter Berücksichtigung der im Mutterschutzgesetz festgelegten Schutzvorschriften und Schutzfristen (s. S. 178 und Anhang I) ausgeschöpft und ggf. ein Arbeitsplatzwechsel ärztlich befürwortet werden.

Sport in der Schwangerschaft

Gemäßigte sportliche Betätigung – Schwimmen, Wandern, auch Skiwandern, Ausgleichsgymnastik und Bewegungsspiele – wirken sich bei ungestörter Schwangerschaft angesichts der zivilisationsbedingten relativen Bewegungsarmut durchaus positiv auf das Befinden der Gravida aus (Förderung des Kreislaufs, Stärkung der Muskulatur). Dagegen sind Leistungssport und Sportarten mit abrupten Bewegungen und erhöhter Sturzgefahr – z. B. Leichtathletik, Tennis, Skiabfahrtslauf – zu vermeiden.

Reisen in der Schwangerschaft

Weite und anstrengende Reisen – z. B. in Länder mit extremen Klima- und Höhenschwankungen und mit dem Risiko von Magen-Darm-Infektionen sowie mit speziellen Impfvorschriften (s. S. 381) – sollten nach Möglichkeit während der Schwangerschaft unterbleiben. Im I. Trimenon besteht ohnehin immer ein gewisses Abortrisiko, im letzten Trimenon die Gefahr der Frühgeburt. Das mittlere Trimenon ist als der am wenigsten gefährdete Schwangerschaftsabschnitt anzusehen. Die Luftverkehrsgesellschaften gestatten in den letzten 6 Wochen vor dem errechneten Geburtstermin keine Flugreisen mehr. Bei unverzichtbaren Reisen ist unmittelbar vorher eine Kontrolluntersuchung zu empfehlen; dabei geht es v. a. um die Überprüfung des Zervixverschlusses. Auch bei normalem Befund ist anzuraten, sich über die ärztliche Versorgung am Zielort und ggf. an Zwischenstationen vorsorglich zu informieren.

Sexualverhalten in der Schwangerschaft

Im Beginn der Schwangerschaft, etwa bis Ende des 2. Monats, wird eine Zurückhaltung bezüglich Kohabitationen empfohlen. Während der weiteren Schwangerschaft braucht das Sexualverhalten bei normalem Befund und wenn sich aus dem Ablauf früherer Graviditäten keine Bedenken (z. B. Verdacht auf Zervixinsuffizienz, habituelle Aborte) ergeben, zunächst keinen Einschränkungen zu unterliegen. In der fortgeschrittenen Gravidität ist die Seiten- oder Knie-Ellenbogen-Lage vorzuziehen (s. S. 69). In den letzten 4 Wochen vor dem Geburtstermin ist von Kohabitationen jedoch abzuraten; die mechanische Irritation der Zervix kann zur vorzeitigen Auslösung von Wehen und/oder zum vorzeitigen Blasensprung führen. Machen sich schon früher Zeichen einer drohenden Frühgeburt (Eröffnung des Muttermundes, Verkürzung der Zervix, Kontraktionsbereitschaft des Uterus) bemerkbar, so muß der Arzt auf die zusätzliche Gefahr durch den Geschlechtsverkehr hinweisen.

Medikamente und Röntgendiagnostik in der Schwangerschaft

Die Einnahme von **Medikamenten** während der Schwangerschaft, insbesondere in den ersten Monaten, ebenso *röntgendiagnostische Maßnahmen* bedürfen einer strengen Indikationsstellung (s. S. 124 und 132).

Hinweise für Risikoschwangere

Werden bereits anamnestisch oder anläßlich der Erst- oder einer Kontrolluntersuchung Risikofaktoren (s. S. 297 und Tabelle 54) bekannt oder nachgewiesen, so ist die Patientin am besten zur weiteren Überwachung einer **Sprechstunde für Risikoschwangere** zuzuleiten, wo die erforderlichen diagnostischen und therapeutischen Maßnahmen je nach Lage des Falles einschließlich einer Hospitalisierung in die Wege geleitet werden können.

Eine beratungsintensive Situation ergibt sich, wenn Hinweise auf ein erhöhtes fetales **Risiko pränatal nachweisbarer genetisch bedingter Defekte** vorliegen. Die Patientin (und der Ehepartner) müssen dann ausführlich über die Möglichkeiten und Konsequenzen der vorgeburtlichen Diagnostik informiert und zur zeitgerechten Vornahme der Chorionbiopsie oder Fruchtwasserpunktion in einem der Zentren für Pränataldiagnostik angemeldet werden (s. S. 117).

Die ungewollte Schwangerschaft

Schwerwiegende individuelle Beratungsprobleme stellen sich, wenn die Schwangerschaft ungeplant und ungewollt ist und der Wunsch nach einem Schwangerschaftsabbruch geäußert wird. Es hängt von dem Vertrauensverhältnis zwischen Arzt und Patientin und nicht zuletzt von ihrer Kooperationsbereitschaft ab, ob man diese Problematik mit allem Für und Wider schon bei der ersten Konsultation oder – wenn es die gesetzlich vorgegebene Zeitspanne erlaubt – erst bei dem nächsten Sprechstundenbesuch, möglichst im Beisein des Ehemannes oder Partners, erörtert.

Unter der Voraussetzung, daß keine schwerwiegende Beeinträchtigung der körperlichen Gesundheit bzw. keine medizinische Indikation für einen Schwangerschaftsabbruch vorliegt, wird der Arzt alle verfügbaren biographischen, sozialen und psychischen Faktoren analysieren und gewichten müssen. Dabei gilt es im einzelnen abzuklären, welchen besonderen familiären und/oder beruflichen sowie sozialen Belastungen die Gravida ausgesetzt ist und bis zu welchem Grad die (erneute) Schwangerschaft ihre Lebenssituation psychisch und physisch erschwert. Die Klarlegung dieser und ähnlicher Fragen erlaubt zugleich eine Einordnung und Beurteilung der Gesamtpersönlichkeit der Schwangeren, ihrer Verhaltensweisen und vorhandenen Anpassungsmöglichkeiten an die durch eine Schwangerschaft meist eingreifend veränderten Lebensbedingungen, v. a. aber einen allmählichen Abbau der anfänglichen, rein emotional bedingten Ablehnung eines (weiteren) Kindes.

Man muß bedenken, daß der Arzt – unabhängig von seiner positiven Einstellung zur Schwangerschaft – oftmals die einzige und unparteiische Bezugsperson ist, mit dem die Schwangere ihre Nöte besprechen kann. Er ist auch derjenige, der die mögliche Konfliktsituation nach einem Schwangerschaftsabbruch besser einzuschätzen vermag (s. S. 355).

Einer eingehenden Beratung bedürfen in diesem Zusammenhang unverheiratete Gravide. Mit ihnen gilt es zu überlegen, wie die Zukunft mit und trotz Schwangerschaft gestaltet werden kann. Entscheidend fällt dabei ins Gewicht, ob die Eheschließung oder das Bestehenbleiben der Partnerschaft möglich und vorgesehen ist. Bei etwa 50% der Primigravidae erfolgt in der BRD die Empfängnis vor der Eheschließung. Bei Unverheirateten sind von vornherein die de facto ungünstigeren persönlichen und Milieufaktoren mit nachteiligen gesellschaftlichen Bedingungen für sie selbst und ihr Kind zu bedenken. Die nachweislich höhere Frühgeburtenrate der Ledigen macht schon während der Schwangerschaft eine intensive ärztliche und soziale Betreuung erforderlich (s. S. 180).

Zusätzliche Schwierigkeiten ergeben sich bei einer minderjährigen Schwangeren; ihr Einverständnis vorausgesetzt, sollten die Eltern bald zur Bewältigung der Situation herangezogen werden.

Erscheint angesichts einer in vielfacher Hinsicht ungünstigen Ausgangskonstellation ein Schwangerschaftsabbruch vertretbar, so ist ohne Verzug eine Beratungsstelle einzuschalten, wie es das Gesetz vorsieht (s. S. 353).

Die weitere Überwachung der Schwangeren

Intervalle der Vorsorgeuntersuchungen

Über das in den Mutterschaftsrichtlinien vorgesehene Minimalprogramm hinausgehend, sind Kontrolluntersuchungen in folgenden Abständen zu empfehlen:

In den ersten 4 Monaten: alle 4 Wochen,
vom 5.–7. Monat: alle 3 Wochen,
vom 8.–9. Monat: alle 2 Wochen,
im 10. Monat: individuell unterschiedlich, alle 1–2 Wochen.

Der Befunderhebung geht jeweils eine *Zwischenanamnese* voraus, um interkurrente Störungen des Befindens zu erfassen. Dabei soll auch der *Zeitpunkt der ersten Kindsbewegungen* erfragt werden. Sie werden von der Erstgebärenden etwa in der 20. SSW und von der Mehrgebärenden in der 18. SSW verspürt.

Obligatorische Befunderhebungen

Folgende Kontrollen sind regelmäßig durchzuführen:

- Blutdruckmessung,
- Kontrolle auf Ödeme und Varikose,
- Bestimmung des Gewichtes unter Beachtung der zwischenzeitlichen Gewichtszunahme,
- Untersuchung des Mittelstrahlurins (Eiweiß, Zucker und Sediment, ggf. bakteriologische Untersuchung),
- Hämoglobinbestimmung – im Regelfall ab dem 6. Schwangerschaftsmonat, falls bei Erstuntersuchung normal –; bei Werten von weniger als 11,2 g je 100 ml (=70% Hb) Zählung der Erythrozyten.

In der 16.–17. SSW soll bei Schwangeren, die nicht immun gegen Röteln sind, eine erneute Antikörperuntersuchung erfolgen (s. S. 183 und Mutterschaftsrichtlinien, Anhang II, C 1b).

Im 7.–8. Schwangerschaftsmonat (24.–28. SSW) ist der Antikörpersuchtest zu wiederholen. Bei rh-negativen Schwangeren soll der 2. Antikörpersuchtest bereits in der 20.–24. SSW und ein 3. Antikörpersuchtest in der 30.–34. SSW erfolgen (s. Mutterschaftsrichtlinien, Anhang II, C 2).

Gehört die Schwangere einem Personenkreis an, der in bezug auf eine Hepatitis B als besonders gefährdet anzusehen ist, so ist nach der 32. SSW, möglichst nahe am Geburtstermin, ihr Blut auf HBsAg (= „hepatitis-B-surface-antigen") zu untersuchen (s. Mutterschaftsrichtlinien, Anhang II, C 3 und Anlage 4).

Außerdem sollen obligatorisch 2 Ultraschalluntersuchungen erfolgen, die 1. möglichst in der 16.–20. SSW und die 2. in der 32.–36. SSW (s. Mutterschaftsrichtlinien, Anhang II, A 5).

Geburtshilfliche Untersuchung

Bestimmung der Größe und Lage der Frucht
Die *Größenzunahme des Uterus* als Parameter für das Wachstum des Feten wird bis zum 6. Schwangerschaftsmonat auf dem Untersuchungsstuhl mit Hilfe der üblichen bimanuellen gynäkologischen Untersuchungstechnik überprüft, aber stets mit 2 Fingern vorgenommen (s. S. 517). Dabei dient die innere Hand zugleich der *Zustandsdiagnostik der Zervix,* während mit der äußeren Hand die *Größe des Uterus* und der *Höhenstand des Fundus uteri* bestimmt werden.

Ab der 28. SSW wird die Gravide vorzugsweise auf einem Untersuchungsdiwan gelagert, weil dann der Stand des Fundus uteri sowie die *Größe* und *Lage der Frucht* von außen durch die Bauchdecken besser palpiert und auch die **kindlichen Herztöne** registriert werden können.

Anläßlich jeder Kontrolle ist eine vaginale Exploration (steriler Handschuh) vorzunehmen, um Länge und Verschluß der Zervix zu überprüfen und dadurch einer drohenden Frühgeburt rechtzeitig begegnen zu können (s. S. 385).

Kontrolle der Beziehung des vorangehenden kindlichen Teiles zum mütterlichen Becken
Diese läßt sich gegen Ende der Schwangerschaft feststellen. Dabei bedient man sich zur äußeren Untersuchung der *Leopold-Handgriffe,* die, in der angegebenen Reihenfolge systematisch angewendet, Aufschluß erbringen über:

- den Stand des Fundus uteri als Maß für das Gestationsalter,
- die Beziehung der Längsachse des Kindes zur Längsachse des Uterus und – bei Längslage – die Stellung des kindlichen Rückens.
- den vorangehenden kindlichen Teil (Kopf? Steiß?),
- die Beziehungen zwischen dem vorangehenden Kindsteil und dem mütterlichen Beckeneingang,
- die derzeitige Größe des Kindes,
- die Fruchtwassermenge.

Wie es bei der vaginalen bimanuellen Palpation auf das Zusammenspiel der „inneren" und „äußeren" Hand ankommt, so arbeiten auch bei der äußeren Untersuchung beide auf das Abdomen aufgelegten Hände in der Weise korrespondierend miteinander, daß wechselseitig die eine Hand palpiert und die andere als Widerlager dient. Nachdem die Gravide gelagert ist, nimmt der Untersucher zur Durchführung der ersten Leopold-Handgriffe auf der rechten Seite der Untersuchungsliege Platz, das Gesicht der Schwangeren zugewandt.

1. Leopold-Handgriff
Man legt beide Handflächen über den Fundus uteri und ermittelt seinen Höhenstand, indem der Nabel, Rippenbogen oder Schwertfortsatz als Bezugspunkte

14 Untersuchung und Betreuung während der Schwangerschaft

benutzt werden (Abb. 103). Auf diese Weise kann man prüfen, ob der Fundusstand dem errechneten Gestationsalter entspricht (Abb. 103 und 104). Gleichzeitig läßt sich durch Palpation des im Fundus uteri befindlichen Kindsteils ein erster Anhaltspunkt über die gegenwärtige Lage des Kindes gewinnen.

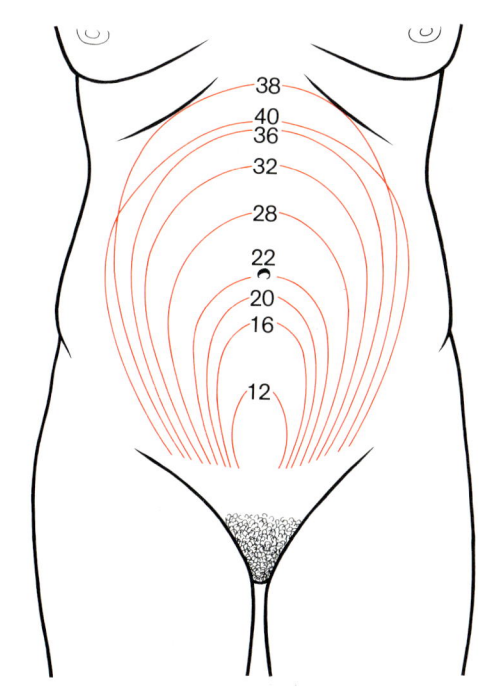

Abb. 103. Höhenstand des Fundus uteri in den einzelnen Schwangerschaftswochen

Im II. Trimenon ist die Lage des Kindes infolge der relativ großen Fruchtwassermenge wechselnd (s. S. 158). Bis zur 32. SSW haben aber schon 80% und bis zum Ende der Schwangerschaft 96% der Kinder die Schädellage eingenommen. Sie kommt dadurch zustande, daß der Kopf vom unteren Uterinsegment „eingefangen" und dann in dieser Lage gehalten wird.

2. Leopold-Handgriff
Beide Hände werden flach den Seiten des Uterus aufgelegt, und nacheinander versuchen die rechte und die linke Hand – während die andere jeweils als Widerlager dient – die durchgehende Partie des kindlichen Rückens und die „kleinen Teile" zu palpieren (Abb. 105). Bei erschwerter Exploration infolge straffer oder adipöser Bauchdecken lohnt es sich, mit beidseits flach aufgelegten Händen auf Kindsbewegungen zu warten, die am stärksten auf der Seite der Extremitäten - der „kleinen Teile" - spürbar werden. Meistens kann die Schwangere angeben, wo sie die Kindsbewegungen am lebhaftesten empfindet.

3. Leopold-Handgriff
Er dient dazu, zwischen dem abgespreizten Daumen und den übrigen Fingern der rechten Hand den über dem Beckeneingang stehenden kindlichen Teil zu lokalisieren und zu identifizieren (Abb. 106). Als erstes läßt sich durch vorsichtiges Verschieben feststellen, ob der vorangehende Teil noch beweg-

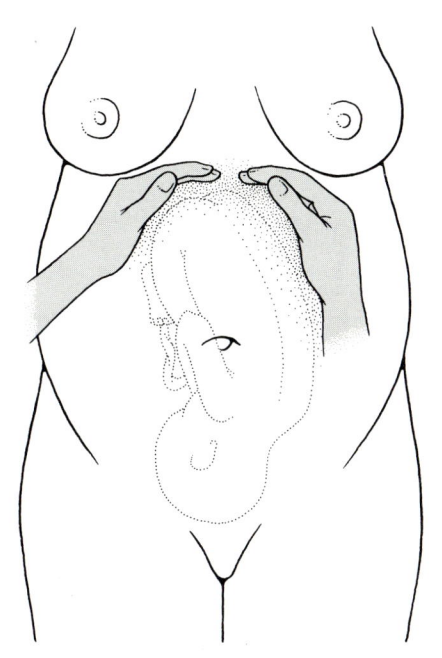

Abb. 104. 1. Leopold-Handgriff: Ermittlung des Fundusstandes

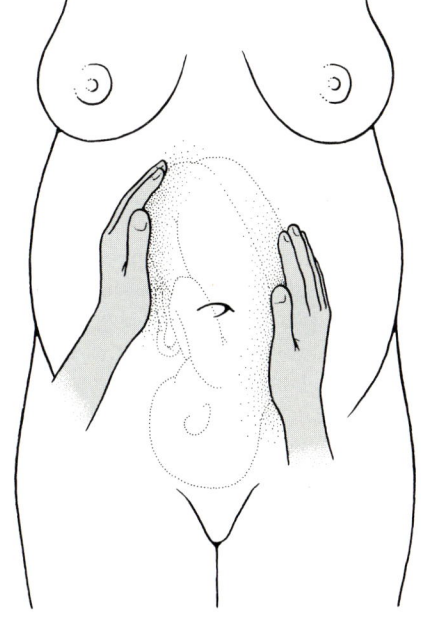

Abb. 105. 2. Leopold-Handgriff: Ermittlung der Stellung des Rückens bzw. der kleinen Teile

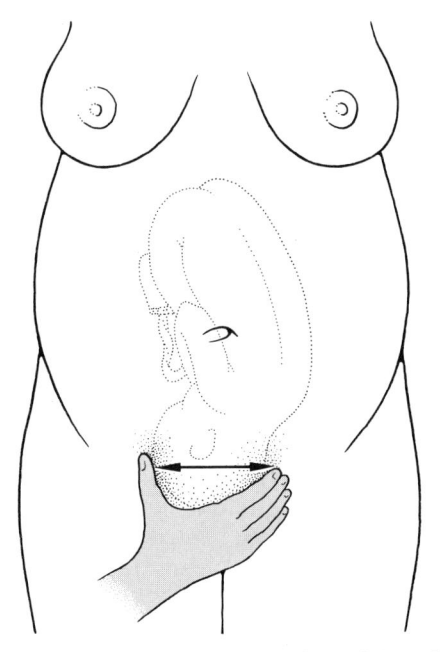

Abb. 106. 3. Leopold-Handgriff: Ermittlung des vorangehenden Teiles

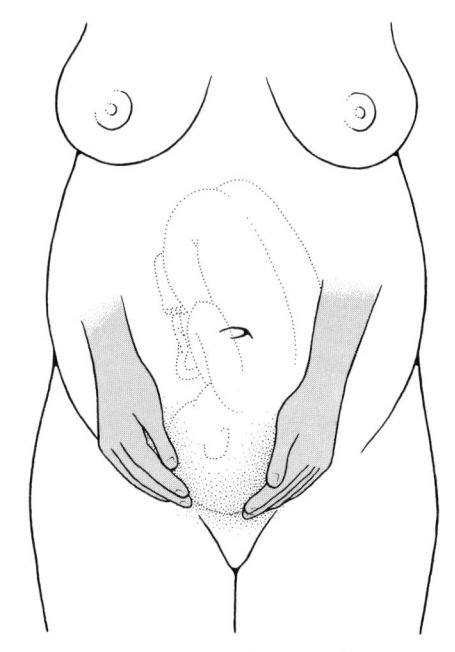

Abb. 107. 4. Leopold-Handgriff: Ermittlung der Beziehung des vorangehenden Teiles zum Beckeneingang

lich über dem Beckeneingang steht. Geht der kindliche Kopf voran, ist er als kugelige, harte Resistenz zu tasten. Durch leichte ruckartige Bewegungen kann man das sog. **Ballottement** - ein Ausweichen des Kopfes aufgrund der flexiblen Halswirbelsäule - auslösen. Dieses Phänomen fehlt, wenn er bereits Beziehungen zum Becken aufgenommen hat und daher nicht mehr beweglich ist oder wenn der Steiß über dem Beckeneingang steht. Dieser fühlt sich außerdem vergleichsweise weicher und unebener an.

Wird eine Beckenendlage vermutet, so kann man mit dem gleichen Handgriff entgegengesetzt von oben her versuchen, den Kopf im Fundus zu tasen und seine Größe abzuschätzen.

4. Leopold-Handgriff
Seine Anwendung gewinnt gegen Ende der Schwangerschaft und am Beginn und im Verlauf der Geburt dann an Bedeutung, wenn es darum geht, zu prüfen, wie weit der vorangehende Kindsteil bereits Beziehungen zum Becken aufgenommen hat. Der Untersucher steht dazu neben der Untersuchungsliege mit dem Rücken zum Gesicht der Schwangeren. Die ulnaren Kanten beider Hände dringen zwischen dem Rand des oberen Schambeinastes beidseits und dem vorangehenden Teil gegen den Beckeneingang vor (Abb. 107). Auf diese Weise läßt sich der Höhenstand von Kopf oder Steiß abschätzen (s. S. 210).

Unter der Geburt und nach dem Blasensprung bzw. nach der Eröffnung der Fruchtblase liefert der *Handgriff nach Zangemeister* in einfacher Weise zusätzliche diagnostische Informationen zum Nachweis oder Ausschluß eines Mißverhältnisses zwischen Kopf und Becken. Es ist vorteilhaft, beide Hände zu benutzen. Durch Auflegen der einen Handfläche auf die Symphyse und der anderen auf den kindlichen Kopf läßt sich feststellen, ob dieser die Symphyse überragt - also ein Mißverhältnis anzunehmen ist. Befinden sich bei guter Wehentätigkeit beide Handflächen in gleicher Ebene, so ist es wenig wahrscheinlich, daß der Kopf den Beckeneingang überwinden kann. Liegt die den Kopf palpierende Handfläche tiefer als die Hand auf der Symphyse, so steht der Kopf bereits im Beckeneingang, und ein Mißverhältnis in diesem Beckenbereich scheidet aus.

Symphysen-Fundus-Abstand
Die für das Wachstum des graviden Uterus in Abhängigkeit vom Gestationsalter gängigen Angaben über den Stand des Fundus uteri sind mit Unsicherheiten behaftet. Abgesehen von der subjektiven Beurteilung des Untersuchers können die Dicke und Straffheit der Bauchdecken und nicht zuletzt die biologische Variabilität des intrauterinen Wachstums die Abschätzung des Gestationsalters erschweren. Die in Tabelle 36 und Abb. 103 angegebenen Durchschnittswerte stellen daher zwar brauchbare, aber relativ grobe Orientierungsgrößen dar. Zuverlässigere objektive Daten liefert die *Messung des Symphysen-Fundus-Abstandes.* Ab dem letz-

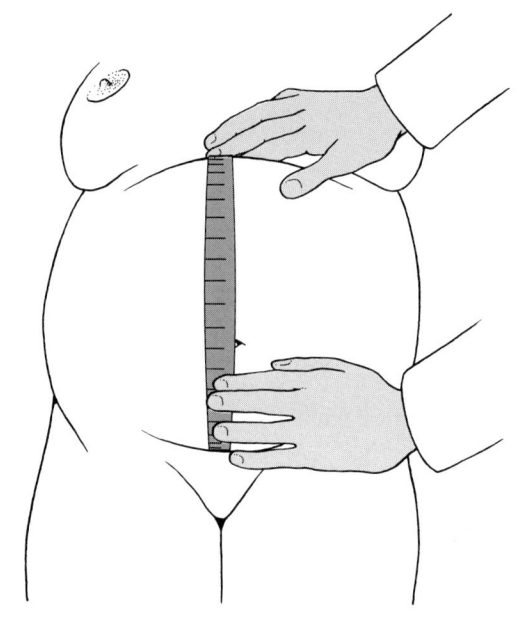

Abb. 108. Messung des Symphysen-Fundusabstandes

ten Trimenon soll auf diese einfache Maßnahme nicht verzichtet werden, da sie erste wertvolle Hinweise auf eine Mangelentwicklung und ebenso auf ein übergroßes Kind vermittelt.

Die Messung erfolgt zwischen dem Oberrand der Symphyse und dem Fundus uteri entlang der Längsachse des Uterus bzw. (bei Längslagen) des Feten (Abb. 108). Die Werte werden in ein Gravidogramm, z. B. nach Westin, eingetragen (Abb. 109). Die folgenden Vorbedingungen sind zu beachten: Rückenlagerung, ausgestreckte Beine und entleerte Harnblase. Der Uterus darf nicht kontrahiert sein.

Bestehen Diskrepanzen zum errechneten Gestationsalter oder Verdacht auf ein Abweichen vom normalen Wachstum, liefert die Ultraschalldiagnostik, insbesondere bei wiederholter Anwendung (Verlaufskontrolle), die zuverlässigsten Werte (s. S. 251).

Kontrolle der kindlichen Herzaktion
Die fetale Herzaktion ist im Ultraschallbild üblicherweise um den 50. Tag p. m. registrierbar (s. S. 247). Auskultatorisch läßt sie sich ab der 12. SSW mittels *Ultraschall-Doppler-Geräten* (s. S. 247), mit dem *konventionellen Herztonrohr* erst ab der 20.-24. SSW nachweisen. Solange der Fetus noch keine bestimmte Lage einnimmt, wechselt die optimale Auskultationsstelle. Am deutlichsten hört man die Herztöne über dem subskapularen Bereich des kindlichen Rückens. Das bedeutet, daß sie in der fortgeschrittenen Schwangerschaft bei Schädellage rechts oder links seitlich unterhalb und bei Beckenendlage entsprechend oberhalb des Nabels zu auskultieren sind. Die normale Frequenz beträgt 120-160 Doppelschläge/min. Überlagern können sich bei der Auskultation Nabelschnurgeräusche, die der Frequenz der kindlichen Herztöne entsprechen. Von der Mutter stammen je nach Lokalisation des Gerätes Geräusche, die auf Pulsationen der Aorta, der A. uterina oder der Spiralarterien zurückgehen. Sie lassen sich durch gleichzeitige Pulskontrolle der Mutter gegenüber der fetalen Herzaktion abgrenzen.

Das früher übliche *geburtshilfliche Stethoskop* (Abb. 110) ist heute weitgehend abgelöst durch die Anwendung der Ultraschall-Doppler-Geräte, die eine akustische Darstellung der Herztöne über eine längere Zeitspanne gestatten (s. S. 247).

Besteht Verdacht auf eine Gefährdung des Kindes, z. B. infolge einer Plazentainsuffizienz (s. S. 393), so wird schon im Rahmen der Überwachung in der Spätschwangerschaft die **Kardiotokographie** eingesetzt (s. S. 231). Mit der gleichzeitigen kontinuierlichen Registrierung von Herztönen und Wehen lassen sich Veränderungen in der Herzfrequenz mit den Uteruskontraktionen korrelieren und pathogenetische Rückschlüsse ableiten (s. S. 234).

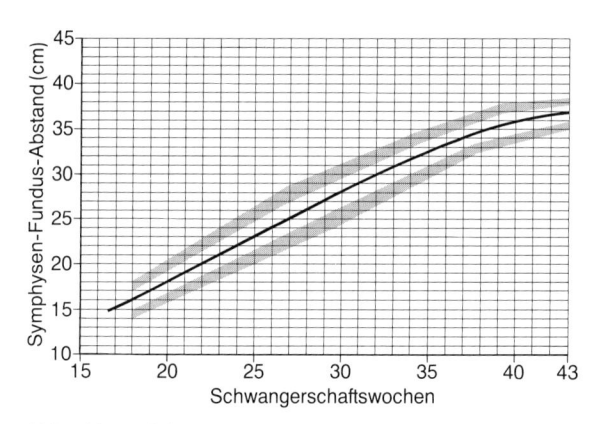

Abb. 109. Mittlerer Symphysen-Fundus-Abstand von der 16. bis 42. SSW. (Nach Westin 1977)

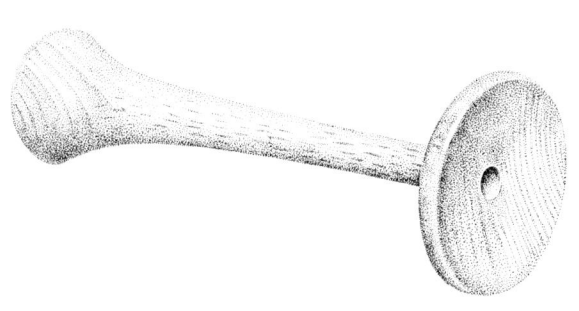

Abb. 110. Geburtshilfliches Stethoskop

Besondere Aspekte bei der Untersuchung und Beratung in den letzten Wochen vor dem Geburtstermin

Die Befunderhebung und die Beratung in den letzten Wochen vor dem Geburtstermin sollen auf die bevorstehende Geburt ausgerichtet sein. Die Schwangere ist ggf. über Regelwidrigkeiten und die sich daraus für die Geburt ergebenden Konsequenzen zu informieren.

Beckendiagnostik

Etwa 4–6 Wochen vor dem errechneten Geburtstermin ist der geeignete Zeitpunkt, um sich eingehend über Größe und Form des Beckens zu informieren. Das Kind ist inzwischen so groß, daß man in etwa ermessen kann, ob es das mütterliche Becken zu passieren vermag. Die Austastung des Beckens erfolgt vaginal mit 2 Fingern. Es wird geprüft, ob das Promontorium mit den Fingerspitzen zu erreichen ist und wie weit die seitlichen Anteile der Linea terminalis verfolgt werden können (Prüfung der Querspannung). Ist das Promontorium auch bei stärkerem Druck der eingeschlagenen Finger gegen das Perineum nicht erreichbar und die Linea terminalis nach lateral nicht abzutasten, so kann der Beckeneingang als ausreichend weit angenommen werden (Abb. 111) (s. S. 201). Die Exploration der Beckenhöhle soll ergeben, ob das Kreuzbein gut ausgehöhlt ist und die Spinae ischiadicae nicht zu weit vorspringen. Die Finger gleiten anschließend nach kaudal und kontrollieren zur Beurteilung des Beckenausgangs die Nachgiebigkeit (das „Federn") des Steißbeines und des Beckenbodens. Nach Abschluß der inneren Untersuchung wird die Weite des Beckenausgangs bzw. des Schambogenwinkels geschätzt. Die unteren Schambeinäste bilden normalerweise einen Winkel von ca. 90°; ein spitzer Winkel spricht für eine Verengung des Beckenausgangs. Die notwendige Information läßt sich gewinnen, wenn beide Daumen entlang den absteigenden Schambeinästen angelegt werden (Abb. 112). Ein weiteres Verfahren für die Bestimmung der Weite des Beckenausgangs besteht darin, die Faust quer gegen den Damm zu pressen (Abb. 113). Kann man auf diese Weise zwischen die Tubera ischiadica eindringen, so ist der Beckenausgang als ausreichend weit anzusehen. Zusätzlich lassen sich Höhe und Festigkeit bzw. Nachgiebigkeit des Dammes durch die rektale Exploration beurteilen. Auf die *äußere Beckenmessung* kann heute verzichtet werden, da die Rückschlüsse auf die inneren Beckenmaße zu unsicher sind.

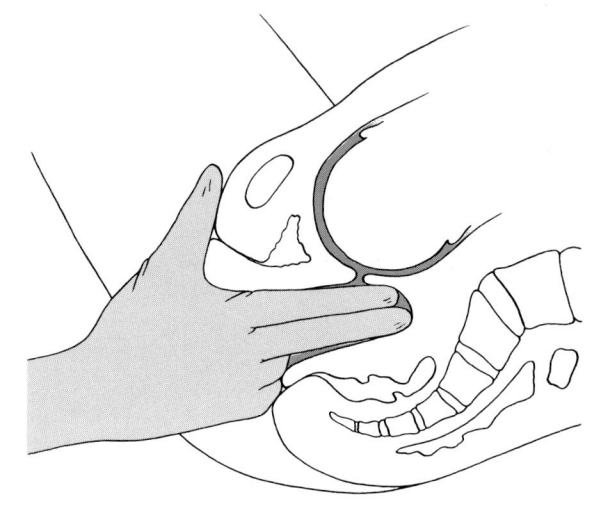

Abb. 111. Vaginale Austastung des Beckens

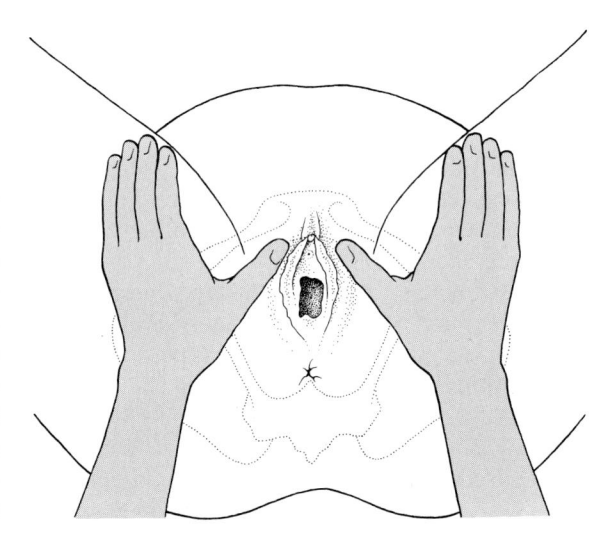

Abb. 112. Ermittlung des Schambogenwinkels

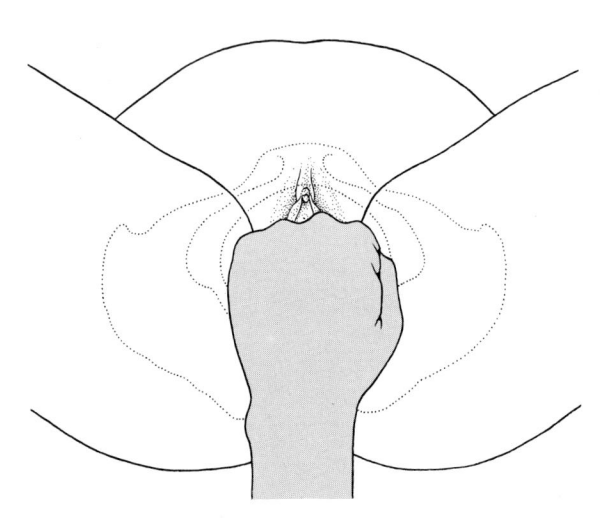

Abb. 113. Ermittlung der Weite des Beckenausgangs

Kontrolle der Zervix

Ab der 38. SSW geht es darum, die *Geburtsbereitschaft der Zervix* zu erfassen. Auf die bevorstehende Geburt weisen die *Verkürzung der Zervix, die beginnende Eröffnung des Muttermundes bzw. des Zervikalkanals* und die *weicher und nachgiebiger werdende Portio vaginalis* hin – die Portio wird allmählich „aufgebraucht" und rückt aus der sakralwärts gerichteten Position mehr und mehr in Mittelstellung.

Bei den Kontrollen wird das Fortschreiten dieser Vorgänge geprüft. Das vaginale Vorgehen ermöglicht eine zuverlässigere Beurteilung als die rektale Exploration. Dabei genügt eine vorsichtige Palpation; ein zu forciertes und intensives Austasten des Muttermundes und des Zervikalkanals muß wegen des Risikos der Keimverschleppung und nachfolgenden Amnionitis vermieden werden. Die Länge, Konsistenz und Position der Portio lassen sich durch vorsichtiges Umfahren mit dem Finger kontrollieren. Gleichzeitig werden jeweils *Größe, Festigkeit, Einstellung* und *Höhenstand* des Kopfes vom Scheidengewölbe aus im Zusammenwirken mit der äußeren Hand überprüft (s. auch „*pelvic score*" S. 398).

Rückt der Geburtstermin heran, so ist die Schwangere dahingehend zu beraten, bei Einsetzen regelmäßiger Wehen oder bei Abgang von Fruchtwasser auch ohne Wehen unverzüglich die Entbindungsstation aufzusuchen, damit so bald wie möglich mit der Überwachung begonnen werden kann (s. S. 221).

In den Mutterschaftsrichtlinien ist vorgesehen, daß die Schwangere sich in der Entbindungsklinik vorstellt. Verständlicherweise ist es für sie beruhigend, wenn sie bereits vor der Geburt die Entbindungsräume besichtigen kann, über den Sinn der Überwachungsinstrumente orientiert wird und nach Möglichkeit auch Geburtshelfer und Hebamme kennenlernt. Dieser Kontaktbesuch mit Informationen und der Möglichkeit der Beantwortung von Fragen kann auch im Rahmen der psychoprophylaktischen Geburtsvorbereitung erfolgen (s. S. 194). Bei dieser Gelegenheit – oder anläßlich der Beratung vor der Entbindung – werden auch die Möglichkeiten der Geburtserleichterung besprochen. Der Wunsch nach dem bewußten Miterleben der Geburt ist zu respektieren, unter dem Vorbehalt, daß regelwidrige Situationen sub partu eine Änderung des geplanten Vorgehens und eine Anästhesie erfordern können.

Die Berechnung des voraussichtlichen Geburtstermins

Der Berechnung des voraussichtlichen Geburtstermins wird üblicherweise das Datum des 1. Tages der letzten Periode zugrunde gelegt. Ein genaues Bezugsdatum ergibt sich für die seltenen Fälle, in denen der Ovulations- bzw. Konzeptionstermin – z. B. aus Basaltemperaturmessungen – bekannt ist (s. S. 82). Wiederholte Ultraschalluntersuchungen im I. Trimenon erlauben die zuverlässigste Festlegung des Geburtstermins (s. S. 194).

Unsichere Hinweise sind die Angaben über den Zeitpunkt der ersten Kindsbewegungen, über die Senkung des Leibes in den letzten Wochen vor der Geburt und der Stand des Fundus uteri.

Schwangerschaftsdauer post menstruationem (p. m.)
Die durchschnittliche *Dauer der Schwangerschaft* beträgt – ausgehend vom 1. Tag der letzten Menstruation – bei reif geborenen Kindern im Mittel 281 ± 12,7 Tage bzw. 40 Wochen oder 10 Lunarmonate à 28 Tage. Diese Berechnung setzt einen annähernd 28tägigen Zyklus voraus. Bei verkürzten oder verlängerten Zyklen ist die Abweichung nach oben und unten in die Berechnung miteinzubeziehen, davon ausgehend, daß die Corpus-luteum-Phase als konstant anzusehen ist und Zyklusschwankungen auf die präovulatorische Phase zurückgehen (s. S. 41).

Die Berechnung des *voraussichtlichen Geburtstermins* erfolgt nach der *Naegele-Regel*. Man geht aus vom Datum des 1. Tages der letzten Menstruation, subtrahiert 3 Kalendermonate, addiert 7 Tage und 1 Jahr und erhält so das voraussichtliche Datum der Geburt.

Bei *verkürzten* oder *verlängerten* Zyklen und Anwendung der Naegele-Regel ist eine entsprechende Korrektur anzubringen. Beträgt der Zyklus z. B. 24 Tage, so lautet die Berechnungsformel: Voraussichtlicher Geburtstermin = Datum des 1. Tages der letzten Menstruation minus 3 Kalendermonate + 3 Tage + 1 Jahr.
Bei einem verlängerten Zyklus von z. B. 35 Tagen rechnet man: Datum des 1. Tages der letzten Menstruation minus 3 Kalendermonate + 14 Tage + 1 Jahr = voraussichtlicher Geburtstermin.
Diese Regel enthält den sog. Kalenderfehler, da die verschiedene Länge der Kalendermonate unberücksichtigt bleibt. Bei dem heute allgemein verwendeten *Schwangerschaftskalender* in Form einer Schwangerschaftsdatenscheibe oder eines Rechenschiebers ist der Kalenderfehler ausgeschaltet. Er erlaubt es, den voraussichtlichen Geburtstermin direkt abzulesen. Die Schwangerschaftsdauer p. m. ist in Tagen, Wochen und Monaten angegeben, und als zusätzliche Orientierungsdaten sind der Zeitpunkt der ersten Kindsbewegungen bei Erst- und Mehrgebärenden sowie der Beginn des gesetzlichen Mutterschutzes markiert.

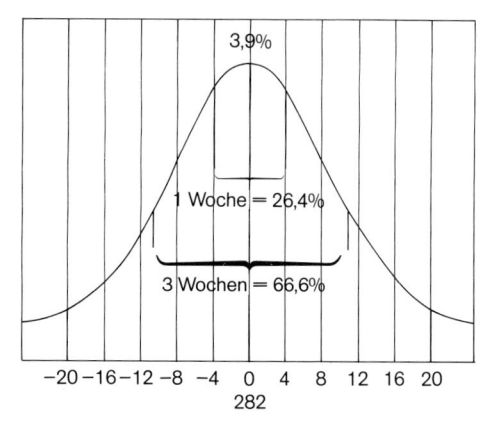

Abb. 114. Mittlere Schwangerschaftsdauer p. m. (Nach Hosemann 1952)

Diese Berechnungen unterliegen jedoch einer Einschränkung durch die biologische Variabilität der Tragzeit, die etwa einer Normalverteilung folgt. Nach einer Schwangerschaftsdauer von 281 Tagen erfolgen nur 3,9% der Geburten, innerhalb 1 Woche um den vorausberechneten Termin 26,4% (Abb. 114). Man tut daher gut daran, bei der Beratung der Schwangeren den voraussichtlichen Termin mit seiner Schwankungsbreite anzugeben.

Die Angaben der Schwangeren über die ersten Kindsbewegungen (s. S. 188) sind erheblich mit Wahrnehmungsfehlern behaftet, so daß sie nur ergänzend und hilfsweise zur Berechnung des voraussichtlichen Geburtstermins herangezogen werden können.

Schwangerschaftsdauer post conceptionem (p. c.)
Ausgehend vom Konzeptionstermin beträgt die Tragzeit im Mittel bei reifgeborenen Kindern 267 Tage. Die Schwankungsbreite ist mit ± 7,6 Tagen deutlich geringer als bei der Schwangerschaftsdauer p. m. (Tabelle 40).

Bestimmung des Geburtstermins mittels Ultraschalluntersuchungen
Die *fetale Ultraschallbiometrie* erlaubt in der 1. Schwangerschaftshälfte mit großer Genauigkeit die Bestimmung des Gestationsalters und damit die Festlegung des Geburtstermins. Bevorzugt wird dazu die Messung der **Scheitel-Steiß-Länge** und des **biparietalen Durchmessers** herangezogen (s. S. 246 und 247). Diesem Ziel dient nicht zuletzt die gemäß den Mutterschaftsrichtlinien obligatorische 1. Ultraschalluntersuchung in der 16.–20. SSW (s. Mutterschaftsrichtlinien, Anhang II, A 5). Die Streubreite liegt bei nur 5–6 Tagen. Damit ist die Ultrasonographie in der frühen Schwangerschaft am besten zur Bestimmung, Überprüfung und evtl. Korrektur des mutmaßlichen Geburtstermines geeignet. Die Genauigkeit der Bestimmung des Gestationsalters beträgt ± 4,7 Tage (Tabelle 40).

Definition des Schwangerschaftsalters und der Tragzeit

Das *Schwangerschaftsalter* wird in vollendeten Schwangerschaftswochen angegeben. Dementsprechend beträgt z. B. ein Gestationsalter von 260 Tagen ab Beginn der letzten Periode 37 abgelaufene Wochen + 1 Tag und wird kurz mit 37/1 Schwangerschaftswochen definiert. Zur präzisen Berechnung dient eine Schwangerschaftsdatenscheibe.

Das Schwangerschaftsalter wird nach internationaler Übereinkunft in 3 Perioden unterteilt:

Geburt vor dem Termin = Frühgeburt: Tragzeit weniger als 37 vollendete Schwangerschaftswochen = < 259 Tage (p. m.).
Geburt am Termin: Tragzeit von 37 bis weniger als 42 vollendete Wochen = 259–293 Tage (p. m.).
Geburt nach dem Termin = Übertragung: Tragzeit von 42 vollendeten Wochen oder mehr = 294 Tage oder mehr (p. m.).

Da die Tragzeit nicht immer bekannt ist, kommt man nicht umhin, für statistische Zwecke die Geburtsgewichte als Kriterium heranzuziehen: Neugeborene mit einem Geburtsgewicht von < 2500 g (bis einschließlich 2499 g) werden als **Kinder mit niedrigem Geburtsgewicht** klassifiziert (s. S. 382).

In der praktischen Geburtshilfe ist auch der Abschnitt *Trimenon* (= 3 Kalendermonate) für die Zeitangabe der Schwangerschaft gebräuchlich:

I. Trimenon: 1.–13. Woche der Schwangerschaft,
II. Trimenon: 14.–26. Woche der Schwangerschaft,
III. Trimenon: 27.–39. Woche der Schwangerschaft.

Psychosomatische Geburtsvorbereitung

Eine Geburtserleichterung kann wesentlich durch eine psychosomatisch orientierte Betreuung der Schwangeren sowie durch entsprechend ausgerichtete Geburtsvorbereitungskurse gefördert werden.

Tabelle 40. Sicherheit der Bestimmung des Geburtstermins

Berechnungsgrundlage	Schwankungsbereich
1. Tag der letzten Regel (Naegele-Regel)	± 12,7 Tage
Bekannter Konzeptionstermin	± 7,6 Tage
Ultraschallmessung der Scheitel-Steiß-Länge	± 4,7 Tage

Dabei steht ein Unterrichtsprogramm über Schwangerschaft, Geburt und Versorgung des Neugeborenen im Vordergrund. Diese *Informationsveranstaltungen* – z. T. mit anschließenden Gesprächsrunden in kleinen Gruppen – bieten die Möglichkeit, die heute von einem großen Teil der Schwangeren (und ihrer Lebensgefährten) vorgetragenen Wünsche nach einer „sanften" bzw. „natürlichen" Geburt mit dem Geburtshelfer mit allem Für und Wider zu erörtern. Zunehmend wird dabei die Annahme der Verhaltensforschung berücksichtigt, daß die Art des Geborenwerdens und des Entbundenwerdens eine nicht zu unterschätzende prägende Wirkung auf die Mutter-Kind- bzw. Eltern-Kind-Beziehung ausüben soll. Zu den vorbereitenden Informationen gehören auch – am besten anläßlich des üblichen Besuches der Entbindungsräume – Ausführungen darüber, daß die apparativ-technischen Überwachungsmethoden einen wesentlichen Bestandteil der heutigen Geburtshilfe im Interesse des Kindes darstellen. Bei rationaler Akzeptanz durch die Gravida und in Kenntnis des praktischen Vorgehens lassen sich durchaus Negativeindrücke vermeiden, die diese Beziehungen unter und unmittelbar nach der Geburt stören könnten. Die Schwangere soll mit der Gewißheit der Geburt entgegensehen, daß alles getan wird, um dem bis dahin im Uterus geborgenen Kind den Übergang in die Außenwelt so „sanft" wie möglich zu gestalten.

Eine wichtige Zielsetzung dieser vorbereitenden Gespräche geht dahin, in der Kommunikation und verbalen Interaktion zwischen dem Geburtshelfer, der Hebamme und evtl. dem Psychologen, aber auch zwischen den Schwangeren der Gruppe untereinander, reale und irreale Erwartungsängste abzubauen, irrige Vorstellungen über Schwangerschaft und Geburt zu korrigieren und insgesamt die Mutter-Kind-Beziehungen zu fördern. Diesen Bemühungen kommt entgegen, daß durch die obligatorischen Ultraschalluntersuchungen schon früh in der Schwangerschaft ein engerer Bezug mit positiver Motivation zum Kind hergestellt werden kann. Besonderer Wert wird darauf gelegt, daß die werdenden Väter in diese Vorbereitungen miteinbezogen werden, auch am Unterricht teilnehmen und dann entscheiden können, ob sie bei der Geburt anwesend sein wollen.

Wenn die Schwangere erfährt, daß sie unter der Geburt eine ihr adäquate Verhaltensweise weitgehend beibehalten und dafür Verständnis bei Hebamme und Arzt erwarten kann, daß man ihren Bedürfnissen, wo immer möglich, Rechnung tragen wird, sind schon über die Vorbereitungskurse wichtige Voraussetzungen dafür geschaffen, daß die Geburt „natürlich" abläuft. Dadurch wird es möglich, die für die Geburt so wichtige körperliche und seelische Entspannung und die Kooperationswilligkeit – auf beiden Seiten – zu fördern. Auf diese Weise wird auch der Geburtshelfer seinem ärztlichen Auftrag gerecht, die psychosomatisch orientierte Geburtshilfe mit ihrer unmittelbaren Zuwendung zu der werdenden Mutter und die mit der notwendigen apparativen Überwachung betriebene Geburtshilfe zu einer glücklichen Synthese zu verknüpfen.

Parallel zu diesen Informationsveranstaltungen tragen *Schwangerenvorbereitungskurse* nach *Read* oder *Lamaze* oder andere Methoden, z. B. autogenes Training, zur psychosomatischen Geburtserleichterung bei.

Nach dem Konzept von *Read* (1933) ist der Schmerz bei dem physiologischen Vorgang der Geburt in erster Linie psychisch bedingt und geht vorwiegend auf eine tiefe, tradierte Angst (= psychische Spannung) als Ausgangspunkt seelisch-körperlicher Fehlsteuerungen (Verkrampfung) zurück. Aus dieser psychosomatischen Fehlhaltung entsteht das *„Angst-Spannung-Schmerz-Syndrom"*. Durch intensive Vorbereitung der Frauen mit dem Ziel der „natürlichen, angstfreien Geburt" soll diese Reaktionskette bereits in der Schwangerschaft durchbrochen bzw. vermieden werden.

Die *„russische Methode"*, die von *Lamaze* übernommen und modifiziert wurde, geht von einem neurophysiologischen Ansatz aus. Der Circulus vitiosus „Angst-Spannung-Schmerz" beruht im Sinne der Pawlow-Theorie auf negativen (weil hinderlichen) bedingten Reflexen, die über das sog. 2. Signalsystem, d. h. das Wort, durch positive Reflexe ersetzt bzw. überspielt werden können. Die Psychoprophylaxe besteht nach dieser Methode aus einer Kombination von Aufklärung und Wortsuggestion – der „Erziehung" zur Geburt. Die positive Geburtsmotivation – Freude auf das Kind anstatt Angst vor der Geburt – und ein gewisses Leistungsprinzip sind mitbestimmend für den Erfolg.

Beide Methoden verfolgen letztlich dasselbe Ziel und unterscheiden sich kaum hinsichtlich der Erfolgsquoten.

In der praktischen Vorbereitung bildet die *Schwangerengymnastik* einen wichtigen Bestandteil, ebenso die – je nach Methode etwas unterschiedliche – *Schulung der Atmung* mit der Einübung der Konzentration auf die günstigste Atemtechnik zur Verarbeitung der Wehen in den einzelnen Phasen der Geburt. Die Atmungstypen werden intensiv geprobt, so daß sie auf das Stichwort der Hebamme unter der Geburt von der Kreißenden eingesetzt werden können.

Mit dem erstrebten frühzeitigen Abbau der psychischen Spannung geht gleichzeitig eine effektive vegetative Gefäß- und Muskelentspannung einher, die durch gymnastische Lockerungsübungen zur aktiven (bewußten) und positiven Ausrichtung auf das Ziel (die Geburt) gebahnt wirt. Unter der Geburt trägt die besondere Atemtechnik zur Entspannung im vegetativen System – mit Erleichterung der Eröffnung des Muttermundes (Vermeidung der Zervixdystokie, s. S. 423) – und damit gleichzeitig zur verbesserten Sauerstoffversorgung des Kindes bei.

Mit der psychosomatischen Geburtsprophylaxe wird am besten zwischen der 28. und 32. SSW, nur ausnahmsweise später, begonnen. Der Vorbereitungskurs findet üblicherweise einmal wöchentlich statt. Auf häusliches Training wird – je nach Belastbarkeit und anderweitiger Beanspruchung – Wert gelegt.

Informationsveranstaltungen und Vorbereitungskurse entbinden den Arzt während der Schwangerenvorsorge nicht von der individuellen Betreuung und dem persönlichen Gespräch zum Abbau der Ängste.

Die Psychoprophylaxe durch Arzt und Hebamme unter der Geburt

Die Atmosphäre bei der *Aufnahme zur Geburt* ist mitentscheidend für den Erfolg der Geburtsvorbereitung. Das erste Gespräch mit der Hebamme und dem Arzt, das nochmals das für die Geburtserleichterung erlernte Verhalten zur Sprache bringt, sowie der persönliche Kontakt bilden ein ganz wesentliches Element der Entspannung.

Je nach Verarbeitung der Wehen während der Eröffnungsphase wird sich sehr schnell zeigen, ob und wann zusätzlich eine medikamentöse Schmerzerleichterung eingesetzt werden muß. Es geht nicht darum, Medikamente um jeden Preis zu vermeiden, sondern um ihren individuell gezielten Einsatz. Insgesamt hat sich gezeigt, daß eine gute Geburtsvorbereitung mit Teilnahme an den Schwangerenkursen den Medikamentenverbrauch zu verringern vermag und daß die Geburt, insbesondere die Eröffnungsphase, nachweislich schneller verläuft.

B. Die normale Geburt und das Wochenbett

15 Die physiologisch-anatomischen Grundlagen der Geburt

Der Ablauf der Geburt hängt ab

- *von der Form und Weite des müttlichen Geburtskanals,*
- *von der Größe und Form des kindlichen Kopfes,*
- *von der Wehentätigkeit.*

Das weibliche Becken

Im Verlauf der Evolution des Menschen vollzogen sich 2 einzigartige Schritte: Die Entwicklung des Großhirns mit gleichzeitiger entsprechender Größenzunahme des Kopfes und der Erwerb des aufrechten Ganges, dessen Stabilisierung mit adaptiven Veränderungen der Beckenarchitektonik in Position und Form erkauft werden mußte. Vornehmlich trugen die Verkürzung der Lendenwirbensäule um 1 Segment und die Vergrößerung des Os sacrum dazu bei, das Becken stärker mit der Wirbelsäule zu verankern, während der Beckengürtel durch das weiter ausladende Os ilium breiter und flacher gestaltet wurde.

Unter diesen Aspekten stellen Schwangerschaftsdauer und Geburtsablauf eine Kompromißlösung dar: Die Geburt wird – wahrscheinlich unter Mitwirkung des Feten – zu einem Zeitpunkt der intrauterinen Entwicklung terminiert, zu dem der kindliche Kopf unter Einhaltung bestimmter geburtsmechanischer Bedingungen das mütterliche Becken – noch – passieren kann. Zu diesem Termin ist aber das menschliche Neugeborene noch vergleichsweise hilflos und mangelhaft für das extrauterine Leben vorbereitet; die anatomischen Beziehungen zwischen mütterlichem Becken und kindlichem Kopf verbieten jedoch eine längere intrauterine Wachstumsphase. Die Geburt bedeutet also, allein ausgehend von den Veränderungen im Zuge der Evolution, auch heute noch einen der risikoreichsten Augenblicke im Dasein des Menschen.

Grundlage der Geburtshilfe und der Geburtsleitung bildet daher die Beherrschung der *geburtsmechanischen Gesetze,* denen das Kind, insbesondere der kindliche Kopf, auf seinem Wege durch das mütterliche Becken unterworfen ist. Diese wiederum setzen die Kenntnis sowohl der Gesamtarchitektonik als auch der **anatomischen Bezugspunkte,** der *gedachten Hauptebenen* und *Räume des knöchernen Geburtskanals* als auch der **kindlichen Maße** voraus. Dabei sind die physiologischen Anpassungsmöglichkeiten des weiblichen Beckens, die in der Schwangerschaft sozusagen als spezielle Geburtsvorbereitung ablaufen, und ebenso die Konfigurationsmöglichkeiten des kindlichen Kopfes unter der Geburt zu berücksichtigen.

Klassifizierung der Beckenformen

Schwer pathologische Beckenveränderungen, wie die verschiedenen Formen und Grade des engen Beckens, sind in den letzten Jahrzehnten dank der Fortschritte der präventiven Medizin, der ärztlichen Versorgung und der besseren sozioökonomischen Lebensbedingungen selten, traumatisch bedingte Beckendeformierungen dagegen häufiger geworden.

Im Vordergrund der prognostischen Beurteilung der Geburtswege stehen heute die „normalen", sowohl genetisch als auch durch Umwelteinflüsse bedingten ***konstitutionellen Varianten des weiblichen Beckens.*** Sie bestimmen das moderne Konzept der geburtshilflich ausgerichteten Klassifizierung nach morphologischen Charakteristika – im Gegensatz zu der früheren Einteilung nach ätiopathologischen Gesichtspunkten.

Das *fetale* Becken zeigt noch keine sicheren Geschlechtsunterschiede. Die normalen Differenzen zwischen dem **adulten** männlichen und weiblichen Becken werden erst ab der Pubertät manifest. Auch die konstitutionellen Beckenvarianten treten definitiv erst unter dem Einfluß des Endokriniums in Erscheinung. Umwelteinflüsse (Krankheit, Traumata) greifen modifizierend ein.

Unter Rückgriff auf anthropologische und anatomische Begriffe werden ***4 konstitutionelle Haupttypen*** unterschieden:

Das gynäkoide Becken

Diese Form repräsentiert die „weibliche" *geburtshilflich ideale Form* des Beckens mit einem *leicht querovalen* oder *angenähert runden* Beckeneingang. Vorderes und hinteres Beckeneingangssegment sind gleichförmig gestaltet. Die Aushöhlung des Kreuzbeines ergibt eine runde, geräumige Beckenmitte. Der *subpubische Winkel* beträgt $\geq 90°$ und entspricht etwa einem romanischen Bogen; der Beckenausgang ist ausreichend weit (Abb. 115a).

Das androide Becken

Die dem männlichen Becken angenäherte Variante ist gekennzeichnet durch einen eher *herzförmigen bzw. dreieckig geformten Beckeneingang*, eine gegenüber dem gynäkoiden Becken *relative Verengung der Beckenmitte* infolge *flacherer Kreuzbeinhöhle* sowie eine *leichte Konvergenz der Seitenwände*. Als Folge des *geringen Abstandes der Spinae ischiadicae* und *des spitzwinkligen Arcus pubis*, der eher einem gotischen Bogen ähnelt, resultiert auch ein vergleichsweise *engerer Beckenausgang* (Abb. 115b). Das androide Becken begünstigt aus geburtsmechanischen Gründen eine okzipitoposteriore Einstellung des Kopfes im Beckeneingang (s. S. 435).

Das anthropoide (affenähnliche) Becken

Bei dieser Variante ist der *Beckeneingang längsoval* gestaltet, gekennzeichnet durch einen im Vergleich zum gynäkoiden Becken größeren anterior-posterioren Diameter, der dem Beckeneingang eine annähernd *eiförmige Gestalt* verleiht. Das Becken ist vergleichsweise elongiert, der *Beckenausgang leicht*

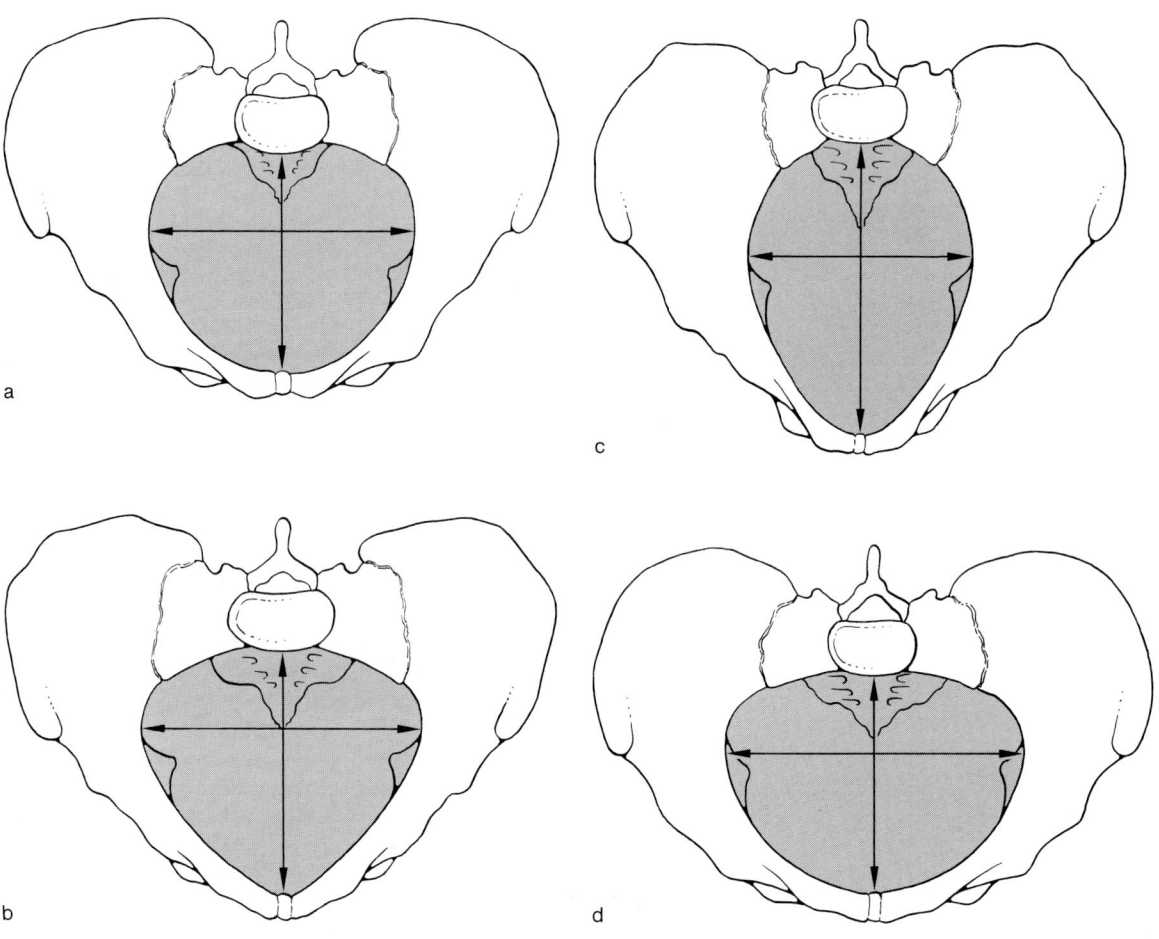

Abb. 115a–d. Klassifizierung der Beckenformen. **a** Gynäkoides Becken: leicht querovaler bis annähernd runder Beckeneingang, geburtshilflich ideale Form. **b** Androides Becken: herzförmiger bis annähernd dreieckiger Beckeneingang. **c** Anthropoides Becken: längsovaler Beckeneingang mit relativ vergrößertem geradem Durchmesser. **d** Platypeloides Becken: abgeflachter, querovaler Beckeneingang mit relativ vergrößertem querem und vergleichsweise verkleinertem geradem Durchmesser

15 Die physiologisch-anatomischen Grundlagen der Geburt

Tabelle 41. Häufigkeit der vorherrschenden konstitutionellen Varianten des weiblichen Beckens. (Nach Kyank et al. 1980)

Formvarianten	Relative Häufigkeit [%]
Gynäkoides Becken	50–65
Androides Becken	15–20
Anthropoides Becken	15–25
Platypeloides Becken	5

verengt (Abb. 115c). Damit besteht eine gewisse Prädisposition zum hohen Gradstand (s. S. 432) und zur hinteren Hinterhauptslage (s. S. 435).

Das flache (platypeloide) Becken

Die Charakteristika dieser konstitutionellen Variante sind ein *abgeflachter querovaler Beckeneingang* mit relativ vergrößertem queren und vergleichsweise *verkleinertem geraden Durchmesser*. Der Schambogenwinkel und der Beckenausgang sind ausreichend weit (Abb. 115d). Die Extremform stellt das einfache platte Becken der älteren Definition dar.

Die „reinen" Formen der genannten Varianten sind selten; es überwiegen die Übergangsformen, die jedoch jeweils einem der Haupttypen angenähert sind; z. B. kann der gynäkoide Beckentypus einen androiden oder anthropoiden Einschlag erkennen lassen und umgekehrt (Tabelle 41).

Die Beckendiagnostik

Die Beckendiagnostik erfolgt bereits während der Schwangerschaft, muß aber sub partu überprüft werden (s. S. 192 und 222). Erste Hinweise, daß die Geburt durch die Form des Beckens erschwert werden könnte, liefern die geburtshilfliche Anamnese und die Beurteilung der *körperlichen Konstitution* anläßlich der Allgemeinuntersuchung. Hoher Wuchs mit breiten Schultern, schmalen, schlanken Hüften sowie annähernd männliche Schambehaarung deuten auf einen eher androiden Beckentypus hin, während bei kleinen, untersetzten Frauen an eine platypeloide Beckenkonfiguration zu denken ist. Die Inspektion der *Michaelis-Raute* erweist sich zusätzlich als nützlich (s. S. 419 und Abb. 201a–c). Bei der Primipara deutet die Aufnahme eines engen Kontaktes zwischen kindlichem Kopf und Becken innerhalb der letzten 4 Wochen vor dem Termin auf normale Verhältnisse im Beckeneingang hin.

Auf die äußere Beckenmessung kann verzichtet werden, da ihre Werte geburtsprognostisch unsicher sind (s. S. 192).

Die wichtigsten Informationen ergibt die *innere Austastung des Beckens per vaginam*, ergänzt durch die *äußere Abtastung des Schambogenwinkels* (s. S. 192 und Abb. 111, 112). Der Befund muß in Relation zur Größe des kindlichen Kopfes interpretiert werden.

Wenn erforderlich, ist die *Ultraschallbiometrie des Feten* zu Hilfe zu nehmen (s. S. 251). Die *Ultrasonometrie des Beckens* – besonders mit der Vaginalsonde – erlaubt während der Schwangerschaft – solange der Kopf noch hoch über dem Becken steht – die zuverlässige Bestimmung der Conjugata vera obstetrica (s. S. 260).

Die früher übliche **Röntgenpelvimetrie** kann heute – wenn erforderlich – durch die **Computertomographie** (CT) ersetzt werden. Die Ergebnisse der röntgenologischen oder CT-Beckenmessungen lassen sich dann mit einer ultrasonographischen Kopfgrößenbestimmung korrelieren.

Trotz normaler Befunde oder nur leichter Formabweichungen des Beckens ist aber einzukalkulieren, daß sich noch *sub partu infolge von Haltungs- und Einstellungsanomalien des vorangehenden kindlichen Teils oder eines unerwartet großen Kindes ein relatives Mißverhältnis* manifestieren und operative Maßnahmen zur Beendigung der Geburt erforderlich machen können.

Geburtskanal

Von entscheidender Bedeutung für den Geburtsablauf sind zunächst Gestalt und Dimensionen des *knöchernen Geburtskanals* – des sog. *kleinen Beckens* – unter Berücksichtigung der Maße des Kindes und der geburtsmechanischen Gesetze (s. S. 211).

Die knöcherne *Wand des Beckenkanals* besteht aus den *beiden Hüftbeinen,* die beiderseits von lateral her bogenförmig nach vorn verlaufen und durch die *Symphyse* aneinandergefügt sind, und wird dorsal durch die Innenfläche des *Os sacrum* und des *Os coccygis* vervollständigt.

Verständnis für den Geburtsmechanismus und wichtige geburtshilfliche Orientierungshilfen für die

Tabelle 42. Durchmesser des normal großen gynäkoiden Beckens in den verschiedenen Ebenen

	Gerader Durchmesser [cm]	Querer Durchmesser [cm]	Schräger Durchmesser [cm]	Beckenform
Beckeneingang	11	13–13,5	12–12,5	Queroval
Beckenmitte				
Beckenweite	12	12	12	Rund
Beckenenge	11	10,5–11		
Beckenausgang	11–12	11	12	Längsoval

Höhenstandsdiagnostik des vorangehenden kindlichen Teiles liefern die Unterteilung des kleinen Beckens in *gedachte geometrische Beziehungen,* die *Ebenen* und *Räume,* sowie die Kenntnis der regelrechten (normalen) *Maße der zugehörigen Durchmesser* (Tabelle 42).

Geburtshilflich bedeutsame Ebenen, Räume und Maße des Beckens

Die „klassischen" *Ebenen* (Abb. 116) im kleinen Becken umfassen von oben nach unten

- die *Beckeneingangsebene* in Höhe der Conjugata vera obstetrica (CV),
- die *Beckenweite* (BW),
- die *Beckenenge* (BE),
- die *Beckenausgangsebene* (BA).

Die *Conjugata vera* (CV) verläuft von der am weitesten nach innen vorspringenden Stelle der Symphysenhinterwand zum Promontorium (Abb. 116). Darunter liegt auf der Verbindungslinie zwischen der Mitte der Symphysenhinterwand und der Mitte des 3. Kreuzbeinwirbels die Ebene der *Beckenweite* (BW), gefolgt von der zwischen der Symphysenunterkante und der Articulatio sacrococcygis gedachten Ebene, genannt die *Beckenenge* (BE). Den Abschluß nach unten bildet zwischen dem unteren Symphysenrand und der Steißbeinspitze die *Beckenausgangsebene* (BA). Dieses Ebenensystem hat den Vorteil, daß es den *Knick* oder das *Knie des Geburtskanals* berücksichtigt und daß die Ebenen etwa in einem Winkel von 90° zur *Führungslinie* (F) stehen (Abb. 116 und 122) (s. S. 205). Dadurch wird deutlich, daß das kleine Becken einen gekrümmten Raum umschließt, dessen Vorderwand – die Symphyse – nur 4 cm, aber dessen Hinterwand – das Kreuz- und Steißbein – 12 cm hoch ist.

Während dieses aus der klassischen Geburtshilfe übernommene Ebenensystem das Verständnis für den Geburtsmechanismus erleichtert, dienen die **parallelen Beckenebenen nach Hodge** der Routinediagnostik bzw. der *Höhenstandsdiagnostik unter der Geburt* (Abb. 117). Das *Parallelebenensystem* besteht von kranial nach kaudal aus der

- *oberen Schoßfugenrandebene* (OSR),
- *unteren Schoßfugenrandebene* (USR),
- *Interspinalebene* (IS),
- *Beckenbodenebene* (BB).

Alle Ebenen sind *parallel* in einem gleichen *Abstand von jeweils 4 cm* im kleinen Becken angeordnet (Abb. 117).

Dementsprechend kann der Stand der Leitstelle (s. S. 208) außer mit Hilfe der parallelen Beckenebenen auch in Zentimeter oberhalb (−) oder unterhalb (+) der als Nullinie angenommenen Interspinalebene angegeben werden (Abb. 117 und 138) (s. S. 209 und 223).

Mit Hilfe der Ebenen beider Systeme werden die geburtshilflich relevanten **Räume des kleinen Beckens** definiert (Abb. 118).

Der **Beckeneingangsraum** – der Übergang vom großen zum kleinen Becken – wird kranial durch die *Beckeneingangsebene* – auch als *obere Schoßfugenrandebene* bezeichnet – begrenzt. Sie erstreckt sich in Höhe der Verbindungslinie zwischen dem

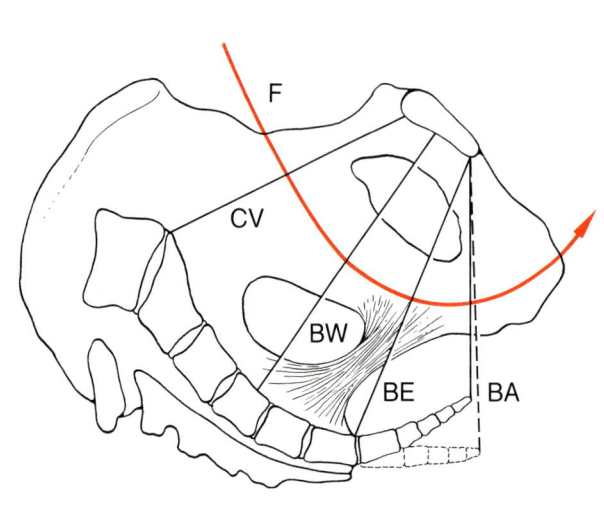

Abb. 116. Die „klassischen" Ebenen im kleinen Becken mit Führungslinie (Beckenachse). (Mod. nach Niedner 1986). *CV* Conjugata vera obstetrica, *BW* Beckenweite, *BE* Beckenenge, *BA* Beckenausgang, *F* Führungslinie (Beckenachse)

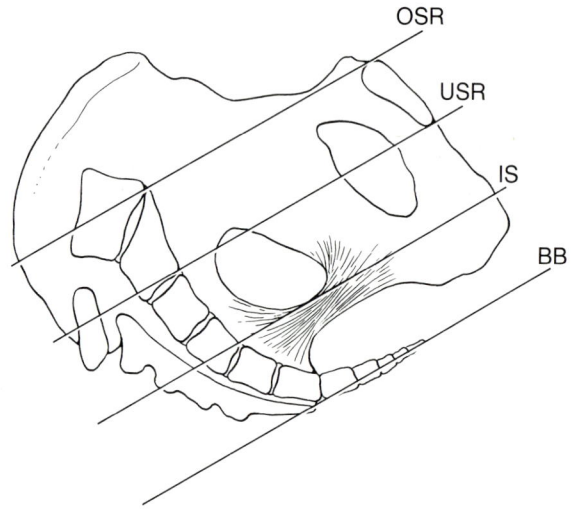

Abb. 117. Die Parallelebenen (Hodge-Ebenen) im kleinen Becken. (Nach Niedner 1986). *OSR* obere Schoßfugenrandebene (Beckeneingangsebene), *USR* untere Schoßfugenrandebene, *IS* Interspinalebene, *BB* Beckenbodenebene

15 Die physiologisch-anatomischen Grundlagen der Geburt

oberen Rand der Symphyse und dem Promontorium (Abb. 118). Die kaudale Abgrenzung ist durch eine parallel dazu gedachte Ebene – *die Terminalebene* – in Höhe der seitlichen Anteile der *Linea terminalis* gegeben. Diese Ebene trifft auf die Symphysenhinterwand etwa 1 cm unterhalb des oberen Schoßfugenrandes an der am weitesten nach innen vorspringenden Stelle, also dort, wo im klassischen Ebenensystem die Conjugata vera obstetrica ansetzt (Abb. 116 und 118).

Der *Eingangsraum* des „normalen" gynäkoiden Beckentypus stellt also einen etwa nur 1 cm hohen Zylinder von querovaler Gestalt dar (Abb. 118 und 119). Der kleinste sagittale Durchmesser des Beckeneingangs ist die *Conjugata vera obstetrica.* Ihre Distanz beträgt in der Regel 11 cm (Abb. 116, 119 und 120). Sie ist nur röntgenologisch, mittels Computertomogramm (CT) oder ultrasonographisch genau zu bestimmen. Sonographische Messungen sprechen dafür, daß die Conjugata vera heute als Zeichen der Wachstumsakzeleration eher mit 12 cm anzunehmen ist. In der Praxis werden jedoch weiterhin die bisher gültigen Beckenmaße als Grundlage für geburtshilfliche Entscheidungen benutzt.

Von praktischer Bedeutung ist die *Conjugata diagonalis,* die sich anläßlich der geburtshilflichen Untersuchung abschätzen läßt (Abb. 120) (s. S. 192). Sie reicht vom unteren Rand der Symphyse zum Promontorium und mißt normalerweise 12,5 cm. Die Differenz zwischen der Conjugata vera obstetrica und der Conjugata diagonalis beträgt somit 1,5 cm. Daher erhält man, einer Faustregel folgend, durch den Abzug von 1,5 cm von der Conjugata diagonalis die Distanz der Conjugata vera obstetrica (Abb. 120). Das bedeutet für die Praxis:

Wenn bei der vaginalen Untersuchung der touchierende Mittelfinger bei maximal abgewinkeltem Daumen das Promontorium vom hinteren Scheidengewölbe aus **nicht** erreicht, kann die Conjugata diagonalis als normal angenommen und zugleich auf ein regelrechtes Maß der Conjugata vera obstetrica geschlossen werden. Läßt sich dagegen das Promontorium tasten, so spricht der Befund für eine Verengung des Beckeneingangs im geraden Durchmesser. Zur Sicherheit der Beurteilung sollte der Geburtshelfer seine individuelle Distanz zwischen der Basis des Daumens und der Kuppe des Mittelfingers in Zentimetern kennen.

Der *quere Durchmesser (Diameter transversa)* des Beckeneingangs in Höhe der Linea terminalis zwischen deren am weitesten seitlich ausladenden Partien mißt 13,5 cm (Abb. 119).

Der *schräge Durchmesser (Diameter obliquus)* beträgt der querovalen Form des Beckeneingangs entsprechend in Höhe der Terminalebene 12,5 cm.

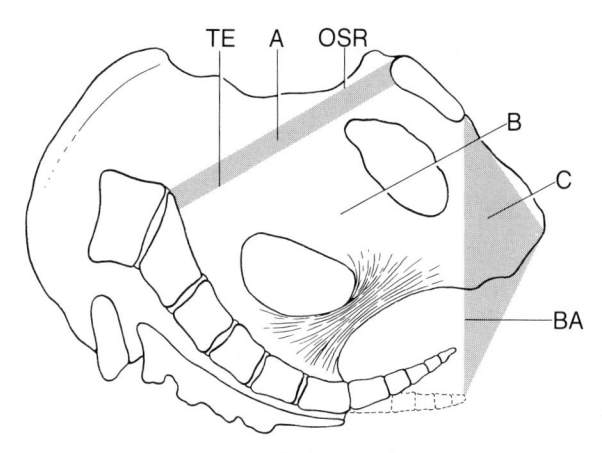

Abb. 118. Die Räume des kleinen Beckens. (Nach Niedner 1986). *A* Beckeneingangsraum, *B* Beckenhöhle (Beckenmitte), *C* Beckenausgangsraum, *OSR* Obere Schoßfugenrandebene (Beckeneingangsebene), *TE* Terminalebene, *BA* Beckenausgangsebene

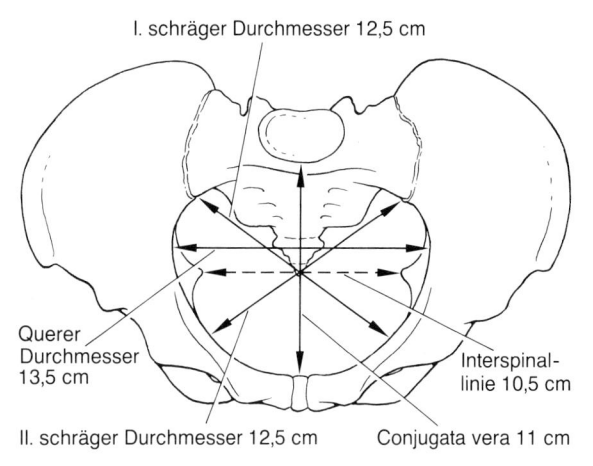

Abb. 119. Beckeneingang mit querem, geradem und schrägem Durchmesser

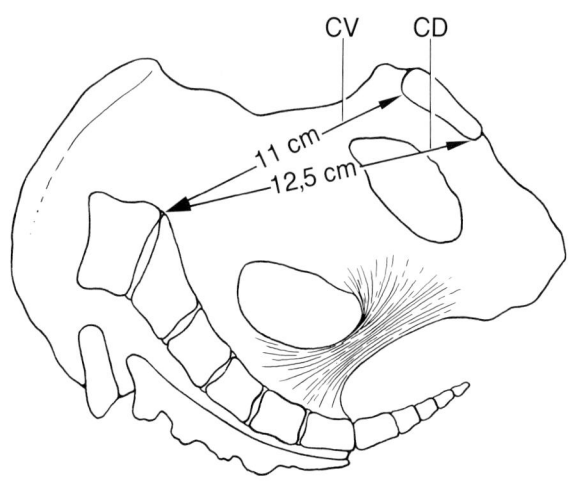

Abb. 120. Verlauf der Conjugata vera und diagonalis. *CV* Conjugata vera, *CD* Conjugata diagonalis

Übereinkunftsgemäß wird als *I. schräger Durchmesser* die Distanz zwischen der linken Eminentia iliopubica und der rechten Articulatio sacroiliaca und als *II. schräger Durchmesser* entsprechend die Distanz von rechts vorn nach links hinten bezeichnet. Ihre geburtshilfliche Bedeutung liegt darin, daß sich bei der ersten (linken) vorderen Hinterhauptslage die Pfeilnaht durch den I. schrägen in den geraden Durchmesser dreht. Entsprechendes gilt für die Beziehung zwischen der II. (rechten) Hinterhauptslage und dem II. schrägen Durchmesser (s. Abb. 119 und Tabelle 42).

Als nächste Etappe des Geburtsweges muß die **Beckenhöhle** – auch **Beckenmitte** genannt – passiert werden; ihre kraniale Ebene ist gleichbedeutend mit der kaudalen Begrenzung des Beckeneingangs, also durch die Terminalebene vorgegeben. Geburtshilflich ist die *untere Schoßfugenrandebene* von Bedeutung, die zwischen dem unteren Rand der Symphyse und etwa der Höhe des 2. Sakralwirbels verläuft (Abb. 117). Der Raum dieses Beckenabschnittes entspricht der klassischen „*Beckenweite*" mit Durchmessern von ca. 12 cm (Tabelle 42). In diesem geräumigen Teil des Beckens hat der kindliche Kopf im Bestreben nach Formübereinstimmung die Möglichkeit zur Drehung und nimmt auch die für den weiteren Geburtsverlauf günstige Beugehaltung ein (s. S. 211). Die Beckenhöhle besitzt eine annähernd *runde, tassenförmige Gestalt,* verjüngt sich jedoch kaudalwärts bis zu der knöchernen Engstelle des Beckens in Höhe der Spinae ossis ischii. An dieser Stelle beträgt der quere Durchmesser, die *Interspinallinie,* nur 10,5 cm (Abb. 119). Die gedachte *Interspinalebene* kreuzt die „*Beckenenge*" des klassischen Systems (Abb. 116 und 117). Dieser geburtshilfliche Terminus bringt zum Ausdruck, daß der Kopf in dieser Höhe zur Überwindung der Engstelle durch Beugung den kleinsten Umfang einnehmen und seine Drehung in den geraden Durchmesser fortsetzen muß (s. S. 211 und Tabelle 42, 43).

Die untere Begrenzung der Beckenhöhle wird durch die *Beckenausgangsebene* (BA) zwischen dem Unterrand der Symphyse und der Steißbeinspitze festgelegt, der sich der **Beckenausgangsraum** anschließt (Abb. 118). Kaudal wird dieser seitlich durch die beiden Tubera ischiadica und die Ligg. sacrotuberalia, hinten durch die Steißbeinspitze und vorn durch den Schambogen begrenzt (Abb. 121). Die kaudale Öffnung des Beckenausgangsraumes entspricht damit 2 Dreiecken, deren gemeinsame Basis eine Verbindungslinie zwischen den Tubera ischiadica bildet und deren Spitzen vorne den unteren Symphysenrand und hinten die Steißbeinspitze darstellen.

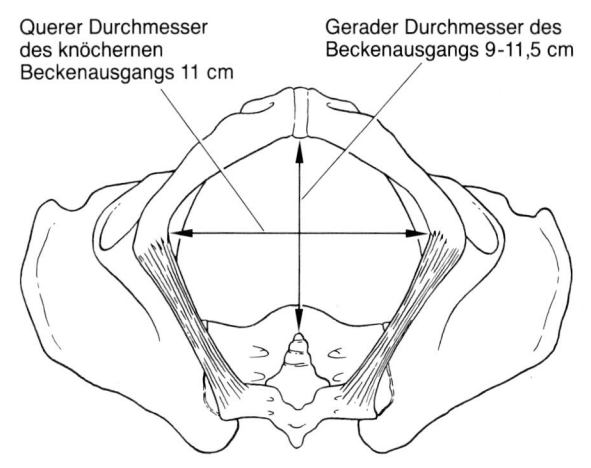

Abb. 121. Die Durchmesser des Beckenausgangs von unten betrachtet: gerader Durchmesser (9–11,5 cm), querer Durchmesser (11 cm). (Mod. nach Martius 1967)

Das wichtigste Maß für den Beckenausgangsraum ist die Distanz zwischen dem Unterrand der Symphyse und der Steißbeinspitze. Sie beträgt nur 9 cm, jedoch vermag das Steißbein im Sakrokokzygealgelenk nach dorsal auszuweichen und dadurch die Conjugata auf 11,5 cm zu erweitern; dadurch wird dem kindlichen Kopf der Austritt im geraden Durchmesser ermöglicht (Abb. 118) (s. S. 211). Die Tubera ischiadica begrenzen den queren Durchmesser starr mit einem Abstand von 11 cm (Abb. 121). Der Beckenausgangsraum wird seitlich durch die Levatorschenkel auf ca. 9 cm eingeengt (s. S. 211 u. Abb. 13), die durch ihre Anordnung dem Kopf ein Drehmoment verleihen und ihn in den geraden Durchmesser lenken.

Durch die funktionelle Anpassung während der Schwangerschaft – wahrscheinlich unter dem Einfluß der Östrogene – und unter der Geburt ist ein gewisser Spielraum gegeben: Infolge der Auflockerung des Beckenringes wird die Symphyse bei Eintritt des kindlichen Kopfes erweitert, leicht nach kaudal verlagert und trägt auf diese Weise zur Vergrößerung der Conjugata vera um 0,5–1 cm bei. Beim Austritt des Kopfes kommt es, abgesehen von der Ausweichbewegung des Steißbeines, zusätzlich zu einer gewissen Kranialbewegung der Symphyse als Folge der kontrahierten Rektusmuskulatur während der Preßwehen und der Lagerung mit stark gebeugten Oberschenkeln. Dadurch wird insgesamt der gerade Durchmesser des Beckenausgangs etwa 2 cm verlängert (Abb. 116–118).

Den kaudalen Verschluß des Beckenkanals bilden die Muskelschichten des Beckenbodens (s. S. 19). Die tieferen Schichten schließen sich dem Beckenausgang unmittelbar an und werden daher

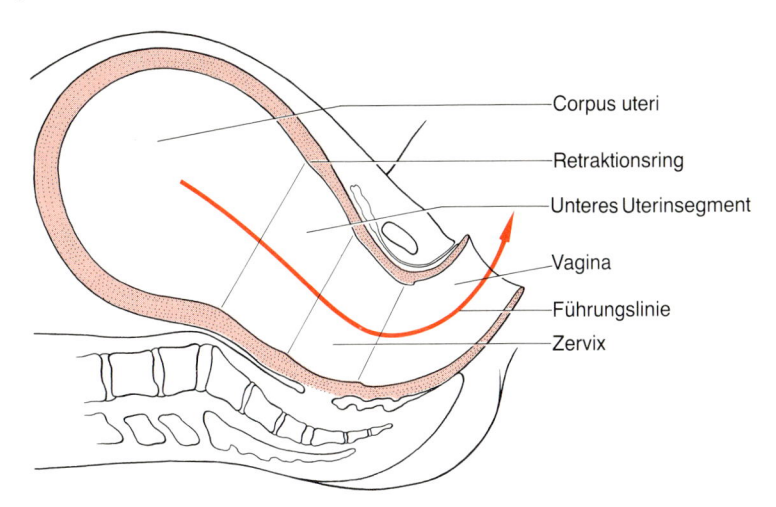

15 Die physiologisch-anatomischen Grundlagen der Geburt

Abb. 122. Weichteilschlauch mit erweiterter Zervix und Vagina. Die Grenze zwischen der passiv dilatierten Zervix und dem kontrahierten Corpus uteri bildet die Bandl-Furche. Die Führungslinie gibt die Richtung des Geburtsweges vom Beckeneingang bis zum Beckenausgang an. (Mod. nach Martius 1967)

auch als *Weichteilansatzrohr* bezeichnet. Sie gehören zu den weichen Geburtswegen, die außerdem durch die Cervix uteri, die Vagina und Vulva gebildet und zu dem unter der Geburt nach vorn gebogenen Weichteilschlauch vollständig aufgeweitet und ausgezogen werden. Die Grenze zwischen passiv dilatiertem Dehnungsschlauch (ausgezogenes unteres Uterinsegment und Cervix uteri) und dem sich kontrahierenden Corpus uteri bildet die **Bandl-Retraktionsfurche** (s. S. 431 und Abb. 122).

Die Beckenachse (Führungslinie)

Die Verbindungslinie der Mittelpunkte aller geraden Durchmesser des kleinen Beckens nennt man *Beckenachse* oder *Führungslinie*. Diese kranial-/kaudalwärts verlaufende gedachte Linie beschreibt die **Richtung des Geburtsweges, den der kindliche Kopf vom Beckeneingang bis zum Beckenausgang nehmen muß**. Der Übergang zwischen gestrecktem (obere Achse) und gebogenem (untere Achse) Teil liegt zwischen unterer Schoßfugenrandebene und Interspinalebene; diese Stelle wird als „*Knie des Geburtskanals*" bezeichnet. Die untere Achse verläuft nach diesem Knick zum Zentrum des Beckenausgangs hin und setzt sich fort in den unter der Geburt ausgewalzten *Weichteilschlauch* (Abb. 122). Nach Erreichen des Knies des Geburtskanals wird der vorangehende Teil, u. a. auch durch die Trichterform des Beckenbodens, gezwungen, sich in Richtung der unteren Achse zu bewegen und kann dabei seine Drehung in den geraden Durchmesser beenden.

Das Kind unter der Geburt

Maße und diagnostische Orientierungspunkte

Aus geburtsmechanischer Sicht wird die Passage durch das mütterliche Becken in erster Linie durch **Form und Maße des kindlichen Kopfes** bestimmt, da er den umfänglichsten und den wenigsten verformbaren kindlichen Teil darstellt, und da 96% der Geburten in Schädellage, d. h. mit dem Kopf als vorangehendem Teil, erfolgen (s. S. 208). Die Maße des unkonfigurierten Kopfes finden sich in Abb. 123–125 und Tabelle 43).

Der Vergleich der Maße des kindlichen Kopfes mit denen des kleinen Beckens (Tabelle 42 und 43) verweist einmal mehr auf den im Zuge der Evolution notwendig gewordenen „knappen" Kompro-

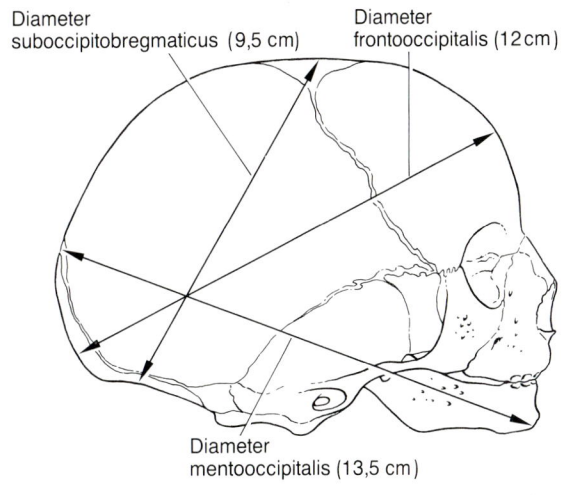

Abb. 123. Die geraden Durchmesser des kindlichen Kopfes: Diameter suboccipitobregmaticus (9,5 cm), Diameter frontooccipitalis (12 cm), Diameter mentooccipitalis (13,5 cm)

Tabelle 43. Kindliche Kopfmaße (am nichtkonfigurierten Kopf)

Längsdurchmesser	[cm]	Verlauf	Zugehörige Umfänge	[cm]
Diameter frontooccipitalis = gerader Durchmesser	12,0	Glabella – Hinterhaupt	Circumferentia frontooccipitalis	34,0
Diameter suboccipitobregmaticus = kleiner schräger Durchmesser	9,5	Nacken – große Fontanelle	Circumferentia suboccipitobregmatica	32,0
Diameter mentooccipitalis = großer schräger Durchmesser	13,5	Kinn – Hinterhaupt	Circumferentia mentooccipitalis	38,0
Querdurchmesser	[cm]			
Diameter biparietalis = großer querer Durchmesser	9,5	Distanz der Scheitelbeinhöcker		
Diameter bitemporalis = kleiner querer Durchmesser	8,0	Größte Distanz zwischen den Kranznähten		

miß zwischen mütterlichem Becken und kindlichem Kopf bei der Geburt (s. S. 199). Es gilt daher, von vornherein festzuhalten, daß nur durch die Anpassungsmöglichkeiten des Kindes unter der Geburt mit Hilfe der Konfiguration des Kopfes, seiner Haltungsänderung und Rotation, unterstützt durch die treibenden und richtenden mütterlichen Geburtskräfte gewährleistet wird, daß der Kopf mit seinem kleinsten Umfang das Becken passiert. Anders ausgedrückt: Nur durch die optimale Anpassung des kindlichen Kopfes an die vorgegebenen räumlichen Verhältnisse des knöchernen Beckenkanals vermag das Kind das mütterliche Becken ohne bedrohlichen Zwang zu passieren. Nur der gebeugte und sich rechtzeitig vom queren in den geraden Durchmesser drehende Kopf benötigt jeweils den geringsten Raum; die Flexionshaltung bedeutet daher die bestmögliche Anpassung an den Geburtskanal. Dabei ist auch von Bedeutung, daß die Kopfmaße des reifen Kindes am Termin eine relativ geringe Variationsbreite aufweisen.

Die Schädelknochen sind bei der Geburt noch durch bindegewebige **Nähte (Suturae)** verbunden, die an den *Fontanellen* (Knochenlücken) zusammentreffen und eine bedingte Konfigurierbarkeit des Kopfes unter der Geburt gestatten – im Gegensatz zu dem nicht verformbaren Gesichtsschädel und der Schädelbasis.

Für die *geburtshilfliche Diagnostik* ist die Kenntnis des Verlaufs der Nähte und der Gestalt der Fontanellen von größter Bedeutung, da sich der Untersucher nur anhand dieser Strukturen über die Haltung und Einstellung des kindlichen Kopfes orientieren kann (Abb. 124, 126a, b) Es handelt sich um

- die **Pfeilnaht** (Sutura sagittalis) zwischen den Scheitelbeinen,

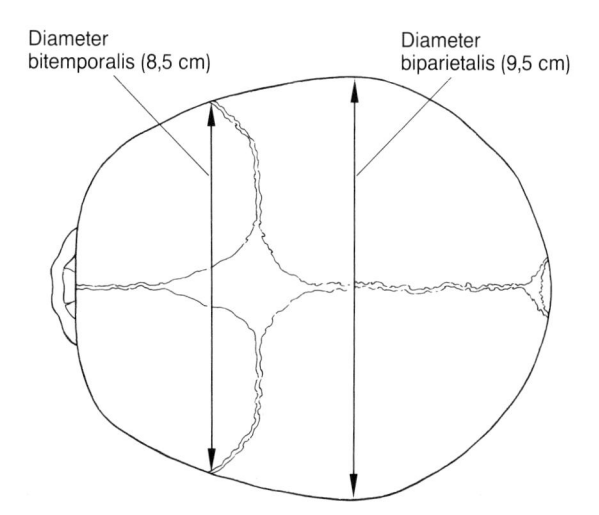

Abb. 124. Die queren Durchmesser des kindlichen Kopfes: Diameter bitemporalis = kleiner querer Durchmesser (8,5cm), Diameter biparietalis = großer querer Durchmesser (9,5 cm)

- die **Stirnnaht** (Sutura frontalis) zwischen den Stirnbeinen,
- die **Kranznaht** (Sutura coronaria) seitlich zwischen Stirn- und Scheitelbein,
- die **Lambdanaht** (Sutura lambdoidea) zwischen Hinterhauptsschuppe und Scheitelbeinen.

Die Nähte lassen sich durch die dazugehörigen **Fontanellen** identifizieren:

- Die **große Fontanelle** *(Stirnfontanelle – Fonticulus anterior)* besitzt eine *viereckig-rhombische* Gestalt durch das Zusammentreffen von Stirn- und Pfeilnaht mit den beiderseitigen Kranznähten.
- Die **kleine Fontanelle** *(Hinterhauptsfontanelle – Fonticulus posterior)* ist **dreieckig** durch die Vereinigung der Pfeilnaht und der Schenkel der Lambdanaht (Abb. 126a, b).

15 Die physiologisch-anatomischen Grundlagen der Geburt

Von ihnen liefern die *kleine Fontanelle* mit ihrer *dreieckigen Form,* die *Stirnfontanelle* als größte Lücke mit ihrer *viereckigen Begrenzung* und die zwischen beiden verlaufende *Pfeilnaht* die wichtigsten geburtsdiagnostischen Orientierungshilfen.

Der aus dem Verlauf der Nähte und dem Stand der Fontanellen erhobene Befund erlaubt Rückschlüsse auf die Einstellung des kindlichen Kopfes in Anpassung an die vorgegebenen Verhältnisse in den verschiedenen Etagen des mütterlichen Beckens.

Schulter und *Steiß* des Kindes sind konfigurierbar und daher geburtsmechanisch weniger wirksam. Die größten Durchmesser des Rumpfes besitzen die *Schulterbreite* und die *Hüftbreite* (Tabelle 44).

Geburtsmechanisch spielt im Zusammenwirken mit Einstellung und Haltung des Kopfes – oder des Steißes bei Beckenendlage – die *Biegsamkeit der Wirbelsäule* eine Rolle; sie ist in ihren einzelnen Abschnitten in unterschiedlicher Richtung erleichtert oder erschwert. Die leichteste Abbiegbarkeit – das *Biegungsfazillimum* – der Halswirbelsäule ist nach hinten gerichtet, die der Brustwirbelsäule sowohl seitlich als auch nach hinten. Die jeweils entgegengesetzt gerichtete eingeschränkte Abbiegbarkeit der Wirbelsäulenabschnitte wird als *Biegungsdiffizillimum* bezeichnet.

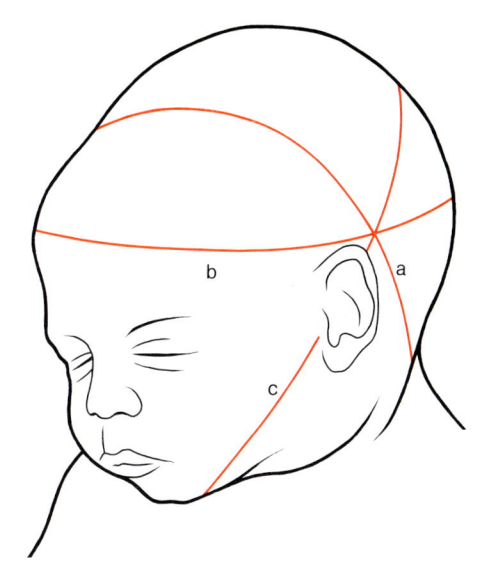

Abb. 125. Die Umfänge des kindlichen Kopfes: **a** Circumferentia suboccipitobregmatica = kleiner schräger Kopfumfang (32 cm), **b** Circumferentia frontooccipitalis = großer Kopfumfang (34 cm), **c** Circumferentia mentooccipitalis = großer schräger Kopfumfang (38 cm)

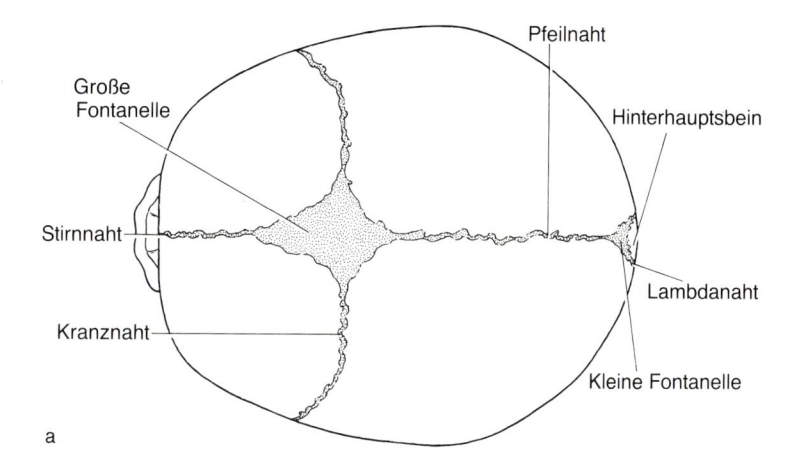

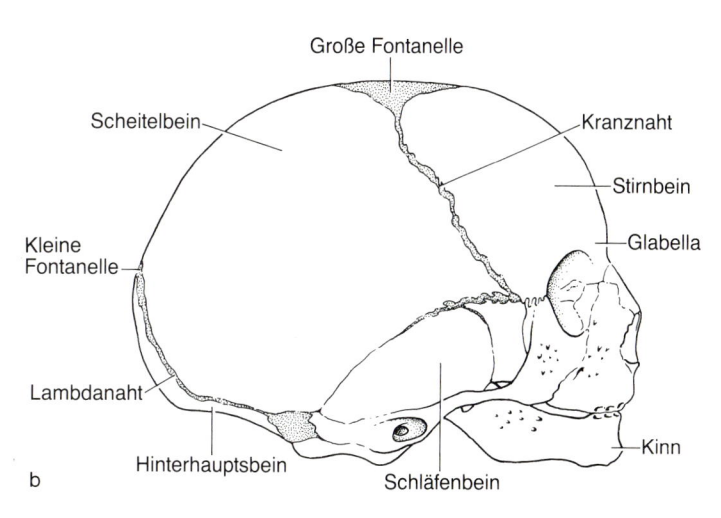

Abb. 126 a, b. Der kindliche Schädel.
a Von oben gesehen mit kleiner (dreieckig gestaltet) und großer (rhombisch gestaltet) Fontanelle, der zwischen beiden Fontanellen verlaufenden Pfeilnaht sowie der Lambda-, Stirn- und Kranznaht. **b** Der kindliche Schädel von der Seite gesehen

Tabelle 44. Geburtshilflich wichtige Körpermaße des Kindes

	Durch-messer [cm]	Umfang [cm]
Schulterbreite	12	~33
Hüftbreite	9,5	~27
bei Fuß- und Knielage		~25
bei Steißlage		~29
bei Steiß-Fuß-Lage		~33

Lage, Stellung, Haltung und Einstellung der Frucht

Für den Ablauf der Geburt bzw. die Beurteilung der geburtshilflichen Situationen sind unter geburtsmechanischen Gesichtspunkten zur Bestimmung der Beziehungen zwischen mütterlichem Geburtskanal und Nasciturus folgende Bezeichnungen gebräuchlich:

Die Lage (Situs)

Sie bezeichnet das *Verhältnis der Längsachse des Kindes zur Längsachse der Mutter bzw. des Uterus.*

99% der Geburten erfolgen aus einer Längslage, 1% aus regelwidrigen Quer- und Schräglagen des Kindes.

Bildet der Kopf den vorangehenden Kindsteil, so spricht man vereinfacht von einer Schädellage. Geht der Steiß voran, so handelt es sich um eine Beckenendlage.

Von den Längslagen entfallen 96% auf eine Schädellage und 4% auf eine Beckenendlage. Die Schädellage stellt die normale, regelrechte Lage des Kindes unter der Geburt dar (Beckenendlagen s. S. 424).

Die Stellung (Positio)

Sie beschreibt die *Beziehungen der Oberfläche der Frucht zur Innenfläche des Uterus;* in praxi geht es bei der *Längslage um die Position des kindlichen Rückens.*

Übereinkunftsgemäß befindet sich der Rücken bei I. Stellung auf der linken, bei II. Stellung auf der rechten Seite der Mutter. Zeigt dabei der Rücken eine Tendenz nach vorn, so spricht man von einer I a- oder II a-Stellung, bei einer Tendenz nach hinten von einer I b- bzw. II b-Stellung.

Besteht eine *Querlage,* so richtet sich die Angabe der *Stellung nach dem kindlichen Kopf:* Befindet er sich auf der linken Seite, so handelt es sich um eine I. Querlage, wird er auf der rechten Seite getastet, liegt eine II. Querlage vor (Querlagen s. S. 430).

Die Haltung (Habitus)

Sie definiert die *Beziehungen der Längsachse des kindlichen Kopfes zur Längsachse des kindlichen Rumpfes.* Während des Tiefertretens im Beckenkanal macht der kindliche Kopf *Haltungsänderungen* durch, und je nach Höhenstand nimmt er eine *indifferente,* eine *Beuge-* oder *Streckhaltung* ein. Die Diagnose wird bei der *inneren Untersuchung* anhand der Form der Fontanellen – bezogen auf die Höheneinstellung des Kopfes – gestellt. Im Falle einer regelwidrigen Streckhaltung werden die Vorderhaupts-, Stirn- und Gesichtshaltung unterschieden (Deflexionslagen, s. S. 436).

Die genannten Begriffe Lage, Stellung und Haltung werden bei der Diagnose zusammengefaßt; z. B. bedeutet die Angabe „II. vordere Hinterhauptslage", daß sich die Frucht in Schädellage und der Rücken in II a-Position befindet, und daß der Kopf eine Flexionshaltung eingenommen hat.

Die Einstellung (Praesentatio)

Die Einstellung des vorangehenden Teiles zum Geburtskanal ergibt sich aus Lage, Stellung und Haltung der Frucht und beschreibt seine mechanische Anpassung an die vorgegebenen Formen der verschiedenen Etagen des Geburtskanals – mit anderen Worten, wie sich der vorangehende Teil bei der *äußeren* und *inneren Untersuchung* „präsentiert". Entscheidend sind der Verlauf der Schädelnähte und die Orientierung über den Stand der großen oder kleinen Fontanelle in Beziehung zu den Ebenen und Durchmessern des Beckens. Wesentlich ist die Erkennung von regelwidrigen Einstellungen (s. S. 432). Als *Leitstelle* wird derjenige Abschnitt des vorangehenden Kindsteiles bezeichnet, der in der Führungslinie des Geburtskanals am tiefsten steht – also „führt" –, z. B. die kleine Fontanelle bei der regelrechten Hinterhauptslage.

Geburtsmechanismus bei vorderer Hinterhauptslage

Unter der Geburt muß sich der kindliche Kopf beim Tiefertreten der vorgegebenen Form und unterschiedlichen Weite des Beckenkanals in dessen

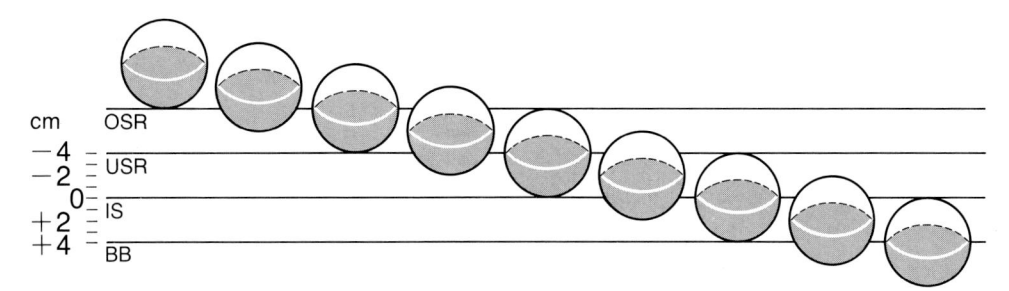

15 Die physiologisch-anatomischen Grundlagen der Geburt

Abb. 127. Schematische Darstellung des kindlichen Kopfes in seinen Beziehungen zu den Beckenetagen im Verlauf der Geburt. (Nach Elert 1967; Niedner 1986). *OSR* Obere Schoßfugenrandebene (Beckeneingangsebene), *USR* untere Schoßfugenrandebene, *IS* Interspinalebene, *BB* Beckenbodenebene

verschiedenen Etagen anpassen. Die Beziehungen des kindlichen Kopfes zum mütterlichen Becken in den einzelnen Etagen sind aus der schematischen Darstellung in Abb. 127 zu ersehen.

Der *fetale Kopf* mißt am Termin etwa 8 cm von der Basis zum Schädeldach (Abb. 128). Bei der vorderen Hinterhauptslagengeburt tritt der Kopf in indifferenter Haltung ins Becken ein (Abb. 130a, b). Der geburtsmechanisch wirksame größte Umfang liegt also anfangs in der Circumferentia frontooccipitalis (Abb. 123, 125 und 130a, b). Diese ist vom Schädeldach, also der knöchernen Leitstelle, 4 cm entfernt (Abb. 128). Diese Distanz von 4 cm bleibt auch nach Beugung des Kopfes durch den Abstand zwischen kleiner Fontanelle und dem Durchtrittsplanum suboccipitobregmaticum erhalten (Abb. 129). Der kindliche Kopf paßt mit dem jeweiligen Durchtrittsplanum in 4 cm Abstand von der Leitstelle exakt zwischen die Parallelebenen nach Hodge (Abb. 117 und 127). Beginnt der Kopf mit seinem Durchtrittsplanum in das Becken einzutreten, dann steht die Leitstelle bei -4 cm in der unteren Schoßfugenrandebene oder etwas tiefer (-3 cm) (Abb. 117, 127, 130c und 138). Hat der Kopf den Beckeneingangsraum mit dem Durchtrittsplanum passiert, und steht er im oberen Teil der Beckenhöhle, dann findet sich die Leitstelle bei -2 cm (Abb. 127, 130c, 138). Ist die Leitstelle in der Interspinalebene zu tasten, dann ist der größte Umfang in der unteren Schoßfugenrandebene angelangt (Abb. 117, 127, 130d und 138). Wenn der Kopf mit seiner Leitstelle auf dem Beckenboden angekommen ist, dann passiert er mit seinem Durchtrittsplanum die Interspinalebene (Abb. 117, 127 und 130 e) und erst während des „Durchschneidens" die Beckenausgangsebene (Abb. 117, 127).

Diese Darlegungen sind nur zutreffend, wenn es sich um regelrechte Beckenverhältnisse bei normal großem oder nur wenig konfiguriertem Kopf während einer Geburt aus Hinterhauptslage handelt. Die Situation ist eine andere, wenn durch eine stärkere Konfiguration die Kopfform verändert

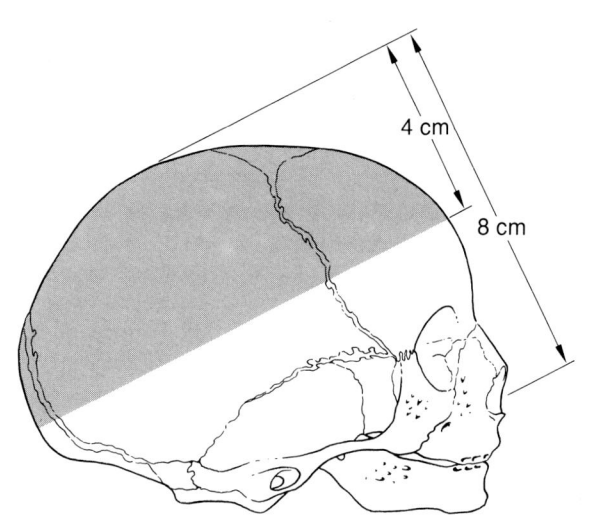

Abb. 128. Der Abstand der knöchernen Leitstelle vom Durchtrittsplanum frontooccipitale in Relation zur Gesamthöhe des kindlichen Kopfes bei indifferenter Haltung. (Nach Niedner 1986)

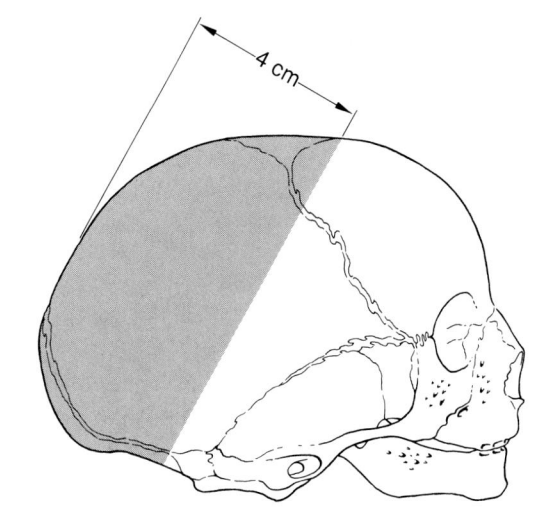

Abb. 129. Der Abstand zwischen Leitstelle und Durchtrittsplanum suboccipitobregmatium bei Flexionshaltung des kindlichen Kopfes. (Nach Niedner 1986)

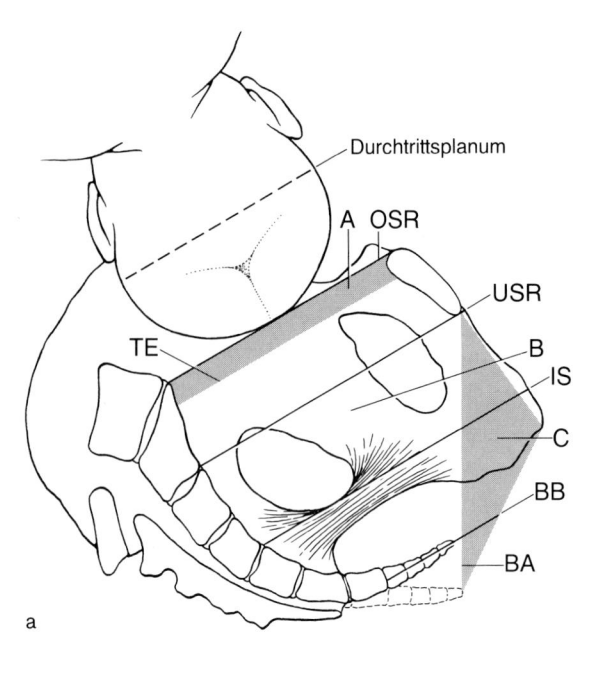

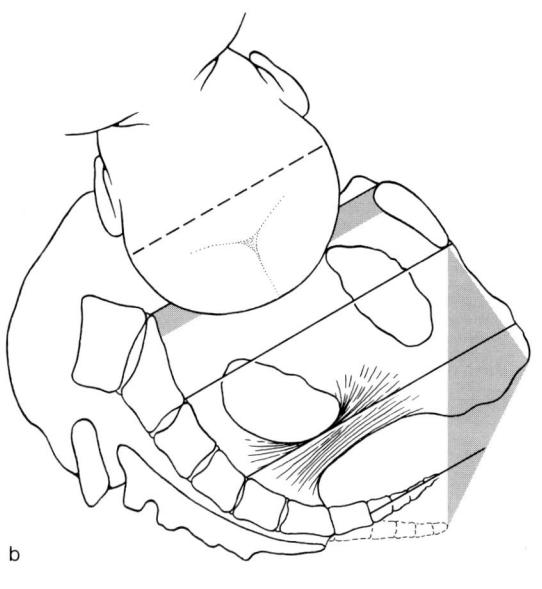

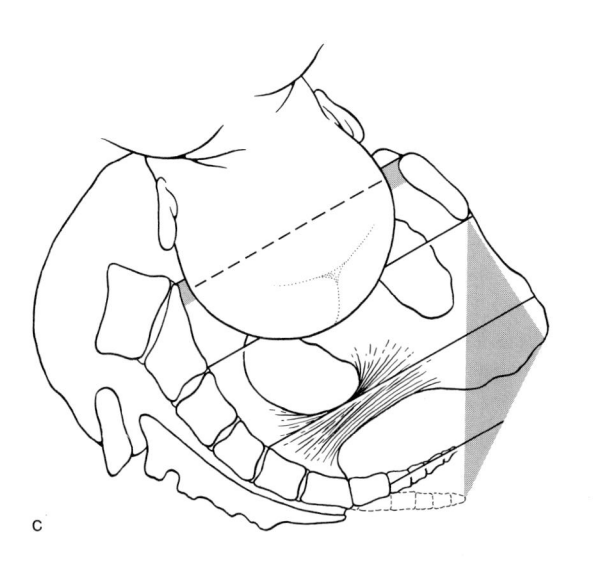

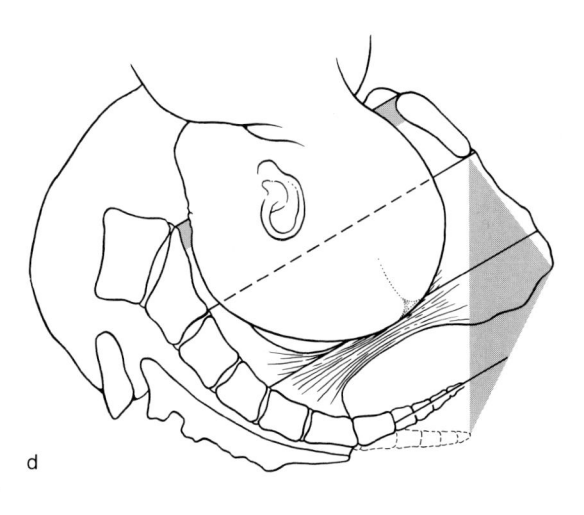

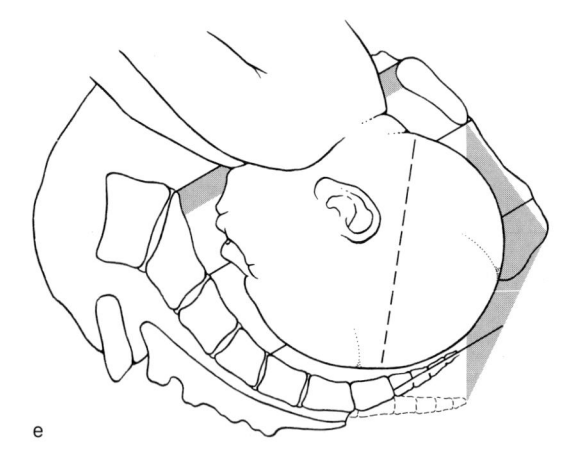

Abb. 130 a–e. Geburtsmechanismus bei vorderer Hinterhauptslage. (Nach Niedner 1986). *A* Beckeneingangsraum, *B* Beckenhöhle (Beckenmitte), *C* Beckenausgangsraum, *OSR* Obere Schoßfugenrandebene (Beckeneingangsebene), *TE* Terminalebene, *USR* Untere Schoßfugenrandebene, *IS* Interspinalebene, *BB* Beckenbodenebene, *BA* Beckenausgangsebene.

a Kopf beweglich über dem Beckeneingang. Bei der äußeren Untersuchung mittels des 3. Leopold-Handgriffes kann das Ballottement ausgelöst und mit dem 4. Leopold-Handgriff der Kopf noch ganz umfaßt werden (s. S. 190 und 222). Bei der vaginalen Untersuchung ist der Kopf noch nicht oder nur eben erreichbar. **b** Der Kopf steht mit kleinem Segment im Beckeneingang; er hat Beziehung zum Becken aufgenommen. Mit dem 3. Leopold-Handgriff läßt sich das Ballottement nicht mehr auslösen. Mit dem 4. Leopold-Handgriff sind noch Teile des Vorderhauptes, die Stirn, das Gesicht und das Kinn auf der einen sowie das Hinterhaupt auf der ande-

15 Die physiologisch-anatomischen Grundlagen der Geburt

wird oder wenn eine Haltungsanomalie (Deflexion) besteht. Dann resultiert ein größerer Abstand zwischen knöcherner Leitstelle und Durchtrittsplanum (s. S. 436). Auf einen solchen abnormen Befund wird man bei der äußeren Untersuchung mit dem 4. Leopold-Handgriff aufmerksam. Dieser Handgriff gehört zu jeder geburtshilflichen Befunderhebung (s. S. 190).

Bei seinem Durchtritt durch den Geburtskanal folgt der Kopf in dem Bestreben nach *Formübereinstimmung* und *Abbiegungsübereinstimmung* zwischen Kopf und Becken dem mechanischen *Gesetz des geringsten Zwanges*. Dazu muß er folgende Bewegungen mit Haltungs- und Einstellungsänderungen vollziehen:

- Tiefertreten,
- Beugung,
- innere Drehung (Rotation),
- Streckung und
- äußere Drehung.

Beim Eintritt in das kleine Becken paßt sich der *Kopf* dem querovalen Beckeneingang an, indem er sich *quer und in indifferenter Haltung* zwischen Beugung und Streckung mit der Circumferentia frontooccipitalis von 34 cm einstellt. Auf diese Weise passen sich die Querdurchmesser des Kopfes (Diameter bitemporalis bzw. biparietalis) dem geringeren Längsdurchmesser des Beckeneingangs (Conjugata vera) am besten an. Die querverlaufende Pfeilnaht steht dabei meist in der Führungslinie zwischen Symphyse und Promontorium (= *synklitische* – achsengerechte – Einstellung); die große und kleine Fontanelle befinden sich in gleicher Höhe (s. auch Abb. 130a).

Gelegentlich besteht *vor* Wehenbeginn eine leichte Lateralflexion des quer im Beckeneingang stehenden Kopfes zur Symphyse hin, die als physiologisch gelten kann. Es führt dann das *hintere* Scheitelbein, und es handelt sich um einen *hinteren Asynklitismus* bzw. die *Litzmann-Obliquität.* Bleibt diese Einstellungsvariante auch *nach* Wehenbeginn bestehen, so liefert sie erste Hinweise auf einen möglicherweise im geraden Durchmesser verengten Beckeneingang. Verläuft *nach* Einsetzen regelmäßiger Wehen die Pfeilnaht näher dem Promontorium und führt infolgedessen das *vordere* Scheitelbein, so besteht ein *vorderer Asynklitismus* bzw. eine *Naegele-Obliquität.* Wenn es sich auch in beiden Fällen um passagere Einstellungsvarianten handelt, so ist bei Fortbestehen die vordere asynklitische Einstellung prognostisch günstiger als die hintere zu beurteilen, bei der eine Geburtsunmöglichkeit besteht (s. S. 433).

In der *Beckenhöhle* muß der Kopf zur Formübereinstimmung und Raumersparnis eine *Beugung* und *Drehung* ausführen. Die Beugung wird daran erkenntlich, daß die *kleine Fontanelle in Führung* geht. Sie wird dadurch begünstigt, daß die Gewebewiderstände am Vorderhaupt wirksamer werden können als am Hinterhaupt. Das voluminöse Vorderhaupt fügt sich auch besser in die Kreuzbeinhöhle ein. Auf diese Weise paßt sich der Kopf mit dem kleinsten Umfang, der Circumferentia suboccipitobregmatica (= 32 cm) bzw. mit dem subokzipitobregmatikalen Durchmesser von 9,5 cm, der runden Form der Beckenhöhle an (Tabelle 42, Abb. 130d). Diese *Formübereinstimmung* ermöglicht ihm auch die notwendige Drehung. Im Sinne der *Abbiegungsübereinstimmung* dreht sich dabei das *Hinterhaupt nach vorn.* Der Levatormuskulatur kommt dabei eine richtende Kraft zu. Auf diese Weise gelangt der Kopf bis zum Beckenausgang mit der Pfeilnaht in den geraden Durchmesser. Die Drehung ist palpatorisch an dem *Verlauf der Pfeilnaht aus dem queren über den I. oder II. schrägen in den geraden Durchmesser* des Beckens zu verfolgen (Abb. 119, 121, 130d, 131).

Mit *Erreichen des Beckenausgangs* wird der *Austrittsmechanismus* wirksam. Bei Durchtritt des in den geraden Durchmesser gedrehten Kopfes durch den *Längsspalt des Hiatus genitalis,* den *längsovalen* Bek-

◄─────────────────────────────────

ren Seite zu tasten. Bei der vaginalen Untersuchung findet sich die Leitstelle zwischen oberer und unterer Schoßfugenrandebene, die Pfeilnaht quer, die Haltung des Kopfes indifferent. Die Kreuzbeinhöhle ist leer. **c** Kopf im Beckeneingangsraum. Äußerlich kann der weitere Geburtsverlauf nur noch mit dem 4. Leopold-Handgriff kontrolliert werden. Mit ihm ist noch der untere Teil der Stirn, das Gesicht und das Kinn sowie auf der Gegenseite der untere Teil des Hinterhauptes zu fühlen. Vaginal ist die Leitstelle etwa 1 cm unterhalb der unteren Schoßfugenrandebene, also bei –3 cm zu fühlen. Die Pfeilnaht verläuft quer, die Haltung des Kopfes ist indifferent, die Fontanellen stehen also gleich hoch. Das Promontorium läßt sich nicht mehr erreichen und die Kreuzbeinhöhle ist nur noch im unteren Teil leer. (Das Durchtrittsplanum befindet sich in Höhe der Conjugata vera, der engsten Stelle im Beckeneingangsraum). **d** Kopf steht in Beckenmitte. Mit dem 4. Leopold-Handgriff läßt sich nur noch der untere Teil des Gesichtes und das Kinn tasten. Das Hinterhaupt ist vollständig in das Becken eingetreten. Bei der vaginalen Untersuchung findet sich die Leitstelle bei tastbaren Spinae in der Interspinalebene. Die Pfeilnaht steht im schrägen Durchmesser, der Kopf ist gebeugt. (Das Durchtrittsplanum befindet sich in Höhe der unteren Schoßfugenrandebene, hat also die engste Stelle in Höhe der Conjugata vera passiert.) **e** Kopf steht auf Beckenboden. Der Höhenstand wird nicht mehr nach dem Durchtrittsplanum, sondern nach der Leitstelle definiert, da mit dem 4. Leopold-Handgriff der Kopf nicht mehr zu fühlen ist. Bei der inneren Untersuchung sind die Spinae und die Kreuzbeinhöhle nicht mehr zu tasten, da die Wölbung des Kopfes die Levatormulde ausfüllt. Der Kopf ist in der Tiefe zu sehen, die Pfeilnaht verläuft gerade, und der Kopf ist maximal gebeugt. Das Durchtrittsplanum steht parallel zur Beckenausgangsebene in Höhe der Spinae. Der Beckenausgangsraum wird von dem Durchtrittsplanum erst dann erreicht, wenn der Kopf beim Austritt durchschneidet (s. S. 220)

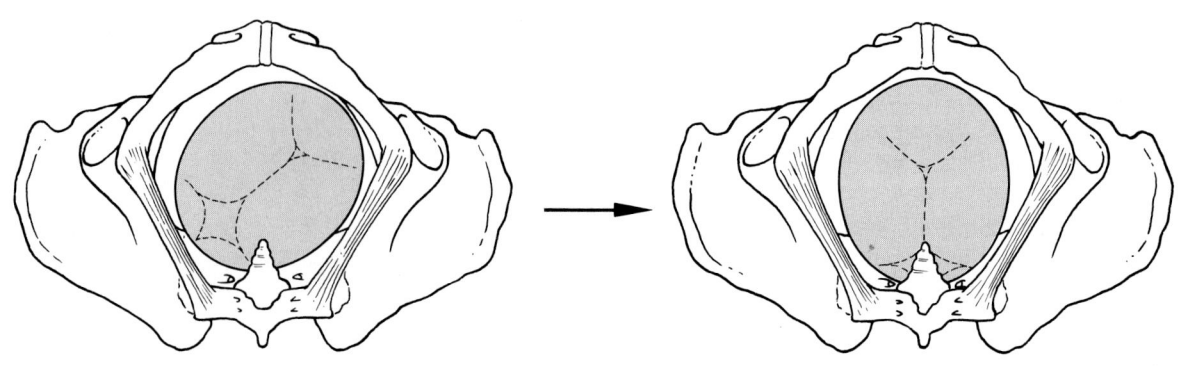

Abb. 131. Rotation des Kopfes beim Durchtritt durch die Beckenhöhle in den Beckenausgang (von unten gesehen).

Vaginaler Befund: Die Pfeilnaht dreht sich aus dem I. schrägen in den geraden Durchmesser. Die kleine Fontanelle führt

kenausgang und das *Weichteilansatzrohr* werden die Flexionshaltung und die Führung durch die kleine Fontanelle als Leitstelle zunächst noch beibehalten, bis sich im Sinne der Abbiegungsübereinstimmung und unter Ausnutzung des Biegungsfazillimum der Nacken des Kindes beim Austritt des Kopfes an der Symphyse in optimaler Anpassung an die gegebene Form des Arcus pubis anstemmt (Abb. 132a). Dann kann er mit zunehmender Streckung und *Dehnung der Weichteile des Beckenbodens* den Beckenausgang passieren. Die Abbiegung des Geburtskanals nach vorn und die Richtung der leichtesten Abbiegbarkeit der Halswirbelsäule nach hinten entsprechen somit einander. Nachdem das Hinterhaupt unter der Symphyse sichtbar geworden ist, werden durch anhaltende Streckung des Kopfes unter Dehnung der Weichteile des Beckenbodens der Scheitel, die Stirn und schließlich das Kinn über den Damm geboren (Abb. 132b). Bei diesem regelrechten Geburtsmechanismus werden die mütterlichen Weichteile am wenigsten belastet, wenn

sie auch durch den Kopf aus ihrer präpartalen Lage vorn um 3-6 cm und hinten um 8-11 cm nach kaudal gedrängt und ausgezogen werden.

Der schrittweise Durchtritt des kindlichen Kopfes durch den Geburtskanal in vorderer Hinterhauptslage ist in seinen wesentlichen Etappen in der Abb. 130a-e dargestellt und durch die jeweiligen Befunde der äußeren und inneren Untersuchung charakterisiert.

Anschließend folgt *die Geburt der Schultern.* Der Abstand vom Kopf zu den Schultern des Kindes entspricht etwa der Entfernung zwischen Beckeneingang und Beckenausgang. Während der Kopf im geraden Durchmesser geboren wird, treten gleichzeitig die Schultern entsprechend dem Bestreben nach Formübereinstimmung mit *querverlaufender Schulterbreite in das Becken ein,* vollziehen dann eine *Drehung* in der *Beckenhöhle,* um den *Beckenausgang mit der Schulterbreite im Längsdurchmesser* zu passieren. Die innere Drehung der Schultern überträgt sich über die Halswirbelsäule auf den bereits gebo-

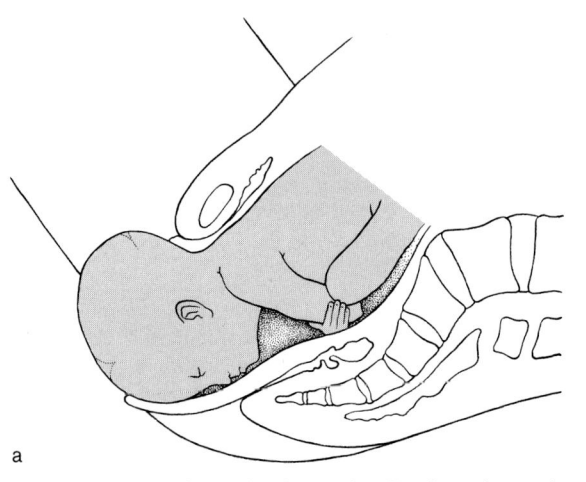

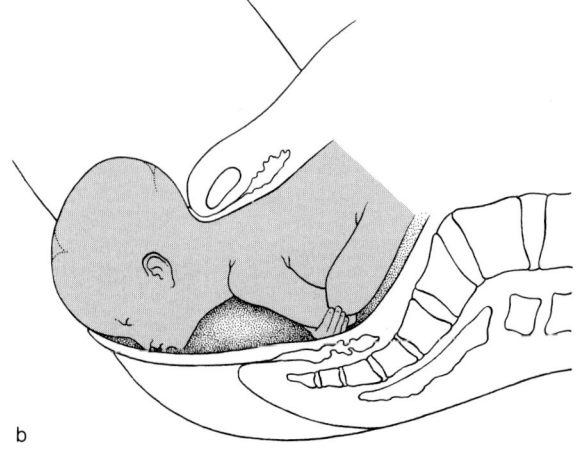

Abb. 132. a Austrittsmechanismus des Kopfes mit gerade verlaufender Pfeilnaht. Die Beugehaltung wird aufgegeben. Der Nacken beginnt sich als Hypomochlion am unteren Symphysenrand anzustemmen. **b** Austritt des Kopfes mit zunehmender Streckung unter Anstemmen des Nackens an der Symphyse

renen Kopf, so daß dieser noch zu einer *äußeren Drehung* veranlaßt wird. Damit erfolgt eine Rückdrehung des Kopfes in seine ursprüngliche Ausgangsstellung: Das Gesicht ist bei der I. Lage dem rechten und bei der II. Lage dem linken Oberschenkel der Mutter zugewandt. Das Austreten der Schultern im geraden Durchmesser wird in der Weise von der Hebamme oder dem Geburtshelfer aktiv unterstützt, indem der Kopf nach hinten abwärts gesenkt wird, bis die vordere Schulter geboren ist (Abb. 141). Durch anschließendes Heben des Kopfes wird die hintere Schulter über den Damm geleitet (s. S. 228).

Rumpf und Extremitäten folgen spannungslos, da keine Raumanpassung benötigt wird (s. S. 228). Das Kind wird dabei – entlang der Führungslinie – um die Symphyse herum auf den Bauch der Mutter entwickelt.

Physiologie der Wehen

Der Uterus hat 2 spezialisierte, einander entgegengesetzte Funktionen wahrzunehmen: Ab der Implantation dient er mit Hilfe eines sehr komplexen Sicherungssystems als *„Fruchthalter"* und ist zugleich mit Ernährungsaufgaben betraut. Mit Geburtsbeginn muß er binnen Stunden zum *Austreibungsorgan* werden und im Myometrium koordinierte Erregungs- und Kontraktionsabläufe zur zügigen Expulsion des Feten entwickeln.

Erregungsbildung und Erregungsablauf im Myometrium

Die biochemischen energetischen Reaktionen sind im Myometrium dieselben, wie sie im quergestreiften Muskel ablaufen. Der Gehalt an Kreatinphosphat, ATP, ADP und Aktomyosin steigt in den Uterusmuskelzellen gegen Ende der Schwangerschaft an.

Auch für die *Erregungsbildung* in der Muskelzelle des Uterus gelten grundsätzlich die für kontraktile Zellen und Systeme bekannten **bioelektrischen Erregungsabläufe.**

Erregungsbildung und -ablauf sowohl in der Einzelzelle als auch im gesamten Uterusmuskel entsprechen dem Typ der tetanischen Kontraktion. Wesentlich erscheint, daß einzelne oder Gruppen von Muskelfasern zu isolierten Erregungsbildungen fähig sind, die als **Schrittmacherpotentiale** zu gelten haben. Sie entstehen unter physiologischen Bedingungen *bevorzugt in einer – meist der linken – Fundusecke.* Es besteht also eine *physiologische regionale Dominanz der Erregungsbildung.* Die Erregung kann jedoch grundsätzlich multifokal ausgelöst werden und von beliebigen Regionen des Uterus in variierender Zahl ausgehen. Dieses Phänomen erklärt z. T. die pathophysiologischen Vorgänge der Wehendystokie (s. S. 422).

Auslösung der Erregung – Auslösung der Wehentätigkeit

Die Funktion des Uterus als Fruchthalter wird durch ein komplexes System an Sperrvorrichtungen gewährleistet. Die *Auslösung der Wehentätigkeit* hat demzufolge eine **koordinierte Entsperrung** dieser Schutzmechanismen zur Voraussetzung. Die Erregung der Muskelfasern wird humoral und vegetativ durch *mütterliche* und *fetale* Faktoren ausgelöst.

Es unterliegt keinem Zweifel, daß der Fetus *aktiv* an der Auslösung und Aufrechterhaltung der Wehen, also an seiner Geburt mitwirkt.

Wehen auslösend wirken v. a.

- Oxytozin,
- Prostaglandine,
- Östrogene, Progesteron (Kortikosteroide?),
- das α- und β-Stimulatorensystem,
- mechanische Faktoren

Es darf als gültig für den Menschen angesehen werden, daß die Wehentätigkeit primär durch die Interaktion von *Oxytozin (OT)* und *Prostaglandinen (PG)* zustande kommt. Über Verhalten und Wirkungsweise dieser Stoffe im mütterlichen und fetalen Kompartiment liegen beweisende Daten vor. Die synergistische Wirkung steigender Oxytozin- und Prostaglandinkonzentrationen initiiert, unterhält und steuert die zur Geburt führenden Wehen. Am Ende der Tragzeit fungieren *Dehnungs- und Alterungsvorgänge* im mütterlichen und fetalen Kompartiment als Stimuli für die Oxytozin- und Prostaglandinsynthese.

Oxytozin

Oxytozin, im Zwischenhirn gebildet und über die Neurohypophyse freigesetzt, senkt bei vorhandener Sensibilität des Myometriums das Membranpotential und erhöht dadurch die *Erregbarkeit des Uterusmuskels.* Neben diesem fundamentalen Wirkungsprinzip erfüllt Oxytozin mit der *Stimulation der Prostaglandinsynthese* sowohl im mütterlichen als auch im fetalen Bereich eine Triggerfunktion für das Ingangkommen der Wehentätigkeit. Dabei geht man heute davon aus, daß die zunehmende Konzentration spezifischer Oxytozinrezeptoren die Prostaglandinsynthese auslöst. Oxytozin muß daher als *essentiell* für die initiale Phase der Geburt angesehen werden.

Die Oxytozinkonzentration im *mütterlichen Plasma* steigt im Verlaufe der Gravidität allmählich an, erreicht aber erst während der Geburt signifikant erhöhte Werte. Entscheidend ist die Oxytozinempfindlichkeit des Myometriums, bedingt durch die signifikante Zunahme der Oxytozinrezeptoren gegen Ende der Schwangerschaft bis zu Höchstwerten mit dem Einsetzen von Wehen am Termin und bei Frühgeburten. Eine gleichsinnige Zunahme der Oxytozinrezeptorendichte findet sich in der **Dezidua**. Die Dezidua verfügt über hohe Kapazitäten zur Prostaglandinproduktion, und man nimmt an, daß die Stimulierung zu ihrer Bereitstellung ebenfalls über die spezifischen Oxytozinrezeptoren erfolgt.

Im *fetalen Kompartiment* nimmt die Oxytozinkonzentration mit fortschreitender Schwangerschaft ebenfalls stetig zu. Die fetale Hypophyse vermag nachweislich ab der 14.-17. SSW, wahrscheinlich sogar schon eher, Oxytozin zu sezernieren. Die Ausschüttung erreicht mit einer Steigerung am Termin bei spontanem Wehenbeginn ihr Maximum in Höhe des ca. 50fachen der Anfangswerte. Nach Einsetzen der Wehen findet sich eine signifikante Differenz in der arteriovenösen Oxytozinkonzentration der Nabelschnurgefäße. Das fetale Oxytozin erreicht Eihäute, Dezidua und Myometrium entweder transplacentar oder durch Diffusion aus dem Fruchtwasser und führt über die spezifischen Oxytozinrezeptoren in Amnion und Dezidua dort zur Prostaglandinsynthese und damit zur Auslösung der Wehen. Der erhebliche Oxytozinanstieg am Termin steht im Einklang mit der Auffassung, daß der Fetus im 1. Stadium der Geburt selbst Oxytozin liefern muß, um die spontane Wehentätigkeit und über die Oxytozinrezeptoren die Prostaglandinproduktion mit in Gang zu setzen. *Neurohypophysäres Oxytozin des Feten trägt also wesentlich zum Beginn der Wehen und der Geburt bei.*

Es gilt festzuhalten, daß sowohl *mütterliches als auch fetales Oxytozin über die spezifischen Oxytozinrezeptoren zur Prostaglandinsynthese führen.*

Eine Bestätigung durch die klinische Praxis liefern die Werte nach Geburtseinleitung am Termin mit Oxytozin (s. S. 398): Bei Erfolg steigen die Konzentrationen von Oxytozin und Prostaglandin (einschließlich seiner Vorstufen) signifikant an, bei Versagen der Maßnahme unterbleibt dieser Anstieg. Man nimmt an, daß in diesen Fällen zu wenige Oxytozinrezeptoren in der Dezidua vorhanden sind, und daß infolgedessen nicht genügend Prostaglandine gebildet werden.

Prostaglandine

Den Prostaglandinen $PGF_{2\alpha}$ und PGE_2 – vornehmlich dem $PGF_{2\alpha}$ – kommt *somit* eine entscheidende Rolle für Start und Ablauf der Geburt zu. Sie erfüllen eine geburtsnotwendige Funktion bei

- dem Geburtsbeginn mit spontaner, koordinierter Wehentätigkeit (Induktion der „gap-junctions"),
- der Dilatation der Zervix,
- der Austreibungsperiode,
- der Lösung der Plazenta.

Während der Gravidität ruht die Prostaglandinsynthese im mütterlichen und fetalen Kompartiment offenbar weitgehend. Am Termin werden dann Stimuli wirksam, die eine verstärkte und schließlich maximale Prostaglandinproduktion in Gang setzen. Erst während der Geburt nimmt die Konzentration von Prostaglandinvorläufern und $PGF_{2\alpha}$ und PGE_2 im mütterlichen Plasma und im Fruchtwasser zu. Zu den Stimulatoren der Prostaglandinsynthese werden v. a. die zunehmende *Oxytozinrezeptorendichte* in **Myometrium**, **Dezidua** und **Amnion** gerechnet, ferner die *Dehnung* des Myometriums, v. a. des unteren Uterinsegments in der Austreibungsperiode. Die wehenauslösende Funktion der Prostaglandine besteht ferner in der Induktion der „gap-junctions", elektronenoptisch nachweisbarer Zellbrücken, die für die regelrechte Erregungsübertragung von einer Muskelzelle zur anderen notwendig sind.

Zusätzlich spielen *Alterungsvorgänge* in Dezidua und Amnion eine Rolle; es kommt dort zum Lysosomenzerfall und über Enzymaktivierung – wie Phospholipase A_2 – zur Bereitstellung von Arachidonsäure als Ausgangssubstanz der Prostaglandine. Wahrscheinlich greifen Östrogene, Progesteron und möglicherweise auch Steroide der Nebennierenrinde bei der Enzymaktivierung fördernd ein.

Modelluntersuchungen zufolge wird die Freisetzung lysosomaler Enzyme aus den Amnionzellen durch Substanzen im Fruchtwasser bewirkt. Außer Oxytozin wird die steigende Konzentration der Surfactants am Ende der Tragzeit als Startsignal für die Prostaglandinsynthese erwogen. Das würde bedeuten, daß der Fetus mit dem Erreichen der Lungenreife über die Surfactants das Signal zur Prostaglandinproduktion und letztlich zu seiner Geburt gibt (s. S. 162).

Auch in der **Zervix** kommt es mit der Reifung zu vermehrtem Lysosomenzerfall und über die Aktivierung der speziellen Enzyme zur Bereitstellung von Arachidonsäure und zu steigender Prostaglandinproduktion. Diese lokalen Prostaglandine bilden die Voraussetzung für die biochemische und biophysikalische Auflockerung der Zervix, das „Softening". Die sich erweiternde Zervix synthetisiert ihre Prostaglandine schließlich autonom. Der **Blasensprung** führt ebenfalls zur Zunahme der lokalen Prostaglandinbildung in Amnion und Zervix.

Post partum produziert die **Plazenta** erhebliche Mengen Prostaglandine, die zur Dauerkontraktion des Uterus und über diese zur **Ausstoßung der Nachgeburt** führen.

Auch für die Prostaglandine gilt, daß mütterliches **und** fetales Kompartiment in enger Kommunikation zum Ingangkommen und zur Aufrechterhaltung der Wehen beitragen und schließlich die Geburt und Nachgeburt steuern.

Östrogene, Progesteron und Steroide der fetalen Nebennierenrinde

Die Aktivität von **Östrogenen** und **Progesteron** wirkt sich eher indirekt und unterstützend auf die Auslösung der Wehen aus. Ihre Konzentration steuert das Niveau des „Membranpotentials" oder „Ruhepotentials" der Uterusmuskulatur. Dabei wirken beide Hormone eher antagonistisch: Östrogene steigern die Erregbarkeit und den Aktomyosingehalt, Progesteron entfaltet in der Schwangerschaft eher einen ruhigstellenden Effekt, abgesichert durch eine veränderte Stellwirkung der α-Rezeptoren; am wehenbereiten Uterus scheint es dagegen wirksam bei der Koordinierung der Kontraktionen zu sein.

Die Steroide der fetalen Nebennierenrinde spielen nach tierexperimentellen Ergebnissen bei der Auslösung der Wehen ebenfalls eine unterstützende Rolle, indem sie die endogene $PGF_{2\alpha}$-Synthese im Endometrium stimulieren. Für den Menschen müssen diese Befunde jedoch noch gesichert werden.

Eine wichtige Aufgabe in dem komplexen System von Sperrung und Entsperrung der Wehentätigkeit erfüllen die *β-adrenergischen* Erregungsüberträger und -blocker.

α- und β-Rezeptoren-System

Nach der Zweirezeptorentheorie regelt die glatte Muskelzelle ihre Funktion durch Übertragersubstanzen, die an den sog. *α- und β-Rezeptoren* angreifen. Die Erregungsübertragung erfolgt durch die sympathischen Nervenendigungen des vegetativen Nervensystems, die in engster Nachbarschaft der Myometriumfasern hüllenlos in ein terminales Retikulum einmünden. Wahrscheinlich wirkt **Noradrenalin** als vegetativer Transmitter am α-Rezeptor der Muskelfaser und **stimuliert die Uteruskontraktion.** **Adrenalin** besitzt dagegen eine überwiegende Affinität zu den β-Rezeptoren und führt durch deren Stimulation zur *Erregungshemmung.* Die Stellwirkung der Rezeptoren wird dabei durch Östrogen und Progesteron maßgeblich beeinflußt: **Östrogen steigert die Empfindlichkeit der α-Rezeptoren** und fördert die Erregbarkeit des Myometriums. **Progesteron erhöht** dagegen die **Empfindlichkeit der β-Rezeptoren** und bremst damit die Erregbarkeit des Uterusmuskels. Auf diese Weise bilden beide Hormone ein bedeutsames zusätzliches Sicherheitspotential während der Gravidität (Abb. 133).

Einer Änderung der *maternen neurovegetativen Erregbarkeit*, die zentralnervös ausgelöst wird und über das α-Stimulatorensystem zu Frühgeburtsbestrebungen führen kann, steht die spezielle β-adrenergische Blockierung entgegen, die mit durch die

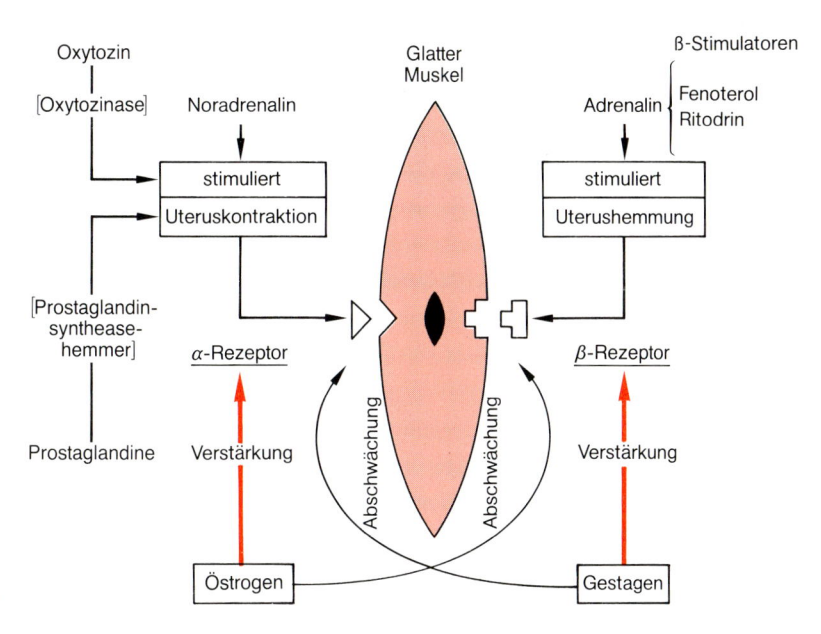

Abb. 133. Wirkungen von Hormonen und β-Stimulatoren auf den Uterusmuskel. (Mod. nach Jung 1981)

Prostaglandine und durch die Östrogen-Gestagen-Produktion der fetoplazentaren Einheit gesteuert wird.

Die Aufdeckung der adrenergen Kontrolle, speziell der Vermittlung der Kontraktilitätshemmung durch die β-Rezeptoren, hat zur *Anwendung β-adrenergischer Substanzen (β-Stimulatoren, β-Sympathikomimetika)* in der Geburtshilfe geführt. Ihre Zufuhr bietet die Möglichkeit, die *vorzeitige Wehentätigkeit bei Frühgeburtsbestrebungen* zu unterbinden (s. S. 385).

Außer den membranaktiven Substanzen wie Oxytozin, Östrogen und Progesteron dienen mütterliche humorale und vegetativnervöse sowie fetale und plazentare Einflußfaktoren einmal dazu, als mehrfach gesicherte Sperrvorrichtung die Funktion des Uterus als Brutraum zu gewährleisten, zum anderen dazu, auf Signale eines übergeordneten Schrittmachers zur synchronen Entsperrung die Wehentätigkeit in Gang zu setzen und den Uterus als Austreibungsorgan wirksam werden zu lassen. Daraus folgt aber auch, daß *Störungen in der Kette der erregungsstimulierenden und erregungshemmenden Regulative* sowohl den *Zeitpunkt der Geburt* beeinflussen - z. B. zur Frühgeburt oder auch Übertragung führen - als auch *pathologische Kontraktionsvorgänge*, eine Wehendystokie, unter der Geburt auslösen können.

Mechanische Faktoren

Schließlich bilden *mechanische Faktoren* wie der intraamniale Druck, die Dehnung des Myometriums durch die wachsende Frucht und der Zervixverschluß schwangerschaftserhaltende oder geburtsauslösende Regulative. So führen die Zervixinsuffizienz oder ein vorzeitiger Blasensprung zur Durchbrechung der Sicherheitsfunktionen, gehen allerdings dann häufig mit einer Wehendystokie einher (s. S. 422), wenn die Erregungsabläufe asynchron, gegenläufig oder unkoordiniert sind.

Ablauf der Wehen in den einzelnen Phasen der Geburt

Die Analyse der einzelnen Uteruskontraktionen - der *Wehen* - zeigt eine steile Amplitude mit einem Anstieg - der *Crescente* - während ca. 25-50 s bis zu einem Wehengipfel - der *Akme* -, gefolgt von einer Erschlaffungsphase - der *Decrescente* - von maximal 75-50 s Dauer.

Man unterscheidet nach Baumgarten *3 physiologische Wehentypen:* Der Typ 1 ist charakterisiert durch einen allmählichen Druckanstieg vor und einen steilen Abfall nach der Akme. Diesen Verlauf nehmen ca. 80% der Wehen in der **beginnenden Eröffnungsphase:** ihr Anteil sinkt bis zur vollständigen Erweiterung des Muttermundes auf 10%. Spiegelbildlich verhält sich der **Wehentyp 3** mit einer steilen Crescente und einem langsamen Abfall nach Überschreiten des Wehengipfels. Etwa 90% der *Austreibungswehen* verlaufen nach diesem Muster, und es scheint, daß diese Wehenform den Geburtsfortschritt begünstigt und auch die uteroplazentare Durchblutung am wenigsten einschränkt. Der *Wehentyp 2* mit gleichmäßiger Kontraktion und Erschlaffung, d. h. gleichförmiger Crescente und Decrescente, findet sich sowohl in der Eröffnungs- als auch in der Austreibungsperiode, aber nur mit einem Anteil von weniger als 30%. Die *äußere Tokometrie* (s. S. 233) erlaubt eine *begrenzte Aussage über Wehenfrequenz und Wehentyp*. Die *Amplituden* und der *Ruhetonus* lassen sich *nur durch intrauterine Druckmessung* mittels der transzervikalen Katheterableitung registrieren (s. S. 233).

Als Maß für die *Wehenfrequenz* gilt die Zahl der Kontraktionen/10 min. Die sog. *Montevideo-Einheit* (Caldeyro-Barcia) wertet die gesamte Wehentätigkeit als das Produkt aus der Wehenfrequenz/10 min und den intrauterin gemessenen Druckamplituden in der Wehenakme.

Anhaltspunkte für die erforderliche *Energie* und *Leistung* der Uterusmuskulatur unter der Geburt liefert die *Summe der Druckamplituden*, die ab einem Muttermundsdurchmesser von 2 cm bis zu seiner vollständigen Eröffnung 4000-8000 mm Hg (533-1066 kPa) beträgt und durch *80-160 Kontraktionen* erreicht wird.

Die *Kontraktion* beginnt in der Nähe einer - meist der linken - Tubenecke als dem Bereich mit regionaler Dominanz der Erregungsbildung (s. S. 213). Die Erregung breitet sich von dort mit einer Geschwindigkeit von 2 cm/s innerhalb von 15 s in sog. absteigenden Gradienten über den gesamten Uterus aus. Dabei bestehen zwischen Korpus, Isthmus und Zervix Intensitätsunterschiede mit einer ausgesprochenen Korpusdominanz in der Eröffnungsphase. Die Ausbreitung der Wehen vom Fundus uteri kaudalwärts sowie ihre Dauer und Intensität sind essentiell für die Dilatation der Zervix. Die synchrone Entspannung in der Wehenpause gewährleistet die Rückkehr des intraamnialen Druckes in seine Ausgangslage von ca. 10 mm Hg (1,33 kPa) und damit in der Wehenpause eine vorübergehende Erholung des Kindes von dem Streß der Druckerhöhung, v. a. eine verbesserte plazentare Durchblutung.

Schwangerschaftswehen

Schwangerschaftswehen treten in Form von *Alvarez-Wellen* und *Braxton-Hicks-Kontraktionen* auf.

Alvarez-Wellen finden sich etwa ab der 20. SSW als unkoordinierte lokale Kontraktionen mit niedriger Amplitude und hoher Frequenz.

Braxton-Hicks-Kontraktionen besitzen eine höhere Intensität und erfassen einen größeren Teil des Uterus. Sie treten ebenfalls schon zwischen der 20. und 30. SSW mit Intervallen von mehreren Stunden auf. Die obere Grenze der physiologischen Uterusaktivität liegt bis zur 28. SSW bei 3 Kontrak-tionen/h und steigt zwischen der 30. und 32. SSW auf 5 Kontraktionen/h. Eine erneute Frequenzzunahme erfolgt physiologischerweise erst nach der 38. SSW mit einem Druckanstieg bis zu 30 mm Hg (3,99 kPa); sie werden dann auch als *Vorwehen* bezeichnet. Sie unterscheiden sich von Eröffnungswehen durch ihren niedrigeren Tonus, geringere Amplitude und Frequenz.

Diese -schmerzlosen - Wehen bedeuten eine wichtige *Vorbereitung für die aktiven Geburtsvorgänge*. Sie haben die Aufgabe, die Zervix in den letzten Schwangerschaftswochen geburtsbereit zu machen. Dazu erfolgt eine Auflockerung und Verkürzung der Zervix um mehr als ⅓ (objektiviert durch ultrasonographische Messungen). Der Zervikalkanal erfährt eine erste Weiterstellung. Diese Vorgänge treten bei Mehrgebärenden ausgeprägter als bei Erstgebärenden in Erscheinung (s. S.218). Diese für den Geburtsbeginn prognostisch wichtigen Veränderungen lassen sich unter Berücksichtigung des Höhenstandes des vorangehenden Teiles mit Hilfe eines Scores bewerten (s. S. 398).

Die Schwangerschaftswehen werden als *Senkwehen* bezeichnet, wenn der Kopf - vorwiegend bei Erstgebärenden - gegen Ende der Zeit Beziehung zum Beckeneingang aufnimmt oder bereits in das Becken eintritt. Dabei rückt der Fundus uteri um etwa 2 Querfinger tiefer, ein Vorgang, der von der Schwangeren als Entlastung im Oberbauch empfunden wird. Die Schwangerschaftswehen gehen mehr oder weniger fließend in *Geburtswehen* über.

Eröffnungswehen

Als Initialvorgang steigt der Ruhetonus des Myometriums in der Eröffnungsperiode auf 8-12 mm Hg (1,07-1,70 kPa). Schrittmacher zur Wehenauslösung bilden Serien von Spitzen im Aktionspotential, die mit Beginn der Eröffnungsperiode synchron werden. Der intrauterine Druck erreicht nun Werte bis zu 50 mm Hg (6,67 kPa). Die Wehen werden ab einem Druck von ca. 25 mm Hg (3,33 kPa) als schmerzhaft empfunden, zumal dann, wenn sie über das Corpus uteri hinaus im Sinne der Distraktion und Dilatation der Zervix wirksam werden.

In der Eröffnungsphase schreiten die Auflockerung und Dilatation der Zervix fort, und der vorangehende kindliche Teil tritt allmählich tiefer. Sie endet mit der vollständigen Erweiterung des Muttermundes. Die *Frequenz der Eröffnungswehen schwankt zwischen 5 und 20/h* bei einer Dauer von 30-60 s/Wehe. Generell nimmt ihre Häufigkeit mit fortschreitender Eröffnung zu. Als optimal und günstig für einen zügigen Fortschritt der Geburt gelten Eröffnungswehen, die mindestens alle 3 min aufeinander folgen, mindestens 30 s dauern und eine Druckhöhe von 60 mm Hg (8,00 kPa) erreichen. Die durchschnittliche Dauer der Eröffnungsperiode beträgt ohne geburtserleichternde und beschleunigende Maßnahmen bei Erstgebärenden bis zu 12 h, bei Mehrgebärenden durchschnittlich 7 h. Angesichts der Unsicherheit in bezug auf den exakten Zeitpunkt des Geburtsbeginns sowie der großen Variationsbreite der Zahl und Stärke der Eröffnungswehen kann es jedoch durchaus sein, daß die vollständige Erweiterung des Muttermundes bei der Primipara z. B. bereits nach 3 h und bei der Multipara nach 2 h erreicht ist.

Austreibungswehen

Auch der Übergang der Eröffnungswehen in die Austreibungswehen nach vollständiger Eröffung des Muttermundes vollzieht sich meist mit einer allmählichen *Steigerung der Wehen in Qualität und Quantität* bis zu 2-3 Kontraktionen innerhalb von 10 min. Dabei nimmt die Wehenintensität reflektorisch mit der Erhöhung der Kopf-Zervix-Spannung zu (wichtig bei zervikaler Dystokie, s. S. 423). Der intraamniale Druck steigt auf mehr als 100 mm Hg (13,34 kPa) mit maximalen Werten von 225 mm Hg (30,01 kPa). Die durchschnittliche Dauer der Austreibungsperiode beträgt für Erstgebärende 50 min und für Multiparae 20 min, wenn nur der unbeeinflußte, biologische Ablauf betrachtet wird (s. S. 225).

Nachgeburtswehen

Nach einer kurzen Phase der Adaption unmittelbar nach der Geburt des Kindes, während der sich der Uterus durch Kontraktion dem verringerten Volumen anpaßt, setzen die *Nachgeburtswehen* ein. Sie bewirken die *Lösung des Mutterkuchens von der Ute-*

rushaftfläche. Die Kontraktionen in der Plazentarperiode verlaufen mit gleicher Amplitude – sind also kräftig –, jedoch mit nachlassender Frequenz und weitgehend schmerzlos. Die Lösung und Ausstoßung der Plazenta benötigt durchschnittlich weniger als 10 min. Die Nachgeburtswehen führen außerdem zum *Verschluß der uterinen Gefäße* und vermeiden auf diese Weise einen höheren postpartalen Blutverlust der Mutter.

Nachwehen

Die v. a. *bei Mehrgebärenden* in den ersten Wochenbettstagen häufigen, mit der Zahl der Geburten zunehmenden schmerzhaften *Nachwehen* stellen lokale Kontraktionen bei rückläufigem Erregungsmuster dar. Sie dienen der *Blutstillung* besonders an der Plazentahaftstelle und fördern die *Involution des Uterus.*

16 Der physiologische Ablauf der Geburt

Der Ablauf der Geburt wird eingeteilt in

- *Eröffnungsperiode,*
- *Austreibungsperiode,*
- *Nachgeburtsperiode.*

Eröffnungsperiode

Die 1. Phase der Geburt ist gekennzeichnet durch eine fortschreitende Auflockerung und *Dilatation der Zervix* bis zur vollständigen Eröffnung des Muttermundes und durch das allmähliche Tiefertreten des vorangehenden Teiles. Dabei verlagert sich der Muttermund aus der sakralen Position (s. S. 193) mehr und mehr in die Führungslinie des Geburtskanals.

Die Eröffnung des Muttermundes ist das Resultat der treibenden Wehenkräfte und des nachlassenden Dehnungswiderstandes. Die Erweiterung der Zervix wird jedoch nicht nur passiv durch die mechanisch wirksame *Retraktion der Korpusmuskulatur* und die *Distraktion im Bereich des unteren Uterinsegments* vollzogen. Vielmehr laufen im Kollagenfaserbereich und in der Grundsubstanz des zervikalen Bindegewebes erhebliche aktive Stoffwechselveränderungen ab, die die Nachgiebigkeit begünstigen.

Dabei kommt den *Prostaglandinen* eine entscheidende Bedeutung zu. Sie werden mit Geburtsbeginn vermehrt in der Zervix produziert (s. S. 214), induzieren über Enzymaktivierungen eine Verminderung der Kollagenfibrillen sowie Veränderungen in der biochemischen Zusammensetzung der Grundsubstanz und führen damit zur „Reifung" der Zervix.

Zusätzlich wirken sich – wenn auch in geringerem Maße – der hydraulische Druck der Fruchtblase und ihr Vordringen in die sich öffnende Zervix, der nachfolgende Kopf und ebenso die Entleerung der zervikalen Schwellkörper aus. Mit Wehenbeginn erfolgt die *Ausstoßung des zervikalen Schleimpfropfes,* meist durch erste Gewebeläsionen blutig tingiert, – seit altersher zur Markierung des Geburtsbeginns „*Zeichnen*" benannt.

Der Vorgang der Eröffnung – durch die Schwangerschaftswehen vorbereitet (s. S. 217) – läuft bei *Primiparae und Multiparae in unterschiedlicher Weise* ab. Bei Erstgebärenden muß sich zunächst die Zervix weiter verkürzen. Die Eröffnung beginnt am inneren Muttermund. Der äußere Muttermund erweitert sich erst, nachdem die Zervix „aufgebraucht" ist. Bei der Mehrgebärenden verlaufen Verkürzung der Zervix und Eröffnung des äußeren und inneren Muttermundes gleichzeitig; dadurch bleibt die Zervix graduell wechselnd relativ länger erhalten (Abb. 134 a, b). Dieser Unterschied der Eröffnung des Muttermundes ist bei der Befunderhebung nach Geburtsbeginn zu berücksichtigen (s. S. 222).

Die *Eröffnungsperiode* ist gekennzeichnet durch das Auftreten regelmäßiger Wehen (s. S. 217). Sie wird nach der Stärke der Wehen und dem Tempo der Muttermunderweiterung unterteilt in eine *Latenzphase* und *Aktivphase.*

Als **Latenzphase** wird die Zeitspanne der zunehmenden Entfaltung der Zervix bei noch fehlender oder nur geringer Eröffnung des Muttermundes bezeichnet. Sie dauert bei der Erstgebärenden vom Geburtsbeginn bis zur Eröffnung des Muttermundes auf 2–3 cm ca. 7 h, nimmt also den größeren Teil der Eröffnungsperiode in Anspruch (Abb. 135). Bei der Mehrgebärenden verläuft sie deutlich schneller (Abb. 136).

16 Der physiologische Ablauf der Geburt

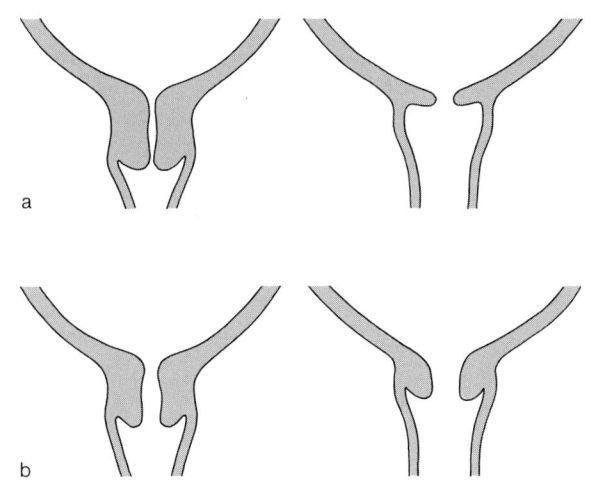

Abb. 134. a Eröffnung des Muttermundes bei einer Primipara. Die Zervix wird aufgebraucht, bevor sich der äußere Muttermund zu öffnen beginnt. **b** Eröffnung des Muttermundes bei einer Multipara. Die Zervix bleibt zunächst noch weitgehend erhalten, während sich der gesamte Zervikalkanal weitstellt

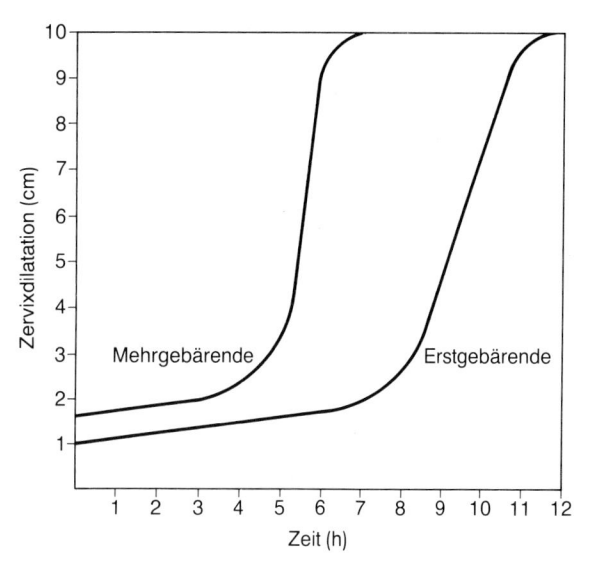

Abb. 136. Zervixdilatation bei Erst- und Mehrgebärenden. (Nach Friedman 1967)

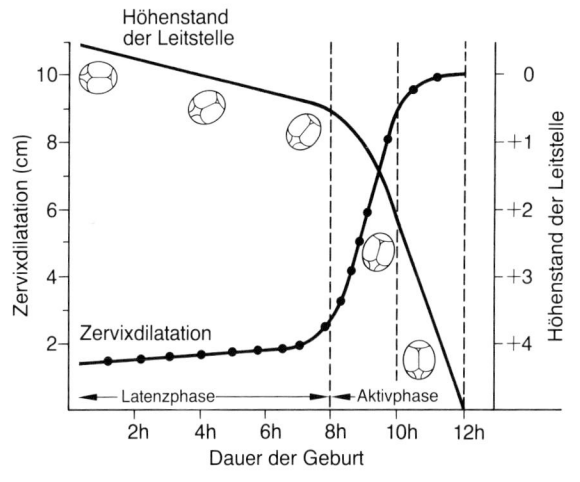

Abb. 135. Zeitlicher Verlauf der Muttermunderöffnung und des Tiefertretens des Kopfes bei Erstgebärenden. (Mod. nach Friedman 1967)

In der **Aktivphase** erfolgt nach einer Spanne des Übergangs mit zunehmender Wehenfrequenz (s. S. 217) relativ schnell die eigentliche Erweiterung des Muttermundes, und zwar von ca. 4 cm bis zur Vollständigkeit bei der Erstgebärenden in ca. 3 h, bei der Mehrgebärenden in kürzerer Zeit.

Mit der *vollständigen Erweiterung des Muttermundes* und seinem allmählichen Zurückziehen über den tiefertretenden Kopf ist die *Eröffnungsperiode beendet*. Dabei kommt es gelegentlich zu einem leichten Blutabgang aus lädierten Zervixgefäßen.

Die Dauer der Eröffnung sollte bei Erstgebärenden nicht länger als 12 h, bei Mehrgebärenden nicht mehr als 6–7 h dauern. Das Bestreben geht heute dahin, diese Zeitspanne zur Schonung von Mutter und Kind durch die prophylaktische Geburtsvorbereitung und die Verfahren der geburtshilflichen Analgesie abzukürzen (s. S. 194 und 274).

Blasensprung

Meist beginnt bereits in den letzten Wochen vor der Geburt unter dem Einfluß der Senk- und Schwangerschaftswehen (s. S. 217) eine erste Ablösung des unteren Eipols im Bereich des inneren Muttermundes. Mit Eröffnung des Zervikalkanals entfaltet sich auch das untere Uterinsegment. Durch die Kraft der Wehen bzw. des intraabdominalen Druckes bildet sich dann die *Vorblase,* d. h. die Ansammlung von Fruchtwasser zwischen unterem Eipol und dem nachfolgenden Kopf.

Unter der Geburt hängt der Zeitpunkt des *spontanen Blasensprunges* von der Weite des Muttermundes und der Wehenintensität ab, außerdem von der sog. Bruchspannung und der Verschieblichkeit der Eihäute gegeneinander.

Bei 60–70% der Kreißenden tritt der Blasensprung am Ende der Eröffnungsperiode bei vollständig erweitertem Muttermund auf und wird dann als **rechtzeitiger Blasensprung** bezeichnet. Nach Abgang des Vorwassers gleitet der Kopf durch die wirksamen Wehenkräfte tiefer, und der Muttermund legt sich ihm fest an. Dadurch übernimmt der Kopf zugleich eine abdichtende Funktion; der größte Teil des Fruchtwassers wird noch zurückgehalten und dadurch die Aufrechterhaltung des intrauterinen Druckes gewährleistet.

Abweichend vom rechtzeitigen Blasensprung sind der *vorzeitige,* der *frühzeitige,* der *verspätete* und der *hohe Blasensprung* zu unterscheiden.

Der **vorzeitige Blasensprung** erfolgt vor Einsetzen regelmäßiger Eröffnungswehen. Er betrifft ca. 20% der Geburten und ist häufiger bei Erst- als bei Mehrgebärenden zu beobachten (s. S. 444). Der vorzeitige Blasensprung geht am häufigsten auf einen primär weitgestellten Zervixkanal oder einen sich frühzeitig eröffnenden Muttermund zurück. Beide Dispositionen begünstigen die Keimbesiedlung des unteren Eipols, die zu einer Arrosion der Eihäute und ihrer Ruptur führen kann.

Der **frühzeitige Blasensprung** erfolgt während der Eröffnungsperiode.

Der **verspätete Blasensprung** tritt nach vollständig erweitertem Muttermund während der Austreibungsperiode auf.

Als **hoher Blasensprung** wird die Ruptur der Eihäute oberhalb des unteren Eipols bezeichnet; die Fruchtblase ist dann noch zu tasten, obwohl Fruchtwasserabgang beobachtet wird. Die Rupturstelle kann sich wieder verschließen. Folgt dem hohen Blasensprung ein regelrechter im Bereich des Muttermundes, so spricht man von einer zweizeitigen Ruptur der Eihäute.

Austreibungsperiode

Die Austreibungsperiode als 2. Geburtsphase erstreckt sich von der *vollständigen Eröffnung des Muttermundes* (ca. 10-12 cm) *bis zur Geburt* des Kindes.

Wenn der Kopf als vorangehender Teil den Beckenboden erreicht, löst er durch seinen Druck reflektorisch bei der Kreißenden während der Wehen den Drang zum aktiven Mitpressen aus. Während dieser letzten Preßphase werden die *Austreibungswehen* dann durch die *willkürliche Betätigung der Bauchdeckenmuskulatur unterstützt.* Intrauteriner und synchron wirksamer intraabdomineller Druck sind notwendig, um die Scheide und das Weichteilansatzrohr auszuweiten. Sind Vulva und Damm so weit gedehnt, daß der Kopf (bzw. der vorangehende Kindsteil) während der Wehe in der klaffenden Vulva sichtbar wird, so spricht man vom „*Einschneiden"* des Kopfes.

Bleibt der Kopf auch während der Wehenpause sichtbar und gleitet er nicht mehr zurück, so ist die Phase erreicht, in der die Vulva passiert werden und damit der Kopf „*durchschneiden"* kann. Während des Durchschneidens erreicht der Damm seine maximale Dehnung, und der Sphincter ani klafft weit.

Nachdem das Hinterhaupt unter der Symphyse und nachfolgend das Vorderhaupt, die Stirn und das Gesicht mit dem Kinn geboren sind, nimmt der Kopf seine äußere Drehung vor und ist mit dem Gesicht nach der Innenseite des rechten oder linken Oberschenkels der Mutter gerichtet (s. S. 213).

Es folgt die Geburt der vorderen Schulter unter der Symphyse und der hinteren über den Damm unter Mithilfe der Hebamme oder des Arztes (s. S. 226). Mit der Entwicklung des Rumpfes und der Extremitäten, wobei noch restliches Fruchtwasser nachströmt, ist das Kind geboren und damit die Austreibungsperiode beendet.

In der *Austreibungsperiode – besonders in der Preßphase – besteht für das Kind eine erhöhte Gefährdung,* weil die Preßwehen mit einer Minderdurchblutung des Uterus und der Plazenta einhergehen und das Kind dadurch in *akute Sauerstoffnot* geraten kann. Zusätzlich wird der kindliche Kopf in dieser Phase einem verstärkten Druck mit der Gefahr einer verminderten Hirndurchblutung ausgesetzt. Die Austreibungsperiode bedarf daher der *intensiven Überwachung* (s. S. 226). Sie sollte bei Erstgebärenden nicht länger als 1 h, bei Mehrgebärenden maximal 20-30 min dauern.

Nachgeburtsperiode

Die Nachgeburtsperiode oder 3. Phase der Geburt endet mit der *Ausstoßung der Plazenta* und benötigt durchschnittlich 10 min. Dazu bildet die Plazenta erhebliche Mengen an Prostaglandinen, die zu einer starken Kontraktion des Uterus führen (s. S. 215). Der Fundus uteri steht nach der Geburt des Kindes zunächst in Nabelhöhe. Durch die Verkleinerung des Uterus infolge der starken Muskelkontraktionen vermindert sich die Plazentahaftfläche, und die daraus resultierende Flächenverschiebung führt zur *Ablösung des Mutterkuchens in der Decidua spongiosa.* Der basale Rest der Dezidua verbleibt am Myometrium und wird erst mit den Lochien abgesondert (s. S. 284). Die mit der Nachgeburt gelöste Schicht der Dezidua ist auf der maternen Plazentafläche als grauweißlicher Schleier erkennbar.

Die *Ablösung der Plazenta* beginnt meistens im *Zentrum der Haftfläche* (Abb. 137 a). Dabei kommt es zu einer Eröffnung von uteroplazentaren Gefäßen mit *Bildung eines retroplazentaren Hämatoms,* das ringsum zur Peripherie hin die weitere Ablösung begünstigt. Mit der vollzogenen Lösung retrahiert sich der Fundus uteri kranialwärts, als „*Hochsteigen"* der Gebärmutter bezeichnet. Die Austoßung der Plazenta mit dem ihr anhaftenden retroplazentaren Hämatom erfolgt meist durch eine kräftige Uteruskontraktion. Bei diesem nach Schultze benannten Lösungsmodus erscheint die Plazenta mit der fetalen Fläche und der Ansatzstelle der Nabelschnur zuerst in der Vulva, während die Eihäute nachfolgen (Abb. 137 a).

Bei etwa ¼ der Geburten beginnt die **Lösung der Plazenta randständig** und ist daher von einer Blutung nach außen begleitet (Lösungsmechanismus nach Duncan; Abb. 137 b). Zuerst erscheint eine Randpartie der Nachgeburt in der Vulva. Der Blutverlust ist infolge der peripher beginnenden Lösung und der dadurch bedingten leicht verringerten Gefäßkompression meist etwas größer als bei dem Lösungsmodus nach Schultze.

Die **Blutstillung** wird **während der Nachgeburtsperiode** durch mehrere Mechanismen sichergestellt: Die *Nachgeburtswehen bewirken eine Kompression der Gefäße* und drosseln so den uterinen Blutzufluß, unterstützt durch die *veränderte Hämodynamik*, bereits ab der Austreibungsperiode mit *Verminderung der uterinen Durchblutung nach Abklemmen der Nabelschnur*. Als weitere Folge wird das *Gerinnungssystem aktiviert:* Über den Zerfall von Thrombozyten kommt es zur Thromboplastinaktivierung mit nachfolgender Gefäßthrombosierung. Außerdem treten bereits gegen Ende der Gravidität vorbereitende *Endothelproliferationen* an den uteroplazentaren Gefäßen auf.

Durch diese Absicherungen hält sich der physiologische mütterliche Blutverlust in der Nachgeburtsperiode in Grenzen und beträgt bis zu 300 ml. Versagt auch nur eine dieser Sperrvorrichtungen, wie es z. B. bei der postpartalen Uterusatonie der Fall ist (s. S. 464), so besteht die Gefahr der Hämorrhagie post partum.

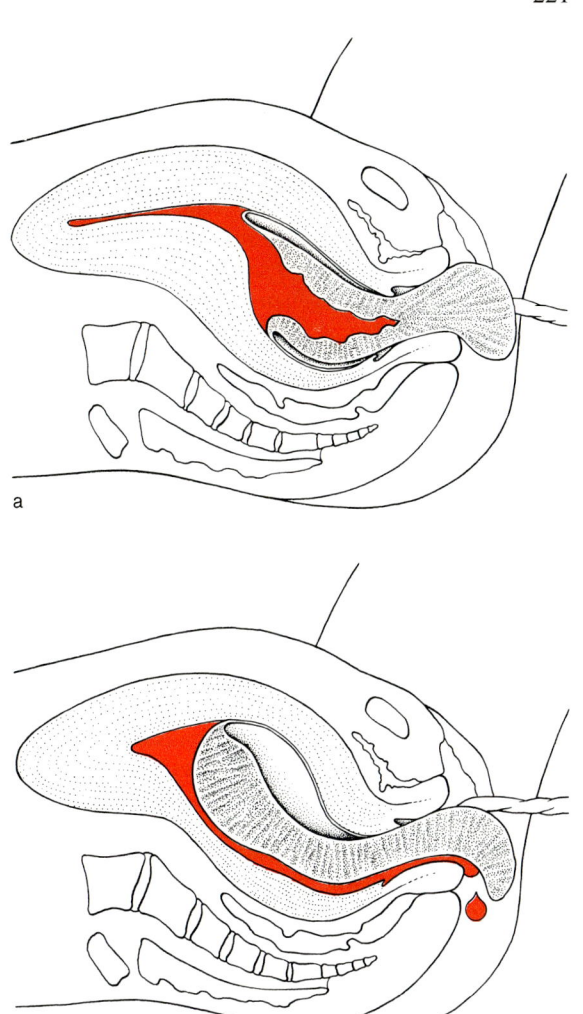

Abb. 137 a, b. Ausstoßung der Plazenta. **a** Lösungsmodus nach Schultze. Zuerst erscheint in der Vulva die fetale Fläche der Plazenta und die Ansatzstelle der Nabelschnur. **b** Lösungsmodus nach Duncan. Zuerst erscheint in der Vulva eine Randpartie der Plazenta

17 Leitung und Überwachung der normalen Geburt

Aufnahme und vorbereitende Maßnahmen zur Geburt

Signale der bevorstehenden Geburt und Veranlassung, die geburtshilfliche Abteilung unverzüglich aufzusuchen, sind:
- wiederkehrende und häufiger auftretende Wehen in Abständen von 20 (bis 30) min,
- Zeichnen (Abgang hellen oder leicht blutig tingierten Schleimes),
- Abgang von Fruchtwasser (auch ohne Wehen!).

In praxi kommen die Schwangeren meist im Laufe der Eröffnungsphase, manchmal aber auch später zur Aufnahme. Dann richtet sich das Handeln von Hebamme und Arzt nach der aktuellen geburtshilflichen Situation, und es hängt von der noch verbleibenden Zeit bis zur Geburt und der Stärke und

Häufigkeit der Wehen ab, welche der im folgenden angegebenen Untersuchungs- und Vorbereitungsmaßnahmen noch vorgenommen werden können.

Obligatorisch sind in jedem Fall die **umgehende Auskultation der kindlichen Herztöne** sowie die **äußere und innere Untersuchung,** um Klarheit über den Stand der Geburt zu gewinnen.

Bleibt genügend Zeit, so sind die **Aufnahmeuntersuchungen** in der angegebenen Reihenfolge vorzunehmen.

Als erstes wird die **fetale Herzaktion über ca. 20 min kardiotokographisch aufgezeichnet** (sog. Aufnahme-CTG (s. S. 240).

Währenddessen kann man unter Zuhilfenahme aller verfügbaren Unterlagen einschließlich des Mutterpasses die **Anamnese** unter besonderer Berücksichtigung von Risikofaktoren vervollständigen.

Anschließend folgt die **äußere Untersuchung** mit Hilfe der Leopold-Handgriffe (s. S. 189).

Die weitere Befunderhebung wird unter der Annahme einer normalen Schädellage geschildert.

Die stets erforderliche **innere Untersuchung** (unter sterilen Kautelen) dient der **Zustandsdiagnostik des Muttermundes** und der **Kontrolle des vorangehenden Kindsteiles.** Im einzelnen werden geprüft:

- die Weite des Muttermundes in Zentimeter,
- die Konsistenz bzw. Nachgiebigkeit des Muttermundes,
- die Position der Portio bzw. des Muttermundes in Beziehung zur Führungslinie,
- die Spannung und Vorwölbung der Fruchtblase,
- der Höhenstand des Kopfes in Beziehung zu den parallelen Beckenebenen,
- der Stand und die Form der erreichbaren Fontanelle bezogen auf die Beckenachse als Indiz für Haltung und Einstellung des Kopfes,
- der Verlauf der Pfeilnaht als Hinweis auf die Einstellung und Rotation,
- die Abschätzung der Größe des Kopfes in Relation zum mütterlichen Becken.

Die Beziehung zur Führungslinie bzw. zur Beckenachse kann nur richtig beurteilt werden, wenn die **touchierenden Finger in der Mitte des Geburtskanals vorgehen.**

Als nächster Schritt der inneren Untersuchung wird zur Ergänzung der Beckendiagnostik während der Schwangerschaft (s. S. 192) nochmals die **Austastung des Beckens** vorgenommen, die folgende Fragen alternativ beantworten muß:

- Ist das Promontorium zu erreichen?
- Ist die Querspannung normal?
- Ist das Kreuzbein gut ausgehöhlt und normal lang?
- Springen die Spinae ischiadicae verstärkt vor?
- Ist das Steißbein federnd?
- Ist der Beckenboden ausreichend nachgiebig?
- Ist der Beckenausgang normal weit?

Nach vorausgegangenem Blasensprung sind Farbe und Trübungsgrad des abgehenden Fruchtwassers als Hinweis auf das Befinden des Kindes zu beurteilen (s. S. 243).

Bei regelrechtem geburtshilflichem Befund und normaler Herzaktion des Kindes erfolgt die **Erhebung des Allgemeinstatus** der Mutter mit **Bestimmung des Gewichtes, Messung von Blutdruck, Puls und Temperatur** sowie **Urinkontrolle.**

Wenn nach den vorliegenden Befunden und der Wehentätigkeit mit einem baldigen Fortgang der Geburt zu rechnen ist, wird die Kreißende aus Gründen der Hygiene und Antisepsis folgendermaßen für die Entbindung vorbereitet:

- Entleerung des Darmes durch Einlauf,
- Vollbad oder Dusche [diese beiden Maßnahmen sind nur bei fest stehendem Kopf und bei erhaltener Fruchtblase erlaubt (cave Nabelschnurvorfall!)],
- Kürzen der Schamhaare im Bereich der Vulva,
- Desinfektion des äußeren Genitales.

Danach wird die Kreißende zunächst auf dem Entbindungsbett gelagert.

Schon ab der Aufnahme und im weiteren Verlauf der Geburt müssen die **persönliche Zuwendung** und die **psychische Betreuung** der Kreißenden für Hebamme und Arzt als den wesentlichen Bezugspersonen eine Selbstverständlichkeit sein. Dazu gehört auch, die Gebärende über die erhobenen Befunde ausführlich zu informieren, sie in verständlichen Worten über die Prognose der Geburt und ihren voraussichtlichen Ablauf zu orientieren, sie von der Notwendigkeit aller zu treffenden Maßnahmen zu überzeugen, um Ängste abzubauen und die für die Geburt notwendige Entspannung zu fördern (s. S. 196).

Auch geht es dann darum, die **individuellen Vorstellungen über den Ablauf der Geburt** zu erfahren. Man kann davon ausgehen, daß heute die Schwangeren größtenteils – häufig gemeinsam mit ihrem Ehemann – an den Informationsveranstaltungen und Vorbereitungskursen während der Schwangerschaft teilnehmen (s. S. 194) und sich selbst Gedanken über detaillierte Fragen zur Entbindung machen, z. B. über die Anwesenheit des Ehemannes, den Verzicht auf Wehenmittel, die freie Bewegungsmöglichkeit in der Eröffnungsperiode, die Benutzung eines Gebärstuhls, die Vermeidung einer Episiotomie, die Lagerung des Kindes nach der Geburt, das Stillen und das Rooming-in. Diese Vorstellungen über die Einzelheiten einer individuellen Geburt sollten Geburtshelfer und Hebamme veranlassen, bei Beachtung einer zuverlässigen Überwachung der Mutter genügend Spielraum für die eigene Verhaltensweise zu gestatten.

Des weiteren bedarf die Frage der **medikamentösen** und **anästhesiologischen Geburtserleichterung** (s. S. 196) einer erneuten Besprechung. Erst unter der Geburt zeigt sich der Effekt der psychoprophylaktischen Geburtsvorbereitung, und erst aufgrund der aktuellen Geburtsprognose kann über Einsatz und Wahl der Verfahren entschieden werden. Ist der Ehemann anwesend, wird er in das informierende Gespräch einbezogen und erhält zusätzliche Hinweise für seine aktive und passive Rolle.

Allgemeine Prinzipien der Leitung und Überwachung der Geburt

Die Überwachung unter der Geburt hat die Aufgabe, das Wohlbefinden beider Individuen, also von Mutter *und* Kind sicherzustellen, den Fortgang der Geburt zu kontrollieren und mütterliche und kindliche Gefahrenzustände unmittelbar zu erfassen.

Der Allgemeinzustand der Kreißenden wird auch unter der Geburt regelmäßig durch Puls-, Blutdruck- und Temperaturmessung überprüft. Die Blutdruck- und Pulskontrolle erfolgt in Abständen von 1 h, die Temperaturmessung bei erhaltener Fruchtblase in 2stündigen Intervallen, nach dem Blasensprung oder nach der Eröffnung der Fruchtblase jedoch stündlich.

Der *Fortgang der Geburt* wird äußerlich durch den 4. Leopold-Handgriff und innerlich durch rektale oder – heute üblicherweise – vaginale Untersuchung (s. unten) verfolgt. Der *4. Leopold-Handgriff* wird obligatorisch unter der Geburt angewendet, da nur mit seiner Hilfe eine Aussage darüber gemacht werden kann, wie tief der Kopf mit seinem Durchtrittsplanum in das kleine Becken eingetreten ist (s. S. 190 und S. 209). Durch die **innere Untersuchung** wird die **Weite des Muttermundes** (in Zentimeter) ermittelt und dabei dessen **Konsistenz** bzw. **Nachgiebigkeit** beurteilt. Gleichzeitig wird der **Höhenstand des Kopfes in Beziehung zu den Beckenebenen** und der **Verlauf der Pfeilnaht** festgehalten (s. S. 211). Der **Stand der Leitstelle** wird in Zentimetern über (–) oder unter (+) der Interspinalebene angegeben (Abb. 138 und auch 127). Bei jeder Exploration muß die Aufmerksamkeit darauf gerichtet sein, Regelwidrigkeiten in Einstellung und Haltung des

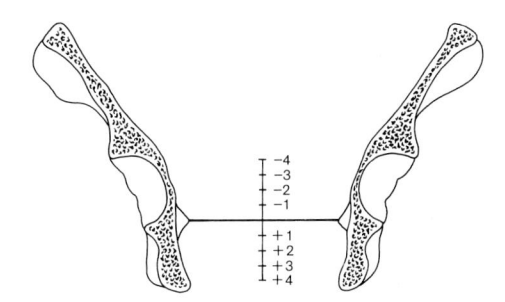

Abb. 138. Stand der Leitstelle in cm über (–) oder unter (+) der Interspinallinie

Kindes rechtzeitig zu erfassen. Die innere Untersuchung ist in Abhängigkeit von der Stärke und Frequenz der Wehen zu wiederholen, etwa alle 2 h. Zwischenzeitlich läßt sich das Tiefertreten des Kopfes von außen mit dem 4. Leopold-Handgriff verfolgen (s. S. 190).

Die vaginale Untersuchung erlaubt eine genauere Befunderhebung als die rektale Exploration, ist aber an die strikte Einhaltung aseptischer Kautelen gebunden (Desinfektion der Hände, sterile Handschuhe, Desinfektion des entfalteten Introitus).

Die Rückenlagerung führt häufig in der späten Schwangerschaft und bei der Kreißenden durch Druck des graviden Uterus auf die V. cava und/oder die Aorta zu hypotonen Reaktionen (V.-cava-Drucksyndrom, s. S. 172) mit konsekutiver Hypoxie des Feten, die sich als Dezeleration der Herzaktion anzeigt. Zur Vermeidung dieses Syndroms und zur besseren Entspannung ist großzügig von der *Seitenlagerung* Gebrauch zu machen.

Unter der Geburt ist keine *Nahrungsaufnahme* mehr gestattet, da bei einer plötzlich notwendigen Allgemeinnarkose die Gefahr des Erbrechens und der Aspiration besteht – eine der häufigsten anästhesiologischen Komplikationen (Mendelson-Syndrom).

Der Kreißenden wird nach der Lagerung eine *Dauerkanüle* gelegt, um einen ständigen Zugang zum Kreislauf für die Zufuhr von Medikamenten und bei Notsituationen für die Einleitung der Narkose zu besitzen. *Dauertropfinfusionen* werden angelegt bei längerer Geburtsdauer, um die erforderliche – erhöhte – Flüssigkeitszufuhr zu gewährleisten, nach vor- oder frühzeitigem Blasensprung und während einer Periduralanästhesie.

Die *Überwachung des Kindes* geschieht vornehmlich apparativ mit dem **Kardiotokographen,** der die fortlaufende Registrierung der kindlichen Herzaktion und gleichzeitig der Wehentätigkeit gestattet (s. S. 231). Nur dadurch wird die **kontinuierliche Überwachung** gewährleistet, und es lassen sich Abweichungen von der Norm, z. B. der kindlichen

Herzaktion, momentan erfassen und entsprechende Maßnahmen unverzüglich ergreifen.

Verständlicherweise besteht bei vielen Frauen eine Abneigung gegen den Einsatz der Technik bei einem so natürlichen Vorgang wie dem der Geburt. Daher gehört es zu den Aufgaben von Arzt und Hebamme, der Kreißenden die Notwendigkeit der laufenden Kontrolle zu erklären und die mehr instinktive Ablehnung zum Wohle des Kindes sukzessiv abzubauen (s. S. 195).

Für die Beurteilung des Geburtsverlaufes ist es unerläßlich, alle Untersuchungsbefunde *zeitlich* genau und zuverlässig mit Angabe der Weite des Muttermundes, seine Konsistenz bzw. Nachgiebigkeit, dem Höhenstand der Leitstelle und der Einstellung des Kopfes und in gewissen Abständen eine Interpretation der kardiotokographischen Aufzeichnungen zu dokumentieren. Ebenso sind der Zeitpunkt des Blasensprunges oder der instrumentellen Eröffnung der Fruchtblase und die Beschaffenheit des Fruchtwassers festzuhalten. Die Befunde und Daten können auch in ein sog. Partogramm eingetragen werden, in dem alle Parameter bereits vorgegeben sind.

Leitung und Überwachung der Eröffnungsperiode

Die beginnende Eröffnungsperiode benötigt eine individuell variierende Zeitspanne. Auch die nachgewiesene Geburtsbereitschaft des Muttermundes bedeutet nicht ohne weiteres, daß seine Eröffnung kontinuierlich fortschreiten wird. Das gilt sowohl für Erstgebärende als auch für Mehrgebärende, ungeachtet ihres unterschiedlichen Eröffnungsmodus.

Daher wird sich der Geburtshelfer in dieser Phase zunächst abwartend und beobachtend verhalten. Seine Aufmerksamkeit richtet sich - abgesehen von den objektiven geburtshilflichen Befunden - auch darauf, ob und wieweit die Kreißende die während der psychoprophylaktischen Geburtsvorbereitung erlernten Techniken der Atmung und Entspannung in die Praxis umzusetzen vermag. Gegebenenfalls wird sie erneut angeleitet.

In dieser Phase der Geburt dürfen Gravide mit risikofreier, problemlos verlaufener Schwangerschaft, regelrechtem Aufnahmebefund, erhaltener Fruchtblase oder feststehendem Kopf umhergehen. Kontrollen der Herztöne und der Wehenintensität erfolgen dann intermittierend in 1stündigen Abständen mittels Kardiotokographie (CTG) mit einer Dauer von 30 min. Großzügig soll von der Überwachung mit Hilfe der **Telemetrie** Gebrauch gemacht werden (s. S. 233).

Wenn sich zeigt, daß die Kreißende die Wehen nicht verarbeiten kann, nicht die notwendige Entspannung findet und der Muttermund eine Tendenz zur Dystokie erkennen läßt (s. S. 423), so stellt sich die Frage nach der medikamentösen Geburtserleichterung bzw. der Geburtsanalgesie.

Gelegentlich muß man auch eine passagere Ruhigstellung mit Tokolytika in Erwägung ziehen (s. S. 269), um dem Muttermund Zeit für die Adaptation zu lassen. Eine zeitlich begrenzte Wehenhemmung kann sich insbesondere bei hyperaktiven und schmerzhaften Kontraktionen und rigidem Muttermund als sinnvoll erweisen.

Die **Kontrolle der kindlichen Herztöne** erfolgt in der Eröffnungsperiode bei erhaltener Fruchtblase üblicherweise über die *externe Ableitung* (s. S. 233). Die Registrierung der fetalen Herzaktion vom mütterlichen Abdomen aus kann jedoch auf Schwierigkeiten stoßen, z. B. bei starker Beweglichkeit des Kindes, adipösen Bauchdecken, Unruhe der Kreißenden oder bei erforderlicher Seitenlagerung. Dann ist zur Überwachung des Kindes die Elektrode des CTG an der kindlichen Kopfschwarte anzulegen. Die *interne Ableitung* ermöglicht die zuverlässige fortlaufende Kontrolle. Zugleich hat die Kreißende mehr Bewegungsfreiheit, und die Gefahr eines V.-cava-Drucksyndroms mit seinen nachteiligen Folgen für den Feten wird vermieden. Das Anbringen der Kopfschwartenelektrode hat die **instrumentelle Eröffnung der Fruchtblase** zur Voraussetzung und bildet damit eine der Indikationen zur Blasensprengung in der Eröffnungsperiode.

Zeigt sich im Verlauf der 1. Geburtsphase, daß sich die stehende Fruchtblase nachteilig auf den Fortgang der Geburt auswirkt, so ist ebenfalls die Indikation zu ihrer instrumentellen Eröffnung gegeben. Typisch für eine solche Situation ist der hochstehende Kopf bei ausgedehnter und prall gefüllter Vorblase, ohne daß ein Mißverhältnis besteht. Das vorsichtige Ablassen des Fruchtwassers ermöglicht dann dem Kopf das Tiefertreten. Er kann nunmehr einen direkten Druck auf den Muttermund ausüben und dadurch reflektorisch eine Steigerung der Wehentätigkeit auslösen. Auf diese Weise trägt die Eröffnung der Fruchtblase entscheidend zur Geburtsbeschleunigung bei. Das vorsichtige Ablassen des Fruchtwassers durch die kleine instrumentell gesetzte Öffnung in der Fruchthülle vermindert zudem die Gefahr eines Nabelschnurvorfalles gegenüber einem spontanen unkontrollierten Blasensprung mit dem oft schwallartigen Abströmen des Fruchtwassers.

Erweist sich die Zervix als noch nicht ausreichend geburtsbereit, so ist im Interesse des Kindes nach Möglichkeit die Vorblase zu belassen, da sie ein schonendes Polster zwischen vorangehendem Teil und rigidem Muttermund darstellt und den Kopf dadurch weniger den Geburtskräften unmittelbar aussetzt.

Die Blasensprengung bedarf also in der Eröffnungsphase einer Indikationsstellung. Sie sollte nur vorgenommen werden, wenn in absehbarer Zeit die Beendigung der Geburt zu erwarten ist, weil nunmehr durch die eröffnete Amnionhülle Keime hochwandern und binnen Stunden zur Infektion der Fruchthöhle und des Feten führen können (s. S. 447).

Die Eröffnung der Fruchtblase geschieht unter vaginaler Kontrolle. Der Blasensprenger, ein gezahntes zangenartiges Instrument, oder die Branche einer Kugelzange wird zwischen 2 Fingern an den unteren Eipol herangeführt und damit die Fruchtblase aufgeritzt. Die Eröffnung kann auch unter amnioskopischer Sicht vorgenommen werden. Dieses Vorgehen hat den Vorteil, daß die Beschaffenheit des Fruchtwassers schon in situ kontrolliert (s. S. 243), v. a. aber die Läsion eines abirrenden Gefäßes vermieden werden kann (s. S. 158 und S. 452).

Erfolgt der *Blasensprung* spontan, so müssen – falls die Kreißende nicht unter kontinuierlicher CTG-Überwachung steht – die Herztöne sofort kontrolliert werden, um eine Nabelschnurkompression auszuschließen. Des weiteren ist umgehend eine vaginale **Befundkontrolle** erforderlich, weil eine neue geburtshilfliche Situation entstanden ist, und weil bei zuvor hoch stehendem Kopf die Gefahr des Nabelschnurvorfalles besteht (s. S. 450).

Einige geburtsprognostisch wichtige Etappen geben bei der Befunderhebung Aufschluß darüber, ob der Kopf die Beckenpassage geburtsmechanisch regelrecht vollzieht. Wird er mit seiner **Leitstelle in der unteren Schoßfugenrandebene** getastet, so steht er im Begriff, den **Beckeneingang in Höhe der Conjugata vera mit seinem größten Umfang zu passieren.** Es ist also noch nicht entschieden, ob dieser Kopf die engste Stelle dieses Beckens überwinden kann. Steht er dagegen mit seiner **Leitstelle** bereits in der **Interspinalebene,** so kann man – wenn der Kopf nicht zu stark konfiguriert und ausgezogen ist – davon ausgehen, daß er mit seinem **größten Umfang in das Becken eingetreten ist** (s. S. 209 und Abb. 138); eine Bestätigung durch den 4. Leopold-Handgriff ist unbedingt erforderlich (s. S. 190 und Abb. 107).

Aus dem *Verlauf der Pfeilnaht* und der *Erreichbarkeit der Fontanellen* ist abzuleiten, ob sich die Pfeilnaht tiefertretend in den entsprechenden Durchmesser dreht, und ob die kleine Fontanelle die Führung übernimmt.

Bei jeder Befunderhebung muß sich die Aufmerksamkeit darauf richten, Regelwidrigkeiten in Einstellung und Haltung zu erfassen. Ebenso ist bei großem Kopf dessen *Konfigurabilität* (s. S. 206) zu beurteilen. Bei der Ermittlung des Höhenstandes gilt es, die *Kopfgeschwulst* (Caput succedaneum, s. S. 475) zu berücksichtigen, die bei kräftigen Wehen und langer Geburtsdauer stark (bis 2 cm) ausgebildet sein kann. *Die Angabe der Leitstelle bezieht sich immer auf den tiefsten Punkt des knöchernen Schädels in der Führungsachse:* die Dicke der Geburtsgeschwulst ist also abzuziehen.

Zur Unterstützung der inneren Drehung des Kopfes ist ggf. die *Lagerungsregel* anzuwenden: Die Kreißende wird auf diejenige Seite gelagert, auf der sich der Teil des kindlichen Kopfes befindet, der tiefer treten und nach vorn rotieren, also die Führung übernehmen soll.

Die Eröffnungsperiode ist beendet, wenn sich der Muttermund vollständig erweitert hat.

Leitung und Überwachung der Austreibungsperiode

Der Beginn der Austreibungsperiode ist gekennzeichnet durch:

- Retraktion des vollständig erweiterten Muttermundes über den kindlichen Kopf,
- weiteres Tiefertreten des Kopfes,
- Vollzug der inneren Drehung des Kopfes,
- Drang zum aktiven Mitpressen.

Der Übergang von der Eröffnungs- in die Austreibungsperiode kündigt sich häufig durch ein stärkeres Zeichnen infolge von Gefäßläsionen bei der maximalen Ausweitung des Muttermundes und sein Zurückweichen über den kindlichen Kopf an (sog. 2. Zeichnen). Bedingt durch die Retraktion sind die letzten Eröffnungswehen besonders schmerzhaft, und die Kreißende wird unruhig. In der letzten Etappe des Tiefertretens „verschwindet" der Kopf hinter der Symphyse (4. Leopold-Handgriff!). Das Punctum maximum für die Auskultation der kindlichen Herztöne rückt dadurch ebenfalls tiefer und im Zuge der Drehung des Rückens nach median.

Wenn der Kopf den Beckenboden erreicht hat, so wird reflektorisch der Drang zum aktiven Mitpressen ausgelöst.

Bevor man die Kreißende mitpressen läßt, muß vaginal untersucht werden. Unterblieb bisher der Blasensprung, wird bei dieser Gelegenheit die Fruchtblase eröffnet. Ist noch ein Saum vom Muttermund zu tasten und hat er sich noch nicht völlig über den kindlichen Kopf zurückgezogen, so muß mit dem Pressen noch abgewartet werden, weil sich sonst die vordere Muttermundslippe zwischen Kopf und Symphysenhinterwand einklemmen kann; ein ausgeprägtes Ödem, starke Schmerzen und ein Geburtsstillstand sind die Folge (s. S. 423). Das Abwartenmüssen läßt sich am besten durch eine Hechelatmung während der Wehen überwinden (s. S. 195). Ebenso muß das Mitpressen hinausgezögert werden, wenn der Kopf noch nicht tief genug steht, um die Austreibungsperiode mit ihrer Belastung für Mutter und Kind nicht zu lange auszudehnen; mit anderen Worten: Die Kreißende darf nicht zu früh mitpressen!

Hat sich die Pfeilnaht noch nicht in den geraden Durchmesser gedreht, so wird die Kreißende gemäß der Lagerungsregel vorübergehend auf die entsprechende Seite gelagert und kann aus dieser Position mitpressen (s. S. 225).

Verläuft die Pfeilnaht im geraden Durchmesser, so erfolgt die Austreibung üblicherweise aus Rückenlage. Dabei ist zu beachten, daß die Gegend des Kreuzbeines flach aufliegt. Dadurch läßt sich die Lordose der Lendenwirbelsäule ausgleichen, und der intraabdominale Druck wirkt sich besser in Richtung des Beckenbodens aus. Während der Preßwehen werden die Beine in Hüft- und Kniegelenken angewinkelt und gespreizt sowie die Brust- und Halswirbelsäule gebeugt. Die Stützung des Kopfes erfolgt durch eine Hilfsperson – evtl. durch den Ehemann. Die Hände der Kreißenden umfassen die gebeugten Oberschenkel oder greifen die Zugringe des Kreißbettes.

Außer in Rücken- und Seitenlage kann das Mitpressen in halbsitzender oder in sitzender Stellung (Gebärstuhl) erfolgen. Die Hockstellung wird von bestimmten ethnischen Gruppen bevorzugt. Diese Positionen wirken sich geburtsmechanisch günstig aus.

Die Kreißende kann i. allg. während einer Wehe 2- bis 3mal mitpressen, soll jedoch erst in der Wehenakme damit beginnen. In der Wehenpause wird sie zur Entspannung und zur tiefen Bauchatmung angehalten, um die Durchblutung von Uterus und Plazenta zu fördern.

Die physische Belastung der Mutter durch die Preßwehen führt zu einem Anstieg des Blutdrucks und der Tendenz zur Bradykardie.

Obligatorisch wird die Kreißende vor Beginn der Austreibung in Ergänzung zur Geburtsvorbereitung in der Technik und Verarbeitung der Preßwehen unterwiesen (s. S. 195). Zeigen sich Fehler, z. B. häufig das Pressen „in den Kopf", so sind zwischenzeitlich erneute und korrigierende Anleitungen notwendig.

Die Austreibungsperiode ist für das Kind der gefahrvollste Abschnitt seiner Geburt:

- Durch die starke Wehentätigkeit wird die plazentare Durchblutung vermindert, und dadurch leidet seine Sauerstoffversorgung;
- der Kopf ist während der Passage des Beckens und des Beckenbodens einem verstärkten Druck ausgesetzt;
- in dieser Phase wirken sich infolge des Tiefertretens der Frucht Nabelschnurkomplikationen vermehrt aus.

Ist die kontinuierliche Überwachung der kindlichen Herzaktion nicht gewährleistet, so müssen nach jeder Wehe die Herztöne auskultiert werden, um bei einer Notsituation des Kindes die Geburt sofort zu beenden.

Das Klaffen des Anus und die Vorwölbung des Dammes zeigen das beginnende „Hochsteigen" des Kopfes an, der zunächst in der Tiefe sichtbar wird und dann bald einschneidet. Das Tempo bei der Überwindung des Dammes hängt neben der Wehenkraft und der Intensität des Mitpressens von seiner Höhe und Elastizität, weiterhin von der Weite des Schambogens sowie der Größe und Haltung des kindlichen Kopfes ab.

Der früher bei verzögertem Durchschneiden des vorangehenden Teiles zur Unterstützung der Bauchpresse gebräuchliche *Kristeller-Handgriff* wird heute nur noch sehr zurückhaltend angewendet, da er sich nachteilig auszuwirken vermag. Bei diesem Handgriff übt eine Hilfsperson mit den flach auf den oberen Pol der Fruchtwalze aufgelegten Händen einen wehensynchronen Druck auf den Fundus uteri in Richtung der Beckenachse aus. Bei forcierter Anwendung kann es zu einer vorzeitigen Lösung der Plazenta, einer fetomaternalen Transfusion (s. S. 459), zu einem mütterlichen Schockzustand und zu einer Kompression des fetalen Schädels kommen.

Beim Durchschneiden des Kopfes beginnt die Hebamme mit dem **Dammschutz** (Abb. 139). Mit der lin-

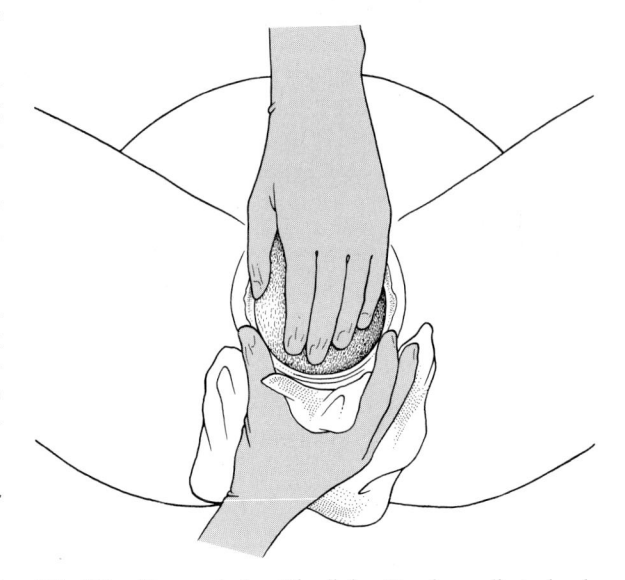

Abb. 139. Dammschutz: Die linke Hand reguliert durch leichten Gegendruck das Tempo des hochsteigenden Kopfes, während die rechte Hand den Kopf über den Damm leitet

ken Hand umfaßt sie das Hinterhaupt und reguliert durch leichten Gegendruck das Tempo des Durchtritts, während ihre rechte gespreizte Hand den gedehnten Damm umgreift, um das Hochsteigen des Kopfes zu unterstützen. Der Dammschutz dient nicht allein dem Schutz des Dammes; vielmehr soll durch das Zusammenspiel beider Hände das Hinterhaupt in der günstigen Beugehaltung um die Symphyse dirigiert und der Kopf nach diesem Raumgewinn möglichst schonend und entlastet über den Damm geleitet werden.

Verzögert sich der Durchtritt des Kopfes, so kann er vom Hinterdamm aus an der Stirn angehoben werden (Hinterdammgriff nach Ritgen).

Der Entlastung des kindlichen Kopfes und der mütterlichen Weichteile dient der **Scheidendammschnitt** – die **Episiotomie**. Man vermeidet auf diese Weise Dammrisse der verschiedenen Grade (s. S. 465). Bei nachgiebigem bzw. flachem Damm und zügigem Durchschneiden des Kopfes kann – insbesondere bei Mehr- und Vielgebärenden sowie bei in der Schwangerschaft gut vorbereiteten Frauen – auf diesen Eingriff verzichtet werden.

Den heute häufig aus Angst vor einer Dyspareunie infolge der Narben geäußerten Wunsch nach Vermeidung einer Episiotomie soll man respektieren, es sei denn, die geburtshilfliche Situation macht die Inzision im Interesse von Mutter und/oder Kind erforderlich.

Man unterscheidet nach der Schnittführung die *mediane, mediolaterale und laterale Episiotomie* (Abb. 140).

Sie wird auf der Höhe einer Wehe mit einer speziellen Episiotomieschere angelegt, da zu diesem Zeitpunkt der Damm gespannt und die lokale Schmerzempfindlichkeit herabgesetzt ist. Wenn zur Geburtserleichterung keine der Leitungsanästhesien angewendet wurde (s. S. 274), kann man zuvor eine Lokalanästhesie anbringen.

Die **mediane Episiotomie** durchtrennt den bindegewebigen Teil des Dammes, schont die muskulären Strukturen, läßt sich einfach versorgen und ergibt die besten Narbenverhältnisse. Es besteht jedoch die Gefahr des Weiterreißens mit Läsion des M. sphincter ani. Dieser Komplikation kann man durch eine rechtzeitige Weiterführung des Schnittes um den Sphinktermuskel herum zuvorkommen (Abb. 140). Aber sowohl nach einer unkontrollierten Zerreißung des Afterschließmuskels und der Rektumschleimhaut (Dammriß III. Grades, s. S. 465) als auch nach einer Erweiterung der medianen Episiotomie um den M. sphincter ani herum entstehen ausgedehnte und manchmal unübersichtliche Wundverhältnisse, die operativ schwierig zu versorgen sind und häufig ungünstige und schmerzhafte Narben hinterlassen. Daher wird heute die **komplette Perineotomie** und **Sphinkterotomie** empfohlen, wenn sich die Notwendigkeit einer Erweiterung der bevorzugt benutzten medianen Episiotomie ergibt. Die glatten und übersichtlichen Wundverhältnisse erlauben eine exakte Naht des Sphincter ani und eine gute Restitution des Dammes.

In der Praxis ist – wegen des von vornherein größeren Raumgewinns – die **mediolaterale Schnittführung** am meisten gebräuchlich (Abb. 140). Dabei werden Fasern des M. bulbospongiosus durchtrennt. Der Blutverlust ist jedoch größer und die Rekonstruktion des Dammes technisch schwieriger. Die **laterale Episiotomie** kommt i. allg. nur bei operativen Entbindungen in Frage, wenn viel Raum benötigt wird (Abb. 140). Bei dieser Schnittführung wird der M. bulbospongiosus in seinem Muskelbauch quer durchtrennt. Die Wiederherstellung der topographischen Verhältnisse erfordert technisches

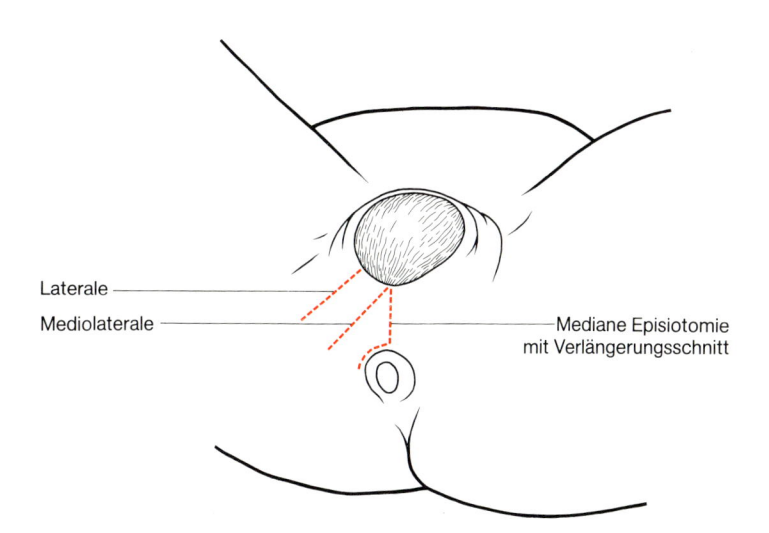

Abb. 140. Die Schnittführung beim Anlegen der medianen, mediolateralen und lateralen Episiotomie. Die mediane Episiotomie ist vorzuziehen

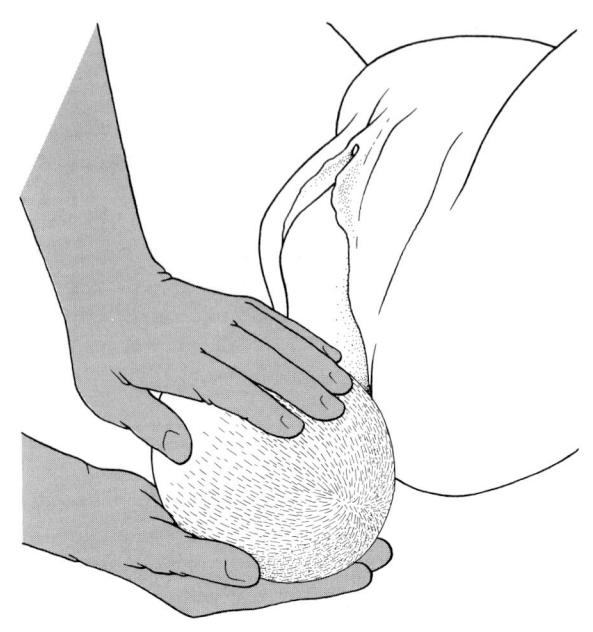

Abb. 141. Entwicklung der Schultern. Der Kopf wird mit bitemporal aufgelegten Händen nach hinten gesenkt, bis die vordere Schulter unter der Symphyse erscheint

Können, um Wundheilungsstörungen und ein späteres Klaffen der Vulva zu vermeiden (s. S. 22).

Nach Anlegen der Episiotomie wird der Kopf meistens in der folgenden Wehe geboren.

Hat der Kopf nach seiner Geburt die physiologische Rückdrehung mit dem Gesicht zur Seite hin vorgenommen, so faßt ihn die Hebamme mit bitemporal flach aufgelegten Händen und senkt ihn nach hinten, bis die vordere Schulter unter der Symphyse geboren ist (Abb. 141). Das Vorgehen wird durch Hochlagerung des Steißes erleichtert. Dann hebt sie den kindlichen Kopf und leitet die hintere Schulter über den Damm, wobei sich die vordere Schulter am unteren Symphysenrand anstemmt. Rumpf und Extremitäten folgen zwanglos, unterstützt durch leichten Zug nach vorne, indem die 5. Finger der den Kopf schienenden Hände in die Achselhöhle des Kindes greifen.

Damit ist das Kind geboren und die Austreibungsperiode beendet.

Erste Beurteilung und Versorgung des Neugeborenen unmittelbar nach der Geburt

Das Neugeborene wird zwischen die Beine oder sofort auf die Brust der Mutter gelegt. Als erstes werden aus seiner Mundhöhle und dem Nasen-Rachen-Raum mit einem Spezialkatheter *Schleim* und *Fruchtwasser abgesaugt,* um die Gefahr der Aspiration zu vermeiden. Sinnvoll ist es, das Sekret gleich zu entfernen, nachdem der Kopf geboren ist, um diese Maßnahme zuverlässig vor dem ersten Atemzug vorzunehmen. Eile ist zwingend notwendig, wenn das Fruchtwasser Mekonium enthält oder infiziert ist (s. S. 243 und S. 447). Das **Abnabeln** erfolgt mit Nachlassen der Nabelschnurpulsation entweder provisorisch oder sofort definitiv. Bei der vorläufigen Versorgung wird die Nabelschnur etwa 10 cm vom Nabel entfernt zwischen 2 stumpfen Klemmen durchtrennt und die endgültige Abnabelung erst später vorgenommen. Statt dessen kann auch zur endgültigen Versorgung ein Kunststoffclip ca. 1 cm distal vom Nabel gesetzt werden. Die Durchtrennung der Nabelschnur erfolgt dann zwischen Clip und einer Klemme.

Ein unauffälliges Neugeborenes wird nach der Geburt bzw. nach dem Absaugen und Abnabeln mit dem Bauch auf den nackten Leib der Mutter gelegt, um den ersten Haut- und Sichtkontakt zu fördern. Dabei wird es nach dem Abtrocknen mit vorgewärmten Tüchern bedeckt. Da das schreiende Kind durch den Kontakt mit der Mutter sofort ruhig wird, ist die ständige Beobachtung seiner Atmung um so wichtiger. Die Mutter kann indessen versorgt werden (Gewinnung der Plazenta, Naht der Episiotomie).

Parallel wird der **Vitalitätszustand des Neugeborenen 1, 5 und 10 min nach der Geburt nach dem Apgar-Score** (s. S. 278) sowie durch Bestimmung des **pH-Wertes im Nabelschnurarterienblut** beurteilt (s. S. 278).

In Gegenwart der Mutter versieht die Hebamme das Kind zur sicheren Identifizierung mit dem Namensband.

Nach der Abnabelung und vor Entwicklung der Plazenta gewinnt man 5–10 ml *Blut aus der Nabelschnurvene* zur

- Bestimmung der Blutgruppe, des Rh-Faktors und Durchführung des direkten Coombs-Tests, wenn die Mutter rh-negativ ist (s. S. 408),
- Bestimmung der Blutgruppe und des Rh-Faktors, wenn die Mutter die Blutgruppe 0 besitzt (s. S. 408),
- Durchführung evtl. notwendiger Untersuchungen (s. S. 280 und S. 281).

Weitere Versorgung des Neugeborenen s. S. 279.

Leitung der Nachgeburtsperiode

Mehrere Mechanismen sorgen für einen normalerweise blutarmen Ablauf der Nachgeburtsperiode (s. S. 220). Für die **Lösung der Nachgeburt** ist von entscheidender Bedeutung, daß die Plazenta nach Geburt des Kindes sofort große Mengen an *Prostaglandinen* produziert, die zu einer starken Dauerkontraktion des Uterus führen (s. S. 215). Mit der ersten Wehe – registriert mit der flach und ohne Druck auf den Fundus uteri gelegten Hand – wird die Plazenta durch **leichten kontinuierlichen Zug an der Nabelschnur** extrahiert ("cord traction"). Gleichzeitig übt die andere Hand einen gelinden Druck auf die Vorderwand des kontrahierten Uterus aus, um ihn in Streckstellung zu bringen und um dadurch die Extraktion in der Führungslinie zu erleichtern (Brandt-Andrews-Technik) (Abb. 142). Auf diese Weise wird der auf S. 221 geschilderte physiologische Lösungsmechanismus abgekürzt und der Blutverlust verringert. Auf die meist noch übliche Verabreichung eines Uteruskontraktionsmittels während der Entwicklung der Schultern (1 ml eines Secale-Präparates oder 3 IE Oxytozin intravenös) kann man aufgrund der normalerweise hohen Prostaglandinproduktion in der Plazenta verzichten. Bei der Mehrzahl der Frauen (ca. 80 %) erscheint der Mutterkuchen bereits mit der ersten Traktion; andernfalls wird der Versuch nach einigen Minuten wiederholt. Folgt die Nachgeburt auch dann noch nicht, so empfiehlt es sich, zunächst abzuwarten, weil der inzwischen spastisch gewordene Muttermund die Plazenta, auch wenn sie gelöst ist, nicht passieren läßt. Im allgemeinen weicht dieser Spasmus nach 20-30 min. Bleibt der Zug an der Nabelschnur auch dann erfolglos, so wird die Plazenta am besten sofort manuell gelöst (s. S. 463).

Der **normale Blutverlust** ist mit ***300 ml*** anzusetzen. Bei stärkerer Blutung und vergeblichem Versuch der "cord traction" wird sofort die ***manuelle Lösung*** vorgenommen (s. S. 463).

Drohen bei der Entwicklung der Plazenta die *Eihäute* abzureißen, so werden sie durch Nachfassen mit stumpfen Klemmen oder durch Drehen der Plazenta unter leichtem Zug herausgeleitet.

Anschließend erfolgt die **Prüfung der Nachgeburt auf ihre Vollständigkeit** (Abb. 143 a, b). Man hält die Plazenta an der Nabelschnur hoch, um die herunterhängenden *Eihäute zu beurteilen*. Dabei ist v. a.

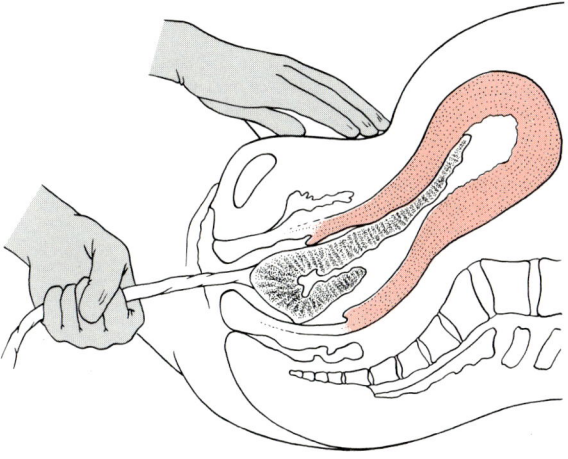

Abb. 142. Entwicklung der Plazenta durch Zug an der Nabelschnur ("cord traction")

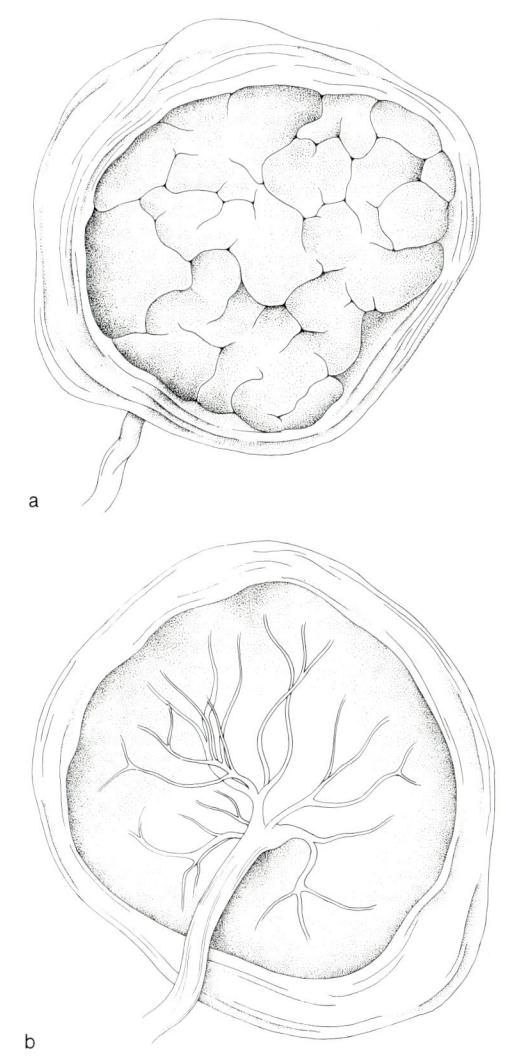

Abb. 143 a, b. Plazenta. **a** Mütterliche Seite: Man erkennt auf der Haftfläche – durch Furchen (Sulci) getrennt – die einzelnen Plazentalappen (Lobi, Kotyledonen). Die Plazenta weist keine Defekte auf. Die Eihäute sind überall intakt. **b** Fetale Seite: Die Nabelschnur zeigt einen zentralen Ansatzpunkt. Man erkennt, unter dem Amnion verlaufend, die sich verzweigenden Äste der Nabelschnurgefäße

auf frei endigende Gefäße zu achten, da sie einen Hinweis auf eine zurückgebliebene *Nebenplazenta* vermitteln, die eine Nachtastung des Cavum uteri erforderlich macht (s. S. 464). In utero retinierte Eihautreste gehen unter Secale-Gaben im Wochenbett spontan ab. Zur **Beurteilung der mütterlichen Seite** wird der Mutterkuchen flach ausgebreitet; Reste des retroplazentaren Hämatoms werden abgestreift und das Organ unter fließendem Wasser abgespült. Dadurch gewinnt die anhaftende Dezidua einen weißlichen Glanz. Ein *ununterbrochener dezidualer Überzug gilt als sicheres Zeichen für die Vollständigkeit der Plazenta.* Jeder Verdacht auf einen *Substanzdefekt* plazentaren Gewebes macht die *Nachtastung* notwendig, um die Entwicklung eines Plazentarpolypen zu vermeiden (s. S. 486).

Nach Gewinnung und Beurteilung der Nachgeburt erfolgt ggf. die *Versorgung der Episiotomiewunde.*

Damit ist die Geburt beendet. Die Frischentbundene verbleibt jedoch noch 2 h in Überwachung der Hebamme, um eine Uterusatonie mit der Gefahr einer postpartalen Hämorrhagie sofort zu erfassen (s. S. 464). Die Lagerung erfolgt mit gekreuzten Beinen; auf diese Weise läßt sich eine Nachblutung durch Hochsteigen des Blutes zwischen den Oberschenkeln und der Vulva zuverlässig und frühzeitig erkennen. Der Fundusstand – normalerweise post partum 2 Querfinger unterhalb des Nabels – und der Kontraktionszustand des Uterus werden wiederholt kontrolliert. Der Blutverlust in der Nachgeburtsperiode muß mit Zeit- und Mengenangabe dokumentiert werden.

Ambulante klinische Entbindung

Der Arzt wird immer häufiger mit dem *Wunsch nach einer Hausgeburt* konfrontiert. Nostalgische, verhaltensbiologische, v. a. aber psychologische und emotionale Vorstellungen, daß das Kind unmittelbar in die Familie eingebettet zur Welt kommen soll, spielen dabei eine Rolle. Der Arzt würde wider besseres Wissen und Gewissen handeln, würde er diesem Wunsch unter der Devise „Es wird schon gut gehen" nachgeben. Denn es ist davon auszugehen, daß selbst bei risikofreiem Schwangerschaftsverlauf und zunächst normalen geburtshilflichen Verhältnissen unter der Geburt in ca. 20% Komplikationen, insbesondere hypoxische Zustände des Nasciturus, auftreten, die u. U. eine operative Geburtsbeendigung erforderlich machen. Daher sollte der Arzt die Gravide bei voller Wertschätzung ihrer im Grunde positiven Motivation davon zu überzeugen suchen, daß sie mit einer Hausgeburt gerade *nicht* das Beste für ihr Kind tut.

Als empfehlenswerter und tragbarer Kompromiß bietet sich die *ambulante Geburt* bzw. die *Frühentlassung* aus der Entbindungsabteilung an, die nach einer Spontangeburt unmittelbar nach Abschluß der obligaten Beobachtungszeit oder je nach Geburtsverlauf möglichst bald in den ersten Wochenbetttagen erfolgen kann. Die weitere postpartale Überwachung von Mutter und Kind durch eine niedergelassene Hebamme, die U2-Untersuchung und die Durchführung des Vorsorgeprogrammes auf angeborene Stoffwechseldefekte (Guthrie-Test, TSH-Bestimmung) müssen jedoch sichergestellt sein.

Für eine ambulante Entbindung kommen von vornherein nur Gravide in Frage, die kein erhöhtes Risiko tragen, deren Schwangerschaft problemlos verlaufen und deren Aufnahmebefund in Ordnung ist. Des weiteren müssen die Frauen darüber unterrichtet werden, daß nach den bisherigen Erfahrungen nach der Entlassung in ca. 10% kindliche Komplikationen – insbesondere ein Ikterus – auftreten und eine stationäre pädiatrische Überwachung und Behandlung erforderlich machen. Die mütterliche Komplikationsrate mit der Notwendigkeit der Hospitalisierung ist mit ca. 5% anzusetzen (fieberhafter Wochenbettverlauf, Mastitis, Pyelonephritis).

18 Methoden der Überwachung des Feten während Schwangerschaft und Geburt

In den letzten Jahren sind eine Reihe von Verfahren zur Zustandsdiagnostik des Kindes in utero und sub partu entwickelt worden. Man kann sie in *physikalisch-chemische und endokrinologische Überwachungsmethoden (Plazentafunktionstests)* unterteilen.

Zu den *physikalisch-chemischen Überwachungsmethoden* gehören:

- *die Kardiotokographie*
  - antepartal
    - unbelastet
    - belastet
  - sub partu
- *die fetale Mikroblutanalyse*
  - sub partu
- *die Amnioskopie*
  - präpartal
  - sub partu
- *die Ultraschalluntersuchung*
  - in graviditate
  - sub partu

Zu den *biochemisch-endokrinologischen* Überwachungsmethoden zählen außer den diagnostischen Schwangerschaftstests:

- hCG und β-hCG-Bestimmungen im Plasma
- Östriolbestimmungen im Plasma oder im 24-h-Urin
- (hPL-Bestimmungen im Plasma)
- (Progesteronbestimmungen im Plasma)
- DHEA-S-Test (Dehydroepiandrosteronsulfat-Belastungstest)

Alle Methoden zur Überwachung des Feten dienen dem Ziel, eine intrauterine Gefährdung frühzeitig zu erkennen, damit die geburtshilflichen Konsequenzen gezogen und das Kind aus der Notsituation ohne Schaden zu nehmen befreit werden kann.

Ein intrauteriner bedrohlicher Zustand ist immer Ausdruck einer *Unterversorgung und Störung des maternofetalen Austausches mit konsekutivem O_2-Mangel.*

Physikalisch-chemische Methoden

Eine Reihe physikalisch-chemischer Methoden hat den direkten und indirekten Zugang zum Feten ermöglicht.

Die Kardiotokographie

Die Kardiotokographie hat wie kaum eine andere Methode die Geburtshilfe beeinflußt, da sie bereits in der Schwangerschaft als Screeningverfahren ein Profil der *kindlichen Herzaktion* zu registrieren gestattet, v. a. aber sub partu die kontinuierliche Überwachung des Nascitirus ermöglicht. Damit wurde die stichprobenartige, diskontinuierliche Auskultation der kindlichen Herztöne mit dem Stethoskop (s. S. 191) durch die fortlaufende akustische Wiedergabe und graphische Aufzeichnung der momentanen fetalen Herzfrequenz abgelöst.

Parallel vollzogen sich die Bemühungen um die klinische Anwendung der lückenlosen graphischen Darstellung der *Wehentätigkeit,* der *Tokographie.* Sie ersetzt heute die empirische Beurteilung der Wehen, die „Wehentastung" durch Handauflegen auf das Abdomen im Bereich des Fundus uteri.

Die kombinierte Anwendung beider Verfahren – die *Kardiotokographie* (CTG) mit *simultaner Registrierung der fetalen, momentanen Herzfrequenz und der Uteruskontraktionen* – gibt Aufschluß über die aktuelle fetale O_2-Versorgung. Diese Information beruht auf den Beziehungen zwischen O_2-Angebot und reaktiver Herzfrequenz unter physiologischen und pathophysiologischen Bedingungen. Die normale Herzfrequenz wird durch die konstante O_2-Versorgung gewährleistet; das bedeutet, daß jede Minderung des O_2-Angebotes zur Alteration der fetalen Herzaktion führt. Die für den Feten verfügbare O_2-Menge ist abhängig vom O_2-Gehalt des mütterlichen Blutes und der uteroplazentaren Durchblutungsgröße. Außer einer durch systemische Erkrankungen bedingten generellen maternalen Hypoxämie kann es unter der Geburt v. a. durch die Kontraktionen des Myometriums zu einer Minderdurchblutung mit einer konsekutiven fetalen Hypoxämie und somit zu Abweichungen von der normalen fetalen Herzfrequenz kommen. Durch gleichzeitiges Mitschreiben der Wehen besteht die Möglichkeit, *die fetale Herzfrequenz dem Kontraktionsablauf des Myometriums simultan zuzuordnen und das Verhalten der fetalen Herzaktion bei Belastung durch die Wehe zu beobachten* (Abb. 144). Die synchrone Aufzeichnung beider Parameter bedeutet die Überwachung der Versorgungsbedingungen des Feten während der Druckänderungen, denen die uteroplazentaren Gefäße, der intervillöse Raum, die

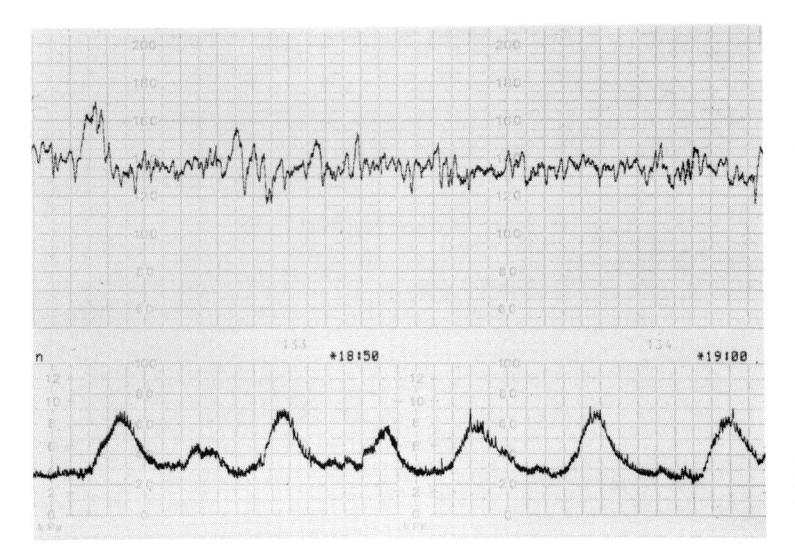

Abb. 144. Normales Kardiotokogramm (CTG). *Oben:* Fetale Herzfrequenz mit normaler Basalfrequenz und normaler Fluktuation, *unten:* Wehenkurve

Nabelschnur und der kindliche Kopf durch die Erhöhung der Kopf-Zervix-Spannung während der Wehen unterliegen, um daraus Schlüsse auf die fetale Reservekapazität zu ziehen.

Die Kardiotokographie bildet eine zuverlässige Grundlage für die Geburtsprognose und klinische Entscheidungen. Ihre Einführung hat gegenüber der konventionellen stichprobenartigen Überwachung zu einer Senkung der intrapartalen und neonatalen Mortalität geführt. Ein Rückgang der perinatalen Azidosemorbidität und der neonatalen Depressionsrate (s. S. 501) ist ebenfalls gesichert. Die gleichzeitige Steigerung der Sectio-Häufigkeit dürfte nur zum kleineren Teil auf die intensivierte Überwachung, größtenteils auf die generell erweiterte und großzügigere Indikationsstellung zur Schnittentbindung zurückgehen.

Methoden zur Erfassung und Registrierung der fetalen Herzfrequenz

Zur Überwachung der *fetalen Herzfrequenz* (FHF) stehen verschiedene Methoden zur Verfügung, die wahlweise zusammen mit der Tokographie eingesetzt werden.

Phonokardiographie

Die Ableitung des fetalen Herzschalles erfolgt mit einem Spezialmikrophon als Transducer von den mütterlichen Bauchdecken über dem Punctum maximum der auskultatorisch ermittelten kindlichen Herztöne. Die durch die Herzaktion induzierten Impulse werden aufgefangen und die Zeitintervalle zwischen den aufeinanderfolgenden Herztönen verglichen und von Schlag zu Schlag - "beat-to-beat" - auf die Frequenz pro Minute hochgerechnet. Die Triggerung ist jedoch Störeinflüssen unterworfen, besonders bei Adipositas, Vorderwandplazenta und starken Kindsbewegungen.

Ultrasonokardiographie

Die ultrasonographische Registrierung der fetalen Herzfrequenz basiert auf der Ausnutzung des Doppler-Effektes - der Erfassung des Echos eingestrahlter Ultraschallwellen von bewegten Grenzflächen als Frequenzunterschiede (s. S. 245). Die "beat-to-beat-Analyse" oder instantane Analyse ist durch technische Fortentwicklung mit Verbesserung der Signalqualität zuverlässig.

Einen technischen Durchbruch bedeutet die Signalverarbeitung nach dem *Autokorrelationsprinzip* zur Identifizierung und Analyse der Signale über Mikroprozessoren zur Gewinnung exakt herzaktionssynchroner Triggerimpulse; es beruht auf dem statistischen Vergleich von 2 Signalen gleicher Herkunft. Die ermittelte Autokorrelationsfunktion erbringt eine weitgehende Unabhängigkeit von Schwankungen des Eingangssignals. In Kombination mit dem Wehenaufnehmer wird auf diese Weise ein zuverlässiges CTG möglich.

Für eine Ultraschall-FHF-Registrierung, die eine Beurteilung aller CTG-Kriterien erlaubt, verdient z. Z. das schmalstrahlende System, das sorgfältig auf die Ebenen der fetalen Herzklappen ausgerichtet werden kann, noch den Vorzug gegenüber breitstrahlenden Geräten.

Elektrokardiographie

Zur Erstellung des fetalen EKG werden die elektrischen Herzpotentiale entweder *extern* von den mütterlichen Bauchdecken oder *direkt* über eine Elektrode in der Haut des vorangehenden Teiles („Kopfschwartenelektrode") erfaßt; die momentane Herzfrequenz wird aus dem Abstand von R-Zacke zu R-Zacke errechnet.

Die *externe Ableitung* vom Abdomen der Mutter ist zur Überwachung in der Gravidität ausreichend zuverlässig, da in den neueren Geräten die Störfaktoren weitgehend eliminiert sind, v. a. das mütterliche EKG; durch Filterung werden nur die fetalen R-Zacken freigegeben. Nach der 36. SSW ist das präpartale abdominale fetale EKG bei ca. 80% für die Routineüberwachung ein sicherer Indikator des kindlichen Befindens. Sub partu liegt die Versagerquote zwischen 1 und 5%.

Ungeeignet ist die abdominale Ableitung bei Zwillingsschwangerschaften, da neben den mütterlichen R-Zacken noch 2 kindliche R-Zacken unterschiedlicher Frequenz auftreten und die FHF-Registrierung unmöglich machen. Diese Technik kann auch nicht bei unreifen Kindern vor der 36. SSW angewendet werden, da die Vernix caseosa die Ableitung wie eine Isolierschicht erschwert oder verhindert – im Gegensatz zu hypotrophen Feten, denen die Vernix caseosa fehlt.

Die *direkte (interne) Ableitung* von der Haut des vorangehenden Teiles *sub partu* nach dem Blasensprung oder der Eröffnung der Fruchtblase stellt die störungsärmste und damit sicherste Methode zur Registrierung der fetalen Herzfrequenz dar.

Für die Wahl der verfügbaren Überwachungsverfahren zur Registrierung der FHF im *antepartalen Zeitraum* kann als Richtschnur gelten:

- Die Phonokardiographie ist von der 28.–36. SSW für den Routinebetrieb die Methode der Wahl.
- Die abdominale Elektrokardiographie ermöglicht die qualitativ beste externe FHF-Registrierung etwa ab der 36. SSW (s. oben).
- Die Ultrasonokardiographie kann dann eingesetzt werden, wenn die beiden anderen Verfahren keine auswertbaren Ergebnisse liefern.

Methoden zur Erfassung und Registrierung der Wehentätigkeit

Hierzu stehen zur Verfügung:

Die externe Tokographie
Die Tonussteigerung des Uterus in der Wehe wird durch einen auf die mütterlichen Bauchdecken aufgesetzten Druckaufnehmer nach mechanoelektrischem Prinzip als isometrische Messung registriert. Extern und intern gemessene Zustandsänderungen werden über einen Wandler (Transducer) in elektrische Spannungswerte umgeformt. So wird eine sichere Registrierung der Wehenfrequenz und vororientierend auch der Wehenform möglich, jedoch keine Aussage über den absoluten Basaltonus und die Amplitude.

Die äußere Wehenregistrierung stellt das übliche und für die klinische Routine ausreichende Verfahren dar, wenn die Störgrößen berücksichtigt werden. Durch die Trennung des FHF- und Wehentransducers kann die Wehenregistrierung im Zuge der Überwachung immer an derselben Stelle über dem Fundus uteri erfolgen und vergleichbare Tokogramme liefern. Ab der 25. SSW lassen sich unter gleichzeitigem Einsatz der Phonokardiographie in 70% technisch einwandfreie CTG-Kurven erhalten.

Die interne Tokographie
Nach dem Blasensprung oder der Eröffnung der Fruchtblase wird ein dünner, steriler flüssigkeitsgefüllter Katheter am vorangehenden Teil vorbei in das Cavum uteri eingeführt, und der intrauterine Druck wird über die Flüssigkeitssäule im Katheter auf einen Druckwandler übertragen. Dieser wandelt Druckänderungen in elektrische Impulse um, die gemessen und registriert werden können.

Im Gegensatz zur äußeren Wehenmessung gibt nur die innere Ableitung Aufschluß über die absoluten Werte von Basaltonus, Dauer und Amplitude der Wehen (s. S. 216). Die innere Messung des Wehendruckes ist wegen des größeren methodischen Aufwandes und wegen der Infektionsgefahr einer *besonderen Indikationsstellung* vorbehalten. Sie gelangt gelegentlich dann zur Anwendung, wenn die Kenntnis des Basaltonus, der Amplitude und der Dauer der Kontraktionen erforderlich ist (z. B. Geburtseinleitung bei Zustand nach Sectio caesarea).

Telemetrie

Mit der Entwicklung eines Zweikanaltelemetriesystems können die FHF und die Wehentätigkeit bei guter Aufzeichnungsqualität, d. h. Störsicherheit gegenüber äußeren elektrischen Einflüssen, drahtlos übertragen werden. Neben der FHF- und Wehenregistrierung können auch mütterliches Befinden, Schmerzschwelle, notfalls mütterlicher Alarmruf sowie Kindsbewegungen übermittelt werden. Die dadurch mögliche Bewegungsfreiheit der Kreißenden wirkt sich günstig auf ihre Befindlichkeit aus, so daß die Geburt eher schneller abläuft und weniger Analgetika und Anästhetika benötigt werden. Die Telemetrie ist neuerdings auch zuverlässig mit Hilfe der externen Ableitung möglich.

Beurteilungskriterien der Kardiotokographie

Zur Beurteilung des Kardiotokogramms (CTG) sind folgende Kriterien von Bedeutung und synoptisch zu berücksichtigen:

- Niveau der basalen fetalen Herzfrequenz (FHF),
- Veränderung (Alteration) der FHF,
- Oszillation (Fluktuation),
- Oszillationsfrequenz (Nulldurchgänge der FHF),
- Oszillationsamplitude (Bandbreite der FHF).

Die über einen längeren Zeitraum mit etwa konstantem Mittelwert beobachtete FHF wird **Basal-** oder **Grundfrequenz** genannt (Abb. 144). Das Niveau der Basalfrequenz in der CTG-Aufzeichnung wird durch eine horizontale Linie durch den Mittelwert gekennzeichnet – die **Basislinie (Baseline).**

Veränderungen der FHF sind durch eine Frequenzzunahme oder Frequenzabnahme markiert und werden in

- langfristige,
- mittelfristige und
- kurzfristige

FHF-Alterationen unterteilt.

Langfristige FHF-Veränderungen

Als *langfristige* FHF-Veränderungen gelten im Vergleich zur *Normokardie* die

- Tachykardie und die
- Bradykardie.

Für die *basale Herzfrequenz* sind folgende Grenzbereiche zu beachten:

- normale fetale
  Herzfrequenz
  (Normokardie)   120–160 Spm[1]
- leichte Tachykardie   161–180 Spm, > 10 min
- schwere Tachykardie   ≥ 181 Spm, > 10 min
- leichte Bradykardie   119–100 Spm, > 3 min
- schwere Bradykardie   ≤ 99 Spm, > 3 min

Tachykardie

Eine fetale *Tachykardie* beobachtet man antepartal relativ häufig. Sie kann bei entsprechendem Gestationsalter Zeichen der Unreife sein, aber auch durch eine Tachykardie der Mutter, z. B. bei fieberhaften Erkrankungen, ausgelöst werden, ferner medikamentös, z. B. durch β-Mimetika, bedingt sein. Auf der anderen Seite stellt sie jedoch das erste Signal einer beginnenden fetalen Hypoxämie bzw. Hypoxie dar. Die Tendenz zur Tachykardie hat als Hinweis auf eine fetale Hypoxämie zu gelten, auch wenn die basale FHF den Grenzwert von 160 Spm noch nicht erreicht oder überschritten hat. Bei einer schweren Tachykardie (> 180 Spm[1]) muß eine Bedrohung des Feten angenommen werden. Im Wechsel mit periodischen Dezelerationen ist sie als prognostisch ungünstig zu werten.

Bradykardie

Eine isolierte gleichbleibende fetale **Bradykardie** ist vor der Geburt selten; ihre Registrierung lenkt den Verdacht auf einen konnatalen Herzfehler, isoliert oder in Verbindung mit weiteren Anomalien. Zusammen mit anderen von der Norm abweichenden Kriterien des CTG muß eine anhaltende Verlangsamung der basalen Herzfrequenz als unmittelbare Bedrohung des Kindes und damit als prognostisch sehr ernst beurteilt werden.

Mittelfristige FHF-Veränderungen

Für die geburtsprognostische Aussage müssen von den langfristigen die *mittelfristigen* FHF-Veränderungen unterschieden werden; es sind die

- Akzelerationen,
  - periodisch
  - sporadisch
- Dezelerationen
  - periodisch
    ○ frühe Dezelerationen – Dip I,
    ○ späte Dezelerationen – Dip II,
    ○ variable Dezelerationen,
  - sporadisch
    ○ Dip 0,
    ○ prolongierte Dezelerationen.

Akzelerationen

Im Unterschied zur Tachykardie spricht man von *Akzeleration,* wenn die Frequenzbeschleunigung bis zu maximal 10 min Dauer anhält.

Die *Akzeleration* bedeutet in erster Linie die physiologische Anpassung an einen erhöhten O_2-Verbrauch oder an ein vermindertes O_2-Angebot und kann dann als Zeichen der Kompensation angesehen werden.

Eine – unabhängig von der Wehe auftretende – *sporadische Akzeleration* ist daher ohne klinische Bedeutung. Sie wird z. B. bei Kindsbewegungen oder dem „Weckversuch" (s. S. 239) beobachtet, auch bei der Mikroblutentnahme, Anlegen der Kopfschwartenelektrode oder auch der vaginalen Untersuchung. Sie bildet die Grundlage zur Beurteilung des Non-Streß-Testes (NST) und die Fetal-Activity-Acceleration-Determination (FAAD) (s. S. 239). Eine *kurzfristige Akzeleration* kann auch durch passagere

---

[1] Spm = Schläge pro Minute – auch bpm = "beats per minute".

Nabelschnurkompression ausgelöst werden. Der Verdacht darauf verstärkt sich, wenn die sporadische Akzeleration bei Kindsbewegungen mit einer Dezeleration Dip 0 einhergeht (s. S. 237). Die Dignität ergibt sich aus der weiteren Überwachung.

Die - *wehenabhängige* - *periodische Akzeleration* ist ernster zu bewerten (Abb. 145). Wehenkonform deutet sie als kompensatorische Reaktion eine beginnende fetale Hypoxie an oder ist bereits Ausdruck eines verminderten O_2-Angebotes während der Wehe (z. B. bei Plazentainsuffizienz) oder einer Nabelschnuralteration. Offenbar liegt dem Anstieg der Herzfrequenz eine hypoxiebedingte Erregung des sympathischen Zentrums durch Reizung der Chemorezeptoren am Sinus caroticus bzw. Arcus aorticus zugrunde. Hält der pO_2-Abfall an, so wird die kompensatorische Herzfrequenzsteigerung insuffizient, und es kommt zur Dezeleration (s. unten). Ebenso ist als prognostisch ungünstig zu bewerten, wenn die gehäufte periodische Akzeleration in die kontinuierliche Tachykardie übergeht.

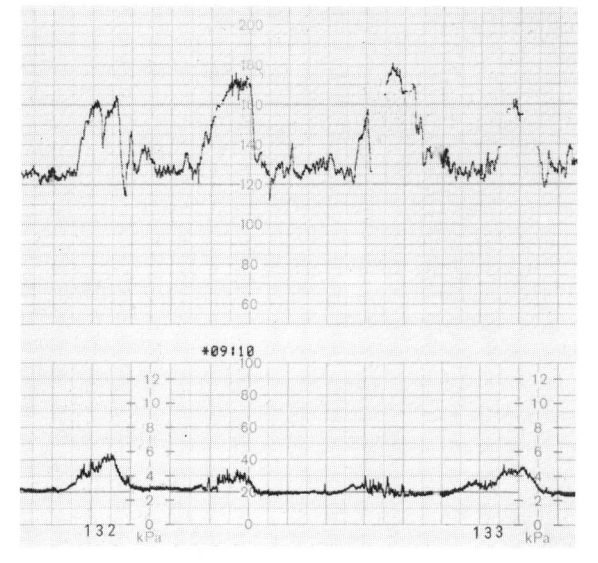

Abb. 145. Periodische (wehensynchrone) Akzelerationen. *Oben:* Fetale Herzfrequenz, *unten:* Wehenkurve

Dezelerationen

Eine intermittierende Verlangsamung der FHF bis zu höchstens 3 min Dauer wird zur Abgrenzung gegenüber der Bradykardie als *Dezeleration* bezeichnet. Dezelerationen treten periodisch - wehenabhängig - oder sporadisch - wehenunabhängig - auf.

Zur prognostischen Beurteilung der *periodischen Dezelerationen* unterscheidet man 3 *Wehenreaktionstypen* (Abb. 146):

1. Die *frühe Dezeleration* (Typus I - Dip I[2], Frühtief) setzt *mit* der Wehe ein und ist mit Wehenende bereits wieder aufgehoben (Abb. 146). Sie stellt die physiologische, reflektorische Antwort auf die intrauterine Drucksteigerung, v. a. den erhöhten Kopfdruck, während der Uteruskontraktion dar. Es kommt zu einer Herabsetzung des Sympathikotonus und damit zur Vagotonie mit konsekutiver Verlangsamung der Herztöne. Die frühe Dezeleration ist aus dem spiegelbildlichen Verhalten des fetalen Herzfrequenzmusters zum Verlauf der Wehenkurve abzulesen.

2. Die *späte Dezeleration* setzt erst *nach* Beginn der Wehe ein. Der Tiefpunkt der Dezeleration wird meistens erst nach der Wehenakme erreicht, und der Wiederanstieg zur Basalfrequenz hinkt dem Wehenabfall um weniger oder mehr als 30 s nach (Dezeleration Typus II - Dip II - Spättief) (Abb. 147). Eine singuläre Dezeleration vom Typus II muß als Warnzeichen betrachtet werden.

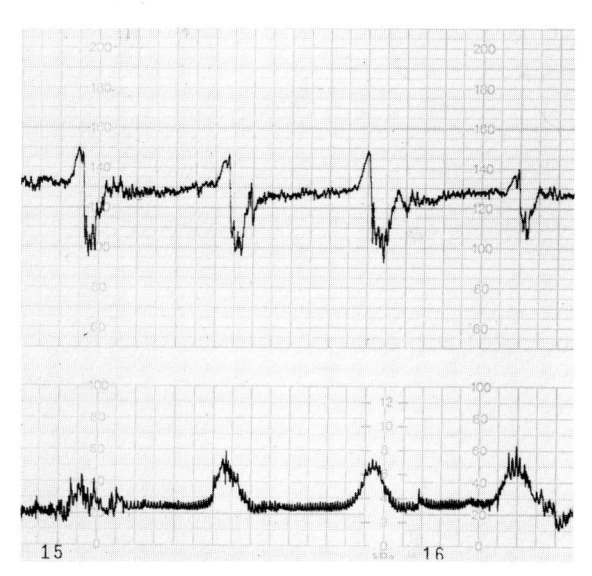

Abb. 146. Frühe Dezelerationen - Dip I. Der Herzfrequenzabfall erfolgt gleichzeitig mit Wehenbeginn. *Oben:* Fetale Herzfrequenz, *unten:* Wehenkurve

Wiederholtes Auftreten ist als Zeichen einer *drohenden intrauterinen Asphyxie* infolge erniedrigter O_2-Spannung zu werten. Die vielfältigen Ursachen einer intrauterinen Mangeldurchblutung können *präplazentar* (z. B. mütterlicher Blutdruckabfall, uterine Hyperaktivität) oder *plazentar* (z. B. Plazentainsuffizienz) bedingt sein. Mit Absinken des O_2-Druckes kommt es anfänglich zur Akzeleration mit Anstieg der FHF. Mit Unterschreiten eines kritischen O_2-Druckes wird jedoch zugleich die Dezelerationsschwelle unter-

---

[2] dip = wegtauchen.

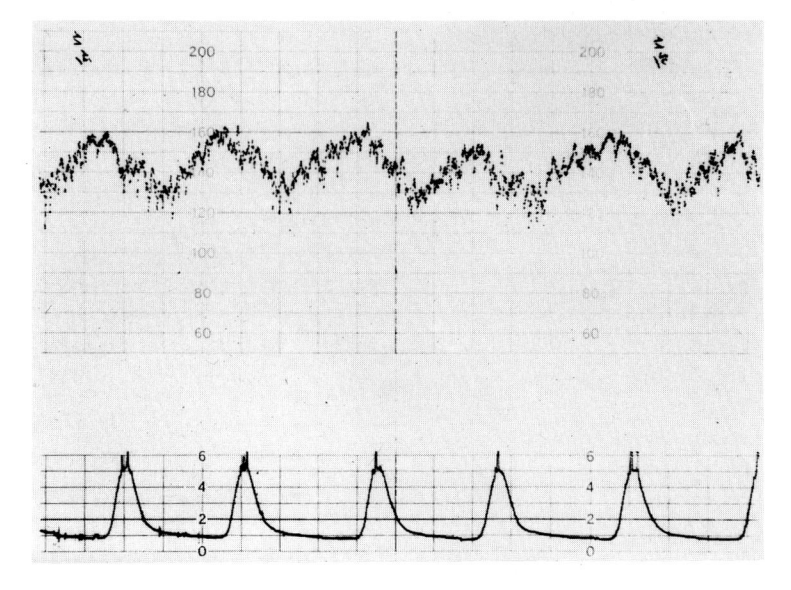

Abb. 147. Späte Dezelerationen – Dip II. Der Abfall der Herzfrequenz setzt erst nach Beginn der Wehe ein. Der Tiefpunkt der Dezeleration wird meistens erst nach der Wehenakme erreicht, und der Wiederanstieg zur Basalfrequenz erfolgt erst nach Wehenende. *Oben:* Fetale Herzfrequenz, *unten:* Wehenkurve

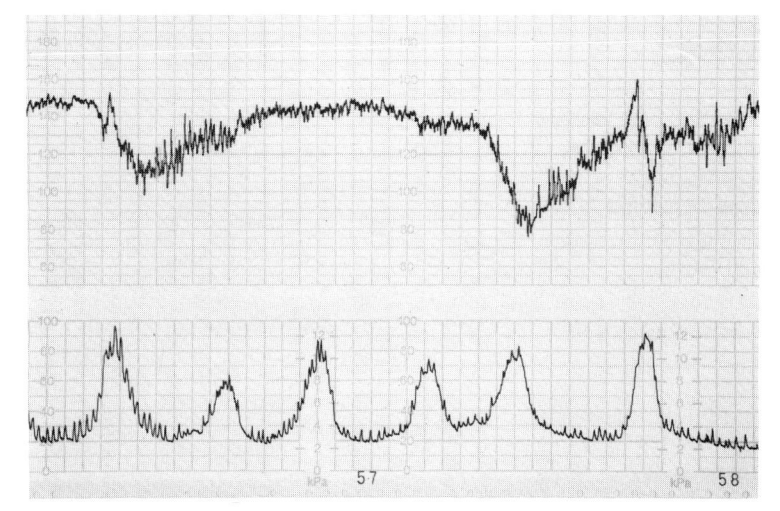

Abb. 148. Variable Dezelerationen sind gekennzeichnet durch den wechselnden zeitlichen Bezug zu den Wehen. *Oben:* Fetale Herzfrequenz, *unten:* Wehenkurve

schritten und eine FHF-Verlangsamung ausgelöst. Sie kommt dadurch zustande, daß die Hypoxämie zunächst eine Beeinträchtigung des Sympathikuszentrums mit konsekutiver Vagotonie auslöst. Außerdem nimmt die Ansprechbarkeit der Chemorezeptoren nach anfänglicher Reizung (mit Akzeleration der FHF) bei fortbestehendem O_2-Mangel ab; schließlich wird die Erregungsbildung im Myokard verlangsamt.

So wird verständlich, daß sich neben der respiratorischen auch eine metabolische Azidose ausbildet. Späte Dezelerationen gehen in >70% mit einer Abnahme der pH-Werte auf <7,25, Verminderung des pCO_2 und der O_2-Sättigung einher. Die *klinischen Konsequenzen* bestehen unter der Geburt daher in der zusätzlichen pH-Metrie (s. S. 241) und/oder je nach geburtshilflicher Situation in der baldigen Entbindung, möglichst unter Zwischenschaltung der intrauterinen Reanimation (s. S. 270).

3. *Am häufigsten sind Dezelerationen mit wechselndem zeitlichen Bezug zur Wehendruckkurve.* Sie werden als *variable Dezelerationen* oder als Kombination von Dip I und Dip II klassifiziert, sind also Folgen von Herzfrequenzabfällen, die kurz vor, während und nach der Wehe einsetzen (Abb. 148). Sie stellen Zeichen einer einschneidend eingeschränkten Hämodynamik dar und treten v. a. bei Nabelschnurkompression auf (Vagotonie oder hypoxisch bedingte Tonusverminderung des Sympathikus). Auch die wehenbedingte uteroplazentare Mangeldurchblutung kann zu wiederholten späten oder sporadisch prolongierten Dezelerationen (s. unten) führen.

Läßt sich die Ursache beseitigen, so vollzieht sich entweder ein Rückschwingen in die Ausgangsfrequenz, oder aber das ursprüngliche Frequenzniveau kann infolge der Dekompensation nicht wieder erreicht werden. Das geburtshilfliche Handeln entspricht dem Verhalten bei späten Dezelerationen.

Sporadische Dezelerationen sind dadurch gekennzeichnet, daß sie – im Gegensatz zu periodischen Dezelerationen – **unabhängig von regelmäßigen Uteruskontraktionen** vorkommen, und zwar als *Typus 0 (Dip 0)* oder als *prolongierte Dezeleration*.

Typus 0 (Dip 0) stellt eine kurzfristige, bis zu 30 s dauernde Verlangsamung der fetalen Herztöne dar, die als Ausdruck einer Alteration der Nabelschnur, z. B. einer Nabelschnurumschlingung mit passager verminderter O_2-Zufuhr während der Kindsbewegungen zu deuten ist.

Prolongierte Dezelerationen sind durch eine mehr oder weniger abrupte und für mehrere Minuten anhaltende Verlangsamung der Herzfrequenz gekennzeichnet. Sie beginnen **simultan mit dem auslösenden Ereignis** (z. B. mütterlicher Blutdruckabfall, Rückenlageschocksyndrom, erhöhter Basaltonus des Uterus, aber auch bei akuter Nabelschnurkomplikation). Eine prolongierte Dezeleration stellt **stets die Antwort auf eine akute Mangeldurchblutung bei bis dahin regelrechter uteroplazentarer Versorgung dar**. Sie ist **immer hypoxisch** bedingt und daher **stets bedenklich**. Nach Abklingen bzw. Beseitigung der Ursache vollzieht sich entweder die Rückkehr in die Ausgangsfrequenz – meist über eine kompensatorische Tachykardie –, oder das ursprüngliche FHF-Niveau kann infolge der Dekompensation des fetalen Herz-Kreislauf-Systems nicht mehr wieder erreicht werden, und der Übergang in die bedrohliche Bradykardie ist die Folge.

Kurzfristige Veränderungen der fetalen Herzfrequenz – Oszillation (Fluktuation)

Zusätzliche Informationen zur Beurteilung der Versorgungssituation des Kindes liefert der *Oszillationstypus*. Die Oszillationen (Fluktuationen, Undulationen) stellen wehenunabhängige **kurzfristige** FHF-Veränderungen dar, die den lang- und mittelfristigen FHF-Alterationen aufgepfropft sind. Sie spiegeln die ständigen Schwankungen der momentanen Herzfrequenz um eine Mittelwerts- oder Nullinie wider, die bei Schlag-zu-Schlag-Registrierung in Erscheinung treten. Sie sind Ausdruck des stetig wechselnden Einflusses von Parasympathikus und Sympathikus auf die Erregungsbildung im Sinusknoten und stellen die Reaktion des Herzens auf die stete Umverteilung des Blutes in der fetalen Körperperipherie dar. Ihre Beurteilung erlaubt sowohl unter physiologischen als auch unter pathophysiologischen Bedingungen eine qualitative Aussage über die Reaktionsfähigkeit des fetalen Herz-Kreislauf-Systems auf endogene und exogene Reize.

Oszillationsfrequenz – Oszillationsamplitude

Meßbare Parameter sind die *Oszillationsfrequenz* oder *Makrofluktuation* und die *Oszillationsamplitude* oder *Bandbreite* (Abb. 149).

Die *Oszillationsfrequenz* (Anzahl der Oszillationen/min) kann ermittelt werden durch

- die Anzahl der Nulldurchgänge/min = Zahl der Schnittpunkte der Oszillationsamplituden mit einer gedachten Nullinie, die durch die Mitte der registrierten Amplituden verläuft, oder
- durch die Bestimmung der Gipfelpunkte oder Umkehrpunkte.

Die *Oszillationsamplitude* oder *Bandbreite* (Höhe der Oszillationsausschläge) ist durch den Amplituden-

Form	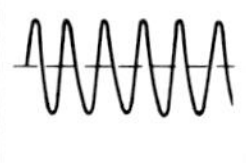 ∧∧∧∧∧	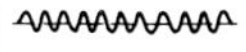 ∼∼∼∼∼	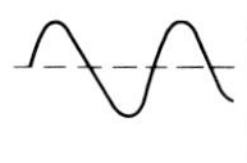 ∕‾∖_∕‾∖	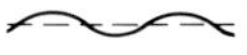 ⌒_⌒
Amplitude der Oszillation (Bandbreite)	groß	klein	groß	klein
Zahl der Nulldurchgänge pro Minute	groß	groß	klein	klein
Beurteilung	physiologisch	vermutlich günstig	ungünstig	pathologisch

Abb. 149. Schematische Darstellung des Zusammenhanges zwischen Oszillationsamplitude (Bandbreite) und Oszillationsfrequenz (Anzahl der Nulldurchgänge/min) in ihrer prognostischen Wertigkeit. Als Nulldurchgänge werden die Schnittpunkte der Oszillationsamplitude mit einer fiktiven Nullinie bezeichnet, die durch die Mitte der jeweiligen Amplitude gelegt wird und schematisch als Gerade eingezeichnet ist. Die Prognose für das Kind verschlechtert sich, wenn gleichzeitig sowohl eine Abnahme der Nulldurchgänge als auch der Bandbreite erfolgt. (Nach Fischer 1981)

abstand der höchsten und niedrigsten Umkehrpunkte gekennzeichnet.

Bandbreite und Frequenz der Oszillationen ändern sich gegenüber der Norm bei Beeinträchtigung der Reaktionsfähigkeit durch Hypoxie und/oder Azidose. *In Abhängigkeit von der Amplitude (Bandbreite) unterscheidet man 4 Fluktuationsmuster* (Abb. 150):

- den silenten Typus (Oszillationstypus 0), <5 Spm,
- den eingeengt undulatorischen Typus (Oszillationstypus I),
- den undulatorischen Typus (Oszillationstypus II),
- den saltatorischen Typus (Oszillationstypus III).

Der *undulatorische Typus* (Oszillationstypus II) mit einer Amplitude von 10–25 Spm und 5 bis ≥ 10 Nulldurchgängen/min spiegelt das **normale Reaktionsmuster** wider (Abb. 150). Er ist bei der antepartalen Kontrolle als Zeichen ungestörten kindlichen Befindens zu werten.

Der *silente Typus* (Oszillationstypus 0), der als Verlust der Oszillationsamplitude im Maßstab der Schlag-zu-Schlag-Frequenz unter 5 Spm verstanden wird, ist als potentielles Hypoxiezeichen zu interpretieren. Sein Auftreten unter der Geburt verlangt die weitere Abklärung durch Mikroblutuntersuchung. Als besonders ungünstig ist der silente Typus in Kombination mit späten Dezelerationen zu bewerten. Die Geburt muß umgehend angestrebt werden (Abb. 149 und 150).

Ohne prognostische Bedeutung ist der silente Verlauf, wenn sich der Fetus im Ruhezustand befindet (durch Weckversuch zu identifizieren) oder über die Mutter medikamentös gedämpft ist. Außerdem findet sich dieser Typus bei der Anenzephalie als Ausdruck der fehlenden zentralen Steuerungsmechanismen, ebenso bei kardialen Anomalien.

Der *eingeengt undulatorische Typus* (Oszillationstypus I) ist als potentielles Hypoxiezeichen zu interpretieren und stellt daher ein Warnzeichen dar (Abb. 150).

Die *saltatorische Undulation (Oszillationstypus III)* verweist auf Nabelschnurkomplikationen; wenn sie zusammen mit späten Dezelerationen auftritt, ist in Abhängigkeit von der pH-Metrie die Beendigung der Geburt angezeigt (Abb. 149 und 150).

Die *Oszillationsfrequenz* oder *Makrofluktuation* ist also als ein zusätzliches wichtiges Kriterium zur Beurteilung der FHF bzw. des aktuellen fetalen Zustandes zu betrachten und prognostisch wie die Bandbreite zu interpretieren. Eine Abnahme deutet auf eine potentielle Hypoxie hin. Ein Verlust der Oszillationsfrequenz verweist auf eine gravierende hypoxisch/azidotische Gefährdung.

Bei synoptischer Betrachtung von Bandbreite *und* Oszillationsfrequenz können folgende Interpretationen als Richtschnur dienen:

Als physiologisch gilt eine große Oszillationsamplitude von 10–25 Spm und eine hohe Zahl von Nulldurchgängen (normal 5 bis ≥ 10/min).

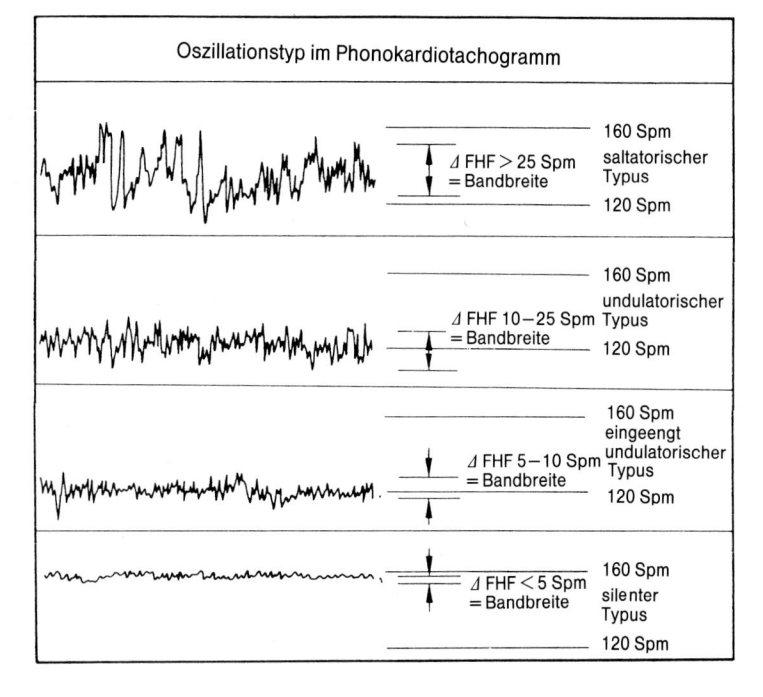

Abb. 150. Schematische Darstellung der Oszillationstypen. *Δ FHF* Schlag-zu-Schlag-Variationen der fetalen Herzfrequenz; *Spm* (Herz-)Schläge/min. (Nach Hammacher 1969)

Die Prognose für den Feten ist noch günstig, wenn trotz einer Einengung der Oszillationen noch eine hohe Zahl der Nulldurchgänge registriert wird.

Bei abnehmender Zahl der Nulldurchgänge muß trotz großer Amplitude der Fetus als bedroht angesehen werden, insbesondere wenn die Zahl der Nulldurchgänge auf weniger als 2/min absinkt.

Die durch eine schwere Hypoxie bedingte silente Herzfrequenzkurve ist sowohl durch eine geringe Bandbreite als auch eine niedrige Zahl der Nulldurchgänge gekennzeichnet. Als sicher pathologisch hat ein silenter Kurvenverlauf mit einer Bandbreite von < 5 Spm und einer Zahl der Nulldurchgänge von < 2/min zu gelten.

Zusammen mit der Analyse der fetalen Herzfrequenz vermag die Differenzierung des Oszillationstypus die prognostische Aussagekraft wesentlich zu erhöhen. Bei der antepartalen Kardiotokographie am wehenlosen Uterus steht die Oszillationsanalyse im Vordergrund (Abb. 149 und 150).

Die Indikationsgebiete der Kardiotokographie *vor* und *unter* der Geburt ergeben sich aufgrund der zahlreichen Informationen und der Möglichkeit, fetale Notsituationen frühzeitig zu erfassen und das geburtshilfliche Handeln danach auszurichten.

Antepartale Kardiotokographie

Die Kardiotokographie zur Beurteilung des fetalen Zustandes wird bereits in der täglichen Praxis der *Schwangerenvorsorge* eingesetzt. In den Mutterschaftsrichtlinien wird die Indikation zum antepartalen CTG von der 28. SSW an dann als gegeben angesehen, wenn auskultatorisch Abweichungen von der normalen Herzfrequenz wahrgenommen werden oder der Verdacht auf vorzeitige Wehentätigkeit besteht (s. Anhang, S. 762). Darüber hinaus ist die Kardiotokographie bei jeder *Risikoschwangerschaft* angezeigt, wenn eine intrauterine Gefährdung des Kindes, insbesondere durch eine Plazentainsuffizienz, zu befürchten ist. Eine untere zeitliche Grenze für den Beginn der Überwachung ist schwer anzugeben. Sie soll einsetzen und engmaschig erfolgen, wenn nach dem Entwicklungsstand eine Überlebenschance für den Feten besteht, um in einer Notsituation die Schwangerschaft durch eine Schnittentbindung unverzüglich beenden zu können; das kann schon in der 26. SSW der Fall sein.

Man unterscheidet bei der antepartalen Kardiotokographie die **unbelastete** Registrierung am wehenlosen Uterus von der **belasteten** nach Weheninduktion. Sie wird zunächst unbelastet - möglichst in Seitenlage - vorgenommen. Am wehenlosen Uterus steht zur Beurteilung der Versorgungslage des Feten das *Fluktuationsmuster* im Vordergrund (s. S. 237 und 238). Die Abstände zwischen den obligatorischen Kontrollen richten sich nach den klinischen Befunden und dem Gefährdungsgrad des Feten.

Eine regelrechte Makrofluktuation zusammen mit einer normalen, unverdächtigen Oszillationsamplitude ist für den weiteren Schwangerschaftsverlauf und mit Einschränkung auch für die Belastung durch die Geburt prognostisch günstig. Abweichungen von der normalen Oszillationsfrequenz und -amplitude sprechen für eine bereits bestehende Gefährdung. Präpathologische Werte machen das *CTG unter Belastung* erforderlich, um den Grad des kindlichen Risikos abschätzen zu können. Dieses Vorgehen ist auch dann notwendig, wenn Hinweise auf eine Gefahr sub partu infolge Plazentainsuffizienz vorliegen (intrauterine Mangelentwicklung und/oder niedrige Östriolwerte).

In der Praxis kann man einen einfachen Belastungstest anwenden, der darin besteht, die Schwangere einige Treppen steigen zu lassen und unmittelbar anschließend das CTG zu schreiben (*Steptest* nach Stembera 1971). Ruft diese Kreislaufbelastung der Mutter eine passagere uterine Minderdurchblutung hervor und reagiert der Fetus darauf mit einer Dezeleration, so deutet der Befund auf eine *eingeschränkte Leistungsreserve der Plazenta.*

Statt dessen kann man auch den *Kniebeugebelastungstest* (Saling 1972) durchführen. Nach 10 min Vorregistrieren läßt man die Gravide 10-15 Kniebeugen machen und schreibt anschließend das CTG. Der Test wird in dem gleichen Sinne wie der Steptest interpretiert, ist also als verdächtig bzw. pathologisch einzustufen, wenn unmittelbar nach der mütterlichen Belastung eine Dezeleration beim Kinde beobachtet wird. Der Befund ist entweder Veranlassung zur Wiederholung des Testes, oder es wird unverzüglich der Oxytozinbelastungstest angeschlossen.

Bewährt hat sich vielerorts der *Non-Streß-Test* (NST) bzw. die *Fetal-Activity-Acceleration-Determination* (FAAD), bei denen ausschließlich die reaktive Akzeleration im Zusammenhang mit Kindsbewegungen berücksichtigt wird. Die fetale Herzfrequenz wird über 20 min registriert und der Zeitpunkt der Kindsbewegungen vermerkt. Antwortet der Fetus jeweils auf seine Aktivität mit einer Akzeleration, so ist der Befund als günstig zu beurteilen. Bleibt die Herzfrequenzbeschleunigung aus, so muß ein *Weckversuch* erfolgen und der Non-Streß-Test wiederholt werden. Bei unklarem oder negativem Befund folgt der *Oxytozinbelastungstest.*

Weiterhin steht der *Steh-Streß-Test* (SST n. K. T. M. Schneider 1986) zur Verfügung. Nach einer 20minütigen CTG-Registrierung wird 10 min im Stehen überwacht. Tritt in diesem Zeitraum mindestens eine mit einer Herzfrequenzakzeleration korrelierende Kindsbewegung auf, wird der SST als reaktiv bezeichnet.

Bei dem *Oxytozinbelastungstest* werden durch Induktion von Wehen zeitlich begrenzt die Bedingungen des Feten sub partu imitiert. Wurde bereits unbelastet ein verdächtiges CTG registriert, so ist zu erwarten, daß unter der Wehentätigkeit eine vitale Gefährdung des Feten unübersehbar zu Tage tritt. Von vornherein gilt, daß der Oxytozinbelastungstest *nur unter klinischer Überwachung* vorgenommen werden darf, damit bei Zeichen der fetalen Dekompensation sofort die Tokolyse und ggf. die Sectio caesarea erfolgen kann.

Methodisch wird so vorgegangen, daß über 15-20 min eine unbelastete Registrierung durchgeführt wird, der sich eine langsame Oxytozininfusion (1 E Oxytozin auf 250 ml physiologische Kochsalz- oder Lävuloselösung) in niedriger Dosierung anschließt. Beginnend mit 2 Tropfen (=0,4 mE/min) wird die Dosis alle 10 min um 0,4 mE/min gesteigert, bis regelmäßige Kontraktionen auftreten. Die Dauer des Testes richtet sich nach der Reaktion der fetalen Herzaktion auf die Wehentätigkeit. Zeichen fetaler Dekompensation können den Abbruch bereits nach den ersten 2-3 Kontraktionen erforderlich machen.

Nach Beendigung der Oxytozininfusion und Sistieren der Uteruskontraktionen wird die kardiotokographische Überwachung noch über mindestens 30 min fortgesetzt.

Das weitere Vorgehen richtet sich nach dem Ausfall des CTG unter Berücksichtigung aller Beurteilungskriterien. Eine gute Hilfe leistet dabei einer der CTG-Scores (s. S. 241).

Als Faustregel können gelten:

- Bei *unverdächtigem* Belastungs-CTG genügen zunächst unbelastete Kontrollen in kurzen - je nach Risikofaktor angesetzten - Abständen.
- Ein *suspektes* oder *nicht beurteilbares* Ergebnis verlangt die Wiederholung des Oxytozinbelastungstests spätestens am nächsten Tag.
- Ein *präpathologisches* CTG sollte ab der 38. SSW Veranlassung sein, die Geburt einzuleiten. Ist die Schwangerschaft noch nicht so weit, so ist eine Kontrolle des Testes nach spätestens 24 h notwendig. Die Lungenreife ist zu überprüfen und ggf. durch Kortisongaben zu stimulieren.
- Ein *pathologisches* CTG erfordert die sofortige Entbindung, wobei man sich großzügig zur primären Sectio caesarea entscheiden soll.

Bewertungsschemata zur Beurteilung des fetalen Zustandes im antepartalen CTG (CTG-Scores)

Es hat nicht an Bemühungen gefehlt, für die Beurteilung des CTG quantitativ-qualitative Bewertungsschemata in Form eines Punktsystems zu entwickeln. Ein solcher Index soll dem Geburtshelfer Entscheidungshilfen liefern, die es ihm erleichtern, das kindliche Risiko zuverlässig einzuschätzen und die entsprechenden Konsequenzen zu ziehen. Er wird veranlaßt, alle Kriterien der fetalen Herzaktion isoliert zu analysieren, um dann zu einer zusammenfassenden zahlenmäßigen Beurteilung zu kommen.

Als Beispiel sei der für das anteparatale CTG entwickelte Score von Fischer et al. (1976) herangezogen. Er basiert auf den 5 definierten Kriterien: basales Herzfrequenzniveau, Bandbreite, Zahl der Nulldurchgänge, Akzelerationen und Dezelerationen.

Zur Beurteilung der basalen Herzfrequenz ist ein Zeitfaktor eingeführt. Eine suspekte Veränderung eines der Kriterien, die während der Registrierdauer von 30 min auftritt und länger als 10 min anhält, beeinflußt die Punktzahl. Ungünstige Zusatzsymptome senken die prognostische Gesamtbewertung.

Für jedes Merkmal werden 0-2 Punkte vergeben. Zwei Punkte bedeuten ein sicher normales Verhalten. 1 Punkt gilt als prognostisch unsicher, kein Punkt wird bei prognostisch ungünstigem FHF-Muster vergeben. Maximal können also 10 Punkte verliehen werden (Abb. 151).

Der aktuelle Zustand des Kindes ist als physiologisch und normal zu bezeichnen, wenn der Index 8-10 Punkte beträgt.

Prognostisch fraglich erscheint das Befinden des Kindes bei einem Punktwert von 5-7; die Autoren empfehlen dann einen sehr vorsichtig ausgeführten Oxytozinbelastungstest über 1-3 Wehen. Einer der Streß-Tests kann vorgeschaltet werden.

Als pathologisch haben 0-4 Punkte zu gelten; bei dieser ungünstigen Situation ist so schnell wie möglich zu entbinden.

Intrapartale Kardiotokographie

Bei *Beginn der Geburt* ist im Zuge der Untersuchung und Vorbereitung der Schwangeren das sog. *Aufnahme-CTG* obligatorisch. Durch externe Ableitung wird über einen Zeitraum bis zu 20 min die Reaktion des Nascitorus auf die Wehentätigkeit ermittelt und damit die Grundlage für die individuelle Beurteilung und das weitere Vorgehen geschaffen. Nach Blasensprung oder instrumenteller Eröffnung kann ab einer Muttermundweite von 2-3 cm von der externen auf die interne Ableitung übergegangen und dazu eine "Skalp"-Elektrode in der Haut des vorangehenden Teiles zur Aufzeichnung des fetalen EKG angebracht werden (s. S. 233). Der Einsatz der Tele-

Parameter		Punkte	0	1	2	Σ
Basale FHF	Niveau [Spm]		< 100 > 180	100 - 120 160 -180	120 - 160	
	Oszillations-amplitude (Bandbreite) [Spm]		< 5	5 - 10 > 30	10 - 30	
	Oszillations-frequenz (Nulldurchgänge pro Minute)		< 2	2 - 6	> 6	
FHF-Alterationen	Akzelerationen		Keine	Periodische	Sporadische	
	Dezelerationen		Späte, variable mit prognostisch ungünstigen Zusatzkriterien	Variable	Keine, sporadisch auftretende Dip 0	
Zustandsindex						
Registrierdauer: 30 min Berücksichtigung des jeweils ungünstigsten Musters Zusätzliches Zeitkriterium für basale FHF: 10 min Mindestdauer ☐						

Abb. 151. Fischer-Score. Schema zur Beurteilung des fetalen Zustandes aus dem antepartalen Kardiotokogramm. (Nach Fischer 1981). Näheres s. Text S. 240

metrie erlaubt der Kreißenden eine größere Bewegungsfreiheit, die in der Eröffnungsphase vorteilhaft sein kann (s. S. 233). Die optimale Überwachung des Kindes unter der Geburt ist heute durch die *kontinuierliche Kardiotokographie* gewährleistet. Die fortlaufende Registrierung und Analyse der fetalen Herzfrequenz erlauben es, die drohende intrauterine Asphyxie frühzeitig zu erkennen und die Leitung der Geburt an objektiven Auswertungskriterien zu orientieren.

Bei glattem Schwangerschafts- und bisherigem Geburtsverlauf wird die kardiotokographische Überwachung mit Rücksicht auf die Wünsche der Gebärenden während der Eröffnungsperiode vielfach *diskontinuierlich* eingesetzt, macht jedoch dann die intensive unmittelbare Beobachtung durch Arzt und Hebamme erforderlich (s. S. 224). Die telemetrische Überwachung stellt einen guten Kompromiß zwischen beiden Vorgehensweisen dar. Während der Austreibungsperiode soll ausschließlich kontinuierlich registriert werden.

Die ante- und subpartale kardiotokographische Überwachung ist damit zu einem unverzichtbaren Bestandteil der modernen Geburtshilfe geworden. Die apparative Überwachung verlangt eine vermehrte Rücksichtnahme auf die besondere psychische Situation der Schwangeren und Kreißenden. Sie muß möglichst schon während der Schwangerenbetreuung über Sinn und Notwendigkeit sowie das praktische Vorgehen der externen und internen Ableitung informiert werden und sollte vor der Geburt Gelegenheit haben, sich mit den Einrichtungen in den Entbindungsräumen vertraut zu machen.

Die Mikroblutuntersuchung (MBU) beim Feten – Fetalblutanalyse (FBU)

Die Mikroblutuntersuchung stellt *die* diagnostische Methode zur Abklärung einer tatsächlichen Gefährdung des Fetus dar, ist also im Gegensatz zu den übrigen Überwachungsverfahren kein Screening, sondern eine diagnostische Maßnahme mit einer zuverlässigen qualitativen Aussage über eine fragliche hypoxische Gefährdung des Kindes sub partu. Von allen meßbaren Parametern eignet sich für die klinische Zustandsdiagnostik am besten der *pH-Wert des Blutes.* Das von Saling (1966) entwickelte Verfahren basiert auf der Tatsache, daß jeder Sauerstoffmangel über eine anaerobe Glykolyse mit erhöhter Bildung von Milchsäure zur Vermehrung der H-Ionenkonzentration führt und dadurch eine metabolische Azidose auslöst.

Als Ursache der *metabolischen Azidose* kommen 2 Faktoren in Betracht: Erstens nimmt durch die Uteruskontraktionen die Alkalireserve im mütterlichen Blut ab. Die vermehrt gebildeten Säuren, v. a. Milchsäure, treten via Plazenta auf den Feten über und bedingen die sog. Infusionsazidose. Dieser Faktor spielt für den Feten jedoch zunächst keine Rolle. Der 2. und entscheidende Faktor ist die Hypoxie des Feten infolge plazentarer Minderdurchblutung oder Nabelschnurkomplikation und konsekutiver Reduktion des O_2-Angebotes. Dann kommt es bei ihm zur anaeroben Glykolyse mit eigener Laktatbildung und infolgedessen metabolischer Azidose.

Der Abfall des pH-Wertes im fetalen Blut resultiert z.T. auch aus einer *respiratorischen Azidose*. Diese stellt sich ein, wenn der Gasaustausch gestört und CO_2 retiniert wird bzw. nicht eliminiert werden kann (Hyperkapnie). Auch die Störung des Gasaustausches läßt sich – einfacher als aus dem O_2- oder CO_2-Partialdruck oder dem Grad der Sauerstoffsättigung – durch die Bestimmung des pH-Wertes im Blut erfassen.

Somit kann der aus einer metabolischen und respiratorischen Azidose resultierende Abfall des fetalen pH als Meßgröße für die **Beurteilung des aktuellen Vitalitätszustandes** herangezogen werden.

Die Differenzierung in respiratorische und metabolische Azidose läßt sich durch Äquilibrieren der Blutprobe mit Gasgemischen bekannter Zusammensetzung vornehmen.

Folgende Parameter können im Fetalblut gemessen werden: pH, pO_2, pCO_2, Hb. In modernen Geräten werden die Werte simultan bestimmt und automatisch berechnet.

Als Maß für die metabolische Azidität gilt der sog. **Basenüberschuß ("base excess" = BE)**. Er entspricht der Differenz aus dem tatsächlichen Pufferbasengehalt der Blutprobe und dem physiologischen Pufferbasengehalt (= Gehalt an Anionen, die zur Pufferung normalerweise zur Verfügung stehen). Der **Standardbikarbonatwert** als Bezugswert in mval/l bedeutet Bikarbonatgehalt im Plasma bei 40 mm Hg CO_2-Partialdruck und 37° nach O_2-Sättigung des Blutes.

Technik der Mikroblutuntersuchung

Sub partu wird nach dem Blasensprung oder instrumenteller Eröffnung der Fruchtblase der vorangehende Teil endoskopisch mit einem Spezialtubus eingestellt, mechanisch (durch Reiben) eine lokale Hyperämie erzeugt und aus 1–2 kleinen Stichinzisionen Blut in eine heparinisierte Glaskapillare angesaugt und analysiert (Abb. 152).

Bewertung und Interpretation der Befunde

Für die einzelnen Phasen der Geburt existieren Normbereiche – definiert als doppelte Standardabweichung vom Mittelwert –, mit denen die gemessenen Größen verglichen und entsprechend beurteilt werden.

Die wichtigsten physiologischen Meßwerte sind:

- pH_{act} als meist ausreichender Wert:
  - in der Eröffnungsperiode   pH 7,33,
  - Ende der Austreibungsperiode   pH 7,28;
- pCO_2 (physikalisch gelöster Anteil CO_2):
  - in der Eröffnungsperiode   44,5 mm Hg,
  - in der Austreibungsperiode   51,1 mm Hg
  (Grenzwerte zwischen 31 und 62 mm Hg);

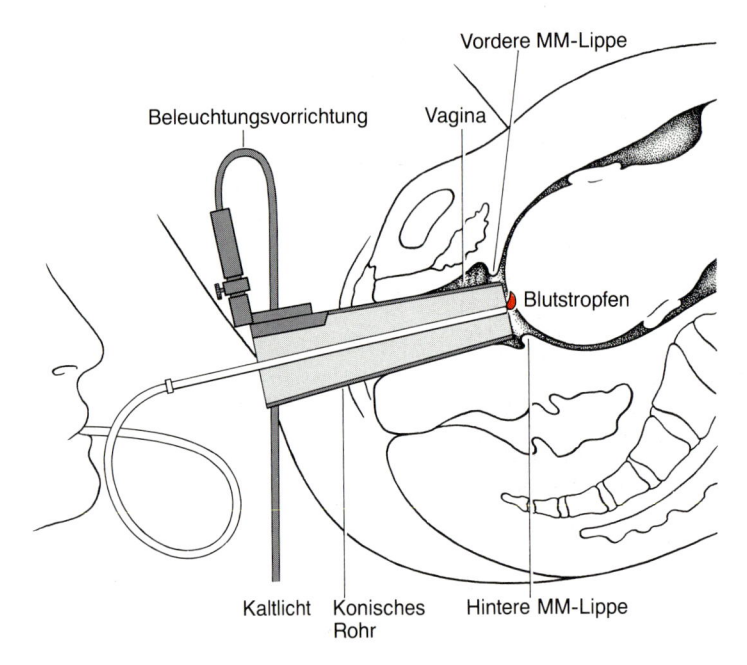

Abb. 152. Schematische Darstellung der Blutentnahme unter der Geburt vom vorangehenden Teil des Feten. (Mikroblutuntersuchung nach Saling 1966)

Tabelle 45. Prognostische Bewertung der Mikroblutuntersuchung (MBU). (Nach Saling)

Physiologischer Bereich:	pH	≥ 7,25	MBU wiederholen, wenn Warnsignal auftritt
Präpathologischer Bereich:	pH	7,24–7,20	Bei Risikogeburt Entbindung, sonst Wiederholung innerhalb von 30 min; bei fallender Tendenz: je nach geburtshilflicher Situation intrauterine Reanimation und/oder Entbindung
Pathologischer Bereich:	pH	< 7,20	Intrauterine Reanimation, Entbindung

- **Standardbikarbonatwerte – STB** (Alkalireserve):
  - in der Eröffnungsperiode 18,92 mval/l,
  - in der Austreibungsperiode 16,48 mval/l
  (Grenzwerte 13–15 bzw. 20–23 mval/l).

Abweichungen von der Norm lassen sich empirisch in einer prognostischen Bewertungsskala für den Grad der aktuellen Gefährdung unterteilen. An diesen pH-Bereichen orientiert sich das geburtshilfliche Vorgehen (Tabelle 45).

Indikationen zur Mikroblutuntersuchung

Die Indikationsstellung zur Mikroblutuntersuchung basiert heute auf der laufenden Überwachung des Feten mit Hilfe der Kardiotokographie. Sie wird dann vorgenommen, wenn die Registrierung der fetalen Herzaktion Abweichungen von der Norm erkennen läßt, insbesondere bei:

- suspekter Herz-Basisfrequenz
  (Brady- oder Tachykardie ≤ 120/min oder ≥ 160/min bzw. kurzfristig ≤ 100/min oder ≥ 180/min),
- pathologischen Wehenreaktionstypen (ausgeprägte frühe Dezeleration, späte und variable Dezelerationen),
- pathologischen Oszillationstypen (bei der silenten und bedingt bei der saltatorischen Form),
- schwer deutbarem Kurvenverlauf.

In die Indikationsstellung gehen die Risikosituation der Mutter und der aktuelle Stand und Verlauf der Geburt mit ein. *Die Fetalblutanalyse ist nur dann sinnvoll, wenn auch unmittelbare geburtshilfliche Konsequenzen gezogen werden können.*

Die Indikation zur sofortigen Geburtsbeendigung sollte nicht allein aufgrund eines pathologischen Kardiotokogrammes, sondern erst nach Bestätigung der fetalen Gefahrensituation durch Mikroblutanalysen gestellt werden.

Für die Indikationsstellung ist nicht zuletzt die Sicherheit der Aussage über die aktuelle metabolische Situation, d. h. den tatsächlichen Gefährdungsgrad des Feten, maßgebend. Die Zahl der Versager ist mit 1:1000 FBU zu vernachlässigen und das fetale Risiko (Blutung aus der Einstichstelle oder Infektion) sehr gering.

Die Amnioskopie

Mit der Entwicklung der Amnioskopie (Saling 1961) wurde der erste Schritt vollzogen, einen direkten Zugang zum Kind für eine prä- und intrapartale Zustandsdiagnostik zu gewinnen. Die Amnioskopie erlaubt es, den unteren Eipol mit der Vorblase der Sicht zugänglich zu machen und die Beschaffenheit des Fruchtwassers anhand *optischer Kriterien* als Indiz für das Befinden des Feten zu beurteilen.

Technik der Amnioskopie

Man benutzt ein der Weite des Muttermundes entsprechendes Spezialendoskop mit einem Durchmesser von 12, 16 oder 20 mm (ausgestattet mit Obturator und Lichtquelle), das entweder nach Einstellung der Portio im Spekulum unter Sicht eingeführt oder unter digitaler Kontrolle transvaginozervikal durch den inneren Muttermund an den unteren Eipol herangeleitet wird.

Im Vordergrund steht die Beurteilung der Farbe, insbesondere einer Grünfärbung des Fruchtwassers. Dieses Kriterium beruht auf der Tatsache, daß bei hypoxischen Gefahrenzuständen die Darmperistaltik des Feten stimuliert und Mekonium in das Fruchtwasser abgegeben und dadurch eine Grünfärbung der Amnionflüssigkeit herbeigeführt werden kann.

Nach ungestörtem Schwangerschaftsverlauf wird bei annähernd 5% der amnioskopisch überprüften Graviden grünes Fruchtwasser beobachtet, bei Risikoschwangeren jedoch 6mal häufiger. Die Wertigkeit des Befundes als prognostisches Zeichen wird ferner dadurch umrissen, daß bei ca. 20% der Feten mit mekoniumhaltigem Fruchtwasser eine Präazidose oder Azidose besteht. Das bedeutet aber auch, daß in rund 80% keine Gefährdung vorliegt.

Die Amnioskopie liefert somit lediglich Verdachtsmomente für eine potentielle intrauterine Gefahrensituation des Feten, die bereits abgelaufen sein oder noch bestehen kann. Gemessen an den inzwischen entwickelten Überwachungsmethoden, die den momentanen Zustand des Feten bzw. des Nasciturus wiedergeben, ist der amnioskopische

Nachweis von Mekonium nicht länger als Frühwarnsignal zu werten, zumal er bereits eine Folge der hypoxischen Phase darstellt.

Dementsprechend stellt die Amnioskopie heute nur ein zusätzliches Verfahren im Rahmen aller Überwachungsmethoden *vor* Geburtsbeginn dar, unter der Geburt praktisch *nie.*

Indikationen zur Amnioskopie

Präpartal ist die Amnioskopie bei Risikoschwangerschaften angezeigt, die mit einer Plazentainsuffizienz bzw. einer herabgesetzten O_2-Versorgung des Feten einhergehen, vornehmlich bei

- Überschreitung des errechneten Geburtstermins,
- gestationsbedingtem Hochdruck,
- Diabetes mellitus,
- intrauteriner Mangelentwicklung.

Das Verfahren wird ab der 38. SSW - selten früher - eingesetzt. Voraussetzung ist die Durchgängigkeit des inneren Muttermundes, zumindest für den kleinsten Tubus (s. oben).

Kontrollamnioskopien erfolgen i. allg. alle 2-5 Tage. Kurzfristige Wiederholungen sind bei Verdacht auf Übertragung ab dem 5. Tag der Überschreitung des errechneten Geburtstermins erforderlich.

Eine auffallend geringe Vorwassermenge findet sich bei Oligohydramnie, Präeklampsie, Übertragung oder einem intrauterinen Mangelzustand.

Das amnioskopisch nachgewiesene Fehlen der Fruchtblase sichert die Diagnose des vorzeitigen Blasensprunges (s. S. 220).

Nach Geburtsbeginn kann die Methode - auch nach unauffälligem Schwangerschaftsverlauf - als sog. Aufnahmeamnioskopie für die prognostische Beurteilung des Geburtsablaufes eingesetzt werden.

Weiterhin bietet die Anwendung des Amnioskops den Vorteil, die instrumentelle Eröffnung der Fruchtblase sub partu unter Sicht vornehmen zu können (s. S. 224).

Eine strikte Kontraindikation stellt die vaginale Blutung wegen der möglichen Placenta praevia dar.

Die Anwendung der Amnioskopie zum Nachweis des intrauterinen Fruchttodes aufgrund rötlich-bräunlichen (fleischwasserfarbenen) Fruchtwassers oder Gelbfärbung bei M. haemolyticus fetalis ist heute überholt (s. S. 498).

Bewertung der Befunde

Die Amnioskopie hat trotz der durch die neueren Verfahren eingeschränkten Aussagekraft Vorteile, die ihre Anwendung auch weiterhin nützlich erscheinen lassen: Sie ist eine risikoarme, wiederholbare, materiell und zeitlich wenig aufwendige Suchmethode, die in einfacher Weise auf eine potentielle Gefährdung des Feten aufmerksam macht. Die gebotene Wiederholung in kurzen Abständen garantiert eine engmaschige Überwachung gut umrissener Risikogruppen. Die Befunderhebung schließt außerdem gleichzeitig den Reifezustand der Zervix als wertvolle Information für das weitere geburtshilfliche Vorgehen mit ein.

Man muß sich jedoch darüber im klaren sein, daß der Mekoniumnachweis mit Hilfe der Amnioskopie heute ausschließlich diagnostische und nicht unmittelbare geburtshilfliche Konsequenzen hat und nicht mehr und nicht weniger als die Veranlassung zur sofortigen Überwachung mit den verfeinerten Methoden der momentanen Zustandsdiagnostik bildet.

Die Ultraschalldiagnostik

Die Ultrasonographie gehört heute zum unentbehrlichen diagnostischen Rüstzeug im Rahmen der Schwangerenüberwachung. Über das momentane Zustandsbild des Feten hinaus erlauben Verlaufskontrollen eine zuverlässige prognostische Beurteilung und liefern die besten differentialdiagnostischen Hinweise auf Entwicklungsstörungen ab der frühen Gravidität. Das geburtshilfliche Handeln kann anhand sicherer Parameter im voraus geplant oder unter der Geburt diagnostisch abgesichert werden.

Als obligatorisch wird daher, wie in den Mutterschaftsrichtlinien (s. Anhang S. 761) festgelegt, im Verlauf der Schwangerenvorsorge mindestens eine Ultraschalluntersuchung möglichst von der 16. bis zur 20. SSW und eine weitere 6-4 Wochen vor dem errechneten Geburtstermin verlangt. Bei atypischen Befunden und bei Risikoschwangerschaften (z. B. bei Verdacht auf Plazentainsuffizienz mit Mangelentwicklung) sind Kontrollen in kurzen Abständen erforderlich und berechtigt.

Für die großzügige Anwendung der Ultrasonographie in der Geburtshilfe ist ausschlaggebend, daß Ultraschallwellen im Bereich der diagnostisch benötigten Intensitäten nach experimenteller und klinischer Erfahrung keine schädigenden Effekte zur Folge haben.

Darstellung der Ultraschallechos auf dem Bildschirm

Es existieren im Prinzip 2 Darstellungsverfahren:
1. Das *A-Bild-(A-Mode-)Verfahren* (A = Amplitude):
   Die Darstellung erfolgt im eindimensionalen Amplituden- oder Zackenbild.

Das A-Mode- bzw. A-Scan-Verfahren stellt die älteste und einfachste Form des Echoprinzips dar. Der Sender gibt einen Impuls ab, und die an den Grenzflächen entstehenden Reflexionen – Echos – werden vom Empfänger aufgenommen und durch Ablenkung eines Kathodenstrahls einer Bildröhre als Ausschläge (Amplituden) bzw. als „Zackenbild" sichtbar.

2. Das **B-Bild-(B-Mode-)Verfahren**
(B = brightness = Helligkeit):
Bei dem B-Mode-Verfahren werden anstelle der „Zacken" in Amplitudenschrift Bildpunkte geschrieben, deren photometrisch bestimmte Helligkeit der Echostärke proportional ist. Die Methode findet Anwendung in der TM-(time motion-) oder M-(motion-) Darstellung und als B-Scan (Schnittbildverfahren).
Die TM- oder M-Darstellung dient der Erfassung des Bewegungsvorganges echogener Grenzflächen, z. B. der Wiedergabe der fetalen Herztöne.
Mit der B-Scanmethode wird durch räumlich dichte Abtastung aus vielen Bildzeilen ein flächen- und winkelgetreues Bild einer **Schnittebene** durch das Untersuchungsgebiet aufgebaut (Parallelscan).

Compoundscan mit langsamem Bildaufbau
Einer der gebräuchlichen Gerätetypen nach dem B-Scan-Prinzip ist der **Compoundscan**. Mit ihm kann eine zu beurteilende Region aus mehreren Richtungen angeschallt und zu einem Bild aufgebaut werden. Der Bildaufbau erfolgt wegen der größeren Zahl von Sehlinien vergleichsweise langsamer als bei Einfachscanechogrammen und erfordert daher einen (Digital-) Speicher. Durch gleichzeitige **Grauwertspeicherung** (s. unten) können unterschiedliche Gewebe differenziert werden, so daß eine gute Organdarstellung möglich wird.

Real-time-B-Scan mit schnellem Bildaufbau
Die für die diagnostische Beurteilung des Feten so wichtige *zeitgetreue Bewegungsdarstellung* (Herzaktionsabläufe, Bewegungsmuster) wird besser mit einem Real-time-(Echtzeit-) Scanner mit schnellem Bildaufbau erreicht.

Durch einen mechanischen oder elektronischen Abtastvorgang werden so viele Bilder pro Sekunde erzielt (durchschnittlich 25/s), daß das menschliche Auge (ca. 15 Bilder/s) sie nicht mehr einzeln auflösen kann, sondern als Bewegung registriert.

Der Schwerpunkt der diagnostischen Anwendung in der Schwangerschaft liegt in der Analyse von Bewegungs- und Herzaktionsabläufen.

Der Real-time-B-Scan steht als Einfach- und Multiscan zur Verfügung. Von den Gerätetypen bilden die Linearscanner, sog. *Linear-array-Geräte,* einen rechteckigen Bildausschnitt mit gleichmäßig verteilter guter Auflösung ab. Diese Darstellung ist v. a. in der Schwangerschaft wichtig.

Sektorscanner mit einem vergleichsweise kleineren mechanischen oder elektronischen Schallkopf liefern einen sektorartigen Bildausschnitt mit relativ kleinem Nahbereich. Sie sind v. a. zur diagnostischen Beurteilung in der Frühschwangerschaft geeignet.

Eine plastische Darstellung wird durch die **Grauwerttechnik** gewährleistet. Hierbei werden alle aus dem Körper zurückkommenden Echos helligkeitsmoduliert auf dem Bildschirm aufgezeichnet. Es entsteht ein kontrastarmes weiches Bild mit vielen Schattierungen zwischen schwarz und weiß. Dadurch erhält man eine plastischere Darstellung der durchschallten Körperregion.

Die B-Scan-Technik hat einen hohen Stand erreicht. Verbesserungen sind noch für Spezialgebiete (Ultraschallkardiotokographie, Ultraschallmammographie, Biopsie, Punktion) zu erwarten. Durch die Weiterentwicklung und geringere Dimensionierung der Schallköpfe gelingt die **Einführung in Körperhöhlen, z. B. in die Vagina oder das Rektum.** Fortschritte sind vornehmlich in der Entwicklung der rechnergestützten Bildauswertung für Verlaufskontrollen zu erwarten. In der Entwicklung befindet sich auch die Ultraschallcomputertomographie.

Das Doppler-Prinzip
Neben der Impulsultraschallanwendung wird die **Doppler-Methode** genutzt. Das Prinzip besteht darin, daß Ultraschallwellen, die auf ein sich bewegendes Objekt treffen, mit veränderter, leicht erhöhter Frequenz zurückkehren, während Ultraschallwellen von einem immobilen Objekt in der gleichen Frequenz reflektiert werden. Auf dieser Basis arbeiten die fetalen Herz- bzw. Pulsdetektoren, die reflektierte, in ihrer Frequenz geänderte Schallwellen in akustische und/oder optische Signale umwandeln. Außer in der Frühgravidität (s. S. 247) hat die ultrasonographische Registrierung der fetalen Herzfrequenz ihren festen Platz im Rahmen der antepartalen Überwachung mit Hilfe der Kardiotokographie (s. S. 239).

Das *gepulste Doppler-Verfahren* zur Prüfung der Blutdurchflußgrößen der fetoplazentomaternalen Einheit gewinnt zunehmend an Bedeutung (s. S. 259).

Die Ultraschalldiagnostik in der Schwangerschaft

Da die Schwangerenbetreuung zu 85 % in der freien Praxis erfolgt, muß heute nicht nur der klinisch tätige Geburtshelfer, sondern auch jeder niedergelassene Arzt, der Schwangerenvorsorge mit dem vorgeschriebenen Ultraschallscreening übernimmt, durch eine entsprechende Aus- und/oder Fortbildung über die Grundkenntnisse der Ultraschalldiagnostik in der Schwangerschaft verfügen. Für die spezielle Ultraschalldiagnostik, z. B. zum Ausschluß oder Nachweis von angeborenen Fehlbildungen, ist er gehalten, den Experten hinzuzuziehen (s. S. 258).

Die Ultraschalldiagnostik im I. Trimenon
Streng genommen beginnt die Ultraschallüberwachung der Schwangerschaft bereits präkonzeptionell mit der Möglichkeit, das Follikelwachstum anhand der Follikeldurchmesser und follikulärer Strukturen im Ultraschall zu verfolgen, um den Zeitpunkt der Ovulation und damit der nachfolgenden Befruchtung festzulegen und die Entwicklung des Corpus luteum zu kontrollieren. Die Bedeutung im Rahmen der Sterilitätsbehandlung, besonders bei der In-vitro-Fertilisation liegt auf der Hand (s. S. 593).

Um eine eingetretene Schwangerschaft als normal oder pathologisch einzuschätzen, ist die Kenntnis des **wahren Gestationsalters** von entscheidender Bedeutung (in ca. 20–25 % sind die Angaben der

Schwangeren mit Irrtümern belastet, s. S. 193). Dazu stehen im I. Trimenon folgende Parameter zur Verfügung:

- die Bestimmung des Fruchthöhlendurchmessers, ggf. des Fruchthöhlenvolumens,
- die Messung der Scheitel-Steiß-Länge,
- die Messung des biparietalen Durchmessers,
- der Nachweis kindlichen Lebens durch den
- Nachweis der kindlichen Herzaktion
- Nachweis kindlicher Bewegungen.

Diese Daten erlauben:
- die frühe Diagnostik der Schwangerschaft,
- die Bestimmung des Gestationsalters,
- den diagnostischen Einsatz bei Verdacht auf eine gestörte Frühschwangerschaft.

Der früheste Nachweis einer intrauterinen Gravidität gelingt dem Erfahrenen von der 5. SSW p. m. an mit der Darstellung der **Chorionhöhle** (deren Durchmesser mißt zu diesem Zeitpunkt ≥ 5 mm) als einem echodichten Ring, der infolge der stärkeren Ausbildung der Chorionzotten im Bereich der Implantationsstelle asymmetrisch geformt ist. Ab der 6. SSW p. m. kann der **Fruchtsackdurchmesser** bestimmt werden, der bereits 11 mm beträgt und bis zur 12. SSW p. m als Maß für die Berechnung des Gestationsalters benutzt werden kann. Die Zuverlässigkeit der Zeitbestimmung beträgt etwa 70%, die Standardabweichung aufgrund prospektiver Untersuchungen 1,1 Woche.

Das **Fruchtsackvolumen** steigt von durchschnittlich 1 ml am Ende der 6. SSW p. m. auf durchschnittlich 100 ml am Ende der 13. SSW p. m an. Beide Kriterien sind wichtige diagnostische Parameter zur Kontrolle des Wachstums bei Verdacht auf eine gestörte Frühschwangerschaft.

Die **Fruchtanlage** ist gelegentlich schon am Ende der 5. SSW p. m., häufiger in der 6. SSW p. m und praktisch immer am Ende der 7. SSW p. m darstellbar (s. auch Abb. 153).

Die Messung der **Scheitel-Steiß-Länge** ermöglicht die Bestimmung des Gestationsalters zur Kontrolle der weiteren Entwicklung und Berechnung des voraussichtlichen Geburtstermins in der Hand des Erfahrenen mit einer Sicherheit von ± 3 Tagen, da das Längenwachstum eine nur gering variierende stete Zunahme erfährt, und da besonders im 1. Trimenon eine enge Korrelation zwischen Schwangerschaftsalter und Scheitel-Steiß-Länge besteht (Abb. 153). Der Embryo bzw. Fetus wächst zwischen der 9. und 15. SSW p. m. pro Tag durchschnittlich um 1,6 mm. Bei Benutzung der Standardkurven (s. Abb. 154 a, b) zur Beurteilung der gemessenen Länge ist die vorgegebene Fragestellung zu unterscheiden, ob das Gestationsalter unbekannt ist und aus der Scheitel-Steiß-Länge geschätzt werden soll (Abb. 154 a) oder ob bei gesichertem Gestationsalter die Scheitel-Steiß-Länge zur Entwicklungszeit paßt (Abb. 154 b). Als Folge der zunehmend gekrümmten Lage des Conceptus nimmt die Meßgenauigkeit mit voranschreitender Schwangerschaftsdauer ab. Die Scheitel-Steiß-Länge wird daher als Maß für die Wachstumsdiagnostik in praxi auf die Entwicklungsphase zwischen der 7. und ca. 17. SSW p. m. begrenzt, wenn auch eine rechnerische Korrektur der Krümmung oder die Angabe der Streuwerte die Zuverlässigkeit später gewonnener Meßdaten gewährleistet.

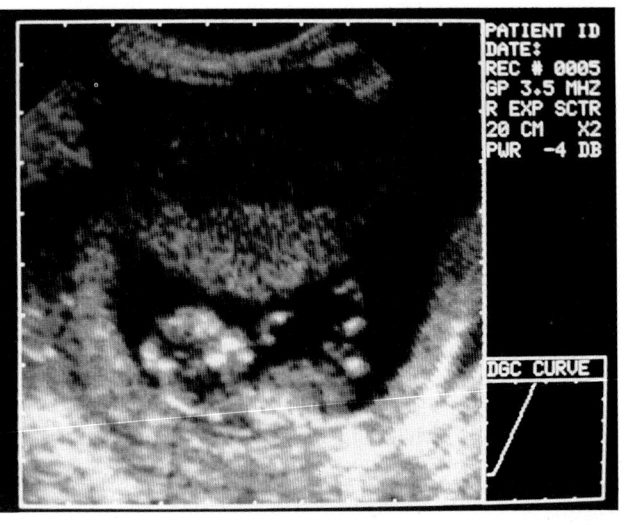

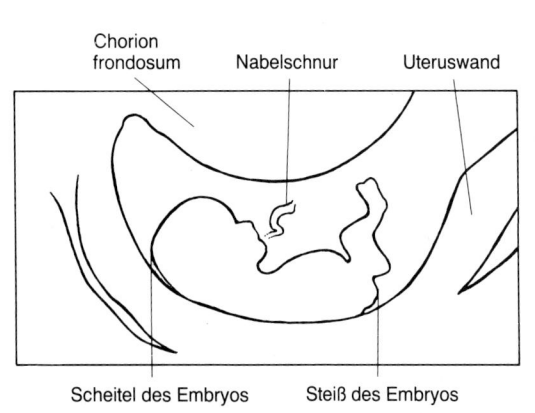

Abb. 153. Längsschnitt durch den graviden Uterus in der 9. SSW p. m. Der Embryo ist in seiner größten longitudinalen Ausdehnung abgebildet, so daß sich die Scheitel-Steiß-Länge abgreifen läßt. Die Plazenta bedeckt den größten Teil der Uterusinnenwand. (Holzgreve 1987)

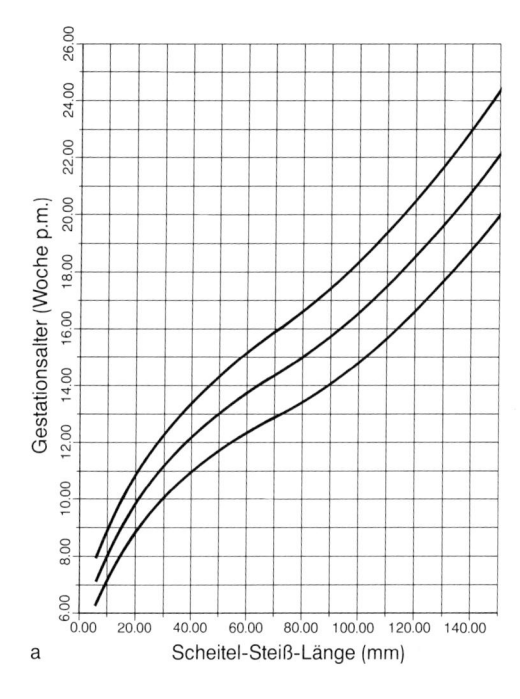

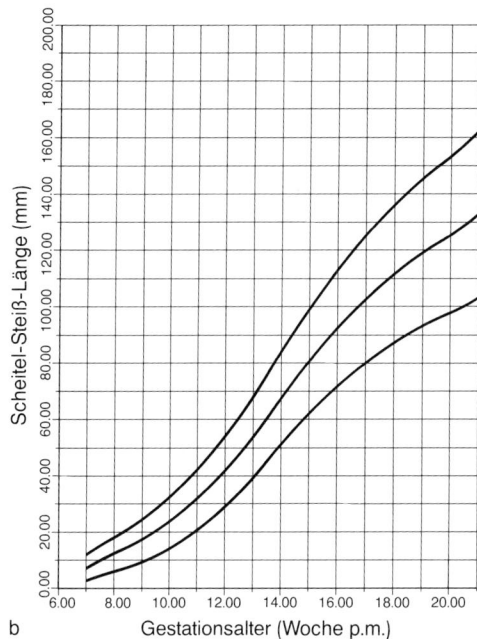

18 Methoden der Überwachung des Feten während Schwangerschaft und Geburt

Abb. 154. a Normbereichskurve zur Schätzung des Gestationsalters aus der sonographisch gemessenen Scheitel-Steiß-Länge. **b** Normbereichskurve zur Kontrolle des individuellen Wachstums der sonographisch gemessenen Scheitel-Steiß-Länge. (Aus Hansmann et al. 1985)

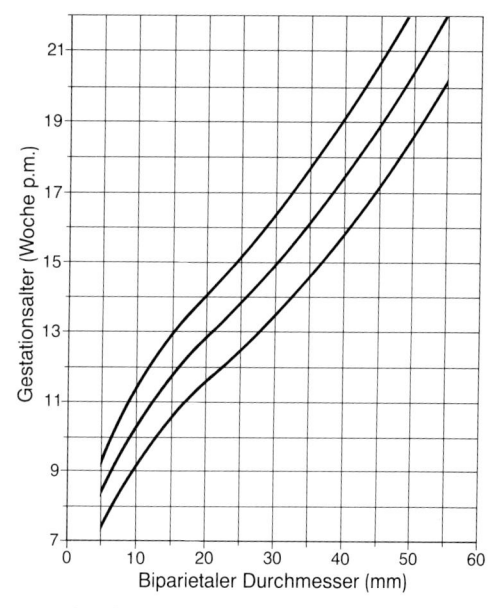

Abb. 155. Normbereichskurve zur Schätzung des Gestationsalters aus dem sonographisch gemessenen biparietalen Durchmesser (BPD). (Aus Hansmann et al. 1985)

Bereits im I. Trimenon ist die Ossifikation soweit fortgeschritten, daß etwa ab der 9./10. SSW p.m. mit der Messung des *biparietalen Durchmessers* (BPD) des fetalen Kopfes eine weitere fetalbiometrische Größe zur Verfügung steht (Abb. 155).

Die Basisinformation für *das Leben der Frucht* liefert die Aufzeichnung der *Herzaktion.* Sie läßt sich mit geeigneten Geräten und entsprechender Erfahrung erstmals um den 42./46. Tag p.m. nachweisen. Die Basisfrequenz der embryonalen bzw. fetalen Herzaktion steigt von durchschnittlich 123 Schlägen/min (Spm) in der 7. SSW p.m. auf 171 Spm in der 9. SSW p.m. und pendelt sich dann auf eine mittlere Rate von 147 Spm ein. Dieser Wechsel der embryonalen bzw. fetalen Herzfrequenz erklärt sich durch die funktionelle Differenzierung des Herzens, insbesondere der Vorhöfe.

Dem weniger Erfahrenen gelingt der Nachweis der fetalen Herzaktion mit dem Real-time-Scan in der 8./9. SSW p.m. Mit Hilfe der Ultraschall-Doppler-Geräte lassen sich die Bewegungen der Herzwand des Feten gelegentlich in der 10. SSW p.m., regelmäßig und sicher ab der 12. SSW p.m. feststellen und – auch für die Mutter! – hörbar machen (s. S. 191).

Ein weiteres sicheres Indiz für das kindliche Leben bildet die Beobachtung *aktiver fetaler Bewegungen,* die etwa ab der 8. SSW p.m registriert werden können. Die quantitative und qualitative Auswertung der Bewegungsmuster als Zeichen der Befindlichkeit des Feten ist zeitaufwendig. Der Nachweis von aktiven Bewegungen bedeutet also in der Frühschwangerschaft zunächst nur den Nachweis kindlichen Lebens. Die *Atembewegungen* des Feten werden an rhythmischen Formveränderungen erkennbar und betragen 40–50/min. Wahrscheinlich existieren verschiedene Atemfrequenzmuster, deren

Korrelation mit dem kindlichen Befinden zwar sicher, aber diagnostisch noch nicht eindeutig zu beurteilen ist.

Eine *Mehrlingsschwangerschaft* läßt sich frühestens ab der 5. SSW p. m durch den Nachweis mehrfacher Fruchtanlagen diagnostizieren (Abb. 156 a, b). Dabei ist jedoch zu beachten, daß ein gewisser Anteil von Mehrlingsfruchtanlagen innerhalb des 1. Trimesters zugrunde geht. Häufiger als bisher angenommen, kommt es zur Reduzierung auf nur eine Frucht. Vorsichtshalber teilt man daher der Graviden die Diagnose erst dann mit, wenn die

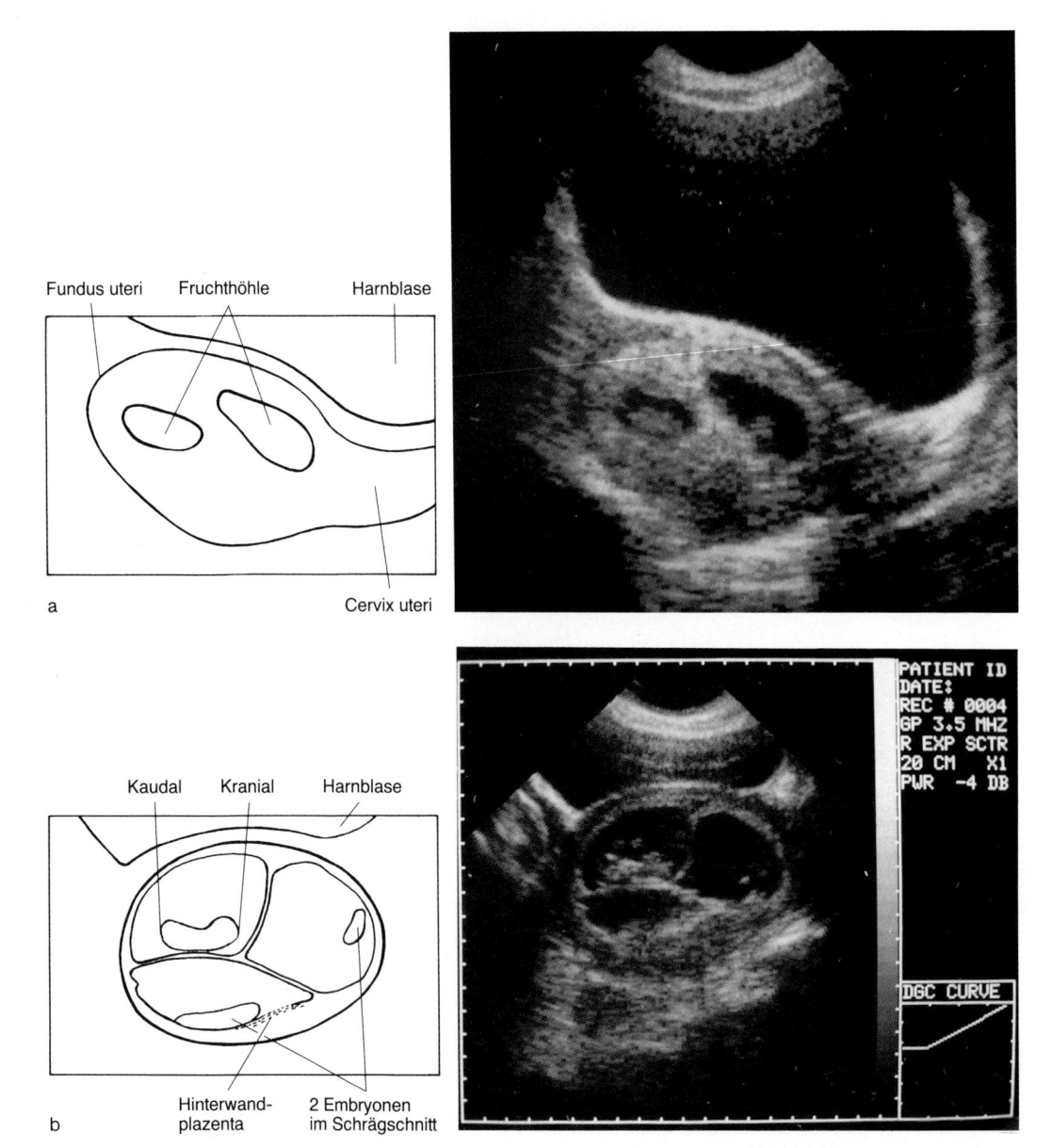

Abb. 156 a, b. Ultrasonographische Diagnose der Mehrlingsschwangerschaft. **a** Bichoriale Zwillingsschwangerschaft am Beginn der 7. SSW p. m. (Längsschnitt). Die Größenrelation Embryo: Fruchtwasser entspricht derjenigen von Einlingen. **b** Drillingsschwangerschaft am Ende der 8. SSW p. m. (Querschnitt). Zwei der Embryonen sind im Schrägschnitt abgebildet. Die Conceptus zeigen im Vergleich zu Einlingen noch identisches Wachstumsverhalten. Die Fruchthöhle ist in Relation zum Gestationsalter gegenüber der Einlingsschwangerschaft deutlich vergrößert. (Holzgreve 1987)

Abb. 157 a–c. Windei („blighted ovum"). In chronologischer Abfolge durch Kontrollen am 47. (**a**), 53. (**b**) und 58. (**c**) Tag p. m. lassen sich die charakteristische Abnahme der Fruchthöhlendiameter und der Reflexionsintensität des Trophoblasten sowie die Entrundung der Fruchthöhle durch Turgorverlust nachweisen. Embryonale Strukturen fehlen. (**a** Querschnitt, **b** Querschnitt, **c** Längsschnitt). (Holzgreve 1987)

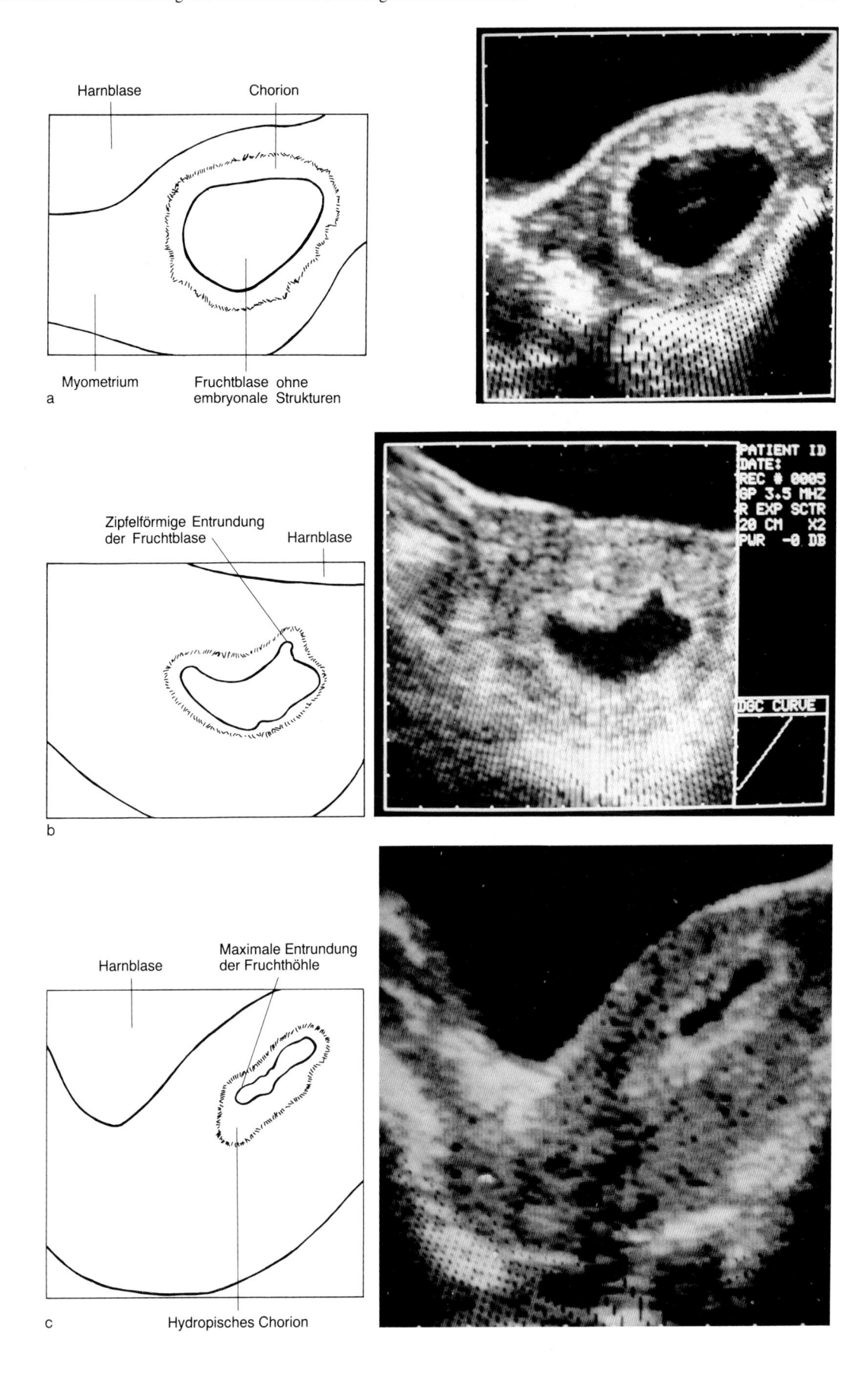

18 Methoden der Überwachung des Feten während Schwangerschaft und Geburt 249

a
- Harnblase
- Chorion
- Myometrium
- Fruchtblase ohne embryonale Strukturen

b
- Zipfelförmige Entrundung der Fruchtblase
- Harnblase

c
- Harnblase
- Maximale Entrundung der Fruchthöhle
- Hydropisches Chorion

individuelle Herzaktion eines jeden der Mehrlinge getrennt und sicher nachgewiesen ist.

Aufgrund der diagnostisch zuverlässigen Parameter nimmt die Ultraschall-(Verlaufs-)Kontrolle einen festen Platz bei der **Aufdeckung von Entwicklungsstörungen** ein. Sie ist v. a. indiziert bei Blutungen in der Frühschwangerschaft, wenn es um den Nachweis oder Ausschluß eines (einer)

- verhaltenen Abortes ("missed abortion" - Windei, Abb. 157 a-c, s. S. 342),
- intakten Gravidität bei Abortus imminens,
- Blasenmole (Abb. 158, s. S. 360),
- Uterusanomalien plus Gravidität (s. S. 534),
- Uterus myomatosus plus Gravidität (s. S. 697),
- Extrauteringravidität (Abb. 159, s. S. 355)

geht.

Speziell bei einem Abortus imminens lassen sich mit Hilfe der Ultraschalldiagnostik eindeutige Hinweise auf das weitere Vorgehen gewinnen (s. S. 347).

Für die Relation zwischen intakter und gestörter Fruchtentwicklung wurden ultrasonographisch folgende Frequenzen ermittelt:

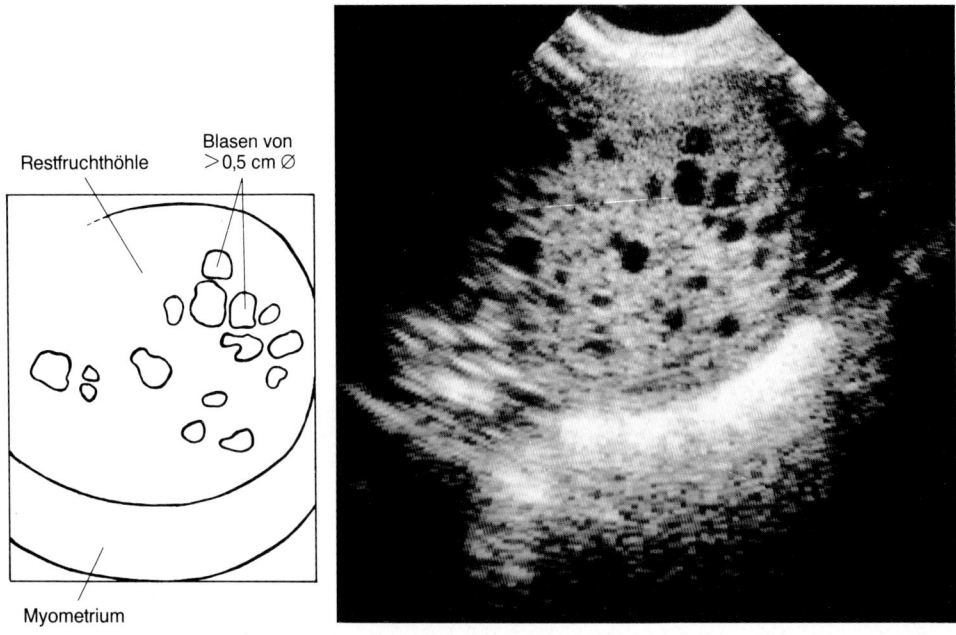

Abb. 158. Blasenmole (Querschnitt). Kleine blasige Strukturen liegen unterhalb des Auflösungsvermögens. Vereinzelt kommen größere Blasen zur Darstellung; oft ist eine deformierte Restfruchthöhle zu erkennen. (Holzgreve 1987)

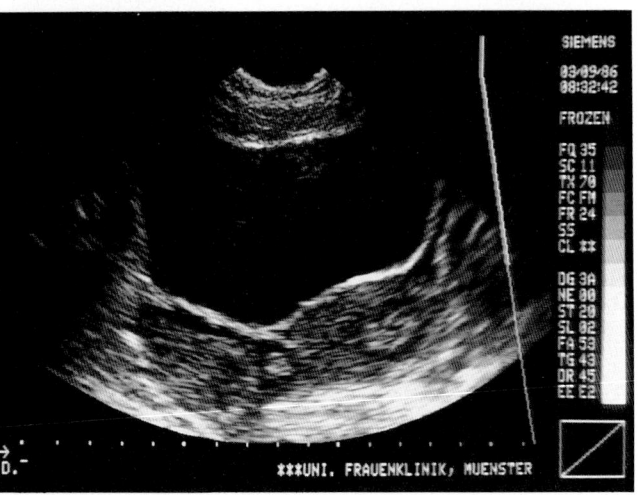

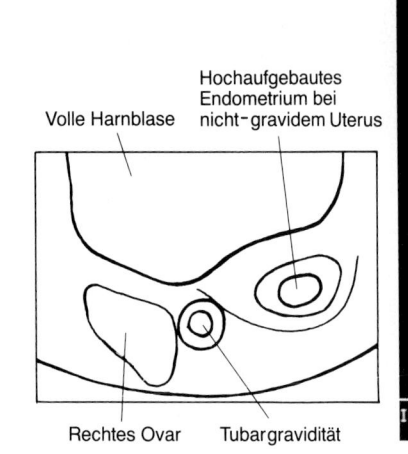

Abb. 159. Frühe Tubargravidität (Querschnittsbild). Die betroffene Tube und das rechte Ovar mit dem Corpus luteum graviditatis sind dargestellt. Der nicht gravide (leere) Uterus ist mit seinem hochaufgebauten Endometrium erkennbar. (Holzgreve 1987)

18 Methoden der Überwachung des Feten während Schwangerschaft und Geburt

Annähernd die Hälfte der Schwangerschaften erwies sich als intakt; nur noch bei 10% von diesen kam es später zu einem Abort. Bei rund ¼ der Beobachtungen ließ sich ein Abortivei (Windei) (Abb. 157) nachweisen, ebenso häufig ein verhaltener Abort ("missed abortion") und bei ca. 3% eine Blasenmole (Abb. 158).

Das bedeutet, daß sich bei der Hälfte der Schwangeren mit den Zeichen eines Abortus imminens durch die sichere Diagnose der gestörten Fruchtentwicklung ein unnötiges Abwarten und Maßnahmen der symptomatischen Therapie vermeiden lassen.

Besondere Beachtung verdient die Ultraschalldiagnostik bei *Verdacht auf eine Extrauteringravidität* (Abb. 159). Hinweiszeichen zum *Ausschluß* kann die im Uterus sichtbare asymmetrische Ringstruktur der Chorionhöhle liefern, während der Nachweis von Blut im Cavum Douglasii und Veränderungen an Tube und Adnexen eher für eine Extrauteringravidität sprechen. Die sicherste Beurteilung ermöglicht unter Beachtung der klinischen Symptomatik und Befunde die Ultraschalldiagnostik zusammen mit einer empfindlichen β-HCG-Bestimmung (s. S. 262).

Die Ultraschalldiagnostik im II. und III. Trimenon

Die ultrasonographische Untersuchung des Feten, der Plazenta, der Nabelschnur und des Fruchtwassers gliedert sich in die:

- fetale Ultraschallbiometrie,
- fetale Ultraschallanatomie und -pathologie.

Die Ultraschallbiometrie

Die Ultraschallbiometrie ist die Methode der Wahl, um nach Beginn des II. Trimenons die *Größe des Feten* in utero zu bestimmen und daraus das genaue *Gestationsalter,* das *Gewicht* und den *Entwicklungsstand* abzuleiten. Dazu stehen zunächst ergänzend, dann anstelle der Scheitel-Steiß-Länge der *biparietale Durchmesser* des kindlichen Kopfes (Abb. 160 a,

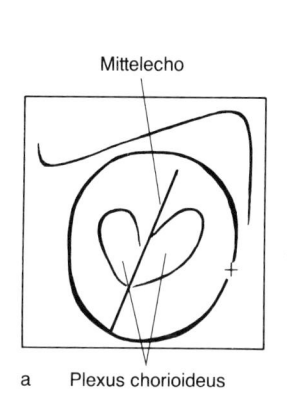

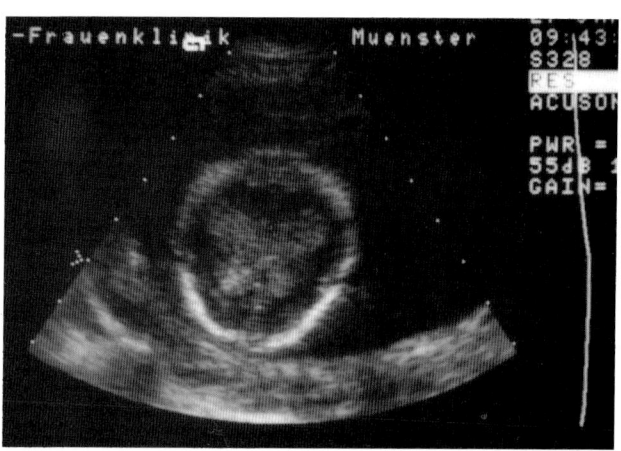

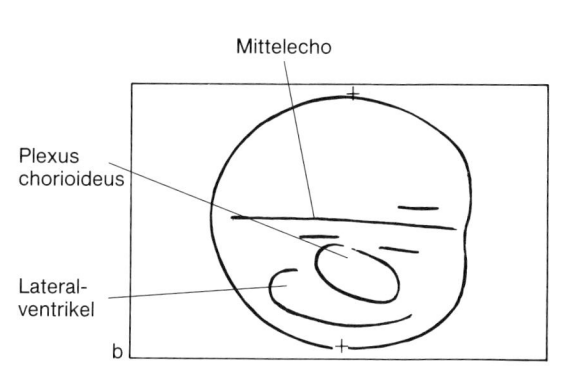

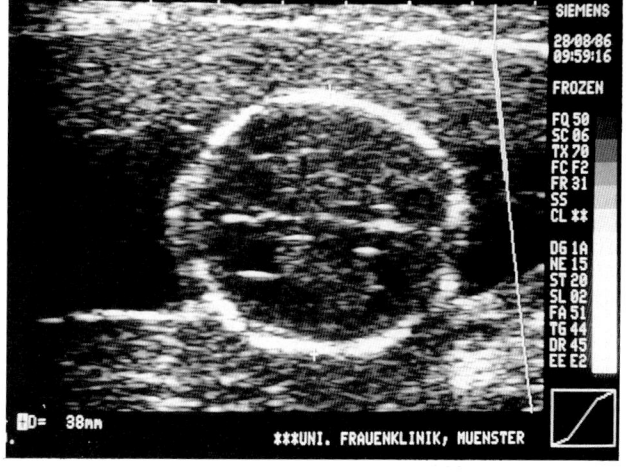

Abb. 160. a Frontalschnitt durch einen fetalen Schädel (14. SSW p. m.) BPD 29 mm. Beidseits des Mittelechos sind die Plexus chorioidei und die zu diesem Schwangerschaftszeitpunkt noch relativ großen Seitenventrikel zu erkennen. **b.** Horizontalschnitt durch das kindliche Köpfchen in der 18. SSW p. m. (BPD 38 mm). Im ultraschallkopffernen Bereich *(unten)* stellt sich der Plexus chorioideus im Seitenventrikel deutlich dar (keine Ventrikelerweiterung). (BPD = biparietaler Durchmesser). (Holzgreve 1987)

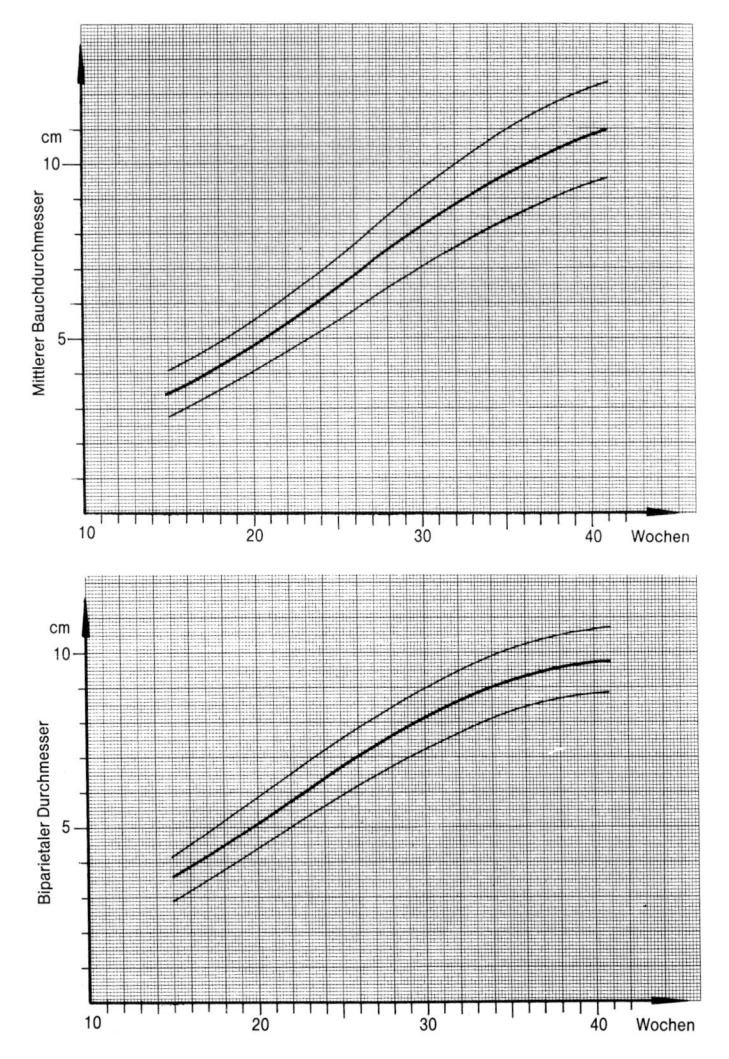

Abb. 161. Wachstumskurven des biparietalen Durchmessers und des mittleren Bauchdurchmessers. (Aus Holländer 1984)

b) und die *Thorakoabdominometrie* zur Verfügung (Abb. 161). Diese Parameter gewinnen im III. Trimenon an Bedeutung, wenn der Verdacht auf eine fetale Mangelentwicklung besteht (s. S. 394), ferner bei Risikoschwangerschaften wie Gestose, Diabetes und Rh-Inkompatibilität.

Zur exakten Bestimmung des Gestationsalters *und* des Gewichtes werden Zephalometrie und Thorakometrie kombiniert angewendet. Der *Kopf-Thorax-Index* gibt zugleich Aufschluß über die entsprechenden Körperproportionen. In die Bestimmungen geht mit ein, daß die Wachstumsgeschwindigkeiten von Kopf und Rumpf während der normalen Entwicklung differieren (Abb. 161). Der tägliche Zuwachs des biparietalen Durchmessers fällt im III. Trimenon signifikant ab, während die Wachstumsraten des thorakalen Durchmessers im II. und III. Trimenon konstant bleiben, so daß gegen Ende der Tragzeit ein Verhältnis beider Durchmesser von 1:1 erreicht wird.

Spätestens ab der 15. SSW p. m. sind die *Wirbelsäule* und die *Extremitäten* auszumachen. Alle Diaphysen sind von der 14. SSW p. m. an zu erkennen; durchgesetzt hat sich v. a. die *Femurmessung.* Ihr kommt zwischen der 15. und 28. SSW p. m. zur Bestimmung des Gestationsalters die gleiche diagnostische Sicherheit zu wie der Messung des biparietalen Durchmessers. Zusätzlich können ab der 33./37. SSW p. m. die fetalen *Knochenkerne* zur Beurteilung der kindlichen Entwicklung herangezogen werden.

Fetale Ultraschallanatomie und -pathologie
Während im 1. Trimenon vergleichsweise wenige detaillierte anatomische Strukturen erkennbar sind, ist die Anatomie und Morphologie des Feten im 2. und 3. Trimenon – als Folge zunehmender Erfahrung in der Umsetzung der ultrasonographischen Reflexionsmuster, der „Bilder" von Organen und Geweben in reale morphologisch-anatomische Strukturen, aber auch infolge der technischen Fortentwicklung der Ultraschallgeräte – der sonographischen Analyse zugänglich geworden.

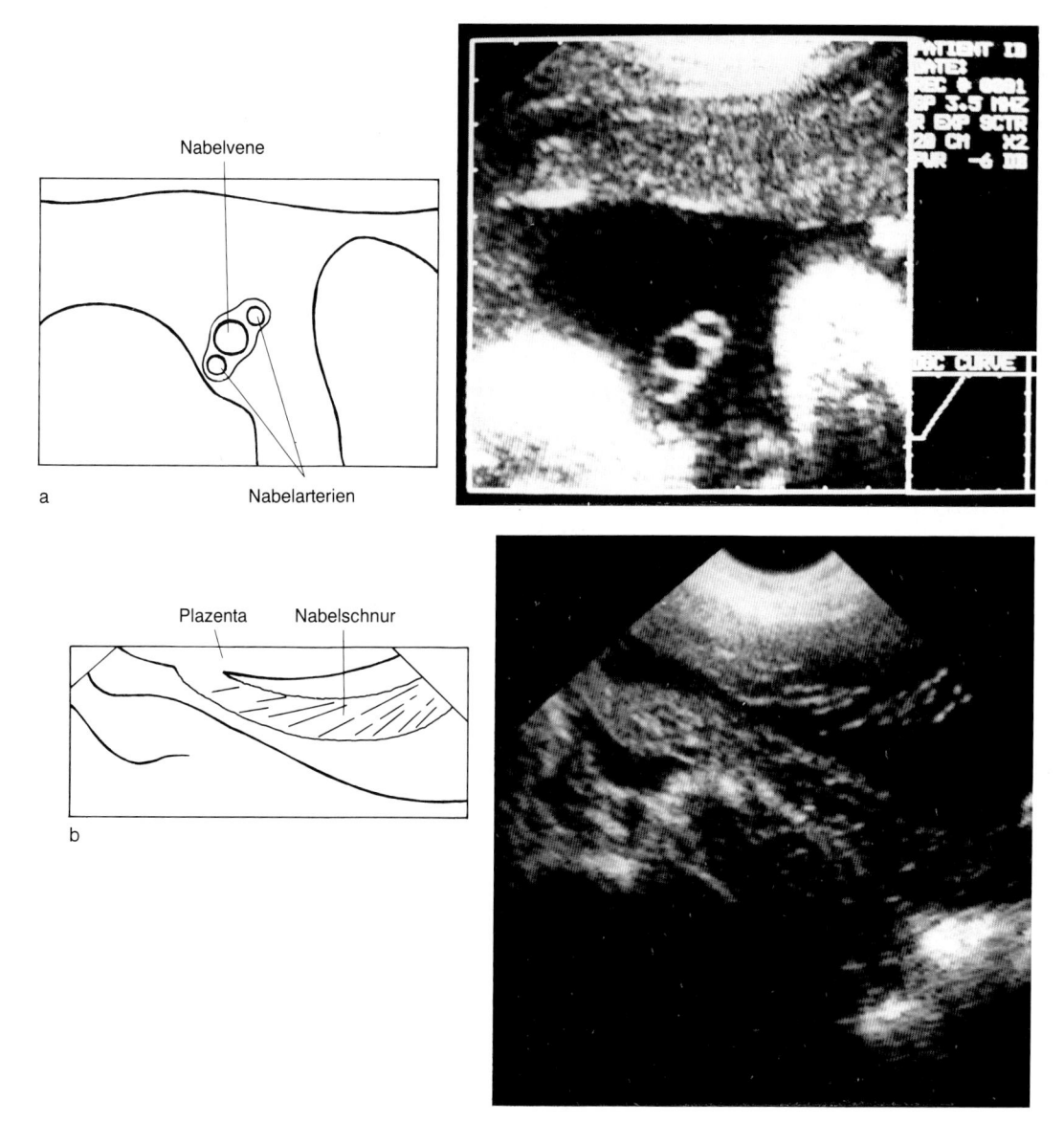

Abb. 162. a Nabelschnur im Querschnitt, **b** Nabelschnur im Längsschnitt. (Holzgreve 1987)

Mit hochleistungsfähigen Grauwertgeräten kann man ca. ab der 15. SSW p. m. zunehmend auch einzelne **innere Strukturen** beurteilen, so daß Herz (Abb. 167 a) und die Aorta, die Nabelschnurgefäße (Abb. 162 a, b), den Ductus venosus Arantii, die Nieren, Magen und Darm. Die gefüllte **Harnblase** läßt sich ab der 20. SSW p. m. sichtbar machen. Die Urinproduktion steigt von täglich 9,6 ml in der 30. SSW p. m. auf 27,3 ml durchschnittlich in der 40. SSW p. m..

Das Geschlecht des Kindes läßt sich grundsätzlich von der 19./20. SSW p. m. an bestimmen. Die Diagnose und ihre Zuverlässigkeit hängen jedoch in hohem Maße von der Erfahrung des Untersuchers, der Güte des Ultraschallgerätes und nicht zuletzt von der momentanen Position des Feten und ausreichender Fruchtwassermenge ab. Im günstigen Falle gelingt bei Knaben die Darstellung des Skrotums und des Penis. Das weibliche Geschlecht wird entweder durch Ausschluß männlicher Strukturen oder durch den Nachweis der großen Labien ermittelt. Wenn das Genitale darstellbar ist, liegt die diagnostische Sicherheit etwa bei 80%.

Die **Atembewegungen** des Feten werden an rhythmischen Formveränderungen erkennbar und betragen 40–50/min. Wahrscheinlich existieren verschiedene Atemfrequenzmuster, deren Korrelation mit dem kindlichen Befinden zwar sicher, aber diagnostisch noch nicht eindeutig zu beurteilen ist.

Der Einsatz der Ultrasonographie zur Diagnostik kongenitaler Anomalien und pränataler Erkrankungen des Feten

Von der Ultraschallanatomie führt der Weg konsequent zur *echographischen Pathologie und Pathophysiologie des Feten.* Dank der Vielzahl der Beurteilungskriterien und der gewonnenen Erfahrungen lassen sich eine Reihe kongenitaler Defekte und fetaler Erkrankungen bereits intrauterin ultrasonographisch aufdecken. Ihre Zahl nimmt angesichts der rapiden Entwicklung verfeinerter Darstellungstechniken stetig zu.

Den Verdacht auf Entwicklungsstörungen erwecken ein abnormes Wachstumsmuster und/oder abnorme Körperstrukturen des Feten. Überschreitet z. B. das Maß des biparietalen Durchmessers die 2-σ-Grenze, so muß an eine Mißbildung, v. a. an einen *Hydrozephalus* gedacht werden. Der Verdacht erhärtet sich, wenn die erweiterten Ventrikel erkannt werden können (s. auch Abb. 163). Ein *thana-*

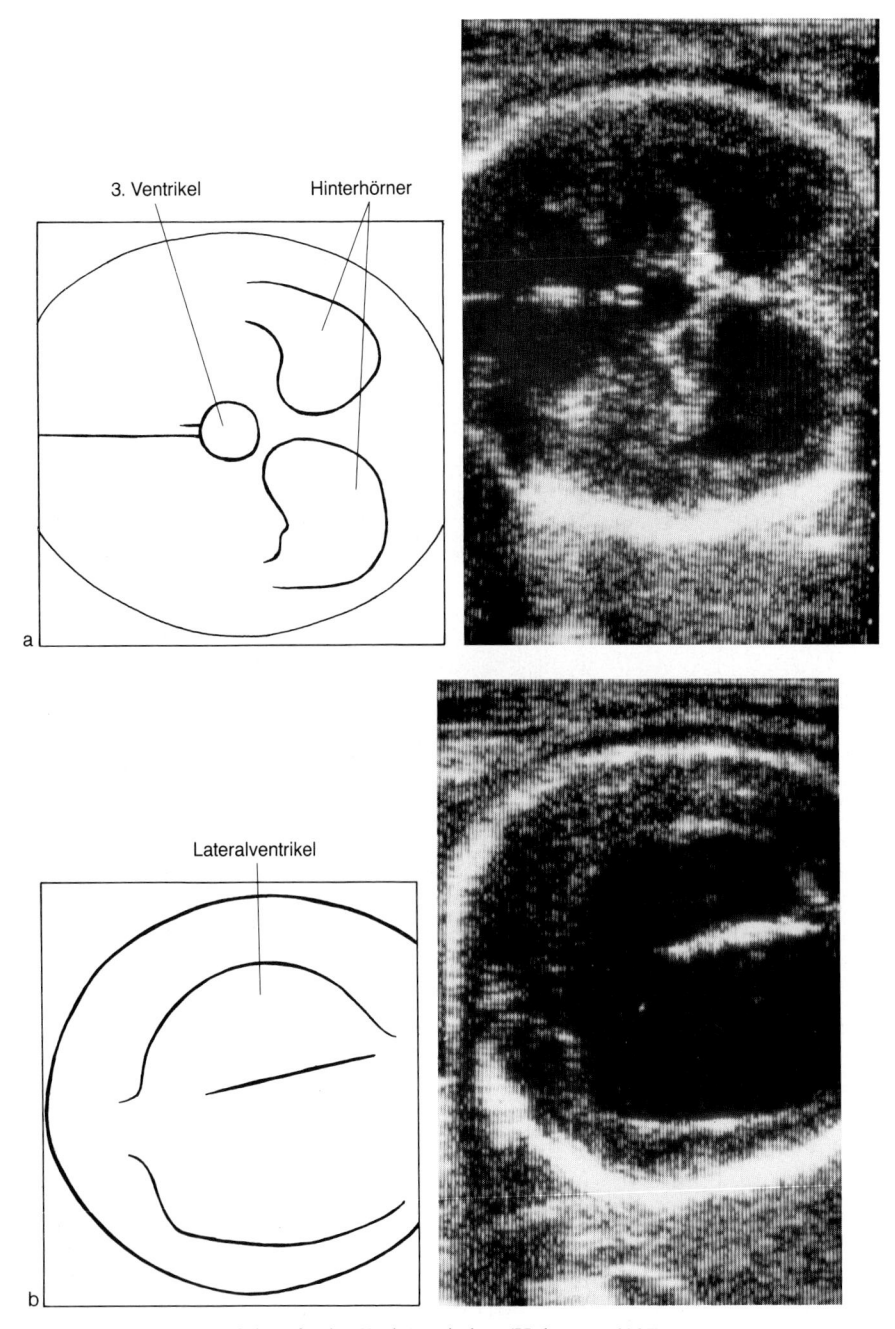

Abb. 163 a, b. Obstruktiver fetaler Hydrozephalus. (Holzgreve 1987)

tophorer Zwergwuchs fällt frühzeitig durch überdurchschnittliche Schädelmaße auf. Ein abnorm kleiner biparietaler Kopfdurchmesser spricht für eine *Mikrozephalie* und die potentiell damit einhergehenden Fehlbildungen (z. B. eine *Transposition der großen Gefäße,* ein *Potter-Syndrom* – die zugehörige *Nierenagenesie* ist durch die fehlende Füllung der Harnblase differentialdiagnostisch einzuengen – sowie multiple Mißbildungen einschließlich chromosomal bedingter, mit Mikrozephalie einhergehender Defekte).

Bei einer *Obstruktion der Harnröhre* z. B. als Folge von hinteren Urethralklappen kommt es zur Dilatation der fetalen Harnblase und proximalen Urethra, wodurch das sonographisch charakteristische „Schlüssellochbild" hervorgerufen wird. Bei vollständiger Urethralobstruktion findet sich über die Harnblasendilatation hinaus ein Rückstau in den Harnleitern und Nierenbecken mit rasch progredienter und sonographisch erfaßbarer beidseitiger *Hydronephrose* (Abb. 164).

Bei einseitiger fetaler Nierenstauung liegt in der

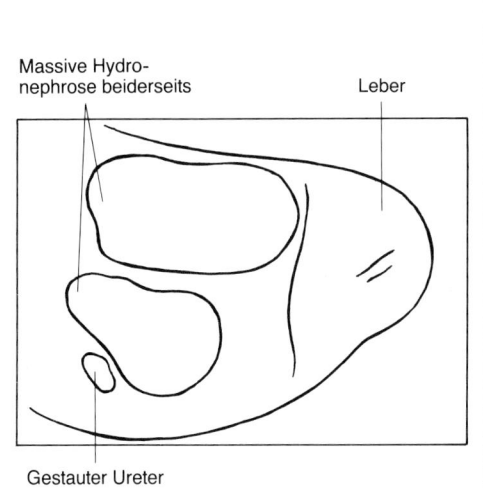

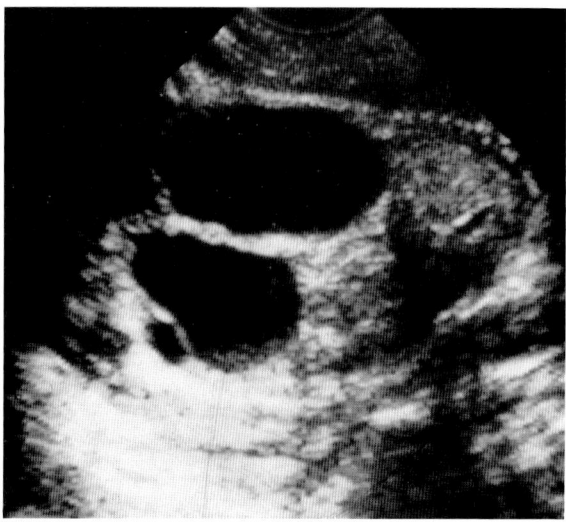

Abb. 164. Massive fetale Hydronephrose als Folge einer Urethralobstruktion. Es besteht eine Oligohydramnie. (Holzgreve 1987)

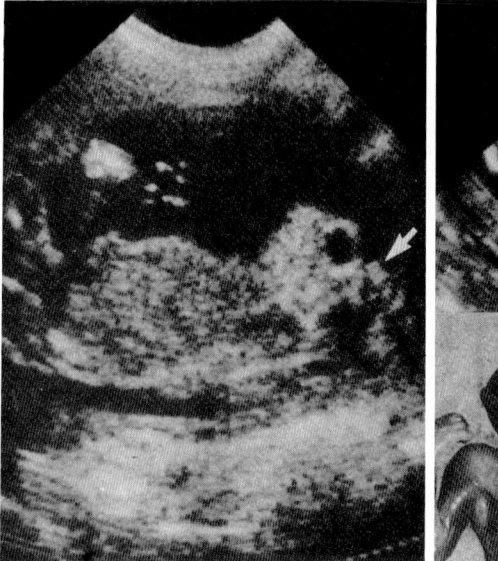

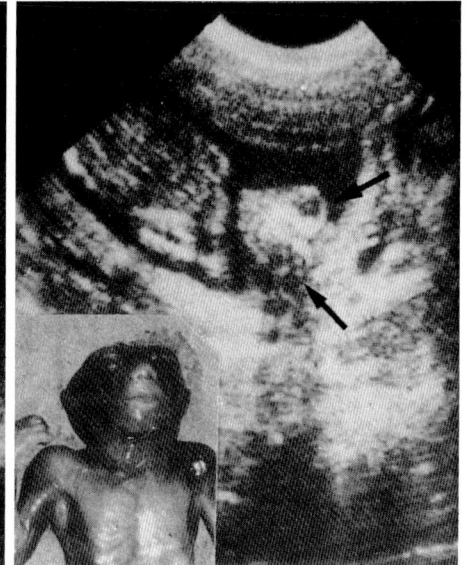

Abb. 165. Anenzephalus. *Links:* Sonographisches Längsschnittbild. Durch den *weißen Pfeil* ist die unregelmäßige Kopfanlage mit der Area cerebrovasculosa markiert. *Rechts:* Sonographisches Querschnittsbild desselben Feten. Die brillenförmigen Orbitae *(Pfeil)* entsprechen dem Aspekt des Kindes *(kleines Bild)* nach Schwangerschaftsabbruch in der 24. SSW. (Holzgreve 1987)

Regel kein Oligohydramnion (s. S. 122) vor, und die kindliche Prognose ist gut, wenn eine der beiden Nieren keinen Funktionsverlust erlitten hat. Bei *Nierenagenesie* fehlt die Füllung der Harnblase, ebenso bei einem intrauterin abgestorbenen Feten.

Frühzeitig ist aus abweichenden bzw. fehlenden Schädelkonturen eine **Anenzephalie** zu erkennen (Abb. 165), ebenso eine Holoprosenzephalie.

Die sonographische Diagnose einer **Spina bifida** ist je nach Ausprägung dieser Anomalie häufig schwierig und beruht auf dem Nachweis einer

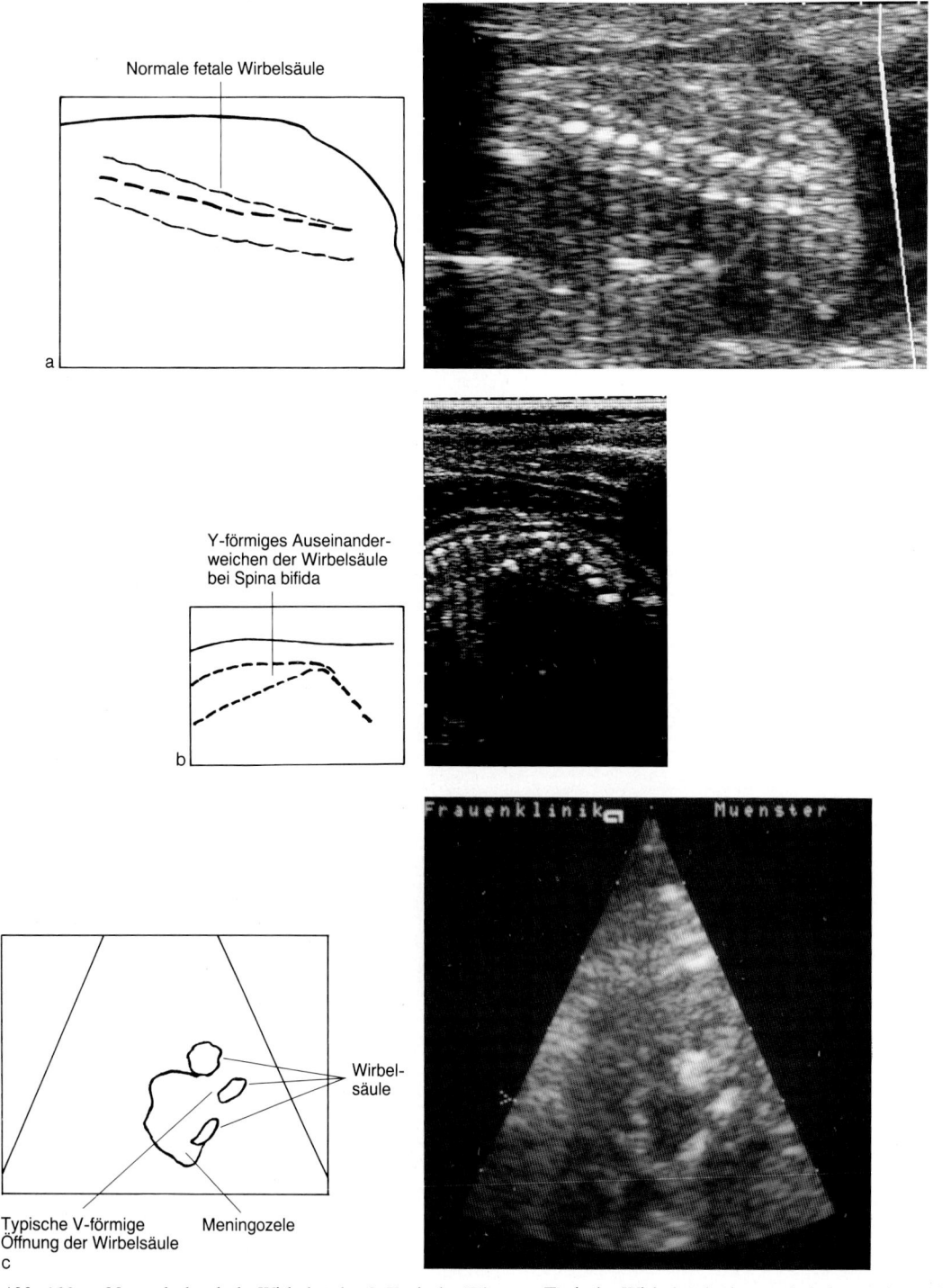

Abb. 166. a Normale lumbale Wirbelsäule. **b** Typische Wirbelsäulenkontur bei einer Spina bifida (im Längsschnitt). **c** Typische Wirbelsäulenkontur bei einer Spina bifida mit Meningozele (im Querschnitt). (Holzgreve 1987)

V-förmig nach dorsal offenen fetalen Wirbelsäule im Querschnittsbild bzw. einem typischen Y-förmigen Auseinanderweichen der Wirbelsäulenkonturen im Längsschnittbild (Abb. 166 a, b).

Auch *Herzfehler* bzw. fetale *Herzrhythmusstörungen* [Sinusarrhythmien, supraventrikuläre Tachykardie, Vorhofflattern sive-flimmern, ventrikuläre Arrhythmien, atrioventrikulärer Block (in ca. 40% mit angeborenen Vitien)] lassen sich sonographisch häufig bereits in utero erkennen, so daß dann weitergehende Untersuchungen in spezialisierten Zentren veranlaßt werden können (Abb. 167 b).

Ohne Schwierigkeiten läßt sich das *Hydramnion* erkennen. Die Feststellung einer Polyhydramnie macht die intensive Suche nach Mißbildungen des Feten erforderlich (s. S. 122).

Ein *Hydrops fetalis* mit seinen charakteristischen sonographischen Zeichen – insbesondere der *Doppelkontur des Schädels* mit pathologischer Verdikkung oder Abhebung der Kopfschwarte vom Schädeldach (Abb. 168) – findet sich bei:

- M. haemolyticus fetalis (durch Ödem),
- schwerem Hydrops fetalis aus anderen Gründen (nichtimmunologischer Hydrops fetalis) z. B. bei Herzfehler,
- Fetopathia diabetica (durch subkutanes Fettgewebe),
- intrauterinem Fruchttod. Der intrauterine Fruchttod läßt sich außer durch Doppelkonturierung des Schädels – entsprechend dem Spalding-Zeichen der Röntgendiagnostik – durch fehlende Herzaktion und Pulsation der fetalen Gefäße differentialdiagnostisch abklären und mit Sicherheit verifizieren.

Abnorme Weichteilstrukturen wie eine *Omphalozele*, *Struma congenita* sowie ein *Steißteratom* sind mit Hilfe leistungsfähiger Ultrasonographen erkennbar.

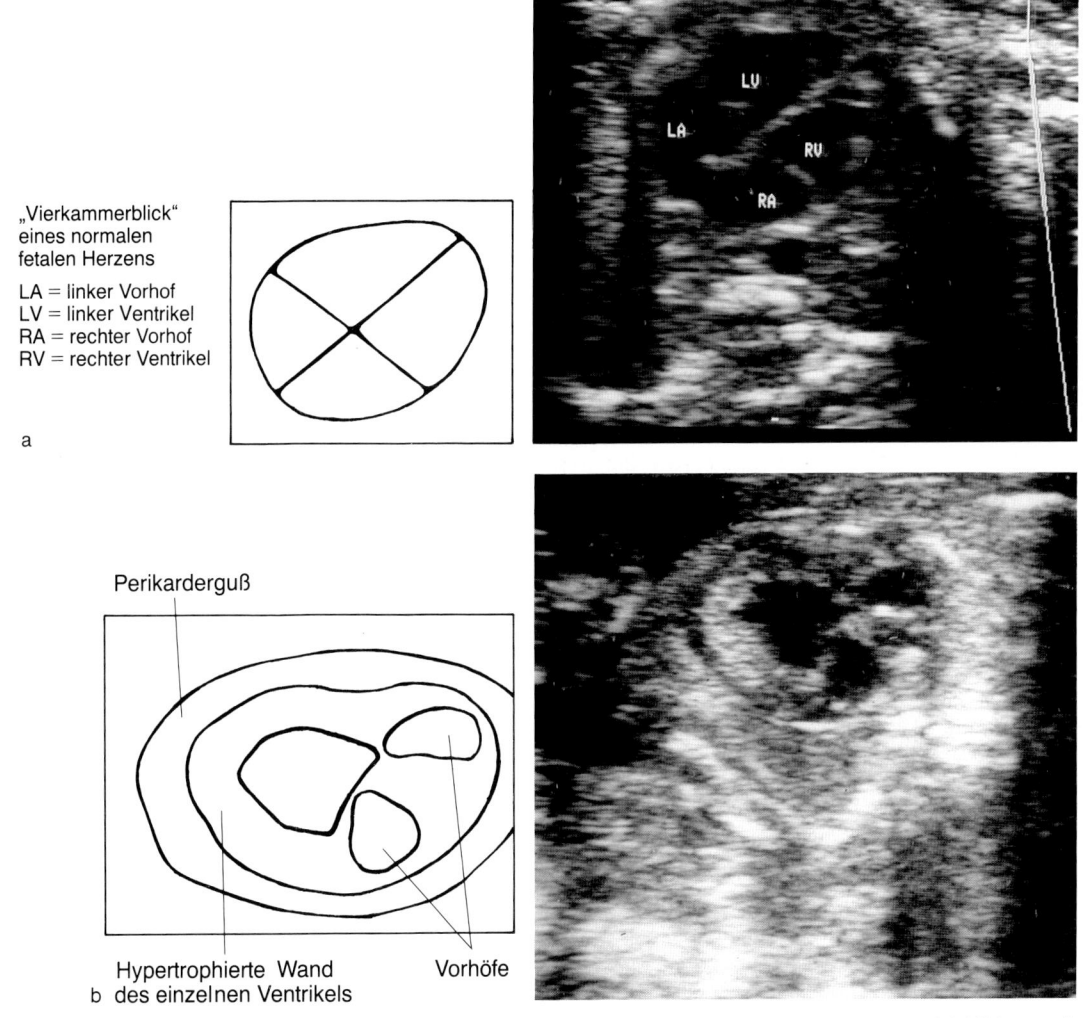

Abb. 167. a „Vierkammerblick" eines normalen fetalen Herzens. *LA* linker Vorhof, *LV* linker Ventrikel, *RA* rechter Vorhof, *RV* rechter Ventrikel. b Schwere Herzfehlbildung mit einzelnem Ventrikel. (Holzgreve 1987)

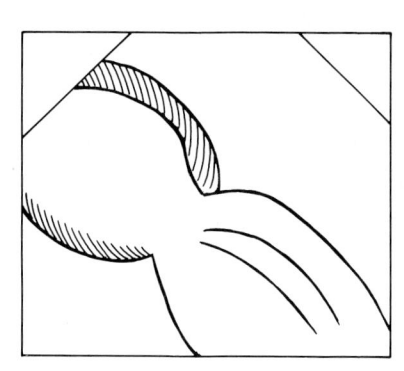

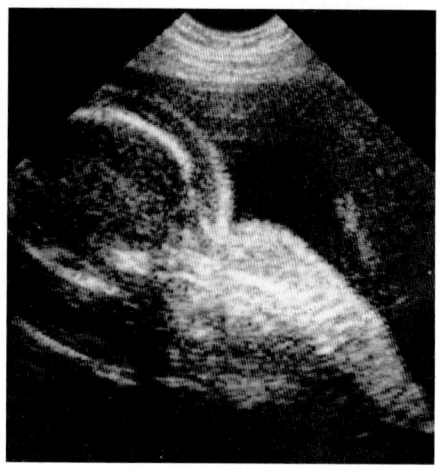

Abb. 168. Typisches „Heiligenscheinphänomen" bei generalisiertem Hydrops fetalis. Die Doppelkontur des Schädels ist bedingt durch eine pathologische Verdickung oder Abhebung der Kopfschwarte vom Schädeldach. (Holzgreve 1987)

Nach den gesammelten Erkenntnissen und der Möglichkeit der sonographisch gesteuerten chirurgischen Intervention gibt es erste Ansätze einer *intrauterinen Therapie* angeborener Strukturanomalien des Feten in Form von Entlastungsoperationen in utero, z. B. bei sonographisch erfaßten fetalen obstruktiven Uropathien oder Hydrozephalus (s. S. 122).

Aufgrund dieser in den letzten Jahren erzielten großen Fortschritte in der pränatalen Erkennung morphologisch sichtbarer kongenitaler Defekte wird die **Suche nach fetalen Anomalien bereits in das Ultraschallscreening im Rahmen der Schwangerenvorsorge eingebaut.** Dazu wird empfohlen, routinemäßig einen festen Untersuchungsgang einzuhalten, sowohl um die normale Entwicklung zu kontrollieren als auch, um Abweichungen von der Norm nicht zu übersehen und frühzeitig zu erfassen.

Wie bei jeder körperlichen Durchuntersuchung üblich, wird systematisch von kranial nach kaudal vorgegangen, und alle Körperabschnitte werden in Sagittal- und Frontalschnitten (bestimmter Referenzebenen) abgetastet.

Die Mindestanforderungen für die ultrasonographischen Erhebungen im Rahmen der Schwangerenvorsorge (Stufe I) sind:

- Nachweis fetalen Lebens mit Hilfe der FHF,
- Ausschluß oder Nachweis von Mehrlingen,
- Gesamtdarstellung des Feten in Längsschnittebenen (beim 1. Screening),
- Darstellung und Messung des BPD,
- Darstellung und Messung eines Rumpfquerschnittes,
- Lokalisation der Plazenta (beim 1. und 2. Screening),
- Einschätzung der Fruchtwassermenge
  - zu wenig
  - zu viel,
- Beachtung von Hinweiszeichen für das Vorliegen von Mißbildungen (s. Tabelle 24, S. 123).

Finden sich Auffälligkeiten, so ist zur Absicherung die Überweisung an den Experten der Stufe II und von diesem in Zweifelsfällen der Stufe III nach dem Dreistufenkonzept zwingend, auch um Verunsicherungen der Schwangeren durch falsch-positive Befunde zu vermeiden.

Die Ultraschallplazentographie

Die ultrasonographische Plazentadiagnostik stellt heute das Verfahren der Wahl zur *Lokalisation* und *Darstellung der Plazenta* dar. Die *Diagnose des Plazentasitzes* gehört zur Routineuntersuchung im Rahmen der Schwangerenvorsorge (Abb. 169). Sie ist von geburtsprognostischer Bedeutung bei Blutungen in der Früh- und Spätgravidität. Dabei ist zu beachten, daß die Plazenta um die 20. SSW in 4–5% noch im Bereich des inneren Muttermundes im Sinne einer Placenta praevia lokalisiert ist. Bis zum Geburtstermin erfolgt in 90% eine Verschiebung der Plazenta zum normalen Sitz, wobei dieser Vorgang größtenteils bereits bis zur 28. SSW abgeschlossen ist. Am Ende der Tragzeit findet sich nur noch in ca. 0,5% eine definitive Placenta praevia (s. S. 457). Als die wesentlichen Faktoren dieser Plazentaverschiebung werden das aktive Längenwachstum und die Verbreiterung der gesamten Uteruswand, ebenso die passive Dehnung mit leichter Rotation des unteren Uterinsegmentes angesehen.

Als unentbehrlich hat sich die ultrasonographisch bestimmte Lokalisation der Plazenta vor jeder diagnostischen Amniozentese im II. und

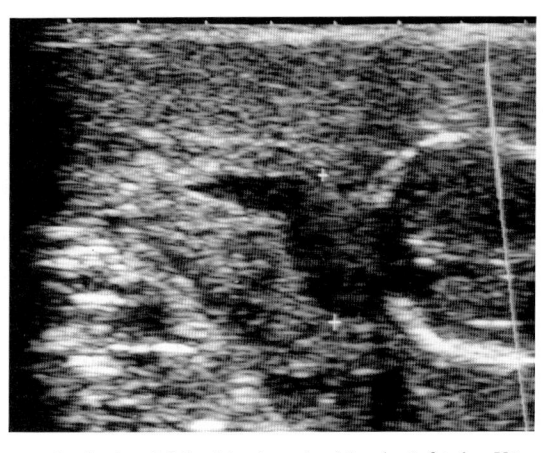

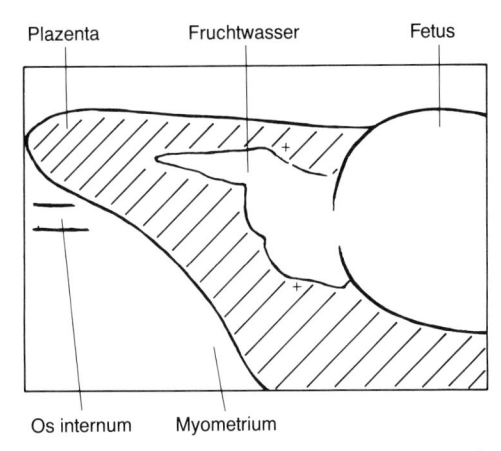

18 Methoden der Überwachung des Feten während Schwangerschaft und Geburt

Abb. 169. Placenta praevia (24. SSW p. m.). Die Plazenta überdeckt vollständig den inneren Muttermund. Der gewählte Schrägschnitt bringt das untere Uterinsegment zur Darstellung und erlaubt gleichzeitig das „Ausblenden" fetaler Körperteile

III. Trimenon erwiesen (Abb. 80 und S. 117). Wegen der vornehmlich im II. Trimenon ablaufenden Plazentaverschiebung empfiehlt es sich, z. B. bei einer Vorderwandplazenta mit der Punktion der Fruchtwasserhöhle 10–14 Tage abzuwarten, um die Amniozentese im plazentafreien Raum durchführen und damit eine transplazentare Punktion vermeiden zu können (s. S. 117).

Die sichere Erkennung des *Nabelschnuransatzes* am Feten und an der Plazenta sowie der *Nabelschnurgefäße* erlaubt die Punktion der Nabelvene im Rahmen der pränatalen Diagnostik und Therapie (s. S. 121) (Abb. 162).

Die *ultrasonographische Plazentabiometrie* liefert approximativ Auskunft über die Größe (*Flächen*ausdehnung), *Dicke* und das *Volumen* der Plazenta. Der Verdacht auf eine Plazentainsuffizienz im Zusammenhang mit einer Mangelentwicklung der Frucht kann durch den Befund einer zu kleinen Plazenta gestützt werden, während eine auffallend große Plazenta bei Feten diabetischer Mütter und bei Hydrops fetalis des M. haemolyticus fetalis angetroffen wird und ein Kriterium für die prognostische Beurteilung bilden kann.

Die pränatale Ultraschallplazentamorphologie zur differenzierten Analyse und Beurteilung der Plazentastrukturen ist nach Entwicklung hochauflösender Ultraschallgeräte mit abgestufter Grauwertdarstellung möglich geworden. Anhand bestimmter Kriterien (Fibrinoidablagerung, Fibrinplaques und Kalzifizierung graduell unterschiedlicher Ausdehnung, subchoriale Blutansammlungen) erlaubt sie z. B. Aussagen über den *Reifegrad bzw. Alterungsgrad der Plazenta in Korrelation zum Gestationsalter.*

Die intrauterine morphologische Plazentadiagnostik mittels Ultraschall kommt in Frage bei:

- übertragener Schwangerschaft,
- Wachstumsretardierung des Feten
- hypertensiven Erkrankungen der Mutter

Finden sich Zeichen vorzeitiger Reifung bzw. Alterung, so muß mit einer intrauterinen Dystrophie des Feten gerechnet werden (s. S. 393).

Eine neue diagnostische Dimension eröffnet sich mit der *Ultraschalldiagnostik der Hämodynamik der fetoplazentomaternalen Einheit.* Zunehmend gewinnen Meßwerte der uteroplazentofetalen Blutdurchflußgrößen bei den Bemühungen um die frühzeitige Erkennung der intrauterinen Mangelentwicklung an Bedeutung. Die übliche *kontinuierliche* Doppler-Sonographie erlaubt die *qualitative* Beschreibung des Blutstromes in oberflächlichen Gefäßen aufgrund der Doppler-Frequenzverschiebung (s. S. 245). Eine entscheidende Verbesserung bedeutet die *gepulste Doppler-Sonographie.* Sie eignet sich zur *quantitativen Blutstrommessung,* z. B. der mittleren Blutstromgeschwindigkeit und des Blutflußvolumens. Die Kombination mit dem Real-time-Schnittbild ermöglicht die exakte Gefäßlokalisation und Bestimmung des Gefäßquerschnittes.

Die Messung der Blutstromverhältnisse in den *uterinen Gefäßen* kommt bei Verdacht auf eine uteroplazentare Insuffizienz in Frage.

Bei normaler uteroplazentarer Durchblutung findet sich in den uterinen Gefäßen ein niedriger Gefäßwiderstand, ausgedrückt durch eine niedrige Pulsatilität. Eine *chronische uteroplazentare Insuffizienz* führt dagegen zu *einem Anstieg des Gefäßwiderstandes* und damit einer *erhöhten* Pulsatilität. Außerdem ist dann die *Blutstromgeschwindigkeit* signifikant niedriger als bei uteroplazentarer Normalversorgung.

Das Doppler-Frequenzmuster der *Aorta des Feten* und seiner *A. umbilicalis* zeigt bei einer chronischen Plazentainsuffizienz mit fetaler Mangelversorgung signifikant erniedrigte Blutstromgeschwindigkeiten.

Die Blutstromdiagnostik mit Hilfe des gepulsten Doppler-Verfahrens gibt damit sehr frühzeitig Hinweise auf eine Plazentainsuffizienz, und zwar zu einem Zeitpunkt, bevor die üblichen Parameter (CTG, fetale Biometrie, Hormondiagnostik) einen fetalen Mangelzustand vermuten lassen. Damit stehen weitere wichtige Kriterien zur Früherkennung und prognostischen Beurteilung einer fetalen Unterversorgung bei Risikoschwangerschaften zur Verfügung.

Spezielle Ultraschalldiagnostik vor und unter der Geburt
Der diagnostische Einsatz der Ultrasonographie in unmittelbarem Zusammenhang mit der prognostischen Beurteilung und Leitung der Geburt dient aufgrund der angeführten Parameter zur:

- Verifizierung von Lage- und Haltungsanomalien,
- Lokalisation der Plazenta (Placenta praevia mit Blutungen in der Spätschwangerschaft bzw. unter der Geburt, s. auch Abb. 169),
- Diagnose und Lokalisation der Abruptio placentae.

Einen weiteren Anwendungsbereich in der späten Schwangerschaft stellt die *Ultrasonopelvimetrie* bei Verdacht auf ein verengtes Becken dar. Solange der kindliche Kopf noch keine Beziehung zum Becken aufgenommen hat, ist es möglich, die Messung der *Conjugata vera* (Abb. 116 und 120) mit einer Genauigkeit von ± 3 mm vorzunehmen. (Die gemessenen Werte liegen ca. 2 mm unter den intraoperativ bestimmten, dagegen 2 mm über den röntgenologisch ermittelten Werten.)

Die *vaginosonographische Pelvimetrie* zur Bestimmung der inneren Beckenmaße erlaubt es, außer der Conjugata vera mit der gleichen Zuverlässigkeit von ± 3 mm den queren Beckendurchmesser (Conjugata transversa) zu messen.

Durch die zusätzliche Bestimmung des biparietalen Durchmessers bei beweglichem Kopf läßt sich ein Mißverhältnis zwischen kindlichem Kopf und mütterlichem Becken frühzeitig erkennen. Bei einer Beckenendlage kann die antepartale Berechnung der Relation zwischen mütterlichem Becken und dem nachfolgenden Kopf zur Planung des geburtshilflichen Vorgehens prospektiv herangezogen werden. Einschränkend ist jedoch zu betonen, daß das Verfahren in schwierigen Fällen die Röntgenbeckenmessung nicht voll ersetzen kann.

Biometrie der Cervix uteri in der Schwangerschaft
Die Ultrasonographie kann während der Schwangerschaft als wichtige Hilfsmethode zur **Beurteilung der Zervix** eingesetzt werden. Die diagnostische Bewertung stützt sich auf die Veränderungen der Zervix im Verlauf der normalen Gravidität durch Verkürzung, Konsistenzabnahme, Zentrierung und Dilatation (s. S. 218).

Meßbare Merkmale sind:

- Verkürzung der Zervix (Geburtsbereitschaft ist anzunehmen, wenn die Distanz zwischen dem inneren Muttermund und dem tiefsten Teil der Portio vaginalis uteri auf < 3 cm verkürzt ist),
- Erweiterung des Zervikalkanals (Geburtsbereitschaft besteht, wenn er auf > 1 cm erweitert ist),
- Vordringen des unteren Eipols bzw. der Fruchtblase in den Zervikalkanal,
- Verdünnung des unteren Uterinsegmentes (Geburtsbereitschaft, wenn die Dicke der Vorderwand des unteren Uterinsegmentes < 0,6 cm beträgt).

Die Summe der Merkmale erlaubt nach den bisherigen Erfahrungen eine sichere Beurteilung im Sinne eines Scores; der Messung der Zervixlänge kommt dabei besondere Gewichtung zu.

Im II. Trimenon liegt die klinische Bedeutung der ultrasonographischen Zervixbiometrie in der objektiven Beurteilung der *Zervixinsuffizienz*, ihres Grades und ggf. in Verlaufskontrollen zur strengeren *Indikationsstellung der Zervixverschlußoperation*. Ebenso ist die ultrasonographische Messung der biometrischen Zervixmerkmale bei einer Schwangerschaft nach früher durchgeführter **Konisation** angezeigt. Ein weiteres Indikationsgebiet bildet die *drohende Frühgeburt* durch aktuelle und Verlaufsbeobachtung unter tokolytischer Therapie.

Im Falle einer *übertragenen Schwangerschaft* trägt die Zervixbiometrie dazu bei, die Zervixreife vor der Geburtseinleitung zu prüfen.

Der große Vorteil des Einsatzes der Ultrasonographie zur Zervixdiagnostik besteht in der Vermeidung bzw. Einsparung vaginaler Untersuchungen und damit in der Verringerung der Infektionsmorbidität (auch bei vorzeitigem Blasensprung!).

Ultrasonographie im Wochenbett
Im Wochenbett können durch die Kenntnis der typischen Rückbildungsstrukturen Störungen der Involutio uteri (Plazentarest, Plazentapolyp, Blutkoagula, Lochialstauung) im Zusammenhang mit dem klinischen Verlauf diagnostiziert werden.

Die Indikation zur Sonographie des Uteruscavums kann sich auch bei Verdacht auf unvollständige Abortausräumung ergeben (s. S. 350).

Ein weiteres Indikationsgebiet bildet die Kontrolle des Uterus auf eine Dehiszenz oder Ruptur nach Spontangeburt bei Status nach Sectio caesarea.

Weitere physikalische Überwachungsmethoden

Unter den bildgebenden Methoden befindet sich das *Magnetresonanzverfahren (NMR)* noch in der klinischen Erprobung. Wie weit die *Kernspintomographie* ergänzend zur Ultrasonographie in der Schwangerschaft in Frage kommt, ist z.Z. noch offen. Gewisse Vorteile scheint diese Technik bei der Lungendiagnostik des Feten und bei der Suche nach Anomalien im Zusammenhang mit einem Oligohydramnion zu bieten. Der großzügigeren Anwendung steht - abgesehen von Kosten und Aufwand - jedoch entgegen, daß die biologischen Wirkungen der bei den NMR-Untersuchungen auftretenden Magnetfelder und hochfrequenten magnetischen Wellen noch zu wenig abgeklärt sind.

Biochemisch-endokrinologische Überwachungsmethoden

Immunologischer Schwangerschaftstest

Die gegenwärtig nicht mehr üblichen biologischen Schwangerschaftstests (z. B. an Kröte, Kaninchen) und die neuen immunologischen Schwangerschaftsreaktionen beruhen alle auf dem Nachweis des Schwangerschaftshormons Choriongonadotropin (hCG = humanes Choriongonadotropin), das schon vom befruchteten Ei (der Zygote) und später dem Synzytiotrophoblasten als erstes Hormon gebildet wird. Nach der Implantation des Eies und seiner Kontaktaufnahme mit den Blutgefäßen des mütterlichen Kreislaufes erscheint hCG in zunehmend hohen Mengen im Blut und Harn der Mutter (S. 156 und Abb. 170). Wie alle Glykoproteine besteht das hCG aus einer α- und einer β-Untereinheit. Die α-Untereinheit hat ein Molekulargewicht von 18 000, die β-Untereinheit von 28 000 Dalton. Bestimmt wird heute fast ausschließlich die β-Untereinheit des hCG. Die Konzentrationen des β-hCG in der Körperflüssigkeit zeigen einen steilen Anstieg mit einem Maximum zwischen dem 80. und 100. Tag p. c. und einen ebenso steilen Abfall danach mit anschließender Plateaubildung.

Die modernen biochemischen Schwangerschaftstests beruhen auf immunologischen Verfahren, und zwar entweder auf dem Prinzip des *Antigen-Antikörper-Tests,* des *Enzymimmunoassays (EIA)* oder des *Radioimmunoassays (RIA).*

Die *immunologische Schwangerschaftsreaktion* beruht auf der Erzeugung von Antikörpern bei Tieren gegen das als Fremdantigen wirksame Choriongonadotropin. Das Prinzip besteht in der Erzeugung

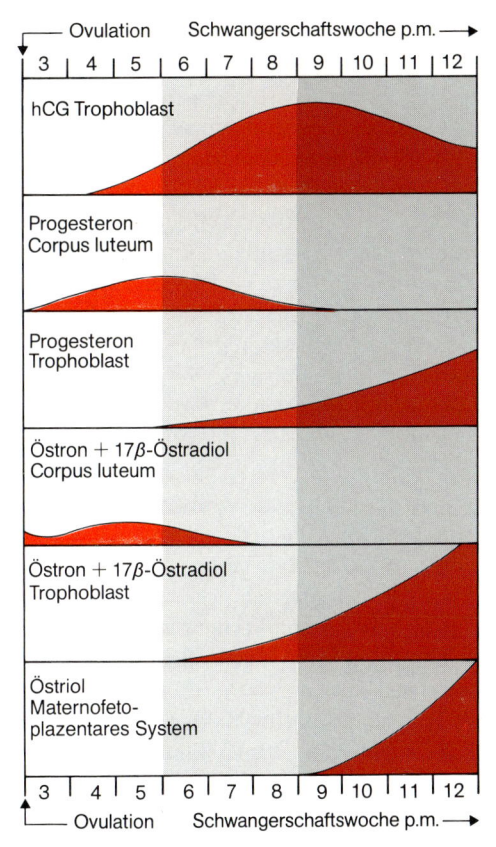

Abb. 170. Verlaufskurven der vom Corpus luteum sowie vom Synzytiotrophoblasten gebildeten Hormone bis zur 12. SSW. (Nach Zander u. Mitsch 1977)

einer Agglutination und einer kompetitiven Agglutinationshemmungsreaktion. Als Träger des Antigens dienen Latexkörnchen, die an ihrer Oberfläche hCG oder β-hCG binden. Die Zugabe eines hCG- oder β-hCG Antiserums bewirkt z. B. eine Zusammenballung dieser Partikel.

Wird freies Antigen in Form von hCG-haltigem Urin zum Testsystem hinzugefügt, so reagieren die Antikörper mit diesem hCG aus dem Harn und sind danach nicht mehr frei für die Agglutinationsreaktion mit den hCG-sensibilisierten Kunststoffpartikeln. Es kommt zu einer kompetitiven Hemmung der Agglutination. Der Test ist positiv. Ist die Frau nicht schwanger, enthält der Harn also kein hCG, so reagiert das zugefügte Antiserum mit den hCG-beladenen Partikeln. Es erfolgt eine Agglutination, und der Schwangerschaftstest ist somit negativ. Das Ergebnis liegt in etwa 2 min vor. Wird eine Reagenzampulle verwendet, so bildet sich eine Präzipitation mit Ring. Diese Ringbildung wird als positiv befundet, bedeutet also Schwangerschaft. Ist eine diffuse Sedimentation eingetreten, so ist der Test negativ. Bei Verwendung des modernen Objektträgerverfahrens ist der Schwangerschaftstest positiv, wenn die Agglutination eintritt und negativ, wenn sie ausbleibt.

Die modernen Tests arbeiten mit spezifischen poly- oder monoklonalen Antikörpern.

Beim *Enzymimmunoassay* (EIA) werden monoklonale Antikörper gegen β-hCG und hCG mit α-und β-hCG zusammen verwendet. Diese bilden eine in hohem Maße einheitliche und stabile Matrix für die Testdurchführung. Die EIA erfassen entweder das ganze intakte hCG-Molekül oder Bruchstücke wie β-hCG. Der monoklonale Antikörper wird nach modernsten biotechnischen Verfahren hergestellt (z. B aus Aszites der Maus) und besitzt eine sehr hohe Spezifität für β-hCG mit äußerst geringer Kreuzreaktivität und hervorragender Empfindlichkeit. Dadurch werden falsch-positive Ergebnisse verhindert. Die Tests sind nach 4 min bzw. nach 30 min ablesbar. Seit kurzer Zeit gibt es hCG-Testverfahren mit Flüssigkeits-, Streifen- oder Stäbchenfärbung auf der Grundlage von Farbentwicklern.

Die Empfindlichkeit der älteren Schwangerschaftstests lag bei 1000–1500 IE hCG/l Urin. Diese Konzentration im Harn wird bei einer normalen Schwangerschaft 10–12 Tage nach Ausbleiben der Regelblutung erreicht. Zu diesem Zeitpunkt ist demnach frühestens eine positive Reaktion zu erwarten. Die neueren Tests sind mit dem β-hCG-spezifischen Nachweis auf etwa 5–50 IE/l eingestellt, so daß ein positiver Schwangerschaftstest bereits am Tage des Ausbleibens der Regel erwartet werden kann. Die diagnostische Sicherheit liegt mit 99 % sehr hoch, falsch-positive Reaktionen sind mit den spezifischen Tests sehr selten. Früher konnte ein falsch-positiver Test auch durch eine Erhöhung der LH-Werte bedingt sein. Erhöhte LH-Spiegel im Harn (> 150000 IE/l) finden sich z. Z. der Ovulation, bei hypergonadotropen Erkrankungen oder bei Einnahme von Medikamenten, die den LH-Spiegel erhöhen (z. B. Reserpin, α-Methyldopa und Psychopharmaka). Solche falsch-positiven Tests durch Kreuzreaktionen aufgrund erhöhter LH-Werte im Urin gibt es heute bei den modernen Tests nicht mehr, da diese β-hCG-spezifisch sind.

Eine Sekretion von hCG kommt auch bei einigen genitalen und extragenitalen Tumoren vor. Der Nachweis dient als Tumormarker (z. B. Chorionkarzinom, Blasenmole, invasive Blasenmole oder Teratome und andere parakrine Tumoren).

Auf methodische Fehler als Ursache falscher Ergebnisse wird in den Anweisungen der Tests hingewiesen. Im ersten Morgenurin ist die Konzentration des hCG am höchsten. Die Frau sollte am Abend vor der Testdurchführung nicht zuviel Flüssigkeit zu sich nehmen. Wird der Urin nicht sofort verwendet, so muß er kühl aufbewahrt werden (2–8 °C) für höchstens 24 h. Für eine längere Lagerung ist Tiefgefrieren möglich. Zum Test soll der Urin Raumtemperatur haben.

Niedrige Temperaturen können eine Verlängerung der Reaktionszeit bewirken. Vor dem Testansatz ist der Urin gut durchzuschütteln. Falls Harn verschickt werden muß, wird 0,01 % Thiomeasal oder Natriumazid in einer Konzentration von 0,1 % als Konservierungsmittel hinzugefügt. Ist der Urin trüb oder ist ein Niederschlag sichtbar, so wird filtriert oder zentrifugiert (3 min. bei 1000 xG). Urin, der Blut, eine größere Menge von Protein oder eine übermäßige bakterielle Verunreinigung enthält, sollte nicht verwendet werden. Die Reinigung der Sammelgefäße mit Detergenzien kann u. U. ebenfalls falsche Ergebnisse bringen, ebenso bewirken bei manchen Tests Erschütterungen im Verlauf der Reaktion oder beim Ablesen falsche Ergebnisse.

Bei Verdacht auf *Mehrlingsgravidität*, auf eine *gestörte Schwangerschaft* oder *Trophoblasttumoren* kann eine *halbquantitative Bestimmung von hCG* oder β-hCG diagnostisch von Nutzen sein, um die ungefähre Höhe und den weiteren Verlauf der hCG-Konzentration bestimmen zu können. Hierzu wird eine Verdünnung des Harns mit destilliertem Wasser angesetzt. Die Verdünnungsstufe, bei der noch eine deutlich positive Reaktion erkennbar ist, wird als Grenzwert angegeben.

Radioimmunoassay (RIA): Besser ist die exakte *quantitative Bestimmung des hCG* durch den Radioimmunoassay. Die Spezifität und Genauigkeit des β-hCG-Nachweises im Blutplasma wurde durch Einführung des Radioimmunoassays erheblich verbessert. Mit ihm wird die β-hCG-Untereinheit des hCG empfindlich und spezifisch erfaßt. LH wird nicht mehr mitbestimmt (s. oben).

Neben dem Radioimmunoassay ist auch die quantitative hCG-Bestimmung durch den *kompetitiven Proteinbindungstest* möglich geworden, der mit Bindung von hCG an Zellmembranen arbeitet, die aus Corpora lutea von Rindern gewonnen werden.

Mit diesen beiden Verfahren ist hCG bereits 8–10 Tage nach der Ovulation, also kurz nach der Implantation und damit vor Ausbleiben der Regel meßbar. Die Untergrenze der Empfindlichkeit dieser Tests liegt bei 6 IE hCG/ml Plasma. Die β-hCG-Werte steigen rasch bis zu einem Gipfel von > 50 IE um den 80. Tag an, danach tritt ein Abfall auf 10–20 IE bis zum Ende der Schwangerschaft ein. Im 10. Monat kommt oft ein 2. kleinerer Gipfel vor (Abb. 171).

Hormonbestimmungen zur Schwangerschaftsüberwachung

hCG-Bestimmungen

Die Kontrolle erfolgt durch die radioimmunologische Messung (Radioimmunoassay RIA) des β-hCG (spezifische Seitenkette des hCG). Exakte quantitative Bestimmungen sind schon kurz nach

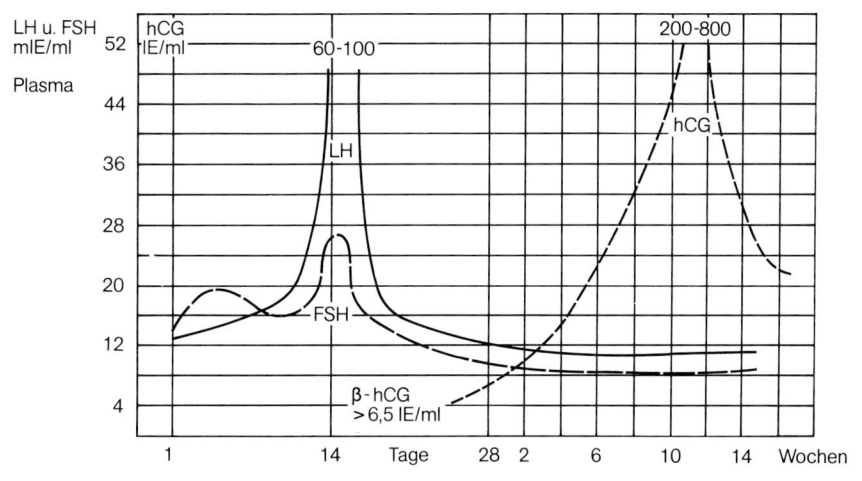

18 Methoden der Überwachung des Feten während Schwangerschaft und Geburt

Abb. 171. Werte von FSH, LH und ß-hCG im Zyklus und in den ersten 14 Wochen der Schwangerschaft

der Implantation des Eies und noch vor Ausbleiben der Regel (25.–26. Tag p. m.) möglich.

Im Verlauf der Schwangerschaft steigt das hCG (und ebenso das β-hCG) zu einem Maximum zwischen dem 60. und 100. Tag an. Das Maximum liegt etwa um den 80. Tag. Danach fällt es zunächst rasch, dann langsamer auf gleichbleibende Werte bis zum Ende der Schwangerschaft ab. Öfter findet sich zwischen der 28. und 36. Woche ein kleiner 2. Gipfel (Abb. 171, 174). Die Bestimmung von β-hCG hat besondere diagnostische Bedeutung im 1. Drittel der Schwangerschaft, nämlich zum Nachweis einer eingetretenen Gravidität (Schwangerschaftstest s. S. 261), des Verlaufes und der Prognose bei habituellen Aborten, der Extrauteringravidität und der Blasenmole oder des Chorionepithelioms. Bei den Trophoblasttumoren hat die Bestimmung von hCG, insbesondere von β-hCG, für die Diagnose, die Beurteilung des Verlaufs und des Therapieerfolges sowie für den Nachweis von Heilung oder von Rezidiven großen Wert und stellt einen idealen „Tumormarker" dar. In Fällen einer drohenden Fehlgeburt, insbesondere auch bei habituellen Aborten, kann ein absinkender hCG-Spiegel frühe Hinweise auf die schlechte Prognose geben. Bei verhaltener Fehlgeburt ("missed abortion") liegen die hCG-Konzentrationen niedrig. In diesem diagnostischen Bereich ist jedoch die hCG-Bestimmung durch die Ultraschalldiagnostik weitgehend ersetzt worden (s. S. 250), zumal die hCG-Werte nur verhältnismäßig langsam absinken, so daß die aktuelle hCG-Bestimmung öfter den Ereignissen nachhinkt. Zur besonderen Bedeutung der hCG-Bestimmung in der Diagnose der Extrauteringravidität s. S. 358.

Östriolbestimmungen

Die Östrogene Östron und Östradiol steigen während der Schwangerschaft mehr als 10-fach, das Östriol mehr als 100fach an (Abb. 172, 173). Nach der 30. SSW ist der Anstieg besonders steil. Nach der 36. SSW findet sich meist ein Plateau bei starker individueller und interindividueller Streuung der Werte. Zwischen Östron- und Östradiolwerten im Plasma oder Harn und dem Volumen sowie dem Gewicht der Plazenta besteht eine enge, positive Beziehung. Östriol korreliert dagegen mehr mit dem Gewicht des Feten und der Größe sowie dem Gewicht seiner Nebennierenrinden und deren Funktion. Aus deren Zone X stammen die Hauptvorläufer für die plazentare Östrogenbildung (DHEA-S und DHEA).

Östriol im 24-h-Harn oder freies Östriol im Blutplasma zeigen eine gute Korrelation mit dem Zustand des Embryos und des Feten. Von der 8.–16. SSW an geben Östriolbestimmungen einen wichtigen Anhalt für die Intaktheit einer Schwangerschaft und für die Prognose einer drohenden Fehlgeburt zusammen mit β-hCG und Progesteronbestimmungen sowie dem Ultraschall. Später, nach der 34. SSW, ist nur Östriol für die Überwachung der gefährdeten Schwangerschaft von Wert. Im letzten Schwangerschaftstrimenon bildet die Nebennierenrinde der Frucht 80–90% der Östriolvorläufer (hauptsächlich DHEA-S). Dagegen bildet die mütterliche Nebennierenrinde nur 15% dieser Vorläufer. Die tägliche Produktion von DHEA-S durch die fetale Nebennierenrinde liegt bei 75 mg/24 h, die für DHEA bei 15 mg. Die mütterliche Nebennierenrinde bildet dagegen nur 15–25% DHEA-S (s. S. 156 und Abb. 96).

Die Östrogensynthese in der Plazenta aus adrenalen C_{19}-Steroidvorläufern ist in hohem Grade

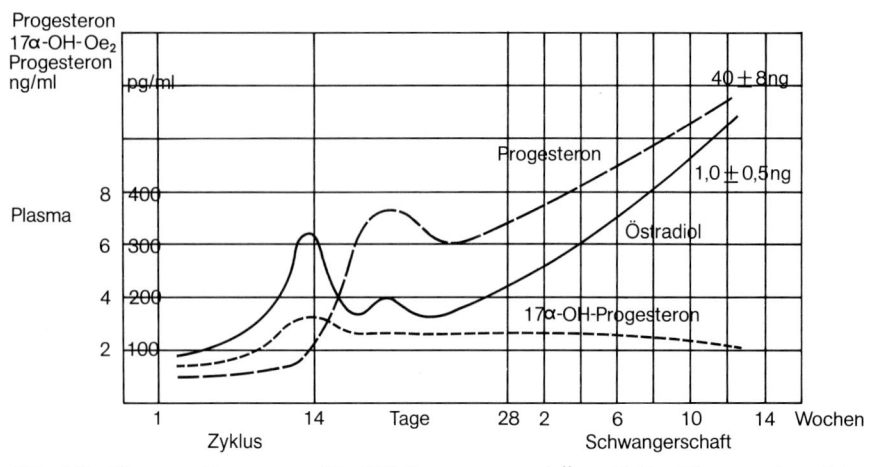

Abb. 172. Werte von Progesteron, 17α-OH-Progesteron und Östradiol im Plasma während des Zyklus und der ersten 14 SSW

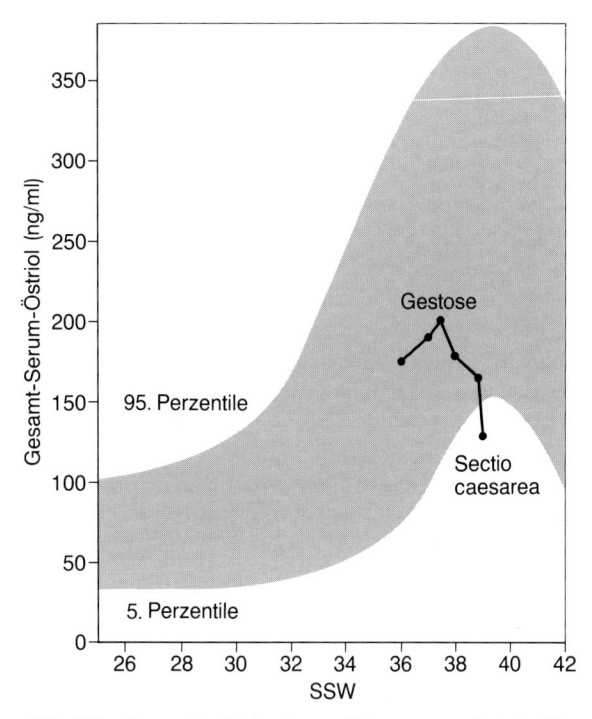

Abb. 173. Gesamtöstriol im Serum Schwangerer. Bei der Plazentainsuffizienz (z. B. Präeklampsie) erniedrigte Werte bzw. steiler Abfall

sauerstoffempfindlich. Liegt eine Verminderung der utero-plazentaren Durchblutung vor und ist dadurch das O_2-Angebot und die Versorgung der Frucht vermindert, so kommt es sogleich zu einem Absinken der Östriolwerte infolge Beeinträchtigung der Bildung von Vorläufern des biosynthetischen Plazentastoffwechsels. Dies ist der Grund, warum die Östriolbestimmung für die Erfassung des Befindens der Frucht geeignet ist. Außer bei Plazentainsuffizienz können die Östrogenwerte auch bei schweren Mißbildungen der Frucht, bei Enzymmangelzuständen der Plazenta (z. B. Sulfatasemangel[3]) und bei Verwendung bestimmter Medikamente (Antibiotika wie Ampizillin, Tuberkulostatika wie Rifampizin) erniedrigt sein.

Die prospektive Sicherheit von Östriolbestimmungen liegt bei täglicher fortlaufender Bestimmung bei etwa 70%. Versager mit falsch-positiven oder falsch-negativen Ergebnissen sind möglich, erfahrungsgemäß insbesondere bei mütterlichem Diabetes mellitus und bei der Erythroblastose (s. S. 318 und 409). Die tägliche Schwankungsbreite und der methodische Fehler der Östriolwerte liegen bei etwa ±20%. Zur Erhöhung der Sicherheit ist daher bei Untersuchungen im Harn eine exakte Sammeltechnik und für die Hormonbestimmungen eine laufende Kontrolle der Zuverlässigkeit der Verfahren erforderlich. Die Messungen sollen zur Verlaufsbeurteilung möglichst täglich erfolgen. Stichproben in größerem Abstand sind von geringerem Wert, zumal ein Absinken der Östriolwerte überraschend innerhalb von 24–48 h erfolgen kann (Abb. 173). Nach Möglichkeit sollen immer mehrere Verfahren der Schwangerenüberwachung gleichzeitig verwendet werden, um die Grundlage für eine therapeutische Entscheidung nicht von einem einzigen Parameter abhängig zu machen, sondern breit abzusichern.

Die Bestimmung von *hPL*, das einen Anhalt über die Funktion der Plazenta gibt (Abb. 174), hat sich wegen mangelnder Korrelation zum klinischen Verlauf nicht bewährt. Es muß daher versucht werden, unter Beachtung klinischer Befunde, durch Bestimmung von Östriol, Anwendung von Ultraschall,

---

[3] Sulfatase spaltet das Sulfatmolekül, z. B vom DHEA-S ab, ehe DHEA über Androstendion zu Östron umgewandelt werden kann.

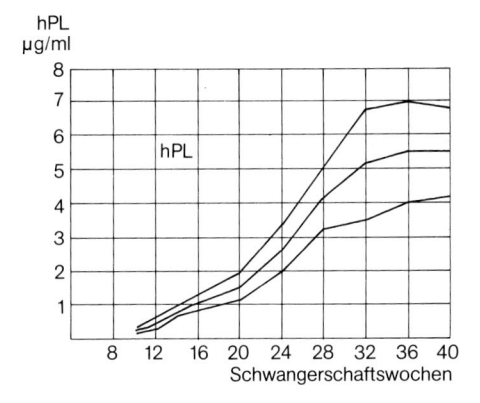

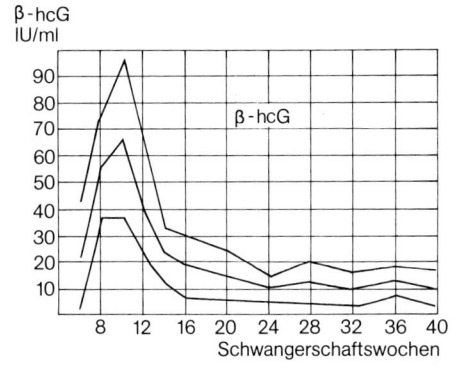

18 Methoden der Überwachung des Feten während Schwangerschaft und Geburt 265

Abb. 174. Verlaufskurven von plazentarem Laktogen (hPL) und β-hCG in der normalen Schwangerschaft

CTG, Amnioskopie und Belastungstests in Kombination, wo jeweils indiziert, zu einer möglichst zuverlässigen Entscheidungsgrundlage aus den Gesamtbefunden zu kommen.

Dehydroepiandrosteron-Sulfat-Belastungstest (DHEA-S-Test)

Zusätzliche Information über die Plazentafunktion, insbesondere die Größe der uteroplazentaren Durchblutung, gibt bei fraglichen Östriolwerten der DHEA-S-Belastungstest. Dabei wird der Plazenta durch intravenöse Injektion von 50 mg DHEA-S an die Schwangere eine hohe Dosis dieses adrenalen Östrogenvorläufers angeboten. Die Verstoffwechselungsgröße des Steroids in der Plazenta wird durch die Bestimmung von Östradiol oder Östron im Plasma vor und nach der DHEA-S-Injektion gemessen. Die Art sowie die Höhe des Östrogenanstieges werden nach einem Punktesystem beurteilt und damit die uteroplazentare Perfusion und die steroidbiogenetische Plazentafunktion ausgewertet. Eine solche Auswertung kann auch durch die Bestimmung des Absinkens des DHEA-S-Spiegels im Plasma bei der Mutter nach Injektion erfolgen (DHEA-S-Halbwertszeit). Die Ergebnisse sind etwa gleich mit dem obengenannten Test, der die Umwandlung in Östron und Östradiol mißt. Bei Plazentainsuffizienz und intrauteriner Mangelentwicklung zeigt der Test zuverlässig niedrige Umwandlungs- und Verschwindensraten. Die Korrelation dieses Funktionstests zu kindlichen Parametern wie APGAR- und pH-Wert oder Ausgang der Schwangerschaft für Mutter und Frucht liegt bei kurzem Zeitabstand über 80%. Der Test zeigt also deutlich bessere Ergebnisse als die rein statistische, fortlaufende Östriolbestimmung (etwa 70% Zuverlässigkeit) und gibt damit in fraglichen Fällen zusätzliche Sicherheit. Nach neueren Untersuchungen scheint auch gute Übereinstimmung der Tests mit der Doppler-Messung der uteroplazentaren Perfusion zu bestehen.

Wenn zur Verbesserung der Lungenreife bei drohender Frühgeburt Betamethason verabfolgt wird, so tritt dieses der Mutter injizierte Kortikosteroid rasch durch die Plazenta hindurch und hemmt die fetale hypophysäre ACTH-Synthese und -Sekretion und damit die Kortisol- und DHEA-S-Produktion der fetalen Nebennierenrinde. Durch das Absinken des plazentaren Östrogenvorläufers DHEA-S sinkt der Östrogenspiegel in Plasma und Harn der Schwangeren auf niedrige Werte ab. Während dieser Tage sind daher Östrogenbestimmungen für prognostische Beurteilungen unbrauchbar. Mit dem DHEA-S-Test, der auch nach Kortikosteroidgaben voll anwendbar ist, läßt sich diese Zeit überbrücken. Die Geschwindigkeit, mit welcher der Östrogenspiegel der Mutter nach der Kortikosteroidhemmung wieder zur Norm ansteigt, kann zusätzlich als Maß für den Funktionszustand der fetoplazentaren Einheit verwendet werden. Je rascher die Werte ansteigen, desto günstiger ist die Prognose zu stellen, je langsamer (>5 Tage), desto ungünstiger.

Bestimmung von Östetrol (15α-OH-Östriol), Progesteron, 17α-Hydroxyprogesteron, Pregnandiol, Oxytozinase, hitzestabiler alkalischer Phosphatase, 17β-Oxydoreduktase, schwangerschaftsspezifischen Proteinen (SP I) oder AFP (α-Fetoprotein) haben sich bisher zur Schwangerschaftsüberwachung als wenig geeignet erwiesen.

19 Medikamentöse Beeinflussung – Steuerung – der Wehentätigkeit

Basierend auf den Erkenntnissen der Wehenphysiologie (s. S. 213) stehen heute wirksame Pharmaka sowohl zur Auslösung und Förderung von Uteruskontraktionen als auch zur Wehenhemmung zur Verfügung. Die differente Wirkungsweise der einzelnen Stoffgruppen begrenzt die Anwendungsgebiete, verlangt eine strikte Indikationsstellung und – im Hinblick auf Nebenwirkungen – eine vorsichtige individuelle Dosierung.

Wehenauslösung – Wehenverstärkung

Zur Auslösung bzw. Steigerung der Uterusaktivität stehen zur Verfügung:

- Oxytozin,
- Prostaglandine,
- Mutterkornalkaloide (Secale-Präparate).

Oxytozin

Oxytozin spielt als körpereigenes Proteohormon bei der Wehenauslösung eine mitentscheidende Rolle (s. S. 213). Der Wirkstoff steht in vollsynthetischen, chemisch weitgehend reinen Präparaten als Oktopeptid zur Verfügung und ist nach internationalen Einheiten standardisiert. (Das aus tierischen Hypophysen gewonnene Hypophysin ist nicht frei von Vasopressin und den damit verknüpften Nebenwirkungen, z. B. einer Hypoxie des Feten; das synthetische Oktopeptid enthält ca. 10% Vasopressinaktivität.)

Voraussetzung für die aktivitätssteigernde Wirkung des Oxytozin ist eine bereits angebahnte *Wehenbereitschaft* bzw. die *Ansprechbarkeit des Uterusmuskels*.

Indikationen

Die Hauptindikationsgebiete sind

in der späten Schwangerschaft:
- der Oxytozinbelastungstest (s. S. 240),
- Einleitung der Geburt (s. S. 398);

unter der Geburt:
- Behandlung der abnormen Wehentätigkeit (Hypoaktivität) – das Oxytozin entfaltet hier nicht nur einen stimulierenden, sondern auch koordinierenden Effekt;

nach der Geburt des Kindes:
- anläßlich der Sectio caesarea nach Entwicklung des Kindes zur Unterstützung der Plazentalösung.
- bei atonischen Nachblutungen.

Bezüglich der Dosierung gilt vor und unter der Geburt die Regel, entsprechend der individuellen Oxytozinempfindlichkeit des Uterus mit der geringsten Menge des Wirkstoffes auszukommen. Daher ist die kontinuierliche Zufuhr per infusionem vor und unter der Geburt die Applikationsform der Wahl, wobei der exakt einstellbaren Infusionspumpe gegenüber der Tropfinfusion der Vorzug zu geben ist. Als Richtdosis können 3–4 mE/min angesehen werden, die in allmählich steigender Dosis erreicht und nur gelegentlich überschritten werden müssen.

Die Oxytozinapplikation ante- und subpartal setzt die **kontinuierliche Kardiotokographie** zur Kontrolle der Frequenz und des Typus der Wehen sowie der fetalen Herzaktion voraus.

Nur in der Plazentarperiode und bei atonischen Nachblutungen kann höher und per injectionem dosiert werden.

Im Wochenbett wird die nasale Applikation (Nasenspray) als zusätzlicher Anreiz für den Beginn der Laktation empfohlen (s. S. 288).

Komplikationen – Kontraindikationen

Die nicht individuell gesteuerte Applikation birgt die Gefahr der Überdosierung mit Hyperaktivität, mit einem *Anstieg des Basaltonus,* mit der Gefahr der Uterusruptur für die Mutter und – als Folge der Minderdurchblutung – der *Hypoxie des Feten.*

Deuten die Überwachungsparameter auf eine Überdosis hin, muß sofort eine Tokolyse (s. S. 269) in die Wege geleitet werden.

Wegen dieser Risikofaktoren ist die Wehenstimulierung durch Oxytozin *kontraindiziert* bei:

- Mißverhältnis zwischen Kopf und Becken,
- Lageanomalien,
- Status nach früherer Sectio caesarea (als relative Kontraindikation),

- Status nach gynäkologischen Operationen am Uterus mit Eröffnung des Cavum uteri (Myomenukleation, Metroplastik),
- vorzeitiger Plazentalösung.

Prostaglandine

Prostaglandine sind *synergistisch mit Oxytozin* bei der *Auslösung der physiologischen Wehentätigkeit* als wesentlicher Wirkungsfaktor beteiligt. Bei klinischem Einsatz zur *Wehenindukion* haben sie im Gegensatz zu Oxytozin den Vorteil, daß sie keine Wehenbereitschaft voraussetzen (s. S. 214). *Sie vermögen daher auch in der frühen Schwangerschaft das ruhigstellende Sicherungssystem zu durchbrechen und Kontraktionen am Uterus auszulösen,* und zwar stärker im Fundus als in den kaudalen Abschnitten. Ein 2. Wirkungsmechanismus - in Ergänzung zum 1. - besteht in der *Reduktion des zervikalen Widerstandes,* d. h. der Initiierung der Geburtsbereitschaft der Zervix, ihrer Auflockerung und Reifung („priming", „softening").

Indikationen

Gemäß dieser Wirkungsweise finden die Prostaglandine als potente effektive Wirkstoffe in der Geburtshilfe vielfältige Anwendung.

Im **I. und II. Trimenon** werden sie aufgrund ihres „Weichmachereffektes" präoperativ zur Beendigung der Schwangerschaft eingesetzt. Die Indikationen umfassen die

- Abortinduktion bei gestörter oder abnormer Fruchtentwicklung wie
  - „missed abortion",
  - Blasenmole,
  - pränatal nachgewiesenen genetisch bedingten Defekten,
  - intrauterinem Fruchttod und
- Abortinduktion zum Schwangerschaftsabbruch gemäß § 218 a.

Im III. Trimenon kommt die Applikation von Prostaglandinen aus geburtshilflicher Indikation in Frage bei:

- Geburtseinleitung wegen Überschreitung des Geburtstermines,
- oxytozinrefraktärem Geburtsstillstand,
- Risikoschwangerschaft und -geburt mit medizinischer Indikation zur Geburtsbeendigung.

In der Nachgeburtsperiode sind Prostaglandine indiziert zur Prophylaxe und Therapie der *atonischen Nachblutung.*

Anwendungsrichtlinien und Applikationsformen

Entscheidend für die Wahl und die Applikationsform der verfügbaren Prostaglandine oder ihrer Analoga sind die therapeutische Zielsetzung - Zervixauflockerung, Wehenindukion oder beides - und der Schwangerschaftszeitpunkt. Für den sinnvollen und schonenden Einsatz gilt es zu beachten, daß jeder dieser Stoffe entsprechend seiner Struktur und Metabolisierung in Abhängigkeit von der Dosis seine spezielle Wirkungsweise entfaltet. Jeder Einsatz verlangt ein Abwägen der erwünschten regiolokalen therapeutischen Effekte gegnüber den lokalen und systemischen Nebenwirkungen und Risiken.

Gebräuchlich sind entsprechend dem physiologischen Vorkommen die natürlichen, primären Prostaglandine E_2 und $F_{2\alpha}$ (s. S. 214). Sie besitzen eine kurze Wirkungsdauer, da sie schnell metabolisiert werden - ein Vorteil angesichts der Gefahr der Nebenwirkungen.

Wenn es vornehmlich um die Reifevorbereitung der Zervix geht (Abruptio graviditatis, Geburtseinleitung bei Übertragung und noch unreifer Zervix (s. S. 353 und S. 398), genießt PGE_2 wegen seiner guten Zervixwirksamkeit den Vorrang gegenüber $PGF_{2\alpha}$.

Von den inzwischen entwickelten stabilen Prostaglandinanaloga verfügt das PGE_2-Analogon Sulproston über eine gute selektive Uteruswirksamkeit bei vergleichsweise geringeren Nebenwirkungen. Es eignet sich sowohl zur intramuskulären, intramuralen (Zervix-) Applikation per injectionem als auch zur lokalen Applikation als Vaginaltablette oder -suppositorium. Eine gute Zervixwirksamkeit bei relativ geringerer Wehenstimulierung kommt auch dem PGE_1-Analogon Gemeprost zu, das sich - als Vaginalsuppositorium verabreicht - nach den bisherigen Erfahrungen als besonders geeignet für den Schwangerschaftsabbruch im 1. Trimester erweist.

Die verschiedenen Applikationsformen sind jeweils unterschiedlich mit Vor- und Nachteilen behaftet und erfordern den differenzierenden und individualisierenden Einsatz des Erfahrenen.

Als *lokale Applikationsformen* stehen für die Auflockerung und Erweiterung der Zervix - das Priming, Softening - zur Einleitung eines Abortes oder der Geburt zur Verfügung:

- Die *vaginale Applikation* von PGE_2-Vaginaltabletten oder Vaginalsuppositorien in das hintere Scheidengewölbe. Nachteile sind die relativ hohe erforderliche Dosierung bei spätem Wirkungseintritt, v. a. aber die fehlende Steuerbarkeit. Zur kontrollierten Dosierung wird daher auch die Instillation einer wäßrigen Lösung von PGE$_2$ mit Hilfe eines Portioadapters vorgezogen, der bei Zeichen der Überstimulierung entfernt werden kann.

- Die *endozervikale Instillation* eines PGE$_2$-Gels, das zu einer schonenden Auflockerung und Erweiterung der Zervix bei zumeist nur leichterer Wehentätigkeit führt.

- Die *extraamniale Applikaton* von PGE$_2$-Gel nach Einlegen eines Foley- oder Venenkatheters transzervikal extraamnial in das untere Uterinsegment des Cavum uteri ist weitgehend verlassen.

Systemische Applikationsformen sind:

- die *intravenöse Tropfinfusion* unter Verwendung des natürlichen PGE$_2$; diese Anwendungsform gewährleistest die Steuerbarkeit und damit Vermeidung von Überdosierungen.
- Die *intramuskuläre Injektion,* z. B. des PGE$_2$-Analogons Sulproston. Sie ist nicht steuerbar und somit schwerer zu dosieren.
- Die *orale Applikation;* sie ist mit den Nachteilen der fehlenden individuellen Steuerbarkeit und mit nicht absehbaren Nebenwirkungen belastet.

Die *lokalen* Verfahren haben sich v. a. zur Erzielung der *Zervixreifung* bei der *Abortinduktion* und *Geburtseinleitung am Termin* durchgesetzt. Dieses Vorgehen reicht bei der *Abortinduktion im I. Trimenon* i. allg. aus. Es bewirkt eine gute Auflockerung und Erweichung der Zervix, so daß die instrumentelle Dilatation erleichtert oder überflüssig wird. Es kommt seltener zu einer nachfolgenden Zervixinsuffizienz (s. S. 383), und die Nebenwirkungen sind gering oder treten zumindest abgeschwächt auf.

Im II. Trimenon kann sich ein zweizeitiges Vorgehen als notwendig erweisen, um neben der Zervixauflockerung und Weiterstellung auch Uteruskontraktionen zur Expulsion und evtl. Nachräumung zu induzieren.

Zur *Geburtseinleitung* ist sowohl die Auflockerung der Zervix als auch die Induktion von Wehen erwünscht. Die Prostaglandine führen nachweislich zu einer *Zunahme des Bishop-Scores* (s. S. 398).

Je nach Situation kann ein- oder zweizeitig vorgegangen werden: Zunächst wird die Zervixreifung lokal mit Hilfe eines natürlichen PGE$_2$-haltigen Gels induziert; hat der Bishop-Score den Punktwert von ≥ 8 erreicht, erfolgt die Wehenstimulierung entweder lokoregional intrauterin extraamnial oder systemisch mit Hilfe einer intravenösen Tropfinfusion.

Sub partu kommt die intravenöse Applikation bei *oxytozinrefraktärem Geburtsstillstand* oder bei Versagen der lokalen Prostaglandinwehenstimulierung in Frage. Bei *sekundärer Wehenschwäche* kann zusätzlich Oxytozin verabfolgt werden (s. S. 423).

Zur Geburtseinleitung bei *lebendem* Kind sollen *natürliche, kurzlebige Prostaglandine,* möglichst in steuerbarer Applikationsform, zur Anwendung gelangen, um Nebenwirkungen beim Kind durch übertretende Prostaglandine zu vermeiden.

Die intensive Überwachung der Patientin während der Prostaglandinmedikation ist obligatorisch, ebenso die kontinuierliche CTG-Kontrolle bei lebendem Kind.

Nebenwirkungen – Kontraindikationen

Aufgrund der ubiquitären Verbreitung der Prostaglandine in praktisch allen Zellen und Geweben des Organismus muß mit *Nebenwirkungen,* v. a. am Verdauungs- und Respirationstrakt sowie der Gefäßmuskulatur gerechnet werden.

Vornehmlich bei nicht ausreichend steuerbarer systemischer Verabfolgung besteht das Risiko wiederholter Episoden von:

- gastrointestinalen Reaktionen wie Nausea, Vomitus, Diarrhö,
- spastisch bedingten abdominalen oder thorakalen Schmerzen (Bronchospasmen), Reizhusten,
- Kopfschmerzen, Sehstörungen,
- anaphylaktischen Reaktionen,
- generalisierten Krampfanfällen.

An der Injektionsstelle kann sich eine schmerzhafte, lokale Gewebereizung mit Rötung und Schwellung entwickeln und, wenn auch selten, Ausgangspunkt einer Thrombophlebitis werden.

Das Risiko einer aszendierenden Infektion bei lokaler intrazervikaler bzw. extraamnialer Applikation sollte beachtet und durch strenge Asepsis so gering wie möglich gehalten werden.

Wegen der vielfältigen unerwünschten Nebenwirkungen gehört die Anwendung der Prostaglandine in die Hand des Erfahrenen.

Kontraindikationen sind:
- Status nach vorausgegangener Sectio caesarea oder anderen Operationen am Uterus (cave Uterusruptur als relative Kontraindikation),
- dekompensierte Herzinsuffizienz,
- schwere Leber-Niereninsuffizienz,
- dekompensierter Diabetes mellitus,
- zerebrales Krampfleiden,
- Glaukom,
- dekompensierte Thyreotoxikose,
- akute gynäkologische Infektionen,

- Colitis ulcerosa,
- akutes Ulcus ventriculi/duodeni,
- Erkrankungen des rheumatischen Formenkreises,
- Bronchialasthma, spastische Bronchitis.

Mutterkornalkaloide

Eine weitere Wirkstoffgruppe zur Kontraktionsauslösung am Uterus stellen die Alkaloide des *Secale cornutum* dar.

Indikationen

Mutterkornalkaloide kommen in der Geburtshilfe ausschließlich *nach* Geburt des Kindes, d. h. in der *Nachgeburtsperiode* und im *Wochenbett* zur Anwendung. Zur Verfügung stehen halbsynthetische gereinigte Präparate in wasserlöslicher Form, wie Methylergobasin (Methergin). Im Gegensatz zu Oxytozin besitzen die Mutterkornalkaloide keine wehenkoordinierende Wirkung, sondern lösen eine *Dauerkontraktion* aus. Dieser Effekt ist erwünscht zur Beschleunigung der *Plazentarperiode,* v. a. zur *Prophylaxe gegen atonische Nachblutungen.* Im Hinblick auf die physiologische Auslösung der Uteruskontraktionen post partum durch die ad hoc von der Plazenta gebildeten Prostaglandine kann auf die routinemäßige Applikation von Uterotonika verzichtet werden (s. S. 215 und S. 221). Notwendig erscheint die Tonisierung des Uterus jedoch unmittelbar nach der Geburt von *Mehrlingen* und bei *Vielgebärenden* wegen der Überdehnung und Ermüdung des Myometriums.

Im Wochenbett haben Secale-Präparate ihren Platz zur Therapie der *Lochialverhaltung* und der *mangelhaften Involution* des Uterus (s. S. 485). Die stillende Mutter sollte dann darüber informiert werden, daß es durch antagonistische Supprimierung der Prolaktinfreisetzung durch Mutterkornalkaloide zu einem vorübergehenden Rückgang der Milchsekretion kommen kann.

Wehenhemmung – Tokolyse

Zur Wehenhemmung stehen heute mit den *β-Adrenergika,* syn. *β-Sympathikomimetika,* wirksame Pharmaka zur Verfügung, die aufgrund ihrer ausgeprägten uterusrelaxierenden Eigenschaften im engeren Sinne als *Tokolytika* bezeichnet werden.

Zur Wirkung der β-Sympathikomimetika

Die *β*-Sympatikomimetika – biochemisch dem Adrenalin nahestehend – entfalten ihre aktivitätshemmende Wirkung auf den Uterusmuskel über eine Wechselwirkung mit spezifischen Strukturen, den Adrenozeptoren (*β*-Rezeptoren) der glatten Muskelzellen.

Durch Stimulierung der *β*-Rezeptoren werden Methylierungsvorgänge in der Zellmembran ausgelöst, die die Ankoppelung des stimulierten *β*-Rezeptors an Adenylatzyklase und dadurch deren Aktivierung ermöglichen. Adenylatzyklase katalysiert in der Zelle die Überführung von ATP in zyklisches AMP. Kalzium spielt bei der Muskelrelaxation als Mittlersubstanz eine entscheidende Rolle. Mit der Anreicherung von cAMP nimmt das freie Kalzium ab und bewirkt so die Erschlaffung. Durch Hemmung des Einstromes von Kalzium in die Zelle ist es möglich, die kalziumabhängige Intensität der Zellfunktion weiter zu senken (s. unten).

Hinsichtlich ihrer pharmakologischen Wirkung unterscheidet man 2 Gruppen von Adrenozeptoren, die β_1- und β_2-Rezeptoren.

Über die β_1-Rezeptoren werden eine Zunahme der Herzleistung mit Steigerung der Herzfrequenz, ferner eine Lipolyse und Relaxierung der glatten Muskulatur ausgelöst.

Über die *Stimulierung der β_2-Rezeptoren* wird eine Erschlaffung der glatten Muskelzellen erreicht, die zur Broncholyse und Vasodilatation führt, v. a. aber eine *uterusrelaxierende* bzw. *wehenhemmende* Wirkung zur Folge hat. Neben einem glykolytischen Effekt vermitteln β_2-Rezeptoren zugleich exzitatorische Wirkungen am Herzen. Sofern keine β_1-Restaktivität vorliegt, handelt es sich hierbei jedoch nicht um eine direkte Wechselwirkung zwischen Pharmakon und Rezeptor, sondern um die Gegenregulation des durch die Vasodilatation ausgelösten Blutdruckabfalles (Reflextachykardie).

Die heute gebräuchlichen Tokolytika enthalten zur Verringerung der generalisierten, v. a. der kardialen Nebenwirkungen überwiegend β_2-Stimulatoren und führen so zu einer effektiveren Erschlaffung der Uterusmuskulatur, sind jedoch nicht gänzlich frei von β_1-Restaktivitäten, so daß es auch bei den β_2-Sympathikomimetika zur Stimulierung der Herzaktion kommen kann.

Die β_2-adrenergen Pharmaka führen also vornehmlich zur:

- Unterdrückung der Uteruskontraktion,
- Steigerung des Herzvolumens (und der Herzfrequenz),

- Gefäßerweiterung, Verringerung des Strömungswiderstandes und damit zur
- Verbesserung des uterinen Blutzuflusses.

Das uteroplazentare Blutvolumen steigt um ca. 10%. Das bedeutet eine **bessere Sauerstoffversorgung des Feten**. Die Tokolyse beeinflußt offenbar die Plazentafunktionswerte nicht, so daß auch bei therapeutischem Einsatz wegen drohender Frühgeburt und einer möglicherweise bestehenden Plazentainsuffizienz *keine nachteiligen Effekte auf die Versorgungslage des Feten* zu befürchten sind.

Die *diaplazentare Passage dieser Pharmaka* ist als niedrig anzusetzen. Die Wirkstoffkonzentrationen beim Feten liegen um ein Vielfaches unter denen der Mutter. Infolgedessen erscheint das *fetale Risiko* durch die Tokolyse *auch bei Langzeitbehandlung nicht erhöht* (s. unten).

Im Verlauf einer über längere Zeit notwendigen Ruhigstellung kann eine Steigerung der Dosis erforderlich werden, da β-Sympathikomimetika ihre Rezeptoren herabregulieren.

Indikationen

Basierend auf den genannten Grundlagen gelten folgende Indikationsgebiete für die Tokolyse mit β_2-adrenergischen Substanzen:

- In der Schwangerschaft
  o prophylaktisch:
  - während und/oder nach der Cerclage im 2. Trimenon (s. S. 343),
  - vor und während der äußeren Wendung aus Querlage oder Beckenendlage (s. S. 431 und S. 426),
  - vor, während und nach einer notwendigen Laparotomie in der Gravidität,
  - bei Uterus myomatosus oder Uterusmißbildungen und Schwangerschaft,
  - bei Mehrlingen (s. S. 403),
  - bei chronisch-nutritiver Plazentainsuffizienz.

  o therapeutisch:
  - zur Arretierung vorzeitiger Wehen bei drohender Frühgeburt,
  - bei vorzeitigem Blasensprung und unreifem Kind,
  - zum Zeitgewinn für die Induktion der Lungenreife.

  o Unter der Geburt
  - Normalisierung pathologischer Wehentätigkeit (hyperaktive und/oder hypertone Wehen),
  - kurzfristige Unterbindung der Geburtswehen zur „intrauterinen Reanimation" bei fetaler Hypoxie (s. S. 471),
  - Uterusrelaxierung bei schwieriger abdominaler oder vaginaler Kindesentwicklung,
  - vor einer Notfall-Sectio.

Der Einsatz der Tokolytika erfolgt differenziert, je nach dem, ob es sich um eine prophylaktische oder therapeutische Maßnahme handelt.

Die *prophylaktische Tokolyse* stellt eine individuell befundbezogene, zeitlich limitierte Maßnahme dar und wird je nach Indikation oral oder per infusionem vorgenommen. Als sog. *Kurzzeittokolyse* dient sie der Ruhigstellung des Uterus bei geplanten Eingriffen in der Schwangerschaft und erfolgt dann üblicherweise mit Tropfinfusion (ab ca. 12 h vor bis 12 h nach dem Eingriff). Sie kann, wenn notwendig, oral fortgesetzt werden.

Die therapeutische Tokolyse in der Schwangerschaft beinhaltet in der überwiegenden Mehrzahl die *Langzeittokolyse bei drohender Frühgeburt*. Sofern keine Gegenindikationen bestehen und die klinischen Voraussetzungen erfüllt sind, wird unter regelmäßiger Blutdruck- und Pulskontrolle mit der intravenösen Infusion der β_2-Sympathikomimetika mit Hilfe eines Infusiomaten oder Tropfenzählers begonnen (s. unten) und nach Sistieren der Wehentätigkeit zunächst überlappend, dann ausschließlich auf die orale Medikation übergegangen.

Eine der Indikationen zur *Tokolyse sub partu* bildet die Regulierung der pathologischen Wehentätigkeit. Eine weitere dient der kurzfristigen Wehenhemmung zur Verbesserung der O_2-Zufuhr, der „intrauterinen Reanimation", bei einer akuten Notsituation des Feten. Die *Akut-* oder *Notfalltokolyse* zur Verminderung einer unmittelbar drohenden Gefahr erfordert eine schnelle Intervention, die nur durch intravenöse Applikaton erreicht werden kann.

Nebenwirkungen

Mütterlicher Organismus

Da die gesamte glatte Muskulatur mit α- und β-Rezeptoren ausgestattet ist, sind die β-Andrenozeptoren des Myometriums nicht spezifisch bzw. isoliert zu stimulieren. Außerdem ist zu bedenken, daß insbesondere bei Langzeittokolyse die β_2-Sympathikomimetika einen über den gesamten Behandlungszeitraum anhaltenden erhöhten Sympathikotonus und damit eine zusätzliche Herz- und Kreislaufbelastung zur Folge haben. Auf diesen Tatsachen beruhen die Nebenwirkungen – die ja eigentlich Wirkungen dieser potenten Pharamaka sind – und die daraus abzuleitenden Einschränkungen der Indikation.

Die unter β_2-Sympathikomimetika auftretenden *systemischen unerwünschten Wirkungen* sind durch folgende *Symptome* gekennzeichnet:

- allgemeine Unruhe,
- Herzklopfen,
- Angstgefühl,
- Händezittern (kleinschlägiger Tremor),
- Wärmegefühl,
- Kopfschmerzen,
- Übelkeit,
- Wasserretention (cave Lungenödem!).

In der Regel handelt es sich um *transitorische reversible Reaktionen.* Als Ursachen der genannten Symptome stehen *kardiale* Effekte im Vordergurnd mit Beschleunigung der Herzfrequenz, Steigerung der Reizleitung, der Reizautomatie und Verstärkung der Kontraktionskraft mit Anstieg des Herzzeitvolumens. Weder kreislaufgesunde noch kreislaflabile Schwangere zeigen vermehrte Reaktionen; wenn sie auftreten, sind sie dosisabhängig und binnen 48 h reversibel.

Unter den Nebenwirkungen auf den *Stoffwechsel* verdient v. a. der *Kohlenhydratstoffwechsel* Beachtung: Es kommt zu einem *Anstieg des Blutzuckerspiegels* mit rasch folgender *Insulinausschüttung.* Das bedeutet, daß eine diabetogene Stoffwechsellage vorübergehend außer Kontrolle geraten kann; der Insulinbedarf während der tokolytischen Behandlung ist erhöht. Die durch β_2-Adrenergika ausgelöste *Lipolyse* führt bei ca. 20% der Graviden zur *Ketonurie* mit Übelkeit und Erbrechen, ferner u. U. zu einer *leichten metabolischen Azidose.*

Unter den *Elektrolytveränderugen* steht die *Hypokaliämie* an erster Stelle, während die Konzentration von Natrium, Kalzium und Chlorid nicht signifikant verändert wird. Obwohl die Thrombozytenaggregation möglicherweise vermindert und verzögert wird, besteht insgesamt bei Langzeittokolyse gesunder Schwangerer keine erhöhte Blutungsneigung.

Weitere vorübergehende Nebenwirkungn können Obstipation und Stauungen im Bereich der Nieren und Harnwege sein.

Eine *Potenzierung der Nebeneffekte* kann bei der Mutter durch gleichzeitige Verabfolgung von *Kortikosteroiden* – z. B. zur Induktion der fetalen Lungenreife –, ferner durch Kalziumsalze und Vitamin D eintreten, ebenso aber durch Kalzium- oder Magnesiummangel verursacht werden, da diese Substanzen zu einem erhöhten transmembranären Kalziumeinstrom führen. (Nützlich ist dann die Zufuhr von Kalziumantagonisten, s. unten). β_2-Sympathikomimetika können bei der Mutter Wassereinlagerung und Natriumanreicherung der Lunge bis zur *akuten Gefahr eines Lungenödems* verursachen, und dieses Risiko kann durch Kortikosteroide potenziert werden.

Insgesamt variieren die Nebenwirkungen und ihre Stärke in Abhängigkeit von der verwendeten Substanz, der Dauer und Art der Applikation. Bei Infusionstherapie sind sie i. allg. stärker ausgeprägt als bei oraler Verabfolgung.

Wirkungen – Nebenwirkungen auf den Feten

Infolge der geringen Plazentagängigkeit der β-Mimetika werden beim Feten keine toxischen Substratkonzentrationen erreicht. Es kann jedoch – besonders unter kurzfristiger Tokolyse vor und unter der Geburt – zu einem *glykogenolytischen Effekt* mit *Hypoglykämie* und *leichter metabolischer Azidose unmittelbar post partum* kommen. (Daher Prüfung von Blutzucker und pH-Wert beim Kind!) Gelegentlich stellt sich in den ersten Lebenstagen eine Hyperbilirubinämie ein.

Beim Feten ergaben sich keine Anhaltspunkte für eine synergistische oder antagonistische Wirkung von β-Mimetika und Glykokortikoiden. Möglicherweise läuft aber unter Langzeittokolyse die *Surfactantsynthese verzögert* ab. Daher sollten die L/S-Ratio bestimmt und wenn notwendig Kortikosteroide verabfolgt werden (s. S. 389).

Die meisten Tokolytika induzieren einerseits einen – geringen – *Anstieg der Herzfrequenz beim Feten,* andererseits wird auch durch eine Verbesserung der uteroplazentaren Durchblutung eine Normalisierung der fetalen Herzfrequenz beobachtet. Ultrasonographisch fällt gelegentlich eine leichte motorische Unruhe des Feten auf.

Kontraindikationen für die Anwendung der Tokolytika

Die systemischen Nebenwirkungen der β_2-Sympathikomimetika erfordern eine sorgfältige Indikationsstellung, v. a. aber die Aussonderung derjenigen Schwangeren, bei denen eine Kontraindikation von vornherein besteht.

Absolute Kontraindikationen sind:

- Thyreotoxikose,
- Hypokaliämie,
- Myokarditis,
- Herzfehler (auch Zustand nach Operation eines Vitium cordis),
- Herzrhythmusstörungen,
- pulmonale Hypertonie,
- Niereninsuffizienz,
- Hyperkalziämie,

- Lebererkrankungen,
- Amnioninfektionssyndrom.

Relative Kontraindikationen bilden je nach Schweregrad:

- Diabetes mellitus,
- Präeklampsie, Hypertonie,
- Hypotonie.

Unabhängig von der Beachtung der Kontraindikationen erfordert die Tokolyse – v. a. die Langzeittokolyse der drohenden Frühgeburt – mit Rücksicht auf die möglichen Nebenwirkungen die Überwachung der mütterlichen Kreislauf- und Stoffwechselfunktionen, ebenso aber die des kindlichen Zustandes (Kardiotokographie, Hormonparameter) und Wachstums (Ultraschall) mit besonderer Sorgfalt.

Vor jeder tokolytischen Behandlung sollen ein *mütterliches EKG* zur Information über die aktuelle Herzfunktion aufgezeichnet und die *Elektrolytwerte* bestimmt werden. Treten therapiebedingte Zwischenfälle auf, oder ändert sich die geburtshilfliche Situation, so müssen Notwendigkeit und Risiken der weiteren Behandlung überprüft und den neuen Gegebenheiten angepaßt werden. Um eine erhöhte Wassereinlagerung im Zusammenhang mit einer oft verdeckten gestotischen Stoffwechsellage zu vermeiden, empfiehlt sich während der Therapie die regelmäßige *Ein- und Ausfuhrkontrolle* sowie gleichzeitige *Flüssigkeitseinschränkung,* auch die Verwendung einer konzentrierten Infusionslösung.

Wegen der Gefahr einer Potenzierung der Nebenwirkungen besteht eine *relative Kontraindikation gegen Kortikoide* im Zusammenhang mit der Langzeittokolyse je nach klinischem Verlauf und Schweregrad bei:

- schwerer Präeklampsie,
- Diabetes mellitus,
- Tuberkulose,
- Ulkusanamnese.

Kardioprotektive Zusatztherapie

In Anbetracht der vielfältigen, insbesondere kardialen Nebenwirkungen der β_2-Andrenergika verdienen alle diejenigen Substanzen, die uterusmuskelrelaxierende und zugleich kardioprotektive Eigenschaften besitzen, größtes Interesse. Erfolg verspricht der Einsatz von *Magnesium* als Kalziumantagonist. Es führt zur *Relaxation* der glatten und quergestreiften Muskulatur mit *kardioprotektiver Wirkung* und gleichzeitiger zentraler Sedierung. Magnesium wird daher als Zusatztherapie zur β-Mimetikabehandlung empfohlen, zumal eine signifikant niedrigere Dosis der β_2-Stimulatoren benötigt wird. Für eine Magnesiumzusatztherapie spricht nicht zuletzt, daß eine Unter- oder Mangelversorgung mit Magnesium heute weit verbreitet ist und die Ursache vorzeitiger Wehentätigkeit bilden kann (s. S. 170).

Über die prophylaktische gleichzeitige Anwendung eines *β_1-Adrenozeptorenblockers* (Atenolol, Metoprolol) zur Vermeidung von unerwünschten Nebeneffekten während der Tokolyse ohne Beeinträchtigung des Effektes der Wehenhemmung liegen günstige Erfahrungen vor. Eine mögliche Depression des Kindes ist jedoch zu bedenken.

20 Methoden der Geburtserleichterung – geburtshilfliche Analgesie und Anästhesie

Besonderheiten der Schmerzlinderung in der Geburtshilfe

Mit den *Endorphinen* (Abb. 36) verfügt der menschliche Organismus über Substanzen, die die Toleranz gegenüber Schmerzen beeinflussen. Speziell die β-Endorphine bewirken eine starke Analgesie und sind in die emotionalen Reaktionen der Schmerzempfindung eingeschaltet.

Auch unter der Geburt als einem mit Schmerzen und Streß verbundenen Ereignis werden diese körpereigenen *Neuropeptide mit opiatartiger Wirkung* vermehrt gebildet. Nicht nur Wehen, sondern bereits Maßnahmen zur psychosomatischen Geburtsvorbereitung – z. B. nach Lamaze (s. S. 195) – führen über die dabei erzielte körperliche und psychische Entspannung zu einem Anstieg der β-Endorphinspiegel. Durch die Anhebung der Schmerz-

20 Methoden der Geburtserleichterung – geburtshilfliche Analgesie und Anästhesie

schwelle kann dann die Geburt schmerzärmer erlebt werden. Demgegenüber führt eine Ausschaltung der Schmerzwahrnehmung – z. B. durch eine Periduralanästhesie – zu erniedrigten Plasmawerten.

Trotz intensiver psychoprophylaktischer Geburtsvorbereitung (s. S. 194) und des Wunsches nach bewußtem Miterleben der Geburt des Kindes kann sich sub partu die zusätzliche *medikamentöse Schmerzbekämpfung* als notwendig und sinnvoll erweisen. Wenn keine Geburtsvorbereitung mit dem Training in der Verarbeitung der Wehen und Wehenschmerzen vorausging, wird die geburtshilfliche Analgesie zur schonenden Geburtsleitung häufiger benötigt. Die Durchbrechung des Angst-Spannungs-Schmerz-Syndroms verringert nicht nur den Geburtsstreß der Mutter, sondern durch Vermeidung der schmerzbedingten Geburtsverzögerung (Zervixdystokie) auch die intrapartale Belastung des Kindes.

Der Einsatz der geburtshilflichen Analgesie und Anästhesie macht das informative Gespräch mit der Kreißenden und deren Mitentscheidung erforderlich (s. S. 196).

Die Wahl der Substanzen, ihre Applikationsform und Dosierung bedeuten ein Abwägen der erstrebten Wirkung gegenüber den Nebenwirkungen unter Berücksichtigung ihrer Pharmakokinetik und -dynamik, die sie in beiden Organismen – dem der Mutter und dem des Nasciturus – entfalten. Die physiologischen Schwangerschaftsveränderungen des *mütterlichen* Organismus, insbesondere die der Atem- und Herz-Kreislauf-Funktion, müssen in Rechnung gestellt werden, und die Beeinflussung der Wehentätigkeit und Plazentafunkton muß bekannt sein. Bezüglich der Auswirkung auf das Kind ist zu berücksichtigen, daß alle z. Z. für die Sedierung, Analgesie und Anästhesie zur Verfügung stehenden Mittel durch einfache Diffusion entsprechend dem Partialdruck bzw. dem Konzentrationsgefälle von der Mutter auf den Feten übergehen. Die Konzentration im fetalen Plasma ist dabei von der Dosis, Applikationsart und Dauer der Medikation sowie den hämodynamischen Besonderheiten des fetalen Kreislaufes abhängig. Die meisten Analgetika, Anästhetika und Adjuvanzien passieren die Plazenta schnell und führen zu entsprechend hohen fetalen Konzentrationen, die u. U. bis in die ersten postnatalen Stunden nachwirken.

Es kommt hinzu, daß jede *Schmerzbekämpfung* so geartet sein muß, daß sie in Notfallsituationen die völlige *Schmerzausschaltung* zur operativen Geburtsbeendigung ohne erhöhtes Risiko für Mutter und Kind ermöglicht.

Angesichts der Anforderungen, die aufgrund dieser Besonderheiten an die geburtshilfliche Anwendung schmerzbekämpfender Medikamente gestellt werden müssen, gibt es nur wenige Pharmaka und Gruppen von Pharmaka, die einen tragbaren Kompromiß zwischen erstrebter Wirkung und unerwünschten Nebenwirkungen einzugehen gestatten. Jedoch sind die Möglichkeiten der Schmerzbekämpfung in den letzten Jahren differenzierter geworden und erlauben eine bessere individuelle Anpassung an die geburtshilflichen materialen und fetalen Bedingungen.

Sedativa – Analgetika

Mit Wehenbeginn stehen – insbesondere bei unvorbereiteten Kreißenden – Angst und Unruhe im Vordergrund. Mit Einsetzen häufigerer, kräftigerer und regelmäßiger Wehen überwiegen die Schmerzen, die jedoch durch psychische Überlagerung verstärkt empfunden werden können. Für die Analgesie in der *Eröffnungsperiode* kommen daher v. a. Kombinationen von *Sedativa* und *Analgetika* in Frage. Zur Sedierung eignen sich *Tranquilizer;* bevorzugt gelangt *Diazepam* (Valium) zur Anwendung. Diazepam passiert die Plazenta schnell. Der Abbau und die Ausscheidung erfolgen beim Neugeborenen – insbesondere bei unreifem Kind – langsamer als beim Erwachsenen, so daß die Substanz in pharmakologisch wirksamer Konzentration bis zu 1 Woche im fetalen Plasma nachgewiesen werden kann. Das Risiko der zentralen Dämpfung mit niedrigem Apgar-Wert, Lethargie, Muskelhypotonie und Hypothermie ist also stets zu bedenken. Zudem kann die Substanz nach parenteraler Gabe zu einer *Hyperbilirubinämie* des Neugeborenen in den ersten Lebenstagen führen (Tabelle 53). Daher darf Diazepam nur in niedriger Dosierung (intravenöse Einzeldosen von 5–10 mg) verabreicht werden.

Ähnlich günstig wirkt bei gesteuerter Dosierung das *Neuroleptikum* Droperidol (Dehydrobenzperidol). *Phenothiazine* nehmen eine Zwischenstellung ein.

Die genannten Pharmaka reduzieren die Angst- und Spannungsgefühle. Sie üben selbst keinen schmerzlindernden Effekt aus, vermögen jedoch die analgetischen Eigenschaften der reinen Schmerzmittel zu steigern bzw. zu potenzieren.

Unter den *Analgetika* ist *Pethidin* (Dolantin) am gebräuchlichsten. Es hat sich im klinischen Vergleich hinsichtlich der Wirkung und Nebenwirkungen als das bisher günstigste Präparat zur Schmerzbekämpfung unter der Geburt herausgestellt. Es muß jedoch zeitgerecht und intravenös gesteuert in kleinen Einzeldosen (25 mg) appliziert werden, um eine Depression des Neugeborenen zu vermeiden. Zeitgerecht bedeutet, daß die Verabreichung möglichst nicht in einer Zeitspanne zwischen 2 und 3 h vor der Geburt erfolgen soll, weil dann aufgrund der zeitabhängigen Verteilung von Pethidin zwischen mütterlicher und fetaler Zirkulation mit einem höheren Anteil deprimierter Neugeborener gerechnet werden muß. Wird jedoch Pethidin *bis* zu 1 h oder *mehr* als 3 h vor der Entbindung des Kindes verabreicht, ist nicht mit niedrigen Apgar-Werten zu rechnen, wenngleich sich diskrete Veränderungen der neurophysiologischen Parameter bis zu 3 Tage nachweisen lassen. Atemdepressionen des Neugeborenen machen die Gabe von *Naloxon* (Narcanti) oder *Levallorphan* (Lorfan) als Antidot erforderlich.

Pethidin ist bezüglich der Nebenwirkungen den Analgetika *Pentazozin* (Fortral) und *Piritramid* (Dipidolor) überlegen. Die Anwendung in Kombination mit Diazepam (Valium) oder Droperidol (Dehydrobenzperidol) ist effektiv und trägt außerdem zur Einsparung von Pethidin bei.

Die Indikationsstellung für die Anwendung von Analgetika ist im Ablauf der Geburt durch den erzielbaren Wirkungsgrad bei gleichzeitig nebenwirkungsarmer Dosis begrenzt. Falls erforderlich, muß auf ein anderes Verfahren übergegangen werden.

Als - begrenzte - Alternative zur kombinierten Anwendung von Tranquilizern und Analgetika kann die *Inhalationsanalgesie* gelten. Sie wurde jedoch durch die Intensivierung der psychoprophylaktischen Geburtsvorbereitung und durch die Periduralanästhesie in den Hintergrund gedrängt. Die Inhalationsanalgetika haben bei optimaler Konzentration den Vorteil, daß sie die Wehentätigkeit nicht oder kaum beeinflussen.

Die Inhalation erfolgt über den Weg der kontinuierlichen oder intermittierenden Selbstapplikation. Bei intermittierender Anwendung sollte unmittelbar vor jeder Wehe mit der Inhalation begonnen werden. Der Effekt wird jedoch dadurch beeinträchtigt, daß gerade durch die Selbstanwendung selten der Gipfel der Schmerzintensität mit dem Maximum der analgetischen Wirkung zusammenfällt.

Gebräuchlich sind *Lachgas-Sauerstoff-Gemische*. Das Sensorium bleibt aber nur unbeeinflußt, wenn das Stickoxydul kontinuierlich reduziert wird (von anfangs 70% auf 50% bei entsprechendem Sauerstoffanteil).

Methoxyfluran (Penthrane) ist dem Lachgas überlegen. Bei einer Konzentration von 0,35 vol% besitzt es einen guten analgetischen Effekt und führt nur selten zu Bewußtseinsstörungen. Die Anwendung der günstigen Kombination von 60% N_2O, 40% O_2 und 0,35 vol% Methoxyfluran muß durch den Anästhesisten erfolgen.

Seit einigen Jahren wird ein *Enfluran*-(Ethrane) Sauerstoff-Gemisch zur Schmerzlinderung bei vaginalen Entbindungen empfohlen. Bei einer Dosierung von 0,25-1 vol% wurden keine ungünstigen Wirkungen auf die Mutter oder das Neugeborene beobachtet.

Regionalanästhesie

Die Indikationen für die einzelnen Methoden der *Leitungs- und Lokalanästhesie* richten sich danach, ob die Schmerzausschaltung für den gesamten Geburtsverlauf angestrebt wird oder nur für bestimmte Phasen der Geburt sowie operative Eingriffe unter und nach der Geburt, oder ob es sich um Notfallsituationen handelt.

Leitungsanästhesie

Durch die *Leitungsanästhesie* werden während der Eröffnungsphase thorakale, lumbale und die oberen Sakralsegmente blockiert, in der Austreibungsperiode nur noch die tiefen Sakralsegmente.

Periduralanästhesie (PDA) (Epiduralanästhesie)

Sie gestattet weitgehende Schmerzfreiheit während des gesamten Geburtsverlaufes einschließlich aller notwendig werdenden Eingriffe unter und nach der Geburt. Der Zugang für die Injektionen des Anästhetikums wird vom lumbalen Teil der Wirbelsäule aus gewonnen; sie wird im Sitzen oder in Seitenlagerung durchgeführt. Die bedarfsgerechte Zufuhr durch einen eingeführten Katheter (Kathetertechnik) ist aufgrund ihrer individuellen Steuerbarkeit der Einzelinjektion überlegen.

Die PDA kommt primär bei der geplanten Sectio caesarea und der Geburtseinleitung zur Anwendung. Sekundär ist die Indikation zur Durchbrechung der Zervixdystokie und bei zu schmerzhaften Wehen gegeben. Sie kann denjenigen Kreißenden zur Verfügung stehen, die für den gesamten Ablauf die schmerzarme Geburt wünschen, um die Geburt intensiver miterleben zu können. Will die Kreißende bewußt das Geburtserlebnis einschließlich der Wehenschmerzen erfahren, so ist ihre ablehnende Haltung unbedingt zu respektieren, es sei denn, es besteht eine medizinische Indikation für den Ein-

20 Methoden der Geburtserleichterung – geburtshilfliche Analgesie und Anästhesie

satz dieses Anästhesieverfahrens. Bezüglich des Zeitpunktes der Applikation soll bei der Erstgebärenden die Muttermundsweite 5–6 cm und bei der Mehrgebärenden 4–5 cm nicht überschritten haben.

Die Kathetertechnik erlaubt es, das Lokalanästhetikum bei der Spontangeburt so zu dosieren, daß die Kreißende den Preßreflex noch empfindet, kontrolliert mitpressen und sich die richtende Kraft der Beckenbodenmuskulatur auf den vorangehenden Teil auswirken kann. Auf diese Weise läßt sich die Zahl der anästhesiebedingten Einstellungs- und Haltungsanomalien und damit die Frequenz an operativen vaginalen Entbindungen gegenüber der Einzelinjektionstechnik verringern.

Für weitere nachfolgende Eingriffe (z. B. manuelle Plazentalösung, Versorgung der Episiotomiewunde, postpartale Tubenligatur) reicht die Anästhesie aus, wenn sie nach der Geburt des Kindes durch Nachinjektion via Katheter verstärkt wird. Das Verfahren erlaubt, jede sub partu notwendige operative Entbindung durchzuführen. Das gilt für die Sectio caesarea ebenso wie für vaginale Entbindungsoperationen.

Kaudalanästhesie

Sie stellt eine Modifikation der lumbalen PDA dar, die Injektion erfolgt direkt vom Hiatus sacralis aus. Sie gleicht in der Wirkungsbreite und dem Anwendungsbereich der PDA, erfordert jedoch mehr Anästhetikum. Auch bei diesem Zugang ist die Katheterdaueranästhesie aus den obengenannten Gründen zu bevorzugen. Sie wird in Seitenlage (Sims-Position) ausgeführt.

Sowohl die Periduralanästhesie als auch die Kaudalanästhesie stellen für Mutter und Kind schonende und risikoarme Verfahren dar.

Kontraindiziert sind beide Verfahren u. a. bei:

- Schockzustand,
- mütterlicher oder fetaler Notsituation,
- anatomischen und neurologischen Veränderungen,
- entzündlichen Prozessen im Bereich des Applikationsortes
- Gerinnungsstörungen.

Spinalanästhesie

Diese Anästhesieform kommt in der Geburtshilfe in Form des Sattelblockes (Reithosenanästhesie) zur Anwendung. Mit ihr läßt sich für die Austreibungsperiode, für postpartale Eingriffe im Bereich des Dammes und der Vagina eine komplette Schmerzausschaltung erzielen.

Während die bisher angeführten Methoden der Regionalanästhesie für die Applikation und laufende Überwachung i. allg. den Einsatz des Anästhesisten erfordern, werden die folgenden Verfahren der Leitungsanästhesie vom Geburtshelfer wahrgenommen.

Pudendusanästhesie

Am häufigsten wird die technisch einfache Pudendusanästhesie für die Austreibungsperiode und nachfolgende Versorgung des Dammes (Episiotomie) angewendet. Nach vollständiger Eröffnung des Muttermundes, aber bevor der vorangehende Teil auf den Beckenboden tritt, wird das Anästhetikum transvaginal mit Hilfe einer Führungshülse beiderseits dorsokaudal der Spinae ischiadicae in einer Menge von 10 ml pro Seite appliziert (Abb. 175).

Lokalanästhesie – Infiltrationsanästhesie

Diese Form dient praktisch nur der peripheren Schmerzausschaltung im Bereich des Dammes vor Anlegen der Episiotomie, wenn keine PDA oder Pudendusanästhesie vorgenommen wurde.

Zu beachten ist, daß das Lokalanästhetikum *Lidocain* nach einer Infiltration des Dammes binnen Minuten in der mütterlichen Blutbahn erscheint, infolge des rapiden Plazentatransfers schnell auf den Feten übergeht und dort vergleichsweise höhere

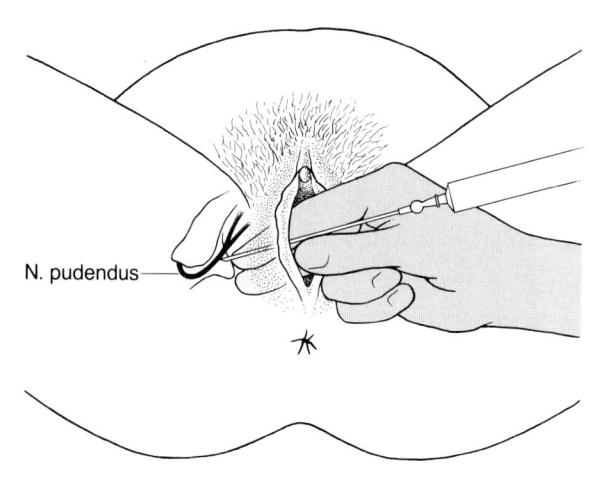

Abb. 175. Technik des Anlegens der transvaginalen Pudendusanästhesie.

Spiegel erreicht als bei einer Periduralanästhesie. Lidocain und seine Metaboliten sind bis zu 48 h im Urin des Neonaten nachweisbar. Je nach Höhe des Lidocainspiegels kann es beim Kind zu Bradykardien kommen.

Der *parazervikale Block* (PCB) erfolgt durch die Infiltration des Plexus pelvinus beiderseits vom Fornix vaginae aus unter Benutzung einer Führungsschiene. Die Methode ist mit einem erhöhten Risiko für das Kind verbunden, denn mit einer Häufigkeit von 5-7% werden fetale Bradykardien ausgelöst, die bereits zu kindlichen Todesfällen geführt haben. Man nimmt als Folge der schnellen Resorption in dem stark vaskularisierten Gebiet eine direkte Wirkung des Anästhetikums auf die fetale Herzreizleitung an. Daher hat das Verfahren seine Bedeutung für die geburtshilfliche Analgesie eingebüßt.

Allgemeinanästhesie

Jede, auch die kurz dauernde Allgemeinanästhesie erfordert eine kontinuierliche Kontrolle der vitalen Funktionen und die Angleichung an die physiologischen Besonderheiten der Mutter am Ende der Schwangerschaft unter Berücksichtigung der Situation des Feten. Daher muß jede Allgemeinnarkose nach den Prinzipien der „balancierten Allgemeinanästhesie" erfolgen. Dabei kommt der Intubation eine besondere Bedeutung zu, weil die schwangerschaftsbedingte verzögerte Magenentleerung und die verstärkte Regurgitation (s. S. 176) die Aspirationsgefahr und damit das Risiko des Mendelson-Syndroms (chemische Pneumonie mit exsudativem Lungenödem nach Aspiration von saurem Magensaft) beträchtlich erhöhen. Dies ist einer der Gründe, weshalb jede Art von Monoanästhesie problematisch ist. Unter den Narkoseverfahren beeinträchtigt die balancierte Allgemeinanästhesie Mutter und Fetus am wenigsten und gestattet am besten die Anpassung an die operativen Erfordernisse.

Die Allgemeinanästhesie kommt in Frage bei:

- der Sectio caesarea,
- operativen vaginalen Entbindungen,
- postpartalen Komplikationen.

Die balancierte Entbindungsnarkose ist die Methode der Wahl, wenn der Zeitfaktor im Vordergrund steht und nicht von vornherein eine Regionalanästhesie (PDA, Kaudalanästhesie) gelegt wurde.

Um sie optimal gestalten zu können, benötigt der Anästhesist eine gewisse Zeit für seine Vorbereitungen. Dem muß der Geburtshelfer durch vorausschauende Planung Rechnung tragen. Diese beginnt bereits mit der *Schaffung des intravenösen Zugangs zu Beginn der Geburt,* der die ausreichende Zufuhr von Flüssigkeit, Energieträgern und Elektrolyten bei oraler Nahrungskarenz sicherstellt.

Bei der *primären Sectio caesarea* liegen die Verhältnisse aus anästhesiologischer Sicht günstig, da es sich um einen „geplanten" Eingriff handelt.

Das gilt auch für die Risikoschwangere, bei der von vornherein die Risikogeburt mit operativer Entbindung einkalkuliert werden muß und der Anästhesist bereits bei der Aufnahme verständigt werden kann, um Zeit für seine speziellen Vorbereitungsmaßnahmen zu gewinnen.

Akute geburtshilfliche Situationen, die eine schnelle Allgemeinnarkose erfordern, verschlechtern die anästhesiologischen Voraussetzungen.

Prinzipiell wird der Anästhesist bestrebt sein, jede Möglichkeit zu nutzen, *aus dem ungeplanten Eingriff einen geplanten und aus der für eine Narkose unvorbereiteten Patientin eine vorbereitete zu machen.* Diesem Bestreben muß der Geburtshelfer entsprechen, soweit dies aus geburtshilflicher Sicht vertretbar ist. Einen Fortschritt, besonders bei sekundärem Kaiserschnitt, stellt die zwischengeschaltete Tokolyse dar, die nicht nur im Falle einer drohenden Asphyxie eine intrauterine Reanimation ermöglicht, sondern auch dem Anästhesisten Zeitgewinn verschafft, um Mutter und Kind noch ausreichend auf den operativen Eingriff vorzubereiten.

Ist jedoch der Geburtshelfer gezwungen, binnen kürzester Frist - meist aus kindlicher Indikation - die Geburt per sectionem (Nabelschnurvorfall, Placenta praevia, vorzeitige Plazentalösung) oder operativ vaginal zu beenden (drohende Asphyxie in der Austreibungsperiode), so verschiebt sich das vitale Risiko so sehr zu Lasten des Kindes und ggf. auch der Mutter, daß die anästhesiologischen Belange der ausreichenden Vorbereitung zurücktreten müssen. Eine Notfallsituation besteht auch bei den in etwa 5% aller Geburten auftretenden Nachgeburtskomplikationen mit der Gefahr der postpartalen Hämorrhagie, bei denen die Allgemeinnarkose binnen kürzester Frist - also unvorbereitet - erforderlich und durch den hinzutretenden Blutverlust noch zusätzlich kompliziert wird.

Es besteht kein Zweifel, daß die Integration des Anästhesisten in die Geburtshilfe einen wesentlichen Beitrag zur Senkung der mütterlichen und kindlichen Mortalität und Morbidität leistet.

21 Das reife Neugeborene

Die Anpassung an das extrauterine Leben

Die Anpassungsphase des Neugeborenen an das extrauterine Leben ist gekennzeichnet durch die beginnende Lungenatmung und die damit verbundene Kreislaufumstellung mit Eröffnung der pulmonalen Strombahn (s. S. 163).

Bei der normalen Geburt aus Schädellage werden bis zu 40 ml Flüssigkeit aus den Alveolen und Bronchien des Kindes ausgepreßt und nach der Entwicklung des Thorax bei ausreichend hohem Entfaltungsdruck durch ein entsprechendes Luftvolumen ersetzt. Beim ersten Atemzug werden Drücke bis zu 70 cm H_2O (7 kPa) erreicht. Das Einströmen von Luft in die Alveolen bewirkt einen schnellen Abfall des Widerstandes der Lungengefäße und einen prompten Anstieg des pulmonalen Blutstromes (s. S. 164). Das zusätzliche Blutvolumen wird aus dem plazentaren Reserveblut bezogen. Ausgelöst wird das spontane Atmen – neben dem Kältereiz – durch das Absinken des O_2- und den Anstieg des CO_2-Partialdruckes. Die Stabilisierung der Alveolen erfolgt durch oberflächenaktive Substanzen (Surfactants) (s. S. 162).

Pränatal und sub partu nicht beeinträchtigte Kinder atmen nach der Geburt spontan. Sie benötigen nur ein sofortiges Absaugen des Fruchtwassers aus Mund und Nase, um die Atemwege frei zu bekommen (s. S. 228).

Die Adaptation vollzieht sich beim gesunden Neugeborenen innerhalb folgender *Zeiten nach der Geburt* (Saling 1966):

1. Atemzug: im Mittel nach 6 s, Grenzwert 20 sec.

1. Schrei: im Mittel nach 15 s, Grenzwert 1¼ min.

Regelmäßige Spontanatmung: im Mittel nach 28 s, Grenzwert 1½ min.

Hautrötung: im Mittel nach 1 min 21 s, Grenzwert 5¼ min.

Das normale Neugeborene kommt mit einer leichten Sauerstoffschuld zur Welt, die es durch gesteigerte Atmung und Herzschlagfrequenz innerhalb von 10–20 min nach der Geburt ausgleicht. In den ersten Lebensstunden schwankt die Atemfrequenz zwischen 30 und 60/min; häufig bleibt eine gewisse Unregelmäßigkeit in den ersten Tagen bestehen. Die Herzschlagfrequenz pendelt sich um 135 Schläge/min ein.

Die Temperaturregulierung des Neugeborenen ist noch insuffizient (s. S. 282). Alle Maßnahmen am Kind müssen daher unter Wärmezufuhr (Wärmelampe) erfolgen und zügig durchgeführt werden.

Den Umstellungserfordernissen bei der *Adaptation an das extrauterine Dasein* trägt das gesunde reife Neugeborene umgehend durch Änderung seiner *Schilddrüsenfunktion* Rechnung. Binnen 30 min post partum (p. p.) steigt der Spiegel des thyreotropen Hormons (TSH) auf das 10fache an und pegelt sich innerhalb von 3–4 Tagen auf die neue Normalstufe ein. Gleichzeitig bestehen über die ersten 3–4 Wochen erhöhte Spiegel von thyroxinbindendem Globulin (TBG) mit entsprechenden Veränderungen der Schilddrüsenhormonkonzentrationen. Die Thyroxin-T_4-Werte steigen innerhalb von 24 h p. p. auf das Doppelte an und gelangen dann innerhalb von 3–4 Wochen in den oberen Normbereich. Trijodthyronin-T_3 ist unmittelbar nach der Geburt erniedrigt und steigt in den ersten Lebensstunden bis zu einem Maximalwert nach 24–48 h und pendelt sich innerhalb von 1–2 Wochen ein. Die Konzentrationen der freien Hormone verhalten sich wie die Gesamtkonzentrationen.

Die praktische Bedeutung dieser Erkenntnisse über die postpartale Physiologie der kindlichen Schilddrüse liegt in der Möglichkeit der Früherkennung kongenitaler transitorischer oder permanenter Hypothyreosen. Die *angeborene Hypothyreose ist mit einer Frequenz von 1: 3000–7000 Geburten häufiger als die Phenylketonurie und daher mit Recht in das Neugeborenenscreeningprogramm am 5. Tag p. p. einbezogen* (s. S. 283). Besteht schon pränatal der Verdacht auf eine Unterfunktion, so kann die Diagnose durch die Bestimmung von T_4 und T_3 im Nabelschnurblut schon eher abgesichert und die Therapie prompt in die Wege geleitet werden.

Ebenso von Bedeutung ist, daß die Schilddrüsenhormonproduktion bei *Frühgeborenen verzögert* anläuft. Dieser Tatsache muß bei der neonatologischen Versorgung Rechnung getragen werden (s. S. 387).

Tabelle 46. Zustandsdiagnostik nach dem Apgar-Index

Benotung	0	1	2	Nach 1 min	Nach 5 min	Nach 10 min
Herzfrequenz	Keine	<100/min	>100/min			
Atmung	Keine	Unregelmäßig	Regelmäßig			
Hautfarbe	Blaß/zyanotisch	Stamm rosig, Extremitäten zyanotisch	Komplett rosig			
Muskeltonus	Schlaff	Leicht gebeugte Extremitäten	Aktive Bewegungen			
Reflexerregbarkeit beim Absaugen	Keine Reaktion	Grimassieren	Niesen/Husten, Schreien			
Apgar-Punktsumme:						

Bewertung:
Punktsumme 10–9: optimal lebensfrisch
Punktsumme 8–7: normal lebensfrisch
Punktsumme 6–5: leichte Depression
Punktsumme 4–3: mittelgradige Depression
Punktsumme 2–0: schwere Depression

Tabelle 47. Zustandsdiagnostik nach dem pH-Wert im Umbilikalarterienblut. (Nach Saling 1987)

pH	Klinische Bezeichnung	Punkte nach dem Umbilikalaziditätsschema
≥7,35	Optimale Azidität	10
7,30–7,34		9
7,25–7,29	Noch normale Azidität	8
7,20–7,24		7
7,15–7,19	Leichte Azidose	6
7,10–7,14		5
7,05–7,09	Mittelgradige Azidose	4
7,00–7,04		3
6,90–6,99	Schwere Azidose	2
6,80–6,89		1
<6,80		0

Die Zustandsdiagnostik des Neugeborenen

Objektive Daten über den Zustand des Neugeborenen vermitteln der *Apgar[1]-Index* (Tabelle 46) und die Bestimmung des *pH-Wertes aus dem Nabelschnurarterienblut* (Tabelle 47).

Der Apgar-Index
Das Apgar-Schema erlaubt mit Hilfe einfacher Kriterien eine schnelle und unmittelbare Beurteilung der **kardiopulmonalen und neurologischen Funktionen.** Nach Punkten bewertet werden:

- Herzfrequenz,
- Atmung,
- Hautfarbe,
- Muskeltonus,
- Reaktion auf Schleimhautreizung (Reflexe).

Der *1-min-Apgar-Wert* ermöglicht eine schnelle Abschätzung des Zustandes nach der Geburt. Die erneute Beurteilung nach *5 und 10 min* gibt Aufschluß über die Stabilität der Funktionen. Der Apgar-Score ist – an manchen Kliniken mit einigen Modifikationen – weltweit in Gebrauch.

Der Säure-Basen-Status des Neugeborenen

Zur Bestimmung des **Säure-Basen-Status** (Saling 1966) werden nach der Geburt des Kindes aus der Nabelschnurarterie oder nach Ausstoßung der Plazenta aus einer der Arterien, die auf der fetalen Seite der Plazenta an Kreuzungsstellen über den Venen verlaufen, etwa 0,5 ml Blut gewonnen. Der gemessene pH-Wert und seine Einordnung in ein den Apgar-Werten angepaßtes Punkteschema (Saling 1987) vermitteln einen **objektiven Befund über den aktuellen Zustand** des Kindes in Ergänzung zu den Apgar-Werten. Die kombinierte Anwendung beider Punktsysteme ergibt einen zuverlässigen Bewertungsindex (Tabelle 48).

Zur Unterscheidung der respiratorischen und metabolischen Azidose wird empfohlen, stets den pCO_2-Wert mitzumessen und den metabolischen Anteil der Azidose anzugeben, z. B. als "base excess" (BE).

Das lebensfrische Neugeborene hat einen **durchschnittlichen** pH-Wert von ≥7,30, der im Mittel in-

---
[1] Virginia Apgar, amerikanische Anästhesistin, gab 1953 das nach ihr benannte Punktesystem zur Vitalitätsbeurteilung des Neugeborenen an.

21 Das reife Neugeborene

Tabelle 48. Dem Apgar-Score angepaßtes Umbilikalazidizitätsschema. (Nach Saling 1987)

Zustand des Kindes						
Neuköllner modifiziertes APGAR-Schema (A)						
Punkte	2	1	0	Sofort post part.	5 min	10 min
Nabelschnur	Prall	Mittelgradig gefüllt	Schlaff			
Tonus und Bewegungen	Gut	Herabgesetzt	Fehlen	5–10 Sekunden		
Reaktion auf Reize	Gut	Herabgesetzt	Fehlt			
Hautfarbe (am Stamm o. im Gesicht)	Rosig	Blau	Blaß			
Atmung	Ungestört	Gestört	Fehlt	1 min		
Herzschlag-frequenz	≥100	Unter 100	Fehlt			
A-Gesamtpunkte:						

Ua pH akt	Klinische Bezeichnung	Umbilikal-azidizitäts-Schema	
≥7,35	Optimale		10
7,30–7,34		Azidität	9
7,25–7,29	Noch normale		8
7,20–7,24			7
7,15–7,19	Leichte		6
7,10–7,14			5
7,05–7,09	Mittelgradige	Azidose	4
7,00–7,04			3
6,90–6,99	Schwere		2
6,80–6,89			1
<6,80			0

pH aktuell
Umbil.-Arterie (Ua):

Ua-Punkte:

A–Ua: /

nerhalb von 3 h auf 7,32 ansteigt. pH-Werte von 7,20–7,29 erfordern Beobachtung, unter 7,20 unverzüglich Sofortmaßnahmen (s. S. 471) und die Anwesenheit des Neonatologen.

Die Untersuchung des Neugeborenen im Kreißsaal (U_1)

Wenn Atmung und Herzfrequenz als gleichbleibend normal festgestellt sind, werden die Maße und der Reifezustand des Kindes bestimmt und die erste Durchuntersuchung vorgenommen.

Zuvor erfolgt durch die Hebamme die **endgültige Abnabelung**, falls die Versorgung der Nabelschnur nach der Geburt nur provisorisch vorgenommen wurde (s. S. 228). Unter aseptischen Bedingungen (Händedesinfektion, sterile Handschuhe) wird eine Einmalnabelschnurklemme ca. 1 cm vom Nabelschnuransatz entfernt angelegt und der Nabelschnurrest etwa 1 cm distal davon abgetrennt. Die Nabelpflege geschieht üblicherweise offen, d. h. ohne Verband, um die Mumifizierung zu begünstigen (s. S. 282).

Die meßbaren Reifemerkmale

Von den meßbaren Reifemerkmalen müssen **Länge**, **Gewicht**, und *frontookzipitaler Kopfumfang (Hutmaß)* als die wichtigsten dokumentiert werden (Tabelle 49). Die Beurteilung erfolgt durch Vergleich mit

Tabelle 49. Durchschnittsmaße des reifen Neugeborenen

Scheitel-Fersen-Länge: 48–54 cm (50 cm)
Gewicht: 2800–4100 g (3400 g)
Kopfumfang (Hutmaß): 33,5–37,0 cm (35 cm)
Brustumfang: 30–35 cm (33 cm)
Schulterumfang: 35 cm
Schulterbreite: 12 cm
Hüftbreite: 12 cm
Hüftumfang: 27 cm

Tabelle 50. Die nicht meßbaren und funktionellen Reifemerkmale des reifen Neugeborenen

Kräftiger Schrei, ruhige Atmung
Rosige Haut
Gleichmäßig ausgeprägtes subkutanes Fettgewebe
Reste von Vernix caseosa
Reste von Lanugobehaarung im Bereich des Rückens und der Streckseite der Oberarme
Kopfhaare 3–7 cm, Stirn frei
Ohrknorpel tastbar ausgebildet
Nägel überragen die Fingerkuppen und erreichen die Zehenkuppen
Fußsohlen durchgehend gefurcht
Geschlechtsorgane:
Bei Knaben: Hoden beidseits deszendiert
Bei Mädchen: Große Labien bedecken die Klitoris und kleinen Labien

Standardwachstumskurven bzw. -tabellen in Abhängigkeit von Gestationsalter (s. Abb. 193 a, b). Die zwischen der 10. und 90. Perzentile liegenden Maße gelten als Normwerte, die über der 90. bzw. unter der 10. Perzentile als außerhalb der Norm (s. S. 382).

Die nichtmeßbaren Reifemerkmale

Nicht weniger wichtig ist die Erfassung und Dokumentation der *nicht meßbaren und funktionellen Reifemerkmale,* weil sie insbesondere bei Früh- und Mangelgeborenen Informationen über den Grad der funktionellen Reife vermitteln (Tabelle 50, S. 387 und 395).

Die erste Durchuntersuchung

Diese erfolgt noch im Kreißsaal nach den Regeln der Inspektion, Palpation und Auskultation. Neben der Beurteilung der Adaptation ist besonders auf Risiken (Infektionen, Unter-, Übergewichtigkeit, Unreife) und morphologische Abweichungen von der Norm zu achten (Tabelle 51). Auch der neurologische Status (Muskeltonus, Spontanmotorik, Reaktionen, Reflexverhalten) soll überprüft werden.

Die *Ösophagusluftprobe* empfiehlt sich bei jedem Neugeborenen, da im Falle einer Ösophagusatresie oder einer Ösophageotrachealfistel die Aspirationsgefahr bei der ersten Nahrungsaufnahme besteht und damit die Erfolgschancen der sofort notwendigen Operation verschlechtert werden.

Zur *Ösophagusluftprobe* wird eine Sonde bis in den Magen geleitet, und es werden 2 ml Luft mittels Spritze appliziert. Bei Durchgängigkeit läßt sich der Austritt der Luft in den Magen mit dem Stethoskop verfolgen. Stößt die Sonde im Bereich des Ösophagus auf einen Widerstand oder löst sie einen Hustenreiz aus, so besteht Verdacht auf eine Ösophagusatresie bzw. eine Fistel.

Die Hüftgelenksluxation entwickelt sich i. allg. erst nach einigen Monaten aus einer angeborenen *Hüftgelenksdysplasie,* die sich bereits beim Neugeborenen durch das *Ortolani-Zeichen* nachweisen läßt: Die Hände des Untersuchers umfassen die Beine des Kindes so, daß die Daumen der Innenseite der Oberschenkel und die Kuppen der 4. und 5. Finger in der Gegend des Trochanter major anliegen, während die Knie- und Hüftgelenke gebeugt und die Oberschenkel leicht nach innen rotiert werden. Abduziert man nun die gebeugten Oberschenkel und rotiert sie etwas nach außen unter leichtem Druck nach dorsal und dann ventral mit gegen den Trochanter gerichtetem Druck der 4. und 5. Finger, so tastet man bei pathologischem Befund ein leichtes Schnappen oder Springen im Hüftgelenk des Kindes.

Jede Abweichung von der Norm und jede Unsicherheit im Befund macht auch bei sonst unauffälligen Neugeborenen die Konsultation des Neonatologen erforderlich. Liegt eine Gefährdung vor, so ist zur Ergänzung des klinischen Status und zur Gewinnung von Basiswerten aus dem Nabelschnurarterienblut der *Blutstatus* zu bestimmen (Tabelle 51).

Nach Abschluß der Untersuchung erfolgt die *vorgeschriebene Dokumentation über die Neugeborenenerstuntersuchung* U_1 in das Untersuchungsheft für Kinder (s. Anhang III), das bei der Entlassung der Mutter ausgehändigt wird.

Nach dem Messen, Wiegen und der Durchuntersuchung des Kindes erfolgt die gesetzlich vorgeschriebene **Gonoblenorrhöprophylaxe** mit 1%iger Argentum-nitricum-Lösung (Credé-Prophylaxe). Dazu wird in jedes Auge 1 Tropfen der Lösung gegeben[2].

Alle Neugeborenen erhalten am 1. Lebenstag obligatorisch **prophylaktisch Vitamin K,** da sich bei

---

[2] Diese bindende Verpflichtung ist in einigen Bundesländern aufgehoben, da wissenschaftlich nicht mehr nachzuweisen ist, daß der Nutzen der Credé-Prophylaxe größer ist als die durch sie verursachten Nebenwirkungen (s. S. 282).

21 Das reife Neugeborene

Tabelle 51. Durchuntersuchung des Neugeborenen im Kreißsaal

Körperregion/Organ	Hinweise auf mögliche Anomalien
Kopf:	
Schädel:	
Ausmaß der Kopfgeschwulst, Festigkeit der Schädelknochen, Größe und Spannung der Fontanellen, Breite der Nähte	Hydrozephalus, Mikrozephalus
Augen:	
Lidachse, Lidspalte	Epikanthus (mongoloide Lidspalte), Hypertelorismus, antimongoloide Lidspalte
Ohren:	
Vorhandensein des Ohrknorpels, Form und Sitz der Ohren	Tiefsitzende Ohren
Nase:	
Form und Gestalt	Sattelnase
Mund und Mundhöhle:	
Farbe der Lippen, Größe der Zunge	Spaltbildungen der Lippen und des Gaumens, Makroglossie, Epignathus, Mikrognathie
Kinn:	Mikrogenie, Retrogenie
Gesamtbeurteilung des Hirn- und Gesichtsschädels:	
Normoplasie	Kraniofaziale Dysplasien als Hinweis auf eine Chromosomenanomalie
Nasopharynx:	
Ösophagusluftprobe	Ösophagusatresie, Tracheoösophagealfistel
Hals:	
Schilddrüse, Kieferwinkel	Struma congenita, Halszysten
Nackenhaargrenze	Tiefer Haaransatz Pterygium colli Schildthorax (Turner-Syndrom) Breiter Mamillenabstand
Thorax:	
Klavikula (Fraktur!)	
Atemexkursionen	
Auskultation der Lunge auf ihre Entfaltung	
Herzfrequenz	
Kontrolle auf Herzgeräusche	Kongenitales Herzvitium
Abdomen	
Leber-/Milzgrenzen	
Intraabdominale Resistenzen	Zystennieren
Nabel	Nabelbruch
Wirbelsäule:	Spina bifida aperta/occulta Sakralsinus
Äußeres Genitale:	
Männlich:	
Descensus testis	Kryptorchismus, Maldescensus testis
Penis - Urethramündung	Hypospadie
Weiblich:	
Labien, Klitoris	Zeichen von Intersexualität, Klitorishypertrophie, Hypospadie
Analbereich:	Analatresie
Extremitäten:	
Zahl der Finger und Zehen	Polydaktylie, Syndaktylie, Klinodaktylie, Vierfingerfurche (Mongolismus)
Form und Gestalt der Extremitäten	Cubitus valgus, Hackenfuß, Klumpfuß
Hüftgelenke, Symmetrie der Hautfalten, Ortolani-Probe, Sonographie	Kongenitale Hüftgelenksluxation
Haut:	
Hautfarbe	Pigmentnävi, Hämangiome
Ausmaß der Lanugobehaarung	Hand- und Fußrückenödeme (Turner-Syndrom)
Vernix caseosa (Unreife)	
Hautabschilferungen (Überreife)	

stillenden Müttern ein Vitamin-K-Mangelsyndrom entwickeln und binnen 3 Monaten bei den Kindern zu einer Blutungsneigung führen kann. Die Dosierung beträgt 2 mg Vitamin K_1 = 2 Konakion-Tropfen per os.

Erscheint das Neugeborene adaptiert und stabilisiert, so kann es der Mutter wieder übergeben und erstmals angelegt werden, um die Mutter-Kind-Beziehung zu fördern und um das Fassen der Brustwarze und das Saugen zu bahnen. Reflektorisch erfolgt dabei eine Oxytozinausschüttung bei der Mutter, die zugleich die Uteruskontraktion anregt (s. S. 288).

Im Kreißsaal und nach der Verlegung auf die Neugeborenenstation muß die zuverlässige Überwachung des Kindes gewährleistet sein.

Die weitere Betreuung des gesunden Neugeborenen

Wenn es der Zustand von Mutter und Kind erlauben, soll ihre Unterbringung möglichst gemeinsam nach dem Rooming-in-System oder seinen Varianten erfolgen. Dadurch werden die Mutter-Kind-Beziehungen und das Stillen gefördert, die Mutter gewinnt eine größere Sicherheit in der Pflege des Kindes und kann schon in der Klinik mit dem „Stillen auf Verlangen" beginnen (s. S. 290).

Wenn auch die Betreuung des Neugeborenen heute meistens in der Hand des Pädiaters bzw. Neonatologen liegt, so muß sich der Geburtshelfer dennoch mit den Grundzügen der Neugeborenenversorgung vertraut machen. Unerläßlich ist es, daß Geburtshelfer und Kinderarzt in ständigem Kontakt stehen, damit eine aufeinander abgestimmte Information und Beratung der Mutter insbesondere bezüglich des Stillens gewährleistet sind.

Folgende Punkte sind bei der Betreuung der Neugeborenen auf einer geburtshilflichen Abteilung zu beachten:

Temperaturverhalten: In den ersten beiden Tagen nach der Geburt besteht noch eine Labilität in der Temperaturregulierung; die Temperatur schwankt zwischen 36,3 °C und 37,5 °C. Dann liegt sie konstant um 37,0 °C. Länger dauernde Untersuchungen führen leicht zu Wärmeverlusten. Deshalb müssen alle Maßnahmen unter Infrarotbeheizung des Untersuchungstisches erfolgen.

Erhält das Kind zu wenig Flüssigkeit, so kann es zum „Durstfieber" kommen, das auf eine Flüssigkeitszufuhr prompt absinkt.

Gewichtsverhalten: Die Gewichtskurve ist täglich zu beachten. Eine Abnahme bis zu 10% des Geburtsgewichtes ist in den ersten Lebenstagen geläufig; bis zum 10. Lebenstag sollte das Geburtsgewicht wieder erreicht sein.

Darmentleerung: Die 1. Darmentleerung erfolgt meistens zwischen 12 und 24 h nach der Geburt. Der Darminhalt des Neugeborenen besteht aus abgeschilferten Darmepithelien, Schleim, Fettsubstanzen, Gallepigment, verschluckten Lagunohaaren. Die schwarz-braun-grüne, zähklebrige Masse wird als *Mekonium* oder *Kindspech* bezeichnet. Nach dem 4. Lebenstag folgen die sog. „Übergangsstühle", die gelblich-grünlich aussehen und ziemlich dünn sein können. Unter Brustmilchernährung erfolgen 4–5 Darmentleerungen täglich, die goldgelb gefärbt, von pastenartiger Konsistenz und säuerlichem Geruch sind.

Versorgung des Nabelschnurstumpfes: Die besondere *Aufmerksamkeit gilt dem Nabelschnurstumpf.* Die offene Behandlung ist von Vorteil, da sie die Mumifikation begünstigt (s. S. 279). Die Nabelschnurklemme kann bei trockenem Nabelstumpf nach 2–3 Tagen abgenommen werden. Bei jedem Wickeln des Kindes soll die Nabelwunde gepudert oder mit Phenylquecksilberazetat (Merfen-Tinktur) betupft werden. Der Nabelschnurrest fällt nach ca. 6 Tagen ab.

Infektionen: Des weiteren ist die *Infektionsanfälligkeit* des Neugeborenen zu beachten. Hospitalkeime werden von Ärzten, Pflegepersonal, Patienten – also auch von der Mutter – leicht auf das Kind übertragen, und es kann zu den gefürchteten *nosokomialen Erkrankungen* kommen. Deren frühzeitige Erkennung ist wichtig, damit rechtzeitig Maßnahmen der Isolierung und Antisepsis in die Wege geleitet werden können (s. S. 476).

Nach der Credé-Prophylaxe (s. S. 280) findet sich häufig eine *Konjunktivitis.* Kommt es zu stärkeren Erscheinungen mit Eitersekretion, Rötung, Lidschwellung, sind Keim- und Resistenzbestimmungen und eine gezielte antibakterielle Therapie erforderlich.

Weißliche, nicht abwischbare Beläge in der Mundhöhle, auch auf der Wangenschleimhaut, weisen auf *Soorpilze* als Folge einer sub partu erfolgten Kontamination bei mütterlicher Soorkolpitis hin (s. S. 476).

Endokrine Reaktionen: Eine Anzahl weiblicher und männlicher Neugeborener zeigt innerhalb der ersten Lebenswochen eine *Hypertrophie der Brust-*

drüsen. Einige sezernieren eine milchige Flüssigkeit, die sog. „Hexenmilch". Diese Reaktionen werden durch mütterliches Prolaktin ausgelöst. Außerdem kann es durch den Einfluß der maternoplazentaren Östrogene zur Akne des Gesichtes und vereinzelt bei Mädchen zu vaginalen Blutaustritten (im Sinne einer Entzugsblutung) kommen. Diese hormonalen Begleiterscheinungen sind als physiologisch anzusehen.

Physiologischer Ikterus und Brustmilchikterus: Etwa die Hälfte der Neugeborenen weist eine mehr oder weniger ausgeprägte Gelbfärbung der Haut auf, die am 2./3. Tag post partum beginnt, am 4./5. Lebenstag einen Höhepunkt erreicht und zu Beginn der 2. Lebenswoche abklingt. Das Maximum des Bilirubinspiegels beträgt durchschnittlich 6 mg/dl (103 µmol/l). Der Ikterus beruht auf der noch verminderten Fähigkeit der Leber, das beim Hämoglobinabbau entstehende Bilirubin mit Hilfe von Glukuronyltransferase an Glukuronsäure zu binden. Daher bestehen auch 98% des Serumbilirubins aus der unkonjugierten Form. Eine vorübergehende Beeinträchtigung des Neugeborenen wird an herabgesetztem Reaktionsvermögen und Trinkunlust bemerkbar.

Ein *verstärkter Ikterus* kann sich bei reifen und sonst unauffälligen Neugeborenen nach Ernährung mit Muttermilch einstellen. Man spricht deshalb vom *Brustmilchikterus,* der durch eine verlängerte, mehrere Wochen anhaltende *Hyperbilirubinämie* mit erhöhten Spitzenwerten gekennzeichnet ist. Bilirubinkonzentrationen zwischen 10 und 18 mg/dl (171–308 µmol/l) – vereinzelt auch darüber – werden noch nach der 1. Lebenswoche oder später gefunden und sind für diese Form des Ikterus typisch.

Die Ursachen dieser bei Brustmilchfütterung auftretenden Hyperbilirubinämie sind unklar. Die Beobachtung, daß eine Unterbrechung des Stillens für 2–4 Tage fast ausnahmslos zu einem Rückgang der Gelbsucht führt, könnte auf einen in der Milch enthaltenen Faktor hindeuten. Ob ursächlich das in der Muttermilch nachgewiesene Pregnandiol (5β Pregnane-3α-20β-diol) über eine Hemmung der Glukuronyltransferase das Auftreten des Ikterus verursacht, ist offen.

Die *Toleranzgrenze* ist bei 20 mg/dl (340 µmol/l) anzusetzen. Bei Überschreitung droht die Gefahr der Durchbrechung der Blut-Liquor-Schranke und damit des *Kernikterus* (s. S. 390).

Therapeutische Maßnahmen sind bei Werten ab 15–18 mg/dl (257–308 µmol/l) Bilirubin zu erwägen. Führt ein vorübergehendes *Absetzen der Brustmilchfütterung* nicht prompt zum Rückgang der Werte, so wird die *Phototherapie* (Bestrahlung des Kindes mit Blaulicht bei einer Wellenlänge von 460 nm) eingesetzt. Dadurch werden die in der Haut vorhandenen wasserunlöslichen Bilirubinmoleküle in die wasserlösliche, leicht ausscheidbare, Form überführt. Diese Therapie ist bei 5–10% der Kinder mit Brustmilchikterus erforderlich.

Differentialdiagnostisch ist zu bedenken, daß sich ein verstärkter und verlängerter Ikterus u. a. bei Blutgruppeninkompatibilität, Hypothyreoidismus, angeborenem Glukuronyltransferasemangel, Galaktosämie, nach Verabreichung bestimmter Medikamente an die Mutter (z. B. Sulfonamide) einstellen kann (s. Tabelle 53).

Anweisung an den Geburtshelfer: Jede Änderung des normalen kindlichen Verhaltens, sei es ein herabgesetzter oder gesteigerter Tonus, sei es eine Trinkunlust oder unerklärliches Schreien, sollte Veranlassung sein, das Kind dem Pädiater vorzustellen.

Die Neugeborenenbasisuntersuchung (U_2) und Suchtests

Dem Kinderarzt obliegt obligatorisch die *Neugeborenenbasisuntersuchung (U_2) zwischen dem 3. und 10. Lebenstag* (Anhang III, S. 775).

Zur Früherkennung von bestimmten angeborenen Stoffwechselanomalien (Phenylketonurie, Histidinämie, Galaktosämie, Ahornsirupkrankheit) wird von jedem Neugeborenen frühestens am 5. Lebenstag Blut für den Guthrie-Test abgenommen (3 Tropfen Fersenblut auf präparierte Filterpapiervordrucke). Gleichzeitig wird der Suchtest auf Hypothyreose (TSH-Bestimmung) aus Kapillarblut durchgeführt.

Die *Grundimmunisierung gegen Tuberkulose* kann innerhalb der 1. Lebenswoche durch 2malige intrakutane Injektion von 0,1 ml BCG-(Bacille-Calmette-Guérin-)Impfstoff in die Außenseite des linken Oberarmes vorgenommen werden (aktive Tuberkuloseschutzimpfung).

22 Das Wochenbett

Physiologie des Wochenbettes

Das Wochenbett erstreckt sich von der Entbindung bis 6 Wochen post partum. Innerhalb dieser Zeit wird die Rückbildung des Genitales abgeschlossen. Daher ist auch die Nachuntersuchung nach Ablauf dieser Zeit üblich.

Die Involution des Uterus

Die Rückbildung des Uterus vollzieht sich schnell von ca. 700 g bei der Geburt auf 500 g nach 1 Woche bis auf 50-60 g nach 6 Wochen. Sie beruht vorwiegend auf der Autolyse des Proteinmaterials der Zellen (Aktomyosin) und dem Rückgang der Muskelhypertrophie und -hyperplasie. Der *Fundus uteri* steht am *1. Tage* nach der Geburt *in Nabelhöhe bis 1 Querfinger unterhalb* des Nabels und tritt im Zuge der Involution *pro Tag um 1 Querfinger tiefer*. Nach 1 Woche ist er 2-3 Querfinger oberhalb der Symphyse zu tasten. Das *Corpus uteri* fühlt sich kugelig und hart an, die *Zervix* bleibt dagegen weich und ödematös.

Genauer läßt sich die Involution des Uterus mit Hilfe der Ultraschallschnittbildmethode durch Messung der Uteruslänge belegen. Die Rückbildung erfolgt während der ersten 10-15 Tage schnell, dann allmählich verlaufend und erreicht ihren Abschluß in der 6./7. Woche nach dem Partus (Abb. 176). Weder Parität, Alter und Stillen noch der Geburtsmodus (abdominale oder vaginale Entbindung) wirken sich entscheidend auf den Ablauf der Involutionsvorgänge aus. Der aus der klinischen Erfahrung geläufige höhere Fundusstand nach Kaiserschnitt ist nach den echographischen Untersuchungen dadurch bedingt, daß der Uterus nach diesem Eingriff bevorzugt eine gestreckte Stellung einnimmt, während die Gebärmutter nach spontanen Geburten betont anteflektiert und mit ihrem kaudalen Anteil mehr nach hinten - kreuzbeinwärts - gelagert ist.

Die post partum an Intensität wechselnden Kontraktionen komprimieren die Blutgefäße und Sinus im Bereich der *Haftfläche*, die schon in den ersten Minuten nach Ausstoßung der Nachgeburt thrombosiert werden. Die Insertionsstelle ist durch die verbliebene basale Schicht der Dezidua, thrombosierte und hyalinisierte Gefäße und nekrotische Bezirke rauh und uneben. Das Stroma enthält reichlich Leukozyten, Lymphozyten und Makrophagen. Die Regeneration erfolgt zungenförmig vom Rand und von basalen Endometriuminseln aus. Die Um- und Abbauprodukte werden mit den *Lochien* abgestoßen. Die komplette Wiederherstellung benötigt mindestens 3 Wochen. Es bleibt keine Narbe zurück.

Die *Decidua parietalis* wird in ihrer äußeren Schicht von Leukozyten durchsetzt und abgestoßen. Am 3. Tag post partum beginnt von der basalen Lage nahe der Muskularis aus bereits die Differenzierung in Epithel- und Stromazellen, so daß innerhalb von 10 Tagen die Uterushöhle mit einem niedrig proliferierenden Endometrium ausgekleidet ist. Der Wiederherstellungsprozeß verläuft also in der Decidua parietalis schneller als im Bereich der Haftfläche.

Die *Zervixschleimhaut* regeneriert etwa im gleichen Zeitraum. Am 2. Tag post partum sind sowohl Zylinderzellen als auch regressive Bezirke mit fokalen Blutaustritten nachweisbar. Am 10. Wochenbettstag sind Stroma und sezernierendes Epithel restauriert.

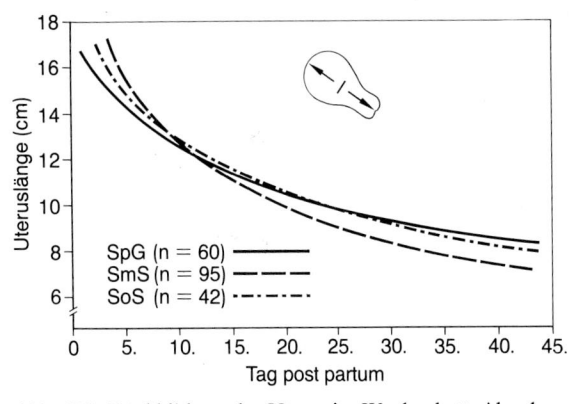

Abb. 176. Rückbildung des Uterus im Wochenbett. Abnahme der Uteruslänge nach sonographischen Messungen. (Nach Meyenburg et al. 1983). **SpG:** Zustand nach Spontangeburt, **SmS:** Zustand nach Sectio mit täglicher Syntocinon-Gabe. **SoS:** Zustand nach Sectio ohne Syntocinon-Gabe

Die Lochien

Die *Lochien* (Wochenfluß) spiegeln quantitativ und qualitativ den Verlauf der Regeneration im Cavum uteri wider. Sie sind während der ersten 2-3 Tage stark *blutig durchsetzt - Lochiae rubrae*. Das Blut stammt vornehmlich aus der Plazentahaftfläche

22 Das Wochenbett

und evtl. auch aus Läsionen der Zervix und Vagina. Der Wochenfluß enthält mukoide Beimengungen und ist reich an lysosomalen Enzymen und Proteinen. In der 2. Woche erscheint er durch Blutabbauprodukte *bräunlich - Lochiae fuscae -* und wird allmählich *gelblich - Lochiae flavae.* In der 3. Woche post partum ist er durch die überwiegende Beimengung von Leukozyten weißlich tingiert - ***Lochiae albae.***

Anfänglich beträgt die Absonderung bis zu 500 g täglich, nimmt kontinuierlich ab und sistiert, sobald die Plazentahaftfläche epithelisiert ist.

Ab dem 3. Tag post partum ist das Cavum uteri mit **Mikroorganismen der Vaginalflora** bis zu einer Keimzahl von 10^5-10^8/ml besiedelt. Normalerweise tritt keine Infektion auf; dabei dürfte der schnellen Leukozytenmigration die entscheidende Schutzwirkung zukommen.

Weitere Rückbildungsvorgänge

Die *Vagina* ist anfangs weit und schlaff. Innerhalb von ca. 3 Wochen erscheinen die *Rugae* wieder. Mit der Vernarbung des Hymenalrandes verbleiben die ***Carunculae myrtiformes,*** die als Zeichen der Parität zu werten sind.

Die Rückbildung der anfangs oft ödematösen und überdehnten **Beckenbodenmuskulatur** vollzieht sich innerhalb von etwa 6 Wochen, kann jedoch durch Einrisse unter der Geburt inkomplett bleiben. Das Lig. latum braucht einige Wochen, um die Dehnung rückgängig zu machen.

Die Bauchdecken sind während der ersten Wochen post partum weich und faltig; ihre Involution benötigt ebenfalls 6-7 Wochen, erreicht aber selten den prägraviden Zustand; v. a. persistiert insbesondere bei Mehrgebärenden eine **Rektusdiastase**.

Endokrine Umstellung im Wochenbett

Mit der Ausstoßung der Plazenta kommt es zu einem raschen ***Abfall aller plazentaren Hormone*** - der Östrogene, des Progesteron-Pregnandiol sowie des hCG und hPL - im mütterlichen Blut und Harn. Der Entzug der Östrogene führt zur Enthemmung der während der Schwangerschaft gebremsten hypophysären ***Prolaktinbildung*** und *-sekretion*. Ferner werden die bis dahin steroidbesetzten ***Prolaktinrezeptoren der alveolaren Zellen*** der Mammae freigesetzt, so daß am 3. Tag nach der Entbindung der Milcheinschuß erfolgt und die eigentliche ***Laktation*** beginnt. Bei jedem Stillen kommt es erneut zur vermehrten Sekretion von Prolaktin. Diese Prolaktinspitzen beim Stillvorgang nehmen jedoch im Laufe des Wochenbettes immer mehr ab, bis sie im Spätwochenbett fast ganz verschwinden. Die Laktation erhält sich dann von selbst ohne deutliche Prolaktinreaktion (s. S. 288). Jedes Anlegen des Kindes führt zu einer Freisetzung von Oxytozin. Dieses Hormon fördert den Milchfluß und beschleunigt gleichzeitig die Rückbildung des Uterus über die insbesondere bei Mehrgebärenden häufigen Nach- und Stillwehen innerhalb der ersten Wochenbettstage.

Durch den Hormonentzug kommt es zu tiefgreifenden ***Veränderungen im mütterlichen Organismus.*** Die während der Schwangerschaft gebildeten Natrium-Wasser-Depots werden entleert. Neben vermehrtem Schwitzen setzt am 2.-6. Tag post partum eine starke Diurese bis zu 3000 ml/Tag ein, verbunden mit einer Gewichtsabnahme von 1,5-3 kg. Bestanden in der Schwangerschaft Ödeme, so können diese Mengen noch überschritten werden. Die Wöchnerin hat daher einen großen Flüssigkeitsbedarf - insbesondere, wenn sie stillt -, und die Flüssigkeitszufuhr muß reichlich bemessen werden (bis zu 3000 ml/Tag).

Die ***1. Ovulation/Menstruation*** ist bei nicht stillenden Müttern nach 8-12 Wochen, bei stillenden Müttern in Abhängigkeit von der Dauer der Stillperiode zu erwarten.

Psychische Veränderungen im Wochenbett

Nach der Geburt eines gesunden Kindes dominiert das Gefühl der Erleichterung und des gesteigerten Selbstwertes. Je enger die Beziehungen zwischen Mutter und Kind bereits in der Schwangerschaft gebahnt und je bewußter die psychoprophylaktische Geburtsvorbereitung und die Geburt erlebt wurden, desto leichter kann auch die Umstellung auf die aktuellen Erfordernisse nach der Entbindung vollzogen werden. Eine vorübergehende vegetative und/oder emotionale Labilität - möglicherweise Folge des plötzlichen Östrogenentzugs - ist dann ohne Belang. Konnte die Mutter unmittelbar nach der Geburt bereits die ersten Kontakte zu ihren Kind aufnehmen (s. S. 228), so trägt nun im Wochenbett das enge und häufige Zusammensein (Rooming-in), v. a. aber das Stillen, zur Intensivierung der positiven Gefühlswerte und zum Abbau des Fremdempfindens gegenüber dem Kind mit seinen vitalen Ansprüchen sowie gleichzeitig zur Bewältigung der neuartigen Beziehung zu Familie und Umwelt bei. Zweifellos wirken sich die häufige Gegenwart und das Stillen nicht nur positiv auf die frühkindliche Prägung, sondern rückwirkend auch auf das Zuwendungsverhalten der Mutter aus.

Die Betreuung der Wöchnerin

Wochenpflege

Die Verlegung aus dem Entbindungstrakt auf die Wochenstation erfolgt nach Abschluß der postpartalen Überwachung i. allg. nach 2 h (s. S. 230).

Zur *stationären Betreuung der Wöchnerin* gehören:

- *Temperatur-* und *Pulskontrolle* 2mal täglich. Die Körpertemperatur ist zu Anfang des Wochenbettes leicht erhöht und bis zu 37,5° ohne Krankheitswert. Ein gelegentlicher kurzfristiger Temperaturanstieg um den 3. Tag ist durch die lokal begrenzte intrauterine Auseinandersetzung mit den hochgewanderten Vaginalkeimen bedingt (s. S. 285).
- Kontrolle der
- *Miktion* an den beiden ersten Wochenbettstagen sowie der *Darmfunktion,*
- *Lochien,*
- *Episiotomiewunde.*
- *Anleitung zur Genitalhygiene*
- Wechsel der Vorlagen; die Vorlagen, die den Wochenfluß auffangen, sind kontaminiert. Das Pflegepersonal darf sie daher nur instrumentell entfernen. Wechselt die Wöchnerin die Vorlagen selbst, so muß sie anschließend die Hände sorgfältig waschen (Seifenreinigung, Desinfektionslösung).
- Anleitung zum *Stillen* und zur *Brustpflege* (s. S. 289).
- *Wochenbettgymnastik* zur Kräftigung der Muskulatur des Beckenbodens und der Bauchdecken sowie zur Förderung der Zirkulation (Thromboseprophylaxe).
- Qualitativ und quantitativ angemessene Ernährung; die Wöchnerin benötigt 2500–2800 kcal mit 66–90 g Protein und bis zu 3000 ml Flüssigkeit (Milch!) täglich.

Die Frischentbundene soll so bald wie möglich herumgehen, anfangs in Begleitung der Schwester. Das Frühaufstehen begünstigt:

- den Wochenfluß,
- die spontane Miktion,
- die Zirkulation und dient der Prophylaxe einer Thrombophlebitis, Thrombose und Lungenembolie.

Varizenträgerinnen erhalten Spezialstrümpfe.

Bei rh-negativen Müttern und Rh-positivem Kind muß die Anti-D-Prophylaxe durchgeführt werden (s. S. 411). Noch für Röteln empfängliche Mütter erhalten eine Rötelnschutzimpfung; Konzeptionsschutz muß dann für 3 Monate gewährleistet sein.

Untersuchung und Beratung bei der Entlassung

Im allgemeinen erfolgt nach komplikationsloser Geburt und glattem Wochenbettverlauf die Entlassung am 5.–7. Tage post partum. Sind die Überwachung und Betreuung von Mutter und Kind gewährleistet, so kann sie auch schon früher nach Hause gehen (s. S. 230).

Der Entlassung geht die *Abschlußuntersuchung* voraus. Sie erstreckt sich auf

- die Kontrolle der Brüste,
- die Überprüfung der Rückbildungsvorgänge des Genitales,
- ggf. die Beurteilung der Episiotomiewunde.

Bei der Inspektion und Palpation der Mammae (unter sterilen Kautelen) wird v. a. darauf geachtet, ob sie frei von entzündlichen Veränderungen sind und die Brustwarzen keine Fissuren oder Schrunden aufweisen. Bei den nicht stillenden Wöchnerinnen sollen die Mammae bereits weich und nachgiebig sein.

Die Untersuchung des Genitales wird auf dem gynäkologischen Stuhl vorgenommen, damit der Damm und ggf. die Abheilung der Episiotomiewunde beurteilt werden können. Dabei ist auf Infiltrationen oder Hämatomreste in ihrer Umgebung und im Bereich des Beckenbodens zu achten.

Auf eine Spekulumeinstellung kann zu diesem Zeitpunkt wegen der Schmerzhaftigkeit des Introitus insbesondere nach einer Episiotomie verzichtet werden.

Bei der bimanuellen Exploration wird überprüft, ob sich die Portio entsprechend dem Zeitabstand nach der Geburt formiert hat. Im allgemeinen ist der Zervikalkanal bis zum 5.–7. Wochenbettstag noch für 1 Finger durchgängig. Der Uterus steht 2 Querfinger oberhalb der Symphyse, ist 1½ Faust groß, noch etwas weich und üblicherweise nicht druckempfindlich. Klafft zu diesem Zeitpunkt der Zervikalkanal noch weit und erreicht man bequem das Cavum uteri, so besteht eine *Subinvolutio uteri* (s. S. 485); es kommt dann die Ordination von Uteruskontraktionsmitteln in Betracht. Zu bedenken ist, daß Secale-Präparate als Prolaktinantagonisten zumindest vorübergehend die Milchsekretion beeinträchtigen könnten (s. S. 269). Erreicht man bei weit offen stehendem Zervikalkanal im Cavum uteri den unteren Pol einer fest-weichen Vorbuckelung, so besteht – v. a. bei anhaltend stärkerem blutigen Lochialfluß – der Verdacht auf einen *Plazentapolypen* (s. S. 486). Mittels Ultraschalluntersuchung läßt sich der Verdacht zuverlässig ausräumen oder bestätigen.

Weiterhin werden die Adnexe kontrolliert. Der Zustand der Bauchdecken wird hinsichtlich der Rückbildung und auf eine Rektusdiastase beurteilt. Bei Varizen der Extremitäten ist auf thrombotische bzw. thrombophlebitische Zeichen zu achten (s. S. 487).

Die Abschlußuntersuchung wird im Mutterpaß dokumentiert und das Epikrisenblatt ausgefüllt (s. Anhang II, Anlage 3, S. 11–13 des Mutterpasses).

Die anschließende Beratung erstreckt sich auf aktuelle Hinweise für das Verhalten in den ersten Tagen und Wochen nach der Entlassung. Nach Möglichkeit soll v. a. die stillende Mutter Überbelastungen vermeiden und genügend Ruhe und Zeit für das Stillen finden. Auf die konsequente Fortführung der Wochenbettgymnastik ist zu drängen.

Brust- und Genitalhygiene müssen nochmals durchgesprochen werden. Duschen ist erlaubt; nicht stillende Mütter sollen während der ersten 2 Wochen nach der Entbindung und stillende Mütter während der Stillperiode keine Vollbäder nehmen.

Von Kohabitationen ist in den ersten 4–6 Wochen abzuraten.

Kontrolluntersuchung nach Abschluß des Wochenbettes

Die abschließende Kontrolle der Rückbildung erfolgt etwa 6 Wochen post partum. Dabei wird die übliche gynäkologische Untersuchung einschließlich der Krebsvorsorgemaßnahmen vorgenommen (s. S. 512); Blutdruck, Hämoglobin sowie Urin werden nochmals kontrolliert. Besteht die Tendenz zu einem Deszensus der Genitalorgane und erscheinen die Bauchdecken noch mangelhaft gefestigt, ist die Fortsetzung der erlernten gymnastischen Beckenboden- und Bauchdeckenübungen anzuraten.

Die bei dieser 2. Untersuchung nach der Geburt erhobenen Befunde werden ebenfalls in den Mutterpaß eingetragen (s. Anhang II, Anlage 3, S. 14 des Mutterpasses).

Bei dieser Kontrolluntersuchung nach Abschluß des Wochenbettes ist die Beratung über die künftige Familienplanung bzw. Konzeptionsverhütung meist erwünscht und sinnvoll. Bei Bevorzugung der oralen Kontrazeption gilt es, darauf aufmerksam zu machen, daß der 1. Behandlungszyklus noch nicht sicher vor einer Empfängnis schützt, so daß zusätzlich konventionelle Methoden der Empfängnisverhütung angewendet werden müssen (s. S. 81).

Während der Stillzeit ist eine Empfängnis außergewöhnlich, aber nicht unmöglich, v. a. nicht in der Phase des Abstillens.

Wünscht die Patientin ein Intrauterinpessar, so sollte die Einlage wegen der anfangs hohen Ausstoßungsrate erst nach Ablauf von 8 Wochen erfolgen.

23 Die Laktation

Laktogenese

Die *Laktation wird bereits während der Schwangerschaft* unter dem Einfluß der plazentaren Östrogene, des Progesterons sowie des hPL und des Prolaktin (PRL) morphologisch und funktionell *vorbereitet*.

Das *Parenchym der Mammae* nimmt in Relation zum Stütz- und Fettgewebe zu. Die *Drüsenzellen* enthalten zunehmend Fettröpfchen. In den *Drüsengängen* finden sich Sekrettropfen mit Epithelien und Kolostrumkörperchen, die sich exprimieren lassen und bei Erstgravidae ein frühes Hinweiszeichen auf eine Schwangerschaft darstellen.

Die Volumenzunahme der Mammae erzeugt nicht selten ein Spannungsgefühl; auch die *Brustwarzen* vergrößern sich, werden berührungsempfindlich und stärker erigierbar; die Pigmentierung der Warzenhöfe verstärkt sich.

Galaktogenese

Der *Beginn der Laktation – die Galaktogenese –* setzt unmittelbar ein, nachdem die Plazenta gelöst, also ihre Funktion erloschen ist, und Östrogene und Progesteron aus dem mütterlichen Kreislauf ausgeschieden sind, während die PRL-Spiegel unverändert hoch bleiben. Wenn der eigentliche *„Milcheinschuß"* am 3./4. Wochenbettstag einsetzt, sind Östrogene und Progesteron im Plasma auf Niedrigstwerte abgesunken. Die Mammae werden als Zeichen der gesteigerten Syntheseleistung hyperämisch und ödematös. Die Syntheserate der Milchproteine, Fette und Kohlenhydrate steigt schnell an.

Die *Vormilch - Kolostrum -* ist vergleichsweise konzentriert; sie besteht vorwiegend aus phagozytierten Fettröpfchen *(Kolostrumkörperchen);* außerdem enthält sie 5% Laktose, 3,5% Proteine, 3% Fette, 0,4% Mineralstoffe.

Das Kolostrum ist bis zum 5. Tag post partum bereits reduziert, und man spricht nun von der sog. *„Übergangsmilch",* ab dem 15. Tag nach der Geburt von der *„reifen" Frauenmilch.*

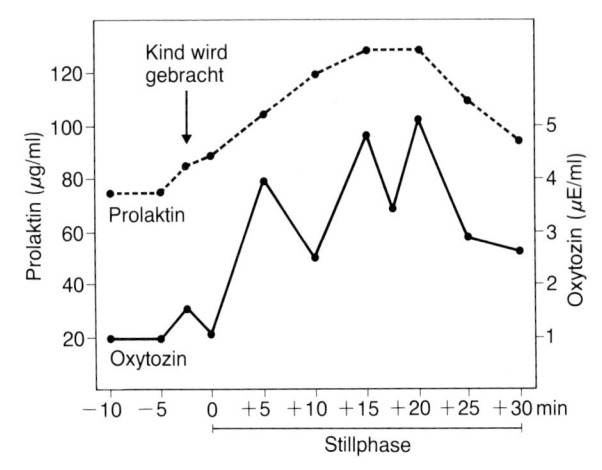

Abb. 177. Ausschüttung von Prolaktin und Oxytozin während des Stillvorganges

Galaktopoese

Die bei der Aufrechterhaltung der Milchsekretion - *Galaktopoese* - wirksamen mütterlichen hormonellen Synergismen werden *reflektorisch* durch **Mutter-Kind-Interaktionen** gesteuert. Das Kind besitzt ab der 32.-36. SSW bereits einen ausgeprägten **Such-, Saug-** und **Schluckreflex.** Etwa 30 min nach der Geburt erreicht der Saugreflex beim reifen Neugeborenen ein erstes Maximum der Intensität.

Der *Saugreiz* des Kindes löst bei der Mutter folgende Reflexe aus:

- den Milchsekretionsreflex - *Prolaktinreflex;* dadurch wird Prolaktin, das Schlüsselhormon der Laktogenese, freigesetzt,
- den *Erektionsreflex* der Brustwarze zur Erleichterung des Auspressens beim Saugakt,
- den Milchsekretionsreflex - *Oxytozinreflex* oder sog. *Let-down-Reflex* -, der perialveoläre Kontraktionen zur Beförderung der Milch in die Milchgänge und damit den Milchfluß induziert. Dieser Reflex gehört zu den Steuerungsmechanismen der Achse Hypothalamus-Hypophyse-Nebenniere und unterliegt der psychischen Beeinflussung. Er kann z. B. durch den Anblick des Kindes ausgelöst, durch Streß jedoch blockiert werden (Abb. 177).

Diese Zusammenhänge setzen einen *Lernprozeß* v. a. der Mutter, aber auch des Kindes voraus. Fördernd auf die Stilleistung (Milchmenge, Frequenz und Dauer des Anlegens, Dauer der Stillperiode) wirken sich aus:

- frühzeitige Stillberatung,
- frühes und regelmäßiges Anlegen unmittelbar ab der Geburt,
- kontinuierliche Mutter-Kind-Kontakte in den ersten Lebenstagen (Rooming-in) zum Einspielen der Fütterungsgewohnheiten (Bedarfsfütterung),
- Vermeidung von seelischen und körperlichen Belastungen,
- reichliche Flüssigkeitszufuhr.

Die **Milchmenge** nimmt normalerweise bis zum 10. Tag post partum stetig zu bis zu einem Maximum von 500 g/Tag. Für die Berechnung der erforderlichen Tagesmenge bis zu diesem Zeitpunkt kann die sog. *Finkelstein-Regel* - Lebenstage minus 1 mal 50 - herangezogen werden. Angesichts der möglichen Qualitätsunterschiede der Milch ist jedoch die Gewichtszunahme des Kindes entscheidend. Die an der Brust getrunkene Milchmenge pro 24 h kann als ausreichend angesehen werden, wenn sie $\frac{1}{6}$-$\frac{1}{5}$ des Körpergewichtes des Kindes beträgt.

Bei erschwertem Milchfluß - sog. „schwer gehender Brust" - und festen Brüsten kann man die Milchabgabe durch Verabfolgung von Oxytozin erleichtern. Man gibt 5 min vor dem Stillen oder Abpumpen 1 Spraydosis Syntocinon (etwa 4 IE Oxytozin) auf die Nasenschleimhaut oder 3-10 IE Oxytozin i. m.

Hinweise auf die Ernährung während der Stillzeit

Für die Ernährung während der Stillzeit gilt im Prinzip das gleiche wie während der Schwangerschaft (s. S. 183 und Tabelle 37). Jedoch erfahren einzelne Nährstoffe eine etwas andere Gewichtung. Der Mehrbedarf an Eisen, Kalzium, Jod und Zink sowie an Vitaminen - v. a. an Vitamin A, Thiamin,

Tabelle 52. Empfohlene Mehrzufuhr von Nahrungsenergie und Nährstoffen für voll stillende Frauen. (Nach Kübler 1984)

			Steigerung[a] [%]
Nahrungsenergie	2,1 MJ (500 kcal)		23
Protein	20	g	45
Kalzium	400	mg	50
Phosphor	400	mg	50
Magnesium	150	mg	50
Eisen	4	mg	22
Zink	5–10	mg	50
Jod	60	µg	30
Vitamin A	1	mg- Retinol-Äquivalent	125
Vitamin E	5	mg- α-Tokopherol-Äquivalent	42
Thiamin	0,5 mg		42
Riboflavin	0,8 mg		53
Niacin	5	mg- Niacin-Äquivalent	33
Vitamin B_6	0,6 mg		38
Pantothensäure	3	mg	38
Folsäure	240	µg- Freie-Folsäure-Äquivalent	150
Vitamin B_{12}	1	µg	20
Vitamin C	50	mg	67

[a] Gegenüber Frauen mit überwiegend sitzender Beschäftigung.

Vitamin C – kann durch eine entsprechende Nahrungswahl gedeckt werden (Tabelle 52). Der tägliche *Kalorienbedarf* beträgt 2500–2800 kcal.

Zusammensetzung der Muttermilch

Für die Stillberatung gilt, daß die künstliche Säuglingsernährung zweifellos große Fortschritte hinsichtlich der Adaptierung an die natürliche Brustmilchernährung zu verzeichnen hat. Die *Muttermilch* ist aber dank ihrer **arteigenen Zusammensetzung** für die noch ausreifungsbedürftigen spezifischen Stoffwechselfunktionen und für den Infektionsschutz während der Neonatal- und Säuglingsperiode nicht voll nachzuahmen und daher nicht gleichwertig zu ersetzen. Außerdem bildet das Stillen einen wichtigen Faktor zur Intensivierung der Mutter-Kind-Beziehung.

Die Muttermilch ist gegenüber der Kuhmilch eiweißarm (0,9 g/100 ml, von denen 20% auf nonproteine Stickstoffverbindungen entfallen), dafür aber reich an spezifischen Polyaminen, die eiweißsparend wirken. Das *Brustmilchprotein* enthält unter anderem *Laktoferrin*, dem eine bakteriostatische Wirkung zukommt, da es Bakterien das lebensnotwendige Eisen entzieht, ferner *Lysozym* als unspezifischen Abwehrstoff gegen Bakterien, bestimmte **Komplementfaktoren** und **spezifische Immunglobuline**, v. a. IgA. Im **Kolostrum** sind davon 20–50 mg/ml enthalten, in der reifen Muttermilch noch 0,3 mg/ml. Es bietet Schutz vor den wichtigsten Bakterien und Viren der Umwelt (Enterobakterien, Enterotoxine) sowie vor nutritiven Allergenen. Hinzu kommt, daß 90% der in der Muttermilch enthaltenen Leukozyten zur Phagozytose fähige Makrophagen sind. Die mit dem Stillen überführten Lymphozyten sind etwa zur Hälfte T-Lymphozyten und zur Bildung von Immunglobulinen und Interferon fähig, abgesehen davon, daß sie bereits vorgebildete Antikörper auf das Kind übertragen. *Gestillte Kinder sind daher weniger anfällig gegenüber den häufigsten Infektionen und Allergenen.*

Der Fettgehalt der Muttermilch beträgt 4,5%. Die *Fettsäurenzusammensetzung* gewährleistet eine 90%ige Ausnutzung und die Versorgung mit essentieller Linolsäure zur Aktivierung der Immunabwehr.

An *Kohlenhydraten* sind ca 7–8 g in 100 ml enthalten, die zu 20% aus unnachahmbaren Oligosacchariden bestehen. Sie fördern die *Lactobacillus-bifidus-Flora* und hemmen das Wachstum von E. coli. Die langsame Spaltung der *Muttermilchlaktose* begünstigt ein azidophiles kolifeindliches Milieu und eine geringere Belastung des kindlichen Insulinhaushaltes im Gegensatz zur künstlichen Ernährung.

Der *Mineralgehalt* der Muttermilch beträgt 0,2 g/100 ml. Die Resorption wichtiger Mineralstoffe wie des *Eisens* ist derjenigen aus der Kuhmilch überlegen, die von Zink sogar spezifisch.

Die Brustmilch schont durch ihre Zusammensetzung die noch heranreifende intestinale Resorptionsfähigkeit und die Ausscheidungfunktionen der Nieren und beläßt dem Kind hohe Wasserreserven.

Stilltechnik

Das Stillen will von Mutter und Kind erst erlernt sein. Entscheidend für diesen *beiderseitigen Lernprozeß* und damit für die Stillfähigkeit und ausreichende Milchmenge ist die geduldige Unterrichtung und Hilfeleistung durch das Pflegepersonal. Immer ist zunächst davon auszugehen, daß auch die „schwergehende", hypoplastisch und unergiebig scheinende Brust zur ausreichenden Milchsekretion stimuliert werden kann, wenn das Einspielen der Reflexmechanismen gelingt. Das Anlernen kann zeitraubend sein und erfordert den persönlichen, psychologisch positiv motivierenden Einsatz der betreuenden Schwestern. Das setzt voraus, daß das Pflegeteam der Wochen- und Neugeborenenstation einheitlich von den Vorteilen des Stillens für Mutter und Kind überzeugt ist.

Das *erste Anlegen* sollte bereits im Kreißsaal erfolgen und nach der Verlegung auf die Station erneut ca. 6 h post partum.

Die Mutter wird angehalten, vor dem Stillen die Hände gründlich zu waschen. Die Brustwarzen werden vor und nach dem Stillen mit in abgekochtem Wasser getränkten sterilen Mullkompressen gereinigt.

In bequemer Haltung (liegend oder sitzend) hält die Mutter die Brust mit einer Hand und dabei mit dem Daumen und Zeigefinger die Brustwarze frei. So kann das Kind - mit einer Wange der Brust anliegend - die Warze bis zum inneren Rand des Warzenhofes fassen, und die Nasenatmung wird nicht behindert. Auf jeder Seite wird es etwa 10 min angelegt. Abwechselnd wird mit der rechten oder linken Seite begonnen, weil die Seite, an der zuerst angelegt wird, besser geleert wird. Häufigeres Stillen fördert die Milchleistung; die Kinder „melden" sich anfangs nach 2-3 h, später nach 4-5 h. Ein Nachtrhythmus mit größeren Abständen pendelt sich ein. Dieses „Stillen auf Verlangen" - feeding on demand - hat sich gegenüber dem reglementierten 4 h-Abstand bewährt. Es entspricht mehr dem mütterlichen Zuwendungsverhalten mit dem Eingehen auf das Kind und steigert daher die Milchsekretion.

Zwischenzeitlich werden die Brustwarzen mit einer sterilen Mullkompresse, zusätzlich - zum Abfangen der nachtropfenden Milch - mit einer sterilen Mullwindel bedeckt und durch einen bequemen Stillbüstenhalter gestützt. Bei empfindlichen Brustwarzen empfiehlt es sich, zur Vermeidung von Rhagaden nach dem Stillen eine der gängigen Brustwarzensalben oder -puder (antibiotikafrei) aufzutragen.

Als Stilldauer sind 4, besser 6 Monate anzuraten. Muß ein Neugeborenes in die pädiatrische Abteilung verlegt werden, so soll die Mutter das Kind nach Möglichkeit dort stillen oder ihm die abgepumpte Milch zukommen lassen.

Stillhäufigkeit und Stilldauer

Diesbezüglich ist in den letzten Jahren eine unverkennbare Zunahme zu verzeichnen. Die Stillfrequenz hat sich von 1972-1982 verdoppelt. Auch die Stilldauer hat wesentlich zugenommen. Immerhin werden jetzt ca. 75% der Kinder bei der Entlassung aus der Klinik voll- bzw. teilgestillt. Nach 5 Wochen sind es noch etwa 50%, nach 4 Monaten knapp 10%.

Zur positiven Einstellung der Mütter gegenüber dem Stillen haben u. a. die Schwangerenvorbereitungskurse mit Informationsveranstaltungen, die gemeinsame Unterbringung der Mütter und Neugeborenen (Rooming-in), das „Stillen auf Verlangen" und auch die motivierenden Aktivitäten von Laienstillgruppen beigetragen.

Schmerzhafter Milcheinschuß und Milchstau

Die mit dem Beginn der Laktation - dem „Einschießen der Milch" - einhergehende Schwellung der Brüste ist manchmal durch die dabei auftretende Spannung sehr schmerzhaft. Feuchte Wärme und Hochbinden der Brüste lindern die Beschwerden. Prompt wirkt die Verabreichung eines Dopaminagonisten in niedriger Dosierung, z. B. von 2,5 mg Bromocriptin (Pravidel) oder 0,2 mg Lisurid (Dopergin). Die dadurch bewirkte kurzfristige Prolaktinsuppression führt innerhalb von 1-2 h zu einem Rückgang der schmerzhaften Spannung.

Ein *Milchstau* entsteht, wenn einzelne Bezirke der Brust nur teilweise entleert werden. Diese werden dann hart und schmerzempfindlich, und es kommt manchmal zu einem leichten Temperaturanstieg. Kälteanwendung (Eisbeutel), Vorpumpen mit der Handpumpe und vorsichtiges Ausstreichen des gestauten Bezirkes bringen Linderung. Prompt wirkt auch bei dieser Störung die vorübergehende Prolaktinsuppression mit einem Dopaminagonisten (s. oben).

Abstillen

Sobald keine vollständige Entleerung der Brust mehr erfolgt oder Mahlzeiten übersprungen werden, setzt die allmähliche Rückbildung der sezernierenden Zellen zum ruhenden Epithel ein. Einer zwischenzeitlichen Anstauung kann durch leichte Entlastung (Abpressen oder Abpumpen) begegnet werden.

Ist aus kindlicher oder mütterlicher Indikation ein sofortiges *primäres Abstillen* erforderlich (intrauteriner Fruchttod, perinataler Verlust des Kindes), so gilt als zuverlässigstes Verfahren die Verabfolgung des Prolaktinhemmers Bromocriptin (Pravidel) 2mal 2,5 mg täglich über 10-14 Tage (Abb. 178). (Bei hypotonen Reaktionen muß die Dosis reduziert werden.)

Auch wenn sich die Notwendigkeit des Abstillens zu einem späteren Zeitpunkt ergibt - *sekundä-*

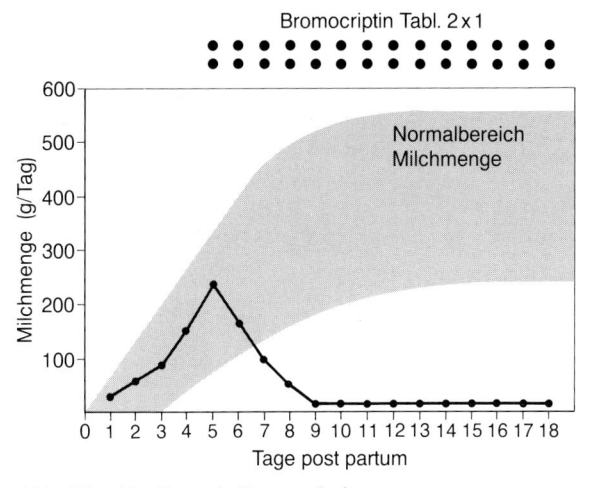

Abb. 178. Abstillen mit Bromocriptin

res Abstillen –, z. B. bei einer Mastitis (s. S. 484), ist ein Prolaktininhibitor das Mittel der Wahl. Physikalische Methoden sind demgegenüber wenig effektiv, werden aber unterstützend eingesetzt: Hochbinden der Mammae, Alkoholumschläge/Eisbeutel, Flüssigkeitseinschränkung.

Stillhindernisse

Stillhindernisse und Kontraindikationen gegen das Stillen bestehen insgesamt bei ca. 1% der Mütter.
Stillhindernisse von seiten der Mutter bilden **Flach-** oder **Hohlwarzen.** Wenn die Brustwarzen im Niveau ihrer Umgebung liegen, spricht man von Flachwarzen; sind sie tiefer eingezogen, so handelt es sich um Hohlwarzen. Bei Flachwarzen gelingt es meistens, durch Anpumpen mit der Hand- oder elektrischen Pumpe vor dem Anlegen die Warzen so weit vorzuziehen, daß sie vom Kind gefaßt werden können. Ausgeprägte Hohlwarzen machen das Stillen unmöglich.
Die *funktionelle Hypogalaktie,* d. h. die zu geringe Milchbildung trotz regelmäßigen Anlegens, kommt als primäre Störung vor. Gerade in diesen Fällen spielen psychische Faktoren – die Angstvorstellung der ungenügenden Leistung – eine Rolle, die mit Hilfe des Arztes und des Pflegepersonals durch verstärkte Motivierung und Erlernen der Stilltechnik überwunden werden können. Nach komplizierter Schwangerschaft oder Geburt (Kaiserschnitt) besteht häufiger eine *passagere Hypogalaktie.* Bei ausgedehnten Narben, z. B. nach früherer Mastitis, hängt die Stillfähigkeit vom verbliebenen Parenchym ab.
Von *seiten des Kindes* kommen als Stillhindernisse in Betracht:

- schwaches Saugvermögen bei Früh- und Mangelgeborenen,
- faziale Spaltbildungen (Hasenscharte, Lippen-Kiefer-Gaumen-Spalte).

Gerade für diese Kinder ist jedoch die Brustmilch wichtig. Die Sekretion sollte daher durch Abpumpen in Gang gehalten und die Milch dem Kind zugeführt werden.
Kontraindikationen gegen das Stillen sind *von seiten der Mutter:*

- konsumierende Erkrankungen, z. B. dekompensiertes Vitium cordis, Nierenerkrankungen, Wochenbettpsychose,
- Infektionskrankheiten.

Medikamente, Genußmittel, Drogen und Umweltchemikalien während der Stillzeit

Medikamente

Nach pharmakokinetischen Untersuchungen gehen nur 0,1–1,0% der Gesamtmenge eines Arzneimittels in die Muttermilch über, und bei den meisten Arzneimitteln liegt die Konzentration in der Milch niedriger als im Plasma. Daher entfalten Medikamente selten nachteilige Wirkungen beim gestillten Kind.
Der Übertritt von Pharmaka in die Milch hängt ab von

- ihrer Löslichkeit,
- ihrem Ionisationsgrad,
- ihrem Molekulargewicht,
- ihrer Proteinbindung,
- der Fettlöslichkeit und
- der pH-Differenz zwischen Plasma und Muttermilch.

Nur die nicht an das mütterliche Plasmaprotein gebundenen Medikamente bzw. ihr freier Anteil können in die Milch gelangen.
Wasserlösliche Substanzen werden zusammen mit Laktose, fettlösliche mit den Fettröpfchen in die Milch sezerniert. Pharmaka mit kleinen Molekülen (Molekulargewicht < 200) treten durch direkte Diffusion über. Dementsprechend bestehen von Medikament zu Medikament große Unterschiede hinsichtlich ihrer Milchgängigkeit und damit möglicher Einflüsse auf das Kind.
Begünstigt wird das Auftreten von Nebenwirkungen beim Säugling durch dessen relativ unreife Enzymausstattung, so daß die Verstoffwechselung bzw. der Abbau und auch die Elimination durch die Nieren im Vergleich zum Erwachsenen verlang-

samt ablaufen. Dadurch kann es nach Medikamenteinnahme der Mutter zur Anreicherung im kindlichen Blut kommen; um diese Akkumulation zu vermeiden, sollte jede medikamentöse Behandlung der stillenden Mutter so kurzzeitig wie nur möglich erfolgen.

Sind Nebenwirkungen zu erwarten, so empfiehlt es sich, bei zwingender Therapie die Milch zu verwerfen, oder im Falle einer unvermeidbaren Dauermedikation abzustillen.

Eine bei der Mutter notwendig werdende Medikation während der Stillzeit sollte am besten mit dem Pädiater abgesprochen werden.

Im folgenden werden einige gängige Arzneimittelgruppen hinsichtlich möglicher nachteiliger Auswirkungen auf den Säugling besprochen.

Chemotherapeutika (Tabelle 53)

Sulfonamide können wegen ihrer geringen Plasmaproteinbindung in die Muttermilch gelangen, beim Säugling die Bilirubinbindung am Plasmaalbumin verhindern und dadurch eine Hyperbilirubinämie herbeiführen.

Sulfonamide sollten daher nicht während des Stillens eingesetzt werden. Das gleiche gilt für **Trimethroprim**, dessen Muttermilchkonzentrationen höher als im mütterlichen Plasma liegen.

Wenn das - seltene - **Krankheitsbild des G-6-P-D-(Glukose-6-Phosphat-Dehydrogenase-)Mangels** vorliegt, besteht beim Kind nach Gaben von Sulfonamiden und Nitrofurantoin die Gefahr einer akuten Hämolyse.

Metronidazol (Clont) findet sich in der Muttermilch in hohen Konzentrationen wieder. Im Falle einer notwendigen Behandlung soll daher möglichst eine Kurzzeit- bzw. Stoßtherapie durchgeführt und während dieser Zeit das Stillen unterbrochen bzw. die Milch verworfen werden.

Tabelle 53. Beurteilung der Wirkungen einiger Medikamentengruppen auf das Kind in der Stillperiode

An die Mutter verabfolgte Medikamente	Mögliche Wirkungen auf den Säugling
Chemotherapeutika	
Sulfonamide	Risiko der Hyperbilirubinämie
Nitrofurantoin	Theoretische Gefahr der akuten Hämolyse bei G-6-P-D-Mangel (selten!)
Nalidixinsäure	Geringer Übertritt in die Milch - keine Gefahr
Metronidazol	Hohe Milchspiegel - während Kurzzeitbehandlung Stillen unterbrechen
Antibiotika	
G-Penizillin	Sensibilisierung, Keimverschiebung,
Ampizillin	Entwicklung resistenter Keime
Erythromyzin	Hohe Milchkonzentrationen - blutige Stühle beobachtet
Tetrazykline	Störung der Darmflora, Verfärbung der bleibenden Zähne (?)
Chloramphenikol	Knochenmarksdepression
Aminoglykoside	Nur Spuren in der Milch - unbedenklich
Tabelle 53. (Fortsetzung)	
An die Mutter verabfolgte Medikamente	Mögliche Wirkungen auf den Säugling
Hormone	
Orale Kontrazeptiva	Keine grundsätzlichen Bedenken
Kortison	Kurzzeitige Medikation ohne Bedenken
Psychopharmaka - Hypnotika - Sedativa	
Phenothiazine	
Diazepam	Sedierung, Muskelhypotonie
Lithium	
Hypnotika Sedativa	Sedierung, hypnotische Zustände
Antikonvulsiva	
Phenytoin	Kein oder nur geringer Übergang
Valproinsäure	
Carbamazepin	Gehen in die Milch über, keine Nebenwirkungen bekannt
Ethosuximid	
Primidon	
Phenobarbital	Kumulationsgefahr (Schläfrigkeit, Trinkschwäche)
Diuretika - Antihypertensiva - Antikoagulanzien	
Chlortalidon	Lange Halbwertszeit - Gefahr der Kumulation
Chlorothiazid	Nur Spuren in der Milch - erlaubt
Propranolol	Keine Nebenwirkungen beobachtet
Warfarin, Acenocoumarol, Dicoumarol	Kein Übergang in die Muttermilch - dürfen daher während des Stillens gegeben werden
Heparin	Nicht in der Muttermilch nachweisbar
Analgetika - Antipyretika - Antirheumatika	
Morphium Pethidin	Vereinzelte Applikationen erlaubt
Salizylate	Niedrige Konzentrationen in der Muttermilch - Nebenwirkungen nicht zu erwarten
Thyreostatika	
Carbimazol Thiamazol	Gehen in die Muttermilch über - unterdrücken die Schilddrüsenfunktion
Propylthiourazil	Niedrige Konzentrationen in der Milch - darf gegeben werden
Laxanzien	
Sennoside Cascaroside Phenolphtalein	Regen die Peristaltik beim Säugling an
Weitere Medikamente	
Methylergometrin	Niedrige Konzentrationen in der Milch - darf gegeben werden
Vitamin-D-haltige Präparate	Wenn der Säugling Rachitisprophylaxe erhält, dann kein Vitamin D der Mutter geben

Antibiotika (Tabelle 53)

Penizilline, die bei geringer Milchgängigkeit eine Sensibilisierung, Keimverschiebung und/oder Keimresistenz verursachen können, sollten nach Möglichkeit vermieden werden. Ist eine Penizillintherapie erforderlich, so gebührt der Vorzug dem *Oxazillin,* das sich in der Muttermilch nicht nachweisen läßt. Auch *Carbenizillin* ist erlaubt.

Die einzelnen *Zephalosporine* gehen in unterschiedlichen Konzentrationen in die Milch über; nachteilige Effekte sind nicht bekannt.

Aminoglykoside gelten als unbedenklich, da sie nur in Spuren in der Milch erscheinen und daher die bekannten Nebenwirkungen (s. S. 128) nicht zu erwarten sind.

Eine längerdauernde Verabreichung von *Tetrazyklinen* sollte wegen möglicher späterer Zahnverfärbung beim Kinde nicht erfolgen.

Chloramphenikol ist kontraindiziert, da es sich in relativ hoher Konzentration in der Milch findet; es besteht die Gefahr der Knochenmarkschädigung.

Erythromyzin findet sich in hoher Konzentration in der Milch und kann zu blutigen Durchfällen führen. Es soll daher während der Stillperiode nicht gegeben werden.

Hormone (Tabelle 53)

Weniger als 1% der bei *oraler Kontrazeption* zugeführten Steroide erscheinen in der Muttermilch. Wenn die heute üblichen niedrigen Dosen eingenommen werden, sind keine Nebenwirkungen - wie z. B. eine Gynäkomastie - beim Säugling zu erwarten. Es kann jedoch zu einer Herabsetzung der Milchproduktion kommen. Generell bestehen keine grundsätzlichen Bedenken gegen die Einnahme oraler Kontrazeptiva während der Stillperiode.

Kortison ist nur gering milchgängig; es kann daher kurzfristig gegeben werden.

Psychopharmaka - Hypnotika - Sedativa (Tabelle 53)

Psychopharmaka lösen u. U. eine Sedierung und eine Muskelhypotonie bei gestillten Kindern aus. Dies gilt für *Lithium* und v. a. *Diazepam,* das zur Kumulation führen kann. Bis auf vereinzelte Gaben sollten daher diese Pharmaka nicht in der Stillzeit verabreicht werden.

Hypnotika und *Sedativa* gehen in die Muttermilch über und vermögen bei höherer Dosierung zu hypnotischen Zuständen beim Neugeborenen zu führen.

Antikonvulsiva (Tabelle 53)

Antikonvulsiva dürfen - wie während der Schwangerschaft - nicht beim Stillen abgesetzt werden. *Phenytoin* wird nicht in die Muttermilch sezerniert, *Valproinsäure* in geringen, *Carbamazepin, Ethosuximid* und *Primidon* jedoch in höheren Konzentrationen. *Phenobarbital* kann durch Kumulation zur Schläfrigkeit und Trinkschwäche führen.

Generell muß bedacht werden, daß Antikonvulsiva Vitamin-K-Inhibitoren sind und daher beim Neugeborenen eine Vitamin-K-Prophylaxe erforderlich machen.

Diuretika - Antihypertensiva - Antikoagulanzien (Tabelle 53)

Das *Diuretikum Chlortalidon* (Hygroton) geht zwar nur in geringer Menge in die Milch über, besitzt aber eine lange Halbwertszeit, die dementsprechend zur Kumulation beim Säugling führen kann. Bei der Einnahme von *Furosemid, Chlorothiazid* und *Spironolakton* sind keine nachteiligen Einwirkungen auf den Säugling zu erwarten.

β-Rezeptorenblocker wie *Propranolol* können während des Stillens verabreicht werden, da über keine nachteiligen Effekte - wie z. B. Blutdruckabfall, Atemdepression oder Hypoglykämie - beim Säugling berichtet wurde.

Die *Kumarinderivate* Warfarin und Acenocoumarol gehen nicht in die Milch über; das gleiche gilt für *Heparin.* Somit können diese Substanzen während des Stillens gegeben werden.

Analgetika - Antipyretika - Antirheumatika (Tabelle 53)

Salizylate finden sich infolge ihrer hohen Plasmaeiweißbindung nur in niedriger Konzentration in der Milch. Nebenwirkungen sind daher nicht zu erwarten.

Morphium und *Pethidin* weisen im mütterlichen Plasma und in der Milch annähernd gleich hohe Konzentrationen auf. Vereinzelte Gaben wirken sich nicht nachteilig auf den Säugling aus; bei wiederholter Verabreichung kann es jedoch zur Kumulation kommen.

Kodein soll nicht an stillende Mütter verabreicht werden, da es sich in der Milch infolge niedriger Proteinbindung anreichert und den Säugling beeinträchtigen kann.

Weitere Medikamente (Tabelle 53)

Die *Thyreostatika Carbimazol* und *Thiamazol* sind bei Stillenden kontraindiziert, da sie in die Milch übertreten und die Schilddrüsenfunktion beim Säugling unterdrücken. Dagegen liegen die Muttermilchkonzentrationen von *Propylthiouracil* so niedrig, daß diese Substanz während des Stillens gegeben werden kann.

Laxanzien, die Sennoside oder Cascaroside oder Phenolphthalein enthalten, regen beim Säugling die Peristaltik an. Zur Behebung einer Obstipation sind daher während der Stillzeit pflanzliche Quellmittel zu bevorzugen.

Vitamin-D-Gaben an die Mutter, z. B. in Form von Multivitaminpräparaten, führen zu erheblicher Anreicherung in der Muttermilch. Falls beim Säugling eine Rachitisprophylaxe durchgeführt wird, soll daher die Mutter keine Vitamin-D-enthaltenden Präparate einnehmen (Tabelle 53).

Genußmittel

Rauchen

Aufgrund der hohen Lipidlöslichkeit tritt *Nikotin* schnell in die Muttermilch über und findet sich dort in fast 3fach höherer Konzentration als im mütterlichen Serum. Im Serum der Säuglinge ist jedoch das Nikotin nur in geringen Mengen nachweisbar, bedingt durch die orale Zufuhr und Leberpassage. Die geringgradige Nikotinaufnahme durch das Stillen belastet also den Säugling nicht nennenswert. Dagegen liegen die Nikotinkonzentrationen im mütterlichen und kindlichen Serum während der Schwangerschaft bei rauchenden Müttern annähernd gleich hoch. Demnach dürfte das Passivrauchen dieser Kinder in utero durch eine rauchende Mutter eine größere Belastung darstellen als durch das Stillen.

Alkohol

Die Konzentrationen von Alkohol liegen im mütterlichen Plasma und in der Milch annähernd gleich hoch. Ein gelegentlicher Alkoholgenuß scheint keinen nachteiligen Einfluß auf den Säugling zur Folge zu haben. Bei Alkoholmißbrauch soll jedoch nicht gestillt werden.

Drogen

Von *Heroin* ist bekannt, daß es eine hohe Milchgängigkeit besitzt. Bei Opiatsucht bzw. bei unsicherem Suchtverhalten soll abgestillt werden.

Umweltchemikalien

Durch Anreicherung über die Nahrungskette gelangen fast alle *chlororganischen Pestizide* (Pflanzenschutz- und Desinfektionsmittel) und *polychlorierten Biphenyle* (Weichmacher in der Kunststoffindustrie) in das Fettgewebe und werden dort gespeichert. Während des Stillens werden diese lipophilen Stubstanzen in die Milch ausgeschieden. Ihre Anwendung ist seit ca. 10 Jahren in den westlichen Ländern verboten. Die vor dieser Zeit durch die Nahrung aufgenommenen Mengen lagern heute noch im Fett und gelangen daher beim Stillen in die Milch. Inzwischen zeigt sich, daß die Konzentrationen der Chlorkohlenwasserstoffe in der Frauenmilch deutlich rückläufig sind und schon um die Hälfte abgenommen haben.

Nach den bisherigen Beobachtungen haben die durch die Muttermilch von Säuglingen aufgenommenen Substanzen keine toxikologisch oder klinisch nachweisbaren Auswirkungen ergeben. Aufgrund der nutritiven und immunologischen Vorzüge der Muttermilch und wegen der Bedeutung des Stillens für die Mutter-Kind-Beziehungen sind ihre Vorteile so groß, daß die - sich offenbar nicht gravierend auswirkenden - chlororganischen Rückstände in Kauf genommen werden können.

Für die *Schwermetalle Blei, Kadmium und Quecksilber* ist die Milch kein bevorzugter Ausscheidungsweg. Hinweise für eine Beeinträchtigung des Säuglings durch diese Substanzen liegen nicht vor.

C. Pathologie der Schwangerschaft

24 Mütterliche Risikofaktoren und Erkrankungen in der Schwangerschaft

Risikoschwangerschaft – Risikogeburt

Dem Ziel der Senkung der mütterlichen und kindlichen Morbidität und Mortalität dient die frühzeitige präventive Einstufung der Graviden als *Risikoschwangere,* wenn sich von vornherein oder im Verlauf der *Schwangerenvorsorge* Belastungsfaktoren ergeben, die Komplikationen erwarten lassen und den Gestationsprozeß und/oder die Geburt gefährden. Vom Gestationsgeschehen unabhängig sind möglicherweise präexistente, also schon vor der Schwangerschaft vorhandene oder während einer Gravidität manifest werdende *Risikofaktoren.* Weiterhin können mit der Gravidität in Zusammenhang stehende Belastungsmomente bzw. Komplikationen während der laufenden Überwachung in Erscheinung treten.

Wird eine erhöhte Gefährdung festgestellt, so gilt es, der Schwangeren das Risiko verständlich zu ma-

Tabelle 54. Kriterien zur Einstufung als Risikoschwangerschaft

Früher durchgemachte und bestehende Erkrankungen der Mutter

- Anamnestische Risiken
  - Hypertonie
  - Nieren-, Harnwegserkrankungen
  - Diabetes mellitus
  - Herzerkrankungen
  - Lungenerkrankungen
  - Hämatologische Erkrankungen
  - Gastrointestinale Erkrankungen
  - Lebererkrankungen
  - Neurologisch-psychiatrische Erkrankungen
  - Hyper-, Hypothyreose
  - Abdominale Operationen
  - Skelett- und Beckendeformierungen
  - Genetische Belastung

Vorausgegangene oder bestehende gynäkologische Erkrankungen

- Spezielle anamnestische Risiken
  - Vorausgegangene Sterilitätsbehandlung (Operationen)
  - Vorausgegangene Konisation
  - Uterusmyome (operiert oder vorhanden)
  - Uterusfehlbildungen (operiert oder vorhanden)

Habitus

- Kleinwuchs (<155 cm)
- Enges Becken
- Untergewicht - Übergewicht

Soziökonomischer Status

- Schlechte soziale Verhältnisse
- Ledige
- Alkohol-/Drogenabhängige

Geburtshilflich-anamnestische Belastungsfaktoren

- Vorausgegangene mehrfache Aborte
- Vorausgegangene Abruptio(nes)
- Vorausgegangene Frühgeburt(en)
- Vorausgegangene Mangelgeburt(en)
- Vorausgegangene Geburt eines Riesenkindes
- Vorausgegangene regelwidrige bzw. protrahierte Geburt(en)
- Status nach Sectio caesarea
- Frühere Präeklampsie
- Vorausgegangener peri-/neonataler Verlust eines Kindes
- Vorausgegangene Geburt eines Kindes mit
- kongenitalen Anomalien
- traumatischen Schädigungen

Während der jetzigen Schwangerschaft auftretende Risikofaktoren

Von seiten der Mutter:

- Primigravida ≤17 Jahre oder ≥35 Jahre
- Mehrgebärende >40 Jahre
- Vielgebärende
- Zervixinsuffizienz (Cerclage!)
- Akute Erkrankungen, z. B. pränatale Infektionen
- Schwangerschaftsbegünstigte Erkrankungen, z. B. akute Pyelonephritis, Anämie
- Schwangerschaftsspezifische Erkrankungen, z. B. Hyperemesis, Präeklampsie
- Hypotonie im 3. Trimenon
- Unzureichende pränatale Vorsorge

Von seiten der Frucht:

- Blutungen in der Frühschwangerschaft (drohender Abort)
- Blutungen in der Spätschwangerschaft (Placenta praevia)
- Mehrlinge
- Lageanomalie
- Hydramnion/Oligohydramnie
- Drohende Frühgeburt – vorzeitige Wehentätigkeit
- Plazentainsuffizienz – Mangelentwicklung
- Nachgewiesene Fehlentwicklung
- Übertragung
- Rh- und ABO-Inkompatibilität

chen und sie zu einer verstärkten Kooperation zu bewegen. Die Maßnahmen zur intensiven Betreuung richten sich nach den jeweiligen Risikofaktoren. Die entsprechenden Hinweise finden sich in den einzelnen Spezialkapiteln.

Eine Risikoschwangerschaft führt i. allg. auch zu einer Risikogeburt.

Darüber hinaus können plötzlich und unvorhersehbar Ereignisse auftreten, die eine bis dahin unbelastete Gravidität zu einer Risikogeburt werden lassen.

Die wichtigsten und häufigsten Risikofaktoren sind über die in den *Mutterschaftsrichtlinien* und im *Mutterpaß* verzeichneten (s. Anhang II) hinausgehend in den Tabellen 54 und 55 aufgeführt.

Das *perinatale Risiko des Kindes* läßt sich eindeutig vermindern, wenn prospektiv dafür Sorge getragen wird, daß der Neonatologe bei einem vorhersehbaren erhöhten Gefährdungszustand zur Geburt anwesend ist (Tabelle 56).

Tabelle 55. Kriterien zur Einstufung als Risikogeburt

- In der Regel alle Risikoschwangerschaften (Tabelle 54)
- Unreifes Kind
- Hypotrophes Kind
- Einstellungs- und Haltungsanomalien
- Riesenkind
- Relatives Mißverhältnis
- Nachgewiesene Anomalie
- Vorzeitiger Blasensprung
- Protrahierte Geburt
- Drohende intrauterine Asphyxie
- Placenta praevia
- Abruptio placentae

Tabelle 56. Risikofaktoren, die von vornherein die Anwesenheit des Neonatologen bei der Geburt erfordern

- Präeklampsie
- Diabetes mellitus
- Protrahierte Geburt
- Placenta praevia
- Späte Erstgebärende
- Unreifes Kind
- Mangelkind
- Riesenkind
- Übertragung
- Mehrlinge
- Lage-, Haltungs- und Einstellungsanomalien
- Fehlentwickeltes Kind
- Fieber unter der Geburt
- Rh-Inkompatibilität
- Pathologisches CTG

Der Einfluß von Alter und Parität auf den Schwangerschaftsausgang

Einen wesentlichen Einfluß auf den gesamten Verlauf und Ausgang der Schwangerschaft übt das *Alter der Schwangeren* aus; dies gilt gleichermaßen für Primi- und Multigravidae. Mit dem Alter eng verknüpft ist die *Parität.* Beide Faktoren wirken sich sowohl voneinander unabhängig als auch additiv aus.

Eine besondere Problematik bieten die *jungen Gravidae* ($\leq$ 17 Jahre - Teenager- oder Adoleszentenschwangerschaft). Sie machen z. Z. etwa 2% einer geburtshilflichen Klientel aus. Diese Rate dürfte aber eher zurückgehen, nicht allein wegen der besseren Beachtung der Kontrazeption, sondern auch als Folge der geburtenschwachen Jahrgänge dieser Altersgruppe. Wesentliche Risikofaktoren für das Austragen einer Schwangerschaft bilden der noch nicht ausgereifte Organismus dieser jugendlichen Mütter, insbesondere der noch relativ hypoplastische, mangelhaft durchblutete Uterus. Weitere Risikofaktoren sind eine signifikant erhöhte Hypertensions- bzw. Gestose- sowie Anämiefrequenz.

Hinzu kommen neben der fehlenden Persönlichkeitsreife und Einstellung zur Schwangerschaft die vielfältigen nachteiligen sozioökonomischen Einflußfaktoren wie schlechte soziale Verhältnisse, Schwierigkeiten im sozialen Umfeld (Elternhaus), die psychische Belastung sowie Fehl- und/oder Unterernährung.

Daraus resultiert eine mangelnde Inanspruchnahme der Schwangerenvorsorge, so daß die vorhandenen Risikofaktoren nicht präventiv abgefangen werden können. Vor allem die häufig inadäquate Schwangerenbetreuung trägt zu einer signifikant erhöhten Rate an *Frühgeburten* bei. Auch die *intrauterine Mangelentwicklung* wird häufiger beobachtet. Die Frühgeburtenrate beträgt 12,5% bei Adoleszenten gegenüber 6,8% bei einem Vergleichskollektiv junger erwachsener Mütter. Die perinatale Mortalität beläuft sich auf etwa 1,6%, ursächlich bedingt und überhöht durch den Anteil der Frühgeburten. Die Geburt selbst verläuft vergleichsweise glatt und schnell, eine operative Entbindung ist deutlich seltener erforderlich.

Den steigenden Gefahren für Mutter und Kind im *höheren Alter der Erstgraviden* wird durch die Begriffe „ältere Erstgebärende" (35–39jährige) und „späte Erstgebärende" (40 Jahre und darüber) oder allgemein „ältere Gravida" ab dem Alter von 35 Jahren (Figo 1958) Rechnung getragen. Ab der Mitte des 3. Dezenniums treten *mütterliche Erkrankungen* (Herz- und Kreislaufinsuffizienz, Hypertonie, Diabetes mellitus) und schwangerschaftsbedingte Erkrankungen, insbesondere die Präeklampsie, häufiger auf und beeinträchtigen die Prognose für die Kinder. Einen weiteren Risikofaktor stellt die mit dem Alter an Frequenz zunehmende **Plazentainsuffizienz** dar. So steigen in den höheren Altersgruppen die Raten an Frühgeburten und Mangelgeborenen kontinuierlich an. Die Geburt verläuft häufiger verzögert. Die perinatale Mortalität und Morbidität sind trotz Steigerung der Sectiofrequenz v. a. nach Überschreiten des 40. Lebensjahres um ein Vielfaches erhöht.

Daher gehören ganz junge Erstgebärende und solche ab der Mitte des 4. Lebensjahrzehntes zur Gruppe der Risikoschwangeren, und die Geburt muß von vornherein als *Risikogeburt* eingestuft werden.

Der Anteil der Erstgraviden wird verständlicherweise mit zunehmenden Alter geringer. Damit wirkt sich bei den älteren Schwangeren die *Parität* zusätzlich gewichtig für die Prognose von Mutter und Kind aus.

Altersabhängig nehmen bei *Erst- und Mehrgraviden* mütterliche Erkrankungen, Blutungen in der Frühschwangerschaft, die Abortfrequenz, die Frühgeburtenrate und damit zugleich die perinatale Mortalität zu. Ebenso findet sich sowohl bei Erstgraviden als auch bei Multiparae eine altersabhängige Frequenzsteigerung der Geburtskomplikationen und damit auch der geburtshilflichen Eingriffe, die wiederum das kindliche Risiko erhöhen.

Der Vollständigkeit halber sei auf die *altersabhängige Häufigkeitszunahme der chromosomalen Anomalien* als Folge von Störungen der mütterlichen Gametogenese hingewiesen (s. S. 109).

Zahl und Ausgang früherer Schwangerschaften wirken sich maßgeblich auf das neuerliche Gestationsgeschehen aus. Die 2. und 3. Gravidität haben insgesamt eine bessere Prognose als die 1. Schwangerschaft. Ab der 4. Gravidität, also bei Vielgebärenden, steigt die perinatale Mortalität jedoch an, insbesondere wenn frühere Schwangerschaften durch Aborte, Totgeburten oder perinatale Todesfälle kompliziert waren.

Die Frequenz von *Blutungen in der Schwangerschaft und von Aborten* zeigt neben dem Alter eine deutliche Abhängigkeit von der Parität sowie der Zahl der vorausgegangenen Aborte und Frühgeburten. Die Häufigkeit von *Frühgeburten* ist mit der Zahl der vorausgegangenen Schwangerschaften, speziell früherer Fehl- und Frühgeburten, korreliert, und ebenso läßt die perinatale Sterblichkeit eine Abhängigkeit von der Zahl der früher durchgemachten Schwangerschaften erkennen. Dagegen werden *Mangelkinder* häufiger von Primigravidae geboren.

Geburtshilfliche Komplikationen wie kindliche Lageanomalien, Placenta praevia und Abruptio placentae zeigen eine Frequenzabhängigkeit von der Zahl der vorausgegangenen Schwangerschaften, und zwar unabhängig vom Alter. Da auch mütterliche Erkrankungen allgemein und speziell die Schwangerschaftserkrankungen mit steigender Parität häufiger werden – insbesondere die hypertensiven Erkrankungen –, sind zusätzliche Risiken für Kindesentwicklung und Geburt vorgegeben. Diese erhöhte Gefährdung des Kindes betrifft v. a. die Vielgebärenden. Erwartungsgemäß ist bei ihnen die Sektiofrequenz, aber auch die perinatale kindliche Mortalität erhöht.

Durch den Altersparitätskomplex sind besonders die Mehr- und Vielgebärenden gefährdet.

Daraus folgt, daß *alle Graviden mit früheren ungünstigen Schwangerschaftsverläufen* (Aborte, Früh- und Mangelgeburten, intrauteriner Fruchttod, perinatale Verluste) sowie *Mehr- und Vielgebärende als Risikoschwangere zu überwachen sind.* Die Entbindung muß als *Risikogeburt* geleitet werden (Tabelle 54 und 55).

Mütterliche Erkrankungen und Schwangerschaft

Gravide mit präexistenten oder in graviditate akquirierten akuten oder chronischen systemischen oder organischen Erkrankungen bilden eine wichtige Gruppe in dem Kollektiv der Risikoschwangeren. Dabei geht es um eine möglichst frühzeitige Beurteilung der Fragen, ob:

- die Schwangerschaft das Grundleiden verschlechtert und dadurch die Mutter in ernste Gefahr bringt,
- das Grundleiden die Schwangerschaft und die Entwicklung des Kindes negativ beeinflußt,
- unterschiedliche Belastungsphasen während der Gestation, Geburt oder/und im Wochenbett bestehen.

Im Zusammenwirken mit dem Spezialisten wird vorab bzw. im weiteren Schwangerschaftsverlauf zu klären sein:

- ob die Schwangerschaft vertretbar oder aus vitaler mütterlicher Indikation eine Abruptio graviditatis notwendig ist (einschließlich der anschließenden Kontrazeption),
- in welchem Umfang bei Austragen der Gravidität eine Hospitalisierung erforderlich ist,
- ob eine notwendige medikamentöse oder chirurgische Behandlung in der Schwangerschaft durchführbar ist,
- wie der Ablauf der Geburt im speziellen Einzelfall zu planen ist, ob und welche Geburtserleichterungen im Spezialfall vorzusehen sind,
- ob in der Neonatalperiode besondere Vorkehrungen für das Kind zu treffen sind (z. B. Isolierung des Kindes, Frage des Stillens).

Die dargestellten Krankheitsbilder sind als Beispiele für die erforderliche Risikoabwägung und als Hinweise darauf zu betrachten, daß jede mütterliche Erkrankung in graviditate

- die intensive Überwachung durch den Geburtshelfer und den für das Leiden zuständigen Spezialisten erfordert,
- die Einstufung der Geburt als Risikogeburt bedingt,
- die Fortsetzung der krankheitsspezifischen Überwachung im Wochenbett, ggf. des Kindes während der Neonatalperiode notwendig macht.

Herzerkrankungen

Häufigkeit

Entsprechend der Frequenz der Herzerkrankungen in der Bevölkerung ist bei 0,16-2% der Schwangeren mit einem *Vitium cordis* der verschiedenen Manifestationen zu rechnen. Die Häufigkeit der **rheumatisch** bedingten bzw. der erworbenen Herzleiden bewegt sich rückläufig. Das Verhältnis zwischen akquirierten (rheumatischen) und *kongenitalen* Herzvitien ist etwa mit 65:35% anzusetzen. Knapp 70% entfallen auf eine *Mitralstenose*. Der Rückgang des Zusammentreffens von erworbenen Herzleiden und Schwangerschaft beruht sowohl auf einer echten Abnahme der erworbenen kardialen Erkrankungen als auch auf einer besseren Kontrazeption der Erkrankten.

Dank der antibiotischen Therapie ist die rezidivierende bakterielle *Endokarditis* in der Schwangerschaft ein seltenes Ereignis geworden. Dagegen wird eine *koronare Herzkrankheit* in den letzten Jahren zunehmend häufiger auch bei jungen Frauen beobachtet; v. a. Raucherinnen und Diabetikerinnen sind gefährdet. Die mütterliche Mortalität beim Zusammentreffen von Koronarerkrankungen und Schwangerschaft beträgt etwa 30%, in den meisten Fällen bedingt durch *Herzinfarkte* während des 3. Trimenons oder post partum. Die fetale Mortalität dürfte in der gleichen Größenordnung liegen. Der Herzinfarkt in graviditate stellt eine Notsituation dar, bei der das Leben der Mutter ganz im Vordergrund stehen muß.

Eine schwangerschaftspezifische Herzerkrankung ist die *peripartale Kardiomyopathie (Meadows-Syndrom)*. Ihre Häufigkeit beträgt zwischen 1:1300 und 1:4000 Schwangerschaften. Sie tritt vermehrt in tropischen Ländern, bei uns v. a. bei Mehrgebärenden auf. Die Ätiologie dieser primären Herzmuskelerkrankung ist noch unklar. Möglicherweise kann sie durch β-Sympathikomimetika demaskiert werden. Es handelt sich um die schwerste kardiale Schwangerschaftskomplikation, die mit Todesfolge in der Zeitspanne vom 3. Trimenon bis Monate post partum auftreten kann. Die akute Gefahr besteht in der plötzlichen Herzinsuffizienz infolge Degeneration der Herzmuskelfasern und anschließender Kardiomegalie.

Überwachung und Verlauf der Schwangerschaft

Die veränderte Hämodynamik in der Schwangerschaft stellt eine zusätzliche Belastung des Herzens dar. Durch konsequente Überwachung während des gesamten Gestationsprozesses und Ausschöpfung aller therapeutischen Möglichkeiten läßt sich das Risiko für die Mutter eindeutig senken. Die Mortalität liegt bei fehlender oder mangelhafter Überwachung 7mal höher als bei intensiver pränataler Vorsorge.

In der Mehrzahl der Fälle ist den Frauen ihr Leiden bekannt, und sie können bei Erhebung der Anamnese ihre körperliche Leistungsfähigkeit sowie Art, Dosis und Dauer der Medikation angeben. Man wird jedoch spezielle Auskünfte von dem behandelnden Internisten bzw. Kardiologen einholen und die gemeinsame Überwachung in der Gravidität sicherstellen. Wichtig sind Berichte und Befunde über den Verlauf und Ausgang früherer Schwangerschaften.

Wenn eine Herzerkrankung erst durch die schwangerschaftsbedingte Mehrbelastung in Erscheinung tritt, kann die Abgrenzung gegenüber den physiologischen Schwangerschaftsveränderungen des Herz-Kreislauf-Atem-Systems schwierig sein (s. S. 171). Bei Hinweissymptomen wie verstärkter Dyspnoe, Husten (Hämoptoe), pektanginösen Beschwerden, Tachykardie, Ermüdbarkeit, Leistungseinschränkung, Ödemen, Verdacht auf eine Herzvergrößerung (unter Berücksichtigung der schwangerschaftsbedingten Querverlagerung des Herzens), Herzgeräuschen und/oder Herzrhythmusstörungen muß umgehend der Kardiologe eingeschaltet werden.

Jede Gravida mit einer Herzerkrankung ist eine *Risikoschwangere* und bedarf der intensiven pränatalen Vorsorge gemeinsam mit dem Internisten. Die Behandlung folgt den gleichen Richtlinien, die außerhalb der Gravidität gültig sind.

Entscheidend für die Prognose des Schwangerschaftsausganges ist die frühzeitige Einstufung der Schwangeren nach dem funktionellen Leistungsvermögen des Myokards, d. h. dem klinischen Schweregrad. Dazu hat sich die Einteilung der New York Heart Association (NYHA) als vorteilhaft erwiesen. Sie geht von der Beurteilung im prägraviden Zustand aus und erlaubt es, etwaige schwangerschaftsbedingte Leistungsänderungen zu berücksichtigen (Tabelle 57). Schwangere, die den Gruppen I und II

Tabelle 57. Beurteilung der Leistungsfähigkeit des Myokards bei Herzkrankung. (In Anlehnung an die New York Heart Association-NYHA)

Grad I:	Patientinnen mit organischer Herzerkrankung ohne Symptome und ohne Einschränkung der körperlichen Leistungsfähigkeit
Grad II:	Herzkranke, die ihre körperliche Aktivität aufgrund rascher Ermüdbarkeit und Dyspnoe einschränken müssen, sich bei Ruhe und leichter Tätigkeit aber wohl fühlen
Grad III:	Herzkranke mit mäßiger bis starker Einschränkung der körperlichen Leistungsfähigkeit und subjektiven Beschwerden bereits bei leichter körperlicher Tätigkeit
Grad IV:	Herzkranke, die zu keiner körperlichen Tätigkeit fähig sind und bereits in Ruhe Zeichen der Dekompensation aufweisen

zuzurechnen sind, haben – eine konsequente geburtshilfliche und internistische Überwachung vorausgesetzt – von vornherein eine günstigere Prognose für den Ablauf und Ausgang der Schwangerschaft als diejenigen der Gruppen III und IV.

Insgesamt ist die Mehrbelastung durch die Schwangerschaft erheblich. *Kritische Phasen* mit der Gefahr der Dekompensation sind v. a.:

- die *28.-34. (bis 36.) SSW* durch die benötigte Anpassung an die Hypervolämie und das erhöhte Herzminutenvolumen,
- die *Geburt* infolge der erhöhten körperlichen Leistungsbeanspruchung in der Eröffnungs- und Austreibungsperiode, der Blutvolumenschwankungen während der Wehen, eines Anstieges des zentralen Venendruckes,
- das *Wochenbett* bis zum 10. Tag post partum durch die Blutumverteilung nach Wegfall des plazentaren Kreislaufs.

Die *ärztlichen Maßnahmen während der Schwangerschaftsüberwachung* im Einvernehmen mit dem Kardiologen sind:

- körperliche und psychische Schonung (frühzeitige Herausnahme aus dem Beruf),
- Verhütung einer Anämie (Eisensubstitution),
- diätetische Maßnahmen unter Kontrolle des Natriumwasserhaushaltes zur Vermeidung von Wasserretention (Gewichtskontrolle!),
- regelmäßige engmaschige Kontrolle des aktuellen Zustandes der kardialen Leistungskapazität,
- Früherkennung der häufig komplizierend hinzutretenden Spätgestose (20%),
- rechtzeitige Hospitalisierung je nach NYHA-Gruppe und aktuellem Zustand ab der 28. SSW, spätestens ab der 36. SSW (verzichtbar bei gut überwachten und kooperierenden Schwangeren der Gruppe I und II).

Als Maß für die aktuelle Gefährdung des Feten gilt das Absinken der arteriellen Sauerstoffsättigung und die Erhöhung des Hämatokritwertes.

Zur Frage des Schwangerschaftsabbruchs

In der Frühschwangerschaft kann sich bereits wegen drohender oder vorhandener Dekompensation die *Frage des Schwangerschaftsabbruchs* aus mütterlicher Indikation stellen. Sie richtet sich nach der Schwere und Prognose des Leidens und ist fast immer bei Herzkranken der Gruppe III und IV anzuraten, insbesondere, wenn erschwerende Faktoren (alte Erstgebärende, Vorhofflimmern, rheumatische Krisen, Endocarditis lenta, zusätzliche Erkrankungen wie Diabetes mellitus, Nephritis) hinzutreten. Im allgemeinen ist die *Indikation zum Schwangerschaftsabbruch* gegeben, wenn die Patientin

- bereits zu Beginn der Schwangerschaft schlecht auf die übliche Therapie anspricht,
- die kardial bedingten Beschwerden bereits im 1. Trimenon zunehmen (z. B. Übergang von Schweregrad II in III oder IV),
- bereits im nichtgraviden Zustand zum Schweregrad III oder IV zu rechnen ist (Tabelle 57).

Bei den *angeborenen Herzvitien,* insbesondere bei den *Shuntvitien,* hängt das Risiko für Mutter und Kind und damit die Indikation zum Schwangerschaftsabbruch wesentlich davon ab, ob eine Zunahme des pulmonalen Gefäßwiderstandes – das Eisenmenger-Syndrom – eintritt, d. h. eine *Shuntumkehr* erfolgt. Ein Zustand nach *peripartaler Kardiomyopathie* erfordert wegen der Gefahr der Exazerbation eine großzügige Indikation zum Schwangerschaftsabbruch. Die zweifelhafte Prognose eines *Aortenaneurysmas* und die Gefahr der Verschlechterung durch eine Gravidität läßt auch bei diesem Leiden die Abruptio graviditatis geraten erscheinen (etwa bei der Hälfte aller Frauen < 40 Jahren mit Aortenaneurysma wird das Leiden während der Schwangerschaft manifest).

Koronare Herzerkrankungen, auch der *Status nach einem Infarkt,* bilden keine Indikation zum Schwangerschaftsabbruch, es sei denn, es liegt eine Insuffizienz III. oder höheren Grades vor.

Patientinnen mit einem *Herzschrittmacher* tragen kein erhöhtes Risiko; auch bei Trägerinnen einer Herzklappenprothese bestehen gegen das Austragen der Schwangerschaft keine Bedenken, wenn keine Vorschädigung des Myokards vorliegt. Die Gefahren einer Dauertherapie mit Antikoagulanzien fallen bei der Beratung jedoch stark ins Gewicht (s. S. 127). Bei unverzichtbarem Kinderwunsch sollte nach Möglichkeit einer Bioprothese der Vorzug gegeben werden, da dann eher ein Verzicht auf Antikoagulation möglich ist.

Der *Schwangerschaftsabbruch* wird insgesamt bei 6-20% der graviden Herzkranken (etwa bei 7% der Frauen mit angeborenem Vitium cordis) erforderlich. Er sollte *so früh wie möglich* erfolgen; sofern die Belastung vertretbar erscheint, kann ggf. gleichzeitig die Tubensterilisation vorgenommen werden.

Zur Frage der operativen Herztherapie und Schwangerschaft

Bei Frauen im fertilen Alter mit operationsbedürftigem Vitium cordis sollten die Bestrebungen dahin gehen, die operative Korrektur *vor* Planung einer Gravidität vorzunehmen, v. a. dann, wenn anschließend keine Dauertherapie mit Antikoagulanzien erforderlich ist.

Eine dringende **Indikation zur operativen Korrektur** eines Herzfehlers kann sich auch **während** einer Schwangerschaft ergeben. Bei der unter den Herzvitien am häufigsten vertretenen *Mitralstenose* kann sich z. B. infolge eines Lungenödems oder einer Hämoptoe eine Kommissurotomie als zwingend erweisen. Sie stellt u. U. eine Alternative zum Schwangerschaftsabbruch dar bzw. kann die Voraussetzung für einen ungestörten Schwangerschaftsverlauf und -ausgang schaffen. Die mütterliche Mortalität beträgt inzwischen - wie außerhalb der Gravidität - ≤5%, die kindliche ≤10%. Als günstigster Zeitpunkt empfiehlt sich die 16.-24. SSW (Abortrisiko geringer, mütterliches Risiko am ehesten vertretbar).

Herzchirurgische Eingriffe am *offenen Herzen mit extrakorporaler Zirkulation* sind dagegen mit einem weit höheren Risiko behaftet (mütterliche Letalität z. Z. ca. ≥33%, die kindliche bis zu ≥50%). Operative Korrekturen von Mitral- oder Aortenvitien durch *Herzklappenersatz* in graviditate sind mit einer Mortalität von ca. 2,5% belastet (Embolie, Hämorrhagien, Infektion). Die Prognose des Leidens wird durch die Schwangerschaft nicht beeinträchtigt. Zu beachten ist, daß *Kunststoffprothesen* eine Dauerantikoagulation erfordern, während dies bei *Bioprothesen* (Homograft und Xenograft) nicht der Fall ist. Die fetale Mortalität wird mit 28% angegeben, die Rate der Frühgeburten mit 13,6%; 23% der Kinder weisen Entwicklungsstörungen auf. Dabei besitzt die notwendige Applikation von Kumarinen, aber auch von Heparin für den Embryo bzw. Feten ihre eigene Problematik (s. S. 127). Ein *temporärer oder permanenter Herzschrittmacher* kann in der Schwangerschaft appliziert werden.

Leitung der Geburt

Als Richtlinie gilt es, den Entbindungstermin im voraus zu planen, um die Anwesenheit des Kardiologen und Anästhesisten (Periduralanästhesie) zu gewährleisten. Nach Möglichkeit wird man eine schonende vaginale Entbindung **mit Forceps oder Vakuumextraktion** zur Vermeidung von Volumenschwankungen während der Preßwehen und zur Reduktion der körperlichen Beanspruchung anstreben. Dies gilt v. a. für Herzkranke der Gruppe I und II. Bei den Schwangeren der Gruppen III und IV ist im Einzelfall die Sectio caesarea im Konsilium mit dem Internisten und Anästhesisten zu diskutieren. Es ist aber zu bedenken, daß das Risiko der kardialen Dekompensation **nach** dem Eingriff höher einzuschätzen ist als während der Operation.

In der Plazentarperiode sollten möglichst keine Uterotonika wegen ihrer Gefäßwirksamkeit und der damit verbundenen akuten Belastungen des Herzens gegeben werden.

Wochenbett

Namentlich die 1. Woche post partum birgt nochmals die Gefahr der Dekompensation. Etwa die Hälfte der mütterlichen Todesfälle ereignen sich in den ersten Wochenbettstagen. Die Ursache liegt in der **hämodynamischen Umverteilung,** die plötzlich zum Kollaps und Lungenödem führen kann. Ferner treten häufiger thromboembolische Komplikationen auf. Da oft - je nach der Einschränkung der kardialen Leistungsfähigkeit - nur eine begrenzte Mobilisierung im Wochenbett möglich ist, ergibt sich die Notwendigkeit einer Thromboseprophylaxe sowie einer adaptierten Krankengymnastik.

Über das Stillen ist individuell von Fall zu Fall zu entscheiden. Das Abstillen unter Bromocriptin erscheint unbedenklich.

In Abhängigkeit vom Verlauf der Erkrankung und der Geburt muß ggf. über die Frage einer passageren oder definitiven Kontrazeption beraten werden.

Prognose für Mutter und Kind

Mutter: Die Mortalität beträgt bei Zusammentreffen von Herzerkrankungen und Schwangerschaft bis zu 6 Wochen post partum 4,5%; sie ist abhängig vom Schweregrad der Erkrankung und steigt von 0,5% in der Gruppe I auf 5,5% in den Gruppen II-III. Faßt man die Schweregrade III und IV (Tabelle 57) zusammen, so ergibt sich eine Mortalitätsrate von 22,5%. Durch konsequente Überwachung während des gesamten Gestationsprozesses und Ausschöpfung aller therapeutischen Möglichkeiten läßt sie sich eindeutig senken. Insgesamt liegt die Mortalität bei mangelnder Überwachung etwa 7mal höher als bei intensiver pränataler Vorsorge.

Kind: Die Rate *spontaner Aborte* ist erhöht; sie wird mit 11% für die Aortenisthmusstenose, für die Fallot-Tetralogie mit 32–50% angegeben. Die Inzidenz *kongenitaler Fehlbildungen* scheint ebenfalls erhöht und beträgt etwa 10–15%. Bemerkenswert erscheint, daß 16% der Kinder von Müttern mit kongenitalen Herzvitien ebenfalls mit kardialen Anomalien geboren werden, die z. T. denen der Mütter gleichen. Die Kinder sind häufig bei der Geburt unreif und/oder dystroph. Die *Frühgeburtenrate* bewegt sich zwischen 11,6 und 25%. Die *perinatale Mortalität* liegt je nach Schweregrad des mütterlichen Herzleidens zwischen 3,8 und 18%. Sie ist um ein Mehrfaches erhöht bei Flimmerarrhythmie, kardialer Insuffizienz und zyanotischer Kardiopathie (Eisenmenger-Komplex!). *Perinatale Morbidität und Mortalität werden somit durch die Schwere der mütterlichen Erkrankung und ganz wesentlich durch die Untergewichtigkeit der Neugeborenen bestimmt.*

Venenerkrankungen in der Schwangerschaft – Varizen – Phlebothrombose – Thromboembolie

Die gestagenbedingte Herabsetzung des Tonus der venösen Gefäßmuskulatur in der Schwangerschaft führt zu einer Erhöhung des zentralen Venendruckes und kann Rückflußbehinderungen in den kaudalen Abschnitten zur Folge haben (s. S. 172). Auf diese Weise stellt jede Gravidität einen begünstigenden Faktor für die Erkrankungen an einer Phlebothrombose und einer Thrombophlebitis dar. Zusätzliche Risikofaktoren sind höheres Gebäralter, Multiparität, Gestose und Diabetes mellitus.

Schwangerschaftsvarizen

Bei entsprechender Disposition und Belastung trägt die Schwangerschaft insbesondere bei Mehrgebärenden zur Manifestation einer Varikose im Bereich der unteren Extremitäten und oft auch der Vulva und der Analregion bei. Die periphere Varicosis spielt eine wichtige Rolle als Manifestationsfaktor der Stammvarikose und zeigt die Progredienz der venösen Veränderungen an. Bei etwa 30% der Erstgebärenden werden Varizen während der Schwangerschaft im Bereich der unteren Extremitäten sichtbar und finden sich bei 55% der Mehrgebärenden. Sie treten in der Regel zwischen der 16. und 20. SSW hervor und verursachen zunächst kaum Beschwerden, bei 10% der Betroffenen jedoch krampfartige Schmerzen, Schweregefühl und Ödeme. Varizen der Vulva werden meist im III. Trimenon auffällig.

Handelt es sich nur um eine *Seitenastvaricosis,* so findet post partum eine weitgehende Rückbildung statt. Varizen, die bei einer klinisch manifestierten *Stammvarikose* hervortreten, müssen als Zeichen einer durch die Gravidität induzierten Progredienz gewertet werden. Sie gehen nach der Geburt **nicht** mehr zurück, sondern persistieren und bilden eine der Voraussetzungen für das chronisch-venöse Stauungssyndrom als lokale Komplikation.

Gemäß dieser Sachlage dürfen Varizen in der Schwangerschaft nicht leicht genommen werden, sondern sind stets unter dem Aspekt der Progredienz einer Stammvaricosis und der akuten und chronischen Komplikationen (Phlebothrombose, Thrombophlebitis, postthrombotisches Syndrom) zu sehen. Daher sollte den Graviden schon frühzeitig eine konsequente **physikalische Venenprophylaxe** angeraten werden. Wichtig sind am Beginn der Gravidität – insbesondere bei entsprechender Disposition – physiotherapeutische Maßnahmen wie:

- Bewegungstherapie (gymnastische Übungen),
- regelmäßiges Hochlagern der Beine,
- Hochstellen des Fußendes des Bettes zur Rückflußförderung,
- regelmäßige kalte Beingüsse,
- Schwimmübungen,
- leichte Kompressionsbehandlung (Kompressionsstrumpfhosen Kl. I/II),
- Vermeiden von langem Sitzen und Stehen, bzw. Einüben vom aktivem Stehen.

Eine lokale Behandlung mit sog. Venenmitteln ist von begrenzter, eher subjektiver Wirkung.

Operative Maßnahmen sind während der Schwangerschaft nicht angezeigt, wohl aber nach Abschluß der Stillperiode, wenn sich die Varikose nicht zurückbildet.

Hämorrhoiden

Bei mehr als ⅓ der Schwangeren entwickeln sich Hämorrhoiden, die v. a. bei gleichzeitiger Obstipation schmerzhafte Beschwerden verursachen. Im allgemeinen bilden sie sich in den ersten Wochen post partum zurück. Nicht selten kommt es jedoch unter bzw. in den ersten Tagen nach der Geburt zu lokalen Thrombosierungen. Eine Stichinzision in Lokalanästhesie und die Exprimierung des Thrombus schaffen schlagartig Linderung. Zusätzlich empfiehlt sich die Lokalbehandlung mit Hämorrhoidensalbe.

Eine gleichzeitige *Obstipation,* die ebenfalls durch die Tonusminderung der glatten Muskulatur in der Schwangerschaft begünstigt wird, muß behandelt werden (bevorzugt mit Quell- und Füllstoffen).

Phlebothrombose - thromboembolische Erkrankungen

Für die Pathogenese thrombotischer Prozesse gilt auch heute noch die *Virchow-Trias* - Alteration der Gefäßwand, Stase, Hyperkoagulabilität - Veränderungen also, die *durch die Schwangerschaft begünstigt werden* (s. S. 172 und S. 173). Gefäßwandentzündungen treten *vornehmlich bei Mehrgebärenden mit Varicosis* auf.

Thromboembolische Erkrankungen (TE) stellen einen bedeutsamen Anteil der mütterlichen Morbidität und Mortalität dar.

In der Schwangerschaft besteht vornehmlich das Risiko einer *Phlebothrombose.* Eine gefürchtete Komplikation der tiefen Beinvenenthrombose (TVT) in der Schwangerschaft ist das *postthrombotische Syndrom.* Bei dieser häufigsten Folgeerkrankung besteht die Gefahr der Entstehung sekundärer Varizen und die Neigung zu wiederholten Thrombophlebitiden in erhöhtem Maße.

Das relative Risiko venöser Thrombosen steigt während der Schwangerschaft und im Wochenbett gegenüber einem Vergleichskollektiv um das 3fache an. Im Wochenbett liegt die Frequenz etwa um das 3- bis 5fache höher als während der Zeitspanne der Gravidität. Die absolute Häufigkeit venöser Thrombosen wird im gesamten Zeitraum auf 0,4-0,5% geschätzt. Operative geburtshilfliche Eingriffe wie die Sectio caesarea und komplizierte vaginale Operationen erhöhen das Risiko um das 8- bis 10fache.

Gefürchteter Endpunkt eines thrombotischen Geschehens und schwerste Komplikation ist die *Lungenembolie.* Die mütterliche Emboliemortalität wird in der Schwangerschaft auf 0,01-0,05‰ geschätzt und liegt im Wochenbett bei 0,1-0,25‰, also um das 5-10fache höher.

Diagnose

Die Diagnose der tiefen Beinvenenthrombose (TVT) ist in der Schwangerschaft erschwert, zumal durch die Vielzahl unspezifischer schwangerschaftsbedingter Beinbeschwerden, insbesondere bei Varicosis. Neben der Beachtung der klinischen Thrombosezeichen (s. S. 487) steht in der Schwangerschaft zur Diagnosesicherung als nichtinvasives und unschädliches Verfahren die Ultraschall-Doppler-Untersuchung der Venen zur Verfügung. Im iliofemoralen Bereich besitzt die Methode eine gute Treffsicherheit (ca. 85%), während im Falle einer Wadenvenenthrombose eine geringere Sensitivität angegeben wird (30-50%). Im Gegensatz zur kompletten Diagnostik bei einer Phlebothrombose im Wochenbett (s. S. 487) sollte in der Gravidität wegen der kindlichen Strahlenbelastung auf die Phlebographie und den Radiofibrinogentest verzichtet werden.

Therapie

Auch zur *Vermeidung* von Venenerkrankungen und deren Komplikationen in der Schwangerschaft liegt der Schwerpunkt der Bekämpfung auf der *primären Prophylaxe* und *Prävention.* In allen Fällen einer *Vorschädigung der tiefen Bein- und Beckenvenen* und bei einem *postthrombotischen Syndrom* ist eine *regelmäßige Überwachung bereits vom Zeitpunkt der Diagnose der Schwangerschaft an zwingend.* Die physikalischen Maßnahmen der *sekundären* Thromboseprophylaxe müssen konsequent wie bei der Varicosis durchgeführt werden (s. oben). Unverzichtbar sind zusätzlich Kompressionsstrümpfe Kl. II/III, ggf. unterstützt durch Kurzzugbinden.

Bei belastender Anamnese (postthrombotisches Frühsyndrom, frühere Thrombophlebitis) erfolgt zusätzlich eine medikamentöse Behandlung mit Heparin als "Low dose-Therapie" (10 000-20 000 E/24 h). Die Heparinprophylaxe ist u. U. auch bei länger bettlägerigen Patientinnen, z. B. bei Langzeittokolyse zu erwägen. Damit wird ein wirksamer Schutz vor schweren Komplikationen erreicht, v. a. die lebensbedrohliche Emboliegefahr eingedämmt. Die Kranke kann die subkutanen Injektionen selbst vornehmen.

Handelt es sich um eine *oberflächliche Thrombophlebitis* oder *Varikophlebitis,* reicht i. allg. die Kompressionbehandlung und Anwendung von Antiphlogistika - bei voller Mobilisation - aus. Ist die *tiefe Beinvenenthrombose (TVT)* auf die *Unterschenkelvenen* beschränkt, besteht kaum Emboliegefahr. Zu fürchten ist jedoch die *Aszension des Thrombus.* Meist reicht eine 14tägige therapeutisch dosierte Heparinbehandlung (1000 E/kg/Tag auf 3 subkutane Gaben verteilt), die dann in eine TE-Prophylaxe überführt wird (s. unten). Zur Vorbeugung der Aszension sind Kompressionsstrümpfe bzw. entsprechende Verbände angebracht, ohne auf eine Mobilisierung ganz zu verzichten.

Ist die *V. poplitea* mitbetroffen, soll die therapeutische Dosierung über 3 Monate aufrecht erhalten werden.

Bei einer *Iliofemoralvenenthrombose* erfordert das *erhebliche Embolierisiko* die stationäre Behandlung mit Bettruhe und Heparin als Tropfinfusion (1000 E/h). Nach 3-10 Tagen Bettruhe wird die Patientin mobilisiert und die Rezidivprophylaxe mit 2mal 10 000 E subkutan bis zur Entbindung durchgeführt und dann 48 h post partum erneut fortgesetzt und ohne Unterbrechung während der Stillzeit bis zu 6 Monaten weitergeführt.

Prognose

Während durch die Antikoagulation das Risiko der Embolie weitgehend beherrschbar geworden ist, tragen 20–50% der Patientinnen mit proximaler TVT das Risiko eines postthrombotischen Syndroms. Eine effiziente Vorbeugung dieser Spätfolgen, v. a. aber der akuten Emboliegefahr kann nur durch die prompte Beseitigung des Thrombus durch Thrombektomie oder eine fibrinolytische Behandlung erreicht werden. Beide Verfahren müssen bei obliterierender Iliofemoralvenenthrombose in einem Zentrum durchgeführt werden, in dem die gefäßchirurgischen und hämostaseologischen Voraussetzungen gegeben sind. Insgesamt wird man sich zu einer lytischen Therapie in der Schwangerschaft nur in Ausnahmefällen entschließen und dem operativen Verfahren den Vorzug einräumen.

Erkrankungen der Lunge

Lungentuberkulose

Das Zusammentreffen von Lungentuberkulose und Schwangerschaft ist selten geworden.

Verlauf der Schwangerschaft: Mit einer Exazerbation oder einem Rezidiv in der Schwangerschaft ist nicht häufiger als außerhalb der Gravidität zu rechnen, wenn die Voraussetzungen der intensiven Überwachung im Zusammenwirken mit dem Lungenspezialisten gegeben ist. Eine Abruptio graviditatis ist – von extremen Ausnahmefällen abgesehen – nicht mehr notwendig. Die kombinierte Chemotherapie muß kontrolliert und konsequent durchgeführt bzw. fortgeführt werden.

Auf Aminoglykoside wie Streptomyzin und auf Rifampizin sollte im Hinblick auf eine potentielle Fruchtschädigung verzichtet werden (s. S. 128).

Alle dringlichen chirurgischen Maßnahmen (Pneumothorax, Hämothorax, Pneumolyse, Lungenresektion, Thorakoplastik) können in der Gravidität ergriffen werden.

Leitung der Geburt: *Nur* im Falle einer **aktiven** Lungentuberkulose muß die Geburt in einem isolierten Entbindungsraum erfolgen, der nach der Verlegung der frisch Entbundenen auf die Isolierstation der vorgeschriebenen Desinfektion unterzogen wird. Zur Schonung der Kreißenden soll die Austreibungsperiode mit Hilfe der Vakuumextraktion oder des Forceps abgekürzt werden. Die Indikation zur operativen Entbindung ist wie auch sonst aus mütterlicher oder kindlicher Indikation zu stellen.

Das Neugeborene muß bei Ansteckungsgefahr so lange von der Mutter getrennt werden, bis die BCG-Schutzimpfung voll wirksam ist (6–8 Wochen).

Die **konnatale Tuberkulose** ist ohnehin selten und kann heute durch rechtzeitige optimale Therapie der Mutter vermieden werden. Für eine Miterkrankung während der Fetalzeit spricht eine positive Tuberkulinreaktion vor dem 23. Tag post partum.

Wochenbett: Der Gefahr der Exazerbation im Wochenbett kann durch die Fortsetzung der adäquaten Chemotherapie begegnet werden.

Das *Stillen* ist unbedenklich, es sei denn, daß bei Fortsetzung der Chemotherapie mit einem Übertritt der Tuberkulostatika in die Muttermilch zu rechnen ist. (s. S. 292).

Die **mütterliche Mortalität** als Folge der Lungentuberkulose in der Schwangerschaft ist dank der Chemotherapie nicht mehr erhöht.

Asthma bronchiale

Ein Bronchialasthma ist bei 0,2–1,3% der Schwangeren zu beobachten.

Bei Asthmakranken kommt es während der Gravidität nicht häufiger zu Anfällen (93%); gelegentlich tritt sogar eine Besserung (3%) und nur selten (4%) eine Verschlechterung ein.

Je nach Schweregrad des Leidens müssen bzw. können die Medikamente, die sich im Individualfall als günstig erwiesen haben, auch Kortison und Sympathomimetika, wie außerhalb der Gravidität appliziert werden. Entsprechend der Genese des Asthma bronchiale ist die Intensivierung der Psychotherapie und nach Möglichkeit der psychoprophylaktischen Geburtsvorbereitung als vorrangig anzustreben. Ein Status asthmaticus macht die umgehende Hospitalisierung notwendig. Die Frühgeburtenrate und dadurch bedingt die perinatale Mortalität sind geringfügig erhöht.

Die Leitung der Geburt richtet sich nach dem Zustand der Kreißenden und zielt auf eine schonende vaginale Entbindung unter Periduralanästhesie, ggf. mit Hilfe der Zangen- oder Vakuumextraktion, ab. Zu beachten ist, daß die Anwendung von Prostaglandinen eine Bronchokonstriktion auslösen kann (s. S. 268).

Erkrankungen des rheumatischen Formenkreises

Die Bedeutung einer Schwangerschaft bei Erkrankungen des rheumatischen Formenkreises muß für jede der speziellen Manifestationsformen getrennt analysiert werden.

Chronische Polyarthritis

Die **chronische Polyarthritis** gehört zu den **Autoimmunkrankheiten.** Im Serum der Mehrzahl der Kranken (etwa 70%) finden sich Autoantikörper vom IgG-, IgA- und IgM-Typ gegen körpereigenes IgG. Die Fertilität ist bei Frauen mit chronischer Polyarthritis nicht eingeschränkt. Die mit einer Schwangerschaft einhergehende Immunsuppression kann im Zusammenhang mit dem schwangerschaftsassoziierten Makroglobulin (PAM), dem α_2-Glykoprotein und dem Schwangerschaftszonenprotein (PZP) zu einer Besserung mit Remission des Leidens führen (bei ca. 74% der Erkrankten). Eine Reaktivierung post partum ist jedoch eher die Regel als die Ausnahme (>90%).

Letztlich werden Schweregrad und Prognose des Leidens nicht durch eine Schwangerschaft beeinflußt.

Die fetale Entwicklung verläuft i. allg. ohne Beeinträchtigung. Jedoch wird häufiger ein atrioventrikulärer Block beobachtet (s. unten). Die Therapie sollte zum Schutz des Ungeborenen dahin modifiziert werden, daß auf die sog. Basistherapeutika wie Antimalarica (Chloroquinderivate mit dem Risiko der Retino- und/oder Keratopathie sowie Innenohrschädigung beim Neugeborenen), Goldsalze, D-Penizillamin (nicht teratogen, aber zu Bindegewebeveränderungen beim Feten führend) und Immunsuppressiva verzichtet wird.

Systemischer Lupus erythematodes

Der zu den Autoimmunkrankheiten zählende *systemische Lupus erythematodes* (SLE) tritt bei Frauen 5mal häufiger als bei Männern und vorwiegend im fertilen Alter auf; das Zusammentreffen mit einer Schwangerschaft stellt jedoch ein eher seltenes Ereignis dar.

Die viszerale Form des systemischen Lupus erythematodes kann sich in graviditate verschlimmern (15%) und gefährdet durch die Einbeziehung des kardiovaskulären Systems und der Nierenfunktion den Schwangerschaftsverlauf. Es besteht eine Prädisposition zur Gestose und zu häufigen Aborten, Früh- und Totgeburten (25–40%). Die **perinatale Mortalität ist erhöht**.

In jüngster Zeit hat das **häufige Zusammentreffen von mütterlichen Kollagenkrankheiten**, wie dem systemischen Lupus erythematodes und der rheumatischen Polyarthritis, **mit einem kongenitalen atrioventrikulärem (AV-) Block beim Feten** Aufmerksamkeit erweckt. Diese *Autoimmunkrankheiten bestehen bei 30% der Mütter von Kindern mit angeborenem AV-Block* oder entwickeln sich in der Folgezeit. Im Serum von Müttern mit einem manifesten oder (noch) asymptomatischen Lupus erythematodes fand sich bei 75% der Fälle ein gegen Ribonukleoprotein gerichteter Antikörper [Ro (SS-A)]. Man schließt daher auf eine *Antigen-Antikörper Reaktion beim Embryo bzw. Feten mit Bevorzugung des Reizleitungssystems* im fetalen Herzen, so daß die Vereinigung von AV-Knoten und His-Bündel in der 8. SSW unterbleibt oder funktionell geschädigt wird.

Die Prognose der Kinder mit einem kongenitalen AV-Block der Grade I–III hängt vom Vorhandensein oder Fehlen eines zusätzlichen Vitium cordis ab. Ohne zusätzliche Herzklappenfehlbildung und ohne Beeinträchtigung des Herzzeitvolumens ist in der Mehrzahl keine Dekompensation zu fürchten und die Prognose günstig. Die Mortalität beträgt dann ca. 8%. Besteht gleichzeitig ein kongenitales Vitium cordis, so verschlechtert sich die Prognose; die perinatale Mortalität erhöht sich auf 29%. Transitorisch können bei den überlebenden Neugeborenen antinukleäre Antikörper (ANA) nachweisbar sein.

Bei der Mutter ist innerhalb der ersten 4 Wochen nach der Entbindung eine Exazerbation des Leidens zu fürchten, die mit einer Mortalitätsrate von 10% belastet ist.

Die Therapie unterliegt in der Schwangerschaft denselben Einschränkungen, wie sie für die Behandlung der chronischen Polyarthritis aufgezeigt wurden (s. oben).

Aus alledem geht hervor, daß man eine von diesem Leiden Betroffene nur mit Vorbehalt zu einer Schwangerschaft ermutigen kann. Frauen mit einem SLE bedürfen der eingehenden ärztlichen Beratung, am besten im Konsilium mit dem überwachenden Internisten (Dermatologen) und Geburtshelfer. Die neuen Erkenntnisse weisen darauf hin, daß bei Schwangeren mit Kollagenkrankheiten anläßlich der Ultraschallkontrollen speziell auf fetale Arrhythmien und kongenitale Herzvitien zu achten ist.

Aktive Phasen und Organbeteiligung (Niere, Herz, ZNS) des Leidens erfordern eine sichere evtl. sogar definitive Kontrazeption.

Nieren- und Harnwegserkrankungen

Der Verlauf und die Behandlungsmöglichkeiten jeder Nierenerkrankung müssen in Abhängigkeit von der Funktionskapazität der Nieren und vom Blutdruckprofil (Hypertonie) differenziert beurteilt werden. Präexistente Nierenerkrankungen sind in der Schwangerschaft neben dem ihnen eigenen Verlauf immer mit dem Risiko der Exazerbation oder der Propfgestose belastet.

Kongenitale Anomalien

Kongenitale Anomalien der Nieren wie Solitärniere, Hufeisenniere und ektopische Niere begünstigen v. a. in der Schwangerschaft Harnstauungen, Steinbildungen und bakterielle Infektionen. Eine **Beckenniere** kann ein Geburtshindernis bilden und die Schnittentbindung erforderlich machen (s. S. 636). Bei ektopischer *Solitärniere* ist von vornherein die Schnittentbindung zu planen.

Eine *polyzystische Degeneration der Nieren* (Zystennieren) wird durch die Schwangerschaft i. allg. nicht beschleunigt, und der Schwangerschaftsverlauf bleibt meist unbeeinflußt. Jedoch müssen vornehmlich im fortgeschrittenen Gebäralter die Leitsymptome Hypertonie und/oder Hämaturie mit Anämie beachtet werden. Die Ausdehnung kann durch Ultraschalluntersuchungen quantifiziert werden.

Im fortgeschrittenen Stadium mit nachgewiesener Funktionseinschränkung ist der Schwangerschaftsabbruch indiziert. Besteht jedoch dringender Kinderwunsch, so muß im Zuge der intensiven Überwachung in Zusammenarbeit mit dem Nephrologen immer wieder neu entschieden werden, ob die Schwangerschaft belassen werden kann.

Pyelonephritis

Akute Pyelonephritis
Die *akute Pyelonephritis* stellt die häufigste Erkrankung in der Schwangerschaft dar und wird dann als *Pyelonephritis gravidarum* bezeichnet. Das Krankheitsbild wird daher im Kapitel der durch eine Schwangerschaft begünstigten Erkrankungen abgehandelt (s. S. 323).

Chronische Pyelonephritis
Die *chronische Pyelonephritis* stellt eine chronisch-interstitielle Nephritis mit Beteiligung des Kelchsystems dar. Sie führt verlaufsmäßig zu einer fortschreitenden Atrophie der Tubuli und Veröden der Glomeruli. Je nach Ausmaß wird das Krankheitsbild durch Nierenfunktionseinschränkung bis zur Niereninsuffizienz der verschiedenen Schweregrade gekennzeichnet. Tritt eine Schwangerschaft hinzu, so besteht die **Gefahr der Exazerbation und der Pfropfgestose** (s. S. 330).

Diagnose: Bei der Mehrzahl finden sich *positive Urinkulturen*. Ein negatives Ergebnis spricht jedoch nicht gegen das Vorliegen dieser Erkrankung. Im Urinsediment sind als Zeichen einer Pyurie *Leukozytenzylinder* nachzuweisen. Fast immer besteht eine *Anämie*, die als Infektanämie oder nephrogene Anämie aufzufassen ist.

Behandlung und Überwachung: Die Behandlung erfolgt mit Antibiotika- bzw. Chemotherapeutika, die je nach Erreger- und Sensibilitätstest gezielt eingesetzt und mindestens über 6 Monate gegeben werden. Gleichzeitig bedarf die Gravide einer intensiven Betreuung durch Geburtshelfer und Nephrologen, um rechtzeitig die ersten Anzeichen einer Verschlimmerung bzw. einer *Gestose* und ebenso die **häufige Plazentainsuffizienz** mit **Mangelentwicklung des Feten** zu erkennen. Eine *frühzeitige Hospitalisierung* ist meistens nicht zu umgehen.

Prognose: Es hängt vom Grad der Niereninsuffizienz und Anämie sowie der Schwere der Infektion ab, ob bei dieser chronischen Erkrankung in Anbetracht der zweifelhaften Gesamtprognose und Komplikationsrate das Austragen der Schwangerschaft vertretbar ist. Die gleichen Gesichtspunkte gelten für die Beratung über eine zweitweilige oder definitive **Kontrazeption.**

Urotuberkulose

Die Prognose der Urotuberkulose wurde durch die tuberkulostatische und chirurgische Therapie entscheidend verbessert, so daß auf eine Abruptio graviditatis mit Ausnahme schwerster Verläufe verzichtet werden kann. Eine Verschlechterung ist bei sachgerechter Fortsetzung der Behandlung nicht mehr zu befürchten. Dringende chirurgische Maßnahmen sind auch während der Gravidität durchführbar. Das Neugeborene muß ebenso wie bei einer mütterlichen Lungentuberkulose ggf. isoliert werden (s. S. 305).

Nierenparenchymerkrankungen

Akute Glomerulonephritis
Eine akute Glomerulonephritis tritt in der Gravidität extrem selten auf. Die Differentialdiagnose zur Abgrenzung von einer Gestose oder einem nephrotischen Krankheitsbild kann erschwert sein, ist aber mit Hilfe des typischen Urinsedimentes (Erythrozyten und Zylinder) und Bestimmung des Antistreptolysintiters sowie der KBR zu stellen.

Die akute Erkrankung ist immer bedrohlich für Mutter und Kind. Nur im Zusammenwirken mit dem Nephrologen und bei konsequenter Therapie kann die Streptokokkeninfektion beherrscht und ein nachteiliger Einfluß auf die bestehende Schwangerschaft vermieden werden. Eine früher durchgemachte akute Glomerulonephritis hat keinen negativen Einfluß auf die Gravidität, wenn sie ad integrum ausgeheilt ist. Liegt die Erkrankung jedoch weniger als 2 Jahre zurück, so ist ein Restschaden nicht auszuschließen; dies zeigt sich daran, daß die Gestosehäufigkeit und die Zahl der Mangelkinder erhöht sind.

Chronische Glomerulonephritis
Grad und Ausmaß der Auswirkung einer Schwangerschaft auf eine chronische Glomerulonephritis werden durch deren Verlaufsform bestimmt, und umgekehrt kann die Erkrankung den Schwangerschaftsverlauf und -ausgang beeinträchtigen. Es lassen sich 3 Schweregrade unterscheiden:

- Besteht als einziges Symptom eine *Proteinurie,* so ist die Präklampsierate auf 30% erhöht. Läßt

sich die Spätgestose vermeiden, so besteht eine gute Prognose für Mutter und Kind.
- Im Stadium der *Proteinurie und Hypertonie* handelt es sich um eine *Pfropfpräeklampsie* (s. S. 330). Die *kindliche Mortalität* ist erhöht.
- *Besteht außer der Proteinurie und Hypertonie noch eine Rest-N-Erhöhung,* so muß die Schwangerschaft als sehr bedenklich quoad vitam angesehen werden. Eine *Abruptio* ist im Zusammenwirken mit dem Nephrologen zu erwägen.
Sobald das Leiden in diese fortgeschrittene Phase gelangt ist, muß vorrangig für eine zuverlässige *Kontrazeption* Sorge getragen werden.

Nephrotisches Syndrom

Dieses Leiden ist meist Folgezustand einer primären glomerulären Nierenerkrankung (z. B. chronische Glomerulonephritis, Lupus erythematodes, Diabetes mellitus, M. Hodgkin). Eine Sonderform bildet das *„nephrotische Syndrom in der Schwangerschaft",* das in jeder nachfolgenden Gravidität erneut exazerbiert. Das mütterliche und fetale Risiko hängt von der Grundkrankheit und deren Verlaufsform ab. Neben der Hypoproteinämie (mit intrauteriner Mangelentwicklung) wird die Prognose v. a. durch die Hypertension bestimmt.

Ein therapierefraktärer Verlauf, die Notwendigkeit einer Immunosuppression oder/und Abhängigkeit von der extrakorporalen Dialyse lassen den Schwangerschaftsabbruch geraten erscheinen. Generell ist bei chronisch-entzündlichen oder vaskulären Nierenprozessen von einer Schwangerschaft abzuraten, wenn sich ein progredienter Verlauf abzeichnet, eine therapierefraktäre Hypertonie vorliegt, die Kreatininwerte 2-3 mg% überschreiten, wenn es sich um eine erkrankte Einzelniere handelt, die chronische Dialyse erforderlich ist oder ein Status nach Nierentransplantation besteht.

Die gleichen Kriterien gelten auch für die Indikationsstellung zur Abruptio graviditatis.

Schwangerschaft bei Einzelniere

Bei erkrankter Einzelniere oder sekundär durch Exstirpation einer erkrankten Niere verbliebenem Einzelorgan ist die enge Zusammenarbeit mit dem Urologen/Nephrologen zwingend. Das Risiko einer Gestose ist erhöht, und es kommt häufiger zu Frühgeburten.

Schwangerschaft bei Dialyseabhängigen und nach Nierentransplantation

Frauen mit dekompensierter Niereninsuffizienz sind in der Mehrzahl amenorrhoisch oder oligomenorrhoisch. Unter *langfristiger Dialyse* kann sich – wie auch nach Nierentransplantation (s. unten) – die Ovarialfunktion normalisieren und eine Gravidität eintreten, die bei dringendem Kinderwunsch unter strenger Überwachung bis zur extrauterinen Lebensfähigkeit des Kindes belassen werden kann.

Verschlechtert sich eine chronische Niereninsuffizienz während der Gravidität, so vermag die Dialyse die Prognose für das Kind eindeutig zu bessern.

Die *Nierentransplantation* zur Behandlung der terminalen Niereninsuffizienz – am häufigsten als Endstadium einer chronischen Glomerulonephritis oder Pyelonephritis – betrifft überwiegend Patientinnen im fertilen Alter. Nach erfolgreicher Transplantation und guter Funktion des Ersatzorgans bessert sich auch die Ovarialfunktion, so daß es zu einer Schwangerschaft kommen kann. Bei bestehendem Kinderwunsch sollte eine Gravidität frühestens nach Stabilisierung der Nierenfunktion, d. h. nicht vor 1, besser nach 2 Jahren nach der Operation gewagt werden. Im Falle einer Schwangerschaft ist mit zahlreichen mütterlichen und fetalen Risiken (erhöhte Abortfrequenz, 20-40% Frühgeburten, in ca. 18% Entwicklungsretardierung) zu rechnen. Nach den bisherigen Beobachtungen wird die Funktion der in die Fossa iliaca transplantierten Niere nicht eingeschränkt. Jedoch ist eine engmaschige strenge Überwachung zur Früherkennung von Transplantatkrisen, einer Pyelonephritis und Präklampsie sowie einer intrauterinen Mangelentwicklung zwingend, wenn wegen dringenden Kinderwunsches auf einen Schwangerschaftsabbruch verzichtet wird.

Bei der kontrazeptiven Beratung der Patientinnen unter Dauerdialyse oder nach Nierentransplantation ist zu berücksichtigen, daß wegen des zusätzlichen Hypertonierisikos allenfalls orale Kontrazeptiva mit niedrigem Gestagenanteil in Frage kommen. Intrauterinpessare sind wegen der erhöhten Infektionsgefahr unter immunosuppressiver Behandlung kontraindiziert.

Urolithiasis

Die Häufigkeitsangaben von Steinbildungen in der Schwangerschaft schwanken zwischen 0,03 und 0,8%; sie sind also trotz der begünstigenden Urinstase und der häufigen Harnwegsinfektionen relativ selten. Die typischen kolikartigen, einseitigen Schmerzen im Ureterverlauf sind weniger ausgeprägt; die Zeichen der Pyelonephritis überwiegen. Bei Nachweis von Erythrozyten im Urinsediment oder leichterer Makrohämaturie ist der dringende Verdacht gegeben. Die *Differentialdiagnose* zwischen einem prävesikalen Ureterstein, einer Extrauteringravidität, einer Appendizitis und Uteruskontraktionen in der Spätschwangerschaft kann schwierig sein. Sie wird jedoch durch die Ultrasonographie, die den Nachweis der Konkremente erlaubt, wesentlich erleichtert.

Führen bei gleichzeitiger Behandlung der meist begleitenden Pyelonephritis Gaben von Spasmolytika nicht zum Spontanabgang, so sind urologische Interventionen angezeigt. Die Prognose für das Kind wird nicht beeinträchtigt.

Gastrointestinale Erkrankungen

Ulcus ventriculi

Akute peptische Ulzera sind infolge der schwangerschaftsbedingt verminderten Säuresekretion selten (s. S. 176). Bereits bestehende Magengeschwüre bessern sich. Nach der Entbindung muß jedoch mit Rezidiven gerechnet werden, die möglicherweise durch die gesteigerte Magensäuresekretion während der Laktation gefördert werden.

Erkrankungen des Dünn- und Dickdarmes

M. Crohn
Beim M. Crohn handelt es sich um eine chronisch transmurale Entzündung des Dünn- und/oder Dickdarmes mit Beteiligung des Mesenteriums und der regionalen Lymphknoten, meist vom Bereich des terminalen Ileums ausgehend. Die Ätiologie ist unbekannt, die Häufigkeit im Zunehmen begriffen. Ein Zusammenhang mit der oralen Kontrazeption wird nicht ausgeschlossen, da die Patientinnen häufiger vor Ausbruch des Leidens langfristig Ovulationshemmer eingenommen haben, und da die Erkrankung sich nach Absetzen der Kontrazeptiva bessert.

Es besteht häufig Infertilität (32%).

Zur Beurteilung einer gegenseitigen Beeinflussung beim Zusammentreffen mit einer Schwangerschaft ist von Bedeutung, ob die Erkrankung z. Z. der Konzeption inaktiv oder aktiv war, oder ob sie in der Gravidität oder unmittelbar nach der Entbindung begann.

Unter Berücksichtigung dieser aus prognostischen Gründen vorgenommenen Einteilung ist eine Verschlechterung des Leidens **durch** eine Gravidität möglich – insbesondere bei der in der Gravidität aktiven Form –, aber nicht sicher erwiesen. Es spricht viel dafür, daß die Erkrankung auch während der Schwangerschaft mit der gleichen Rezidivhäufigkeit wie bei nichtgraviden Frauen verläuft. Das bedeutet, daß die Therapie und Überwachung in der Gravidität konsequent und engmaschig erfolgen müssen.

Eine Exazerbation nach der Entbindung soll vorsorglich einkalkuliert und post partum daher eine intensive Nachbehandlung zur Vermeidung einer Aktivierung durchgeführt werden.

Mit einer termingerechten Entbindung ist in mehr als 80% zu rechnen. Die Rate an Fehl-, Früh- oder Totgeburten ist nicht erhöht.

Eine Abruptio graviditatis ist nur noch dann angezeigt, wenn die Erkrankung trotz der therapeutischen Maßnahmen einen foudroyanten Verlauf nimmt oder Komplikationen wie enteroenterale Fisteln, Konglomerattumoren oder Darmstenosen zum Schwangerschaftsabbruch zwingen. In die Überlegungen muß auch eine u. U. dringliche chirurgische Intervention mit eingehen.

Bei fortgeschrittenem Leiden und erheblich reduziertem Allgemeinzustand wird die zuverlässige Konzeptionsverhütung notwendig.

Colitis ulcerosa
Die *Colitis ulcerosa* stellt eine entzündliche Erkrankung unbekannter Ätiologie dar, die auf die Mukosa des Dickdarmes beschränkt bleibt. Die Fertilität scheint nicht eingeschränkt zu sein.

Auch bei dieser Erkrankung unterscheidet man zur prospektiven Beurteilung zwischen einer inaktiven und aktiven Form z. Z. der Konzeption, dem erstmaligen Auftreten während der Gravidität (ca. 10%) und der Manifestation post partum. Etwa ¾ der betroffenen Schwangeren befinden sich im aktiven Stadium.

Die *Exazerbations- und Rezidivraten in der Gravidität von je ca. 45%* weichen nicht von den außerhalb der Gravidität beobachteten Verlaufsformen ab, d. h. Verschlechterungen und Rezidive kommen relativ häufig vor. Ein bedrohlicher Verlauf muß befürchtet werden, wenn das Leiden erstmalig in der Gravidität auftritt. Aber auch dann läßt sich bei der Mehrzahl der Erkrankten eine Remission erreichen. Nur selten wird in der Gravidität ein chirurgischer Eingriff notwendig. *Die Gefährdung ist jeweils im 1. Trimester und im Wochenbett am höchsten.*

In 85% ist mit der Geburt eines gesunden Kindes zu rechnen, jedoch *häufig eine Mangelentwicklung* zu erwarten.

Es besteht *keine Indikation zur Abruptio graviditatis*. Die Therapie (Sulfasalazin, Kortikosteroide) kann als unbedenklich für den Feten gelten. Auch nach einer Ileostomie ist ein Austragen der Gravidität vertretbar. Dennoch stellt eine behandlungsbedürftige Colitis ulcerosa keine günstige Voraussetzung für eine Gravidität dar; es ist besser, erst nach einer längeren Remission eine Schwangerschaft zu planen.

In der aktiven Phase ist eine zuverlässige Kontrazeption unabdingbar.

Schwangerschaft und Ileostomie
Die *Colitis ulcerosa* bildet die häufigste Indikation zur Proktokolektomie mit Herstellung einer Ileostomie, nur gelegentlich der *M. Crohn*. **Stomaträgerinnen** können eine Schwangerschaft austragen, da die Funktion des Ileostomas i. allg. nicht beeinträchtigt wird. Komplikationen sind wie außerhalb der Gravidität Blutungen, Einrisse und Ileus. Die Entbindung sollte bevorzugt vaginal erfolgen; starke Narbenbildung im Perineum kann jedoch die abdominale Schnittentbindung erforderlich machen. Die sorgfältige kooperative Überwachung durch Geburtshelfer, Chirurgen und Internisten ist eine conditio sine qua non.

Erkrankungen der Leber

Ein *Ikterus* als Hauptkennzeichen einer Lebererkrankung kommt in der Gravidität mit einer Häufigkeit von 1:1500 Schwangeren vor (0,07%). Bei über 40% liegt eine *infektiöse Hepatitis* zugrunde, bei ca. 6% handelt es sich um einen Verschluß des Ductus choledochus. In 10% tritt die **Gelbsucht sekundär** als Folge einer Schwangerschaftskomplikation wie **Hyperemesis, Eklampsie** auf und in etwa 20% im Zusammenhang mit einer **Schwangerschaftscholestase** (s. S. 327).

Dementsprechend wird der Ikterus während der Schwangerschaft unterteilt in einen:

- *Ikterus in graviditate,* d. h. bei mit Gelbsucht einhergehenden Erkrankungen, die ebenso außerhalb der Gravidität auftreten und
- *Ikterus e graviditate,* der ausschließlich in der Schwangerschaft auftritt (s. S. 327).

Ikterus in graviditate

Virushepatitis

Eine *Virushepatitis* vom Typ A, B und Nicht-A-Nicht-B ist auch in der Schwangerschaft die häufigste Ursache einer Gelbsucht. Die Frequenz liegt bei Schwangeren nicht höher als in der Durchschnittsbevölkerung (0,04%).

Die Erkrankung verläuft bei Graviden eher weniger ausgeprägt, jedoch nicht selten mit cholestatischer Symptomatik. *Auch in der Schwangerschaft nimmt die Hepatitis B einen schwereren Verlauf als die Hepatitits A* und kann in eine chronische Hepatitis übergehen.

Die *Mortalität* entspricht aufgrund einer europäischen Studie mit 1,4% der Rate der Nichtschwangeren. In den Entwicklungsländern ist die Letalität wesentlich höher (17%) und bei Zusammentreffen mit einer Schwangerschaft nochmals verdoppelt (34,4%).

Die Rate von *Spontanaborten* und *Totgeburten* ist nicht erhöht, jedoch beträgt die Inzidenz von *Frühgeburten* 15–35%. Ganz allgemein scheinen erhöhte Werte von Gallensäuren und Fettsäuren in Verbindung mit dem Ikterus zur vorzeitigen Wehentätigkeit zu prädisponieren. Das besondere Risiko einer *Virushepatitis in der Schwangerschaft* besteht in der Transmission der Erreger auf das Kind. Daher wird sie in dem Kap. „Pränatale Infektionen" abgehandelt (s. S. 373).

Chronische Hepatitis

Die chronische Hepatitis geht meist mit Amenorrhö und Anovulation einher, so daß eine Gravidität ein seltenes Ereignis darstellt. Der Schwangerschaftsverlauf wird durch eine *chronisch persistierende Hepatitis* nicht nachteilig beeinträchtigt. Jedoch stellt die **chronisch aktive Form** eine ernste Erkrankung wegen der möglichen Verschlechterung der Leberfunktion sowie einer Gestose und postpartalen Blutungen dar. Ein Schwangerschaftsabbruch ist daher rechtzeitig in Erwägung zu ziehen und die sichere Kontrazeption dringlich. Der Übergang der Erreger auf das Kind vollzieht sich wie bei der akuten Form, so daß die Maßnahmen für Behandlung, Immunprophylaxe und Isolierung in gleicher Weise zu ergreifen sind.

Es kommt häufiger zu Spontanaborten (15–20%) und Frühgeburten (ca. 20%). Die perinatale Mortalitätsrate beträgt ebenfalls etwa 20%.

Leberzirrhose

Eine Schwangerschaft kommt gelegentlich bei Frauen mit kompensierter Leberzirrhose vor.

Die Gefahr der Blutung aus Ösophagusvarizen wird **während der Schwangerschaft** durch den Anstieg des intraabdominalen Druckes, den ösophagealen Reflux, die Hypervolämie und eine V.-cava-Kompression in Rückenlage begünstigt.

Es kommt häufiger zu einem für das *Kind ungünstigen Schwangerschaftsausgang:* in 8–17% sind Fehlgeburten zu erwarten, in ca. 15% Frühgeburten und in 10–16% Totgeburten. Dabei dürfte eine Rolle spielen, daß unkonjugiertes Bilirubin die Plazenta passiert und die Kinder infolgedessen bereits intrauterin an einem Ikterus erkranken.

Die Indikation zur Abruptio graviditatis wird man angesichts der Belastung des mütterlichen Organismus und der herabgesetzten Lebenserwartung auch im kompensierten Stadium großzügig stellen. Eine rechtzeitige Kontrazeption ist zwingend.

Cholezystitis

Eine Cholezystitis in der Schwangerschaft ist selten (0,02–0,03%). Für die Differentialdiagnose muß bedacht werden, daß *die Gallenblase in der Schwangerschaft eher tiefer liegt* im Gegensatz zur Appendix, die nach oben verdrängt wird (Abb. 179).

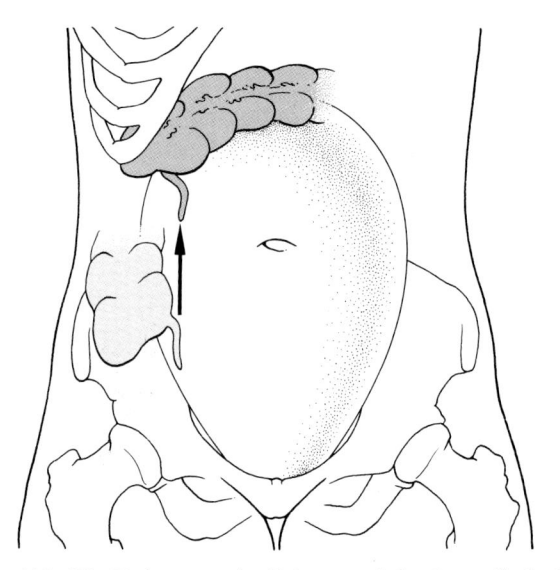

Abb. 179. Verlagerung des Zökums und der Appendix in der Schwangerschaft

Akute Pankreatitis

Die akute Pankreatitis tritt mit einer Frequenz von 1:4000 bis 1:12000 Schwangerschaften auf. Die auslösenden Ursachen sind wie außerhalb der Gravidität Gallensteinleiden, Hyperlipoproteinämie, Alkoholismus.

Die mütterliche Mortalität ist abhängig vom Verlauf und dem Beginn der Therapie, aber stets erhöht. Eine Abruptio in der frühen Schwangerschaft beeinflußt die Lebenserwartung der Mutter günstig. Die fetale Letalität beträgt über 30%, kann jedoch bei frühzeitigem Therapiebeginn auf ca. 10% gesenkt werden.

Chirurgische Eingriffe während der Schwangerschaft

Bei optimaler Anästhesie und sichergestelltem Volumenersatz sind chirurgische Eingriffe während der gesamten Schwangerschaft ohne Nachteile für die Fruchtentwicklung durchführbar. Postoperativ ist über den Einsatz einer Tokolyse zu entscheiden.

Unfälle

Häufig werden heute chirurgische Interventionen während der Gravidität durch *Verkehrsunfälle* bedingt.

Bei bekannter Schwangerschaft muß schon während oder sofort nach der Akutversorgung je nach dem Ausmaß und der Lokalisation der Verletzungen die geburtshilfliche Befunderhebung erfolgen und die Überwachung einsetzen. Besondere Beachtung verdienen *stumpfe Bauchtraumen*, da sie wegen der begrenzten Verschieblichkeit der Plazenta zur Plazentaruptur mit (partieller) vorzeitiger Lösung führen können. Die Symptomatik entwickelt sich nicht selten schleichend und protrahiert. Die Gefährdung des Kindes wird daher nur durch eine laufende Überwachung rechtzeitig erkannt. Eine Uterusruptur ist selbst bei Polytraumatisierten mit stumpfem Bauchtrauma höchst selten.

Führt ein hoher Blutverlust zum hypovolämischen Schockzustand der Mutter, so wird der Fetus gleichermaßen durch dieses Ereignis betroffen.

Bei einer Gravida muß der *Sicherheitsgurt* straff unter der Spina iliaca anterior superior liegen, damit er nicht über den Beckenkamm rutschen und eine Uterusruptur verursachen kann.

Appendizitis

Eine Appendizitis wird mit einer Häufigkeit von 0,07% aller Entbindungen angegeben, ist also selten; jedoch stellt sie die häufigste chirurgische Komplikation in der Schwangerschaft dar. Sie tritt vorwiegend innerhalb der ersten 6 Monate der Schwangerschaft auf, nur ganz vereinzelt im Wochenbett.

Die Diagnose muß schnell gestellt werden, da während der Schwangerschaft eine Neigung zur frühzeitigen Perforation und Peritonitis besteht (3mal häufer als außerhalb der Gravidität). Sie ist jedoch durch Verlagerung des Zökums und der Appendix nach oben seitlich oder hinten erschwert (Abb. 179). Zudem läßt sich bei Graviden eine Bauchdeckenspannung nicht so zuverlässig beurteilen.

Differentialdiagnostisch geht es in der Frühschwangerschaft um den Ausschluß einer Extrauteringravidität, während in der fortgeschrittenen Gravidität eine Pyelitis, Cholezystopathie und Perforation der Gallenblase bedacht werden müssen.

Im Zweifelsfalle ist es besser, die Indikation zur Appendektomie großzügig zu stellen, da eine Appendizitis in der Schwangerschaft in jedem Stadium – auch bei einer Perforation – operiert werden muß.

Das mütterliche Risiko liegt am höchsten im 3. Trimenon und unter der Geburt. Die kindliche Mortalität ist erhöht. Die beste Prognose für Mutter und Kind ergibt sich bei sofortiger operativer Therapie.

Cholelithiasis

Gallensteine werden v. a. bei Mehrgebärenden häufiger beobachtet und führen in der Schwangerschaft zu gehäuften und verstärkten Beschwerden. Die differentialdiagnostische Abklärung wird durch die Ultrasonographie erleichtert. Der Nachweis gelingt bereits ab einem Durchmesser der Gallensteine von 0,5 cm. Über die Dringlichkeit der Cholezystektomie muß konsiliarisch von Fall zu Fall entschieden werden. Eine Operation ist in der Gravidität notwendig, wenn gehäufte Koliken und Ikterus, ein rezidivierendes Empyem, eine Perforation, ein Gallensteinileus oder eine sekundäre Pankreatitis auftreten. Der Eingriff bedeutet kein zusätzliches Risiko für Mutter und Kind.

Ileus

Ein Ileus stellt während der Schwangerschaft eine extrem seltene Komplikation dar. Wichtige Hinweise auf einen mechanischen Darmverschluß, um den es sich in ca. 90% handelt, liefert die Anamnese (vorausgegangene Laparotomien mit Verwachsungen, entzündliche Prozesse). Die Operation des Obturationsileus ist zwingend, während der primär *funktionelle* und der *paralytische Ileus e graviditate* konservativ angegangen werden, es sei denn, daß aus differentialdiagnostischen Gründen zum Ausschluß anderer Ileusursachen eine operative Abklärung notwendig ist.

Hämatologische Erkrankungen

Bei allen präexistenten und bekannten hämatologischen Leiden hat die Überwachung unter den Erfordernissen der Risikoschwangerschaft in steter Rückkoppelung mit dem Hämatologen zu erfolgen. Mit ihm sind auch die Fragen der rechtzeitigen Abruptio graviditatis bzw. der passageren oder definitiven Kontrazeption zu erörtern.

Da auch Neuerkrankungen in der Gravidität vorkommen, muß der Geburtshelfer über die schwangerschaftsbedingten Anämien hinausdenken und rechtzeitig differentialdiagnostische hämatologische Untersuchungen veranlassen.

Eine *präexistente Eisenmangelanämie* (s. S. 325) und *Megaloblastenanämie* (s. S. 326) erfordern in der Schwangerschaft Fortsetzung und Intensivierung der Therapie, um einer Verschlechterung durch die erhöhten Bedarfsgrößen mit allen ihren Folgen für Mutter und Kind vorzubeugen. Das gleiche gilt für *Blutungs-* und *Infektanämien.*

Hämolytische Anämien

Sphärozytose

Unter den *korpuskulären hämolytischen Anämien* ist die autosomal dominant erbliche *Sphärozytose (Kugelzellenanämie, familiärer hämolytischer Ikterus)* in der Bevölkerung mit 1:5000 anzunehmen. Hämolytische Krisen sind in der Schwangerschaft gefürchtet, so daß sich die Frage einer Milzexstirpation in der Gravidität stellen kann. Die kindliche Mortalität ist erhöht.

Die Kontrazeption sollte angesichts dieses dominant vererbbaren Leidens in Erwägung gezogen werden.

Enzymopathien

Unter den durch eine *Enzymopathie* hervorgerufenen hämolytischen Anämien ist der X-gekoppelt hereditäre *G-6-P-D- (Glukose-6-phosphat-Dehydrogenase-)Mangel* besonders innerhalb der Bevölkerungsgruppen aus (früheren) Malariagebieten nicht selten. Bedeutung haben unter den zahlreichen Varianten auch diejenigen, die auf *toxische Substanzen* und *Medikamente* erst zur manifesten hämolytischen Anämie führen. Die Anämie wird durch eine Gravidität nicht verschlimmert.

Bei *Pyruvatkinasemangel,* einer autosomal rezessiven Erkrankung mit intermediären Werten bei heterozygoten und ausgeprägter hämolytischer Anämie bei homozygoten Merkmalsträgern, ist mit einer höheren Inzidenz hämolytischer Krisen in der Schwangerschaft zu rechnen.

Hämoglobinopathien

Thalassämien

Unter den zahlreichen hereditären Hämoglobinvarianten sind im Mittelmeerraum die Thalassämien relativ weit verbreitet und werden daher in der BRD bei Gastarbeiterfamilien häufiger beobachtet. Die Hauptformen sind durch eine verminderte Syntheserate der α-Ketten (α-Thalassämie) oder β-Ketten (β-Thalassämie) für das Hämoglobin-A-Molekül charakterisiert und haben eine gesteigerte Hämolyse und hypochrome eisenrefraktäre Anämie mit Ikterus und meist auch eine Splenomegalie zur Folge.

Am häufigsten ist die β-Thalassämie. Die Heterozygoten dieser autosomal rezessiven Blutkrankheit weisen eine milde Form - **Thalassämia minor** - auf; sie verläuft meist asymptomatisch oder nur mit leichter Anämie, geringem Subikterus und mäßiger Splenomegalie. Während einer *Schwangerschaft kommt es zur Verstärkung der Anämie* auf Werte unter 10 g% (6,21 mmol/l) Hämoglobin, während gleichzeitig die A_2-Hämoglobinfraktion auf >4 g% erhöht ist. Weitere diagnostische Kriterien sind Anisomikrozytose, mißgestaltete Erythrozyten in Schießscheibenform, basophil punktierte Erythrozyten sowie Fragmento- oder Schistozyten. Eisen wird abnorm schnell ausgeschieden. Persistierendes HbF kann 20-80% ausmachen.

Die Homozygoten erkranken schwer - **Thalassaemia major.** Homozygote Kranke mit einer β-Thalassämie gelangen selten in das Erwachsenenalter, Homozygote mit α-Thalassämie gehen bereits intrauterin oder unmittelbar post partum zugrunde.

Neue Aspekte haben sich für die Nachkommen betroffener Eltern durch die Möglichkeit des pränatalen Nachweises oder Ausschlusses der Hämoglobinopathie aus fetalem Blut oder mit Hilfe DNA-analytischer Methoden an Amnion- oder Chorionzellen ergeben (s. S. 118).

Sichelzellanämie

Eine in der schwarzen Bevölkerung weit verbreitete, aber auch im Mittelmeerraum vorkommende autosomal dominante, aber nur in homozygotem Zustand klinisch manifeste Hämoglobinopathie stellt die *Sichelzellanämie* dar. Das abnorme Hämoglobin - Hb S - ist charakterisiert durch den Austausch eines Moleküls Glutaminsäure der β-Kette durch ein Molekül Valin. Dadurch verändert sich die Oberfläche des Hämoglobinmoleküls in der Weise, daß es mit benachbarten Molekülen in Reaktion tritt und durch Polymerisation lange Stränge bildet. Infolgedessen werden die Erythrozyten deformiert und eliminiert oder bilden Mikrothromben und Mikroembolien sowie Infarkte vielfältiger Lokalisation; es resultiert eine hämolytische Anämie. *Homozygote* Merkmalsträger (HbSS) erreichen selten das Erwachsenenalter. Wenn eine Schwangerschaft eintritt, ist für die Mutter die Gefahr der Sichelzellkrisen (Mikroembolien) sehr hoch. Austauschtransfusionen mit Hb-A-Blut sind dann notwendig. Die Schwangerschaft endet vermehrt mit Aborten oder Totgeburten.

Bei *Heterozygoten* bestehen meist eine milde Hämolyse und kaum klinische Erscheinungen. Sie können jedoch gleichzeitig ein anderes abnormes Hämoglobin besitzen, z. B. HbSC, Hb-β-Thal.

Die sog. *Hb-C-Krankheit* - HbCC - ist durch eine hämolytische Anämie als Folge der instabilen kurzlebigen Erythrozyten gekennzeichnet.

Thrombozytäre hämorrhagische Diathesen

Von den thrombozytären Erkrankungen spielen in der Geburtshilfe sowohl diejenigen auf

- *Verminderung der Blutplättchenzahl – Thrombo(zyto)penie –* als auch die auf
- *funktionellen Defekten* (Aggregationsstörungen oder Freisetzungsstörungen) – *Thrombozytopathie –*

beruhenden Hämostasestörungen eine Rolle.

Ein Plättchenmangel $<80000\ mm^3$ (normal 150000–400000 mm^3) kann ebenso zur hämorrhagischen Diathese und zu unvorhersehbaren, schwer stillbaren Blutungen führen wie eine Plättchenfunktionsstörung bei normaler Thrombozytenzahl. Die thrombozytäre Insuffizienz des hämostatischen Systems zeigt sich an einer verlängerten Blutungszeit von >5 min.

Thrombozytopenien entstehen durch unterschiedliche Ursachen. Die häufigsten sind:

- die Verlustkoagulopathie,
- die Verbrauchskoagulopathie, mit oder ohne intravasale Gerinnung (septischer Schock, Fruchtwasserembolie, s. S. 497 und 498),
- die immunologisch bedingte Thrombozytopenie.

Idiopathische Thrombozytopenie (ITP, essentielle thrombozytopenische Purpura, isoimmune idiopathische Thrombozytopenie (IITP), früher M. Werlhof)

Die idiopathische Thrombozytopenie stellt in ca. 60–75% eine erworbene Autoimmunerkrankung dar. In den meisten Fällen sind Thrombozytenantikörper, ein Immunglobulin der IgG-Klasse, nachweisbar.

Die ITP tritt bei Frauen etwa 3mal häufiger als bei Männern und meist vor dem 30. Lebensjahr auf. Die Diagnose stützt sich auf den Nachweis der verminderten Plättchenzahl, morphologischer Veränderungen der Thrombozyten (Riesenformen) und einer vermehrten Zahl von Megakaryozyten. Die Blutungszeit ist in kompensiertem Zustand normal, bei Exazerbation verlängert.

Das Zusammentreffen von Gravidität und Geburt mit dieser Form einer hämorrhagischen Diathese birgt die Gefahr lebensbedrohlicher Blutungen, wenn auch Thrombozytopeniker Thrombozytenzahlen bis zu $\sim 30000/mm^3$ tolerieren und daher Blutungen sub- und postpartal nur bei etwa 10% der Kranken auftreten.

Eine Besonderheit der ITP besteht in der Gefährdung des Neugeborenen; der Autoantikörper vermag die Plazenta aktiv über Rezeptorenbindung zu passieren und eine *neonatale Thrombozytopenie* zu induzieren, die sich post partum entsprechend der Halbwertszeit der mütterlichen Autoantikörper erst etwa nach 3 Wochen normalisiert.

Bei Mehrgebärenden finden sich gelegentlich anamnestische Hinweise, daß nach der 1. Schwangerschaft das Neugeborene an einer nicht erkannten Thrombozytopenie zugrunde ging oder daß Aborte ungeklärter Ätiologie vorausgingen.

In der Gravidität muß die Kortikosteroidtherapie strikt fortgeführt und ggf. durch Frischblut- und Plättchenkonzentrattransfusionen ergänzt werden. Nach Erreichen der fetalen Reife ist im Interesse der Mutter (klare Wundverhältnisse) und des Kindes (Vermeidung intrakranieller Blutungen) der elektiven Sectio caesarea der Vorzug zu geben, da auf vaginale Entbindungsoperationen wegen der Gefahr von Blutungen bei Mutter und Kind verzichtet werden muß.

Neuerdings steht mit hochdosierten Gaben von Immunoglobulin G ante partum an die Mutter eine Ad-hoc-Therapie zur Verfügung, mit deren Hilfe es gelingen kann, die Plättchenzahl bei Mutter und Fetus zu erhöhen und dadurch krankheitsbedingte Komplikationen bei beiden zu vermeiden. Bei Neugeborenen vermögen postpartal verabreichte hochkonzentrierte Gaben vom Immunoglobulin G die Gefahr der hämorrhagischen Diathese zu bannen.

Die Splenektomie in der Gravidität ist umstritten, anläßlich der Sectio caesarea jedoch zu erwägen. Auf das *Stillen* sollte verzichtet werden. Rhagaden der Brustwarzen bergen die Gefahr der Blutung und einer Mastitis. Außerdem ist zu bedenken, daß die Antikörper der IgG-Klasse in der Muttermilch enthalten sind und vom Kind aufgenommen werden.

Die Abortrate ist auf bis zu 30% erhöht, die perinatale Mortalität auf 10–25%. Die hohe Verlustrate beruht vor allem darauf, daß die Autoantikörper der Mutter via Plazenta auf den Feten übergehen und eine fetale Thrombozytopenie auslösen, die sich post partum entsprechend der Halbwertszeit der mütterlichen Autoantikörper erst etwa nach 3 Wochen normalisiert.

Thrombozytopenie durch Immunkomplexe

Diese Krankheitsform sei aus differentialdiagnostischen Gründen erwähnt. Sie ist medikamentös-allergischer Natur und kann auch in der Schwangerschaft einmal Ursache einer hämorrhagischen Diathese sein.

Neonatale Thrombozytopenie

Diese hämorrhagische Diathese des Neugeborenen wird durch mütterliche Isoantikörper gegen fetale Plättchenantigene hervorgerufen. Ihre Häufigkeit wird auf 1:5000 Neugeborene geschätzt. Antikörper lassen sich in $<50\%$ der Fälle nachweisen. Die Therapie besteht in der Übertragung kompatibler Thrombozyten, v.a. von der Mutter, sowie Austauschtransfusionen und in der Gabe von Kortikosteroiden. Diese immunologische Neugeborenenthrombozytopenie kann sich bei nachfolgenden Schwangerschaften wiederholen.

Hämorrhagische Diathese bei hämatologischen Erkrankungen

Eine Thrombozytopenie tritt symptomatisch im Verlauf schwerer Blutkrankheiten wie der Megaloblastenanämie und bei Leukämien auf (s. S. 326 und 314).

Mechanisch bedingte Thrombozytopenie

Wegen ihrer zunehmenden Bedeutung soll auch die *mechanisch bedingte Verminderung der Plättchenzahlen* mit konsekutiver hämorrhagischer Diathese bei Trägerinnen von Herzklappenprothesen (s. S. 302) sowie bei Patientinnen unter extrakorporaler Dauerdialyse (s. S. 308) erwähnt werden.

Thrombotische thrombozytopenische Purpura (TTP Moschkowitz)

Die Krankheitsbezeichnung umschreibt ein Syndrom, das durch Thrombozytopenie, mikroangiopathische hämolytische Anämie, neurologische Manifestationen, Nierenversagen und Fieber gekennzeichnet ist. Die Pathophysiologie ist uneinheitlich. Tritt die Erkrankung während der Schwangerschaft auf, wird man sich zur baldigen Beendigung entschließen müssen. Bei Hinzutreten von Hypertonie und Proteinurie kann die Abgrenzung zur Präklampsie/Eklampsie schwierig sein, ein HELLP-Syndrom jedoch wegen der schwachen Leberbeteiligung ausgeschlossen werden (s. S. 334). Ähnliche mikrovaskuläre Läsionen, die sich bevorzugt an den glomerulären Kapillaren manifestieren und im Wochenbett auftreten, werden als *hämolytisch-urämisches Syndrom* (HUS) bzw. „postpartales Nierenversagen" bezeichnet. Die Therapie besteht in Gaben von Thrombozytenaggregationshemmern und Plasmaaustausch.

TAR-Syndrom

Es handelt sich um eine *autosomal rezessive* Erkrankung mit hämorrhagischer Diathese *(T)* in Kombination mit Radiusaplasie *(AR)* und/oder anderen Skelettfehlbildungen. Sie birgt für weitere Geschwister ein Wiederholungsrisiko von 25%. Das Syndrom kann pränatal durch den ultrasonographischen Nachweis von Skelettfehlbildungen so rechtzeitig erkannt werden, daß ein Schwangerschaftsabbruch aus genetischer Indikation zeitgerecht möglich ist (s. S. 122).

Hereditäre Thrombasthenie - M. Glanzmann-Naegeli

Die seltene *hereditäre Thrombasthenie* beruht auf einer *autosomal rezessiv erblichen funktionellen Insuffizienz der Blutplättchen*. Die Thrombozyten können nicht auf ADP (Adenosindiphosphat) mit einer Plättchenaggregation reagieren. In etwa 80% besteht zusätzlich eine Störung der Gerinnselretraktion.

Die Symptomatik entspricht der der hämorrhagischen Diathese, so daß Schwangerschaft und Geburt eine ernste Bedrohung darstellen.

Zur Behandlung hämorrhagischer Krisen sind Frischbluttransfusionen und Thrombozytenkonzentrate am günstigsten. Die primäre elektive Sectio caesarea erscheint wegen der übersichtlichen Wundverhältnisse und der dann möglichen Vorbehandlung mit (möglichst HLA-kompatiblen) Thrombozytenkonzentraten das günstigste Verfahren zur Entbindung, evtl. mit gleichzeitiger Tubenligatur.

Wie bei allen hämorrhagischen Diathesen ist vom *Stillen* abzuraten, da kleinste Rhagaden gefährlich bluten können, und da außerdem die Gefahr einer Mastitis unbedingt vermieden werden muß.

Willebrand-Jürgens-Syndrom

Hier handelt es sich um eine Störung der Hämostase mit autosomal dominantem Erbgang, der ein Mangel oder Defekt des Willebrand-Blutfaktors, eines *Antiblutungsfaktors, mit oder ohne Verminderung des Faktors VIII* zugrunde liegt. Die Blutungsneigung beruht auf einer verlängerten Blutungszeit, meistens vergesellschaftet mit einer Verminderung des Gerinnungsfaktors VIII bei normaler Gerinnungszeit, normaler Thrombozytenzahl sowie einem Kontraktionsmangel lädierter Kapillaren.

Die Erkrankung wird durch eine Gravidität offenbar nicht negativ beeinflußt, da die in der Schwangerschaft physiologisch erhöhte Faktor-VIII-Bildung möglicherweise kompensierend wirkt.

Die Blutungszeit ist normal, wenn der Faktor VIII 60% des Normalwertes erreicht. Bleibt die Blutungszeit auch in der Spätschwangerschaft verlängert, so wächst die Gefahr unter der Geburt. Die primäre Sectio caesarea ist zu erwägen, um Blutung und Wundverhältnisse unter Kontrolle zu halten. Kryopräzipitate und Frischblut müssen bereitstehen.

Maligne hämatologische Erkrankungen

Bei *akuten* und *chronischen Leukämien* sowie *Retikulosen (M. Hodgkin, Lymphosarkom)* stellt eine hinzutretende Gravidität in jedem Falle eine zusätzliche psychische und physische Belastung dar.

Leukämien

Die kombinierte Chemotherapie hat beachtliche Heilerfolge bei den einzelnen Formen der *akuten Leukämie* zu verzeichnen. Auch beim Zusammentreffen mit einer Gravidität konnten durch konsequente aggressive Chemotherapie (Induktions-, Intensivierungs- und Erhaltungstherapie), supportive Maßnahmen und begleitende geburtshilfliche und neonatale Vorsorge die mütterliche Überlebensrate und die kindliche Mortalität und Morbidität verbessert werden.

Die mütterlichen Heilungschancen werden bei Behandelten durch eine Schwangerschaft nicht zusätzlich negativ beeinflußt. Ohne Therapie, d. h. bei der unkontrollierten akuten Leukämie ist die mütterliche Mortalität dagegen signifikant erhöht, besonders unter der Geburt (Hämorrhagien, Infektionen). Wenn unter der chemotherapeutischen Behandlung eine Gravidität eintritt oder eine akute Leukämie in der Schwangerschaft manifest wird, müssen neben den mütterlichen Risiken auch diejenigen für den Feten erwogen werden. Die zytostatische Behandlung im 1. Trimester kann sich lebensrettend für die Mutter auswirken, aber teratogene und entwicklungshemmende Folgen für den Conceptus haben (10–12%). Andererseits führt der Verzicht auf die aggressive Therapie möglicherweise zum Tod der Mutter, bevor der Fetus die extrauterine Lebensfähigkeit erreicht hat. Daher gilt die Empfehlung für den Geburtshelfer, im Zusammenwirken mit dem Onkologen die notwendige Therapie bei der Mutter ebenso konsequent durchzuführen wie außerhalb der Gravidität. In der Frühschwangerschaft steht der *Schwangerschaftsabbruch* wegen des teratogenen Risikos zur Diskussion und kann in der Remission ohne zusätzliche Gefahren für die Mutter vorgenommen werden. Die *Entbindung* sollte nach Erreichen der Lungenreife und kompletter Remission (möglichst ab der 32. SSW) erfolgen.

Prognose für das Kind

Der Schwangerschaftsausgang wird durch eine erhöhte Abort- und Frühgeburtenrate beeinträchtigt. Häufiger kommt es zur intrauterinen Mangelentwicklung, die auf der unzulänglichen O_2-Versorgung infolge der mütterlichen Anämie beruht oder durch intravasale Gerinnung oder Aggregate von maternalen Leukämiezellen in der uteroplazentaren Zirkulation verursacht wird. Aufgrund der medikamentösen Exposition in utero und der dadurch möglichen toxischen Effekte (Leukopenie, Infektanfälligkeit) bedürfen die Kinder über Monate hinaus einer sorgfältigen Überwachung und sollten auch später wegen potentieller Spätschäden (Malignome) nicht aus den Augen verloren werden. Die Frage der diaplazentaren Übertragung maligner Zellen und Auslösung der gleichartigen Erkrankung beim Kind ist bisher nicht eindeutig zu beantworten.

Prognose für die Mutter

Infolge der besseren Therapieerfolge gelangen heute häufiger *Mädchen nach einer früher durchgemachten Leukämie in der Kindheit* mit erhaltener oder restituierter Ovarialfunktion in das fertile Alter. Schwangerschaften Monate oder Jahre nach Absetzen der Chemotherapie verlaufen nach bisherigen Erfahrungen unauffällig und ohne Risiko eines Rezidivs – auch nicht nach der Geburt. Die Rate an Spontanaborten und kongenitalen Fehlbildungen ist nicht erhöht.

Wenn eine akute Leukämie im fertilen Alter auftritt, ist eine möglichst umgehend einsetzende zuverlässige – am besten orale – Kontrazeption vordringlich.

Der Verlauf einer *chronischen Leukämie* bzw. die Überlebenszeit der Mutter wird durch eine Schwangerschaft nicht nachteilig beeinflußt. Die Aussichten auf einen ungestörten Verlauf der Gravidität und günstigen Schwangerschaftsausgang sind bei chronischen Verlaufsformen wesentlich besser als bei einer akuten Leukämie.

Die *Prognose für das Kind* wird ebenfalls günstiger beurteilt, so daß ein Schwangerschaftsabbruch im Interesse von Mutter und/oder Kind nur selten erwogen werden muß.

Lymphogranulomatose

Die Frequenz für das Zusammentreffen einer Lymphogranulomatose und Schwangerschaft wird mit 1:6000–8000 Entbindungen angegeben. Der Krankheitsverlauf erfährt i. allg. keine Verschlechterung und vice versa. Eine Indikation zum Schwangerschaftsabbruch ist dann gegeben, wenn es sich um eine progressive Verlaufsform mit der Tendenz zur Dissemination handelt oder die Notwendigkeit einer Strahlen- oder/ und Chemotherapie mit dem erhöhten Risiko kongenitaler Defekte besteht.

Die rechtzeitige, ab der Diagnosestellung einsetzende orale Kontrazeption vermeidet dieses Dilemma und trägt außerdem offenbar zur Normalisierung der Ovarialfunktion nach Abschluß der Behandlung bei. Bei Kinderwunsch wird im Stadium I/II des M. Hodgkin eine 2jährige Remission, im Stadium III/IV ein rückfallfreies Intervall von 4 Jahren vor einer Gravidität empfohlen. Dementsprechend sind kontrazeptive Maßnahmen einzuschalten.

Diabetes mellitus

Einleitung

Der Diabetes mellitus gehört zu den häufigsten Stoffwechselerkrankungen. Vor der Einführung des Insulins war die Diabetikerin fast immer unfruchtbar; heute entspricht die Fertilität derjenigen gesunder Frauen. Jedoch beeinflussen sich Diabetes mellitus und Schwangerschaft gegenseitig negativ: Eine hinzutretende Gravidität läßt infolge der schwangerschaftsbedingten Veränderungen des Kohlenhydrat- und Lipidstoffwechsels sowie der Hormonkonstellation (s. S. 168) einen manifesten Diabetes mellitus unter ungünstigen Umständen leicht außer Kontrolle geraten und führt dann zumindest vorübergehend zur Verschlimmerung des **Grundleidens** bei der Mutter. Außerdem besteht eine erhöhte **Disposition zu Infektionen** und zur **Präeklampsie.** Bei einer bisher stoffwechselgesunden Frau kann bei gegebener, bisher verborgener Prädisposition durch die Schwangerschaft eine Glukoseintoleranz eintreten und sich ein *Gestationsdiabetes* entwickeln.

Umgekehrt bedeutet die diabetische Stoffwechselerkrankung der Mutter eine **erhebliche Risikoerhöhung für die Fruchtentwicklung und den Schwangerschaftsausgang.** Wenn nicht eine frühzeitige und intensive Überwachung einsetzt, treten Fehl- und Totgeburten gehäuft auf, ebenso kongenitale – meist gröbere – Anomalien, Hydramnion und die gefürchtete Übergewichtigkeit (Makrosomie) der Kinder bei gleichzeitiger funktioneller Unreife (Kyematopathia diabetica).

Formen und Häufigkeit

Unter präventiven und geburtshilflichen Aspekten sind 3 Formen der Zuckerkrankheit zu unterscheiden, der

Tabelle 58. Häufigkeit [%] der verschiedenen Verlaufsformen des Diabetes mellitus im Zusammenhang mit der Schwangerschaft. (Nach Stoz, UFK Ulm)

Gestationsdiabetes	Typ-I-Diabetes	Typ-II-Diabetes
26,4	68	5,6

- Gestationsdiabetes (s. unten),
- Typ-I-Diabetes (Typ JOD: "juvenile onset diabetes") (s. S. 316),
- Typ-II-Diabetes (MOD: "maturity onset diabetes") (s. S. 320).

Auf 500 Gravide ist mit 1 manifest an Diabetes mellitus erkrankten Schwangeren zu rechnen.

Die Häufigkeit der einzelnen Formen in der Schwangerschaft ist Tabelle 58 zu entnehmen.

Gestationsdiabetes

Der Definition der "National Diabetes Data Group" (1979) folgend wird jede Manifestation eines Diabetes mellitus *in* der Schwangerschaft als Gestationsdiabetes bezeichnet. Über die oben angegebene Frequenz des manifesten Diabetes hinaus entwickeln *ca. 1–2% aller Schwangeren – meist unerkannt – einen Gestationsdiabetes.* Bei einigen von ihnen ist die Insulinsekretion so gestört und die Stoffwechselentgleisung so stark, daß sie insulinpflichtig werden. Nach der Entbindung kann sich der Glukosemetabolismus wieder normalisieren, in einer weiteren Gravidität erneut entgleisen oder unmittelbar in einen manifesten Diabetes mellitus übergehen. Daher soll die endgültige Klassifizierung als Gestationsdiabetes erst *nach* Ablauf der Schwangerschaft erfolgen. Etwa bei jeder 7. Diabetikerin wurde das Leiden während einer Schwangerschaft manifest.

Als Ursachen des *Gestationsdiabetes* kommen möglicherweise die vermehrten Hormonausschüttungen von Östrogen, Gestagen, Wachstumshormon, Kortikosteroiden, Thyroxin und hPL in Frage. Hinzu kommen die periphere Resistenz gegen Insulin und die Existenz plazentarer Insulineasen. Eine genetische Komponente ist nicht auszuschließen: Bei Frauen mit Glukosetoleranzstörungen und Inselzellantikörpern in graviditate findet sich häufiger ein HLA-Antigen vom Typ DR 3 und DR 4, und diese Frauen entwickeln offenbar häufiger innerhalb von 10 Jahren einen manifesten insulinpflichtigen Diabetes mellitus als Patientinnen ohne diese Merkmale.

Früherkennung, Prävention
Entscheidendes Gewicht kommt der Tatsache zu, daß der *Gestationsdiabetes ebenso häufig übergewichtige – makrosome – Kinder, kongenitale Fehlbildungen, Hydramnion sowie Fehl- und Totgeburten zur Folge hat wie der manifeste Typ-I-Diabetes mellitus.*

Diese intrauterine Gefährung der Kinder von Müttern mit Gestationsdiabetes läßt sich nur durch *die Früherkennung der diabetogenen Stoffwechsellage und unmittelbar einsetzende straffe Stoffwechseleinstellung im normoglykämischen Bereich bessern.* Daher verdienen Früherkennung und Prävention im Rahmen der Schwangerenvorsorge schon beim ersten Arztbesuch die größte Aufmerksamkeit. Da die Mutterschaftsrichtlinien ein spezielles, über die Bestimmung des Harnzuckers hinausgehendes, verbindliches Screeningprogramm bisher nicht vorsehen, kommt es v. a. auf die *strikte Beachtung der prädisponierenden Faktoren und anamnestischen Hinweise und die konsequente Überprüfung der Glukosetoleranz bei der Festellung eines Risikos an* (Tabelle 59).

Wie wichtig die Beachtung der Risikomerkmale ist, geht daraus hervor, daß allein bei Zusammentreffen von Glukosurie und Übergewicht bereits 69% der Schwangeren mit einem Gestationsdiabetes ermittelt werden können. Besteht außer einer Glukosurie noch eine familiäre Belastung, so werden aufgrund dieser Merkmale 72% der Schwangeren mit einem bis dahin unbekannten Gestationsdiabetes erfaßt, und bei Vorliegen der 3 Risikomerkmale Glukosurie, Heredität und Übergewicht beträgt die Aufdeckungsquote 76%.

In praxi wird zur Abklärung bei vorhandenen prädisponierenden Faktoren (Tabelle 59) zunächst die *Nüchternblutzuckerbestimmung* (NB) vorgenommen. Als Richtschnur gilt, daß Werte von ≥ 4,4 mmol/l (≥ 80 mg %) der weiteren Abklärung

Tabelle 59. Prädisponierende Faktoren für die Entwicklung eines Gestationsdiabetes

- Adipositas (≥ 20% Übergewicht)
- Diabetes in der engeren und weiteren Familie
- Eigenes Geburtsgewicht ≥ 4000 g
- Belastende geburtshilfliche Anamnese
- vorausgegangene Geburt eines makrosomen Kindes (Geburtsgewicht ≥ 4000 g)
- ungeklärte perinatale Todesfälle
- wiederholte Aborte
- frühere Geburt eines Kindes mit ätiologisch unklaren konnatalen Defekten
- Jetzige Schwangerschaft
- Nachweis einer Glukosurie
- Vorliegen eines Polyhydramnions
- Zeichen der Gestose
- Alter (≥ 30 Jahre!)

bedürfen. NB-Werte von ≥ 6,6 mmol/l (≥ 120 mg %) sprechen für einen manifesten Diabetes mellitus, und ein Glukosetoleranztest ist dann nicht nur überflüssig, sondern kontraindiziert. Bevorzugt gelangt v. a. bei Verdacht auf einen Gestationsdiabetes von vornherein die Blutzuckerbestimmung 1 h postprandial zur Anwendung. Bei normalem NB und im Zwischenbereich dieser Werte dient der Absicherung die postprandiale Blutzuckerbestimmung als *oraler Glukosetoleranztest (oGTT).* Eine Glukosurie verlangt stets den oGTT, ehe sie als „physiologische Schwangerschaftsglukosurie" gedeutet werden darf.

Prinzip des oGTT
Zufuhr von 50 g (oder 100 g) Glukose oder einem dieser Menge entsprechenden Oligosaccharidgemisch; Prüfung der Blutglukose-(BG-)Werte nach 0, 60, 120 und 180 min. Als *Grenzwerte* gelten für die Messung im venösen oder kapillaren Vollblut:

- nüchtern: 90 mg % (5 mmol/l),
- postprandial:
  nach   60 min: 170 mg % (9,44 mmol/l),
  nach 120 min: 145 mg % (8,05 mmol/l),
  nach 180 min: 125 mg % (6,94 mmol/l).

Der Befund gilt als pathologisch, wenn als Zeichen der unzureichenden Insulinproduktion zu mehr als 2 Zeitpunkten der Normalwert überschritten wird.

Gelegentlich kann es sinnvoll sein, wegen der besseren Verträglichkeit besonders bei Verlaufskontrollen den i. v. GTT anzuwenden.

Jede Schwangere, bei der ein Gestationsdiabetes aufgedeckt wird, erfordert die gleiche intensive Überwachung, wie sie bei Graviden mit manifestem Typ-I-Diabetes geboten ist (s. unten).

Typ-I-Diabetes und Schwangerschaft (insulinpflichtiger Diabetes mellitus – Manifestation vor Beginn der Schwangerschaft)

Betreuung und Überwachung in der Schwangerschaft
Die wichtigste Prämisse zur Optimierung des Schwangerschaftsausganges bei einer Graviden mit einem bereits bekannten manifesten Diabetes mellitus besteht in der *intensiven sachgerechten Betreuung* und der *interdisziplinär koordinierten Überwachung* durch den Internisten (Diabetologen) und Geburtshelfer – am besten in einem Zentrum mit der steten Verfügbarkeit der Spezialisten. Ambulante und stationäre Betreuung können dann entsprechend den individuellen Erfordernissen der Stoffwechselführung, der Schwere diabetischer und geburtshilflicher Komplikationen ausgerichtet werden.

Nicht weniger entscheidend für den Schwangerschaftsverlauf von Mutter und Kind ist die *Kooperationsbereitschaft („compliance")* der *Graviden.*
Dabei fällt ins Gewicht, daß diabetische Gravide infolge der schwangerschaftsbedingten Veränderungen des Kohlenhydrat-/Lipidstoffwechsels im *I. Trimenon* häufiger zunächst weniger exogenes Insulin benötigen. Dagegen verschlechtert sich die Glukosetoleranz im *II. Trimenon.* Während der größten Wachstumsphase des Feten wird mehr und mehr Insulin benötigt, im *III. Trimenon* bis zum 2- bis 3fachen der Ausgangsperiode. Vor der Geburt fällt der Insulinbedarf allmählich ab; ein „Insulinsturz" muß jedoch dann als Zeichen der unmittelbaren intrauterinen Lebensbedrohung des Feten (infolge Plazentainsuffizienz) gelten. *Im Wochenbett* steigt der Insulinbedarf erneut an und erreicht häufig schon bis zur Entlassung, seltener erst nach $\frac{1}{4}$-$\frac{1}{2}$ Jahr, die prägraviden Bedarfsgrößen.

Das fetale Risiko steigt mit dem Schweregrad, d. h. mit dem Stadium und der Dauer des Diabetes mellitus. Diesem Zusammenhang trägt die Stadieneinteilung nach White Rechnung. Sie wurde ursprünglich zur prognostischen Beurteilung der Lebenserwartung der Kinder und daraus abzuleitenden Empfehlungen für den günstigsten Entbindungstermin vorgenommen. Diese Einteilung (Tabelle 60) - inzwischen um einige Klassen erweitert - spielt heute für die Prognose der Kinder jedoch eine eher untergeordnete Rolle. Der Schwangerschaftsausgang hängt - mit Ausnahme der schwersten weit fortgeschrittenen Verlaufsformen mit schlechter Prognose für die Lebenserwartung der Mutter - v.a. von der optimalen Stoffwechselführung und Mitarbeit der Patientin ab.

Eine ergänzende Klassifikation (Pedersen 1977) charakterisiert das fetale Risiko durch Berücksichtigung der im Verlauf der Schwangerschaft möglicherweise hinzutretenden, für die Entwicklung der Frucht prognostisch schwerwiegenden Komplikationen („*p*rognostically *b*ad *s*igns during *p*regnancy" - PBSP) wie:

- fiebrige Pyelonephritis,
- schwere Ketoazidose,
- Gestose,
- mangelhafte Betreuung bzw. „compliance" („neglectors").

Sie alle sind mit einer deutlich höheren perinatalen Mortalität belastet.

Prinzipien der Überwachung
Am Anfang der Schwangerenberatung muß die Aufklärung über die erforderlichen diagnostischen und therapeutischen Maßnahmen - das notwendige Regime - stehen, dem sich die Patientin mit Selbstdisziplin und Selbstkontrolle (Kalorienaufnahme!) unterwerfen muß, wenn sie helfen will, jede zusätzliche Gefährdung der Frucht und ihrer selbst zu vermeiden.

Alle Bemühungen zielen darauf hin, schon *präkonzeptionell vor einer geplanten Schwangerschaft den Glukosestoffwechsel auf ein normoglykämisches Niveau* einzustellen, d. h. die BG-Werte nüchtern und postprandial denen gesunder Schwangerer anzugleichen und sie dann durch straffe Stoffwechselführung während der ganzen Schwangerschaft stabil zu halten. Dazu gehört auch, daß die Patientin die *Blutzuckerselbstbestimmung* erlernt und beherrscht.

Als optimal zur Erzielung einer normoglykämischen Stoffwechseleinstellung gelten *stationäre Kontrollen* bzw. Neueinstellungen in der Klinik für *Innere Medizin*

- vor der geplanten Gravidität,
- in der Frühschwangerschaft,
- wenn notwendig, im weiteren Verlauf der Schwangerschaft,
- ab der Lebensfähigkeit des Kindes in der Frauenklinik,
- stationäre Aufnahme in der *Frauenklinik* zwischen der 32.-36. SSW zur laufenden Überwachung des Kindes und Planung des Entbindungstermines und -ablaufes bei gleichzeitiger konsiliarischer Überwachung durch den Diabetologen.

Tabelle 60. Klassifizierung des Diabetes mellitus bei Schwangerschaft (White 1978)

Klasse A:	Gestationsdiabetes (abnormer GTT nur während der Schwangerschaft - also erst p. p. zu diagnostizieren)
Klasse B:	Klinisch manifester Diabetes Beginn nach dem 20. Lebensjahr; Dauer < 10 Jahre Eine vaskuläre Erkrankung ist nicht vorhanden
Klasse C:	Beginn zwischen dem 10. und 20. Lebensjahr oder Krankheitsdauer von 10-20 Jahren Eine vaskuläre Erkrankung besteht nicht
Klasse D:	Beginn < 10. Lebensjahr oder Dauer > 20 Jahre Schließt Patienten mit vaskulären Erkrankungen ein (Hypertonie, benigne Retinopathie, Arteriosklerose)
Klasse E:	Verkalkung der Beckenarterien
Klasse F:	Glomerulosklerose
Klasse G:	Fetale Verluste
Klasse H:	Koronarsklerose
Klasse R:	Proliferative Retinopathie (Subklasse RF: proliferative Retinopathie und Glomerulosklerose)
Klasse T:	Status nach Nierentransplantation

Zwischenzeitlich erfolgen regelmäßig **ambulante Kontrollen** in 14tägigen Abständen in einer Ambulanz für Risikoschwangere bzw. einer speziellen Sprechstunde für gravide Diabetikerinnen zur Überwachung der Stoffwechselsituation und der Schwangerschaft durch Diabetologen und Gynäkologen. In den Zeiten der ambulanten Überwachung ist die Schwangere gehalten, die tägliche Urinzuckerausscheidung (Teststreifen) zu protokollieren und möglichst selbständig Blutzuckertagesprofile unter Benutzung eines Reflektometers mit Tagebuchaufzeichnungen über Insulindosis, Kalorienaufnahme und besondere Ereignisse (Streßsituationen) zu erstellen. Diese werden anläßlich der ambulanten Kontrolle vom Diabetologen beurteilt. Dadurch gelingt es v. a. leichter, Blutzuckereskapaden oberhalb und unterhalb der Norm frühzeitig abzufangen. Ergänzend zu den BG-Tagesprofilen werden die Meßgrößen für das **glykosilierte Hämoglobin,** die **HbA$_1$-** bzw. die **spezifischen HbA$_{1c}$-Werte,** herangezogen, die entsprechend der Lebenszeit der Erythrozyten eine retrospektive Beurteilung der Stoffwechselsituation über jeweils 3 Monate gestatten.

Die **geburtshilfliche Untersuchung** dient der Information über Entwicklung und Wachstum der Frucht. Wie die Mutter bedarf auch der Embryo/Fetus der intensiven Überwachung. Dazu stehen ab dem 1. Trimenon die **Ultraschallbiometrie** und die **Ultraschallmorphologie** zur Verfügung (s. S. 245). Mit Hilfe der ultrasonographischen Bestimmung des Gestationsalters lassen sich Hypo- und Hypertrophie zuverlässig bestimmen und tragen durch Verlaufskontrollen zur Planung des Entbindungstermines und des geburtshilflichen Handelns bei. Besonderes Gewicht kommt der frühen Aufdeckung von konnatalen Defekten zu (s. S. 254). Die regelmäßige geburtshilflich-gynäkologische Untersuchung dient der Frühaufdeckung von Gestosesymptomen sowie dem Ausschluß oder Nachweis von vaginalen und/oder Harnwegsinfektionen (Eintauchmedien).

Regelmäßige **ophthalmologische Kontrollen** sind angesichts der bei früher Manifestation der Zuckerkrankheit häufigeren **Retinopathia diabetica** (ca. 16% der diabetischen Schwangeren leiden an Augenhintergrundsveränderungen) angezeigt, wenn auch bei guter Stoffwechseleinstellung nur noch selten eine Verschlechterung in der Schwangerschaft eintritt.

Stationäre Aufnahme vor der Entbindung
Ein wichtiger Erfolg der konsequenten, straffen Stoffwechselführung ist darin zu sehen, daß es gelingt, die Schwangerschaft auch bei fortgeschrittenen White-Stadien (s. Tabelle 60) nahe an den errechneten Geburtstermin heranzuführen. Dazu wird jedoch eine frühzeitige stationäre Aufnahme auf der Entbindungsabteilung notwendig.

Stationäre Aufnahme zur Entbindung
Diese erfolgt variabel zwischen der 32. und 36. SSW, je nach kindlichem und/oder mütterlichem Befinden. Mit Erreichen der potentiellen extrauterinen Lebensfähigkeit, spätestens ab der 32. SSW tritt die engmaschige Überwachung mit Hilfe der Kardiotokographie (CTG) in den Vordergrund (s. S. 239). Während des stationären Aufenthaltes läuft – von wenigen Modifikationen abgesehen – folgendes Regime ab:

- 2mal täglich CTG, ab der 36. SSW 3mal und ggf. öfter mit großzügigem Einsatz von Non-Streß-Test (s. S. 239) oder/und Oxytozinbelastungstest OBT) (s. S. 240) bei Abfall der Östrogene, bei präpathologischem CTG oder nachlassenden Kindsbewegungen.
- Bestimmung der Gesamtöstrogene aus dem 24-h-Urin oder des freien Östriol (E$_3$) aus dem Serum; ggf. zusätzlich DHEA-Test; dieser gilt als zuverlässig, während die hPL-Werte bei diabetischen Schwangeren wenig brauchbar sind.
- Ultraschallkontrollen in 10tägigen Abständen.
- Beachtung der Kindsbewegungen durch Mutter und Hebamme.
- Routinemäßig Blut- und Urinkontrollen (einmal wöchentlich Uricult, einmal wöchentlich Vaginalabstrich-Soor?).
- HbA$_1$- bzw. HbA$_{1c}$-Bestimmung in 3- bis 4wöchentlichen Abständen.
- Diabetesüberwachung in Kooperation mit dem Internisten. (Cave: plötzlich nachlassender Insulinverbrauch verweist auf Nachlassen der Plazentafunktion!).

Zur Risikoverminderung für Mutter und Kind geht das Bestreben dahin, unter Sicherstellung aller Kontrollen die Entbindung **möglichst nahe an den Geburtstermin heranzuführen** und dann als „geplante Geburt" ablaufen zu lassen.

Dabei richten sich Planung und Terminierung der Entbindung in erster Linie nach dem Befinden des Kindes. Zunehmende fetoplazentare Insuffizienz und/oder pathologische CTG-Veränderungen zwingen **vorzeitig** zur Beendigung der Gravidität, vorwiegend durch Sectio caesarea. Nach Möglichkeit sollte die verbleibende Zeit für die Induktion der Lungenreife genutzt werden (s. S. 386). Ebenso können mütterliche Komplikationen (Gestose!) die vorzeitige Beendigung der Gravidität erforderlich machen. **Bei drohender Frühgeburt** (vorzeitige Wehen) dürfen unter klinischen Bedingungen β-Mimetika bei gleichzeitiger strenger Stoffwechselkontrolle gegeben werden (s. S. 386); dies gilt auch für die Kortikosteroide zur Anregung der Lungenreife. Amniozentesen zur Bestimmung der Lungenreife sind wegen der unsicheren Aussagekraft bei Diabetes mellitus nur in besonderen Fällen indiziert.

Eine Überschreitung des Geburtstermines gilt es zu vermeiden, da mit der nachlassenden Plazentafunktion das Kind unvermutet in Gefahr geraten kann.

Entbindung

Je nach Geburtsbereitschaft der Zervix (Bishop-Score) (s. S. 398) wird ab der 39. SSW durch das sog. Priming der Zervix mit Prostaglandinen und bei Erfolg mit vorsichtig dosierter Oxytozintropfinfusion die Geburt eingeleitet (s. S. 398). Unverzüglich muß der Neonatologe informiert werden, um für die Übernahme des Kindes bereitzustehen.

Auch unter der Geburt sollten die normalen BG-Werte aufrecht erhalten werden, um beim Kinde eine Hyperglykämie zu vermeiden. Dazu erfolgen nach Verlegung in den Kreißsaal die benötigten Insulinmengen per infusionem mit Glukoseinfusion im Nebenschluß oder über ein „Künstliches Pankreas" (Biostator) - mit seiner durch Rückkoppelung gesteuerten Insulin- und Glukoseabgabe.

Zur Schmerzlinderung findet bevorzugt die Periduralanästhesie Anwendung (wichtig bei Retinopathien zur Vermeidung des Pressens, ebenso zur schnellen Umschaltung auf die Sectio caesarea (Kaiserschnittfrequenz: 20-35%).

Die vaginale Entbindung sollte angestrebt werden. Jedoch ist der Kaiserschnitt großzügig anzuwenden bei:

- Geburtserschwerung durch Riesenkind (relatives Mißverhältnis,
- gleichzeitig bestehender Spätgestose,
- drohender Stoffwechselentgleisung der Mutter mit Schock- und Komagefahr,
- später Erstgebärender,
- bereits vorausgegangener(n) Totgeburt(en),
- Gefäßkomplikationen wie Glomerulosklerose und progressiver Retinopathie.

Das Neugeborene

Der Pädiater bzw. Neonatologe muß bei der Geburt bereits anwesend sein, da das Neugeborene stets als funktionell unreif anzusehen ist (trügerische Reife durch Makrosomie) und der sofortigen intensiven Versorgung bedarf. Besondere Gefahren stellen dar:

- fehlende Lungenreife und Atemnotsyndrom (RDS),
- Absinken des Blutzuckers mit hypoglykämischem Schock, Krämpfen, Hypokalziämie,

- Leberinsuffizienz mit verstärktem Neugeborenenikterus,
- Geburtraumen,
- Mißbildungen.

Wochenbett

Der Insulinverbrauch reduziert sich nach der Geburt drastisch. Daher muß eine vorsichtige Neueinstellung erfolgen.

Stillen

Die insulinabhängige diabetische Wöchnerin braucht auf das Stillen nicht zu verzichten, jedoch reicht oft die Milchmenge nicht aus, so daß zugefüttert werden muß. Außerdem ist zu beachten, daß der Tag-Nacht-Rhythmus bei der Mutter durcheinandergeraten, Streß und Übermüdung sich ungünstig auf die Stoffwechselbalance auswirken können.

Prognose für das Kind

Die Frucht ist während der Organogenese sehr empfindlich gegenüber Stoffwechselstörungen; besonders Hypo- bzw. Hyperglykämie und Azidose können die embryonale Entwicklung stören. Als Folge des mütterlichen Grundleidens, aber auch bedingt durch den genetischen Hintergrund, ist die *Fehlbildungsrate* bei den Kindern - oft in Verbindung mit einem Hydramnion - erhöht. *Fehlgeburten* treten ebenfalls gehäuft auf. Während der Fetalzeit drohen v. a. der *Riesenwuchs,* die Ausbildung eines **Hydramnions** sowie der *intrauterine Fruchttod.* Diese Risiken für das Kind werden auch unter dem Ausdruck der **Kyematopathia diabetica** zusammengefaßt.

Das *Absterben des Feten* kann unerwartet und plötzlich eintreten, noch ehe die üblichen Überwachungsparameter Hinweise liefern. Durch Übergang der erhöhten Glukosekonzentrationen von der Mutter auf den Feten und reaktiver Mehrproduktion von fetalem Insulin kommt es zur „Überernährung" der Frucht mit Übergewicht und *Riesenwuchs (Makrosomie,* Geburtsgewicht ≥4000 g, Länge ≥55 cm, „Vollmondgesicht"). Die β-Zellen des Pankreas hypertrophieren, ebenso Nebennierenrinde und Leber. Der Riesenwuchs bedeutet keineswegs, daß das Kind genügend lebenskräftig ist; vielmehr muß es als funktionell unreif angesehen werden.

Durch die intensive Überwachung und straffe Stoffwechselführung der diabetischen Schwangeren lassen sich diese Risiken verringern. Finden sich in älteren Statistiken noch *perinatale Mortalitätsraten* zwischen 5 und 20%, so betragen sie inzwischen 2-3%; die bereinigte perinatale Mortalität kann heute in Zentren unabhängig von Dauer und Verlauf des Diabetes mellitus bis fast an die 1,0%-Grenze herangeführt werden. Ebenso gelang es durch die intensive Betreuung, die *neonatale Morbidität* [Atemnotsydrom(RDS), Frühgeburtlichkeit, Hypoglykämie, Hypokalziämie, -magnesiämie] signifikant zu senken. Durch die Aufrechterhaltung des normoglykämischen Bereiches bei der Mutter unterbleibt die Stimulierung der fetalen Insulinsekretion mit ihren schweren Folgen der Makrosomie, und die Kinder werden häufiger in *eutrophem Zustand* geboren.

Zum Bild der Kyematopathia diabetica gehören als praktisch konstantes morphologisches Substrat *Reifungstörungen der Plazenta*. Bei den Graviden der White-Klasse A–C findet sich häufiger eine unreife, bei denjenigen der Klasse D eine vorzeitig gereifte Plazenta als Ausdruck der kompensatorischen Reaktion auf die Gefäßveränderungen mit Reduzierung des plazentaren Blutzuflusses.

Erste Statistiken sprechen dafür, daß sich v. a. die präkonzeptionell, aber auch die während der kritischen Phasen der Organogenese befolgte normoglykämische Stoffwechseleinstellung bei Typ-I-Diabetikerinnen in einer *Senkung der Zahl fehlgebildeter Kinder* auswirkt. (Bei hohen HbA_1 bzw. HbA_{1c}-Spiegeln in der Frühschwangerschaft fanden sich häufiger mißbildete Kinder – bei HbA_1-Werten $\geq$ 8,5% betrug die Rate kongenitaler Fehlbildungen 22%, bei HbA_1-Werten $<8,5\%$ nur 3,3%).

Prognose für die Mutter

Vor Einführung des Insulins starben etwa 50% der Mütter schon während der Schwangerschaft oder im Wochenbett. Heute ist unter der Voraussetzung der laufenden Stoffwechselüberwachung die mütterliche Mortalität kaum größer als die nichtdiabetischer Schwangerer. Jedoch kann der Diabetes mellitus bei Komplikationen mit Todesfolge wie Infektionen oder Gestose eine mitverursachende Rolle spielen. Gefürchtet ist die Koinzidenz mit der Präeklampsie, wobei es sich meistens um eine vor der 20. SSW einsetzende Pfropfgestose bei präexistenter diabetischer Nierenerkrankung wie der Glomerulonephrose handelt (s. S. 308). Es mehren sich jedoch die Beobachtungen, daß durch früh einsetzende straffe Stoffwechselführung und engmaschige Überwachung die Gestosefrequenz gesenkt werden kann. Weitere Komplikationen sind die Infektionsgefährdung, v. a. des Urogenitalsystems, z. B. der aszendierenden Pyelonephritis, aber auch der lokalen Mykosen.

Die Verschlechterung des Grundleidens (Morbiditätsrate) konnte durch die konsequente Therapie auf 1–3% reduziert werden, beträgt bei schlechter Einstellung jedoch 5–8%.

Beratung nach der Entbindung

Anläßlich der abschließenden Beratung nach der Entbindung muß die Frage der Kontrazeption angesprochen werden. Sie ist am sichersten und meist akzeptabel mit oralen Kontrazeptiva zu erreichen. Bevorzugt werden Präparate mit niedrigem Östrogenanteil. Besteht eine internistische Gegenindikation (Gefäßveränderungen!), so wird ein Intrauterinpessar vorzuziehen sein; jedoch muß dann die Infektionsgefahr beachtet werden.

Besteht weiterer Kinderwunsch, so gilt es, schon bei der Abschlußberatung auf die Dringlichkeit der präkonzeptionellen Einstellung des Glukosestoffwechsels hinzuweisen.

Typ-II-Diabetes (MOD: „maturity onset diabetes") und Schwangerschaft

Wegen seiner relativ späten Manifestation ab dem 4. Lebensjahrzehnt ist das Zusammentreffen eines Typ-II-Diabetes mit einer Gravidität selten. Die Überwachung vollzieht sich nach den gleichen Richtlinien wie sie für den Typ-I-Diabetes (JOD) gefordert werden. Die an einer Zuckerkrankheit vom Typ II erkrankten Graviden müssen so bald wie möglich auf Insulin umgestellt werden, da Sulfanylharnstoff die Plazenta passiert und so das fetale Pankreas stimuliert. Die Umstellung bis zur Stabilisierung kann sich schwierig gestalten und soll daher ebenfalls stationär erfolgen.

Zur Frage des Schwangerschaftsabbruches

Die *Retinopathia diabetica* bildet heute i. allg. keine Indikation zum Schwangerschaftsabbruch mehr, es sei denn, es handelt sich um eine proliferierende Form, die eine konsiliarische Abwägung der Risiken und eine individuelle Entscheidung verlangt. Die *Nephropathia diabetica* stellt eine Indikation zum Schwangerschaftsabbruch dar, wenn sich ein Nierenversagen anbahnt oder der Blutdruckanstieg bedrohliche Werte erreicht. In die Überlegungen muß auch die dann verkürzte Lebenserwartung der Mutter mit eingehen.

Erkrankungen der Hypophyse

Hypophysentumoren und/oder Störungen der Hypophysenfunktion kommen dem Geburtshelfer heute eher zu Gesicht, da die mit den Krankheitsformen verknüpfte Sterilität medikamentös durchbrochen werden kann.

Tumoren der Hypophyse

Unter den Neubildungen des Hypophysenvorderlappens stellen mit 80–90% die *chromophoben Adenome* – die *Prolaktinome* – die größte Gruppe dar mit einem Altersgipfel im 4. Dezennium, also noch im fertilen Alter. Sie gehen mit *Hyperprolaktinämie* einher und sind in mindestens $\frac{1}{3}$ der Fälle Ursache eines Amenorrhö-Galaktorrhö-Syndroms (der Anteil ist wahrscheinlich durch okkulte Adenome noch höher anzusetzen, s. S. 490 und S. 545).

Durch eine Gravidität wird das Tumorwachstum eines Prolaktinoms stimuliert und kann schwere Verlaufsformen annehmen, die auch im Wochenbett nicht rückläufig werden.

Während einer Schwangerschaft **nach** erfolgreichem Abschluß der therapeutischen Maßnahmen scheint die Weiterbehandlung mit Bromoergocriptin sinnvoll, um im Falle eines nicht sicher zurückgebildeten oder nicht vollständig entfernten Prolaktinoms eine graviditätsbedingte Tumorprogredienz und damit verknüpfte Tumorkomplikationen zu verhindern. Die schwerwiegendsten Komplikationen in graviditate sind: unbeherrschbare Kopfschmerzen, Gesichtsfeldausfälle bis zu bitemporaler Hemianopsie und völliger Erblindung, sekundäre Nebennierenrinden- und Schilddrüseninsuffizienz, Diabetes insipidus, Thrombosierung der Portalgefäße. Daher ist bei diesen Graviden im Rahmen der Schwangerenvorsorge eine intensive endokrinologische und ophthalmologische Kontrolle unabdingbar. Deuten sich Komplikationen an, so erfolgt am besten die Überweisung in ein Zentrum, in dem die Suppressionstherapie mit Bromoergocriptin fortgesetzt, bei Versagen jedoch über den Schwangerschaftsabbruch und/oder eine neurochirurgische Intervention entschieden werden muß.

Die *Laktation* ist meistens gestört. Eine exzessive Prolaktinsekretion und Milchproduktion können zur Milchstauung führen. Da außerdem das Stillen möglicherweise einen erneuten Stimulus für die Tumorprogredienz darstellt, sollte darauf verzichtet werden.

Die eingehende spezielle Kontrolle post partum muß Aufschluß über das weitere Vorgehen geben. Eine selektive Adenomektomie wird am besten etwa 6 Monate nach der Entbindung vorgenommen.

Die Kinder hyperprolaktinämischer Mütter entwickeln sich intrauterin normal; nachteilige Folgen einer Bromocriptinbehandlung wurden nicht beobachtet; Spontanaborte, Mehrlingsschwangerschaften, Fehlbildungen sind nicht erhöht. Obwohl eine Plazentapassage zwischen mütterlichem und fetalem Kompartiment nicht besteht, liegen die Serumprolaktinspiegel der Neugeborenen zunächst höher als die der Mutter und fallen erst innerhalb von 3–6 Monaten auf den präpupertalen Normalbereich ab.

Diabetes insipidus

Störungen im Hypothalamus-Hypophysenhinterlappen-System (Entzündungen, Tumoren) können zu einem Mangel an *Vasopressin* führen und dadurch die vasopressinabhängige Rückresorption von Wasser in den distalen Abschnitten der Nierentubuli unterbinden und einen neurohypophysär bedingten *Diabetes insipidus* auslösen. Die Fertilität wird i. allg. nicht beeinträchtigt; Schwangerschaftsverlauf, Geburt, Wochenbett und Laktation verlaufen normal, Aborte und Fehlgeburten treten nicht vermehrt auf. Polyurie und Polydipsie nehmen besonders im letzten Trimenon beachtliche Ausmaße an. Die Behandlung besteht in der Substitution vasopressorischer Substanzen.

Schilddrüsenerkrankungen

Die blande Struma

Eine blande Struma kann sich in der Schwangerschaft mit Tendenz zur Hypothyreose vergrößern. Jede tast- und sichtbare Vergrößerung der Schilddrüse in der Schwangerschaft bedarf der Funktionskontrolle. Eine Schilddrüsenhormontherapie vermag das weitere Wachstum der Struma zu hemmen und die Hypothyreose zu substituieren. Eine bereits laufende Schilddrüsenhormonbehandlung darf in der Schwangerschaft nicht unterbrochen, sondern muß vielmehr dem erhöhten Bedarf in der Gravidität angepaßt werden. Die Behandlung bietet zugleich dem Feten Schutz vor einer Struma congenita. Wegen der besseren Plazentagängigkeit wird meistens Trijodthyronin in mittleren Dosen (zwischen 80 und 120 μg/Tag) bevorzugt. Eine Jodbehandlung ist nicht angezeigt. Eine Struma bildet keine Indikation zum Schwangerschaftsabbruch.

Neugeborene von Müttern mit Kropfleiden sowie Müttern, die in der Schwangerschaft strumigene Medikamente (z. B. Thyreostatika, Salizylate, Phenylbutazon, Lithium, hohe Joddosen) erhielten, wie auch alle Kinder mit einer Struma congenita müssen hinsichtlich ihrer Schilddrüsenfunktion – wie ohnehin vorgeschrieben (s. S. 283) – sofort getestet und bezüglich der geistig-körperlichen Entwicklung vom Pädiater langfristig überwacht werden.

Hypothyreose

Bei ausgeprägter Hypothyreose sind Schwangerschaften selten. Durch eine Gravidität kann es zur Verschlimmerung kommen, da das insuffiziente Organ dem höheren Leistungsanspruch der Schwangerschaft nicht gerecht wird. Fehl- und Frühgeburten treten vermehrt auf, ebenso Fehlbildungen und irreversible Hirnschäden. Die perinatale Mortalität ist erhöht. Die Behandlung besteht in der Zufuhr von Thyroxin bzw. Trijodthyronin (T_3). Die Erhaltungsdosis liegt in der Schwangerschaft eher etwas höher als außerhalb der Gravidität. Die Hypothyreose bildet keine Indikation zum Schwangerschaftsabbruch. Die Kinder sind postpartal durch den Pädiater bezüglich einer Hypothyreose, ihrer zerebralen Funktion und körperlichen Reifung zu überwachen.

Hyperthyreose

Eine bestehende Hyperthyreose – überwiegend ein durch Autoimmunreaktion bedingter M. Basedow – wird durch die Schwangerschaft nicht verschlimmert, sondern oft gemildert. Nur bei schweren unbehandelten Formen besteht die Gefahr einer Gestose sowie gehäufter Fehl-, Früh- und Totgeburten. Zum Zeitpunkt der Entbindung droht die Gefahr einer thyreotoxischen Krise. Bei gut eingestellter Hyperthyreose besteht kein Anlaß für eine Abruptio graviditatis.

Als Behandlung kommt die übliche Radiojodtherapie während der Schwangerschaft nicht in Frage. Falls erforderlich, können Thyreostatika – auch in Kombination mit Schilddrüsenhormonen – ohne zusätzliche Risikoerhöhung für den Feten gegeben werden, da dieser eher durch das Grundleiden gefährdet wird. Zur Behandlung einer hyperthyreotischen Krise hat sich die zusätzliche sympathikolytische Therapie mit Propranolol als geeignet erwiesen. Allerdings müssen die Stimulation von Uteruskontraktionen und eine mögliche Depression des Neugeborenen bedacht werden. Die Kinder müssen post partum vom Neonatologen überwacht werden, um Zeichen einer Hypothyreose rechtzeitig zu erkennen. Zu beachten ist, daß die Neugeborenen durch den plazentaren Übertritt der mütterlichen Autoimmunantikörper nach einer Latenzzeit von ca. 1 Woche eine transitorische Hyperthyreose entwickeln können.

Wenn gestillt wird, ist zu bedenken, daß bestimmte Thyreostatika wegen ihrer hohen Konzentration in der Muttermilch nicht verwendet werden dürfen (s. S. 293).

Erkrankungen der Nebennieren

M. Addison

Frauen mit einem **M. Addison** waren früher in der Regel infertil und mußten in den seltenen Fällen einer Konzeption mit Komplikationen rechnen (therapieresistente Hyperemesis, postpartale Elektrolytstörungen). Inzwischen ist der M. Addison therapeutisch beherrschbar und die Fertilität häufiger unbeeinträchtigt. Schwere Verlaufsformen sind i. allg. bereits anamnestisch bekannt. Eine leichtere Ausprägung wird jedoch oft erst im Zusammenhang mit einer Gravidität durch differentialdiagnostische Abklärung gegenüber einer Hyperemesis und gesteigerter Pigmentierung evident.

Die **Substitutionstherapie mit Kortikoiden in graviditate,** unter der Geburt und im Wochenbett besitzt **vitale Bedeutung zur Verhinderung einer Addison-Krise** und vermag die Mortalität auf fast 0% (früher 70%) zu senken.

Für die Kindesentwicklung bestehen weder durch die Erkrankung noch durch die Therapie Gefahren.

Angesichts der guten Therapiemöglichkeiten besteht *keine* Indikation zur Abruptio graviditatis

M. Cushing

Eine *Nebennierenüberfunktion - M. Cushing* - wird zu 50–70% primär durch eine hypothalamisch-hypophysäre Überfunktion mit gesteigerter ACTH-Sekretion ausgelöst, die sekundär eine Nebennierenhyperplasie zur Folge hat. (In ca. 40% handelt es sich um Mikro- oder Makroadenome der Hypophyse, zu 20–30% liegt eine primäre Störung der Nebennieren vor, bedingt durch ein Nebennierenadenom oder ein adrenokortikales Karzinom mit autonomer Kortikoidproduktion).

In 80–85% besteht Sterilität. Tritt jedoch *vor* der entsprechenden Therapie eine Gravidität ein, so ist mit einem ungünstigen Schwangerschaftsverlauf zu rechnen: In mehr als der Hälfte der Fälle wurden Fehl-, Früh- oder Totgeburten registriert, jedoch ohne angeborene Defekte. Außerdem übt die Gravidität einen ungünstigen Einfluß auf den Krankheitsverlauf aus. Nur gelegentlich wird eine spontane Remission nach Beendigung der Schwangerschaft beobachtet.

Aus diesen Gründen hat bei gegebener Indikation der operative Eingriff Vorrang (neurochirurgische Intervention bei Hypophysenadenom, Adrenalektomie bei adrenalen Neoplasien), wenn ein Cushing-Syndrom während der Gravidität diagnostiziert wird. Die konservative Behandlung des adrenokortikalen Adenoms mit Metyrapon - einem Aldosteronantagonisten - hemmt infolge seiner Plazentagängigkeit die fetale Nebennierenrindenfunktion.

Schwangerschaften *nach* operiertem M. Cushing bei sichergestellter Kortikoidsubstitution verlaufen unauffällig. Die Nebennierenrindenfunktion beim Neugeborenen muß jedoch überprüft und überwacht werden.

Erkrankungen der Haut

Lupus erythematodes

Der **Lupus erythematodes chronicus discoides** wird durch eine Gravidität nicht beeinflußt - et vice versa. Der **Lupus erythematodes disseminatus** exazerbiert dagegen häufiger im Verlauf einer Schwangerschaft. Der *systemische Lupus erythematodes (SLE)* wird im Rahmen der Erkrankungen aus dem rheumatischen Formenkreis abgehandelt (s. S. 306).

Erythema exsudativum multiforme

Dieses stellt in seiner schweren Form, dem E. exsudativum multiforme majus (Stevens-Johnson-Syndrom) nicht nur eine lokale, sondern zugleich schwere Allgemeinerkrankung dar. Die Therapie mit Kortikosteroiden muß auch in der Schwangerschaft fortgeführt werden.

Psoriasis vulgaris - Alopecia areata - Vitiligo

Die Psoriasis vulgaris bessert sich i. allg. in der Gravidität, verschlechtert sich aber dann häufig wieder im Wochenbett. Etretinat (Tigason) darf wegen seiner teratogenen Wirkung nicht während der Schwangerschaft verabreicht werden (s. S. 126).

Die **Acne vulgaris** geht meistens während einer Schwangerschaft zurück; das gleiche gilt für die **Alopecia areata** und die **Vitiligo**.

Malignes Melanom

Die ohnehin bedrohliche Metastasierungstendenz eines **malignen Melanoms** wird möglicherweise durch eine Schwangerschaft beschleunigt. Hinzu kommt die Gefahr der Tumorabsiedlung in Frucht und Plazenta. Aus diesen Gründen wird man die Abruptio graviditatis (und Sterilisation) im Interesse von Mutter und Fetus befürworten.

Neurologische Erkrankungen

Neuralgien, Parästhesien, Diskusprolaps

In der Schwangerschaft können Schwellungen im Bereich der Nervendurchtrittslücken zu graduell unterschiedlicher Kompression einzelner Nerven führen. Am häufigsten sind das **Karpaltunnel-** und **Skalenussyndrom,** wodurch äußerst unangenehme Parästhesien im Versorgungsgebiet des N. medianus bzw. N. ulnaris ausgelöst werden.

Ein **lumbaler Diskusprolaps** tritt infolge der Gewebeauflockerung und stärkerer Lordose bei mehr als $1/3$ der betroffenen Frauen erstmals in der Gravidität auf.

Encephalomyelitis disseminata (muliple Sklerose)

Ein Zusammentreffen von multipler Sklerose und Schwangerschaft ändert nichts Entscheidendes an dem schicksalsmäßigen Verlauf der Erkrankung. Die chronisch-progressive Verlaufsrom kann sich jedoch verschlimmern. Eine Abruptio graviditatis ist dann angezeigt, wenn Verschlechterungen im Verlauf oder das Ausmaß der Behinderungen das Austragen der Schwangerschaft nicht mehr vertretbar erscheinen lassen.

Eine definitive Konzeptionsverhütung (Tubensterilisation) erscheint unbedingt gerechtfertigt.

Paraplegie

Häufiger als entzündliche Prozesse (Querschnittsmyelitis) und Neoplasien werden heute **Querschnittslähmungen nach Verkehrs- und Sportunfällen** - v. a. bei jungen Erwachsenen - beobachtet.

Besteht zum Zeitpunkt der Traumatisierung eine frühe Schwangerschaft, so wird man sich in dem akuten Stadium zu einer Abruptio graviditatis entschließen, v. a. dann, wenn bei zervikaler Querschnittslähmung Intensivpflege mit assistierter apparativer Beatmung notwendig ist.

Die Fertilität ist bei Di- und Tetraplegikerinnen nicht eingeschränkt. Im Zuge der Rehabilitation und Reintegration kann bei Paraplegikerinnen - wohl selten bei Tetraplegikerinnen - mit guter sozialer Adaptation und geeignetem sozialen Umfeld eine Schwangerschaft verantwortet und ausgetragen werden.

Während der Gravidität ist jedoch eine eingehende Überwachung notwendig. Besondere Risiken sind die gehäuften **Harnwegsinfektionen** infolge erschwerter Blasenentleerung, **Dekubitalulzera** und im Zusammenhang damit die **Gefahr der Eisenmangelanämie**. Eine *vorzeitige Wehentätigkeit* kann bei fehlender Wehenperzeption unbemerkt zur Frühgeburt mit deletären Folgen für das Kind führen. Eine frühzeitige Hospitalisierung ist daher zu empfehlen.

Die Wehentätigkeit verläuft autonom ohne zentrale Steuerung und bei Lokalisation der Läsion oberhalb Th 10 ohne Schmerzempfindung.

Eine besondere lebensbedrohliche Komplikation für die Mutter unter der Geburt bildet die sog. „*autonome Hyperreflexie*" (syn. „autonomes Streßsyndrom" - „Guttmann-Syndrom"), die ohne Prophylaxe als geburtsbedingte Streßsituation (z. B. durch mechanische Irritation) bei allen Kreißenden mit Läsionen oberhalb Th 6 auftritt. Es kommt zu massivem Blutdruckanstieg, Pulsabfall, Kopfschmerz, Schwitzen, „Flush" mit rasch folgenden zerebralen Krämpfen und Hirnblutungen. Zur Prophylaxe eignet sich Propranolol. Die Therapie der Wahl stellt die frühzeitige Periduralanästhesie dar, da sie zuverlässig die afferenten Reize blockiert.

Da die Paraplegikerin die Bauchpresse nicht einsetzen kann, wird die vaginale Entbindung meist durch Forzeps oder Vakuumexraktion beendet. Die Indikation zur Sectio caesarea unterliegt den üblichen geburtshilflichen Regeln.

Im Wochenbett müssen die Lagerungsvorschriften streng beachtet werden. Die Paraplegikerin braucht auf das Stillen nicht zu verzichten.

Epilepsie

Die Schwangerschaft beeinflußt nicht entscheidend den Verlauf einer Epilepsie, zumal Anfälle durch Antikonvulsiva weitgehend verhindert werden können. Schwierigkeiten können sich bei der differentialdiagnostischen Abklärung der Eklampsie ergeben.

Bezüglich des Schwangerschaftsausgangs ist mit einer erhöhten Rate fehlentwickelter Kinder zu rechnen (s. S. 126). Wenn in der Frühschwangerschaft eine kontinuierliche Medikation mit als teratogen verdächtigen Antikonvulsiva erfolgte, ist die Abruptio graviditatis in Erwägung zu ziehen (s. S. 127). Die Empfehlung muß dahin gehen, möglichst schon präkonzeptionell zur Familienplanung den Genetiker und Neurologen zu Rate zu ziehen.

Myasthenia gravis pseudoparalytica

Sie wird als Autoimmunkrankheit aufgefaßt. Das Leiden verschlechtert sich in der Schwangerschaft i. allg. nicht. Zu beachten ist, daß Azetylcholinrezeptorantikörper von der Mutter zum Feten übergehen können. Etwa 20% der Neugeborenen leiden an einer transitorischen, 5-7 Tage anhaltenden, Neugeborenenmyasthenie und bedürfen der Überwachung und ggf. Behandlung (Pyridostigmin).

Durch die Schwangerschaft begünstigte mütterliche Erkrankungen

Akute Pyelonephritis – Pyelonephritis gravidarum

Definition und Häufigkeit

Die akute Pyelonephritis bildet die häufigste Erkrankung in der Schwangerschaft (1-6% der Graviden) und bedarf daher der steten Beachtung und ggf. präventiver Maßnahmen während der Schwangerenvorsorge. Da schwangerschaftsbedingte Faktoren eindeutig den Ausbruch der Erkrankung begünstigen, ist der Ausdruck Pyelonephritis gravidarum gerechtfertigt, auch wenn es sich nicht um eine schwangerschaftsspezifische Erkrankung handelt.

Besondere ätiologische Faktoren in der Schwangerschaft

Prädisponierend wirken sich die physiologischen Veränderungen des Harntraktes mit Tonusverlust und Weiterstellung, insbesondere der Ureteren, und ein damit zusammenhängender vesikoureteraler Reflux aus. Weitere disponierende Faktoren sind intermittierende Abflußbehinderungen v. a. des rechten Ureters durch den wachsenden und leicht torquierten Uterus (s. S. 175). Ebenso besteht in der Schwangerschaft eine erhöhte Infektionsgefährdung bei *Vorschädigung der Nieren und Harnwege* (Fehlbildungen, Steinleiden). Außerdem finden sich bei mehr als ⅓ der an einer Pyelonephritis erkrankten Graviden anamnestische Hinweise auf frühere entzündliche Erkrankungen der Harnwege, auch solche in der *frühen Kindheit* (s. S. 642).

Ein besonderer prädisponierender Faktor ist darin zu sehen, daß bis zu 10% der Schwangeren schon in der frühen Gravidität eine *asymptomatische Bakteriurie ohne* anamnestische Anhaltpunkte für frühere Harnwegserkrankungen aufweisen. (s. S. 325). Man findet sie häufiger bei *jugendlichen Graviden* und Angehörigen der sozialen Grundschicht.

Als *Infektionswege* für den Ausbruch einer akuten Pyelonephritis kommen neben der *Aszension* sowohl die *hämatogene* Aussaat als auch die *lymphogene* Ausbreitung von Keimen aus benachbarten Darmabschnitten in Betracht. Die Haupterreger sind E. coli, Klebsiellen, Mykoplasmen, Proteus, Pseudomonas aeruginosa, Staphylo-, Strepto- und Enterokokken.

Symptome

Im Vordergrund der Symptomatik stehen als charakteristische Zeichen:

- Flankenschmerzen – ziehend bis kolikartik, häufiger rechts als links,
- Leukozyturie,
- Bakteriurie.

Eine Pollakisurie oder/und Dysurie sind häufige Begleiterscheinungen. Die Erkrankung verläuft in der Mehrzahl der Fälle ohne Fieber. Subfebrile Temperaturen werden nur etwa bei ⅓ der erkrankten Schwangeren beobachtet; hohes Fieber und Schüttelfrost bilden eher die Ausnahme. Die Blutsenkung ist erhöht, ebenso besteht meist eine deutliche Leukozytose.

Diagnose

Die Diagnose wird gesichert durch die Untersuchung des *Mittelstrahlurins*. Im Sediment finden sich überwiegend Leukozyten, Leukozytenzylinder, seltener Erythrozyten. Unverzichtbar ist die *Urinkultur zur Ermittlung der Erreger,* ihrer *Keimzahl* und des *Antibiogramms.* Unklare Befunde (Mischflora, Erregerwechsel) können durch Verwendung von Katheterurin (Einmalkatheter) abgeklärt werden; auf die suprapubische Blasenpunktion wird nur ausnahmsweise zurückgegriffen werden müssen.

Bei Abflußbehinderung im Verlauf des Ureters kann der Urinbefund passager normal sein, oder es überwiegen Erythrozyten. Besteht Verdacht auf Nieren- oder Harnleitersteine, ist die ultrasonographische oder röntgenologische Diagnostik indiziert (s. S. 306).

Differentialdiagnostisch kommen außer der Urolithiasis eine Appendizitis und Cholezystitis in Betracht (s. S. 311 und 310).

Therapie

Im Vordergrund steht die *antibiotische und chemotherapeutische Behandlung.* Im *akuten Stadium* kommen Penizilline mit breitem Wirkungsspektrum wie Ampicillin (2–6 g/24 h) zur Anwendung, die ohne Risiko für die Frucht während der Gravidität gegeben werden können. Nach Vorliegen des Antibiogramms muß auf eine gezielte *Langzeittherapie* umgeschaltet werden. Entsprechend dem Resistenz- bzw. Sensibilitätstest sind nach Möglichkeit die für den Feten unbedenklichen wirksamen Antibiotika oder Chemotherapeutika (z. B. Zephalosporine, Furadantin), zu verordnen. Die Applikation muß über 4–6 Wochen fortgesetzt werden. Die *Kontrolle* durch *Urinkultur* und jeweils neu erstelltes Antibiogramm ist zwingend. Zu fordern sind außerdem *Kontrollen 4–6 Wochen post partum* und bei positivem bakteriologischen Befund Fortsetzung der gezielten Therapie.

Im akuten Stadium verdient die stationäre Behandlung den Vorzug, weil dann alle Maßnahmen der Verlaufskontrolle (Urinsediment, Urinkultur, Gerinnungsstatus bei gramnegativen Erregern, Überwachung des Feten) besser gewährleistet sind. Unterstützend werden neben Bettruhe Spasmolytika zur Linderung der Beschwerden eingesetzt.

Prognose für Mutter und Kind

Mutter: Die Prognose hängt entscheidend von der gezielten und ausreichend lange durchgeführten antibiotischen Therapie ab. Bei unzureichender Therapie oder Verschleppung sind Rezidive oder auch eine akute Verschlimmerung einschließlich eines Endotoxinschocks bei gramnegativen Keimen (E. coli!) mit allen seinen fatalen Folgen zu fürchten. Das größte Risiko stellt der Übergang in eine chronische Pyelonephritis dar (s. S. 307). Dann besteht für weitere Schwangerschaften zusätzlich die Gefahr der Pfropfgestose (s. S. 334).

Kind: Der Schwangerschaftsausgang wird bei der Pyelonephritis gravidarum durch die erhöhte Rate an Frühgeburten und dystrophen Neugeborenen beeinträchtigt.

Prävention

Eine der wesentlichen Maßnahmen zur Vorbeugung bzw. Verhütung der akuten Pyelonephritis in der Schwangerschaft stellt die **Früherfassung der asymptomatischen Bakteriurie** dar (s. auch S. 642). Definitionsgemäß handelt es sich um die Keimbesiedlung des Harntraktes ohne Zeichen der Inflammation oder Störungen der Nierenfunktion und ohne anamnestische Hinweise auf frühere Harnwegserkrankungen. Angaben über die Häufigkeit bewegen sich bei Frauen mit asymptomatischer Bakteriurie zwischen 2 und 10%; die gleichen Zahlen gelten auch für die Schwangeren. Die unbehandelte asymptomatische Bakteriurie führt bei Graviden in 30–50% zur akuten Pyelonephritis gravidarum, während von den Schwangeren mit negativen Urinbefunden nur bis zu 2% erkranken. Die in den Mutterschaftsrichtlinien festgelegte Forderung der bakteriologischen Urinkontrolle trägt diesem Sachverhalt Rechnung. Eine im Zuge der Schwangerenbetreuung (s. S. 183) festgestellte Bakterienbesiedelung (Uricult, Urotube) verlangt daher die eingehende Analyse. Für eine asymptomatische Bakteriurie spricht der Befund von **Monokulturen**, z. B. von E. coli, Proteus oder Enterokokken. Ein Keimgehalt von >100000 Bakterien/ml Katheterurin bzw. >10^5 Keime/ml im Mittelstrahlurin wird als signifikante Bakteriurie betrachtet und macht die **gezielte Therapie notwendig**. Die Schwangere muß umgehend entsprechend dem ermittelten Antibiogramm so lange behandelt werden, bis mehrere Kulturkontrollen negativ ausfallen. Es ist davon auszugehen, daß sich auch nach längerfristiger bakteriologischer Überwachung bei etwa 30% der Frauen noch positive Urinkulturen finden und daß bei ca. *10% neuerliche Schübe (Rezidive)* auftreten. Post partum ist die regelmäßige Nachuntersuchung und ggf. Weiterbehandlung bis zur endgültigen Ausheilung der Pyelonephritis gravidarum unabdingbar. Auch eine asymptomatische Bakteriurie muß **nach der Geburt** in der gleichen Weise überwacht werden, bis die Keimfreiheit erzielt ist.

Ebenso wichtig zur Prävention ist die Beachtung anamnestischer Hinweise auf frühere Harnwegserkrankungen, Fehlbildungen oder Steinleiden zur rechtzeitigen Intensivierung der bakteriologischen Urinkontrolle und evt. Therapie während der Schwangerschaft. Zur Früherkennung dieser Risikogruppen leistet die Uronephrosonographie verläßliche Dienste.

Schwangerschaftsanämien

Larvierte und manifeste Eisenmangelanämie

Der vermehrte Eisenbedarf der Schwangeren (s. S. 170) kann mit der üblichen Nahrungszufuhr spätestes ab der 2. Schwangerschaftshälfte nicht mehr sicher ausreichend gedeckt werden. Da der Organismus über keine oder nur geringe Eisenreserven verfügt, entsteht ein mehr oder weniger hohes Eisendefizit (Tabelle 61).

Häufigkeit

Mehr als 90% aller Anämien in der Schwangerschaft entfallen auf die Eisenmangelanämie. Bevor es zur Manifestation der Eisenmangelanämie kommt, setzt eine Verminderung der Eisenreserven im Knochenmark ein. Dieses Vorstadium wird als **larvierte** bzw. **latente Sideropenie** bezeichnet und ist in der BRD bei ca. 70% der Schwangeren zu erwarten. Im latenten Stadium sind Hb-/Hk- und Serumeisenwerte noch normal oder liegen im unteren Normbereich, während die Serumferritinkonzentration bereits absinkt und dadurch erste Hinweise liefern kann. Bei Fortbestehen des Defizits fällt auch

Tabelle 61. Durchschnittswerte für Hb und Hk und Erythrozyten in der Schwangerschaft. (Zusammengestellt nach Bast et al. 1983)

	Vor Gravidität	20. SSW	34.–40. SSW
Hb (mmol/l)	7,45–9,3	6,2–7,45	6,8–8,1
Hk (l/l)	0,37–0,44	0,63–0,40	0,34–0,41
Erythrozyten- (10^{12}/l)	4,2–4,8	3,2–3,6	3,5–3,8

das Serumeisen ab bei gleichzeitigem Anstieg der totalen Eisenbindungskapazität.

Symptomatisch sind schon während der Phase des latenten Eisenmangels Müdigkeit und Leistungsschwäche, Schwindel, Mattigkeit und Dyspnoe. Die larvierte Sideropenie läßt sich am einfachsten durch den *oralen Eisenbelastungstest* erfassen.

Unbeachtet und ohne Eisenprophylaxe entwikkelt sich meist langsam über Wochen die **manifeste Eisenmangelanämie**. Ihre Häufigkeit beträgt am Ende der Gravidität in der BRD ca. 37%. Davon entfallen etwa 20% auf eine leichte Anämie (Hb ≤ 7,45 mmol/l); ca. 14,5% der Schwangeren weisen eine mittelschwere Eisenmangelanämie auf (Hb 6,8–5,6 mmol/l) und ca. 2% entwickeln eine schwere Form (Hb < 5,6 mmol/l).

Symptome
Die subjektiven Symptome gleichen denen der larvierten (latenten) Sideropenie, sind jedoch stärker ausgeprägt.

Diagnose
Hb- und Hk-Werte sind entsprechend der Ausprägung der Eisenmangelanämie erniedrigt (s. oben), ebenfalls der Hb-Gehalt der Erythrozyten (Hb$_E$-Wert); es kommt zu einem Absinken des Serumeisens bei stark erhöhter Eisenbindungskapazität und Auftauchen hypochromer Erythrozyten mit Mikroaniso- und Poikilozytose.

Komplikationen
Mehr oder weniger straffe Korrelationen bestehen zwischen der Eisenmangelanämie und dem Verlauf und Ausgang der Schwangerschaft. Es werden häufiger beobachtet: Präeklampsie/Eklampsie, Harnwegsinfektionen (Pyelonephritis), Fieber im Wochenbett, Wundheilungsstörungen, hämorrhagischer Schock bei Blutungen; das Auftreten von Aborten, Frühgeburten, Mangelkindern und Totgeburten wird offenbar begünstigt.

Therapie
Zur ausreichenden Substition werden orale Eisengaben in der Ferroform von 100–150 mg täglich zur Auffüllung der erschöpften Depots bis in die ersten Monate post partum notwendig. Die Regeneration verläuft bei Schwangeren infolge des steigenden fetalen Bedarfs langsamer als außerhalb der Gravidität. Bei Unverträglichkeit (Übelkeit, Obstipation) empfiehlt sich ein Wechsel des Präparates mit Verabfolgung von Hämoglobineisen oder eine vorübergehende i. v. Applikation. Der Erfolg wird kenntlich am Anstieg der Retikulozyten am 5.–10 Tag nach Behandlungsbeginn, gefolgt vom allmählichen Anstieg von Hb-, Hk-Werten und der Erythrozytenzahl. Bei Versagen der Therapie ist die differentialdiagnostische Abklärung der Anämieform zwingend, da es sich dann nicht um eine Eisenmangelanämie handeln kann.

Prophylaxe
Die Kenntnis der Bedarfsgrößen und das Wissen um den hohen Prozentsatz larvierter Sideropenien – namentlich in der 2. Schwangerschaftshälfte – rechtfertigen die prophylaktische Eisenzufuhr, bevorzugt in der Ferroform (täglich 100 mg), auf alle Fälle bei Unterschreitung eines Hb-Wertes von 12 g/100 ml. Die regelmäßige Kontrolle des Blutfarbstoffwertes im Rahmen der Schwangerenüberwachung und die differentialdiagnostische Abklärung der Anämie bei trotz Eisenprophylaxe sinkenden Hb-Werten stellen eine wichtige Präventivmaßnahme dar.

Megaloblastenanämie

Eine weitere Anämieform in der Schwangerschaft wird durch ein Defizit an *Folsäure* (Vitamin B$_c$, Vitamin M, FS) hervorgerufen. Dabei ist davon auszugehen, daß der durchschnittliche Folsäurebedarf von täglich 400–500 µg in der Schwangerschaft durch den wachsenden Verbrauch des Feten um das doppelte auf 800 µg/Tag, bei Gemini sogar auf noch höhere Bedarfsgrößen ansteigt (s. S. 185 und Tabelle 37 und 39). Besonders gefährdet sind Frauen mit kurz aufeinander folgenden Schwangerschaften und Mehrlingsschwangerschaften sowie Gravide mit *Störungen der Resorption* oder Folgen einer *Fehl- und Mangelernährung*. Das Defizit kann zunächst ebenfalls *latent* sein und allmählich über den *manifesten* in den *dekompensierten Folatmangel* übergehen.

Häufigkeit
Die Häufigkeit des *latenten Folsäuremangels* am Ende der Gravidität schwankt je nach Erfassungsmethoden und Ernährungsbedingungen von Bevölkerungsgruppen zwischen 10 und 60%, die der *megaloblastären Anämie* zwischen 0,1 und 4%.

Es sei darauf hingewiesen, daß bei Epileptikern eine Megaloblastenanämie durch Antikonvulsiva (Hydantoin) induziert werden kann.

Symptome
Im Vordergrund stehen Mattigkeit, Schwindel und Ohrensausen. Gelegentlich treten Schleimhautaffektionen und Magen-Darm-Symptome hinzu, bei schweren Formen auch die von der perniziösen An-

ämie her bekannte Glossitis und Rhagadenbildung bei bleichem bis ikterischem Hautkolorit. Eine Milzvergrößerung kann sich einstellen. Neurologische Symptome fehlen.

Diagnose

Bei latentem Folsäuremangel sind die Folsäurewerte im Serum erniedrigt, die der Erythrozyten normal; bei der manifesten Form zeigen beide Parameter erniedrigte Werte. Das Defizit läßt sich elektrophoretisch aus dem Urin mit Hilfe des FIGLU-Tests bestimmen. Er beruht darauf, daß Histidin bei Fehlen von Folinsäure nicht zu Glutaminsäure, sondern nur bis zu einer Zwischenstufe, Forminoglutaminsäure, abgebaut, über die Nieren ausgeschieden wird und ein quantitatives Maß für den Grad des Folsäuremangels darstellt. Neuerdings werden Radioimmunoassays zum Nachweis empfohlen. Nur bei der schweren Megaloblastenanämie liefert das Differentialblutbild Hinweise (Anisozytose, hyperchrome Makrozyten). Gesichert wird die Diagnose durch eine Knochenmarkspunktion zum Nachweis des megaloblastären Knochenmarkes mit Teilungsstillstand der Proerythroblasten.

Komplikationen

Der manifeste Folsäuremangel der Mutter birgt die Gefahr eines Sistierens der Zellvermehrung bei der Frucht. Er wird daher als Kausalfaktor für Aborte, intrauterinen Fruchttod, Mißbildungen und eine Abruptio placentae angesehen.

Die Muttermilch enthält bei Folsäuremangel weniger Folate, so daß das Neugeborene unzureichend versorgt wird.

Therapie

Bis zur völligen Normalisierung des Blutbildes (und darüber hinaus bis zum Ende der Stillzeit) müssen täglich 5 mg Monoglutaminfolat oral - üblicherweise kombiniert mit Eisen - verabfolgt werden.

Prophylaxe

Gaben von 300–500 µg Folsäure verhindern den Ausbruch dieser Mangelanämie. Sie sind insbesondere bei Mehrlingsschwangerschaften und bei rascher Geburtenfolge indiziert, darüber hinaus bei Anzeichen einer Mangel- oder Fehlernährung und bei Epileptikerinnen unter der Therapie mit Antikonvulsiva. Am günstigsten ist die vorsorgliche Gabe eines kombinierten Folsäure-Eisen-Präparates. Aufgrund statistischer Daten tragen präkonzeptionell und in der Frühgravidität verabfolgte Folsäure- bzw. folsäureenthaltende Vitaminpräparate bei familiärer Belastung zur Verringerung des Wiederholungsrisikos angeborener Spaltbildungen bei (s. S. 108).

Vitamin-B_{12}-Mangel

Der erhöhte Vitamin-B_{12}-Bedarf in der Schwangerschaft wird i. allg. durch die Nahrung gedeckt; dennoch werden je nach Ernährungsgewohnheiten die Bedarfsgrößen gar nicht so selten unterschritten. Es bestehen enge Beziehungen zum Folsäuremangel. Bei möglicher Unterversorgung (Kantinenessen!) sind kombinierte Gaben von Folsäure und Vitamin B_{12} zu empfehlen.

Icterus e graviditate – Intrahepatische Schwangerschaftscholestase – *Pruritus gravidarum im engeren Sinne*

Definition – Häufigkeit – Ätiologie

Etwa 20% aller Fälle von Gelbsucht in der Schwangerschaft sind durch eine *intrahepatische Schwangerschaftscholestase* bedingt, die damit **zahlenmäßig nach der Virushepatitis an 2. Stelle der Ikterusformen** in der Schwangerschaft steht. Die Angaben über die Frequenz schwanken zwischen 1:500 und bis 1:10 000.

Die Cholestase beruht möglicherweise auf einer erhöhten Östrogenempfindlichkeit oder Störung des Östrogenstoffwechsels, die die gallensalzunabhängige Gallensekretion vermindern. Die Progesteronmetaboliten steigen an und können via Plazenta zu einer verminderten 16α-Hydroxylierung von Steroiden in der fetalen Leber führen und Ursachen des erhöhten fetalen Risikos bilden. Wahrscheinlich spielt ein genetischer Faktor eine Rolle, da ein familiäres Vorkommen beobachtet wird.

Symptome – Diagnose – Therapie

Im Vordergund steht ein *Pruritus,* der sich vom Stamm über den ganzen Körper ausbreitet und v. a. nachts auftritt, nach 1–2 Wochen gefolgt von einem *milden gleichbleibenden Ikterus* (Ikterus der Skleren!). Der Pruritus wird durch die Ablagerung nichtsulfatierter Gallensäuren in der Haut verursacht. Die Höhe der Gallensäurewerte im Serum korreliert mit der Stärke des Pruritus. Die Leberenzyme sind erhöht.

Die Erkrankung tritt meistens im III. Trimenon auf, selten im 2. und nur vereinzelt im 1. Schwangerschaftsdrittel. Sie kann Wochen bis Monate dauern. Post partum verschwindet der Pruritus prompt, der Ikterus meist innerhalb von 4 Wochen. *Differentialdiagnostisch* muß in Zweifelsfällen serologisch eine Virushepatitis ausgeschlossen werden (s. S. 373). Als Therapie kommen i. v.-Gaben von S-Adenosyl-

L-Methionin in Frage; sie mildern den Pruritus, senken die Transaminasen- und Gallensäurespiegel. Der Wirkungsmechanismus scheint über eine Inaktivierung der toxischen Östrogenmetaboliten zu laufen (s. oben).

Prognose für Mutter und Kind

Die **Prognose** für die Mutter ist gut. In weiteren Schwangerschaften muß jedoch mit Rezidiven gerechnet werden.

Wichtig erscheint, daß den betroffenen Frauen von einer hormonalen Kontrazeption abgeraten werden muß, da etwa die Hälfte von ihnen unter der Einnahme oraler Kontrazeptiva das Vollbild einer Cholestase entwickeln. Die **Frühgeburtenrate** und die **perinatale Mortalität** sind **erhöht.** Mit Rücksicht auf die mögliche Gefährdung des Kindes ist die selektive Sectio caesarea ab der 36. SSW in Erwägung zu ziehen.

Akute Schwangerschaftsfettleber

Diese seltene foudroyant verlaufende Erkrankung unbekannter Ätiologie wird auch als *gestationsbedingte akute Leberatrophie* bezeichnet. Sie tritt vorwiegend bei Erstgebärenden nach der 36. SSW und ganz vereinzelt im Wochenbett auf. Gelegentlich lassen die begleitende Hypertonie und Proteinurie zunächst an eine Präeklampsie und die Entwicklung eines HELLP-Syndroms denken. Die Letalität von Mutter und Kind ist hoch (je ca. 75%).

Als kausale Therapie kommt nur die frühzeitige Beendigung der Schwangerschaft durch Kaiserschnitt in Betracht.

Hauterkrankungen

Herpes gestationis

Der Terminus Herpes gestationis ist insofern irreführend, als es sich nicht um eine Viruserkrankung handelt. Es stellt die einzige nichtinfektiöse erythematobullöse Hauterkrankung dar, die sowohl bei der Mutter als auch bei dem Feten manifest werden kann (Synonyma: Pemphigus gravidarum, Dermatitis multiformis gestationis, Pemphigus pruriginosus gestationis).

Der Herpes gestationis wurde bisher als die einzige Hauterkrankung angesehen, die ausschließlich in der Schwangerschaft und im Wochenbett auftritt. Sie entspricht jedoch der Dermatitis herpetiformis Duhring außerhalb der Gravidität, so daß es sich möglicherweise um Varianten derselben Krankheit handelt und der einzige Unterschied in der Begrenzung des Herpes gestationis auf Gravidität und Puerperium besteht. Dabei ist zu bedenken, daß die Hauterkrankung auch durch Progestagene zu induzieren, also möglicherweise hormonal bedingt ist.

Die Frequenz wird unterschiedlich mit 1:3000 bis 1:10 000 Geburten angegeben.

Es handelt sich um ein polymorphes Erscheinungsbild mit erythematösen urtikariellen Flecken, Papeln, Bläschen und Blasen. Die Erkrankung verläuft schubweise; im Vordergrund steht der **Juckreiz.** In der Basalmembran findet sich fluoreszenzoptisch der Faktor C_3 (Komplementablagerungen) mit oder ohne IgG.

Die Affektion kann in jedem Trimenon auftreten, v. a. im 4./5. Schwangerschaftsmonat, und in weiteren Schwangerschaften rezidivieren. Die Infektionsgefahr durch Kratzeffekte als Folge des starken Juckreizes ist immer gegeben. Bei sekundärer Infektion sollte nach Möglichkeit keine Sectio caesarea durchgeführt werden.

Bei 10-20% der Kinder können transitorisch bis zu 1-2 Tage nach der Geburt Effloreszenzen wie bei der Mutter auftreten: sie heilen meist innerhalb 1 Woche ab.

Weitere Dermatosen

Sehr selten tritt eine **Impetigo herpetiformis gestationis** auf, die einen schweren Verlauf nehmen kann (Letalität ca. 75%). Sie geht einher mit manifester oder latenter Tetanie (Hypokalziämie infolge Epithelkörpercheninsuffizienz oder Status nach Strumektomie mit Entfernung der Epithelkörperchen).

Eine schwangerschaftsbedingte **Prurigo gestationis** mit papulösen Effloreszenzen kommt vor; sie klingt nach der Geburt ab, rezidiviert aber bei weiteren Schwangerschaften. Im Vordergrund steht der Juckreiz. Einen ähnlichen Verlauf nimmt die schwangerschaftsspezifische **Dermatitis papulosa.**

Eine weitere Schwangerschaftsspezifische Dermatose stellt die **autoimmune Progesterondermatitis** dar, gekennzeichnet durch einen generalisierten akneiformen Ausschlag. Die Ursache wird in einer zellvermittelten Immunität gegenüber endogenem Progesteron gesehen.

Schwangerschaftsspezifische mütterliche Erkrankungen

Ptyalismus

Der **Ptyalismus** – die übermäßige Speichelproduktion – stellt eine lästige Begleiterscheinung der frühen Gravidität ohne Krankheitswert dar. Es kann versucht werden, symptomatisch durch Gaben von anticholinergisch wirksamen Medikamenten Linderung zu erreichen. Eine vermehrte Salivation tritt auch bei der Hyperemesis gravidarum auf.

Schwangerschaftserbrechen – Emesis/Hyperemesis gravidarum

Definition

Nahezu symptomatisch für eine frühe Schwangerschaft und als physiologisch anzusehen ist die **morgendliche Übelkeit** (Nausea), gelegentlich zusammen mit Brechreiz **(Vomitus matutinus).** Bei der **Emesis** *gravidarum* bestehen eine verstärkte Übelkeit – besonders im nüchternen Zustand – und Erbrechen 2- bis 3mal täglich. Die Nausea und der Vomitus matutinus besitzen keinen Krankheitswert; auch bei der Emesis wird der Kalorienbedarf noch ausreichend gedeckt, und der Allgemeinzustand bleibt unbeeinträchtigt. Die **Hyperemesis gravidarum** ist durch ununterbrochene Übelkeit, Erbrechen nach jeder Mahlzeit und schließlich auch unabhängig von der Nahrungsaufnahme gekennzeichnet. Sie führt zu einem **echten Hungerzustand** mit Gewichtsabnahme, Kräfteverfall und schließlich zur **schweren Stoffwechselentgleisung**. Nach der Definition der WHO unterscheidet man eine leichte Hyperemesis, die vor der 22. SSW beginnt, von der schweren Hyperemesis gravidarum mit Stoffwechselstörung wie **Elektrolytimbalance, Dehydratation** und **Kohlenhydratverarmung**.

Häufigkeit

Etwa ⅔ aller Schwangeren klagen in der frühen Gravidität über Übelkeit; bei der Hälfte von ihnen geht sie mit einer Emesis – meist als morgendliches Erbrechen – einher. Die Hyperemesis stellt jedoch ein sehr seltenes Ereignis dar, zudem mit abfallender Frequenz in den letzten Jahrzehnten.

Zur Ätiologie der Hyperemesis

Die Ursache ist nicht befriedigend geklärt. Sicherlich spielen die schwangerschaftsbedingten endokrinen und metabolischen Umstellungen des mütterlichen Organismus eine Rolle, ebenso eine präexistente vegetative Labilität mit erhöhter Empfindlichkeit der hypothalamischen Regulationsmechanismen. Eine **Störung im Hypophysen-NNR-System** im Sinne einer relativen NNR-Insuffizienz ist ursächlich durchaus in Betracht zu ziehen, um so mehr als das Vollbild der Hyperemesis gravidarum starke Ähnlichkeit mit dem M. Addison aufweist. Für endokrine Einflußfaktoren spricht auch das häufigere Auftreten einschließlich der leichten Formen bei Mehrlingsschwangerschaften und Trophoblasterkrankungen. Dem entspricht, daß das Schwangerschaftserbrechen bei einer Störung der Fruchtanlage (Abortivei) ausbleibt und nach Absterben des Conceptus („missed abortion") sistiert (s. S. 342). Die entscheidende Veranlassung zur Entgleisung können **psychogene Ursachen,** v. a. die – meist unbewußte – Ablehnung der Schwangerschaft bilden, so daß die Auffassung als **psychosomatisches Krankheitsbild** gerechtfertigt erscheint.

Symptome – Diagnose

Die Symptome beginnen meistens 2–4 Wochen p. c. und klingen i. allg. zwischen der 12. und 16. SSW ab; nur selten halten sie länger oder gar bis zum Ende der Schwangerschaft an.

Die leichte Form ist auf Übelkeit und Erbrechen morgens nach dem Aufstehen beschränkt. Die schwere Hyperemesis zeigt sich an der konstanten Übelkeit, mehrfachem Erbrechen nach und zwischen den Mahlzeiten. Infolge der herabgesetzten bis aufgehobenen Kalorienzufuhr und des fortgesetzten Erbrechens kommt es zur Inanition und Exsikkation; Azeton ist im Urin nachweisbar. Durch den ständigen Wasser- und Salzverlust wird ein Circulus vitiosus in Gang gesetzt. Die Folgen sind Hypovolämie mit Hämokonzentration, Oligurie mit erniedrigtem spezifischen Gewicht des Urins. Wenn keine Behandlung erfolgt, können eine Schädigung der Nieren im Sinne eines Salzmangelsyndroms mit degenerativen Veränderungen der Tubuli, eine Beeinträchtigung der Leberfunktion, Störung der Ausscheidung der Gallenfarbstoffe mit Ikterus, präkomatösen oder komatösen Zuständen und Fieber als Folge der Exsikkation auftreten.

Der Grad der metabolischen Entgleisung läßt sich durch Blut- und Urinanalysen erfassen. Dazu gehören Bestimmungen von Hb, Hk, Bilirubin, Rest-N, Natrium, Kalium, der Alkalireserve sowie der Transaminasen im Blut. Die Urinkontrolle erstreckt sich auf den Nachweis von Azeton, die Ausscheidungsmenge, das spezifische Gewicht, Elektrolyte und Gallenfarbstoffe.

Therapie

Bei einer leichten Form im Sinne einer verstärkten Emesis genügen meist Ruhe, ggf. unterstützt durch Sedativa, Antiemetika und diätetische Umstellung auf häufige kleine Mahlzeiten.

Die schweren Formen und das Versagen der bisherigen symptomatischen Therapie – erkennbar am Erscheinen von Azeton im Urin – machen die stationäre Behandlung erforderlich. Sie muß zunächst in einer den Wasser- und Elektrolythaushalt balancierenden, zugleich hochkalorischen Infusionstherapie sowie in der Stützung des Kreislaufes bestehen. Gaben von ACTH-Depot führen häufig zur schlagartigen Besserung des Zustandes. Parallel und bald in den Vordergrund rückend muß die psychische Betreuung erfolgen. Dabei wirken sich der Milieuwechsel und das Herauslösen aus der belastenden Umgebung vorteilhaft aus.

Die Entlassung sollte erst dann erfolgen, wenn sich die Patientin metabolisch *und* psychisch wieder im Gleichgewicht befindet und ausreichend Nahrung zu sich nehmen kann.

Hypertensive Erkrankungen in der Schwangerschaft - schwangerschaftsinduzierte Hypertension (SIH) - Präeklampsie/Eklampsie

Definition, Nomenklatur

Hinter dem Terminus „Hypertensive Erkrankungen in der Schwangerschaft" verbirgt sich ein schwangerschaftsspezifisches komplexes Krankheitsbild unklarer Ätiologie, das ohne rechtzeitige Erkennung und Behandlung einen für Mutter und Kind lebensbedrohlichen Verlauf nehmen kann, noch immer an prominenter Stelle unter den mütterlichen Todesursachen rangiert und die kindliche perinatale Mortalität und Morbidität entscheidend beeinflußt.

Definition und Nomenklatur dieser schwangerschaftsspezifischen Erkrankung sind seit eh und je dadurch erschwert, daß infolge der unbekannten Ätiologie die Klassifizierung nur empirisch anhand der Symptome, ihrer Prävalenz, prognostischen und klinischen Bedeutung für Schwangerschaftsverlauf und -ausgang erfolgen kann. So wurden im Laufe der Zeit mehr als 60 Krankheitsbezeichnungen eingeführt und wieder verlassen.

Im deutschsprachigen Raum waren bisher die Synonyma „Gestose", „Spätgestose" und seit 1970 „EPH-Gestose" (E für Ödeme, P für Proteinurie, H für Hypertonie) gängig; zur Kennzeichnung der Schweregrade dienten die Begriffe der milden und schweren Präeklampsie bzw. der drohenden Eklampsie.

Im angloamerikanischen Sprachbereich bürgerte sich seit der Klassifizierung durch das American Committee on Maternal Welfare (Committee of the College Obstetricians and Gynecologists) 1942 der Krankheitsbegriff „Toxemia of Pregnancy" - kurz „Toxemia" -, im Deutschen als Schwangerschaftstoxikose übernommen, ein. Als über den Krankheitsverlauf entscheidendes Kardinalsymptom rückte die Hypertension in den Mittelpunkt.

Die jüngste (Juni 1986) international von der WHO anerkannte Klassifizierung durch die *I*nternational *S*ociety for the *S*tudy of *H*ypertension in *P*regnancy (ISSHP) vereinfacht die Einteilung des American Committee zur Erleichterung der internationalen Verständigung.

Die klinischen Kategorien basieren allein auf den Zeichen der *Hypertension* und *Proteinurie* in der Schwangerschaft, unter der Geburt und im Wochenbett. Die in früheren Klassifikationen als 3. Kardinalsymptom aufgeführten „Ödeme" entfallen, da sie den Krankheitsverlauf weder in der Ausprägung noch bezüglich der Prognose für Mutter und Kind beeinflussen. Das schließt nicht aus, daß eine abnorme Wassereinlagerung der Schwangeren besondere Beachtung als Hinweiszeichen auf eine sich anbahnende Gestose verlangt. Der Terminus „Hypertensive Erkrankungen in der Schwangerschaft" umfaßt alle Erkrankungsformen während der Gestation, die mit den Symptomen Hochdruck und/oder Proteinurie einhergehen. Es gelten folgende Definitionen (s. Abb. 180).

1. *Schwangerschaftshypertension:*
   (bisher SIH = schwangerschaftsinduzierte Hypertension) Diastolischer Blutdruck ≥ 90 mmHg ohne Proteinurie bei vorher normotensiven Frauen.
2. *Schwangerschaftsproteinurie:*
   Auftreten einer signifikanten Proteinurie bei vorher nicht proteinurischen, normotensiven Frauen.
3. *Das Vorhandensein beider Symtome:*
   Schwangerschaftshypertension und Schwangerschaftsproteinurie entspricht definitionsgemäß der proteinurischen Hypertension bzw. synonym der Präeklampsie; zusätzlich wird unterteilt nach ihrem zeitlichen Auftreten:

   - in der Schwangerschaft,
   - sub partu,
   - im Wochenbett, zum ersten Mal innerhalb von 48 h post partum.

4. *Eklampsie*[1]:
   Auftreten von tonisch-klonischen Krämpfen.

Eine präexistente, also bereits vor der Schwangerschaft bestehende Hypertension oder/und Proteinurie werden gesondert klassifiziert:

Ein präexistenter *chronischer Hochdruck* liegt übereinkunftsgemäß dann vor, wenn die Blutdruckerhöhung bereits vor der 20. SSW bestand, jedoch keine Proteinurie.

Eine präexistente *chronische Nierenerkrankung* muß angenommen werden, wenn bereits vor der 20. SSW eine signifikante Proteinurie bestand oder ein chronisches Nierenleiden anamnestisch bekannt ist.

Beide Symptome: *Chronische Hypertension und Proteinurie* werden als *Pfropfpräeklampsie* bezeichnet, das Endstadium als *Pfropfeklampsie.*

---

[1] Aus dem Griechischen: ἐκλάμπω = ich leuchte auf: im Sinne von „wie ein Blitz aus heiterem Himmel".

```
                            Gestations-
        ↙                       ↓                        ↘
┌──────────────┐        ┌──────────────┐        ┌────────────────────────┐
│ Hypertension │        │ Proteinurie  │        │ Proteinurische Hypertension │
└──────────────┘        └──────────────┘        │   = Präeklampsie       │
                                                 └────────────────────────┘
Zeitliches Auftreten:                                        ↓
• in der Schwangerschaft                          ┌────────────────────────┐
• unter der Geburt                                │      Eklampsie         │
• im Wochenbett                                   └────────────────────────┘


┌──────────────────────┐  ┌───────────────────────────┐  ┌──────────────────────────┐
│ Chronische Hypertension │  │ Chronische Hypertension │  │ Unklassifizierte Hypertension │
│ ohne Proteinurie     │  │ mit Proteinurie           │  │ mit Proteinurie          │
│                      │  │ (chronische Nierenerkrankung)│  │ = Pfropfpräeklampsie    │
│                      │  │ = Pfropfpräeklampsie     │  │                          │
└──────────────────────┘  └───────────────────────────┘  └──────────────────────────┘
                                    ↓                            ↓
                            ┌────────────────────┐
                            │  Pfropfeklampsie   │
                            └────────────────────┘
```

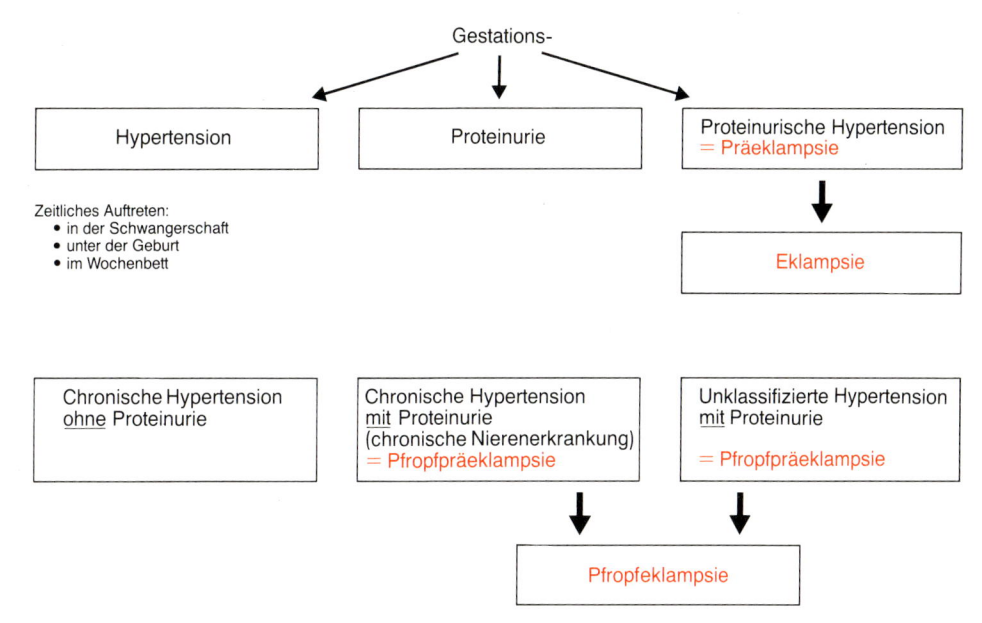

Abb. 180. Definition und Klassifikation der hypertensiven Erkrankungen in der Schwangerschaft

Die endgültige Klassifikation kann und soll erst im Wochenbett erfolgen, da die schwangerschaftsspezifischen hypertensiven Komplikationen zu einer Restitutio ad integrum führen und dadurch dann nachträglich von präexistenten kardiovaskulären und renalen Erkrankungsformen abgegrenzt werden können.

Bewertung der Symptome

Man muß sich darüber im klaren sein, daß es letzten Endes bei allen Einteilungs- und Klassifizierungsversuchen um die **präventive klinische Bewertung** der hypertensiven Erkrankung in der Schwangerschaft auf rein empirischer Basis geht. Man ist darauf angewiesen, mit Hilfe der Symptome und ihrer objektiven Werte eine gewisse Abgrenzung der potentiellen Verlaufsformen zur **Früherkennung** sicherzustellen, *bevor* sich ihre schwersten Komplikationen einschließlich der Eklampsie einstellen.

Hochdruck

Die genaue Bestimmung und Bewertung des Blutdruckes ist von entscheidender Bedeutung.

Unter physiologischen Bedingungen kommt es in der 1. Schwangerschaftshälfte zu einem relativen Abfall des **diastolischen** Blutdruckes und gegen Ende der Tragzeit zu einem leichten Anstieg, der gelegentlich sogar über den Anfangswert hinausgehen kann. Der **systolische** Blutdruck fällt dagegen in der 1. Schwangerschaftshälfte weniger ab oder bleibt bis zur Geburt unverändert. Der zirkadiane Rhythmus mit den höchsten Werten nachmittags und den niedrigsten während des Schlafes wird durch die normale Schwangerschaft nicht beeinträchtigt. Im Falle einer Präeklampsie kann er jedoch aufgehoben oder sogar umgekehrt sein.

Nach diesen Erkenntnissen wird dem *diastolischen Blutdruck* (DBD) - in 10-30° Seitenlagerung gemessen - die größere Aussagekraft zuerkannt, wenn auch beide Meßgrößen jeweils festgehalten werden.

Bei linker Seitenlagerung ist der am rechten Arm gemessene Blutdruck infolge des lagebedingten hydrostatischen Effektes niedriger als am linken Arm und umgekehrt. Da die Messungen jedoch gewöhnlich immer in derselben Position erhoben werden, kann die Differenz i. allg. vernachlässigt werden.

Definitionsgemäß spricht man von einer Schwangerschaftshypertension, wenn bei einer zuvor normotensiven, nichtproteinurischen Patientin der DBD

- bei einmaliger Messung ≥ 110 mmHg,
- bei 2maliger Messung im Abstand von 4 h ≥ 90 mmHg beträgt.

Proteinurie

Eine Gestationsproteinurie besteht, wenn eine signifikante Eiweißausscheidung im Urin ohne gleichzeitige Hypertension bei einer bisher normotensiven, nichtproteinurischen Patientin auftritt. **Als signifikante Proteinurie und damit als pathologisch gilt** *eine Eiweißausscheidung von ≥ 0,3 g/l im 24-h-Urin bzw. ≥ 1 g/l im Mittelstrahl- oder Katheterurin anläßlich zweier Proben im Mindestabstand von 6 h* (Teststreifen).

Die gleichen Grenzwerte beider Symptome gelten auch, wenn sowohl eine *Hypertension* als auch eine *Proteinurie* festgestellt werden. Es liegt dann eine *proteinurische Hypertension – bzw. synonym – eine Präeklampsie vor.*

Häufigkeit

Die *Gesamtfrequenz der SIH* wird mit 5–20%, in der BRD mit etwa 10% der Schwangeren angegeben. Der Anteil der nicht konvulsiv Erkrankten mit Präeklampsie beläuft sich auf ca. 3–10%, die *Eklampsiehäufigkeit* liegt bei Werten von 0,05–0,1%. Etwa ⅓ der Eklampsien entfallen auf die späte Schwangerschaft im III. Trimenon, weitaus die *Mehrzahl auf die Geburtsphase;* die Wochenbettklampsie stellt ein seltenes Ereignis dar. Die Häufigkeitsdifferenzen sind u. a. bedingt durch rassische und konstitutionelle Unterschiede, zu denen sich peristatische Faktoren (niedriger sozialer Status (!), Fehlernährung und Vernachlässigung der Schwangerenvorsorge) addieren können.

Die schwangerschaftsinduzierten hypertensiven Erkrankungen treten überwiegend bei jungen Erstgraviden und bevorzugt bei Mehrlingsschwangerschaften auf.

Ätiologie

Die Tatsache, daß hypertensive Erkrankungen in der Schwangerschaft sowohl genuin erstmalig während einer Gravidität als auch auf der Basis einer präexistenten Gefäß- oder Nierenerkrankung auftreten können, weist darauf hin, daß es sich um eine Störung der Anpassung des mütterlichen Organismus an die vielfältigen metabolischen Besonderheiten der Gravidität handelt.

Die Ursache der Entgleisung mit ihrem spezifischen Verlauf ist unklar und daher existieren viele Hypothesen. Einige der neueren Vorstellungen dürften jedoch im Zusammenhang mit der Pathophysiologie des Geschehens näher an die eigentliche Ätiologie heranführen.

Besondere Beachtung verdienen die *Eikosanoide.* Man kann heute davon ausgehen, daß ein Defekt der Eikosanoidproduktion im uteroplazentaren und renalen System bei der Entstehung der kardiovaskulären Veränderungen und Funktionsstörungen eine wichtige Rolle spielt.

Gravide mit Präeklampsie weisen deutlich erniedrigte PGE_2-Werte auf, und zwar sowohl im uteroplazentaren als auch im renalen Bereich. Da gleichzeitig die Östrogene erniedrigt sind, entfällt ein wichtiges Stimulans der PG-Produktion.

Die defekte PGE_2-Synthese stellt möglicherweise das primäre pathophysiologische Ereignis dar mit konsekutiver Verringerung der spezifischen vasodilatatorischen Wirkung und damit Herabsetzung des antagonistischen Effektes gegenüber dem Angiotensin-Renin-System, kenntlich an der stärkeren Angiotensinempfindlichkeit (s. S. 336). Als Folge dieser Störung der vaskulären Autoregulation kommt es zur Vasokonstriktion mit Durchblutungseinschränkung, Hypertension und schließlich Präeklampsie/Eklampsie.

Eine Erweiterung dieser Vorstellungen über die ursächliche Rolle der Eikosanoide bei hypertensiven Komplikationen in der Schwangerschaft bedeutet die zunehmende Kenntnis der Physiologie und Pathophysiologie der *Prostanoide,* und zwar des Prostazyklin (PGI_2) und seines Gegenspielers Thromboxan (TxA_2).

Während PGI_2 – stabiler als PGE_2 – die Vasodilatation bestimmt und die Thrombozytenaggregation hemmt, bedingt TxA_2 eine Vasokonstriktion und Induktion der Thrombozytenaggregation (s. Tabelle 62).

Unter normalen Verhältnissen befinden sich PGE_2-, PGI_2- und Tx-Produktion im Gleichgewicht. Bei der Präeklampsie entwickelt sich jedoch eine Imbalance zugunsten von Thromboxan, da die PGI_2-Synthese in den mütterlichen Gefäßen herabgesetzt ist. Ebenso werden Abweichungen von der normalen Prostaglandin- und Prostanoidproduktion in fetalen Kompartimenten beobachtet. Erniedrigte PGI_2-Werte finden sich z. B. in der Nabelschnurarterie und den plazentaren Venen. Gleichzeitig ist die Tx-Konzentration bei Gestose in der Plazenta 5- bis 7fach höher als die von PGI_2, ebenso in mütterlichen Thrombozyten.

Bei Erkrankungen, die mit einer erhöhten Gestosefrequenz einhergehen, wie bei Diabetes mellitus, essentieller Hypertonie und intrauteriner Wachstumsretardierung findet sich ebenfalls ein defektes PGI_2-/Tx-System.

Tabelle 62. Wirkungsweise von Prostazyklin (PGI_2) und Thromboxan (TxA_2). (Nach Lippert 1986)

Wirkung von Prostazyklin (PGI_2)	Thromboxan (TxA_2)
Vasodilatation	Vasokonstriktion
Hemmung der Thrombozytenaggregation	Induktion der Thrombozytenaggregation

Als weiterer ätiologischer Faktor verdient ein *Magnesiummangel* Beachtung. Bei schwangerschaftsbedingter Hypertension wurde häufiger eine Hypomagnesiämie festgestellt. Von Bedeutung erscheint weiterhin, daß Magnesium die Prostaglandinfreisetzung aus der Gefäßwand steigert und auf diese Weise eine Rolle bei der Regulierung der PGI_2-/TxA_2-Balance spielt (Tabelle 62).

Als mögliche vorgeschaltete Ursache steht nach wie vor die Frage einer *immunologischen Inkompatibilität* im Raum, und einiges spricht dafür, daß es sich bei SIH ursächlich um ein Immunphänomen handelt.

Nach genuiner SIH finden sich in der Plazenta und in der Niere vaskuläre Veränderungen, die der Vaskulitis bei Autoimmunkrankheiten und Transplantatabstoßung gleichen. Weiterhin ruft eine vaskulär bedingte Transplantatabstoßung eine ähnliche Symptomatik wie die der hypertensiven Schwangerschaftskomplikation bis hin zu generalisierten Krampfanfällen hervor, die sich zuverlässig durch Entfernung des Antigens – im Falle einer SIH durch die Entbindung – stoppen läßt.

Schließlich ist eine *genetische Komponente* nicht auszuschließen. Es gibt Anhaltspunkte dafür, daß unterschiedliche Gewebeantigeneigenschaften der Frucht und des mütterlichen Organismus, z. B. im HLA-System, durch eine Antigen-Antikörper-Reaktion den Symptomenkomplex im Sinne einer Inkompatibilität auslösen können. Die Vererbbarkeit dieser Merkmale könnte die gelegentlich zu beobachtende familiäre Disposition für eine Gestose erklären. Dabei ist jedoch zu bedenken, daß auch hypertone Regulationsstörungen familiär gehäuft auftreten und daß in den betroffenen Familien auch die Präeklampsie/Eklampsie vermehrt vorkommt.

Pathophysiologie und morphologische Veränderungen einzelner Organe

Im Vordergrund des Krankheitsgeschehens steht eine generalisierte *Störung der Mikrozirkulation,* eine *Mikroangiopathie,* bedingt durch arterielle Vasokonstriktion. Folgen der veränderten rheologischen Eigenschaften sind erhöhte Hämokonzentration und Hyperviskosität. Die genannten Phänomene führen zur Mangelversorgung der Organe über den Komplex der hypoxischen Organazidose und -läsion sowie von pathologischen Gerinnungsabläufen und sind auf diese Weise für die morphologischen und funktionellen Veränderungen in Plazenta, Niere, Gehirn und Leber verantwortlich.

Ob die Hyertonie Ursache oder Folge des Gefäßspasmus und des verringerten Blutvolumens bildet, ist ungeklärt. Hämodynamisch sind die vermehrten Flüssigkeitsaustritte in den extravasalen Raum als Folge des erhöhten Blutdruckes aufzufassen.

Plazenta

Morphologisch finden sich die Zeichen der verminderten uteroplazentaren Durchblutung wie vermehrte Fibrinapposition, proliferative Endarteriitis in den uteroplazentaren Spiralarterien sowie deziduale Hämatome. Myometrium und intervillöser Raum werden insofern quasi separat versorgt, als sich die Radialarterien in die Basalarterien zum Myometrium und in die Spiralarterien zum intervillösen Raum aufzweigen.

Bei der Präeklampsie weisen die Spiralarterien (Abb. 92) unmittelbar nach der Verzweigung ein enggestelltes Segment auf, wo es im weiteren Verlauf zur Stenosierung durch Atheromatose kommen kann. Im Anfangsstadium der SIH ist daher der erhöhte Blutdruck ein *Erfordernishochdruck* zur Aufrechterhaltung der plazentaren Perfusion. Eine Senkung des arteriellen Blutdruckes unter der Hypertensionstherapie, die nicht zur Dilatation der Spiralarterien führt, muß demnach die intervillöse Durchblutung gefährden. Bei schwerer Präeklampsie mit Einengung der Spiralarterien kann die Erweiterung der Basal- und Radialarterien die Durchblutung des Myometriums auf Kosten derjenigen des intervillösen Raumes steigern. Mit Fortschreiten der Erkrankung können als Folge von Mikro-/Makroinfarzierung und Fibrinpräzipitation große Teile der Plazenta ausfallen (s. S. 393 und S. 455). Damit nimmt die Plazenta, abgesehen von ihrer möglicherweise entscheidenden ätiopathologischen Rolle, v. a. bezüglich der Auswirkungen auf das Kind eine zentrale Position ein. Auf den morphologischen Veränderungen und der daraus resultierenden chronischen Plazentainsuffizienz beruhen die:

- hohe kindliche Mortalität,
- häufigen Frühgeburten,
- häufige Mangelentwicklung der Kinder.

Die angiopathischen Veränderungen der Spiralarterien führen vermehrt zu vorzeitigen Lösung der Plazenta. Die endokrinen Überwachungsparameter sind entsprechend der eingeschränkten Plazentafunktion erniedrigt (s. S. 264 und S. 393).

Niere

Am Beginn der pathomorphologischen Veränderungen der Niere stehen als Folge des Arteriolenspasmus eine:

- verminderte Blutzirkulation,
- verminderte glomeruläre Filtration,
- Störung der tubulären Rückresorption.

Die genuine Präeklampsie ist durch Veränderungen an den Glomeruli charakterisiert, die als *glomeruläre Endotheliose* bezeichnet werden. Die Endothelzellen sind vermehrt, ihr Zytoplasma ist durch Schwellung vergrößert und enthält amorphe Substanzen, die sich zwischen Basalmembran und Endothelzellen sammeln und wahrscheinlich Ablagerungen von Fibrin- oder Fibrinogenderivaten darstellen. Die Glomeruli sind durch Schwellung und Vermehrung der Mesangiumzellen vergrößert. Diese Veränderungen führen zusammen mit der Vasokonstriktion zum partiellen Verschluß der Kapillarschlingen mit Verringerung der Nierendurchblutung und des Glomerulusfiltrates. Die Endotheliose heilt nach der Geburt folgenlos aus.

Demgegenüber findet sich bei den *Pfropfgestosen* mit renovaskulärer Vorschädigung histopathologisch das typische Bild der zugrundeliegenden Nierenerkrankung. Die Glomerulonephritis und die primäre Nephrosklerose sind die häufigsten Befunde; gelegentlich wird die morphologische Manifestation einer chronischen Pyelonephritis angetroffen. Bemerkenswert ist, daß aufgrund von Nierenbiopsien bei Erstgebärenden mit essentieller Gestose in ¼ der Fälle bereits mit präexistenter Nierenerkrankung gerechnet werden muß.

Nebenniere
In der Nebenniere treten, nur wenn es zum eklamptischen Anfall kommt, petechiale Blutungen mit nachfolgenden Nekroseherden in der Rinde auf.

Leber
Bei der Präeklampsie fehlen zunächst morphologische Veränderungen am Leberparenchym. Nimmt die Erkrankung jedoch einen fortschreitend bedrohlichen Verlauf und entwickelt sich ein **HELLP-Syndrom** (H = mikroangiopathische hämolytische Anämie, EL = erhöhte Leberenzymwerte, LP = verminderte Plättchenzahl (s. S. 313), so wird das Organ sogar bevorzugt betroffen. Es treten dann hämorrhagische Nekrosen in der Peripherie der Leberläppchen, Fibrinablagerungen in den Sinusoiden und subkapsuläre Blutungen auf; gelegentlich entspricht das Bild dem der akuten gelben Leberatrophie (s. S. 328).

Gehirn
Die wesentliche Abgrenzung zwischen der Präeklampsie und der Eklampsie bildet das Fehlen oder Hinzutreten neurologischer Symptome als Zeichen der Beteiligung des Zentralnervensystems (ZNS).

Bei der schweren Präeklampsie findet sich ein möglicherweise hypoxisch bedingtes interstitielles Hirnödem. Der eklamptische Anfall wird als Folge des Arteriolenspasmus durch petechiale und/oder konfluierende Hirnblutungen meist in Verbindung mit Fibrinthromben und lokalen Nekrosen ausgelöst.

Augenhintergrund
Von klinischer Bedeutung für die Beurteilung des *aktuellen Zustandes* und der *Prognose* sind die durch Arteriolenspasmen bedingten *Augenhintergrundsveränderungen.* Sie spiegeln den Schweregrad der Präeklampsie wider und stellen das erste Anzeichen gleichsinniger pathologischer Abläufe im ZNS dar. In schweren Fällen treten ein Retinaödem sowie Hämorrhagien auf, die schließlich – wenn auch selten – zur Netzhautablösung führen können. Bei einer Pfropfgestose finden sich neben akuten häufiger ältere Gefäßveränderungen.

Veränderungen in der Blutzusammensetzung
Mit Ansteigen des Blutdruckes und Zunahme der extravasalen Wasseransammlung verringert sich das Plasmavolumen, und es kommt zur *Hämokonzentration* mit Anstieg des Hk. Ferner findet sich häufig eine *Hypoproteinämie*, vorwiegend mit Verminderung der Serumalbumine. Ebenso ist die Konzentration von Aldosteron im Plasma verringert. Solange die Urinausscheidung ausreichend ist, liegen Reststickstoff, Harnstoff und Kreatinin im Normbereich. Ein erhöhter Harnsäurespiegel liefert Hinweise auf eine Störung der Tubulusrückresorption und damit auf den Schweregrad des Zustandes (s. S. 233). Bei schwerem Verlauf können die Thrombozyten absinken und die Fibrinabbauprodukte ansteigen als Ausdruck einer Aktivierung des Gerinnungssystems. Schon bei der leichten Gestose lassen sich erhöhte Werte von Fibrinmonomeren beobachten. *Wenn eine Thrombozytopenie besteht, muß auch eine zunächst leicht ausgeprägte SIH als Präeklampsie eingestuft werden.* Vasokonstriktion, Endothelläsion und Mikrothrombosen führen zur Mikroangiopathie mit der schwersten Komplikation der intravasalen Gerinnung, der Hämolyse durch Erythrozytendestruktion und Thrombozytopenie infolge Hyperkoagulämie mit erhöhtem Verbrauch und Abfall des Antithrombinfaktors III. Stadium und Schwere der Erkrankung lassen sich aus dem Spektrum der Gerinnungswerte erschließen. Durch bevorzugte Lokalisation der Angiopathie in der *Leber* vollzieht sich ein foudroyanter Verlauf durch die Entwicklung des HELLP-Syndroms: Weiterer steiler Blutdruckanstieg, Zunahme der Leberenzyme [Transaminasen (GOT, GPT), Laktatdehydrogenase (LDH)] sowie des Bilirubins. Nur durch umgehende Beendigung der Schwangerschaft erfolgt

eine prompte Rückbildung und Rückkehr der Werte zur Norm. Es bestehen Beziehungen zur akuten Fettleber, einer ebenfalls angiopathischen und schwangerschaftsspezifischen akuten Erkrankung (s. S. 328). Das **HELLP-Syndrom** (s. oben) tritt fast ausschließlich im Zusammenhang mit einer schweren Gestose auf und ist als besondere Manifestationsform der Präklampsie/Eklampsie einzuordnen: *Spielen sich die pathophysiologischen Vorgänge überwiegend im Gehirn ab, führt der Verlauf zur Eklampsie; betreffen die Veränderungen in schwerstem Ausmaß die Leber, so entwickelt sich rasch das HELLP-Syndrom.*

Diagnose – klinischer Verlauf

Die Entwicklung einer SIH ist bei konsequenter Schwangerenüberwachung nicht zu übersehen. Werden regelmäßig Blutdruck und Urin kontrolliert, so gelingt die frühzeitige Erfassung, bevor sich das für Mutter und Kind bedrohliche Stadium der Präklampsie manifestiert.

Die Erkrankung beginnt in der 2. Schwangerschaftshälfte, am häufigsten jenseits der 24. SSW, meist mit einem ***Blutdruckanstieg****,* dem Tage oder auch Wochen später eine ***Proteinurie*** folgt. Der umgekehrte Beginn ist seltener. Mit dem Auftreten einer Proteinurie wird die Erkrankung zur Kennzeichnung des Schweregrades als ***Präklampsie*** definiert, da die Proteinurie nicht nur auf renale, sondern gleichzeitig auf Gefäßschädigungen in anderen Organen einschließlich der Plazenta verweist. Zusätzlich sind weitere Symptome zu beachten: So muß schon eine leichte Form der SIH als schwere Präklampsie eingestuft werden, wenn gleichzeitig eine ***Thrombozytopenie*** besteht (s. oben).

Auch wenn ***Ödeme*** kein essentielles Kriterium für die Entwicklung einer Präklampsie bedeuten, verdienen sie doch Beachtung im Rahmen des gesamten Krankheitsbildes. *Jedes der Kardinalsymptome muß als Warnsignal* auf eine sich anbahnende Entgleisung in Funktion und Leistung sowie auf potentielle morphologische Organveränderungen (Niere, Plazenta!) gewertet werden. *Jedes hinzutretende Symptom hat als Zeichen der Verschlechterung* und zunehmenden Organmanifestation im Sinne der Präklampsie zu gelten. *Gestosesymptome vor der 20.–24. SSW sprechen für präexistente Gefäß- und Nierenerkrankungen* (s. S. 334).

Die *Diagnose einer Präklampsie* wird gestellt, wenn

- der ***Blutdruck*** Werte von diastolisch 90 mmHg übersteigt,

- zusätzlich eine ***Proteinurie*** von $>0{,}3$ g/l in 24 h, bzw. >1 g/l in 2 Einzelproben nachgewiesen wird (s. S. 331).

Generalisierte Ödeme und eine pathologische Gewichtszunahme gehen als klinische Zeichen in die Beurteilung mit ein.

Bei ca. 15% der Graviden treten im Zuge der schwangerschaftsbedingten Umstellung des mütterlichen Organismus *generalisierte Ödeme* auf, die als physiologisch anzusehen sind und keinen nachteiligen Einfluß auf den Schwangerschaftsverlauf ausüben. Es handelt sich um eine Wasser-Natrium-Retention im extrazellulären Raum, möglicherweise zur Sicherung des erhöhten Natriumbedarfes. Ödeme in der Schwangerschaft beeinflussen das kindliche Schicksal als solches nicht negativ, eher sogar positiv. (Im statistischen Vergleich läßt sich eine geringere perinatale Mortalität und geringere Frühgeburtenrate sowie ein höheres Geburtsgewicht feststellen).

Andererseits können generalisierte Ödeme als Ausdruck einer hochgradigen extravasalen Wasseransammlung mit konsekutiver Hämokonzentration frühzeitig eine sich entwickelnde Präklampsie signalisieren. So müssen ausgedehnte Flüssigkeitseinlagerungen – auch in den oberen Extremitäten und im Gesicht –, die nach Bettruhe von mindestens 12 h noch tastbar sind oder in einer Gewichtszunahme von ≥ 500 g innerhalb einer Gestationswoche zum Ausdruck kommen, als ernstes Warnsymptom Beachtung finden.

Die Schwangere kann bis zu 20 l Wasser einlagern. Bereits im okkulten Stadium fällt die überhöhte Gewichtszunahme auf. Als pathologische Werte gelten >500 g/Woche, >2000 g/4 Wochen, >13 kg/Gravidität. Generalisierte Ödeme beginnen in den abhängigen Körperpartien, dehnen sich bald auf die oberen Extremitäten und das Gesicht – besonders die Augenlider – aus und persistieren im Gegensatz zu den statischen trotz Bettruhe.

Früherkennung – Früherfassung

Früherkennung und Früherfassung als Voraussetzung der Beherrschung der Erkrankung hängen von der Wahrnehmung und der Sorgfalt der Schwangerenvorsorge ab.

Unabdingbar ist die regelmäßige **Messung des Blutdruckes** bei jeder Vorsorgeuntersuchung (in Seitenlage!) und die Beachtung der Grenzwerte für den *diastolischen Blutdruck (DBD)* (s. S. 331).

Der Früherkennung und Kontrolle dient auch die Bestimmung des *mittleren arteriellen Druckes (MAD)*. Die Berechnung erfolgt nach der Formel:

MAD = 1mal systolischer RR + 2mal diastolischer RR, dividiert durch 3.

Werte von >90 mmHg im 2. Trimenon (als MAD-II-Werte bezeichnet) müssen als auffällig gelten.

Eine weitere Methode ist der *Lagerungstest („roll-over-test"; „supine pressor test")*. Dabei wird der Blutdruck in Seitenlagerung in 5minütigen Abständen so lange gemessen, bis – durchschnittlich nach 20–30 min – der diastolische Meßwert konstant bleibt (sog. Ruheblutdruck). Danach erfolgen 2 Messungen in Rückenlage nach 1 und 5 min. Der Test wird als positiv bewertet, wenn der diastolische RR nach 5 min um ≥ 20 mmHg angestiegen ist. Falsch-positive und falsch-negative Testergebnisse kommen vor.

Ergänzend oder als zusätzlicher Test kommt unter klinischen Bedingungen (Überwachung!) der *Angiotensinbelastungstest* (ABT) in Frage, bei dem die benötigte Angiotensinpressordosis bis zum Anstieg des DBD um 20 mmHg als Indikator dient. Verwendet wird dazu Angiotensin-II-amid per infusionem. Die benötigte Dosis liegt bei Schwangeren mit hypertensiver Komplikation signifikant niedriger als bei normotensiven Graviden. Der Test ist aussagekräftig, verlangt aber während der Durchführung die klinische Überwachung von Mutter und Kind.

Die obligatorische **Kontrolle auf Eiweiß im Urin** kann durch Anwendung der Diskelektrophorese verfeinert werden. Sie erlaubt bereits im 2. Trimenon die Aufdeckung einer glomerulären Läsion, *bevor* Hypertonie und Proteinurie manifest werden, so daß bei positivem Ausfall Überwachung und Behandlung frühzeitig einsetzen können.

Diagnostischen und zugleich prognostischen Wert besitzt die frühzeitige **Bestimmung der Harnsäure** im Serum. Werte von > 3,6 mg/% (214 µmol/l) vor und > 5 mg/% (297 µmol/l) nach der 32. SSW liefern Hinweise auf eine HIS.

Die Effektivität der Methoden zur Früherkennung ist am größten, wenn bei allen Schwangeren mit MAD-II-Werten von > 90 mmHg ein Lagerungstest vorgenommen und die Harnsäurekonzentration im Serum bestimmt werden.

Der **Hämatokritwert** liefert frühzeitig und zuverlässig Hinweise auf eine zunehmende Hämokonzentration. Er sollte zwischen der 20.–35. SSW 36% nicht überschreiten.

An **diagnostischen Maßnahmen** zur Erfassung des aktuellen Zustandes sind erforderlich:

- Kontrolle der Vasokonstriktion (Augenhintergrund, Nagelbett);
- Urinkultur (Keimzahlbestimmung zum Nachweis oder Ausschluß einer Pfropfgestose auf dem Boden einer Pyelonephritis);
- Bilanz der Ein- und Ausfuhr;
- klinisch-chemische Untersuchungen:
  - Blutstatus (Hb, Hk),
  - Gesamteiweiß, Albumin,
  - Reststickstoff,
  - Harnstoff,
  - Harnsäure,
  - Kreatinin,
  - Elektrolyte (Hyperkaliämie, Hypomagnesiämie),
  - Gerinnungsstatus;
- Zustandsdiagnostik des Feten bzw. der Plazenta:
  - CTG, Belastungstests,
  - Ultraschall (Mangelentwicklung, fetoplazentomaternale Mangeldurchblutung, Oligohydramnion, fetales Bewegungsmuster),
  - Zählung der Kindsbewegungen,
  - Östrogenbestimmungen, DHEA-S-Belastungstest (Plazentainsuffizienz).

Schwere Präeklampsie

Bei Nichtbeachtung der Symptome entwickelt sich aus dem Vorstadium der Schwangerschaftshypertension oder Schwangerschaftsproteinurie nach variierendem Intervall das Bild der *schweren Präeklampsie* mit Gestationshypertension *und* -proteinurie. Es kann plötzlich ein weiterer Blutdruckanstieg erfolgen; die Werte ändern sich u. U. von einer Minute zur anderen. Die Gravida macht dann einen schwerkranken Eindruck und weist in unterschiedlicher Kombination zusätzlich folgende *zentralnervöse Symptome* auf:

- Kopfschmerzen,
- Ohrensausen/Schwindelgefühl,
- Augenflimmern,
- Visusstörungen (Gesichtsfeldeinengungen),
- epigastrische Schmerzen,
- Übelkeit, Erbrechen,
- motorische Unruhe,
- Hyperreflexie.

Die Verminderung der Nierendurchblutung kann außerdem eine *Oligurie* bedingen und schließlich zur *Anurie* und *Urämie* führen.

Eine hinzutretende *neurologische Symptomatik muß als Prodromalstadium des eklamptischen Anfalls betrachtet werden, der jederzeit einsetzen kann.*

Eklampsie

Der unmittelbar bevorstehende *Krampfanfall* kündigt sich durch starre Blickrichtung mit weiten Pupillen und Zuckungen der Gesichtsmuskulatur an. Die *tonisch-klonischen Krämpfe* beginnen meist an den Extremitäten und breiten sich über den Stamm kranialwärts aus. Die Konvulsionen gleichen in ihrem Ablauf dem Status epilepticus. Dabei tritt wie beim epileptischen Anfall Schaum vor den Mund, und es kommt leicht zu Zungen- und Lippenbissen. Das Risiko von Verletzungen (Extremitäten/Wirbelsäule) ist gegeben. Akute Lebensgefahr besteht durch Aspiration, Laryngospasmus und Atemstillstand. Anschließend sinkt die Patientin jeweils in einen komatösen Zustand von wechselnder Dauer (bis zu Tagen). Nur allmählich hellt sich das Sensorium auf. Der *Status eclampticus stellt immer einen unmittelbar lebensbedrohlichen Zustand für die Mutter dar; bereits der erste Anfall kann tödlich sein.*

An weiteren Komplikationen sind zu befürchten:

- Abruptio placentae (besonders bei Pfropfeklampsie),
- Nierenversagen,
- Gerinnungsstörung, HELLP-Syndrom,
- Lungenödem,
- apoplektischer Insult,
- Amaurose.

Kann die Eklampsie beherrscht werden, so erfolgt bei der essentiellen Form organisch und funktionell eine völlige Restitution.

Ein Persistieren der Hypertonie, Proteinurie, Augenhintergrundsveränderungen sowie der Retention harnpflichtiger Substanzen 4–6 Wochen post partum weist retrospektiv auf eine vorbestehende Gefäß- und/oder Nierenerkrankung hin.

Die Diagnose der *Eklampsie* ist bei Kenntnis des bisherigen Ablaufes eindeutig zu stellen.

Differentialdiagnose: Der *epileptische Anfall* ist leicht abzugrenzen, da die Symptomatik der Präeklampsie fehlt und das Anfallsleiden i. allg. anamnestisch bekannt ist. Eine *Urämie* ist bei Kenntnis der Anamnese auszuschließen. Außerdem tritt bei der Eklampsie eine Steigerung der harnpflichtigen Substanzen nur sekundär bei akutem Nierenversagen auf. Selten kommen zerebrale, mit Konvulsionen einhergehende Erkrankungen wie Enzephalomalazie, Hirntumoren, Hirnblutungen, Meningoenzephalitis, Hirnabszesse oder eine zerebrale Venenthrombose sowie schließlich ein Phäochromozytom differentialdiagnostisch in Betracht.

Therapie

Da die eigentlichen Ursachen der Gestose unbekannt sind, ist nur eine *symptomatische Behandlung* möglich. Als *kausale Therapie* im engeren Sinne hat ausschließlich die Entbindung mit Entfernung der auslösenden Ursache (Plazenta!) zu gelten. Entscheidend für den Therapieerfolg sind neben *Früherkennung und Früherfassung die rechtzeitige stationäre Aufnahme.* Die *symptomatische Therapie* verfolgt das Ziel der:

- Blutdrucksenkung,
- Beseitigung der Hypoproteinämie,
- Aufrechterhaltung bzw. Wiederherstellung der Elektrolytbalance,
- Verhinderung der zentralen Übererregbarkeit bzw. des eklamptischen Anfalles.

Solange es sich um eine *leichte Hypertension* handelt, der Blutdruckwerte von 140/90 mmHg nicht übersteigt, *oder eine isolierte mäßige Proteinurie* besteht, kann die Behandlung unter kurzfristiger regelmäßiger Kontrolle (1- bis 2mal wöchentlich) *ambulant* erfolgen. Die ambulante Therapie besteht in:

- körperlicher Schonung (Herauslösen aus dem Arbeitsprozeß, stundenweise Bettruhe),
- diätetischen Maßnahmen:
  - eiweißreiche, relativ kalorienarme Kost,
  - Eisen- und Vitaminsubstitution (Folsäure, B_6),
- medikamentöser Behandlung mit Sedativa (deren hypnotische Wirkung auf den Feten jedoch zu beachten ist) und ggf. Magnesium (s. S. 338).

Die Verabfolgung von Diuretika bei vermehrter Wassereinlagerung mit generalisierten Ödemen ist bei hypertensiven Komplikationen in der Schwangerschaft kontraindiziert. Sie stimulieren das Renin-Angiotensin-System, erhöhen den Harnsäurespiegel sowie die Hämokonzentration und stören die Elektrolytbalance (Hyperkaliämie!) – Effekte, die sich nachteilig auf den Feten auswirken.

Zeigt der Blutdruck trotz dieser Maßnahmen ansteigende Tendenz und tritt eine Proteinurie hinzu, so erfolgt die *stationäre Aufnahme,* da sich nun eine *manifeste Präeklampsie* entwickelt hat.

Die stationäre Behandlung gewährleistet die strenge Einhaltung der Bettruhe sowie der Diät, erlaubt eine *höhere Dosierung der Sedativa* (Valium), Gaben von Magnesium und die kombinierte kontrollierte und ggf. parenterale Anwendung von *Antihypertonika.*

Zur Vermeidung des eklamptischen Anfalles wird frühzeitig *Magnesiumsulfat* oder Magnesiumaskorbat (Magnorbin) oder Magnesiumaspartat eingesetzt. *Magnesium* ist seit langem als Antikonvulsivum zur Behandlung der Präeklampsie/Eklampsie bekannt. Die Substanz wird heute als mögliches kausales Therapeutikum diskutiert.

Für die medikamentöse *antihypertensive Therapie* in der Schwangerschaft gelten besondere Bedingungen. Sie muß so ausgerichtet sein, daß sie die Mutter vor den Auswirkungen der Hypertonie schützt (Hirnblutung!) und den Blutdruck im Normbereich möglichst so lange stabilisiert, bis das Kind die extrauterine Überlebensfähigkeit erreicht hat.

Dazu gehört v.a. die Erhaltung oder Verbesserung der uterinen Durchflußgrößen zur Vermeidung der fetalen Mangelentwicklung. Eine zu schnelle und zu starke Blutdrucksenkung kann zum gegenteiligen Effekt der Verminderung der intervillösen Durchblutung führen (s. S. 333). Das fetale Herzzeitvolumen soll unbeeinflußt bleiben.

Unter den Antihypertonika verdient Hydralazin (Nepresol) den Vorzug, da es – gut gesteuert – ohne nachteilige Auswirkungen auf den Feten oral und parenteral angewendet werden kann. Domäne der Hydralazinanwendung ist die schwere Eklampsie.

Zentral angreifende Sympathikolytika, wie z. B. Methyldopa, entfalten einen günstigen Effekt und sind v. a. bei leichteren Erkrankungsformen gängig, jedoch wegen ihrer möglichen Nebenwirkungen zur Behandlung der hypertensiven Erkrankungen in der Schwangerschaft nicht unumstritten. β-Blocker gleichen in der Wirkung Methyldopa, beeinflussen aber Herz und Kreislauf des Kindes.

Die Möglichkeit einer günstigen Beeinflussung des gestörten PGI_2-/Tx-Systems (s. S. 332) durch eine orale Langzeitbehandlung mit Azetylsalizylsäure (ASS) sowohl im Sinne einer Prophylaxe bei belastender Vorgeschichte als auch zur Therapie bei schwangerschaftsbedingter Hypertension und/oder intrauteriner fetaler Wachstumsretardierung zeichnet sich ab.

Der Ausgleich einer *Hypoproteinämie* erfolgt durch Humanalbumininfusionen. Die Ein- und Ausfuhr werden kontrolliert sowie die Elektrolyte bilanziert. Das Ausmaß der Vasokonstriktion wird durch den *Befund am Augenhintergrund* objektiviert.

Die Hospitalisierung dient gleichzeitig der laufenden Überwachung der Plazentafunktion und des Feten, um rechtzeitig geburtshilfliche Konsequenzen ziehen zu können (s. unten). Dazu gehören je nach Zeitpunkt der Schwangerschaft ggf. auch die Bestimmung der L/S-(Lezithin/Sphingomyelin-)Ratio und die Induktion der Lungenreife (s. S. 386).

Kommt die Gravide bereits *im Stadium der schweren Präeklampsie* zur Aufnahme, so bedarf sie in engster Kooperation mit dem Anästhesisten der *Intensivüberwachung*, da sich jederzeit ein eklamptischer Anfall ereignen kann. Unverzüglich sind folgende Maßnahmen zu ergreifen:

- Verhinderung äußerer Reize (verdunkelter Raum, Abschirmung gegenüber Geräuschen),
- Bereitlegen eines Gummikeils,
- Bereitstellung der Beatmungsvorrichtung,
- Kreislaufüberwachung einschließlich der Messung des zentralen Venendruckes.

Steigende Blutdruckwerte bzw. *hypertensive Krisen* machen die i. v. Applikation des stark wirksamen Antihypertonikums Hydralazin (Nepresol) oder Diazoxid (Hypertonalum) notwendig.

Zur *Verhinderung des eklamptischen Anfalles oder zur Prophylaxe weiterer Anfälle* gilt *Magnesiumsulfat bzw. -askorbat und -aspartat* heute als Mittel der Wahl. Bei Zeichen der Hyperreflexie muß das Mittel - um einen raschen Wirkungseintritt zu erzielen - **hoch dosiert** und **parenteral** verabfolgt werden. Durchschnittlich werden als Initialdosis 2-4 g Magnesiumsulfat i. v. und 10,0 g i. m. verabfolgt und als Erhaltungsdosis ca. 5 g i. m./4 h. Der therapeutische Magnesiumplasmaspiegel soll 6 mg/100 ml betragen. Im Anfall werden außerdem unverzüglich 10-20 mg *Diazepam* zusätzlich i. v. appliziert.

Die hochdosierte Magnesiumtherapie zur Vermeidung oder Unterbrechung eklamptischer Anfälle macht wegen der zu befürchtenden **schweren Nebenwirkungen** wie Atemdepression und Herzstillstand die klinische intensive Überwachung erforderlich. Im einzelnen sind während und nach der Medikation zu überprüfen:

- die Reflexe (Patellarsehnenreflex!),
- Atmung (mindestens 12 Atemzüge/min),
- Blutdruck,
- Urinausscheidung,
- Magnesiumkonzentrationen im Plasma und Urin.

Kalzium (Kalziumglukonat) ist als Antidot bereitzuhalten (Dosierung: 10-20 ml 10%ig i. v.).

Die CTG-Überwachung des Feten ist eine Conditio sine qua non.

Die Sedierung muß so tief sein, daß auf keinen Fall ärztliche Maßnahmen den Status eclampticus auslösen.

Bei den ersten Anzeichen eines eklamptischen Anfalles (Zuckungen der Gesichtsmuskulatur, Blickstarre) sind sofort der Mundkeil zwischen die Zähne zu schieben und eine Narkose einzuleiten. Anschließend erfolgen Intubation und Beatmung. Die Intensivmaßnahmen werden so lange fortgesetzt, bis keine Krampfbereitschaft mehr registriert wird, der Blutdruck abfallende Tendenz zeigt und die Nierenfunktion sichergestellt ist.

Geburtshilfliches Handeln

Das *geburtshilfliche Handeln* wird durch den Verlauf und Schweregrad der mütterlichen Erkrankung und den Gefährdungszustand des Kindes bestimmt. Die mit der SIH stets einhergehende - möglicherweise kausal verknüpfte - verringerte uteroplazentare Durchblutung bedingt eine chronische Plazentainsuffizienz mit der Gefahr der Unterversorgung und konsekutiven Mangelentwicklung des Feten, die schließlich zum intrauterinen Fruchttod führen kann. Das bedeutet, daß *im Verlauf der Präeklampsie quoad vitam nicht so sehr die Mutter, sondern in erster Linie das Kind gefährdet ist.* Das geburtshilfliche Handeln muß sich daher nach dem Befinden des Feten anhand der Überwachungsparameter und seiner Reife richten, sofern sich nicht der Zustand der Mutter verschlechtert. Ist die Mutter nicht akut gefährdet und liegt das geschätzte Gewicht des Kindes noch unter 1000 g, sind die Risiken eines abwartenden Verhaltens (intrauteriner Fruchttod!) gegenüber dem aktiven Vorgehen mit der Geburt eines sehr unreifen Frühgeborenen abzuwägen. Da sich zeitlich unvorhersehbar ein lebensbedrohlicher kindlicher Gefährdungszustand einstellen kann, ist es notwendig, *prospektiv alle Voraussetzungen für eine akut erforderliche Beendigung der Schwangerschaft zu treffen.* Die Situation ist um so ungünstiger für den Feten, je früher im Verlauf der Gravidität die Zeichen einer hypertensiven Erkrankung bzw. einer Verschlechterung der Gestose auftreten.

Vor der 36. SSW muß angestrebt werden, die Lungenreife des Feten zu bestimmen und ggf. durch eine Kortikoidmedikation herbeizuführen (s. S. 386). Zu beachten ist, daß die Kortisonverabreichung und gleichzeitige Tokolyse mit β-Mimetika bei einer Gestose das Risiko eines Lungenödems der Mutter erhöhen.

Sobald sich Zeichen einer akuten Gefährdung des Kindes (pathologisches CTG, Absinken der Östrogenwerte, pathologische Belastungstests) bemerkbar machen, ist die Schwangerschaft zu beenden, meist durch eine Sectio caesarea. Ist die Zervix geburtsbereit, so kann je nach dem Schweregrad der Gestose und dem Gefährdungszustand des Kindes die Geburt mittels einer Oxytozininfusion in Sectio-Bereitschaft eingeleitet werden. Bei dieser Entscheidung ist zu berücksichtigen, daß sub partu alle therapeutischen Maßnahmen (Sedativa, Antihypertonika, Magnesiumsulfat) konsequent fortgesetzt oder sogar intensiviert werden müssen, um der Auslösung eines eklamptischen Anfalles durch den Geburtsstreß entgegenzuwirken. Läuft die Geburt spontan ab, so ist die Austreibungsperiode großzügig durch Forceps oder Vakuumextraktion abzukürzen, da die Preßwehen den Zustand der Mutter verschlechtern (RR-Steigerung) können und das Kind einer erhöhten Asphyxiegefahr ausgesetzt ist.

Unreife und zugleich hypotrophe Kinder sind am meisten gefährdet; generell ist dafür Sorge zu tragen, daß der *Neonatologe bei der Geburt anwesend ist.*

Sobald die Zeichen der drohenden Eklampsie oder sogar ein eklamptischer Anfall auftreten, rückt das mütterliche Risiko in den Vordergrund. Bei der *Antepartum-Eklampsie* wird bei unreifem Kind, nur wenn es der Zustand der Mutter erlaubt, konservativ vorgegangen und die Entbindung nach Abklingen des Anfalles angestrebt. Sonst kommt nur die baldige *Beendigung der Schwangerschaft* ohne Rücksicht auf das Kind *als einzige kausale Maßnahme* in Betracht, da mit der Geburt von Fetus und Plazenta i. allg. der Status eclampticus vermieden bzw. unterbrochen und die das Leben der Mutter bedrohende Situation abgewendet werden kann. Jedes weitere Abwarten kann die Situation für Mutter und Kind, v. a. aber für die Mutter, nur verschlechtern. Tritt der eklamptische Anfall *intra partum* auf, wird die Entbindung umgehend vaginal oder abdominal vorgenommen. Kommt es zu einem eklamptischen Anfall *post partum,* so empfiehlt sich im Zweifelsfall die Kurettage zur sicheren Entfernung von Dezidua und eventuellen Plazentaresten.

Prognose für Mutter und Kind

Mutter: Die mütterliche *Mortalität* als Folge einer SIH geht nahezu ausschließlich zu Lasten der *Eklampsie.* Der *Status eclampticus* und seine unmittelbaren Folgen (z. B. Nierenversagen, Lungenödem) gehören zu den Schwangerschafts- und Geburtskomplikationen, die *für die Mutter stets ein lebensbedrohliches Ereignis darstellen.* Die Mortalitätsrate für die Eklampsie dürfte heute zwischen 2 und 5% liegen.

Die genuine Präeklampsie hinterläßt i. allg. keine Restschäden, d. h. die *Morbidität* ist gering, ebenso das Wiederholungsrisiko. Bei der *Pfropfgestose* bleibt das Grundleiden bestehen; mit einer Wiederholung der Gestose in folgenden Schwangerschaften muß dann gerechnet werden. Je nach Schwere der zugrundeliegenden Erkrankung und dem Verlauf der Pfropfgestose muß eine Kontrazeption in Erwägung gezogen werden.

Kind: Bereits die leichte Präeklampsie kann zu einer vitalen Gefährdung des Kindes führen; in *Fällen schwerer Präeklampsie/Eklampsie* beträgt die perinatale *Mortalität* einschließlich der Totgeburten etwa 20%. Die höhere Sterblichkeit wird v. a. durch den intrauterinen Fruchttod bedingt, das Verhältnis von intrauterinem zu postpartalem Absterben beträgt 2,5:1 bei hoher Frühgeburtenrate. Besonders ungünstig ist die Prognose für das Kind, wenn es sich bei der Mutter um eine Pfropfgestose handelt. Da diese meistens früher in der Schwangerschaft beginnt, verschlechtern sich entsprechend frühzeitig die intrauterinen Wachstumsbedingungen.

Die kindliche Mortalität sowohl infolge der Präeklampsie als auch der Eklampsie geht entscheidend zu Lasten von *Frühgeburtlichkeit* und/oder *Mangelentwicklung:* Etwa $\frac{1}{3}$ der Todesfälle betrifft Kinder mit einem Geburtsgewicht von ≤ 2500 g. Dementsprechend gehen die Neugeborenen nicht selten an hyalinen Membranen zugrunde.

Prävention

Es besteht kein Zweifel daran, daß es durch eine gewissenhafte *pränatale Vorsorge, Früherkennung* der Leitsymptome, *Früherfassung* gefährdeter Schwangerer in der Risikoambulanz und durch rechtzeitigen Einsatz der ambulanten und stationären Therapiemöglichkeiten gelingt, eine Verschlimmerung der Symptomatik zu verhindern und das Auftreten der Eklampsie weitgehend zu vermeiden.

Besondere Beachtung verdienen anamnestische Hinweise und Befunde, die auf eine präexistente renovaskuläre Erkrankung hinweisen.

Ab dem Stadium der Präeklampsie muß die Intensivbetreuung der Schwangeren unter vollem Einsatz der diagnostischen und therapeutischen Möglichkeiten gewährleistet sein.

Das Schicksal der Kinder hängt zusätzlich von der konsequenten pränatalen Überwachung mit Hilfe der verfügbaren physikalischen und biochemischen Verfahren ab. Unter Berücksichtigung dieser Parameter wird man die Schwangerschaft bevorzugt dann beenden, sobald die extrauterinen Überlebenschancen günstiger einzuschätzen sind als die intrauterinen Lebensbedingungen.

25 Die gestörte Frühschwangerschaft

Abort – Fehlgeburt

Spontanabort

Einleitung

Treten im Verlauf einer Schwangerschaft, beginnend mit der Vereinigung der väterlichen und mütterlichen Keimzelle bis hin zur Geburt des Kindes, Störungen auf, so können *frühe Keimverluste, Aborte* und *Frühgeburten* die Folgen sein. So gesehen, stellt die Fehlgeburt einen begrenzten Abschnitt auf der Skala der pränatalen Verluste zwischen Konzeption und Geburt dar (Abb. 181) und muß synoptisch im Rahmen der Pathophysiologie der Entwicklung und individuell unter dem Aspekt der maternen und/oder paternen Subfertilität betrachtet werden.

Definition

Der Begriff *Abortus (Fehlgeburt)* umschreibt die Beendigung der Schwangerschaft *vor Erreichen der Lebensfähigkeit* des Feten.

In der BRD bezeichnet man als *Abortus (Fehlgeburt)* die vorzeitige Beendigung einer Schwangerschaft bis zur vollendeten 28. SSW p. m. unter der Voraussetzung, daß der Fetus tot geboren wird bzw. sein Geburtsgewicht 1000 g unterschreitet.

Lebt jedoch der Fetus – d. h. sind Herzschlag oder das Pulsieren der Nabelschnur oder die natürliche Lungenatmung nachweisbar –, so gilt er als Frühgeburt und muß als Lebendgeborenes dem Standesamt gemeldet werden, auch dann, wenn er noch nicht 1000 g wiegt.

Aufgrund der bedeutenden Fortschritte in der neonatalen Versorgung haben sich die Überlebenschancen von Kindern zwischen 500 g und 1000 g in den letzten Jahren wesentlich verbessert. Die *WHO* empfiehlt daher, die 500 g-Gewichts- bzw. 22-Wochen-Grenze p. c. zur Definition des Abortes und zur Abgrenzung gegenüber der Frühgeburt heranzuziehen.

Für den *Spontanabort* gilt die Voraussetzung, daß die Schwangerschaft *unbeabsichtigt* endet. Wird eine Fehlgeburt mit Hilfe medikamentöser, chirurgischer oder anderer Eingriffe ausgelöst, so handelt es sich um einen *induzierten Abort,* bei dem entsprechend der gültigen Rechtssprechung zwischen dem *legalen Schwangerschaftsabbruch (= artefizieller oder therapeutischer Abort = Abruptio graviditatis)* (s. S. 352) und dem *illegalen Abort (= Abortus criminalis)* unterschieden wird.

Nach 2 Fehlgeburten spricht man – ungeachtet der übrigen Reproduktionsanamnese – von *wiederholten* oder *rezidivierenden* Aborten. Enden 3 (oder mehr) Schwangerschaften als Abort, ohne daß zwischenzeitlich eine Gravidität über die 28. SSW hinaus ausgetragen wurde, so wird dieser Grad der Fertilitätsstörung durch den Begriff *habituelle Aborte* hervorgehoben (s. S. 345).

Im Hinblick auf den klinischen Verlauf und die Ätiologie ist eine Unterteilung der Spontanaborte nach dem *Gestationsalter* in *Wochen* oder dem *Schwangerschaftstrimenon* (s. S. 194) sinnvoll:

Frühestabort: Fruchtabgang innerhalb von 5 Wochen p. m. Diese ganz frühen Verluste werden klinisch nur registriert, wenn – z. B. bei dringendem Kinderwunsch – die Schwangerschaft anhand der Basaltemperaturmessungen oder des immunologi-

25 Die gestörte Frühschwangerschaft

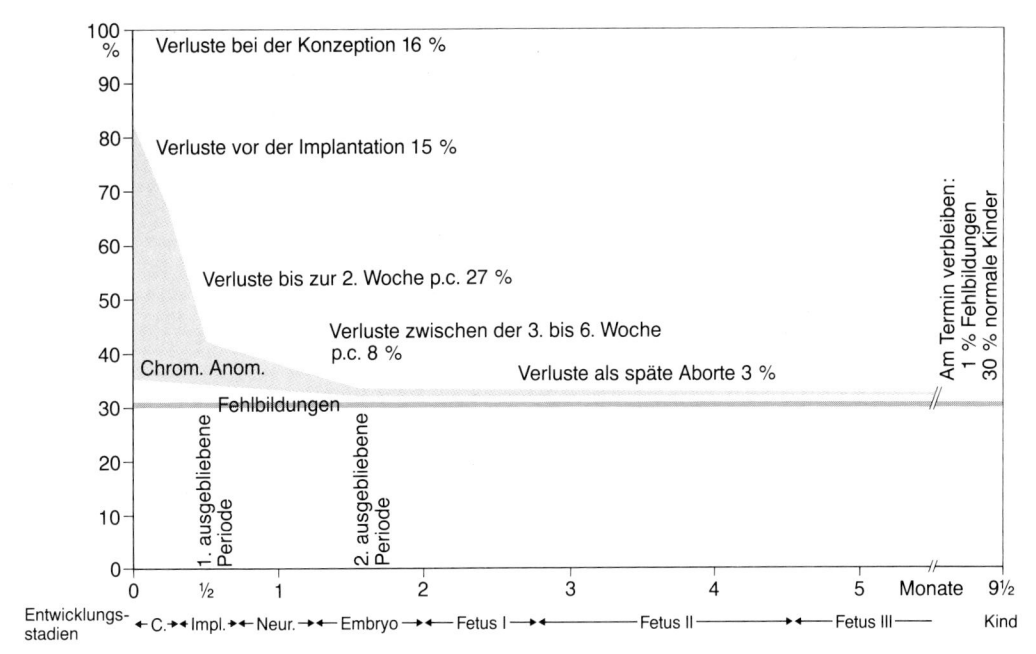

Abb. 181. Schicksal der befruchteten Eizellen. *C.* = Konzeption, *Impl.* = Implantation, *Neur.* = Entstehung des Neuralrohres, *Fetus I* = Fetus im I. Trimenon, *Fetus II* = Fetus im II. Trimenon, *Fetus III* = Fetus im III. Trimenon. (Mod. nach Witschi 1970)

schen Schwangerschaftstests bereits diagnostiziert war. Im allgemeinen werden Frühestaborte gar nicht bemerkt oder als verzögerte und/oder verstärkte Periodenblutungen gedeutet.

Frühaborte: Verluste zwischen der 6. und 12. SSW p. m.

Spätaborte: Fruchtabgänge ab der 13. SSW p. m.

Häufigkeit

Der ***Spontanabort steht unter den Komplikationen der Schwangerschaft an erster Stelle.*** Seine Häufigkeit beträgt 15–20% aller erkannten Graviditäten. Je jünger die Schwangerschaft, um so höher liegt die Verlustrate: In der 6.–8. SSW schwankt die Frequenz zwischen 15 und 18%; sie sinkt dann kontinuierlich bis zur 17. SSW auf ca. 3%.

Die wahre Inzidenz ist jedoch infolge der unbemerkt ablaufenden frühen Verluste wesentlich höher anzusetzen. Schätzungsweise gehen bereits innerhalb der ersten 4 Wochen nach der Konzeption als Folge von Entwicklungsstörungen 30–50% aller Conceptus als frühe Keimverluste oder Frühestaborte in der Prä- und Postimplantationszeit zugrunde (Abb. 181).

Ursachen

Chromosomenmutationen

Ätiologisch stehen genetische Faktoren – insbesondere *Chromosomenmutationen* des Conceptus – im Vordergrund. Bereits aufgrund klinischer und histologischer Beobachtungen wurde vermutet, daß bei etwa der Hälfte der frühen Aborte die Ursache in Störungen bei der Vereinigung von Ei- und Samenzelle zu suchen sei. Den Beweis für diese Annahme lieferten zytogenetische Untersuchungen an Abortmaterial. Es gilt als gesichert, daß 50–60% aller Frühaborte durch *Chromosomenaberrationen* verursacht werden. Etwa 95% der Aneuploidien sind *numerische Abweichungen von der Norm* und beruhen auf Fehlverteilungen der Chromosomen – Non-disjunction –, die sich vorwiegend während der Oogenese, seltener während der Spermiogenese ereignen (s. S. 109). Dabei überwiegen *autosomale Trisomien* in einer Häufigkeit von 50%. Etwa 20% entfallen auf *Polyploidien* mit Vorherrschen der *Triploidie* als Folge einer Digynie oder Diandrie/Dispermie (s. S. 109). Etwa 25% sind Conceptus mit einer *Monosomie X.* Der Rest verteilt sich auf die *strukturellen* Chromosomenanomalien. Je früher es zum Abort kommt, um so höher ist die Anomaliefrequenz. So geht der größte Teil der Abortiveier oder Windeier auf zytogenetische Ursachen zurück (s. S. 342). Mit zunehmender Schwangerschaftsdauer sinkt die Anomalierate ab und beträgt bei späten spontanen

Aborten und nicht lebensfähigen Früchten etwa 10%. ***Chromosomenanomalien stellen eine der wesentlichen Ursachen von Fehlgeburten dar.***

Spontanaborte sind demnach in hohem Maße – namentlich unter zytogenetischen Aspekten – als ein *Regulativ der Natur* anzusehen; nur dadurch ist gewährleistet, daß die Geburt eines mißgebildeten Kindes ein relativ seltenes Ereignis darstellt. Während knapp 50–60% der frühen Spontanaborte chromosomal abnorm sind, beträgt die Rate an Chromosomenanomalien bei Lebendgeborenen „nur" 0,5%. Die Erkenntnis der Ursache und das Wissen um dieses Regulativ kann die Beratung der Frauen nach einem Spontanabort wesentlich erleichtern.

Die bekannte Häufigkeitszunahme *numerischer Fehlverteilungen* der Chromosomen mit *steigendem Alter der Mutter* (s. S. 109) trifft auch für Spontanaborte zu und erklärt z. T. die häufigeren Fehlgeburten im höheren Gebäralter. In die altersbedingte Häufigkeitszunahme geht mit ein, daß chromosomal abnorme Aborte ein *erhöhtes Wiederholungsrisiko* bergen. So steigt die Wahrscheinlichkeit eines weiteren aneuploiden Abortes um das Doppelte, wenn bereits eine Fehlgeburt mit einer Chromosomenaberration vorausgegangen ist. Ferner liegt nach einem Abort mit einer Trisomie – unabhängig vom beteiligten Chromosom – das Risiko für die Geburt eines lebenden Kindes mit einer Chromosomenanomalie, z. B. einem Down-Syndrom, 10mal höher, als es dem Erwartungswert in der Bevölkerung entspricht. Auf der anderen Seite gilt, daß auf abortierte Conceptus mit einem normalen Karyotypus folgende fetale Verluste in der Mehrzahl ebenfalls ein normales Chromosomenkomplement aufweisen. Offenbar gibt es also eine genetische Prädisposition zur Non-disjunction bzw. Aneuploidie.

Diesen Ergebnissen kommt v. a. für die Beratung über die Prognose weiterer Schwangerschaften eine praktische Bedeutung zu.

Etwa 5% der chromosomal gestörten Aborte gehen auf *Strukturanomalien,* wie Translokationen, Deletionen, Inversionen zurück. Sie können *de novo* als Folge von Bruchereignissen während der Gametogenese der elterlichen Keimzellen auftreten und in unbalancierter Form Ursache eines sporadischen Spontanabortes sein (s. S. 110).

Die *klinisch* größere Bedeutung kommt den *erblichen strukturellen Chromosomenveränderungen* zu. Sie bilden einen nicht unbedeutenden ätiologischen Faktor der *männlichen oder weiblichen Subfertilität.* Bei Trägern von Strukturanomalien können während der Meiose im Zuge der Segregation als Folge möglicher Paarungsstörungen unbalancierte Gameten entstehen, so daß nach der Befruchtung Conceptus mit abnormem Chromosomenkomplement resultieren, die als Abort enden. Vor allem bei wiederholten und habituellen Fehlgeburten muß diese mögliche Ursache berücksichtigt und durch eine Chromosomenanalyse der Eltern (oder/und der abortierten Frucht) abgeklärt werden.

Die Häufigkeit von Translokationsträgern in der Bevölkerung wird auf 1:500 Paare geschätzt. Bei 4–12% der Eheleute mit wiederholten bzw. habituellen Aborten weist einer der Partner eine strukturelle Chromosomenanomalie in balancierter Form auf, ist also Strukturheterozygoter. Weltweit wird die Rate weiblicher Überträger mit 3,4%, die der männlichen mit 1,6% angegeben. Diese Raten sind noch höher anzusetzen, wenn man die mit Hilfe der Bandentechniken mögliche Erkennung kleinster Gewinne und Verluste genetischen Materials mit berücksichtigt. Weiterhin liegt die Frequenz höher, wenn die Paare einbezogen werden, bei denen außer Aborten auch Totgeburten und mißbildete Neugeborene zu verzeichnen sind.

Außer den genannten zytogenetischen Defekten werden monogene und polygene Erbänderungen als Abortursachen vermutet.

Morphologie und Histologie der Frühaborte

Als frühes Zeichen der Entwicklungsstörungen unterbleibt infolge unzulänglicher Vaskularisation des Trophoblasten die Ausbildung sowohl der embryonalen als auch der embryomaternalen Zirkulation. Der *Embryo* geht so früh zugrunde, daß die Keimblase entweder leer erscheint (Abortivei im engeren Sinne, Windei – „blighted" Ovum) (s. Abb. 157) oder nur einen amorphen, knotigen oder zylindrischen Embryonalrest, manchmal auch einen hochgradig fehl- oder unterentwickelten Keimling enthält (Embryonalmole, Abortivei im weiteren Sinne) (s. S. 343).

Am *Trophoblasten* manifestiert sich die Störung histologisch in einer hydropischen Quellung (Stromaödem) und einer Gefäßarmut der Chorionzotten. Die hydropischen Veränderungen des Trophoblasten sind um so ausgeprägter, je früher die embryonale Entwicklung sistiert bzw. je gröber die Fehlbildung des Embryos ist. Es bestehen fließende Übergänge zur partiellen und kompletten Blasenmole (s. S. 360).

Bezüglich der Ursachen ist davon auszugehen, daß mehr als die Hälfte dieser defekten Fruchtanlagen Chromosomenanomalien aufweist; d. h. aber, daß die gleichen oder ähnlichen histomorphologischen Veränderungen auch bei chromosomal normalen fetalen Verlusten beobachtet werden und auf andere ätiologische Faktoren zurückgehen.

Wie häufig eine mangelhafte *Dezidualisation* ursächlich eine Rolle spielt, ist offen, jedoch bei den engen Wechselbeziehungen zwischen Keimentwicklung und Eibett vor, während und nach der Implantation durchaus zu bedenken (s. S. 147).

Der Trophoblast bleibt meistens noch eine begrenzte Zeit in - hormonell insuffizienter - Funktion erhalten.

Kommt es zu Blutansammlungen zwischen Chorion und Dezidua, die gegen die (leere) Fruchthöhle vordringen, so bildet sich gelegentlich eine *Blutmole (Breus-Hämatommole)*, die mit der Zeit durch Organisation zur *Fleischmole* wird. Sistiert die Entwicklung des Conceptus zu einem späteren Zeitpunkt der Schwangerschaft, so können regressive Veränderungen zur Ausbildung einer sog. *Lehmfrucht* oder Resorptionsvorgänge - einschließlich der Resorption des Fruchtwassers - zur Mumifikation des Feten als *Fetus papyraceus* führen.

Gynäkologisch-geburtshilfliche Ursachen

Trotz dieser hohen Anomalierate sind primär die möglichen *gynäkologischen Ursachen* abzuklären, insbesondere bei Spätaborten, wiederholten und habituellen Aborten (s. S. 345). Dies gilt um so mehr, als einige der maternen Störfaktoren behandlungsfähig sind und organische Ursachen operativ ausgeschaltet werden können. Eine *Hypoplasie des Uterus* kann - selten und nur in der 1. Schwangerschaft - zur Abortursache werden, wenn die notwendige Auflockerung des Organs und die Zunahme des Myometriums zur Vorbereitung für die Funktion als Fruchthalter unterbleibt und damit der Raumbedarf des wachsenden Conceptus nicht gedeckt werden kann. Wird außerdem die Vaskularisation nicht optimal aufgebaut und gewährleistet, kann der An- und Rücktransport für den fetalen Ernährungs- und Energiehaushalt insuffizient sein. Für die Hypoplasie als Kausalfaktor spricht die Tatsache, daß 1 vorausgegangener Abort genügt, um die Verhältnisse für spätere Schwangerschaften zu verbessern. Die begonnene Gravidität löst sozusagen die Nachreifung aus und bahnt auf diese Weise die Adaptationskapazität des hypoplastischen Uterus für spätere Graviditäten an.

Aus ähnlichen Gründen können *Uterusmißbildungen* Ursache von Spontanaborten sein. An diese Möglichkeit ist schon bei der instrumentellen Austastung anläßlich der Beendigung eines Abortes, insbesondere bei wiederholten späten Aborten, zu denken. Die diagnostische Abklärung mit Hilfe der Hysterographie oder Hysteroskopie (s. S. 753) ist einfach, und die operative Korrektur vermag in vielen Fällen die Aussichten auf ein Austragen der Schwangerschaft zu verbessern (s. S. 536).

Uterustumoren, z. B. Uterusmyome, können je nach Sitz und Größe namentlich bei submuköser und intramuraler Entwicklung die regelrechte Einnistung des Eies und dessen Versorgung stören. In 80% der Fälle mit einem Uterus myomatosus kann jedoch die Schwangerschaft ausgetragen werden.

Lageanomalien des Uterus kommen nur höchst selten als Abortursache in Frage; die Retroflexio uteri ist in dieser Hinsicht lange Zeit überschätzt worden. Wachstumshindernd kann sich nur die Retroflexio uteri fixata auswirken (s. S. 629).

Narben des Uterus nach vorausgegangenen Operationen (Schnittentbindung, Myomenukleation) werden gelegentlich für Implantationsstörungen verantwortlich gemacht. Von größerer ätiologischer Bedeutung dürften jedoch *intrauterine Synechien* als Folge von Verletzungen mit Entzündungen nach zu tiefgreifenden Kurettagen sein (Fritsch-Asherman-Syndrom, s. S. 611).

Eine der häufigsten Ursachen wiederholter bzw. habitueller (s. S. 345) Spätaborte ist die *Zervixinsuffizienz*. Sie entsteht als Folge von Läsionen im Bereich des inneren Muttermundes im Verlauf von Geburten und Fehlgeburten, v. a. aber durch forcierte Dilatation des Zervikalkanals bei Schwangerschaftsabbrüchen. Eine primäre konstitutionell bedingte Verschlußschwäche ist selten, kommt jedoch vor. Das Abortrisiko infolge einer Zervixinsuffizienz steigt ab dem 3. Schwangerschaftsmonat, wenn der isthmische Teil der Cervix uteri in den Fruchthalter einbezogen wird.

Der Verdacht auf eine *Zervixinsuffizienz* wird v. a. durch folgende geburtshilflich-anamnestische Angaben geweckt:

- vaginale operative Geburtsbeendigung,
- Frühgeburt(en),
- Fehlgeburt(en),
- Schwangerschaftsabbrüche.

Weitere Verdachtsmomente liefern Ablauf und Gestationsalter vorausgegangener Fehlgeburten; es überwiegen *Spätaborte*, bei denen es ohne vorherige Beschwerden (Wehen, Blutungen) überraschend zum Abgang von Fruchtwasser kommt; erst nach wechselndem Intervall treten wehenartige Schmerzen und (mäßige) Blutungen auf, und die Frucht wird ausgestoßen.

Die Diagnose wird *während der Gravidität* durch folgende Befunde gesichert:

- klaffender äußerer Muttermund, möglicherweise mit bereits vorgewölbter Fruchtblase,
- weitgehend aufgebrauchte Zervix,
- Weitstellung des inneren Muttermundes auf 2-3 cm.

Wichtig ist es, die *beginnende* Zervixinsuffizienz zu erfassen, damit noch rechtzeitig eine Cerclage gelegt werden kann (s. unten). Mit Hilfe der Sonographie können die Veränderungen an der Zervix und das Verhalten der Fruchtblase objektiviert werden.

Die *Behandlung* der Zervixinsuffizienz erfolgt durch eine *Cerclage*. Nach dem von *Shirodkar* angegebenen Verfahren wird nach Hochschieben der

Harnblase ein Nylonband in Höhe des inneren Muttermundes unter der Scheidenhaut um die Zervix gelegt und so geknotet, daß der innere Muttermund wieder verschlossen wird. Einfacher ist es, einen nicht resorbierbaren Faden unterhalb der Blasenfalte unter Mitfassen des Zervixgewebes zirkulär zu legen und als Tabaksbeutelnaht zu knoten (Methode nach *McDonald*). Etwa 2 Wochen vor dem Termin oder bei Wehenbeginn müssen das Band bzw. der Faden entfernt werden.

Im *nichtgraviden Zustand* ist die Diagnose schwieriger zu stellen. Die einfachste Methode besteht in der Prüfung des Verschlußapparates mit Hilfe von Hegar-Stiften – der Hegar-Stift Nr. 9 passiert den Zervikalkanal noch ohne Widerstand. Diese Maßnahme sollte im Falle einer verdächtigen Anamnese routinemäßig erfolgen und bei unklarem Befund durch eine Hysterographie ergänzt werden. Die Diagnostik *vor* Eintreten einer weiteren Schwangerschaft ist um so wichtiger, als dann rechtzeitig nach Sicherung der Intaktheit der neuen Gravidität (Ultraschall s. S. 246) und möglichst vor der 16. SSW der Verschluß der Zervix operativ durch eine *Cerclage* gewährleistet werden kann (s. oben).

Endokrine Ursachen

Mütterliches Corpus luteum, der Trophoblast bzw. die Plazenta und später das gesamte maternofetoplazentare System übernehmen entsprechend den jeweiligen Anforderungen der Entwicklung Partialfunktionen und zeigen dabei ein eng aufeinander abgestimmtes Verhalten (Abb. 170). Von seiten der Mutter kann eine **Lutealphasendefizienz** eine unzureichende Endometriumvorbereitung und Dezidualisation zur Folge haben. Die Angaben über die Häufigkeit dieser Störung als Aborturasche schwanken erheblich zwischen 5 und 35%. Zu den primären Aufgaben des Trophoblasten gehört die frühzeitige Bildung von hCG zur Erhaltung des mütterlichen Corpus luteum, d. h. der mütterlichen Progesteron- und Östrogensynthese, um eine Menstruation und damit die Ausstoßung des eben implantierten Eies zu verhindern. Der Trophoblast bildet zwischen der 5. und 9. SSW zunehmend selbst die zur Erhaltung der Gravidität notwendigen Mengen an Progesteron und Östrogenen, während gleichzeitig deren Synthese im Corpus luteum graviditatis zurückgeht (s. S. 261). Gerade diese *transitorische Phase zwischen der Rückbildung des Corpus luteum graviditatis und der Übernahme der Produktion durch den Trophoblasten* muß als kritische störanfällige Zeitspanne der endokrinen Steuerung zur Erhaltung der Schwangerschaft angesehen werden. Infolge dieses engen Zusammenspiels sind jedoch Ursache und Wirkung schwer zu unterscheiden.

Mütterliche Erkrankungen

Zu den unmittelbaren Folgen bestimmter *mütterlicher Infektionserkrankungen* in der Schwangerschaft gehören auch fetale Verluste, die zu verschiedenen Zeitpunkten der Schwangerschaft eintreten können (s. Abb. 192). Als mögliche Erreger kommen pränatale Infektionen mit Herpes simplex – Virus II und Mykoplasmen infrage (s. S. 372 und 622).

Ebenso können *schwere Allgemeinerkrankungen der Mutter* wie z. B. eine chronische Nierenerkrankung mit der begleitenden Ischämie auch der uterinen Gefäße je nach der Schwere des Leidens Ursache eines spontanen Spätabortes sein (s. S. 307).

Endokrine Krankheiten wie *Diabetes mellitus* und *Hyperthyreose* sowie *Hypothyreose* können zu fetalen Verlusten führen, wenn sie nicht erkannt oder unsachgemäß behandelt werden.

Prädisponierende Faktoren

Bedingungsfaktoren sind außer *Alter* und *Parität* der *Ausgang früherer Schwangerschaften*. Das Abortrisiko steigt mit vorangegangenen Früh- und Spätaborten und ist am höchsten, wenn ausschließlich Aborte erfolgten, ohne daß eine Schwangerschaft ausgetragen werden konnte.

Als *Einflußfaktoren* für einen Spontanabort haben auch *psychische Traumen und Streßsituationen* zu gelten; als alleinige Urasche sind sie jedoch weder auszuschließen noch mit Sicherheit nachzuweisen.

Der Abort als Unfallfolge ist selten, kommt jedoch vor (1 : 1000 Aborte).

Väterliche Ursachenfaktoren

Eine *fehlerhafte Spermiogenese* mit der Bildung chromosomal abnormer Gameten – sei es als Neumutation, sei es auf erblicher Basis – stellt eine der wesentlichen Aborturasachen dar (s. S. 109). Man schätzt, daß ca. 20% der chromosomal bedingten Aborte auf eine Fehlverteilung während der Spermiogenese zurückgehen. Hinzu kommt die androgenetische Ätiologie der kompletten und meist auch der partiellen Blasenmole (s. S. 361).

Weiterhin finden sich wiederholte und habituelle Aborte häufiger im Zusammenhang mit hinsichtlich Zahl und Morphologie *abnormen Spermiogrammen* (ein Anteil von 40–50% pathologischer Spermien in wiederholt untersuchten Ejakulaten wird als Hinweis auf eine paterne Aborturasache im Sinne einer väterlichen Subfertilität betrachtet).

Immunologische Aspekte

Es mehren sich die Erkenntnisse, daß eine immunologische Unverträglichkeit zwischen Mutter und Conceptus, dessen Gene ja zur Hälfte vom Vater stammen, als Ursache anderweitig unerklärlicher, sog. idiopathischer habitueller Aborte durchaus in Betracht kommt.

Nach dem gegenwärtigen Wissensstand wird die Produktion *blockierender Antikörper (BF)* als die erste Immunantwort der Mutter auf die Implantation der Blastozyste verstanden (s. S. 145). Die BF stellen offenbar das wirksame Prinzip dar, welches den efferenten Teil der Immunantwort blockiert, in dem es Maskierung und Schutz ("enhancement") vor dem zytotoxischen Effekt mütterlicher Lymphozyten am Trophoblasten gewährt und somit zur Akzeptanz des Schwangerschaftsproduktes während der ganzen Gravidität führt. Dafür spricht, daß sich BF ausschließlich im Serum/Plasma von Müttern mit intakten Schwangerschaften, nicht jedoch bei Frauen mit habituellen Aborten finden.

Als auslösende Antigene, d. h. für den afferenten Teil der Immunreaktion verantwortlich, werden die *TLX-Antigene* (*T*rophoblast-*L*ymphozyten-*kreuz*reagierende Antigene) angesehen. Entgegen der anfänglichen Vermutung sind sie wahrscheinlich nicht mit den HLA-Antigenen identisch, werden aber möglicherweise in unmittelbarer Nähe der HLA-Region kodiert.

HLA-Übereinstimmung (bzw. HLA-sharing) sowie TLX-Übereinstimmung der Partner bedeuten nach diesem Konzept *Nichterkennung des Conceptus durch die Mutter*. Damit bleibt die efferente Immunantwort mit der Bildung von BF aus, so daß kein Schutz vor der Abstoßung des Semiallotransplantates „Fetus" aufgebaut wird.

Das Konzept der BF als Antwort auf TLX-Antigene hat zu ersten therapeutischen Ansätzen bei Paaren mit „idiopathischen" habituellen Aborten geführt. Das Prinzip besteht in der Sensibilisierung der Mutter mit TLX-Antigenen, die auch auf Erwachsenenlymphozyten vorhanden sind. Dazu werden die Patientinnen entweder mit kurz vor der Konzeption einsetzenden und danach wiederholten Buffycoat-Transfusionen[1] von HLA-differenten, blutgruppenkompatiblen Spendern oder mit einer einmaligen Gabe von Lymphozyten des Ehemannes in den ersten 6 Schwangerschaftswochen sensibilisiert. Erste Erfolge mit ausgetragenen Schwangerschaften und gesunden Kindern zeichnen sich ab.

Wiederholte und habituelle Aborte

Die Frage nach dem Kausalzusammenhang stellt sich besonders dringlich bei **habituellen Aborten.** Ihre Frequenz beträgt ca. 0,4% aller Schwangerschaften. Man kann davon ausgehen, daß bei den betroffenen Frauen der *gleiche Basisdefekt* zugrunde liegt. Unter Berücksichtigung aller genannten maternen und paternen Kausal- und Bedingungsfaktoren gelingt die Aufdeckung und Behebung durch therapeutische und symptomatische Maßnahmen nur bei ca. 50% der betroffenen Ehepaare. Anteilig sind folgende Ursachenfaktoren zu berücksichtigen:

- Lutealphasendefekt ~5%
- Zervixverschlußinsuffizienz ~13%
- anatomische Besonderheiten ~15%
- Mykoplasmen- und andere genitale Infektionen ~15%
- Erbliche Chromosomenaberrationen ~5-10%
- HLA-/TLX-Antigen
  - bei Paaren mit 2 konsekutiven Aborten ~1,8% positiv
  - bei Paaren mit 3 konsekutiven Aborten ~2,3% positiv

Die Prognose für weitere Schwangerschaften ist in der Mehrzahl ungünstig. Das Risiko weiterer fetaler Verluste ist eine direkte Funktion der Zahl der vorausgegangenen Aborte: Nach einem abgelaufenen Abort beträgt die Wahrscheinlichkeit weiterer Fehlgeburten ca. 25%, bei habituellen Aborten 40-45%.

Diagnose: Nach 2, spätestens aber nach 3 spontanen Fehlgeburten sind die erforderlichen diagnostischen Maßnahmen zur Aufdeckung der Ursache in die Wege zu leiten.

Wie stets, bildet die *ausführliche Anamnese* einen wichtigen Ausgangspunkt der Diagnose. Die *Familienanamnese* liefert u. U. Hinweise auf vermehrte fetale Verluste, Totgeburten und/oder Lebendgeborene mit kongenitalen Defekten in den Familien der Eheleute. Im Rahmen der Eigenanamnese kommt der *Reproduktionsanamnese* bei der Suche nach den Ursachen besondere Bedeutung zu. Es gilt abzuklären, ob bisher ausschließlich Aborte - Früh- oder Spätaborte - zu verzeichnen sind, oder ob alternierend auch Totgeburten und/oder Lebendgeborene mit angeborenen Behinderungen vorgekommen sind. Eine alternierende Reproduktionsanamnese dieser Art spricht für erbliche Chromosomenaberrationen bei einem Elternteil.

Die *gynäkologische Untersuchung* dient der Erhebung des *Basisbefundes.* Uterusanomalien wie ein Uterus bicornis, auch eine Zervixinsuffizienz lassen sich aufdecken oder zumindest vermuten. Ergänzend werden dann die *Ultrasonographie* von Uterus und Zervix, ggf. die *Hysteroskopie* bzw. *Hysterographie* zur definitiven Abklärung eingesetzt. Bei normalem gynäkologischem Befund erfolgt die *endokrinologische Diagnostik* zum Nachweis oder Ausschluß einer endokrinen Insuffizienz, v.a. einer *Lutealphasendefizienz.* (Zusätzlich kann im Zuge der Hysteroskopie eine *Endometriumbiopsie,* falls erfor-

---
[1] "buffy coat": Auflagerung der spezifisch leichteren Leukozyten auf der Erythrozytensäule nach Zentrifugieren von Blut oder Sedimentieren ungerinnbar gemachten Blutes.

derlich, erfolgen). Der *bakteriologische Kulturnachweis* (oder Ausschluß) sollte sich vornehmlich auf Mykoplasmen aus der Zervix erstrecken; bei positivem Ausfall muß er auch beim Ehepartner erfolgen.

Zytogenetische Untersuchungen sind heute ein integraler Bestandteil der Diagnostik von wiederholten und habituellen Aborten. Spätestens nach dem 2. Abort soll eine Chromosomenanalyse bei den Eltern erfolgen, um nach einer erblichen Chromosomenanomalie zu fahnden. Schon ab dem 1. Spontanabort sollte die *routinemäßige histologische Untersuchung* des Abortmaterials (Trophoblast und – wenn vorhanden – Fetus) auf morphologische und histomorphologische Hinweiszeichen einer chromosomalen Aneuploidie (Behinderung der Entwicklungsdynamik, Hyperplasie des Trophoblasten, histologische Befundkombinationen von Störungen der Zottenentwicklung, der Vaskularisation und hydropischen Veränderungen des Stromas) vorgenommen werden. Bei Frühaborten ist die Chromosomenanalyse mit Hilfe der *Direktpräparation* aus *Chorionzotten* spätestens ab der 2. Fehlgeburt anzustreben, um die Prognose für weitere Schwangerschaften abschätzen zu können.

Eine *Fertilitätskontrolle des Ehemannes* ist angezeigt, da ein abnormes Spermiogramm Ursache der Subfertilität sein oder Hinweise auf eine gestörte Spermiogenese liefern kann.

An letzter Stelle und nach negativem Ausfall aller genannten diagnostischen Maßnahmen steht die *immunologische Kontrolle* der HLA-/TLX-Antigene bei den Partnern und der BF der Patientin (s. oben).

Zur Therapie: Günstig sind die Voraussetzungen, wenn eine *Zervixinsuffizienz* rechtzeitig behoben wird (s. oben). Auf die operative Korrektur einer *Uterusanomalie* sollte nicht verzichtet werden, weil nur etwa 25% der Betroffenen unbehandelt eine komplikationslose Fertilität aufweisen (s. S. 536). Der *Luteinalphasendefekt* kann erfolgreich mit hMG/hCG- und Progesterongaben behandelt werden. Der Nachweis einer *erblichen strukturellen Chromosomenanomalie* eines Elternteiles oder einer Aneuploidie im Abortmaterial, aber auch entsprechender histologischer Kriterien liefert die wichtige Auskunft über eine mögliche *Prädisposition zur Aneuploidie* und eröffnet den Weg zur pränatalen Diagnostik in der nachfolgenden Gravidität. Die therapeutischen Konsequenzen der *immunologischen Ursachenforschung* sind zwar noch begrenzt und mit Unsicherheiten behaftet, können aber als Ultima ratio von einem Spezialteam eingesetzt werden.

Darüber hinaus ist es Aufgabe des Arztes, nicht nur zur Ausschaltung körperlicher, sondern auch *psychischer Streß- und Störfaktoren* beizutragen, insbesondere auch der Furcht vor einem erneuten Abort entgegenzuwirken.

Auf mögliche nachteilige Bedingungsfaktoren soll hingewiesen werden. Dazu gehören Richtlinien für eine frühzeitige körperliche Schonung in einer neuen Gravidität, Kohabitationsverbot, Unterbrechung der Berufstätigkeit und Verzicht auf Reisen. Bettruhe ist jedoch nur bei Zeichen eines drohenden Abortes einzuhalten (s. S. 347). Angesichts der vielfältigen Problematik kommt dem Vertrauensverhältnis zwischen Arzt und Patientin gerade bei Frauen mit habituellen Aborten besondere Bedeutung zu. Gelegentlich wird man auf die Psychotherapie zurückgreifen müssen.

Symptomatik und Verlauf der Spontanaborte

Symptomatik, Ablauf des Abortes und die ärztlichen Maßnahmen werden weitgehend durch das Gestationsalter der Frucht bestimmt. Die möglichen Verlaufsformen der Spontanaborte sind schematisch in Abb. 182 dargestellt.

Die *Leitsymptome* sind unterschiedlich starke *Blutungen* ex utero und – mit fortschreitender Schwangerschaftsdauer zunehmend – *ziehende bis wehenartige Schmerzen* im Unterbauch. In der Frühschwangerschaft treten Blutungen als erstes Zeichen der Abortbestrebungen auf, während schmerzhafte Kontraktionen als Initialsymptom zum Bild des späten Abortes gehören. *Blutungen in der Schwangerschaft* stellen ein relativ häufiges Ereignis dar. Im 1. Trimenon beträgt die Frequenz ca. 20% aller Schwangerschaften. Dazu zählt auch die sog. Implantationsblutung um die Zeit der erwarteten Periode (s. S. 148). Nicht jede Blutung in der Gravidität hat also den Verlust des Conceptus zur Folge.

Der drohende Abort

Blutungen in der Frühschwangerschaft sind ein stets ernst zu nehmendes Warnsignal. Dieser Tatsache wird durch den Begriff „*drohender Abort*" *(Abortus imminens)* Rechnung getragen. Die Abgrenzung umschreibt ein Initialstadium, in dem der Prozeß noch *reversibel* sein und die weitere Schwangerschaft ungestört verlaufen kann. Das Risiko des Überganges in die *irreversiblen Stadien* des Abortgeschehens besteht jederzeit und beträgt ca. 25%, d.h. in 75% sind die Aussichten auf ein Fortbestehen der Gravidität günstig.

Zeitpunkt, Dauer und Stärke der Blutung liefern Anhaltspunkte für die prognostische Beurteilung: Ist der Abgang frischen Blutes nur kurzfristig, so kann der Prozeß zur Ruhe gekommen sein. Man rechnet dann nur in 10% mit einem

Verlaufsformen des Spontanabortes

Abb. 182. Klinische Verlaufsformen des Abortes

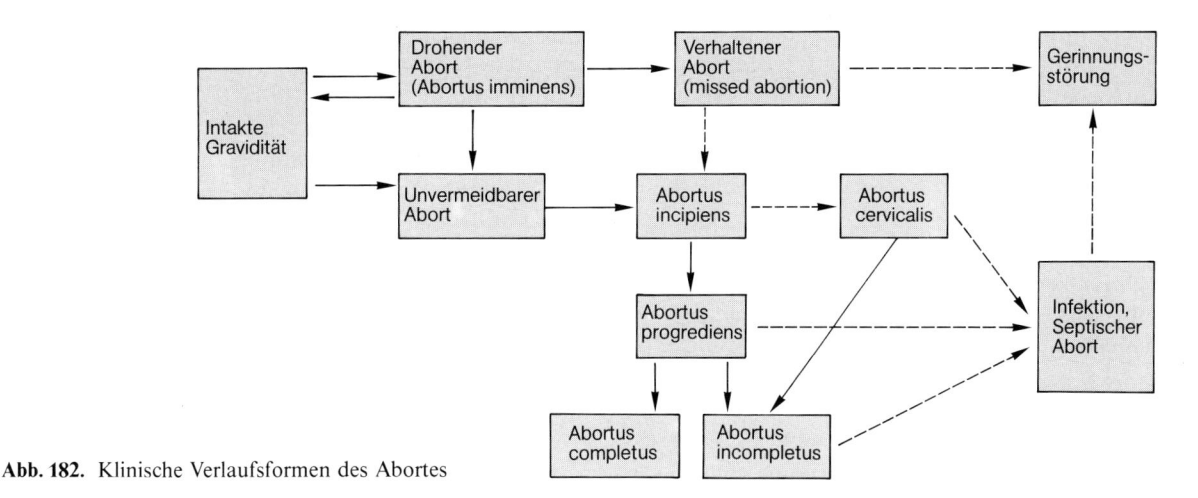

nachfolgenden Abort. Eine von Anfang an bräunliche, länger anhaltende, wenn auch schwache Exkretion ("spotting") weckt den Verdacht auf eine bereits abgestorbene Gravidität und steigert das Risiko des unausweichlichen Abortes auf 55%. Schließt sich einer anfänglichen bräunlichen Schmierblutung plötzlich eine stärkere bis starke frische Sanguination an, so ist in 65% mit der Ausstoßung zu rechnen. Bei einem Abortus imminens in der Frühschwangerschaft kann das Fortbestehen der subjektiven Schwangerschaftszeichen als Indiz für die noch intakte Gravidität gewertet werden.

Die anfängliche Reversibilität des Geschehens, der aber jederzeit drohende Übergang in die Stadien des unausweichlichen Abortes, v. a. des verhaltenen Abortes (s. S. 348), machen eine engmaschige ambulante oder auch stationäre Überwachung erforderlich.

Diagnose: *Voraussetzung für ein abwartendes Verhalten beim drohenden Abort ist die Intaktheit der Gravidität.* Bei der Befunderhebung müssen der **Zervikalkanal geschlossen,** der *Uterus der Zeit entsprechend vergrößert* und der *Schwangerschaftstest positiv* sein. In der frühen Schwangerschaft verdient der differentialdiagnostische Ausschluß einer ektopischen Schwangerschaft besondere Beachtung (s. S. 359). Die Gewißheit vermittelt die *Ultrasonographie, die bei jedem drohenden Abort einzusetzen ist.* Mit Hilfe dieser Methode kann sicher und schnell entschieden werden, ob es sich um eine intakte oder gestörte Gravidität handelt (s. S. 358). Ein Windei bzw. ein verhaltener Abort sind frühzeitig und zuverlässig festzustellen (s. Abb. 157 und S. 348). Differentialdiagnostisch lassen sich v. a. die Extrauteringravidität und die Blasenmole erkennen oder ausschließen, die Tubargravidität bereits, bevor es zum Tubarabort oder zur Tubarruptur kommt (s. S. 357).

Hormonanalysen als biochemische Parameter sind durch die Ultraschalldiagnostik weitgehend ersetzt, zumal die Werte bei einer gestörten Frühgravidität nur langsam absinken und damit dem aktuellen Zustand hinterherhinken (s. S. 262).

Frauen mit einem drohenden Abort sollten daher unverzüglich einer Institution zugeführt werden, in der die Überwachung der Gravidität gewährleistet ist. Erweisen sich alle Untersuchungsbefunde einschließlich der ultrasonographischen und ggf. auch biochemischen Parameter sowohl aktuell als auch in Verlaufskontrollen als normal, so ist die Prognose günstig und ein abwartendes Verhalten angezeigt und gerechtfertigt.

Therapie: Eine eigentliche Therapie des drohenden Abortes in der Frühschwangerschaft gibt es nicht. Lediglich **unterstützende Maßnahmen** wie körperliche Schonung (Arbeitsunfähigkeit, Bettruhe, Kohabitationsverbot) bis zum völligen Sistieren der Absonderungen und ggf. eine leichte Sedierung sind zu empfehlen. Von der Behandlung mit Gestagenen ist kein Erfolg zu erwarten, da die verminderte Bildung schwangerschaftserhaltender Hormone nicht als die Ursache, sondern als die Folge einer primären Anlagestörung des Trophoblasten zu betrachten ist. Der hohe Prozentsatz abnormer Feten als Abortursache läßt von vornherein eine solche Behandlung als fragwürdig erscheinen.

Im *II. Trimenon* machen sich Zeichen eines drohenden Abortes häufig durch **Kontraktionen** und **Druckgefühl** im unteren Abdomen bemerkbar, *bevor Blutungen* oder *Fruchtwasserabgang* auftreten. In diesen Fällen gilt es v. a., die *Zervixinsuffizienz* zu erkennen und bei intakter Gravidität unverzüglich eine *Cerclage* vorzunehmen (s. S. 343).

Der unvermeidbare Abort

Abortbestrebungen im Sinne eines *Abortus imminens* können *jederzeit progredient* werden und zur Ausstoßung der Frucht führen. Häufig vollzieht sich die Fehlgeburt jedoch **unvermittelt und a priori unvermeidbar.** Auch der *Ablauf des unvermeidbaren Abortes* wird durch das Gestationsalter bestimmt.

Bei *Frühaborten* (6.–12. SSW) erfolgt der Abgang des Conceptus anfangs i. allg. einzeitig und in toto mit erträglichen Kontraktionen und mit einer nicht bedrohlichen Blutung, die bald nach der Ausstoßung sistiert. Mit zunehmender Schwangerschaftsdauer verläuft die Fehlgeburt immer *häufiger zweizeitig,* d. h. der Fetus wird ausgestoßen, während die Plazenta nur partiell gelöst in der Vagina erscheint oder ganz im Uterus retiniert wird. *Jeder zweizeitig ablaufende Abort birgt das Risiko einer stärkeren Blutung und der Infektion.*

Ab der 13. SSW *(Spätabort)* läuft das Abortgeschehen *in der Regel zweizeitig* wie bei einer Geburt ab. Unter *wehenartigen Schmerzen* kommt es zum *Blasensprung* und zur Eröffnung des Zervikalkanals. Der Ausstoßung des Feten folgt nach einem Intervall die Plazenta. Von der Nachgeburt bleiben jedoch fast immer Reste zurück. Die verzögerte und/oder unvollständige Lösung der Plazenta hat starke, manchmal bedrohliche Blutungen zur Folge, die ein sofortiges Eingreifen notwendig machen.

Selten ist der *zervikale Abort,* der dadurch zustande kommt, daß der Uterusinhalt bis in den Zervikalkanal gelangt, ein unnachgiebiger Muttermund jedoch die Ausstoßung verhindert. Er findet sich häufiger bei narbigen Veränderungen nach vorausgegangener Elektrokoagulation am Muttermund oder nach einer Konisation (s. S. 681). Den typischen Befund bildet ein fest geschlossener Muttermund bei aufgetriebener Zervix und kleinem, derben Corpus uteri.

Der verhaltene Abort

Eine klinisch wichtige Sonderform stellt der *verhaltene Abort* ("missed abortion") dar. In solchen Fällen geht die Frucht zugrunde, wird jedoch nicht abortiert, sondern im Cavum uteri retiniert, weil keine selbsttätigen Abortbestrebungen in Gang kommen. Das Absterben der Frucht ohne unverzügliche Ausstoßung erfolgt vornehmlich in den frühen Entwicklungsphasen.

Der verhaltene Abort kann wie eine drohende Fehlgeburt mit leichten Schmierblutungen einhergehen; häufig bleibt er jedoch symptomlos und wird erst erkannt, wenn sich eine *Diskrepanz zwischen der Größe des Uterus und der Dauer der Amenorrhö* bemerkbar macht. Einen gewissen Hinweis liefert die Angabe der Gravida über das Ausbleiben oder Verschwinden der subjektiven Schwangerschaftszeichen (s. S. 181).

Die *Diagnose läßt* sich aus den abfallenden Werten der *biochemischen Analysen* im Zuge von Verlaufskontrollen stellen (s. S. 262, Abb. 170–174).

Zuverlässiger und v. a. schneller wird der verhaltene Abort mittels *Ultraschall* diagnostiziert. Das Fehlen des Embryos und ein reduziertes Fruchtsackvolumen sind frühzeitig zu erkennen. Aufgrund der Tatsache, daß das Gestationsalter ultrasonographisch bis auf wenige Tage genau festgelegt werden kann, läßt sich ein Sistieren der Entwicklung sicher feststellen, kenntlich an der zeitlich nicht entsprechenden Scheitel-Steiß-Länge, dem Fehlen embryonaler bzw. fetaler Bewegungen und der Herzaktion. Im Zweifelsfall muß die Ultraschalluntersuchung in kurzem Abstand wiederholt werden, um das Sistieren der Entwicklung abzusichern (s. S. 250 und Abb. 157).

Die *frühzeitige Diagnose eines verhaltenen Abortes* ist aus prophylaktischen Gründen wichtig. Abgesehen von der psychischen Belastung der Patientin drohen bei zu langer Verhaltung die Gefahr einer *Koagulopathie* (s. S. 498) oder die Entwicklung eines Trophoblasttumors (s. S. 362). Die Früherkennung eines Windeies und seine Entfernung stellt eine sichere Präventivmaßnahme zur Verhinderung einer *Blasenmole* dar (s. S. 361).

Stadieneinteilung

Die Stadieneinteilung des *unvermeidbaren* Abortes bezieht sich im Zusammenhang mit den ärztlichen Maßnahmen, die zur Beendigung ergriffen werden

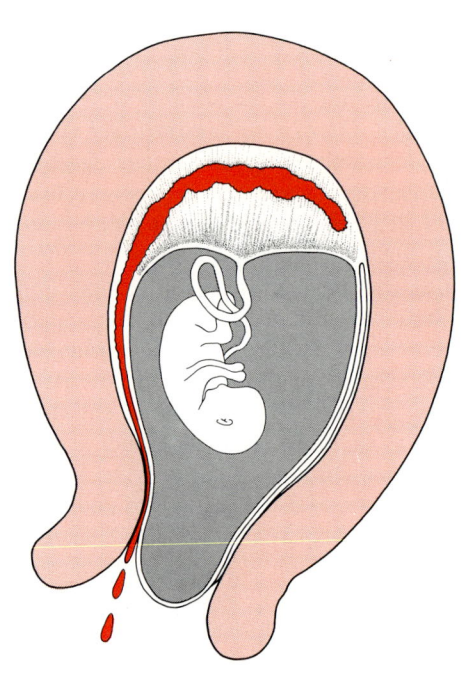

Abb. 183. Abortus incipiens bei noch stehender Fruchtblase

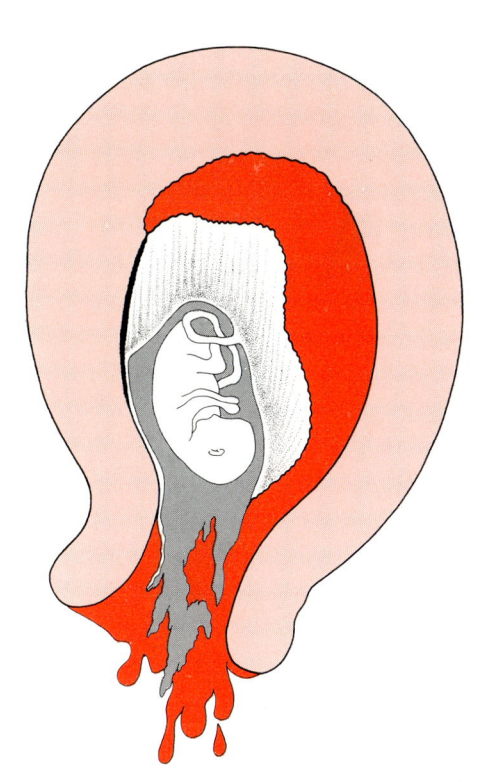

Abb. 184. Abortus progrediens: Der Zervikalkanal ist bereits eröffnet, und die Ausstoßung steht unmittelbar bevor

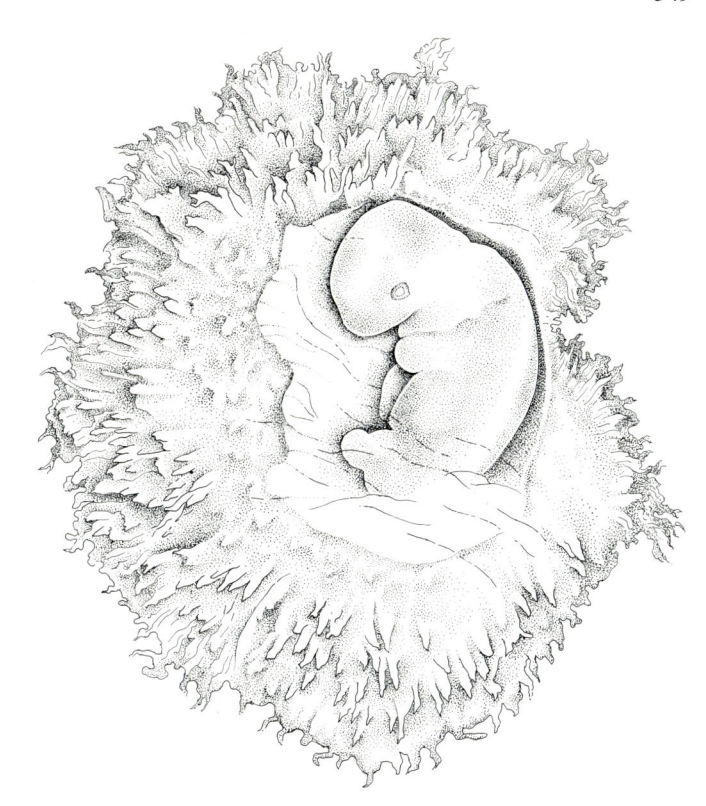

Abb. 185. Abortus completus (Frühabort): Frucht mit Fruchthülle und Trophoblast in toto ausgestoßen

müssen, auf den Untersuchungsbefund bei der Aufnahme. Der *Abortus incipiens* (Abb. 183) zeigt sich an der beginnenden Eröffnung des Zervikalkanals, zunehmenden wehen- bis kolikartigen Schmerzen und einer unterschiedlich starken Blutung. Beim Spätabort wölbt sich im Stadium des Abortus incipiens die Fruchtblase manchmal schon sichtbar im Muttermund vor.

Beim *Abortus progrediens* (Abb. 184) ist der Zervikalkanal bereits eröffnet, und die Ausstoßung steht unmittelbar bevor.

Ist die Frucht bereits unvollständig oder vollständig ausgestoßen, so spricht man von einem ***inkompletten oder kompletten Abort (Abortus incompletus/completus,*** Abb. 182 und 185).

Behandlung

Für das klinische Verhalten gilt:

- Voraussetzung für einen schnellen und glatten Verlauf ist die baldige und vollständige Entleerung des Uterus.
- Das Handeln wird bestimmt durch die Stärke der Blutung, das Verlaufsstadium des Abortes und das Risiko der Infektion.
- Blutungen können jederzeit – namentlich bei inkompletten Aborten – plötzlich und unvorhergesehen bedrohliche Ausmaße annehmen.

Je schneller der Uterus entleert wird, d. h. je kürzer die Zeitspanne zwischen dem Auftreten irreversibler Abortbestrebungen und der spontanen Ausstoßung oder der instrumentellen Aus- oder Nachräumung ist, desto geringer sind i. allg. der Blutverlust und die Gefahr der Infektion.

In den frühen Schwangerschaftswochen kann eine Fehlgeburt in toto als *Abortus completus* ausgestoßen werden (Abb. 185). Der Verzicht auf eine Nachräumung des Cavum uteri mit der Kurette ist zu vertreten, wenn die Blutung sistiert, der Zervikalkanal geschlossen und der Uterus gut kontrahiert und hart ist. Sicherheitshalber soll ultrasonographisch kontrolliert werden, ob das Cavum uteri frei von Trophoblastresten ist.

Handelt es sich um einen *Abortus incipiens* oder *progrediens,* so kann die ausreichende Eröffnung des Zervikalkanals und die Spontanausstoßung über eine begrenzte Zeit (6–12 h) abgewartet werden, um die instrumentelle Dilatation zu vermeiden und dadurch schonender vorgehen zu können.

Bei der instrumentellen Entleerung gewinnt man die Gewißheit, daß das Uteruskavum leer ist;

gleichzeitig kann man im Verlauf des Eingriffes die Form der Gebärmutterhöhle austasten, um Hinweise auf eine Uterusfehlbildung als Ursache des Abortes zu gewinnen. Die **histopathologische Untersuchung** einschließlich der spontan abgegangenen Teile ist obligatorisch und dient v. a. der Suche nach Hinweisen auf eine Chromosomenanomalie und dem Ausschluß einer Trophoblasterkrankung (s. S. 360).

Die **Entleerung/Nachräumung** erfolgt mit einer **stumpfen Kurette** (Abb. 186 und 187), ggf. unter Zuhilfenahme einer Abortzange; wenn erforderlich, muß der Zervikalkanal zuvor mit Hegar-, besser Landau- oder Pratt-Stiften, entsprechend der benötigten Erweiterung behutsam dilatiert und durchgängig gemacht werden. Bei nicht ausreichend erweitertem Zervikalkanal empfiehlt es sich, die Saugkurette zu benutzen (Abb. 186c und S. 353).

Im Hinblick auf das hohe **Blutungsrisiko** muß **Blutersatz bereit** sein. **Uteruskontraktionsmittel** werden in der Regel während oder nach dem Eingriff verabreicht.

Ein protrahierter Verlauf oder der Verdacht auf einen infizierten oder/und illegalen Abort erfordern Antibiotikaschutz und ggf. eine Heparinprophylaxe (s. S. 352).

Eine besondere Situation ergibt sich, wenn es sich um die Beendigung eines **verhaltenen Abortes** handelt. Die Ausräumung gestaltet sich häufig schwierig, weil fast stets die Zervix erhalten und der Muttermund geschlossen ist. Es kommt hinzu, daß bei langer Retention eine weitgehende Organisation stattgefunden hat und die Plazenta dünn und adhärent geworden ist.

In der frühen Gravidität kann die Ausräumung einzeitig – nach vorsichtiger Dilatation – mit der stumpfen Kurette erfolgen (Abb. 187). Wegen der erhöhten **Perforationsgefahr** muß besonders vorsichtig vorgegangen werden. Etwa ab der 12. SSW kommen vorzugsweise Prostaglandine zur Anwendung (s. S. 267). Die kontinuierliche Überwachung ab Beginn der Medikation bis zur Ausstoßung muß gewährleistet sein; die **Kontrolle des Gerinnungsstatus** vor, während und nach der Entleerung ist obligatorisch (*Anti-D-Prophylaxe* s. S. 411).

Die **Gefahr jeder instrumentellen Entleerung des Cavum uteri** besteht – v. a. für den Ungeübten – in der **Perforation des Uterus,** da das Organ durch die Schwangerschaft aufgelockert, die Wandung weich und nachgiebig und dadurch mit dem Instrument häufig nicht eindeutig zu „spüren" ist. Handelt es sich um einen afebrilen Abort und wurde eine kleine Kurette benutzt, so kann man die Perforationsstelle zunächst mit dem Laparoskop inspizieren. Blutet es nicht in die Bauchhöhle, kann der Defekt

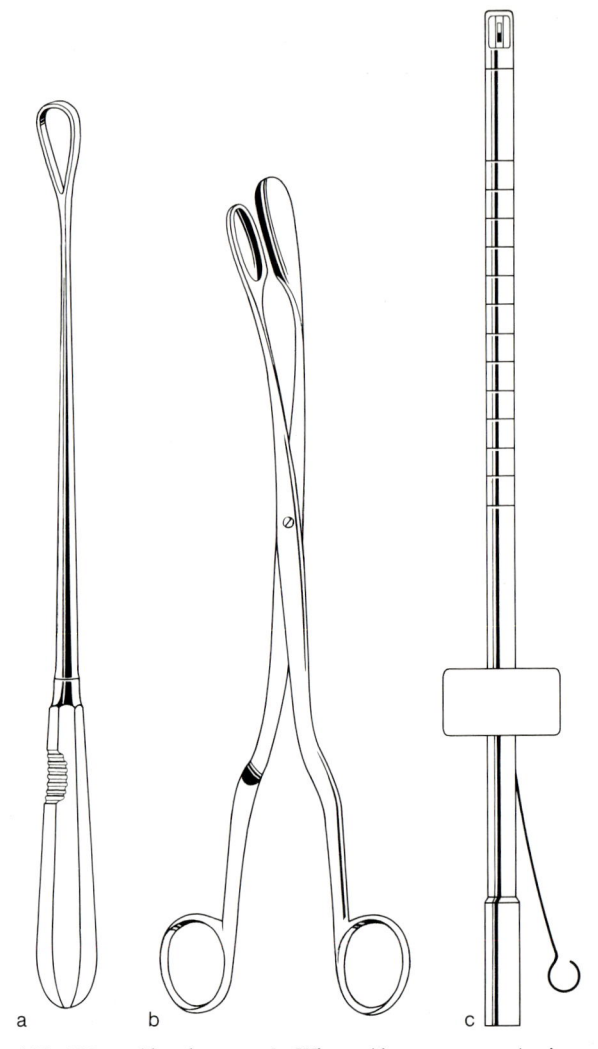

Abb. 186. a Abortkurette, **b** Winter-Abortzange, **c** Aspirationskurette

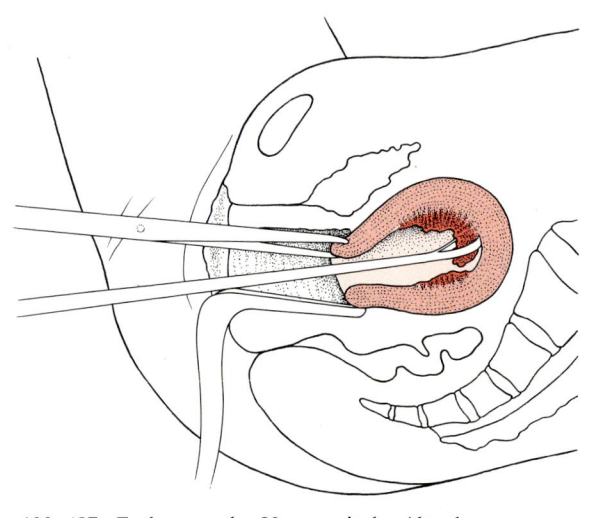

Abb. 187. Entleerung des Uterus mit der Abortkurette

der Selbstheilung überlassen werden. Im Falle einer Blutung oder nach Benutzung einer großen Kurette ist die Laparotomie zur Übernähung angezeigt. Die Uterusperforation bei Beendigung eines febrilen, infizierten Abortes kann die Hysterektomie erforderlich machen.

Der septische Abort

Definition: Jede Fehlgeburt mit Temperaturen über 38° wird *vorsorglich* als *septischer Abort klassifiziert.* Diese Definition beinhaltet, daß von vornherein bei dem diagnostischen und therapeutischen Vorgehen die unvorhersehbare Komplikation eines septischen (Endotoxin-) Schocks einkalkuliert wird.

Häufigkeit: Etwa 12% aller Fehlgeburten sind infizierte Aborte. In ca. 80% von diesen bleibt der Prozeß auf die Dezidua begrenzt. Bei ca. 15% kommt es zur Beteiligung des Myometriums, zur Aszension in die Tuben und zur Pelveoperitonitis mit Douglas-Abszeß. Mit einer generalisierten Peritonitis und/oder einem Endotoxinschock ist bei etwa 5% zu rechnen.

Ätiologie: Die weitaus häufigste Ursache stellt die *Infektion* mit einer Mischflora dar, wobei die *gramnegativen Bakterien* (E. coli, Bacterium clostridium perfringens Welschii) mit 60–70% überwiegen, aber auch *Anaerobier* beteiligt sein können. Am meisten gefährdet sind die Patientinnen mit *illegal induzierten Aborten (Tentamen interruptionis).* Es kann jedoch bei jeder spontanen Fehlgeburt, insbesondere bei protrahiertem Verlauf, zu einer aufsteigenden Infektion kommen (s. S. 612).

Für die Ausbildung eines Endotoxinschocks sind die *Endotoxine* verantwortlich. Es handelt sich um hochmolekulare Lipopolysaccharide, die beim Zerfall gramnegativer Bakterien aus deren Zellwänden frei werden.

Endotoxine führen bei massiver Einschwemmung im Organismus zu folgenden systemischen Reaktionen:

- Vasokonstriktion im Hoch- und Niederdrucksystem,
- Verminderung des venösen Rückstroms zum Herzen,
- Erhöhung des Gefäßwiderstandes im Lungenkreislauf,
- Potenzierung der Wirkung von Katecholaminen,
- Aktivierung der Gerinnung,
- Zerstörung der Thrombozyten,
- Reduktion der Funktionen des RES.

Bei der Aktivierung der Gerinnung vermögen die Endotoxine nach initialer Hyperkoagulabilität eine disseminierte intravasale Gerinnung auszulösen, die zu einer Verbrauchskoagulopathie führen kann. Die reaktive Fibrinolyse ist zwar einerseits zur Auflösung der intravasalen Mikrothromben vorteilhaft, kann aber bei verstärktem Ablauf zu schweren Hämorrhagien führen, weil die Fibrinspaltprodukte andererseits die Gerinnung hemmen (s. S. 497 und Abb. 230).

Verlauf: Von der lokalen bakteriellen Besiedlung des Uterusinhaltes aus (lokalisierte intrauterine Infektion) kann die Entzündung das Myometrium befallen und bis zur Serosa vordringen. Aszendieren die Keime in die Tuben, so entwickelt sich eine Salpingitis, bzw. bei Beteiligung der Ovarien eine Salpingoophoritis *(infizierter/komplizierter Abort).* Bei beiden Ausbreitungswegen besteht die Gefahr der Pelveoperitonitis mit Douglas-Abszeß und – selten – der generalisierten Peritonitis (s. S. 614). Die Parametrien sind selten betroffen.

Jede dieser Verlaufsformen kann unvermittelt und unvorhersehbar zu der am meisten gefürchteten Komplikation, dem *Endotoxinschock,* führen.

Das Schockgeschehen manifestiert sich bevorzugt an den Nieren mit der Gefahr des frühen *Nierenversagens.* Die schnell einsetzende Organnekrose beruht auf einer Fibrinisierung der Mikrozirkulation *(disseminierte intravasale Gerinnung).* Der gleiche Vorgang kann sich auch an der Lunge in Form der sog. *Schocklunge* abspielen. Besonders gefahrvoll ist die *Kombination des septischen Schocks mit einem hypovolämischen Schock.*

Symptome und Diagnose: Zeichen der *beginnenden Infektion* sind:

- Fieber über 38°,
- Leukozytose,
- eitriger/blutiger, übelriechender Ausfluß,
- weicher, druckempfindlicher Uterus,
- Druckempfindlichkeit auf der (den) betroffenen Seite(n) im Unterbauch bei ein- oder beidseitigem Adnexbefund.

Zeichen und Kriterien des *Übergangs in einen septischen Abort* bzw. einen *Endotoxinschock* sind:

- zunächst septische Temperaturen mit Schüttelfrost,
- später verminderte Hauttemperatur (Temperatur der Großzehen unter Zimmertemperatur, weiße Akren – Nagelbettprobe),
- Differenz zwischen Hauttemperatur und rektaler Temperatur,

- Tachykardie und Hypotonie (100/100-Faustregel: Puls > 100/min, systolischer RR < 100 mm Hg),
- herabgesetzter Füllungszustand der peripheren Venen,
- Somnolenz – Koma,
- geringe oder fehlende Urinausscheidung (Oligurie, Anurie),
- niedriger zentraler Venendruck,
- pathologische Blutgasanalysen (Azidose durch Laktatanstieg),
- Schocklunge,
- abnormer Gerinnungsstatus,
- *Absinken der Thrombozyten,*
- Hämokonzentration.

Bei jedem Abort mit Temperaturen über 38° sind zur Verlaufsbeurteilung sofort folgende *diagnostische Maßnahmen* unter den Bedingungen der Intensivüberwachung in die Wege zu leiten:

- Keim- und Resistenzbestimmung der Erreger aus dem Zervikalkanal,
- fortlaufende Temperaturkontrolle,
- fortlaufende Blutdruck- und Pulskontrolle,
- Messung des zentralen Venendruckes,
- stündliche Kontrolle der Urinausscheidung (Dauerkatheter),
- Bestimmung des Gerinnungsstatus (kurzfristige Wiederholung),
- 2stündliche Kontrolle der Thrombozytenwerte,
- Harnstoff- und Elektrolytbestimmung.

Kontinuierliches Absinken des Blutdruckes und der Körpertemperatur, Abfall der Thrombozytenzahlen auf 155 000/mm³ bei noch normalem Fibrinogenspiegel und Nachlassen der Harnausscheidung stellen untrügliche Zeichen des beginnenden Endotoxinschocks dar (s. S. 498).

Therapie: Bei jedem fieberhaften Abort ist nach Anfertigung eines Abstriches aus dem Zervikalkanal bzw. aus dem Uteruskavum zur Keim- und Resistenzbestimmung (einschließlich spezieller Trägermedien zum Anaerobiernachweis) eine hochdosierte *Antibiotikabehandlung* einzuleiten; dabei sollen Präparate mit einem breiten Wirkungsspektrum, die auch Anaerobier beeinflussen, Verwendung finden. Substanzen mit überwiegend bakteriostatischem Effekt sind vorzuziehen, da diejenigen mit bakterizider Wirkung zu einer massiven Vernichtung von gramnegativen Bakterien, damit zu einer übermäßigen Ausschwemmung von Endotoxinen führen und infolgedessen die Gefahr eines Endotoxinschocks zunächst vergrößern.

Zugleich ist die Einleitung einer *Heparinprophylaxe* obligatorisch, um Fibrinniederschläge v. a. in der Mikrostrombahn der Nieren und der Lungen zu verhindern.

Als nächste Maßnahme steht unter Antibiotika- und ggf. Heparinschutz die *Entleerung des infizierten Uterusinhaltes* möglichst sofort, nicht später als innerhalb von 6–12 h, im Vordergrund der Behandlung. Die Dilatation des Zervikalkanals ist zu vermeiden, da dadurch Keime in die Blut- und Lymphbahnen einmassiert werden.

Bei noch nicht ausgestoßenem Abort kann versucht werden, die Entleerung mit Hilfe von *Wehenmitteln* herbeizuführen. Eine völlig erhaltene Zervix und ein geschlossener Muttermund machen, wenn sich die Zeichen des Endotoxinschocks einstellen und die Chemotherapie keinen Effekt erkennen läßt, die sofortige *Hysterektomie* erforderlich. Wird sie rechtzeitig durchgeführt, so kann man mit einer schlagartigen Unterbrechung des toxischen Geschehens rechnen.

Parallel müssen Volumensubstitution, Digitalisierung und die Verabreichung *α-adrenerger Substanzen* vorgenommen werden. Durch Höchstdosen von Kortikosteroiden (2 g/Injektion) läßt sich das Schockrisiko vermindern. Für eine ausreichende O_2-*Versorgung* (kontrollierte bzw. assistierte Beatmung) ist Sorge zu tragen.

Prognose: Der septische Abort und der Übergang in einen Endotoxinschock können weitgehend verhindert werden, wenn jede Fehlgeburt mit Temperaturen über 38° unter den Bedingungen der Intensivbehandlung diagnostisch und therapeutisch angegangen wird. Über 90% der Fälle sprechen auf eine hochdosierte Antibiotikabehandlung, kombiniert mit der Heparinprophylaxe, und die Entleerung des Uterus günstig an.

Bei Verschleppung der Maßnahmen verschlechtert sich die Prognose rapide. Sobald sich ein Schockgeschehen an den Nieren (Anurie) oder den Lungen (Schocklunge) manifestiert, gelingt es häufig nicht, den fatalen Ablauf aufzuhalten.

Durch die konsequente Frühbehandlung ließ sich die Mortalität des Endotoxinschocks von früher über 50% auf weniger als 10% senken. Es muß jedoch als Folge eines infizierten Abortes eine beachtliche Morbiditätsrate (Sterilität, Verwachsungsbeschwerden) in Kauf genommen werden.

Schwangerschaftsabbruch

In vielen Ländern Europas wurde die Abortgesetzgebung seit den 60er und 70er Jahren liberalisiert. Für eine Reihe von Staaten gilt die *Fristenlösung,* bei der eine Schwangerschaft legal bis zur 12. SSW unterbrochen werden kann (Frankreich, Italien, Österreich, Schweden, alle Ostblockstaaten außer Rumänien und Jugoslawien); in anderen Ländern bestehen **Indikationslösungen,** die großzügig ausgelegt werden können (England, Holland). In den USA ist die Fristenlösung bis zur 24. SSW ausgeweitet worden.

Indikationen

Das deutsche Gesetz, die Neufassung des § 218 aus dem Jahre 1976, stellt den Schwangerschaftsabbruch auch weiterhin grundsätzlich unter Strafe. Der Abbruch bleibt nur straffrei, wenn bestimmte Voraussetzungen erfüllt sind. Er ist zulässig:

1. wenn eine Gefahr für das Leben oder die Gefahr einer schwerwiegenden Beeinträchtigung des körperlichen oder seelischen Gesundheitszustandes der Schwangeren besteht (§ 218a Abs. 1.2; *medizinische Indikation*);
2. wenn das Kind aufgrund einer Erbanlage oder eines schädlichen Einflusses vermutlich geschädigt zur Welt kommen wird (§ 218a Abs. 2.1; *eugenische* oder *kindliche Indikation*),
3. wenn die Schwangerschaft die Folge einer Vergewaltigung ist (§ 218a Abs. 2.2; *kriminologische oder ethische Indikation*);
4. wenn die Gefahr einer schwerwiegenden, unzumutbaren und anderweitig nicht behebbaren Notlage von der Schwangeren abgewendet werden muß (§ 218a Abs. 2.3; *soziale oder Notlagenindikation*).

Bei Vorliegen einer medizinischen Indikation kann die Schwangerschaft zu jedem Zeitpunkt abgebrochen werden. Bei der eugenischen Indikation ist der Schwangerschaftsabbruch bis zum Ende der 22. Woche p.c. bzw. der 24. SSW p.m., bei der kriminologischen und der sozialen Indikation bis zum Ende der 12. Woche p.c. (bzw. der 14. Woche p.m.) erlaubt.

Die sog. Notlagenindikation wird in der Praxis vielfach als problematisch empfunden, da die Frage der Notlage und der Zumutbarkeit einer Belastung durch das Austragen der Schwangerschaft selten eindeutig beurteilbar sind und subjektivem Ermessen ein weiter Raum gegeben ist. In der Mehrzahl der Fälle sind die bestehenden sozialen Probleme durch den Abbruch auch nur vordergründig lösbar. Objektiv zwingende medizinische Indikationen sind selten.

Die Begrenzung der 12. Woche p.c. für die Fristenlösung gilt in vielen Ländern deshalb, weil bis zu dieser Zeit der Schwangerschaftsabbruch mit der Saugkurette durchgeführt werden kann und die Morbiditäts- und Mortalitätsrate bei dieser Methode und bis zu diesem Zeitpunkt am geringsten ist.

Ablauf des Verfahrens

Vor Durchführung des Schwangerschaftsabbruches muß sich die Schwangere durch eine anerkannte Beratungsstelle über die zur Verfügung stehenden öffentlichen und privaten Hilfen, die die Fortsetzung der Schwangerschaft erleichtern können, beraten lassen (§ 218b Abs. 1.1). [Diese *soziale Beratung* ist bei einer medizinischen Indikation nicht erforderlich (§ 218b Abs. 2.3).] Außerdem ist als Voraussetzung für einen Schwangerschaftsabbruch die *Aufklärung durch einen Arzt* über die medizinisch bedeutsamen Gesichtspunkte und Risiken des Eingriffes festgelegt (§ 218b Abs. 1.2). Ziel der Beratung durch den Arzt soll es sein, der schwangeren Frau eine *eigenverantwortliche Entscheidung* zu ermöglichen. Die **Beratungen müssen dem Abbruch mindestens 3 Tage vorausgehen.**

Der Arzt, der die **Indikation** zum Schwangerschaftsabbruch stellt, darf bei Vorliegen entsprechender Kenntnisse auch die **Beratung** durchführen, er darf jedoch nicht den Schwangerschaftsabbruch selbst vornehmen. Der Arzt, der den **Eingriff** vornimmt, muß sich von der Erfüllung der gesetzlich notwendigen Voraussetzungen überzeugen. Er ist an die festgestellte Indikation nicht gebunden, ist also eigen- und letztverantwortlich (§ 219).

Der Schwangerschaftsabbruch darf nur in einem Krankenhaus oder in einer hierfür zugelassenen Einrichtung vorgenommen werden.

Alle Schwangerschaftsabbrüche müssen dem Statistischen Bundesamt anhand spezieller Formulare – ohne Namensnennung – gemeldet werden.

Niemand ist verpflichtet, an einem Schwangerschaftsabbruch mitzuwirken. Dieser Absatz gilt nicht, wenn die Mitwirkung notwendig ist, um von einer Frau eine anders nicht abwendbare Gefahr des Todes oder einer schweren Gesundheitsschädigung abzuwenden [Art. 2 5. StrRG, (1) u. (2)].

Methoden des Schwangerschaftsabbruches

Die übliche operative Methode bis zur 12. SSW p.m. ist die **Saugkurettage** (Vakuumabsaugung) nach Dilatation des Zervikalkanals (s. S. 350). Der Eingriff erfolgt bei Graviditäten in der 9.–12. SSW nach vorheriger Applikation von Prostaglandinen, und zwar intravaginal als Scheidenzäpfchen oder intrazervikal als Gel oder als Injektion in die vordere Muttermundslippe oder als systemische Gabe intramuskulär zur Auflockerung der Zervix und Eröffnung des Zervikalkanals (s. S. 267). Dadurch wird die Dilatation des Zervikalkanals wesentlich erleichtert oder erübrigt sich sogar. Dieses Vorgehen empfiehlt sich bei Jugendlichen und bei Nulliparae oder bei rigider Zervix auch schon vor der 9. SSW.

Die Aspirationskurettage ist mit geringeren Risiken als die klassische Dilatation und Abortausräumung mit der stumpfen Kurette belastet, da infolge der schlanken Saugkanülen

- eine geringere Dilatation (bis 10 mm, bei Nulliparae nur bis 8 mm) erforderlich ist (Abb. 186 c),
- ein geringeres Verletzungsrisiko des Uterus besteht,
- der Uterus rascher und schonender entleert werden kann und damit der Blutverlust geringer ist (s. S. 350).

Die Saugkurettage wird heute in mehr als 75% der Schwangerschaftsabbrüche angewendet.

Nach der 12. SSW sind Absaugung oder Ausräumung zu gefährlich. Es ist dann die **medikamentöse Weheninduktion mit Prostaglandinen** zur Spontanausstoßung der Frucht angezeigt. Diese gelingt mit hoher Zuverlässigkeit entweder durch endozervikale, durch systemische intravenöse oder intramuskuläre Verabreichung.

Durch den Gebrauch von Prostaglandinen ist die Sterblichkeit und die Morbidität des Schwangerschaftsabbruches im mittleren Schwangerschaftsdrittel erheblich vermindert worden. Nebenwirkungen wie Übelkeit, Herzklopfen, Durchfälle können durch Verwendung der neuen uterusselektiven Prostaglandine weitgehend vermieden werden. Bei exakter Befolgung der Dosierungsrichtlinien für die einzelnen Prostaglandinanaloga bzw. Prostaglandinderivate kommen Komplikationen wie Zervixrisse infolge Überdosierung nur noch selten vor. Die Verabfolgung von Prostaglandinen sollte aber nur in der Klinik und von Erfahrenen unter sorgfältiger Überwachung erfolgen (s. S. 268).

Als wirksames und schonendes Verfahren hat sich die **intraamniale Instillation von Rivanol** erwiesen (10 ml einer 1:10 verdünnten Chinosol-Lösung).

Die **abdominale Hysterotomie (Sectio parva)** kommt heute nur in der fortgeschrittenen Schwangerschaft bei Versagen der erwähnten Methoden in Betracht. Bei zusätzlicher Indikation steht in seltenen Ausnahmefällen auch die Entfernung des Uterus (Hysterektomie, z. B. bei Uterus myomatosus) zur Diskussion. Mortalitäts- und Morbiditätsrisiko sind nach Hysterotomie und Hysterektomie allerdings um ein mehrfaches höher als nach allen anderen Eingriffen.

Häufigkeit des Schwangerschaftsabbruches

Im Jahre 1987 wurden in der BRD 88 540 Schwangerschaftsabbrüche dem Statistischen Bundesamt gemeldet; das entspricht 137,7 Abruptiones je 1000 Lebend- und Totgeborene oder 6,6 je 1000 Frauen im Alter zwischen 15 und 44 Jahren. Es wird geschätzt, daß tatsächlich 120 000-140 000 - möglicherweise sogar bis 200 000 - Abbrüche jährlich erfolgen. Die Differenz ist dadurch bedingt, daß Eingriffe nicht gemeldet werden oder im Ausland erfolgen.

Den Schwangerschaftsabbrüchen lagen 1987 die folgenden Indikationen zugrunde:

Allgemein-medizinische Indikation	9,0%
Psychiatrische Indikation	1,4%
Eugenische (kindliche) Indikation	1,2%
Ethische (kriminologische) Indikation	0,1%
Soziale (Notlage) Indikation	86,8%
Unbekannt	1,5%

Offensichtlich werden v. a. die soziale, aber auch die medizinische Indikation zu großzügig in Anspruch genommen.

Gesundheitliche Risiken

Das Risiko eines Schwangerschaftsabbruches ist neben der angewandten Methode (s. S. 353) vornehmlich vom Zeitpunkt des Eingriffes abhängig; mit dem Alter der Gravidität steigen Mortalität und Morbidität an.

Mortalität

In den Jahren 1980-1982 wurden in der BRD pro Jahr zwischen 1,1 und 4,4 Todesfälle auf 100 000 Eingriffe verzeichnet. Die Mortalität liegt bei Abbrüchen bis zur 8. SSW am niedrigsten (0,3 auf 100 000 Eingriffe) und steigt nach der 20. SSW um das 30fache an.

Morbidität

Die nach Schwangerschaftsabbrüchen auftretenden Erkrankungen sind oft langwierig; mitunter hinterlassen sie trotz aller Sorgfalt nicht wieder gutzumachende Schäden.

Die **Komplikationen** werden unterteilt in

- primäre Frühkomplikationen (bis zu 24 h nach dem Eingriff),
- sekundäre Frühkomplikationen (bis zu 4-6 Wochen nach dem Eingriff) und
- Spätkomplikationen.

Frühkomplikationen

Zu den Frühkomplikationen zählen Narkosezwischenfälle, Blutungen >500 ml, Zervixrisse, Uterusperforationen, Plazentaretentionen, Nachblutungen, unvollständige Entfernung der fetalen Teile, Entzündungen (Endometritis, Myometritis, Salpingitis, Peritonitis, Parametritis, septischer Schock). Im Jahre 1982 lag die Rate der gemeldeten *primären Frühkomplikationen bei 2,1%*. Über die Häufigkeit der sekundären Frühkomplikationen liegen keine zuverlässigen Zahlen vor. Als Folge solcher Ereignisse kommt es nicht selten zu dauernder Unfruchtbarkeit (s. S. 587). Die Saugkurettage weist mit ca. 4% eine niedrigere Komplikationsrate als die Ausschabung mit der stumpfen Kurette auf (6%). Nach der 12. SSW steigt die Zahl der Frühkomplikationen steil an, liegt jedoch nicht über 10%, wenn Prostaglandine benutzt werden (s. S. 354).

Spätkomplikationen

Eine zuverlässige Erfassung von Spätkomplikationen bereitet erhebliche Schwierigkeiten. Gesichert ist die *Zervixinsuffizienz*, die durch das *Risiko von Spätaborten und Frühgeburten in nachfolgenden Schwangerschaften* erhöht ist. Das Auftreten von Spätkomplikationen ist in hohem Maße abhängig vom Zeitpunkt der Durchführung eines Schwangerschaftsabbruches und der Technik der Uterusentleerung. Bei Eingriffen bis zur 8. SSW kommt es – wie bei den Frühkomplikationen – auch weniger häufig zu späten Komplikationen als nach einer Abruptio graviditatis jenseits der 9. SSW. Die Verwendung starrer Stifte und die Dilatation über 10 mm erhöht das Risiko für Störungen in nachfolgenden Schwangerschaften.

Man darf erwarten, daß künftig bei großzügiger Anwendung von Prostaglandinen zur Auflockerung der Zervix und bei bevorzugter Benutzung der Saugkurettage die Traumatisierung der Zervix weitgehend vermeidbar und daher die Gefährdung nachfolgender Schwangerschaftsverläufe geringer sein wird. Ein Zusammenhang zwischen Schwangerschaftsabbruch und sekundärer Sterilität ist nach den vorliegenden Erhebungen fraglich. Das gleiche gilt für das Auftreten einer Tubargravidität.

Bei rhesusnegativen Frauen muß stets bedacht werden, daß eine Abruptio graviditatis bereits in der 8. SSW zur Sensibilisierung führen kann und daß daher eine *Anti-D-Prophylaxe zwingend erforderlich* ist (s. S. 411).

Schwierig ist die Bewertung von *psychischen Störungen* als Folge von Schwangerschaftsabbrüchen. Mit Schuldgefühlen und Depressionen ist in ca. 15% zu rechnen. Weiterhin können sich psychosexuelle Störungen wie Frigidität, Anorgasmie und Vaginismus einstellen. Inwieweit hierbei der Schwangerschaftsabbruch selbst als auslösendes psychisches Trauma wirkt, oder wie weit die seelische Ausnahmesituation der ungewollten Schwangerschaft ursächlich von Bedeutung ist, läßt sich schwer feststellen.

Jedoch genügen alle diese Folgeerscheinungen, den Schwangerschaftsabbruch als Verfahren der Geburtenregelung abzulehnen.

Konsequenzen

Die Darlegungen führen zu der Forderung, notwendige Schwangerschaftsabbrüche möglichst vor der 9. SSW vorzunehmen. Die Frage einer Abruptio graviditatis bei einem jungen Mädchen oder einer jungen Frau, die noch nicht geboren hat, die sich aber für später Kinder wünscht, muß besonders kritisch geprüft werden, weil nach Schwangerschaftsabbrüchen häufiger Störungen in den nachfolgenden Graviditäten zu befürchten sind. Gerade für diese Gruppen ist *der Grundsatz, daß Empfängnisverhütung besser ist als Abtreibung,* besonders zu betonen. *Die Verbreitung von Kenntnissen auf dem Gebiet der Empfängnisverhütung gehört deshalb zu den wichtigsten ärztlichen Aufgaben im Bereich der präventiven Medizin.* Der Arzt kann auf diese Weise dazu beitragen, daß der Schwangerschaftsabbruch nicht als Verfahren der Familienplanung mißbraucht wird, und verhüten, daß den Frauen aus Unwissenheit Schaden erwächst.

Ektopische Schwangerschaft – Extrauteringravidität

Definition

Jede Einnistung des befruchteten Eies außerhalb des Corpus uteri wird als *ektopische* oder *extrauterine Gravidität* bezeichnet.

Häufigkeit – Ansiedlungsorte

Die Frequenz der Extrauteringravidität (EU) ist in den letzten Jahren weltweit auf fast das Doppelte angestiegen und dürfte gegenwärtig ca. 10:1000 Geburten betragen. Der **Lokalisation** nach unterscheidet man zwischen der

- *Tubargravidität* – Ansiedlung im Eileiter (95-98% der ektopischen Schwangerschaften),

- *Ovarialgravidität* – Implantation im Ovar (0,7–1,1% aller Extrauteringraviditäten),
- *Abdominalgravidität* – Nidation in der freien Bauchhöhle (1,6% aller Extrauteringraviditäten),
- *Zervikalgravidität* – Implantation in der Wand der Zervix (selten).

Ätiologie

Entsprechend der bevorzugten Lokalisation im Eileiter besteht die Hauptursache einer ektopischen Gravidität in einer Behinderung und damit Verzögerung des zeitlich streng determinierten Eitransportes durch die Tube. Mechanisch verlegend wirken sich Faltenverklebungen der Endosalpinx mit Taschen- und Nischenbildung nach früherer Endosalpingitis, auch als Folge fieberhafter Aborte mit Adnexbeteiligung oder puerperaler Adnexentzündungen, aus. Es besteht eine echte Korrelation zwischen einer **gonorrhoischen Salpingitis** und einer späteren Extrauteringravidität. Die Häufigkeitssteigerung der ektopischen Schwangerschaften hängt somit z. T. mit der Zunahme der Gonorrhö zusammen. Der postinfektiös oft nicht ganz vollständige Tubenverschluß erlaubt zwar noch das Vordringen der Spermien, aber die um ein Vielfaches größere und unbewegliche befruchtete Eizelle verfängt sich. Mindestens ⅓ aller ektopischen Graviditäten läßt sich auf *Eileiterentzündungen* zurückführen. Der gleiche Vorgang kann auch durch eine **Salpingitis isthmica nodosa** und eine **Tubenendometriose**, selten auch durch *Fehlbildungen der Tuben* (Divertikel) ausgelöst werden (s. S. 613 und S. 645).

Zusätzlich oder als alleinige Ursache können sich *Motilitätsstörungen* der Tuben als passagebehindernd auswirken, z. B. bei postinflammatorischen peritubaren Verwachsungen. Motilitätsstörungen müssen auch bei langgestreckten hypoplastischen Tuben mit schwach ausgebildeter T. muscularis angenommen werden, meist im Zusammentreffen mit einer insuffizienten Tubenschleimhaut. So trägt auch ein qualitativ (funktionell) und quantitativ defizienter tubarer Zilienbesatz zur Erschwerung des Transportes der befruchteten Eizelle bei (s. S. 613).

Weiterhin kommen als ätiologische Faktoren vorausgegangene, im Zuge einer Sterilitätsbehandlung durchgeführte *operative Eingriffe an den Tuben* in Betracht (Salpingolysis, Salpingostomie). Nach Refertilisierungsoperationen (s. S. 753) liegt das Risiko einer Eileiterschwangerschaft infolge tubarer Schäden bei 30%. Das bedeutet, daß alle die wegen Kinderwunsches an den Tuben vorgenommenen Wiederherstellungsoperationen mit einer erhöhten Rate an Tubargraviditäten belastet sind.

Nach Eingriffen zur *Tubensterilisation* besteht – unabhängig von der angewandten Methode – im Rahmen der Versagerquote (s. S. 98) eine erhöhte Inzidenz von Eileiterschwangerschaften (ca. 16:1000 p. op. eingetretene Schwangerschaften).

Zunehmende Bedeutung kommt in Verbindung mit der Frequenzzunahme unter den ätiologischen Faktoren der **Kontrazeption** zu. An einem Kausalzusammenhang zwischen der Anwendung von *Intrauterinpessaren (IUP)* und dem Auftreten einer ektopischen Gravidität besteht kein Zweifel. Etwa 5% aller Versager entfallen auf eine Tubargravidität. Gestagenbeschichtete IUP sind nach bisherigen Erfahrungen mit einem größeren Risiko belastet. Mitentscheidend für diese Prädisposition erweist sich der Zeitfaktor: je länger die Verweildauer des IUP, um so höher ist das Risiko. Als Ursache kommen eine eingeschränkte Motilität der Tuben und eine aszendierende Infektion in Frage.

Die *hormonelle Kontrazeption* scheint ohne Einfluß auf die Entstehung einer ektopischen Schwangerschaft zu sein. Einzig die gestagenhaltige Minipille ist offenbar mit einer – geringen – Risikoerhöhung verknüpft.

Nach *Ovulationsinduktion* steigt das Risiko einer ektopischen Gravidität, möglicherweise im Zusammenhang mit Polyovulationen.

Auch nach *In-vitro-Fertilisation und Embryotransfer* wurden vereinzelt Tubargraviditäten beobachtet – wohl verursacht durch zu hoch und unter Druck plazierte Blastozysten.

Der *Altersfaktor* spielt als Ursache einer ektopischen Gravidität eine zusätzliche Rolle. Einer Studie folgend steigt die Frequenz von 6,9 bei den 20- bis 29jährigen auf 12,9:1000 Schwangerschaften in der Gruppe der 30- bis 39jährigen an. Überwiegend sind Nulliparae betroffen.

In seltenen Fällen erfolgt die Implantation nicht in der Tube auf der Seite des Corpus luteum. Es liegen Beobachtungen darüber vor, daß es nach operativer Entfernung z. B. der rechten Tube und des linken Ovars zu einer ektopischen Schwangerschaft im linken Eileiter kommen kann. Man nimmt dafür den Mechanismus der „äußeren Überwanderung" an: *Die intakte, bewegliche Tube vermag die Eizelle nach dem im gegenüberliegenden Ovar erfolgten Eisprung im Douglas-Raum aufzufangen. (Die „innere Überwanderung" durch das Cavum uteri ist umstritten.)*

Gelegentlich muß die Ursache auch *in der Eizelle* selbst im Sinne einer beschleunigten Implantationsreife vermutet werden.

Vereinzelt kommt eine Extrauteringravidität gleichzeitig mit einer intrauterinen Schwangerschaft vor.

Grundsätzlich bieten ektopische Einnistungsorte *weder die räumlichen noch die nutritiven Voraussetzun-*

25 Die gestörte Frühschwangerschaft

gen für ein kontinuierliches, ungestörtes Wachstum der Frucht, so daß *sie meistens bereits zwischen der 6. und 12. SSW zugrunde geht.* Nur extrem selten wurden infolge einer günstigen Implantationsstelle lebensfähige Kinder beobachtet, die jedoch meist mit Verunstaltungen behaftet waren.

Eileiterschwangerschaft – Tubargravidität

Die Tubenschleimhaut ist zu einer begrenzten dezidualen Reaktion fähig. In ca. 20% kommt es parallel zu einer **dezidualen Umwandlung des Endometriums,** und in 30% tritt dort die von Arias Stella beschriebene Zellreaktion (große, epitheliale Endometriumzellen mit hypertrophen, lobulären, hyperchromatischen Kernen und vakuolig-schaumig verändertem Zytoplasma) auf. Beide Kriterien sind u. U. wichtig zur Diagnose und Differentialdiagnose (s. S. 359).

Der *Verlauf* einer Tubargravidität hängt weitgehend von der Einnistungsstelle ab. Erfolgt die *Implantation im ampullären Teil* der Tube (ca. 67%), so kommt es zum **Tubarabort,** während sie in den **uterusnahen, engen Abschnitten** (Pars isthmica ca. 28%, Pars interstitialis ca. 5%) unweigerlich zur **Tubarruptur** führt.

Tubarabort

Die Pars ampullaris der Tube bietet dem Trophoblasten und der Embryonalanlage zunächst genügend Ausdehnungsfläche, verfügt auch wie die gesamte Tubenschleimhaut über eine begrenzte Fähigkeit zur Dezidualisation. Nach wenigen Wochen kommt es jedoch zur Beendigung und daher zum Einreißen der Dezidua capsularis – als innerer Fruchtkapselaufbruch bezeichnet – mit Eröffnung dezidualer und intervillöser Gefäße, zunächst nicht bedrohlichen konsekutiven Sickerblutungen in Tubenwand und -lumen und Ausbildung einer Hämatosalpinx. Durch das aus der Ampulle heraussickernde und gerinnende Blut entsteht ein **peritubares Hämatom** und durch Ansammlung im Douglas-Raum eine **retrouterine Hämatozele.** Die Frucht wird durch Tubenkontraktionen in Richtung Bauchhöhle ausgestoßen (Abb. 188). Ganz vereinzelt kommt es dabei sekundär zu einer Ruptur der ampullären Tubenwand (sekundäre oder Spätruptur).

Selten vermag sich der Trophoblast nach Ausstoßung aus der Pars ampullaris der Tube in der freien Bauchhöhle erneut einzunisten. Ebenso selten ist das Vordringen des Trophoblasten per continuitatem in das freie Abdomen. In beiden Fällen handelt es sich dann um eine sekundäre Abdominalgravidität.

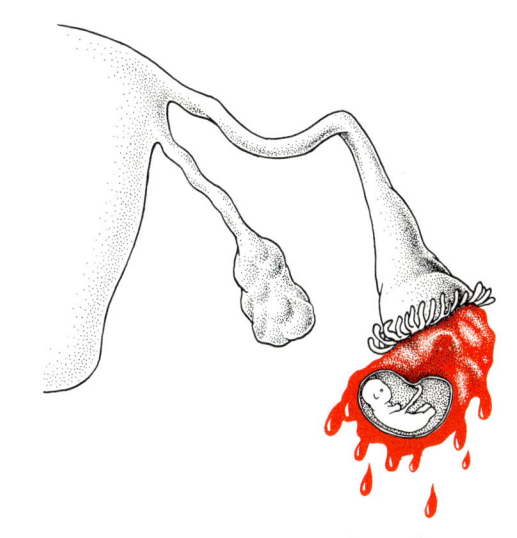

Abb. 188. Tubarabort: Ausstoßung der Frucht aus dem ampullären Tubenende in die Bauchhöhle mit Entwicklung eines peritubaren Hämatoms

Tubarruptur

Ganz andere Konsequenzen ergeben sich nach einer Implantation in den engen uterusnahen Abschnitten des Eileiters, die von vornherein keine flächenhafte Ausbreitung des Trophoblasten gestatten. Die Zotten dringen daher schnell tief in die Wand des Eileiters durch die T. muscularis und T. serosa hindurch und bedingen durch diese Wachstumsrichtung eine begrenzte (knotige) Auftreibung des betreffenden Tubenabschnitts. Der Durchbruch in die freie Bauchhöhle – als äußerer Fruchtkapselaufbruch bezeichnet – ist nur eine Frage der Zeit, erfolgt dann immer schlagartig und geht durch Arrosion größerer Äste der A. ovarica oder des R. tubarius der A. uterina mit starken lebensbedrohlichen Blutungen in das Abdomen einher (Hämoperitoneum; Abb. 189). Erfolgt die Ruptur zwischen die Blätter des Lig. latum, so entsteht ein von der

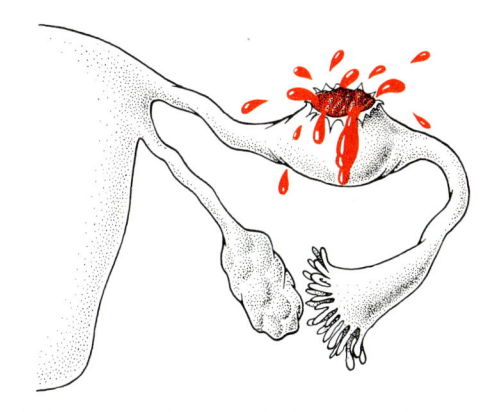

Abb. 189. Tubarruptur: Durchbruch des Trophoblasten durch die Tubenwand mit arterieller Blutung

Bauchhöhle abgekapseltes Hämatom. Am bedrohlichsten wirkt sich infolge plötzlicher massiver Blutungen die interstitielle Gravidität aus.

Das Blut wird im Abdomen mechanisch durch die Darmperistaltik defibriniert, ist also ungerinnbar.

Symptome

Die Symptomatik der Extrauteringravidität wird maßgeblich durch den Implantationsort bestimmt.

Der *Tubarabort* löst durch den allmählichen Ablauf zwar auffallende, aber sich nur allmählich steigernde Symptome aus, wie:

- *eine (meist schwache) kontinuierliche oder intermittierende Blutung ex utero nach einer sekundären Amenorrhö von 6-8 Wochen,* im Sinne einer Entzugsblutung als Folge des absterbenden Trophoblasten und des regressiven Corpus luteum graviditatis,
- leichte ziehende Schmerzen im Unterbauch,
- zunehmende Blässe,
- Eisenmangelanämie,
- Schwächegefühl, gelegentlich Ohnmachten,
- Leukozytose (bis 15000/mm^3),
- subfebrile Temperaturen.

Die Tubarruptur führt oft ohne Prodromalzeichen zu:

- *intensiven Schmerzattacken im Unterbauch mit Ausstrahlen in den Oberbauch,*
- Schulterschmerz (durch Reizung des N. phrenicus),
- Zeichen des akuten Abdomens wie Bauchdeckenspannung, Übelkeit, Erbrechen,
- einem hämorrhagischen Schock mit Tachykardie, Hypotonie und Bewußtlosigkeit.

Diagnose

Die Diagnose einer *Tubarruptur* bietet infolge der eindeutigen Symptomatik kaum Schwierigkeiten; die Notsituation des akuten Abdomens und des hämorrhagischen Schocks erfordert unverzüglich, unter Verzicht auf eingehende differentialdiagnostische Maßnahmen, die Laparotomie.

Bei schleichendem Verlauf, wie er für den *Tubarabort* kennzeichnend ist, müssen jedoch alle Hinweiszeichen sorgfältig analysiert werden. Dazu gehört v. a. die Erhebung anamnestischer Daten.

Meistens ergibt sich eine chrakteristische *Menstruationsanamnese:* Etwa 6-8 Wochen nach der letzten regelrechten Periode treten intermittierende oder kontinuierliche Schmierblutungen, nicht selten mit zunehmenden *Schmerzattacken* und *Schwächezuständen* auf.

Die gynäkologische *Vorgeschichte* liefert oftmals Anhaltspunkte. In ca. 20% bestand bisher Kinderlosigkeit mit oder ohne operative Sterilitätsbehandlung. In 25% werden frühere Adnexentzündungen angegeben, und in 30% gingen Aborte oder eine Extrauteringravidität voraus.

Die *gynäkologische Untersuchung* liefert wichtige Verdachtsmomente, aber nicht immer eine eindeutige Diagnose. Wie bei einer intrauterinen Gravidität finden sich bei der *Inspektion* der Introitus, die Vagina und die Portio vaginalis livide verfärbt. Der Uterus ist aufgelockert, leicht vergrößert; erst später imponiert er kleiner als es dem errechneten Gestationsalter entspricht.

Die intakte Tubargravidität kann *palpatorisch* meist nicht ermittelt werden. Jedoch findet sich häufig der sog. *Portioschiebeschmerz,* der bei der explorativen Bewegung des Uterus durch die Schmerzhaftigkeit des befallenen Eileiters ausgelöst wird. Erst peritubare und retrouterine Hämatome lassen sich als diffuse, teigige schmerzhafte Resistenzen erkennen. Die Blutansammlung im Douglas-Raum bedingt eine Vorwölbung des hinteren Scheidengewölbes mit großer Schmerzempfindlichkeit.

Die Verfeinerung der *immunologischen Schwangerschaftstests* hat entscheidend zur Früherkennung und damit zur organerhaltenden Operation beigetragen. Mit den neueren hochempfindlichen β-hCG spezifischen immunologischen Tests mit einer Empfindlichkeitsschwelle von 5-50 IE/l Urin beträgt die diagnostische Sicherheit heute praktisch 100% (s. S. 261).

Ergänzend kommen zur Frühdiagnostik der *radioimmunologische* β-hCG-Nachweis im Blutplasma in Frage; die Methoden sind zwar aufwendiger und beanspruchen mehr Zeit, ermöglichen jedoch mit einer Empfindlichkeitsschwelle von 3 IE/l Plasma die Diagnose einer Gravidität schon wenige Tage nach der Implantation.

Als wichtige diagnostische Maßnahme hat die *Ultrasonographie* zu gelten (Abb. 159). Sie erlaubt dem Geübten in der Mehrzahl der Fälle

- den Ausschluß einer intrauterinen Gravidität (cave Pseudogestationssack infolge der dezidualen Reaktion des Endometriums!),
- die Erkennung der Implantationsstelle und evtl. Vitalitätszeichen (Herzaktion),
- die Darstellung der peritubaren oder retrouterinen Blutansammlungen.

Negative Befundergebnisse schließen jedoch eine ektopische Gravidität nicht mit letzter Sicherheit aus.

Die *Endometriumbiopsie* zum Nachweis der dezidualen Reaktion einschließlich des *Arias-Stella-Phänomens* ist durch die Verbesserung der übrigen Nachweismethoden überholt. Das gleiche gilt auch für die in Operationsbereitschaft vorzunehmende *Douglas-Punktion (Kuldozentese)* zum Nachweis eines retrouterinen Hämatoms, da ein negatives Ergebnis die ektopische Ansiedlung nicht ausschließt.

Im Vordergrund der diagnostischen Methoden steht die *Laparoskopie.* Sie erlaubt es, die Implantationsstelle, z. B. an der Tube, ebenso Blutansammlungen, direkt dem Auge zugänglich zu machen. Auf diese Weise können etwa 25% der extrauterinen Graviditäten noch im intakten Stadium aufgedeckt werden.

So steht die *(Früh-)Diagnostik* der Extrauteringravidität auf 3 Pfeilern:

- immunologischer Schwangerschaftsnachweis mit hochempfindlichen Tests,
- Ultraschalldiagnostik,
- Laparoskopie.

Differentialdiagnostisch müssen ausgeschlossen werden: eine

- intrauterine Gravidität,
- akute Salpingitis,
- rupturierte Corpus-luteum-Zyste,
- stielgedrehte Ovarialzyste,
- akute Appendizitis,
- akute Pelveoperitonitis.

Therapie

Die Behandlung besteht in der umgehenden operativen Entfernung des Schwangerschaftsproduktes. Dank der verbesserten diagnostischen Verfahren sind die Früherkennung und ein frühes operatives Eingreifen mit tubenerhaltenden Operationsverfahren häufiger möglich geworden.

Das konservierende operative Vorgehen mit Hilfe der *Salpingotomie* und Ausstreichen, Absaugen oder Herauspräparieren des Trophoblasten, entweder per laparotomiam mit mikrochirurgischen Verfahren oder unter endoskopischer Sicht – zunehmend mit Hilfe der Lasertechnik –, gelangt vornehmlich bei ampullärem oder ampullennahem Sitz zur Anwendung. Bei Implantation im mittleren und isthmischen Abschnitt wird ggf. die *(partielle) Resektion* mit unmittelbar anschließender (einzeitiger) oder späterer (zweizeitiger) Reanastomose vorgenommen. In geeigneten Fällen kommt dieses Verfahren auch nach erfolgter Ruptur noch in Frage (s. S. 357).

Man muß aber bedenken, daß damit u. U. eine Prädisposition für eine weitere spätere Extrauteringravidität geschaffen wird (ca. 15–20%).

Wegen dieses Risikos einer rezidivierenden ektopischen Gravidität ist die vorherige Aufklärung und Einwilligung der Patientin vonnöten.

Bei verspäteter Diagnose muß die betroffene Tube häufiger exzidiert werden *(Salpingektomie).*

Eine *Anti-D-Prophylaxe* ist indiziert (s. S. 411).

Seltene Lokalisationen der ektopischen Schwangerschaft

Interstitielle Gravidität

Die Implantation in der pars interstitialis der Tube nimmt infolge der anatomischen Verhältnisse und des klinischen Verlaufes eine Sonderstellung ein. Ihre Häufigkeit beträgt ca. 1–5% aller Tubargraviditäten.

Nach meist geringgradigen und relativ spät einsetzenden Beschwerden erfolgt die Ruptur in der Uteruswand plötzlich und führt zu massiver innerer Blutung mit hämorrhagischem Schock, so daß häufig nicht mehr die Zeit zur eingehenden Diagnostik bleibt, sondern unmittelbar laparotomiert werden muß.

Ovarialgravidität

Versagt der *Auffangmechanismus der Fimbrien,* so können Befruchtung und Implantation im Bereich des gesprungenen Follikels oder der Ovarialoberfläche (intrafollikuläre oder superfizielle bzw. kortikale oder subkortikale Ovarialgravidität) die Folge sein. Die Häufigkeit beträgt 0,7–1,1% aller ektopischen Graviditäten. Die Ruptur erfolgt später als bei der Tubargravidität.

Abdominalgravidität

Die Implantation kann im ganzen Bauchraum am parietalen oder viszeralen Peritoneum oder Netz stattfinden. Die Frequenz beträgt ca. 1,6% aller Extrauteringraviditäten. Handelt es sich um eine primäre Bauchhöhlenschwangerschaft, so muß die Eizelle nach dem Follikelsprung in die freie Bauchhöhle gelangt und durch nachfolgende Spermien befruchtet worden sein *(primäre Abdominalgravidität).* Häufiger dürfte jedoch eine *sekundäre Abdominalgravidität* nach einem Tubarabort sein.

Die Gefahr liegt in der jederzeit möglichen profusen intraabdominalen Blutung bei gleichzeitig erschwerter Suche nach dem Implantationsort.

Die Entfernung einer Abdominalgravidität kann sich durch die Lokalisation der Plazenta und die Gefahr bedrohlicher Blutungen bei der Ablösung schwierig gestalten. Eventuell muß die Plazenta belassen oder in die Bauchdecken eingenäht (Marsupialisation) und in einer 2. Sitzung entfernt werden.

Fortgeschrittene Abdominalgraviditäten jenseits der 28. SSW gehören zu den Raritäten. Kommt es zum Absterben der Frucht, so kann sie mumifiziert werden oder durch Kalkeinlagerungen zu einem Lithopädion als harter Fremdkörper werden.

Zervikalgravidität

Sie ist glücklicherweise ein sehr seltenes Ereignis, ihre Frequenz scheint jedoch mit der Zahl der individuellen Schwangerschaftsabbrüche zuzunehmen.

Charakteristisch ist die plötzliche profuse Blutung mit akuter Bedrohung nach einem zunächst symptomarmen Schwangerschaftsverlauf infolge der Arrosion der größeren Gefäße der muskelarmen Zervixwand. Immer handelt es sich um eine Placenta accreta oder increta. Lebensrettend muß unverzüglich die Hysterektomie als Notfalloperation erfolgen; die organerhaltende Ausräumung und nachfolgende Tamponade ist risikovoll.

Die Differentialdiagnose gegenüber einem Zervikalabort (s. S. 348) kann schwierig sein, wird aber durch die Ultrasonographie erleichtert, wenn es gelingt, den geschlossenen inneren Muttermund und das kleine, derbe Corpus uteri darzustellen.

Prognose

Die mütterliche **Mortalität** ist gegenüber früher deutlich zurückgegangen. Bezogen auf ektopische Schwangerschaften generell beträgt die Mortalitätsrate etwa 0,025–0,8:1000.

Die **Morbidität** ist gering. Die Patientinnen erholen sich meist auffallend rasch. Die Fertilität kann unbeeinträchtigt sein, wenn der andere Eileiter gesund und funktionsfähig ist. Jedoch besteht ein Risiko von 10–30% für eine Wiederholung der Extrauteringravidität sowohl in der erhaltenen (restaurierten) als auch in der kontralateralen Tube.

Etwa 30–40% der betroffenen Frauen machen erfolgreiche intrauterine Schwangerschaften durch.

Gestationsbedingte Trophoblasterkrankungen (GTE)

Die schwangerschaftsbedingten proliferativen Trophoblasterkrankungen bilden im Rahmen fetaler Verluste nur eine kleine Gruppe. Ihre klinische Bedeutung liegt jedoch in der ernsten Bedrohung der Mutter. Sie gehören zu den hormonproduzierenden Neubildungen und liefern infolge ihrer **hCG-Pro-** **duktion** einen zuverlässigen **Tumormarker**, der das klinisch entscheidende Kriterium für Dignität und Verlauf bildet.

Die seltenen, nicht schwangerschaftsbedingten Trophoblasttumoren, die in Ovarien, bei Männern in den Testes und in anderen Strukturen entstehen können, gehören in den Formenkreis der Teratome (s. S. 722).

Definition und Klassifizierung

Die gestationsbedingten Trophoblasterkrankungen stellen entgegen der noch bis vor wenigen Jahren gültigen Annahme kein nosologisch und pathogenetisch einheitliches Krankheitsbild dar. Aufgrund der zytogenetischen Erkenntnisse müssen zumindest 2 pathogenetische Einheiten als Ausgangspunkt der primären Veränderungen des Trophoblasten und der morphologischen Manifestation der Blasenmole – Mola hydatiformis – unterschieden werden (WHO 1983). Das schließt nicht aus, daß die morphologisch-histologische Dignität (benigne/maligne) und der klinische Verlauf ein variierendes, dynamisches Verhalten zeigen.

Die **Klassifizierung** erfolgt nach makroskopischen und mikroskopischen Merkmalen, die trotz fließender Übergänge den Schweregrad und das klinische Vorgehen bestimmen, in:

- die Mola hydatiformis (hydatiforme Mole – Blasenmole),
  - partielle Blasenmole,
  - komplette – „klassische" – Blasenmole,
- die invasive Blasenmole (Chorionadenoma destruens – destruierende Blasenmole),
- das Chorionkarzinom.

Der Begriff „Trophoblasttumoren" umfaßt die invasiven und metastasierenden Wucherungen, also die invasive Blasenmole und das Chorionkarzinom.

Ätiologie – Pathophysiologie

Trophoblasterkrankungen treten ausschließlich beim Menschen auf.

Aus zytogenetischer und auch klinischer Sicht müssen **2 distinkte Formen der Blasenmole**, die Mola hydatiformis partialis und die Mola hydatiformis totalis – die komplette, „klassische" Blasenmole – unterschieden werden.

Partielle Blasenmole (Mola hydatiformis partialis)

Die partielle molige Degeneration des Trophoblasten ist in der Mehrzahl Teil des Triploidiesyndroms (s. S. 109). Etwa 70% der partiellen Trophoblastveränderungen besitzen einen triploiden Karyotyp. Die Häufigkeit dieser Form der numerischen Chromosomenaberrationen wird auf 1–2% aller Konzeptionen veranschlagt. Die Chromosomenanomalie geht mit lokal begrenzten, offenbar durch die genetische Konstellation programmierten hydatiformen Veränderungen des Trophoblasten einher. So wird heute die *partielle Blasenmole als zum Triploidiesyndrom gehörig* und mit bestimmten morphologischen und klinischen Kennzeichen definiert (s. unten).

Der Trophoblast zeigt neben normal entwickelten Zotten solche mit Stromaödem, zentralem Ödemsee und geringer Vaskularisierung bei gleichzeitiger lokal begrenzter Hyperplasie des Synzytiotrophoblasten. Die äußere Zottenbegrenzung ist in diesen Regionen auffällig zerklüftet. Im frühen Gestationsalter – die Manifestation dieser Trophoblastveränderungen beginnt etwa um den 60.–70. Tag p. m. – finden sich kleinere Bläschenstrukturen und zahlreiche sekundäre Villi. Später treten größere Bläschen in Erscheinung, weniger zahlreich sekundäre Villi und kaum Stromakapillaren, dagegen häufiger Areale mit einer Hyperplasie des Synzytiotrophoblasten.

Ein Embryo bzw. Fetus und – mangelhaft entwickelte – *fetale Gefäße sind immer vorhanden.* Die meisten dieser Graviditäten enden als Abort; unter zytogenetisch abnormen Fruchtabgängen finden sich rund 20% mit einer triploiden Chromosomenkonstellation. Nur bei etwa 1:10000 Conceptus wird die Schwangerschaft länger durchlaufen, und es kommt zur (Früh-)Geburt eines schwer mißbildeten Kindes, das perinatal zugrunde geht. Ein Fetus mit einem triploiden Chromosomenkomplement zeigt grobe multiple Anomalien (z. B. faziale Dysmorphie, Mikrognathie, Syndaktylie, Spina bifida, Vorhof-Septum-Defekt, Zysternnieren, Optikuskolobome).

Das zusätzliche haploide Chromosomenkomplement ist in der Mehrzahl der beobachteten Fälle mit partieller Blasenmole väterlicher Herkunft; es handelt sich also um eine *Diandrie,* dabei häufiger um eine *Dispermie* als um die Fertilisation mit einem diploiden Spermium (s. S. 109).

Die maligne Entartung ist selten, aber bezüglich des klinischen und therapeutischen Verhaltens nicht zu vernachlässigen (s. unten).

Komplette – „klassische" – Blasenmole (Mola hydatiformis totalis)

Die Mola hydatiformis verdankt ihren Namen der hydropischen, ödematösen Degeneration des Zottenstromas bei gleichzeitiger, wenn auch unterschiedlich starker *Proliferation* und *Hyperplasie* des *Zyto- und Synzytiotrophoblasten.* Diese führen zu segmentartig verteilten, traubenförmigen Anhäufungen von deformierten Zotten mit *zentralen Ödemseen.* Stromakapillaren sind nur spärlich vorhanden. Die *„Bläschen"* können Ausdehnungen bis zu 0,5 cm Durchmesser und mehr erreichen und sind daher schon mit bloßem Auge sichtbar. Die Veränderungen *beginnen früh und betreffen den Trophoblasten in seiner gesamten Anlage.*

Für die Ausbildung des Stromaödems scheint ein *frühes Versagen der primären Vaskularisation der Zotten* entscheidend zu sein (Abb. 190). Dafür spricht auch, daß die abartige Entwicklung schon früh, etwa 1 Monat p. c. einsetzt, also zu einem Zeitpunkt,

Abb. 190. Blasenmole (Mola hydatiformis). Die Zotten sind groß und ödematös aufgequollen. Im Stroma erkennt man nur wenige Fibroblasten. Gefäßanlagen sind im Stroma nicht vorhanden. Der Trophoblast ist stellenweise sehr dünn ausgezogen, die Zweischichtung ist verlorengegangen. An anderen Stellen wird eine Hyperproliferation des Synzytio- und Zytotrophoblasten beobachtet (*helle Zellen mit scharfen Grenzen* = Zytotrophoblastzellen; *dunkle Anteile* = Synzytium)

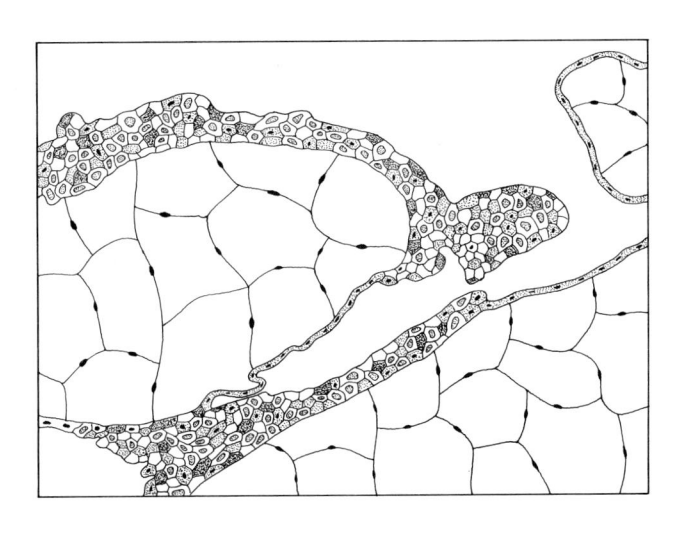

zu dem normalerweise die Zirkulation zwischen Embryo und Trophoblast etabliert sein sollte (s. S. 160). *Der Embryo fehlt* oder ist hochgradig degenerativ verändert. Insofern ist die hydatiforme Entartung des Trophoblasten eher das sekundäre Phänomen einer defekten Keimanlage. Dafür spricht die Tatsache, daß sich bei ⅔ aller *Windeier* (Abortiveier im engeren Sinne, Windmole, Embryonalmole) Zottenveränderungen mit hydatiformer Degeneration finden, so daß diese pathologischen Fruchtanlagen gleichsam als *Prodromalstadien* der *Mola hydatiformis* angesehen werden können. Windeier – „blighted ova" – ohne molige Degeneration des Trophoblasten enden bereits im ganz frühen Schwangerschaftsstadium als Abort, während die Abstoßungsbestrebungen bei ausgeprägter Blasenmole später, nach der 12. SSW auftreten.

Heute weiß man, daß der zugrundeliegende Basisdefekt auch auf einem abnormen Befruchtungsvorgang beruht. In ca. 90% findet sich bei der kompletten Blasenmole ein Karyotypus 46,XX ausschließlich paterner Herkunft, so daß die **komplette Blasenmole androgenetischen Ursprungs** ist. Zytogenetischen Analysen zufolge muß der weibliche Pronukleus der befruchteten Eizelle sehr früh eliminiert worden sein, oder aber er fehlte, während der männliche duplizierte. Die Verdoppelung eines X-tragenden Spermiengenoms nach Zugrundegehen des Eizellengenoms hat als Entstehungsmodus für weitaus die Mehrzahl der kompletten Blasenmolen zu gelten.

Nur 8–9% der kompletten hydatiformen Molen besitzen einen Karyotypus 46,XY. Diesen Fällen liegt nachweislich die Fertilisation einer „leeren" Eizelle mit einem X-tragenden und einem Y-tragenden Spermatozoon, also eine *Dispermie* zugrunde. Die theoretisch mögliche dispermische 46,XX-Variante, deren Frequenz rechnerisch auf ca. 2% veranschlagt wird, ist bis jetzt noch nicht nachgewiesen.

Diese weitreichenden Erkenntnisse sind nicht nur ätiologisch, sondern auch im Hinblick auf die *Entartungspotenz der kompletten Mola hydatiformis* von Bedeutung und rückten die *genetische Ursache* der Trophoblasttumoren erneut in den Vordergrund.

Da die homologen Chromosomen einer 46,XX-Blasenmole genetisch identisch sind, könnten Gene mit rezessivem Erbgang zur Expression gelangen, die in heterozygotem Zustand durch die Anwesenheit eines normalen Allels nicht exprimiert werden. Als Stütze dieser „rezessiven Expressionshypothese" wurde schon länger die höhere Inzidenz der Trophoblasterkrankungen in den asiatischen und einigen lateinamerikanischen Ländern im Zusammenhang mit der dort häufigeren Verwandtenehe, d. h. Blutsverwandtschaft, herangezogen.

Das stärkste Argument gegen diese Hypothese liefern die auf einer Dispermie beruhenden Blasenmolen 46,XY, deren Genom ja heterozygot sein muß. Möglicherweise spielt jedoch das Y-Chromosom im Zusammenhang mit der Entartungspotenz der Mola hydatiformis eine Rolle. 3–10% der kompletten Blasenmolen entarten zu einem Chorionkarzinom und 74% von diesen weisen einen Karyotypus 46,XY auf. So stellt sich die Frage nach dem genetischen Einfluß des Y-Chromosoms und des H-Y-Antigens auf den Prozeß der malignen Transformation.

Auch das Konzept einer *immunologischen Ätiologie* infolge einer besonderen antigenen Konstellation von Mutter und Conceptus bzw. Trophoblasttumor mit der erniedrigten Abstoßungspotenz von seiten der Mutter erhielt durch die zytogenetischen Ergebnisse neue Impulse.

Im Zusammenhang mit der Ätiologie müssen auch die *Risikofaktoren* für das Auftreten einer Blasenmole gewertet werden. Es sind:

- mütterliches Alter (wie beim M. Down tragen die ganz jungen Frauen und solche im fortgeschrittenen Gebäralter ein erhöhtes Risiko, s. S. 109),
- vorausgegangene Schwangerschaften und deren Verlauf: Das Risiko steigt um das 20- bis 40fache nach vorausgegangener Blasenmole; die Gefahr ist geringer, wenn zwischenzeitlich eine normale Schwangerschaft ablief,
- ABO-Konstellation: Das Risiko ist am größten, wenn die Mutter der Blutgruppe A, der Vater aber der Blutgruppe 0 angehört. Es liegt 10mal höher als bei der Konstellation ♂ A ∞ ♀ A.
- Keinen Einfluß übt entgegen früheren Annahmen die RH-Konstellation aus.
- Das väterliche Alter als Risikofaktor ist umstritten.

Invasive Blasenmole – Chorionadenoma destruens – Destruierende Blasenmole (Mola hydatiformis destruens)

Der mütterliche Organismus scheint nicht in der Lage zu sein, die Proliferationsfähigkeit des im Sinne einer Mola hydatiformis veränderten Trophoblasten zu begrenzen, wenn sich auch in der Mehrzahl keine Zeichen invasiven Wachstums finden. In ca. 15% persistieren jedoch die normalerweise auf die Phase der Implantation begrenzten und streng regulierten erosiven Eigenschaften, und der hydatiform erkrankte Trophoblast dringt über die Dezidua hinaus in das Myometrium und womöglich weiter durch die Serosa in extrauterine Regionen vor. Dann handelt es sich um eine invasive Blasenmole *(Chorionadenoma destruens, destruierende Blasenmole).* Durch Ausschwemmen von Trophoblastmaterial in den mütterlichen Kreislauf können in diesen Fällen *„metastatische" Herde,* v. a. in den Lungen, entstehen, die jedoch meist reversibel sind.

Dieses Phänomen unterscheidet sich nur quantitativ von der Verschleppung von Trophoblastzellen während der normalen Schwangerschaft, die schnell nach Erschöpfung ihrer proliferativen Potenz zugrunde gehen und ohne pathologische Bedeutung sind.

Histomorphologisch entspricht das Chorionadenoma destruens der Mola hydatiformis, wenn auch die Proliferation stärker ausgeprägt ist; Zeichen der malignen Entartung fehlen.

Chorionkarzinom

Anders verhält es sich mit dem *Chorionkarzinom*, einem hochgradig malignen Tumor. Er besteht histologisch nur aus karzinomatös entarteten, *anaplastischen Zytotrophoblast- und Synzytiotrophoblastanteilen* in wechselnder Relation. Im Unterschied zur Blasenmole sind *keine* Zotten (mehr) nachweisbar (Abb. 191). Makroskopisch handelt es sich um *knotige Tumoren* unterschiedlicher Größe, die *hämorrhagisch durchsetzt* und dadurch *blauviolett verfärbt* sind.

Etwa die Hälfte aller Chorionkarzinome entwickelt sich aus einer kompletten Blasenmole. Die Entartung kann sich sowohl lokal im Uterus als auch isoliert in Metastasen vollziehen. Das Risiko einer Patientin mit einer Mola hydatiformis, ein Chorionkarzinom zu entwickeln, liegt zwischen 3 und 7%. In diesen Fällen muß eine maligne Transformation des im Sinne einer Mola hydatiformis veränderten Trophoblasten angenommen werden. Partielle Blasenmolen entarten selten, sind aber dennoch mit einem geringen, realen Malignisierungsrisiko belastet.

Ein Chorionkarzinom kann sich jedoch unvermittelt und unvorhersehbar in einer bis dato unverdächtigen Plazenta entwickeln. *Etwa 30% der Chorionmalignome gehen auf Spontanaborte zurück.* Das Risiko steigt mit der Zahl der vorangegangenen Aborte jeweils um ein Mehrfaches an. Das mütterliche Gebäralter geht in die Risikoberechnung mit ein. Die restlichen *20% entstehen im Anschluß an normale Schwangerschaften* jenseits der 20. SSW. Der Abstand zwischen der vorausgegangenen Geburt und dem Auftauchen chorionkarzinomatöser Herde ist meist gering und auf die *Zeit des Wochenbettes* beschränkt, kann aber auch bis zu mehreren Jahren betragen. Selten werden maligne Trophoblasttumoren im Zusammenhang mit einer *Extrauteringravidität* beobachtet.

Die Chorionkarzinome metastasieren ausschließlich hämatogen und praktisch in alle mütterlichen Organe, bevorzugt jedoch in *Lunge, Vagina, Gehirn* und *Leber*. Nicht selten erweckt die Symptomatik der Organmetastasen den ersten Verdacht auf eine maligne Trophoblasterkrankung nach einer vorausgegangenen unauffälligen Gravidität. Spontane Regressionen der Metastasen kommen vor. *Der Verlauf des Chorionkarzinoms ist unvorhersehbar.*

Häufigkeit

Die *Häufigkeit der Mola hydatiformis* beträgt in Europa und den USA ca. 1:1500 bis 1:2000 Geburten; in asiatischen, afrikanischen und einigen südamerikanischen Bevölkerungen liegt die Frequenz etwa 4- bis 10fach höher. Die *Häufigkeit des Chorionkarzinoms* wird mit 1:20000 angegeben. Eine *abnehmende* Frequenz der Trophoblasterkrankungen zeigt sich dort, *wo die Früherfassung in der Gravidität gewährleistet ist.*

Symptome

Die Symptomatik der Trophoblasterkrankungen entspricht der des drohenden Abortes; es treten *unregelmäßige, unterschiedlich starke Blutungen* auf, meist verbunden mit krampfartigen *Schmerzen im Unterbauch*. Die *subjektiven Schwangerschaftszeichen* (Nausea, Vomitus matutinus) sind oft noch jenseits der 12. SSW *überdurchschnittlich stark* ausgeprägt.

Abb. 191. Chorionkarzinom. Zottenstrukturen sind bei diesem Trophoblasttumor nicht nachweisbar. Bei den hellen Zellen mit scharfen Zellgrenzen handelt es sich um die maligne entarteten Zytotrophoblasten. Die synzytialen dunklen Anteile mit den unregelmäßig angeordneten Kernen entsprechen dem maligne entarteten Synzytiotrophoblasten

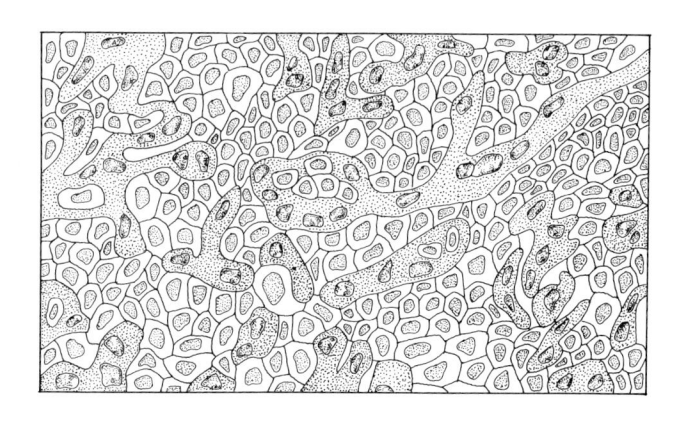

Symptome einer Gestose in der 1. Hälfte der Gravidität müssen stets den Verdacht auf eine Mola hydatiformis totalis erwecken, da sich bei ca. 10% der Patientinnen frühzeitig eine *Präeklampsie* entwickelt. Ebenso ernst zu nehmen sind Zeichen einer plötzlichen *Hyperthyreose* (Tachykardie, Gewichtsabnahme). Ferner kann schon frühzeitig eine Verschleppung von Zotten in die Lunge auftreten, die dort röntgenologisch als *Metastasen* nachweisbar sind. Gerade diese Patientinnen weisen meist eine frühzeitige schwere Präeklampsie auf.

Auch bei der partiellen Blasenmole können die gleichen Symptome – wenn auch nicht in gleicher Stärke – auftreten.

Diagnose der Blasenmole

Bei der *Inspektion* fallen die starken lokalen Schwangerschaftsveränderungen (Lividität, Auflokkerung) auf. Die *Absonderung typischer Bläschen* mit dem abgehenden Blut kann als sicherer Hinweis dienen.

Der Uterus findet sich je nach Ausdehnung der Blasenmole bei der *Palpation* in weitaus der Mehrzahl der Fälle *größer als es dem Gestationsalter entspricht und von auffallend weicher Konsistenz.* Herztöne sind nicht nachweisbar. Lassen sich zusätzlich Resistenzen im Bereich der Ovarien tasten, muß sich der Verdacht auf *Theka-Luteinzysten* erheben (s. unten).

Die zur Diagnostik verfügbaren *biochemischen Parameter* basieren auf der *gesteigerten Hormonaktivität* des Synzytiums des überschießend proliferierenden Trophoblasten. Das vermehrt produzierte hCG stellt den für Verlauf und Prognose zuverlässigsten *Tumormarker* dar. Für die Erkrankung an einer Mola hydatiformis sprechen exzessive hCG-Ausscheidungswerte noch in einem Zeitraum, in dem normalerweise bereits ein Abfall zu verzeichnen ist. (Während der normalen Gravidität wird das Maximum in der 12. SSW mit 100000–200000 IE/l 24-h-Urin erreicht; s. S. 263). Vergleichsweise hohe Werte finden sich nur bei Mehrlingsschwangerschaften und gelegentlich der Präeklampsie. Titer von >500000 IE/l 24-h-Urin machen eine Trophoblasterkrankung wahrscheinlich, Werte von > 1000000 IE/l 24-h-Urin nahezu sicher. Auch nach Überschreiten des physiologischen hCG-Gipfels hoch bleibende Werte sind verdächtig. Entscheidend für die Bewertung der kommerziellen immunologischen Schwangerschaftstests sind kurzfristige Verlaufsbestimmungen. Den wichtigsten Parameter zur Sicherung der Diagnose stellt die weitaus empfindlichere *quantitative Bestimmung der β-hCG-Subunits* im Plasma mit Hilfe des Radioimmunoassays dar. Die überschießende hCG-Stimulation führt bei 20% und mehr der Erkrankten zur Bildung von Theka-Luteinzysten der Ovarien. Sie entgehen bei ausgedehnter Blasenmole häufig zunächst wegen des vergrößerten, weichen und massigen Uterus der palpatorischen Erfassung. Nach vollständiger Entleerung des Uterus bilden sie sich spontan innerhalb von 2–3 Wochen zurück.

Da auch eine *partielle Blasenmole* mit erhöhter hCG-Produktion einhergehen kann, finden sich gelegentlich auch bei dieser Form der moligen Degeneration Theka-Luteinzysten.

Zeichen der *Hyperthyreose* bei 3–10% der Trägerinnen sind auf eine vermehrte Bildung von hCT – ebenfalls meßbar – zurückzuführen.

Im Vordergrund der Diagnostik steht die *Ultrasonographie.* Die Anwesenheit moliger Strukturen bedingt bei der kompletten Blasenmole ein charakteristisches diffuses Echogramm („Schneegestöber") bei Fehlen der Fruchthöhle und Frucht (s. Abb. 158). Die partielle Mola hydatiformis kann ebenfalls frühzeitig sonographisch erkannt werden, sowohl an den lokalen Strukturveränderungen des Trophoblasten als auch je nach Gestationsalter an Anomalien des Feten.

Differentialdiagnostisch sind ein Hydramnion und eine Mehrlingsschwangerschaft auszuschließen; auch ist an einen graviden Uterus myomatosus und eine große Ovarialzyste zu denken.

Therapie der Blasenmole

Außer dem jederzeit möglichen bedrohlichen Blutverlust ist bei der Therapie der Mola hydatiformis stets das Risiko des Übergangs in das Chorionadenoma destruens oder ein Chorionkarzinom einzukalkulieren, auch wenn sich histologisch (noch) keine Verdachtsmomente finden. Diese Gefahr besteht außerdem bei *jeder unvollständigen Entleerung des Uterus,* die ein Persistieren und Proliferieren der verbliebenen Molenreste zur Folge haben kann.

Aus diesen Gründen besteht das therapeutische Vorgehen aus 2 Schritten:

- der möglichst umgehenden vollständigen Entleerung des Uterus,
- der nachgehenden Überwachung, insbesondere mit Hilfe der quantitativen Bestimmung der β-hCG-Subunits, um persistierende Herde rechtzeitig zu erfassen.

Die *Entleerung des Uterus* birgt die Gefahren einer bedrohlichen Blutung und der Perforation. Daher stellt die Anwendung der Saugkurettage unter großzügigem Einsatz von Uterotonika zur Kontraktion des Uterus die Methode der Wahl dar. Verlangen die Blutabgänge *kein sofortiges* Eingreifen und ist die Zervix erhalten, so wird man die Ausstoßung unter PGE$_{2\alpha}$ - und/oder Oxytozininfusion abwarten und dann die restlichen Molenanteile mittels Saugkurette (größtmögliches Saugrohr!) oder/und großer stumpfer Kurette entfernen. Zwingen Blutungen oder eine Präeklampsie zum *sofortigen* Eingreifen, wird der Uterus in Laparotomie- und Transfusionsbereitschaft mit der Saugkurette unter Tonisierung mit PGE$_{2\alpha}$ oder Oxytozin per infusionem entleert. Besteht kein Kinderwunsch mehr oder befindet sich die Patientin in einem höheren Gebäralter, so ist die primäre Hysterektomie zu erwägen.

Nachsorge

Auch wenn die histologische Dignitätskontrolle und der klinische Verlauf keinen Malignitätsverdacht ergeben, ist die *Nachkontrolle eine conditio sine qua non*. Entscheidendes Gewicht kommt dem *Tumormarker hCG* zu. Es müssen regelmäßige, zunächst wöchentliche, dann monatliche β-hCG-Bestimmungen vorgenommen werden, außerdem gelegentliche Röntgenkontrolle der Lunge. Auf eine Kontrollabrasio kann verzichtet werden, wenn nach der Entleerung des Uterus ein prompter kontinuierlicher Abfall der hCG-Titer einsetzt. Eine prophylaktische Chemotherapie ist nicht angezeigt.

Von einer Gravidität ist für mindestens 1 Jahr nach Normalisierung der Befunde dringend abzuraten.

Im Hinblick auf das Grundleiden sind orale Kontrazeptiva vorzuziehen, da mit ihrer Hilfe der präovulatorische Anstieg von LH vermieden wird. Aufgrund der primären Lokalisation der Erkrankung erscheint die Anwendung eines Intrauterinpessars nicht sinnvoll.

Jeder zwischenzeitlich während der Nachsorge von der Norm abweichende Befund (hochbleibende Werte bei 2-3 aufeinanderfolgenden β-hCG-Bestimmungen - Plateaubildung - oder Wiederanstieg nach Normalisierung, konstant hohe Titer (über > 40 Tage) - legen den Verdacht auf Revitalisierung oder sogar Malignisierung nahe und zwingen zum Vorgehen wie bei einer invasiven Mole oder dem Chorionkarzinom, d.h. zum Einsatz der Chemotherapie (s. unten).

Therapie der Trophoblasttumoren (Chorionadenoma destruens, Chorionkarzinom)

Die histologisch *nachgewiesene invasive Mole und das Chorionkarzinom* machen unverzüglich die *Chemotherapie* erforderlich. Die Suche nach Metastasen, v.a. im Gehirn (Hirnszintigraphie, β-hCG im Liquor, Computertomographie), in der Leber (Ultrasonographie, Szintigraphie) und in den Lungen (Röntgendiagnostik) muß intensiviert werden.

Die *Chemotherapie ist die Methode der Wahl. Operation und/oder Bestrahlung haben nur adjuvanten Charakter.* Das gilt auch für die Uterusexstirpation, die allerdings bei anhaltenden Blutungen indiziert sein kann.

Im Rahmen der Chemotherapie kommt dem Folinsäureantagonisten *Methotrexat* wegen seiner spezifischen Wirksamkeit eine zentrale Bedeutung zu. Sie beruht darauf, daß fetale Gewebe einen erhöhten Folinsäurebedarf haben. Die Zufuhr des Folinsäureantagonisten führt zu einem Mangel dieser essentiellen Aminosäure, Störung der DNA-Synthese sowie der Mitoseaktivität und auf diesem Wege zu regressiven Veränderungen des Trophoblasten, und zwar in einem Dosisbereich, der für den mütterlichen Organismus noch tolerabel ist. Bestehen keine Anhaltspunkte für Metastasen, so kommt die *Monotherapie mit Methotrexat* in mehrfachen Behandlungszyklen zur Anwendung. Zur Verbesserung der Verträglichkeit erfolgt die Applikation in Kombination mit *Citrovorum* (Leukovorin), das ein Antidot gegen eine Überdosierung von Methotrexat sowie gleichzeitig ein Antianämikum darstellt. Sind bereits Metastasen nachweisbar, so ist der *Polychemotherapie* nach bestimmten Regimes der Behandlungszentren der Vorzug zu geben. Nach jedem Kurs wird eine Pause von 1-2 Wochen eingelegt.

Bleiben trotz mehrfacher Behandlungszyklen und Wechsel der Chemotherapeutika isolierte Metastasen im Gehirn oder den Lungen oder der Leber nachweisbar, so wird man sich zur *chirurgischen Entfernung* oder *gezielten Radiotherapie* entschließen müssen.

Nachsorge

Auch bei guter Ansprechbarkeit und Verschwinden der Metastasen ist eine intensive, engmaschige Überwachung bis zu mindestens 1 Jahr *nach* Normalisierung der β-hCG-Titer notwendig. Danach genügen halbjährliche Überprüfungen. *Quantitative β-hCG-Bestimmungen stehen im Vordergrund.* Sie verweisen bei anhaltenden Plateau- oder sogar wieder ansteigenden Werten auf eine sekundäre Progredienz und machen eine neuerliche Metastasensuche sowie eine weitere chemotherapeutische Stoßtherapie erforderlich. Wegen der Unsicherheit der unteren Nachweisgrenze von β-hCG gelten übereinkunftsgemäß β-hCG-Titer von <3 mIE/ml Plasma als negativ; jedoch ist zu bedenken, daß beim Chorionkarzinom Herde mit etwa ≤10^5 Tumorzellen radioimmunologisch nicht mehr erfaßt werden. Daher werden Sicherheitskuren befürwortet.

Rezidive

Rezidive ereignen sich gewöhnlich innerhalb von 3-6 Monaten. Kann das Geschehen als endgültig beherrscht gelten, ist gegen weitere Schwangerschaften nichts einzuwenden. Nachteilige Effekte der Chemotherapie (Mißbildungen) sind nicht bekannt.

Prognose

Bei der **Mola hydatiformis** genügt zur endgültigen Heilung in 80–85% der Fälle die vollständige Entleerung des Uterus.

Dank der Chemotherapie, insbesondere durch Methotrexat, konnten die Behandlungserfolge des **Chorionadenoma destruens** und des **Chorionkarzinoms** - eine systematische Anwendung und engmaschige Nachsorge vorausgesetzt - entscheidend verbessert werden. Die Heilungsaussichten betragen für die invasive Mole ca. 100% und für das Chorionkarzinom zwischen 80 und mehr als 90%.

Da die histologische Dignität nicht immer für die Prognose ausschlaggebend ist, hat man sich aus Vergleichsgründen auf die **empirische Gruppierung in Low-risk- und High-risk-**Fälle geeinigt. Eine gute Prognose erlauben die Patientinnen mit niedrigem Risiko. Sie werden in die **Low-risk-Gruppe** eingestuft, wenn

- keine Metastasen oder
- Metastasen ausschließlich in der Lunge oder im kleinen Becken vorhanden sind,
- die hCG-Titer unter 100000 IE/l 24-h-Urin liegen,
- der Zeitraum zwischen Symptom- und Behandlungsbeginn ≤4 Monate beträgt.

Im Einzelfall verschlechtert sich die Prognose, und die Patientin wird zum **High-risk-Fall,** wenn

- die Dauer der Erkrankung mehr als 4 Monate beträgt,
- das Chorionkarzinom nach einer normalen Schwangerschaft und Geburt auftrat,
- Gehirn- und Lebermetastasen vorhanden sind,
- der hCG-Titer auf erhöhtem Niveau verbleibt oder weiter steigt,
- Bereits eine Anbehandlung mit unzulänglichen Maßnahmen erfolgte,
- toxische Nebenwirkungen der Chemotherapeutika wie drohende Erschöpfung des hämatopoetischen Systems, besonders des Knochenmarkes, und eine Leberschädigung die Fortsetzung der zytostatischen Therapie verbieten,
- sich die Tumoren gegenüber der initialen Chemotherapie als resistent erweisen.

In der Gruppe der Low-risk-Patientinnen betragen die Heilungschancen 100%, in der High-risk-Gruppe 75–80%.

Bei dem unvorhersehbaren Verlauf gilt für die Praxis, daß Patientinnen mit einer Trophoblasterkrankung an **Zentren** überwiesen werden, die über das notwendige Rüstzeug zur Diagnose und laufenden Überwachung einschließlich der Metastasensuche sowie Erfahrungen in der Chemotherapie verfügen.

Prävention

Aufgrund der Zusammenhänge zwischen Windei, „missed abortion" und moliger Entartung können die frühzeitige **Aufdeckung einer embryonalen Fehlentwicklung** dieser Art – insbesondere mit Hilfe der **Ultrasonographie** – im Rahmen der Schwangerenvorsorge (s. S. 250) und die **sofortige Beendigung der gestörten Schwangerschaft** dazu beitragen, die Entwicklung der Trophoblasterkrankungen einschließlich des Chorionkarzinoms mit allen schwerwiegenden Folgen zu verhüten.

26 Pränatale und perinatale Infektionen

Infektionskrankheiten der Mutter in der Gravidität können die Frucht einbeziehen und sie direkt oder indirekt schädigen.

Als *Infektionswege* kommen in Frage:
- die hämatogene diaplazentare Übertragung,
- die Aszension von Keimen aus den unteren Abschnitten des mütterlichen Genitales (Vagina, Zervix), vorwiegend in der fortgeschrittenen Schwangerschaft,
- die Kontaktinfektion sub partu durch Kontamination im Geburtskanal,
- die orale Übertragung, z. B. durch das Stillen.

Das *Ausmaß der embryofetalen Gefährdung* hängt ab:
- vom Gestationsalter der Frucht z. Z. der mütterlichen Erkrankung,
- von der Art der Erreger,
- von der Virulenz der Erreger,
- von der mütterlichen Abwehrlage,
- von der Stärke und Dauer der maternen Virämie bzw. Bakteriämie bzw. Parasitämie,
- von der Schwere des Verlaufes bei der Mutter; nach vollentwickeltem Krankheitsbild treten häufiger kindliche Schädigungen auf als nach einem subklinischen Verlauf.

Tabelle 63. Risiko von Virusinfektionen für die Frucht

Pränatal	Hohes Risiko bei:	Röteln, Ringelröteln, Zytomegalie
	Niedriges Risiko bei:	Varizellen, Masern, Hepatitis B, Herpes simplex, Enteroviren
Perinatal	Risiko vorhanden bei:	Zytomegalie, Hepatitis B, Herpes simplex, Varizellen, Enteroviren
Ohne Risiko scheinen zu sein:		Mumps, Hepatitis A und Non-A/Non-B und Viruserkrankungen des Respirationstraktes

Virusinfektionen

Unter den in der Schwangerschaft akquirierten Infektionen verdienen die Viruserkrankungen besondere Beachtung, weil sie sowohl während der intrauterinen Entwicklung als auch in der perinatalen Phase das Kind schädigen können. Für ca. 10% aller angeborenen Fehlentwicklungen und Erkrankungen der Neugeborenen werden pränatal und/oder perinatal durchgemachte Virusinfektionen verantwortlich gemacht.

Pathophysiologie

Auffallend ist das unterschiedliche embryofetale Risiko bei mütterlichen Viruserkrankungen (Tabelle 63).

Auf der einen Seite sind die spezifischen virologischen Eigenschaften der Erreger - insbesondere ihre Virulenz - maßgeblich für die Schwere und den Verlauf der Infektion. Auf der anderen Seite dürfte der veränderte Immunstatus der Graviden im Sinne einer Immunsuppression eine Rolle spielen: Invasion und Ausbreitung der Viren werden offenbar durch die Schwangerschaft eher begünstigt, die Anfälligkeit gegenüber einer Exposition ist erhöht, die Effektivität der Immunantwort kann reduziert sein, so daß infolgedessen mit stärkerer Virusvermehrung, gesteigerter Virämie und längerer Viruspersistenz zu rechnen ist. Von Bedeutung ist jedoch, daß der Fetus ab der 13.-20. SSW zur Bildung von IgM- und IgA-Antikörpern und damit zur selbständigen Immunantwort befähigt ist. Auch können die in der Plazenta ablaufenden inflammatorischen Gewebeprozesse eine abschirmende Barriere bilden.

Zum Verständnis der *Pathogenese* ist von folgenden Tatsachen auszugehen: Im *virämischen Stadium der Erstinfektion der Mutter* in der Schwangerschaft vermag das Virus die Plazenta zu passieren und eine *Virämie bei der Frucht* auszulösen. Auf diese Weise oder auch durch embolische Verschleppung von nekrotischem Material aus den villösen Räumen des Trophoblasten bzw. der Plazenta gelangen die Erreger in unmittelbaren Kontakt mit den embryofetalen Organen und Zellsystemen. Für die Manifestation der embryofetalen Virusinfektion - sowohl der Früh- als auch der Spätfolgen - sind Zellteilungsstörungen, Mitosehemmung und Zelltod der sich rapide teilenden Zellen der Frucht mit ausschlaggebend.

Für das Ausmaß der embryofetalen Gefährdung ist außer dem *speziellen Erregertyp* und seiner Virulenz v. a. das *Gestationsalter der Frucht* z. Z. der mütterlichen Infektion maßgebend.

In der frühen Schwangerschaft und speziell in der Phase der *Organogenese* - also vom 18. bis

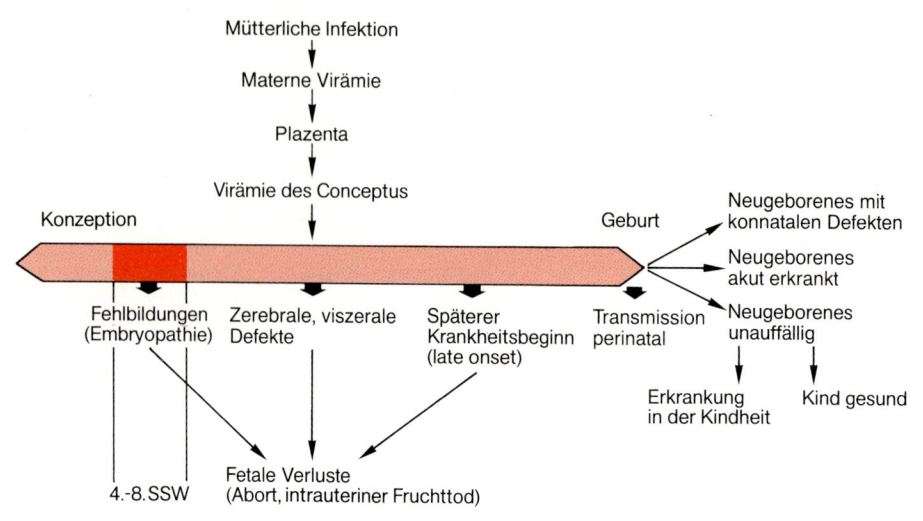

Abb. 192. Infektionsweg und Auswirkungen pränataler und perinataler Virusinfektionen (am Beispiel der Rötelinfektion). (Mod. nach Dudgeon 1978)

55. Tag p. c. bzw. von der 3. bis 8. Woche p. c. - können Organfehlbildungen die Folge sein. Das gilt v. a. für die Röteln. Findet die Virusinfektion *nach* dem I. Trimenon statt, so beherrschen *entzündliche Reaktionen* das Bild. Die Folgen sind Wachstumsverzögerungen und eine wechselnde Symptomatik von *Defektheilungen*.

Von Bedeutung ist, daß die Viren im fetalen Gewebe persistieren und noch nach der Geburt über Jahre hinaus reaktiviert werden können. Daher muß bei einigen vor oder unter der Geburt akquirierten Virusinfektionen mit Spätfolgen bis in die Kindheit gerechnet werden. Die Frucht wird jedoch nicht unweigerlich in den Erkrankungsprozß einbezogen; sie kann auch unbeeinträchtigt bleiben und sich ungestört entwickeln. Es kann daher im Einzelfall schwierig sein, die Auswirkungen einer mütterlichen Virusinfektion auf die Frucht verläßlich vorauszusagen (Abb. 192).

Als *Abortursache* spielen Virusinfektionen mit Ausnahme des Herpes-simplex-Virus Typ II keine Rolle; die Häufigkeit der Fehlgeburten liegt im Bereich der durchschnittlichen Rate oder ist nur wenig erhöht.

Röteln (Rubella)

Das klassische Beispiel einer pränatalen Virusinfektion sind die Röteln. Seit 1941 ist durch die retrospektiven Erhebungen des australischen Ophthalmologen Gregg bekannt, daß eine mütterliche Rötelnerkrankung in der frühen Schwangerschaft eine *Rötelnembryopathie* mit *Herzfehler, Katarakt* und *Taubheit* auslösen kann (Gregg-Syndrom).

Epidemiologie

Die pränatale Rötelnerkrankung tritt nur bei primärer Infektion der Mutter auf. In der BRD sind 7-8% der Frauen im fertilen Alter seronegativ, haben also keinen Schutz durch eine eigene Erkrankung oder durch eine Impfung erworben. Das bedeutet, daß - bezogen auf eine jährliche Geburtenrate von 500000 - schätzungsweise 35000-40000 Frauen ohne Rötelnschutz schwanger werden und somit dem Risiko einer pränatalen Rötelninfektion mit allen ihren Folgen für das Kind ausgesetzt sind. Noch immer ist jährlich mit 1 rötelngeschädigten Kind auf 6000-10000 Geburten zu rechnen.

Zeitpunkt und Häufigkeit der Manifestation

Häufigkeit und Schwere der Fehlbildungen sind v. a. abhängig vom Alter der Frucht zum Zeitpunkt der Infektion. Je früher in der Gravidität die Mutter an Röteln erkrankt, desto größer ist entsprechend der kritischen Phase der Organbildung die Gefahr schwerwiegender Defekte. Die *Rate an Fehlbildungen* beträgt bei einer Erkrankung der Mutter in den ersten 6 Wochen der Gravidität 56%, in der 13.-17. SSW noch 10% (Tabelle 64). Vor allem treten noch Hörschäden bei den Kindern auf, wenn die mütterliche Rötelninfektion in der 15./16. SSW abläuft.

Eine Erkrankung der Mutter *nach* der 17. SSW birgt - außer einer vorübergehend verzögerten Entwicklung - kaum noch ein Risiko für eine geistige und körperliche Beeinträchtigung des Kindes.

Die *Abortrate* von 10-15% übersteigt nicht die allgemeine Häufigkeit fetaler Verluste.

26 Pränatale und perinatale Infektionen

Tabelle 64. Häufigkeit von Rötelnembryofetopathien nach serologisch gesicherter mütterlicher Rötelninfektion. (Prospektive Erfassung und Nachkontrolle von Enders 1986a)

Mütterliche Rötelninfektion	Fehlbildungsraten	
1.– 6. SSW	56%	
7.– 9. SSW	25%	
10.–12. SSW	20%	35%
13.–17. SSW	10%	
18.–21. SSW	< 4% Vorübergehende postnatale Entwicklungsstörung, spätere Hörschäden?	
> 22. SSW	0	
Innerhalb von 6 Wochen vor der Konzeption	< 4%	

Der infizierte Neonatus ist hoch kontagiös und muß isoliert werden. Das Kind scheidet die Viren bis zum Ende des 1. Lebensjahres aus Rachen, Darm und Harnwegen aus.

Serologische Überwachung im Rahmen der Schwangerenvorsorge

Die während der Schwangerschaft notwendigen serologischen Untersuchungen sind in den Mutterschaftsrichtlinien festgelegt (s. Anhang II).

Bei jeder Schwangeren, die sich nicht als seropositiv, d. h. als immun ausweisen kann, muß obligatorisch beim ersten Arztbesuch der Rötelnhämagglutinationshemmtest (Röteln-HAH-Test) durchgeführt werden. Auch nach einer Rötelnschutzimpfung ist diese Kontrolle notwendig.

Immunität gegenüber einer Rötelninfektion ist anzunehmen, wenn der HAH-Titer mindestens 1:32 beträgt. Ein niedrigerer HAH-Titer muß durch eine empfindlichere Methode abgesichert werden (Einzelheiten s. Mutterschaftsrichtlinien Anhang II).

Als *seronegativ* erkannte Schwangere müssen auf ihre *Gefährdung durch Rötelnkontakt* hingewiesen und bei jeder Kontrolluntersuchung gezielt nach dem Auftreten rötelnverdächtiger Symptome (Exanthem, Lymphknotenschwellungen) befragt werden. Sicherheitshalber ist in der 16.–17. SSW eine erneute Antikörperuntersuchung vorzunehmen, da Röteln symptomlos ablaufen können. Jeder Hinweis auf einen *Rötelnkontakt* oder eine *frische Rötelninfektion* muß Veranlassung zu unverzüglicher Titerkontrolle und Suche nach spezifischen IgM-Antikörpern sein.

Die Gabe von *Rötelnimmunglobulin* zur Verhütung einer Rötelninfektion bei aktueller Exposition stellt eine Notmaßnahme ohne sichere Aussicht auf Erfolg dar. Wenn man sich zur *passiven Immunisierung* entschließt, so muß ein hochtitriges Präparat innerhalb von 8 Tagen nach dem Kontakt – also *vor* der virämischen Phase – verabreicht werden. Wegen des unsicheren Schutzeffektes sind erneute Antikörperbestimmungen nach 2–3 Wochen und wegen einer evtl. verlängerten Inkubationszeit nochmals nach 4–6 Wochen erforderlich.

Ergibt sich eine *serologisch gesicherte Rötelninfektion,* so ist bis zur 12. SSW die Indikation zur Abruptio graviditatis gegeben (Tabelle 64). Nach einer Rötelninfektion in der 13.–17. SSW mit einem relativ geringen Anomalierisiko von 10% empfiehlt es sich, nach Möglichkeit in der 22./23. SSW die pränatale Diagnostik zur IgM-Antikörperbestimmung im fetalen Blut durch Punktion der Nabelschnurvene heranzuziehen.

Prophylaxe

Die einzig sichere Prophylaxe zur Vermeidung embryofetaler Röteln besteht in der *aktiven Immunisierung vor* einer Schwangerschaft. Daher wurde folgende Impfstrategie entwickelt:

- Schutzimpfung aller Kinder im Alter von 15 Monaten mit dem trivalenten Impfstoff (Dreifachimpfstoff gegen Masern, Mumps und Röteln),
- zusätzliche Immunisierung aller Mädchen vor der Pubertät mit dem monovalenten Rötelnimpfstoff,
- Schutzimpfung seronegativer Frauen im Wochenbett bei weiterem Kinderwunsch.

Der Impfschutz hält bei mehr als 90% der Geimpften 7–14 Jahre an, vermutlich aber noch länger.

Bis diese Impfstrategie lückenlos zum Tragen kommt, sollte neben einer fortgesetzten öffentlichen Aufklärung in jeder ärztlichen Praxis auf die Immunitätskontrolle geachtet und ggf. die Immunisierung der als seronegativ ermittelten Mädchen und Frauen erfolgen.

Die Möglichkeit der *passiven Prophylaxe* kann bei seronegativen Graviden mit ständiger Expositionsgefährdung (Lehrerinnen) genutzt werden. Dazu wird die Gabe von Rötelnimmunglobulin in 6wöchigem Abstand bis zum Ende der 18. SSW empfohlen. Der Effekt ist jedoch unsicher (s. oben).

Die aktive Immunisierung ist während der Gravidität kontraindiziert, da es sich um Lebendvakzine handelt.

Im fertilen Alter muß daher die Rötelnschutzimpfung unter Konzeptionsschutz erfolgen, der 2 Monate vor der Impfung beginnen und bis zu 3 Monate danach aufrecht erhalten werden soll. Kommt es dennoch innerhalb dieser Zeitspanne zur Empfängnis, so ist das Risiko einer Fehlentwicklung jedoch außerordentlich gering einzuschätzen, so daß keine Indikation zu einem Schwangerschaftsabbruch besteht.

Ringelröteln (Erythema infectiosum)

Das Erythema infectiosum wird durch das Parvovirus B 19 hervorgerufen. Die Übertragung erfolgt über Tröpfcheninfektion, ist aber auch durch Blut und Plasmaprodukte möglich. In der BRD liegt die Durchseuchung der Frauen im gebärfähigen Alter bei etwa 40%. Die Immunität ist dauerhaft.

Die Erreger gehen bei mütterlicher Erkrankung in der Schwangerschaft diaplazentar auf die Frucht über. Die Infektion kann im I. Trimenon zum Abort, im II. Trimenon durch *Schädigung der fetalen Erythropoese* zur Anämie mit Hydrops fetalis (in ca. 40%) und im III. Trimenon zum intrauterinen Fruchttod führen. Es existiert bisher erst ein kasuistischer Hinweis auf die Möglichkeit einer teratogenen Schädigung. (Zu bedenken ist, daß das Parvovirus B 19 erst Anfang der 80er Jahre als Ursache der Ringelröteln identifiziert wurde; daher sind die Auswirkungen der Infektion auf die Frucht noch nicht gänzlich geklärt.)

Bei *Ringelrötelnkontakt* in der Schwangerschaft soll die Immunitätslage bestimmt werden. Die Diagnose erfolgt durch Antigen(virale B19 DNA)-Nachweis sowie durch IgM- und IgG-Antikörperbestimmungen.

Die *intrauterine Übertragung* der Infektion kann durch B19-DNA-Nachweis im Fruchtwasser und im fetalen Blut (nach Punktion eines Nabelschnurgefäßes) gesichert werden. Diagnostisch ist auch die Bestimmung der α-Fetoproteine (AFP) im mütterlichen Serum zu verwerten, die bei einer fetalen Infektion erhöht sind. Bei akuter Infektion in der Gravidität sind kurzfristige sonographische Kontrollen erforderlich. Wird ein Hydrops fetalis festgestellt, so kommen Blutaustauschtransfusionen beim Feten in Frage.

Ob bei Ringelröteln in der Gravidität ein *Schwangerschaftsabbruch* indiziert ist, wird man davon abhängig machen müssen, wie hoch die Chancen für eine erfolgreiche Behandlung eines Hydrops fetalis anzusetzen sind.

Zytomegalie

Die geringe Pathogenität der Zytomegalieviren (CMV) bei Erwachsenen kontrastiert stark mit den schweren infektiösen Prozessen, die dieses Virus pränatal entfalten kann. Zytomegalieviren, die zur Gruppe der humanen Herpesviren gehören, vermögen schwere Fruchtschäden zu verursachen, ohne daß Krankheitssymptome bei der Mutter bemerkbar werden.

Epidemiologie

Für die Häufigkeit der mütterlichen Zytomegalie ist ihre Verbreitung in der Bevölkerung maßgebend. Sie hängt vom Hygienestandard und sozialen Milieu ab. Die Übertragung erfolgt bis zum frühen Erwachsenenalter vorwiegend als Schmutz- und Schmierinfektion sowie durch engen körperlichen Kontakt – die Zytomegalie gehört zu den sexuell übertragbaren Krankheiten. In der BRD beträgt die Durchseuchung bei Frauen im geschlechtsreifen Alter 45–60%. Das bedeutet, daß ca. die Hälfte der Frauen noch empfänglich und der erhöhten Gefährdung einer Erstinfektion ausgesetzt ist.

Häufigkeit und Wege der Infektion in der Schwangerschaft

Während die Röteln eine lebenslängliche Immunität hinterlassen, sind bei der Zytomegalie *Reinfektionen* möglich. Nach der *Primärinfektion* persistiert das Virus lebenslänglich. Daher kann es auch jederzeit zur *Reaktivierung* einer ruhenden Erkrankung kommen, wobei die Schwangerschaft infolge der veränderten Immunitätslage offenbar einen begünstigenden Faktor darstellt.

Während der *virämischen Phase* einer *primären* maternen Infektion vermag das Virus in jedem Trimenon *diaplazentar* die Frucht zu erreichen. Bei einer *Reaktivierung* kann die Übertragung ebenfalls diaplazentar erfolgen, häufiger kommt es jedoch besonders im III. Trimenon durch *Aszension der Erreger* aus dem Zervixsekret zur intrauterinen Infektion. Für die *subpartalen* CMV-Infektionen stellen die Geburtswege wahrscheinlich die Hautquelle dar. Die *postnatale Übertragung* erfolgt überwiegend durch die *Muttermilch*, in der sich bei ca. 50% der infizierten Mütter die Viren nachweisen lassen. Diese Infektionen verlaufen i. allg. asymptomatisch.

Prä- und perinatale kindliche Infektionen können trotz der Anwesenheit mütterlicher Antikörper erfolgen.

Durchschnittlich sind 1% aller Lebendgeborenen mit CMV infiziert.

Die Gefahr einer embryofetalen Schädigung ist wahrscheinlich um so größer, je *früher* die *Primärinfektion* der Mutter während der Schwangerschaft erfolgt. Sie führt möglicherweise im I. Trimenon vermehrt zum Abort. Insgesamt kommt es nach einer Erstinfektion wesentlich häufiger zu einer Erkrankung der Kinder (ca. 50%) als nach einer Reaktivierung; v.a. hat die Primärerkrankung eher die schwere Ausprägung des Zytomegaliesyndroms (Tabelle 65) zur Folge (ca. 20%).

Tabelle 65. Folgen der kongenitalen Zytomegalieinfektion. (Enders 1986a)

Kongenitales Syndrom	Defekte?	Spätschäden
Hepatosplenomegalie	Kardiovaskulär?	Geistiger und körperlicher Entwicklungsrückstand
Thrombozytopenie	Gastrointestinal?	Intelligenzdefizit
Petechien	Gallenblasenatresie	Sprach-/Hörstörungen
Hyperbilirubinämie	(Gallengangatresie)	Taubheit
Hämolytische Anämie		
Mikrozephalie		
Chorioretinitis		
Enzephalitis mit oder ohne Verkalkung		
Krämpfe		
Atypische Lymphozytose		

Etwa 5% der infizierten *Neugeborenen* weisen das typische *Zytomegaliesyndrom* und weitere 5% weniger stark ausgeprägte Symptome auf. 90% der *infizierten Kinder* werden ohne Zeichen der Erkrankung geboren. Bei 10% dieser unauffälligen, aber virus- und antikörperpositiven Neugeborenen treten jedoch Spätschäden auf (s. unten).

Auf 1000 Geburten ist mit einem durch Zytomegalieviren geschädigten Kind zu rechnen. Damit bildet eine mütterliche Zytomegalievirusinfektion die häufigste Ursache einer prä- und perinatalen Erkrankung der Frucht mit allen Konsequenzen der Früh- und Spätfolgen (Tabelle 65).

Die *kongenitale Zytomegalie* ist gekennzeichnet durch **Schädigungen des zentralen Nervensystems** (Enzephalitis, Mikrozephalie), **Hepatosplenomegalie, Thrombozytopenie, Ikterus, hämolytische Anämie** und verschiedene **Entwicklungsstörungen kardiovaskulärer und gastrointestinaler Lokalisation** (Tabelle 65). Meistens handelt es sich zudem um *Mangelgeburten*. An *Spätschäden* resultieren u. a. geistige Retardierung, Lähmungserscheinungen, Krampfbereitschaft und v. a. Taubheit; die pränatale Zytomegalie ist die mit Abstand häufigste Ursache für angeborene Schwerhörigkeit (13–17% der infizierten Neugeborenen). Die Spätschäden können sich auch bei den Kindern einstellen, die bei der Geburt unauffällig erscheinen.

Die Prognose ist bei zerebralen Prozessen schlecht, günstiger bei Kindern, die nur eine Hepatosplenomegalie oder eine Thrombozytopenie entwickeln.

Diagnose und Prophylaxe

Die mütterliche Zytomegalie – sowohl die Primär- als auch die reaktivierte Infektion – verlaufen fast ausnahmslos unbemerkt und damit unerkannt. Die Erstinfektion wird i. allg. nur zufällig entdeckt, z. B. wenn sie bei einer Mononukleose oder einer akuten Lymphadenitis oder unklaren Fieberschüben differentialdiagnostisch miteinbezogen wird und serologische Untersuchungen veranlaßt werden. Titerverlauf und Titerhöhe der IgM-Antikörper bei der Mutter erlauben keine zuverlässige alternative Aussage, ob es sich um eine Primärinfektion oder um eine Reaktivierung handelt. Einzig die Erfassung einer Serokonversion während der Schwangerschaft ist beweisend für eine Erstinfektion.

Der *Nachweis einer intrauterin abgelaufenen Infektion* kann aus dem Nabelschnurblut oder innerhalb der 1. Lebenswoche durch den Virusnachweis aus dem Urin oder Rachensekret geführt werden. Erhöhte IgG- und IgM-Antikörper sind nur bei einem Teil der intrauterin infizierten Kinder nachweisbar.

Wird die Diagnose einer Erstinfektion in der frühen Schwangerschaft gestellt, läßt sich die fetale Beteiligung etwa in der 22. SSW durch den Virusnachweis aus dem Fruchtwasser nach Amniozentese und die Bestimmung der IgM-Antikörper aus dem Nabelschnurblut stellen. Erweist sich der Fetus als infiziert, so ist wegen des erhöhten Risikos für die Geburt eines Kindes mit einem Zytomegaliesyndrom der **Schwangerschaftsabbruch** in Erwägung zu ziehen.

Im Gegensatz zu den Röteln gibt es noch keine Möglichkeit einer *aktiven Impfprophylaxe.*

Die *passive Prophylaxe* mit dem heute zur Verfügung stehenden Zytomegaliehyperimmunglobulin zur Verhütung einer intrauterinen Infektion ist in praxi nicht durchführbar, da das Hyperimmunglobulin einer seronegativen Graviden die ganze Schwangerschaft hindurch verabreicht werden müßte.

Gegenwärtig bestehen noch keine Möglichkeiten einer Therapie.

Herpes-simplex-Infektionen

Es werden 2 Typen von Herpes-simplex-Viren (HSV) unterschieden: Typ 1 tritt vorwiegend im Mundbereich (u. a. als Herpes labialis) und Typ 2 in der Genitalregion als Herpes genitalis auf; jedoch wird in bis zu 30% der Herpes genitalis durch Herpes-simplex-Viren Typ 1 verursacht. Der Herpes genitalis gehört zu den sexuell übertragbaren Krankheiten (s. S. 596).

Epidemiologie

Die Durchseuchung hängt vom sozioökonomischen Status ab. Bis zum gebärfähigen Alter haben etwa 20–40% der Frauen eine Erstinfektion mit HSV Typ 2 durchgemacht.

Schwangere erkranken um das 3fache häufiger an einer genitalen HSV-Infektion als Nichtgravide. Schwangere aus niedrigen sozialen Schichten weisen in 1–2% aktive HSV-Genitalinfektionen auf; bei Graviden aus der oberen sozialen Schicht liegt die Rate zwischen 0,02 und 0,1%.

Infektionswege in der Schwangerschaft

Eine transplazentare Übertragung der HSV in der Frühschwangerschaft ist möglich. Die Infektion scheint aber nicht zu Fehlentwicklungen bei der Frucht zu führen, hat aber häufiger einen *Abort* zur Folge.

Das höchste Risiko für die Frucht besteht in der *Perinatalperiode*, selten durch Aszension aus der Vagina bzw. Zervix, sondern v. a. durch die **unmittelbare Übertragung während der Passage der Geburtswege.**

Etwa ¾ aller perinatalen HSV-Erkrankungen des Kindes werden durch den Typ 2 und nur ¼ durch den Typ 1 verursacht. Die Herpes-Typ-1-Infektionen stammen überwiegend von genitalen, seltener von nichtgenitalen Herden der Mutter oder vom Pflegepersonal, z. B. bei einem Herpes labialis.

Das Risiko einer Erkrankung beträgt für das *Neugeborene* bei einem *primären Herpes genitalis der Mutter* 40–50%, bei einer rekurrierenden Infektion annähernd 5%. Die neonatale Erkrankungsrate beträgt ca. 1 auf 7500 Neugeborene. Der *Krankheitsprozeß* manifestiert sich mit septischen Herden in Leber, Milz, Lungen, Nebennieren und v. a. im Gehirn. Die Sterblichkeit beträgt ca. 50%, bei einer Enzephalitis bis zu 100%. Da neuerdings wirksamere antivirale Chemotherapeutika zur Verfügung stehen, ist künftig jedoch mit besseren Heilungsergebnissen zu rechnen.

Prophylaxe

Zur Verhütung einer neonatalen Infektion soll bei einem floriden Herpes genitalis die Entbindung durch Kaiserschnitt erfolgen, wenn die Fruchtblase noch steht oder der Blasensprung nicht länger als 4 h zurückliegt. Wurden jedoch nach Amniozentese Viren in der Fruchtwasserkultur nachgewiesen, so gilt das Kind als bereits infiziert, und die Geburt kann auf vaginalem Wege erfolgen.

Bei asymptomatischer Ausscheidung von HSV wird die Infektion nur selten auf das Kind sub partu übertragen. Dennoch geht die Empfehlung dahin, bei Graviden mit belastender Anamnese zervikale und vaginale Abstriche zum Virusnachweis anzufertigen und bei positiver Kultur durch Kaiserschnitt zu entbinden.

Gegen das *Stillen* bestehen unter strenger Beachtung der Hygienevorschriften keine Bedenken.

Leidet die Mutter z. Z. der Geburt an einer *extragenitalen Herpesinfektion* (z. B. Herpes labialis), so darf sie den Kontakt mit dem Kind aufrecht erhalten, wenn die Effloreszenzen zuverlässig abgedeckt und die Vorsichtsmaßnahmen (Händedesinfektion!) zur Verminderung des Übertragungsrisikos beachtet werden.

Varizellen, Herpes zoster

Als Folge des hohen Durchseuchungsgrades (ca. 95%) sind *Windpocken* (Varizellen) in der Schwangerschaft selten. Ihre Frequenz beträgt 1–7:10000 Schwangerschaften.

Infektionswege und embryofetale Erkrankungen

Die Varicella-Viren können während der ganzen Schwangerschaft transplazentar auf die Frucht übergehen, jedoch um so seltener, je früher die Mutter in der Gravidität an Windpocken erkrankt.

Ganz vereinzelt kommt es im *I. und im II. Trimenon* als Folge mütterlicher Varizellen zum *Varicella-Syndrom* bei der Frucht. Es ist u. a. gekennzeichnet durch eine Hypoplasie der Extremitäten und des Rumpfes, Augen- und ZNS-Defekte sowie Hautnarben. Von den Schwangeren, die in der 1. Hälfte der Schwangerschaft an Windpocken erkranken, tragen nur 1–2% das Risiko für die Geburt eines Kindes mit den genannten Anomalien.

Wegen dieser niedrigen Gefährdung ist ein *Schwangerschaftsabbruch* nicht gerechtfertigt. Bei der Beratung sollte jedoch die Ultraschalldiagnostik herangezogen werden, da Hypoplasien der Gliedmaßen und des Rumpfes an der Ausprägung des Syndroms fast immer beteiligt und evtl. ultrasonographisch erkennbar sind.

Bei mütterlichen Windpocken in *der 2. Schwangerschaftshälfte* bieten offenbar die Antikörper des Feten genügend Schutz vor einer Schädigung.

Mütterliche Varizellen *gegen Ende der Schwangerschaft* (30–5 Tage vor der Geburt) führen bei etwa 25% der Neugeborenen zu einer Erkrankung. Das Exanthem tritt i. allg. in den ersten Tagen nach der

Geburt auf. Die Kinder sind jedoch als Folge der mütterlichen IgG-Antikörper nur wenig beeinträchtigt. Wenn die Windpocken bei der Mutter *kurz vor, unter oder unmittelbar nach der Geburt* (−4 bis +2 Tage) auftreten, erkranken ca. 2% der exponierten Kinder schwer, da sie zu diesem Zeitpunkt weder mütterliche noch eigene Antikörper besitzen. Ohne sofortige passive Immunisierung sterben etwa 30% an den Folgen einer generalisierten Infektion. Für die Überlebenden besteht das Risiko schwerer neurologischer Schäden. Daher ist die unverzügliche Gabe von Zosterhyperimmunglobulin (ZIG) an das Neugeborene zwingend. Auch die Mutter soll bei den ersten Krankheitserscheinungen ZIG erhalten. Mutter und Kind müssen isoliert werden.

Bei *Varizellen- und Herpes-Zosterkontakt* in der Schwangerschaft ist sofort der Immunstatus zu bestimmen und bei (noch) seronegativem Befund ZIG zu verabreichen. Die Erkrankung wird dadurch verhütet, zumindest im Verlauf gemildert.

Die späte Reaktionsform der Windpocken, der *Herpes zoster,* bedeutet offenbar kein erhöhtes Risiko für die Frucht. Leidet die Mutter z. Z. der Entbindung an dieser Erkrankung, so muß das Kind jedoch vor Ansteckung bewahrt werden, da der Ausschlag kontagiös ist. Bei zuverlässiger Beachtung entsprechender Vorsichtsmaßnahmen kann die Mutter ihr Kind stillen.

Hepatitisvirusinfektionen

Die Virushepatitis gehört heute zu den häufigsten Infektionskrankheiten. Dementsprechend verdient sie auch größere Aufmerksamkeit im Rahmen der Schwangerenvorsorge und Geburtshilfe.

Hepatitis A

Das Hepatitis-A-Virus gilt nicht als teratogen; jedoch werden die Kinder bei schwerem Verlauf der mütterlichen Erkrankung häufiger untergewichtig und zu früh geboren.

Bei *Heapatitis-A-Kontakt in der Schwangerschaft* ist die Gabe von Standardimmunglobulin zu empfehlen, um das Kind vor einer Infektion zu schützen.

Eine *akute Erkrankung in der Schwangerschaft* macht keine Immunisierung des Neugeborenen erforderlich, da es bei der Mutter rasch ansteigend zur Produktion von Antikörpern der IgG-Klasse kommt, die transplazentar auf den Feten übergehen.

Hepatitis B

Das Risiko einer kindlichen Infektion ist gegeben, wenn die Mutter an einer akuten Hepatitis B leidet oder einen Trägerstatus entwickelt hat.

Ausländerinnen aus Regionen mit einer hohen Hepatitis-B-Durchseuchung (Südosteuropa, vorderer Orient) weisen etwa 10mal häufiger (4–5%) eine persistierende Hepatitis-B-Infektion auf als einheimische Frauen (0,3–0,4%). Die Gesamtrate an HBsAg-positiven Schwangeren liegt in der BRD bei 0,5–1,0%.

Die Hepatitis B verursacht während der Schwangerschaft keine Schädigungen der Frucht, obwohl die Erreger möglicherweise transplazentar übertragen werden. Die Infektion erfolgt überwiegend in der Perinatalperiode über die Schleimhäute der Geburtswege.

Mit der Infektionsübertragung auf das Kind sub partu muß gerechnet werden, wenn die Mutter zum Zeitpunkt der Entbindung HBsAg-positiv, insbesondere aber HBeAg-positiv ist. Wird im mütterlichen Serum neben HBsAg auch HBe-Antigen nachgewiesen, so kommt es in 85–95% zur Ansteckung des Neonatus; ist kein HBe-Antigen vorhanden, so beträgt das Risiko nur 12%. Die Neugeborenen können eine akute Hepatitis durchmachen mit den möglichen Folgen eines chronischen Trägerstatus, einer chronischen Hepatits und langfristig einer Leberzirrhose und sogar eines Leberkarzinoms.

Diese Gefahr wird heute durch eine *passiv-aktive Immunisierung* begegnet. In jedem Falle einer mütterlichen Infektion muß dem Neugeborenen unmittelbar post partum - möglichst noch im Kreißsaal - Hepatitis-B-Hyperimmunglobulin verabreicht und gleichzeitig die aktive Immunisierung mit dem Hepatitis-B-Impfstoff durchgeführt werden. Danach darf das Kind gestillt werden.

Um die an Hepatitis B erkrankten Graviden rechtzeitig zu erfassen und um die zwingend notwendige Prophylaxe beim Neugeborenen sicherzustellen, ist nach den Mutterschaftsrichtlinien bei besonders gefährdeten Schwangeren nach der 32. SSW bzw. nahe dem Geburtstermin eine serologische Untersuchung auf HBsAg zu veranlassen (s. Anhang II, S. 763).

Bei der Entbindung einer an Hepatitis B erkrankten Schwangeren und in der Zeit des Wochenbettes sind besondere Vorsichtsmaßnahmen zu beachten (getrennte Unterbringung, Schutz des Peronals, Wegwerfmaterial(!), Entsorgung des infektiösen Materials), um eine Übertragung und Weiterverbreitung der Viren zu verhindern.

Non-A-/Non-B-(NANB-)Hepatitis

Die NANB-Hepatitis übt offenbar keinen nachteiligen Einfluß auf den Schwangerschaftsverlauf und die Kindesentwicklung aus.

Erkrankt jedoch eine Schwangere im letzten Trimenon oder leidet sie z. Z. der Entbindung an einer NANB-Hepatitis, so sollte das Neugeborene unverzüglich mit Standardimmunglobulin passiv geimpft werden. Diese Maßnahme ist nach 4 Wochen zu wiederholen, da die NANB-Hepatitis zum Übergang in die chronische Form neigt.

Enterovirusinfektionen (Coxsackie- und Echoviren)

In der *fortgeschrittenen Schwangerschaft* kann eine Coxsackie-B-Virusinfektion der Mutter zu einer Myokarditis des Feten führen und dann seinen intrauterinen bzw. postnatalen Tod zur Folge haben.

Perinatale Infektionen sind gekennzeichnet durch eine schwere Allgemeinerkrankung des Neugeborenen mit Beteiligung des Herzens und des Gehirns in Form einer Myokarditis und Meningoenzephalitis, die häufig von Durchfällen begleitet sind. Die Sterblichkeit liegt bei 10%.

Epstein-Barr-Virusinfektionen (EBV)

Das Epstein-Barr-Virus gehört zur Gruppe der Herpesviren. Es verursacht die **Mononukleose (Pfeiffer-Drüsenfieber)**. Die Durchseuchungsrate liegt zwischen 60 und 90%.

Über eine Schädigung der Frucht bei der Ersterkrankung in der Schwangerschaft liegen bisher keine sicheren Beobachtungen vor. Da das EBV in B-Lymphozyten persistiert, ist eine Reaktivierung möglich. Besteht Verdacht auf eine Ersterkrankung, ist die serologische Abklärung anzuraten, zumal eine ähnliche Symptomatik auch durch Röteln und Zytomegalie hervorgerufen sein kann (s. S. 371).

Lymphozytäre Choriomeningitis (LCM)

Das choriolymphozytäre Meningitisvirus kann bei Übertragung durch den syrischen Hamster und Hausmäuse in der gesamten Schwangerschaft transplazentar auf die Frucht übergehen und Fehlgeburten, Hydrocephalus internus, Chorioretinitis, kongenitale Myopie, geistige Retardierung und neonatale Meningoenzephalitis verursachen. Schwangere sollen den Kontakt mit diesen Tieren und deren Exkrementen meiden. Eine spezifische Therapie ist nicht bekannt.

Bei Neugeborenen mit angeborenem Hydrozephalus und Chorioretinitis empfiehlt es sich, neben Untersuchungen auf Zytomegalie, Röteln und Toxoplasmose auch Antikörperbestimmungen für das LCM-Virus durchzuführen.

Mumps – Parotitis epidemica

Eine Parotitis epidemica in der Schwangerschaft stellt ein seltenes Ereignis dar, da ca. 96% der Schwangeren Antikörper besitzen. Eine kausale Verknüpfung zwischen Mumps und dem Auftreten von kongenitalen Defekten besteht nicht.

Dennoch sollte – nicht zuletzt zur Abschwächung eines schweren Verlaufes bei einer seronegativen Mutter – sowohl bei Kontakt als auch bei Erkrankung zur passiven Immunisierung Mumpsimmunglobulin eingesetzt werden.

Da akute Mumpsinfektionen der Mutter kurz vor bis kurz nach der Entbindung beim Kind schwere Erkrankungen hervorrufen können, sollen die Neugeborenen sofort Immunglobulin erhalten und isoliert werden.

Masern

Infolge des hohen Durchseuchungsgrades (98%) kommen Masern in der Schwangerschaft selten vor. Im Falle einer mütterlichen Erkrankung ist die Gefahr einer Störung der embryofetalen Entwicklung gering; ein Schwangerschaftsabbruch ist daher nicht indiziert.

Anders liegen die Verhältnisse in nicht durchseuchten Bevölkerungsgruppen; z. B. wurden in Grönland als Folge pränataler Masern vermehrt Aborte und auch Fehlbildungen beobachtet.

Bei *Masernkontakt* in der Schwangerschaft ist die Immunitätslage zu bestimmen und bei seronegativen Graviden die passive Prophylaxe mit normalen Immunglobulin durchzuführen.

Treten *Masern kurz vor oder nach der Entbindung* bei der Mutter auf, können sie schwere neonatale Infektionen hervorrufen. In solchen Fällen soll das Neugeborene sofort Immunglobulin erhalten und isoliert werden.

Poliomyelitis

Eine diaplazentare Übertragung von Polioviren auf den Feten ist bei einer Poliomyelitis in graviditate möglich, wenn auch selten. Ein gehäuftes Auftreten kongenitaler Defekte wurde nicht beobachtet.

Eine Poliomyelitis im I. Trimenon soll eine erhöhte Abortrate, im II. und III. Trimenon vermehrt Frühgeburten und Totgeburten zur Folge haben.

Wenn die Mutter nahe dem Geburtstermin erkrankt, kann das Kind während der Entbindung oder in der frühen Postnatalperiode eine Poliomyelitis akquirieren.

Obwohl die spinale Kinderlähmung in der BRD als beherrscht gelten kann, ist dieser Erfolg nur aufrecht zu erhalten, wenn die Poliomyelitisschutzimpfung konsequent fortgesetzt wird.

Viruserkrankungen der Atemwege

Virusinfektionen der Atemwege rechnen zu den häufigsten Erkrankungen in der Schwangerschaft. Man kann daher annehmen, daß ein möglicherweise schädigender Effekt längst aufgedeckt worden wäre. Selbst durch bestimmte Influenzatypen verursachte Epidemien haben keine sicheren Hinweise auf Störungen der embryofetalen Entwicklung erbracht.

Erworbenes Immundefektsyndrom (AIDS)

Zunehmend häufiger kommen Kinder zur Welt, die von ihren Müttern während der Schwangerschaft mit dem Human-Immunodeficiency-Virus (HIV) (früher als HTLV III = Human-T-Lymphocytropic-Virus III oder als LAV = Lymphoadenopathieassoziiertes Virus bezeichnet) infiziert wurden. Die Gefahr einer Übertragung liegt um so höher, je länger die Mutter HIV-positiv ist.

Diese Problematik gewinnt für den Geburtshelfer an Aktualität, weil AIDS (Aquired Immune Deficiency Syndrome) inzwischen über die bekannten Risikogruppen hinaus die weibliche Bevölkerung erfaßt.

Im Falle einer Schwangerschaft kommen folgende *Übertragungswege* von der infizierten Mutter auf den Feten in Betracht:

- die pränatale transplazentare Infektion auf dem Blutwege (die Mutter leidet an einer symptomlosen Virämie),
- die Kontaktinfektion sub partu durch Kontamination im Geburtskanal mit mütterlichem Blut und/oder Zervixsekret,
- die postnatale Infektion (z. B. durch Muttermilch oder den Speichel der Mutter).

Aufgrund der schnellen Ausbreitung der AIDS-Erkrankung und der Gefahr der prä- und perinatalen Übertragung auf das Kind wird die serologische Untersuchung zum Ausschluß einer HIV-Infektion jeder Graviden bereits in der Frühschwangerschaft auf freiwilliger Basis nach vorheriger Beratung angeboten. Der Arzt soll auch über die Risiken einer AIDS-Erkrankung und über die Infektionsmöglichkeiten informieren (s. Präambel der Mutterschaftsrichtlinien und Abschn. A, Nr. 1, Absatz 2 und Abschn. C, Nr. 1 c, Anhang II, S. 761 und 763). Eine Wiederholung gegen Ende der Gravidität kann bei erhöhtem Risiko erwogen werden, da HIV-Antikörper häufig erst 2-4 Monate nach der Infektion auftreten.

Ein positiver Befund hat für die Mutter und ihr Kind folgende Konsequenzen:

- Die Immunsuppression in der Schwangerschaft beschleunigt u. U. die Progredienz der Erkrankung.
- Das Risiko einer Übertragung auf das Kind beträgt ca. 25%. Sie kann prä- oder vorwiegend perinatal oder auch in der frühen postnatalen Zeit erfolgen.

Der typische Verlauf der AIDS-Erkrankung setzt beim Kind in den ersten Lebensmonaten ein, gekennzeichnet durch eine retardierte Entwicklung – insbesondere des Gehirns –, eine Enzephalopathie, Hepatosplenomegalie und opportunistische Infektionen mit Candida albicans, Herpes- und Zytomegalieviren. Auch bakterielle Infektionen sind häufig; die hauptsächliche Todesursache stellt die durch gramnegative Erreger verursachte Sepsis dar.

Die Prognose ist schlecht; die Sterblichkeit der Kinder liegt bei 60%.

Daher ist sowohl von mütterlicher als auch von kindlicher Seite die Indikation zu einem Schwangerschaftsabbruch gegeben.

Entschließt sich die Gravida mit einem HIV-positiven Befund zum Austragen der Schwangerschaft, so sind folgende Richtlinien zu beachten:

- Betreuung in einer Risikoschwangerensprechstunde durch erfahrenes Personal unter Berücksichtigung der schwerwiegenden psychosozialen Probleme,
- Information über das Sexualverhalten (Kohabitationsverbot bzw. geschützter Verkehr),
- wiederholte HIV-Antikörperbestimmungen und gezielte Laboratoriumsuntersuchungen, um das Ausmaß der Immunsuppression mit Fortdauer der Schwangerschaft zu erfassen (Abfall der T4/T8 Ratio und T-Lymphozytenzahl),
- Überwachung der fetalen Entwicklung, da es fast immer zu einer Wachstumsretardierung und häufiger zu einer Hypoxie kommt.

Über den *Entbindungsmodus* gehen die Ansichten noch auseinander. Falls sich mit zunehmender Erfahrung zeigen sollte, daß die Kontamination sub partu den maßgebenden Übertragungsweg darstellt bzw. sich durch Reinfektion unter der Geburt das Risiko der AIDS-Erkrankung erhöht, wird man der Entbindung durch Kaiserschnitt den Vorzug geben müssen. Der Eingriff hat zudem für das Personal den Vorteil, daß der Infektionsschutz und die Entsorgung besser geplant werden können.

Erfolgt die Entbindung vaginal, soll das Anlegen der Kopfschwartenelektrode möglichst unterbleiben, um zusätzliche Läsionen und damit Eintrittspforten für das Virus zu vermeiden.

Die *Neugeborenen* werden nach der Geburt zunächst dem Pädiater zur weiteren Beobachtung übergeben; es sind regelmäßige HIV-Antikörperbestimmungen und Untersuchungen auf AIDS-verdächtige Symptome notwendig.

Auf das *Stillen* ist zu verzichten, da durch die Muttermilch und durch Schrunden an den Brustwarzen ständige Reinfektionen des Kindes zu befürchten sind.

Für die Versorgung der Mutter gelten im Prinzip die gleichen Richtlinien wie bei einer Hepatitis B. Das *Personal* muß dahingehend informiert werden, daß v. a. der direkte Kontakt mit den Körperflüssigkeiten der Infizierten (Blut, Lochien) vermieden werden muß. Der Infektionsschutz und die Entsorgungsvorschriften sind genau zu beachten.

Vorbeugende Maßnahmen

Nicht zuletzt unter dem Aspekt der Gefährdung des Kindes darf eine HIV-positive Frau nicht schwanger werden. Das bedeutet, daß sie eingehend über eine sichere Kontrazeption beraten werden muß.

Jede Gravida mit unbekanntem Immunstatus sollte heute in der Schwangerensprechstunde über die Infektionswege und die Gefahren der HIV-Infektion aufgeklärt und mit psychologischem Einfühlungsvermögen gezielt exploriert werden, ob sie sexuelle Kontakte mit sog. Risikopersonen hatte oder zwischen 1980 und Sommer 1985 Bluttransfusionen erhielt, also in einer Zeit, in der das Spenderblut noch nicht generell durch Hitzeinaktivierung von Viren befreit wurde.

Papillomavirusinfektionen

Humane Papillomaviren (HPV) vom Typ 16 und 18 werden vorwiegend in obligaten Präkanzerosen und invasiven Karzinomen (s. S. 680), HPV vom Typ 6 und 11 in fakultativen Präkanzerosen bzw. benignen Veränderungen des weiblichen Genitales, z. B. in Condylomata acuminata, nachgewiesen (s. S. 657). Sie können latent im Organismus persistieren und durch Reaktivierung zu Rezidiven führen.

HPV-Infektionen finden sich bei Schwangeren doppelt so häufig wie bei Nichtschwangeren (13% gegenüber 7%); die Häufigkeitszunahme betrifft HPV 16/18 in stärkerem Maße als HPV 6/11. Die Ursache für die Steigerung der Infektionsrate dürfte die Suppression der mütterlichen Immunität während der Gravidität sein, die eine Reaktivierung der genitalen Papillomaviren erleichtert.

Übertragung auf die Frucht

HPV können *sub partu* direkt auf die Frucht übergehen und durch Aspiration beim Kinde nach einer Latenzzeit die juvenile Papillomatose des Larynx verursachen. Für diese Annahme spricht, daß das Genom der HPV (Typ 6 und 11) des Genitaltraktes und dasjenige der HPV der Larynxpapillome (juvenile Form) identisch sind. Des weiteren weisen Mütter von Kindern mit dieser Erkrankung gehäuft Condylomata acuminata auf.

Der hämatogene transplazentare Übertragungsweg entfällt, da sich HPV *lokal* vermehren und ausbreiten. Gegen die Aszension der Erreger bietet der Schleimpfropf der Zervix einen effektiven Schutz, so daß dieser Infektionsweg nur ausnahmsweise in Betracht kommt.

Insgesamt stellt das Auftreten einer juvenilen Larynxpapillomatose im Laufe der ersten Lebensmonate bis zum Alter von etwa 3 Jahren im Vergleich zum relativ häufigen Vorkommen von Condylomata acuminata bei der Mutter ein seltenes Ereignis dar. Das Risiko der Übertragung der Erreger von einer infizierten Mutter auf das Kind bei der Passage des Geburtskanals wird mit 1 auf einige 100 bis 1 auf 1000 Geburten geschätzt.

Bei vorhandenen Condylomata acuminata wird man die Entbindung durch Kaiserschnitt in Erwägung ziehen.

Toxoplasmose

Einzig die *Erstinfektion der Mutter* mit dem Protozoon *Toxoplasma gondii* bedeutet eine Gefährdung der Frucht. Nur als Folge einer primären Erkrankung der Mutter ist eine konnatale Toxoplasmose mit destruierenden infektiösen Prozessen beim Feten zu befürchten.

Infektionsmodus und Häufigkeit

Der *Infektionsweg der Erreger* nimmt seinen Ausgang mit den im Katzenkot vorkommenden zystischen Dauerformen, den Toxoplasmaoozysten.

Diese werden erst nach einem Reifungsprozeß infektiös und spielen daher bei ausreichenden hygienischen Verhältnissen keine entscheidende Rolle als Infektionsquelle für den Menschen. Sie kontaminieren jedoch das Viehfutter und führen zur Infektion von Schlacht- und Haustieren. Im neuen Wirtstier entwickeln sich als Dauerstadien sog. Zysten mit einer Durchseuchungsquote der Tiere von 25–50%. Der Kreis zum Menschen schließt sich durch den Genuß von infiziertem rohem oder halbgarem Fleisch.

Die **Durchseuchung mit Toxoplasmen** liegt bei Frauen im fertilen Alter zwischen 20–45%. Eine **Toxoplasmainfektion** verläuft meist ohne klinische Symptome oder mit den Erscheinungen eines grippalen Infektes. Eine Lymphadenitis mit Schwellungen vorwiegend im Bereich der Halslymphknoten kann als Hinweis dienen.

Die **Häufigkeit der mütterlichen Erstinfektion** während der Schwangerschaft liegt in der BRD bei etwa 1% der Graviden bzw. 7–10/1000 Schwangerschaften.

Pränatale Toxoplasmainfektionen finden in zeitlichem Zusammenhang mit der Erstinfektion hämatogen-diaplazentar während der **Parasitämie** statt. Zunächst bildet sich ein Erkrankungsherd in der Plazenta, von dem aus der Einbruch in die fetale Zirkulation erfolgt. Das durch diese Herdbildung bedingte Zeitintervall zwischen Parasitämie bei der Mutter und der Erkrankung des Feten wird als **pränatale Inkubationszeit** bezeichnet. Sie dauert in der frühen Gravidität länger als in der späten Gestation. Das hat zur Folge, daß die Erreger – selbst wenn die Primärinfektion in den ersten Wochen der Schwangerschaft stattfindet – erst **nach** der 16. SSW den Feten erreichen. Es kommt also bei der pränatalen Toxoplasmose zu einer Fetopathie, nicht zu einer Embryopathie.

Die in der Frühschwangerschaft längere Inkubationszeit bietet die Möglichkeit der Abheilung des Herdes in der Plazenta. Daher führt eine Ersterkrankung der Mutter im I. Trimenon nur in 15% zur Infektion der Frucht, im II. hingegen in 45% und im III. in 68% (durchschnittlich in 50%). Jedoch ist die Gefahr einer kindlichen Schädigung bei Infektionen **vor** der 20. SSW deutlich größer als zu einem späteren Zeitpunkt in der Schwangerschaft.

Spontanaborte sind selten. Die frühere Annahme, daß die mütterliche Toxoplasmose Ursache habitueller Aborte sei, läßt sich nicht aufrecht erhalten, da die Erkrankung nicht rezidiviert.

Manifestation der Erkrankung beim Feten

Die fetale Toxoplasmose verläuft als generalisierte Erkrankung. Da Toxoplasmen eine relativ geringe Pathogenität besitzen, überwindet der Fetus üblicherweise die Infektion. Jedoch führen lokalisierte Entzündungsherde im Gehirn und in der Retina zu bleibenden Schäden. Je nach Zeitpunkt und Ablauf der intrauterinen Infektion wird das Kind mit florider Enzephalitis oder – häufiger – mit postenzephalitischen Schäden geboren. Diese manifestieren sich oft erst im Kleinkindesalter als die klassische Trias mit intrazerebralen Verkalkungen, Hydrozephalus und Chorioretinitis. Noch später können sich Intelligenzdefekte und epileptiforme Anfälle bemerkbar machen.

Die Häufigkeit der konnatalen Toxoplasmose beträgt in der BRD etwa 1:600 Lebendgeborene.

Diagnostik

Zur **Diagnose einer Toxoplasmainfektion** stehen eine ganze Reihe von serologischen Verfahren zur Verfügung, u. a. die Komplementbindungsreaktion (KBR) und der indirekte Immunfluoreszenztest (IFT). Die Methoden erlauben eine Unterscheidung zwischen einer frischen – also für den Fetus gefährlichen – und einer früher durchgemachten bzw. latenten Infektion der Mutter. Um das Risiko des Feten abzuschätzen, wird zur schnellen Diagnose der Nachweis von zirkulierendem Antigen und IgM-Antikörpern herangezogen.

Prophylaxe und Therapie

Schon bei der Planung einer Schwangerschaft ist eine Untersuchung auf Toxoplasmose zu empfehlen. Ein positiver Antikörperbefund ist gleichbedeutend mit Immunität.

Im Rahmen der Schwangerenvorsorge wird zunehmend die Forderung nach einem Toxoplasmosescreening während der Gravidität erhoben. Wenn bei erstmaliger Untersuchung in der Frühschwangerschaft der Antikörperstatus negativ ist, soll im 5.–6. und 8. Schwangerschaftsmonat eine erneute Kontrolle erfolgen.

Weiterhin müssen die seronegativen Schwangeren in Anbetracht des Infektionsweges dringend auf den Verzicht rohen Fleisches und die Einhaltung strenger Hygiene bei Katzenkontakt hingewiesen werden (s. oben).

Tritt während der Schwangerschaft eine Titerkonversion ein, muß eine **frische Toxoplasmainfektion** angenommen werden.

Die *Ultraschalldiagnostik* vermag dann wichtige diagnostische Hinweise zu liefern; u. a. können beim Feten zerebrale Veränderungen (Hemisphären-Ventrikel-Verhältnis), intrazerebrale Verkalkungen, eine Hepatosplenomegalie, ein Aszites und ein Hydrops placentae nachgewiesen werden.

Unter Berücksichtigung aller erhobenen Befunde und des kindlichen Risikos steht dann der *Schwangerschaftsabbruch* zur Diskussion. Dabei fällt aber ins Gewicht, daß durch eine rechtzeitige Therapie die fetale Infektionsrate eindeutig (60–100%) reduziert werden kann.

Für die *Therapie* kommen Spiramyzin, Langzeitsulfonamide und Pyrimethamin über mindestens 4 Wochen in Frage. Pyrimethamin soll wegen der Möglichkeit eines teratogenen Effektes nicht vor der 16. SSW eingesetzt werden. Der Effekt der Behandlung läßt sich durch wiederholte sonographische Kontrollen überprüfen.

Die pränatale Diagnostik der Toxoplasmose nach Aminozentese und nach ultraschallkontrollierter Punktion eines Nabelschnurgefäßes bringt serologisch und bezüglich des Erregernachweises noch keine zufriedenstellenden Ergebnisse.

Listeriose

Listeriae monocytogenes sind ubiquitär verbreitete grampositive Erreger. Die Infektion des Menschen verläuft – regional und in den Sommermonaten endemisch gehäuft – als Schmutzinfektion bei mangelhafter Hygiene und Verzehr kontaminierter Speisen.

Infektionswege und Verlaufsformen

Die Frequenz der Listeriose in graviditate kann etwa mit 0,3% angenommen werden. Die maternofetale Infektion nimmt nicht selten einen typischen zweiphasischen Verlauf: Zunächst zeigen sich bei der Mutter eine Pharyngitis (Monozytenangina), Lymphknotenschwellung, Diarrhö sowie Zeichen einer Harnwegsinfektion. Nach einer Latenz von 10–14 Tagen kommt es zu einem erneuten Fieberschub mit gleichzeitig einsetzenden Wehen und rascher Ausstoßung der Frucht bzw. zur Geburt.

Die *Ansteckung des Feten* kann *pränatal* im akuten Stadium der mütterlichen Bakteriämie *transplazentar* oder – seltener – durch *Aszension aus dem Genitalbereich* erfolgen. Ebenso ist die Infektion *sub partu* bei Besiedlung der unteren Geburtswege möglich.

Die pränatale Listeriose tritt meist am Ende des II. bis Anfang des III. Trimenons auf; dementsprechend sind häufiger späte (febrile) *Aborte* oder *Totgeburten* die Folge. Als Ursache habitueller Aborte spielt sie keine Rolle.

Bei *Lebendgeborenen* kommen 3 distinkte *Verlaufsformen der konnatalen Listeriose* zur Beobachtung.

Die Frühform betrifft Frühgeburten mit Brady-/Tachykardie und mekoniumhaltigem Fruchtwasser, die bereits am 1. Lebenstag ein schweres Krankheitsbild mit respiratorischem Distress, Exanthem und Septikämie entwickeln.

Ein verzögerter Ausbruch der Erkrankung tritt bei termingerecht geborenen Kindern auf und manifestiert sich meistens nach der 1.–2. Lebenswoche als Meningitis mit Lethargie, Fütterungsschwierigkeiten, Fieber und apnoischen Krisen. Die Mortalität beider Formen liegt hoch (ca. 70%).

Kinder, die noch später Symptome wie petechiale Blutungen, Exanthem, Leber-, Milzschwellung, Ikterus, Granulomatosis infantiseptica (miliare Granulome) entwickeln, können sowohl ante- als auch sub- oder postpartal infiziert worden sein. Die Lebenserwartung dieser Kinder ist insgesamt etwas günstiger zu beurteilen, zumal sie besser auf die Therapie ansprechen.

Prävention

Angesichts dieser schweren Gefährdung der Kinder durch eine mütterliche Listeriose kommt es im Zuge der Schwangerenvorsorge darauf an, die Hinweissymptome zu beachten (s. oben), an die Listeriose zu denken und den Erregernachweis aus den Sekreten des Nasenraums und der Zervix, aus Stuhl und Urin, v. a. aber aus dem Blut zu führen.

Die Einbeziehung der pränatalen Listeriose in die differentialdiagnostischen Erwägungen ist bei unklaren fieberhaften Erkrankungen in der Schwangerschaft wichtig, da nur durch frühzeitige Antibiotikagabe (Penizilline, Gentamyzin) Aussicht besteht, das Kind bereits intrauterin erfolgreich zu behandeln.

Malaria

Die Malaria hat infolge der häufigeren Auslandsreisen in Malariagebiete und ebenso durch Einreisende aus solchen Regionen Bedeutung erlangt.

Bei den an Malaria erkrankten Schwangeren kommt es je nach Schwere des Verlaufs (hypether-

26 Pränatale und perinatale Infektionen

me Phasen) häufiger zum Abort, zu Frühgeburten und zu Mangelkindern. Die Parasitämie ist bei Graviden stärker ausgeprägt bzw. die Parasitenzahl liegt durchschnittlich deutlicher höher als bei Nichtgraviden.

Der Übergang der Plasmodien auf den Feten kann sowohl transplazentar während der Schwangerschaft als auch unter der Geburt erfolgen, ist aber selten. Selbst in Endemiegebieten rechnet man bei weniger als 5% der infizierten Frauen mit einer kongenitalen Malaria beim Kind.

Infizierte Neugeborene haben Fieber, Gelbsucht, Hepatosplenomegalie sowie Krampfanfälle und entwickeln gelegentlich eine Lungenödem. Die Mortalität beträgt 60%.

Die *Therapie* einer Malaria muß wie bei Nichtschwangeren erfolgen. Bei chloroquinresistenten Stämmen steht die Kombination von Pyrimethamin und Sulfadoxin zur Verfügung. Wegen der möglichen nachteiligen Einwirkungen dieser Substanzen auf die Fruchtentwicklung bei Anwendung therapeutischer Dosen soll die Medikation möglichst erst nach Abschluß der Organogenese erfolgen.

Prophylaxe

Reisen in malariagefährdete Länder erfordern ein strenges Einhalten der Verhaltensregeln. Die *medikamentöse Prophylaxe* erfolgt üblicherweise mit Chloroquin. Diese ist 1 Woche vor der Einreise zu beginnen und mindestens bis 6 Wochen nach der Ausreise fortzusetzen.

Die prophylaktische Medikation muß jedoch der Resistenzlage der Erreger in der jeweiligen Region Rechnung tragen. Daher kommt auch die Kombination von Pyrimethamin und Sulfadoxin zur Anwendung. Die genannten Substanzen können in prophylaktischen Dosen in der Schwangerschaft als unbedenklich gelten.

Lues (Syphilis)

Die Frequenz mütterlicher Syphilisinfektionen beträgt in der BRD nach serologischen Untersuchungen 0,4%, von denen ca. ¼ behandlungsbedürftig ist. Die Häufigkeit einer kongenitalen Syphilis liegt bei 0,1:1000 Lebendgeborenen.

Infektionsmodus, Übertragung auf den Feten

Die unbehandelte Lues der Mutter im Stadium I und II führt fast regelmäßig, seltener im Stadium III zur pränatalen Infektion. Die Spirochäten gelangen über den mütterlichen Kreislauf zur Placenta und von dort in die fetale Zirkulation. Die Ansteckung des Feten kann bereits im I. Trimenon erfolgen. Syphilitische Veränderungen treten jedoch nicht vor dem 4.–5. Schwangerschaftsmonat auf, da der Fetus erst dann eine ausreichende Immunkompetenz erreicht und mit einer Entzündungsreaktion antworten kann. Die Gefährdung des Feten ist groß; ca. die Hälfte der infizierten Feten geht durch einen Spätabort oder einen intrauterinen Fruchttod zugrunde. Akquiriert die Mutter die Erkrankung erst in den letzten Wochen vor der Geburt, so findet keine Übertragung auf das Kind mehr statt.

Bei der *Geburt* kann das Kind unauffällig sein oder bereits Zeichen der konnatalen Lues aufweisen. Dazu gehören: der Pemphigus neonatorum, die Rhinitis syphilitica (der Inhalt der Hautblasen und das Nasensekret sind hochinfektiös!), eine Chorioretinitis, eine Vergrößerung der Leber, Milz und Lymphknoten, gelegentlich ein Hydrops fetalis universalis. Diese Symptomatik kann auch erst in der Neugeborenenperiode oder noch später auftreten.

Häufig findet sich eine auffallend große, derbe verdickte *Plazenta* als Folge fibröser Prozesse mit bis auf das Doppelte erhöhtem Gewicht. Die luetische Plazenta ist hochinfektiös.

Diagnose

In der *Schwangerschaft* wird gemäß den Mutterschaftsrichtlinien (s. S. 183 und Anhang II) bei jeder Schwangeren zu einem möglichst frühen Zeitpunkt als Luessuchreaktion der Treponema-pallidum-Hämagglutinationshemmtest (TPHA) durchgeführt. Dieser Test ermöglicht den Nachweis erregerspezifischer IgG-Antikörper bereits 2 Wochen nach der Infektion. Zur Bestätigung eines positiven Befundes, zur Feststellung des Infektionsstadiums und zur Beurteilung der Behandlungsbedürftigkeit wird anschließend eine Kombination verschiedener serologischer Methoden herangezogen.

Bei *Neugeborenen* von Müttern mit einer Syphilisanamnese erfolgt die serologische Kontrolle aus dem Nabelschnurblut ebenfalls mit dem TPHA-Test und bei positivem Befund mit weiteren speziellen Tests. Beweisend für eine durchgemachte intrauterine Infektion ist der Nachweis von IgM-Antikörpern.

Die Diagnose kann auch direkt und schnell sowohl im Stadium I und II der Mutter und auch bei Lues connata des Kindes aus serösen Exsudaten durch Nachweis der Spirochäten im Dunkelfeld erbracht werden.

Prophylaxe und Therapie

Die *pränatale Syphilis* ist dank der diagnostischen Nachweismethoden und der zuverlässigen Therapie heute *vermeidbar*. Entscheidende Voraussetzungen sind die vorgeschriebene serologische Kontrolle im Verlauf der Mutterschaftsvorsorge und bei Nachweis einer behandlungsbedürftigen Lues die Therapie mit Penizillin G in einer Dosierung von täglich 1 ME (Procain-Penizillin G) für die Dauer von 2–3 Wochen oder eines Depotpräparates (Benzathin-Penizillin G) in mehrtägigen Intervallen (s. S. 623).

Chlamydieninfektionen

Chlamydia trachomatis, ein obligat intrazellulär lebendes Bakterium, gehört zu den häufigsten sexuell übertragbaren Keimen (s. S. 621). Der Erreger wird je nach sozioökonomischem Status bei 4–10% aller Schwangeren im Zervixsekret nachgewiesen. Er kann einen glasigen, meist mukopurulenten Fluor hervorrufen (s. S. 602); in 5–20% verläuft die Chlamydieninfektion während der Gravidität jedoch symptomlos. In 30–50% bestehen gleichzeitig Mischinfektionen mit Gonokokken, Mykoplasmen und Trichomonaden.

Chlamydieninfektionen in der Gravidität sollen häufiger einen vorzeitigen Blasensprung, eine Frühgeburt und eine erhöhte perinatale Mortalität zur Folge haben.

Die neonatale Infektion

Den Chlamydien kommt eine beträchtliche Bedeutung in der Neugeborenenmorbidität zu. Infolge der bevorzugten Besiedlung der Zervix kann es unter der Geburt zu einer Kontamination des Kindes kommen. Dabei sind Konjunktiven und Nasopharynx die Eintrittspforten der Erreger. Etwa 40% der exponierten Neugeborenen erkranken nach 7–14 Tagen an einer *Einschlußkörperchenkonjunktivitis* und etwa 20% in den folgenden Wochen an einer *Chlamydienpneumonie*. Weiterhin können eine *Otitis media* und eine *Gastroenteritis* hinzutreten.

Diagnostik – Therapie

In Anbetracht der zunehmenden Häufigkeit von Chlamydieninfektionen in der Gravidität und des relativ hohen Infektionsrisikos für die Neugeborenen empfiehlt sich, bei Verdacht auf eine Chlamydieninfektion eine gezielte Diagnostik (Erregernachweis, Immunfluoreszenz) zu veranlassen.

Zur *Behandlung einer Chlamydia-trachomatis-Infektion in der Gravidität* wird Erythromyzin (pro Tag 4mal 500 mg per os, 7 Tage lang) empfohlen, da die üblicherweise benutzten Tetrazykline während der Gravidität nicht gegeben werden dürfen (s. S. 128).

Impfungen in der Schwangerschaft

Es ist zwischen der *aktiven* Immunisierung (= Schutzimpfung) und der *passiven* Immunisierung mit Immunglobulinkonzentraten und spezifischen Immunglobulinen zu unterscheiden.

Aktive Immunisierung

Als *aktive* Immunisierung wird die orale und parenterale Zufuhr von abgeschwächten (attenuierten) Lebendimpfstoffen, von inaktivierten (Tot-)Vakzinen oder Toxoiden (entgiftete Bakterientoxine) bezeichnet. Diese Impfstoffe regen den Organismus zur Antikörperbildung an. Der Schutz tritt abhängig von der Art der Vakzine und dem Impfstatus (Erst- und Wiederimpfung) innerhalb von Tagen bis Wochen ein und hält Monate bis Jahre, evtl. auch lebenslang an.

Passive Immunisierung

Die *passive* Immunisierung erfolgt durch Applikation von Antikörpern in Form von Immunglobulinkonzentraten (menschliche Ig-Globulinpräparate) oder speziellen Immunglobulinen (Hyperimmunglobuline). Der Schutz wird innerhalb von Stunden erzielt, bleibt jedoch nur Tage bis einige Wochen erhalten.

Grundsätzliche Bemerkungen zu Impfungen in der Schwangerschaft

Für *aktive Immunisierungen* mit Lebendimpfstoffen, die vermehrungsfähige Viren oder mikrobielle Erreger enthalten, bestehen in der Schwangerschaft

Tabelle 66. Impfungen in der Schwangerschaft. (Mod. nach Enders 1986b und Spiess 1981)

Impfstoff	Schutzimpfung gegen	Erlaubt	Bemerkungen
Lebendvakzine	Poliomyelitis (Schluckimpfung)	Ja	Keine Schluckimpfung 4 Wochen ante partum, um Einschleppen von Impfviren in die Klinik zu vermeiden
	Mumps	Nein	Fruchtschädigung bei versehentlicher Impfung in graviditate nicht zu erwarten
	Röteln	Nein	Impfvirus wirkt nicht teratogen; Fruchtschädigung bei versehentlicher Impfung in graviditate nicht zu erwarten
	Masern	Nein	Fruchtschädigung bei versehentlicher Impfung in graviditate nicht zu erwarten. Bei Kontakt passive Immunisierung, falls seronegativ
	Varizellen	Nein	Bei Kontakt Hyperimmunglobulin, falls seronegativ
	Gelbfieber	Wenn nicht vermeidbar	Fruchtschädigung nicht zu erwarten. Leichtes Fieber und Kopfschmerzen können auftreten
	Typhus (Typhoral L-oral)	(Nein)	Bei Schwangeren liegen noch keine ausreichenden Erfahrungen vor; eine Fruchtschädigung ist bei versehentlicher Impfung in graviditate nicht zu erwarten
Totvakzine oder Toxoide	Hepatitis B	Ja	Isoliertes und gereinigtes HBs-Antigen. Bei versehentlicher Impfung in graviditate keine Fruchtschädigung zu erwarten
	Tetanus	Ja	
	Diphtherie	Bei Expositionsgefahr	Nebenwirkungen (Fieber, Übelkeit) möglich
	Poliomyelitis (Salk)	Ja	
	Influenza	Wenn indiziert	Fieberhafte Reaktionen möglich
	Tollwut	Wenn indiziert	Schutzimpfung gegen Tollwut bei Verdacht auch in der Schwangerschaft unumgänglich
	Cholera	Wenn nicht vermeidbar	Relativ geringer Impfschutz. Gelegentlich stärkere entzündliche Lokalreaktionen, Fieber, Übelkeit, Durchfall
	Zeckenenzephalitis (FSME)	Wenn indiziert	Bei Zeckenbiß FSME-Hyperimmunserum zu empfehlen

Kontraindikationen oder Einschränkungen. Die nach Impfung mit Lebendvakzinen meist auftretende Virämie kann durch diaplazentaren Übertritt der Erreger zur Schädigung der Frucht führen. Impfungen mit *Totvakzinen* oder *Toxoiden* dürfen erfolgen, jedoch schränken z. T. lokale und allgemeine Reaktionen die Indikationsstellung ein.

In Tabelle 66 sind die Infektionskrankheiten aufgeführt, bei denen während der Schwangerschaft die Applikation von Lebend- bzw. Totvakzinen erlaubt, eingeschränkt oder kontraindiziert ist.

Die *passive Immunisierung* mit humanen (homologen) Immunglobulinen ist in jedem Stadium der Schwangerschaft erlaubt.

27 Die gestörte Spätschwangerschaft

Die Frühgeburt

Definition

Definition nach dem Gestationsalter
Der Begriff Frühgeburt ("preterm infant") kennzeichnet eine verkürzte Schwangerschaftsdauer und wird definiert als eine Geburt vor dem 259. Schwangerschaftstag bzw. vor der vollendeten 37. SSW, gerechnet ab dem 1. Tag der letzten Regelblutung (WHO 1977). Das Datum der letzten Periode ist bekanntlich oft unsicher und von subjektiven Angaben abhängig (s. S. 179), kann aber durch eine Ultraschallbiometrie in den ersten 20 Wochen der Gravidität auf seine Zuverlässigkeit überprüft werden (s. S. 245).

Definition nach dem Geburtsgewicht

Ist die Tragzeit nicht bekannt oder unsicher und liegt kein zuverlässiger Ultraschallbefund aus den ersten 20 SSW zur Bestimmung des Gestationsalters vor, so dient als Kriterium das Geburtsgewicht:

Neugeborene mit einem Gewicht < 2500 g (bis einschließlich 2499 g) werden als *„Kinder mit einem niedrigen Geburtsgewicht"* ("low birthweight infants") bezeichnet (WHO 1977). Bei dieser Definition werden einerseits wachstumsretardierte Neugeborene mit einer Tragzeit über 37 SSW einbezogen, andererseits Frühgeborene mit einem Geburtsgewicht von 2500 g und darüber nicht erfaßt (s. unten).

Neugeborene mit einem Gewicht < 1500 g werden als *„Kinder mit sehr niedrigem Geburtsgewicht"* ("very low birthweight infants") oder als *„Kleine Frühgeborene"* bezeichnet, entsprechend < 32 vollendete SSW. In dieser Gruppe der Kinder unter 1500 g bergen Lebendgeborene unter 1000 g eine besondere Problematik, die durch die Abgrenzung zwischen den nicht lebensfähigen Feten beim Spätabort und den Frühgeborenen, die bereits am Leben erhalten werden können, gegeben ist (s. S. 340).

Neugeborene mit einem Gewicht von < 2500 g können sowohl zu früh geboren *(Frühgeborene)* als auch mangelhaft entwickelt sein *(Mangelgeborene)* (s. S. 392). Diese Neonati können somit *normotroph* (eutroph) oder *hypotroph* sein. In dem Kollektiv der untergewichtigen Kinder befinden sich einmal die **eutrophen Frühgeborenen** (Tragzeit < 259 Tage p. m.), zum anderen die nach einer Tragzeit von < 259 Tagen p. m. geborenen *entwicklungsretardierten* Kinder, die als *„Mangelgeborene"* oder als "small for gestational age infants" bezeichnet werden. Aber auch Frühgeborene können im Verhältnis zum Gestationsalter Zeichen der Mangelentwicklung aufweisen. Sie werden als *hypotrophe Frühgeborene* - "preterm small for gestational age infants" - (Tragzeit < 259 Tage p. m.) klassifiziert.

Es kann sich also bei den **untergewichtigen Kindern** mit einem Geburtsgewicht von < 2500 g handeln um:

- *normotrophe (eutrophe) Frühgeborene* mit einer Tragzeit von < 259 Tagen p. m. (< 37 vollendete Wochen p. m.), jedoch einer der Tragzeit entsprechenden Entwicklung,
- *hypotrophe Reifgeborene* mit einer Tragzeit von ≥ 259 Tagen p. m. (> 37 vollendete Wochen p. m.),
- *hypotrophe Frühgeborene* mit einer Tragzeit von < 259 Tagen p. m. (< 37 vollendete Wochen p. m.) und gleichzeitiger Mangelentwicklung.

Zur Beurteilung des fetalen (wie auch des postnatalen) Wachstums existieren Standardwachstumskurven. Sie basieren auf kindlichen Meßdaten (z. B. Gewicht, Länge, Kopfumfang) anhand großer Kollektive in Beziehung zum Gestationsalter.

Aus Gründen der biologischen Variabilität aller kindlichen Maße hat es sich bewährt, den Bereich zwischen der 10. und 90. Perzentile als untere und obere Grenze der Norm im Sinne der Standardabweichung festzulegen. Die für ein bekanntes Gestationsalter unter der 10. Perzentile liegenden Meßwerte unterschreiten, die über der 90. Perzentile überschreiten die Norm (Abb. 193 a, b).

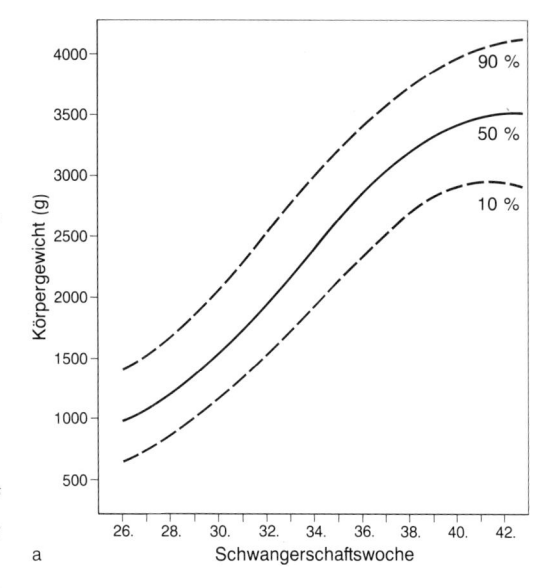

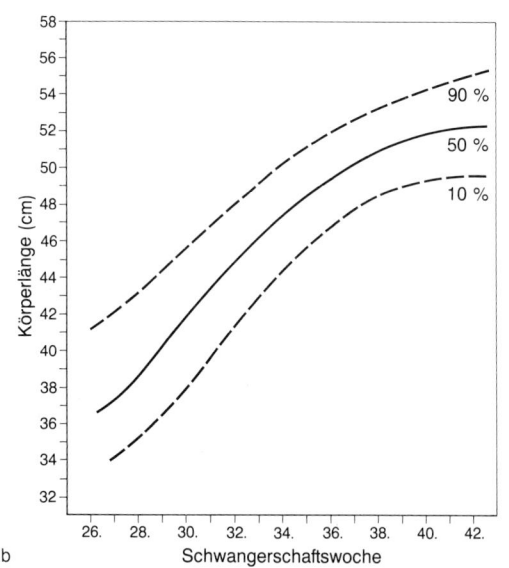

Abb. 193. a Intrauterine Wachstumskurven - 10., 50. und 90. Perzentile - der *Geburtsgewichte* von 55385 Neugeborenen der Bayerischen Perinatalerhebung 1979. Die Gewichte der Knaben liegen durchgehend um ca. 70 g über, die der Mädchen um ca. 70 g unter den dargestellten Kurven. **b** Intrauterine Wachstumskurven - 10., 50. und 90. Perzentile - der *Körperlänge* von 55249 Neugeborenen der Bayerischen Perinatalerhebung 1979. Die Längen der Knaben liegen um ca. 0,5 cm über, die der Mädchen um ca. 0,5 cm unter den dargestellten Kurven. (Aus Riegel 1984)

Häufigkeit

Die Frühgeburtenhäufigkeit (Tragzeit < 259 Tage bzw. < 37 vollendete SSW p. m.) liegt in der BRD zwischen 4,5 und 8%.

Während die Frühgeborenen unter 259 Tagen Tragzeit im Mittel „nur" etwa 6% aller Geburten ausmachen, sind sie jedoch zu 75-80% an der gesamten perinatalen Sterblichkeit beteiligt und verursachen einen wesentlichen Anteil der perinatal bedingten Spätmorbidität.

Die kleinen Frühgeborenen < 1500 g (entsprechend < 32 SSW) weisen in den meisten westlichen Ländern eine Frequenz von 1% der Gesamtgeburtenzahl auf, davon entfallen etwa ⅓ auf die Gewichtsklasse von 500–999 g. Einerseits ist heute fast die Hälfte der perinatalen Verluste durch die Kinder < 1500 g bedingt. Andererseits haben sich aufgrund der neonatalen Intensivversorgung die Überlebenschancen sehr unreifer Kinder so wesentlich verbessert, daß nach einer Empfehlung der WHO Neugeborene bis zu einem minimalen Gewicht von 500 g oder einem minimalen Gestationsalter von 22 Wochen p. c. bzw. 24 Wochen p. m. als Frühgeborene erfaßt werden sollen.

In der BRD gilt jedoch noch immer die 28-Wochen- bzw. 1000-g-Gewichtsgrenze als Zäsur zwischen Frühgeburt und Abort (s. S. 340).

Ätiologie

Die Ursachen für die Auslösung einer Frühgeburt sind vielfältig, so daß es häufig unmöglich ist, die spezielle Ätiologie für den Einzelfall zu ermitteln. Vielmehr können mehrere Kausalfaktoren eng miteinander verknüpft sein und sich gegenseitig verstärken. Unter diesem Vorbehalt lassen sich mütterliche endogene und exogene Kausal- und Bedingungsfaktoren, plazentare und fetale Ursachen unterscheiden: (Tabelle 67).

Verständlicherweise finden sich bei der Frühgeburt z. T. die gleichen Störfaktoren, die bei der Auslösung von Spätaborten wirksam werden, z. B. Fehlentwicklungen des Uterus oder Uterusmyome (s. S. 343).

Eine – wenn auch im Vergleich zum Spätabort geringere – Rolle spielt als uterine Ursache für eine Frühgeburt die erworbene **Insuffizienz der Zervix**. Läsionen der Zervix bei vorausgegangenen Geburten (Zervixriß), forcierte Dilatationen bei Abortausräumungen – insbesondere bei Schwangerschaftsabbrüchen – können eine Insuffizienz des Zervixverschlusses zur Folge haben und damit gehäuft zu Spätaborten (s. S. 343) oder zu Frühgeburten führen. Zum einen werden durch den mangelhaften Verschluß rein mechanisch vorzeitige Wehen induziert (s. S. 348), zum anderen weicht die verkürzte und weitgestellte Zervix auch ohne Wehentätigkeit mit fortschreitender Schwangerschaft auseinander, und die Fruchtblase dringt im Extremfall sanduhrförmig bis in die Scheide vor. Es kommt zur Arrosion am ungeschützten unteren Eipol, meist in Verbindung mit einer lokalen Chorioamnionitis und damit zum vorzeitigen Blasensprung als Vorläufer der Frühgeburt. Etwa ⅓ aller Frühgeburtsbestrebungen beginnen mit einer vorzeitigen Ruptur der Eihäute (s. S. 444).

Unter den mütterlichen Erkrankungen führt die Präeklampsie nicht selten zu vorzeitiger Wehentätigkeit. Zusätzlich nachteilig wirkt sich die Plazentainsuffizienz mit der Reduzierung des fetalen Wachstums aus.

Der Einfluß **generalisierter infektiöser Erkrankungen** auf den Schwangerschaftsausgang ist nicht eindeutig und einheitlich zu beurteilen. Perioden mit ausgeprägter Hyperthermie im Ablauf eines Infektes dürften das Risiko für das Auftreten einer Frühgeburt erhöhen. Gesichert erscheint der Zusammenhang zwischen mütterlicher Erkrankung und Prämaturität bei der (Cysto-)Pyelitis gravidarum und der Hepatitis epidemica.

Tabelle 67. Ursachen der Frühgeburt

Mütterliche Kausal- und Bedingungsfaktoren
a) Uterine Ursachen
Zervixinsuffizienz
Uterusanomalien
Uterusmyome

b) Mütterliche Erkrankungen
Spätgestose
Akute Infektionen
Infektionen der unteren Genitalabschnitte
Hypotonie
Hyperthyreose

c) Endogene und exogene Einflußfaktoren
Alter, Parität
Konstitution (Größe/Gewicht)
Berufliche (Doppel-)Belastung
Körperlicher/psychischer Streß
Niedriger sozioökonomischer Status

Ursachen von seiten der Plazenta und der Eihäute
Plazentainsuffizienz
Placenta praevia
Abruptio placentae
Vorzeitiger Blasensprung
Polyhydramnie (Hydramnion)
Trauma

Fetale Ursachen
Mehrlingsschwangerschaften
Kongenitale Fehlbildungen

Eine zunehmend größere ursächliche Bedeutung wird **lokalen Infektionen der unteren Genitalabschnitte** beigemessen. Insbesondere Anaerobier (z. B. Streptococcus viridans, Gardnerella vaginalis) vermögen durch Eindringen in die Chorionschicht am unteren Eipol offensichtlich Prostaglandine freizusetzen und damit vorzeitig Wehen auszulösen (s. S. 385).

Eine *Hypotonie* wird sowohl für eine deutlich erhöhte Rate an Frühgeborenen als auch an Fehl- und Mangelgeborenen verantwortlich gemacht. Nachteilig sollen sich dabei orthostatische Dysregulationen mit Versacken des Blutes in den Beinen bei aufrechter Körperhaltung und dadurch beeinträchtigter venöser Hämodynamik auswirken.

Eine *Überfunktion der Schilddrüse* mit neurovegetativer Übererregbarkeit kann einen vorzeitigen Wehenbeginn auslösen und so Ursache einer Frühgeburt darstellen.

Für den Zusammenhang zwischen *mütterlichem Alter* und Prämaturität gilt, daß das Risiko der Frühgeburt bei jüngeren Schwangeren (<20 Jahre) und älteren Graviden (>30 Jahre) eindeutig erhöht ist (Tabelle 68).

Eng verknüpft mit dem Alter ist die *Parität*. Die Häufigkeit von Frühgeburten nimmt in Abhängigkeit von der Parität insgesamt, **vornehmlich aber nach vorausgegangenen Fehl- und Frühgeburten,** zu.

Als Bedingungsfaktoren wirken sich **konstitutionelle Merkmale** aus: Sowohl kleine (<155 cm) als auch untergewichtige Frauen bringen etwas häufiger Frühgeborene zur Welt als Schwangere mit durchschnittlicher Statur.

Zweifellos können sich vielfältige *sozioökonomische Einflußgrößen* negativ auf die Tragzeit auswirken. So ist die Frühgeburtenrate der **Ledigen,** insbesondere der Unverheirateten ohne feste Partnerbindung und der Jugendlichen, nachweislich erhöht. Daher ist bei diesem ausgeprägten Risikokollektiv schon während der Schwangerschaft eine intensive ärztliche und ggf. soziale Betreuung erforderlich.

Einen wichtigen Bedingungsfaktor stellt die **Berufstätigkeit** in Abhängigkeit von der **Qualität und Art des Arbeitsplatzes** dar. Betroffen sind v. a. Frauen, die ihre Arbeit in der Spätschwangerschaft im Stehen verrichten und häufiger Lasten heben, die also körperlich stärker gefordert werden. So ist bei Graviden, die schwere Arbeiten in stehender Haltung verrichten müssen, in 9,5% mit einer Frühgeburt zu rechnen gegenüber 3,8% in einem Kontrollkollektiv. Das eigentliche Risiko stellt die **Doppelbelastung** dar: Schon berufstätige Schwangere mit nur 1 Kind sind gegenüber Nur-Hausfrauen bezüglich des Schwangerschaftsausgangs deutlich im Nachteil. Hinzu kommt der berufsbedingte *psychische Streß*. Sozioökonomische Faktoren wirken sich auch insofern aus, als Angehörige niedriger sozialer Schichten mehr gefährdet sind als diejenigen in höheren Gesellschaftsgruppen (Abb. 194).

Die durch soziale Verhältnisse, körperliche und psychische Überbelastung gegebenen Störfaktoren wirken sich vornehmlich über eine *neurovegetative Übererregbarkeit* aus (s. S. 215). Diese birgt das erhöhte Risiko der Durchbrechung des komplexen Sicherungssystems, durch das der Uterus in seiner

Tabelle 68. Häufigkeit von Frühgeburten in Abhängigkeit vom Alter der Schwangeren. (DFG-Studie 1977)

Alter	Frühgeburten (Tragzeit <260 Tage p. m.)
	auf 100 ausgetragene Kinder in jeder mütterlichen Altersgruppe in %
unter 20 Jahren	8,8
20–24 Jahre	8,1
25–29 Jahre	8,4
30–34 Jahre	10,6
35 Jahre und älter	14,9

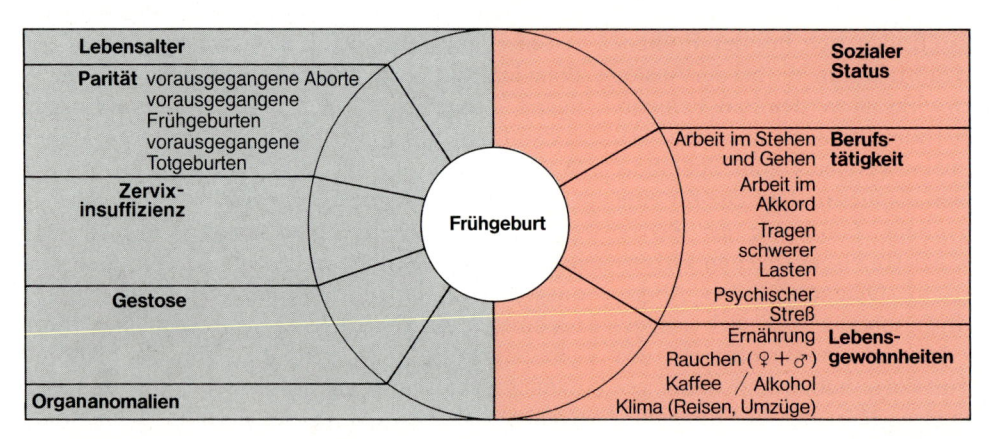

Abb. 194. Einige mütterliche Ursachen der Frühgeburt

Funktion als Fruchthalter geschützt ist (s. S. 213). Insgesamt kommt der Einbeziehung der Graviden in den Arbeitsprozeß und dem damit eng verknüpften Konsumverhalten in der modernen Industriegesellschaft eine wesentliche Bedeutung unter den Ursachenfaktoren für das Auftreten einer Frühgeburt zu. Dabei wirkt sich insbesondere die Doppelbelastung der Schwangeren in Haushalt und Beruf nachteilig aus.

Unter den plazentaren Ursachen stellt die *Insuffizienz der Plazenta* eine häufige Ursache für das Auftreten einer Frühgeburt dar. Histomorphologische Veränderungen wie Endothelquellungen, Intimaverbreiterungen und Ödem der Media in den Arterien der Chorionplatte können einen Ausprägungsgrad erreichen, der mit der intrauterinen Existenz der Frucht unvereinbar ist und unweigerlich zum Absterben führen würde. Die vorzeitige spontane Beendigung der Schwangerschaft stellt in derartigen Fällen einen Versuch zu überleben dar.

Von wesentlicher Bedeutung ist, daß eine plazentare Insuffizienz, gleich ob sie durch mütterliche Erkrankungen, z. B. eine Präeklampsie, oder durch vielfältige endogene und exogene Faktoren (s. S. 453) hervorgerufen oder verstärkt wird, bereits zu einer *Mangelentwicklung* der Frucht führen kann, ehe die Frühgeburtsbestrebungen einsetzen. Man kann davon ausgehen, daß etwa ⅓ aller Frühgeborenen zugleich hypotroph sind (s. S. 393).

Weitere plazentare Ursachen für die vorzeitige Beendigung der Schwangerschaft stellen die *Placenta praevia* und die *Abruptio placentae* dar. Die Frühgeburtlichkeit ist in diesen Fällen um das 5fache gesteigert. Etwa bei der Hälfte der Patientinnen beginnt der Ablauf dieses Geschehens mit einer vorzeitigen Wehentätigkeit.

Traumen (Autounfälle!) können zu einem vorzeitigen Blasensprung oder auch – selten – zur partiellen oder totalen Ablösung der Plazenta führen und so eine Frühgeburt induzieren.

Der *vorzeitige Blasensprung* ist auf den Seiten 444 zusammenhängend und in seiner Beziehung zur verkürzten Schwangerschaftsdauer dargestellt.

Bei einem **Hydramnion** führt die Überdehnung des Uterus zu einem häufigeren Auftreten von Frühgeburten. Hinzu kommt, daß bei ¼ der Fälle **kongenitale Anomalien** beteiligt sind, die ihrerseits eine Steigerung der Prämaturitätsrate zur Folge haben.

Etwa 30% der *Zwillingsschwangerschaften* enden vorzeitig. Die mittlere Schwangerschaftsdauer beträgt bei Zwillingen 260 Tage p. m., sinkt bei Drillingen auf 246 Tage p. m. und bei Vierlingen auf 236 Tage p. m. ab. Neben der nutritiven Unterversorgung dürfte die Überdehnung des Uterus ebenfalls eine Rolle bei der vorzeitigen Wehenauslösung spielen.

In Anbetracht der vielfältigen Ursachen, die zu einer Frühgeburt führen können, stellt sich die Frage, welcher Pathomechanismus letztendlich zur Auslösung vorzeitiger Wehen führt.

Es ist bekannt, daß den *Prostaglandinen* beim Beginn und Ablauf der termingerechten Geburt eine entscheidende Bedeutung zukommt (s. S. 214). Offenbar spielen die Prostaglandine aber auch eine bedeutsame Rolle beim Ingangkommen vorzeitiger Wehen. Die auf S. 383 aufgeführten vielfältigen Einflußfaktoren dürften z. T. dadurch als Ursache für eine Frühgeburt in Frage kommen, daß sie über eine Enzymaktivierung von Phospholipase A_2 die Synthese von Arachidonsäure als Ausgangssubstanz der Prostaglandine auslösen. Als gesichert kann dieser Ablauf bei lokalen Infektionen, mechanischen Einwirkungen (Überdehnung des Uterus, Dehnung der Zervix) und beim Blasensprung gelten (s. S. 214 und 215).

Unter *klinischen* bzw. *therapeutischen* Gesichtspunkten unterscheidet man nach Symptomatik und Verlauf die

- drohende Frühgeburt und die
- unaufhaltbare Frühgeburt.

Die drohende Frühgeburt

Die Abgrenzung der drohenden Frühgeburt bringt zum Ausdruck, daß die Frühgeburtsbestrebungen passager auftreten und aufgehalten werden können. Die Forderung nach der klinischen Erfassung im Initialstadium gründet sich darauf, daß es bei Einsatz aller therapeutischen Möglichkeiten gelingen kann, die Schwangerschaft – zumindest über einen gewissen Zeitraum – zu erhalten und auf diese Weise die Lebensaussichten des Feten durch intrauterine Ausreifung zu verbessern. Dazu gehört, daß die durch Risikofaktoren belastete Gravide während der Schwangerenüberwachung auf die Anzeichen der Frühgeburtsbestrebungen aufmerksam gemacht wird und weiß, wann sie umgehend die Klinik aufsuchen muß. Außerdem ist bei der Kontrolle jeder Schwangeren auf die Symptome eines drohenden Partus praematurus zu achten.

Symptomatik

Die drohende Frühgeburt ist gekennzeichnet durch:

- vorzeitige Wehentätigkeit,
- Verkürzung der Zervix,
- Weiterstellung des Zervikalkanals.

Unter den Symptomen ist die vorzeitige Wehentätigkeit vorrangig. Da die Wehen anfangs nicht mit Schmerzen einhergehen müssen, sollte die gefährdete Gravide vorsorglich unterwiesen werden, wie sie durch „Handauflegen" die Uteruskontraktionen selbst kontrollieren kann.

Nimmt sie trotz körperlicher Schonung 10 und mehr als stark empfundene Kontraktionen pro 24 h wahr, so ist die kardiotokographische Überwachung angezeigt.

Prognostisch entscheidend ist der **Zustand der Zervix.** Zu achten ist bei der vaginalen Exploration auf die Länge und Konsistenz der Zervix, die Weite des äußeren und inneren Muttermundes bzw. des Zervikalkanals. Ergänzend kann die Verkürzung der Zervix und Erweiterung des Zervikalkanals mittels **Ultraschall** objektiviert und überwacht werden.

Ergeben sich bei Schwangerschaftskontrollen eine zunehmende Verkürzung und Auflockerung der Zervix und/oder eine Weiterstellung des Zervikalkanals, so ist mit und ohne Wehentätigkeit die sofortige stationäre Aufnahme zwingend.

Schwangerschaftserhaltende Maßnahmen bei drohender Frühgeburt

Sie richten sich nach dem Grad der Gefährdung und sollten möglichst die Beseitigung der vermuteten Kausalfaktoren zum Ziel haben. Erste Maßnahmen stellen die Herausnahme aus der beruflichen Arbeit, die Entlastung im Haushalt und die Bettruhe dar.

Kommen die Wehen nicht zur Ruhe und sind bereits Veränderungen an der Zervix im Sinne einer Geburtsbereitschaft feststellbar, so steht unter klinischen Bedingungen bei Einhaltung von Bettruhe – bevorzugt in Seitenlagerung – und evtl. sedierender Medikation, z. B. mit Diazepam (Valium), die rechtzeitige **Tokolyse** mit wehenhemmenden Substanzen im Vordergrund. Je nach Stärke der Wehen wird die Behandlung oral oder intravenös mit Hilfe der **β-Sympathikomimetika,** z. B. mit Fenoterol (Partusisten), eingeleitet. Bei höherer Wehenfrequenz und -stärke wird mit der i. v. Verabfolgung begonnen und mit nachlassender Wehentätigkeit überlappend auf eine orale Medikation übergewechselt, z. B. beginnend mit 6mal 1 Tablette Partusisten/24 h und je nach Effekt ausschleichend bis zum versuchsweisen Absetzen des Tokolytikums. Dabei ist eine kardioprotektive Zusatztherapie mit Magnesium notwendig (s. S. 272). Die Kontraindikationen der β-Mimetika sind streng zu beachten (s. S. 271). Die Schwangeren dürfen unter der Verabreichung von β-Mimetika keines der üblichen Vitaminkombinationspräparate mit Vitamin D und Kalziumzusatz erhalten (s. S. 271).

Während der Behandlung sind vaginale Kontrollen zur Vermeidung eines Amnioninfektionssyndroms zu unterlassen; eine Überprüfung des Befundes ist jedoch notwendig, wenn Verdacht auf eine fortschreitende Dilatation der Zervix besteht.

Anzeichen einer Plazentainsuffizienz machen die regelmäßige Überwachung der plazentaren Funktionsgrößen (s. S. 264) und die ultrasonographische Kontrolle des Wachstums und des Bewegungsmusters des Feten erforderlich.

Ergeben die Befunde und der klinische Verlauf Hinweise, daß die Frühgeburt nicht aufgehalten werden kann, so sind rechtzeitig Glukokortikoide zur Förderung der fetalen Lungenreifung zu verabreichen, da ihre Wirkung erst 24 h nach Beginn der Medikation zu erwarten ist (s. S. 388). Ab der 35. SSW empfiehlt es sich, zuvor den Grad der Lungenreife aus dem Fruchtwasser nach Amniozentese zu bestimmen (s. S. 389).

Die unaufhaltbare Frühgeburt

Symptomatik

Die unaufhaltbare Frühgeburt ist gekennzeichnet durch

- unbeeinflußbare Wehen,
- eine fortschreitende Verkürzung der Portio mit Erweiterung des Zervikalkanals,
- den Blasensprung.

Die Symptome können anfangs isoliert auftreten. Dies gilt v. a. für den vorzeitigen Blasensprung. Wenn auch dieses Ereignis zur Symptomatik der unvermeidbaren Frühgeburt rechnet, bedeutet es nicht unweigerlich die unmittelbare anschließende Geburt des Feten. Ohne Wehen und bei weitgehend erhaltener Portio ist durchaus eine medikamentöse Ruhigstellung wie bei der drohenden Frühgeburt in Erwägung zu ziehen; nur müssen die besonderen Vorsichtsmaßnahmen des abwartenden Verhaltens beim vorzeitigen Blasensprung beachtet werden (s. Kap. „Vorzeitiger Blasensprung", s. S. 444).

Auch die Verkürzung und Dilatation der Zervix treten gelegentlich ohne registrierbare Wehen auf, v. a. bei einer ausgeprägten Zervixinsuffizienz.

Sobald die Frühgeburt fortschreitet, sind in Anbetracht des schon allein durch die Unreife größeren kindlichen Risikos und der zusätzlich erhöhten Rate geburtshilflicher Komplikationen besondere Vorkehrungen für die Leitung der Geburt und die Neugeborenenversorgung zu treffen.

Die Leitung der Geburt

Die Leitung der Frühgeburt muß ganz auf die Schonung des prämaturen Kindes und die Vermeidung zusätzlicher Risiken ausgerichtet sein. Der unreife Nasciturus unterliegt eher einer hypoxischen Gefährdung und dem erhöhten Risiko intrakranieller Blutungen (s. S. 390). Es kommt hinzu, daß sich das Kind häufiger noch in einer instabilen abnormen Lage befindet. Bei Frühgeburten liegt die Frequenz der Beckenendlage um das 4fache und die Häufigkeit der Querlage um das 5fache höher als bei Geburten am Termin. Bei Schädellagen sind Einstellungs- und Haltungsanomalien nicht selten, da der kleine Kopf keinem Zwang zur Formübereinstimmung unterliegt. So unterbleibt leichter die physiologische Beugung des Kopfes, und es kommt öfter zu einer Scheitellage, Vorderhauptslage sowie einem tiefen Querstand. Das Risiko eines Nabelschnurvorfalls ist wegen der Häufigkeit regelwidriger Lagen, aber auch unabhängig davon wegen der kleinen kindlichen Maße erhöht.

Bei **Schädellage** ist unter zuverlässiger kardiotokographischer Überwachung eine schonende vaginale Entbindung anzustreben. Dabei ist zu berücksichtigen, daß die Geburt sowohl in der Eröffnungs- als auch in der Austreibungsperiode protrahiert verlaufen kann, jedoch nicht selten auch überraschend schnell.

Zur Geburtserleichterung ist eine Leitungsanästhesie (Periduralanästhesie) atemdepressorisch wirkenden Analgetika und Narkotika vorzuziehen, da unreife Nascituri gegenüber diesen Substanzen besonders empfindlich sind.

Die Kreißende soll zur Verbesserung der Durchblutung und zur Vermeidung des Rückenlageschocksyndroms möglichst Seitenlagerung einhalten.

Die Fruchtblase ist so lange wie möglich zu erhalten. Dem kommt entgegen, daß die neueren Kardiotokographen mit Autokorrelationstechnik die Abnahme der fetalen Herzfrequenz von den mütterlichen Bauchdecken entscheidend verbessert und erleichtert haben. Wenn jedoch die Überwachung bei externer Ableitung nicht mehr sichergestellt ist, muß die Fruchtblase zur internen Kardiotokographie eröffnet werden.

Die Indikation zur Kaiserschnittentbindung ist großzügig und ohne Zeitverzug zu stellen, v. a. auch dann, wenn die Geburt protrahiert verläuft, ***da Hypoxie, Azidose und Traumatisierung das Frühgeborene erheblich gefährden.***

Nach zügiger Eröffnung gilt es, die Austreibungsperiode wegen der in dieser Geburtsphase stets vorhandenen Gefahr der Hypoxie und Azidose nach Möglichkeit abzukürzen und den Kopf vorsichtig unter Vermeidung abrupter Druckänderungen herauszuleiten. Dazu und auch zur Verringerung der Kompression des Kopfes dienen eine ausgiebige Episiotomie, eine großzügige Anwendung der Zangenhilfe oder die Spekulumentbindung (s. S. 491). Die Zangenentbindung ist der Vakuumextraktion unbedingt vorzuziehen, da der von der Pelotte ausgehende Unterdruck bei unreifen und unterentwickelten Kindern die Gefahr der zerebralen Läsion in sich birgt.

Der Pädiater oder Perinatologe muß bereits bei der Geburt anwesend sein. Da Frühgeborene häufig mit erniedrigten Hämaglobinkonzentrationen zur Welt kommen, wird die Abnabelung relativ spät vorgenommen, jedoch ohne die erforderliche Atemhilfe zu gefährden und den notwendigen Wärmeschutz zu vernachlässigen. Die Kinder werden in einer Ebene mit der Mutter so lange gelagert, bis der Nabelarterienpuls versiegt. Diese restliche plazentare Transfusion scheint gerade für frühgeborene Kinder wertvoll zu sein, da nur bei ausreichendem intravasalen Volumen die Eröffnung der Lungenstrombahn und die pulmonale Perfusion in Gang kommen. Die Nabelschnur soll jedoch nicht „ausgemolken" und das Kind nicht tiefer als die Mutter gelagert werden, um eine Übertransfusion zu vermeiden.

Die Schnittentbindung ist grundsätzlich bei ***Querlage*** und großzügig bei ***Beckenendlage*** anzuwenden. Das Risiko einer Traumatisierung durch geburtshilfliche Handgriffe und entbindende Operationen, wie sie die Querlage stets und die Beckenendlage häufig erforderlich machen (s. S. 424), ist größer als bei der Entwicklung durch Kaiserschnitt. Bei erhaltener Portio, vorzeitigem Blasensprung und einer protrahierten Eröffnungsperiode ist die rechtzeitige Sectio caesarea auch bei Schädellagen als das schonendere Verfahren anzusehen.

Auch bei der abdominalen Entbindung sollte die Frühabnabelung vermieden werden. Für die ausreichende plazentare Transfusion genügt es, wenn das Frühgeborene nach der Entwicklung 30–60 s lang seitlich von der Mutter in Höhe des Uterus gehalten und während dieser Zeit unter sterilen Kautelen abgesaugt wird.

Das Frühgeborene

Charakteristische Kennzeichen der Frühgeborenen

Das Frühgeborene weist gegenüber dem reifen, termingerechten Neugeborenen (s. S. 279) eine Reihe von charakteristischen Kennzeichen auf:

- unterdurchschnittliche Körpermaße,
- relativ großer Kopf im Verhältnis zum Rumpf,
- greisenhafte Fazies,
- schwache Stimme (Wimmern),
- fehlender Ohrknorpel,
- starke Lanugobehaarung,
- dünne gerötete Haut,
- wenig Unterhautfettgewebe (Ödemneigung),
- Nägel erreichen nicht die Finger- und Zehenkuppen
- bei Knaben: Hodenhochstand,
- bei Mädchen: klaffende Vulva, die kleinen Schamlippen überragen die großen.

Spezielle Risiken der Frühgeburtlichkeit

In den letzten Schwangerschaftswochen erfolgt beim Feten noch eine ausgeprägte Reifung der Organe. Bei einer vorzeitigen Geburt sind daher wesentliche Körperfunktionen noch nicht für die extrauterine Existenz genügend leistungsfähig und/ oder mangelhaft anpassungsfähig. Daraus folgt eine je nach Gestationsalter graduell unterschiedliche, aber bis zur 36.-37. SSW immer zu fürchtende intra- und postnatale Insuffizienz bestimmter Organe und Regulationsmechanismen.

Die in erster Linie für das Frühgeborene lebensbedrohlichen Folgen sind:

- das idiopathische Atemnnotsyndrom,
- Gerinnungsstörungen (s. S. 496),
- intrakranielle Blutungen,
- frühe Anämie,
- Hypoglykämie,
- verstärkter Ikterus,
- Thermolabilität,
- Ödemneigung,
- erhöhte Infektionsgefahr.

Das *idiopathische Atemnotssyndrom* ("respiratory distress syndrome" = RDS - Syndrom der hyalinen Membranen)

Unter den Todesursachen der frühgeborenen unreifen Kinder steht das idiopathische Atemnotsyndrom mit seinen Folgezuständen - v. a. der Ausbildung hyaliner Membranen - an erster Stelle. Ätiopathologisch geht das RDS auf die mangelnde Lungenreife zurück.

Vor der 24. SSW sind die fetalen Lungen i. allg. nicht zur kardiorespiratorischen Systemänderung mit Umstellung auf die Lungenatmung in der Lage. Die Wandung der flüssigkeitsgefüllten Alveolen ist quantitativ und qualitativ zur Aufrechterhaltung der Entfaltung durch die Atmung noch insuffizient; auch ist das Kapillarsystem noch nicht ausgereift.

Es stehen somit weder genügend stabile Alveolaroberflächen noch ein ausreichendes Kapillarnetz für den Gasaustausch zur Verfügung. Erst nach 37 Gestationswochen erreicht üblicherweise die Entwicklung der alveolar-kapillaren Funktionseinheit einen gewissen Abschluß, so daß die Umstellung auf die Lungenatmung bei der Geburt reibungslos gelingt.

Die Entfaltungsinstabilität der unreifen Lungenbläschen geht auf die noch unzureichende Synthese der oberflächenaktiven Substanzen durch die Alveolarepithelien zurück, die erst ab der 24. SSW in den Pneumozyten Typ II anläuft (s. S. 162).

Bei dem oberflächenaktiven Material - kurz Surfactant (="surface-active agent") genannt - handelt es sich überwiegend um Phospholipide. Als wichtigste Einzelkomponente hat sich Lezithin - mit Dipalmitoyllezithin als aktivstem Anteil - herausgestellt. Diesem kommt zusammen mit dem Sphingomyelin klinische Bedeutung für die Prüfung der Lungenreife zu (s. S. 389).

Pathogenetisch fällt ins Gewicht, daß außer dem *primären,* durch die Unreife bedingten Surfactantmangel zusätzlich eine intranatale (und neonatale) hypoxische Schädigung des Alveolarepithels mit pulmonaler Vasokonstriktion und resultierender Hypoperfusion zur *Synthesehemmung* der benötigten oberflächenaktiven Substanzen führen kann. Als schwerwiegende Folge der Vasokonstriktion kommt es zur Ausbildung einer Mikrozirkulationsstörung mit Prästase, Stase und intravasaler Gerinnung. Der Austritt von Plasmaproteinen, insbesondere von vasoaktivem Protein B, aus den Kapillaren vermag den Antiatelektasefaktor zu *inaktivieren.* Aus beiden pathologischen Folgemechanismen der Hypoxie resultiert somit ein *sekundäres* Surfactantdefizit. Primärer und sekundärer Mangel an oberflächenaktiven Substanzen führen unweigerlich zur Atelektase der Alveoli. Intraalveolär bildet sich ein Fibringerüst mit Mukopolysaccharid- und Mukoproteineinlagerungen aus. Damit ist das voll ausgeprägte (finale) Krankheitsstadium, das *Syndrom der hyalinen Membranen,* erreicht. Es betrifft fast ausnahmslos unreife Frühgeborene mit Geburtsgewichten unter 1500 g mit primärem Antiatelektasefaktormangel und meist zusätzlicher Hypoxie sub partu.

Die enge Verknüpfung mit intrauteriner Asphyxie und Azidose macht verständlich, daß sich das RDS auch bei reifen Risikokindern und bei sub partu geschädigten Neugeborenen ausbilden kann. Die größere Anfälligkeit des 2. Zwillings dürfte auf die gegenüber dem erstgeborenen längere intrauterine Hypoxie zurückzuführen sein. Das vermehrte Auftreten bei Kindern diabetischer Mütter wird da-

27 Die gestörte Spätschwangerschaft

mit erklärt, daß der Hyperinsulinstatus der Kinder auf der Basis eines Insulin-Kortisol-Antagonismus die Kortisolinduktion der Surfactants blockiert.

Die lebensbedrohlichen Folgen der Alveolarinstabilität und einer konsekutiven Atelektase beim RDS im Sinne eines Ciruclus vitiosus sind:

- Hypoxie,
- Hyperkapnie,
- Azidose,
- Hypothermie.

Symptomatik
Auffällige Anzeichen der akuten Bedrohung durch die gestörte Umstellung der Atmungs- und Kreislauffunktionen sind:

- Tachypnoe (Atemfrequenz >60/min),
- Hypoventilation, apnoische Krisen,
- exspiratorisches Wimmern, Röcheln,
- Nasenflügelatmen,
- inspiratorisches Einziehen der Interkostalräume, des Jugularraumes, des Epigastriums,
- zyanotisches bis bleiches Hautkolorit,
- herabgesetzter Muskeltonus,
- Spasmen, Krämpfe.

Objektive Kriterien für den schweren Zustand liefern die Mikroblutuntersuchungen und die Apgar-Werte.

Therapie
Das Frühgeborene mit Anzeichen eines RDS bedarf unverzüglich der Akut- und Intensivversorgung (s. S. 472). Sie besteht in der optimalen O_2-Zufuhr durch Atemhilfe bzw. Beatmung und ggf. Infusionsbehandlung. Es geht darum, bei dem atemgestörten Neugeborenen so schnell wie möglich die Spontanatmung in Gang zu bringen. Eine kausale Therapie mit tierischen Lungenextrakten zur Steigerung der Surfactants befindet sich noch im Stadium der Erprobung.

Prognose
Das Krankheitsbild des idiopathischen RDS entwickelt sich progredient innerhalb von 1-5 Tagen und führt bei 10-30% der Kinder zum Tode. Die Überlebenden zeigen nicht selten Defektheilungen; insbesondere muß mit zerebralen Spätschäden gerechnet werden (s. S. 391).

Prophylaxe
Die Vorbeugung dieses schweren Krankheitsbildes besteht zum einen in der Möglichkeit der Diagnose der Lungenreife vor der Geburt und zum anderen bei negativem Befund in der Beschleunigung der Lungenreifung durch Zufuhr von Kortikosteroiden.

Aufgrund der Zusammenhänge zwischen der Synthese der oberflächenaktiven Substanzen und der Entfaltungsstabilität der Alveolen kann der Grad der Lungenreife pränatal aus dem Fruchtwasser nach Amniozentese ermittelt werden. Das Verfahren beruht auf der Tatsache, daß die Surfactants mit den Sekreten der fetalen Lunge kontinuierlich durch die fetalen Atembewegungen in das Fruchtwasser abgegeben werden, so daß die gemessene Menge in der Amnionflüssigkeit die Syntheseleistung der Pneumozyten widerspiegelt. Weiterhin vollzieht sich mit zunehmender Reifung eine Verschiebung im Verhältnis der gebildeten Phospholipide: Die Lezithinkomponente nimmt mit fortschreitender Surfactantsynthese stetig zu, während ein anderes Lipid – das Sphingomyelin – in etwa gleichbleibender Quantität gebildet wird. Daher kommt dem Mengenverhältnis Lezithin: Sphingomyelin, der L/S-Ratio (Gluck 1971), als Parameter für den Reifegrad der Lungen prognostische Bedeutung zu.

Die biochemische Bestimmung kann z.B. mit Hilfe der Dünnschichtchromatographie oder Phosphorimetrie (Bartlett 1959) erfolgen. Ein L/S-Quotient von ≥2 (Lezithinkonzentration von 2,5-3,5 mg/100 ml) kann als Zeichen der ausreichenden Lungenreife für die Umstellung der Atmung bei der Geburt interpretiert werden. Eine L/S-Ratio <1,5 deutet auf ein Defizit an Surfactants und die Gefahr der hyalinen Membranen hin.

Als einfaches Screening auf biophysikalischer Basis dient der Schaumtest (Schütteltest) nach Clements (1972) zur Abschätzung der Gesamtmenge an Phospholipiden. Die Schaumbildung nach einer Verdünnung des Fruchtwassers mit Äthanol um mehr als 1:2 kann als prognostisch günstig angesehen werden; der negative Schaumtest macht die biochemische Bestimmung der Gesamtphospholipide und/oder der L/S-Ratio erforderlich.

Die physikochemischen Eigenschaften der Surfactants werden auch bei der Wilhelmy-Langmuir-Methode zur quantitativen Bestimmung benutzt. Dabei bildet der Langmuir-Trog eine hinlänglich imitierte Grenzfläche, und die Oberflächenspannung wird mit der Wilhelmy-Waage registriert.

Die bisherigen klinischen Erfahrungen bestätigen, daß durch Gaben von Glukokortikoiden an die Mutter die Häufigkeit des Membransyndroms eindeutig gesenkt werden kann. Daher ist bei drohender Frühgeburt unterhalb der 35. SSW folgendes Vorgehen zu empfehlen:

- möglichst die Geburt durch Gaben von Tokolytika um 24-48 h verschieben, um Zeit für die Induktion der Lungenreife zu gewinnen,
- an 2 aufeinander folgenden Tagen in 12stündigen Abständen je 4 mg Betamethasonphosphat (Celestan solubile) i.m. verabreichen,

- diese Dosis nach 10 Tagen wiederholen, wenn längeres Zuwarten möglich ist,
- von der 35. SSW an nach Möglichkeit den Grad der Lungenreife mittels Amniozentese bestimmen (s. S. 389).

Als Alternative bietet sich nach neueren Untersuchungen der Bromhexinemetabolit VIII **Ambroxol** - als Infusionslösungskonzentrat (Mucosolvan) verabreicht - an. Die Substanz scheint dem Betamethason in der Prophylaxe des kindlichen Atemnotsyndroms gleichwertig zu sein und weniger Nebenwirkungen aufzuweisen. Dem Effekt soll u. a. eine Beschleunigung der Surfactantsynthese durch Enzyminduktion zugrunde liegen.

Intrakranielle Blutungen

Eine schwere und häufige Komplikation der Frühgeburt stellt die *intraventrikuläre Blutung* dar. Je unreifer das Frühgeborene, um so reichhaltiger ist das Netz dünnwandiger, das ganze Ventrikelsystem umrahmender Kapillaren, und um so verletzlicher ist deren Aufbau (s. S. 473). Während intrazerebrale Hämorrhagien nur in ca. 4% der Reifgeborenen beobachtet werden, treten sie bei Frühgeborenen in ca. 24% und bei den kleinen Frühgeborenen sogar in 40–60% auf.

Frühe Anämie

Außer intrazerebralen können auch geburtsmechanisch bedingte innere Blutungen anderer Organe eine Anämie bei Frühgeborenen verursachen. Der Zustand wird dadurch verschlechtert, daß prämature Neugeborene ohnehin häufiger verminderte Hb- und Hk-Werte aufweisen, da die Erythropoese erst in den letzten Gestationswochen entsprechend dem steigenden O_2-Bedarf zunimmt.

Hypoglykämie

Während der Gravidität wird der Fetus via placenta von der Mutter ausreichend und stetig mit Glukose versorgt. Daher stehen bereits ab der Embryonalperiode Enzyme für die Glykolyse bereit, dagegen jedoch nicht für die Glukoneogenese, da diese normalerweise erst ab der Geburt in der frühen Neonatalperiode benötigt wird. Die entsprechenden Schlüsselenzyme müssen also bei Frühgeburten „vorgezogen" werden, ein Prozeß, der infolge der Unreife der Enzymsysteme nur verzögert anläuft.

Im allgemeinen bereitet sich der Fetus in den letzten Wochen vor dem Geburtstermin auf die Übergangsphase nach Verlust der mütterlichen Glukosezufuhr durch Speicherung von Glykogen in Leber, Herz- und Skelettmuskeln vor. Die Glykogenspeicherung nimmt aber z. B. in der fetalen Leber erst ab der 36./37. SSW deutlich zu.

Ein Defizit an Kohlenhydraten, v. a. an Glykogenreserven im fetalen Herzmuskel, erschwert das Überstehen einer hypoxischen Phase, denn die Hypoxie macht zum Ausgleich einen erhöhten Abbau von Glykogen und die Aktivierung von Phosphorylasen durch zyklisches AMP erforderlich.

Man spricht von einer Hypoglykämie bei Glukosekonzentrationen unter 2,22 mmol/l (40 mg%). Sie zeigt sich beim Kind durch Unruhe, Muskelzittern Apathie, Gähnen und Krämpfe an.

Außer bei Frühgeburten findet sich eine Hypoglykämie bei Mangelgeborenen, nach intranatalen hypoxischen Phasen von Reifgeborenen, bei Präeklampsie der Mutter und Rh-Inkompatibilität. Je nach Ursache muß sie als Folge verminderter Glukoseaufnahme, erhöhten Verbrauches oder der verzögerten Glukoseneubildung angesehen werden.

Hyperbilirubinämie

Eine noch nicht abgeschlossene Reifung der Leber kann sich u. a. in einer Hyperbilirubinämie des Neonatus manifestieren (s. S. 283).

Während der Fetalperiode erfolgt die Eliminierung von Bilirubin durch die Plazenta in der unkonjugierten Form. Für den extrauterinen Metabolismus ist die Umstellung auf konjugiertes Bilirubin notwendig. Die zur Konjugation benötigten Enzyme sind beim Feten und Neonatus noch relativ inaktiv; das transitorische Enzymdefizit bedingt den physiologischen Ikterus des Neugeborenen mit einer maximalen Konzentration (Grenzwert ca. 6 mg/dl = 103 µmol/l) von Bilirubin am 4./5. Tag nach der Geburt. Beim unreifen Frühgeborenen erscheint der Konzentrationsgipfel (Grenzwert 7–9 mg/dl = 120–154 µmol/l) verzögert, und zwar verhält sich das Zeitintervall proportional zum Grad der Unreife. Dabei spielt eine Rolle, daß für die enzymatischen Schritte der Konjugation ausreichende Mengen von Glukose und/oder Glykogen zur Verfügung stehen müssen, was bei Frühgeborenen jedoch nicht immer der Fall ist (s. oben).

Hohe Konzentrationen im Blut können zur Ablagerung von Bilirubin im Gehirn und zur Schädigung des Nervengewebes mit dem histologischen Bild des *Kernikterus* führen. Hyperbilirubinämie und schießlich Kernikterus bilden daher gerade beim Frühgeborenen Ursache der erhöhten Morbidität mit der Gefahr der Hirnschädigung (s. S. 409).

Auch die Hypoxie und Azidose sowie Medikamente (s. Tabelle 29) können einen erhöhten Bilirubinspiegel zur Folge haben. Bezüglich der ursächlich anders gelagerten Hyperbilirubinämie bei M. haemolyticus neonatorum sei auf S. 409 verwiesen.

Die Gefahr der vermehrten Ansammlung von Bilirubin kann auch bei Frühgeborenen wirkungsvoll durch die Phototherapie bekämpft werden (s. S. 283). Bilirubinwerte über 14 mg/dl (= 240 µmol/l) bergen bei kleinen Frühgeborenen (< 1500 g) - insbesondere bei längerer Dauer - auch das Risiko einer Hörschädigung. Eine Austauschtransfusion ist bei Versagen der Phototherapie in Erwägung zu ziehen (s. S. 411).

Thermolabilität - Hypothermie
Frühgeborene neigen wegen der mangelhaften Fettisolierung und eines großen Oberflächen-Volumen-Verhältnisses zur *Unterkühlung.* Substratmangel, insbesondere die geringen Glykogen- und Fettreserven, und ebenso die Bewegungsarmut schmälern die Wärmeproduktion. Sauerstoffmangel kann verschlechternd hinzukommen.

Ödemneigung
Auch der Wasser- und Elektrolythaushalt der unreifen Kinder ist noch insuffizient für die extrauterine Existenz. Infolge erhöhter Kapillarpermeabilität kommt es leichter zu Flüssigkeitsaustritten in das interstitielle Gewebe.

Infektionsrisiko
Das Infektionsrisiko der Frühgeborenen ist erhöht, u.a. weil die Eigenproduktion von Immunglobulinen langsamer anläuft als bei Reifgeborenen.

Die Exposition gegenüber ubiquitären Keimen, gegen die Erwachsene weitgehend immun sind (E. coli, Enterokokken, Staphylo-, Streptokokken, B. proteus), kann zu einer Pneumonie, Meningitis, Sepsis sowie zu Hautinfektionen führen.

Retinopathie bei Prämaturität (ROP) = Frühgeborenenretinopathie
Dieses Krankheitsbild - früher als *retrolentale Fibroplasie* bezeichnet - tritt bevorzugt bei Frühgeborenen vor der 28. SSW bzw. mit einem Geburtsgewicht unter 1000 g auf. Es ist Folge einer toxischen Schädigung der noch unreifen Netzhautgefäße bei länger dauernder (mehr als 7 Tage) und mit zu hohem O_2-Druck durchgeführter Beatmung. Das Geschehen wird entscheidend durch zusätzliche Faktoren (Hypoxie, intraventrikuläre Blutungen, Apnoe, Sepsis) nachteilig beeinflußt.

Es kommt zunächst zur Vasokonstriktion mit anschließenden Gefäßsprossungen in den Glaskörper. Diese frühe proliferative Phase ist reversibel. In der fortgeschrittenen Phase der Proliferation werden die Gefäße durchlässig für Blut und Plasma. Das nachfolgende Stadium mit narbiger Organisation der Glaskörperextravasate ist irreversibel. Es führt zur Bildung einer weißlichen retrolentalen Membran und damit definitiv zur Erblindung.

Ausbruch und Schwere des Krankheitsbildes hängen eindeutig mit dem Entwicklungsgrad des Kindes zusammen: Bei Kindern unter 1000 g hat der Prozeß in ca. 8%, bei einem Gewicht zwischen 1000 g und 1500 g in 0,5% Blindheit zur Folge. Das bedeutet, daß v.a. die ganz kleinen Frühgeborenen gefährdet sind.

Prognose

Mortalität
Die Anwendung der Tokolyse hat zwar die Rate der Frühgeburten nicht senken können, wohl aber durch Zeitgewinn die Überlebenschancen der Kinder erhöht.

Die Mortalitäts- und Morbiditätsziffern der Frühgeborenen zeigen seit dem letzten Jahrzehnt deutlich absinkende Häufigkeiten, v.a. in Zentren mit optimaler perinataler Versorgung, in denen die kontinuierliche Überwachung unter der Geburt, die jeweils schonendste Art der Entbindung (erweiterte Indikation zur Schnittentbindung) in Gegenwart des Neonatologen für die Akutversorgung und die direkte Übernahme auf die neonatologische Intensivstation gewährleistet sind. Der Transport des Neonatus nach der Geburt von außerhalb erbringt - trotz inzwischen verbesserter Versorgungsbedingungen - im Vergleich dazu schlechtere Ergebnisse.

Die Überlebensfähigkeit des zu früh geborenen Kindes - und umgekehrt die Mortalität - ist linear mit dem Entwicklungszustand, ausgedrückt durch das Gewicht, bei der Geburt korreliert.

Unter optimalen Voraussetzungen überleben heute in qualifizierten neonatologischen Abteilungen Frühgeborene in den einzelnen Gewichtsklassen:

> 1500 g:	> 95%,
1000–1500 g:	> 85%,
750–1000 g:	> 50%,
< 750 g:	~35%.

Morbidität
Frühgeborene mit dem *Syndrom der hyalinen Membranen* haben durch die prophylaktischen Maßnahmen zur Beschleunigung der Lungenreifung und die Einführung des positiven endexspiratorischen Druckes bei maschineller Beatmung (PEEP) eine eindeutige Verbesserung der Überlebensrate erfahren.

Im Vordergrund stehen heute die *Folgeerscheinungen intrakranieller Blutungen* (s. S. 390 und 473).

Die langfristige Überwachung dieser Kinder läßt erkennen, daß die verbesserte neonatale Intensivversorgung mit hohen Überlebensquoten auch in den niedrigen Gewichtsklassen (s. oben) offenbar nicht zu einem Anstieg der Morbidität geführt hat.

Mit *schweren zerebralen Störungen* (psychomotorische Ausfälle, geistige Retardierung) ist in den einzelnen Gewichtsklassen zu rechnen:

> 1500 g:	selten
1000–1500 g:	~8%,
750–1000 g:	~20%,
500–750 g:	~30%.

In einzelnen Zentren konnte die Inzidenz schwerer Störungen bei einem Geburtsgewicht < 1500 g auf ca. 6% gesenkt werden.

Leichte zerebrale Behinderungen (Konzentrationsstörungen, Störungen der motorischen Koordination und der kognitiven Fähigkeiten) sind zu erwarten:

in der Gewichtsklasse > 1500 g: ~12%,
in der Gewichtsklasse < 1500 g: ~30%.

Die perinatale Mortalität und Morbidität einschließlich Spätschäden können nur dann entscheidend weiter gesenkt werden, wenn es gelingt, die **Zahl der Frühgeburten zu vermindern** und die **Perinatalversorgung zu optimieren.**

Die zu stellenden Forderungen sind:

- frühzeitige Erkennung der Risikoschwangerschaft,
- intensive Überwachung der gefährdeten Schwangeren unter Ausnutzung aller individuell gebotenen prophylaktischen und therapeutischen Maßnahmen einschließlich sozialer Hilfen und der frühzeitigen Hospitalisierung,
- Einsatz der Möglichkeiten zur Arretierung der Frühgeburtsbestrebungen (Tokolyse) und zur Beschleunigung der Lungenreifung,
- Entbindung in Zentren mit geburtshilflicher und neonatologischer Maximalversorgung.

Die intrauterine Mangelentwicklung – intrauterine Dystrophie

Definition

Als Mangelgeborene ("small for gestational age infants" = SGA) werden Kinder bezeichnet, deren Geburtsgewicht unterhalb der 10. Perzentile des für ihr Gestationsalter gültigen Normwertes liegt, die also im Verhältnis zur Schwangerschaftsdauer ein Entwicklungsdefizit aufweisen. Die Definition setzt dementsprechend die Kenntnis der Schwangerschaftsdauer und des Gewichtes als Korrelationsgrößen voraus, um anhand der Wachstumskurven das Entwicklungsdefizit zu bestimmen.

Zwei Typen von Wachstumsverzug lassen sich unterscheiden. Bei der **symmetrischen Wachstumsretardierung** beginnt die Verzögerung schon früh im II. Trimenon und betrifft gleichermaßen den ganzen Körper (Abb. 195a) und auch die Plazenta. Die Kinder werden auch als **hypoplastisch** bezeichnet, machen etwa 20–30% der Mangelgeborenen aus

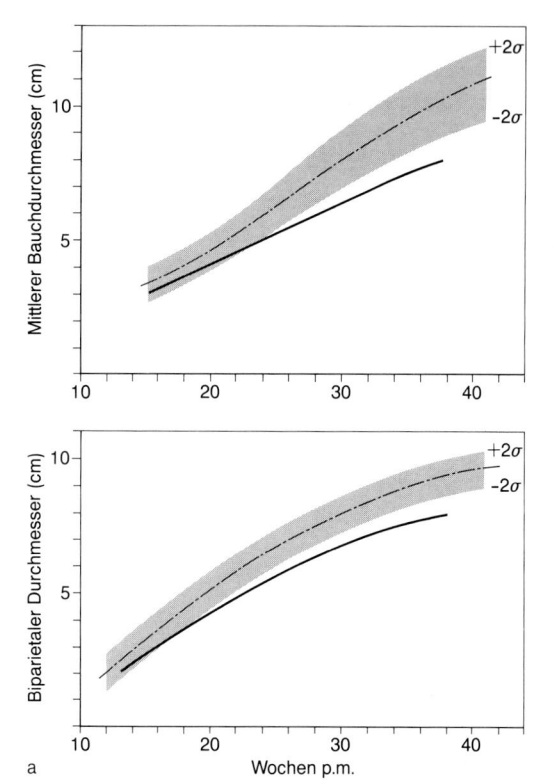

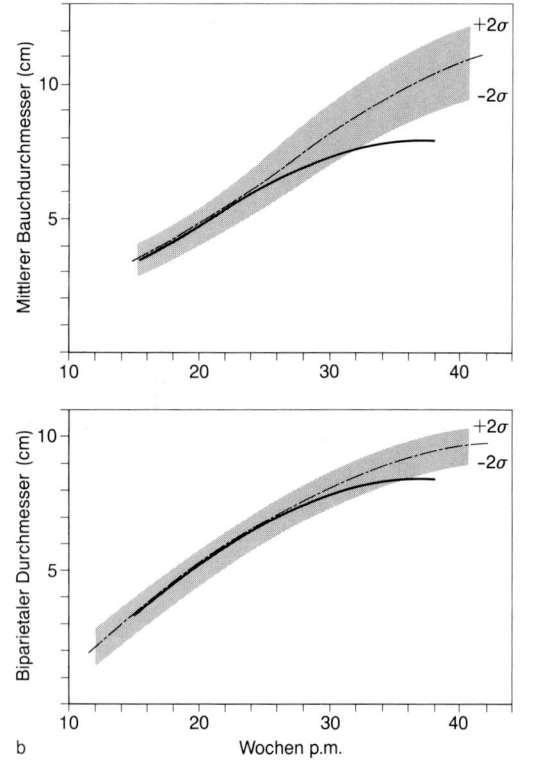

Abb. 195. **a** Im II. Trimenon beginnende symmetrische Wachstumsretardierung. **b** Späte, im III. Trimenon beginnende Wachstumsretardierung; typisch für eine Plazentainsuffizienz. (Aus Holländer 1985)

und stammen häufiger von konstitutionell kleinen Eltern. Bei früh einsetzendem fetalem Wachstumsrückstand muß aber auch immer an eine kongenitale Fehlbildung – evtl. chromosomaler Ursache – oder auch an eine intrauterine Infektion (z. B. Röteln, Zytomegalie) oder andere exogene Noxen (Alkohol, Rauchen, Drogen) gedacht werden.

Die *asymmetrische Wachstumsretardierung* beginnt erst im III. Trimenon, also dann, wenn der Fetus die letzte intensive Wachstumsphase durchläuft und die Plazenta den erhöhten Nährstoff- und Energiebedarf nicht mehr zu decken vermag (Abb. 195b). Die Hauptursache stellt eine *nutritive Plazentainsuffizienz* dar. Die Gründe sind vielfältig, v. a. eine Vasokonstriktion – z. B. infolge einer Spätgestose, einer renalen oder vaskulären Hypertension – oder auch schwere Allgemeinerkrankungen und auch psychosoziale Belastungen können ursächlich eine Rolle spielen (s. Tabelle 69). Die Kinder werden auch als *hypotroph* bezeichnet. Das erste Anzeichen dieses späten Wachstumsrückstandes ist eine unzulängliche Fetteinlagerung, es folgt ein Zurückbleiben der inneren Organe und zuletzt des Gehirns. Kennzeichnend ist die stärkere Einschränkung der Gewichtszunahme als des Längenwachstums. Dieser Typ findet sich in ⅔ der Fälle von Wachstumsverzug.

Tabelle 69. Ursachen der Mangelentwicklung

Mütterliche Erkrankungen
Spätgestose
Essentielle und nephrogene Hypertension
Systemische Hypotension
Organerkrankungen (z. B. Vitium cordis, Hepatitis, Colitis ulcerosa)
akute und chronische Infektionen, besonders auch Harnwegsinfekte

Von seiten des Uterus
Hypoplasie
Fehlentwicklungen
Myome
Läsionen des Endometriums

Mütterliche Kausal- und Bedingungsfaktoren
Kleine Statur
Untergewicht
Alter
Parität
Genußmittelkonsum
Niedriger sozioökonomischer Status
Psychosoziale Faktoren

Von seiten des Feten und der Plazenta
Mehrlinge
Hydramnion
Kongenitale Fehlbildungen
Echte Übertragung
Chronische Plazentainsuffizienz
Plazentaanomalien (anlagebedingte primäre Insuffizienz, Insertio velamentosa)

Häufigkeit

Die Häufigkeit untergewichtiger Neugeborener (< 2500 g) beträgt 6–9% bezogen auf alle Geburten. Von diesen sind etwa die Hälfte reife Mangelgeborene, kommen also nach einer Tragzeit von ≥ 259 Tagen p. m. zur Welt. Die verbleibende Hälfte entfällt auf Frühgeborene (Tragzeit < 259 Tage p. m.). Der Anteil der Mangelkinder unter den Frühgeburten beträgt ca. ⅓ (s. S. 385).

Ätiologie

Bezüglich der Ätiologie sind mütterliche, plazentare und fetale Ursachen eng verknüpft. Mit diesen Vorbehalten lassen sich die in Tabelle 69 aufgeführten Hauptgruppen unterscheiden:

Die Mehrzahl der genannten Ursachen bedingen eine *chronische Plazentainsuffizienz – uteroplazentare Insuffizienz –* und als Folge der *eingeschränkten Leistungskapazität eine intrauterine Wachstumsretardierung*. Seltener muß ein vermindertes mütterliches Substratangebot in Betracht gezogen werden. Eine Störung der uteroplazentaren Einheit tritt ein, wenn die Durchblutung des Uterus und der intervillösen Räume infolge einer verminderten arteriellen Durchblutung durch systemische Erkrankungen der Mutter (z. B. Hypo- oder Hypertension, Vitium cordis, Nierenerkrankungen einschließlich der schwangerschaftsbedingten Präklampsie) beeinträchtigt wird. Letzten Endes kann jede mütterliche Erkrankung, die zur nutritiven Unterversorgung des Feten führt, ein intrauterine Mangelentwicklung zur Folge haben. Eine Hypoplasia uteri, Uterusanomalien oder ein Uterus myomatosus kommen gelegentlich wegen mangelhafter Durchblutung als Ursache in Betracht.

Kausal kann aber auch eine *primäre Insuffizienz der Plazenta* zugrunde liegen: Das Organ ist dann aufgrund der anlagebedingt eingeschränkten Leistungskapazität nicht in der Lage, den mit dem fetalen Wachstum v. a. im III. Trimenon steigenden Nährstoff- und Energiebedarf zu gewährleisten. Ätiologisch kommen dabei Störungen der Implantation und Plazentation auf der Basis eines insuffizienten Eibettes in Frage. Dabei kann es sich um ein geschädigtes, bzw. durch frühere Kürettagen, z. B. bei Aborten, oder durch zahlreiche Schwangerschaften narbig verändertes Endometrium handeln. Von seiten der Plazenta sind ferner Plazentaanomalien zu erwähnen, die u. U. die ausreichende Ernährung des Feten gefährden.

Unter den kindlichen Ursachen einer Mangelentwicklung spielen v. a. kongenitale Anomalien, z. B. chromosomal und multifaktoriell bedingte Defekte, eine Rolle, insbesondere wenn sie mit Herz- und Gefäßmißbildungen einhergehen.

Nicht zu unterschätzen sind zahlreiche *endogene und exogene Kausal- und Bedingungsfaktoren*, die sich allein oder zusätzlich auswirken können.

Die Mütter hypotropher Neugeborener sind häufiger *Primigravidae.* Endet die 1. Schwangerschaft durch einen Abort, so sinkt das Risiko der intrauterinen Entwicklungsretardierung bei der 2. Gravidität bereits auf fast die Hälfte. Auch besteht eine *Abhängigkeit vom mütterlichen Alter:* Betroffen sind sowohl die ganz jungen als auch die Graviden im fortgeschrittenen Gebäralter. Größe und Gewicht der Mütter können eine Rolle spielen. Kleine und/oder untergewichtige Mütter bringen häufiger dystrophe Kinder zur Welt. Beachtlich ist die Frequenz von Reife- und Entwicklungsstörungen bei den Kindern, wenn kleine, untergewichtige Mütter noch zusätzlich zu wenig an Gewicht während der Schwangerschaft zunehmen.

Außer diesen endogenen Einflüssen wirken sich die vielfältigen *sozioökonomischen* und *psychosozialen Bedingungen* aus, die besonders für *überlastete Schwangere* (Doppelbelastung durch Haushalt und Beruf) und *Ledige* zutreffen. Der soziale Status ist – kombiniert mit Alter und Parität – als der stärkste Einflußfaktor anzusehen. Nach der allgemeinen Erfahrung ist bei der Schwangeren aus der sozialen Grundschicht durch die Häufung von Risikofaktoren mit einer erhöhten Frequenz dystropher Kinder – neben Frühgeborenen (s. S. 384) – und infolgedessen mit einer Steigerung der perinatalen Sterblichkeit zu rechnen.

Als zweifelsfrei nachgewiesene *exogene Einflußfaktoren* gelten nach der *Mangel-* oder *Fehlernährung* das *Rauchen,* der *Alkohol-* und *Drogenmißbrauch* (s. S. 130).

Diagnose

Der *frühzeitigen Erfassung* der mit dem Risiko einer intrauterinen Mangelentwicklung belasteten Schwangeren kommt besondere Bedeutung zu, weil es durch eine *Intensivierung der Vorsorge* gelingen kann, die Risikofaktoren weitgehend zu kompensieren und damit die *Prognose für das Kind entscheidend zu verbessern.*

Bereits im Rahmen der *Schwangerenbetreuung* muß die *Erhebung der Anamnese* auf die Erfassung der Kausal- und Bedingungsfaktoren ausgerichtet sein, die sich hinsichtlich einer Mangelentwicklung auswirken können. Neben den in Tabelle 69 aufgeführten Ursachen dienen als Hinweise v. a. auch Angaben über die vorausgegangene Geburt eines oder mehrerer Mangelkinder, einen intrauterinen Fruchttod und/oder mehrere Aborte.

Bei den ersten Konsultationen muß die Aufmerksamkeit auch darauf gerichtet sein, ungünstige Arbeitsbedingungen, Lebensumstände und Lebensgewohnheiten, insbesondere bei jugendlichen und ledigen Graviden, in Erfahrung zu bringen.

Als Hinweiszeichen bei der *Allgemeinuntersuchung* gelten *Untergewichtigkeit* und eine *ungenügende Gewichtszunahme in der Schwangerschaft.* Erste Anhaltspunkte für eine Unterentwicklung des Feten liefert der Untersuchungsbefund, wenn der Fundus uteri nicht den der Gestationszeit entsprechenden Höhenstand erreicht hat. Als Orientierungsgröße gilt der *Symphysen-Fundus-Abstand,* der bei wiederholten Kontrollen eine Abschätzung des fetalen Wachstums gestattet (s. S. 190). Unterschreitung der Norm erweckt bei sicher bekannter Schwangerschaftsdauer den Verdacht auf eine intrauterine Hypotrophie.

Zur Sicherung der Diagnose wird unverzüglich die *Ultraschallfetometrie* eingesetzt (s. S. 251). Sie liefert exakte Meßwerte für die Größe des kindlichen Kopfes, des Thorax und des Abdomens sowie eine hinreichend genaue Schätzung des fetalen Gewichtes. Für die Beurteilung der individuellen ultrasonographischen Daten stehen entsprechende *Wachstumskurven* mit Standardabweichungen in Perzentilen zur Verfügung (s. Abb. 154 und 155). Die *Ultraschallplazentamorphologie* (s. S. 259) und die *Beurteilung der Fruchtwassermenge* ergänzen die Diagnostik. Finden sich Zeichen einer vorzeitigen Reifung bzw. Alterung der Plazenta und/oder eine Oligohydramnie, so muß mit einer verzögerten fetalen Entwicklung gerechnet werden.

Bei bekannter Schwangerschaftsdauer kann durch diese Untersuchungen bereits pränatal eine Wachstumsretardierung zuverlässig erkannt werden.

Neue Möglichkeiten zur frühzeitigen Erkennung einer Plazentainsuffizienz ergibt die *Messung der uteroplazentofetalen Blutdurchflußgrößen* mit Hilfe des gepulsten Doppler-Verfahrens (s. S. 259).

Die Diagnose einer intrauterinen Dystrophie erfordert die Einstufung der Graviden als Risikoschwangere und damit die Intensivierung der Überwachung.

Das weitere Vorgehen hängt von der *aktuellen Funktionskapazität der Plazenta,* d. h. der nutritiven Versorgung des Feten ab, zu deren Beurteilung die biochemischen Parameter (Östrogenbestimmungen und DHEA-Belastungstest) dienen (s. S. 263 und S. 265). Zur Ermittlung des fetalen Gefährdungszustandes sind laufende CTG-Kontrollen, der Non-Streß-Test, Steptest oder Kniebeugentest und/oder Oxytozinbelastungstest einzusetzen (s. S. 239 und S. 240).

Überwachung in der Schwangerschaft

Ist eine Hypotrophie sicher diagnostiziert oder besteht berechtigter Verdacht, so gilt es, die Schwangerenüberwachung zu intensivieren. Häufige Kontrollen, deren Abstand sich nach den Ergebnissen der Ultrasonofetometrie und der biochemischen Tests richtet, erlauben die aktuelle und prognostische Beurteilung der plazentaren Funktionskapazität bzw. der fetoplazentomaternalen Einheit und bilden die Grundlage für das weitere ärztliche Vorgehen.

Gleichzeitig gilt es, bekannte mütterliche Ursachen- und Bedingungsfaktoren soweit wie möglich auszuschalten oder zu mindern. Dazu gehört die Intensivierung der Behandlung einer mütterlichen Erkrankung, evtl. in Kooperation mit dem Spezialisten. Häufig wird es darum gehen, die Lebensbedingungen der Graviden günstiger zu gestalten (Herausnahme aus dem Beruf, Arbeitsplatzwechsel). Die Ernährungs- und Genußmittelkonsumgewohnheiten sind zu beachten und ggf. die Umstellung auf kalorienreiche Ernährung – falls notwendig mit der parenteralen Zufuhr geeigneter Nahrungskonzentrate – vozunehmen.

Vom Gefährdungsgrad des Feten hängt es ab, ob die ambulante Betreuung und Überwachung vertretbar ist. Bei nachgewiesener Plazentainsuffizienz ist die Hospitalisierung erforderlich, um die Überwachung zuverlässig unter Einbeziehung der externen Kardiotokographie zu gewährleisten.

Prinzipiell ist davon auszugehen, daß das *reife Mangelgeborene bessere Lebenschancen hat als das zu früh geborene dystrophe Kind.* Man wird also anstreben, die 38. SSW zu erreichen. Weisen die Befunde, die in der fortgeschrittenen Gravidität durch Belastungstests (s. S. 239) ergänzt werden, jedoch auf eine zunehmende Gefährdung hin, so steigt das *Risiko des intrauterinen Fruchttodes,* und die Schwangerschaft muß umgehend beendet und die Frühgeburtlichkeit in Kauf genommen werden. Die rechtzeitige Bestimmung der fetalen Lungenreife und ggf. die Verabreichung von Glukokortikoiden ist zu bedenken (s. S. 389).

Die Leitung der Geburt

Am Termin und bei Schädellage kann die spontane Entbindung eines "small for date infant" angestrebt werden, sofern die Überwachungswerte die Geburtsbelastung zulassen. Man muß jedoch in Rechnung stellen, daß die ohnehin verminderten Leistungsreserven der Plazenta unter der Wehentätigkeit metabolisch und respiratorisch schnell in das Stadium der Dekompensation abgleiten und *zur intrauterinen Asphyxie des Feten* führen können (s. S. 470).

Ist man gezwungen, die Schwangerschaft bei einem mangelentwickelten Kind *vorzeitig* zu beenden, weil eine kritische Phase der intrauterinen Versorgung erreicht ist, so hängt es von der Beschaffenheit der Zervix und der Belastbarkeit des Feten ab, ob man die Geburt einleitet und per vias naturales anlaufen läßt, oder ob man in Anbetracht der erhöhten Gefährdung des hypotrophen Frühgeborenen durch die Geburt besser eine primäre Sectio caesarea durchführt.

Generell gilt sowohl am Termin als auch bei vorzeitiger spontaner oder induzierter Beendigung der Schwangerschaft, daß die großzügige Anwendung der Schnittentbindung die Überlebenschancen des Mangelkindes deutlich verbessert hat. Die Frequenz der operativen Entbindungen liegt zwischen 25 und 50%, in der Mehrzahl durch Kaiserschnitt.

Das dystrophe Neugeborene

Das reife dystrophe Neugeborene fällt neben seinem *Untergewicht* durch das *reduzierte Fettpolster* und die *trockene* und *faltige Haut* auf. Bei unreifen untergewichtigen Neonati treten die Zeichen der Frühgeburtlichkeit hinzu.

Prognose

Mortalität
Hypotrophe Reifgeborene haben im Vergleich zu Frühgeborenen bei gleichem Geburtsgewicht die besseren Überlebenschancen. Hypotrophe Frühgeborene tragen das höchste Risiko, weil sich die Nachteile der Unreife und des intrauterinen Mangelzustandes addieren. Die perinatale Sterblichkeit lag Anfang der 70er Jahre bei Kindern, die mit Maßen unter der 10. Perzentile geboren wurden, noch um 5%. Inzwischen läßt sich der intrauterine Fruchttod infolge Hypoxie – als der früher häufigsten Komplikation der fetalen Mangelentwicklung – infolge der heute besseren Überwachungsmög-

lichkeiten weitgehend vermeiden. Dementsprechend liegen die Mortalitätsraten analog den für die Frühgeburten geltenden Zahlen heute deutlich niedriger (s. S. 391).

Morbidität

Das Schicksal der wachstumsretardierten Kinder hängt vom Gestationsalter bei der Geburt, von der Dauer und Schwere des intrauterinen Mangelzustandes und entscheidend von der postnatalen Versorgung ab. Vor und unter der Geburt besteht die stärkste Gefahr in der Hypoxie des Feten infolge der nutritiven und respiratorischen Plazentainsuffizienz. Postnatal wirken sich neben einer Hypothermie die mangelhaften Glukosereserven in der vom intrauterinen Mangelzustand am stärksten betroffenen Leber aus. Hypoxie und Hypoglykämie und der damit eng verknüpfte eigene Energiemangel bedeuten wie bei der Frühgeburtlichkeit (s. S. 390) eine hochgradige Gefährdung der zerebralen Entwicklung. Die unmittelbar post partum beginnende optimale neonatologische Behandlung des dystrophen Neugeborenen ist daher gerade für die geistige Entwicklung von entscheidender Bedeutung.

In den ersten Lebensjahren besteht bei ⅓ der Mangelgeborenen noch ein deutlicher Wachstumsrückstand, der aber bis zum 10. Lebensjahr von den meisten dieser Kinder aufgeholt wird. Kinder mit unterschiedlichen Graden der geistigen Retardierung sind häufig als "small for date infants" zur Welt gekommen. Im Einzelfall kann es jedoch schwierig sein zu ermessen, ob ein geistiger Entwicklungsrückstand allein zu Lasten der intrauterinen Mangelentwicklung oder postnatalen Versorgung oder aber des Herkunftsmilieus geht.

Prophylaxe

Eine Verbesserung der mit einer intrauterinen Mangelentwicklung korrelierten erhöhten Morbidität und Mortalität kann nur erreicht werden, wenn

- bei nachteiliger Sozialanamnese und ungünstigen Arbeitsplatzverhältnissen frühzeitig Abhilfe geschaffen und die Arbeitsbedingungen günstiger gestaltet werden,
- der Schwangerschaft abträgliche Ernährungs- und Genußmittelkonsumgewohnheiten korrigiert werden – insbesondere bei jugendlichen und ledigen Graviden,
- Anzeichen eines fetalen Wachstumsrückstandes und ihre möglichen Ursachen im Rahmen der Schwangerenbetreuung früh erkannt werden,
- die Überwachung in der Gravidität unverzüglich intensiviert wird,
- der Zeitpunkt der Geburt entsprechend der Versorgungslage des Feten gewählt wird,
- die Lungenreife im Falle einer vorzeitigen Entbindung gesichert bzw. medikamentös beschleunigt wird,
- die Entbindung unter den Bedingungen der geburtshilflichen Maximalversorgung abläuft,
- das Kind unmittelbar ab der Geburt in die Obhut des Neonatologen/Pädiaters gegeben wird.

Die verlängerte Schwangerschaft

Die Übertragung – Partus serotinus

Definition

Ausgehend von der normalen Schwangerschaftsdauer und ihrer biologischen Variabilität (s. S. 194) spricht man von einer Übertragung, wenn die Tragzeit p. m. 42 Wochen bzw. 293 Tage überschreitet (WHO 1972; FIGO 1976), da dann eine pathologische Abweichung von der physiologischen Schwangerschaftsdauer vorliegt (auch als „absolute Übertragung" im deutschen Schrifttum bezeichnet). Vor diesem Zeitpunkt gilt zwischen dem 281. und 293. Tag p. m. der Begriff der „verlängerten Tragzeit", die als physiologische Variante aufzufassen ist und nicht mit einer Plazentainsuffizienz einhergehen braucht, im Falle einer eingeschränkten Plazentafunktion jedoch als „relative Übertragung" bezeichnet wird. Diese rein rechnerische Definition ist mit den häufigen Unsicherheiten in den Angaben über die letzte Periode behaftet (s. S. 179), die Entscheidungen über geburtshilfliche Maßnahmen erschweren.

Häufigkeit

Die echte Übertragung ist bei bekanntem Ovulations- und Konzeptionstermin sehr viel seltener (2,5%) als die rechnerische Überschreitung des Geburtstermins (annähernd 10%). Aus dieser Differenz geht hervor, wie häufig Spätkonzeptionen erfolgen und eine Übertragung vortäuschen. Nach prospektiven Studien mit ultraschallfetometrischer Kontrolle kann mit einer verlängerten Schwangerschaftsdauer von 281–293 Tagen p. m. bei ca. 18% und mit einer echten Übertragung von ≥ 294 Tagen p. m. bei 1,5% der Schwangeren gerechnet werden.

Gefahren der Übertragung

Die verlängerte Schwangerschaftsdauer bedeutet stets eine *erhöhte Gefährdung des Kindes*. Die eigentliche Ursache des fetalen Risikos ist darauf zurückzuführen, daß die Plazenta als ein auf Zeit angelegtes Organ nach Überschreitung der programmierten Lebensdauer altert, ihre Leistungskapazität rückläufig wird, und sie daher der Versorgung des Feten nicht mehr nachkommen kann. Folgen dieser biologisch bedingten Insuffizienz der alternden Plazenta sind eine *nutritive, metabolische und schließlich auch eine respiratorische Unterversorgung des Feten.*

Solange der Mutterkuchen die Ernährung gewährleistet, wächst der Fetus weiter und kann sogar Übergrößen erreichen. Mit zunehmender Funktionseinschränkung der Plazenta sistiert jedoch das Wachstum, und es treten fortschreitend Zeichen der bedrohten Vitalität auf. Das Bestreben muß dahin gehen, die ersten Zeichen eines Nachlassens der Plazentafunktion *vor* der per definitionem gegebenen Frist (s. oben) zu erfassen.

Diagnose

Bei der Diagnose geht es darum, eine *scheinbare* Übertragung von der *echten* Tragzeitverlängerung zu unterscheiden.
Dazu dienen:

- nochmalige Analyse der Zyklusanamnese, insbesondere des Zeitpunktes, der Stärke und Dauer der letzten Periode (s. S. 179), um einen Berechnungsfehler, v. a. eine Spätkonzeption, abzuklären,
- das Datum des 1. positiven Schwangerschaftstests,
- während der Frühschwangerschaft erhobene Tastbefunde,
- der Zeitpunkt der ersten Kindsbewegungen (mit Vorbehalt, s. S. 188),
- eine ab dem errechneten Termin beobachtete Reduktion des Leibesumfanges (Runge-Zeichen) und des Symphysen-Fundus-Abstandes; beide Befunde können als ein – wenn auch unsicheres – Zeichen der Übertragung in die Beurteilung mit eingehen,
- ein Nachlassen der Kindsbewegungen,
- *in der 1. Schwangerschaftshälfte erhobene Ultraschallbefunde mit Größenbestimmung der Frucht* (s. S. 245); *sie liefern den zuverlässigsten Ausgangswert* für die prospektive Terminbestimmung und erlauben es, anamnestische Unsicherheiten und Irrtümer zu korrigieren (die Korrekturrate durch Ultraschall beträgt annähernd 15%!).

Ergibt sich auch nur der Verdacht auf eine Übertragung, so ist die Gravide als **Risikoschwangere** und die Geburt als **Risikogeburt** einzustufen.

Zur Objektivierung einer Übertragung und zur Überwachung des Feten stehen folgende Maßnahmen zur Verfügung, die spätestens ab dem 4. Tag der vermuteten Terminüberschreitung vorgenommen werden sollten:

- palpatorische Ermittlung der Zervixreife ("pelvic score") (s. S. 398) als Gradmesser der Geburtsbereitschaft,
- Ultraschallkontrollen mit der Zielsetzung, die Fruchtwasserabnahme als Zeichen der Frühphase einer Plazentainsuffizienz rechtzeitig zu erkennen (s. S. 394),
- CTG-Kontrollen – am besten in Form eines Non-Streß-Tests (NST) (s. S. 239) – zur Erfassung von Gefährdungszeichen, im Zweifelsfall
- Oxytozinbelastungstest (s. S. 240), falls der NST nicht reaktiv ausfällt,
- Amnioskopie zur Beurteilung des Fruchtwassers (s. S. 243),
- Östriolbestimmungen im Plasma oder 24-h-Urin (s. S. 263),
- DHEA-S-Belastungstest (s. S. 265).

Die Häufigkeit der Kontrollen richtet sich nach dem Grad der Plazentainsuffizienz (s. S. 453) bzw. der Gefährdung des Feten.

Für eine echte Übertragung bzw. eine Plazentainsuffizienz infolge einer Überschreitung der normalen Tragzeit und Gefährdung des Kindes sprechen:

- Verminderung des maximalen Fruchtwasserdepots im Ultraschallbild auf weniger als 3 cm im Durchmesser,
- kein fetales Wachstum bei mehrfacher ultrasonographischer Fetometrie,
- pathologische fetale Reaktion beim Non-Streß-Test oder Oxytozinbelastungstest,
- ein pathologisches Reaktionsmuster im CTG (variable Dezelerationen als Folge von Nabelschnurkompression oder Oszillationseinschränkungen als Zeichen einer chronischen Hypoxie).

Weniger gewichtig in der Aussage sind.
- amnioskopischer Nachweis von grünem Fruchtwasser (s. S. 243),
- ein kontinuierliches Absinken der Östriolwerte, insbesondere eine Unterschreitung der Grenzwerte (s. S. 264),
- ein kurzfristiger, steiler Abfall der Östriolwerte von mehr als 50%,
- ein pathologischer Ausfall des DHEA-S-Belastungstests.

Bei Benutzung der gebräuchlichen (und wichtigsten) *Überwachungsparameter Ultraschall und CTG* sprechen die Abnahme der Fruchtwasserdepots und vereinzelte variable Dezelerationen bei reaktivem NST für eine **beginnende Plazentainsuffizienz.** Auf eine *schwere Plazentainsuffizienz* weisen die weitere Verminderung des Fruchtwassers, zunehmende Dystrophie des Feten, Oszillationseinschränkungen im CTG als Zeichen einer chronischen Hypoxie und ein nichtreaktiver NST mit oder ohne Dezelerationen hin.

Geburtshilfliches Vorgehen bei der echten Übertragung

Bei einer echten Übertragung und eingeschränkter Versorgungskapazität der Plazenta ist nicht sicher vorhersehbar, ob ihre Funktion unter der Wehentätigkeit ausreichen wird, und ob das überreife Kind dem Geburtsstreß noch gewachsen ist.

Der Geburtshelfer muß daher die zusätzliche Belastung des Feten prognostisch einkalkulieren. Ist eine fortschreitende Plazentainsuffizienz nachzuweisen oder tritt im Laufe der Überwachung eine fetale Notsituation (pathologisches Kardiogramm) ein, so erfolgt die sofortige Entbindung durch Kaiserschnitt.

Wenn alle Kontrollwerte im Normbereich liegen und die Portio noch nicht geburtsbereit erscheint, kann man abwarten, ob die Geburt spontan in Gang kommt. Voraussetzung ist jedoch eine intensive Überwachung unter Einsatz aller verfügbaren diagnostischen und Kontrollmöglichkeiten.

Deuten im Verlauf der Beobachtung ein oder mehrere Untersuchungsbefunde auf eine **beginnende** Plazentainsuffizienz hin, so muß der Partus in absehbarer Zeit erfolgen. Dazu dient die Einleitung der Geburt durch medikamentöse Weheninduktion.

Der Erfolg jeder Geburtseinleitung hängt weitgehend von der Geburtsbereitschaft der Zervix ab (s. S. 218).

Zur *prognostischen Beurteilung der Zervixreife* kann ein *Prognoseindex ("pelvic score")* herangezogen werden, wie er unter Berücksichtigung von Position, Länge und Konsistenz der Portio, Weite des Muttermundes und Höhenstand des vorangehenden Teiles u. a. von Bishop (1964) und modifiziert von Lamberti (1979) angegeben wurde.

Die Punktbewertung des Bishop-Scores (Tabelle 70) gilt in dieser Form für Mehrgebärende ab der 36. SSW, bei Schädellage nach normalem Verlauf der Schwangerschaft und früherer Geburten, kann jedoch durch Heraufsetzung der Punktzahl auch für I.-Para herangezogen werden. So läßt eine Punktzahl von 10 und mehr auch bei Erstgebärenden eine Ansprechbarkeit auf die medikamentöse Geburtseinleitung erwarten. Bei gesicherter Überschreitung des Geburtstermins und geburtsbereiter Zervix kann die Geburt durch Weheninduktion mittels Oxytozindauertropfinfusion (Syntocinon) eingeleitet werden. Geburtseinleitungen bei fehlender oder ungenügender Zervixreife sind für Mutter und Fetus risikobelastet und führen zu einer erhöhten Frequenz protrahiert verlaufender Geburten und Kaiserschnitte. Besteht aufgrund der erhobenen Befunde genügend Zeit, so empfiehlt sich die medikamentöse Auflockerung der Zervix durch lokale intravaginale oder intrazervikale Anwendung von Prostaglandinen (Priming, Softening) vor der Oxytozineinleitung (s. S. 267 und 423).

Führt der 1. Einleitungsversuch nicht zum Erfolg, so ist eine Wiederholung nach 2 Tagen möglich. Im allgemeinen wird man sich nach einem vergeblichen 2. Einleitungsversuch zur Sectio caesarea entschließen.

Auch wenn die Geburt nach einer Weheninduktion in Gang kommt, ist wegen der hohen Gefährdung des überreifen Kindes bei den ersten Zeichen

Tabelle 70. Prognoseindex ("pelvic score"). (Nach Bishop 1964)

Kriterium	Punktbewertung			
	0	1	2	3
Weite des Muttermundes	Geschlossen	1–2 cm	3–4 cm	≥ 5 cm
Länge der Portio	0–30% verkürzt	40–50% verkürzt, ≥ 2 cm	60–70% (stark) verkürzt, 1 cm	≥ 80% aufgebraucht, wulstig – verstrichen
Konsistenz der Portio	Derb	Mittel	Weich, nachgiebig	Idem
Position der Portio	Sakralwärts	Nach vorn rückend	Zentriert	Führungslinie
Höhenstand des vorangehenden Teiles (Abb. 138)	−3	−2	−1	≥ +1

einer drohenden intrauterinen Asphyxie und bei geburtshilflichen Komplikationen (Geburtsstillstand, Wehendystokie) die Geburtsbeendigung auf operativem Wege erforderlich.

Das Überreifesyndrom

Das übertragene Neugeborene weist eine Reihe von Stigmata auf, die für die *Überreife* charakteristisch sind (Tabelle 71). Zahl und Ausprägung dieser biologisch regressiven Veränderungen hängen von der Dauer der Terminüberschreitung und der intrauterinen Versorgungslage bis zur Geburt ab. Die Überreifesymptome erlauben daher eine erste Beurteilung der Überlebensaussichten.

Die Prognose ist relativ günstig, wenn nur Auffälligkeiten der Haut, wie Fehlen der Vernix caseosa, verstärkte Abschilferung der Kutis und trockene, faltige Hände („Waschfrauenhände"), überdurchschnittlich langes, dichtes Kopfhaar sowie lange Nägel, die die Finger- und Zehenkuppen überragen, bestehen.

Tabelle 71. Äußere Kennzeichen der Überreife des Neugeborenen

Vernix caseosa fehlt
Keine Reste von Lanugobehaarung
Mazeration der Haut, besonders im Bereich der Achselhöhlen und Beugefalten, bei Knaben zwischen Skrotum und Schenkelbeugen
Nägel überragen die Finger- und Zehenkuppen
Abschilferung der Haut
„Waschfrauenhände"
Starkes langes Haupthaar
Haut grünlich-bräunlich (durch mekoniumhaltiges Fruchtwasser)
Exsikkation der Haut
Reduziertes Unterhautfettgewebe

Tabelle 72. Überreifesyndrom nach Clifford

Stadium I	Stadium II	Stadium III
Fehlen der Vernix caseosa, trockene, schuppende, stellenweise mazerierte Haut von normaler Farbe Greisenhaftes Aussehen Ängstliche, lebhafte Mimik Lange Finger- und Fußnägel Offensichtlicher Gewichtsverlust	Wie Stadium I, aber Fruchtwasser und Haut durch Mekonium grünlich verfärbt	Wie Stadium I, aber Fruchtwasser und Haut durch altes Mekonium schmutziggelblich verfärbt

Ernster zu bewerten ist der zusätzliche Befund grünen oder gar bräunlich-grünlichen Fruchtwassers, da er ein Zeichen der durchgemachten (möglicherweise noch bestehenden) Hypoxie darstellt.

Wenn als Folge eines zurückliegenden Mekoniumabgangs bereits die Haut des Kindes, die Eihäute und die Nabelschnur grünlich verfärbt sind, muß das Kind als stark gefährdet gelten.

Zeichen der Dehydratation mit Exsikkation der grün bis gelblich-bräunlich verfärbten Haut lassen auf eine längere präpartale nutritive Störung und damit auf eine Beeinträchtigung der Überlebensfähigkeit schließen.

Der prognostischen Beurteilung der Überreifezeichen dient die Stadieneinteilung des Überreifesyndroms nach Clifford (Tabelle 72). Trotz der verfügbaren objektiven Kriterien der perinatalen Zustandsdiagnostik sind die Symptome des Überreifesyndroms für die Gesamtbeurteilung des übertragenen Neugeborenen mit von Bedeutung.

Prognose

Die *perinatale Mortalität* ist je nach Dauer der Übertragung um ein Vielfaches gegenüber derjenigen der nach normaler Tragzeit geborenen Kinder gesteigert, v.a. wenn die engmaschige Überwachung ab dem Überschreitungstermin insuffizient war und die rechtzeitige Einleitung der Geburt infolgedessen versäumt wurde. Ein ungünstiger Geburtsverlauf als zusätzliche Belastung kann sich dann deletär auswirken.

Die *Morbidität postmaturer Kinder* liegt ebenfalls vergleichsweise hoch. Sie wird vornehmlich durch die Folgen einer intrautrinen Hypoxie, wie z.B. eine Hirnschädigung mit ihren Früh- und Spätscheinungen (Krämpfe), bedingt. Zu fürchten ist ferner eine Pneumonie nach **Mekoniumaspiration**.

Intrauteriner Fruchttod

Definition

Als intrautriner Fruchttod wird das Absterben des Feten in der 2. Schwangerschaftshälfte bezeichnet.

Ätiologie

Den *Ursachen von seiten der Mutter* kommt für das Absterben des Kindes in utero besonderes Gewicht zu. Vor allem der Diabetes mellitus, der M. haemolyticus fetalis, die Lues congenita und die Thyreotoxikose wie auch pränatale Infektionen der Mutter einschließlich des Amnioninfektionssyndroms (s. S. 379 und S. 447) stellen bei inadäquater Behandlung und Überwachung eine ernste Bedrohung für den Feten dar. Steigendes mütterliches Alter und hohe Parität können als Bedingungsfaktoren eine Rolle spielen. Auch ein Unfall der Mutter kommt als fetale Todesursache in Betracht.

Als *Ursachen von seiten der Plazenta* haben Insertionsanomalien, vorzeitige Lösung und die akute und chronische Plazentainsuffizienz zu gelten. Morphologisch lassen sich Reifungsstörungen und Zeichen der verminderten uteroplazentaren Durchblutung erkennen. Auch die fetomaternale Makrotransfusion – der intrauterine Verblutungstod des Feten –, die in ca. 12% der intrauterinen Todesfälle das Ereignis auslöst, geht auf die Plazenta zurück; ebenso müssen die Nabelschnurumschlingung, Nabelschnurknoten und -torsionen als Kausalfaktoren in Betracht gezogen werden.

Die *Ursache kann ferner im Feten* selbst begründet sein, z. B. bei schweren Mißbildungen. Nicht selten treffen mehrere Faktoren zusammen wie Diabetes mellitus und Mißbildung oder die vorzeitige Plazentalösung bei der Präeklampsie.

Häufigkeit

Die Frequenz des intrauterinen Furchttodes ist dank der allgemeinen pränatalen Vorsorge und der frühzeitigen Aussonderung der Risikoschwangeren zur speziellen Überwachung von Mutter und Kind zurückgegangen und hat z. Z. einen Plateauwert von 4‰ erreicht (bezogen auf Lebendgeborene).

Diagnose

Häufig äußert die Gravide selbst den ersten Verdacht, da sie plötzlich – möglicherweise nach einer Phase der verstärkten Motilität oder nach allmählich abnehmender Aktivität – **keine Kindsbewegungen** mehr spürt. Je nach dem zeitlichen Abstand von diesen Wahrnehmungen können ihr eine Senkung des Leibes, verbunden mit Fremdkörpergefühl beim Gehen, Bücken oder Drehen, und Milcheinschuß auffallen.

Die *Verdachtsdiagnose* anläßlich der Untersuchung der Schwangeren ergibt sich, wenn die Herztöne mit dem üblichen Stethoskop nicht aufzufinden sind. Der Leibesumfang kann gegenüber einer früheren Kontrolluntersuchung zurückgegangen oder gleichgeblieben sein.

Die **Phonokardiographie** gibt bei der 1. Prüfung nicht immer sichere negative oder positive Hinweise (Adipositas, Hydramnion!). Die Versagerquote beträgt etwa 5%. Für den intrauterinen Fruchttod spricht der Befund fleischwasserfarbenen oder schmutzigbraunen Fruchtwassers anläßlich der **Amnioskopie.**

Entscheidendes Gewicht kommt der **Ultraschalluntersuchung** zu: Das Fehlen der Vitalitätszeichen wie der fetalen Bewegungen, der Pulsation des Herzens und der großen Gefäße führt zweifelsfrei zur Diagnose. Ist der Fetus länger abgestorben, so finden sich Spätzeichen am Skelett (Abknickung der Wirbelsäule) und/oder Schädel (Doppelkonturierung des Schädels – sog. Heiligenschein infolge Hohlraumbildung zwischen dem subkutanen Fettgewebe der Kopfschwarte und den darunterliegenden Schädelknochen, oder das Spalding-Zeichen, bedingt durch Abhebung und dachziegelförmige Übereinanderlagerung der Schädelknochen) (Abb. 168).

Auf die Röntgen- und Hormondiagnostik kann daher heute verzichtet werden.

Intrauterine postmortale Veränderungen: Unmittelbar nach dem Absterben setzen *autolytische Prozesse* ein, die mit der Dauer der Retention des Fetus mortuus in utero graduell fortschreiten.

Die Mazeration I. Grades (24–48 h post mortem) ist durch eine grauweiß gefärbte Epidermis gekennzeichnet. Hinzu treten als Folge der Hämolyse rötlich verfärbte Bezirke, v. a. um den Nabel herum, und ein rötlich - fleischwasserartig - tingiertes oder durch Mekoniumbeimengung schmutzig verfärbtes Fruchtwasser.

Die Mazeration II. Grades beginnt etwa ab dem 2./3. Tag nach dem Absterben des Feten. Die Epidermis hebt sich in großen Blasen von der Unterlage ab, reißt ein und löst sich, während das Unterhautgewebe dunkelrot blutig durchsetzt ist.

Die Mazeration III. Grades manifestiert sich in der durch Oxidation des Hämoglobins blutigbraun verfärbten Kutis, Lysis der bindegewebigen und muskulären Strukturen, Zerfall und Verflüssigung der inneren Organe, besonders des Gehirns und der Leber.

Das Fruchtwasser ist durch die oxidativen Prozesse, besonders des Hämoglobins, schmutzig- bis schwarzbraun.

Diese Stigmata liefern retrospektive Anhaltspunkte für den ungefähren Zeitpunkt des Todeseintritts.

Tritt der Fruchttod vor dem 6. Schwangerschaftsmonat ein, kann die Mazeration ausbleiben. Statt dessen trocknet die komprimierte Frucht ein (Fetus papyraceus, s. S. 343), oder es kommt durch Verkalkung zum sog. Steinkind (Lithopädion).

Verlauf und Behandlung

Über 90% der abgestorbenen Feten werden innerhalb von 2 Wochen spontan ausgestoßen. Als Faustregel kann gelten, daß der Fetus um so länger als Folge der fehlenden Geburtsbereitschaft retiniert wird, je früher in der 2. Schwangerschaftshälfte der intrauterine Fruchttod eintritt. Angesichts der möglichen Komplikationen (s. unten) und der psychischen Belastung der Mutter durch die Wartezeit wird heute die rasche Beendigung der Schwangerschaft mit Prostaglandin-Oxytozin-Infusionen, am besten nach Auflockerung der Zervix (Priming durch lokale Prostaglandinapplikation) angestrebt. Gegebenenfalls kann die Geburt durch Anlegen der Kopfschwartenzange bei Schädellage oder Anschlingen eines Fußes bei Beckenendlage und Dauerzug durch Anhängen von Gewichten beschleunigt beendet werden. Bei Notsituationen von seiten der Mutter (Abruptio placentae) ist die Sectio caesarea nicht zu umgehen.

Zu den gefürchtetsten Komplikationen gehören **Blutungen und nachfolgende Gerinnungsstörungen,** die v. a. bei längerer Retention ("dead fetus syndrome"), bei vorzeitiger Plazentalösung aber binnen Stunden auftreten können (s. S. 496). Im Falle eines zusätzlichen Amnioninfektionssyndroms besteht das Risiko des septischen Schocks. Daher ist eine kontinuierliche *Überwachung des Gerinnungsstatus* prä-, sub- und postpartal erforderlich.

28 Mehrlingsschwangerschaft und -geburt

Es kann davon ausgegangen werden, daß der Mensch im Zuge der Evolution den Schritt zur Uniparität vollzog. Mehrlingsschwangerschaften stellen daher Ausnahmen dar, sind als solche von vornherein in allen präpartalen Phasen und sub partu mit größeren Risiken behaftet und bergen während der Gravidität und Geburt auch erhöhte Gefahren für die Mutter.

Häufigkeit

Die annähernd gleichbleibende Häufigkeit von Mehrlingsschwangerschaften findet ihren Ausdruck in der Hellin-Regel. Danach beträgt die mittlere Frequenz für

- Zwillinge $1:85$ $(1:80-1:90) = 1,18\%$,
- Drillinge $1:85^2 = 1:7225 = 0,013\%$,
- Vierlinge $1:85^3 = 1:614125$,
- Fünflinge $1:85^4 = 1:52200625$.

Die Frequenz eineiiger Gemini ist mit 3–4/1000 Geburten weltweit annähernd konstant. Zweieiige Zwillinge treten bei den verschiedenen Rassen in unterschiedlicher Frequenz auf. In Europa nimmt die Häufigkeit von Norden nach Süden ab. In Japan sind zweieiige Zwillinge vergleichsweise selten. Eine familiäre Häufung kommt vor, die Heredität ist jedoch umstritten. Nach der Geburt eineiiger Zwillinge ist die Wiederholungsrate nicht erhöht, nach dem Ereignis zweieiiger Gemini jedoch um das 2- bis 4fache gegenüber der Allgemeinfrequenz. Zwillinge treten mit zunehmendem mütterlichen Alter – namentlich in der Gruppe der 30–39jährigen – und mit steigender Parität häufiger auf.

Entstehung von Zwillingen

Man unterscheidet zwischen *eineiigen – monozygoten – und zweieiigen – dizygoten – Zwillingen.*

Monozygote Zwillinge

Die Bildung monozygoter Zwillinge ist auf den engen Zeitraum der frühesten Entwicklung zwischen den ersten Furchungsteilungen und – spätestens – dem 14. Tag p. c. begrenzt, also auf die Zeitspanne, in der alle Zellen oder zumindest die innere Zellmasse noch omnipotent sind. Meistens tritt das Ereignis vor dem 8. Tag p. c. ein. Vom Zeitpunkt der Trennung hängt es ab, wieweit auch Plazenta und Eihäute doppelt angelegt werden.

Erfolgt die Doppelbildung bereits im Stadium der *Morula* vor dem Achtzellstadium, so entwickeln sich 2 Fruchtanlagen mit eigener Plazenta, eigenem Chorion und Amnion; es handelt sich dann um *dichorisch-diamniotische Gemini*. Die 2fach vorhandenen Trophoblasten können bei eng benachbarter Implantation sekundär verschmelzen, so daß bei der Geburt nur eine Plazenta vorhanden ist.

Findet die Trennung im Stadium der *Blastozyste,* aber *vor* der Differenzierung der für das Amnion bestimmten Zellen statt, so besitzen die Gemini gemeinsam eine Plazenta und ein Chorion, aber 2 Amnionhüllen. Sie sind *monochorisch-diamniotisch.*

Die *nach* der Differenzierung des Amnions – etwa am 7. p. c., unmittelbar vor der Implantation – entstehenden Zwillinge werden eine gemeinsame Plazenta, ein Chorion und ein Amnion besitzen, also *monochorisch-monoamniotisch* sein. Dieser Befund ist *immer beweisend für eineiige Zwillinge.*

Monozygote Gemini sind ihrer Entstehung entsprechend *erbgleich – konkordant –,* besitzen das gleiche Geschlecht, gleiche physische Merkmale, z. B. Blutgruppen- und -faktoren, und entwickeln bei gleicher Persönlichkeitsstruktur weitgehend übereinstimmende psychische Verhaltensweisen.

Der Zeitpunkt ihrer Entstehung beeinflußt die nachfolgende Entwicklung. Die Trennung kann – namentlich wenn sie zu einem späten Zeitpunkt stattfindet – unvollständig erfolgen, so daß die Körper beider Individuen in unterschiedlicher Ausdehnung miteinander verwachsen sind und sie als sog. *siamesische Zwillinge* zur Welt kommen (s. S. 442). Gerade die monochorisch-monoamniotischen, also spät entstandenen Gemini weisen nicht selten **Doppelmißbildungen** auf. Bei ungleich ausgebildetem Plazentakreislauf und Kommunikation der Gefäße (sog. 3. Kreislauf) kann sich ein **Transfusionssyndrom** zugunsten des einen auf Kosten des anderen Zwillings entwickeln.

Selten kommt es zur ektopischen Einnistung einer Zwillingsanlage, so daß gleichzeitig eine intrauterine und eine extrauterine Gravidität bestehen.

Bei monoamniotischen Zwillingen birgt die gemeinsame Amnionhöhle die Gefahr der Nabelschnurumschlingung mit einer Mortalität von 60%.

Dizygote Zwillinge

Dizygote Zwillinge gehen aus 2 gleichzeitigen Ovulationen und der Fertilisation der freigesetzten Oozyten (u. U. durch verschiedene Partner) hervor. Die Eizellen können aus Ovulationen in einem Ovar oder in beiden Eierstöcken sowie - selten - aus einem Follikel mit 2 Oozyten oder einer doppelkernigen Eizelle stammen. Die beiden Blastozysten nisten sich unabhängig und örtlich zufallsabhängig ein. Daher entwickelt sich auch der Trophoblast bzw. die Plazenta jedes Conceptus unabhängig, und es bestehen keine Gefäßverbindungen. Nur wenn die Implantationen in engster Nachbarschaft erfolgen, kann es nachträglich zu einer Fusion oder zur Wachstums- und Funktionsbeeinträchtigung einer Plazenta oder beider kommen.

Dizygote Zwillinge sind ihrer Entstehung gemäß immer *dichorisch-diamniotisch. Genetisch sind sie Geschwistern* gleichzusetzen und können zufällig beide männlich oder weiblich oder Pärchen sein.

Wenn infolge einer frühzeitigen Fusion nur eine einzige Plazenta vorhanden ist, so bereitet die Unterscheidung zwischen eineiigen und zweieiigen Zwillingen, d. h. zwischen dem dichorisch-diamniotischen oder dem monochorisch-diamniotischen Typus, Schwierigkeiten. Zur Abklärung sind dann bei Bedarf (für forensische Zwecke - Vaterschaftsgutachten -, Zwillingsforschung) erbbiologische Untersuchungen, z. B. Bestimmung der Blutgruppen und serologischer Erbfaktoren, und später Ähnlichkeitstests sowie schließlich auch DNA-Techniken zur Feststellung der gleichen oder differierenden Genausstattung heranzuziehen.

Etwa ⅔-¾ der Zwillinge sind dizygot und ⅓-¼ monozygot. Das weibliche Geschlecht überwiegt.

Mehrlinge höheren Grades

Mehrlinge höheren Grades können monozygot oder - häufiger - polyzygot sein oder aus einer Kombination beider Entstehungsmodi hervorgehen.

Bei *medikamentöser Induktion der Ovulation* werden häufiger *Polyovulationen* ausgelöst, die nach zeitgerechter Befruchtung (Insemination) Mehrlingsschwangerschaften höherer Grade zur Folge haben. Die Überstimulierung läßt sich durch individuelle Dosierung unter regelmäßiger Ultraschallkontrolle der Ovarien, die Zahl und Reifegrad der Follikel zu diagnostizieren erlaubt, einschränken (s. S. 584).

Zur Steigerung der Erfolgssicherheit werden bei der In-vitro-Fertilisation (IVF) meist mehrere „Embryonen" transferiert (s. S. 593), so daß mit einem, wenn auch geringen, Anteil von Mehrlingen höherer Grade zu rechnen ist.

Tragzeit

Die *durchschnittliche Tragzeit* ist abhängig von der Zahl der Mehrlinge und beträgt bei

- Zwillingen 261 Tage p. m.
- Drillingen 246 Tage p. m.
- Vierlingen 236 Tage p. m.

Die *Geburtsgewichte* verringern sich entsprechend der Zahl der Feten und betragen *durchschnittlich* bei:

- Zwillingen 2395 g (~2500 g),
- Drillingen 1818 g (~2000 g),
- Vierlingen 1395 g (~1500 g).

Diagnose

Als Voraussetzung einer günstigen Prognose für den Schwangerschaftsausgang ist angesichts der gehäuften mütterlichen und fetalen Schwangerschafts- und Geburtskomplikationen die *Frühdiagnose der Mehrlingsgravidität unbedingt anzustreben*. Sie gelingt sicher mit Hilfe der *Ultrasonographie. Bereits ab der 6. SSW p. m.* lassen sich Fruchthöhlen, Fruchtanlagen sowie Herzaktionen getrennt nachweisen (s. S. 248 und Abb. 156a, b). Das bedeutet, daß bei einer Ultraschallkontrolle im 1. Trimenon bereits auf Gemini bzw. Mehrlinge geachtet werden muß. Auf diese Weise läßt sich differentialdiagnostisch auch eine Trophoblasterkrankung (z. B. Blasenmole) frühzeitig ausschließen oder nachweisen (s. S. 250). Besteht eine Indikation zur pränatalen Diagnostik, so ist die vorherige Feststellung einer Mehrlingsgravidität eine conditio sine qua non, da beide Feten getrennt untersucht werden müssen.

Die ultrasonographische Mehrlingsdiagnostik gelingt *in der Praxis* spätestens im *2. Trimenon* sicher, d. h. zu dem Zeitpunkt der 2. in den Mutterschaftsrichtlinien vorgeschriebenen Ultraschallkontrolle. Dabei ist neben der Mehrlingsdiagnose besonders auf differierendes Wachstum eines Zwillings und auf Fehlbildungen sowie die Fruchtwassermenge (Polyhydramnion!) zu achten.

In der *fortgeschrittenen* Gravidität erwecken außer der *überdurchschnittlichen Größe des Uterus (Symphysen-Fundus-Abstand)* im Verhältnis zur Dauer der Amenorrhö Angaben über auffallend lebhafte *multilokale Kindsbewegungen* den Verdacht auf Mehrlinge. Palpatorisch finden sich dann mindestens 3 „große Teile" bzw. 2 Köpfe und Rümpfe und getrennte, in der Frequenz unterschiedliche Herzaktionen, entweder auskultatorisch durch 2 Untersucher oder apparativ im CTG. Die *Ultrasonographie ist wiederum beweisend* (s. Abb. 156a, b).

Schwangerschaftsverlauf

Die gesamte Gestationsperiode ist für die Mutter und für die fetale Entwicklung mit einer erhöhten Komplikationsrate belastet.

Risiken für die Mutter bilden:

- Blutungen in der Schwangerschaft,
- verstärkte Schwangerschaftsbeschwerden mit Ausbildung einer Hyperemesis (ca. 20%),
- verstärkte, mechanisch bedingte respiratorische und kardiovaskuläre Beschwerden als Folge von Verdrängungserscheinungen durch Zwerchfellhochstand und Einschränkungen der Atemexkursionen,
- Zeichen der statischen Belastung wie Varikosis, Thrombose/Thrombophlebitis,
- **erhöhte Disposition zu einer Präeklampsie;** die Frequenz beträgt *30–50%,* also ein Vielfaches gegenüber Einlingsschwangerschaften, die der Eklampsie ist um das 5fache erhöht,
- Schwangerschaftsanämie (ca. 35%).

Fetale Risiken bestehen in:

- der erhöhten Abortgefahr (auf das 2- bis 3fache erhöhte Abortrate, besonders der Spätaborte),
- einem intrauterinen Absterben (nach Ultraschallbefunden in der Frühschwangerschaft geht in etwa ⅓ der Fälle einer der Conceptus sehr früh zugrunde; in der späten Gravidität sind v. a. monozygote Gemini häufiger von einem intrauterinen Fruchttod betroffen),
- der Ausbildung eines Hydramnions eines oder beider Gemini (bei ca. 12% der Mehrlingsschwangerschaften), mit oder ohne die
- häufigeren Fehlbildungen (eines oder beider Zwillinge),
- der Gefahr der Plazentainsuffizienz,
- der *Frühgeburt* und/oder *Mangelentwicklung* eines oder beider Zwillinge, ca. ⅓ aller Zwillinge wiegen bei der Geburt weniger als 2000 g,
- einer Placenta praevia (2%), Vasa praevia (s. S. 452).

Schwangerenvorsorge bei Mehrlingsschwangerschaften

Die gezielte *Betreuung der Gravidität,* die *Optimierung der Geburtshilfe* und der *perinatologischen Versorgung* sind die Grundvoraussetzungen für einen günstigen Schwangerschaftsausgang.

Es steht außer Zweifel, daß die erhöhte Mortalität von Mehrlingen durch eine Intensivierung der Schwangerenvorsorge gesenkt werden kann. *Jede Gravida mit nachgewiesener Mehrlingsschwangerschaft*

Tabelle 73. Bedeutung der Schwangerenvorsorge bei Mehrlingen. (Nach Martius 1985)

Kriterien	Nicht betreut (n = 100)	Betreut (n = 100)
Durchschnittliches Geburtsgewicht	2047 g	2417 g
Durchschnittliche Schwangerschaftsdauer	35,5 Wochen	37,7 Wochen
Perinatale Mortalität	6,0%	3,7%

wird zur Risikoschwangeren und bedarf der engmaschigen Betreuung und Überwachung, am besten in einer Ambulanz für Risikoschwangere, um die obengenannten Gefährdungen und Komplikationen frühzeitig zu erfassen und entsprechend therapeutisch anzugehen (Tabelle 73).

Unter den *mütterlichen Risiken* verdienen die *hypertensiven Schwangerschaftserkrankungen* besondere Beachtung. Eine Hypertension – unabhängig davon, ob sie mit oder ohne Proteinurie und generalisierte Ödeme einhergeht – macht die umgehende Hospitalisierung erforderlich, um rechtzeitig dem Ausbruch der Präeklampsie/Eklampsie zu begegnen und die Gefahr der mit dem mütterlichen Leiden verbundenen Plazentainsuffizienz zu verringern.

Angesichts der *prognostisch entscheidenden fetalen Risikofaktoren* muß das Bestreben von vornherein auf die *Verhinderung der Frühgeburt und Untergewichtigkeit* als Hauptursachen der erhöhten Mortalitätsrate ausgerichtet sein.

Die Frühgeburtlichkeit läßt sich deutlich senken, wenn nach frühzeitiger Erkennung einer Zwillingsgravidität entsprechende *schwangerschaftserhaltende Maßnahmen* in die Wege geleitet werden. Dazu gehören:

- die intensive Schwangerschaftsüberwachung,
- die frühzeitige körperliche Schonung mit Herausnahme aus dem Arbeitsprozeß und Entlastung im Haushalt,
- regelmäßige Kontrolle des fetalen Wachstums mit Hilfe der Ultraschallbiometrie, im 3. Trimenon nach Möglichkeit in 14tägigen Abständen,
- die großzügige selektive Hospitalisierung bei Anzeichen von Gefährdung etwa ab der 32. SSW, v. a. dann, wenn die häuslichen Verhältnisse einer Schonung entgegenstehen,
- kurzfristige CTG-Kontrollen, v. a. bei Wachstumsretardierung und drohender Plazentainsuffizienz,
- die rechtzeitige Cerclage (vor der 18. SSW) bei Zeichen einer isthmisch-zervikalen Insuffizienz,
- (Langzeit-)Tokolyse bei Frühgeburtsbestrebungen,

- Induktion der Lungenreife, wenn Frühgeburt unvermeidbar.

Alle schwangerschaftserhaltenden Maßnahmen setzen bei Mehrlingen die laufende **Kontrolle der Plazentafunktion** voraus, weil der Versorgungsbedarf der Feten mit fortschreitender Schwangerschaft u. U. nicht voll gedeckt wird. *Als maßgebliche Kriterien der Plazentainsuffizienz werden die Werte der Ultraschallbiometrie und des CTG erachtet.*

Die endokrinologischen Parameter sind bei Zwillingen nicht zuverlässig, weil sie Summenwerte liefern und daher die Zustandsbeurteilung des einzelnen Kindes nicht mit der gebotenen Genauigkeit erlauben. An 1. Stelle steht daher die *Ultraschallbiometrie.* Ein biparietaler Durchmesser (BPD) von > 8,8 cm und ein geschätztes Gewicht des einzelnen Zwillings von > 2000 g bzw. ein Gesamtgewicht von > 4000 g können als Zeichen der Reife gewertet werden. Besondere Beachtung verdienen mögliche Unterschiede im Wachstum: z. B. deutet eine Differenz des BPD von > 5 mm auf einen Entwicklungsabstand beider Gemini mit einer Abweichung des Gewichtes um ca. 700 g hin. Bei der Fetometrie ist zu berücksichtigen, daß Zwillinge nach der 28. SSW im Vergleich zu den Wachstumskurven bei Einlingen „zurückbleiben", ihre Geburtsbereitschaft bzw. Reife für das extrauterine Dasein aber eher, bereits etwa in der 38. SSW erlangen. Auch die Lungenreife scheint bei Zwillingen einige Wochen eher einzusetzen als bei Einlingen. Die ansteigende Surfactantsynthese vollzieht sich zu 80–90% zwischen der 31. und 33. SSW synchron bei beiden Feten, so daß die L/S-Ratio die gleichen Werte erreicht. *Die kritische Gewichtsgrenze für Zwillinge ist mit 2000 g anzunehmen.*

Alle Bemühungen müssen daher darauf hinzielen, die 38. SSW als für Zwillinge optimalen Zeitpunkt und ein Gewicht von > 2000 g zu erreichen. Ein hoher **prognostischer** Wert ist **häufigen CTG-Kontrollen** (einschließlich Non-Streß-Test) beizumessen. Sie geben Auskunft über die Befindlichkeit und plazentare Versorgung jedes einzelnen Zwillings und müssen bei drohender Plazentainsuffizienz kurzfristig – bis zu mehrmals täglich – vorgenommen werden.

Besonderheiten der Geburtsleitung bei Zwillingen – häufigste Geburtskomplikationen

Alle Mehrlingsgeburten sind a priori Risikogeburten. Weder die Mutter noch der Arzt sollten von der Geburt überrascht werden. Zur Sicherung einer differenzierten Geburtsleitung und der notwendigen Anwesenheit des Neonatologen sollte die Entbindung nach Möglichkeit in personell und apparativ entsprechend ausgestatteten geburtshilflichen Abteilungen erfolgen. Die präventive Ausrichtung bei der Betreuung von Mehrlingsschwangerschaften setzt voraus, daß auch die *sub partu drohenden mütterlichen und fetalen Komplikationen, die praktisch alle Regelwidrigkeiten betreffen,* einkalkuliert werden. Nicht ohne Grund wird von einigen die **terminierte Geburt in der 38. SSW befürwortet,** da Zwillinge bis zu diesem Zeitpunkt ihre Reife erlangt haben (s. oben).

Geburtskomplikationen treten vermehrt auf. Im einzelnen kommt es häufiger zu

- einer Placenta praevia (ca. 2%) und ihren Varianten, z. B. tiefem Sitz (s. S. 457),
- einer Abruptio placentae (s. S. 459),
- einer Wehendystokie; sie kann primär infolge Überdehnung des Uterus vorhanden sein oder sich sekundär entwickeln (s. S. 422),
- Nabelschnurkomplikationen (s. S. 450),
- Lage- und Haltungsanomalien eines oder beider Kinder.

Bei annähernd der Hälfte der Zwillingsgeburten finden sich beide Kinder in Schädellage, jedoch sind Einstellungs- und Haltungsanomalien nicht selten. Bei mehr als ⅓ findet sich ein Zwilling in Schädellage, der andere in Beckenendlage (Abb. 196) und in ca. 9% der Fälle eine Beckenendlage

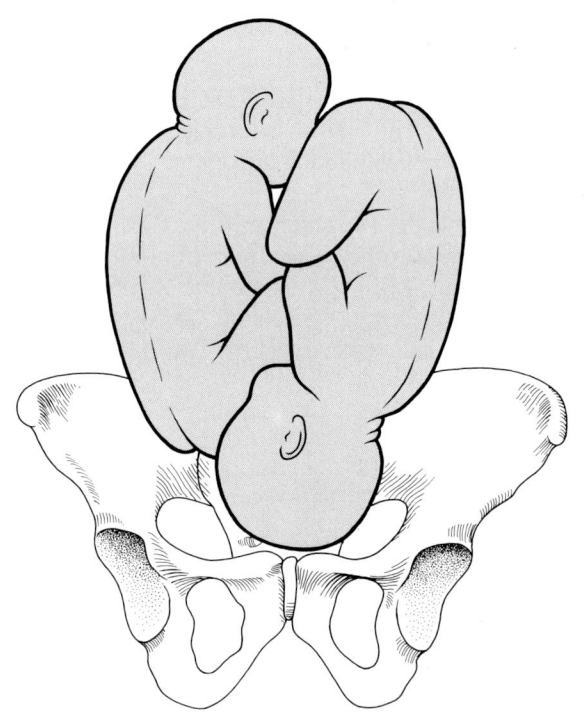

Abb. 196. Zwillingsschwangerschaft. Erster Zwilling in I. Schädellage, zweiter Zwilling in II. Beckenendlage

beider Gemini. Eine Kombination von Schädellage und Querlage zeigen rund 5% der Zwillingsgeburten; in ca. 2% liegt ein Zwilling quer, während es sich bei dem anderen um eine Steißlage handelt. Selten (0,6%) befinden sich beide Kinder in Querlage.

Schon aus der Vielzahl der möglichen Regelwidrigkeiten ergibt sich eine *erhöhte Hypoxiegefährdung der Kinder sub partu, die durch Frühgeburtlichkeit und Mangelentwicklung (Plazentainsuffizienz!) noch verstärkt wird. Der 2. Zwilling ist stets mehr bedroht als der vorangehende* als Folge der

- längeren Geburtsdauer,
- Verkleinerung der Plazentahaftfläche nach Geburt des 1. Kindes,
- häufigeren Notwendigkeit der operativen Geburtsbeendigung.

In Anbetracht der häufigen regelwidrigen Kindslagen, des hohen Anteils an Früh- und Mangelgeburten und der deutlich erhöhten perinatalen Mortalität – insbesondere des 2. Zwillings – ist bei Gemini *von vornherein die kindliche Indikation zur Sectio caesarea großzügig zu stellen.* Das gleiche gilt für die Indikation von seiten der Mutter (z. B. Präeklampsie, ältere I.-Para, Status nach Kaiserschnitt, belastende Anamnese).

Die *primäre Sectio caesarea* wird man demgemäß vorsehen bei:

- allen kleinen, unreifen Kindern (1500 g), da sie bei vaginalen operativen Entbindungen durch den Geburtsstreß vital gefährdet sind,
- Verschlechterung der Plazentafunktion,
- Lage- und Haltungsanomalien des 1. Zwillings,
- ultrasonographisch gesichertem größerem bzw. schwererem 2. Zwilling, insbesondere dann, wenn dieser sich in *Beckenendlage* oder gar in *Querlage* befindet.

Bei *Kindsgewichten von > 2000 g, ohne* erkennbare Regelwidrigkeiten und *ohne* Zeichen der drohenden Asphyxie, wird man v.a. bei Mehrgebärenden im Falle einer *Schädellage des 1. Zwillings* die Spontangeburt anstreben. Dabei kommt es darauf an, die Geburt des 2. Zwillings möglichst schnell, spätestens innerhalb von 15–20 min zu beenden. Nach der Geburt des 1. Kindes wird sofort der Zustand des 2. Zwillings im CTG und seine Lage durch äußere und vaginale Untersuchung sowie ultrasonographisch kontrolliert.

Handelt es sich auch bei dem *2. Zwilling um eine Schädellage,* so werden zur Beschleunigung der Spontangeburt Wehen ausgelöst, die Fruchtblase eröffnet und der Kopf in das Becken geleitet.

Befindet sich der *2. Zwilling in Beckenendlage,* wird der vordere Fuß heruntergeholt und die Extraktion des Rumpfes, Lösung der Arme und Entwicklung des Kopfes angeschlossen. Tritt der Steiß sofort tiefer, so kann bei einwandfreier Herzfrequenz wie bei der Einlingsgeburt aus Beckenendlage verfahren werden (s. S. 426).

Hat der *2. Zwilling eine Querlage* eingenommen, so wird sofort die äußere Wendung in eine Schädellage versucht, um die spontane Geburt zu erreichen. Mißlingt sie, erfolgen unverzüglich die innere Wendung auf den Fuß und die Extraktion.

Technik der inneren Wendung und der Extraktion
Dazu geht man nach der Geburt des 1. Kindes in tiefer Narkose mit der der Seite des Steißes entsprechenden Hand ein und faßt den vorderen oder auch beide Füße. Die innere Wendung in Längslage erfolgt in der Weise, daß die Füße in das Becken gezogen und mit der äußeren Hand der Kopf in den Fundus uteri geschoben und der Steiß ins Becken geleitet werden. Die Bauchdecken müssen dazu steril abgedeckt sein. Die Wendung ist beendet, wenn das Knie in der Vulva erscheint und sich nicht mehr zurückzieht, d. h. der Steiß in den Beckeneingang eingetreten ist. Zur anschließenden Extraktion werden die Unterschenkel, dann unter Überspringen der Kniegelenke die Oberschenkel des Kindes umfaßt, wobei die Daumen auf die Beugeseite zu liegen kommen. Der Zug muß in Richtung der Führungslinie erfolgen. Dem Bestreben des Rückens, sich nach vorn oder zur Seite zu drehen, ist nachzugeben. Sobald der untere Schulterblattwinkel erscheint, beginnt die Entwicklung der Arme, die am besten nach der von Lövset angegebenen Methode vorgenommen wird. Um den Rumpf besser dirigieren zu können, umgreifen dazu die Hände die Oberschenkel in der Weise, daß die Daumen dem Kreuzbein aufliegen. Der Rumpf wird auf der Seite, auf der sich der Rücken befindet, zunächst tief gesenkt, dann mit einer Schraubenbewegung bis in Höhe der Symphyse gehoben und mit dem Rücken unter der Symphyse auf die andere Seite gedreht. Dabei fällt der vordere Arm heraus bzw. kann „herausgewischt" werden. Das gleiche Manöver erfolgt nun in entgegengesetzter Richtung, wodurch der andere Arm unter der Symphyse herausgedreht wird. Anschließend wird der Kopf mit Hilfe des Handgriffes nach Veit-Smellie entwickelt (s. S. 428).

Im allgemeinen gelingt die Entwicklung des 2. Zwillings leicht, weil die Geburtswege durch die Geburt des 1. Zwillings gedehnt und die Kinder meist klein sind. Die ohnehin erhöhte Gefährdung des 2. Zwillings erfährt jedoch durch das Manöver der Wendung, Extraktion, Armlösung und Kopfentwicklung eine weitere Steigerung, besonders, wenn die Technik zu selten geübt wurde und daher die Entwicklung des Kindes nicht zügig und zugleich schonend erfolgt.

So stellt sich auch bei einer *Zwillingsschwangerschaft, bei der sich der 2. Zwilling in Querlage befindet, mit Recht die Frage nach der Indikation zu einer primären Sectio.* Treten unter der per vias naturales angestrebten Geburt zusätzliche Anzeichen der Gefährdung auf, so ist auch die *sekundäre Sectio caesarea* großzügig zu handhaben; dies gilt z. B. auch für einen protrahierten Verlauf der Geburt des

1. Zwillings aus Schädellage – selten durch ein „Verhaken" der Feten bedingt – und bei den ersten Zeichen einer drohenden Hypoxie des einen oder beider Zwillinge.

Die sekundäre Sectio wird auch praktiziert, wenn der 1. Zwilling spontan geboren wurde und der 2. Zwilling eine Querlage eingenommen hat, um diesem das Risiko der inneren Wendung zu ersparen (s. oben).

In der *Nachgeburtsperiode* sind v. a. zu fürchten:

- Plazentalösungsstörungen,
- atonische Nachblutungen.

Für die Leitung der Nachgeburtsperiode gilt daher, daß unmittelbar nach der Geburt des 2. Zwillings Kontraktionsmittel appliziert werden müssen. Erfolgt die Entwicklung des 2. Zwillings operativ vaginal in Allgemeinnarkose, so schließt sich dem Eingriff unmittelbar die manuelle Plazentalösung mit nachfolgender Gabe von Uterotonika an.

Prognose

Prognose für die Kinder
Die *perinatale Mortalität der Mehrlinge* ist gegenüber Einlingen um ein Mehrfaches erhöht, z. B. bei Zwillingen auf das 4fache. Sie wird v. a. durch Frühgeburtlichkeit und Mangelentwicklung bestimmt. Die perinatale Sterblichkeit des 2. Zwillings liegt doppelt so hoch wie die des 1. Kindes; sie wird überwiegend durch die Hypoxie als Folge der plazentaren Unterversorgung nach der Geburt des 1. Zwillings verursacht, insbesondere dann, wenn die Entbindung des 2. Kindes zu lange Zeit in Anspruch nimmt und/oder die Belastung durch einen vaginalen operativen Eingriff mit dem Risiko zusätzlicher Geburtstraumen (zerebrale Blutungen, mechanische Verletzungen) hinzukommt. Insgesamt konnte jedoch die perinatale Mortalität von Zwillingen im letzten Jahrzehnt erfreulich gesenkt werden. Betrug sie bis etwa 1975 noch 10–15%, so liegt sie seit den 80er Jahren zwischen 3 und 5% und bei einem Gewicht der Kinder von ≥ 2000 g unter optimalen geburtshilflichen Bedingungen zwischen 1,5 und 2%.

Die Mortalitätsrate steigt mit der Zahl der Mehrlinge und wird für Drillinge mit ca. 30% und für Vierlinge mit etwa 50% angegeben. Auch bei Mehrlingen höherer Grade bilden Frühgeburtlichkeit und Mangelentwicklung die Hauptursachen der perinatalen Sterblichkeit.

Die *postnatale Morbidität* geht ebenfalls nicht selten zu Lasten des 2. Zwillings. Auch hier gilt, daß durch eine großzügige Indikationsstellung zum Kaiserschnitt die *Frühmorbidität* – gekennzeichnet durch niedrige Apgar-Werte – sowie die *Spätmorbidität* mit körperlicher und geistiger Entwicklungsretardierung gleichermaßen gesenkt werden können.

Die *Prognose für Mehrlingskinder läßt sich eindeutig verbessern* – bzw. das vitale Risiko der Kinder nachweislich senken –, und zwar

- *in der Schwangerschaft* durch die
  - frühzeitige Diagnose,
  - Vorbeugung einer Frühgeburt; dazu dienen als schwangerschaftserhaltende Maßnahmen:
  ○ intensive Schwangerenbetreuung,
  ○ frühzeitige körperliche Entlastung (Herausnahme aus dem Arbeitsprozeß, häusliche Schonung),
  ○ Früherkennung und Behandlung mütterlicher Erkrankungen (hypertensive Erkrankungen!) mit großzügiger Hospitalisierung,
  ○ rechtzeitige antepartale Hospitalisierung,
  ○ großzügige Anwendung der Tokolyse und ggf. Cerclage,
  ○ Induktion der Lungenreife und

- *unter der Geburt* durch die
  - weitgestellte Indikation zur Sectio caesarea,
  - optimale perinatologische Versorgung der Kinder (Anwesenheit des Neonatologen bei jeder Mehrlingsgeburt).

Als vorrangiges Kriterium für eine günstige Prognose gilt der Gewichtsanstieg auf ≥ 2000 g. Durch intensive Betreuung gelingt es, bis zu 90% der Gemini dieser Gewichtsklasse zuzuführen. Wird dieses Ziel erreicht, kann über den Entbindungsmodus je nach geburtshilflicher Situation und Erfahrung freier entschieden werden, da oberhalb dieser Gewichtsgrenze unter optimalen geburtshilflichen Bedingungen die perinatale Sterblichkeit sowohl nach Geburt per vias naturales als auch per sectionem praktisch die gleichen statistischen Werte ergibt.

Prognose für die Mutter
Die mütterliche Mortalität ist mit annähernd 1‰ leicht erhöht, vorwiegend bedingt durch unbeherrschbare Hämorrhagien und die Eklampsie, Komplikationen, die bei optimaler Schwangerenvorsorge und Geburtsleitung vermeidbar sein sollten.

29 Morbus haemolyticus fetalis et neonatorum

Rh-Erythroblastose – Rhesus(D)-Inkompatibilität

Ätiologie

Die Rhesuserythroblastose stellt eine schwere *intrauterine hämolytische Erkrankung des Feten* dar, die auf der Einwirkung mütterlicher Rhesusantikörper auf Rh-positive Erythrozyten der Frucht beruht. Die Rh-Antikörper werden von der Rh-negativen Mutter nach dem Kontakt mit Rh-Antigen (Rh-positive Erythrozyten) gebildet, gelangen diaplazentar in den fetalen Kreislauf und verursachen eine *Verkürzung der Lebenszeit der fetalen Erythrozyten* und als Folge davon die Symptomatik des *M. haemolyticus fetalis* (Mhf) bzw. *neonatorum* (Mhn) mit der Trias

- Anämie,
- Hyperbilirubinämie mit Icterus gravis neonatorum,
- Hydrops fetalis universalis.

Das Rhesusblutgruppensystem wird durch 3 Faktorenpaare Cc, Dd, Ee charakterisiert.

Individuen mit dem Merkmal D werden als D-positiv oder in Anlehnung an die grundlegenden immunologischen Experimente von Landsteiner u. Wiener (1940) unter Verwendung von Rhesusaffen Rhesus-(Rh-)positiv, Träger des Merkmals d als Rhesus-(Rh-)negativ bezeichnet. Die Häufigkeit Rh-positiver Individuen liegt in weißen Bevölkerungen um 82%.

Die Eigenschaft „Rh-negativ" (d) ist autosomal rezessiv, das Merkmal „Rh-positiv" (D) dominant erblich. Betroffen von dem Risiko einer Erkrankung sind daher nur heterozygote Rh-positive Kinder (Dd). Das Merkmal „Rh-positiv" stammt vom Vater (DD oder Dd) und das Gen für das Merkmal „Rh-negativ" von der Rh-negativen Mutter (dd). *Die Ausgangssituation bildet also ein Conceptus, dessen Vater das Gen für den Faktor D (Rh-positiv) und dessen Mutter das Gen d (Rh-negativ) trägt.* (Ist der Vater homozygot Rh-positiv (DD), werden alle Kinder Rh-positiv sein, ist er heterozygot (Dd), beträgt die Wahrscheinlichkeit für die Nachkommen 50%.) Das Rhesusantigen ist ein Lipoprotein, das sich nur auf roten Blutkörperchen des Menschen findet. Der Kontakt eines Rh-negativen Organismus mit dem Rh-Antigen erfolgt ausnahmslos durch die Einschwemmung von Erythrozyten, die dieses Merkmal besitzen.

Die pathogenetische Konstellation von Rh-negativer Mutter und Rh-positivem Vater wird bei ca. 10% der Schwangeren beobachtet, aber nur 0,5–1% der Feten erkranken. Fast ausschließlich ereignet sich der *immunologische Kontakt während einer Schwangerschaft und unter der Geburt* einer Rh-negativen Frau und Rh-positiver Konstellation des Kindes. (Extrem selten wird der immunologische Konflikt durch eine Fehltransfusion ausgelöst.) Die *Sensibilisierung* des Rh-negativen mütterlichen Organismus nach *Kontakt mit fetalen Rh-positiven Erythrozyten* benötigt mindestens 3–6 Wochen. Die *Sensibilisierungsrate steigt mit der Zahl der Schwangerschaften* und der Menge eingeschwemmter Rh-positiver Erythrozyten (Abb. 197). Die Mindestmenge zur Auslösung eines Immunisierungseffektes muß unter 0,1 ml angesetzt werden. Das bedeutet, daß die Sensibilisierung vom Feten ausgeht: Das 1. Kind ist fast immer gesund, setzt aber durch Blutübertritte unter der Geburt die Antikörperbildung bei der Mutter in Gang. Dadurch wird es für spätere Geschwister mit gleicher Konstellation und damit weiterem Antigenreiz zum eigentlichen Verursacher der Erkrankung.

Zwischen 10 und 30% der Mütter zeigen keine Reaktion (sog. Non-responder aufgrund einer genetischen Variante); darin besteht einer der Gründe, warum es nicht unausweichlich zur Sensibilisierung und zu einem Mhn kommen muß.

Embryofetale Erythrozyten können bereits *ab der 4. SSW p. c. in den mütterlichen Kreislauf* gelangen (Abb. 197). Fetomaternale Transfusionen nehmen

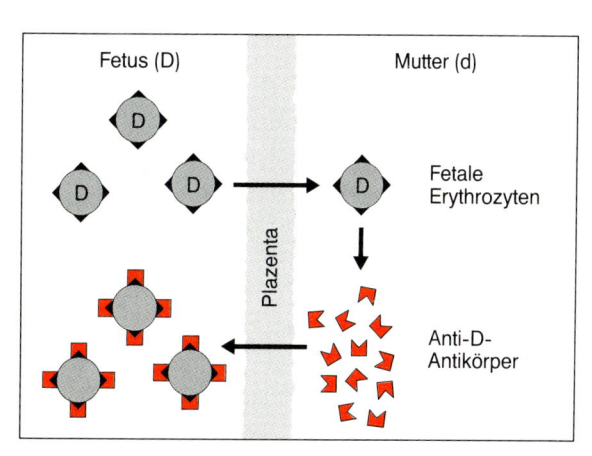

Abb. 197. Pathogenese des M. haemolyticus neonatorum

im Verlauf der Schwangerschaft an Menge (0,5–40 ml) und Häufigkeit zu. Im 1. Trimenon lassen sich bei 4–10% der Schwangeren und am Termin bei annähernd 50% der Graviden fetale Erythrozyten nachweisen. *Das Sensibilisierungsrisiko steigt bei Störungen der Schwangerschaft,* die gehäufte Einschwemmungen von fetalen Erythrozyten durch Defekte an der Grenze zwischen fetalem und maternem Kreislauf (Einrisse der synzytiokapillaren Membranen, ggf. mit Ausbildung intervillöser Hämatome) zur Folge haben. Dies ist sowohl bei spontanen als auch insbesondere bei induzierten Aborten und auch bei Extrauteringraviditäten sowie durch Übertritt erythropoetischen Ausgangsgewebes bei der Blasenmole der Fall. Des weiteren besteht ein Sensibilisierungsrisiko durch die Chorionbiopsie und Amniozentese in der Frühschwangerschaft zur pränatalen Diagnostik – v. a. bei transplazentarer Punktion – und gleichermaßen nach Amniozentese in der Spätschwangerschaft, die zur Verlaufskontrolle der Erythroblastose vorgenommen wird (s. S. 409 und S. 412). Zur Einschwemmung fetaler Erythrozyten kommt es ferner bei *Plazentastörungen* im Verlaufe einer *Spätgestose* (Hypertension mit Gefäßläsionen im Bereich der fetomaternalen Grenzschicht).

Am häufigsten (bis zu 70%) und umfangreichsten ereignen sich *fetomaternale Blutübertritte sub partu. Die Geburt stellt daher den stärksten Antigenreiz dar.* Die größten Mengen gehen bei Manipulationen am Uterus, z. B. bei forcierter Expression der Plazenta, auf die Mutter über (s. S. 463). Im allgemeinen liegen die Mengen eingeschwemmter Erythrozyten unter dem Sensibilisierungsminimum oder gerade in dessen Höhe. Daher kommt es nur bei 13–17% aller Schwangerschaften mit Rh-Konstellation zur Sensibilisierung.

Ist aber die Sensibilisierung, d. h. die Antikörperbildung angelaufen, so genügen schon geringe Antigenmengen, um den Antikörpertiter zu erhöhen (Boostereffekt).

Außerdem spielt bei der Sensibilisierung der *mütterliche AB0-Genotypus* eine Rolle: Wenn Rh-positive Erythrozyten eines Kindes mit der Blutgruppe A in das Blut einer Rh-negativen Mutter mit Blutgruppe 0 gelangen, so werden durch die natürlichen Anti-A-Isoagglutinine der Mutter die kindlichen Erythrozyten so rasch aus dem Kreislauf entfernt, daß es seltener zu einer Rh-Immunisierung kommt.

Die Rh-Antikörper gehören zur IgG-Klasse. Sie lagern sich in der Blutbahn an eine Antigenbindungsstelle eines Rh-positiven Erythrozyten an (Abb. 197). Die Reaktion folgt dem Massenwirkungsgesetz.

Der Übertritt fetaler Zellen wird durch den *Nachweis von HbF-Zellen im mütterlichen Blut* mit dem Ausstrichverfahren nach Kleihauer erbracht. Über die Immunfluoreszenz können sie in Rh-positive oder Rh-negative differenziert und dadurch das Risiko der Sensibilisierung einer Rh-negativen Mutter ausgeschlossen oder verifiziert werden.

Der gebräuchlichste Nachweis von Blugruppenantikörpern ist der *Antiglobulintest nach Coombs.*

Bei dem *direkten Coombs-Test* werden erythrozytengebundene Antikörper, bei dem *indirekten Coombs-Test* freie, im Serum gelöste und an Testerythrozyten adsorbierte Antikörper mit Antihumanglobulin zusammengebracht. Bei positivem Ausfall kommt es zur Agglutination der Erythrozyten.

Der *indirekte Coombs-Test* dient zum Nachweis der Antikörperbildung *bei der Mutter.* Zur Sicherung der Diagnose einer Rh-Inkompatibilität nach der Geburt des Kindes wird unter Verwendung von *Nabelschnurblut der direkte Coombs-Test* angewendet.

Die Häufigkeit einer Rh-Konstellation (Mutter Rh-negativ/Kind Rh-positiv) beträgt in Mitteleuropa rund 10% der Schwangerschaften. Vor der Einführung der Immunprophylaxe (s. S. 411) mußte bei 0,5–1,0% aller Schwangerschaften mit einem an Mhn erkrankten Kind gerechnet werden.

Pathophysiologie

Die Sensibilisierung verläuft bei der Mutter unbemerkt.

Die mütterlichen Rh-Antikörper treten als plazentagängige IgG-Antikörper diaplazentar in das kindliche Blut über und lagern sich an die fetalen Erythrozyten an, die dadurch beschleunigt in der Milz abgebaut werden (Abb. 197). Die *fetale Anämie* führt reaktiv zur Vermehrung der Blutbildungsherde in Knochenmark, Leber und Milz. Im peripheren fetalen Blut finden sich vermehrt Retikulozyten, Normoblasten und Erythroblasten (nach denen das Kranheitsbild benannt wurde). Beim Abbau der Erythrozyten wird *Bilirubin* freigesetzt und während der Gravidität via Plazenta an die Mutter abgegeben. Die schwerste Form ist durch ein *generalisiertes Ödem – Hydrops universalis fetus et placentae –* gekennzeichnet, das sich besonders am Kopf, den Extremitäten, dem Genitale und in den Körperhöhlen manifestiert. Hinzu treten häufig ein ausgeprägter *Aszites* und ein *Hydrops placentae*. Die hochgradige Ödembildung wird auf die Anämie mit konsekutiver hypoxämischer Kapillarschädigung und wahrscheinlich eine Hypoalbuminämie als Folge der Leberdysfunktion zurückgeführt. *Der intrauterine Zustand des Feten wird durch Anämie und Ödeme be-*

stimmt. Die Letalität der Kinder mit einem Hydrops universalis liegt bei 100%, häufig gehen sie bereits intrauterin zugrunde. Außerdem kann es infolge der **Hepato- und Splenomegalie** zu einem Anstieg des venösen Druckes möglicherweise mit Ausbildung eines Lungenödems und Herzversagen beim Feten kommen.

Das Krankheitsbild des *Neugeborenen* wird dadurch bestimmt, *daß die Eliminierung des Bilirubins durch die Plazenta entfällt.* Durch die in der Zirkulation noch vorhandenen Antikörper werden postnatal weitere Erythrozyten zerstört. Infolge der teils physiologischen, teils pathologischen Funktionsschwäche der Leber droht nach Wegfall der Plazenta eine noch verstärkte Hyperbilirubinämie - der *Icterus gravis neonatorum.* Wird die Blut-Liquor-Schranke überschritten, kann sich ein **Kernikterus** mit der Gefahr der Hirnschädigung entwickeln. Die Gelbsucht tritt bereits in den ersten Stunden nach der Geburt in Erscheinung. Ihre Ausprägung bestimmt maßgeblich den Krankheitsverlauf.

Als Zeichen der Leberdysfunktion finden sich häufig eine Thrombopenie und Gerinnungsstörungen durch Verminderung der vitamin-K-abhängigen Gerinnungsfaktoren.

Überwachung in der Schwangerschaft, intrauterine Diagnose des Mhf

Ergeben die serologischen Untersuchungen während der Schwangerschaftsüberwachung einen positiven **Antikörpersuchtest** (indirekter Coombs-Test) (s. S. 188 und S. 408 sowie Anhang II der Mutterschaftsrichtlinien, S. 763) und sind Rhesusantikörper mit einem Titer von >1:8 nachzuweisen, so besteht Verdacht auf einen Mhf. Aufgrund dieser Befunde ist eine **Amniozentese zur Bestimmung der Bilirubinoide im Fruchtwasser** indiziert, um den Gefährdungsgrad des Feten zu ermitteln. Der Gehalt der Amnionflüssigkeit an Bilirubinoiden liefert einen - wenn auch indirekten - Parameter für das Ausmaß der fetalen Anämie, da sie im Falle einer Hyperbilirubinämie auch im Fruchtwasser erhöht sind.

Bei der Amniozentese wird durch direkte Punktion der Fruchthöhle nach Ultraschallkontrolle der Kindslage und des Plazentasitzes durch die Bauchwand der Mutter unter Ultraschallsicht eine Fruchtwasserprobe entnommen, die nach Filtrierung oder Zentrifugation spektrophotometrisch auf den Gehalt an Bilirubinoiden untersucht wird.

Das entnommene Fruchtwasser muß vor Lichteinwirkung geschützt werden, da Bilirubin sonst schnell oxidiert wird und der Erfassung entgeht. Die Messung der optischen Dichte erfolgt gegen Wasser als Leerwert im Wellenlängenbereich zwischen 325 und 600 nm und ergibt einen typischen Kurvenverlauf (Abb. 199). Bei einem Mhf zeigt sich ein Kurvenmaximum in Form einer „Schulter" bei 450 nm, dessen Abstand bis zur Tangente an der Absorptionskurve den sog. ΔE-Wert ergibt: dieser ist dem Bilirubingehalt des Fruchtwassers proportional.

Zur Beurteilung wird das Diagramm von Liley benutzt, das den Bilirubingehalt des Fruchtwassers über ΔE_{450} und dessen Einordnung in die Risikozonen I, II, III in Abhängigkeit vom Gestationsalter darstellt (Abb. 200). Der individuell ermittelte Meßwert erlaubt je nach Zonenzugehörigkeit eine Aussage über den aktuellen Bilirubinwert und den Grad der Anämie und damit über den Zustand, die Prognose des Feten und die Indikation zur vorzeitigen Beendigung der Schwangerschaft oder auch zur Zwischenschaltung intrauteriner Bluttransfusionen.

Die Untersuchung des Fruchtwassers auf den Bilirubingehalt wird bei positiven Antikörpern im Serum der Mutter in Abhängigkeit von der geburtshilflichen Anamnese ab der 20. SSW oder sogar schon früher durchgeführt. Je nach Lage des ΔE-Wertes innerhalb des Liley-Schemas wird die Amniozentese zur Bilirubinbestimmung nach 2–4 Wo-

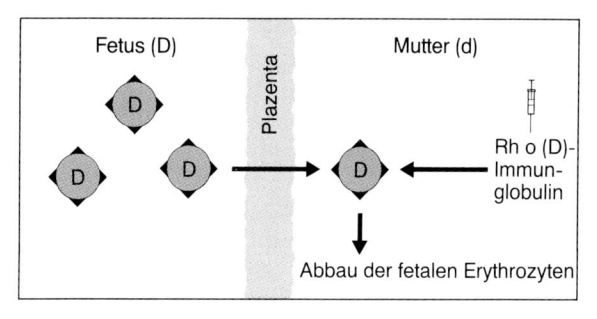

Abb. 198. Verhinderung der Antikörperbildung bei Rh-negativen Müttern durch zeitgerechte Anti-D-Prophylaxe mit Rh_0-(D)-Immunglobulin

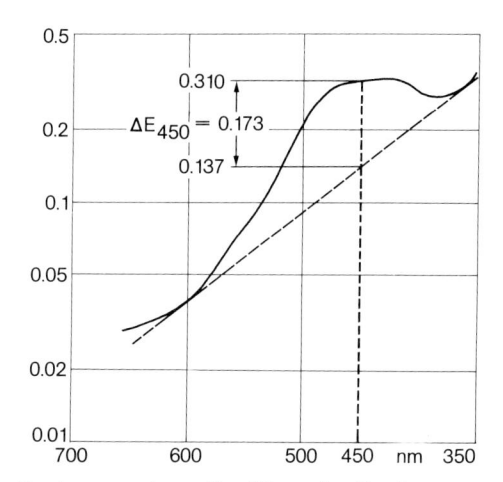

Abb. 199. Bestimmung des ΔE_{450}-Wertes im Fruchtwasser bei M. haemolyticus fetalis. ——— Extinktionskurve des Fruchtwassers im Falle einer Erkrankung des Feten. - - - „Tangente" nach Liley; sie entspricht der fiktiven Extinktionskurve ohne Bilirubinoide

chen wiederholt. Eine Annäherung mehrerer Werte an die Zone III ist als prognostisch ungünstig zu werten. Die Sicherheit der Beurteilung liegt zwischen 64 und 91%. In Anbetracht der erheblichen Streubreite der im Fruchtwasser ermittelten fetalen Bilirubinwerte bedeutet die neuerdings gegebene Möglichkeit der genaueren Bestimmung des Anämiegrades mit Hilfe der sonographisch gesteuerten Nabelschnurpunktion für dringliche Fälle einen wesentlichen Fortschritt (s. S. 121), zudem man aus der gleichen Blutprobe die Blutgruppe und den Rh-Faktor des Kindes ermitteln kann. Im allgemeinen tritt ein Hydrops fetalis erst bei einem kindlichen Hämoglobinwert von < 4 g/dl auf.

Zur Beurteilung des Schweregrades des Mhf und der Gefahr eines intrauterinen Fruchttodes dient weiterhin die **obligatorische sonographische Überwachung des Feten.** Die Ultrasonographie erlaubt:

- die Bestimmung des genauen Gestationsalters zur Abschätzung des frühestmöglichen Termines zur Beendigung der Schwangerschaft und die Beurteilung der Überlebenschancen,
- die Ermittlung von
- Plazentadicke,
- Leber, Milz (Hepatosplenomegalie),
- Hautödemen,
- Halozeichen des Schädels,
- Aszites,
- Perikard-/Pleuraerguß (Kardiomegalie),
- Polyhydramnie,
- nachlassenden Kindsbewegungen.

Als **Maßnahmen zur Vermeidung eines schweren Mhf/Mhn** stehen zur Verfügung:

- *pränatal:*
- Bestimmung der Bilirubinoide im Fruchtwasser,
- Bestimmung des Hämoglobinwertes im Nabelschnurblut,
- Ultraschallüberwachung,
- intrauterine Transfusionen (intraperitoneal und/oder intravasal),
- CTG-Kontrollen,
- vorzeitige Entbindung,
- *postnatal:*
- Austauschtransfusionen,
- Phototherapie (s. S. 283).

Die Indikationsstellung für intrauterine Transfusionen (IUT) und eine vorzeitige Entbindung ergibt sich aus den Bilirubinwerten im Fruchtwasser, den Hämoglobinwerten im Nabelschnurblut und den Ultraschallbefunden. Besteht noch keine extrauterine Lebensfähigkeit (Gewicht < 1000 g), so ist die IUT unverzüglich bei Stadium III nach Liley, bei Hämoglobinwerten unter 4 g/dl und bei beginnendem Hydrops universalis indiziert. Das kann schon ab der 20. SSW der Fall sein.

Das Prinzip der intraperitonealen Transfusionen zur Bereitstellung funktionstüchtiger Erythrozyten besteht darin, daß die übertragenen roten Blutkörperchen vom fetalen Peritoneum resorbiert und über den Ductus thoracicus in die Blutbahn des Kindes geführt werden.

Die intrauterine Transfusion (IUT) ist an Zentren mit spezieller Erfahrung gebunden. Zur Blutübertragung werden der fetalen Entwicklung entsprechende Mengen von z. B. 40 ml (in der 24. SSW) bis zu 120 ml (in der 32. SSW) kompatiblen, lymphozytenfreien Blutes transfundiert. Die Behandlung wird je nach Befinden des Kindes etwa alle 2 Wochen bis zum Erreichen der 34. SSW wiederholt.

Bei Zwillingsschwangerschaften muß immer daran gedacht werden, daß sie erbungleich sein können; Amniozentese und Bluttransfusion müssen daher für beide getrennt erfolgen.

In zunehmendem Maße – insbesondere bei schweren Fällen mit akuter Gefährdung des Feten durch die Anämie – wird die Transfusion direkt *intravaskulär (IVT) in die A. umbilicalis* unter Ultraschallsicht schon frühzeitig (ab der 18. SSW) vorgenommen.

Da das mütterliche Immunsystem durch immer wiederkehrende Einschwemmungen fetaler Erythrozyten aufs neue angeregt wird, D-Antikörper zu bilden, vermag nur die Trennung von mütterlichem und fetalem Kreislauf die Einwirkungsdauer abzukürzen und den Circulus vitiosus für das Kind zu beenden. Daher ist die *vorzeitige Entbindung* gefährdeter Kinder, sobald angesichts der Unreife vertretbar, entsprechend dem ΔE-Wert und den ultrasonographischen Befunden (Gewicht ≥ 1000 g) die Methode der Wahl und als das kleinere Risiko anzusehen. Der Geburtseinleitung (s. S. 398) soll die Stimulierung der Lungenreife durch Betamethason (s. S. 389) vorausgehen. Der Neonatologe muß anwesend sein.

Unmittelbar **post partum** werden der Grad der Inkompatibilität durch den *direkten Coombs-Test, die Zahl der Erythrozyten,* Retikulozyten, Erythroblasten sowie *Hämatokrit-, Hämoglobin-* und *Bilirubinwerte* aus dem Nabelschnurblut bestimmt.

Hämatokritwerte von < 40% bzw. Hämoglobinkonzentrationen von < 8,7 mmol/l (140 g/l) bilden eine absolute Indikation zur **Transfusion** und anschließenden **Austauschtransfusion.** Im weiteren Verlauf richtet sich die Indikation nach dem Bilirubinspiegel. Ein Serumbilirubingehalt von > 68 μmol/l am 1. Lebenstag und später von > 340 μmol/l machen die Austauschtransfusion zur Verdünnung der Bilirubinkonzentration und Substitution der Erythrozyten erforderlich. Insgesamt werden für den Austausch 200–300 ml/kg Körpergewicht, also das 2- bis 3fache der kindlichen Blutmenge benötigt.

Bei einer *Austauschtransfusion* wird über einen Nabelkatheter dem Kind Rh-negatives, mit der kindlichen Blutgruppe kompatibles, lymphozytenfreies Blut bzw. Erythrozytenkonzentrat zugeführt und parallel das gleiche Volumen wieder abgenommen. Eine antibiotische Abschirmung ist erforderlich.

Ist die akute Phase nach der Geburt überwunden, drohen in den ersten Lebenstagen v. a. Komplikationen durch die *Hyperbilirubinämie*, aber auch eine *Hypoglykämie* und *Gerinnungsstörung*. Die Gefahr des Kernikterus wird durch hypoglykämische Anfälle sowie durch eine azidotische Stoffwechsellage noch verstärkt. Therapeutisch kommen weitere Austauschtransfusionen und die Phototherapie zur Senkung des kindlichen Bilirubinspiegels in Frage.

Prognose

Durch die Überwachung in der Schwangerschaft mit Hilfe der Bilirubinbestimmung im Fruchtwasser, Ultraschallkontrolle und die vorzeitige Entbindung in Abhängigkeit vom Gefährdungsgrad konnte die *prä- und perinatale Mortalität* bei der Rh-Erythroblastose auf ca. 15% und weniger gesenkt werden. Die *Morbidität* betrifft v. a. neurologische Defekte; ihre Rate liegt bei den schwersten Graden der Inkompatibilität mit vorangegangenen intrauterinen Bluttransfusionen mit 4–10% über der bei Frühgeborenen ohne Mhn beobachteten Frequenz.

Prophylaxe

Die *Immunprophylaxe* – Anfang der 60er Jahre entwickelt und seitdem angewendet – hat zu einer so erfolgreichen Senkung der Erkrankungshäufigkeit an einem Mhn geführt, daß die Rh-Erythroblastose heute ein seltenes Ereignis darstellt.

Anti-D-Prophylaxe mit $Rh_0(D)$-Immunglobulin post partum und nach gestörter Frühschwangerschaft
Ausgehend von der Tatsache, daß die Sensibilisierung der Mutter durch die Einschwemmung fetaler Erythrozyten in erster Linie **sub partu** erfolgt und die Antikörperbildung frühestens innerhalb von 4 Tagen einsetzt, kommt es darauf an, die antigenwirksamen kindlichen Erythrozyten rechtzeitig zu zerstören.

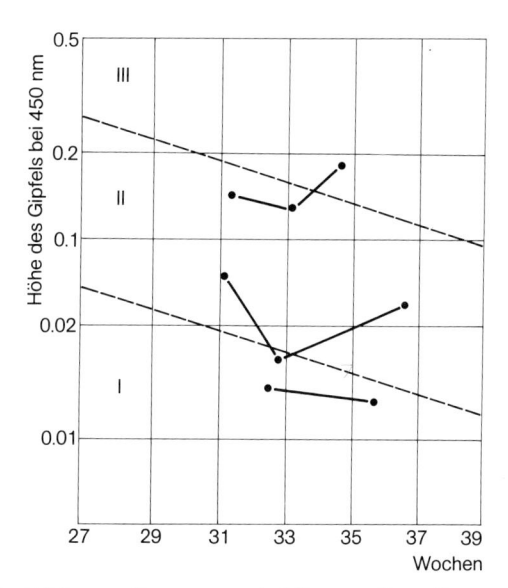

Abb. 200. Erfahrungsdiagramm nach Liley zur Beurteilung des Schweregrades einer Erythroblastose. Zone III: schwer erkranktes Kind zu erwarten. Zone II: mittelgradig erkranktes Kind zu erwarten. Zone I: leicht erkranktes oder gesundes Kind zu erwarten

Es hat sich gezeigt, daß *Gaben von $Rh_0(D)$-Immunglobulin, innerhalb der ersten 72 h post partum an die Rh-negative Mutter* verabfolgt, in der Lage sind, die Rh-positiven kindlichen Erythrozyten abzubauen und die Sensibilisierung zu verhindern (Abb. 198). Es wird daher bei *jedem Neugeborenen einer Rh-negativen Mutter aus dem Nabelschnurblut die Blutgruppen- und -faktorenbestimmung durchgeführt. Erweist sich das Kind als Rh-positiv, so erhält die Mutter innerhalb der angegebenen Frist 250–300 µg Anti-D-Gammaglobulin.*

Wird der Termin versäumt oder versehentlich überschritten, so soll bis zum 14. Wochenbettstag die Standarddosis 3mal gegeben werden, um die möglicherweise bereits angelaufene Sensibilisierung noch zu blockieren.

Nach operativen geburtshilflichen Eingriffen ist bei Verdacht auf fetomaternale Transfusion eine Kontrolle der HbF-Zellen im mütterlichen Blut am 3. Tag post partum angezeigt. Bei mehr als 5 fetalen auf 1000 adulte Erythrozyten wird eine ein- bis 2malige zusätzliche Applikation von 250–300 µg Anti-D-Immunglobulin empfohlen.

In gleicher Weise werden auch bei entsprechender Konstellation (Mutter Rh-negativ/Vater Rh-positiv) Frauen unmittelbar nach

- einem Spontanabort,
- einem Schwangerschaftsabbruch,
- einer Extrauteringravidität,
- einer Blasenmole (Rh-Antigen wurde auch auf Trophoblastgewebe nachgewiesen, obwohl kein Fetus vorhanden ist)

immunisiert. Bei Störungen im I. Trimenon dürfte eine reduzierte Anti-D-Dosis von 100μg ausreichend sein. Außerdem wird die Prophylaxe bei Frauen durchgeführt, die das Merkmal D^u aufweisen, sowie bei allen Rh-negativen Frauen nach Geburt eines D^u-positiven Kindes.

Anti-D-Prophylaxe während der fortbestehenden Schwangerschaft

Während der Schwangerschaft wird die Anti-D-Prophylaxe gezielt dann eingesetzt, wenn vermehrt mit einem Übertritt der fetalen Erythrozyten zu rechnen ist, und zwar bei

- drohender Fehlgeburt,
- pränataler Diagnostik
- Chorionbiopsie
- Amniozentese,
- Präeklampsie,
- Placenta praevia.

Ist die Prophylaxe mit Anti-D-Globulin bereits im 1. Trimenon erfolgt, so soll sie in der 28.-32. SSW wegen des drohenden Abfalls des IgG-Anti-D-Spiegels wiederholt werden. In der fortgeschrittenen Schwangerschaft genügt eine einmalige Gabe.

Erfolge der Anti-D-Prophylaxe

Die Anti-D-Immunprophylaxe der Rh-Erythroblastose hat zu einer Verminderung der Sensibilisierungsrate um > 90% - mit einer Versagerquote von < 1% - geführt.

Die Häufigkeit der Sensibilisierung Rh-negativer Mütter beträgt ca. 1:1000, die Inzidenz des Rh-bedingten Mh ca. 0,1-0,5 auf 1000 Lebendgeburten; die Letalität liegt bei 0,01-0,05 auf 1000 Lebendgeburten.

Außer der Prophylaxe wirkt sich die Familienplanung mit Bevorzugung der Ein- bis Zweikindehe zugunsten einer Senkung der Erkrankungshäufigkeit der schweren Rh-Erythroblastose aus.

Neue Erkrankungen sind nur bei Unterlassung der Prophylaxe - insbesondere nach Abruptiones graviditatis - und bei Vernachlässigung der Schwangerschaftsvorsorgeuntersuchungen zu erwarten.

Nicht-Rh-bedingte Erythroblastosen

AB0-Erythroblastose

Häufiger als eine Rh-Konstellation ergibt sich eine AB0-Konstellation. Im Falle einer *AB0-Inkompatibilität besitzt die Mutter fast ausnahmslos die Blutgruppe 0, und das Kind trägt (vom Vater) die Blutgruppe A oder B (ca. 20% aller Schwangerschaften)*. Dann kann es ebenfalls zu einem Mhn kommen, der allerdings nur bei 2-5% der betroffenen Kinder so schwer ausgeprägt ist, daß Behandlungsbedürftigkeit besteht. Der vergleichsweise milde Verlauf beruht darauf, daß die vom Kind zur Mutter übertretenden Erythrozyten der Blutgruppe A oder B durch Antikörper des AB0-Systems blockiert werden, die die Plazenta passieren können.

Der Fetus produziert erst gegen Ende der Gravidität rote Blutkörperchen mit voll ausgebildeten A-/B-Antigenstrukturen. Das Frühgeborene erkrankt daher nicht. Nach Ausreifung des Antikörperbindungsvermögens beim Kind können aber die A-/B-Antikörper - ebenfalls zur IgG-Klasse gehörend - die fetalen Erythrozyten infolge ihrer Lysinwirkung zerstören. Die Mehrzahl wird jedoch von Rezeptoren außerhalb der Erythrozyten (RES) abgefangen, und die Erkrankung verläuft daher leichter. Ein intrauteriner Fruchttod kommt praktisch nicht vor. Eine vorzeitige Beendigung der Schwangerschaft erübrigt sich daher.

Die AB0-Erythroblastose kann bereits in der 1. Schwangerschaft auftreten.

Diagnose

Bei einer Hyperbilirubinämie des Neugeborenen innerhalb von 36 h nach seiner Geburt und entsprechender AB0-Konstellation zwischen Mutter und Kind sowie nach Ausschluß einer Sensibilisierung gegen einen anderen Blutgruppenfaktor ergibt sich der Verdacht auf eine AB0-Unverträglichkeit.

Die entsprechenden A-/B-IgG-Antikörper der Mutter können durch den *modifizierten indirekten Coombs-Test* und die Antikörperbeladung der kindlichen Erythrozyten durch den *modifizierten direkten Coombs-Test* erfaßt werden.

Die *Behandlung* erfolgt wie bei der Rh-Erythroblastose allein in Abhängigkeit von den Bilirubinwerten, um einem Kernikterus vorzubeugen. Im allgemeinen genügt die Phototherapie (s. S. 283). Nur selten sind Austauschtransfusionen mit Anti-A- oder Anti-B-lysinfreiem Blut der Blutgruppe 0 erforderlich.

Bei gleichzeitiger Rh-Inkompatibilität ist die Immunisierungsrate geringer, wenn die Mutter Antikörper des AB0-Systems gegen die kindlichen AB0-Eigenschaften aufweist (s. S. 408).

Morbus haemolyticus fetalis et neonatorum außerhalb des Rhesus- und AB0-Systems

Eine Unverträglichkeit zwischen Mutter und Fetus kommt auch bei anderen Blutgruppensystemen vor, ist jedoch selten. Die Häufigkeit aller Nicht-D-Erythroblastosen beträgt <2%, d.h. in 98% aller Beobachtungen treten Antikörperbildungen gegen den Faktor D auf.

Diese bisher seltenen Antikörper als Ursache eines Mh gewinnen jedoch an Bedeutung durch die zunehmend häufigeren Bluttransfusionen (Unfälle!), bei denen die seltenen Blutgruppensysteme nicht getestet werden.

Kell-Antikörper werden neben Anti-c und Anti-E in der Gesamtbevölkerung und bei Schwangeren am häufigsten angetroffen. Die Rate an Kell-sensibilisierten Frauen wird auf 1,1–2,1‰ geschätzt. Für das Kell-Merkmal ist erwiesen, daß die Sensibilisierungen häufiger durch Bluttransfusionen als durch eine Geburt ausgelöst werden.

Die Inkompatibilität führt meistens zu milden Verlaufsformen eines Mh. Aber – wenn auch selten – kommen auch für den Feten lebenbedrohliche Erkrankungen im Kell-, Duffy-, Kidd-, MNSs-, Fy- und anderen Systemen vor.

In den Mutterschaftsrichtlinien (Anhang II, C 1e) wird daher neben der Bestimmung der AB0-Blutgruppe und des Rh_0-(D-)Faktors auch ein *Antikörpersuchtest gegen* 2 Testblutmuster mit den Antigenen C, c, E, e, Kell, Fy und S zu einem möglichst frühen Zeitpunkt der Schwangerschaft und in der 24.–28. SSW als obligatorisch gefordert. Auf diese Weise ist gewährleistet, daß auch diese Inkompatibilitäten rechtzeitig erfaßt und vorsorglich kompatibles Blut verfügbar gemacht wird.

Bei Verdacht auf eine Inkompatibilität mit einem dieser seltenen Blutgruppensysteme entspricht das klinische Vorgehen prä- und postnatal den Regeln, die für die Behandlung eines rhesusbedingten Mh gültig sind.

D. Pathologie der Geburt und des Wochenbettes

Der regelrechte Ablauf der Geburt wird mechanisch und/oder funktionell durch die normalen Verhältnisse der 3 *wesentlichen Komponenten Becken, kindliche Maße und Wehenkräfte* gewährleistet. Daraus folgt, daß jede *Regelwidrigkeit* einer dieser Komponenten den im Zuge der Evolution erreichten Kompromiß zwischen mütterlichem Becken und kindlichem Kopf bei der Passage unter der Geburt verschlechtern und zu Komplikationen führen kann. Angesichts der gegenseitigen Bedingtheit dieser 3 Faktoren muß darüber hinaus damit gerechnet werden, daß eine Atypie – ob von seiten der Mutter oder von seiten des Kindes – unweigerlich weitere ungünstige Folgen nach sich zieht; z. B. kann eine Beckenverengung regelwidrige Einstellungen und Haltungen des Kindes und/oder auch eine Wehendystokie auslösen.

Ursachen und Folgen sind nicht immer eindeutig abzugrenzen. Der Geburtshelfer muß daher stets sowohl die primären als auch die potentiellen sekundären geburtsbestimmenden Faktoren und ihre Auswirkungen auf den Ablauf der einzelnen Phasen der Geburt berücksichtigen und von vornherein einkalkulieren.

Ferner ist zu bedenken, daß *jede Abweichung von der Norm* eine mehr oder minder lange *Geburtsverzögerung* oder sogar einen *Geburtsstillstand* herbeiführen kann und daß Ereignisse, die in jedem Fall eine *Gefährdung des Kindes* bedeuten, darüber hinaus auch das geburtshilfliche *Risiko für die Mutter* erhöhen.

Prävention dieser Risiken bedeutet für die Geburt: frühzeitige Diagnose und Ausrichten des geburtshilflichen Handelns auf die schonendste Art der Entbindung zur rechten Zeit.

30 Die regelwidrige Geburt

Die regelwidrige Geburtsdauer

Die verkürzte Geburtsdauer

Ein auffallend schneller Geburtsverlauf wird als *überstürzte Geburt* (Partus praecipitatus) bezeichnet. Gelegentlich vollzieht sich die Eröffnungsperiode rasch oder unbemerkt und der Austritt erfolgt mit einer oder wenigen kurz aufeinanderfolgenden kräftigen Preßwehe(n).

Als wichtigster Ursachenfaktor gilt ein abnorm geringer Weichteilwiderstand. Daher sind bevorzugt Mehr- und Vielgebärende betroffen oder – unabhängig von der Parität – Kreißende mit kleinen (unreifen oder untergewichtigen) Kindern.

Vor allem kann eine isthmozervikale Insuffizienz zur überstürzten Geburt führen. War zur Erhaltung der Schwangerschaft eine *Cerclage* (s. S. 343) notwendig, so ist nach *Lösung des Bandes* ein Partus praecipitatus einzukalkulieren. Der geburtshilfliche Nachteil besteht darin, daß nicht genügend Zeit bleibt, die Kreißende vorzubereiten, bei starken Wehen den Ablauf durch Tokolyse zu verlangsamen und die kontinuierliche Überwachung sicherzustellen.

Das *Kind* ist der Gefahr der *Hypoxie* infolge der meist starken, rasch aufeinanderfolgenden Wehen ausgesetzt und ebenso dem Risiko der intrakraniellen Blutung durch den abrupten Druckunterschied beim Austritt des Kopfes.

Für die *Mutter* besteht die Gefahr der Weichteilverletzungen.

Prävention: Bei anamnestischen Hinweisen (frühere ungewöhnlich schnelle Geburtsverläufe) ist die frühzeitige Hospitalisierung zu empfehlen. Die Entfernung des Bandes nach Cerclage sollte unter klinischer Kontrolle erfolgen, da die Geschwindigkeit der Eröffnung nicht vorhersehbar ist.

Die *Sturzgeburt*, bei der das Kind innerhalb weniger Minuten aus dem Geburtskanal „herausstürzt" und an jedem beliebigen Ort geboren werden kann, ist äußerst selten. Sie wird eher als solche gedeutet, wenn die Schwangerschaft und die Geburtswehen z. B. bei Jugendlichen nicht realisiert oder aus Angst verheimlicht wurden. In Gefahr ist v. a. das Kind (s. oben), zumal wenn keine Möglichkeit der Reanimation besteht. Dabei bedeutet nicht ein Abriß der Nabelschnur das eigentliche Risiko, da es zu keiner Verblutung kommt. Die Sturzgeburt kann forensische Konsequenzen nach sich ziehen, wenn es um den Verdacht der Kindstötung geht.

Die verlängerte Geburtsdauer – Die protrahierte Geburt

Der verzögerte Geburtsablauf als pathophysiologischer Vorgang und als Maßstab für das ärztliche Handeln ist angesichts der großen Variabilität der Geburtsdauer schwer zu definieren. Als Anhaltspunkt zur Objektivierung des Risikos der verlängerten Geburt kann gelten, daß die *kindliche Hypoxie- und Azidosegefahr* bei der Primipara ab einer Geburtsdauer von ≥ 12 h und bei der Multipara ab ≥ 8 h ansteigt, d. h. daß ab diesem Zeitraum mit einer erhöhten perinatalen Morbidität und Mortalität zu rechnen ist.

Bezüglich der *Pathogenese* ist davon auszugehen, daß *jede Regelwidrigkeit* – sei es von seiten der Mutter oder sei es von seiten des Kindes – den Ablauf der Geburt verzögern kann. Die wichtigsten *Ursachen* sind:

a) *von seiten der Mutter*
- Beckendystokie,
- Wehendystokie,
- Zervixdystokie;

b) *von seiten des Kindes*
- Einstellungs- und Haltungsanomalien,
- Lageanomalien,
- Makrosomie,
- kongenitale Defekte (Hydrozephalus),
- Polyhydramnie.

Das *Risiko der protrahierten Geburt* besteht für das *Kind* in der *zunehmenden Hypoxie* – einschließlich der Auswirkungen der mütterlichen Azidose (s. unten) – und in intrakraniellen Traumen unterschiedlicher Grade mit ihren Früh- und Spätfolgen.

Bei der *Mutter* entwickelt sich nicht selten eine teilkompensierte *metabolische Azidose,* zu der mit *zunehmender Erschöpfung* auch eine *respiratorische* hinzutreten kann. Nach langer Geburtsdauer stellt sich außerdem eine Hämokonzentration als Folge der Exsikkose ein, wenn nicht vorsorglich der Flüssigkeitsersatz durch eine Dauertropfinfusion gewährleistet wird.

Ernst zu nehmen ist das Risiko der *aszendierenden Infektion* in Abhängigkeit vom Zeitpunkt des Blasensprungs – ganz zu schweigen von der *psychischen Belastung der Kreißenden.*

Diese Tatsachen sind bei der Geburtsleitung zu berücksichtigen. Bei zunächst abwartendem Verhalten geht es darum, die Entscheidung rechtzeitig zugunsten des aktiven Eingreifens zu revidieren, wenn Verlauf und Befund eine Geburtsverzögerung erwarten bzw. keinen Geburtsfortschritt erkennen lassen und sich der Effekt der geburtserleichternden und -beschleunigenden Maßnahmen als ungenügend erweist.

Mütterliche Ursachen der regelwidrigen Geburt

Anomalien des knöchernen Beckens – Beckendystokie

In der praktischen Geburtshilfe stehen heute die „normalen", sowohl genetisch als auch durch Umwelteinflüsse bedingten *konstitutionellen Varianten des knöchernen Beckens im Vordergrund* der *prognostischen Beurteilung der Geburtswege* (s. S. 199).

Die *pathologischen Beckenformen* und *schwere Beckendeformitäten* sind demgegenüber als Ursache für einen gestörten Ablauf der Geburt seltener geworden und daher in den Hintergrund getreten. Diese seltenen distinkten Formen alter Ordnung stellen z. T. Extremfälle der konstitutionellen Variationstypen dar, sofern nicht durch Krankheit oder traumatisch bedingte Deformitäten hinzukommen. Sie alle bergen die *Gefahr der Beckendystokie* und bilden bei rechtzeitiger Erkennung heute die Indikation zur primären Sectio caesarea.

Der Vollständigkeit halber seien genannt:

Das Assimilationsbecken – das lange Becken
Dieser Beckenanomalie liegt eine *Assimilation des 5. Lendenwirbels* zugrunde. Das Kreuzbein ist infolgedessen nach kranial verlängert und der Beckeneingang somit steiler. (Diese Formabweichung wird auch als „oberes Assimilationsbecken" von dem „unteren Assimilationsbecken" mit einer Assimilation des Os coccygis abgegrenzt.) Geburtsprognostisch unterscheidet man 3 *Manifestationsformen* (Kirchhoff), die graduell verstärkt zur Beckendystokie mit Einstellungs- und Rotationsanomalien prädisponieren.

Beim langen Becken 1. Grades handelt es sich um das sog. Übergangsbecken. Der 5. Lendenwirbel läßt röntgenologisch eine beginnende Assimilation (Übergangswirbel) erkennen.

Ein langes Becken 2. Grades – ein einfache lange Becken – liegt vor, wenn der 5. Lendenwirbel assimiliert, die Kreuzbeinaushöhlung jedoch ausreichend gewölbt ist.

Die geburtshilflich schwerste Form – das lange Becken 3. Grades – wird auch als Kanalbecken bezeichnet, da als Folge der lumbosakralen Assimilation die Kreuzbeinaushöhlung fehlt.

Das Trichterbecken
Diese Beckendeformität ist durch die *Verengung des Beckenausgangs* gekennzeichnet. Sie kann als verstärkte bzw. Extremform des androiden Beckens angesehen werden und muß bei Frauen mit hochgradig infantilem bzw. virilem Habitus, aber auch beim langen Becken (s. oben) oder als Unfallfolge bedacht werden. Bei der Untersuchung findet sich der Schambogenwinkel auf 60–70° verringert (s. S. 192), und die Kreuzbeinaushöhlung ist mehr oder weniger flach gestaltet, während das Os coccygis abnorm vorspringen kann.

Das allgemein verengte Becken
Diese Atypie ist als extreme Variante des juvenil-grazilen Beckens aufzufassen und daher bei ausgeprägtem infantilem Habitus zu vermuten. Alle Beckenmaße sind kleiner als normal.

Das sekundär deformierte Becken
Das symmetrisch oder asymmetrisch (Naegele) sekundär deformierte Becken geht auf Krankheiten (Rachitis, Osteomalazie) oder auf Traumata zurück. Zu den asymmetrischen Formen gehört das *schräg verengte Becken,* z. B. als Folge einer Koxitis in der Kindheit, einer angeborenen Hüftgelenksluxation, einer (Kypho-)Skoliose sowie der entzündlichen oder traumatisch bedingten Verkürzung einer der unteren Extremitäten.

Das platte Becken
Das platte Becken mit *Verkürzung der Conjugata vera* ist dank der Rachitisprophylaxe selten geworden; eher tritt es als Extremvariante des platypeloiden Beckens (s. S. 201) oder traumatisch bedingt auf. Einstellungs- und Haltungsanomalien des kindlichen Kopfes sind die Folge und damit zugleich wichtige diagnostische Hinweise auf eine Verengung des Beckeneingangs.

Definition und Häufigkeit der Beckendystokie

Störungen des Geburtsverlaufes als Folge einer Anomalie im knöchernen Geburtskanal werden unter dem Begriff der **Beckendystokie** zusammengefaßt. Die Formabweichungen reichen von den konstitutionell bedingten Varianten des normalen Beckens bis zu den pathologischen Beckendeformitäten.

Während die konstitutionell bedingten leichten Beckenverengungen gar nicht so selten sind (s. S. 199), beträgt die Häufigkeit der stärkeren, extremen Formen als Ursache einer Störung des Geburtsverlaufes weniger als 2% der Geburten. Abgesehen von den schweren Formen, bildet die Beckenverengung meist nicht die alleinige Ursache geburtshilflicher Komplikationen. *Mitbestimmend für den Verlauf sind die Gesamtarchitektonik des Beckens, seine Gesamtkapazität, ferner die Größe, Haltung* und *Einstellung des Kopfes* (relatives Mißverhältnis) sowie der *Weichteilwiderstand* und die *Wehentätigkeit*.

Diagnose eines engen Beckens

Wichtige Hinweise auf die Möglichkeit des Auftretens einer Beckendystokie lassen sich bereits während der Betreuung in der Schwangerschaft gewinnen. Die Schwangere wird dann dem Kollektiv mit potentieller Risikogeburt zugeordnet, und die Weichen für die Geburtsleitung können rechtzeitig gestellt werden.

Hinweise auf ein verengtes Becken aufgrund der Anamnese und des Konstitutionstyps

Wenn auch angeborene und durch Krankheiten erworbene Skelettanomalien der Wirbelsäule und der unteren Extremitäten, die Einfluß auf die Beckenform nehmen können, selten geworden sind, so ist die Erhebung der *Anamnese* in dieser Richtung dennoch unerläßlich (s. S. 180). Besondere Aufmerksamkeit verdienen heute Folgezustände nach Verkehrsunfällen mit Beckenfrakturen. Frühere Röntgenaufnahmen sollten für die geburtsprognostische Beurteilung der Veränderungen des Geburtskanals zur Verfügung stehen.

Es versteht sich von selbst, daß in diesem Zusammenhang die geburtshilfliche Anamnese, speziell der Verlauf und Ausgang früherer Schwangerschaften und Geburten, wichtige Hinweise liefern.

Größere Schwierigkeiten bereiten die Erfassung und geburtsprognostische Beurteilung der Geburtswege bei den „normalen" konstitutionellen Varianten des knöchernen Beckens. Erste Anhaltspunkte auf den Beckentyp und seine graduelle Ausprägung finden sich anläßlich der *Inspektion* im Verlauf der *Allgemeinuntersuchung*. Bei der wohlproportionierten Kleinwüchsigen unter 160 cm ist ein entsprechend kleines Becken, möglicherweise mit der Tendenz zum allgemein verengten Becken, zu erwarten. Untersetzte relativ breitwüchsige kleine Frauen besitzen häufiger ein platypeloides Becken. Die Asthenikerin wird eher ein graziles, d. h. nicht geräumiges Becken aufweisen. Bei der Schwangeren mit maskulinem Habitus, z. B. grobem Knochenbau und Anzeichen eines Hirsutismus, wird man mit einem androiden Becken und seinen Nachteilen für den Geburtsablauf rechnen.

Die Inspektion der *Michaelis-Raute* vermag einen Hinweis sowohl auf den Beckentypus als auch auf eine gröbere Deformität zu liefern. Bei dem normalen gynäkoiden Becken bildet die Michaelis-Raute ein gleichseitiges symmetrisches Viereck. Eine schmale lange Raute deutet auf ein allgemein verengtes (infantiles) Becken hin, während eine flache Kontur je nach Ausprägung auf ein platypeloides bzw. plattes Becken hinweist. Die ungleichmäßige Gestaltung erregt den Verdacht auf eine asymetrische Beckenverengung (Abb. 201 a–c).

Die äußere geburtshilfliche Untersuchung

Ergänzende Hinweise ergeben sich bei der äußeren Untersuchung der Schwangeren. Die Feststellung einer Beckenendlage, einer Schräg- oder Querlage muß auch an ein geburtsmechanisches Hindernis von seiten des Beckens denken lassen. Vor allem aber erwecken der Hochstand und die freie Beweglichkeit des kindlichen Kopfes am Termin bei der Erstgebärenden, aber auch bei der Mehrgebärenden, den Verdacht auf eine Verengung des Beckeneingangs [3. und 4. Leopold-Handgriff (s. S. 189) und Abb. 106 und 107].

Die innere Austastung des Beckens

Die wichtigsten Informationen ergibt die *innere Austastung des Beckens per vaginam*, ergänzt durch

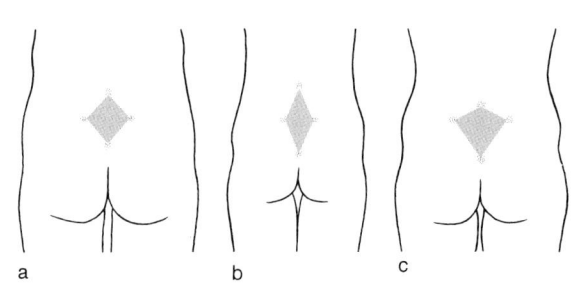

Abb. 201 a–c. Formen der Michaelis-Raute: **a** bei normalem gynäkoidem Becken, **b** bei allgemein verengtem (infantilem) Becken, **c** bei platypeloidem bzw. plattem Becken

die äußere Abtastung des Schambogenwinkels (s. S. 192 und Abb. 112). Entscheidend für die Beurteilung des *Beckeneingangs* und daher der erste Schritt der inneren Untersuchung ist die Messung der *Conjugata diagonalis* nach Einführen des Zeige- und Mittelfingers in die Vagina. Erreicht die Spitze des Mittelfingers bei abgewinkeltem Daumen das Promontorium, so muß eine Verkürzung der Conjugata diagonalis angenommen werden. Zur Präzisierung dieses Befundes fixiert man an der Wurzel des Zeigefingers den Punkt, der den unteren Rand der Symphyse berührt und mißt von dort den Abstand zur Mittelfingerspitze mit einem Zentimetermaß oder einem Meßzirkel (Abb. 111). Der Erfahrene kennt diese Distanz seiner Hand bereits und kann auf Bandmaß oder Zirkel verzichten. Durch Abzug von 1,5–2 cm erhält man hinreichend verläßlich die Länge der *Conjugata vera.* Schon das Erreichen der oberen Partie des Os sacrum erweckt den Verdacht auf einen verringerten Längsdurchmesser des Beckeneingangs. Eine *Verengung im queren Durchmesser* des Beckeneingangs, also eine *verminderte Querspannung*, ist zu vermuten, wenn sich die **Linea terminalis nach lateral** weit mit dem touchierenden Finger verfolgen läßt. Eine prognostische Bedeutung kommt außerdem der Neigung der Symphyse und dem Befund einer auffallenden Dicke mit Vorragen der Hinterwand in den Beckenraum zu.

Bei der Austastung der *Beckenhöhle* deuten ein **abgeflachtes Kreuzbein** und **vorspringende Spinae ischiadicae** auf eine *Verengung in Beckenmitte* mit Verringerung der Beckenkapazität in diesem Raum hin, die die Rotation des Kopfes und sein Tiefertreten behindern können (Beckenmittenquerstand, s. S. 422). Als prädisponierend haben die androide, auch die anthropoide Beckenform und die Schweregrade des langen Beckens zu gelten (s. S. 200 und S. 418).

Zur Beurteilung des *Beckenausgangs* dient die Bestimmung des *Schambogenwinkels* (s. S. 192). Kann man mit der quer gegen den Damm pressenden Faust nicht zwischen die Tubera ossis ischii eindringen, so spricht der Befund für eine *verringerte Distanz der Tubera ossis ischii.* Bilden zudem die unteren Schambeinäste einen spitzen Winkel (s. S. 192), wobei Werte von 60–70° als bedenklich zu gelten haben, so ist an ein *Trichterbecken* zu denken. Ergänzende Hinweise auf eine Formabweichung des Beckenausgangs ergibt die Abtastung des *Steißbeins,* wobei der Grad seiner Elastizität – das „Federn" – und seines Vorspringens in den Beckenausgang beurteilt werden. Ein starres, stark vorspringendes Os coccygis kann zur Verstärkung eines Trichterbeckens beitragen, aber auch isoliert zu mechanischen Schwierigkeiten in der Austreibungsperiode führen.

Beckenmessung – Pelvimetrie

Bei Verdachtsmomenten erlaubt die Ultrasonometrie – *Ultraschallpelvimetrie* – des Beckens während der Schwangerschaft, und solange der vorangehende Teil noch hoch über dem Becken steht, die zuverlässige Bestimmung der Conjugata vera. Die Methode kann also bereits als „pre-screening" eingesetzt werden. Vor oder unter der Geburt läßt sich ergänzend die Ultraschallbiometrie des Feten (s. S. 251) einsetzen. Die geburtsmechanisch wichtigen Parameter, wie der biparietale Durchmesser des kindlichen Kopfes, können zuverlässig bestimmt und infolgedessen die mütterlichen Beckenmaße in Relation zu den kindlichen Maßen präventiv beurteilt werden.

Auf die Röntgenpelvimetrie und die damit verbundene Strahlenbelastung kann daher heute – von wenigen Ausnahmen abgesehen – verzichtet werden.

Leitung der Geburt bei verengtem Becken

Bei sorgfältiger Beachtung und Ausschöpfung aller diagnostischen Möglichkeiten liegen zur Geburt bereits zuverlässige Daten oder zumindest Verdachtsmomente vor, die eine Entscheidung erlauben, ob die Geburt per vias naturales angestrebt werden kann, oder ob eine elektive (primäre) Sectio caesarea zum Schutz des Kindes vorzuziehen ist.

Diese frühe Alternativentscheidung ist jedoch trotz Beachtung aller diagnostischer Kriterien nicht immer zu treffen, da möglicherweise zusätzlich funktionelle Faktoren erst sub partu hinzutreten und die Geburt erschweren und verzögern. So können nach den Maßen von Kopf und Becken durchaus die geburtsmechanischen Voraussetzungen für eine Geburt per vias naturales gegeben sein, und dennoch kann unerwartet eine Haltungs- oder Einstellungsatypie den Geburtsfortschritt behindern. Letzten Endes kommt es dann auf die Anpassungsmöglichkeiten des Kopfes – einschließlich seiner Konfigurierbarkeit – an die Raumverhältnisse des Beckens im Verlauf der Geburt an. Erst dann und unter dem Einfluß der treibenden Wehenkräfte wird sich herausstellen, ob ein „*relatives Mißverhältnis*" – eine mechanisch-funktionelle Dystokie – vorliegt und die operative Beendigung der Geburt verlangt.

Die sog. primäre oder elektive Sectio caesarea bringt unter den Bedingungen einer optimalen operativen Vorbereitung gegenüber einer sekundär durchgeführten Schnittentbindung einerseits Vorteile sowohl für die Mutter als auch für das Kind. Andererseits muß jeweils das Operationsrisiko dieses Eingriffs, das auch unter optimalen Bedingungen besteht, in Relation zu den Risiken einer spontanen oder vaginalen operativen Entbindung abgewogen werden.

Unter Berücksichtigung dieser vielfältigen Imponderabilien ergeben sich für die *elektive Sectio caesarea wegen der Gefahr einer Beckendystokie folgende Indikationen:*

- eine klinisch verifizierte, verengende Deformität des Beckens (z. B. einer ultrasonographisch bestimmten Conjugata vera von < 8,5 cm),
- ein *begründeter Verdacht auf eine Passagebehinderung bei*
  - einem großen Kind im Verhältnis zum mütterlichen Becken (verifiziert durch sonographische Biometrie des Feten, insbesondere des kindlichen Kopfes,
  - einer Lageanomalie (Beckenendlage!) mit Verdacht auf eine relatives Mißverhältnis (Ultraschallbestimmung der Kopfmaße),
  - einer ungünstigen geburtshilflichen Anamnese (frühere Geburtskomplikationen wegen Beckendystokie),
- Status nach Infertilität bzw. Infertilitätsbehandlung und Verdacht auf konstitutionell ungünstige Beckenverhältnisse in Relation zur Größe des Kindes,
- ältere oder alte Erstgebärende.

Abgesehen von diesen Indikationen zur primären Sectio caesarea ist im Einzelfall bei leichten Graden der Beckenverengung vor Geburtsbeginn schwer zu beurteilen, ob sich eine Beckendystokie herausbilden wird, weil andere geburtsbestimmende Faktoren wie die Wehentätigkeit, Einstellung und Haltung des kindlichen Kopfes und seine Konfigurierbarkeit nicht vorhersehbar sind. In der Mehrzahl der Fälle stellt ein mechanisches Hindernis leichten Grades nur einen Teilfaktor dar und kann unter günstigen Bedingungen überwunden werden. Aus diesen Gründen wird man zunächst die Geburt spontan in Gang kommen lassen und sich abwartend verhalten.

Dabei ist aber von vornherein zu bedenken, daß jede längere Geburtsverzögerung oder gar ein Geburtsstillstand mit erhöhter *kindlicher Morbidität und Mortalität* einhergeht und die mechanische Beanspruchung des kindlichen Kopfes mit der Gefahr der Hypoxie und/oder intrakraniellen Blutung potenziert.

Wenn auch in zweiter Linie, so ist doch auch die erhöhte *mütterliche Morbidität* durch Läsionen der Weichteile und die Gefahr der aszendierenden Infektion zu berücksichtigen, abgesehen von der körperlichen Belastung der Kreißenden. Der Geburtshelfer muß stets darauf gefaßt sein, daß *in jeder Phase der Geburt zusätzliche ungünstige Faktoren hinzutreten* und umgehend die operative Beendigung notwendig machen können.

So erfordert die Geburtsleitung bei Beckenverengungen leichten Grades neben der kontinuierlichen Überwachung des Kindes mit Hilfe der Kardiotokographie und ggf. der pH-Metrie eine engmaschige Befundkontrolle und angesichts der jeweiligen aktuellen Situation ein stets kritisches prospektives Abwägen der Vor- und Nachteile des abwartenden oder aktiven Handelns, um rechtzeitig den *Weg des geringsten Risikos für Mutter und Kind* einschlagen zu können.

In jeder Phase der Geburt können sich jedoch Befunde und Befundkonstellationen ergeben, die als Warnsignale auf Komplikationen im weiteren Geburtsverlauf zu deuten sind.

In der *Eröffnungsperiode* haben folgende abnorme Befunde **als Hinweis auf eine Beckendystokie und damit als geburtsprognostisch ungünstig** zu gelten:

- Ein *hoch über dem Beckeneingang stehender beweglicher Kopf* (3./4. Leopold-Handgriff, Zangemeister-Handgriff, s. S. 189 und S. 190). Dieser Befund ist vornehmlich bei Erstgebärenden als ungünstiges Zeichen zu werten. Er verweist auf eine Beckenverengung im geraden Durchmesser als Folge eines verstärkten platypeloiden oder auch eines langen Beckens.
- Ein *verstärkter hinterer Asynklitismus.* Die verstärkte Litzmann-Obliquität während der Eröffnungsperiode ist prognostisch ungünstig. Sie stellt eine charakteristische Einstellungsatypie bei dem platten und dem langen Becken dar (s. S. 418).
- Eine *Roederer-Kopfeinstellung.* Der Kopf versucht, kompensatorisch durch starke Flexion den Beckeneingang zu überwinden; meist liegt ein allgemein verengtes Becken vor.
- Ein *hoher Geradstand.* Er bildet den Hinweis auf einen androiden oder anthropoiden Beckentypus mit seiner ungünstigen Beckenarchitektonik.
- Das *Ausbleiben des Tiefertretens in der späten Eröffnungsperiode* trotz Blasensprungs und guter Wehen.
- Zeichen der mechanisch-funktionellen Dystokie: *Geburtsverzögerung, Geburtsstillstand.*

Verläuft die Eröffnungsperiode von vornherein (Muttermundsweite 2–4 cm) auffallend protrahiert, so kann dies schon die Folge einer Beckenanomalie sein. Die mangelnde Beziehung zwischen vorangehendem kindlichen Kopf und Beckeneingang behindert geburtsmechanisch auch die Distraktion des unteren Uterinsegmentes, löst damit eine Wehenschwäche aus, und eine *Geburtsverzögerung* ist die Folge.

Die medikamentöse Steuerung der Wehen – sei es durch Tokolytika zu zeitweiligen Ruhigstellung und Förderung der Anpassung oder sei es durch Wehenmittel zur Stärkung und Koordinierung der Wehenkräfte – und die Eröffnung der Fruchtblase zur Geburtsbeschleunigung können dann, rechtzeitig und wohldosiert eingesetzt, zur Überwindung der Dystokie beitragen. Hält der Zustand auch in der weiteren Eröffnungsphase (Muttermundsweite 4–8 cm) an, so kommt es meist zum Geburtsstillstand.

Von einem *Geburtsstillstand* spricht man, wenn

- der Kopf trotz gesprungener oder eröffneter Fruchtblase nicht tiefer tritt oder
- der Muttermund sich nicht weiter öffnet.

Zusätzlich findet sich häufig bei der vaginalen Untersuchung der Muttermund wulstig und ödematös ohne Fortschritt der Erweiterung. In einer solchen Situation hat es keinen Sinn, länger abzuwarten. Man wird daher die Geburt durch Kaiserschnitt beenden.

Ein Mißverhältnis im Beckeneingang scheidet aus, wenn der Kopf mit seiner Leitstelle unterhalb der Interspinalebene steht und damit das Durchtrittsplanum den Beckeneingang passiert hat (s. S. 209).

Die Beurteilung der geburtshilflichen Situation nach Erreichen der *Beckenhöhle* kann diagnostische Schwierigkeiten bereiten. Hinweise auf ein (relatives) *Mißverhältnis in Beckenmitte* liefern:

- *Der Beckenmittenquerstand.* Dabei wirkt sich die fehlende oder mangelhafte Aushöhlung bzw. Krümmung des Kreuzbeins geburtsmechanisch nachteilig aus, indem die Rotation und Flexion des Kopfes behindert werden.
- *Der Geburtsstillstand in Beckenmitte.* Er kann funktionell mitbedingt sein durch die hinzutretende Wehenschwäche.

Bei einer solchen geburtshilflichen Konstellation wird man sich – trotz vollständiger Eröffnung des Muttermundes, guter Herzaktion und Stoffwechsellage des Kindes – großzügig zur abdominalen Schnittentbindung entschließen, da die operativen vaginalen Entbindungsverfahren aus Beckenmitte ein zu großes Risiko für das Kind bergen und mit der Gefahr mütterlicher Weichteilverletzungen behaftet sind.

Wesentlich schwieriger ist die Situation zu beherrschen, wenn sich erst, nachdem der Kopf auf dem Beckenboden steht und die Austreibungsperiode begonnen hat, ergibt, daß ein *verengter Beckenausgang* den Austritt des Kopfes verhindert. Im günstigsten Fall springt nur die Steißbeinspitze zu stark vor und wird zum Geburtshindernis. Dann muß vor der vaginalen operativen Entbindung (Beckenausgangszange, Vakuumextraktion) das Steißbein digital frakturiert werden. Bei weitem ungünstiger ist die Situation, wenn sich der *Beckenausgang im Sinne eines Trichterbeckens* als verengt herausstellt. Es bleibt dann nichts anderes übrig, als den Kopf durch eine Hilfsperson nach oben herausschieben zu lassen und die Geburt durch Sectio caesarea zu beenden.

Die *präventive Beckendiagnostik* (s. S. 201) kann nicht sorgfältig genug erfolgen. Sie hat jedoch ihre Grenzen dort, wo erst die mitbestimmenden, aber nicht vorhersehbaren Geburtsfaktoren darüber entscheiden, ob im Individualfall *dieser* Kopf *dieses* Becken komplikationslos passieren kann. In solchen Grenzfällen kommt es unter der Geburt auf die *funktionelle Beckendiagnostik* mit einer kurzfristigen Befund- und Verlaufskontrolle an, um ein relatives Mißverhältnis sub partu so rechtzeitig abschätzen zu können, daß die Schnittentbindung unter günstigen Bedingungen vorgenommen werden kann.

Die wichtigsten *Indikationen für eine sekundäre Sectio caesarea* im Zusammentreffen mit einer Beckendystokie sind:

- Entwicklung einer Einstellungs- oder Haltungsanomalie,
- auffallend fester, wenig verformbarer kindlicher Schädel,
- nicht beeinflußbare sekundäre Wehenschwäche bzw. protrahierte Geburt oder Geburtsstillstand,
- Zeichen einer beginnenden Infektion bei protrahierter Geburt und/oder vorzeitigem Blasensprung,
- drohende intrauterine Asphyxie.

Die gewissenhafte Beachtung aller mechanischen und funktionellen geburtsbestimmenden Faktoren während der Geburtsleitung bei Beckendystokie vermag trotz oft schwieriger und ungünstiger geburtshilflicher Situationen zur Verringerung der kindlichen Morbidität, insbesondere der zerebralen Spätschäden infolge Hypoxie oder intrakranieller Blutung, sowie zur Senkung der perinatalen Mortalität beizutragen. Bei der Mutter lassen sich gröbere Weichteilverletzungen vermeiden, v. a. aber die früher so gefürchtete Uterusruptur (s. S. 431).

Pathophysiologie der Wehen – Wehendystokie

Erregungsbildung und -ablauf der Uteruskontraktionen können vielfältig gestört sein. Erreicht der *Ruhetonus* unabhängig von der Amplitude mehr als 12 oder sogar 30 mm Hg, handelt es sich um eine *hypertone Ausgangslage, möglicherweise mit hypertoner Motilität.* Sie geht mit rhythmischer oder arrhythmischer Wehenfolge bei kleinen Amplituden einher und führt leicht zur Geburtsverzögerung, insbesondere dann, wenn sich der Muttermund unter den pathologischen Wehen kontrahiert. Vor allem aber bedingt sie eine für den Feten gefährliche Verminderung der uteroplazentaren Durchblutung.

Als Ursache der sog. essentiellen hypertonen Motilität wird eine vegetative Fehlsteuerung oder auch eine erhöhte Oxytozinausschüttung angenommen. Der muskuläre Hypertonus kann aber auch Folge einer Überdehnung mit Abnahme des Membranpotentials – z. B. bei Polyhydramnie oder Mehrlingsschwangerschaften oder einer Oxytozinüberdosierung mit der Gefahr einer Dauerkontraktion – sein.

Gleichermaßen nachteilig für die Sauerstoffversorgung des Feten wirken sich *hyperaktive Wehen* aus, die intraamniale Drücke von 50 mm Hg und mehr erzeugen und/oder häufiger als alle 2 min erfolgen. Die Kontraktionen sind also zu stark und/oder zu häufig. Als Ursache kommt z. B. die *Zervixdystokie* in Betracht, die reflektorisch über die Kopf-Zervix-Spannung eine Hyperaktivität auszulösen vermag (s. S. 217 und s. unten), aber auch eine Überdosierung von Wehenmitteln, Lage- und Haltungsanomalien des Feten oder ein Mißverhältnis mit der Gefahr einer Uterusruptur (s. S. 424 und S. 431).

Ebenso können eine *hypotone Ausgangslage* und eine *hypotone Motilität* bestehen. Die *Intensität hypoaktiver Wehen* liegt unter 30 mm Hg; sie sind meist kombiniert mit Wehenpausen von 5 min oder länger und auffallend niedrigem Ruhetonus. Die Kontraktionen sind also zu schwach und/oder zu kurz und zu selten *(Wehenschwäche).* Ohne Behandlung resultiert eine verlängerte Geburtsdauer.

Als *Ursachen für eine Wehenschwäche* kommen in Frage: überdehnter Uterus (Mehrlinge, großes Kind, Hydramnion), lange Geburtsdauer (Erschöpfung), Überdosierung von Sedativa – aber auch eine übervolle Harnblase (!).

Eine weitere Ursache der Wehendystokie bildet die *dystope* (regional unphysiologische) *Erregungsbildung.* Beginnen die Kontraktionen in Umkehrung des Erregungsgradienten im unteren Uterinsegment und breiten sich von dort zum Fundus uteri aus, so sind sie im unteren Uterinsegment stärker als im Fundus, und die Zervix kann sich infolge der gestörten Retraktion nicht erweitern, bleibt im Gegenteil kontrahiert. Der Verdacht ergibt sich, wenn die Patientin die Wehenschmerzen eher und stärker im unteren Bauchraum als über dem Fundus uteri und tief im Rücken empfindet.

Ein weiterer Grund einer unkoordinierten Wehentätigkeit besteht darin, daß die *Erregungsbildung von 2 oder mehr asynchronen Schrittmachern* ausgeht. Bei der *leichten Form* beobachtet man abwechselnd flache und stärkere Kontraktionen in unregelmäßigen Intervallen. Die Koordinationsstörung kann im CTG an dem sattelförmigen Verlauf der Kurve mit niedriger Amplitudenhöhe der 2. Kontraktion erkannt werden. Derartige Wehenmuster sind relativ *häufig bei Geburtsbeginn* und gehen dann, insbesondere mit fortschreitender Dilatation und nach rechtzeitigem Blasensprung oder Eröffnung der Fruchtblase, in koordinierte Wehen über. Die *schwere Form* der unkoordinierten Wehentätigkeit mündet gelegentlich in eine *Hypertonie vom tetanischen Typ,* beeinträchtigt bei anhaltender Dauer die uteroplazentare Zirkulation und wird dadurch zur Gefahr für den Feten.

Die *Wehendystokie* kann aber auch die *Folge einer regelwidrigen Lage des Feten* sein oder auf ein *Mißverhältnis zwischen kindlichem Kopf und Becken,* also auf eine *Beckendystokie,* zurückgehen. Nicht selten sind mehrere Ursachen gleichzeitig wirksam. Die differentialdiagnostische Abklärung jeder Form der Wehendystokie und ihrer Ursache(n) ist entscheidend für den Geburtsausgang.

Die Ausgangslage der Wehen ist bestimmend für das therapeutische Vorgehen:

Der zu *niedrige Ruhetonus* und zu schwache Wehen lassen sich bei einer Verzögerung der Geburt durch *Oxytozingaben* beeinflussen (s. S. 266). Diese werden in Form einer intravenösen *Oxytozindauertropfinfusion* (3–6 IE Oxytozin in 500 ml einer Elektrolytlösung) verabfolgt, beginnend mit 1 Tropfen/min, Steigerung je nach Wehen um jeweils 1 Tropfen/min alle 5 min. Wegen der Gefahr einer Überdosierung (Wehensturm) sollen 30 Tropfen/min nicht überschritten werden.

Bei *hypertoner Ausgangslage* und *Hyperaktivität* stehen Gaben von *Tokolytika,* evtl. in Kombination mit Sedativa oder Analgetika, und die Methoden der Regionalanästhesie (Periduralanästhesie) im Vordergrund (s. S. 269 und S. 272).

Die zervikale Dystokie

Die ungenügende und verzögerte Dilatation der Zervix wird als *zervikale Dystokie* bezeichnet. Unbehandelt führt sie zur Protrahierung der Geburt mit ihren Risiken, vornehmlich für das Kind, aber auch für die Mutter.

Zugrunde liegen *funktionelle* oder (seltener) *organische Ursachen.* Unter den funktionellen Störungen spielt nicht selten die *hyperaktive Wehentätigkeit* mit

Hypertonus bzw. *Spasmus des unteren Uterinsegmentes* eine Rolle. Umgekehrt kann aber auch eine primäre Unnachgiebigkeit der Zervix – also eine primäre Zervixdystokie – reflektorisch die hyperaktive Motilität des Myometriums auslösen (s. S. 423). Weiterhin bleiben bei unkoordinierten Kontraktionen mit fehlender Korpusdominanz (s. S. 216 und S. 423) die Retraktion und der Dilatationseffekt der Zervix aus.

Mit und ohne Wehenstörung tritt die Zervixdystokie häufig bei ängstlichen, „verspannten" Kreißenden auf, die – nicht oder nur ungenügend auf die Geburt vorbereitet – die Wehen nicht verarbeiten und nicht relaxieren können. *Psychische und lokal-funktionelle Faktoren* führen zu erhöhter Schmerzempfindlichkeit.

Hat sich eine Zervixdystokie als Folge einer Wehenatypie entwickelt, so erweist sich eine vorübergehende Tokolyse als vorteilhaft. Bei dem psychogen-funktionell bedingten spastischen, wulstigen Muttermund müssen die intensive Zuwendung und die erneute Anleitung zur Verarbeitung der Wehen und zur Beseitigung der Angst und Linderung der Schmerzen im Vordergrund stehen. Medikamentös kommen die allgemeine Sedierung, Gaben von Spasmolytika und Analgetika, bevorzugt aber die Periduralanästhesie in Frage.

Die *rigide Zervix der alten Erstgebärenden* leistet häufig einen erhöhten Dehnungswiderstand. Der Effekt relaxierender geburtsanalgetischer Maßnahmen ist unsicher. Unter Berücksichtigung des insgesamt erhöhten Geburtsrisikos im fortgeschrittenen Gebäralter wird man frühzeitig die Indikation zur Schnittentbindung stellen.

Unter den organischen Ursachen verdienen *narbige Veränderungen des Muttermundes* Erwähnung, z. B. *Stenosierung nach Konisation* (s. S. 681) oder *Elektrokoagulation,* auch die *ringförmigen Narben nach Cerclage.* Dieser Zustand läßt sich etwa bei der Hälfte der Fälle durch eine vorsichtige instrumentelle bzw. digitale Dehnung beheben.

Die Zervixdystokie führt – unabhängig von ihrer Genese – bei dem Versagen der genannten Maßnahmen zu erheblicher Geburtsverzögerung. Die Schnittentbindung sollte daher im Interesse des Kindes nicht zu spät erfolgen.

Fetale Ursachen der regelwidrigen Geburt

Lageanomalien des Kindes – Regelwidrige Lagen des Kindes

Beckenendlage

Definition und Häufigkeit

Bei ca. 4% der Längslagen erfolgt die Geburt aus Beckenendlage, d. h. der Kopf befindet sich im Fundus uteri und das Beckenende im unteren Uterinsegment.

Folgende Varianten treten in unterschiedlicher Frequenz auf:

- einfache oder reine Steißlage   60%
- Steiß-Fuß-Lage
  - unvollkommen   10%
  - vollkommen   4%
- Knielagen
  - unvollkommen   0,9%
  - vollkommen   0,1%
- Fußlagen
  - unvollkommen   10%
  - vollkommen   15%

Bei der reinen Steißlage sind häufig beide Beine an der Bauchseite des Kindes angewinkelt oder gestreckt nach oben geschlagen („extended legs"). Um eine Steiß-Fuß-Lage handelt es sich, wenn ein oder beide Füße neben dem Steiß liegen (unvollkommene bzw. vollkommene Steiß-Fuß-Lage). Bei einer Fußlage gehen ein Fuß (unvollkommen) oder beide Füße (vollkommen) dem Beckenende voran. Die gleiche Definition gilt, wenn ein oder beide Knie mit angewinkeltem Unterschenkel führen.

Ätiologie

Im 2. Trimenon ist die Frucht noch mobil, die Beckenendlage daher häufig und als physiologisch anzusehen. Ab Beginn des 3. Trimenons dreht sich der Fetus üblicherweise definitiv in Schädellage (physiologische „Selbstwendung"). Während sich in der 32. SSW noch ca. 20% der Kinder in Beckenendlage befinden, reduziert sich die *Frequenz* bis zum Ende der Schwangerschaft auf den *relativ konstanten Wert von 4–5%.* Das bedeutet, daß bei Frühgeburten öfter mit einer Beckenendlage zu rechnen ist, und zwar um so häufiger, je früher die Geburt und je kleiner das Kind. Ähnliches gilt für Mehrlingsschwangerschaften. Infolge der räumlich bedingten Bewegungseinschränkung ist die Beckenendlage bei Zwillingen gegenüber Einlingen um das 5fache vermehrt, und 5% aller Beckenendlagen entfallen auf Mehrlingsgeburten; in nahezu der Hälfte der Fälle befindet sich 1 Zwilling in Steißlage (s. S. 404).

Als *Ursache für eine Beckenendlage* kommen Faktoren in Betracht, durch die mechanisch oder funktionell die Poleinstellung in Schädellage unterbleibt oder behindert wird. Dazu gehören:

- Frühgeburt,
- Mehrlingsschwangerschaft,
- verengtes mütterliches Becken,
- Polyhydramnie,
- Oligohydramnie,
- kongenitale Fehlbildungen der Frucht (Hydrozephalus, Anenzephalus),
- Placenta praevia,
- schlaffer, geräumiger Uterus bei Mehr- und Vielgebärenden,
- Uterusmyome,
- Uterusanomalien,
- intrauteriner Fruchttod (zusätzlicher Tonusverlust).

Geburtsmechanismus bei Beckenendlage
Die geburtsmechanischen Gesetze (s. S. 208) gelten grundsätzlich auch für die Geburt aus Beckenendlage. Die Beckenpassage vollzieht sich jedoch in umgekehrter Reihenfolge und weist daher einige Besonderheiten auf: v. a. ist zu bedenken, daß bei Beckenendlagen der Umfang des vorangehenden Teiles stets kleiner ist als derjenige des nachfolgenden Kopfes.

Der Steiß tritt mit seiner Hüftbreite quer oder schräg in das Becken ein. Der Rücken befindet sich fast immer vorn. Beim Tiefertreten rotiert der Steiß mit der Hüftbreite in den geraden Durchmesser und paßt sich auf diese Weise dem längsovalen Beckenausgang an. Dabei stellt sich die vordere Hüfte ein und wird zur Leitstelle. Durch Lateralflexion der Lendenwirbelsäule stemmt sich dann die vordere Hüfte als Hypomochlion an der Symphyse an, so daß zuerst die vordere Gesäßbacke in der Vulva sichtbar wird. Unter weiterer Lateralflexion der Lendenwirbelsäule steigt der Steiß während der nächsten Preßwehen hoch, und es erscheint die hintere Hüfte.

Ist der Steiß geboren, so dreht sich der Rücken wieder nach vorn, weil sich nunmehr der Schultergürtel mit seinem queren Durchmesser in den Beckeneingang einpaßt. Während der Passage der Beckenhöhle bleibt die Schulterbreite i. allg. im queren oder schrägen Durchmesser und wird nach Erreichen des Beckenbodens mit quer oder schräg verlaufender Schulterbreite um die Symphyse geboren. Bei der Geburt der Schulter fallen meistens die bis dahin vor der Brust gekreuzten Arme heraus.

Der nachfolgende Kopf tritt mit quer verlaufender Pfeilnaht in das Becken ein. Er rotiert bis zum Beckenausgang in den geraden Durchmesser, und zwar entsprechend der dorsoanterioren Einstellung des Rückens fast ausnahmslos mit dem Hinterhaupt symphysenwärts. Die Nackenhaargrenze dient als Stemmpunkt, und Gesicht, Stirn und Hinterhaupt werden über den Damm geboren. Auf diese Weise vermag auch der nachfolgende Kopf mit dem kleinsten Durchtrittsplanum - dem Planum suboccipitobregmaticum - den Beckenausgang zu passieren.

Dieser Geburtsmechanismus gilt auch für die Varianten der Beckenendlage.

Von klinischer Bedeutung ist, daß bei der reinen Steißlage die Beine am Körper hochgeschlagen sein können und durch diese Schienung die Beweglichkeit der Wirbelsäule eingeschränkt, der Geburtsmechanismus also erschwert wird („extended legs").

Ab der Geburt des Steißes bzw. wenn der untere Rand des vorderen Schulterblattes erscheint, ist das unterstützende Eingreifen des Geburtshelfers erforderlich, da der kindliche Körper sonst infolge seines Eigengewichtes nach hinten unten sinken und der Austritt des Kopfes behindert würde (s. S. 427).

Diagnose
Eine Beckenendlage sollte gegen Ende der Gravidität, auf alle Fälle *vor* Geburtsbeginn erkannt werden. Läßt sich bei der *äußeren Untersuchung* mit dem 3. Leopold-Handgriff nicht der kugelige Kopf tasten und das Ballottement auslösen und vermittelt der 4. Leopold-Handgriff eine relativ weiche Kontur des vorangehenden Teiles, so sind dies gewichtige Hinweise auf eine Beckenendlage. Findet man den kugeligen ballottierenden Kopf im Fundus uteri, so bestehen kaum noch Zweifel an der Diagnose. Gleichzeitig gewinnt man einen ersten Eindruck von der Größe des Kopfes. Weiterhin sind bei einer Beckenendlage die kindlichen Herztöne am lautesten in Nabelhöhe oder darüber zu auskultieren.

Bei der *vaginalen Untersuchung* tastet man den Steiß als weichen, unregelmäßigen Teil hoch im oder über dem Beckeneingang. Sind daneben kleine Teile auszumachen, so handelt es sich um eine der Steißlagenvarianten.

Eine *Untersuchung mittels Ultraschall* sichert die Diagnose.

Prophylaxe
Die Beckenendlage erfordert ab dem letzten Trimenon der Gravidität eine gezielte Überwachung. Die Gravida ist dem Kollektiv der Risikoschwangeren zuzuordnen. Die Geburt sollte in einer geburtshilflich, perinatologisch und anästhesiologisch für Risikogeburten ausgerüsteten Klinik erfolgen. Unter Umständen ist wegen der Gefahr eines vorzeitigen

Blasensprunges bzw. einer Frühgeburt Ruhigstellung mit frühzeitiger Hospitalisierung notwendig.

Ab der 36./37. SSW kann man versuchen, durch die *äußere Wendung* eine Schädellage herzustellen. Die Wahl des relativ späten Zeitpunktes für die äußere Wendung hat den Vorteil, daß mit größerer Wahrscheinlichkeit die hergestellte Schädellage beibehalten bleibt und daß das Kind die notwendige Reife besitzt, wenn im Falle von Komplikationen die Sectio caesarea unmittelbar angeschlossen werden muß.

Folgende Kontraindikationen sind zu beachten:

- Uterusfehlbildung und Zustand nach Uterotomie,
- vorzeitiger Blasensprung,
- Oligohydramnion,
- fetopelvines Mißverhältnis,
- Plazentainsuffizienz,
- Mehrlingsschwangerschaft,
- Vorderwandplazenta (relative Kontraindikation – es besteht das Risiko einer vorzeitigen Plazentalösung).

An Komplikationen sind zu fürchten: Störung der Hämodynamik (Nabelschnurkomplikationen), vorzeitiger Blasensprung und Wehenauslösung. Bei einer Rh-Konstellation ist nach Durchführung der Wendung oder eines Wendungsversuches die Zählung der HbF-Zellen im mütterlichen Blut und ggf. eine Anti-D-Prophylaxe angezeigt (s. S. 412).

Die äußere Wendung wird bei einwandfreiem Kardiotokogramm stationär in Sectio-Bereitschaft unter Tokolyse vorgenommen. Eine zusätzliche Narkose ist nicht erforderlich.

Bei dem Wendungsmanöver setzt die eine Hand oberhalb des Kopfes, die andere unterhalb des kindlichen Steißes an, und beide bringen miteinander korrespondierend vorsichtig schiebend den Kopf abwärts und den Steiß aufwärts in den Fundus. Man versucht, das Kind im Sinne einer „Rolle rückwärts" zu drehen. Anschließend erfolgt eine kardiotokographische Kontrolle.

Läßt sich die Wendung nicht leicht durchführen, so ist von dem Versuch Abstand zu nehmen.

Die Erfolgsquote der äußeren Wendung liegt zwischen 35 und 70%. Diese große Differenz dürfte auf der unterschiedlichen Erfahrung der Operateure und den angewandten Selektionskriterien beruhen.

Leitung der vaginalen Geburt bei Beckenendlage
Die Entscheidung zur vaginalen Entbindung muß sehr sorgfältig getroffen und die Leitung der Geburt aus Beckenendlage darauf ausgerichtet sein, die möglichen Komplikationen mit ihren Gefahrenzuständen für den Nasciturus so frühzeitig zu erfassen, daß die Geburt ohne Zeitverlust in jeder Phase ihres Ablaufes beendet werden kann. Die kontinuierliche Überwachung ist eine conditio sine qua non.

Mit Beginn der Geburt hat nochmals eine sorgfältige Austastung des mütterlichen Beckens zu erfolgen, um frühzeitig zu entscheiden, ob unter Berücksichtigung der Lageanomalie und der Größe des kindlichen Kopfes eine Entbindung per vias naturales überhaupt in Frage kommt. Immerhin spielt das verengte Becken bei ca. 10% der Beckenendlagen eine ursächliche Rolle. Ein Mißverhältnis muß also ausgeschlossen werden (s. S. 425 und S. 429). Eine Entscheidungshilfe liefert die Ultraschallbiometrie: Es empfiehlt sich, mindestens 2 Schädelmaße und den Rumpfumfang oder mindestens 2 Rumpfdurchmesser zu ermitteln und bei noch hochstehendem Steiß auch die Conjugata vera zu messen.

Fällt die Entscheidung für ein zunächst konservatives Verhalten, so erfolgte die Betreuung in der *Eröffnungsperiode* unter kontinuierlicher Überwachung und konsequentem Abwarten bis zur Geburt des Steißes (s. S. 425).

Die Geburt aus Beckenendlage ist i. allg. durch einen *protrahierten Verlauf* gekennzeichnet, und zwar aus mehreren Gründen:

- Geburtsmechanisch kann die Abbiegung der Wirbelsäule erschwert sein, insbesondere bei der reinen Steißlage (s. S. 425).
- Die Beckenendlage einschließlich ihrer Varianten verzögert infolge der weichen Konsistenz des vorangehenden Teiles die Erweiterung des Muttermundes und führt häufiger zur Wehenschwäche, die eine individuell angepaßte *Wehenmittelinfusion* notwendig macht.

Die Geburtsanalgesie muß so gesteuert werden – am besten durch eine Katheterperiduralanästhesie (s. S. 274) –, daß sie in der Austreibungsperiode die Kooperation der Kreißenden nicht beeinträchtigt.

Die höhere Belastung des Kindes bei der Geburt aus Beckenendlage wird daran kenntlich, daß sich *bereits in der Eröffnungsperiode häufiger eine azidotische Stoffwechsellage* feststellen läßt. Das bedeutet auch bei zunächst nicht bedrohlichem, also kompensiertem Ausmaß, daß der Nasciturus *weniger Reserven für die Austreibungsperiode* mitbringt.

Zu fürchten sind in dieser Phase als Folge der mangelhaften Abdichtung im unteren Uterinsegment der *frühzeitige Blasensprung* mit der *akuten Gefahr des Nabelschnurvorfalls,* der zur sofortigen Schnittentbindung zwingt. Grundsätzlich ist bei den *geringsten Zeichen der Gefährdung* des Nasciturus oder bei protrahiertem Geburtsverlauf die Entscheidung für einen spontanen Ablauf zu revidieren und der Kaiserschnitt vorzuziehen.

Verläuft die Eröffnungsperiode ohne Komplikationen und hat man bei guter Überwachung den Zustand des Kindes unter Kontrolle, so ist die *Austreibungsperiode mit dem Risiko der unvorhersehbaren und daher präventiv unkalkulierbaren akuten Notsituation belastet,* die bei ca. 20%, also bei jeder 5. Beckenendlagengeburt, auftreten.

Nach der Geburt des Steißes beginnt *mit dem Eintritt des kindlichen Kopfes in den Beckeneingang eine Phase der akuten Bedrohung,* da nunmehr die Nabelschnur komprimiert wird. Der Grad der Gefährdung hängt davon ab, wie schnell der Kopf das Becken passiert. Im Gegensatz zur Geburt aus Schädellage kann er sich nicht konfigurieren und anpassen. Dadurch kommt es leicht zu Verzögerungen beim Durchtritt des Kopfes, die die Dauer der Nabelschnurkompression verlängern und zur Hypoxie führen.

Aber auch die schnelle Passage des mütterlichen Beckens hat ihre Gefahren. Der Kopf ist dann dem schnellen Wechsel zwischen Kompression im Becken und Dekompression beim Austritt ausgesetzt. Die Druckunterschiede können - namentlich bei unreifen Kindern - intrakranielle Blutungen auslösen.

Zudem kommt es nach der Geburt des Rumpfes gelegentlich schon zur partiellen oder vollständigen Ablösung der Plazenta. Nicht vorhersehbar ist weiterhin, ob die Arme hochgeschlagen sind und erst manuell gelöst werden müssen, um anschließend den Kopf entwickeln zu können. Überrascht werden kann man auch durch eine regelwidrige okzipitoposteriore Rotation und die dadurch erschwerte Entwicklung des Kopfes. Auf diese zusätzliche Einstellungsanomalie wird man aufmerksam, wenn man beim Tiefertreten des Steißes die Crista sacralis zur Kreuzbeinhöhle gerichtet tastet. Auch die Haltung der unteren Extremitäten beeinflußt den Ablauf der Austreibungsperiode. Den besten Dehnungseffekt gewährleistet die vollkommene Steiß-Fuß-Lage mit ihrem Umfang von 33 cm. Bei Knie- und Fußlagen ist jedoch der Umfang der (oder des) vorangehenden Teile(s) mit 25 cm bzw. 27 cm wesentlich kleiner als der des nachfolgenden Kopfes (Tabelle 44) und kann dessen Durchtritt erschweren, verzögern oder innerhalb der *tolerierbaren Zeit von maximal 5 min* sogar unmöglich machen. Mit diesen Schwierigkeiten muß man v. a. bei Frühgeburten mit den ungünstigen Proportionen zwischen Rumpf und Kopf rechnen.

Die Kreißende soll erst spät mitpressen, damit die Weichteile ausreichend gedehnt werden. Dagegen müssen der Durchtritt und die Entwicklung des Kindes im Hinblick auf die Nabelschnurkompression schnell - möglichst mit 1 Preßwehe - ablaufen (s. unten).

Bei komplikationslosem Verlauf wird vorsorglich, sobald der Steiß „durchschneidet", zur Raumgewinnung bei gespanntem Damm eine ausgedehnte Episiotomie angelegt (s. S. 227).

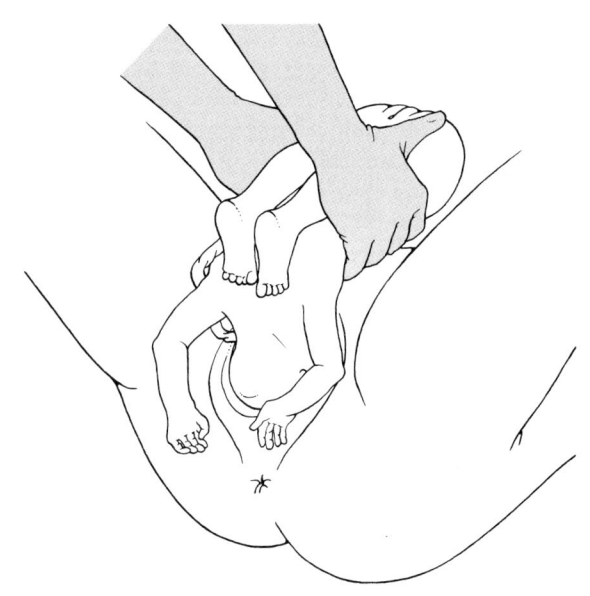

Abb. 202. Unterstützung der Spontangeburt aus Beckenendlage nach Bracht

Wenn Steiß und Rumpf bis zum Nabel bzw. unteren Skapulawinkel geboren sind, beginnt die *Unterstützung der Spontangeburt* (nach Bracht) (Abb. 202). Dazu wird der Rumpf des Kindes mitsamt den Beinen so umfaßt, daß die Daumen über die an der Bauchseite liegenden Oberschenkel und die übrigen Finger über den Rücken des Kindes greifen. Man leitet zunächst den Rücken in Fortsetzung der Führungslinie gegen die Symphyse, am besten im schrägen Durchmesser. Möglichst in der gleichen Wehe wird der Rumpf dann vorsichtig, aber zügig um die Symphyse geführt bis die Schultern mit den herausfallenden Armen und der Kopf geboren sind und das Kind auf die Bauchdecken der Mutter zu liegen kommt. Das Herausgleiten des Kopfes muß dosiert erfolgen, um eine zu plötzliche Druckentlastung zu vermeiden.

Um einen reibungslosen Ablauf der *Entwicklung nach Bracht* zu gewährleisten, sind die folgenden ergänzenden Maßnahmen von Vorteil:

- vor der letzten Austreibungswehe die Wehenmittelinfusion schneller stellen,
- während der letzten Wehe dosierter Druck auf den Fundus uteri durch eine Hilfsperson, um einen glatten Durchtritt des Rumpfes und des nachfolgenden Kopfes durch den Geburtskanal zu gewährleisten. Bei diesem Vorgehen wird das Hochschlagen der Arme vermieden - also die Fruchtwalze erhalten -, und der Kopf bleibt in der Beugehaltung.

Diese unterstützte Spontangeburt aus Beckenendlage hat *eine genügende Nachgiebigkeit der Weichteile zur Voraussetzung.* Bei der *Erstgebärenden* ist diese Vorbedingung erfahrungsgemäß nur selten gegeben. Aus diesem Grunde wird bei der Primipara nach Geburt des Rumpfes unverzüglich in Narkose die Manualhilfe zur Entwicklung der Arme und des Kopfes vorgenommen. Dazu ist eine Leitungs- oder Allgemeinanästhesie erforderlich. Das gleiche Vorgehen empfiehlt sich, wenn die zur unterstützten Spontangeburt unbedingt notwendige Kooperation der Kreißenden fehlt.

Prinzipien der Manualhilfe bei Beckenendlage
Da der studentische Unterricht nicht mehr das Erlernen der geburtshilflichen Operationen vorsieht, werden die Methoden der Manualhilfe bei Beckenendlage nur im Prinzip geschildert.

Die Manualhilfe bei Beckenendlage umfaßt die manuelle Lösung der Arme und die Entwicklung des nachfolgenden Kopfes. Für das Manöver der Armlösung existieren verschiedene Modifikationen. Die wichtigsten sind:

Armlösung nach Mueller: Sie stellt die schonendste Methode dar. Das Kind wird am Oberschenkel gefaßt. Durch Senken des Rumpfes (Abb. 203) wird zuerst der vordere Arm mit 2 Fingern unter der Symphyse herausgewischt und anschließend durch Heben des Rumpfes der hintere Arm über den Damm herausgeleitet.

Klassische Armlösung: Sie kann bei großem Kind notwendig werden, erhöht aber seine Gefährdung. Bei diesem Lösungsmodus wird das Kind an den Fußgelenken gefaßt, der hintere Arm unter Heben des Rumpfes herausgestreift, anschließend durch das sog. „Umstopfen" die vordere Schulter in die Kreuzbeinhöhle gedreht und der Arm von dort gelöst.

Kombinierte Armlösung (Bickenbach): Es wird wie bei der klassischen Armlösung mit der Lösung des hinteren Armes begonnen und dann der vordere Arm entsprechend dem von Mueller angegebenen Vorgehen gelöst.

Die Entwicklung des Kopfes: Der Lösung der Arme schließt sich unmittelbar die Entwicklung des Kopfes mit dem *Handgriff nach Veit-Smellie* an (Abb. 204 a, b).

Man läßt den Körper des Kindes mit seiner Bauchseite auf dem Unterarm reiten, geht mit dem Zeigefinger in den Mund des Kindes ein, während Daumen und Mittelfinger den Unterkiefer stützen. Dadurch wird der Kopf in Flexion gehalten. Die andere Hand umgreift hakenförmig mit Zeige- und Mittelfinger die Schultern des Kindes und zieht den Kopf nach unten, bis sich die Nackenhaargrenze am unteren Symphysenrand anstemmt und der Kopf mit Gesicht, Stirn und Hinterhaupt vorsichtig über den Damm geleitet werden kann.

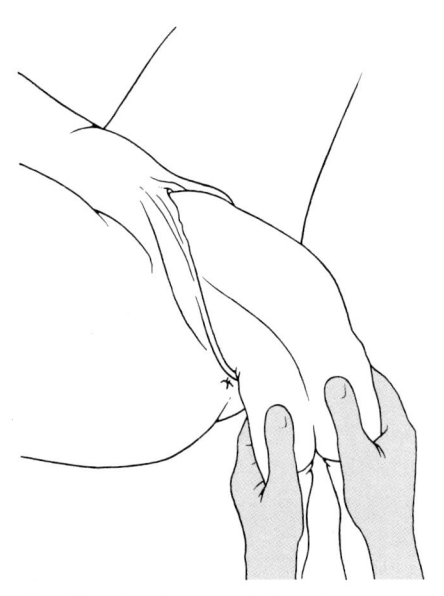

Abb. 203. Armlösung nach Mueller

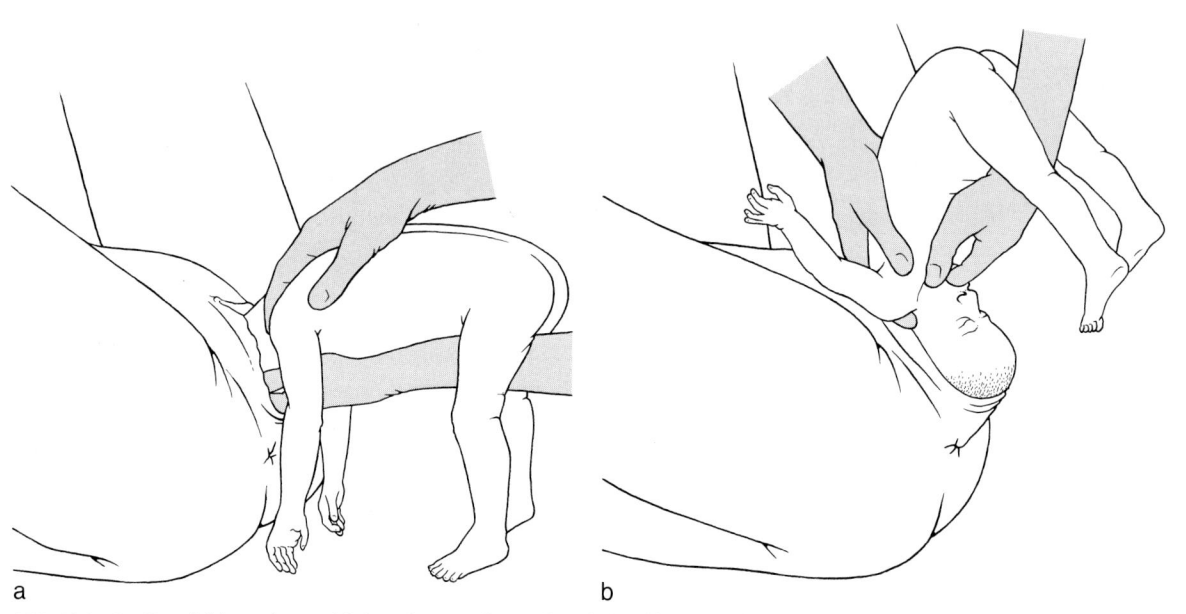

Abb. 204 a, b. Entwicklung des nachfolgenden Kopfes nach Veit-Smellie. **a** 1. Phase, **b** 2. Phase

Indikationsstellung zur Schnittentbindung bei Beckenendlage

Die a priori 3mal höhere Gefährdung des Kindes bei Geburt aus Beckenendlage im Vergleich zur Schädellage sowie die Häufigkeit und Vielfältigkeit der Komplikationen haben zu einer *erweiterten Indikationsstellung zur Sectio caesarea* geführt.

Die Indikation zur *elektiven* (primären) Sectio caesarea ist gegeben bei:

- großem Kind (biparietaler Kopfdurchmesser > 10 cm bzw. Gewicht > 3500 g),
- Verdacht auf Mißverhältnis,
- auffallend hochstehendem Steiß,
- Zusatzrisiken (u. a. Diabetes, ältere Erstgebärende, Plazentainsuffizienz, pathologisches CTG).

Zu Empfehlen ist die Entbindung durch Kaiserschnitt bei:

- älteren und alten Erstgebärenden, generell großzügig bei allen Primiparae,
- reiner Steißlage und Fußlage,
- Hyperextension des Kopfes,
- Frühgeburten zwischen der 28. und 34. SSW.

Bei extrem unreifen Kindern unterhalb der 28. SSW liegen derzeit die neonatale und die Spätmorbidität unabhängig vom Geburtsmodus so hoch, daß die Sectio caesarea wegen der ungünstigen Relation zwischen mütterlicher Morbidität und Mortalität einerseits und dem Zustand des Kindes andererseits nicht als generelle Maßnahme zu empfehlen ist. In diesem Tragzeitbereich besteht jedoch die Möglichkeit für individuelle Entscheidungen.

Die vielfältigen unkalkulierbaren Komplikationen unter der Geburt aus Beckenendlage können in jeder Phase des Geburtsverlaufes die sofortige Beendigung durch Kaiserschnitt erfordern. Dabei gilt:

Je besser der präoperative Zustand des Nasciturus, desto günstiger die Aussichten für das postnatale Dasein.

Die Indikation zur sekundären Sectio caesarea ist gegeben bei

- initialen Zeichen der fetalen Hypoxie,
- protrahiertem Geburtsverlauf (bei Erstgebärenden > 8 h, bei Mehrgebärenden > 6 h), unabhängig davon, ob funktionell (Wehenschwäche) oder mechanisch (hochgeschlagene Beine, „extended legs") bedingt,
- Nabelschnurvorfall,
- dorsoposteriorer Drehung des Rückens.

In der BRD werden heute über 80% der Beckenendlagenkinder durch Kaiserschnitt geboren, davon ca. 70% durch primäre Sectio caesarea.

Prognose für das Kind

Bei der Geburt aus Beckenendlage per vias naturales sind die perinatale Mortalität, Neugeborenenmorbidität und die Häufigkeit der neurologischen und geistigen Spätschäden gegenüber den Geburten aus Schädellage erhöht.

Dabei muß man aber bedenken, daß der Fetus in Beckenendlage per se - also ohne Berücksichtigung des Geburtsmodus - mit einem erhöhten Risiko belastet ist, weil sich in diesem Kollektiv vermehrt u. a. Prämaturität, Mehrlingsgeburten, vorzeitiger Blasensprung, Nabelschnurkomplikationen, geburtshilfliche Traumata (intrakranielle Blutungen) finden.

Die *perinatale Mortalität* liegt gegenüber der Spontangeburt aus Schädellage um das Mehrfache höher, überwiegend bedingt durch *Hirntraumata* und *intrauterine Asphyxie,* verstärkt durch *Frühgeburtlichkeit* und *Unreife.* Die Mortalität von Frühgeborenen - insbesondere von sehr kleinen Frühgeborenen - kann durch die Sectio caesarea gesenkt werden.

Die *neonatale Frühmorbidität* ist nach vaginaler Entbindung erhöht. Dies ist vornehmlich darauf zurückzuführen, daß bei vaginaler Geburt etwa die Hälfte aller Beckenendlagenkinder mit einer *azidotischen Stoffwechsellage* unterschiedlichen Grades geboren wird. Je unreifer das Kind, desto größer ist das Risiko.

Bezüglich der *Spätmorbidität* haben die durch Kaiserschnitt geborenen Beckenendlagenkinder etwas günstigere Entwicklungschancen, insbesondere die Frühgeborenen. Insgesamt wird die Häufigkeit neurologischer Spätschäden nach vaginaler Geburt mit 3-7% angegeben.

Prognose für die Mutter

Insgesamt liegt die *mütterliche Morbidität nach vaginaler Entbindung* aus Beckenendlage gegenüber der aus Schädellage doppelt so hoch, bedingt durch Weichteilverletzungen, postpartale Blutungen, atonische Nachblutungen und Infektionen. Nach *Schnittentbindung* wegen Beckenendlage liegt die *Morbiditätsrate* etwa 5- bis 8mal höher als nach vaginaler Beckenendlagengeburt infolge von Lochialverhaltungen, Endometritis und Wundheilungsstörungen mit subfebrilen und febrilen Temperaturen sowie Anämie. Somit stellt die erhöhte mütterliche Morbidität das eigentliche Risiko der erweiterten Indikationsstellung zur Sectio caesarea dar. Die Verbesserung des Schwangerschaftsausgang für das Kind dürfte jedoch die erweiterte Indikationsstellung durch Schnittentbindung bei Beckenendlage rechtfertigen.

Quer- und Schräglagen

Definition und Häufigkeit

Bei Quer- oder Schräglage bildet die Längsachse des Kindes zur Längsachse des Geburtskanals einen rechten oder spitzen Winkel (s. S. 208). Damit besteht a priori keine Achsenübereinstimmung zwischen Fruchthalter und Beckenkanal einerseits und dem Feten andererseits (Abb. 205). Befindet sich der Kopf auf der linken Seite, so spricht man von einer I. Querlage, bei der II. Querlage liegt er rechts.

Die Einteilung in dorsoanteriore (Rücken vorn), dorsosuperiore (Rücken oben), dorsoposteriore (Rücken hinten) und dorsoinferiore Querlage (Rücken unten), ist heute für das geburtshilfliche Handeln ohne Belang.

Die Häufigkeit beträgt 1:200 bis 1:400 Geburten. In Ländern mit Geburtenregelung ist die Frequenz rückläufig, weil die Pluriparität als eine der Hauptursachen dieser Lageanomalie seltener wird.

Ätiologie

Ursächlich werden die Quer- und Schräglagen entweder durch eine abnorme Bewegungsfreiheit des Feten (schlaffe Weichteile Vielgebärender, Hydramnion) hervorgerufen, oder die normale Einstellung und der Eintritt des Kopfes oder des Beckenendes in das kleine Becken sind durch ungünstige Raumverhältnisse behindert.

Im einzelnen kommen für die Entstehung einer Quer- und Schräglage als Ursachen in Frage:

- Multi- und Pluriparität: Infolge Schlaffheit des Gewebes, insbesondere der Uteruswand und der Bauchdecken, entfällt die richtende Kraft für die Längslage; 90% der Quer- und Schräglagen betreffen Mehrgebärende, ab dem 4. Kind steigt die Frequenz stark an.
- Mißverhältnis zwischen Kopf und Becken: Bei engem Becken oder verformtem Beckeneingang kann der Kopf nicht vom unteren Uterinsegment eingefangen werden bzw. sich nicht im Beckeneingang einstellen. Etwa 10% dieser Lageanomalien werden durch Beckenverengungen verursacht.
- Placenta praevia: Der Sitz der Plazenta im unteren Uterinsegment behindert die Einstellung des Kindes in Längslage.
- Polyhydramnie: Infolge der abnormen Beweglichkeit des Kindes und der Überdehnung der Uteruswand kann der Kopf nicht vom unteren Uterinsegment eingefangen werden.
- Mehrlingsschwangerschaft: Bei ca. 8% der Zwillingsschwangerschaften liegen infolge der veränderten Raumbedingungen beide oder eines der Kinder in Querlage, häufiger der 2. Zwilling.
- Frühgeburt: Es besteht noch eine freie Mobilität der Frucht, weil im Verhältnis zum Volumen des Feten relativ viel Fruchtwasser vorhanden ist.
- Kongenitale Fehlbildungen des Kindes, z. B. Hydrozephalus, Spina bifida.
- Uterusanomalien: Durch einen Uterus bicornis, arcuatus oder subseptus wird das Kind eher in eine Querlage gezwungen.
- Uterusmyome, Tumoren im kleinen Becken mit Verformung des Cavum uteri.

Das kindliche und mütterliche Risiko bei Querlage

Die spontane Geburt aus einer Querlage ist bei normal großem Kind absolut unmöglich; auch bei kleinen, unreifen Feten ist ohne Eingreifen des Geburtshelfers nicht mit einem lebenden Kind zu rechnen. Nur wenn es sich um schlaffe, abgestorbene, unreife Früchte handelt, können diese conduplicato corpore[1] (2,5% der Querlagen) oder durch den Modus der Selbstentwicklung nach Douglas[2] oder Denman[3] (0,5%) per vias naturales ausgestoßen werden.

Schon ab der *Eröffnungsperiode* wird die *Situation für das Kind bedrohlich*. Da die Abdichtung des unteren Eipols durch den vorangehenden Teil fehlt, kommt es leicht schon bei den ersten Geburtswehen zum *frühzeitigen Blasensprung* (ca. 40%), der in etwa 20–25% einen *Nabelschnurvorfall* zur Folge hat. Das

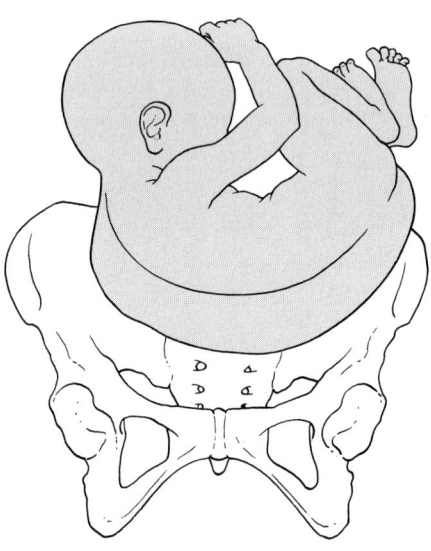

Abb. 205. Kind in II. (dorsoanteriorer) Querlage

---

[1] Selbstentwicklung mit gedoppeltem (zusammengeklapptem) Körper.
[2] Selbstentwicklung durch Abknickung im oberen Teil der Wirbelsäule.
[3] Selbstentwicklung durch Abknickung im unteren Teil der Wirbelsäule.

Kind stirbt intrauterin ab, wenn die Entbindung nicht innerhalb kürzester Frist erfolgt. Außerdem führen die Wehen nach dem Blasensprung leicht zur Asphyxie, da sie den Feten komprimieren, statt ihn zu exprimieren. Darüber hinaus keilt sich nach dem Blasensprung die vorliegende Schulter im Beckeneingang ein, und der Arm fällt in 50-70% vor. Bei vollständig erweitertem Muttermund ist damit der Zustand der *verschleppten Querlage* (Abb. 206) erreicht, der eine **akut lebensbedrohliche Situation für die Mutter** bedeutet. Der Uterus reagiert mit verstärkter Wehentätigkeit, die tetanischen Charakter annehmen kann. Das Corpus uteri retrahiert sich und überdehnt das untere Uterinsegment. Die Grenze zwischen den aktiven und passiven Uterusabschnitten zeigt sich deutlich an dem wulstigen Kontraktionsring, der Bandl-Furche, die bis in Nabelhöhe steigt (s. S. 205). Die Ligg. rotunda sind gespannt. Das untere Uterinsegment wird hauchdünn ausgezogen. Wehensturm und Unruhe der Kreißenden infolge schneidender Schmerzen kennzeichnen die *drohende Uterusruptur*. Schon die folgende Wehe, eine Untersuchung oder eine Umlagerung genügen zur *Uterusruptur*. Die Ruptur ereignet sich entweder im überdehnten unteren Uterinsegment oder tiefer - v. a. bei einer vaginalen Exploration - als *Kolpaporrhexis*. Das Kind stirbt meistens schon im Stadium der drohenden Ruptur infolge der Hypoxie und wird zugleich mit der Uterusruptur in die Bauchhöhle geboren. Das markante Zeichen der Ruptur ist die unmittelbar folgende Wehenstille. Die Kreißende empfindet ein Gefühl der Erleichterung, gerät aber schnell unter den **Zeichen einer inneren Blutung in einen Schock.** Nur durch sofortigen Volumenersatz und Hysterektomie kann diese für die Mutter vitale Bedrohung noch beherrscht werden.

Diagnose
Da es sich um *gebärunfähige Lagen* handelt, ist die rechtzeitige Diagnose für Mutter und Kind von schicksalhafter Bedeutung. Die Querlage läßt sich i. allg. schon allein durch die *äußere Untersuchung* feststellen, es sei denn, fettreiche Bauchdecken erschweren die Befunderhebung. Bei der *Inspektion* fällt die querovale Form des Uterus auf. Mit den Leopold-Handgriffen lassen sich der vergleichsweise tiefstehende abgeflachte Fundus uteri und der **Kopf rechts oder links seitlich tasten,** meist auch der Steiß auf der Gegenseite verifizieren, während **kein vorangehender Teil über der Symphyse** auszumachen ist. Die Herztöne sind am deutlichsten in Nabelhöhe zu hören. Bei der *vaginalen Untersuchung* findet sich das kleine Becken leer. Die Ultrasonographie sichert den Befund und liefert zugleich weitere Informationen über die Größe des Kindes (s. S. 260).

Die Diagnose einer Quer- oder Schräglage muß den Geburtshelfer schon in der Schwangerschaft alarmieren. Bereits ab dem 3. Trimenon können Komplikationen auftreten. Der *vorzeitige Blasensprung* mit der akuten Gefahr des Nabelschnurvorfalls ereignet sich 3mal häufiger als bei Schädellagen. Zu fürchten ist ferner die Chorioamnionitis als Folge der Keimaszension mit intrauterinem Fruchttod an einer fetalen Sepsis.

Die Überwachung dieser Risikoschwangeren muß daher ganz darauf ausgerichtet sein, den vorzeitigen Blasensprung zu verhindern, zumindest so lange, bis die notwendige Reife des Kindes erreicht ist.

Prophylaxe
In den letzten Schwangerschaftswochen kann man versuchen, unter strenger Überwachung und Ruhigstellung mit Tokolytika durch *äußere Wendung* eine Schädellage herzustellen (s. S. 426). Dieser Versuch ist jedoch nur dann sinnvoll, wenn die Ursache der Quer- oder Schräglage bekannt ist und eine bleibende Lagekorrektur ermöglicht. Generell ist eine *Hospitalisierung erforderlich, sobald die Zervix Zeichen der Geburtsbereitschaft erkennen läßt.* Auf diese Weise sind die laufende Kontrolle und das sofortige Eingreifen gesichert, wenn es zu einem vorzeitigen oder frühzeitigen Blasensprung mit dem Risiko des Nabelschnurvorfalls kommt.

Leitung der Geburt bei Quer- und Schräglage
Dieser gebärunfähigen Situation konnte früher nur mit Hilfe der schwierigen und für Mutter und Nasciturus risikoreichen inneren Wendung und nachfolgenden Extraktion des Kindes

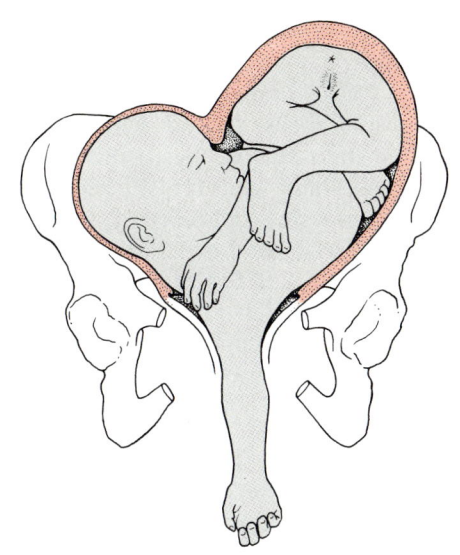

Abb. 206. Verschleppte Querlage mit Armvorfall und drohender Uterusruptur. (In Anlehnung an Martius 1981)

unter Inkaufnahme der hohen kindlichen und mütterlichen Mortalität und Morbidität begegnet werden (s. unten).

Heute bildet die Querlage eine **absolute Indikation zur primären Schnittentbindung.** Nach bisher komplikationslosem Verlauf wird die Schwangere etwa 1 Woche vor dem Termin zur Sectio caesarea aufgenommen. Ein vorzeitiger Blasensprung oder Wehenbeginn zwingen zur sofortigen Schnittentbindung, ebenso ein durch Unkenntnis der Diagnose eingetretener Zustand der verschleppten Querlage, um die Uterusruptur zu vermeiden.

Im Interesse der Mutter sollte auch ein intrauterin abgestorbenes, reifes Kind durch Kaiserschnitt entwickelt werden. Nur nach intrauterinem Absterben einer kleinen unreifen Frucht kann man die Spontanausstoßung abwarten. Querlage bei Zwillingsschwangerschaft s. S. 405.

Prognose für das Kind
Durch die primäre Sectio caesarea konnte die kindliche Mortalität auf ca. 2% gesenkt werden. Sie betrug früher bei dem vaginalen Vorgehen mit innerer Wendung im Mittel 33%. Hauptursachen der kindlichen Mortalität sind heute die Frühgeburtlichkeit, der Nabelschnurvorfall und die Infektion nach vorzeitigem Blasensprung.

Prognose für die Mutter
Während früher allein die Uterusruptur bei 10–20% der Querlagen als Hauptursache der mütterlichen Mortalität auftrat, trägt die Mutter heute nur noch das allgemeine Operationsrisiko der Schnittentbindung (0,5‰).

Regelwidrige Einstellung bei Schädellage

Hoher Geradstand

Definition und Häufigkeit
Stellt sich der kindliche Kopf mit **längs verlaufender Pfeilnaht zum Beckeneingang** ein, so bezeichnet man diese Regelwidrigkeit als hohen Geradstand. Diese Einstellungsanomalie kann **vorübergehend** und damit ohne Belang sein. **Persistiert** sie nach Geburtsbeginn, so ist damit eine **pathologische geburtsunmögliche Situation** geschaffen, es sei denn, es handelt sich um ein kleines unreifes Kind.

Der Kopf stellt sich in okzipitoanteriorer **(Positio occipitalis pubica)** oder okzipitoposteriorer **(Positio occipitalis sacralis)** Position ein (Abb. 207).

Die Häufigkeit des persistierenden hohen Geradstandes beträgt ca. 0,5%, die okzipitoanteriore Einstellung ist doppelt so häufig wie die okzipitoposteriore.

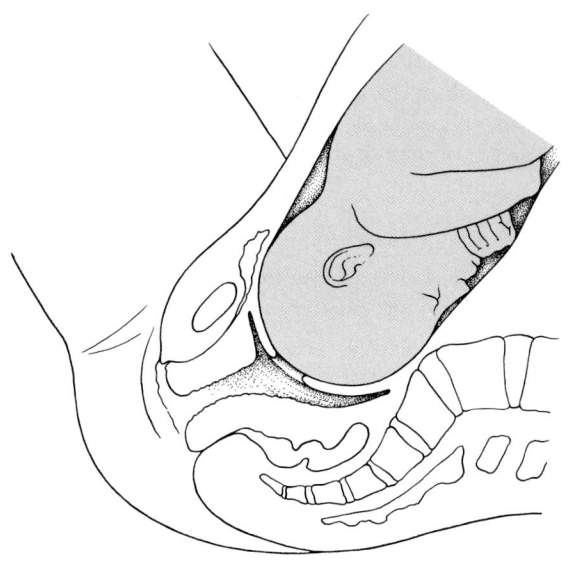

Abb. 207. Hoher Geradstand: Positio occipitalis pubica

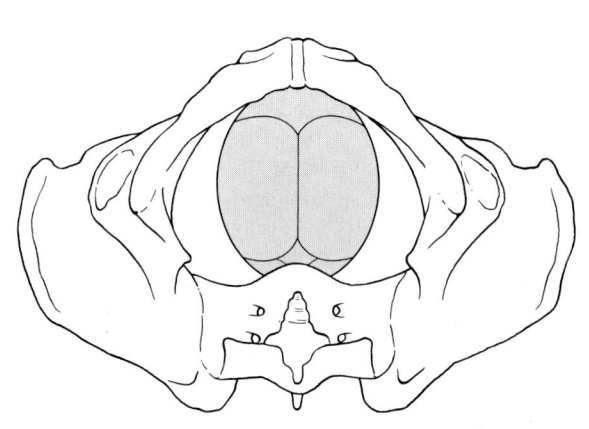

Abb. 208. Hoher Geradstand. Bei vaginaler Untersuchung ist der Kopf im Beckeneingang mit gerade verlaufender Pfeilnaht zu tasten

Ätiologie
Diese Einstellungsanomalie ist am häufigsten auf ein absolutes oder relatives Mißverhältnis zwischen mütterlichem Beckeneingang und kindlichem Kopf zurückzuführen und findet sich vorwiegend bei dem längsovalen androiden, dem verstärkt anthropoiden Becken und den Formen des langen Beckens (s. S. 200 und S. 418). Die regelwidrige Einstellung kann sich aber auch rein zufällig ereignen, wenn sich der Kopf bei Blasensprung im geraden Durchmesser befindet und so in den Beckeneingang eintritt.

Diagnose
Im Rahmen der Schwangerenbetreuung liefert die Erkennung eines der ungünstigen Beckentypen Hinweise, die auch an die Möglichkeiten eines hohen Geradstandes denken lassen. Nach Wehenbe-

ginn vermittelt die äußere Untersuchung mit dem 3. Leopold- und dem Zangemeister-Handgriff bereits den ersten Hinweis auf diese Einstellungsanomalie: Der Kopf imponiert schmal und überragt die Symphyse mehr oder weniger. Gesichert wird die Diagnose durch die vaginale Untersuchung, wenn der *Kopf im Beckeneingang* steht und die *Pfeilnaht im geraden Durchmesser* verläuft (Abb. 208). Die kleine oder große Fontanelle ist häufig nicht erreichbar. Hat sich nach längerer und kräftiger Wehentätigkeit eine ausgeprägte Kopfgeschwulst entwickelt, so ist u. U. die Pfeilnaht nicht sicher durchzutasten. Die Diagnose läßt sich ultrasonographisch sichern.

Verlauf und Leitung der Geburt bei hohem Geradstand
Die transitorische Einstellung im hohen Geradstand ereignet sich häufiger als die persistierende Einstellungsanomalie. Unter normalen Größenverhältnissen zwischen Kopf und Becken vermag der Kopf die Drehung bis zur querverlaufenden Pfeilnaht nachzuholen. Die Korrektur der Einstellung kann durch Seitenlagerung und/oder Beckenhochlagerung unterstützt und damit die Spontangeburt ermöglicht werden.

Erlaubt die abnorme Form des Beckeneingangs oder ein relatives Mißverhältnis zwischen Kopf und Becken keine Korrektur dieser Einstellungsanomalie, so wird der Kopf durch die Wehenkraft im *geraden Durchmesser in den Beckeneingang gepreßt*, und es ergibt sich eine *geburtsunmögliche Situation.*

Bei unveränderter Einstellung des Kopfes im geraden Durchmesser muß die Geburt durch Sectio caesarea beendet werden. Die Entscheidung sollte unabhängig von der Weite des Muttermundes getroffen werden, sobald sich zeigt, daß der Kopf im Beckeneingang fixiert ist. Ein zu langes Hinauszögern der Entscheidung belastet den kindlichen Kopf, bedeutet also eine Gefährdung des Kindes. Außerdem muß nach völliger Eröffnung des Muttermundes mit einer Uterusruptur gerechnet werden.

Prognose für das Kind
Durch die rechtzeitige Diagnose und die frühzeitige Schnittentbindung kann das Risiko für das Kind auf ein Minimum gesenkt werden. Die Prognose verschlechtert sich durch zu späte Erkennung des hohen Geradstandes und den protrahierten Ablauf bis zum Geburtsstillstand beträchtlich.

Prognose für die Mutter
Die Mutter trägt nicht mehr als das Operationsrisiko, wenn rechtzeitig die Sectio caesarea durchgeführt wird.

Scheitelbeineinstellung im Beckeneingang – Verstärkter Asynklitismus

Der vordere oder hintere Asynklitismus stellt zunächst nur eine physiologische Variante dar (s. S. 211). Nicht selten pendelt sich der Kopf über eine hintere und dann vordere Lateralflexion in den Beckeneingang ein. Pathologisch werden die Naegele- und Litzmann-Obliquität erst bei *persistierender und verstärkter Lateralflexion des Kopfes.*

Ätiologie
Die Ursache ist der Versuch der Adaptation an ungünstige räumliche Verhältnisse zwischen Kopf und Becken bei Beginn der Beckenpassage. Formabweichungen des Beckeneingangs, z. B. beim ausgeprägten anthropoiden oder androiden Becken, können ebenso die Veranlassung zur Einstellungsanomalie sein wie ein relativ zu großer Kopf des Kindes.

Diagnose
Die verstärkte Obliquität zeigt sich daran, daß bei der vaginalen Exploration die Pfeilnaht entweder dem Promontorium (vorderes Scheitelbein führt – *vorderer Asynklitismus – verstärkte Naegele-Obliquität)* (Abb. 209) oder der Symphyse (hinteres Scheitelbein führt – *hinterer Asynklitismus – verstärkte Litzmann-Obliquität)* genähert ist (Abb. 210).

Verlauf und Leitung der Geburt bei Scheitelbeineinstellung
Die *vordere Scheitelbeineinstellung ist prognostisch günstiger,* weil der Kopf i. allg. in die Kreuzbeinhöh-

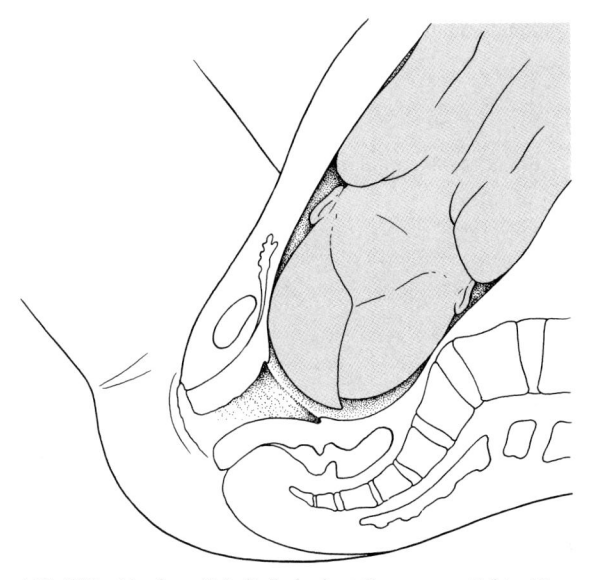

Abb. 209. Vordere Scheitelbeineinstellung = verstärkte Naegele-Obliquität. Die Pfeilnaht ist dem Promontorium genähert

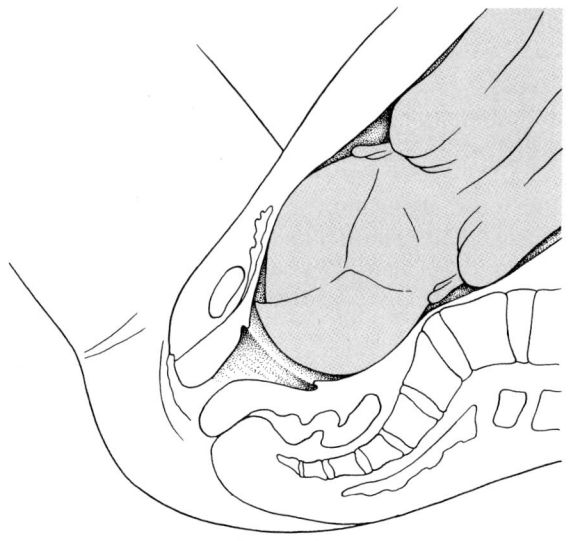

Abb. 210. Hintere Scheitelbeineinstellung = verstärkte Litzmann-Obliquität. Die Pfeilnaht ist der Symphyse genähert

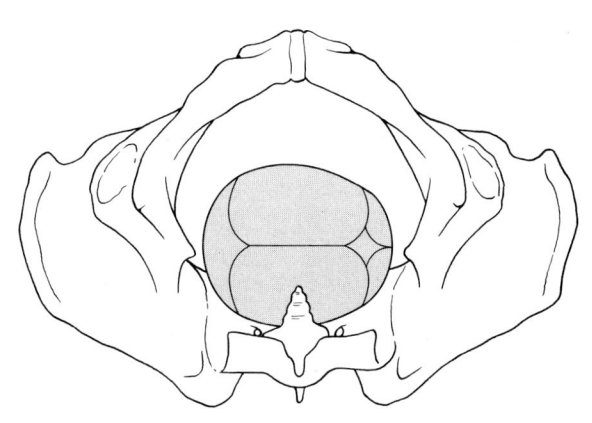

Abb. 211. II. tiefer Querstand

le ausweichen und die Spontangeburt angestrebt werden kann. Dagegen hat die Geburt bei hinterer Obliquität von vornherein eine ungünstigere Prognose wegen der begrenzenden Symphysenwand; die Indikation zur Schnittentbindung ist daher großzügig zu stellen (s. auch Leitung der Geburt bei verengtem Becken S. 420).

Tiefer Querstand

Definition und Häufigkeit
Es handelt sich um eine Einstellungsanomalie des Kopfes in der Austreibungsperiode, die ebenso wie der hohe Geradstand erst durch die Persistenz pathologisch wird. Daher spricht man vom *tiefen Querstand,* wenn bei *vollständig eröffnetem Muttermund* der Kopf *tief im Becken steht* und *trotz guter Wehentätigkeit keine Tendenz zur Rotation* erkennen läßt (Abb. 211). Der Primärfaktor ist dabei die regelwidrige Haltung insofern, als sich der **Kopf beim Tiefertreten nicht ausreichend flektiert.**

Der tiefe Querstand tritt bei etwa 0,5–2% der Geburten auf. Der I. tiefe Querstand (kleine Fontanelle links) und der II. tiefe Querstand (kleine Fontanelle rechts) sind etwa gleich häufig.

Ätiologie
Verschiedene mütterliche und/oder kindliche Bedingungsfaktoren können einzeln oder kombiniert zur Ausbildung des tiefen Querstandes beitragen.

Von seiten des Kindes wirkt sich v. a. ein kleiner, runder Kopf prädisponierend aus, der insbesondere bei zusätzlichen *mütterlichen Ursachenfaktoren,* wie geräumigem Becken oder schlaffen Weichteilen, keinem Zwang zur Beugung und Rotation unterliegt, weil, v. a. bei weitem Levatorspalt, die richtende Kraft fehlt. Dementsprechend sind häufiger Vielgebärende von diesem Ereignis betroffen. Additiv kommt nicht selten eine Wehenschwäche hinzu. Die Ursache kann aber auch im mütterlichen Becken begründet sein; z. B. behindert ein zu flach gestaltetes Kreuzbein die Rotation des Kopfes, weil die ungenügende Kreuzbeinaushöhlung dem Vorderhaupt nicht ausreichend Platz bietet. Dann senkt sich der Kopf, ohne die notwendige Beugung und Rotation vorzunehmen, bis auf den Beckenboden und bleibt dort im *tiefen Querstand* hängen. Wenn die Beckenhöhle insgesamt für den Kopf relativ zu eng ist und eine verringerte Distanz der Spinae ossis ischii aufweist, bleibt der Kopf mit querverlaufender Pfeilnaht bereits in Höhe der Interspinalebene stehen, und es resultiert der sog. *Beckenmittenquerstand.*

Diagnose
Die Diagnose des tiefen Querstandes ergibt sich bei der vaginalen Überprüfung, wenn bei vollständig eröffnetem Muttermund der Kopf mit querverlaufender Pfeilnaht auf dem Beckenboden steht, die Scheitelbeine führen und die Fontanellen sich in gleicher Höhe befinden.

Verlauf und Leitung der Geburt bei tiefem Querstand
Bei normalen kindlichen Überwachungsbefunden kann man zunächst abwarten, ob der Kopf doch noch die Drehung (und Flexion) nachholt und mit dem Okziput nach vorn rotiert. Zur Unterstützung der Drehung wird die Kreißende zunächst auf die Seite gelagert, auf der sich das Hinterhaupt bzw. die kleine Fontanelle befindet. Wichtiger als die Seitenlagerung sind gute Wehen. Die häufige Wehenschwäche muß daher mit Wehenmittelgaben überwunden werden, damit die Kreißende – zunächst in

Seitenlagerung – mitpressen kann. Gelegentlich gelingt es, dem Kopf durch „Einhängen" eines Fingers an der kleinen Fontanelle ein Drehmoment zu verleihen. Ändert sich die Situation im Verlauf ½ h nicht, so erübrigt sich weiteres Zuwarten, da eine geburtsunmögliche Situation besteht. Die Geburt wird mit der Zange oder mit Hilfe der Vakuumextraktion beendet. Die Vakuumextraktion hat Vorteile, weil sie die gleichzeitige Haltungs- und Einstellungsanomalie leichter zu korrigieren erlaubt. Die Pelotte des Vakuumextraktors muß exzentrisch am Hinterhaupt angesetzt werden, um den Kopf besser in den geraden Durchmesser drehen zu können. Entscheidet man sich für Zangenentbindung, so empfiehlt sich der Forceps nach Kjelland oder das sog. Bamberger Modell, weil die Blätter auch bei tiefem Querstand biparietal angelegt werden können (s. S. 491).

Eine schwierige Situation ergibt sich, wenn ein *Beckenmittenquerstand* diagnostiziert wird. Ist ein Tiefertreten nicht zu erwarten, so ist wegen der Schwierigkeit der vaginalen operativen Entbindung und der damit verbundenen Belastung des kindlichen Kopfes der Kaiserschnitt vorzuziehen.

Prognose
Bei tiefem Querstand bedeuten Forceps oder Vakuumextraktion für das Kind keine nennenswert erhöhte Morbidität. Dagegen bergen Forceps oder Vakuumextraktion aus Beckenmitte für das Kind – und wegen Verletzungsgefahr der Geburtswege auch für die Mutter – ein hohes Risiko.

Hintere Hinterhauptslage – Okzipitoposteriore Rotation

Definition und Häufigkeit
Die hintere Hinterhauptslage geht auf eine regelwidrige okzipitoposteriore Rotation des regelrecht flektierten vorangehenden Kopfes zurück, die als vorübergehende Einstellung gar nicht so selten ist (ca. 10–15%). Die persistierende okzipitoposteriore Drehung zur hinteren Hinterhauptslage ist sehr viel seltener, weil das Hinterhaupt während der Beckenpassage in annähernd 90% aller okzipitoposterioren Einstellungen noch die Rotation in die typische okzipitoanteriore Schädellage vollzieht. So tritt die *definitive hintere Hinterhauptslage* schließlich nur bei 0,5–1% der Geburten aus Schädellage auf.

Ätiologie
Die okzipitoposteriore Einstellung und ihre Persistenz als hintere Hinterhauptslage bis zur Geburt geht überwiegend auf **Form- und Raumatypien des mütterlichen Beckens** zurück. Möglicherweise spielt auch eine dolichozephale Form des kindlichen Schädels eine Rolle. Das enge vordere Segment des androiden Beckens kann die okzipitoanteriore Rotation verhindern, ebenso das verstärkte anthropoide Becken, dessen flachere Kreuzbeinaushöhlung dem voluminösen Vorderhaupt nicht genügend Raum bietet und dem Kopf zur Anpassung die Drehung mit dem Hinterhaupt nach hinten aufzwingt. Dasselbe gilt für die allgemeine Verengung der Beckenhöhle mit Verkürzung der Interspinallinie. Es bestehen außerdem Anzeichen dafür, daß die Periduralanästhesie die hintere Hinterhauptslage begünstigen kann. Möglicherweise wird gelegentlich auch durch eine Geburtseinleitung eine okzipitoposteriore Einstellung des Kopfes induziert, die er später nicht mehr zu korrigieren vermag.

Diagnose
Die äußere Untersuchung ergibt erste Anhaltspunkte, wenn der Kopf auffallend hoch steht – insbesondere bei Erstgebärenden – und unter der Geburt verzögert in das Becken eintritt.

Die Sicherung der Diagnose durch die vaginale Untersuchung ist bei noch hoch stehendem Kopf häufig schwierig. Später läßt sich diese Einstellungs- und Rotationsanomalie dadurch verifizieren, daß die *kleine Fontanelle sakralwärts zu tasten ist und die Führung übernimmt*. Ein weiteres typischen Kriterium stellt der Verlauf der Pfeilnaht im entgegengesetzten Durchmesser dar: Infolge der regelwidrigen Drehung des Kopfes ist sie bei I. hinterer Hinterhauptslage im 2. und bei II. hinterer Hinterhauptslage im 1. schrägen Durchmesser zu verfolgen (Abb. 119 und 212).

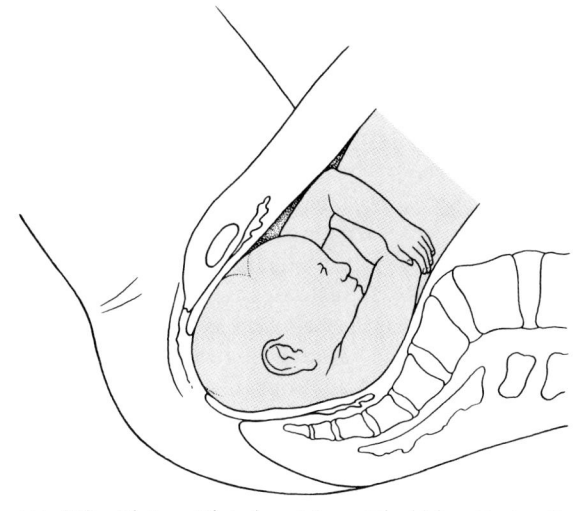

Abb. 212. Hintere Hinterhauptslage. Die kleine Fontanelle führt und ist sakralwärts zu tasten

Verlauf und Leitung der Geburt bei hinterer Hinterhauptslage

Die Geburt verläuft allein aus geburtsmechanischen Gründen bei hinterer Hinterhauptslage bereits ab der Eröffnungsphase, insbesondere aber in der *Austreibungsperiode, stark verzögert*. Da das Hinterhaupt nach hinten rotiert, stimmen Verlauf des Geburtskanals und Richtung der leichtesten Abbiegbarkeit des Kopfes (Biegungsfazillimum) nicht überein. Außerdem paßt das breite Vorderhaupt schlecht in den Schamfugenwinkel. Infolgedessen reicht das Hinterhaupt weiter nach hinten. Bei der Geburt muß sich die Gegend der großen Fontanelle am unteren Symphysenrand anstemmen, und das Hinterhaupt kann nur durch weitere maximale Beugung über den Damm geboren werden (Abb. 212). Infolge des Abbiegungszwanges in Richtung des Biegungsdiffizillimum unterliegt das Kind einer vermehrten Haltungsspannung. Nach der Geburt des Hinterhauptes folgen durch Streckbewegung des Kopfes Stirn und Gesicht unter der Symphyse.

Wenn kein gröberes Mißverhältnis besteht, wird man die Eröffnungsperiode wie üblich überwachend ablaufen lassen.

Die verlängerte Austreibungsperiode macht fast stets die *operative vaginale Entbindung* mit der Geburtszange oder dem Vakuumextraktor nach Anlegen einer ausgedehnten Episiotomie erforderlich. Prinzipiell bestehen *2 Möglichkeiten der Entbindung:* die Entwicklung des Kopfes *ohne Rotation* oder *mit Rotation* des Okziputs unter die Symphyse. Die Extraktion ohne Rotation kommt nur in Frage, wenn der Kopf nicht zu groß, maximal flektiert ist und ohne zu starke Belastung der mütterlichen Weichteile wie bei einer Vorderhauptslage vorsichtig mit dem Hinterhaupt über den Damm geleitet werden kann. Wenn sich die Rotation zur Entbindung aus vorderer Hinterhauptslage als notwendig erweist, bietet die Anwendung des Vakuumextraktors gegenüber der in 2 Etappen durchzuführenden Drehzange nach Scanzoni Vorteile. Wesentlich für den Erfolg des instrumentellen Drehmanövers ist ein leichtes Hochschieben des Kopfes, um Raum zu gewinnen.

Bei gesicherter Diagnose soll der Geburtshelfer in Anbetracht des protrahierten Geburtsverlaufes, der zu erwartenden schwierigen operativen vaginalen Entbindung und der damit verbundenen Belastung für Kind und Mutter rechtzeitig die Schnittentbindung in Erwägung ziehen, zumal dann, wenn es sich um ein großes Kind handelt.

Prognose für das Kind

Die Belastung des kindlichen Kopfes durch die hintere Hinterhauptslage ist erheblich. Insgesamt scheinen die kindliche Mortalität und Morbidität jedoch nur unwesentlich erhöht zu sein, wenn man je nach Geburtsverlauf und Größe des Kindes rechtzeitig den Kaiserschnitt durchführt.

Prognose für die Mutter

Die mütterliche Morbidität ist bei vaginaler Entbindung leicht erhöht durch Weichteilverletzungen, Riß- und Atonieblutungen.

Regelwidrige Haltung bei Schädellage – Deflexionslagen

Besonderheiten der Deflexionslagen

Nimmt der Kopf unter der Geburt nicht die physiologische Beugehaltung ein, sondern eine Streckhaltung unterschiedlichen Grades, so resultieren Regelwidrigkeiten, die zusammenfassend als *Deflexionslagen* bezeichnet werden. Alle Varianten haben als Folge der Streckhaltung gemeinsam, daß sich – von extrem seltenen Ausnahmen abgesehen – stets *Hinterhaupt und Rücken nach hinten drehen*. (Darauf beruht auch die in den angelsächsischen und romanischen Ländern übliche Klassifizierung der hinteren Hinterhauptslage, Scheitel- und Vorderhauptslage als gemeinsame Gruppe der okzipitoposterioren Lageatypien). Die okzipitoposteriore Rotation und der Grad der Deflexion bedingen, daß der Kopf jeweils mit einem größeren Umfang den Geburtskanal passieren muß, da die Einstellungs- und Haltungsanomalie i. allg. bis zum Durchschneiden des Kopfes beibehalten werden.

Nach dem Grad der Deflexion des Kopfes unterscheidet man:

- Scheitellage,
- Vorderhauptslage,
- Stirnlage,
- Gesichtslage.

Die Häufigkeit der Deflexionslagen beträgt insgesamt ca. 1% aller Geburten.

Ätiologie der Deflexionslagen

Die *Deflexionshaltung* und die *definitive Deflexionslage* beruhen wahrscheinlich auf dem Zusammenwirken mehrerer Ursachen- und Bedingungsfaktoren. Formabweichungen des mütterlichen Beckens können die Streckhaltung als Anpassungsvorgang induzieren. Dabei spielt die kindliche Kopfform, z. B. der kurze und/oder kleine Schädel, der keinem Zwang zur Beugehaltung unterliegt, möglicherweise eine zusätzliche Rolle. Mißbildungen des kindlichen Kopfes prädisponieren insbesondere zu den extremen Graden der Deflexionslagen.

Scheitellage

Die Scheitellage stellt den leichtesten Grad der Haltungsatypie dar. Der Kopf behält seine **indifferente** Haltung zwischen Beugung und Streckung, mit der er üblicherweise in das Becken eintritt, auch beim Tiefertreten und Passieren des Geburtskanals. Das Hinterhaupt dreht sich nach hinten, und die Scheitelbeine mit der Pfeilnaht führen. Beim Austritt dient die Stirnhaargrenze als Hypomochlion, und der Kopf beugt sich zunächst, bis das Hinterhaupt über den Damm geboren ist (Abb. 213); durch anschließende Streckung erscheint das Gesicht unter der Symphyse.

Aus Scheitellage werden v. a. unreife, „untermaßige" Kinder geboren oder aber normalgroße Kinder bei sehr geräumigen Becken der Mutter. *In beiden Fällen fehlt der Anpassungszwang für den kindlichen Kopf.*

Diagnose: In allen Beckenetagen kommt man bei der inneren Untersuchung auf die *Pfeilnaht und die Scheitelbeine in der Führungslinie.* Große und kleine Fontanelle tastet man in gleicher Höhe.

Verlauf und Leitung der Geburt bei Scheitellage: Die Geburt aus Scheitellage verläuft bei kleinem Kopf (unreifen Kindern) meist unbehindert. Bei normalgroßen Kindern wirkt sich das größere Durchtrittsplanum verzögernd aus und belastet zugleich die mütterlichen Weichteile stärker. Außerdem paßt die Stirn schlecht in den Schambogen, so daß in der Austreibungsperiode eine erneute Geburtsverzögerung eintreten und eine instrumentelle Entbindung im Interesse des Kindes ratsam erscheinen lassen kann.

Vorderhauptslage

Bei der *Vorderhauptslage* nimmt der Kopf im Vergleich zur indifferenten Einstellung bei der Scheitellage eine geringgradige Streckhaltung ein; *es führt die große Fontanelle.* Gegenüber der Hinterhauptslage (32 cm) muß ein größeres Durchtrittsplanum (34 cm) benutzt werden. Als Hypomochlion dient die Stirn (Abb. 214). Durch eine Beugebewegung wird das Hinterhaupt geboren, anschließend durch Streckung das Gesicht. Wie bei der Scheitellage paßt die breite Stirn schlecht in den Arcus pubis, so daß das Hinterhaupt nach hinten gedrängt und der Damm stärker belastet wird. Betroffen sind wiederum vornehmlich unreife Kinder, ferner Mehrlinge und Feten mit kleinen, runden Köpfen. Diese Regelwidrigkeit ereignet sich bei etwa 1% aller Schädellagen.

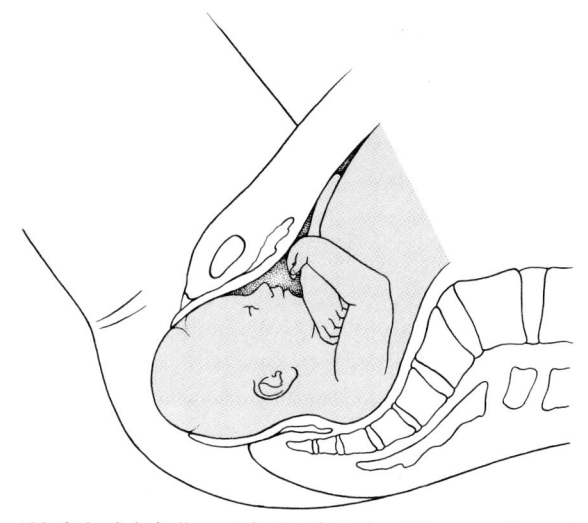

Abb. 213. Scheitellage. Die Scheitelbeine führen, große und kleine Fontanelle werden in gleicher Höhe getastet

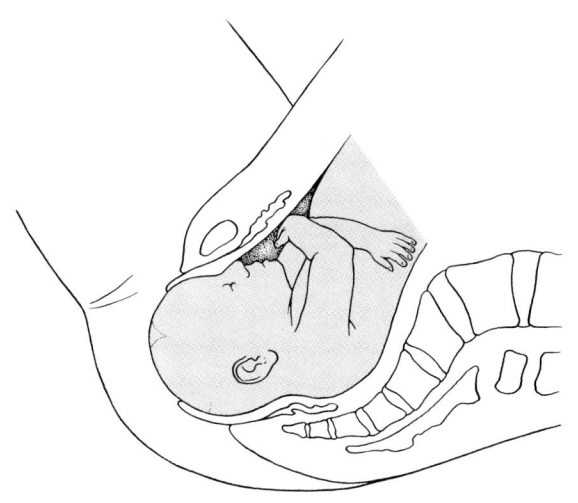

Abb. 214. Vorderhauptslage. Die große Fontanelle führt

Verlauf und Leitung der Geburt bei Vorderhauptslage: Die Geburt kann zügig und spontan erfolgen, wenn der Kopf klein ist und keinem räumlichen Zwang unterliegt. Bei großen Kindern verlaufen jedoch Eröffnungs- und Austreibungsperiode verzögert.

Ergibt sich die Notwendigkeit einer operativen vaginalen Entbindung, verdient die Anwendung der Zange den Vorzug. Die Vakuumpelotte müßte im Bereich der großen Fontanelle angesetzt werden, an der sich jedoch die Druckunterschiede stärker auf das Gehirn übertragen und dadurch das kindliche Risiko erhöhen würden.

Prognose: Die Prognose wird bei den aus Scheitel- und Vorderhauptslage geborenen Kindern weniger durch die Haltungs- und Einstellungsatypie als vielmehr durch die meist vorhandene Unreife der Kinder beeinträchtigt.

Stirnlage

Definition und Häufigkeit: Die *Stirnlage* und die Gesichtslage gehören zu den Deflexionslagen höheren Grades. Die Stirnlage stellt die **ungünstigste Situation** dar, da der Kopf mit dem – bezogen auf die verschiedenen Deflexionslagen – **größten Durchtrittsplanum** den Geburtskanal passieren muß (Abb. 215).

Die transitorische Stirneinstellung vor Geburtsbeginn kommt gelegentlich vor. Die definitive primäre oder sekundäre Stirnlage unter der Geburt stellt jedoch ein äußerst seltenes Ereignis dar (annähernd 1:1000 Geburten).

Ätiologie: Als Hauptursache kommt ein Mißverhältnis zwischen Kopf und Becken in Betracht. Betroffen sind außerdem – wie bei allen Einstellungs- und Haltungsanomalien – wiederum Frühgeborene bzw. untergewichtige Kinder (¼–⅓ der Stirn- und Gesichtslagen). Fetale Mißbildungen in der Kopf- und Halsregion können die Fehlhaltung aufzwingen. Bei normal großem Kind disponiert ein Längsschädel zu dieser pathologischen Einstellung, da das Hinterhaupt keine Beziehung zum Beckeneingang gewinnt. *Im allgemeinen folgt der Kopf bei der Beckenpassage der Tendenz zur kompletten Streckung und nimmt eine Gesichtslage ein.* Nur wenn er die maximale Deflexion nicht vollziehen kann, wird die Stirnhaltung bis zum Austritt des Kopfes beibehalten. Die Region zwischen Glabella und großer Fontanelle übernimmt die Führung. Die innere Rotation des Kopfes unterbleibt oder gelingt nur teilweise, weil das Promontorium das lang ausgezogene Hinterhaupt daran hindert. Erst tief in der Kreuzbeinhöhle kann die Stirnnaht in den schrägen Durchmesser gelangen. Zusätzlich wirkt sich beim Tiefertreten aus, daß das umfangreiche Planum maxilloparietale oder zygomaticoparietale von 38 cm benutzt werden muß. Der Kopf behält auch beim Austritt die schräg verlaufende Stirnnaht bei und stemmt sich mit einem Oberkiefer am unteren Symphysenrand an. Durch Flexion werden zuerst Scheitel und Hinterhaupt über den Damm geboren und anschließend durch mäßige Streckung das Gesicht (Abb. 215). Dieser unphysiologische Geburtsmechanismus kann nur von einem kleinen Kopf vollzogen werden.

Diagnose: Die Diagnose bereitet bei Geburtsbeginn häufig Schwierigkeiten. Gelegentlich ist das lang ausgezogene Hinterhaupt bereits bei der äußeren Untersuchung zu tasten.

Bei der vaginalen Exploration lenken der hochstehende Kopf und die unregelmäßigen Konturen des vorangehenden Teiles den Verdacht auf eine Deflexion stärkeren Grades. Die Orientierung ist oft schwierig. *Zur Erkennung der Stirnlage dienen die Nasenwurzel, Nase, breite Stirn und die vorspringenden Augenwülste* sowie die Identifizierung des Verlaufes der *Stirnnaht*. Die Ultrasonographie vermag die Diagnose zu sichern.

Verlauf und Leitung der Geburt: Nach Sicherung der Diagnose ist bei normalgroßem Kind die Indikation zur sofortigen Sectio gegeben. Aber auch bei kleinen, insbesondere unreifen und dystrophen Kindern ist in Anbetracht der geburtsmechanischen Belastungen und des Risikos einer operativen vaginalen Entbindung eine großzügige Indikationsstellung zur Schnittentbindung zu empfehlen.

Prognose: Wenn man in der geschilderten Weise vorgeht, ist die Prognose für das Kind auch bei der ungünstigen Stirnlage gut. Die operative vaginale Entbindung ist mit einem zu hohen kindlichen Risiko – sowohl bezüglich der Mortalität als auch der Morbidität – belastet (kindliche Letalität früher bei vaginaler Entbindung 30–50%), die mütterliche Morbidität durch Weichteilverletzungen erhöht.

Gesichtslage

Definition und Häufigkeit: *Der kindliche Kopf nimmt eine maximale Streckhaltung ein; das Gesicht wird zur Leitstelle.* Im Beckeneingang kann bereits eine Ge-

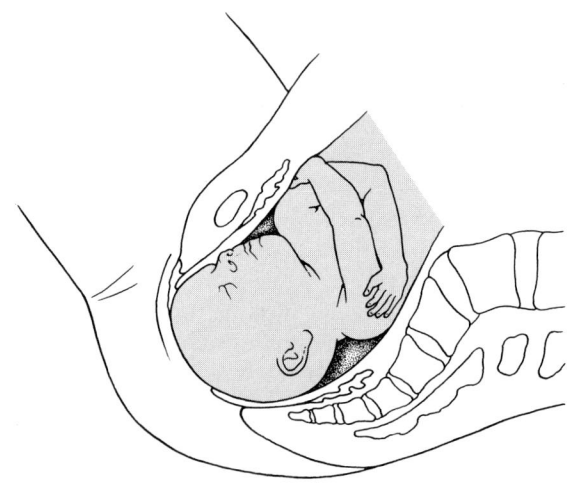

Abb. 215. Stirnlage. Es führt die Stirn bei schräg verlaufender Stirnnaht

sichtseinstellung bestehen, die persistierend zur Gesichtslage wird. Häufiger entwickelt sie sich im distalen Abschnitt des Geburtskanals aus einer Stirnlage.

Die Häufigkeit beträgt 0,15–0,5%, d. h. die Gesichtslage wird einmal unter 200–700 Geburten beobachtet, nach Abzug von Frühgeburten und Anenzephalie in 0,2%.

Ätiologie: Die Ursachen- und Bedingungfaktoren sind dieselben wie bei der Stirnlage (s. oben). Ein *Anenzephalus* (s. S. 441) wird fast ausnahmslos aus Gesichtslage geboren, ebenso ein Kind mit einer großen Struma congenita.

Die Geburt aus Gesichtslage ist geburtsmechanisch günstiger als aus Stirnlage, weil der Kopf mit dem kleineren Planum tracheloparietale (36 cm) das Becken passiert. Die Rotation wird durch das Promontorium behindert und erst möglich, wenn der führende Teil auf dem Beckenboden steht.

Die Drehung erfolgt überlicherweise mit dem *Gesicht nach vorn in die mentoanteriore Gesichtslage*. Auf diese Weise wird die Abbiegungsübereinstimmung erreicht, und der maximal deflektierte Kopf kann beim Austritt in Beugung übergehen. Die untere Halsregion dient als Hypomochlion, und Stirn, Scheitel und Hinterhaupt werden über den Damm geboren (Abb. 216). Das Gesicht ist durch die Geburtsgeschwulst entstellt; das Ödem klingt in den ersten Tagen nach der Geburt ab.

Selten rotiert das Gesicht nach hinten, so daß eine **mentoposteriore Gesichtslage** resultiert. Damit ist eine geburtsunmögliche Situation entstanden, weil Geburtslinie und Biegungsfazillimum entgegengesetzt gerichtet sind. Erst wenn die Leitstelle tief steht und das Gesicht bereits in der klaffenden Vulva sichtbar wird, kann die Drehung in die mentoanteriore Position nachgeholt werden.

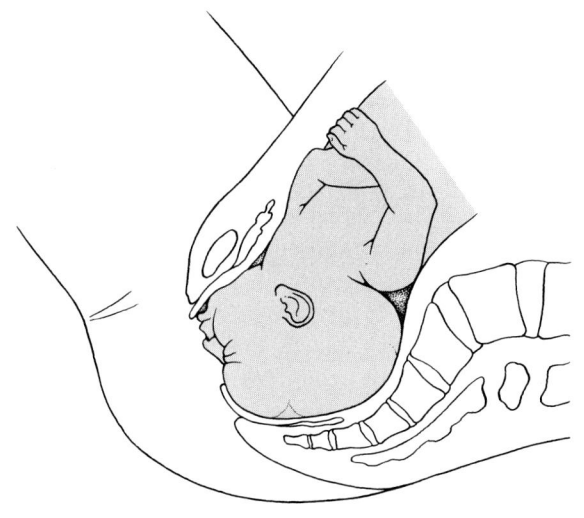

Abb. 216. Mentoanteriore Gesichtslage

Diagnose: Gelegentlich liefert die äußere Untersuchung die ersten Hinweise: Das Okziput ragt auf einer Seite auffallend vor, und es läßt sich eine Eindellung zwischen Hinterhaupt und Rücken palpieren. Die kindlichen Herztöne sind am deutlichsten auf der Seite der kleinen Teile zu hören.

Bei der vaginalen Untersuchung macht die Befunderhebung häufig Schwierigkeiten. Die getasteten Unebenheiten imponieren je nach Ausprägung der Geburtsgeschwulst relativ weich und können daher zu einer Verwechslung mit dem Steiß führen. *Zur Orientierung dienen Augenwülste, Nase und Zahnleisten, v. a. aber läßt sich zur Unterscheidung von der Stirnlage das Kinn erreichen.* Der Grad der Rotation wird an dem Verlauf der Gesichtslinie erkannt, die über Nase und Mund zur Kinnspitze zieht. Bei der Höhendiagnostik ist zu berücksichtigen, daß das Durchtrittsplanum erst den Beckeneingang passiert hat, wenn die Leitstelle bereits unterhalb der Interspinallinie steht.

Besteht Verdacht auf eine Gesichtslage, so muß die innere Exploration wegen möglicher Verletzungen stets mit besonderer Vorsicht erfolgen.

Die Ultrasonographie ist differentialdiagnostisch einzusetzen, zumal dadurch eine Anenzephalie zuverlässig ausgeschlossen wird.

Verlauf und Leitung der Geburt bei Gesichtslage: Das vorangehende Gesicht ist schlecht konfigurierbar; infolgedessen verläuft die Geburt von vornherein verzögert, insbesondere wenn zusätzlich ein Mißverhältnis vorliegt. Die extreme Deflexion kann zu Zirkulationsstörungen im Gehirn mit hypoxischen Erscheinungen führen und in der Austreibungsperiode Veranlassung zur Forcepsentbindung geben. Die Indikation zur Sectio caesarea ist daher großzügig zu stellen, sobald sich zeigt, daß die Geburt verzögert abläuft, oder wenn sich die ersten Zeichen einer Gefährdung des Kindes bemerkbar machen.

Prognose: Bei konservativem Verhalten und operativer vaginaler Entbindung ist die kindliche Mortalität gegenüber der regelrechten Geburt aus Hinterhauptslage auf das 2- bis 3fache erhöht. Eine erweiterte Indikationsstellung zur Schnittentbindung verbessert die Prognose.

Vorliegen oder Vorfall des Armes bei Schädellage

Definition und Häufigkeit: Während der Vorfall kleiner Teile bei einer Querlage häufiger vorkommt (s. S. 431), stellt der Armvorfall bei Schädellage ein seltenes Ereignis dar. Dabei liegen die Hand oder der Arm neben oder vor dem vorange-

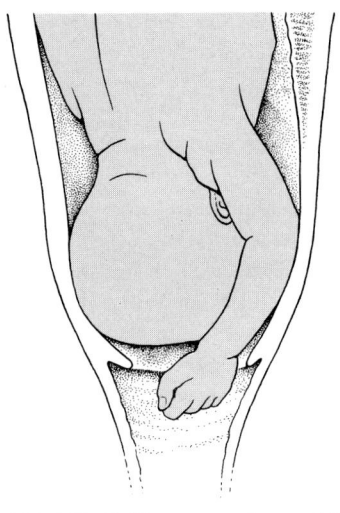

Abb. 217. Vollkommener Armvorfall

henden Kopf (Abb. 217). Der Vorfall kann sich auf die Hand beschränken (unvollkommener Armvorfall) oder die ganze Extremität betreffen (vollkommener Armvorfall). Solange die Fruchtblase steht, spricht man von einem *Vorliegen,* nach dem Blasensprung von einem *Vorfall.* Die Begriffe bringen nicht zum Ausdruck, daß es sich durchaus um ein aktives Vorstrecken handeln kann, die Extremität also auch wieder zurückgezogen werden kann, wenn sie nicht durch den vorangehenden Teil fixiert wird.

Ätiologie: Die Ursache liegt in einer ungenügenden Abdichtung zwischen dem Kopf und dem unteren Uterinsegment. Prädisponierend wirken sich aus:

- Hochstand des Kopfes bei Mißverhältnis,
- Polyhydramnie,
- Multiparität,
- abnorme Lage, Haltung und Einstellung des kindlichen Kopfes,
- vorzeitiger Blasensprung,
- Frühgeburten (unreifes, kleines Kind),
- Mehrlingsgeburt (2. Zwilling!),
- Tonusverlust bei schwerer Asphyxie.

Nicht selten führt die Kombination mehrerer nachteiliger Faktoren zu dieser Komplikation.

Diagnose: Ein *Vorliegen* der Hand oder des Armes wird selten erkannt, der *Vorfall* erst, wenn der Kopf zwar in das Becken eintritt, aber nicht tiefer tritt, und wenn es zum Geburtsstillstand kommt. Bei der vaginalen Untersuchung tastet man dann neben oder vor dem Kopf einen kleinen Teil.

Therapie: Nur bei stehender Fruchtblase, also wenn es sich um ein *Vorliegen* der Hand oder des Armes handelt, hat ein konservatives Vorgehen Aussicht auf Erfolg. Man lagert die Kreißende mit dem Becken hoch oder auf die dem vorliegenden Teil entgegengesetzte Seite. Gleitet der Arm zurück, so eröffnet man die Fruchtblase und kontrolliert, ob der Kopf ungehindert tiefer tritt.

Der *Vorfall eines Armes* bildet, außer bei kleinem, unreifem Kind, immer ein Geburtshindernis. Repositionsversuche bieten eine so geringe Erfolgschance, daß die sofortige Schnittentbindung indiziert ist. Der *Vorfall einer Hand* muß nicht in jedem Falle eine Behinderung des Geburtsablaufes bedeuten.

Prognose

Das *Risiko für das Kind* ist eher durch die primäre Ursache (Mißverhältnis) und zusätzliche Komplikationen (Nabelschnurvorfall!) erhöht. Die Mutter ist nicht zusätzlich gefährdet.

Schulterdystokie

Definition und Häufigkeit: Es handelt sich um eine regelwidrige Einstellung der Schultern, nachdem der vorangehende Kopf bereits geboren ist. Zwei Varianten sind möglich: Beim **hohen Schultergeradstand** paßt sich die Schulterbreite nicht dem querovalen Becken an, sondern stellt sich im Längsdurchmesser ein. Die vordere Schulter bleibt dann oberhalb der Symphyse hängen. Von einem **tiefen Schulterquerstand** spricht man, wenn sich der Eintritt des Schultergürtels in das kleine Becken regelrecht vollzieht, in der Beckenhöhle jedoch die Rotation der Schultern in den geraden Durchmesser unterbleibt.

Die Schulterdystokie ereignet sich bei etwa 0,2% aller Geburten und 10mal häufiger bei Kindern mit einem Geburtsgewicht von ≥ 4000 g.

Ätiologie: Die Hauptursache bildet die Übergröße der Kinder. Dabei ist nicht das Gewicht als solches entscheidend, sondern die echte Makrosomie einschließlich des kindlichen Skelettes mit überdurchschnittlich breiten, mangelhaft konfigurierbaren Schultern.

Prophylaxe: Da ein Diabetes mellitus der Mutter die häufigste prädisponierende Ursache für die fetale Makrosomie darstellt, wirken sich die konsequente Überwachung und scharfe Einstellung des Diabetes in graviditate zugleich als vorbeugende Maßnahme gegen die Übergröße des Kindes aus. Weiterhin ist zu berücksichtigen, daß die Kinder i. allg. mit jeder folgenden Schwangerschaft größer werden. Die zu erwartende Endgröße des Kindes läßt sich bereits gegen Ende der Schwangerschaft feststellen (Ultrasonographie) und prospektiv für die Geburtsleitung berücksichtigen.

Diagnose: Die Schulterdystokie bedingt einen plötzlichen, fast immer unerwarteten Geburtsstillstand **nach** dem Austritt des Kopfes.

Typisch für den hohen Schultergeradstand ist, daß der bereits geborene Kopf auf die Vulva aufgepreßt bleibt, die ihn wie eine Halskrause umgibt. Die äußere Untersuchung liefert Anhaltspunkte für das Hängenbleiben der vorderen Schulter über der Symphyse. Klarheit verschafft die vaginale Exploration.

Der tiefe Schulterquerstand ist an dem Ausbleiben der äußeren Drehung des bereits geborenen Kopfes erkenntlich.

Geburtshilfliche Maßnahmen: Wird ein hoher Schultergeradstand festgestellt, so ist schnelles und gezieltes Handeln notwendig: Absaugen des Nasopharynx zur Freihaltung der kindlichen Atemwege, sofortige Narkose, Erweiterung der Episiotomie, Eingehen mit 2 Fingern über dem Rücken des Kindes, Hochdrängen der vorderen Schulter und Schieben der Schulterbreite in den schrägen Durchmesser. Eine Hilfsperson unterstützt das Manöver von außen her. Gelingt dies nicht, so soll versucht werden, den hinteren Arm herunterzustreifen - wobei dessen Fraktur in Kauf genommen werden muß - oder die Klavikula der vorderen Schulter zu frakturieren.

Beim tiefen Schulterquerstand muß ebenfalls das Kind abgesaugt und die Kreißende sofort in Beckenhochlagerung gebracht werden. In Narkose wird dann der Kopf mit flach aufgelegten Händen gefaßt, gesenkt und gedreht. Der Geburtshelfer unterstützt die Drehung der Schulterbreite von der Vagina aus mit 2 Fingern, ein zusätzlicher Druck vom Fundus uteri aus ist notwendig.

Prognose: Die Schulterdystokie bedeutet eine hohe Gefährdung des Kindes; die kindliche Mortalität bewegt sich zwischen 2% und 16%. Todesursachen sind die Hypoxie infolge Thorax- und Nabelschnurkompression sowie Traumata (Hirnschäden). Die Morbidität liegt bei etwa 7%.

Im Vordergrund stehen Plexuslähmungen und die Klavikulafraktur. Besonders fällt ins Gewicht, daß bei 4% der Kinder im Alter von 8-10 Jahren eine geistige Retardierung, bei 10% ein herabgesetzter IQ und bei 15% Sprachstörungen festgestellt wurden. Diese Gefährdung des Kindes unterstreicht einmal mehr, daß man während der Schwangerschaft und zu Geburtsbeginn der Makrosomie des Kindes größte Aufmerksamkeit schenken sollte.

Fetale Fehlbildungen

Gröbere Fehlbildungen des Feten, die mit Disproportionen zwischen kindlichem Körper und mütterlichem Becken einhergehen, prädisponieren zu Lage-, Haltungs- und Einstellungsanomalien sowie zur Frühgeburt. Häufig sind sie mit einem Hydramnion vergesellschaftet (s. S. 442). Der größte Teil kann bereits in utero ultrasonographisch erkannt werden. Bei familiärer Belastung oder erhöhtem Wiederholungsrisiko stellt die pränatale Diagnostik derartiger Anomalien in der Frühschwangerschaft heute eine unverzichtbare Präventivmaßnahme dar (s. S. 117). Wenn der konnatale Defekt erst in der späteren Schwangerschaft erkannt wird, erlaubt die Ultraschalldiagnostik zugleich, das geburtshilfliche Handeln rechtzeitig entsprechend auszurichten und zu planen.

Aus der Gesamtgruppe dieser vielfältigen Abnormitäten seien nur einige unter geburtshilflichen Aspekten wichtige aufgeführt.

Hydrozephalus: Die Frequenz der Hydrozephalie variierender Ausprägung beträgt 0,3‰, bezogen auf alle Lebendgeborenen.

Den Verdacht gewinnt man heute bereits bei der üblichen Ultraschalluntersuchung im Rahmen der Schwangerenvorsorge. Weitere sonographische Kontrollen sind zur Sicherung der Diagnose erforderlich. Klinisch findet sich ab einer gewissen Größe bei der äußeren Untersuchung ein abnorm großer kugeliger, ballottierender, häufig zystisch und prallelastisch imponierender Teil über dem Becken oder im Fundus uteri. Bei der vaginalen Exploration tastet man das kleine Becken leer oder im Falle einer Schädellage die klaffenden Nähte und die erweiterten, gespannten Fontanellen sowie die weichen Kopfknochen, bei maximaler Ausdehnung möglicherweise auch nur den unteren Pol eines prallelastischen Teiles.

Für das geburtshilfliche Management liefert die Ultrasonographie vor der geplanten Geburt entscheidende Hinweise. Die Entbindung erfolgt i. allg. durch die Sectio caesarea, denn der Geburtshelfer muß heute davon ausgehen, daß bei 50-80% der Kinder durch neurochirurgische Eingriffe und die nachfolgende Betreuung eine weitgehend normale geistige und körperliche Entwicklung erreicht werden kann (s. S. 478 und Tabelle 75, S. 478). Daher muß er rechtzeitig mit dem Neonatologen und Neurochirurgen das geburtshilfliche Vorgehen abstimmen.

Ist das Kind bereits intrauterin abgestorben, so kann bei Schädellage ab einer Muttermundsweite von 3 cm zur Verkleinerung des Kopfumfanges der vermehrte Liquor durch eine Punktion via Fontanelle abgelassen werden und die Geburt auf natürlichem Wege beendet werden.

Anenzephalus - Akranius: Diese Fehlbildung des Gehirns und des Schädeldaches geht häufig mit weiteren Spaltbildungen des Neuralrohres und der Wirbelsäule sowie einem Hydramnion einher. Die Häufigkeit beträgt etwa 1:750 bis 1:1000 Geburten.

Bei der heute im Rahmen der Schwangerenvorsorge üblichen Ultraschalluntersuchung läßt sich ein Anenzephalus schon frühzeitig pränatal erkennen, die Diagnose durch die Bestimmung der α-Fetoproteine aus dem Fruchtwasser oder/und dem mütterlichen Serum erhärten (s. S. 120).

Nach Sicherung der Diagnose wird die Geburt unabhängig vom Schwangerschaftszeitpunkt mit Prostaglandinen eingeleitet (s. S. 267). Die Geburt erfolgt fast stets aus „Gesichtslage".

Angeborene Fehlbildungen der Weichteile und embryonale Tumoren: Eine Vergrößerung des Rumpfes, z. B. durch ventrale Spaltbildungen, Hydronephrose oder Zystenniere, bildet infolge der Komprimierbarkeit i. allg. kein Geburtshindernis, allenfalls einmal ein großes Steißteratom oder eine Struma congenita (Gesichtslage!). Die meisten dieser Weichteildefekte und -geschwülste lassen sich bezüglich Größe und Lokalisation mit Hilfe hochwertiger Ultraschallgeräte aufdecken, so daß das geburtshilfliche Handeln entsprechend geplant werden kann.

Doppelmißbildungen – „Siamesische Zwillinge": Bei diesen extrem seltenen Fehlbildungen handelt es sich um eine unvollständige Trennung eineiiger Zwillingsanlagen in einem frühen Stadium der intrauterinen Entwicklung. Daraus resultieren unterschiedliche Verwachsungen sowohl in der Längs- als auch in der Querachse, v. a. im Kopf- und Rumpfbereich (Kraniopagus, Thorakopagus). Die Ultrasonographie erlaubt über die Feststellung von Gemini hinausgehend auch die Diagnose und Lokalisation der Körperverbindung. Zwillinge mit einer derartigen Doppelmißbildung werden häufiger spontan geboren, da sie entweder intrauterin bereits abgestorben sind oder als Frühgeburten kein Geburtshindernis bilden. Jedoch kann es je nach Art und Ausdehnung der Verwachsungen sowie zusätzlicher Faktoren vereinzelt zur protrahierten Geburt oder zum Geburtsstillstand kommen und die Entbindung durch Kaiserschnitt notwendig werden.

Ursachen der regelwidrigen Geburt von seiten der Membranen (Eihäute)

Hydramnion (Polyhydramnie)

Definition und Häufigkeit: Die abnorme Vermehrung des Fruchtwassers auf >1,5–2 l wird als Hydramnion oder Polyhydramnie bezeichnet. Die *Frequenz* beträgt im III. Trimenon 0,7–1,5%, wenn man die Beobachtungen mit einer Fruchtwassermenge im oberen Normbereich einbezieht, jedoch bis zu 4%.

Man unterscheidet zwischen einem *akuten und einem chronischen Hydramnion.* Das Verhältnis beträgt etwa 1:50. Das *akute Hydramnion* bezeichnet eine plötzliche exzessive Fruchtwasserzunahme binnen weniger Tage bis maximal 2 Wochen und kann bereits in der 20.–24. SSW auftreten; durchschnittlich entwickelt es sich in der 30.–34. SSW, bei Mehrlingen in der 27. SSW, und kann zu erheblichen Verdrängungserscheinungen führen. Dann ist eine sofortige Entlastung durch transabdominale Fruchtwasserpunktion notwendig. Häufiger ist die allmählich zunehmende *chronische* Entwicklung der Polyhydramnie *im letzten Trimenon.*

Ätiologie: *Fetale Ursachen:* Normalerweise nimmt der Fetus selbst eine regulierende Funktion bezüglich der Menge und des Metabolismus des Fruchtwassers wahr. Er trinkt und resorbiert stetig Fruchtwasser und scheidet nach Ingangkommen der Nierenfunktion Urin aus (s. S. 166). Bei Polyhydramnie ist die absolute Größe von Wasser- und Elektrolytaustausch zwar unverändert, die Beteiligung des Feten jedoch auf 7–15% vermindert. Eine der wichtigsten Ursachen für eine Störung der Amnionflüssigkeitszirkulation sind fetale *Mißbildungen,* v. a. im Intestinalbereich, wie Ösophagus- und Darmatresien oder Ösophagotrachealfisteln. Auch die Anenzephalie und ausgedehnte Meningomyelozelen gehen häufig mit einer pathologisch vermehrten Fruchtwassermenge einher, ferner Omphalozelen, multiple Mißbildungen, Herzvitien, besonders in Verbindung mit Chromosomenanomalien, ebenso ein thanatophorer Zwergwuchs. *Daher ist bei Polyhydramnie in ca. 30–40% der Fälle mit Anomalien der Frucht zu rechnen.* Bereits bei Werten im oberen Grenzbereich nimmt die Rate kongenitaler Anomalien zu.

Zwillingsschwangerschaften weisen in 3–12% ein Hydramnion auf, am ehesten bei Monozygotie. Bei Dizygotie ist häufiger nur 1 Zwilling betroffen.

Maternofetale Ursachen: Polyhydramnie – meist kombiniert mit einem Hydrops von Fetus und Plazenta – findet sich häufiger bei *Diabetes mellitus,* auch bereits bei *Prädiabetes* und *Gestationsdiabetes,* einem *M. hämolyticus neonatorum* und der *konnatalen Lues.* In ca. 10–30% ist die Ätiologie unbekannt. Die genannten Ursachen gelten sowohl für das akute als auch für das chronische Hydramnion.

Symptome – Diagnose: Im Vordergrund der Symptomatik stehen während der Gravidität zunehmende oder binnen kürzester Frist einsetzende volumenbedingte Beschwerden wie Kurzluftigkeit bis zu Dyspnoe, Spannungsschmerzen im Abdomen und Behinderung der körperlichen Beweglichkeit.

Bei der *Inspektion* fällt die außergewöhnliche Vorwölbung des *Abdomens* mit frühzeitigem Verstreichen des Nabels auf. Der Uterus imponiert mehr rundlich, ballonartig und steht v. a. mit seinem *Fundus höher, als es der errechneten Schwangerschaftsdauer entspricht.* Die Bauchdecken weisen verstärkte Striae gravidarum auf. Weiterhin finden sich infolge von Stauungen häufig Ödeme im Bereich der Vulva und der unteren Extremitäten.

Bei der *Palpation* ist die Uteruswand gespannt und schmerzempfindlich. Die kindlichen Teile lassen sich – wenn überhaupt – nur schwer durchtasten; die *auffallend bewegliche Frucht* befindet sich *häufig* in einer *abnormen Lage.* Die kindlichen Herztöne sind schwer aufzufinden.

Die entscheidenden diagnostischen Parameter liefert die *Ultrasonographie.* Sie ermöglicht die Quantifizierung der Fruchtwassermenge und gleichzeitig auch den Nachweis oder Ausschluß kongenitaler Anomalien. Bei der Ultraschall-Diagnostik kommt es darauf an, systematisch alle Körperregionen des Feten von Kopf bis Fuß zu untersuchen, um alle Informationen für das therapeutische bzw. geburtshilfliche Handeln zu erhalten (s. S. 122 und 254).

Weitere Parameter zur Fehlbildungsdiagnostik sind die Bestimmung der α-Fetoproteinwerte im Fruchtwasser und die Chromosomenanalyse bei Verdacht auf Trisomiesyndrom. Zum Nachweis oder Ausschluss einer Atresie im Intestinaltrakt kann zusätzlich ein Kontrastmittel intraamnial appliziert werden. Von seiten der Mutter ist besonders nach einem unerkannten Gestationsdiabetes oder bei manifestem Diabetes nach Zeichen der Stoffwechselentgleisung zu fahnden. Ein Mhf dürfte bereits bekannt sein.

Verlauf und Therapie in der Schwangerschaft: *Der Verlauf der Schwangerschaft bei Polyhydramnie ist mit dem Risiko vorzeitiger Wehen und des vorzeitigen Blasensprungs und damit der Frühgeburt belastet.* Die Prämaturitätsrate beträgt annähernd 10%.

Das ärztliche Verhalten richtet sich entscheidend danach, ob eine Anomalie des Feten nachgewiesen wird. Handelt es sich um schwere Fehlbildungen, so ist bei rechtzeitiger Erkennung die Schwangerschaftsbeendigung indiziert. Der manifeste Diabetes mellitus muß unverzüglich neu eingestellt, ein bisher verborgener Gestationsdiabetes therapeutisch angegangen werden. Zur Entlastung erfolgen in Abhängigkeit von der Fruchtwassermenge und den Beschwerden langsame transabdominale *Entlastungspunktionen* am besten unter Tokolyse, da der überdehnte Uterus bei Absinken des intraamnialen Druckes mit Wehen reagieren kann. Füllt sich die Fruchtwasserhöhle innerhalb kurzer Zeit erneut mit abnormen Fruchtwassermengen auf, bleibt nichts anderes übrig, als die Schwangerschaft zu beenden.

Besonderheiten der Geburt bei Polyhydramnie: Die Geburt ist durch eine hohe *Komplikationsrate* belastet. Abgesehen von dem beträchtlichen Anteil an Frühgeburten infolge vorzeitiger Wehentätigkeit bei Überdehnung des Uterus kommt es häufiger mit dem Blasensprung zum Vorfall der Nabelschnur oder kleiner Teile; daher verdient die Eröffnung der Fruchtblase mit kontrolliert langsamem Abfließen des Fruchtwassers den Vorzug. Zusätzlich wird die Geburt häufiger durch eine Beckenendlage oder Querlage kompliziert. Bei ausgetragenen Kindern liegt nicht selten eine Makrosomie vor (diabetische Mütter!). Eine *vorzeitige Plazentalösung* muß einkalkuliert werden. Der überdehnte Uterus birgt die Gefahr der *Wehenschwäche mit einem protrahierten Geburtsverlauf* auch nach dem Blasensprung. Mit *atonischen Nachblutungen* ist immer zu rechnen. Die hohe Frequenz dieser vielfältigen und z. T. unvorhersehbaren Komplikationen hat eine erhöhte Sectiorate zur Folge.

Unmittelbar post partum muß das Kind intensiv überwacht und unabhängig vom Ultraschallbefund auf eine Atresie oder Stenose im Bereich des Ösophagus oder des Intestinaltraktes untersucht werden, um bei Nachweis einer Anomalie eine sofortige operative Behandlung vorzunehmen.

Prognose: Infolge der hohen Anomalierate und der häufigen Geburtskomplikationen liegt die *perinatale Mortalität bei etwa 20%.*

Die *Mutter* ist durch eine *vorzeitige Plazentalösung* und *atonische Nachblutungen gefährdet.*

Die Prognose für weitere Schwangerschaften richtet sich nach der Ursache des Hydramnions. Mütterliche Erkrankungen (Diabetes, Lues) sind abzuklären und zu behandeln. Haben fetale Fehlbildungen, insbesondere Spaltbildungen des Neuralrohres, vorgelegen, so ist in einer folgenden Gravidität die pränatale Diagnostik (Ultraschall, α-Fetoproteinbestimmung, s. S. 120) wegen des erhöhten Wiederholungsrisikos zwingend erforderlich.

Oligohydramnie

Auch eine *Verminderung des Liquor amnii* – ein *Oligohydramnion* – kann sich bedrohlich bis verhängnisvoll auf den Feten auswirken. *Definitionsgemäß* liegt eine Oligohydramnie dann vor, wenn bei semiquantitativer Ultraschallmessung der Durchmesser des größten Fruchtwasserdepots <2 cm beträgt.

Die *Frequenz* der Oligohydramnie beträgt nach sonographischen Messungen zwischen 0,85–5,5%, je nach Erfassung, Festlegung der Grenzwerte und des Schwangerschaftsalters.

Ätiologie: Die Oligohydramnie ist am häufigsten Teil des *Dysmaturitätssyndroms* und geht infolgedessen auf die gleichen Ursachen zurück; bis zu 40% aller Schwangerschaften mit intrauteriner Wachstumsretardierung des Feten und frühzeitig einsetzender Plazentainsuffizienz weisen eine Fruchtwasserverminderung auf.

Kongenitale Anomalien spielen bei der Ätiologie eine geringere Rolle als bei einem Polyhydramnion. Die Rate liegt zwischen 7 und 13%. Im Vordergrund stehen ***Dys- und Agenesie der Nieren und Anomalien des Harnwegsystems.*** Als Faustregel mag gelten, daß bereits im II. Trimenon deutlich reduzierte Fruchtwassermengen als Hinweiszeichen für angeborene Fehlbildungen gewertet werden müssen, während die Oligohydramnie im Zusammenhang mit einer intrauterinen Wachstumsretardierung überwiegend erst im III. Trimenon auffällig wird (s. S. 394).

Unter den *mütterlichen Ursachen* stehen die hypertensiven Erkrankungen in der Schwangerschaft an erster Stelle (Gestosesymptomatik bzw. Präeklampsie finden sich bei ca. 25% der Schwangeren mit Oligohydramnie.)

Schwangerschaftsverlauf und Geburt: Infolge der Fruchtwasserverminderung nimmt der Fetus häufiger eine abnorme Lage ein: *Beckenendlage* und *Querlage* finden sich in 17% bzw. 3%. Rechnet man die Gefährdung dystropher Kinder durch *intrauterine Hypoxie* hinzu, so ergibt sich eine *hohe Sectiofrequenz* ($>40\%$).

Die *perinatale Mortalität und Morbidität* sind deutlich erhöht. Ein intrauteriner Fruchttod tritt bei Schwangeren mit Oligohydramnie (infolge Plazentainsuffizienz oder Fehlbildungen) etwa 6mal häufiger auf als in einem Normalkollektiv. Entscheidende Maßnahmen zur Verringerung der fetalen Gefährdung sind: ultrasonographische Quantifizierung der Fruchtwassermenge in Verlaufskontrollen, bei Anzeichen von Oligohydramnie systematische Suche nach konnatalen Fehlbildungen, besonders des Nieren-Harnweg-Systems, Früherkennung hypertensiver Erkrankungen der Mutter und – daraus abgeleitet – geplantes geburtshilfliches Handeln in Kenntnis der Situation.

Der vorzeitige Blasensprung

Definition und Häufigkeit: Der Fruchtwasserabgang *vor* Beginn regelmäßiger Wehen wird als vorzeitiger Blasensprung bezeichnet. Die Häufigkeit beträgt 5–20% aller Geburten, liegt jedoch bei Frühgeburten 5mal höher als bei Geburten am Termin. Etwa ⅔ aller Frühgeburten erfolgen im Zusammenhang mit einem vorzeitigen Blasensprung.

Prädisponierend wirken sich Mehrlingsschwangerschaften, Querlagen und Beckenendlagen aus, offenbar weil die Abdichtung durch den vorangehenden Teil und die Bildung der Vorblase entfallen.

Das Zeitintervall zwischen vorzeitigem Blasensprung und Wehenbeginn bzw. Geburt – auch als *Latenzzeit* bezeichnet – reicht von ≥ 1 h bis zu mehreren Wochen. Meistens setzen die Wehen innerhalb von 24 h ein, um so häufiger, je näher der Geburtstermin heransteht. So kommt es bei 80% der reifen Kinder innerhalb Tagesfrist zum Geburtsbeginn. Die *Latenzzeit* ist durchschnittlich um *so länger, je früher* in der Gravidität sich der Fruchtwasserabgang ereignet. Bei nur etwa der Hälfte der Frühgeburten von <2500 g beginnen die Wehen innerhalb 24 h. Eine Latenzzeit von mehr als 48 h wird bei 10% der reifen Kinder, dagegen bei 30% der unreifen Kinder registriert.

Ätiologie: Als primäre Ursache hat die Annahme einer herabgesetzten Reißfestigkeit der Membranen als Folge von degenerativen Veränderungen der Intermediärschicht zwischen Amnion und Chorion viel für sich. Bei rechtzeitigem Blasensprung sind Chorion und Amnion bis zum Plazentarand getrennt und gewährleisten die notwendige Flächenverschiebung bei Erweiterung des Muttermundes und Tiefertreten der Frucht, bis sie durch den zunehmenden intrauterinen Druck gegen Ende der Eröffnungsperiode reißen. Dagegen findet sich im Falle eines vorzeitigen Blasensprunges eine bis zur Adhärenz beider Eihäute gehende „Versulzung" der Zwischenschicht, die eine eingeschränkte bis aufgehobene Verschieblichkeit der Grenzschichten Chorion/Amnion zur Folge hat. (Der intrauterine Druck, z. B. als Folge von Schwangerschaftswehen, spielt bei intakter Zervix offenbar primär keine entscheidende Rolle.) Die degenerativen Veränderungen in der Intermediärschicht werden auf *enzymatische Prozesse* zurückgeführt, die durch *entzündliche Vorgänge* am unteren Eipol begünstigt werden.

Eine vorrangig ursächliche Bedeutung kommt daher der *Keimflora in Zervix und Vagina* zu. Nachweislich finden sich bei der vorzeitigen Ruptur der Membranen im Zervixabstrich in einem hohen Prozentsatz dieselben Keime, wie sie – auch asymptomatisch – im vulvovaginalen und Zervixbereich angetroffen werden (s. S.601). Die Annahme erscheint durchaus berechtigt, daß die aufsteigende Infektion mit Besiedlung des unteren Eipols die Ruptur sogar auslöst. Außerdem sind einige der potentiellen Erreger (z. B. Bacteroides fragilis, Peptokokken, E. coli, M. hominis) in der Lage, Phospholipase zu bilden, die über die Freisetzung von Arachidonsäure aus Amnion und Chorion die Synthese von Prostaglandinen und damit die Geburtsbereitschaft stimuliert.

Einen weiteren Bedingungfaktor für die Auslösung eines vorzeitigen Blasensprungs bildet die *Zervixinsuffizienz:* Der weitgestellte und verkürzte Zervikalkanal begünstigt das Hochwandern der Keime, die Besiedlung und Arrosion des unteren Eipols. Außerdem fehlt infolge der Weiterstellung des inneren Muttermundes das mechanische *Widerlager,* und eine Erhöhung des intraamnialen Druckes führt dann leicht zur Ruptur der Fruchthülle. Auch nach *Cerclage* kommt es gelegentlich zum vorzeitigen Blasensprung.

Diagnose: Die Angabe der Schwangeren über einen plötzlichen unwillkürlichen Flüssigkeitsabgang unterschiedlicher Stärke erweckt den Verdacht auf einen vorzeitigen Blasensprung und macht die umgehende Einweisung erforderlich.

Die Diagnose des vorzeitigen Blasensprunges muß ganz unter dem Aspekt der Gefahren dieses Ereignisses gesehen werden. Die Risiken bestehen in

- der aszendierenden Infektion mit Kontamination des Kindes und Übergreifen auf die Mutter, d. h. der Ausbildung des Amnioninfektionssyndroms (s. S. 447),
- der Frühgeburt,
- dem Nabelschnurvorfall.

Bei der Aufnahmeuntersuchung läßt sich meistens bereits mit der Spekulumeinstellung der Fruchtserabgang erkennen. Die Ultraschalldiagnostik liefert Aufschluß über die noch vorhandene Fruchtwassermenge, Weite des Zervikalkanals, die Lage und biometrischen Parameter des Kindes und seiner Plazenta einschließlich der Position der Nabelschnur.

Nur selten muß man zusätzlich auf die chemischen und morphologischen Nachweisverfahren zurückgreifen, z. B. wenn der Blasensprung länger zurückliegt und kaum noch Fruchtwasser abgeht.

Die *chemischen Methoden* beruhen auf der Änderung des aziden pH-Wertes in der Vagina (normaler pH 4,5–5,5) in Richtung der für das Fruchtwasser typischen alkalischen Bereiche von pH 7,0–7,5. Bringt man z. B. anläßlich der Spekulumuntersuchung Lackmuspapier mit dem Vaginalinhalt in Kontakt, so spricht der Farbumschlag von rot nach blau für die Anwesenheit von Fruchtwasser. Die Sicherheit der Methode wird durch geringe Fruchtwassermengen, einen mehr als 4stündigen Abstand vom Blasensprung oder auch durch eine pH-Verschiebung des Vaginalinhaltes infolge einer Kolpitis (oder durch Urin) beeinträchtigt bzw. falsch-positiv oder falsch-negativ ausfallen.

Die *mikroskopischen Methoden* zielen darauf ab, die im Fruchtwasser suspendierten fetalen Elemente morphologisch zu identifizieren; z. B. lassen sich Hautschuppen – kernlose, polygonale abgeschilferte Zellen – in gefärbten Ausstrichpräparaten (Anfärbung nach Papanicolaou oder im Schnellverfahren mit Nilblau) gegenüber vaginalen Epithelzellen abgrenzen. Der Nachweis von Lanugohaaren ist zeitraubend und gelingt nicht immer, da sie nur in geringer Zahl vorhanden sind.

Die Entnahme des Materials erfolgt nach Spekulumeinstellung aus dem Zervikalkanal oder aus der im hinteren Scheidengewölbe angesammelten Flüssigkeit. Eine größere diagnostische Sicherheit bringt in Zweifelsfällen die kombinierte Anwendung der Tests.

Der vorzeitige Blasensprung erfordert die *umgehende Hospitalisierung* mit strenger Bettruhe und laufender Überwachung von Mutter und Fetus. Bei Unreife oder Dystrophie ist die Gravide zur Optimierung der Versorgung des Kindes am besten in ein geburtshilflich-perinatologisches Zentrum einzuweisen. Dieses Vorgehen ist einem Transport des unreifen, möglicherweise infizierten Neugeborenen überlegen.

Geburtshilfliches Vorgehen nach vorzeitigem Blasensprung: Mit der Spekulumeinstellung kann man außer der Feststellung des Fruchtwasserabganges einen Eindruck von der *Länge der Zervix,* der *Weite des Muttermundes* und von dem *Stand des vorangehenden Teiles* gewinnen und möglicherweise auch einen Nabelschnurvorfall erkennen. Im gleichen Untersuchungsgang muß aus der Zervix und dem Fruchtwasserpool im hinteren Scheidengewölbe Material zur *Keim- und Resistenzbestimmung* entnommen werden, um im Falle einer aszendierenden Infektion sofort, gleichzeitig mit den Maßnahmen zur Geburtsbeendigung, eine gezielte Antibiotikabehandlung einleiten zu können. Auch die Bestimmung der Lungenreife kann aus dem Vaginalpool im hinteren Scheidengewölbe durch den Nachweis von Phosphotidylglycerol vorgenommen werden. Wird zur Bestimmung der L/S-Ratio eine Amniozentese durchgeführt, so sollten auch aus der gewonnenen Fruchtwasserprobe die Keime bestimmt und ein Antibiogramm erstellt werden.

Die *vaginale digitale Exploration* unterliegt wegen des erhöhten Infektionsrisikos einer *strengen Indikation* und darf unter aseptischen Kautelen nur dann vorgenommen werden, wenn sie für das geburtshilfliche Vorgehen unverzichtbar erscheint. Sie erlaubt bei unsicherem Spekulum- und Ultraschallbefund zuverlässig die Geburtsbereitschaft der Zervix und den Stand des vorangehenden Teiles - also den „pelvic-score" - zu ermitteln und den Befund bei der Entscheidung für eine Ruhigstellung oder Geburtseinleitung entsprechend zu berücksichtigen.

Der *Verlauf* und das *geburtshilfliche Handeln* nach vorzeitigem Blasensprung hängen ab von:

- dem Gestationsalter,
- der Latenzzeit,
- der Virulenz der Vaginalkeime,
- dem Zustand der Zervix bzw. der Weite des Muttermundes,
- der Wehenbereitschaft.

Vorrangig werden alle Maßnahmen durch die *Gefahr der aufsteigenden Infektion und Ausbildung des Amnioninfektionssyndroms bestimmt* (s. S. 447). Unter diesem Aspekt lassen sich für das geburtshilfliche Vorgehen einige Richtlinien aufstellen:

Ereignet sich der vorzeitige Blasensprung nahe am Termin bzw. *nach Beginn der 35. SSW,* so wird die Geburt spätestens nach einer Latenzzeit von 24 h zur Verminderung von Komplikationen eingeleitet.

Wenn der Bishop-Score >7 beträgt, erfolgt die Einleitung mit Oxytozininfusion, bei einem Punktwert von <7 ist ein Priming mit Prostaglandinen angezeigt (s. S. 267). Eine Lungenreifetherapie erübrigt sich, es sei denn, es liegt eine relative Unreife oder Mangelentwicklung vor. Bei der Entscheidung fällt ins Gewicht, daß nach der vorzeitigen Ruptur der Membranen allein der Fruchtwasserverlust ein Stimulanz zur Surfactantsynthese darstellt, so daß binnen 24-48 h ein steiler Anstieg der oberflächenaktiven Substanzen eintritt.

Die eigentliche Problematik bildet der vorzeitige Blasensprung bei **unreifen Kindern vor der 35. SSW.**

Durch **Wehenhemmung** können die Überlebenschancen verbessert werden. Unter Einsatz der Tokolyse (s. S. 269) läßt sich zumindest über eine begrenzte Zeit die Geburt hinausschieben und dadurch Zeit für Reifung und Wachstum des Kindes, mindestens aber für die Surfactantstimulation durch Kortikoide als Vorbedingung für das extrauterine Leben gewinnen (s. S. 389) und dadurch das Risiko einer Lungenhypoplasie sowie eines RDS verringern.

Reifegrad, Gestationsalter und der Zustand der Zervix liefern Entscheidungshilfen bei dem Abwägen der Risiken im Konsilium mit dem Neonatologen und bei der Beratung der Eheleute: Einerseits erhöht das Abwarten unter Tokolyse das Infektionsrisiko, andererseits droht ohne Zeitgewinn die Gefährdung des Kindes durch die Unreife. Generell ist angesichts der verbesserten Aufzuchtbedingungen zu bedenken, daß *ein nichtinfiziertes, unreifes Kind bessere Überlebenschancen hat als ein zwar reiferes, aber infiziertes Neugeborenes.*

Grundaussetzung für ein abwartendes Verhalten unter Tokolyse ist neben der routinemäßigen Überwachung des kindlichen Befindens (EKG, CTG) die laufende Kontrolle zur Früherkennung eines Amnioninfektionssyndroms.

Da die kritische Zeit für die Keimaszension zwischen 16 und 24 h nach Fruchtwasserabgang anzusetzen ist, darf über diese Zeitspanne hinaus mit der Geburtseinleitung bzw. Geburtsbeendigung nur abgewartet werden, solange keine Zeichen einer intrauterinen Infektion auftreten und der Zustand der Zervix und des Muttermundes ein weiteres Abwarten noch sinnvoll erscheinen läßt.

Wenn alle Befunde eine längere Tokolyse gestatten, müssen Kortikosteroidgaben zur Förderung der Lungenreife (s. S. 389) alle 10-14 Tage - unter Beachtung des dann möglicherweise erhöhten Infektionsrisikos - wiederholt werden. Eine vaginale Kontrolluntersuchung ist nur dann vorzunehmen, wenn sich Hinweise auf eine geburtshilflich entscheidende Befundänderung ergeben. Eine antiseptische Behandlung der Vagina bzw. Zervix hat ihre Befürworter.

Zur Abschätzung der Infektionsgefahr für Mutter und Kind und damit zu den *unverzichtbaren Vorsichtsmaßnahmen* gehört die Erfassung der *Frühsymptome* einer fortschreitenden Infektion durch

- mindestens 2malige Temperaturkontrollen täglich (Grenzwert 37,5° rektal),
- ebenso häufige Überprüfung der Leukozytenzahlen (Grenzwert ~16000/mm^3),
- regelmäßige Kontrolle der Thrombozyten, deren Absinken unter 150000 ein Frühsignal bedeutet,
- Bestimmung des C-reaktiven Proteins (s. S. 614).

Treten die genannten Frühsymptome einzeln oder kombiniert auf, kann man davon ausgehen, daß der Fetus bereits kontaminiert und auch die Mutter in Gefahr ist. Die Einleitung oder Beendigung der Geburt - unabhängig vom Reifegrad des Kindes - und der gezielte Einsatz von Antibiotika sind umgehend erforderlich.

Es darf keinesfalls gewartet werden, bis die Mutter mit Symptomen der Tachykardie und Tachypnoe reagiert. Der Tachypnoe ist dabei die größere Bedeutung beizumessen, da die Steigerung der Herzfrequenz durch die Tokolyse bedingt sein kann.

Die Geburt stellt für unreife Kinder eine zusätzliche Belastung dar, insbesondere dann, wenn außer der Unreife noch eine Mangelentwicklung besteht. Die abdominale Schnittentbindung ist daher großzügig anzuwenden, um so eher, wenn Geburtskomplikationen, z. B. eine Lageanomalie, hinzukommen.

Das Kind gehört unmittelbar nach der Geburt in die Betreuung und Überwachung des Neonatologen.

Durch sofortige Abstriche von der Haut, aus dem äußeren Gehörgang und durch die bakteriologische Untersuchung des Mageninhaltes sind auch beim Kind die Art der Erreger, der Ausbreitungsgrad der Infektion und das Wirkungsspektrum der Antibiotika zur gezielten Therapie zu ermitteln.

Prävention: Da die Ursachen des vorzeitigen Blasensprunges nicht oder nur selten bekannt sind, existiert keine Prophylaxe im engeren Sinne. Eine Ausnahme macht die Zervixinsuffizienz: Die frühzeitige Cerclage (s. S.343) stellt im individuellen Fall eine echte prophylaktische Maßnahme nicht nur zur Verhinderung der Frühgeburt, sondern auch des vorzeitigen Blasensprunges dar.

Prophylaktische Antibiotikagaben vermögen – selbst bei guter Plazentagängigkeit – die Infektionsrate der Feten nicht mit ausreichender Sicherheit zu senken, wohl aber die der Mütter, die seltener an einer Endometritis erkranken. Die Situation ist eine andere, wenn bakteriologische Untersuchungen unmittelbar nach dem Blasensprung hochpathogene Keime in der Zervix, z. B. β-hämolysierende B-Streptokokken ergeben. In solchen Fällen ist sofort eine *gezielte* Antiobiotikabehandlung zu beginnen.

Prognose: Der vorzeitige Blasensprung vor der 35. SSW birgt außer dem ohnehin vorhandenen Risiko der Unreife je nach Intervall zwischen Fruchtwasserabgang und Geburtsbeginn zusätzlich die Gefahr der intrauterinen Infektion, und zwar für Kind und Mutter.

Die kindliche Morbidität und Mortalität sind deutlich erhöht.

Die *perinatale Morbidität* ist außer der Kontamination des Kindes durch die Tatsache bestimmt, daß der Fetus nach dem vorzeitigen Blasensprung unter den Bedingungen einer erworbenen Oligohydramnie lebt (s. S. 444). Kompression der Alveolen, verminderter Zufluß durch die Trachea können zur **Lungenhypoplasie** führen. Außerdem werden häufiger *orthopädische Positionsanomalien* beobachtet, die eine konsequente krankengymnastische Behandlung über längere Zeit erforderlich machen.

Die *perinatale Mortalität* ist erhöht und überwiegend die Folge einer Infektion (kongenitale Pneumonie, Neugeborenensepsis), meistens im Zusammenhang mit der Prämaturität (s. S. 448).

Für die *Mutter* besteht gleichermaßen in Abhängigkeit von der Dauer der Latenzzeit die Gefahr der intrauterinen Infektion und ihrer Ausbreitung über eine Bakteriämie. Die mütterliche **Morbidität** ist deutlich erhöht (ca. 12%) und geht v. a. zu Lasten einer Endometritis, auch nach einer Schnittentbindung. Durch intensive Überwachung und sofortiges Handeln bei Frühzeichen einer Bakteriämie – Entleerung des Uterus und gezielte hochdosierte Antibiotikagaben – läßt sich das Krankheitsgeschehen bei der Mutter beherrschen.

Das Amnioninfektionssyndrom (AIS) – Chorioamnionitis

Unter dem Begriff des Amnioninfektionssyndroms versteht man bakterielle, überwiegend durch Vaginalkeime, also *endogene, prä- und subpartale Infektionen der Fruchthöhle und ihres Inhaltes* – Fruchtwasser, Eihäute, Plazenta, Nabelschnur und insbesondere auch der Frucht. Als Synonym werden unter rein geburtshilflichen Aspekten die Termini *Chorioamnionitis,* Fruchwasserinfektion, intrauterine Infektion und – mit Einschränkungen – Fieber unter der Geburt benutzt.

Ätiologie – Pathogenese

Die Infektion der Fruchthöhle wird nahezu ausschließlich *endogen* durch die Aszension von Keimen der Genitoanal- und Vaginalflora via Zervikalkanal hervorgerufen. Dafür spricht, daß die Erreger mit denen der individuellen Flora dieser Region identisch sind (s. S. 601).

Die hämatogene und lymphogene Ausbreitung von einem extragenitalen eitrigen Prozeß der Mutter ist so selten, daß sie vernachlässigt werden kann. Mütterliche Infektionen mit Bakteriämie können nur dann auf den Feten übergehen, wenn es zu plazentaren Abszessen kommt und über den Gewebezerfall der Einbruch in die fetalen Gefäße möglich wird.

Bemerkenswert erscheint, daß Bakterien, die sich im ortsständigen Milieu der Vagina asymptomatisch wie Saprophyten verhalten, nach dem Hochwandern in dem neuen Milieu hochpathogene Eigenschaften entwickeln können.

Heute stehen die *β-hämolysierenden B-Streptokokken* der Mansfield-Gruppe (aerob, grampositiv) im Vordergrund. Sie werden bei mindestens 5% (5–20%) der Frauen während oder außerhalb der Gravidität in der Vagina oder Analregion angetroffen (s. S. 601). Daneben finden sich häufiger gramnegative und grampositive Anaerobier wie Peptokokken (anaerobe Staphylokokken), Peptostreptokokken (anaerobe Streptokokken), Clostridien und Bakteroides-Arten. Unter den Aerobiern folgen der Häufigkeit nach E. coli und Enterokokken. Auch Mykoplasmen und Chlamydien müssen in das Erregerspektrum miteinbezogen werden. Nicht selten handelt es sich um *polymikrobielle Infektionen,* zunächst in etwa gleichartiger Verteilung wie im unteren Genitalbereich.

β-hämolysierende Streptokokken der Gruppe A, die früher überwiegend die Ursache der epidemischen Puerperalsepsis bildeten (Semmelweis 1861), sind heute praktisch ohne Bedeutung.

Die Endozervix bzw. der innere Muttermund sind normalerweise gut und sicher verschlossen, und die intakten Eihäute bilden eine Schutzbarriere. Wenn auch kein Zweifel daran besteht, daß Vaginalkeime die Eihüllen durchwandern können (Nachweis im Fruchtwasser anläßlich einer Amniozentese oder Sectio caesarea), so fällt dieser Vorgang bei der Pathogenese der intrauterinen Infektion nicht nennenswert ins Gewicht, zumal das Fruchtwasser in gewissem Umfang bakteriostatische bzw. bakterizide Eigenschaften besitzt (s. S. 158).

Die Hauptrolle bei der Entwicklung eines AIS spielt der *vorzeitige Blasensprung* (>80%). Begünstigend für eine Keimaszension wirkt sich dann zusätzlich die pH-Verschiebung in der Vagina durch das herabsickernde Fruchtwasser aus. Ebenso können eine frühzeitige *Weiterstellung der Zervix,* eine *Zervixinsuffizienz* oder eine *Endozervizitis* – namentlich in der fortgeschrittenen Gravidität – zur Schädigung und Durchbrechung dieser Schutzbarriere führen.

Eine wichtige Ursache bildet ein *protrahierter Geburtsverlauf* mit einem Zeitintervall von >12 h bis zur Entbindung, da der Nasciturus in dieser Zeit in direkten Kontakt mit der Vaginalflora kommt.

Weitere Risikofaktoren sind eine *Anämie der Mutter* bei ungünstigen sozioökonomischen Verhältnissen, insbesondere bei jugendlichen Primiparae <16 Jahren.

Zusätzlich prädisponierende Faktoren für die Aszension sind:
- Art, Virulenz und Menge der Erreger,
- häufige vaginale Untersuchungen (das Risiko rektaler und vaginaler Untersuchungen ist gleich hoch),
- intrauterine Überwachungsmethoden wie die längere Verweildauer der Kopfschwartenelektrode (Grenzwert ~8 h),
- Unreife des Kindes (noch unzureichende Immunabwehr).

Schon wenige Stunden nach dem Blasensprung findet man in der Fruchthöhle Keime. Die Infektion führt zur Besiedlung von Eihäuten, Nabelschnur und Plazenta sowie zur Kontamination der Körperoberfläche des Feten. Durch die kontinuierliche Aufnahme des infizierten Fruchtwassers gelangen Keime in den Intestinaltrakt und als Folge der Kommunikation zwischen Respirationstrakt und Fruchtwasser in die Lungen mit der Gefahr einer alveolären Pneumonie.

So bildet das Amnioninfektionssyndrom die am meisten zu befürchtende Komplikation beim vorzeitigen Blasensprung und bei der protrahierten Geburt.

Häufigkeit

Die Angaben über die Häufigkeit der Besiedlung des Uterusinhaltes schwanken je nach Kollektiv zwischen 10 und 50%. Nur ein Bruchteil der nachweislich in utero kontaminierten Neugeborenen (ca. 0,5–1%) erkrankt. Möglicherweise spielt dabei das v. a. in Abhängigkeit vom Gestationsalter unterschiedlich ausgebildete Immunsystem eine Rolle. Eine Zunahme in den letzten Jahren als Folge der Tokolyse, intrauterinen Intensivüberwachung, häufigen Anwendung der vaginalen Untersuchung und möglicherweise des Erregerwechsels ist jedoch unbestritten.

Verlauf und Prognose für das Kind

Eine intrauterine anhaltende Tachykardie (ca. 40% der Beobachtungen) oder/und Absonderung fötiden Fruchtwassers nach vorzeitigem Blasensprung (Anaerobier bei >20%) deuten auf eine intrauterine Infektion hin.

In der *Neonatalperiode* müssen Fieber, Hypotonie, Trinkunlust, unregelmäßige „stöhnende" Atmung, Irritabilität, Tremor, grau-blasses Aussehen, Zyanose als Prodomalzeichen einer Septikämie gewertet werden (s. S. 477). Lokalisationen sind die echte Bronchopneumonie, Gastroenteritis, Otitis. Zu fürchten ist v. a. die Early- und Late-onset-Meningitis (s. S. 477).

Eintrittspforten bilden neben der Aspiration kontaminierten Fruchtwassers Hautinfektionen.

Die *perinatale Morbidität und Mortalität* sind erhöht.

Mortalität: Nach vorzeitigem Blasensprung geht etwa die Hälfte der kindlichen perinatalen Todesfälle auf eine intrauterine Infektion zurück. Der Anteil tödlicher Infektionen – v. a. infolge einer Septikämie mit septischer Pneumonie und Meningitis – an der gesamten neonatalen Mortalität wird mit

5–10% (bis 20%) angegeben. Davon entfallen > 50% auf *Frühgeborene,* deren ohnehin hohe Mortalitätsrate (s. S. 391) durch eine zusätzliche pränatale Infektion noch erhöht wird.

Die Sterblichkeit infizierter reifer Kinder beträgt bei einer Latenzzeit nach vorzeitigem Blasensprung von < 48 h etwa 1,5%, nach Überschreiten dieser Zeitmarke 7%.

Morbidität: Mit Restschäden wie motorischer oder geistiger Retardierung muß man bei den Überlebenden nach der Erkrankung rechnen.

Prophylaxe

Als praktische Konsequenz soll v. a. die Beendigung der Geburt nach *vorzeitigem Blasensprung* – auch im Interesse der Mutter – binnen 24 h erreicht werden. Eine *protrahiert verlaufende Geburt* ist rechtzeitig aktiv zu beenden. Die vorbeugende Antibiotikatherapie der Mutter entsprechend dem Sensibilitätstest der in Vagina bzw. Zervix oder im Fruchtwasser nachgewiesenen Erreger ist im Interesse der Mutter zu empfehlen. Sie hat aber die Überlebensrate der Neugeborenen nicht eindeutig zu heben vermocht, da beim Feten auch bei guter Plazentagängigkeit nur ein Viertel bis zur Hälfte der mütterlichen Blutspiegel erreicht werden (s. S. 447).

Therapie

Die Therapie beim Neugeborenen besteht in einer gezielten Antibiotikabehandlung, sofern das Antibiogramm von der Mutter oder aus dem Fruchtwasser bekannt ist. Darüber hinaus muß beim Kind erneut der Erregernachweis mit Sensibilitätstest zur optimalen Bekämpfung der Infektion geführt werden (s. S. 447).

Verlauf und Prognose für die Mutter

Morbidität: Ausbreitung und Verlauf der intrauterinen Infektion hängen auch für die Mutter ab von

- der Latenzzeit bei vorzeitigem Blasensprung,
- der Geburtsdauer,
- der Virulenz der Keime.

Die Besiedlung und die entzündlichen Prozesse der Eihäute und Plazenta greifen auf den Uterus über und haben häufig eine **Endometritis** zur Folge. (Die mütterliche Morbidität steigt nach vorzeitigem Blasensprung von 6% innerhalb einer Latenzzeit von < 24 h auf 20% bei einem Intervall von > 24 h an. Auch ein protrahierter Geburtsverlauf erhöht das Risiko einer Endometritis.)

Frühsymptome (Temperatur- und Leukozytenanstieg, s. S. 446) müssen immer als Zeichen einer **Bakteriämie** gelten. Werden sie nicht beachtet und nicht umgehend die notwendigen Maßnahmen ergriffen, so besteht die Gefahr – insbesondere bei Mischinfektionen – der lokalen Ausbreitung auf das Myometrium – **Myometritis** – und darüber hinaus *(Adnexentzündung, Peritonitis)* sowie **hämatogener Streuung** mit früher *septischer Pneumonie* oder *Schocklunge.* (Möglicherweise kommt einer raschen Progredienz die schwangerschaftsbedingte Immunsuppression entgegen.)

Zeichen der *fortschreitenden mütterlichen Infektion* mit Entwicklung eines *septischen Krankheitsbildes* und der **Gefahr des bakteriellen oder Endotoxinschocks** sind:

- übelriechende eitrige Absonderung aus dem Zervikalkanal,
- hohe/septische Temperaturen,
- Hypotonie,
- Tachykardie,
- Tachypnoe,
- gespannter druckschmerzhafter Uterus,
- zunehmende Abwehrspannung des Abdomens (Peritonitis!),
- Leukozytose > 20000 mm^3,
- Leukopenie < 8000 mm^3 noch alarmierender als Leukozytose,
- Absinken der Thrombozyten < 120000 mm^3,
- pathologischer Gerinnungsstatus.

Es ist zu beachten, daß bei gramnegativen Keimen vorübergehend eine hypotherme Phase dem Temperaturanstieg und eine kurzfristige Leukopenie der Leukozytose vorausgehen können. Antibiotikagaben und operative Intervention sind die entscheidenden Maßnahmen zur Vorbeugung einer Sepsis und eines bakteriellen Schocks. Ein Übergreifen der Infektion auf die Mutter kann bei Beachtung der frühen Gefahrenzeichen durch rechtzeitige Entleerung des Uterus bzw. Beendigung der Geburt und gezielte hochdosierte Antibiotikagaben beherrscht werden.

Werden die frühen Warnsignale nicht entsprechend bewertet und treten die Zeichen der fortschreitenden Infektion und sogar des septischen Verlaufes auf (s. oben), so sind die sofortige **Hysterektomie** und anschließende **Intensivbehandlung** wegen der **Gefahr eines Schockgeschehens** erforderlich.

Die *mütterliche Letalität* als Folge eines Amnioninfektionssyndroms nach vorzeitigem Blasensprung konnte durch stärkere Beachtung der Frühsymptome und der notwendigen geburtshilflichen Konsequenzen, nicht zuletzt durch Identifizierung der Erreger und wirkungsvollere Antibiotika auf Einzelfälle reduziert werden.

Prophylaxe: Die beste Prophylaxe zur Vermeidung des Amnioninfektionssyndroms stellt die strikte Beachtung der Frühsymptome einer beginnenden intrauterinen Infektion und als Konsequenz die sofortige Beendigung der Geburt bzw. Entleerung des Uterus dar.

Ursachen der regelwidrigen Geburt von seiten der Nabelschnur

Vorliegen und Vorfall der Nabelschnur

Definition und Häufigkeit

Von einem *Vorliegen* der Nabelschnur spricht man, wenn bei **stehender Fruchtblase** eine Nabelschnurschlinge vor oder neben dem vorangehenden Teil zu tasten ist. Um einen *Nabelschnurvorfall* handelt es sich, wenn zugleich mit oder nach dem **Blasensprung** die Nabelschnur in die Vagina oder bis vor die Vulva geboren wird (Abb. 218). Die **Häufigkeit** beträgt 0,3–0,7%, bezogen auf alle Geburten einschließlich der Frühgeburten; sie liegt bei Mehrgebärenden 4- bis 6mal höher als bei Erstgebärenden.

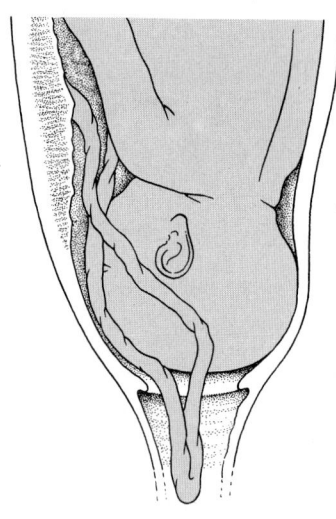

Abb. 218. Nabelschnurvorfall

Ätiologie

Üblicherweise schmiegt sich bei Schädellagen das untere Uterinsegment dem kindlichen Kopf so eng an – daher auch als Berührungsgürtel bezeichnet –, daß die Nabelschnur in der Fruchthöhle zurückgehalten wird. Daraus folgt, daß es zu einem Vorliegen oder einem Vorfall der Nabelschnur bevorzugt dann kommt, wenn die Abdichtung des unteren Uterinsegmentes unvollkommen ist. Prädisponierend wirken daher:

- Hochstand des Kopfes (Mißverhältnis),
- Polyhydramnie,
- Haltungs- und Einstellungsanomalien,
- abnorme Lage des Kindes,
- vorzeitiger Blasensprung, Blasensprengung bei hochstehendem Kopf,
- Multiparität,
- Frühgeburt, kleines Kind,
- Mehrlingsschwangerschaft,
- Placenta praevia partialis, tiefer Sitz der Plazenta,
- abnorm lange Nabelschnur,
- Tonusverlust der Nabelschnur bei intrauteriner Asphyxie.

Dabei kommt den *Lageanomalien die größte Bedeutung* zu. Einer Frequenz von 0,2% bei Schädellagen steht eine Häufigkeit von 4% bei Beckenendlagen und von 14–21% bei Querlagen gegenüber. Häufig werden durch die Kombination ungünstiger Faktoren die Voraussetzungen für diese den Nasciturus stets akut und ernstlich bedrohende Komplikation geschaffen.

Die Gefährlichkeit des Nabelschnurvorfalls besteht in der *Kompression der Nabelschnur* zwischen vorangehendem Teil und unterem Uterinsegment, die infolge des Wehendruckes rasch zur vollständigen Unterbrechung der fetoplazentaren Zirkulation führt.

Diagnose

Kommt es bei stehender Blase – meist wehensynchron – zur Dezeleration der Herztöne mit Erholung in der Wehenpause, so sollte man auch an das *Vorliegen* der Nabelschnur denken. Einen weiteren Hinweis liefern Nabelschnurgeräusche. Der Befund läßt sich im Ultraschallbild verifizieren. Die vaginale Untersuchung vermag nur selten die Diagnose zu sichern, da die Nabelschnur bei praller Fruchtblase i. allg. nicht durchzutasten ist.

Ein *Nabelschnurvorfall* ist anzunehmen und umgehend durch die *vaginale Befunderhebung* zu verifizieren, wenn *nach dem Blasensprung die Herztöne plötzlich absinken.* Man tastet die Nabelschnur als einen etwa kleinfingerdicken runden Strang. Die Pulsationen sind nicht immer zuverlässig zu fühlen. Bestehen Unsicherheiten, so kann die Diagnose durch *Spekulumeinstellung* gesichert werden. Der Befund ist klar, wenn die Nabelschnur vor der Vulva sichtbar ist. Die sofortige vaginale Exploration muß auch die gesamte geburtshilfliche Situation abklären (Weite des Muttermundes, Höhenstand des vorangehenden Teiles).

Prophylaxe

Sie beginnt mit der Betreuung und Überwachung in der Schwangerschaft. Bei Untersuchungsbefunden, die ein erhöhtes Risiko für einen Nabelschnurvorfall bergen, ist vorsichtshalber eine *frühzeitige Hospitalisierung* sicherzustellen. Dies gilt v. a. für Gravide mit drohender Frühgeburt, vorzeitigem Blasensprung, Mehrlingsschwangerschaften und Lageanomalien. In geeigneten Fällen kann präventiv versucht werden, die Lageanomalie in der späten Gravidität durch eine äußere Wendung zu korrigieren (s. S. 426).

Therapie

Vorliegen und Vorfall der Nabelschnur bilden eine besonders gefährliche geburtshilfliche Komplikation für den Nasciturus, weil das Ereignis stets eine akute Notsituation heraufbeschwört. Jedes Zögern des Geburtshelfers wirkt sich verhängnisvoll aus.

Ein *Vorliegen* der Nabelschnur erfordert Sofortmaßnahmen mit *Wehenhemmung* und *Beckenhochlagerung,* um eine Entlastung der Nabelschnur zu erreichen und den Blasensprung bis zur operativen Beendigung der Geburt hintanzuhalten. Die *abdominale Schnittentbindung* innerhalb kürzester Zeit stellt die beste Prophylaxe gegen den *Nabelschnurvorfall* und seine Gefahren für das Kind dar.

Der *bereits erfolgte Vorfall* der Nabelschnur erfordert schnelles und zielgerichtetes Handeln. Bei einer *Schädellage* ist jeder Versuch einer Reposition sinnlos. Als *Sofortmaßnahmen* erfolgen *Tokolyse, Beckenhochlagerung* und *Einleitung* der *Narkose.* Der kindliche Kopf muß per vaginam bis über den Beckeneingang hochgeschoben und in dieser Position gehalten werden, bis der Operateur bei der Schnell- bzw. Notfallsectio den Kopf entwickeln kann.

Eine vaginale Entbindung aus Schädellage kommt bei Nabelschnurvorfall nur dann in Frage, wenn bei einer Mehr- oder Vielgebärenden mit vollständig eröffnetem Muttermund zugleich mit dem Blasensprung und dem Vorfall der Nabelschnur der Kopf auf den Beckenboden tritt und mit 1 oder 2 Preßwehen geboren oder sofort durch eine Beckenausgangszange entwickelt werden kann. Diese Situation ist aber selten gegeben: im Vordergrund steht die Entbindung durch Notfallkaiserschnitt.

Handelt es sich um eine *Beckenendlage,* so bedeutet ein Nabelschnurvorfall seltener eine unmittelbare akute Gefahr, weil der vorangehende weiche Steiß die Nabelschnur anfangs nicht so stark komprimiert. Bei noch nicht vollständig eröffnetem Muttermund ist in jedem Falle die *Sectio caesarea* indiziert, aber auch unabhängig von der Weite des Muttermundes ist der Schnittentbindung der Vorzug zu geben, da die Geburt aus Beckenendlage als solche bereits eine erhöhte Belastung des Kindes mit sich bringt.

Eine vaginale Entbindung ist nur dann vertretbar, wenn sich der Nabelschnurvorfall in der Austreibungsperiode bei einer Mehrgebärenden ereignet und das Kind schnell entwickelt werden kann. Eine manuelle Extraktion bietet sich nur bei vollständig erweitertem Muttermund und kleinem Kind einer Mehrgebärenden an. Jedoch bringt diese geburtshilfliche Operation ein hohes Risiko für das Kind mit sich (s. S. 405). Wenn der Steiß noch hochgeschoben werden kann, sollte der Sectio der Vorzug gegeben werden.

Prognose

Die Mutter trägt außer dem operationsbedingten kein erhöhtes Risiko.

Die *perinatale Mortalität* der Kinder liegt um 2%. Dabei ist die Sterblichkeit am höchsten, wenn sich der Nabelschnurvorfall vor Klinikeintritt ereignet.

Nabelschnurumschlingung und Nabelschnurknoten

Nabelschnurumschlingungen erfolgen am häufigsten um den Hals des Kindes und werden dort bei ca. 20% aller Geburten als einfache, in 2,5% als doppelte und in 0,2% als 3fache Umschlingung angetroffen. In ca. 2% treten sie an anderen Körperteilen des Kindes auf. Prädisponierend wirken sich lebhafte Bewegungen des Feten, reichliches Fruchtwasser und eine lange Nabelschnur aus. Nach Ultraschallbefunden weiß man, daß die Umschlingungen nicht selten bereits im II. Trimenon, also in der Phase der relativ freien Beweglichkeit des Feten erfolgen.

Das Ereignis wirkt sich bei erhaltener Fruchtblase i. allg. nicht nachteilig aus. In extrem seltenen Fällen stellen mehrfache Nabelschnurumschlingungen die Ursache eines intrauterinen Fruchttodes dar (s. S. 400).

Als Hinweis auf eine Nabelschnurumschlingung sind antenatal ohne Wehentätigkeit beim CTG-Screening registrierte sporadische Dezelerationen zu werten (s. S. 237).

Nach dem Blasensprung und dem Tiefertreten des vorangehenden Teiles kann die Nabelschnurumschlingung zur Nabelschnurkomplikation werden, wenn die Nabelschnur, namentlich in der Austreibungsperiode, unter Zug gerät und dadurch die fetoplazentare Zirkulation behindert wird. Dann treten **wehensynchrone Herztondezelerationen** auf, und in ca. 10% entwickelt sich eine **intrauterine Asphyxie,** die zur sofortigen Geburtsbeendigung zwingt (s. S. 469).

Nabelschnurknoten werden bei etwa 2% der Geburten beobachtet. Sie bilden sich vornehmlich bei abnorm langer Nabelschnur und werden durch die gleichen Faktoren begünstigt wie die Nabelschnurumschlingung. Sie wirken sich auch im Geburtsverlauf in gleicher Weise aus und erfordern dasselbe geburtshilfliche Handeln. Die intrauterine Asphyxie tritt dann auf, wenn sich der Nabelschnurknoten durch Zug an der Nabelschnur bei Tiefertreten zuzieht und die Zirkulation in den Nabelschnurgefäßen behindert (s. S. 158).

Die zu kurze und die zu lange Nabelschnur

Abweichend von der normalen Länge der Nabelschnur mit 50–55 cm, kann sie sowohl zu lang als auch zu kurz ausgebildet sein.

Die **abnorm lange Nabelschnur** begünstigt den Vorfall und führt leichter zur Nabelschnurumschlingung (s. oben).

Die zu **kurze Nabelschnur** kann das Tiefertreten des vorangehenden Teiles verzögern, gelegentlich auch zum Geburtsstillstand führen und u. U. mit Kompressionssymptomen einhergehen (Asphyxie). Die Abruptio placentae als Folge der Kürze ist äußerst selten.

Die therapeutischen Maßnahmen richten sich nach der Art der Komplikation.

Insertio velamentosa

Die *Insertion der Nabelschnur außerhalb der Plazenta* in den Eihäuten bezeichnet man als Insertio velamentosa (Häufigkeit ca. 0,2%). Sie stellt die Folge einer fehlerhaften Zottenreduktion dar und ist auf die Implantation an einer ungünstigen Stelle der Dezidua zurückzuführen, beruht also auf einer *Nidationsstörung.*

Bei einer Insertio velamentosa verlaufen die 3 Nabelschnurgefäße frei zwischen Amnion und Chorion zum Plazentarand, ohne von der schützenden Hülle der Wharton-Sulze umgeben zu sein (s. S. 157). Die Anomalie ist mit einer leicht erhöhten Rate an Fehlentwicklungen bei den Kindern verknüpft.

Der abnorme Gefäßverlauf stellt eine hohe Gefährdung des Kindes sub partu dar, v. a. dann, wenn die Gefäße im Bereich des inneren Muttermundes als Vasa praevia verlaufen und beim Blasensprung oder bei der Blasensprengung einreißen; dieses Ereignis betrifft bevorzugt die Nabelschnurvene. Die Folge ist eine fetale Blutung, die binnen kurzer Zeit zum Tode des Kindes führen kann.

Diagnose

Erste Hinweise liefern im CTG variable Dezelerationen (s. S. 236). Die Verdachtsdiagnose ergibt sich aus einer Blutung beim Blasensprung und der plötzlichen Verschlechterung der fetalen Herztöne.

Therapie

Die operative Entbindung muß so schnell wie nur möglich erfolgen: Bei unvollständigem Muttermund durch sofortigen Kaiserschnitt, bei vollständigem Muttermund und zangengerecht stehendem Kopf durch Forceps. Etwa die Hälfte der Kinder geht bei diesem Ereignis zugrunde.

Vasa aberrantia

Als Vasa aberrantia werden abirrende fetale Gefäße bezeichnet, die den Rand der Plazenta überschreiten, eine Strecke durch die Eihäute verlaufen, um dann zur Plazenta zurückzukehren. Erreichen sie dabei den unteren Eipol, so werden sie auch Vasa praevia genannt (s. oben). Diese Gefäßanomalie findet sich häufiger bei Zwillingen als Folge einer Störung bei der Ausbildung der raumbeengten Mehrlingsplazenta.

Wie bei der Insertio velamentosa sind die Kinder gefährdet, weil es beim Blasensprung oder bei der Blasensprengung zu einer Gefäßzerreißung mit fetaler Blutung und posthämorrhagischem Schock kommen kann. Kennzeichnend ist auch bei dieser Anomalie die mit dem Blasensprung eintretende Blutung und die unmittelbar folgende Verschlechterung der Herztöne. Das Kind ist nur durch sofortige Entbindung zu retten.

Diagnostische Hinweise liefern – wie bei der Insertio velamentosa – variable Dezelerationen im CTG (s. S. 236), wenn der Kopf tiefer tritt und die frei in den Eihäuten verlaufenden Gefäße einem Druck ausgesetzt werden.

Gefäßanomalien der Nabelschnur

Bei 1% aller Einlingsschwangerschaften besteht nur eine Nabelschnurarterie (s. S. 157). Diese Gefäßanomalie geht bei ca. 40% mit weiteren Fehlentwicklungen einher; betroffen sind am häufigsten Harntrakt, Herz- und Gefäßsystem und Abdominalorgane. Bei etwa 30% ist mit einer retardierten intrauterinen Entwicklung und bei ca. 10% mit einer Chromosomenanomalie zu rechnen; bei ⅓ der Fälle finden sich Plazentaanomalien.

Bei Zwillingsschwangerschaften weist in 7% eines der beiden Kinder nur eine Nabelschnurarterie auf, jedoch seltener in Korrelation mit anderen Fehlbildungen.

Eine singulär angelegte Nabelschnurarterie kann bereits pränatal im Ultraschallbild erkannt werden. Diese Diagnose soll Veranlassung zur Suche nach weiteren Anomalien und zur Durchführung einer genetischen Amniozentese sein.

Ursachen der regelwidrigen Geburt von seiten der Plazenta

Plazentainsuffizienz

Definition

Reichen Funktion und Leistung der Plazenta als Versorgungszentrum der fetomaternalen Einheit für Entwicklung und Wachstum des Feten nicht aus, so spricht man von einer Plazentainsuffizienz. Sie ist fast immer eine Globalinsuffizienz aller Versorgungsfunktionen, da pathologische Veränderungen der Plazenta sowohl zur Behinderung des Stoffaustausches als auch der Syntheseleistungen führen.

Für den *Geburtshelfer ist die Plazentainsuffizienz vorwiegend ein klinischer Begriff*, der jede Beeinträchtigung des Stoffaustausches zwischen Mutter und Kind in beiden Richtungen beinhaltet.

Man unterscheidet zwischen der *akuten, subakuten* und *chronischen* Plazentainsuffizienz.

Die *akute Plazentainsuffizienz* tritt in der Regel unter der Geburt auf, besteht über relativ kurze Zeit (Minuten bis wenige Stunden) und löst als wesentliche Symptome eine *Hypoxie* und *Azidose* des Feten aus. Diese akut und unvermittelt einsetzende *Behinderung des Gasaustausches* zwischen Mutter und Kind wird daher auch als *respiratorische Plazentainsuffizienz* bezeichnet.

Die Ursache bildet meist eine plötzliche Einschränkung der plazentaren Durchblutung sub partu.

Mütterliche uteroplazentare Ursachen sind v. a.:

- Kompression der uteroplazentaren Gefäße infolge gesteigerter Wehentätigkeit (zu starke und zu häufige Wehen, Dauerkontraktion),
- vorzeitige Lösung der Plazenta,
- unabhängig vom Geburtsverlauf jedes Schockgeschehen mit Erniedrigung des mittleren arteriellen Druckes und konsekutiver Minderdurchblutung der Plazenta wie:
  - Blutungsschock (Volumenmangel),
  - Rückenlageschocksyndrom,
  - Endotoxinschock.

Als *fetale Ursachen* der akuten Plazentainsuffizienz infolge akuter Durchblutungsstörungen kommen in Frage:

- Nabelschnurkomplikationen,
- fetaler hämorrhagischer Schock bei:
  - Insertio velamentosa,
  - Vasaberrans-Blutung,
  - Placentapraevia-Blutung.

Die *chronische Plazentainsuffizienz* ist gekennzeichnet durch eine verminderte **nutritive** Leistung, die sich über Wochen bzw. Monate erstrecken kann und **immer eine intrauterine Mangelentwicklung des Feten zur Folge hat.** Sie wird zur absolut bedrohlichen **kompletten Plazentainsuffizienz,** wenn unter der Geburt zusätzlich auch der O_2-/CO_2-Austausch nicht mehr ausreicht und sich der latenten chronischen Phase die akute respiratorische Insuffizienz aufpfropft.

Als *mütterliche Ursachen* einer anhaltenden Unterversorgung infolge chronischer Minderdurchblutung kommen in Frage:

- mütterliche Erkrankungen, z. B. chronische Leiden (Diabetes mellitus, Hypertonie, Herzvitien),
- intrauterine Infektionen,
- schwangerschaftsspezifische Erkrankungen wie die hypertensiven Erkrankungen,
  - Präeklampsie/Eklampsie,
  - essentielle Hypertonie,
- chronische Hypotonie,
- chronische Mangel- und Fehlernährung,
- schädliche Konsumgewohnheiten (Rauchen).

Von seiten der Frucht findet sich die chronische Plazentainsuffizienz im Zusammenhang mit Anlage- und Bildungsfehlern der Plazenta und der Frucht, so bei Chromosomopathien und kongenitalen Anomalien, z. B. Herzfehlern.

Die *subakute/subchronische Form der Plazentainsuffizienz* entwickelt sich Tage bis wenige Wochen ante partum. Sie findet sich z. B. bei der echten Übertragung (s. S. 397), wenn das auf Zeit angelegte Organ den fortdauernden Anforderungen des überreifen Kindes nicht mehr gewachsen ist.

Pathomorphologie der gestörten Plazentafunktion

Durchblutungsstörungen der Plazenta

Eine herabgesetzte *uteroplazentare* oder *fetoplazentare* Durchblutung hat charakteristische morphologische Veränderungen zur Folge.

Bei *uteroplazentarer Durchblutungsstörung* leiten sich die histopathologischen Befunde der Plazenta von funktionellen und/oder morphologischen Veränderungen der mütterlichen Spiralarterien und der ihnen vorgeschalteten uterinen Radialarterien ab. Normalerweise erfolgt im Zuge der Bildung und Ausreifung der Plazenta ein Umbau der uteroplazentaren Spiralarterien, der zu einer trichterförmigen Umgestaltung der Gefäßwände führt (Abb. 92). Diese normale Adaptation der maternen uteroplazentaren Arterien an die Schwangerschaft unterbleibt bei Patientinnen, die später eine Präeklampsie entwickeln.

Bei essentieller Hypertonie kann sich auch in der Plazenta eine akute Atherosis oder eine hyperplastische Arteriosklerose der maternen Plazentagefäße entwickeln, die zur Einschränkung der uteroplazentaren Durchblutung führt.

Als frühe histomorphologische Manifestation einer Ischämie des Trophoblasten infolge reduzierter uteroplazentarer Durchblutung zeigt sich eine Vermehrung der synzytialen Knoten (s. Abb. 91). Danach kommt es über die Freisetzung von Thromboplastin aus dem hypoxisch geschädigten Synzytium zur vermehrten intervillösen Fibrinablagerung unter Ausbildung von *Mikroinfarkten* sowie durch den Ausfall der Blutversorgung des von der verschlossenen Spiralarterie versorgten Areals zu *Makroinfarkten*. Diese erfassen daher in der Regel eine ganze Strömungseinheit (Plazenton) (s. S. 150).

Die Plazenta verfügt über so große Reservekapazitäten, daß sie bis zu 30% ihres Zottengewebes einbüßen kann, ohne daß der Fetus in Gefahr gerät; bei chronischem, allmählichem Ablauf wird eine noch höhere Einbuße toleriert, allerdings dann zu Lasten der *intrauterinen Mangelentwicklung des Kindes*.

Eine *herabgesetzte fetoplazentare Zirkulation* kann zum Gefäßverschluß (Thrombose) plazentarer Stammzottenarterien und einer Hyalinisierung des Zottenbindegewebes in den Endzotten führen. Als weitere Veränderung nach einer Unterbrechung der fetalen Blutzirkulation kann sich in den Stammzotten eine fibromuskuläre Sklerose mit Verengung oder völligem Gefäßverschluß entwickeln. Eine intervillöse Thrombose wird mit einer umschriebenen hypoxischen Schädigung des Trophoblasten mit Freisetzung gerinnungsaktiver Substanzen in Zusammenhang gebracht. Eine hypoxämisch bedingte Endangitis obliterans kann ebenfalls zum völligen Gefäßverschluß führen.

Plazentareifungsstörungen

Unabhängig von den maternen und fetalen Durchblutungsgrößen wird die Funktionsfähigkeit der Plazenta durch die anatomisch/morphologischen Parameter: *Diffusionsfläche* und *Diffusionsstrecke* bestimmt (s. S. 150).

Differenzierungs- und Reifungsstörungen der inneren Struktur der Plazenta haben eine Beeinträchtigung des Stoffaustausches und damit der Funktion zur Folge. Auch der aktive Transport des Organs (s. S. 153) kann gestört sein und eine selektive Plazentainsuffizienz auslösen.

Unter den Plazentareifungsstörungen unterscheidet man zwischen der *Maturitas praecox* und der *Maturitas retardata placentae*.

Die *Maturitas praecox* beinhaltet eine *Akzeleration der Differenzierung:* Die Plazentazotten sind im Verhältnis zur Schwangerschaftsdauer *vorzeitig* ausdifferenziert. Die beschleunigte Reifung der Plazenta ist meistens die Antwort auf eine uteroplazentare Minderdurchblutung.

Bei der verzögerten Reifung, der *Maturitas retardata* der Plazenta, sind die Zotten, bezogen auf das Gestationsalter, mangelhaft ausgereift. Bei Zottenreifungsverzögerungen ist die Diffusionsstrecke zwischen mütterlichem/fetalem Blut verlängert. Die Kapillaren dieser Zotten liegen meist zentral und sind nicht in Sinusoide umgewandelt. Dadurch unterbleiben die Vergrößerung der Trophoblastoberfläche und die Verkürzung der Diffusionsstrecke (s. S. 150 und Abb. 90 und 91). Auch bezüglich seiner spezifischen Enzymaktivität ist der Trophoblast dieser reifungsretardierten Zotten „jünger", und seine metabolischen Leistungen sind gegenüber denjenigen einer zeitgerecht ausdifferenzierten Plazenta vermindert.

Pathomorphologie der chronischen Plazentainsuffizienz bei einigen mütterlichen Erkrankungen in der Schwangerschaft

Sieht man von den obengenannten morphologischen Kriterien der maternoplazentaren oder fetoplazentaren Durchblutungsminderung und den Reifungs- und Differenzierungsstörungen ab, so existiert keine einheitliche Morphologie der insuffizienten Plazenta. Jedoch herrschen bei einigen mütterlichen Erkrankungen bestimmte morphologische Veränderungen in wechselnder Ausprägung vor, die mit dem Schweregrad der Erkrankung und der konsekutiven Plazentainsuffizienz korrelieren.

Plazentaveränderungen bei hypertensiven Erkrankungen in der Schwangerschaft (Gestose, Präeklampsie/Eklampsie)
Im Vordergrund des morphologischen Bildes stehen bei dieser Schwangerschaftserkrankung Einengungen und Verschlüsse der uteroplazentaren Arterien (s. oben). Je nach Dauer und Schwere des Leidens, v. a. in Abhängigkeit von der Höhe des Blutdruckes, weist die Plazenta alle Zeichen der verminderten uteroplazentaren Durchblutung mit vermehrten Infarkten (30–60%) unterschiedlicher Ausdehnung auf (s. S. 333). Dadurch wird die funktionierende Austauschfläche häufig drastisch vermindert (5–30%). Weitere Komplikationen der Gefäßveränderungen in den Spiralarterien sind die nicht seltenen retroplazentaren Hämatome (12–15%), die zur weiteren Herabsetzung der Austauschfläche führen. Die gleichen Veränderungen finden sich bei der *essentiellen Hypertension.*

Das verbleibende intakte Gewebe reagiert nicht selten kompensatorisch mit einer vorzeitigen Ausdifferenzierung im Sinne einer Maturitas praecox (s. S. 454).

Infolge der verringerten O_2-Zufuhr treten bereits vor der morphologischen Manifestation Plazentafunktionsstörungen auf. Die fortschreitende Verminderung funktionstüchtigen Gewebes durch Mikro- und Makroinfarzierung und die chronisch-hypoxische Schädigung aller Stoffwechselleistungen kann im Sinne der *chronischen Plazentainsuffizienz zur nutritiven Unterversorgung des Feten mit nachfolgender intrauteriner Dystrophie führen und für die Geburt eines Mangelkindes verantwortlich sein.* Eine solche am Rande ihrer Leistungsfähigkeit stehende Plazenta verfügt kaum noch über Reservekapazitäten. Daher kann die wehenbedingte Minderdurchblutung sub partu leicht zusätzlich zur akuten (respiratorischen) Insuffizienz und damit zur lebensbedrohlichen intrauterinen Hypoxie des Feten führen.

Plazentaveränderungen bei Diabetes mellitus
Bei einem mütterlichen Diabetes mellitus ist die Plazenta überdurchschnittlich groß und ödematös, also *makrosom* wie auch der Fetus. Histologisch findet sich eine auffällige **Unreife der Zotten** (Maturitas retardata placentae, s. S. 454) sowie ein ausgeprägtes Ödem des Zottenstromas. Infolgedessen ist die Trophoblastoberfläche der makrosomen Plazenta der Diabetikerin vergleichsweise kleiner als die einer normalen zeitgerecht ausdifferenzierten Plazenta. Im Gegensatz zur Gestose, bei der die synzytiale Oberfläche durch die beschriebenen morphologischen Veränderungen (s. oben) *sekundär* vermindert wird, ist die Trophoblastoberfläche der Plazenta bei der Diabetikerin infolge der mangelhaften Zottenreifung *primär* zu klein. Die quantitativ *unzureichende Enzymausstattung* der unreifen Zotten hat zur Folge, daß der Mutterkuchen den steigenden Anforderungen des überdies meist makrosomen Feten nicht gerecht werden kann.

Plazentaveränderungen bei M. haemolyticus fetalis et neonatorum
Bei der schweren, mit einem Hydrops placentae einhergehenden Rhesusinkompatibilität (s. S. 407) entspricht das makroskopische und mikroskopische Bild der Plazenta den Veränderungen der Nachgeburt diabetischer Mütter. Ähnlich wie beim Diabetes mellitus besteht eine Korrelation zwischen dem Schweregrad der Rh-Inkompatibilität und der Reifestörung der Plazentazotten. Auffallend sind Erythropoeseherde in den fetalen Zottengefäßen und dem Zottenbindegewebe.

Plazentaveränderungen bei intrauteriner Mangelentwicklung
Uneinheitlich wie die Ätiologie der intrauterinen Mangelentwicklung (s. S. 393) ist auch die Morphologie der Plazenta.

Sieht man von den spezifischen Ursachen wie z. B. der Gestose ab, so findet sich in etwa der Hälfte der Fälle von intrauteriner Dystrophie eine Maturitas retardata placentae unklarer Ätiologie (s. S. 454).

Bei etwa 20% der Mangelkinder erweist sich die Nachgeburt als histologisch normal, jedoch insgesamt *hypoplastisch*. Als Ursache kommt eine zu geringe plazentare Haftfläche infolge einer ungünstigen Implantationsstelle, verbunden mit mangelhafter Vaskularisation in Frage. Auch die bei ganz jungen Erstgebärenden häufigere intrauterine Mangelentwicklung mit gleichzeitiger Hypoplasie der Plazenta dürfte auf eine „Insuffizienz" des Eibettes zurückgehen.

Die Leistung der zu kleinen, aber regelrecht ausgereiften Plazenta ist qualitativ normal, quantitativ jedoch wegen der zu kleinen Plazentamasse und Austauschfläche deutlich vermindert.

Ist der Fetus ebenfalls *primär* klein angelegt, so ist das perinatale Risiko bei hypoplastischer Plazenta gegenüber der Norm nur unwesentlich erhöht, wenn er im Verhältnis zur Plazenta proportional wächst. Eine solche Entwicklung läßt sich mit Hilfe der ultrasonographischen Feto- und Plazentometrie daran erkennen, daß Fetus *und* Plazenta schon früh hinter der Norm zurückbleiben.

Flacht dagegen die intrauterine Wachstumskurve nach zunächst normaler Entwicklung *sekundär* ab (s. Abb. 195 b), dann bedeutet dies, daß der Fetus nicht mehr ausreichend versorgt wird. Entweder verhindert eine Differenzierungsstörung der Plazenta die Anpassung an den steigenden Bedarf, oder das normal differenzierte Plazentagewebe ist durch Infarzierungen reduziert. Parallel mit der Wachstumsretardierung kommt es zum Absinken oder Ausbleiben des physiologischen weiteren Anstieges der Östrogenwerte, die nicht allein die reduzierte Östrogensynthese anzeigen, sondern als Ausdruck oder Marker einer Gesamtinsuffizienz der Plazenta zu werten sind.

Plazentaveränderungen bei Frühgeborenen
Üblicherweise finden sich bei Prämaturität keine morphologischen Veränderungen der Plazenta. Gelegentlich zeigt sich jedoch – v. a. bei unbekannter Ätiologie – eine Hypoplasie und/oder vorzeitige Reifung (Maturitas praecox) des Organs. Die Zotten weisen in solchen Fällen bereits in der 32.–34. SSW einen Differenzierungsgrad auf, wie er normalerweise erst am Ende der Tragzeit (38.–40. SSW) erreicht wird. Zusätzlich können Zeichen einer verminderten uteroplazentaren Durchblutung vorhanden sein. Ein solches vorzeitig ausdifferenziertes bzw. nicht mehr weiter differenzierbares Organ wird auch als *geburtsnotwendige Plazenta* bezeichnet, da sie möglicherweise aufgrund ihrer erschöpften Anpassungsfähigkeit die Wehentätigkeit auslöst.

Erwecken die Plazentafunktionstests im Zusammenhang mit Frühgeburtsbestrebungen den Eindruck, daß die Plazenta die Grenze ihrer Leistungskapazität erreicht hat, so erscheint bei lebensfähigem Kind ein weiteres Hinauszögern der Entbindung sinnlos.

Chronische Plazentainsuffizienz als Folge von Anlage- und Bildungsstörungen der Plazenta

Abnorme Form und Größe der Plazenta
Abweichungen in Form und Größe des Gesamtorgans sowie Variationen der Insertionsstelle der Nabelschnur (s. S. 158) sind nur in geringem Maße für den Ausgang einer Schwangerschaft von Bedeutung. Zu den *Formanomalien,* die auf eine – möglicherweise vom Implantationsort abhängige – unregelmäßige oder mangelhafte Zottenrückbildung im Bereich des Chorion laeve zurückzuführen sind, gehören die

- Placenta succenturiata (Nebenplazenta),
- Placenta bilobata, multilobata,
- Placenta annularis,
- Placenta fenestrata,
- Placenta membranacea.

Eine Nebenplazenta oder mehrfach gelappte Placenta beeinträchtigt die fetale Entwicklung nicht; bei einer Placenta membranacea kommt es jedoch zu Störungen wie Spätaborten, vorzeitigen Blutungen (Placenta praevia) und wegen der nutritiven Insuffizienz des Organs zur intrauterinen fetalen Mangelentwicklung.

Die klinische Bedeutung der Formanomalien liegt in der Gefahr der Nachgeburtsblutungen durch verzögerte oder unvollständige Lösung, z. B. einer *Nebenplazenta* (s. S. 464).

Um eine **Placenta extrachorialis** handelt es sich, wenn die Chorionplatte (fetale Seite) kleiner ist als die Basalplatte (materne Seite). Die Übergangszone zwischen villösem und membranösem Chorion findet sich dann nicht am Rande der Plazentascheibe, sondern einwärts auf der fetalen Seite. Je nach Form dieses Übergangs spricht man von einer Placenta marginata bzw. *circumvallata.*

Diagnose der latenten bzw. chronischen Plazentainsuffizienz

Die diagnostischen Maßnahmen zur Erkennung der chronischen Plazentainsuffizienz sind die gleichen, wie sie für die Diagnose der intrauterinen Mangelentwicklung gelten (s. S. 394). Erste Hinweise liefern die allgemeine und geburtshilfliche Anamnese. Sie sind bei den Ursachen und Bedingungsfaktoren der intrauterinen Mangelentwicklung dargestellt (s. S. 393). Der klinische Befund von Uterus- und Kindesgröße im Verhältnis zum Gestationsalter gibt weiteren Aufschluß. Entscheidendes Gewicht kommt der Ultraschallfetoplazentometrie und in zunehmendem Maße der Bestimmung der uteroplazentaren und fetoplazentaren Durchflußgrößen zu (s. S. 259).

Wichtige Diagnose- und Überwachungsparameter der plazentaren Syntheseleistung, O_2-Versorgung und Austauschfunktion bildet die Messung der wesentlich durch die Plazenta bestimmten Hormone in den Körperflüssigkeiten der Mutter. Sie erlaubt wegen der Abhängigkeit der Frucht von der Plazenta klinisch direkte Rückschlüsse auf die Versorgungslage des Kindes und ein evtl. für den Feten bestehendes Risiko. Die wichtigsten Parameter sind die Bestimmung von Östriol und DHEA-S (s. S. 263). Der Überwachung des kindlichen Befindens dienen das fetale EKG, das CTG ggf. unter Anwendung der verschiedenen Belastungstests (s. S. 239) sowie ggf. die Amnioskopie.

Eine hinzutretende akute respiratorische Plazentainsuffizienz wird außer durch das CTG mit Hilfe der Fetalblutanalyse diagnostiziert (s. S. 241).

Placenta praevia

Definition

Normalerweise inseriert die Plazenta im Corpus uteri. Die **abnorm** lokalisierte Plazenta beruht auf einer Implantation des Trophoblasten im *unteren zervixnahen Abschnitt der Fruchthöhle* und wird als *Placenta praevia* bezeichnet. Mit dem Begriff wird zum Ausdruck gebracht, daß die Plazenta zumindest partiell *vor* dem vorangehenden kindlichen Teil liegt. Entscheidend für den klinischen Verlauf ist die *Beziehung zum inneren Muttermund.* Aus diesem Grunde wird unterteilt in eine

- *Placenta praevia marginalis:* die Plazenta reicht mit ihrem Rand bis zum inneren Muttermund, überragt ihn aber nicht (Abb. 219a),
- *Placenta praevia partialis:* die Plazenta überragt mit einer Randpartie teilweise den inneren Muttermund (Abb. 219b),
- *Placenta praevia totalis (centralis):* die Plazenta überdeckt den inneren Muttermund vollständig (Abb. 219c).

Um einen *tiefen Sitz der Plazenta* handelt es sich, wenn der Mutterkuchen z. T. im unteren Uterinsegment angesiedelt und der untere Rand nicht mehr als 5 cm vom inneren Muttermund entfernt ist.

Ganz selten inseriert die Plazenta **unterhalb** des inneren Muttermundes im Zervikalkanal = *Placenta cervicalis = Zervikalgravidität* (s. S. 360).

Häufigkeit

Die Frequenz der Placenta praevia beträgt etwa 1:200 Geburten. Da sie häufiger bei Mehrgebärenden auftritt, kommt sie als Folge der Geburtenbeschränkung jetzt seltener zur Beobachtung. Etwa bei der Hälfte handelt es sich um eine Placenta praevia marginalis oder einen tiefen Sitz der Nachgeburt; auf die Placenta praevia partialis entfallen ca. 30% und etwa 20% auf die Placenta praevia totalis.

Ätiologie

Eine spezifische Ursache ist unbekannt. Als begünstigende Faktoren kommen in Frage:

- verzögerte Befruchtung,
- verzögerte Entwicklung der Zygote,
- herabgesetztes Implantationspotential der jungen Blastozyste,
- verzögerte Dezidualisation,
- Vorschädigung des Endometriums durch:
- Operationen am Uterus (Sectio caesarea, Myomenukleation, Metroplastik),
- Entzündungen (Endometritis),
- Parität; die Frequenz steigt mit der Zahl der vorausgegangenen Geburten,
- Mehrlingsschwangerschaften.

Symptome

Als Signal einer Placenta praevia hat die **Blutung ohne Wehen - vorwiegend im III. Trimenon -**, aber auch schon ab der 20. SSW zu gelten. Aus Ultraschallbefunden läßt sich ableiten, daß die Placenta praevia gar nicht so selten zum Spätabort führt. Bei etwa ¼ der Graviden beginnen die Blutungen vor dem Ende der 30. SSW, bei mehr als der Hälfte zwischen der 34. und 40. SSW, und zwar *vor* dem Blasensprung.

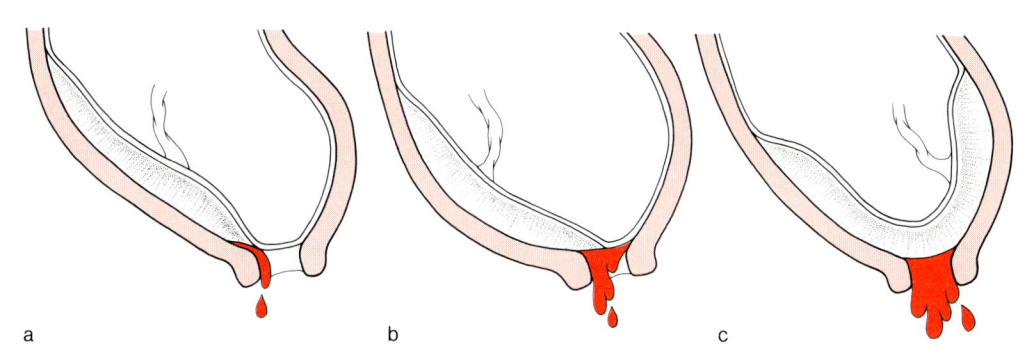

Abb. 219 a–c. Placenta praevia. **a** Placenta praevia marginalis, **b** Placenta praevia partialis, **c** Placenta praevia totalis

Hinweissymptome sind:

- Abgang *hellroten* Blutes in wechselnder Stärke, kontinuierlich oder diskontinuierlich über Tage und Wochen; initiale schwache Blutungen müssen als Vorwarnung gewertet werden;
- Fehlen jeglicher Schmerzen,
- der gleichbleibend weiche und wehenlose Uterus,
- der höher als erwartet stehende vorangehende Kindsteil,
- Lageanomalien.

Die intermittierenden oder kontinuierlichen Blutungen in der späten Gravidität sind darauf zurückzuführen, daß das untere Uterinsegment allmählich ausgezogen und die Zervix weitergestellt wird. Durch die Flächenverschiebung kommt es zur Ablösung am Rand der Plazenta, und es tritt *mütterliches* Blut aus den intervillösen Räumen. Diese Lösungsblutung ereignet sich bis zu einem gewissen Grade bei jeder Form der Placenta praevia. Aber je tiefer die Nachgeburt implantiert ist, d. h. je mehr sie das Os internum überdeckt, desto früher und stärker beginnt es zu bluten.

Solange nur ein kleiner Teil der Plazenta gelöst ist, wird das Kind nicht beeinträchtigt. Durch massive Blutungen und einen hypovolämischen Schock der Mutter gerät auch das Kind zunehmend in Gefahr. Wenn Zottengefäße einreißen, kommt es zusätzlich zum Verlust fetalen Blutes. Im Hinblick auf die Prognose ist eine HbF-Bestimmung vorzunehmen.

Diagnose

Besteht aufgrund der typischen Symptomatik der Verdacht auf eine Placenta praevia, so muß die Schwangere umgehend *ohne* vorherige Untersuchung in die Klinik eingewiesen werden.

Im Vordergrund der Diagnostik steht heute die *Ultrasonographie* (s. S. 258). Sie erlaubt es frühzeitig und zuverlässig, die Lokalisation der Plazenta und damit eine Placenta praevia festzustellen. Durch ihre frühe Erkennung bei den obligatorischen Ultraschalluntersuchungen im Rahmen der Schwangerenvorsorge lassen sich die Überwachung und das Verhalten der Schwangeren auf diese pathologische Situation ausrichten, also Notfallsituationen und das damit verbundene Risiko für Mutter und Kind verringern.

Im *Spekulum* lassen sich die Blutung aus dem Muttermund sicherstellen und eine andere Blutungsquelle (Varizen, Ektopie, Polyp, Zervixkarzinom) ausschließen.

Bei einwandfreiem echographischem Befund kann und soll auf die vaginale Untersuchung verzichtet werden, um die Gefahr einer weiteren Lösung und profusen Blutung durch den palpierenden Finger zu vermeiden. Ist die vaginale Exploration unumgänglich, so darf sie nur in Sectio-Bereitschaft erfolgen.

Therapie

Das therapeutische Vorgehen wird in erster Linie durch die Stärke der Blutung – also durch die Gefahr für die Mutter – bestimmt. Erst in zweiter Linie sind das Gestationsalter und der Reifegrad des Kindes maßgebend.

In der Mehrzahl der Fälle sind die anfänglichen Blutungen nicht bedrohlich, so daß in mehr als 80% die 38. SSW erreicht werden kann. Zu diesem *exspektativen Verhalten* gehören strenge Bettruhe, die laufende Überwachung der Plazentafunktion im Hinblick auf die Versorgungssituation des Feten, ggf. die Förderung der Lungenreifung durch Kortisongaben (s. S. 389) und bei vorzeitigen Wehen die Gabe von Tokolytika (s. S. 269). Befindet sich die Gravidität erst im 2. Trimenon, so kann eine *Cerclage* in Erwägung gezogen werden, um Eröffnungsvorgänge und die dadurch drohende partielle Ablösung der Placenta praevia zu verzögern (s. S. 343).

Blutersatz muß stets bereitstehen. Kommt es zu einer starken Blutung, so ist ohne Rücksicht auf den Reifezustand des Feten wegen der bedrohlichen Situation für die Mutter die *Entbindung durch Kaiserschnitt* erforderlich.

Nach Beginn der 38. SSW wird bei stärkerer Blutung sofort die Sectio caesarea durchgeführt.

Eine *vaginale Entbindung, die stets in Sectio-Bereitschaft* erfolgen muß, kommt nur in Frage, wenn

- es sich um einen tiefen Sitz bzw. eine Placenta praevia marginalis handelt,
- eine Schädellage bei Mehrgebärenden besteht,
- der Muttermund auf ≥ 3 cm erweitert ist.

Es wird dann unter vorsichtiger vaginaler Kontrolle die Fruchtblase gesprengt, damit der Kopf schnell tiefer treten und als „Tamponade" zur Kompression des tiefsitzenden Plazentateiles beitragen kann. Die Geburt wird durch Vakuumextraktion oder Forceps beendet.

Dieses Vorgehen birgt – neben den möglichen Blutungen sub partu und dem Auftreten eines Zervixrisses im Bereich des Plazentasitzes – das Risiko von Störungen der Nachgeburtsperiode, da sich das untere Uterinsegment infolge der abnormen Plazentahaftfläche schlechter kontrahiert. Daher ist auch bei tiefem Sitz der Plazenta bzw. Placenta praevia marginalis *der Schnittentbindung der Vorzug* zu geben.

Prognose

Die *Prognose für die Mutter* steht und fällt mit der Bekämpfung des hypovolämischen Schocks. Die Mortalität beträgt <1%.

Die kindliche Prognose konnte durch das abwartende Verhalten und durch stete Überwachung der Blutung und des Feten gebessert werden; die *perinatale Mortalität* liegt bei ca. 5%. Gefahren sind v. a. die Hypoxie als Folge der mütterlichen Hypovolämie und/oder die Unreife des Kindes. Das Schicksal reifer Kinder wird durch den graduell zunehmenden Ausfall der plazentaren Versorgung bestimmt. Eine intensive Überwachung der Kinder in der Neonatalperiode ist zwingend.

Das Wiederholungsrisiko einer Placenta praevia beträgt ca. 6%.

Vorzeitige Lösung der normal inserierten Plazenta – Abruptio placentae

Definition

Die Lösung der normal inserierten Plazenta *vor* der Geburt des Kindes ab der 29. SSW – selten früher – wird als *vorzeitige Lösung* oder *Abruptio placentae* bezeichnet.

Je nach Lokalisation und Ausmaß der gelösten Fläche unterscheidet man zwischen der

- Abruptio placentae totalis,
- Abruptio placentae partialis; diese kann randständig oder zentral erfolgen.

Häufigkeit

Die vorzeitige Lösung tritt mit einer Frequenz von 0,2–0,6% (einschließlich der leichten Fälle in 0,7–1,1%) aller Geburten auf.

Ätiologie

Als Ursachen kommen sowohl physikalisch-mechanische Faktoren als auch krankhafte Veränderungen im Bereich der Haftfläche in Betracht. Mechanisch kann die Abruptio placentae z. B. induziert werden durch:

- plötzliche Volumen- und Druckabnahme der Fruchthöhle durch Blasensprung oder Blasensprengung, z. B. bei Hydramnion oder bei Gemini nach Geburt des 1. Zwillings;
- äußere Gewalteinwirkung (Verkehrsunfälle),
- äußere Wendung bei Quer- oder Beckenendlage,
- V.cava-Drucksyndrom.

Klinisch bedeutsamer sind prädisponierende endogene pathophysiologische Veränderungen. Dazu gehören v. a. generalisierte Angiopathien, z. B. bei renovaskulären Erkrankungen, Hypertonie und/oder Präeklampsie mit stenosierenden und obliterierenden Prozessen der dezidualen Gefäße und nachfolgender Gefäßwandnekrose und Hämorrhagien.

Pathophysiologie

Die Lösung vollzieht sich vorwiegend als einmaliges Ereignis durch Bildung eines retroplazentaren oder auch randständigen Hämatoms; sehr selten verläuft sie progressiv in Schüben. Das retroplazentare Hämatom forciert den weiteren Ablösungsprozeß. Das Blut stammt weit überwiegend aus kleinen *mütterlichen* Gefäßen, kindliches Blut findet sich nur in geringen Beimengungen. Je größer die abgelöste Fläche, um so stärker ist die Blutung.

Die Blutungen können auf den retroplazentaren Raum beschränkt bleiben; das sich dann dort entwickelnde Koagulum bildet eine schüsselförmige Eindellung auf der maternen Seite der Plazenta. Bei starkem Druck dringt Blut zwischen die Zellen des Myometriums ein und kann die Uteruswand bis zur Serosa durchsetzen. Der Uterus sieht dann wie bei einer hämorrhagischen Infarzierung purpurfarben bis bläulich aus, so daß sich für dieses Stadium der Begriff der uteroplazentaren Apoplexie (auch Couvelaire-Syndrom nach dem Erstbeschreiber genannt) eingebürgert hat.

Die Blutungen können retroplazentar – also ohne äußerlich in Erscheinung zu treten – Mengen bis zu 2 l erreichen und einen hämorrhagischen Schock auslösen (Abb. 220a).

Häufiger dringt jedoch das Blut zwischen Chorion und Dezidua an den Eihäuten entlang nach außen (Abb. 220b). Kommt es zur Läsion des Amnions, so blutet es auch in die Fruchthöhle hinein. Zahlenmäßig erfolgt in ca. 20% der Fälle die Blutung ausschließlich nach innen, in ca. 80% nach innen und außen. Die vaginale Blutung gibt also nicht das wahre Ausmaß des gesamten Blutverlustes wieder.

Bei ca. 25% der schweren Formen werden *Gerinnungsstörungen* beobachtet. Ihre Häufigkeit korreliert mit dem Ausmaß der Lösungsfläche (s. S. 460). Als *Ursache* der Gerinnungsstörung werden 2 Mechanismen diskutiert, die anscheinend auch gleichzeitig wirksam werden können:

- die Verbrauchskoagulopathie entwickelt sich durch Verlust von Blut in das retroplazentare

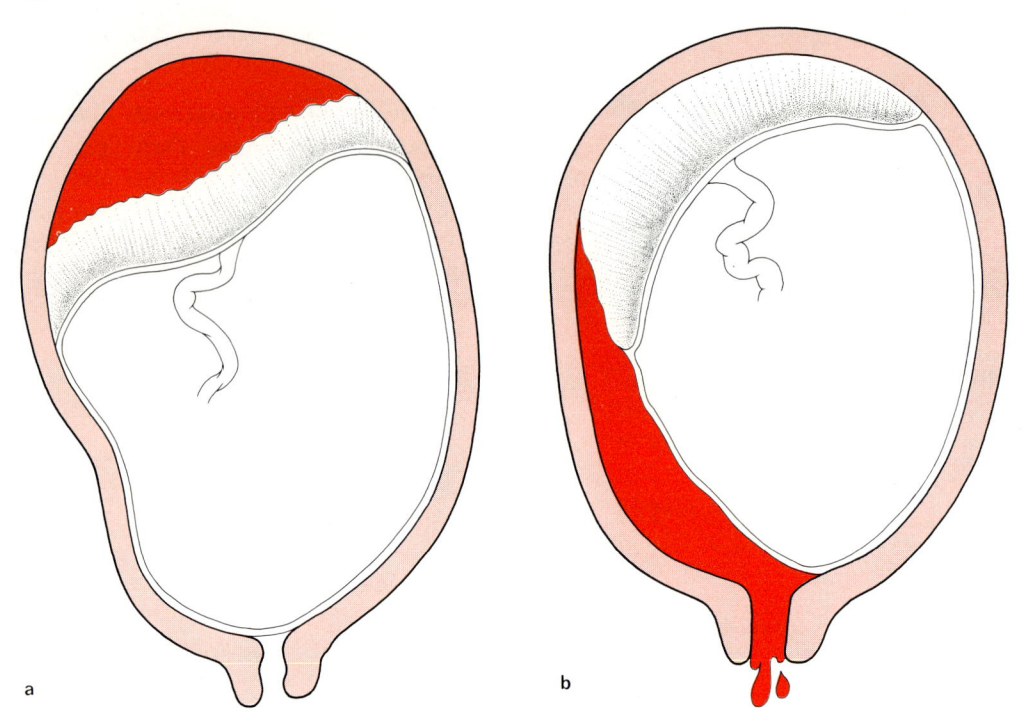

Abb. 220. a Abruptio placentae centralis mit retroplazentarem Hämatom und ohne Blutung nach außen, **b** randständige Abruptio placentae mit Blutung nach außen

Hämatom; dem Blut in der Zirkulation fehlen dann die notwendigen Gerinnungsfaktoren, insbesondere Fibrinogen und Blutplättchen (lokale Verbrauchsreaktion).
- Der „Verbrauch" erfolgt in der Zirkulation. Gerinnungsaktive Stoffe – plazentares Thromboplastin aus Thromboblastzellen und aktivierte Gerinnungsfaktoren –, die aus dem retroplazentaren Hämatom stammen, gelangen in die mütterliche Zirkulation und aktivieren das Gerinnungssystem (disseminierte intravasale Gerinnung).

Mit dem Auftreten der Koagulopathie ist bereits kurz nach dem initialen Ereignis der Lösung zu rechnen. Der hämorrhagische Schock kann als zusätzlicher pathogenetischer Faktor die intravasale Gerinnung beschleunigen und die Latenzzeit bis zum Auftreten der Gerinnungsstörung verkürzen. Der Zeitfaktor bis zur Entbindung spielt also eine entscheidende Rolle für die Schwere des Verlaufes.

Das Absterben des Kindes durch Anoxie ist unaufhaltbar, wenn die vorzeitige Lösung 40% der Versorgungsfläche der Plazenta übersteigt.

Schweregrade

Folgende Einteilung der Abruptio placentae ist in Abhängigkeit von der Ausdehnung der Lösung und der Stärke der Blutung gültig (Page 1954):

- Grad 0: Keine Symptome. Die Diagnose wird erst post partum bei Besichtigung der Plazenta gestellt, die scharf begrenzte, mit Koagula ausgefüllte Eindellungen zeigt.
- Grad 1: Leichte Form:
  - mäßige vaginale Blutung,
  - Uterus nicht gespannt oder nur wenig druckempfindlich,
  - kein Schockzustand,
  - kindliche Mortalität etwas erhöht,
  - ≤30% der Plazenta gelöst.
- Grad 2: Mittelschwere Form:
  - stärkere, nicht bedrohliche Blutungen,
  - gespannter und schmerzhafter Uterus,
  - kein hämorrhagischer Schock,
  - Kind stark gefährdet oder bereits abgestorben,
  - 30–50% der Plazenta gelöst.
- Grad 3: Schwere Form:
  - starke intrauterine und meist auch vaginale Blutung,
  - bretthharte Spannung des Uterus,
  - Schockzustand,
  - Gerinngungsstörung (disseminierte intravaskuläre Gerinnung),
  - intrauteriner Fruchttod,
  - 50–100% der Plazenta gelöst.

Symptome – Diagnose

Im Vordergrund stehen die **schmerzhafte Blutung bei „steinhartem", kugeligem Uterus.**

Die *leichte Form* kann klinisch unauffällig verlaufen und das kindliche Befinden unbeeinträchtigt lassen. Meist deutet eine schwache Blutung unter der Geburt auf eine vorzeitige Lösung im Sinne einer randständigen Abruptio hin.

Die Abruptio placentae *mittleren* und *schweren Grades* bietet dagegen eine unverwechselbare Symptomatik. Bei der mittleren Form entwickelt sich das volle Bild oft schleichend, bei der schweren Form jedoch plötzlich und ohne Vorzeichen.

Die Hauptsymptome sind:

- brettharter, sehr druckempfindlicher und hochstehender Uterus (Tetanus uteri),
- heftiger Dauerschmerz,
- meist Abgang dunklen, alten Blutes (bei 70–80%),
- Schwächezustände mit Kollapsneigung,
- Zeichen des Schocks:
- Hypotonie,
- Tachykardie,
- kühle Haut,
- Zentralisation (Nagelbettprobe),
- Oligurie, Proteinurie,
- zentraler Venendruckwert ≤ 4 cm H_2O,
- Gerinnungsstörung (Hypofibrinogenämie, Thrombozytopenie),
- intrauteriner Fruchttod.

Hämoglobin- und Hämatokritwerte sinken erst nach Stunden ab und bilden daher anfangs kein sicheres diagnostisches Kriterium.

Die *Ultrasonographie* vermag die Diagnose zu sichern.

Differentialdiagnose

Die Abgrenzung gegenüber einer Placenta praevia ist angesichts der typischen Symptomatik beider Lösungsstörungen i. allg. leicht zu treffen (s. S. 458).

Fehlt bei der Abruptio placentae die Blutung nach außen, so müssen andere Ursachen eines akuten Abdomens ausgeschlossen werden (Uterusruptur in graviditate, Milz-, Leberruptur, Perforation eines Ulkus im intestinalen Bereich).

Die Schwangerschaftsanamnese mit Berücksichtigung prädisponierender Faktoren (Spätgestose) kann wesentliche Hinweise vermitteln.

Therapie

Wegen des hohen Gefährdungszustandes von Mutter und Kind geht es vordringlich um die rasche **Blutstillung durch die Entleerung des Uterus.** Damit ist aus mütterlicher und kindlicher Indikation der sofortigen Schnittentbindung der Vorzug zu geben.

Schon *vor* der Entbindung bzw. parallel zum geburtshilflichen Vorgehen müssen die **Beseitigung des Volumendefizits** und die **Korrektur der Gerinnungsstörung** erfolgen. Dazu eignen sich am besten Frischbluttransfusionen[1] (500 cm³ Frischblut erhöhen die zirkulierenden Blutplättchen um 10000/mm³ und den Fibrinogenspiegel um 0,25 g/l). Gegebenenfalls sind Gaben von Fibrinogen bzw. Cohn-Fraktion I erforderlich.

Die Geburt per vias naturales kommt im Stadium 1 und bei lebendem Kind nur dann in Frage, wenn die kindlichen Überwachungsparameter im Bereich der Norm liegen und wenn der Partus binnen kurzem – ggf. mit Forceps oder Vakuumextraktor – beendet werden kann.

Bei abgestorbenem Feten ist die vaginale Entbindung anzustreben und durch Gaben von Prostaglandinen (lokal und/oder systemisch) und Eröffnung der Fruchtblase (cave zu schnelle Druckentlastung!) zu beschleunigen.

In der Nachgeburtsperiode sind wegen der Gefahr einer atonischen Nachblutung prophylaktisch Oxytozininfusionen zu verabreichen.

Prognose

Die Prognose für Mutter und Kind hängt entscheidend von dem Schweregrad der vorzeitigen Lösung, v. a. aber von der Zeitspanne ab, die zwischen der initialen Lösung und der Diagnose und Entbindung verstreicht.

Bei rechtzeitiger Erkennung und Therapie beträgt die mütterliche Mortalität ca. 0,4%. Die Rezidivgefahr ist gering (ca. 2–5%). Die perinatale Sterblichkeit der Kinder liegt in Abhängigkeit vom Schweregrad der Abruptio placentae zwischen 5 und 10%. Die hohe Mortalität wird dadurch mitbedingt, daß etwa 40% der Kinder unreif sind.

Placenta extrachorialis

Der randständige Zottenwulst dieser Formanomalie der Plazenta (s. S. 456) neigt zur vorzeitigen Ablösung. Dadurch kommt es in der 2. Schwanger-

---

[1] s. Fußnote S. 497.

schaftshälfte und/oder unter der Geburt zu - meist geringen - Blutungen aus dem zwischen Chorionplatte und Decidua basalis gelegenen, leicht verletzlichen Randsinus. Diese **Randsinusblutungen** kommen durch Blasensprengung und Kompression durch den Kopf zum Stillstand. Die Ursache kann erst post partum bei der Besichtigung der Plazenta erkannt werden; kennzeichnend sind dann die am Plazentarand haftenden Koagula.

Plazentalösungsstörungen post partum

Definition

Lösungsstörungen der Plazenta *nach* Geburt des Kindes bilden eine der Ursachen der wegen ihrer akuten Bedrohlichkeit gefürchteten *postpartalen Blutungen.*

Ein pathologischer Lösungsverlauf und/oder Ausstoßungsmechanismus (Plazentaretention) muß angenommen werden, **wenn die Plazenta nicht binnen 30 min ausgestoßen wird und/oder die Blutung den physiologischen Verlust von 300 ml übersteigt.**

Das bedeutet, daß nach Überschreiten eines dieser Grenzwerte vorsorglich therapeutisch eingegriffen werden muß, um eine *Nachgeburtsblutung* zu vermeiden.

Diagnose

Dem Nachweis einer Retention der Plazenta dient das *Plazentalösungszeichen nach Küstner:* Die oberhalb der Symphyse tief in die Bauchdecken eindringende Hand bewegt den Uterus nach oben. Ist die Plazenta noch adhärent, so zieht sich dabei die Nabelschnur in die Scheide zurück, während sie nach erfolgter Lösung tiefer rückt (Abb. 221).

Nach pathophysiologischen Gegebenheiten unterscheidet man zwischen der

- Inkarzeration der gelösten Plazenta,
- Placenta adhaerens,
- Placenta accreta,   ⎫
- Placenta increta,   ⎬ Retentio placentae im engeren Sinne
- Placenta percreta.   ⎭

Placenta incarcerata

Um eine *Placenta incarcerata* handelt es sich, wenn der Lösungsmechanismus normal abgelaufen ist, die Nachgeburt aber durch einen Spasmus im Bereich des inneren Muttermundes - also funktionell bedingt - eng umschlossen und so ihre Ausstoßung verhindert wird (s. S. 229). Eine verstärkte Blutung tritt nur bei **gleichzeitiger Atonie des Corpus uteri** auf (s. S. 464).

Placenta adhaerens

Die Placenta adhaerens ist ohne Überschreitung der dezidualen Grenzschicht (s. S. 148) inseriert, löst sich aber nicht oder nur unvollständig. Solange sie noch vollständig haftet, bleibt die Lösungsblutung aus. *Die partielle Ablösung hat jedoch eine starke Blutung aus der gelösten Fläche zur Folge* (s. S. 463).

Als **Ursachen** kommen in Frage:

- eine postpartale Wehenschwäche (nach protrahierter Geburt, Überdehnung der Uteruswand durch Hydramnion oder Gemini, besonders bei Vielgebärenden),
- Sitz der Plazenta in der Tubenecke = Tubeneckenplazenta,
- die flach ausgebreitete Placenta membranacea,
- eine lokale Kontraktionsschwäche des Myometriums (Narben),
- eine mangelhaft ausgebildete Decidua spongiosa.

Therapie

Eine volle Harnblase stört die Kontraktion des Uterus und kann auch die gelöste Nachgeburt im Cavum uteri zurückhalten. Deshalb muß als erste Maßnahme bei der Behandlung einer Plazentalösungsstörung die Harnblase - ggf. mittels Katheter - entleert werden.

Wenn nicht schon prophylaktisch Uterotonika gegeben wurden (s. S. 229), erfolgt nach 20 min die In-

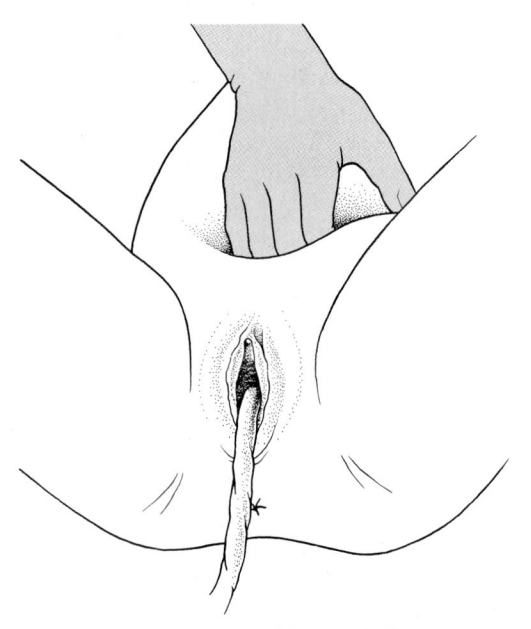

Abb. 221. Plazentalösungszeichen nach Küstner

jektion von Oxytozin. Gelingt es bei der folgenden Uteruskontraktion nicht, mit Hilfe des *Handgriffes nach Brandt-Andrews* (s. S. 229) die Plazenta zu entwickeln, so folgt ihre *manuelle Lösung* (s. unten).

Der früher zur Expression der festhaftenden Plazenta gebräuchliche *Handgriff nach Credé* gilt heute als obsolet, weil er zu einer Traumatisierung des Uterus mit nachfolgenden Komplikationen führen kann. Bei seiner Anwendung wird der kontrahierte Uterus am Fundus umfaßt und versucht, die Nachgeburt aus dem Cavum uteri zu exprimieren (Abb. 222). Ein forciertes Vorgehen führt leicht zu einem peritonealen Schock, zur Einschwemmung von Thromboplastin in den mütterlichen Kreislauf und dadurch zur Auslösung einer Gerinnungsstörung. Auch können vermehrt fetale Erythrozyten in den mütterlichen Kreislauf gelangen. Weiterhin besteht die Gefahr einer Inversio uteri (s. S. 467). Aus diesen Gründen soll auf die Anwendung dieses Handgriffes verzichtet werden.

Bei der *manuellen Lösung* geht man mit konisch gehaltener Hand in die Uterushöhle ein und löst die Plazenta Schritt für Schritt – möglichst an einer bereits gelösten Stelle beginnend – mit der ulnaren Kante von ihrer Haftfläche. Die äußere Hand hält den Uterus korrespondierend. Nach Entfernung der Plazenta erfolgt die Gabe von Uteruskontraktionsmitteln.

Placenta accreta/increta/percreta

Die *Placenta accreta* ist darauf zurückzuführen, daß der Trophoblast im Zuge der Implantation durch die Decidua basalis bis an das Myometrium oder tief in die T. muscularis hinein – *Placenta increta* – oder sogar bis zur Serosa uteri – *Placenta percreta* – vorgedrungen ist. Insgesamt stellt die abnorm tiefe Plazentation eine Seltenheit dar und ist zahlenmäßig schwer zu belegen.

Prädisponierend für eine derartige Plazentationsstörung wirken sich aus:

- Multiparität,
- vorausgegangene fieberhafte oder artefizielle Aborte,
- mehrfache Abrasiones,
- abnormer Sitz der Plazenta (Placenta praevia, Placenta cervicalis; 20% aller Fälle von Placenta accreta treten bei Placenta praevia auf).

Solange die Plazenta komplett haftet, besteht keine nennenswerte Blutung. Schon bei nur partieller tieferer Verankerung können starke lebensbedrohliche Nachgeburtsblutungen in kürzester Zeit aus der gelösten Partie auftreten.

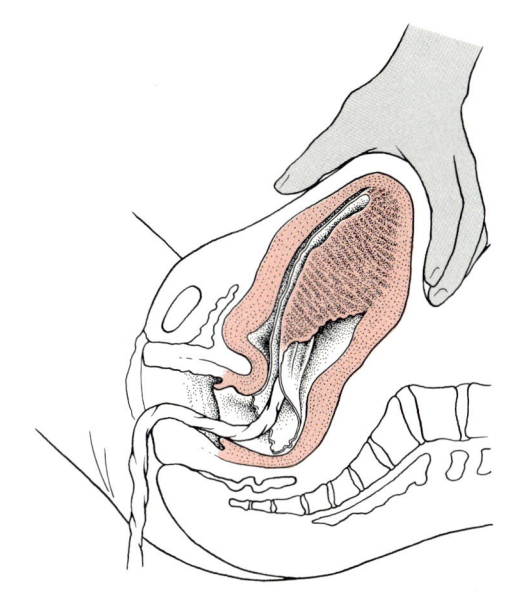

Abb. 222. Handgriff nach Credé

Therapie

Gelingt es bei dem Versuch der manuellen Lösung nicht, die Plazenta von ihrer Unterlage zu trennen, so muß man sich schnell zur abdominalen Hysterektomie entschließen, um schwerste Blutverluste zu vermeiden.

Wird die Placenta increta oder percreta sofort erkannt und besteht keine Blutung, so empfiehlt es sich, den Lösungsversuch abzubrechen und unter Gaben von Kontraktionsmitteln und Antibiotika abzuwarten. Die Plazenta bildet sich zurück und kann nach ca. 14 Tagen durch Kurettage entfernt werden.

Die verstärkte Lösungsblutung

Übersteigt im Verlauf der Nachgeburtsperiode der Blutverlust 300 ml und fehlen die Lösungszeichen der Plazenta, so handelt es sich um eine verstärkte Lösungsblutung, die auf eine *partielle Lösung* hinweist. Die häufigste Ursache einer unvollständigen Lösung der Nachgeburt sind unsachgemäße Expressionsversuche, weiterhin kommen eine Tubeneckenplazenta und eine Placenta accreta in Betracht.

Therapie

Sie besteht in der Injektion von 3 IE Oxytozin i. v., dosiertem Zug an der Nabelschnur nach Brandt-Andrews und bei Versagen der sofortigen manuellen Plazentalösung (s. oben).

Die partielle Plazentaretention

Ergibt die obligatorische Inspektion der Nachgeburt (s. S. 229) einen mehr als bohnengroßen Defekt oder gar das Fehlen eines Kotyledo oder auch größerer Teile der Plazenta, so handelt es sich um eine *partielle Retention der Nachgeburt*. Sie macht wegen der *akuten Blutungsgefahr* die manuelle Nachtastung mit *Entfernung des Plazentarestes* oder die *Ausschabung mit einer großen stumpfen Kurette* erforderlich. Die Nachtastung ist auch notwendig, wenn sich am Rand der Plazenta oder in den Eihäuten abgerissene Gefäße finden, die auf das Vorhandensein einer *Nebenplazenta* hinweisen (s. S. 456), oder auch wenn große Teile der Eihäute fehlen.

Die sofortige Kontrolle ist erforderlich, da Plazentareste Komplikationen im Wochenbett zur Folge haben: Sie können sie zu einem *Plazentapolypen mit Blutungen* (s. S. 486) und über eine aszendierende Infektion zur *puerperalen Endometritis* (s. S. 483) führen.

Postpartale Blutungen - Atonische Nachblutung

Definition

Wenn nach vollständig ausgestoßener Plazenta der Uterus nicht kontrahiert bleibt, kommt es zwangsläufig zur Blutung, der sog. atonischen Nachblutung. Definitionsgemäß bestehen dabei keine Zeichen der Koagulopathie; das Risiko des Übergangs in eine Gerinnungsstörung (Verlustkoagulopathie) ist jedoch groß, wenn die Blutung nicht rechtzeitig beherrscht werden kann.

Als Ursachen der Kontraktionsschwäche des Myometriums kommen in Frage:

- Überdehnung des Uterus (Hydramnion, Mehrlinge, Riesenkind),
- Überbeanspruchung des Myometriums (Mehr- und Vielgebärende),
- Myome, Fehlbildungen oder Narben des Uterus,
- ungünstige Lokalisation der Plazenta (Placenta praevia, Tubeneckenplazenta).

Weitere weitgehend vermeidbare Ursachen sind:

- protrahierter Geburtsverlauf,
- mütterliche Erschöpfung,
- vorhergegangene Anwendung des Credé-Handgriffes,
- zu starke und zu lange Relaxierung durch Anästhetika.

Symptome

Die Blutung nach außen erfolgt häufig in Schüben und vermittelt ein ungenaues Bild über die wahre Menge des Blutverlustes, da der erschlaffte Uterus 1–2 l Blut aufnehmen kann. Ein wichtiges Symptom ist daher das „Hochsteigen" des atonischen Uterus infolge der zunehmenden Blutansammlung im Cavum uteri.

Ein Zervixriß muß mittels Spekulumeinstellung sicher ausgeschlossen werden.

Therapie

Sofortige Maßnahmen sind:

- rasche i.v. Injektion von 5–10 IE Oxytozin und anschließende Oxytozindauerinfusion (20–30 IE/500 cm^3 Infusionslösung); Injektion bzw. Infusion eines Secale-Präparates (z. B. Methergin) i. m.,
- vorsichtiges Exprimieren der Blutkoagula aus dem Uterus,
- Halten des Uterus mit flach auf den Fundus aufgelegter Hand.

Parallel ist für Volumen- und Blutersatz Sorge zu tragen. Stets muß auf das Auftreten einer Gerinnungsstörung geachtet bzw. diese ausgeschlossen werden (Röhrchentest, Gerinnungsstatus, s. S. 497) (Abb. 232a, b).

Dank der Zuverlässigkeit der Uterotonika führen diese Maßnahmen fast immer zum Erfolg. Tritt die Blutstillung nicht prompt ein, sind unverzüglich Prostaglandine einzusetzen (PG F$_2\alpha$ 5,0–40,0 µg/min i. v.). Die Wirkung ist so zuverlässig, daß sich nur noch höchst selten die Notwendigkeit einer Uterusexstirpation ergibt.

31 Geburtsverletzungen der Mutter

Durch die bereits in der frühen Gravidität einsetzenden Anpassungsvorgänge werden die Geburtswege für die funktionelle Beanspruchung sub partu vorbereitet (s. S. 177). Damit sind die Voraussetzungen geschaffen, daß der vorangehende Teil beim Tiefertreten allmählich die einzelnen Abschnitte des Geburtskanals auf das notwendige Maß dehnen und sie passieren kann. Die Auflockerung und ödematöse Durchtränkung haben jedoch eine leichtere Verletzbarkeit zur Folge, und die verstärkte Vaskularisation und Hyperämie bedingen eine höhere Blutungsgefahr.

Die Gefahr von Läsionen im Bereich des Geburtskanals besteht v. a. dann, wenn einerseits die Elastizität des Gewebes unzureichend ist – z. B. bei erhöhtem Gebäralter, Rigidität und Narbenbildung – oder wenn andererseits seine Dehnungskapazität durch Regelwidrigkeiten von seiten des Kindes überschritten wird, z. B. durch Übergröße oder Deflexionslage. Des weiteren führen *vaginale operative Eingriffe,* insbesondere bei *Notsituationen,* leicht zu Traumata im Bereich des Weichteilrohres.

Nicht zuletzt kann sich auch ein Angst-Spannung-Schmerz-Syndrom nachteilig auswirken, weil eine *ungenügende Relaxation* eher zu Gewebezerreißungen führt, insbesondere im Bereich der Zervix (Zervixdystokie) und des Beckenbodens (hoher straffer Damm).

Dammrisse

Ein Dammriß ist streng genommen ein *Scheiden-Damm-Riß,* weil fast immer der untere Teil der hinteren Scheidenwand mitbetroffen wird.

Die Dammrisse werden je nach Ausdehnung in 3 bzw. 4 Grade unterteilt.

Als *Dammriß 1. Grades* wird ein Einriß von Kutis und Subkutis bis zu ca. 2 cm Länge definiert.

Der *Dammriß 2. Grades* beinhaltet die Läsion auch der Dammuskulatur bis zu ca. 3 cm Tiefe.

Der *Dammriß 3. Grades* geht mit einer Zerreißung des M. sphincter ani einher. Kommt es zu einer Mitbeteiligung der Rektumschleimhaut, spricht man auch von einem *Dammriß 4. Grades.*

Unter einem *zentralen Dammriß* versteht man ein Auseinanderweichen des Dammes bei erhaltener hinterer Kommissur.

Zu einem Scheiden-Damm-Riß kommt es, wenn die Dehnungskapazität des Gewebes überschritten wird. Das kann der Fall sein, wenn

- der vorangehende Teil unkoordiniert – abrupt – durchschneidet und keine Zeit zum Anlegen der Episiotomie bleibt,
- der Dammschutz unzulänglich erfolgt, der sichtbaren Gewebespannung nicht rechtzeitig durch eine Episiotomie zuvorgekommen wird,
- auf eine Episiotomie verzichtet oder sie durch die Kreißende abgelehnt wird,
- ein zu klein angelegter Scheiden-Damm-Schnitt weiterreißt.

Die *Versorgung des Dammrisses* erfolgt in Schichten wie bei der Episiotomie (s. S. 227). Es ist davon auszugehen, daß die Wundverhältnisse im Vergleich zu einem Dammschnitt weniger übersichtlich und schwieriger zu versorgen sind; gelegentlich verbleiben unregelmäßige störende Narben. Bei einem Dammriß 3./4. Grades müssen die Enden des M. sphincter ani durch Einzelnähte aneinandergefügt und ein gutes Dammpolster aufgebaut werden; bei eingerissener Rektumwand sind die Wundränder ohne Mitfassen der Schleimhaut in das Lumen hinein einzustülpen. Ein kunstgerecht versorgter Dammriß 3./4. Grades verheilt i. allg. ohne funktionelle Beeinträchtigung des Sphincter ani.

Labien- und Klitorisrisse

Einrisse an den kleinen Schamlippen und an der Klitoris entstehen durch eine Überdehnung bei der Entwicklung des Kopfes. Aus den dichten Venengeflechten kann es zu stärkeren Blutungen kommen, die eine chirurgische Versorgung, möglichst mit atraumatischen Nähten, erforderlich machen. Auch kleinere, nicht stark blutende Verletzungen im Bereich der Vulva werden zweckmäßigerweise versorgt, um die schmerzhafte Belästigung bei der Miktion zu verringern.

Hämatome

Hämatome entstehen entweder durch spontane Gefäßzerreißungen der venösen Plexus sub partu oder durch Nachblutungen im Bereich der Episiotomiewunde und chirurgisch versorgter Geburtsverletzungen. Sie sind daher überwiegend im Gebiet von Vulva, Perineum oder paravaginal lokalisiert.

Nachblutungen aus Episiotomiewunden oder Dammrissen sind kenntlich an einer – infolge der hämatombedingten Gewebespannung schmerzhaften – livide verfärbten Vorwölbung, die bis in die Sphinkterregion reichen kann. Der Bluterguß wird i. allg. allmählich resorbiert; eine Wundrevision und Ausräumung sind nur selten notwendig.

Paravaginal gelegene Hämatome – meist Folge einer ungenügenden Versorgung des oberen Wundwinkels eines Scheidenrisses – können bei arterieller Blutung schnell erhebliche Ausmaße annehmen und zur Anämie mit Schocksymptomatik führen. Eine sofortige Wundrevision mit Ausräumung der Koagula, Aufsuchen und Umstechung des blutenden Gefäßes sind erforderlich.

Bei diffusem Nachsickern sistiert die Blutung meist von selbst. Das Hämatom kann aber je nach Ausdehnung bis in die Levatorloge absinken und einseitige Druckbeschwerden im kleinen Becken verursachen. Die Resorption erfolgt spontan.

Scheidenrisse

Risse in der Vaginalwand treten meistens durch Weiterreißen einer Episiotomie oder eines Dammrisses auf, ferner bei protrahierter Austreibungsperiode mit Überdehnung des Vaginalrohres. Artefiziell können sie beim Einführen der Zangenlöffel gesetzt werden.

Man wird auf einen Scheidenriß aufmerksam, wenn bereits vor dem Ein- bzw. Durchschneiden des vorangehenden Teiles eine *Blutung* eintritt.

Nach der Geburt wird die Diagnose durch die *Spekulumeinstellung* gesichert. Bei der anschließenden chirurgischen Versorgung muß der *oberste Wundwinkel* zuverlässig gefaßt werden, da sonst leicht paravaginale Hämatome entstehen (s. oben).

Zervixrisse

Zervixrisse ereignen sich v. a. bei Zangenentbindungen, aber auch dann, wenn vor der vollständigen Eröffnung des Muttermundes unkontrolliert mit dem Pressen begonnen wird. Sie treten meist seitlich auf; damit besteht die Gefahr, daß bei stärkerer Ausdehnung der absteigende Ast der A. uterina mitbetroffen wird und der Riß bis in das Parametrium reichen kann. *Der hochreichende Zervixriß stellt also eine schwerwiegende, akut bedrohliche Geburtskomplikation dar.*

Bei jeder unerwarteten Blutung nach der Geburt muß nach Ausschluß einer atonischen Nachblutung an einen Zervixriß gedacht und eine sofortige Spekulumeinstellung vorgenommen werden. Diese *Kontrollmaßnahme ist nach jeder Zangenentbindung* angezeigt.

Die unmittelbar notwendige chirurgische Versorgung verlangt die zuverlässige Darstellung des oberen Wundwinkels. Die oberste Naht muß wegen der möglichen Retraktion der Gefäße *ausreichend hoch über dem Wundwinkel* gesetzt werden. Ist dies vaginal nicht möglich, so ist die sofortige Laparotomie zwingend, um den obersten Bereich der Läsion zuverlässig zu versorgen oder die Hysterektomie vorzunehmen. Bei starker Blutung ist der gleichzeitige *Volumenersatz* zu gewährleisten.

Größere Zervixrisse heilen des öfteren unbefriedigend und hinterlassen eine *Zervixinsuffizienz* mit ihren nachteiligen Folgen für spätere Schwangerschaften.

Uterusruptur

Die Uterusruptur gehört infolge der vitalen Bedrohung von Mutter und Kind zu den schwersten geburtshilflichen Komplikationen. Sie ereignet sich fast ausschließlich unter der Geburt. Die Uterusruptur während der späten Schwangerschaft stellt eine Ausnahme dar (z. B. bei einem rudimentären Uterushorn mit extremer Wandüberdehnung durch den wachsenden Feten).

Definition: Nach ätiologischen Gesichtspunkten wird unterschieden zwischen der

- Narbenruptur,
- Überdehnungsruptur (s. S. 431),
- violenten bzw. traumatischen Ruptur.

Frequenz: Durch den Wandel in der Geburtshilfe mit Wegfall schwerer vaginaler Entbindungsmanöver (innere Wendung, hohe Zange) und großzügigerer Anwendung des Kaiserschnittes sind die Überdehnungs- und die violente Ruptur selten geworden. Jedoch kann durch äußere Gewalteinwirkung (Verkehrsunfälle) eine traumatische Uterusruptur ausgelöst werden (Gurtverletzung). Daß dennoch die Gesamtfrequenz der Uterusruptur nicht abgenommen hat, geht auf die relative Zunahme der Narbenrupturen, meistens aufgrund einer früheren Sectio caesarea oder auch einer gynäkologischen Operation am Uterus (Myomenukleation, Metroplastik, Tubenimplantation) zurück.

Die Häufigkeit der Uterusruptur sub partu wird mit < 1 : 1000 Geburten (0,3–0,8‰) angegeben. *Rupturen früherer Kaiserschnittnarben bedingen mehr als 90% aller Fälle.* Bezogen auf die Kaiserschnittfrequenz muß man in etwa 1% nach vorausgegangener Sectio caesarea mit einem Auseinanderweichen der Narbe während der nächsten Geburt rechnen, insbesondere dann, wenn bei unreifen Kindern großzügig der isthmische Längsschnitt Anwendung findet (s. S. 387). Bei einer *Überdehnung* erfolgt der Riß *im unteren Uterinsegment. Nach vorausgegangenem Kaiserschnitt* ereignet er sich jedoch in der früheren *Narbe.*

Symptome – Diagnose: Eine *Narbenruptur* tritt selten unter den klassischen Zeichen der drohenden und manifesten Überdehnungsruptur auf. Fast immer läuft sie als sog. *stille Ruptur* ab, d. h. entwickelt sich schleichend und unbemerkt aus einer *Narbendehiszenz,* die durch das Blasenperitoneum gedeckt ist. Allenfalls besteht eine *erhöhte Druckempfindlichkeit* im Bereich der Uterusnarbe *oberhalb der Symphyse*, im Falle einer geburtshilflichen Leitungsanästhesie (Periduralanästhesie) wird eher über *Oberbauch- und Schulterschmerzen* geklagt.

Zumeist wird das Ereignis nur durch eine Hypoxie des Feten (pathologisches CTG!) und/oder das *Sistieren der Wehentätigkeit* und *Abweichen des Kopfes von der Führungslinie* bemerkbar und erst bei der erneuten Sectio caesarea entdeckt, nachdem intra operationem das Blasenperitoneum durchtrennt ist. Die alten Narbenränder klaffen partiell, oder die Narbe weicht in ihrer gesamten Ausdehnung auseinander. Die Blutung aus dem Narbengebiet ist meist gering, so daß zunächst Schocksymptome fehlen.

Therapie: Schon bei Verdacht auf eine Uterusruptur ist die *sofortige Laparotomie* angezeigt. Nur bei vollständig erweitertem Muttermund und tiefstehendem vorangehenden Kopf, d. h. wenn die Geburt keinen Zeitverlust bedeutet, kann man die vaginale Entbindung vorher beenden. Narbenrupturen können genäht werden. Besteht kein Kinderwunsch mehr, wird man die Hysterektomie vorziehen.

Ist bei einem Zustand nach Sectio caesarea die Geburt spontan und symptomlos abgelaufen, gilt die Regel, post partum zur Kontrolle der Narbenverhältnisse eine *Austastung des Uterus* vorzunehmen. Findet sich eine Dehiszenz im alten Narbengebiet, so muß zur Vermeidung einer Durchwanderungsperitonitis sofort laparotomiert werden.

Bei Überdehnungs- und violenten Rupturen – meist mit einem schweren hypovolämischen Schock infolge des massiven Blutverlustes einhergehend – ist die Uterusexstirpation notwendig. Nur bei sofortiger Operation und schnellem, ausreichendem Volumenersatz kann der Verblutungstod abgewendet werden.

Prognose: Die traumatische und Überdehnungsruptur waren und sind mit einer hohen mütterlichen und kindlichen Mortalität belastet. Die mütterliche Sterblichkeit nach Uterusruptur beträgt unabhängig von der Ätiologie noch immer ca. 5% der gesamten Müttersterblichkeit.

Prophylaxe: *Die Überdehnungsruptur und die violente Uterusruptur sind heute vermeidbar,* wenn die Richtlinien der Überwachung und Leitung der Geburt beachtet und bei geburtsunmöglichen und geburtserschwerenden Situationen rechtzeitig der Kaiserschnitt durchgeführt wird.

Zur *Vermeidung des Risikos einer Narbenruptur nach vorausgegangenen Kaiserschnitten und anderen operativen Eingriffen am Uterus* sind folgende Maßnahmen erforderlich:

- Einstufung jeder Schwangeren nach vorausgegangenem Kaiserschnitt oder operativen Eingriffen am Uterus als **Risikoschwangere**; Kontrolle der Narbe im Verlauf der Schwangerschaftsuntersuchung (Druckschmerzhaftigkeit, Konsistenzunterschied);
- bereits während der Schwangerenbetreuuung *Abklärung der Indikation zur ersten Sectio* (akute einmalige Notsituation oder fortbestehende Indikation) und des postoperativen Verlaufes (Endometritis, Sekundärheilung),
- Einstufung als **Risikogeburt** mit kontinuierlicher Überwachung, nach Möglichkeit Überprüfung der Festigkeit der Narbe bei beginnender Eröffnung des Muttermundes durch digitale Austastung der Zervixvorderwand und ggf. Abkürzung der Austreibungsperiode,
- vorsorgliche Ultraschalldiagnostik zur antepartalen Erkennung latenter Narbendefekte (ca. 38. SSW),
- großzügige Indikation zur Resectio,
- manuelle Austastung nach Spontangeburt, wenn Operationen am Uterus vorausgingen.

Inversio uteri puerperalis

Eine sehr seltene Komplikation bildet die Inversio uteri puerperalis (*Frequenz:* 1:1000 bis 1:20000). Sie kann sich bei meist atonischem Uterus entweder spontan oder nach forciertem Zug an der Nabelschnur (Cord traction) sowie nach dem – heute obsoleten – Credé-Handgriff ereignen (s. S. 229 und S. 463). Im Vordergrund der *Symptomatik* stehen der peritoneale Schock, Schmerzen und Blutungen. Der Uterus ist oberhalb der Symphyse nicht mehr zu tasten, und der Fundus uteri findet sich mehr oder minder komplett umgestülpt sichtbar in der Vagina oder sogar vor der Vulva.

Morbidität und auch Letalität hängen entscheidend vom Intervall zwischen dem Ereignis, der Diagnose und dem Beginn der Therapie ab.

Die Behandlung besteht in der **manuellen Reposition** per vaginam in tiefer Narkose, Tokolyse und gleichzeitigem Volumenersatz (zur Schockbekämpfung).

Bei schwieriger Gestaltung der Reposition oder verschleppter Diagnose kann die Hysterektomie erforderlich werden. Wenn die Plazenta noch nicht gelöst ist, soll sie wegen der Blutungsgefahr möglichst bis nach der Reposition belassen bleiben, es sei denn, sie erschwert das Vorgehen. Unmittelbar nach der Rückverlagerung müssen der Uterus durch eine Oxytozintropf-Infusion tonisiert werden und die Schocküberwachung gewährleistet sein.

Symphysenläsion

Relativ häufig macht sich in der späten Gravidität als Folge der schwangerschaftsbedingten Auflockerungsvorgänge (s. S. 177) eine Schmerzhaftigkeit des Beckenringes, v. a. der Symphyse, bemerkbar, die nicht selten bis in das Spätwochenbett hinein fortbesteht.

Unter der Geburt kann es leicht zu verstärkter Dehnung mit Einrissen von Gefäßen und Hämatombildung innerhalb der Symphyse kommen. Die Symptomatik der **Symphysenläsion** besteht in einer umschriebenen starken Druckschmerzhaftigkeit. Gelegentlich läßt sich eine Dislokation an der Verschiebung der Schambeinäste bis zu ca. 1 cm Höhenunterschied tasten. Die Schmerzen erstrecken sich zusätzlich auf die Schambeinäste sowie den Iliosakralbereich und gehen u. U. mit reflektorischen Spasmen besonders der Adduktoren und der Gesäßmuskulatur einher, die zu Gangstörungen führen (Watschelgang).

Selten ereignet sich eine **Symphysenruptur** mit einem mehr oder weniger weit klaffenden Symphysenspalt. Therapeutisch empfehlen sich nach röntgendiagnostischer Abklärung ein Schlaufenverband und orthopädische Nachbehandlung.

32 Pathologie des Neugeborenen

Fetale Hypoxie – Azidose – Intrauterine Asphyxie – Fetale Depression

Physiologische Voraussetzungen

Unter normalen Steady-state-Bedingungen werden der fetale Gasaustausch und der Säure-Basen-Haushalt durch die respiratorischen und metabolischen Größen der Mutter bestimmt. Das Vermittlerorgan für die Aufrechterhaltung der fetalen Homöostase ist die Plazenta.

Die mütterlichen Versorgungsgrößen unterliegen während der Geburt auch unter physiologischen Bedingungen Veränderungen. In der *Eröffnungsperiode* bleibt der mütterliche pH-Wert unverändert. In der *Austreibungsperiode* tritt jedoch als Folge der erhöhten Muskelaktivität, mangelnden Nahrungsaufnahme oder -reserven mit erhöhter Ansammlung von Laktat und Pyruvat sowie Ketosäuren eine *leichte metabolische Azidose* auf, die transplazentar auf den Feten übergeht.

Außer dieser leichten sog. Infusionsazidose kommt es beim Feten gleichzeitig zu einem Absinken der O_2-Sättigung (von 45 auf 33 %), und er entwickelt in Abhängigkeit von der Dauer der Austreibungsperiode eine – ebenfalls leichte – *respiratorische Azidose*. Wenn der Kopf in der Wehe sichtbar wird, beträgt der Abfall des pH 0,003/min, z. Z. des Durchschneidens 0,04/min mit einem weiteren Absinken bei der Geburt des Rumpfes um 0,14 Einheiten/min.

Diese noch physiologischen Veränderungen der O_2-Sättigung und des fetalen pH beruhen auf der Verminderung des uteroplazentaren Blutzuflusses während der Austreibungswehen, der beginnenden Verkleinerung der Plazentahaftfläche und ggf. auf einer Nabelschnurkompression in der Endphase der Geburt.

Das Kind weist daher bei der Geburt eine als physiologisch zu bewertende transitorische leichte Azidose auf und kommt mit einer relativen Sauerstoffschuld zur Welt.

Pathophysiologie der fetalen Hypoxie („fetal distress")

Eine Störung des plazentaren Gasaustausches mit Verarmung an Sauerstoff und Anreicherung von Kohlendioxid ruft beim Feten eine bedrohliche Situation hervor, die als *intrauterine Asphyxie („fetal distress")* bezeichnet wird.

Jede Reduzierung der O_2-Zufuhr bedingt eine eingeschränkte Eliminierung von Kohlendioxid und damit eine *respiratorische Azidose*. Sie tritt unmittelbar bei einer Nabelschnurkompression und bei akuter (respiratorischer) Plazentainsuffizienz auf.

Eine fortbestehende O_2-Mangelversorgung des Feten hat zusätzlich zur respiratorischen unweigerlich eine *metabolische Azidose* zur Folge. Diese kommt dadurch zustande, daß nicht genügend Sauerstoff für die Utilisierung der Kohlenhydrate über den Zitronensäurezyklus zur Verfügung steht. Der Fetus muß gezwungenermaßen auf den wenig effizienten *anaeroben Abbau der Glukose* umschalten, der zur Anhäufung von nicht verstoffwechselbaren Säuren, v. a. von Laktat und Pyruvat, führt.

Ein Abfall des pH im fetalen Blut ist i. allg. Ausdruck einer gemischten respiratorischen und metabolischen Azidose, geht auf eine Hypoxie zurück und verläuft dieser parallel. Somit ist der pH-Wert des fetalen Blutes ein wichtiger Indikator für die Diagnose der intrauterinen Asphyxie.

Der Fetus verfügt über einige Kompensationsmöglichkeiten, die jedoch begrenzt und nur kurzfristig wirksam sind.

Einer der kompensatorischen Reaktionsmechanismen auf eine intrauterine Asphyxie ist die obengenannte Umstellung von aerober Oxidation der Glukose auf die *anaerobe Glykolyse*. Dieser Versuch der Aufrechterhaltung des Energiestoffwechsels führt jedoch zur Anhäufung v. a. von Milchsäure. Da auch Laktat in der Leber überwiegend oxidativ metabolisiert wird, kommt der Prozeß bei anhaltendem O_2-Mangel zum Stillstand, und eine metabolische Azidose ist die Folge. Die azidotische Stoffwechsellage verstärkt sich, wenn eine zusätzliche Einschränkung des plazentaren Glukosetransfers die Mobilisierung freier Fettsäuren notwendig macht. Daher ist der Kompensationsversuch durch die zunehmende metabolische Azidose bald erschöpft.

Ein weiterer Kompensationsmechanismus bei Verminderung des Sauerstoffdruckes besteht – wie v. a. durch Hypoxieversuche an Rhesusaffen bekannt wurde – in *reaktiven Änderungen der Herz-Kreislauf-Regulation*.

Die Sauerstoffrezeptoren des Ductus arteriosus (s. Abb. 99) bewirken bei niedriger Oxygenierung eine Dilatation des Ductus, während die pulmonalen Gefäße entgegengesetzt mit einer Vasokonstriktion reagieren (Sparschaltung!). Dadurch werden zunächst das Herzminutenvolumen und der arterielle Druck aufrechterhalten. Hält die O_2-Minderversorgung an, so kommt es nach einer Phase des Anstieges von Herzminutenvolumen, Herzfrequenz und Blutdruck zu einem Abfall des Schlagvolumens mit gleichzeitiger Umverteilung der im Herzen verfügbaren Blutmenge.

Das vom Ductus venosus zum Herzen fließende oxygenierte Blut steuert bei hypoxischen Feten einen verhältnismäßig größeren Anteil für die Blutversorgung von Herz und Gehirn bei als das von der V. cava inferior kommende. Außerdem fließt während der Hypoxie ein vermehrtes Shuntvolumen von der V. cava superior durch das Foramen ovale, begünstigt durch den Druckabfall im linken Vorhof als Folge des verminderten venösen Rückflusses aus dem pulmonalen Kreislauf (s. oben).

Eine *verminderte uteroplazentare Durchblutung* führt zur Reduktion des umbilikalen Blutflusses und auf diese Weise zur Steigerung des umbilikalen Gefäßwiderstandes. Durch die konsekutive Verschiebung der pO_2-/pCO_2-Relation wird reaktiv eine Vasodilatation der zerebralen Gefäße ausgelöst, die die Umverteilung aus dem umbilikalen in den zerebralen Kreislauf begünstigt.

Bei *Nabelschnurkomplikationen* können diese Herz-Kreislauf-Reaktionen zur Anpassung nicht wirksam werden. Die Verlegung der Nabelvene vermindert den Blutstrom zum rechten und linken Herzen, das Herzminutenvolumen wird geringer, es kommt zu Bradykardie und Abfall des Blutdrucks. Bei kompletter Nabelschnurkompression treten dieselben Phänomene nach einem kurzfristigen Blutdruckanstieg auf.

Als schwerwiegende Komplikation kann es bei der partiellen Nabelschnureinengung eher als bei der totalen Kompression zu *vermehrten fetalen Atembewegungen* kommen. Diese sind wegen der Gefahr der *Fruchtwasser- und v. a. Mekoniumaspiration* bis in die tieferen Bronchialverzweigungen mit nachfolgender Aspirationspneumonie post partum als bedrohlich anzusehen.

Durch die *Umregulierung des fetalen Kreislaufes* wird der Versuch unternommen, den vitalen Organen Gehirn, Herz und Nebennieren noch genügend oxygeniertes Blut auf Kosten der Nieren, Lungen und des Rumpfes sowie der Extremitäten zukommen zu lassen.

Ein gewisser Schutz gegenüber dem intrauterinen O_2-Mangel besteht auch darin, daß die verschiedenen Organe und Gewebe eine vergleichsweise niedrige Stoffwechselrate aufweisen (die Stoffwechselanforderungen des Myokards steigen jedoch bei beginnender Hypoxie abrupt an). Außerdem stehen in der Regel – außer bei Früh- und Mangelgeburten – ausreichend Substrate für die anaerobe Glykolyse zur Verfügung (z. B. im Herzmuskel und in der Leber, deren Glykogenreserven den Hauptenergiespender für das Gehirn darstellen).

Solange die Kreislauffunktionen aufrechterhalten werden können, erlauben sie eine günstigere Verteilung der Laktat- und der übrigen Wasserstoffionen in Geweben mit geringerer Wasserstoffionenkonzentration und dadurch einen, wenn auch minimalen, Schutz für die Gehirnzellen.

Ein Absinken der Stoffwechselenergie wird durch den Anstieg der anaeroben Glykolyse wenigstens temporär so vermindert, daß je nach dem Grad der Hypoxie die intrazelluläre Proteinsynthese weiterläuft und die Zellmetabolismen über eine gewisse Zeitspanne in erholungsfähigen Grenzen bleiben.

Man kann davon ausgehen, daß der Fetus über eine Reihe von Mechanismen, wie sie im Tierversuch bei Primaten nachgewiesen wurden, verfügt, um lebenswichtige Organe vor den Gefahren der Hypoxie zu bewahren. *Die genannten Kreislaufreaktionen und die metabolischen Veränderungen sind jedoch Ausdruck schwerer pathologischer Bedingungen. Die Schutzmechanismen sind bereits nach kurzer Asphyxiedauer erschöpft, wirken also nur kurzfristig kompensierend.* Es kommt zu einer Hemmung der Enzymaktivitäten, Erschöpfung der Kohlenhydratreserven sowie einer Verschiebung des Elektrolythaushaltes. Die Hypoxie führt zu einer Hyperkaliämie, die ihrerseits einen ungünstigen Einfluß auf die Myokardfunktion ausübt.

Hypoxie mit den Zeichen einer schweren Kreislaufinsuffizienz, verbunden mit mangelhafter Perfusion der Gewebe, gestörtem Zellmetabolismus und konsekutiver Zellschädigung führen zum *fetalen Schock;* die zerebrale Durchblutung fällt entsprechend der zunehmenden Laktatkonzentration und Blutdrucksenkung rapide ab. Infolge der hypoxisch ausgelösten Freisetzung von Katecholaminen nimmt u. a. die Kapillarpermeabilität zu und führt zu Blut- und Plasmaextravasaten. Gleichzeitig setzt ein *gesteigerter Verbrauch von Gerinnungsfaktoren und konsekutiver Abscheidung von Thromben* – auch in der Lunge – ein. Nach Erschöpfung der Kompensationsmechanismen kommt es daher unweigerlich zur *Schädigung des Gehirns* als dem empfindlichsten Organ über *Hirnschwellung, intrakranielle Blutung* bis zur Hirnstammkompression und *Schädigung des Atemzentrums.* Das pränatal voll ausgeprägte Schocksyndrom wird beim Neugeborenen an den Bewertungskriterien eines *Apgar-Score von 1* (kaum vorhandener Durchblutung der Haut, Areflexie, schlaffer Myotonus, Apnoe, Bradykardie s. S. 278) erkenntlich. Die perinatale Mortalität ist hoch. Für die Überlebenden besteht als Folge von Narbenbildung und Defektheilung die *Gefahr von Krämpfen, psychomotorischer und geistiger Retardierung,* die bereits in der *Neonatalperiode,* aber auch *später in der Kindheit* manifest werden können.

Ursachen der intrauterinen Asphyxie

Ein großer Teil der Risikoschwangerschaften wird dadurch zur Risikogeburt, daß sub partu mit einer kindlichen Gefährdung durch eine intrauterine Hypoxie gerechnet werden muß (Tabellen 54 und 55). Unabhängig von dieser präventiven Selektion muß der Geburtshelfer jedoch darauf eingestellt sein, daß bei jeder Geburt und in jeder Phase des Partus unvorhersehbar eine hypoxische Notsituation des Nasciturus durch eine Reduktion der uterinen oder der umbilikalen Durchblutung eintreten kann. *Die wichtigsten Ursachen sind eine abnorme Wehentätigkeit, pathologische Kreislaufsituationen bei der Mutter, die Plazentainsuffizienz, Nabelschnurkomplikationen und medikamentöse Beeinflussung des Feten.*

Wenn der *intrauterine Druck während der Wehen* in Abhängigkeit von der Stärke der Kontraktionen den mittleren Druck des in die intervillösen Räume eintretenden mütterlichen Blutes überschreitet, sistiert der materne Blutzufluß durch die Plazenta kurzfristig während der Wehen. Wehenpausen von 1,5–2,0 min genügen jedoch zur Aufrechterhaltung der plazentaren Sauerstoffversorgung. Ein *erhöhter Ruhetonus* beeinträchtigt dagegen den Gasaustausch anhaltend und ist schwerwiegender als eine gesteigerte Wehenfrequenz. Ein abnorm hoher Basaltonus ist somit für den Feten gefährlich, eine Tatsache, die sowohl bei *spontanen hyperaktiven Wehen* als auch bei der *Geburtseinleitung mit Oxytozin* oder *Prostaglandinen* streng beachtet werden muß.

Hypotone Kreislaufreaktionen der Kreißenden sind wegen der Auslösung einer intrauterinen Asphyxie als Folge der maternen Minderdurchblutung zu fürchten, v. a. das Rückenlageschocksyndrom bzw. V.-cava-Drucksyndrom (s. S. 223) und ebenso hypotensiv wirkende Medikamente, eine Periduralanästhesie, insbesondere eine unter der Tokolyse auftretende Hypotension der Mutter.

Gleichermaßen schränkt auch eine *mütterliche Vasokonstriktion* die plazentare Perfusion ein (alle Formen der Hypertension), ebenso aber angstbedingter Spasmus.

Die *chronische Plazentainsuffizienz* – auch die Infarktplazenta – bedeutet immer die Gefahr der nicht mehr ausreichenden O$_2$-Versorgung unter der Belastung durch die Geburt. Eine plötzliche akute, nicht vorhersehbare ernste Bedrohung der intrauterinen Versorgung bildet die *vorzeitige Lösung der Plazenta*. Es besteht eine direkte Beziehung zwischen der Ausdehnung des gelösten Areals und dem Grad des Sauerstoffmangels.

Eine *Nabelschnurkompression*, v.a. bei *Nabelschnurvorfall*, selten auch bei *Nabelschnurumschlingung* oder *zu kurzer Nabelschnur*, kann innerhalb von Minuten zu pathologischen Veränderungen aller Blutwerte des Feten als Folge der umbilikalen Unterversorgung führen.

Von seiten des Feten kann der Gasaustausch durch Verringerung der Zirkulationsgrößen (angeborener Herzfehler), aber auch im Zuge einer *medikamentösen Beeinflussung* unter der Geburt eingeschränkt sein.

Diagnose der intrauterinen Asphyxie

Die entscheidenden meßbaren Parameter zur Zustandsbeurteilung und Früherkennung von Gefahrenzuständen des Feten sind entsprechend den fetalen Reaktionsmechanismen bei plazentofetaler Minderversorgung die

- *kontinuierliche Ableitung der fetalen Herzfrequenz ante- und subpartal* und
- *Bestimmung des Säure-Basen-Status während und unmittelbar nach der Geburt.*

Damit wird einmal mehr der diagnostische und prognostische Wert der kontinuierlichen kardiotokographischen Überwachung (s. S. 231) und der pH-Metrie (s. S. 241) unterstrichen.

Eine weitere Methode zur Beurteilung der O$_2$-Versorgung bietet sich mit der Messung des *transkutanen pO$_2$*; dieses Verfahren ist sicher, aber noch nicht praxisreif.

Änderungen der fetalen Herzfrequenz gehen der bedrohlichen Azidose zeitlich voraus, da das fetale Myokard und die die Herzaktion regulierenden O$_2$-Rezeptoren und autonomen Zentren äußerst empfindlich auf eine fetale Hypoxie reagieren. Bei einem kurzfristigen O$_2$-Mangel tritt zunächst als Folge der Erregung der Chemorezeptoren eine Vergrößerung des Herzminutenvolumens durch Steigerung der fetalen Herzfrequenz ein *(kompensatorische Tachykardie)*. Hält die O$_2$-Mangelversorgung an, wird das Sympathikuszentrum beeinträchtigt, und es überwiegt infolgedessen der Vagotonus. Zusammen mit einer hypoxischen Schädigung des Myokards stellt sich die *gefährliche Bradykardie*, evtl. mit gleichzeitigen *Arrhythmien*, ein.

Die *pH-Metrie* gibt Aufschluß über die aktuelle Situation der *azidotischen Stoffwechsellage*. Eine metabolische Azidose verweist auf die anhaltende Störung des plazentaren Austausches und zugleich darauf, daß u. U. mehr Zeit für die postpartale Korrektur benötigt wird (s. S. 472).

Mekoniumabgang ist als Hinweissymptom in die Beurteilung einzubeziehen, da ein O$_2$-Mangel eine Hyperperistaltik des Darmes auslösen kann.

Behandlung der intrauterinen Asphyxie

Die Kardiotokographie und die pH-Metrie erlauben das Ausmaß der intrauterinen Bedrohung zu erkennen und zu entscheiden, ob die sofortige Entbindung notwendig ist oder nicht. Einige Maßnahmen sind bereits intra partum prophylaktisch oder als Sofortmaßnahme bei Zeichen einer intrauterinen Hypoxie therapeutisch zu ergreifen:

- Seitenlagerung der Kreißenden zur Vermeidung eines V.-cava-Drucksyndroms,
- bei Vorfall der Nabelschnur Beckenhochlagerung und Hochschieben des kindlichen Kopfes per vaginam bis zur Schnittentbindung,
- Überwachung und Steuerung der Uterusaktivität (Tokolysebereitschaft, v.a. bei Geburtseinleitung mit Oxytozin),
- intrauterine Reanimation (Notfalltokolyse mit β-Sympathikomimetika, evtl. Magnesiumsulfat),
- Beobachtung der mütterlichen Atmung zur Vermeidung einer Hyperventilation,
- O$_2$-Zufuhr an die Mutter (Atemmaske mit 100% O$_2$).

Es gilt als sicher, daß sich der pO$_2$ des Feten durch Sauerstoffgaben (bei ausreichendem Zufluß und gut sitzender Maske) an die Mutter bessert. Die Anwendung ist jedoch nur temporär und unter Kontrolle durch die Mikroblutuntersuchung zu empfehlen.

Die *Tokolyse* bei gleichzeitiger O$_2$-Anreicherung der mütterlichen Atemluft wird in *Notsituationen* kurzfristig als *Sofortmaßnahme* zur *intrauterinen Reanimation* eingesetzt. Dadurch werden die O$_2$-Versorgung und damit die Azidose des Kindes gebessert sowie Zeit für die Entbindung – meist die Sectio caesarea – gewonnen. Eine Kontraindikation stellen Blutungen bei Placenta praevia und Abruptio placentae dar.

Gleichzeitig muß der Neonatologe/Pädiater verständigt werden, damit die Entbindung in seiner Gegenwart erfolgen und er das Kind sofort übernehmen kann.

Sofortmaßnahmen zur Behandlung des asphyktischen Neugeborenen

Die Verantwortung für die Primärversorung asphyktischer unreifer und reifer Neugeborener liegt zunächst beim Geburtshelfer, soll aber so bald wie möglich nach der Geburt an den Neonatologen übergehen.

Bereits *vor* der Geburt müssen alle *Vorkehrungen für die Akutversorgung* getroffen sein, da sich jeder Zeitverlust deletär auf das Schicksal des asphyktischen Kindes auswirken kann.

Unmittelbar nach Geburt des Kopfes – noch vor dem ersten Atemzug – werden während des Abnabelns die oberen Atemwege durch Reinigung der Mund- und Rachenhöhle und *Absaugen des Nasen-Rachen-Raumes* von evtl. aspiriertem Schleim und Fruchtwasser befreit und dann das Neugeborene zum *vorgewärmten Versorgungsplatz* gebracht.

Der *Apgar-Score nach 1 min* vermittelt die ersten Hinweise auf den Grad der Asphyxie und bildet die Richtschnur für die zu ergreifenden Maßnahmen. Ein objektives Maß für den aktuellen Zustand des Kindes liefert die Bestimmung des *kompletten Säure-Basen-Status aus der Nabelschnurarterie*.

Bei *mekoniumhaltigem grünem Fruchtwasser* soll ein zweites Absaugen – bei Apgar ≤ 7 tracheal – erfolgen. Werden grünliche Mekoniumbröckel abgesaugt, muß sofort intubiert und endotracheal abgesaugt werden, ebenso bei eingedicktem, grünem (erbsbreiartigem) Fruchtwasser.

Besteht die Notwendigkeit der künstlichen Beatmung, so wird möglichst der Magensaft abgesaugt und die Magensonde zur Druckentlastung liegengelassen.

Während der Durchführung aller Maßnahmen muß für die adäquate *konstante Umgebungstemperatur* Sorge getragen werden (Moltontuch, Silberwindel). *Jede Unterkühlung gefährdet das asphyktische Neugeborene zusätzlich.* Eine *Apnoe* von > 20 s weist darauf hin, daß die aufeinander abgestimmte Atmungs-Kreislauf-Anpassung gestört ist und das Neugeborene *Atemhilfe* benötigt. Liegt die Pulsfrequenz >60/min, wird neben Hautreizen mit der *Maskenbeatmung mit Sauerstoff* unter einem initialen Insufflationsgrenzdruck bis zu 30 cm H_2O (bei Frühgeborenen gewichtsabhängig 20–30 cm H_2O) begonnen. Der Effekt zeigt sich an:

- Rosigwerden der Haut,
- Thoraxexkursion,
- Normalisierung der Herzfrequenz.

Wenn die Spontanatmung auf taktile Reize nicht oder nur oberflächlich und in Abständen in Gang kommt, muß auf die weitergehende Beatmungsmaßnahmen übergegangen werden.

Die *künstliche Beatmung* über die *endotracheale Intubation* – orotracheal oder nasotracheal – ist indiziert, wenn

- der Zustand unmittelbar post partum extrem schlecht ist (Apnoe, Herzfrequenz <40/min, graue Hautfarbe, schlaffer Tonus, keine Reaktionen, d. h. Apgar-Score 0–2),
- wenn bereits tracheal abgesaugt wurde,
- wenn O_2-Maskenbeatmung ohne Erfolg und Apnoe > 1–2 min besteht,
- wenn O_2-Maskenbeatmung nicht ausreicht, um die Herzfrequenz auf ≥ 100/min anzuheben.

Unter den verschiedenen Verfahren wird zur respiratorischen Reanimation der Beatmung mit endexspiratorischen Drücken (PEEP-Ausatemventil) der Vorzug gegeben. Immer ist wegen der Gefahr eines Pneumothorax *Vorsicht vor zu hohem Druck geboten, besonders bei unreifen kleinen Frühgeborenen.*

Durch die adäquate Beatmung gelingt es, die *respiratorische Azidose* zu beseitigen und gleichzeitig das Basendefizit innerhalb von 5–10 min zu senken.

Erst eine darüber hinausgehende *persistierende metabolische Azidose* mit einem pH-Wert von <7,20, bei langdauernder Asphyxie, schlaffem Tonus, Blässe oder nur zögernder Erholung erfordert eine korrigierende *Puffertherapie.* Sie erfolgt mit Natriumkarbonat (8,4%) über den venösen Zugang (Nabelvenenkatheter) mit 2–3 ml/min und Zusatz von 5% Glukose (beim asphyktischen Kind sind die Glykogendepots leer!). Die zu infundierende Puffermenge soll einen pH-Wert von 7,3 anstreben. Dabei gilt: 3 mmol Puffer/kg erhöhen den Plasma-pH-Wert um etwa 0,1.

Nur in Notfällen bei schwerster Depression kann als Blindpufferung eine Infusion von 5 ml eines Gemisches aus Glukose (5%) und Bikarbonat (8,4%) über 3 min vorgenommen werden. Der Glukosezusatz dient neben der Verdünnung gleichzeitig der Behebung der meist vorhandenen Hypoglykämie und damit v. a. der Energiezufuhr und dem Schutz vor einer Zerebralschädigung.

Im (drohenden) *Schockzustand,* bei schwerer bereits sub partu eingetretener Asphyxie mit konsekutiver Blutumverteilungsstörung, schlaffem Tonus und bei Verdacht auf *Blutvolumenmangel* (Placenta praevia, Abruptio placentae, fetomaternale Transfusion, fetofetale Transfusion bei Mehrlingen) und bei einem Hk von <30 wird die Auffüllung des Gefäßsystems mit hämolysinfreiem ORh-negativem Blut oder Humanalbumin (5%) oder -plasma notwendig.

Eine medikamentös bedingte Atemdepression erfordert die Applikation des Morphinantagonisten Naloxon (s. S. 274).

Zur Unterstützung der **kardialen und kardiopulmonalen Reanimation** stehen *Notfallmedikamente* (bei Bradykardie bzw. Herzstillstand) in Form von Suprarenin, ggfs. Atropin oder Kalziumchlorid (10%), verdünnt mit Glukose im Verhältnis 1:1, über die Nabelvene in der angegebenen Reihenfolge zur Verfügung.

Zur Blutungsprophylaxe wird Vitamin K_1 (1 mg/kg i. m.) verabreicht.

Stehen in Notfallsituationen die benötigten Hilfsmittel nicht zur Verfügung, so können

- Mund-zu-Mund-Beatmung,
- Herzmassage (Herzkompressionen mit einer Frequenz von 100/min),
- Wechsel von beiden Maßnahmen im Verhältnis 1:3

notwendig werden.

Nach erfolgreichem Abschluß der unmittelbar notwendigen Behandlung erfolgt die Verlegung auf die *Intensivpflegeeinheit,* um die sorgfältige, stete Kontrolle des Vitalitätszustandes und ggf. unverzüglich weitere therapeutische Schritte bis zur völligen Adaptation zu garantieren. Insbesondere bei Frühgeborenen besteht die Hypoxie oft postpartal fort. Hinweiszeichen auf eine **hypoxisch bedingte intrakranielle Blutung** (s. unten) – v. a. bei prämaturen Neugeborenen – erfordern die umgehende Ultraschalldiagnostik.

Intrakranielle Blutungen (ICB)

Häufigkeit

Die intrazerebralen Blutungen erfordern wegen ihrer klinischen Bedeutung für die Kurzzeit- und Langzeitprognose des neugeborenen Kindes eine gesonderte Betrachtung.

Nach Einführung der Computertomographie und Ultrasonographie des Gehirns wurde klar, daß intrazerebrale Blutungen beim Neonatus häufiger sind als vor Einsatz dieser Nachweismethoden bekannt war. Vor allem bilden sie eine der wesentlichen Komplikationen bei *Frühgeborenen.* Ihre Gesamtfrequenz kann mit etwa 6–7% veranschlagt werden. Bei Reifgeborenen beträgt die Häufigkeit rund 4%, bei Frühgeborenen etwa 24%. Von den „kleinen Frühgeborenen" entwickeln sogar 40–60% zerebrale Blutungen (s. S. 390).

Unter *Reifgeborenen* sind v. a. deprimierte, azidotische Kinder von einer intrakraniellen Blutung (ICB) betroffen; aber auch bei spontan am Termin Geborenen und unauffälligen Kindern lassen sich zerebrale Blutungen, wenn auch mit der niedrigsten Frequenz von ca. 3%, nachweisen.

Ätiologie

Unter den Ursachen stehen *Hypoxie* und *Azidose* des Kindes sub partu im Vordergrund. Bei den am häufigsten von intrakraniellen Blutungen betroffenen Frühgeborenen handelt es sich um eine Summation von Hypoxie, verminderter Perfusion, Verlust der zerebralen Autoregulation und der durch die Unreife der Strukturen bedingten leichten Verletzlichkeit. Neben dem Gestationsalter spielen der *Geburtsmodus* und die *Geburtsdauer* eine mitentscheidende Rolle.

Im einzelnen sind folgende Ursachenfaktoren zu nennen:

- intrauterine Hypoxie/Azidose,
- postnatale Asphyxie mit Apgar-Werten <5/5 min,
- schwierige operative Entbindungen,
- vaginale Entbindung unreifer und untergewichtiger Kinder,
- protrahierter Geburtsverlauf,
- Placenta praevia,
- Abruptio placentae,
- Thrombozytenfunktionsänderungen bei unreifem Gerinnungssystem und evtl. hyperfibrinolytische Veränderungen.

Lokalisation

In erster Linie handelt es sich um sog. **Keimlagerblutungen** aus der subependymalen Matrixzone der Neuroglia, die nach Durchbruch in den Ventrikel als **intraventrikuläre Blutung** (IVB) festzustellen sind. Bei Übertritt aus dem 4. Ventrikel kommt es sekundär zu *subarachnoidalen Blutungen.* Für die Entwicklung einer Keimlagerblutung, insbesondere bei kleinen Frühgeborenen, scheint die Hypoxie nicht unbedingte Voraussetzung, sondern eher Begleitphänomen zu sein.

Eine weitere Gruppe – fast ebenso häufig – bilden die bezüglich Mortalität und Morbidität prognostisch schwerwiegenden *primären subarachnoidalen Blutextravasate,* die **periventrikulären Blutungen** (PVB). Sie sind auf *perinatale Hypoxien* und *Ischämien* zurückzuführen, in deren Pathogenese der Verlust der Autoregulation der zerebralen Durchblutung die entscheidende Rolle spielen dürfte. Verminderung der Perfusion führt zur Gewebenekrose, der *periventrikulären Leukomalazie.* Hirnblutung und Hirnödem erhöhen den intrakraniellen Druck und verstärken die *Ischämie.*

Es besteht somit ein enger Zusammenhang zwischen Hypoxie, Ischämie und periventrikulärer Blutung.

Klassifizierung - Frühsymptome - Diagnose - Therapeutische Richtlinien

Die Computertomographie (CT) und die Ultrasonographie durch die offene Fontanelle gestatten heute eine frühe und sichere Erkennung zerebraler Blutextravasate. Sie werden nach Burstein u. Papile (1979) in 4 für die Prognose maßgebliche Schweregrade unterteilt (Tabelle 74).

Die Grade 1, 2 und 3 betreffen die Schweregrade von Keimlagerblutungen (IVB); Grad 4 schließt Blutungen im Hirnparenchym mit ein, setzt also die vorherige Gewebeschädigung durch Hypoxie und Ischämie voraus.

Die Blutungen ereignen sich entweder sub partu oder unmittelbar postnatal. Bemerkbar werden sie bei kleinen Frühgeborenen meist innerhalb der ersten 8 h post partum. Intrakranielle Hämorrhagien der Grade 3-4 lösen überwiegend in den ersten 24 h nach der Geburt auffällige Symptome aus. Jedoch können ICB auch zunächst „stumm" bleiben und erst nach einem symptomfreien Intervall von mehreren Tagen klinisch manifest werden.

Frühsymptome sind:

- Atemstörungen (Schnappatmung),
- Apathie, Somnolenz,
- schlaffer Tonus,
- motorische Unruhe,
- gestörte Augenmotorik und Schluckstörung als Zeichen der Dysfunktion des Hirnstammes,
- Tonuserhöhung, Zuckungen, Krämpfe,
- Areflexie/Hyperreflexie,
- Wimmern oder schrilles Schreien.

Wird das Kind mit Zeichen einer Asphyxie geboren, so muß immer an eine zerebrale Blutung gedacht und das Handeln gemeinsam mit dem Neonatologen darauf eingestellt werden. Die Reanimationsmaßnahmen müssen so vorsichtig und behutsam wie möglich ablaufen, um jedes zusätzliche Trauma, v. a. Wärmeverlust und Kreislaufschwankungen zu vermeiden. Jeder Verdacht auf eine zerebrale Schädigung erfordert die Sicherstellung durch die Ultrasonographie und ggf. Computertomographie sowie die ständige Überwachung des Kindes auf der Neugeborenenintensivstation mit EKG- und Blutdruckkontrollen. (Krampfbereitschaft und Krämpfe werden sedativ angegangen.)

Nach Ablauf der Neonatalperiode gilt es, die Kontrolle der psychomotorischen Entwicklung sicherzustellen, um rechtzeitig entsprechende Maßnahmen (Übungstherapie) in die Wege zu leiten.

Prognose

Kurzzeitprognose

Zerebrale Blutungen sind mit einer hohen perinatalen Mortalität belastet. Die Mortalitätsrate steigt in Abhängigkeit vom Schweregrad der ICB. Blutungen leichteren bis mittleren Grades führen bei ca. 10%, schwere intrakranielle Hämorrhagien bei 50-65% der Neugeborenen zum Exitus letalis.

Langzeitprognose

Intraventrikuläre Blutungen der Grade 1-2 erlauben eine günstige Prognose. Sie sind nach 4 Wochen nicht mehr nachweisbar. Im weiteren Entwicklungsverlauf besteht statistisch kein Unterschied zu Kindern gleichen Gestationsalters ohne IVB. Die bei unauffälligen reifen Neugeborenen diagnostizierten zerebralen Blutungen gehören praktisch immer den Schweregraden 1-2 an und heilen folgenlos aus, so daß ihr Krankheitswert in dieser Gruppe als minimal einzuschätzen ist.

Zerebrale Blutungen der Schweregrade 3-4 sind mit einer schlechten Prognose verknüpft. Dazu zählen v. a. auch die intrakraniellen Blutungen bei reifen asphyktischen Neugeborenen, die sowohl die kurzfristige als auch die langfristige Prognose dieser Kinder verschlechtern. Die Überlebenden leiden unter Krampfanfällen und meist auch geistiger Retardierung. Die Langzeitprognose ist insgesamt vorwiegend von nachfolgenden Liquorabflußbehinderungen infolge Verklebungen und Thromben der Foramina des 4. Ventrikels abhängig, die zu einem progressiven hämorrhagischen bzw. posthämorrhagischen Hydrozephalus führen. Die Zerstörung der

Tabelle 74. Klassifizierung der intra- und periventrikulären Blutungen beim Früh- und Neugeborenen

Grad 1:	Blutung nur im Subependymalraum im Bereich der germinalen Matrix
Grad 2:	Subependymalblutung mit Einbruch in normal großen Ventrikel
Grad 3:	Subependymalblutung mit Einbruch in bereits erweiterten Ventrikel
Grad 4:	Grad-3-Blutung mit Einbruch in das anliegende Hirnparenchym

subependymalen Matrix zieht einen Mangel an Gliagewebe nach sich und hat – ebenso wie porenzephale Zysten und Narben – fokale Ausfälle zur Folge.

Prävention

Zerebrale Blutungen lassen sich vermeiden bzw. reduzieren durch:

- Verbesserung der pränatalen Vorsorge zur Vermeidung der Frühgeburt und intrauterinen Mangelentwicklung,
- rechtzeitige Diagnose (CTG, pH-Metrie) und Geburtsbeendigung bei hypoxischen Gefahrenzuständen,
- Vermeidung mechanisch schwieriger Entbindungen, d. h. großzügige Anwendung der Sectio caesarea, v. a. bei Frühgeborenen,
- unverzügliche Unterstützung der Atmung post partum, pH- und RR-Kontrolle, bei Bedarf endotracheale Intubation und Nabelvenenkatheter,
- Vermeidung einer Hypotension ebenso wie hypertensiver RR-Spitzen in der frühen Neonatal- bzw. Adaptationsperiode,
- Vermeidung einer Hypothermie.

Geburtsverletzungen des Kindes

Verletzungen im Bereich des Schädeldaches

Der vorangehende Kopf ist eng von den mütterlichen Weichteilen des Geburtskanals umschlossen und unterliegt *im Bereich der Leitstelle* dem Druckunterschied beim Durchtritt; dadurch wird eine gewisse Sogwirkung entfaltet, und es entsteht in diesem Bereich ein lokales Ödem mit petechialen Blutaustritten, die sog. **Geburtsgeschwulst (Caput succedaneum)**. Sie klingt ohne Behandlung innerhalb der ersten Lebenstage ab.

Petechiale Blutungen im Bereich des Gesichtes oder Nackens sind meist Folgen einer venösen Stauung sub partu und daher unbedenklich. Auch die nicht seltenen Retinablutungen (17–35% bei spontan Geborenen, 41–72% bei durch Vacuumextraktion entwickelten, 1 Tag alten Neugeborenen) dürfen als leichte reversible Störung ohne Folgen angesehen werden.

Bei einem **Kephalhämatom** handelt es sich dagegen um eine *subperiostale Rhexisblutung*. Es wird – im Gegensatz zur Geburtsgeschwulst – *durch die Schädelnähte begrenzt* und fluktuiert. Das Kephalhämatom tritt gelegentlich infolge des Unterdruckes bei der Vakuumextraktion auf, selten aber auch bei Spontangeburten.

Die Rückbildung benötigt Monate und kann tast- und sichtbare Verkalkungsherde hinterlassen. Bei ausgedehnten Kephalhämatomen kann die Entleerung durch Punktion erwogen werden.

Mechanische geburtstraumatische Einwirkungen durch schwierige vaginale operative Entbindungen sind dank der heute möglichen schonenderen Entbindungsverfahren und der großzügigeren Indikation zum Kaiserschnitt selten geworden. Zu ihnen zählen die **subduralen Blutungen**; sie entstehen durch Einrisse von Duraduplikationen supratentoriell, durch Verletzung des Sinus sagittalis superior (u. U. kenntlich an der Vorwölbung der großen Fontanelle) oder durch Läsionen im Bereich des Tentorium cerebelli.

Geburtstraumatisch bedingte **subarachnoidale Blutungen** bilden sich bei Abriß der Leptomeninxvenen oder der Arachnoidea und können große Bezirke der Gehirnoberfläche bedecken. Bei Einbruch in den Ventrikel kann es durch Fibrinablagerungen zur Behinderung der Liquorzirkulation und nachfolgend zur Ausbildung eines Hydrozephalus kommen.

Die Hinweiszeichen beim Neugeborenen entsprechen der auf S. 474 aufgeführten Symptomatik bei intrazerebralen Blutungen.

Skelettverletzungen

Geburtstraumatisch treten am häufigsten **Klavikulafrakturen** auf, insbesondere bei Kindern mit großem Schulterumfang (Schulterdystokie) und/oder bei fehlerhafter geburtshilflicher Entwicklung der Schulterarmpartie. Eine Behandlung erübrigt sich, da die Kallusbildung sehr schnell einsetzt.

Humerusfrakturen können sich ereignen, selten auch artefiziell notwendig werden, wenn die Armlösung bei Beckenendlage Schwierigkeiten bereitet. Der Arm muß geschient werden, um Fehlstellungen zu vermeiden.

Nervenverletzungen

Bei Forcepsentbindungen kommt es gelegentlich zur Lähmung des *N. facialis,* wenn durch die Zangenlöffel ein zu starker Druck ausgeübt wird. Die **Fazialisparese** klingt innerhalb kurzer Zeit ab, bei Beteiligung des Lidastes muß das Auge vor Austrocknung geschützt werden.

Armlähmungen infolge einer Läsion des *Plexus brachialis* können im Zuge der Entwicklung der

Arme und des Kopfes bei Beckenendlagegeburten auftreten. Durch die Läsion im Bereich des Erb-Punktes entsteht eine *obere Plexuslähmung vom Typus Erb-Duchenne,* kenntlich an der tiefer stehenden Schulter und dem nach innen rotierten und pronierten, schlaff hängenden Arm bei erhaltener Beweglichkeit der Finger.

Die Behandlung besteht in einem Schienenverband unter Abduktion und Außenrotation des Oberarmes bei gebeugtem Unterarm sowie Bewegungstherapie.

Prognostisch ungünstiger ist eine Schädigung im Bereich des 7./8. Zervikalnerven einzuschätzen; diese *untere Plexuslähmung* (Klumpke-Lähmung) betrifft v. a. die langen Handmuskeln und bedingt die „offene Fallhand" bei gebeugtem Unterarm. Zur Therapie werden Schienung der Hand und früh beginnende, langfristige Bewegungsübungen eingesetzt.

Ein seltenes Vorkommnis stellt die isolierte Radialisparese, verursacht durch direkte Pression während der Schwangerschaft oder Geburt, gelegentlich durch isolierte amniotische Bänder, dar. Sie heilt - unterstützt durch physikalische Therapie - vollständig aus.

Infektionen des Neugeborenen

Nach dem Zeitpunkt des Auftretens werden 3 Gefährdungsstadien mit jeweils anders gelagertem Infektionsrisiko unterschieden:

Intrauterine Infektionen

Sie gehen auf eine mütterliche infektiöse Erkrankung während der Gravidität zurück, die über den Blutweg diaplazentar auf den Feten übertragen wird.

Perinatale Infektionen

Hier handelt es sich um Erreger aus dem mütterlichen Genitaltrakt, die aszendierend den Feten bereits *antenatal* kontaminieren und infizieren können, v. a. nach einem vorzeitigen Blasensprung und Amnioninfektionssyndrom.

Die genannten Infektionen des Feten sind in dem Kap. „Prä- und perinatale Infektionen" sowie auf S. 444 und 447 abgehandelt.

Sub partu besteht das Risiko, daß der Nasciturus durch Keime der mütterlichen Vaginalflora und des Genitoanalbereiches kontaminiert wird. Dazu gehören vornehmlich die β-hämolysierenden Streptokokken der Lancefield-Gruppe; schätzungsweise sind, nicht zuletzt in Abhängigkeit vom sozialen Status, 3-25% der Schwangeren symptomlose Trägerinnen dieser Erreger. Außer in der Vagina finden sie sich im Rektum (Dauerausscheider!) und bei asymptomatischer Bakteriurie. Ferner sind zu nennen: anaerobe Streptokokken, Staphylokokkus aureus, verschiedene gramnegative Keime, hauptsächlich Enterobakterien, E. coli, Klebsiellen, Proteus, Pseudomonas und - in letzter Zeit häufiger - Chlamydia trachomatis. Zunehmende Bedeutung gewinnt die Besiedlung mit Candidaspezies: Die Befallsquote der Schwangeren wird auf 23-30% geschätzt, und die Morbidität der Kinder steigt bis zum 10. Tag post partum auf bis zu 30%.

Zu den Risikofaktoren, die das Kind vermehrt gefährden, gehören u. a.:

- vorzeitiger Blasensprung,
- lange Latenzzeit zwischen Blasensprung und Geburt,
- protrahierte Geburt,
- invasive Überwachungsmethoden,
- Unreife des Kindes.

Postnatal erworbene Infektionen

Post partum muß sich der Neonatus mit dem Keimmilieu seiner neuen Umwelt - den potentiell pathogenen ubiquitären Hospitalkeimen - auseinandersetzen. Er macht eine Phase der Besiedlung mit nosokomialen Keimen durch, die praktisch den obengenannten Spezies entsprechen. Sie stammen aus der Raumluft und von Gegenständen des Neugeborenen - und/oder Wöchnerinnenzimmers, werden v. a. aber durch Ärzte und Pflegepersonal über Hände, kontaminierte Kleidung, Nahrung sowie Gegenstände der technischen Ausrüstung (Inkubatoren, Beatmungsgeräte, Nabelvenenkatheter) übertragen. Der Infektionsweg über ungenügende Reinigung der Hände spielt nachweislich eine besonders wichtige Rolle.

Als häufigste pathogene Keime der Sub- und Postnatalperiode gelten heute die β-hämolysierenden B-Streptokokken, die die zuvor an erster Stelle rangierenden E. coli und Klebsiella/Aerobakter seit den 70er Jahren übertreffen. Candidainfektionen sind insbesondere bei Frühgeborenen im Zusammenhang mit dem Antibiotikaverbrauch im Zunehmen begriffen (bei ca. 3% aller Kinder mit einer Neugeborenensepsis und einem Geburtsgewicht von < 1000 g).

Das hohe Infektionsrisiko und die foudroyante Ausbreitung der Erreger beim Neugeborenen werden durch die noch relativ ineffektive zelluläre und humorale Infektabwehr bestimmt. Es vermag noch nicht prompt mit einer ausreichenden Leukozytose und Phagozytose zu reagieren und ist nicht in der Lage, seine Abwehrzellen selektiv am Eintrittsort der Keime zu konzentrieren und die Verbreitung und Vermehrung der Erreger zu blockieren. Außerdem ist der Neonatus nur zu einer begrenzten Immunantwort mit initialer Produktion von keim- und typenspezifischen Antikörpern fähig. Dies gilt v. a. für unreife Neugeborene (s. S. 391).

Die Häufigkeit der Neugeboreneninfektionen liegt bei etwa 1% aller Lebendgeborenen, die der Neugeborenensepsis zwischen 1 und 10‰ (bei Kindern von < 1500 g jedoch bei ca. 11%).

Manifestationsorte einer lokalen Infektion sind vornehmlich die Haut (Hautfalten), der Nabel und das Nagelbett. Dadurch kommt es zur Pyodermie mit Ausbildung eines Pemphigus neonatorum (Pemphigoid: nach vorheriger fleckiger Rötung entwickeln sich eitrige Pusteln, die hochinfektiös sind), einer Omphalitis oder Paronychie. Diese Infektionsherde können den *Ausgangspunkt einer sekundären Septikämie* mit den verschiedensten Absiedlungen (Pneumonie, Meningitis, Enteritis) bilden. Zunehmende Beachtung verdient die Einschlußkörperchenblennorrhö, verursacht durch Chlamydia trachomatis (s. S. 380).

Besonders zu fürchten ist die **Neugeborenensepsis**, nicht allein wegen ihres foudroyanten Verlaufes und der hohen Letalität von 30–60%, sondern der eingeschränkten Langzeitprognose für die überlebenden Kinder durch die Spätfolgen der mit der Sepsis häufig einhergehenden Meningitis (30–60%) wie Hydrozephalus, Krämpfe, Rindenatrophie.

In der Mehrzahl handelt es sich um primäre Infektionen (> 80%), die bis zum 8. Tag post partum manifest werden. Die Frühsepsis (Early-onset-Form) beginnt innerhalb von 48 h post partum und nimmt einen fulminanten Verlauf, während die später, meist gegen Ende der 1. Lebenswoche auftretende Septikämie als Spätsepsis (Late-onset-Form) klassifiziert wird. Beide Formen unterscheiden sich im Verlauf: Die Late-onset-Sepsis ist sehr häufig mit einer Meningitis vergesellschaftet, die Verlauf und Prognose bestimmt.

Die erhöhte Früh- und Spätmorbidität sowie die außerordentlich hohe Mortalitätsrate erfordern vom Geburtshelfer und Pflegepersonal ab der Geburt die *strenge Beachtung auch unspezifischer Frühzeichen*. Bis zum Ausschluß sollte man immer an einen infektiösen Prozeß mit beginnender Sepsis denken und die umgehende Verlegung auf die neonatologische/pädiatrische Abteilung zur differentialdiagnostischen Abklärung und Behandlung veranlassen.

Als *erste Hinweise* können bereits **anamnestische perinatale Risikofaktoren** dienen (s. S. 476), wobei die Geburtsdauer und Frühgeburtlichkeit – vorwiegend in Verbindung mit einem vorzeitigen Blasensprung – als **Warnsignale** betrachtet werden müssen.

Die *ersten Symptome sind eher vage* und erwecken zunächst nur den Eindruck einer *gestörten Befindlichkeit*, d. h., daß es dem Kind „nicht gut geht", müssen aber Veranlassung sein, den Neonatologen umgehend zu verständigen oder die Verlegung in die neonatologische Abteilung vorzunehmen.

In hohem Maße alarmierend sind:

- Atemstörungen (irreguläre Atmung mit exspiratorischem Stöhnen) nach post partum zunächst ruhiger gleichmäßiger Atmung (bei ca. 50%), inspiratorische thorakale Einziehungen (Cave! Fehldiagnose RDS!),
- Veränderungen des Hautkolorits (marmorierte, feuchte Haut, Blässe, Zyanose (bei ca. 43%),
- Temperaturschwankungen, Temperaturanstieg,
- Lethargie,
- Muskelhypotonie,
- Krämpfe (neurologische Symptome zeigen ca. 35%).

Hilfen für die Diagnose bilden:

- Blutbildveränderungen
- Verhältnis der Stabkernigen zur Gesamtneutrophilenzahl ≥ 0,2
- Leukozytenzahl < 5000 mm^3
- Anämie,
- Thrombozytopenie,
- BKS ≥ 13 mm/1. h,
- Ikterus,
- gespanntes Abdomen,
- gastrointestinale Störungen/Erbrechen.

Gewißheit erbringt der Erregernachweis aus Abstrich-, Blut- und Liquorkulturen, gekoppelt mit Antibiotikasensibilitätstests, so daß so früh wie möglich mit einer gezielten antibiotischen Therapie begonnen werden kann.

Differentialdiagnostisch kommen v. a. bei Frühgeborenen das Syndrom der hyalinen Membranen (Surfactantmangelsyndrom) und intrakranielle Blutungen in Betracht.

Prophylaxe: Angesichts der akuten Lebensbedrohung des an einer Infektion erkrankten Neugeborenen müssen bestimmte *prophylaktische* Maßnahmen zur Vermeidung nosokomialer Infektionen ergriffen und in regelmäßigen Abständen kontrolliert wiederholt werden. Die wichtigsten Vorkehrungen sind:

- peinliche Hygiene des Pflegepersonals,
- Maßnahmen zur Keimverminderung,
- häufige Desinfektion der Räume,
- Aussonderung von Keimträgern (Ärzte und Pflegende),
- Kenntnis der in der geburtshilflichen und neonatologischen Abteilung verbreiteten Keime sowie deren Empfindlichkeit bzw. Resistenz gegenüber Antibiotika,
- Isolierung der infizierten Neugeborenen.

Angeborene Fehlbildungen

Ein beachtlicher Anteil kongenitaler Defekte kann bereits pränatal mit Hilfe der Ultrasonographie und biochemischer Verfahren nachgewiesen und prospektiv auf ihre Korrigierbarkeit geprüft werden (Kap. 9, 10 und 18).

Die stetige Weiterentwicklung der Kinderchirurgie ermöglicht in vielen Fällen von Einzelfehlbildungen die erfolgreiche frühzeitige Korrektur.

Dem Geburtshelfer obliegt es, durch sein geburtshilfliches Handeln die optimalen Voraussetzungen für das chirurgische Vorgehen zu schaffen.

Die angeborenen Defekte, die z. Z. der chirurgischen Intervention zugänglich sind, sind in Tabelle 75 aufgeführt. Die Daten sollen dem Geburtshelfer – als Kontaktperson während der Schwangerschaft und unter der Geburt – erste Orientierungshilfe leisten, um die Eltern über Zeitpunkt und Erfolgsaussichten des operativen Eingriffes aufzuklären, zu beraten und in den Entscheidungsprozeß voll einzubeziehen. Des weiteren muß er rechtzeitig mit dem Kinderchirurgen, evtl. der in Frage kommenden Subspezialität, und Neonatologen Kontakt aufnehmen, um die Versorgung bzw. den Transfer des Neugeborenen in das für den Eingriff zuständige Zentrum sicherzustellen.

Tabelle 75. Art und Zeitpunkt operativer Korrekturen bei angeborenen Fehlbildungen. (Mit freundlicher Beratung durch J. Kreidler, Ulm und G. H. Willital sowie W. Holzgreve, Münster).
*US (+) = Pränatal ultrasonographisch nicht sicher nachweisbar, US+ = Pränatal ultrasonographisch nachweisbar, US+ (II/III oder III) pränatal ultrasonographisch in Zentren der Stufen II und III nachweisbar (s. S. 258), AFP = Alphafetoproteine, AChE = Azetylcholinesterasetest

Fehlbildung am Lebendgeborenen und Häufigkeit	Pränatale Diagnostik	Eingriffe zur Korrektur	Zeitpunkt	Besonderheiten bei der Geburt	Prognose (Erfolgsaussichten)
Hydrozephalus (1:2000)	US+(II/III)*	Ventrikeldrainage	Sofort post partum	Geburt in Terminnähe anstreben, großzügig Sectio caesarea	Abhängig von Hirnmanteldicke (<10 mm: schlecht) und Progredienz (wenn bereits pränatale Progredienz: schlecht) Letalität: ca. 26% (meist im 1. Lebensjahr, nach dem 3. selten) Langzeitüberwachung (akute Hirndruckkrisen, Dysfunktion des Ventilsystems) mit Notwendigkeit (wiederholter) Revision bzw. Neuimplantation, v. a. bis zur Pubertät Infektionsgefahr In 50% normale Intelligenz und somatische Entwicklung
Meningomyelozele (Spina bifida cystica) (1:2000 bis 1:3000)	US+(II/III)* AFP+ AChE+ (Indikation zum Schwangerschaftsabbruch)	Operation, wenn keine zusätzlichen Anomalien, aber je nach Ausdehnung und neurologischen Ausfällen individuelle Entscheidung unter Einbeziehung der Eltern	Innerhalb 24–48 h post partum	Spontangeburt; Sectio caesarea verbessert die Situation für das Kind nicht	⅔ der Kinder überleben, davon die Hälfte in Grenzen rehabilitierbar ⅓ sterben im 1. Lebensjahr Bei ca. 40% der Überlebenden Intelligenz normal Neurologischer Status durch Langzeitbetreuung mit ständigem Training nur begrenzt beeinflußbar

32 Pathologie des Neugeborenen

Tabelle 75 (Fortsetzung)

Fehlbildung am Lebendgeborenen und Häufigkeit	Pränatale Diagnostik	Eingriffe zur Korrektur	Zeitpunkt	Besonderheiten bei der Geburt	Prognose (Erfolgsaussichten)
Isolierte Lippenspalte	US + *	Plastischer Verschluß	3.–6. Monat	Keine	Gut
Isolierte Gaumenspalte	US + *	Plastischer Verschluß	1–1½ Jahre	Keine (Stillschwierigkeiten)	Gut
Lippen-Kiefer-Gaumenspalte 1:500 (insgesamt) – einseitig – beidseitig	US + *	a) Plastischer Verschluß der Lippenspalte 1. Seite, wenn 2. Seite: b) primäre Gaumenkorrektur in Etappen c) sekundäre Korrekturoperationen	3.–6. Monat 4.–7. Monat 1–1½ Jahre 3–10–16 Jahre	Keine (Stillschwierigkeiten)	Gut Logopädische Behandlung ab dem 3.–4. Lebensjahr. Überwachung der Gebißentwicklung
Kongenitale Herzfehler (1:100, unbehandelt bis Schuleintritt 1:1000)	US + (III)*	Je nach Anomalie Primärkorrektur oder Palliativversorgung und sekundäre Korrektur (geschlossene oder offene Herzchirurgie)	Umgehende postnatale diagnostische Abklärung. Operation 1 Tag post partum bis 12 Mon. post partum *Sofort* bei medikamentös nicht beherrschbarer Insuffizienz und Hypoxämie	Intensive pränatale Überwachung, evtl. pränatale medikamentöse Therapie via Mutter Geburtshilfliches Vorgehen wie bei Hypoxämie	11% zusätzliche extrakardiale Anomalien! Gesamtüberlebensrate ca. 74% Langzeitprognose bei Primärkorrektur günstig, auch bei den meisten palliativ versorgten Kindern Lebensqualität und Entwicklung nach endgültiger Korrektur gut
Kongenitale Zwerchfellhernie/-defekte (1:12000)	US + (III)*	Reposition des Intestinums; Verschluß durch Readaptation der Zwerchfellränder durch Ersatzplastik	*Sofort post partum* (Dekompression der Lunge! Cave: Mediastinalverschiebung)	Bereits im Kreißsaal Intubation, Beatmung (evtl. Hochfrequenzbeatmung) und Azidoseausgleich	Überlebensrate 50–80% Langzeitprognose gut („gesund und lebenswert") Prognose abhängig vom Grad der Hypoplasie der Lunge („Reifungsstillstand") sowie dem Grad der komprimierenden Ventilationsbehinderung
Omphalozele – rupturiert – geschlossen (1:4000)	US + (II/III)*	Möglichst Primärverschluß, sonst Bauchdeckenersatzplastik	*Sofort post partum*	Geplante Geburt: Sectio caesarea zur Vermeidung der Kontamination und geburtstraumatischer Läsionen im gastrointestinalen Bereich. Geburt möglichst in Zentrum, wo auch Kinderchirurgie. Transfer in sterilem, feuchtem Verband; Magensonde, Wärmebett	Überlebensrate bei Einzelmißbildung durchschnittlich 70–90% Hohe Sepsismortalität Prognose eingeschränkt, wenn Mehrfachfehlbildungen (51% zusätzliche Anomalien, häufig Trisomiesyndrom 13, 18, 21)

Tabelle 75 (Fortsetzung)

Fehlbildung am Lebendgeborenen und Häufigkeit	Pränatale Diagnostik	Eingriffe zur Korrektur	Zeitpunkt	Besonderheiten bei der Geburt	Prognose (Erfolgsaussichten)
Gastroschisis (1:6000)	US (II/III)*	Primärverschluß anstreben, sonst Bauchdeckenerweiterungsplastik	*Sofort post partum*	Geplante Geburt: Sectio caesarea zur Vermeidung der Kontamination und geburtstraumatischer Läsionen im gastrointestinalen Bereich Geburt möglichst in Zentrum, wo auch Kinderchirurgie Transfer in sterilem feuchtem Verband, Magensonde, Wärmebett	Überlebensrate bei Einzelmißbildung 50–80%, Sepsisgefahr Prognose eingeschränkt, wenn Mehrfachfehlbildungen (22,5% zusätzliche Anomalien)
Ösophagusatresie 93% + Ösophagotrachealfistel (1:1500–3000)	US + (II/III)* (Hydramnion, leerer Magen, Fehlen der Schluckbewegungen	Primäranastomose mit Gastrostomie, wenn notwendig Interpositionsverfahren	*Sofort als Notfalloperation*	Sondierung der Speiseröhre: Stop ca. 10 cm hinter der Zahnleiste – Sondierung des Anus (Analatresie?) – umgehender Transfer in Bauchlage unter ständigem Absaugen	Bei Frühdiagnose (möglichst antepartal!) und ohne weitere Anomalien 90–95% Heilung (Cave: präoperative Aspiration über ösophagotracheale Fistel und/oder Fütterungsversuche!) Postoperativ Prognose abhängig vom Reifegrad, Länge der Atresie sowie assoziierten Fehlbildungen
Duodenal-/ Dünndarmatresie (1:5000)	US + (II/III)* „double bubble" Hydramnion! Amniozentese zur Chromosomenanalyse Jedes 4. Kind mit Duodenalatresie Trisomie 21!	Primäre Rekonstruktion je nach Sitz	*Sofort nach Diagnose*	Umgehender Transfer in kinderchirurgisches Zentrum mit pädiatrischer Intensivmedizin	Prognose abhängig von: Länge des betroffenen Darmes, Geburtsgewicht, Schwangerschaftsdauer, zusätzlichen Defekten („midline lesions"), Mekoniumperitonitis und Zeitpunkt der Operation
Obstruktive Harnwegsanomalien	US + (II/III)* Obstruktionen subpelvin, prävesikal, infravesikal Hinweis: Oligo-/Anhydramnie/ Lungenhypoplasie Diagnose bereits *vor* der 22. SSW zu stellen, so daß bei Doppelseitigkeit Abruptio möglich	Einseitig bei sonst gesunden Neugeborenen primäre mikrochirurgische Rekonstruktion, sonst Entlastungsoperation durch Punktion und Drainage	*Sofort nach Geburt*	Bei beidseitiger Obstruktion Entbindung notfalls ab der 32. SSW (nach Lungenreifungsförderung)	Prognose: Sie hängt davon ab, ob die Obstruktion ein- oder beidseitig und wie funktionsfähig das Nierenparenchym ist. Bei guter Nierenfunktion bzw. guter Erholung der Nierenleistung nach Dekompression ist die Mehrzahl gut korrigierbar (Maximum der Nephrogenese 20.–36. SSW!). Bei frühem Eingriff nur ca. 0,5% permanente Niereninsuffizienz. Daher bei ultrasonographischem Nachweis von Oligohydramnie und Lungenhypoplasie Vorverlegung der Geburt nach Lungenreifungsförderung in die 32.–36. SSW, damit die operative Korrektur früh genug vor Manife-

Tabelle 75 (Fortsetzung)

Fehlbildung am Lebendgeborenen und Häufigkeit	Pränatale Diagnostik	Eingriffe zur Korrektur	Zeitpunkt	Besonderheiten bei der Geburt	Prognose (Erfolgsaussichten)
					station der Niereninsuffizienz erfolgen kann. (Im 1. Lebensjahr erfolgreiche Wiederherstellung der Harnableitung und Funktion nur noch bei ca. 10% der Kinder möglich (Infektionsgefahr!)
Anorektale Fehlbildungen (1:3500)	US (+)* Kontrolle unmittelbar post partum	Operative Korrektur je nach Typus	*Sofort nach Diagnose*	Post-partum-Diagnose durch Sondierung des Anus – umgehend Verlegung zur Kinderchirurgie	Prognose: supralevatorische Form 28% kontinent, intermediäre Formen 61% kontinent, intralevatorische Formen 95% kontinent. Langzeitbehandlung: Beckenboden- und Sphinktertraining (Biofeedback-conditioning), ggf. Sphinkterrekonstruktion
Steißteratom (1:40000)	US+(II/III)* AFP+	Komplette Entfernung, immer mit partieller Resektion des Os coccygis	So bald wie möglich wegen der im Säuglingsalter zunehmenden Malignisierungsgefahr	Oft Geburtshindernis Zerreißungsgefahr, daher immer Sectio caesarea erwägen	Prognose abhängig vom Zeitpunkt der Operation, Größe und histologischem Typ des Teratoms Letalität ca. 20% Postoperative Letalität in den ersten beiden Lebensmonaten 9% Im gleichen Alter Malignisierung 9%, nach dem 6. Lebensmonat bereits 65%

Der **Geburtshelfer** hat somit im Rahmen der **Schwangerenvorsorge folgende Aufgaben wahrzunehmen:**

- Ultraschallüberwachung
  - bei Verdacht auf eine Fehlbildung weitergehende Diagnostik durch Spezialisten,
  - Ausschluß oder Nachweis zusätzlicher Anomalien (Mißbildungssyndrom? – ggf. Amniozentese zur Chromosomenanalyse),
  - erste Entscheidung über die Frage der Korrigierbarkeit – Frage der Abruptio graviditatis,
- Betreuung der Eltern zur Vorbereitung auf bevorstehende Entscheidungen, ggf. im Konsilium mit Kinderchirurgen und Neonatologen, in Einzelfällen unter Hinzuziehung einer Ethikkommission,
- früh- bzw. rechtzeitige Kontaktaufnahme mit Neonatologen und Kinderchirurgen, Vorsorge für die unmittelbare postnatale Versorgung und schnellen Transfer des Neugeborenen.

33 Pathologie des Wochenbettes

Postpartale Infektionen

Die wichtigsten infektiösen Komplikationen post partum sind:
- Infektionen des Genitaltraktes,
  - Endometritis, Endomyometritis (einschließlich Adnexentzündung, Pelveoperitonitis, Peritonitis, Parametritis),
  - Infektionen im Bereich des Dammes und der Vagina (Wundheilungsstörungen),
- Harnwegsinfektionen,
- Mastitis puerperalis.

Infektionen des Genitaltraktes

Puerperale Infektionen des Genitaltraktes treten mit einer Gesamthäufigkeit von ca. 5% auf und bilden trotz des Rückganges und der besseren Beherrschung noch immer neben Blutungen im Wochenbett die häufigste Ursache der mütterlichen Mortalität (etwa 25% aller mütterlichen Todesfälle sind durch Infektionen und ihre Folgen wie septische Thrombophlebitis, Endotoxinschock, intravasale Gerinnung, Lungenembolie bedingt).

Aus der Vagina stammende Erreger stehen bei der Auslösung einer postpartalen genitalen Infektion im Vordergrund. Unter physiologischen Bedingungen wird die Uterushöhle bis zum 3. Tag post partum mit Keimen der Vaginalflora besiedelt (s. S. 285). Dieselben Mikroben finden sich auch bei entzündlichen Reaktionen (Endometritis). Ebenso besteht eine enge Korrelation zwischen der aszendierenden Keimbesiedlung des Uteruskavums und der mütterlichen Infektionsrate nach Sectio caesarea.

Entsprechend der Herkunft der Vaginalflora von der Haut des Dammes und der Analregion handelt es sich überwiegend um Anaerobier (Peptostreptokokken, Clostridien, Bakteroidesarten) und nur zum geringeren Teil um Aerobier (E. coli, Enterobakterien, Enterokokken, Strepto- und Staphylokokken). In steigendem Umfang werden β-hämolysierende Streptokokken und Mykoplasmen (T-Mykoplasmen) in der Vaginalflora angetroffen und als Erreger postpartaler Infektionen ermittelt (s. S. 447).

Meist handelt es sich um polymikrobielle, gemischt aerob/anaerobe Infektionen mit Vorherrschen einzelner Arten. Bezüglich Pathogenität und Virulenz spricht vieles für einen zweiphasischen Ablauf der Infektion: Am Beginn dominieren Aerobier (z. B. E. coli), während in der Spätphase – also nachfolgend – die herabgesetzte O_2-Versorgung des entzündeten, z. T. nekrotischen Areals die Ausbreitung der Anaerobier fördert.

Bei der häufigen Besiedlung der Zervix mit Chlamydia trachomatis ist daran zu denken, daß diese Keime aszendieren und eine puerperale Endometritis/Salpingitis auslösen können. Das Risiko für die Mutter besteht dann außer in der genitalen Erkrankung in dem Fitz-Hugh-Curtis-Syndrom, einer akuten Perihepatitis mit pleuritischen Oberbauchbeschwerden zwischen dem 13.–18. Tag post partum (ca. 90% dieser Erkrankten erweisen sich als Chlamydia-positiv.).

Demgegenüber spielen Hospitalkeime, z. B. als Folge einer mangelhaften Wochenbetthygiene, nur eine untergeordnete Rolle (im Gegensatz zur Mastitis puerperalis, s. S. 484).

Prädisponierend für eine verstärkte Keimanreicherung, Aszension und den Ausbruch einer Infektion wirken sich aus:

- vorzeitiger Blasensprung,
- protrahierter Geburtsverlauf,
- vaginale Operationen einschließlich der manuellen Plazentalösung,
- häufige vaginale Untersuchung sub partu,
- verlängerte interne Überwachung des Kindes sub partu (CTG intern ≥ 8 h),
- Geburtsverletzungen (Vagina- und Zervixrisse),
- Plazenta- und Eihautreste,
- infizierte Episiotomiewunden,
- Subinvolutio uteri,
- Lochialverhaltung (Lochiometra),
- reduzierter Allgemeinzustand mit herabgesetzter Immunabwehr.

Endometritis und Endomyometritis puerperalis

Weitaus in der Mehrzahl der postpartalen Infektionen bleibt die Erkrankung als *Endometritis puerperalis* auf die Innenfläche des Uterus beschränkt, da die postpartale Drosselung der Blut- und Lymphgefäße, die Uteruskontraktionen und die Enzymaktivität bei der Regeneration des Endometriums sowie der Leukozytenwall einen gewissen Schutz gegenüber der Ausbreitung bieten.

Bei Beachtung der Frühsymptome und rechtzeitiger Behandlung kann sie daher beherrscht werden, ehe es zur Durchbrechung der Schutzmechanismen mit Ausbildung einer *Endomyometritis* und Übergreifen auf die benachbarten Organe und Strukturen und zur Septikämie mit schwerem foudroyantem Verlauf kommt.

Endometritis puerperalis

Die Frequenz der Endometritis post partum beträgt 3–5% und tritt nach einer Schnittentbindung häufiger als nach vaginaler Geburt auf. Die obligat anaeroben Keime werden als wichtigste Erreger angesehen, insbesondere bei den schwereren Formen der Endomyometritis.

Die initialen Symptome einer Endometritis puerperalis sind:

- subfebrile Temperaturen (~38°) in den ersten Wochenbettstagen,
- geringfügige Störung des Allgemeinbefindens,
- mäßige diffuse Druckempfindlichkeit des Uterus,
- putride Lochien oder Lochialverhaltung.

Bei subfebrilen Temperaturen bis 38° in den ersten Tagen nach der Entbindung muß man immer als erstes an eine Endometritis denken! Der Verdacht verstärkt sich, wenn sich aus dem Geburtsverlauf Risikofaktoren ableiten lassen (s. S. 482), und wenn ein Harnwegsinfekt, Wundheilungsstörungen nach Episiotomie oder Dammriß oder ein infiziertes Hämatom sowie eine beginnende Mastitis puerperalis ausgeschlossen werden können.

Die Soforttherapie der Endometritis zielt auf die Begrenzung des Prozesses ab und besteht in Gaben von Kontraktionsmitteln (Oxytozin) zur gezielten Behandlung der begleitenden Subinvolutio uteri und Lochialverhaltung und früher Mobilisierung der Wöchnerin. Das Stillen soll unbedingt fortgesetzt werden wegen der reflektorischen Auslösung von Uteruskontraktionen.

Endomyometritis puerperalis

Folgende Symptome sprechen für ein Übergreifen auf das Myometrium:

- anhaltende Temperaturerhöhung (≥38°),
- verzögerte Involution des Uterus; die Gebärmutter steht hoch und ist weich,
- ausgeprägte Druckschmerzhaftigkeit des Uterus besonders an den Seiten (Kantenschmerz),
- uterine Blutung bzw. verstärkter blutiger Wochenfluß,
- Tachykardie,
- gestörtes Allgemeinbefinden.

Zeichen einer Endomyometritis machen umgehend die Keim- und Resistenzbestimmung zur gezielten Antibiotikatherapie und vorsorglich bis zum Vorliegen des Antibiogramms die Verabfolgung eines Breitspektrumantibiotikums mit Anaerobierwirksamkeit erforderlich.

Wird die Endomyometritis sofort ausreichend und – möglichst – gezielt behandelt, lassen sich Komplikationen wie eine weitere Aszension mit Endosalpingitis, Pyosalpinx, Pelveoperitonitis, Parametritis, Peritonitis und Thrombophlebitis vermeiden. Kommt es dennoch zum Fortschreiten, so verlaufen die Folgeerkrankungen wie die gynäkologischen entzündlichen Prozesse im kleinen Becken unabhängig vom Puerperium (Kap. 48). Gefürchtet ist auch im Wochenbett die heute zwar seltenere, aber immer lebensbedrohliche puerperale Sepsis mit den Folgen des septischen Schocks, der intravasalen Gerinnung und der Schocklunge (s. S. 497).

Infektionen der Vulva und des Dammes (Wundheilungsstörungen)

Wundheilungsstörungen durch Infektion geburtsbedingter Verletzungen der Vulva, des Nahtgebietes nach Episiotomie oder Dammriß (auch als Ulcus puerperale bezeichnet) machen sich durch lokale Schmerzen, Rötung, Schwellung und eitrige Absonderung bemerkbar. Bei starker Spannung und Sekretstauung kann es notwendig werden, zur Entlastung die Fäden zu entfernen und die Dehiszenz nach Abklingen des entzündlichen Prozesses durch Sekundärnähte zu korrigieren.

Harnwegsinfektionen

Harnwegsinfektionen sind die zweithäufigste Ursache für das Auftreten von Fieber im Wochenbett. Drei Faktoren prädisponieren zur Infektion der Harnwege: die schwangerschaftsbedingte Dilatation der ableitenden Harnwege, die damit verknüpfte Stase und die Bakteriurie. Die Häufigkeit einer asymptomatischen Bakteriurie während des Puerperiums wird mit 4–6% angenommen.

Als Folge einer ödematösen Schwellung der Urethra und infolge des schwangerschaftsbedingten Tonusverlustes der Blase kann es zur Restharnbildung, aber auch zur Harnverhaltung innerhalb von 12–18 h post partum kommen. Gelegentlich stellt sich die Entleerungsstörung reflektorisch durch Wundschmerz im Bereich der Vulva (Episiotomiewunde) bei der ersten Miktion ein. Es kommt hinzu, daß die Kapazität der Harnblase während der ersten Wochenbettstage noch erhöht und daher der Miktionsdrang erniedrigt ist.

Es empfiehlt sich, die Blasenfunktion und Blasenentleerung während der ersten beiden Tage post partum zu kontrollieren (am einfachsten mittels Ultraschall). Frühmobilisation der Wöchnerin wirkt sich günstig auf die Regulierung der Miktion aus. Zur Durchbrechung einer reflektorischen Sperre können Spasmolytika Anwendung finden. Gelegentlich muß anfänglich katheterisiert werden.

Infolge der vielfältigen prädisponierenden Faktoren kann sich eine **akute Zystitis** entwickeln, die meist in den ersten Tagen nach der Entbindung manifest wird. Sie äußert sich in häufiger, schmerzhafter Miktion bzw. Miktionsdrang oder bei gleichzeitiger Harnverhaltung mit Schmerzen oberhalb der Symphyse. Das Allgemeinbefinden ist wenig gestört; allenfalls bestehen subfebrile Temperaturen.

Im Urinsediment finden sich Leukozyten, Erythrozyten und Bakterienzahlen von mehr als 100000/ml.

Nur durch die rechtzeitige Behandlung (s. unten) läßt sich die Aszension mit Beteiligung des oberen Harntraktes, die **akute Pyelonephritis**, vermeiden.

Aber auch ohne vorausgehende Zystitis – wenn auch aus den gleichen ätiologischen Gründen – kann es zur isolierten Erkrankung an einer Pyelonephritis kommen. Nicht selten handelt es sich um die Exazerbation einer Pyelonephritis gravidarum. Sie verläuft wie die Schwangerschaftspyelonephritis mit Fieber, Nieren- und Flankenschmerzen, häufiger auch Schüttelfrösten.

Die Therapie der Zystitis und Pyelonephritis besteht in gezielten Antibiotika- oder Sulfonamidgaben (je nach Antibiogramm) und der Verabfolgung von Spasmolytika bei ausreichender Flüssigkeitszufuhr. Bei stillenden Müttern sollen nach Möglichkeit diejenigen Antibiotika und Chemotherapeutika vermieden werden, die sich nachteilig auf das Neugeborene auswirken (s. S. 291).

Mastitis puerperalis

Definition

Bei der Mastitis puerperalis handelt es sich um eine meist einseitige – etwa in ⅓ der Fälle doppelseitige – akute Infektion der laktierenden Brust durch Eindringen pathogener Keime über Rhagaden der Brustwarze. Von dort aus erfolgt die Ausbreitung lymphogen und verursacht eine *Mastitis interstitialis*. Nur selten verläuft der Infektionsweg intrakanalikulär in den Milchgängen und führt zu einer *Mastitis parenchymatosa*.

Häufigkeit

Die Frequenz beträgt heute durchschnittlich 1,0% unter der Voraussetzung, daß allgemeinhygienische, aseptische und antiseptische Maßnahmen konsequent eingehalten und eventuelle Infektionsquellen sofort eliminiert werden.

Ätiologie

Die Mastitis puerperalis wird fast ausschließlich durch den koagulasepositiven und penizillinresistenten Staphylococcus aureus haemolyticus verursacht. Folgender Übertragungsmodus muß angenommen werden: Als Keimträger stehen Ärzte und Pflegepersonal an erster Stelle. Sie beherbergen die pathogenen Staphylokokken an der Haut, den Schleimhäuten des Nasen-Rachen-Raumes und an ihrer Kleidung. Sie verbreiten die Erreger durch Kontakt nicht nur von Mensch zu Mensch, sondern auch über totes Material, da die Keime sich ubiquitär an Einrichtungsgegenständen und in der Raumluft halten und anreichern können.

Durch den Aufenthalt in dem keimhaltigen Milieu, insbesondere in der mit Keimen angereicherten Luft des Neugeborenenzimmers, und den engen Kontakt mit dem Pflegepersonal gelangen die Staphylokokken in den Nasen-Rachen-Raum und auf die Haut des Neugeborenen. Beim Saugakt werden sie dann auf die Mamillen übertragen. Die Lochien kommen nur in Ausnahmefällen als Infektionsquelle in Frage.

Die Mastitis puerperalis tritt meistens erst in der 2.-3. Woche nach Beginn des Stillens auf, also nach der Klinikentlassung. Aber auch dann sind die im Hospital acquirierten Keime als Ursache anzunehmen.

Symptome – Diagnose

Die Zeichen einer beginnenden Mastitis puerperalis sind:

- Schmerzen in der betroffenen Brust,
- Rötung, Schwellung, Infiltration und Druckschmerz des befallenen Bezirkes,
- hohes Fieber, gelegentlich mit Schüttelfrost,
- Leukozytose bis 20000/mm^3.

Schreitet der Prozeß fort, so wird die Abszedierung durch eine Fluktuation nachweisbar. Dann findet sich auch meist eine schmerzhafte Vergrößerung der axillären Lymphknoten.

Therapie

Die Frühdiagnose und sofortige Einleitung der Therapie sind entscheidend zur Verhinderung der Einschmelzung. Im Anfangsstadium innerhalb von 24 h nach Auftreten klinischer Symptome und bei *Keimzahlen von < 10000/ml* Muttermilch (entsprechend dem „*Milchstau*" bzw. der „nichtinfektiösen Mastitis") bietet die *kurzfristige Unterdrückung der Prolaktinproduktion* – gleichsam zur Ruhigstellung der Milchsekretion – mit Dopaminagonisten wie Bromocriptin oder Lisurid über einen Zeitraum bis zu 3 Tagen die Möglichkeit, das Geschehen zu stoppen und ein Fortschreiten der Entzündung zu verhindern. Die Laktation restituiert sich binnen 1 Woche. *Keimzahlen von > 10000/ml Muttermilch* oder/und anhaltend *hohe Temperaturen* sprechen für eine infektiöse Mastitis und erfordern von vornherein *hochdosierte Gaben eines gegen penizillinresistente Staphylokokken wirksamen Antibiotikums* (Oxacillin, Cloxacillin, Zephalosporin). Mit Beginn der Behandlung müssen aus Abstrichen von der Mamille bzw. aus der Milch *Keim- und Resistenzbestimmungen* veranlaßt werden, damit nach Vorliegen der Ergebnisse ggf. auf ein wirksameres Antibiotikum umgeschaltet werden kann.

Unterstützend kommen physikalische und lokale *antiphlogistische Maßnahmen* zur Anwendung (z. B. Hochbinden der Brust, Eisblase). Bei zu starker Spannung wird die Brust durch Abpumpen entlastet; die Milch der erkrankten Seite ist jedoch als infektiös anzusehen und daher nicht an den Säugling zu verfüttern. An der gesunden Mamma kann das Kind weiter gestillt werden, falls sich das Antibiotikum für das Kind als verträglich erweist. Ist die Milchleistung nicht ausreichend oder wird aus therapeutischen Gründen das Abstillen bevorzugt, so wird zusätzlich Bromocriptin verordnet (s. S. 290).

Kommt es dennoch zur Abszeßbildung, so wird die Inzision mit Drainage erforderlich. Der Schnitt erfolgt am tiefsten Punkt der Fluktuation. Kosmetische Aspekte sollen, soweit vertretbar, beachtet werden (Inzision am Rande des Warzenhofes oder inframammär). Aus dem Eiter ist eine erneute Keim- und Resistenzbestimmung zu veranlassen.

Bei Abszedierung wird am besten abgestillt, zumal sich der Verlauf häufig langwierig gestaltet und das Infektionsrisiko fortbesteht.

Prognose

Bei frühzeitigem Einsatz einer hochdosierten Antibiotikabehandlung und ausreichender Empfindlichkeit der Erreger gelingt es meistens, die Entzündung zum Rückgang zu bringen und auch das weitere Stillen zu ermöglichen. Die Frühbehandlung mit Bromocriptin zur Ruhigstellung vermag allein oder in Kombination mit Antibiotika die Erfolge zu verbessern. Jedoch ist zu bedenken, daß dann die Milchsekretion zumindest passagär unterdrückt wird.

Kommt es zur Abszeßbildung mit Inzisionsbehandlung, so wird nach weiteren Geburten meistens wegen der Narbenbildung auf das Stillen verzichtet und unmittelbar post partum der Milcheinschuß mit Bromocriptin verhindert.

Prophylaxe

Der Kampf gegen die als Hospitalinfektion anzusehende Mastitis puerperalis stellt einen Kleinkrieg dar, in dem man versuchen muß, durch konsequente Durchführung verschiedener allgemeinhygienischer, organisatorischer, aseptischer und antiseptischer Maßnahmen das Reservoir der Staphylokokken zu reduzieren und den Infektionsweg an möglichst vielen Stellen zu unterbrechen. Infektionsträger (z. B. Furunkel) unter Ärzten, Pflegenden und Stationspersonal müssen umgehend vom Dienst suspendiert werden.

Rückbildungsstörungen des puerperalen Uterus

Subinvolutio uteri

Eine mangelnde Rückbildung des Uterus wird vornehmlich nach *Überdehnung des Uterus* während der Gravidität (Mehrlingsschwangerschaft, Hydramnion) sowie als Folge einer *schlaffen Uterusmuskulatur* (Vielgebärende) beobachtet. Ferner kann die Involutio uteri durch eine manuelle Plazentalösung (Placenta adhaerens) sowie einen Uterus myomatosus oder Uterusfehlbildungen (Uterus subseptus, bicornis), ebenso durch ungenügende endokrine Stimulation (z. B. Verzicht auf das Stillen) beeinträchtigt werden. Der Uterus ist dann, bezogen auf den Wochenbettstag, größer als bei physiologischem Ablauf der Rückbildung und imponiert weicher und schlaffer bei durchgängigem Zervikalkanal. Die ultrasonographische Biometrie erleichtert die Diagnose und Verlaufskontrolle. Auch die Beschaffenheit der Uteruswand und -höhle lassen sich mit Hilfe der Echographie überprüfen (Kotyledoreste, Narbenkontrolle bei Spontangeburt nach früherer

Sectio caesarea). Die Subinvolutio uteri hat vornehmlich 2 Folgen, nämlich

- verstärkten blutigen Wochenfluß und
- Endometritis.

Lochialstauung – Lochiometra

Die Lochialverhaltung ist die Folge einer Abflußbehinderung durch Blutkoagula, Eihautreste, eine spastisch verengte oder nach primärer Sectio caesarea uneröffnete Zervix. Auch bei einer postpartalen Retroflexio uteri mit Abknickung im Bereich des inneren Muttermundes kann es zur Abflußbehinderung kommen. Nachteilig wirkt sich zusätzlich die Immobilisation der Wöchnerin aus.

Symptome – Diagnose: Die Symptome der Lochialverhaltung sind:

- auffallend geringer Wochenfluß,
- Druckempfindlichkeit des für den Wochenbettstag zu hoch stehenden Uterus,
- plötzlicher hoher Temperaturanstieg.

Das Allgemeinbefinden ist bis auf gelegentlich hinzutretende Kopfschmerzen kaum gestört.

Therapie: Der Zustand läßt sich durch Gaben von Kontraktionsmitteln (Oxytozin), bei verengtem Zervikalkanal kombiniert mit Spasmolytika, meist prompt beheben. Frühaufstehen wirkt sich sowohl prophylaktisch günstig als auch therapieunterstützend aus. Wird die Lochialstauung nicht rechtzeitig behandelt, so kommt es leicht zu einer Endometritis (s. S. 483).

Blutungen im Wochenbett

Als Ursachen stärkerer Blutungen im Früh- und Spätwochenbett kommen mit einem Häufigkeitsgipfel innerhalb der ersten beiden Wochen nach der Entbindung in Betracht:

- Retention von Plazentaresten (Nebenplazenta!),
- Ausbildung eines Plazenta- bzw. Deziduapolypen,
- Subinvolutio uteri,
- Endometritis puerperalis,
- verzögerte Regeneration des Endometriums,
- (Chorionkarzinom).

Zurückgebliebene Eihautreste werden i. allg. komplikationslos mit den Lochien abgestoßen.

Verbleibt *ein Plazentarest in utero,* so kann es je nach Größe entweder postpartal zu einer **Uterusatonie** mit begleitender Blutung (s. S. 464) oder im Verlauf des Wochenbettes zur Ausbildung eines **Plazentapolypen** kommen. Dazu genügen schon kleine Anteile der Nachgeburt. Der verbliebene Plazentarest wird in Fibrin und Leukozyten eingehüllt und kann durch Organisation eine beachtliche Größe – bis Daumendicke und Fingerlänge – erreichen. Der so entstandene Plazentapolyp haftet mit seiner Basis an der Uteruswand und ragt u. U. bis zum Muttermund vor.

Infolge des mangelnden Gefäßverschlusses im Bereich der Haftfläche und der gestörten Involution des Uterus treten – manchmal erst nach Wochen – *Blutungen von häufig bedrohlichem Ausmaß auf.*

Symptome – Diagnose: *Jede postpartale Blutung nach einem symptomfreien Intervall und bisher glattem Wochenbettverlauf muß den Verdacht auf einen Plazentapolypen wecken.* Bei der gynäkologischen Untersuchung fallen der *weit klaffende Zervikalkanal und innere Muttermund* auf; dort kann man oft die distale Partie des Polypen als relativ festes, *gestieltes Gebilde tasten* und im Spekulum einstellen.

Die Ultrasonographie ergibt Aufschluß über Größe und Position.

Therapie: Die Therapie besteht in der digitalen und – nach Tonisierung durch Kontraktionsmittel – instrumentellen Ausräumung (mit stumpfer Kurette) unter Antibiotikaschutz und Volumenersatz. Da man davon ausgehen muß, daß bei einem Plazentapolypen immer eine massive intrauterine Keimbesiedlung besteht, sollte vor dem Eingriff ein Abstrich zur Keim- und Empfindlichkeitstestung für eine anschließende gezielte Antibiotikatherapie entnommen werden. *Bei der Ausräumung eines Plazentapolypen kann es zu starken Blutungen kommen.* Die Blutstillung ist schnell und zuverlässig durch eine Oxytozin-/Prostaglandininfusion zu erreichen.

Die *postoperative Phase erfordert die Intensivüberwachung: Zeichen der drohenden Verbrauchskoagulopathie* müssen strengstens beachtet und die notwendigen Gegenmaßnahmen frühzeitig ergriffen werden; eine Heparinprophylaxe ist angezeigt (s. S. 352).

Die **histologische** Untersuchung zur Bestätigung der Diagnose ist zwingend. In den meisten Fällen finden sich nämlich keine Chorionzotten, sondern Deziduaanteile, die ebenfalls durch Organisation polypös umgestaltet und damit zu *Deziduapolypen* werden.

Selten führt eine *Endomyometritis* durch die begleitende *Subinvolutio uteri* zu *starken Blutungen* aus den nichthyalinisierten uterinen Gefäßen der Plazentahaftfläche. Im allgemeinen reichen die konservativen Maßnahmen (Kontraktionsmittel – s. S. 483) zur Blutstillung aus.

Die *verzögerte Regeneration* des Endometriums zeigt sich an dem länger bestehenden blutigen Wochenfluß bei zeitgerechter Involution des Uterus. In diesen Fällen ist eine kurzfristige Hormonbehandlung mit Östrogenen oder mit einem niedrig dosierten Zweiphasenpräparat angezeigt.

Trotz der Seltenheit sollte bei anhaltenden Blutungen im Wochenbett auch ein *Trophoblasttumor* in die differentialdiagnostischen Erwägungen einbezogen und abgeklärt werden (s. S. 360).

Thromboembolische Erkrankungen im Wochenbett

Das gegenüber der Schwangerschaft (s. S. 304) erhöhte Risiko eines thromboembolischen Ereignisses im Wochenbett beruht einerseits auf der schwangerschaftsbedingten Prädisposition durch Erhöhung des Venendruckes und andererseits auf der geburtsbedingten Einschwemmung thromboplastischen Materials. Thrombosefördernd wirkt sich zusätzlich eine Immobilisation der Wöchnerin aus.

So können sich während des Wochenbettes im Bereich der unteren Extremitäten phlebothrombotische Prozesse entwickeln, die bevorzugt die oberflächlichen Venen, seltener die tiefen Bein- und Beckenvenen betreffen.

Bei thromboembolischen Prozessen sind daher 2 Formen zu unterscheiden:

- die oberflächliche Venenthrombose (bzw. Thrombophlebitis) mit entzündlicher Begleitreaktion der Subkutis,
- die tiefe Bein- und Beckenvenenthrombose, die als ernsthafte Komplikationen eine Lungenembolie oder das postthrombotische Syndrom verursachen kann.

Oberflächliche Thrombose

Die oberflächliche Thrombose entwickelt sich bevorzugt bei *präexistenter Varikosis* und meist einseitig im Bereich der unteren Extremitäten (in Rückflußästen der V. femoralis). Selten entsteht sie retrograd fortgeleitet aus einer tiefen Beckenvenenthrombose.

Symptome – Diagnose: Die betroffene Vene imponiert strangförmig und derb, ist druckempfindlich, und die unmittelbare Umgebung erscheint entzündlich gerötet. Allgemeinerscheinungen wie Fieber und Tachykardie fehlen.

Das Hauptrisiko besteht in der Aszension des Thrombus.

Therapie: Die sofortige Behandlung besteht in

- Applikation von Antiphlogistika (z. B. Voltaren),
- Mobilisierung nach Anlegen eines elastischen Druckverbandes oder von Spezialgummistrümpfen,
- ggf. Stichinzision und Absaugen des Thrombus mit anschließendem Kompressionsverband.

Eine Antikoagulanzientherapie und anschließende Thromboembolieprophylaxe (s. unten) ist bei der oberflächlichen Thrombophlebitis oder Varikophlebitis nicht erforderlich.

Tiefe Bein- und Beckenvenenthrombose

Anders ist die Situation bei den tiefen Iliofemoralvenenthrombosen (TVT) (s. S. 304).

Symptome und Diagnose: Der Verdacht auf eine tiefe Beckenvenenthrombose ergibt sich bei:

- Druckschmerz in der Leistengegend, im unteren Abdomen und im Verlauf der Beinvenen im Adduktorenbereich;
- Fußsohlenschmerz oder Schmerzempfindlichkeit beiderseits der Achillessehne,
- Schwellung und Ödembildung, Lividität der (des) Beine(s) – Phlegmasia coerulea dolens,
- Wärmegefühl im erkrankten Bein,
- verstärkte Schmerzen beim Laufen,
- gestaute V. epigastrica superficialis,
- subfebrile Temperaturen,
- treppenförmig ansteigende Pulsfrequenz, sog. Kletterpuls (Mahler-Zeichen),
- Schmerzhaftigkeit bei Wadenkompression (Lowenberg-Zeichen) (Abb. 223).

Die Ausprägung der Symptomatik ist wechselnd. Gelegentlich beginnt die TVT sogar symptomlos, so daß eine Embolie völlig unvorhersehbar und überraschend eintritt.

Die Diagnose läßt sich bereits aus dem klinischen Befund ableiten. Zur Objektivierung und Lokalisation des obliterierenden Prozesses stehen der Radiofibrinogentest, die Phlebographie sowie als nichtinvasive Methoden die Ultraschall-Flow-Messung und die Venenverschlußplethysmographie zur Verfügung.

Tastschmerz in der Leiste

Schmerz im Adduktorenkanal insbesondere oberhalb des Knies

Schmerz im Popliteagebiet

Unterschenkelschmerz bei Dorsalflexion des Fußes

Druckschmerz beiderseits der Achillessehne

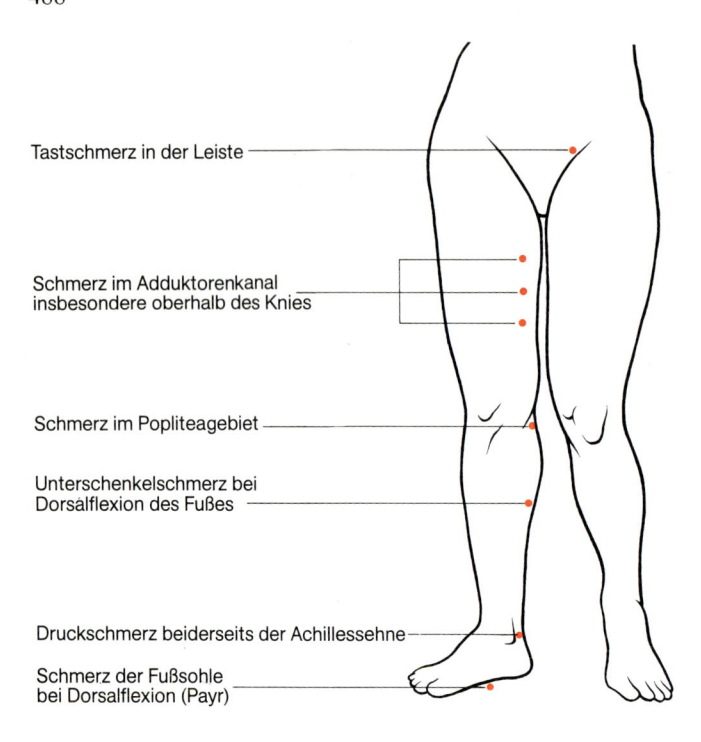

Schmerz der Fußsohle bei Dorsalflexion (Payr)

Abb. 223. Druckschmerzpunkte im Bereich der unteren Extremität bei tiefer Venenthrombose

Therapie: Wegen der Gefahr der Embolie und des postthrombotischen Syndroms müssen bereits die ersten Anzeichen Anlaß zu therapeutischen Maßnahmen sein. Die effektivste Therapie der tiefen Beckenvenenthrombose besteht in der *sofortigen Thrombektomie* entsprechend der phlebographisch ermittelten Lokalisation. Bis zur röntgenologischen und ultrasonographischen Diagnostik wird – immer unter Berücksichtigung von Kontraindikationen – die Antikogulation mit Heparin (5000 IE als Bolusinjektion, gefolgt von der Infusion von 25 000 IE über 24 h oder 2mal 12 500 IE subkutan, als Sofortmaßnahme eingeleitet. Nach erfolgreicher Thrombektomie und postoperativer Frühmobilisierung kann nach 1 Woche auf orale Antikoagulanzien (Kumarinderivate) übergegangen werden. Besteht keine Möglichkeit zur operativen Therapie, muß eine hochdosierte Antikoagulation mit Heparin (20 000–30 000 IE/Tag per infusionem sive injectionem) durchgeführt werden. Eine Fibrinolysebehandlung mit Streptokinase oder Urokinase kommt allenfalls ab dem 5. Tag post partum in Frage. Unabhängig vom aktiven oder konservativen Vorgehen schließt sich eine Dauertherapie mit einem Kumarinderivat von durchschnittlich ½ Jahr an.

Septische Thrombophlebitis

Eine seltene, aber bedrohliche Komplikation der puerperalen genitalen Infektion stellt die *septische Thrombophlebitis* in der Form der *puerperalen septischen Beckenvenenthrombophlebitis,* am ehesten der *puerperalen Ovarialvenenthrombophlebitis* (POVT) dar. In solchen Fällen kommt es – meist nach komplizierten Entbindungen – über eine Endomyometritis zu einer Infektion der perivaskulären Lymphbahnen per continuitatem und über die Infektion des Thrombus zur Endophlebitis. Der Thrombus kann purulent werden und septische Embolien auslösen.

Die **Diagnose** einer POVT wird oft durch eine bereits bestehende Pelveoperitonitis erschwert. Hinweise sind

- Uteruskantenschmerz,
- Psoasschmerz,
- Subileus,
- verringerte bis aufgehobene Ansprechbarkeit auf Antibiotika.

Bei jedem septischen Prozeß im Wochenbett, der nicht prompt auf Antibiotika anspricht, muß man an eine POVT denken! Zur Absicherung werden die Phlebographie, Doppler-Sonographie und ggf. die Computertomographie eingesetzt. Zur **Therapie** ist neben der hochdosierten Gabe eines Breitspektrumantibiotikums die sofortige Applikation von Heparin notwendig. Läßt sich die Erkrankung auf diese Weise nicht beherrschen, so ist die operative Sanierung des Sepsisherdes unumgänglich. Die Mortalität liegt bei 6% (Lungenembolie!).

Lungenembolie

Die Lungenembolie stellt auch heute noch eine der *gefährlichsten Wochenbettkomplikationen* dar, wenn sie sich auch durch die Frühdiagnostik und -therapie thrombotischer Prozesse verringern ließ (Mortalität ca. 0,2‰). Die Symptomatik hängt davon ab, ob es sich um einen einmaligen, massiven oder um mehrere (latente) embolische Schübe handelt.

Symptome – Diagnose: Symptome der *massiven Lungenembolie* sind:

- plötzlicher stechender Schmerz in der Brust,
- Blässe, Zyanose,
- Dyspnoe,
- Kollaps,
- Schock.

Bei Überleben kann sich eine Infarktpneunomie – kenntlich an hämorrhagischem Sputum – mit Begleitpleuritis ausbilden.

Bei *kleinen multiplen Schüben* ist die Symptomatik weniger eindeutig; sie besteht in

- Tachykardie,
- subfebrilen Temperaturen,
- Dyspnoe,
- verschlechtertem Allgemeinzustand,
- blutigem Sputum,
- Cor pulmonale.

Zur diagnostischen Abklärung werden eine Röntgenaufnahme der Lungen, das Lungenszintigramm und das EKG zur Erfassung des Cor pulmonale eingesetzt.

Frühzeichen des *Lungeninfarktes* sind:

- Schulterschmerz,
- Atemschmerz, Stechen im Thorax,
- Retrosternalschmerz,
- Druck in der Herzgegend.

Therapie: *Sofortmaßnahmen* zur Bekämpfung einer Lungenembolie sind:

- Oberkörper hochlagern,
- O_2-Zufuhr über Atemmaske,
- Sedierung,
- Atropingaben bei Bradykardie durch Vagusreiz,
- Digitalisapplikation i. v. zur Stützung des rechten Ventrikels,
- Kortison bei Schock,
- sofortige Antikoagulation mit Heparin schon bei Verdacht (s. S. 488). Eine fibrinolytische Behandlung mit Streptokinase sollte insbesondere bei Schockzuständen angewendet werden, wenn keine Kontraindikationen vorliegen.

Bei vorbelasteten Patientinnen muß die Prophylaxe bereits in der Schwangerschaft durch Antikoagulation beginnen. Sie ist mit Heparingaben in entsprechender Dosierung für Mutter und Kind durchführbar (s. S. 304).

Hormonale Störungen im Wochenbett

Sheehan-Syndrom

Das Sheehan-Syndrom entsteht im Zusammenhang mit erheblichem Blutverlust und daraus folgendem Volumenmangelschock sowie ggf. einer intravasalen Gerinnungsstörung. Erörtert wurde ursächlich auch eine Überdosierung von Secale-Präparaten. Diese Vorgänge können zu einer teilweisen ischämischen Nekrose des Hypophysenvorderlappens führen. Klinische Zeichen treten dann ein, wenn mehr als ¾ des Drüsengewebes zerstört wurden. Es kommt zum Ausfall der durch Hypophysenvorderlappenhormone gesteuerten Drüsen wie Schilddrüse, Nebennierenrinde und Ovarien.

Symptome – Diagnose: Frühsymptome sind:

- Agalaktie,
- allgemeine Schwäche,
- Hypotonie,
- Hypothermie,
- Hypoglykämie,
- Adynamie.

Im weiteren Verlauf können eintreten:

- Pigmentverlust,
- Verlust von Scham- und Achselhaaren,
- Atrophie der Fortpflanzungsorgane mit Amenorrhö.

Gelegentlich werden beobachtet:

- Fettsucht oder Magersucht,
- Wesensveränderungen,
- Frigidität.

Das Syndrom scheint in den letzten Jahren auch in seiner abgeschwächten Form seltener geworden zu sein.

Diagnostische Hinweise sind demnach:

- Ausbleiben der Laktation,
- später Amenorrhö,
- atrophisches Scheidenepithel,
- erniedrigte Gonadotropin- und Östrogenwerte im Plasma und Harn,
- Minderausscheidung von Kortisol und adrenalen Androgenen,
- erniedrigter Grundumsatz,
- vermindertes proteingebundenes Jod,
- vermindertes Schilddrüsenhormon; Schilddrüsenszintigramm im unteren Normbereich.

Therapie: Die Behandlung besteht in der Zufuhr der lebenswichtigen peripheren Hormone wie Kortisol (Urbason, Scheroson, Decortin, Ultralan), Novothyral sowie ggf. Östrogen-

Gestagen-Präparaten in Substitutionsdosen (Progylut, Nuriphasic, Cyclo-Progynova, Presomen comp., Trisequens, Cyclo-Östrogynal, Cyclo-Menorette).

Chiari-Frommel-Syndrom

Ursache ist eine *postpartale Hyperprolaktinämie* infolge eines Prolaktinoms oder chromophoben Adenoms der Hypophyse.

Symptome - Diagnose: Die Milchsekretion oder Galaktorrhö bleibt ungewöhnlich lange Zeit bestehen. Auffällig sind eine übermäßige Involution des Uterus sowie ein Fortbestehen der Amenorrhö.

Weitere diagnostische Parameter sind:

- Erhöhung des Prolaktins weit über den oberen Normalbereich von 15 ng/ml hinaus,
- FSH und LH im unteren Normalbereich,
- erniedrigte Östrogene und Gestagene,
- ausschließlich Parabasal- und Intermediärzellen im Vaginalabstrich.

Die Röntgenaufnahme der Sella turcica zeigt in fast ⅓ der Fälle Ausweitung und Strukturanomalien. Die diagnostische Sicherheit läßt sich röntgenologisch durch Spezialaufnahmen und durch eine Computer-Tomographie weiter verbessern. Augenhintergrundspiegelung und Perimetrie sind angebracht.

Therapie: Ist keine Sellavergrößerung nachweisbar, so besteht die Behandlung in Bromocriptin bzw. Lisurid-Gaben. Die mittlere Dosis beträgt 2mal 2,5 mg bzw. 2mal 0,2 mg täglich. Die Medikation muß unter gelegentlichen Prolaktinkontrollen über Monate fortgesetzt werden. Besteht eine Sellavergrößerung oder gar -arrosion, so muß der Tumor operativ entfernt werden. Sowohl nach medikamentösem als auch nach operativem Vorgehen normalisiert sich i. allg. der Zyklus. Ist dies nicht der Fall, so kann zunächst mit Östrogenen und Gestagenen substitutiv behandelt werden, bis der Hypophysenvorderlappen sich regeneriert hat.

Psychische Störungen im Wochenbett – Wochenbettpsychosen

Die psychische Umstellung im Wochenbett kann eine negative Richtung nehmen. Angst und Flucht in die Krankheit dominieren insbesondere dann, wenn es sich um eine prämorbide Persönlichkeit handelt, eine psychiatrische Anamnese vorliegt oder/und aussichtslos schlechte familiäre und soziale Bedingungen bestehen.

Von den *Neurosen* der Frau lassen sich bis zu 3% auf eine Geburt zurückführen; häufiger werden jedoch präexistente Wesensveränderungen nach einer Entbindung manifest.

Unter der Geburt und bis zum 2. Tag post partum treten keine durch das Ereignis ausgelösten *Psychosen* auf, so daß man bei entsprechender Symptomatik (Bewußtseinstrübung, Bewußtlosigkeit, Verwirrtheit) an organische Störungen denken muß. Um den 3./4. Tag können Krisen auftreten, die zum *amentiellen Formenkreis* gehören und mit Verwirrtheit, *paranoiden* und halluzinatorischen Phänomenen einhergehen. (Differentialdiagnostisch sind u. a. Entziehungserscheinungen auszuschließen.) Bei der *manisch geprägten Psychose* fällt die Wöchnerin durch Enthemmung und Antriebssteigerung mit anschließender Angleichung an die Symptomatik der amentiellen Form auf. Bevorzugt werden Erstgebärende betroffen.

Die *Prognose* beider Manifestationsarten ist günstig; die Symptome klingen nach 2-3 Monaten vollständig ab. Eine Wiederholung nach weiteren Geburten ist selten. Die Frauen haben später keine Erinnerung an ihr abnormales Verhalten oder verdrängen sie.

Häufiger treten *seelische Störungen* um den 8./9. Wochenbettstag auf, die durch Angst vor dem Versagen gegenüber den angewachsenen Pflichten oder durch eheliche und soziale Konflikte ausgelöst werden. Die Prognose ist günstig, Rezidive kommen jedoch vor.

Der extrem seltene Ausbruch einer echten Psychose im Spätwochenbett ist Ausdruck einer endogendepressiven oder schizophrenen Erkrankung und mit einer dementsprechend schlechten Prognose belastet.

Anzeichen einer Psychose im Wochenbett erfordern die Einschaltung des Psychiaters.

34 Prinzipien der operativen Geburtshilfe

Der Einsatz operativer Methoden in der Geburtshilfe dient dem Ziel, eine beim Kind und/oder der Mutter bestehende Gefährdungssituation durch Geburtsbeendigung zu beheben. Bei vorhersehbaren Belastungs- oder Risikofaktoren erfolgt ihre Anwendung präventiv und geplant.

Zur *vaginalen* operativen Geburtsbeendigung stehen zur Verfügung:

- die Zangenentbindung (Forceps),
- die Vakuumextraktion.

Das *abdominale* Verfahren zur Entwicklung des Kindes ist der Kaiserschnitt (Sectio caesarea).

Vaginale Entbindungsoperationen

Die Indikation zu einer vaginalen operativen Entbindung kann sich sowohl von seiten der Mutter als auch von seiten des Kindes ergeben; nicht selten besteht eine kombinierte Indikation.
Kindliche Indikationen:

- drohende intrauterine Asphyxie,
- zur Entlastung bei unreifem Kind.

Mütterliche Indikationen:

- mütterliche Erkrankungen (z. B. Herz-, Kreislauf-, Lungenerkrankungen)
- Erschöpfung der Kreißenden.

Mütterliche und kindliche Indikationen:

- protrahierte Austreibungsperiode,
- straffer Beckenboden.

Die Durchführung einer vaginalen operativen Geburtsbeendigung ist an folgende *Vorbedingungen* geknüpft:

- der Muttermund muß vollständig erweitert sein,
- die Fruchtblase muß gesprungen oder eröffnet sein,
- der kindliche Kopf muß mit seiner knöchernen Leitstelle mindestens die Interspinalebene erreicht oder – besser – bereits 2 cm überschritten haben („+2") (s. S. 202 sowie Abb. 127 und 138),
- ein Mißverhältnis zwischen Kopf und Becken muß ausgeschlossen sein.

Die Zangenentbindung

Definitionsgemäß spricht man von einer „**Zange aus Beckenmitte**", wenn sich die Leitstelle zwischen der Interspinalebene und +2 cm befindet (s. S. 211 und Abb. 138). Um eine „**tiefe Beckenmittenzange**" bzw. eine „**Zange über und vom Beckenboden**" handelt es sich, wenn der Kopf mit seiner Leitstelle zwischen +2 und Beckenboden steht.

Bei der „**Beckenausgangszange**" muß der Kopf mit seiner Leitstelle in der Vulva sichtbar sein. Bezüglich der Technik und der Belastung des kindlichen Kopfes sowie der mütterlichen Weichteile bestehen grundsätzliche Unterschiede zwischen einer Beckenausgangszange und einer (tiefen) Beckenmittenzange. Bei der letztgenannten muß ein mehr oder weniger starker Zug (Zugzange) am kindlichen Kopf ausgeübt und möglicherweise seine Drehung in den geraden Durchmesser beendet werden. Der Beckenausgangsforceps bei sichtbarem Kopf stellt mehr eine „Zangenhilfe" dar, da einzig die Deflexionsbewegung des Kopfes unterstützt und der Kopf über den Damm geleitet wird.

Nach dem Höhenstand des Kopfes richtet sich die **Wahl des Zangenmodells**. Als Universalmodell hat sich die Kjelland-Zange (Abb. 224d) bewährt, da sie in jeder Situation Zug und auch Rotation erlaubt. Außerdem gewährleistet die Verschiebbarkeit der Zangenblätter im Schloß eine günstige Anpassung an den Kopf im Geburtskanal. Gebräuchlich ist auch die Naegele-Zange (Abb. 224a). Sie weist aber im Gegensatz zur Kjelland-Zange eine Beckenkrümmung auf; infolgedessen kann sie nicht am quer stehenden Kopf biparietal angelegt werden.

Beide Typen stellen sog. Kreuzzangen dar, da sich ihre Blätter im Schloß gekreuzt zusammenfügen. Dadurch wird beim Schließen der Griffe der Kopf mit den beiden Zangenlöffeln fest umfaßt, und Traktionen sind möglich. Ein oberhalb des Beckenbodens stehender Kopf läßt sich tiefer ziehen und über den Damm entwickeln.

Mit den Parallel- bzw. Divergenzzangen – z. B. der Laufe- und Bamberger Divergenzzange (Abb. 224c, d) –, deren Blätter sich nicht kreuzen, wird eine Druckbelastung des kindlichen Kopfes weitgehend vermieden. Sie sind besonders zur Entwicklung vom Beckenboden bzw. als Beckenausgangszangen bei gerade oder nur leicht schräg verlaufender Pfeilnaht und als Zangenhilfe zur abschließenden Deflexion des in der Vulva sichtbaren

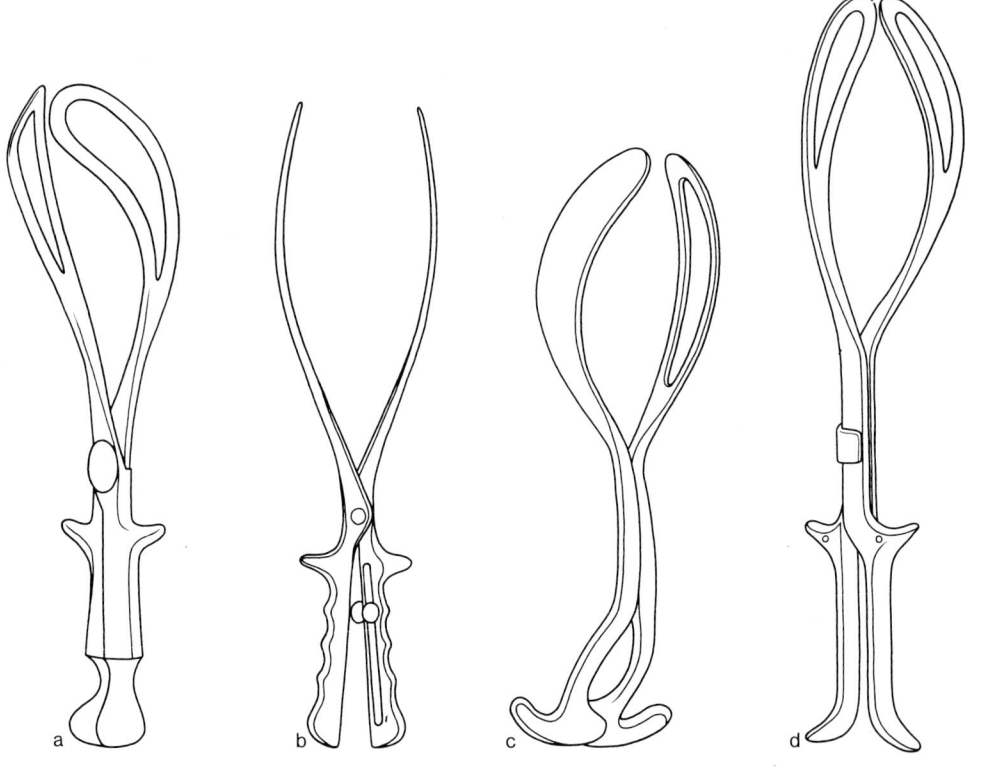

Abb. 224 a–d. Zangenmodelle: **a** Naegele-Zange, **b** Bamberger Divergenzzange, **c** Laufe-Divergenzzange, **d** Kjelland-Zange

Kopfes geeignet. Zur Schonung des Kopfes und zur Entlastung der mütterlichen Weichteile können diese Instrumente großzügig angewendet werden.

Bemerkungen zur Technik der Zangenentbindung

Wie jeder operative Eingriff erfordert auch die Zangenentbindung die Einhaltung eines bestimmten Reglements. Diese Richtlinien werden im folgenden am Beispiel der normalen vorderen Hinterhauptslage unter Anwendung einer Kreuzzange (z. B. Naegele-, Kjelland-Modell) beschrieben. Die Ausführungen beschränken sich auf die wesentlichen Schritte des operativen Vorgehens.

Jede Zangenextraktion erfolgt unter streng aseptischen Kautelen und in Allgemein- oder Leitungsanästhesie. Die Leitungsanästhesie, insbesondere die Periduralanästhesie, hat den Vorteil, daß die Kreißende bei der operativen Entbindung mitpressen kann und dadurch die erforderliche Zugkraft vermindert wird. Dem Einführen des Instruments geht eine nochmalige Befundkontrolle voraus.

Die Zangenlöffel müssen stets biparietal am kindlichen Kopf angelegt werden, um Verletzungen zu vermeiden. Bei Kreuzzangen wird immer zuerst der linke Löffel mit der linken Hand eingeführt.

Dazu geht die rechte Hand zwischen Kopf und mütterlichen Weichteilen in die Scheide ein und dient mit abgespreiztem Daumen als Gleitschiene (Abb. 225). Es ist besonders darauf zu achten, daß die Spitze des Löffels unter Schienung bis oberhalb des Kopfes geführt wird.

Während eine Hilfsperson den eingeführten linken Löffel am Griff in seiner Position hält, erfolgt das Einlegen des rechten Löffels mit der rechten Hand in gleicher Weise (Abb. 226). Anschließend werden die beiden Blätter zwanglos im Schloß zusammengefügt. Mit einer Nachtastung wird sichergestellt, daß keine Weichteile mitgefaßt wurden. Dann erfolgt der sog. Probezug, um zu kontrollieren, ob der Kopf folgt.

Die Zangenextraktion wird bei einer Leitungsanästhesie wehensynchron durchgeführt, bei einer Allgemeinnarkose durch kontinuierliche Traktion. Der Zug erfolgt in Richtung der Geburtsachse (Abb. 227). Sobald der Kopf mit der Nackenhaargrenze den unteren Symphysenrand erreicht hat und sich dort anstemmen kann, werden die Zangengriffe angehoben (Abb. 228). Die Traktionen und das anschließende Heben der Griffe sollen zur Druckentlastung möglichst nur mit der rechten Hand, die über dem Schloß liegt, vorgenommen werden, während die linke Hand eher passiv über

34 Prinzipien der operativen Geburtshilfe

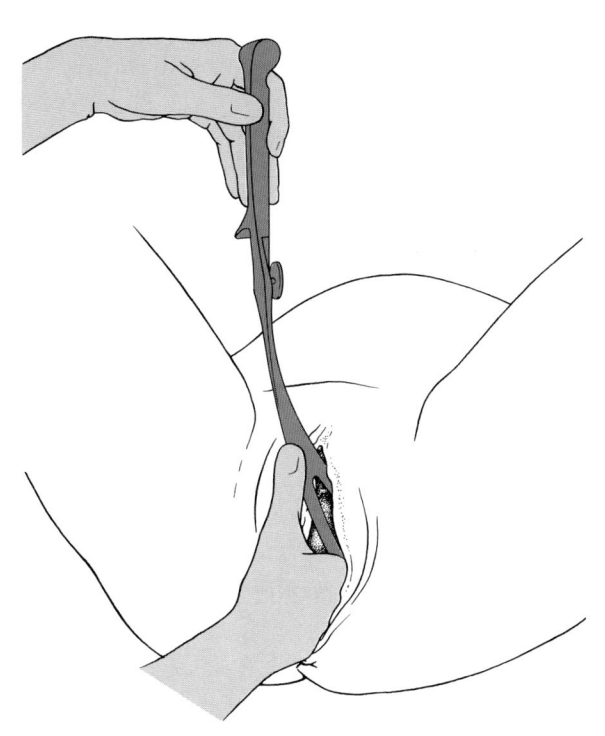

Abb. 225. Technik der Zangenentbindung. Einführen des linken Löffels unter dem Schutz der rechten Hand.

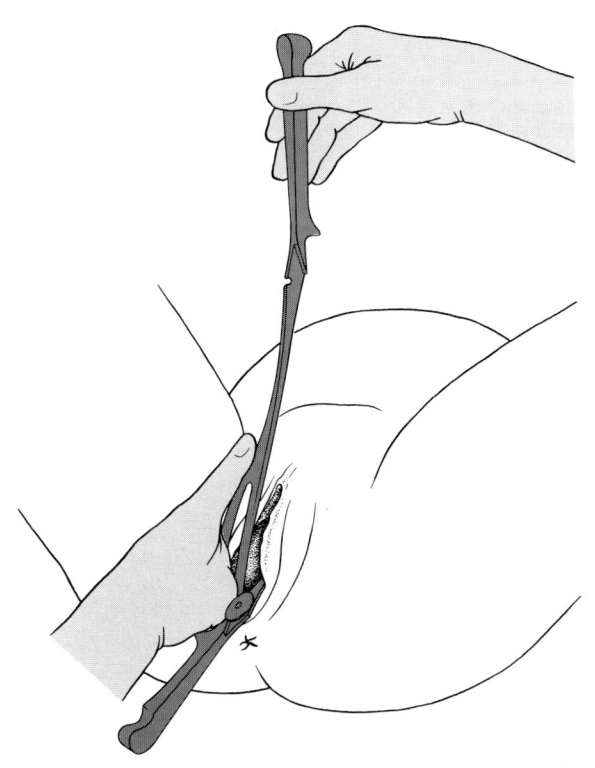

Abb. 226. Technik der Zangenentbindung. Einführung des rechten Löffels unter dem Schutz der linken Hand

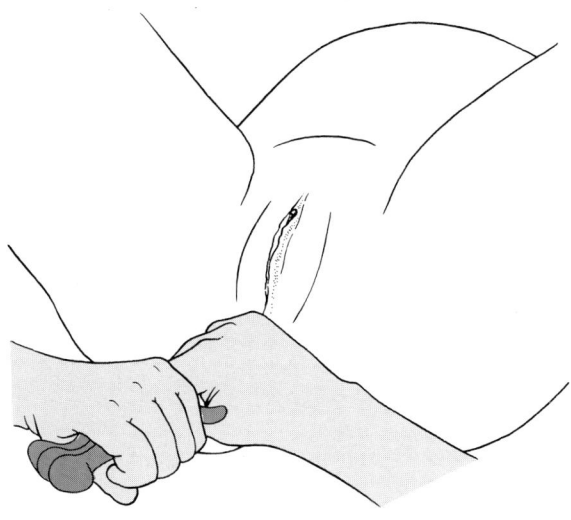

Abb. 227. Technik der Zangenentbindung. Fassen der Zangengriffe und Zug in Richtung der Geburtsachse

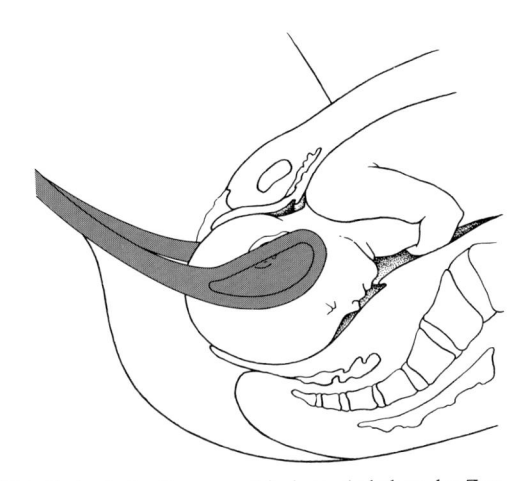

Abb. 228. Technik der Zangenentbindung. Anheben der Zangengriffe, sobald sich der Kopf mit der Nackenhaargrenze am unteren Symphysenrand anstemmen kann

den Griffen liegt. Vor dem Durchschneiden des Kopfes wird eine ausreichende Episiotomie angelegt. Die linke Hand dient abschließend dem Dammschutz (Abb. 139).

Steht der Kopf noch im schrägen Durchmesser, muß ein Löffel „wandern", um das biparietale Anlegen zu gewährleisten. Befindet sich die Pfeilnaht im I. schrägen Durchmesser, so läßt man den rechten Löffel nach vorn gleiten; verläuft sie im II. schrägen Durchmesser, dirigiert man den linken Löffel nach vorn. Dieses Manöver muß jeweils unter dem Schutz der in der Scheide befindlichen Hand erfolgen. Der Kopf wird dann unter gleichzeitigem Zug in den geraden Durchmesser gedreht.

Bei Einstellungs- und Haltungsanomalien des kindlichen Kopfes unterliegt die Technik der Zangenoperation den gleichen Grundregeln, wie sie für die Extraktion aus normaler Hinterhauptslage beschrieben wurde. Jedoch erfordern diese pathologischen Situationen bei der Ausführung des Eingriffes jeweils die Anpassung an die regelwidrigen geburtsmechanischen Bedingungen und erhöhen – insbesondere infolge des größeren Durchtrittsplanums – den Schwierigkeitsgrad der Operation. Die entsprechenden Hinweise finden sich bei den *„Einstellungs- und Haltungsanomalien"* (s. S. 434–439).

Geburtsbeendigung durch Vakuumextraktion

Das Prinzip der Vakuumextraktion besteht darin, daß mit einem Unterdruck von 0,7–0,8 kg/cm^2 eine Pelotte an der Kopfhaut fest zum Haften gebracht wird, so daß daran über ein Zugsystem Traktionen ausgeübt werden können. Üblicherweise wird eine Saugglocke von 50 mm Durchmesser verwendet (Abb. 229).

Die Vorbedingungen für die Vakuumextraktion sind dieselben, wie sie für die Zangenoperation gültig sind (s. S. 491). Eine Narkose entfällt, da die Kreißende unterstützend mitpressen soll.

Die Saugglocke wird bei vollständig erweitertem Muttermund der Leitstelle aufgesetzt. Die Herstellung des Vakuums erfolgt langsam innerhalb von etwa 6 min, um eine zuverlässige Haftung der Pelotte durch das künstliche Ödem der Kopfhaut zu erreichen und um Verletzungen und ein Abgleiten zu vermeiden. Durch ein Nachtasten entlang der Zirkumferenz der Saugglocke muß sichergestellt werden, daß weder Scheidenwand noch Muttermund eingeklemmt sind. Über das mit der Saugglocke in Verbindung stehende Zugsystem erfolgen wehensynchrone Traktionen in Richtung der Führungslinie bis zum Anstemmen der Nackenhaargrenze. Durch Zug nach vorn wird der Kopf in Deflexion gebracht und nach Anlegen einer Episiotomie entwickelt. Das Abreißen bzw. Abgleiten der Saugglocke ist wegen der dadurch bedingten abrupten Druckunterschiede auf jeden Fall zu vermeiden; ggf. muß die Geburt durch Forceps beendet werden.

Die *Indikationen* unterscheiden sich nicht grundsätzlich von denjenigen für die Forcepsentbindung, jedoch besitzt je nach geburtshilflicher Situation das eine gegenüber dem anderen Verfahren Vorteile. Die Wahl der Methode richtet sich nach der geburtshilflichen Situation und nach der Erfahrung des Geburtshelfers.

Der Weichteilwiderstand ist bei der Indikationsstellung zu berücksichtigen. Straffe Weichteile erschweren das Manöver. Die wehensynchronen Traktionen wirken sich insofern günstig aus, als sich der Kopf die günstigste Einstellung im Geburtskanal selbst suchen kann. Rotationen sind begrenzt möglich.

Tritt während der Austreibungsperiode eine *akute kindliche Gefährdung* (drohende Asphyxie) auf, ist zur Zeitersparnis die Beendigung durch *Forceps* angebracht, ebenso dann, wenn es sich um Deflexionslagen handelt. Für die operative Geburtsbeendigung bei unreifen Kindern ist die Zangenentbindung unbedingt vorzuziehen, da infolge der noch weichen Kopfknochen der Unterdruck der Saugglocke auf das Zerebrum übertragen werden und zu intrakraniellen Blutungen führen kann.

Bevorzugte Indikationsgebiete *von seiten der Mutter* für die Geburtsbeendigung durch *Vakuumextraktion* sind die protrahierte Austreibungsperiode (sekundäre Wehenschwäche) und Erschöpfung der Kreißenden. Die wehensynchronen Traktionen helfen dann zu einer schonenden Beschleunigung in der Endphase der Geburt. Jedoch stellt in der späten Austreibungsperiode die *Zangenhilfe* mit einer Divergenzzange eine echte Alternative dar.

Vakuumextraktion und Forcepsentbindung sind bei kunstgerechter Durchführung unter Berücksichtigung einer *differenzierten Indikationsstellung* in ihren Vor- und Nachteilen für Mutter und Kind als gleichwertig anzusehen. Überwiegend kommt heute die Vakuumextraktion zur Anwendung.

Die Resultate vaginaler geburtshilflicher Operationen werden um so besser sein, je klarer die Indikation gestellt, je gewissenhafter das Risiko für Mutter und Kind gegenüber der abdominalen Schnittentbindung abgewogen wird und je besser

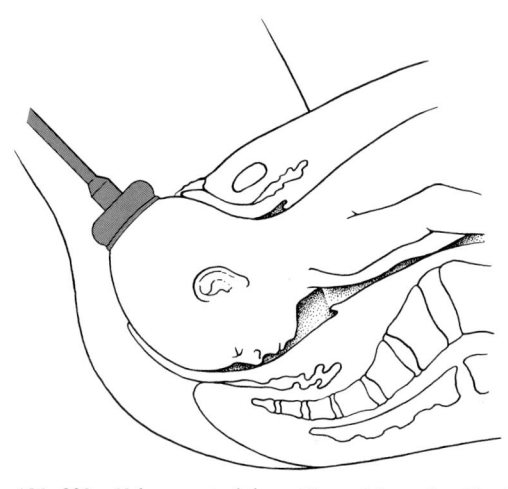

Abb. 229. Vakuumextraktion: Herumleiten des Kopfes um die Symphyse durch Zug in Richtung der Führungslinie

die Zusammenarbeit zwischen Geburtshelfer, Anästhesist und Pädiater gewährleistet ist.

Auf das geburtshilfliche Vorgehen bei der vaginalen Entbindung aus *Beckenendlage* wird auf S. 426 eingegangen. Die innere Wendung bei *Querlage* ist im Zusammenhang mit der Entwicklung des 2. Zwillings im Kap. „Mehrlingsschaft" dargestellt (s. S. 405).

Die abdominale Schnittentbindung – Kaiserschnitt – Sectio caesarea

Viele Fortschritte wie – um nur die wichtigsten zu nennen – die Verbesserung der Anästhesieverfahren, der operativen, prä- und postoperativen Versorgung und die Infektions- und Thromboembolieprophylaxe haben insbesondere in den letzten beiden Jahrzehnten zu einem Absinken der mütterlichen Sectiomorbidität und -mortalität geführt.

Diese Risikoverminderung ermöglichte einen Wandel in der Indikationsstellung. Vor allem konnte die Schnittentbindung im Interesse des Kindes stärker in den Vordergrund treten. Der Kaiserschnitt wird heute dank dieser Fortschritte nicht mehr ausschließlich als ultima ratio zur Rettung von Mutter und/oder Kind aus einer akuten Gefahrensituation, sondern schon zur Vermeidung einer vorhersehbaren Komplikation präventiv und geplant durchgeführt. Auch sub partu wird der Entschluß zur Sectio großzügiger und frühzeitiger gefaßt, zumal durch eine rechtzeitige Schnittentbindung ein großer Teil schwerer fetaler Hypoxien vermieden werden kann. Die erweiterte Indikationsstellung trägt nicht zuletzt auch zur Vermeidung schwieriger, Mutter und Kind traumatisierender, vaginaler Operationen bei.

Infolgedessen hat die Sectiofrequenz – v. a. aus kindlicher Indikation – zugenommen; sie liegt heute zwischen 7 und 12% (bis 15%) der Gesamtgeburtenzahl.

Die *Indikationen* ergeben sich von seiten des *Kindes* oder der *Mutter*, häufig betreffen sie als sog. gemischte Indikationen Mutter *und* Kind.

Entsprechend dem Zeitpunkt der Durchführung wird zwischen der *primären* bzw. *elektiven (selektiven) Sectio caesarea* vor oder unmittelbar mit Wehenbeginn und der *sekundären Schnittentbindung sub partu* unterschieden.

Primäre Sectio caesarea

Sie ist indiziert bei

- absolutem Mißverhältnis zwischen kindlichem Kopf und mütterlichem Becken,
- nicht durch äußere Wendung korrigierbarer Querlage,
- Placenta praevia totalis oder marginalis,
- vorzeitiger Lösung der normal sitzenden Plazenta,
- hohem Risiko einer vaginalen Entbindung für Mutter und/oder Kind (z. B. schwere mütterliche Erkrankungen, Riesenkind bei Diabetes mellitus),
- *mit Einschränkungen bei*
- Beckenendlage bei Primipara,
- alter Primipara,
- Zustand nach Uterotomie bzw. nach früherer Sectio caesarea,
- schwerer Placentainsuffizienz bzw. fetaler Hypotrophie,
- Risikoschwangerschaft mit erheblicher fetaler Gefährdung (Spätgestose, Diabetes mellitus),
- Frühgeburt.

Sekundäre Sectio caesarea

Sie ist sub partu indiziert bei

- drohender intrauteriner Asphyxie,
- relativem Mißverhältnis,
- protrahiertem Geburtsverlauf, Geburtsstillstand,
- bestimmten Einstellungs- und Haltungsanomalien,
- vorzeitigem Blasensprung und mangelnder Eröffnung des Muttermundes,
- Fieber unter der Geburt,
- drohender Uterusruptur,
- Nabelschnurvorfall.

Prognose für die Mutter

Die mütterliche Mortalität nach Sectio caesarea beträgt 0,5‰ bezogen auf alle Kaiserschnitte, gegenüber der allgemeinen Müttersterblichkeit von 0,15‰, bezogen auf alle Geburten (s. S. 500). Diese um den Faktor 3 erhöhte Sectiomortalität wird größtenteils dadurch bedingt, daß es sich um ein Risikokollektiv handelt.

Die Sterblichkeitsrate kann durch Verbesserung der Schwangerenvorsorge, Intensivierung der Überwachung unter der Geburt sowie weitgehende Vermeidung von überstürzten Notoperationen weiter gesenkt werden.

Die mütterliche Morbidität liegt bei ca. 15%. Zu den Komplikationen gehören Blutungen, Schock, Ileus, Thromboembolien, zahlenmäßig v. a. aber Infektionen einschließlich der Endometritis und Wundheilungsstörungen.

Prognose für das Kind

Die Höhe der perinatalen Mortalität und Morbidität, ebenso die der Spätschäden hängt nach Kaiserschnittentbindungen ganz entscheidend von dem Anteil der Sectiones ab, die wegen drohender kindlicher Hypoxie ausgeführt werden. Es bedarf keiner Frage, daß die Mortalitäts- und Morbiditätsraten um so niedriger sind, je besser die personelle und apparative Ausstattung zur Überwachung unter der Geburt gewährleistet ist und je frühzeitiger ein kindlicher Gefährdungszustand erkannt wird.

Wiederholte Sectio caesarea – Resectio

Wurde bei einer vorausgegangenen Geburt ein Kaiserschnitt durchgeführt, so ist für die Leitung einer folgenden Geburt entscheidend, welche Indikation zur ersten Sectio caesarea geführt hat.

Es gibt Indikationen zum Kaiserschnitt, die von vornherein auch für folgende Geburten geltend sind – z. B. ein Mißverhältnis zwischen Kopf und Becken – und andere, die nicht ohne weiteres eine Schnittentbindung bei der folgenden Geburt notwendig machen, z. B. eine drohende intrauterine Asphyxie, die sich bei folgenden Geburten nicht zu wiederholen braucht.

Im Durchschnitt werden 40–60% der Schwangeren nach vorangegangenem Kaiserschnitt vaginal entbunden.

Insgesamt ist jedoch die Indikation zu einer Resectio großzügig zu stellen, da stets das Risiko einer Narbenruptur mitberücksichtigt werden muß.

Häufig wird nach dem 2. Kaiserschnitt die Tubensterilisation erbeten. Besteht weiterer Kinderwunsch, so ist bei ungestörter Wundheilung nichts gegen eine 3. und 4. Sectio caesarea einzuwenden.

35 Koagulopathien in der Geburtshilfe

Gerinnungsstörungen sind in der Geburtshilfe nicht selten und daher gefürchtet. Ein Mangel an Gerinnungsfaktoren kommt durch verschiedene pathogenetische Mechanismen zustande:

- Verlustkoagulopathie,
- Verbrauchskoagulopathie,
- Destruktion von Gerinnungsfaktoren.

Alle Formen können eine bestehende Blutung verstärken oder als primäres Ereignis eine Hämorrhagie auslösen (Abb. 230).

Für jede Form der Koagulopathien gilt, daß das Blut im Reagenzglas nicht mehr gerinnt, wenn der Plasmafibrinogenwert 1,0 g/l unterschreitet (Abb. 231a u.b). Die Blutungszeit ist erheblich verlängert, wenn die zirkulierenden Blutplättchen < 80 G/l betragen (Ausnahme: Bei einer idiopathischen Thrombozytopenie ist erst ab einer Thrombozytenzahl von < 30 G/l eine verlängerte Blutungszeit zu erwarten).

Verlustkoagulopathie

Ätiologie

Wenn nach einem schnellen Blutverlust von > 1500 ml der Kreislauf durch Gabe von Plasmaexpandern schnell aufgefüllt wird, kommt es zu einer Verdünnung der Gerinnungsfaktoren, insbesondere von Fibrinogen und Thrombozyten. Dadurch kann eine solche Reduktion des Hämostasepotentials eintreten, daß eine hämorrhagische Diathese resultiert.

Diagnose

Sie ergibt sich aus dem hohen Blutverlust binnen kurzer Zeit, wenn dieser nur durch Flüssigkeit ersetzt wurde. Die Plasmafibrinogenwerte sinken ab, ebenso die Thrombozyten auf < 50 G/l. Entsprechend verlängert ist die Gerinnungszeit.

35 Koagulopathien in der Geburtshilfe

```
        Hämorrhagie              Aktivierung des Gerinnungssystems      Mobilisierung von Aktivatoren
                                              durch                         im Fibrinolysesystem
                                                                                  z. B. durch
                                   vorzeitige Lösung der Plazenta (akut)   ausgedehnte Geburtsverletzungen
                                   Fruchtwasserembolie (akut)
                                   Dead-fetus-Syndrome (chronisch)
             ↓                                  ↓                                    ↓
          Verlust                           Verbrauch                           Destruktion
     von Gerinnungsfaktoren          von Gerinnungsfaktoren              von Gerinnungsfaktoren
       und Thrombozyten                 und Thrombozyten                           ↓
                                                                            Hyperfibrinolyse
                                                                          (Hypofibrinogenämie)

          Häufig                            Selten                             Sehr selten
      ┌─────────────────────────────────────────────────────────────────────────────────┐
      │                              Koagulopathie                                        │
      └─────────────────────────────────────────────────────────────────────────────────┘
             ↑                                ↑                                    ↑
         Frischblut                      Frischblut                       Fibrinolyseinhibitoren
                                                                              Fibrinogen
```

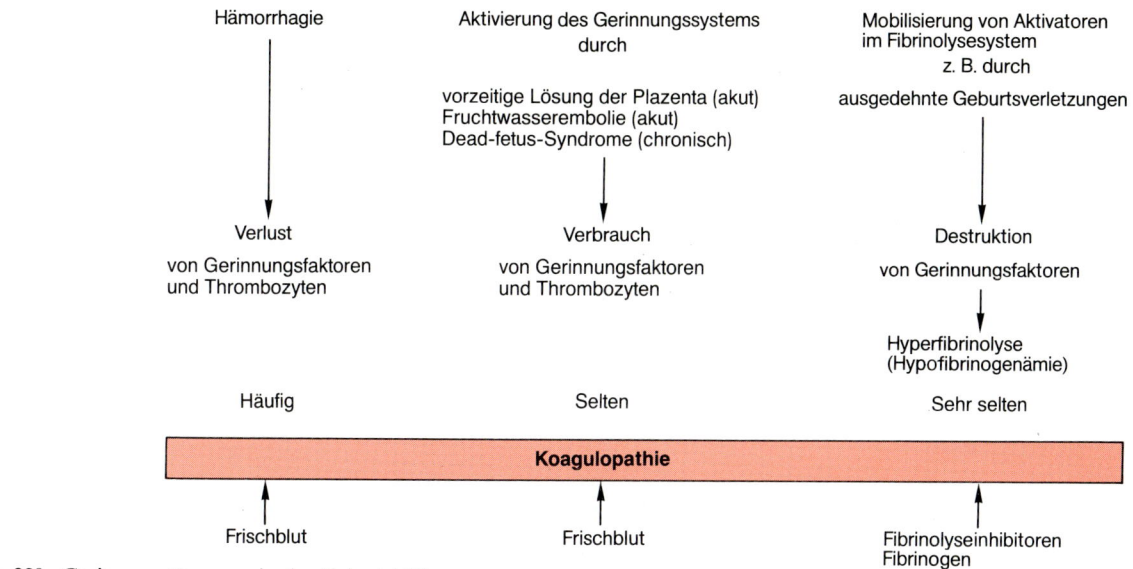

Abb. 230. Gerinnungstörungen in der Geburtshilfe

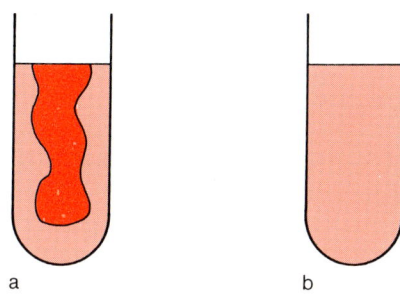

Abb. 231a, b. Blutgerinnung im Reagenzglas (Clot-oberservation-Test). **a** normale Gerinnselbildung, **b** keine Gerinnung bzw. wieder aufgelöstes Gerinnsel

Therapie

Die Verlustkoagulopathie gehört zu den Situationen, in denen die Substitution mit Vollblut allen anderen Ersatzmaßnahmen überlegen ist. Frischblut ist in der Lage, alle verlorengegangenen Gerinnungsfaktoren und die Thrombozyten zu ersetzen.[1] Jede Vollblutkonserve enthält ca. 0,5 g Fribrinogen. Der zur Hämostase benötigte Fibrinogenspiegel beträgt etwa 1,0 g/l. Dieser Wert wird durch die Verabfolgung von 4 g Fibrinogen erreicht, wenn der Plasmafibrinogenspiegel 0 g/l beträgt. Mit jeder Frischblutkonserve (nicht älter als 10 h) wird die Thrombozytenzahl im Empfängerorganismus um 10–15 000/mm³ erhöht.

Verbrauchskoagulopathie

Ätiologie

Im allgemeinen entsteht eine Verbrauchskoagulopathie durch eine akut oder chronisch ablaufende **disseminierte Gerinnung,** die ihrerseits zu einer Mikrothrombosierung der Endstrombahn mit entsprechenden Versorgungsstörungen der Gewebe führt. Die intravasalen Fibrinthromben können fehlen, wenn eine starke fibrinolytische Reaktion das Fibrin bereits in statu nascendi wieder auflöst. Es ist dann histopathologisch nicht mehr nachweisbar. Eine Verbrauchskoagulopathie entsteht und verläuft phasenhaft, wobei Verbrauch und Neusynthese der Gerinnungsfaktoren und Thrombozyten den Schweregrad bestimmen.

Zu einer disseminierten intravasalen Gerinnung mit nachfolgender *Verbrauchskoagulopathie* disponieren:

- Eine vorzeitige Plazentalösung (s. S. 459),
- eine Fruchtwasserembolie (s. S. 498),
- ein septischer Abort (s. S. 351),
- eine Chorioamnionitis (s. S. 447),
- eine Präeklampsie/Eklampsie (s. S. 336),
- ein intrauteriner Fruchttod (s. S. 498).

---

[1] Die Gabe von – getestetem – Voll- oder Frischblut ist jedoch im Hinblick auf die (entfernte) Möglichkeit einer HIV-Übertragung nur bei akuter Lebensgefahr erlaubt. Man wird daher versuchen, den Verlust mit frischgefrorenem Plasma und frischgefrorenen Thrombozyten auszugleichen.

Diagnose

Plasmafibrinogenwerte < 1,0 g/l bei mäßig verminderten Blutplättchenzahlen (um 100 000/mm³) zeigen die Gerinnungsstörung an. Die Gerinnungszeit im Reagenzglas ist unendlich (Clot-observation-Test, Abb. 231 b). Der Nachweis erhöhter Spiegel von Fibrinogenspaltprodukten und Fibrinmono- bzw. -oligomeren ist wünschenswert, gehört aber zu den aufwendigen Laboruntersuchungen und ist für die Akutbehandlung eher belanglos.

Therapie

Wie bei der Therapie der vorzeitigen Lösung der Plazenta (s. S. 459) ist vor der Korrektur der Gerinnungsfaktoren die Substitution von Blut zur Behandlung der Hypovolämie notwendig. Frischblut[2] ist wegen der dadurch möglichen Zufuhr **aller** notwendigen Gerinnungsfaktoren vorzuziehen. Gaben von Heparin erübrigen sich, da dieses gebildetes Fibrin nicht aufzulösen vermag. Die akute Aktivierungsphase ist bei verminderten Gerinnungsfaktoren bereits vorüber.

Im Verlauf eines **septischen Abortes** bzw. einer **Chorioamnionitis** sich anbahnende Gerinnungsstörungen (Thrombozytenabfall) rücken die Entleerung des infizierten Uterusinhaltes in den Vordergrund (s. S. 352 und 449).

Anzeichen einer disseminierten intravasalen Gerinnung im Ablauf einer **Präeklampsie/Eklampsie** machen die baldige Beendigung der Geburt erforderlich, damit die Plazenta mit ihrer ätiopathologischen Bedeutung für das Geschehen entfällt (s. S. 338). Parallel dazu muß die Gerinnungsstörung korrigiert werden (s. S. 334). Auch Gaben von Magnesium sind zur Verbesserung der Mikrozirkulation indiziert (s. S. 338).

Fruchtwasserembolie

Symptome – Diagnose

Bei dieser 1926 erstmalig beschriebenen Komplikation wird während oder kurz nach der Geburt Fruchtwasser in großer Menge in die mütterliche Zirkulation eingeschwemmt. Voraussetzung ist ein Defekt der Eihäute in der Nähe mütterlicher venöser Gefäße. Das Ereignis erfolgt wahrscheinlich im Bereich des unteren Uterinsegments oder der Plazentahaftfläche, wenn Venen während der Wehentätigkeit eröffnet werden und massiv Fruchtwasser eindringt. Es kommt in der *1. Phase* zur Verlegung und Vasokonstriktion der arteriellen pulmonalen Strombahn mit konsekutivem Cor pulmonale und akuter Rechtsherzinsuffizienz. Das klinische Bild beherrschen Atemnot, Tachypnoe, Zyanose, Verwirrtheit und Krämpfe. Je mehr korpuskuläre Elemente im Fruchtwasser enthalten sind, um so schwerer sind die Erscheinungen. Ein Viertel der Frauen verstirbt innerhalb einer Stunde.

Überleben die Betroffenen den Schock, so entwickelt sich bei der Hälfte der Frauen in einer *2. Phase* innerhalb von 30 min bis 3 h eine **Verbrauchskoagulopathie** mit einer disseminierten, vorwiegend in der Lunge lokalisierten intravaskulären Gerinnung mit gesteigerter fibrinolytischer Aktivität.

Die Frequenz der Fruchtwasserembolie beträgt etwa 1:10 000 Geburten. Überwiegend sind Mehrgebärende betroffen. Die Sterblichkeit liegt bei 80%.

Therapie

In der Phase der kardiorespiratorischen Insuffizienz können die Frauen nur durch eine schnelle kardiale Notfallbehandlung gerettet werden. In der 2. Phase wird die Therapie von der Stärke der uterinen Blutung bestimmt. Da die Ursache der Gerinnungsstörung nicht eindeutig bekannt ist, stehen Gaben von Frischplasma[3] oder Plasmaderivaten im Vordergrund. Wegen der starken proteolytischen Aktivität sind Fibrinolysehemmer indiziert.

Dead-fetus-Syndrom

Nach Absterben des Feten in utero kann eine Gerinnungsstörung entstehen, bei der das Plasmafibrinogen erheblich absinkt, während die anderen Gerinnungsfaktoren und die Plättchenzahl nur geringfügig beeinträchtigt sind. Die Zeitspanne bis zur Ausbildung der Afibrinogenämie dauert mit wenigen Ausnahmen mehr als 5 Wochen, und es wird angenommen, daß es sich um eine chronische intravasale Gerinnung handelt. Das Syndrom wird nur noch selten beobachtet, da mit den Überwachungsmethoden der modernen Geburtshilfe die Feststellung des intrauterinen Fruchttodes sehr früh erfolgt und wirksame Verfahren zur Schwangerschaftsbeendigung zur Verfügung stehen (s. S. 266). Stirbt bei

---

[2] Siehe Fußnote S. 497.

[3] Siehe Fußnote S. 497.

einer Mehrlingsschwangerschaft ein Zwilling ab und überlebt der andere, so tritt das Syndrom nicht auf.

Destruktion von Gerinnungsfaktoren – Hyperfibrinolyse

Sehr selten entsteht eine postpartale Blutung durch Hyperfibrinolyse. Die Ursache ist eine ausgedehnte Verletzung von Geweben sub partu, die einen hohen Gehalt an Fibrinolyseaktivatoren aufweisen. Diese werden ausgeschwemmt und aktivieren das fibrinolytische System. Eine halbe bis eine Stunde nach der meist komplikationsreichen Geburt wird eine starke vaginale Blutung beobachtet, wobei das Blut sehr spät gerinnt oder ungerinnbar ist. Im Reagenzglas entstandene Gerinnsel lösen sich schnell wieder auf (Abb. 231a, b). Die Behandlung erfolgt durch den Proteolysehemmer Aprotinin.

36 Mütterliche und kindliche Mortalität und Morbidität

Die heutige präventiv ausgerichtete Geburtshilfe dient in jeder Phase – beginnend mit der Schwangerenbetreuung über die kontinuierliche Überwachung des Feten sub partu bis zur großzügigeren Indikationsstellung zur abdominalen Schnittentbindung – dem Ziel der Risikoverminderung für Mutter und Kind.

Als Parameter zur Kontrolle der geburtshilflichen Leistung gelten Verlaufsstatistiken der mütterlichen und kindlichen Mortalität und Morbidität unter Berücksichtigung ihrer Ursachen. Hier sind v. a. die flächendeckenden Perinatalerhebungen in den einzelnen Bundesländern mit der kritischen Analyse der kindlichen und mütterlichen Todesfälle und ihre Zuordnung in unvermeidbare, bedingt vermeidbare und vermeidbare Verluste zu nennen. Auf diese Weise werden nicht nur die Erfolge dargelegt, sondern es werden v. a. die Schwachpunkte sichtbar, die der intensiveren und verbesserten Prävention bedürfen.

Mütterliche Mortalität (Müttersterblichkeit)

Definitionen

Mortalität wird definiert als Prozentzahl der Todesfälle in einem bestimmten Zeitraum, bezogen auf Bevölkerungen bzw. Bevölkerungsteile; z. B. Mütter- und Säuglingssterblichkeit.

Letalität wird definiert als die Zahl der Todesfälle im Verhältnis zur Zahl der Erkrankungsfälle.

Die Müttersterblichkeit ist Teil der Todesursachenstatistik.

Nach den Empfehlungen der WHO (und FIGO = Fédération Internationale de Gynécologie et Obstétrique) sowie der Internationalen Klassifizierung der Krankheiten (ICD) von 1979 gilt als „Müttersterbefall der Tod jeder Frau während der Schwangerschaft oder innerhalb von 42 Tagen nach Beendigung der Schwangerschaft, unabhängig von Dauer und Sitz der Schwangerschaft. Dabei gilt jede Ursache, die in Beziehung zur Schwangerschaft oder deren Behandlung steht oder durch diese verschlechtert wird, nicht aber Unfall und zufällige Ereignisse." (Abortbedingte Todesfälle sind also mit einbegriffen.)

Die Müttersterbefälle werden in 2 Gruppen unterteilt:

- *Unmittelbare Müttersterbefälle* sind solche, die von Komplikationen der Schwangerschaft, der Geburt oder des Wochenbettes, von Eingriffen, Unterlassungen, unsachgemäßer Behandlung oder von einer Kausalkette herrühren, die auf einem dieser Tatbestände beruht.
- *Mittelbare Müttersterbefälle* sind solche, die von einer Vorerkrankung oder einer Erkrankung während der Schwangerschaft herrühren, die nicht unmittelbar geburtshilfliche Ursachen hatte, die aber auch durch physiologische Wirkungen der Schwangerschaft verschlimmert wurde.

BRD: Auch in der BRD werden in Übereinstimmung mit der WHO und FIGO nur diejenigen Todesfälle als Müttersterbefälle berücksichtigt, die ursächlich mit Schwangerschaft, Geburt und Wochenbett im Zusammenhang stehen.

Übereinkunftsgemäß wird die *Müttersterblichkeit auf 100 000 Lebendgeborene* berechnet oder als *relative mütterliche Mortalität*, d. h. *Zahl der gestorbenen Mütter auf 10 000 Lebendgeborene angegeben.*

Frequenz

In der BRD ist die mütterliche Mortalität zwischen 1950 und 1984, besonders seit 1960 stetig zurückgegangen:

1960: 106,3/100 000,
1984: 10,8/100 000,
1986: 8,0/100 000 Lebendgeborene.

Hauptursachen

Etwa ⅔ der mütterlichen Todesfälle ereignen sich unter der Geburt und im Wochenbett, das restliche Drittel entfällt auf den gesamten Schwangerschaftszeitraum, enthält also auch Sterbefälle als Folge eines Abortes oder Schwangerschaftsabbruches.

Die wichtigsten Todesursachen sind in wechselnder Rangfolge:

- Infektionen (16–20%),
- Hämorrhagien (17–25%),
- Spätgestosen (Präeklampsie/Eklampsie) (12–22%),
- Thromboembolien (11–22%),
- Uterusruptur (ca. 5%),
- Schwangerschaftsabbruch (ca. 6%, einschließlich der Spontanaborte aber annähernd 10%),
- anästhesiebedingte Todesfälle.

Der Anteil der Todesfälle nach Kaiserschnitt beträgt 20–40% der gesamten Müttersterblichkeit (annähernd 0,5‰).

Infektionstodesfälle: Es steht außer Zweifel, daß durch geeignete prophylaktische und präventive Maßnahmen eine Herabsetzung dieser Mortalitätsrate erreicht werden kann. Dazu gehören:

- Beachtung der aseptischen und antiseptischen Kautelen im Kreißsaal und auf der Wochenstation.
- Maßnahmen zur Verringerung der Aszensionsgefahr endogener Erreger,
- rechtzeitige Keim- und Resistenzbestimmung (Antibiogramm) zur gezielten Antibiotikatherapie,
- strenge Kontrolle und Überwachung der aszendierenden Infektion bei vorzeitigem Blasensprung.

Blutungstod: Annähernd 90% der Verblutungstodesfälle müssen heute als *vermeidbar* angesehen werden, wenn Schwangere mit Blutungsrisiko (z. B. Placenta praevia) rechtzeitig in eine Klinik mit Optimalversorgung verlegt werden.

Spätgestose: Die Prävention der Eklampsie ist ein Primat der Schwangerschaftsüberwachung. Im Falle einer drohenden Dekompensation ist die rechtzeitige Einweisung in eine Anstalt mit allen Möglichkeiten der Risikogeburtshilfe zwingend, um den eklamptischen Anfall zu verhindern und damit die akute Lebensgefahr abzuwenden (s. S. 339).

Thromboembolie: Der Thromboseprophylaxe kommt bei gefährdeten Graviden bereits während der Schwangerschaft, sub partu und im Wochenbett entscheidendes Gewicht zu.

Uterusruptur: Die Uterusruptur muß heute als *vermeidbare* Todesursache gelten; insbesondere kommt es auf die Beachtung disponierender Faktoren wie vorausgegangener Operationen am Uterus (Sectio caesarea, Myomenukleation, Metroplastik) an.

Abort und Schwangerschaftsabbruch: Als wichtigste Maßnahmen zur Verhütung schwerer Komplikationen bei Aborten und Schwangerschaftsabbrüchen haben diejenigen zu gelten, die der Vermeidung und Beherrschung des hypovolämischen und Endotoxinschocks dienen.

Anästhesietodesfälle: Zu den präventiven Maßnahmen gehören hier:

- von seiten des Geburtshelfers: Reduzierung der ungeplanten Eingriffe,
- von seiten des Anästhesisten: stete Verfügbarkeit (rund um die Uhr!).

Nicht zu verkennen sind die soziologisch und sozial bedingten Einflüsse auf die mütterliche und kindliche Mortalität. Es muß Anliegen der Schwangerenvorsorge sein, den *sozialen Hintergrund* und die sozioökonomischen Verhältnisse der Graviden abzuklären und Risikofaktoren zu ermitteln. Der Familienstand spielt eine nicht unwesentliche Rolle für den Schwangerschaftsausgang: Die mütterliche Mortalität von *Ledigen* ist im Alter von 20–40 Jahren mehr als doppelt so hoch wie diejenige verheirateter Mütter.

Für die Risikoeinschätzung sind weiterhin *Alter* und *Parität* von Bedeutung.

Die ganz jungen Graviden sind mit einer erhöhten Mortalitätsrate belastet, während die 20–25jährigen die geringste Sterblichkeit aufweisen. Bei den über 30 Jahren alten Schwangeren liegt sie 4- bis 5mal höher. Unter Berücksichtigung der Parität steigt die Müttersterblichkeit bei 4 Kindern und darüber auf mehr als die doppelte Rate an. Die wichtigsten Risikofaktoren im Zusammenhang mit Alter und Parität sind die Blutungsgefahr (Placenta praevia, vorzeitige Lösung, Atonie) und die Thromboembolie.

Kindliche Mortalität (Kindersterblichkeit)

Definition der Lebendgeburt

WHO: Eine Lebendgeburt liegt vor, wenn eine aus der Empfängnis stammende Frucht, gleichgültig nach welcher Schwangerschaftsdauer, vollständig aus dem Mutterleib gestoßen und extrahiert ist, nach dem Verlassen des

Mutterleibes *atmet* oder irgendein anderes *Lebenszeichen* erkennen läßt, wie *Herzschlag, Pulsation der Nabelschnur* oder deutliche *Bewegung* willkürlicher Muskeln, gleichgültig ob die Nabelschnur durchschnitten oder nicht durchschnitten ist, ob die Plazenta ausgestoßen oder nicht ausgestoßen ist.

Jedes unter diesen Voraussetzungen geborene Kind ist als Lebendgeburt zu betrachten.

BRD: Die personenrechtliche Definition der Lebendgeburt ist im BGB 1, § 29, 1 der Verordnung zur Ausführung des Personenstandsgesetzes (1957, 1979) festgehalten und deckt sich weitgehend mit derjenigen der WHO: „Eine Lebendgeburt, für die allgemeine Bestimmungen über die Anzeige und Eintragung gelten, liegt vor, wenn bei einem Kind nach Scheidung vom Mutterleib entweder das *Herz geschlagen* oder die *Nabelschnur pulsiert* oder die natürliche *Lungenatmung* eingesetzt hat."

Die Lebendgeborenenziffer wird als Verhältnis der lebendgeborenen Kinder auf 1000 der mittleren Bevölkerung pro Jahr gerechnet.

Definition der Totgeburt

WHO: Fetaltod ist der Tod einer Frucht *vor* der vollständigen Ausstoßung oder Extraktion aus dem Mutterleib ohne Rücksicht auf die Schwangerschaft. Ein solcher Tod liegt vor, wenn der Fetus nach dem Verlassen des Mutterleibes

weder atmet noch
Lebenszeichen erkennen läßt, wie z. B. Herzschlag, Pulsation der Nabelschnur oder deutliche Bewegung willkürlicher Muskeln.

BRD (lt. BGB 1 § 29, 1 und 6. Verordnung zur Änderung der Verordnung zur Ausführung des Personenstandsgesetzes § 29, 2 1979) definiert in Übereinstimmung mit der WHO: „Hat sich keines der in Abs. 1 (s. oben) genannten Merkmale des Lebens gezeigt (Herzschlag, Pulsieren der Nabelschnur, natürliche Lungenatmung), und beträgt das *Gewicht der Leibesfrucht jedoch mindestens 1000 g,* so gilt sie im Sinne des § 24 des Gesetzes als ein *totgeborenes oder unter der Geburt verstorbenes Kind*".

(§ 29, 2 lautet: Hat sich keines der in Abs. 1 genannten Merkmale des Lebens gezeigt und beträgt das Gewicht der Leibesfrucht < 1000 g, so ist die Frucht eine Fehlgeburt. Sie wird in den Personenstandsbüchern nicht geführt.)

Die *Totgeborenenziffer* ergibt sich aus der Relation der Totgeborenen zu je 1000 Lebend- *und* Totgeborenen.

Definition der Kindersterblichkeit

Definitionsgemäß wird unterschieden zwischen der

- Säuglingssterblichkeit,
- perinatalen Mortalität.

Die *Säuglingssterblichkeit* beinhaltet die Sterblichkeit der Lebendgeborenen bis zum Ende des 1. Lebensjahres. Sie gliedert sich in:

- *Neonatalsterblichkeit;* diese umfaßt die
  - *Frühsterblichkeit:* In den ersten 7 Tagen Gestorbene auf 1000 Lebendgeburten,
  - *Spätsterblichkeit:* Ab dem 7.–28. Tag post partum Gestorbene auf 1000 Lebendgeburten,
  - *postneonatale oder Nachsterblichkeit:* Ab dem 29. Tag post partum bis zu 12 Lebensmonaten Gestorbene auf 1000 Lebendgeborene.

Perinatale Mortalität

Sie umfaßt in Übereinstimmung mit den Empfehlungen der WHO auch in der BRD alle *vor, während und bis zum 7. Lebenstag nach der Geburt gestorbenen Kinder, die z. Z. der Geburt mehr als 1000 g gewogen haben.* Die statistische Berechnung erfolgt auf 1000 Geborene, also lebend- *und* totgeborene Kinder. Die perinatale Sterblichkeit wird für geburtshilfliche Analysen bevorzugt herangezogen.

Frequenz der perinatalen Todesfälle

Die perinatale Mortalitätsrate konnte in der Bundesrepublik in den letzten 10 Jahren eindrucksvoll gesenkt werden. Lag sie 1975 beim Vergleich mit den anderen europäischen Ländern mit 19,3/1000 Lebend- und Totgeborenen noch an der 14. Stelle, so gelangte sie 1985 mit 7,9‰ auf die 4. Position. 1986 wurde 7,6‰ erreicht (Abb. 232). Die Vergleichbarkeit ist zwar durch Inhomogenität, unterschiedliche personenrechtliche Definitionen und statistische Berechnungs- und Erfassungsmethoden eingeschränkt. Unter diesen Vorbehalten sind jedoch die in den Ländern über einen längeren Zeitraum hinweg gesammelten Daten zur Beurteilung der zahlenmäßigen Entwicklung der perinatalen Mortalität einander gegenüberzustellen. Sie erlauben die Beurteilung von Leistung, Qualität und Fortschritten der Geburtshilfe im regionalen, nationalen und internationalen Vergleich.

In der Bundesrepublik konnte in der Zeitspanne von 1950 bis 1986 die perinatale Sterblichkeit von ca. 50‰ sukzessive auf 7,6‰ reduziert werden; sie nähert sich damit den natürlichen biologischen Grenzen. Entsprechend den von der WHO gesetzten Zielen werden 5 Todesfälle auf 1000 Lebendge-

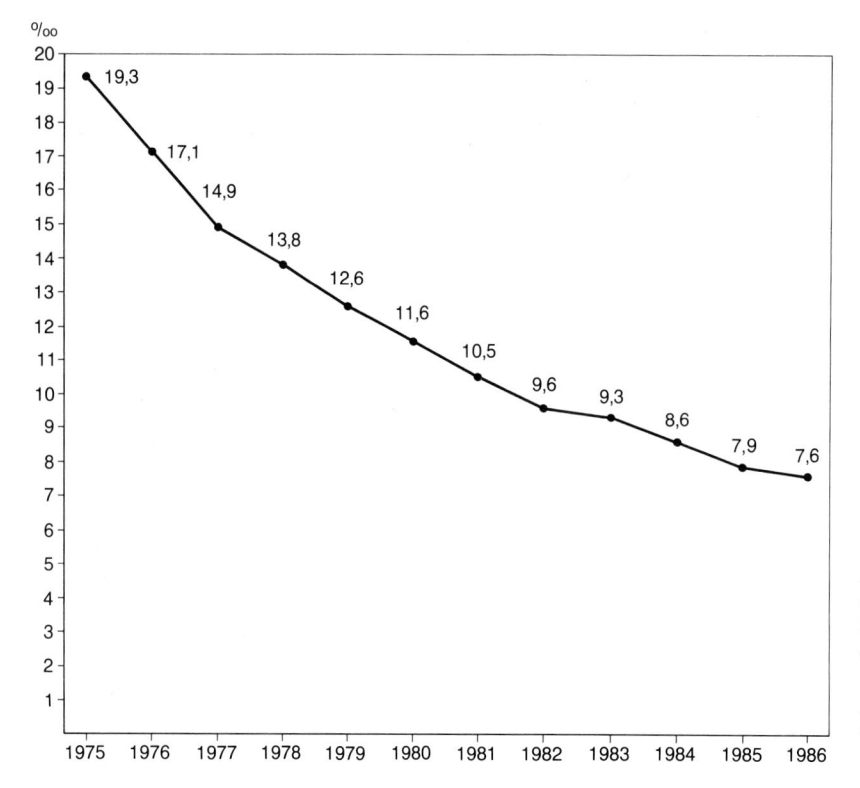

Abb. 232. Perinatale Mortalität in der Bundesrepublik Deutschland. 1975 betrug die Frequenz der perinatalen Todesfälle noch 19,3 auf 1000 Lebend- und Totgeborene. Die Rate ist bis 1986 auf 7,6‰ gefallen (Statistisches Bundesamt Wiesbaden 1988)

borene als das *erreichbare Minimum* angesehen. Die Spanne zwichen der erreichten und der erstrebten Leistungsziffer umfaßt demnach die vermeidbaren perinatalen Verluste.

Maßnahmen und Zielsetzungen zur weiteren Senkung der perinatalen Sterblichkeit

Die bisher erreichte Leistungssteigerung in der Geburtshilfe geht auf Verbesserungen in Einzelbereichen zurück, die auch zur weiteren Senkung der perinatalen Mortalität beachtet werden müssen; es sind
im geburtshilflich-neonatologischen Bereich:

- Intensivierung der Schwangerenvorsorge (jede Schwangere ohne Vorsorge ist eine Hochrisikoschwangere!),
- Verbesserung der technischen Überwachung ante- und subpartal (und neonatal!),
- rechtzeitige Geburtsbeendigung;

im organisatorischen Bereich:

- Einrichtung von perinatologischen Zentren im Sinne der Regionalisierung,
- Verbesserung der Transportsysteme,
- rechtzeitige Überweisung in Zentren, die für die Übernahme von Hochrisikogeburten ausgerüstet sind (etwa 3% der Schwangeren müssen als Hochrisikoschwangerschaften eingestuft werden), insbesondere bei Frühgeburten < 32 SSW und < 1500 g Gewicht, die zwar nur 1% der Geburten ausmachen, aber annähernd die Hälfte der perinatalen Todesfälle,
- Qualitätskontrolle zur Aufdeckung von Schwachstellen,
- Intensivierung der Ausbildung in Geburtshilfe, Neonatologie und Anästhesiologie.

Hauptursachen der perinatalen Sterblichkeit

Die wichtigsten Ursachenfaktoren der perinatalen Mortalität sind:

- Vernachlässigung der Schwangerenvorsorge als sozialmedizinisches Problem,
- verspätete Einweisung von Hochrisikoschwangeren in Zentren,
- soziologische Bedingungsfaktoren,
- Untergewichtigkeit,
- Hypoxie, Azidose,
- Infektionen/Amnioninfektionssyndrom/Sepsis
- Mängel in der Neonatalversorgung,
- Fehlbildungen.

Untergewichtigkeit: Von entscheidender Bedeutung erweisen sich *Geburtsgewicht* und *Schwangerschaftsdauer.*

Die Untergewichtigkeit ist zu 63% (bis 70%) Ursache der perinatalen Mortalität. In 60–70% der Fälle handelt es sich um echte Frühgeburten, bei 30–40% um Mangelgeburten mit einer Planzentainsuffizienz als hauptsächlicher Ursache der intrauterinen Dystrophie.

Die Übersterblichkeit ist somit vorrangig ein Problem der Frühgeburtlichkeit. Eine Verringerung der perinatalen Mortalität läßt sich erreichen durch

- Verminderung der Frühgeburtenfrequenz,
- Optimierung der Geburtsleitung bei Frühgeburten,
- Verbesserung der neonatologischen Versorgung und Aufzucht der Frühgeborenen.

Hypoxie – Azidose: Etwa 40% aller perinatalen Todesfälle gehen zu Lasten einer Hypoxie. Zur Prävention und Prophylaxe geht es hier um

- den pränatalen Einsatz der gesamten Plazentafunktionsdiagnostik einschließlich Ultraschall,
- rechtzeitige Entbindung bei Plazentainsuffizienz,
- gezielte oder kontinuierliche CTG-Überwachung,
- rechtzeitige (operative) Geburtsbeendigung.

Angeborene Fehlbildungen: Im Sinne der Prävention liegt der Schwerpunkt auf der genetischen Beratung und pränatalen Diagnostik. Bei multifaktoriell bedingten Anomalien, die der chirurgischen Intervention zugänglich sind, kommt es darauf an, die operativen Maßnahmen rechtzeitig in die Wege zu leiten (s. Tabelle 75, S. 478–481).

Soziologische Bedingungsfaktoren: Die Analyse der perinatalen Mortalität zeigt, daß diese Bedingungsfaktoren wie bei der Mütterlichsterblichkeit eine nicht zu unterschätzende Rolle spielen (s. S. 500).

Mütterliche und kindliche Morbidität

Die *mütterliche Morbidität* ist im Rahmen einer Gesamtbeurteilung nicht sicher abzuschätzen. Auf vorhandene Einzeldaten wurde in den einzelnen Kapiteln eingegangen.

Neben dem Gradmesser der perinatalen Mortalität gilt es, den Parameter der *perinatalen Morbidität* zu beachten. Zweifellos konnte die kindliche Morbidität nach den Ergebnissen von Langzeitkontrollen ebenfalls beachtlich gesenkt werden. Jedoch muß das Bestreben auch weiterhin darauf gerichtet sein, die *noch zu hohe Säuglingssterblichkeit (Nachsterblichkeit)* zu reduzieren (die BRD nimmt nur den 11./12. Rang im internationalen Vergleich ein) und kindliche Dauerschäden zu vermeiden. Betroffen von Spätfolgen sind v. a. Frühgeborene, die den 7. Lebenstag überschreiten, aber infolge insuffizienter Primär- und Sekundärversorgung ad exitum kommen oder aber durch Früh- und Spätschäden behindert sind.

# E. Gynäkologische Pathophysiologie

37 Die gynäkologische Untersuchung

Anamnese

Die Anamnese ist der Schlüssel zur Diagnose! Im Rahmen der gesamten Diagnostik kommt ihr sowohl prospektiv als auch retrospektiv ein beachtlicher Stellenwert zu: Prospektiv vermitteln die angegebenen Symptome erste Hinweise für die Diagnose; retrospektiv lassen sich der objektive Untersuchungsbefund und die subjektiven anamnestischen Angaben um so eher zur Deckung bringen, je genauer die Vorgeschichte erhoben wird. Die dazu notwendige Kooperation der Patientin basiert auf dem Vertrauen zu ihrem Arzt. Dieses Vertrauen hängt aber – das sollte nie vergessen werden – davon ab, welches Urteil sich die Patientin über ihren Arzt bildet. Für den Studenten, der in der Ambulanz oder auf einer gynäkologischen Abteilung mit der Erhebung der Anamnese betraut wird, bringt gerade diese Tatsache nicht selten Probleme mit sich, weil ihm noch die notwendige Routine und Erfahrung und letzten Endes der Status des Arztes fehlen.

Zur Überbrückung dieser Schwierigkeiten folgen daher einige Hinweise auf die Besonderheiten der gynäkologischen Anamnese. Angefügt ist ein Schema, das die Vollständigkeit der Erhebung gewährleisten soll.

Hinweise für die Erhebung der Anamnese

Die häufigsten Beweggründe für das Aufsuchen der gynäkologischen Sprechstunde sind: Vorsorgeuntersuchung zum Ausschluß einer Krebserkrankung, Blutungsstörungen oder schmerzhafte Periodenblutungen, fest umrissene oder diffus angegebene „Unterleibsbeschwerden", Fragen der Familienplanung (Konzeptionsverhütung), Klagen über verstärkte genitale Absonderung (Fluor mit Pruritus genitalis), Feststellung oder Ausschluß einer Schwangerschaft, Kinderlosigkeit, Senkungsbeschwerden und Überweisung vom bisher behandelnden Arzt mit gezielter Fragestellung.

Eigenanamnese

Die erste Frage: *„Warum kommen Sie in die Sprechstunde?"* legt am schnellsten den *aktuellen Beweggrund* dar und bringt am einfachsten das ärztliche Gespräch in Gang. Man läßt die Patientin ihre Beschwerden – ohne sie zunächst zu unterbrechen – vortragen. Zur Vervollständigung der anamnestischen Information werden gezielte Fragen angeschlossen. Die Akzente sind entsprechend dem Beschwerde- und Fragenkomplex zu setzen. Ein bestimmtes Schema für eine lückenlose Vorgeschichte ist einzuhalten, jedoch die Ausführlichkeit der Dokumentation zu variieren: so kann z. B. bei Frauen in der Menopause auf Einzelheiten über Verlauf und Reihenfolge der Aborte und Geburten verzichtet werden, wenn die Hinweise eindeutig in anderer Richtung gehen (z. B. Fluor oder Blutung in der Menopause). Im fertilen Alter sind diese Daten jedoch so ausführlich wie der Patientin erinnerlich festzuhalten. Unabhängig vom aktuellen Anlaß sind die folgenden Erhebungen obligatorisch anzustellen.

Blutungsanamnese

Die Regelanamnese beginnt mit der *Frage nach der letzten und vorletzten Periode* (möglichst mit genauen Daten), ihrer *Stärke* und *Dauer*. Von dieser Zäsur aus wird retrospektiv der Zyklus analysiert. Der Zeitpunkt der Menarche ist bei jungen Mädchen und Frauen im fertilen Alter stets festzuhalten. *Die Blutungsintervalle* – vom 1. Tag der letzten Blutung bis zum Wiedereinsetzen der folgenden Blutung gerechnet – sind so exakt wie möglich zu dokumentieren. Auf *Tempoanomalien* (Oligo- oder Polymenorrhö) und *Typusanomalien* (Abweichungen von der gewohnten Stärke und Dauer der Blutung: Hypo- oder Hypermenorrhö, Menorrhagie) ist zu achten. Die Blutungsstärke läßt sich durch Rückfragen nach den pro Tag benötigten Menstruationsbinden oder -tampons in etwa objektivieren. Besonders bei verlängerten Blutungen ist es wichtig zu erfahren, ob diese täglich gleichstark aufgetreten sind oder ob prämenstruelle oder postmenstruelle schwächere sog. Schmierblutungen bestanden haben. Wesentliche diagnostische Hinweise können etwaige *Zwischenblutungen* und deren Stärke sowie *Dauerblutungen* liefern. Die azyklisch auftretende Blutung muß durch die Anamnese klar erkennbar werden. Die Angaben werden in einem Schema zur besseren visuellen Orientierung eingetragen (s. Abb. 250). Dabei sind auch andernorts wegen Blutungsstörungen durchgeführte Behandlungen (Abrasio, Hormontherapie) zu vermerken.

Besondere Beachtung verdienen Angaben über das *Ausbleiben der Periode;* dabei ist zu unterscheiden, ob es sich um eine *primäre* oder *sekundäre Amenorrhö* handelt (s. S. 544). Das Alter der Patientin wird die Richtung der diagnostischen Überlegungen mitbestimmen. Bei Frauen in der Menopause bzw. im Senium ist der Zeitpunkt des Sistierens der Periodenblutungen festzuhalten. *Nach Blutungen oder Fluor in der Menopause ist unbedingt zu fragen.*

Angaben über eine **schmerzhafte Periodenblutung** bedürfen aufgrund der unterschiedlichen Genese einer Präzisierung. Es ist zu klären, ob die Dysmenorrhö bereits seit der Menarche besteht oder erst in einer späteren Lebensphase begonnen hat (*primäre* oder *sekundäre* Dysmenorrhö). Die *Dauer* der Schmerzen, ihr *Maximum* und ihre *Lokalisation* sind zu erfragen. Die Intensität kann aus dem Medikamentenbedarf und ggf. dem Fernbleiben von der Schule oder vom Arbeitsplatz mit oder ohne Einhalten von Bettruhe abgeleitet werden. Gerade bei der Schilderung der Schmerzen werden erste Hinweise auf eine neurotische Fehlhaltung offenbar; doch sollte man sich vor voreiligen Schlüssen hüten, ehe nicht die Befunderhebung abgeschlossen ist.

Die *Einnahme von Hormonen* mit Angabe des Präparates sowie Veranlassung und Dauer der Applikation (Kontrazeption?) sind möglichst genau zu dokumentieren.

Fluor genitalis

Wird dieses Symptom spontan oder auf Rückfrage angegeben, so ist der *Grad* der Belästigung (Juckreiz, Schmerzen, Brennen bei der Miktion) zu klären und nach *Blutbeimengungen* zu fragen. Auch der mögliche Zusammenhang mit Kohabitationen und entzündlichen Reaktionen am Genitale des Partners sollte zur Sprache kommen. Wegen der relativen Häufigkeit von Pilzinfektionen im Bereich des Genitales im Zusammenhang mit Diabetes, der Anwendung von Antibiotika und Hormonpräparaten (Kontrazeptiva) ist an diese Ursachenfaktoren zu denken.

Vorausgegangene Geburten und Fehlgeburten

Fragen nach den vorangegangenen *Geburten* (Zwillinge?) und *Fehlgeburten* – und ggf. nach *Schwangerschaftsabbrüchen* – sind dem Alter der Patientin und den gegenwärtigen Beschwerden entsprechend detailliert oder großzügig zu stellen. Eine *Extrauteringravidität* ist gesondert anzuführen.

Vorausgegangene spezielle und allgemeine Erkrankungen und Operationen

Angaben über vorausgegangene gynäkologische Erkrankungen und Operationen sind *genau zu registrieren* und auch *Zeitpunkt* und *Ort* des Eingriffes festzuhalten, damit evtl. Berichte eingeholt werden können.

Erweiterte Eigenanamnese

Gegenüber der speziellen gynäkologischen Vorgeschichte darf die *erweiterte Eigenanamnese* über nichtgynäkologische Leiden nicht zu kurz kommen, insbesondere sind im fertilen Alter Fragen nach Infektionskrankheiten ab der Kindheit (Röteln, Windpocken, Hepatitis), Diabetes und Nierenkrankheiten nicht zu vergessen.

Psychosoziale Anamnese

Biographische, soziale und psychologische Gesichtspunkte müssen von Fall zu Fall variierend Beachtung finden und dann schon bei der Anamnese entsprechend berücksichtigt werden. Sie ermöglichen eine bessere Einordnung und Beurteilung der *Gesamtpersönlichkeit*, ihrer Verhaltensweisen und ihrer *Anpassung an die Lebensbedingungen* in der Vergangenheit und in der Gegenwart. Dabei wird auch offensichtlich, welcher *subjektive Krankheitswert* den Beschwerden beigemessen wird. Die spezielle Krankheitsanamnese wird durch die Einbeziehung der persönlichen Aspekte und der psychosozialen Umweltbedingungen wertvoll ergänzt. Dadurch können schon zu diesem frühen Zeitpunkt *psychosomatische Zusammenhänge* aufgedeckt und die vielfältigen Ausdrucksformen der psychisch bedingten somatischen Manifestationen erfaßt werden. Es ist davon auszugehen, daß akute oder chronische emotionelle Störungen die neuroendokrine Balance beeinflussen und dadurch auf psychogener Basis zur Alteration der Funktionen mit entsprechender Symptomatik führen können. Ebenso steht die Bedeutung psychischer Faktoren bei vielen Frauen mit klimakterischen Ausfallserscheinungen außer Zweifel.

Auf der anderen Seite können nach organisch bedingten Erkrankungen der Genitalorgane sekundär Symptome psychogener Natur auftreten. Häufig bestehen falsche Vorstellungen über die Bedeutung des Verlustes von Organen, z. B. des Uterus oder eines Ovars. Sie lösen ein Gefühl der Verstümmelung und der Insuffizienz, besonders bezüglich der Vita sexualis, aus und bedrohen damit das Selbstwertgefühl der Frau. Außer einer primär neurotischen Fehlhaltung kann dabei die *fehlende oder nicht ausreichende Information durch den Arzt* über die Art des durchgeführten Eingriffes und seine Konsequenzen eine Rolle spielen.

Familienanamnese

Bei der *Familienanamnese* soll v. a. das gehäufte Auftreten bestimmter Erkrankungen ermittelt werden (Diabetes, Bluthochdruck, Tumorleiden, auch genetische Belastungen). Nicht zuletzt ist dabei zu bedenken, daß z. B. die Erkrankung eines Familienmitglieds an einem Karzinom die Veranlassung für den Sprechstundenbesuch infolge einer Karzinophobie abgeben kann.

Insgesamt sind die Erhebungen über die Krankheiten in der Familie geeignet, einen ersten Einblick in das familiäre Umfeld zu gewinnen.

Beispiele für die gezielte Vertiefung der Anamnese bei häufig wiederkehrenden Fragestellungen

Familienplanung (Konzeptionsverhütung)

Im Rahmen der Präventivmedizin nimmt neben der Karzinomfrüherfassung die Geburtenregelung einen immer breiteren Raum ein. Ein weiterer Ausbau dieses Zweiges der Familienplanung muß als vordringliche Aufgabe betrachtet werden, um eine Reduzierung der Zahl der Schwangerschaftsabbrüche aus sozialer Notlagenindikation zu erreichen. Der Student muß daher mit den Methoden der Empfängnisverhütung vertraut gemacht werden.

Beim Erheben der Anamnese geht es im Rahmen dieses Fragenkomplexes um folgende Punkte:

1. Prüfung der *Annehmbarkeit* einer der zur Verfügung stehenden Methoden durch beide Partner,
2. Prüfung der *Anwendbarkeit* einer dieser Methoden unter Berücksichtigung der Kontraindikationen.

Vor allem müssen die Kontraindikationen für die medikamentösen Kontrazeptiva eindeutig abgeklärt werden, z. B. vorausgegangene Hepatitis, Ikterus, Schwangerschaftspruritus, Diabetes, Varicosis oder Thromboembolien (s. S. 96).

„Unterleibsbeschwerden"

Bei Angaben über „Unterleibsbeschwerden" gilt es, *Charakter*, *Stärke* und *Dauer* zu eruieren und die *Lokalisation* der Schmerzen zu erfahren. Die Beziehungen zum Zyklus, zu abnormen Blutungen oder Fluor sind abzuklären, und der Zusammenhang mit den Nachbarorganen (Blase, Darm) ist zu ermitteln. Der Frage einer möglichen Verknüpfung der Beschwerden mit Kohabitationen kann u. U. - je nach der Kooperation - erst in einem späteren Gespräch nachgegangen werden.

Senkungsbeschwerden

Die Senkungsbeschwerden sollen durch Fragen nach der *Stärke des Druckgefühls* und der *Kreuzschmerzen* sowie nach der Form der *Harninkontinenz* (s. S. 637), erschwerter Miktion und Defäkation objektiviert werden.

Kinderwunsch

Die Betreuung einer Patientin mit Kinderwunsch erfordert viel Geduld und psychologisches Geschick. Bei der Erhebung der Anamnese ist zuerst abzuklären, ob es sich um eine *primäre* oder *sekundäre Sterilität* handelt. Dann gilt es, nach den *somatischen Ursachen* zu fahnden. Außer der in diesen Fällen besonders eingehenden Zyklusanamnese ist zu eruieren, ab wann Kinderwunsch besteht, ob bereits diagnostische und therapeutische Maßnahmen andernorts erfolgt sind, ob früher gynäkologische Erkrankungen und Operationen (spezifische und unspezifische Adnexentzündungen, Endometriose, perforierte Appendizitis) durchgemacht wurden und ob die *Zeugungsfähigkeit des Ehepartners* gesichert ist.

Fragen über das *Sexualverhalten* wird man je nach der Aufgeschlossenheit der Patientin und nach Ausschluß einer organischen Ursache erst zu einem späteren Zeitpunkt stellen.

Schweigepflicht

Wie für Ärzte und das ärztliche Hilfspersonal gilt auch für den Studenten gemäß § 203 Strafgesetzbuch und standesrechtlicher Vorschriften die Verpflichtung zur Verschwiegenheit über alle Angaben und Kenntnisse, die er von und über Patientinnen erfährt. Bereits der Name einer Patientin und die Tatsache ihrer Behandlung unterliegen der Schweigepflicht.

Das Gespräch nach der gynäkologischen Untersuchung

Im Anschluß an die Untersuchung soll der Patientin in verständlichen Worten das Ergebnis der Untersuchung dargelegt, ggf. der Behandlungsplan entwickelt und durch Ausführungen über die Prognose ergänzt werden. *Die Patientin hat ein Recht auf Information, die ihr entsprechend ihrem Bildungsgrad vom Arzt vermittelt werden muß.*

Nach der Untersuchung können auch unklare anamnestische Punkte, v. a. mögliche psychosomatische Zusammenhänge, geklärt werden. Dieses Gespräch wird i. allg. mit der Patientin unter 4 Augen geführt, der Ehemann nur auf Wunsch oder bei entsprechender Problematik (Sterilität, Familienplanung, Partnerschaftsstörungen) hinzugezogen. Ehemann oder Familienangehörige sollten im Einvernehmen mit der Patientin informiert werden, wenn gravierende Befunde (Karzinom) erhoben wurden und in das Familiengefüge eingreifende therapeutische Konsequenzen gezogen werden müssen.

Bei Kindern wird die sie meistens begleitende Mutter über den Befund informiert. Junge Mädchen sollte man vor Orientierung der Mutter nach ihrem Einverständnis fragen, auch wenn sie juristisch noch nicht geschäftsfähig sind.

Der obligatorische gynäkologische Untersuchungsgang

Während das ärztliche Gespräch unter 4 Augen geführt wird, ist die Anwesenheit einer Hilfsperson bei der gynäkologischen Untersuchung unerläßlich, nicht zuletzt, um den Arzt vor falschen Anschuldigungen zu schützen. Vor der Untersuchung muß die Patientin die Blase entleeren; falls sich eine Kontrolle des Mittelstrahlurins als notwendig erweist, ist sie entsprechend zu unterweisen. Zur gynäkologischen Untersuchung wird die Patientin auf einem speziellen Untersuchungsstuhl gelagert. Durch seine Konstruktion ermöglicht er den Ausgleich der Lendenlordose und durch Kopf- und Fußstützen die Entspannung der Bauchmuskulatur. *Ein eindeutiger Befund kann nur erzielt werden, wenn die Patientin völlig entspannt liegt.*

Inspektion und Palpation des Abdomens

Jede Untersuchung beginnt mit der Inspektion und Palpation des Abdomens. Diese nimmt der Untersucher am besten an der Seite stehend vor. Bei der Inspektion ist auf Behaarungstyp und Operationsnarben zu achten. Die Palpation des Abdomens erfolgt mit beiden Händen, um pathologische Resistenzen im Bauchraum auszuschließen oder festzustellen und zu lokalisieren. Dann werden die Nierenlager palpiert. Die Überprüfung der Bruchpforten und einer Rektusdiastase erfolgt besser bei der stehenden Patientin nach Abschluß der inneren Untersuchung.

Inspektion des äußeren Genitales

Der Untersucher nimmt zwischen den Fußstützen des gynäkologischen Stuhles auf einem Drehhocker Platz. Die *Inspektion* umfaßt die **anatomische Beschaffenheit des äußeren Genitales,** des *Dammes* und des *Anus.* Bei Frauen, die geboren haben, klafft die Vulva mehr oder weniger. Bei Nulliparae wird durch Spreizen der Schamlippen der Introitus vaginae sichtbar gemacht. Dabei ist auf entzündliche Erscheinungen wie ekzematöse, herpetiforme oder papulöse Hautveränderungen, besonders auf Condylomata acuminata, zu achten. Ihrer frühzeitigen Erkennung kommt wegen der dann häufig zugleich in der Vagina und an der Portio bestehenden Papilloma-Virusinfektion, der damit gegebenen Gefahr einer Übertragung (STD) und wegen der malignen Potenz dieser Viren eine besondere Bedeutung zu (s. S. 597 und S. 680). Weiterhin muß die Aufmerksamkeit altersatrophischen Veränderungen am Damm gelten.

Bei Verdacht auf Intersexualität sind Form und Größe der Klitoris und die Gestaltung der großen und kleinen Schamlippen zu beschreiben. Haben sich aus der Anamnese Hinweise auf einen Deszensus ergeben, wird die Patientin schon bei der Inspektion zum Pressen aufgefordert. Dadurch läßt sich feststellen, ob Scheidenwände und/oder Portio in oder vor die Vulva treten.

Spekulumuntersuchung

Instrumentarium

1. ein Satz getrennter vorderer und hinterer Spekula oder selbsthaltende Entenschnabelspekula unterschiedlicher Größe (Abb. 233, 234),
2. mehrere mit Wattetupfern armierte Kornzangen,
3. gute Beleuchtungsquelle.

Technik

Die Spekula stehen in verschiedenen Größen zur Verfügung. Ihre Wahl richtet sich nach der Weite und Länge der Scheide. Sie müssen nach jeder Anwendung gereinigt und sterilisiert werden. Um die Qualität des zytologischen Abstriches nicht zu beeinträchtigen, sollen die Spekula *trocken* und ohne Gleitmittel benützt werden.

Bei Benutzung getrennter Spekula wird zunächst das hintere Blatt hochkant und unter Drehung in den queren Durchmesser bis etwa Scheidenmitte eingeführt und dabei ein leichter Zug nach hinten ausgeübt (Abb. 235). Nun wird das vordere Spekulum zur Schonung des Urethralwulstes leicht gekippt eingesetzt und damit die Portio vom vorderen Scheidengewölbe aus angehoben. Erst jetzt läßt man das hintere Blatt bis zum hinteren Scheidengewölbe gleiten. Durch Zug an den Spekula wird die Scheide entfaltet und die Zervix in vollem Umfang dargestellt (Abb. 236).

Durch das sukzessive Einführen der Spekula lassen sich Verletzungen der Portio vermeiden. Die makroskopische Besichtigung der Portio gibt Aufschluß über ihre Gestalt und die Form des Muttermundes. Sie wird später durch die Kolposkopie er-

Abb. 234. Selbsthaltespekulum (Entenschnabelspekulum) nach Spreizen der Blätter

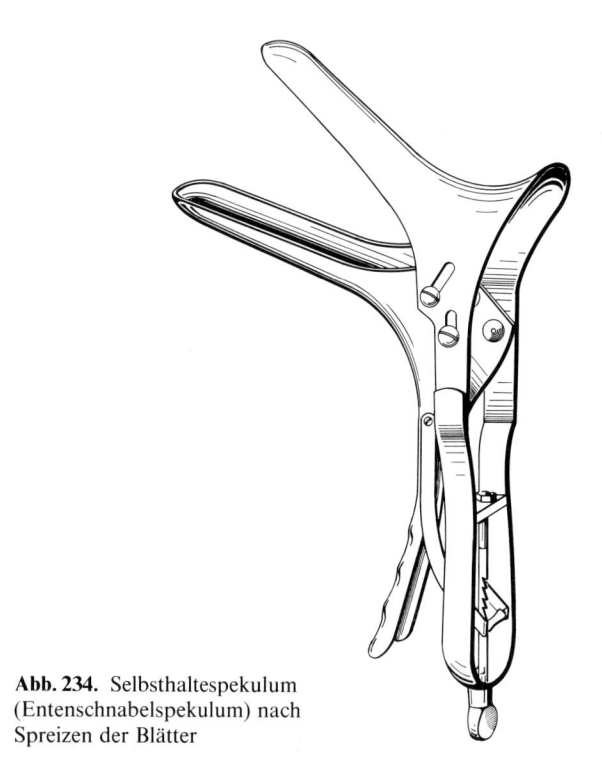

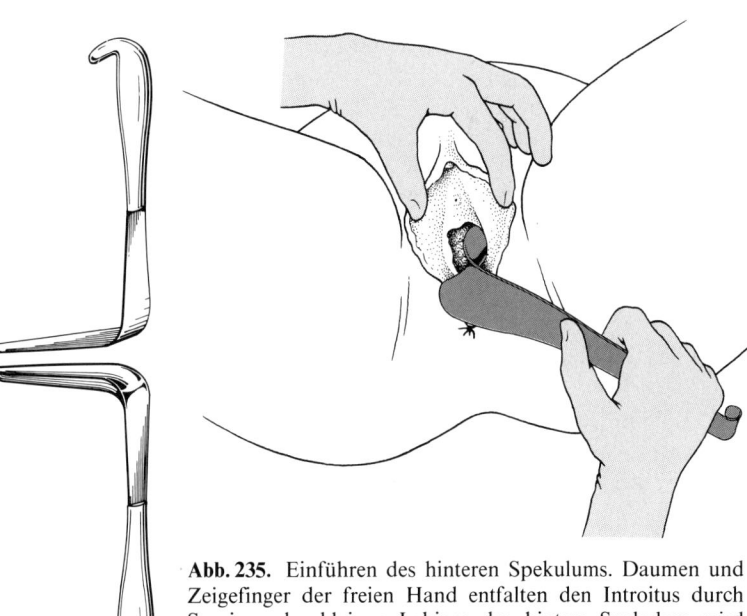

Abb. 233. Vorderes und hinteres Spekulum, entsprechend ihrer Position nach dem Einführen dargestellt

Abb. 235. Einführen des hinteren Spekulums. Daumen und Zeigefinger der freien Hand entfalten den Introitus durch Spreizen der kleinen Labien; das hintere Spekulum wird hochkant und unter Drehung in den queren Durchmesser bis in Scheidenmitte eingeführt

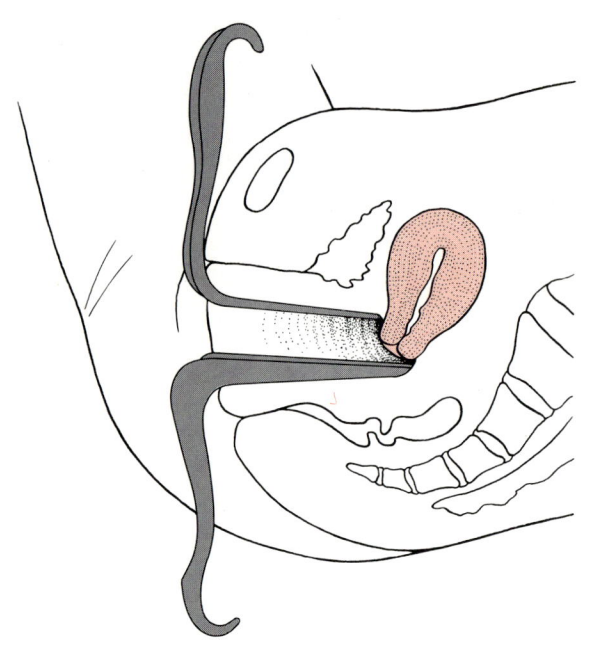

Abb. 236. Einstellung der Portio nach Einführen beider Spekula

gänzt. Durch Drehen und Hin- und Herbewegen der Spekula werden die Scheidengewölbe und die Vagina in ihrer ganzen Ausdehnung auf pathologische Veränderungen überprüft und der Scheideninhalt kontrolliert.

Bei Benutzung eines Entenschnabelspekulums (s. Abb. 234) wird dieses nach Entfalten der Schamlippen geschlossen im schrägen Durchmesser eingeführt, unter leichter Drehung in den queren Durchmesser auf halbem Wege geöffnet und dann mit gespreizten Branchen bis in die Scheidengewölbe vorgeschoben. Die Branchen werden so eingestellt, daß die Portio gut sichtbar wird.

Durch Zurückziehen der Spekula kann bei gleichzeitigem Pressen der Patientin ein Deszensus der Scheidenwände und ein Tiefstand der Portio genauer festgestellt werden.

Der Abstrich zur zytologischen Untersuchung

Es folgt nun die Entnahme des Abstriches zur zytologischen Untersuchung. Damit der Untersucher eine Hand für die diagnostischen Maßnahmen frei bekommt, wird das vordere Spekulum von der Hilfsperson übernommen, sofern kein Selbsthaltespekulum benutzt wird.

Der *Abstrich zur zytologischen Untersuchung* (Papanicolaou 1929) wird *obligatorisch bei jeder gynäkologischen Erstuntersuchung,* bei allen *Krebsvorsorgeuntersuchungen* und gezielt bei *verdächtigen Veränderungen* vorgenommen.

Der zytologische Abstrich dient:

1. der Karzinomfrüherfassung an der Cervix uteri (s. S. 677),
2. der gezielten Überprüfung kolposkopisch suspekter Befunde an Zervix, Vagina und Vulva (s. S. 514),
3. der hormonellen Diagnostik (s. S. 24),
4. der Diagnostik von bakteriellen (s. S. 521) und Papilloma-Virusinfektionen (s. S. 679).

Benötigt werden zur Zytodiagnostik nach Papanicolaou und zur hormonellen Diagnostik:

1. mit Alkohol entfettete Objektträger, die an einem Ende für die Aufschrift des Namens präpariert sind,
2. eine Objektträgerglasküvette mit Fixationslösung (Alkohol/Äther zu gleichen Teilen) zum Fixieren der Präparate,
3. Watteträger (ca. 20 cm lange Holz- oder Kunststoffstäbchen, die an einem Ende fest mit Watte umwickelt sind).

Der gleiche Abstrich kann bei Verdacht auf eine *Papilloma-Virusinfektion* zu deren Nachweis mit Hilfe der In-situ-Hybridisierung herangezogen werden (s. S. 679).

Zum kulturellen Nachweis einer *bakteriellen Infektion* muß im Anschluß an den zytologischen Abstrich gesondert Material mit einem sterilen Watteträger gewonnen und unmittelbar in ein Transportmedium überführt werden (s. S. 521).

Technik

Nach Einstellung der Portio im Spekulum wird zunächst die gesamte Oberfläche der Ektozervix mit dem Watteträger abgestreift und das Material unter rollenden Bewegungen gleichmäßig auf den bereitgehaltenen Objektträger ausgestrichen (Abb. 237a und 238). Der Objektträger muß sofort in die Fixationslösung gebracht werden und dort mindestens 20 min bis zur Fixierung verbleiben. Eine längere Fixation hat keine Nachteile für die Färbung und Beurteilung der Präparate.

Der 2. Abstrich wird von der Endozervix entnommen. Dazu geht man mit dem Watteträger so hoch wie möglich in den Zervikalkanal ein (Abb. 237b). Es ist Sorge zu tragen, daß unter drehenden Bewegungen aus allen Abschnitten des Zervikalkanals einschließlich der Gegend des äußeren Muttermundes genügend Material gewonnen wird. Dieser Watteträger wird auf einem 2. Objektträger gleichmäßig ausgerollt (Beurteilung s. S. 679). Nach der gleichen Technik werden unter kolposkopischer Sicht gezielt

37 Die gynäkologische Untersuchung

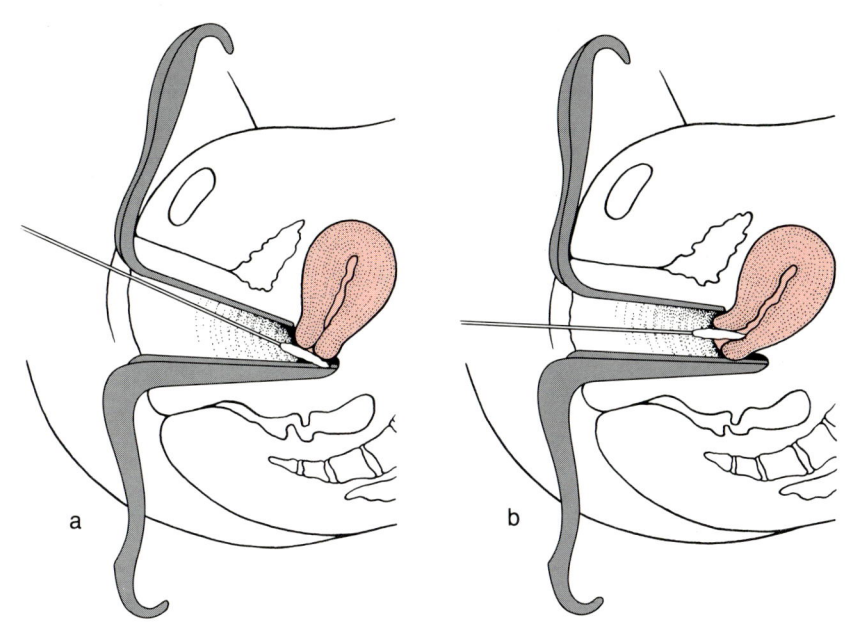

Abb. 237a, b. Abstrichverfahren zur Zytodiagnostik. **a** Abstrich von der Portiooberfläche (Ektozervix); **b** Abstrich aus der Endozervix

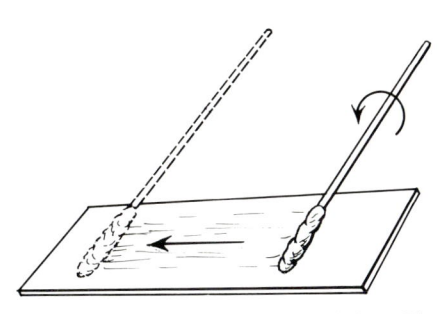

Abb. 238. Ausstreichen des Abstrichmaterials auf dem Objektträger unter Abrollen des Watteträgers in Pfeilrichtung

Abstriche von verdächtigen Läsionen in der Scheide und an der Vulva angefertigt (s. S. 681 und S. 661). Für die *hormonelle Funktionsdiagnostik* genügt ein Abstrich aus dem seitlichen Scheidengewölbe, der in gleicher Weise weiterverarbeitet wird. Die Präparate können gleichzeitig zur Keimdiagnostik verwendet werden. Die zytologischen Laboratorien stellen i. allg. Begleitzettel und Präparatemappen zum Versand zur Verfügung. **Bei der Bedeutung, die der zytologischen Krebsvorsorgeuntersuchung zukommt, muß auf eine einwandfreie Technik bei der Abstrichentnahme und auch auf eine sorgfältige Ausfüllung der Begleitzettel größter Wert gelegt werden.**

Die Zellabstriche werden nach einer von Papanicolaou angegebenen Methode gefärbt. Beurteilung der Präparate s. Tabelle 114. Aufbau des Vaginalepithels s. S. 24, Abb. 15, 16, 298.

Kolposkopie

Die Kolposkopie stellt eine für die speziellen Belange der Gynäkologie konstruierte binokulare Lupe dar. Sie ermöglicht eine Betrachtung der Zervixoberfläche, des äußeren Muttermundes – nach Spreizung des Zervikalkanals auch des unteren Anteiles der Endozervix –, ebenso der Vaginalwände sowie der Vulva in 10- bis 40facher Vergrößerung (Abb. 239a u. b) (Hinselmann 1925). Ein vorschaltbares Grünfilter erlaubt eine bessere Beurteilung der Gefäße. Die kolposkopische Betrachtung schließt sich unmittelbar an die Abstrichentnahme an; die Portio bleibt dabei im Spekulum eingestellt. Zunächst wird die Zervixoberfläche mit 5%iger Essigsäure betupft; dadurch wird der Zervixschleim gefällt und eine Quellung des Zylinderepithels erreicht. Die träubchenförmige Struktur einer Ektopie tritt plastisch hervor und damit wird die diagnostisch wichtige Grenze zwischen Zylinder- und Plattenepithel deutlich erkennbar (s. S. 514 und Abb. 241, 243). Nach Behandlung mit Essigsäure nimmt auch atypisches Epithel durch Quellung eine weißliche Farbe an („essigweißes Epithel"), und Gebiete mit abnormer Strukturierung des Epithels wie das Mosaik oder die Punktierung werden kolposkopisch sichtbar (Abb. 343, 344).

Nach Betrachtung der Ektozervix werden das Scheidengewölbe und mit Hinabgleiten der Speku-

Bewertung kolposkopischer Befunde an der Portio

Die Bewertung erfolgt rein deskriptiv und empirisch. Zur Kennzeichnung abnormer Befunde dienen Begriffe, die kolposkopisch sichtbare proliferative Vorgänge am Epithel beschreiben. Es handelt sich dabei um Kriterien einer gestörten Differenzierung und Entdifferenzierung des Epithels, die durch Verhornung und Verdickung sowie zusätzlich durch atypische Gefäßmuster zum Ausdruck kommen.

Die kolposkopischen Bezeichnungen gehen auf Hinselmann (1925) zurück. Zur Vereinheitlichung der Terminologie wurde 1975 eine international verbindliche Nomenklatur mit einer Einteilung in 3 Hauptgruppen vereinbart (Tabelle 76).

1. Zu den *normalen kolposkopischen Befunden* gehören:

Originäres Plattenepithel: Die gesamte Oberfläche der Portio erscheint glatt, blaßrosa und ist mit nichtverhornendem Plattenepithel bedeckt (Abb. 240).

Zylinderepithel (Ektopie): Auf der Portiooberfläche findet sich Zylinderepithel infolge Verschiebung der Plattenepithel-Zylinderepithel-Grenze. Die Ektopie stellt sich nach Betupfen mit 3- bis 5%iger Essigsäure als eine Ansammlung zarter, träubchenförmiger Erhebungen dar (Abb. 241).

Umwandlungszone (Transformationszone): Sie charakterisiert den rückläufigen Prozeß, der

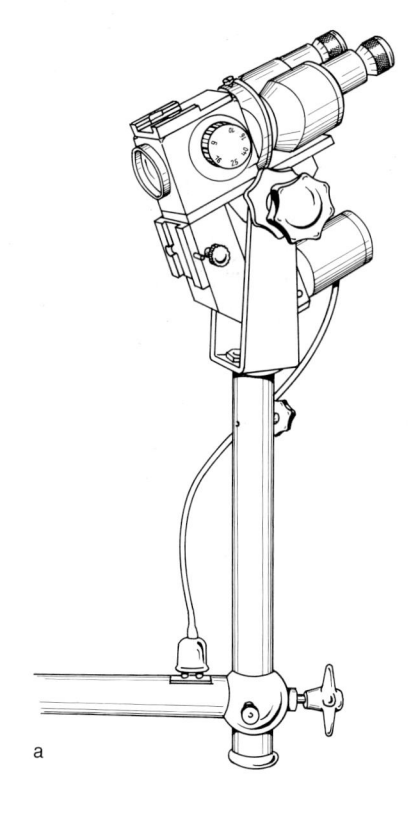

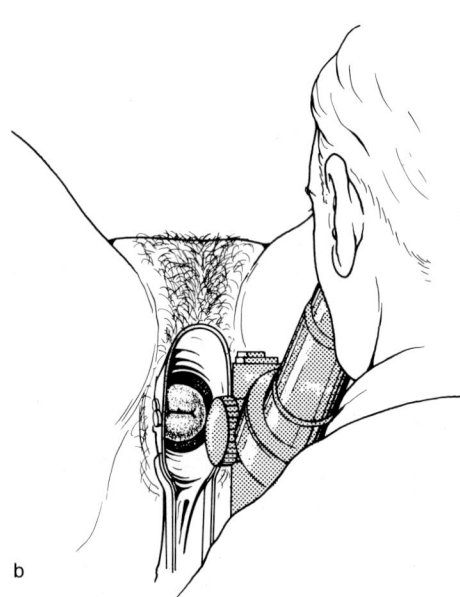

Abb. 239a, b. Kolposkopie. **a** Das Kolposkop (optischer Teil mit Schwenkarm); **b** Betrachtung der Portio mit dem Kolposkop nach Einstellen mit einem Selbsthaltespekulum

la die Scheidenwände sowie abschließend die Vulva inspiziert. Bei Auffälligkeiten wird unter kolposkopischer Sicht ein Abstrich und ggf. auch eine gezielte Biopsie durchgeführt.

Tabelle 76. Internationale Nomenklatur kolposkopischer Befunde (1975). (Die früher verwendeten Bezeichnungen stehen in Klammern)

1. Normale kolposkopische Befunde
    a) originäres Plattenepithel
    b) Zylinderepithel (Ektopie)
    c) Umwandlungszone/Transformationszone
2. Abnorme kolposkopische Befunde
    a) atypische Umwandlungszone/atypische Transformationszone
    b) Mosaik (Felderung)
    c) Punktierung (Grund, Tüpfelung)
    d) essigweißes Epithel
    e) Keratose (Leukoplakie)
    f) atypische Gefäße
    g) Verdacht auf invasives Karzinom
3. Verschiedene kolposkopische Befunde
    a) Entzündung
    b) atrophische Veränderungen
    c) Erosion
    d) Kondylom
    e) Papillom
    f) sonstige Befunde

37 Die gynäkologische Untersuchung

durch eine Umwandlung des Zylinderepithels der Ektopie in Plattenepithel gekennzeichnet ist (s. S. 680). Sind die Falten der ektopischen Zervixschleimhaut erkennbar, so spricht man von einer *„offenen Umwandlungszone"*. Wenn die Zervixdrüsen bereits verschlossen sind, so bilden sich kleine Retentionszysten, die durch das Plattenepithel perlmuttartig durchschimmern. Es liegt dann eine *„geschlossene Umwandlungszone"* vor (Abb. 242). Verständlicherweise kommen beide Formen oft kombiniert und ineinander übergreifend vor.

Die Kolposkopie ermöglicht:

- bestimmte Veränderungen der Ektozervix, Vagina und Vulva als gutartig zu erkennen,
- die Verdachtsdiagnose auf prämaligne oder maligne Veränderungen in diesen Regionen zu stellen,
- Läsionen in ihrem Verlauf zu kontrollieren,

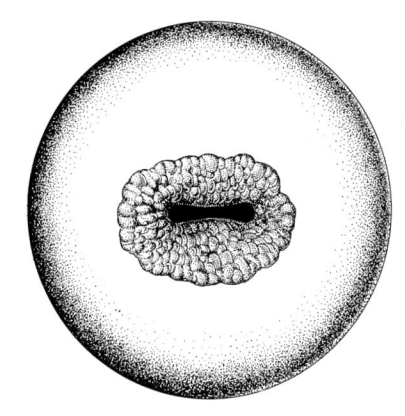

Abb. 241. Ektopie der Portio bei kolposkopischer Betrachtung. Es finden sich zarte, regelmäßig gestaltete träubchenförmige Erhebungen um den Muttermund

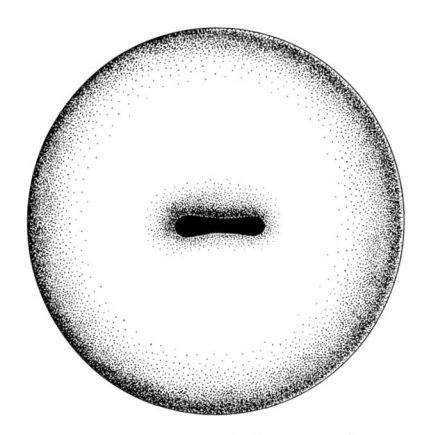

Abb. 240. Originäre Portio bei kolposkopischer Betrachtung. Die Portio ist mit nichtverhornendem Plattenepithel bedeckt; ihre gesamte Oberfläche erscheint glatt

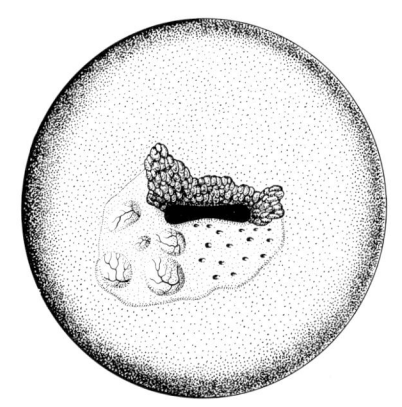

Abb. 242. Offene und geschlossene Umwandlungszone bei kolposkopischer Betrachtung. Von 3^h bis 6^h offene Umwandlungszone: Die Ausführungsgänge der ektopischen Zervixdrüsen sind erkennbar. Zwischen 6^h und 10^h geschlossene Umwandlungszone: Kleine Retentionszysten schimmern perlmuttartig durch das Plattenepithel hindurch; der Verlauf der Kapillaren ist regelmäßig. Zwischen 10^h und 3^h ektopische Zervixdrüsen

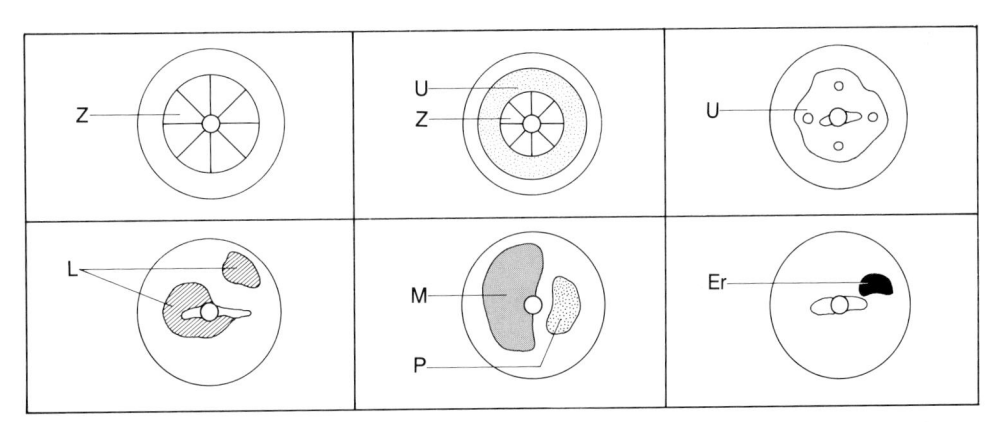

Abb. 243. Signatur der kolposkopischen Befunde. *Er* Erosion; *L* Leukoplakie; *M* Mosaik; *P* Punktierung; *U* Umwandlungszone; *Z* Zylinderepithel

- gezielt zytologische Abstriche anzufertigen,
- gezielt eine Biopsie durchzuführen.

2. *Abnorme kolposkopische Befunde* (Tabelle 76) wie *atypische Umwandlungszone, Mosaik* (Felderung), *Punktierung* (Grund, Tüpfelung), *essigweißes Epithel, Keratose* (Leukoplakie) und *atypische Gefäße* werden, da sie immer als suspekt zu gelten haben, im Rahmen der prämalignen und malignen Veränderungen der Zervix abgehandelt (s. S. 675).

3. *Verschiedene kolposkopische Befunde* (Tabelle 76): Zur Diagnostik der in dieser Gruppe genannten Veränderungen ist die Kolposkopie von unterschiedlicher Bedeutung.
Entzündung: Es werden die diffuse und herdförmige Kolpitis unterschieden. Besteht eine starke Entzündung, so läßt sich ein einwandfreier kolposkopischer Befund erst nach lokaler Behandlung und Abheilung erheben.
Atrophische Veränderungen: Typisch ist ein dünner Plattenepithelbelag bei altersatrophischer Portio (Östrogenmangel).
Erosion: Es zeigt sich ein – meist traumatisch bedingter – umschriebener Epitheldefekt; das Bindegewebe liegt frei. Mit Essigsäure läßt sich der Rand des Epithels deutlich darstellen. Wenn der Defekt nicht abheilt, ist die histologische Abklärung erforderlich.
Kondylome: Die meistens im Bereich der Vulva, des Introitus und in der Analgegend, seltener in der Scheide und an der Portio lokalisierten *spitzen Kondylome* (Condylomata acuminata) (s. S. 597 und S. 660) weisen kolposkopisch eine verdickte, weiße, unregelmäßige Oberfläche auf. Ein zuverlässiges diagnostisches Zeichen ist die bei stärkerer Vergrößerung an der Spitze sichtbare Kapillarschlinge. *Flache Kondylome* (Condylomata plana) finden sich auf der Zervixoberfläche als diskrete, scharf begrenzte jodnegative Epithelverdickungen innerhalb oder am Rand einer Umwandlungszone. Die Läsionen werden meistens erst nach Applikation von 5%iger Essigsäure als essigweißes Epithel sichtbar. Sie können sich auch als Leukoplakie, häufig verbunden mit Mosaikstruktur oder Punktierung, darstellen. Derartige Befunde erwecken den Verdacht auf eine HPV-Infektion, die sich bei etwa der Hälfte der Fälle mit Hilfe der In-vitro-Hybridisierung nachweisen läßt (s. S. 679).

Dokumentation

Es empfiehlt sich, die kolposkopischen Befunde mit den in Abb. 243 wiedergegebenen Signaturen in einer Skizze festzuhalten.

Bimanuelle Untersuchung

Bei der bimanuellen Untersuchung hat der Student erhebliche Anfangsschwierigkeiten zu überwinden. Sie bestehen zum einen in der Identifizierung der Strukturen im kleinen Becken und zum anderen in der Koordinierung des Tastbefundes mit dem räumlichen Vorstellungsvermögen. Zur Erleichterung sollte er sich daher von vornherein die Grundzüge der Untersuchungstechnik und ein systematisches Vorgehen in bestimmter Reihenfolge aneignen. Alle Abweichungen vom normalen Befund werden schriftlich fixiert und in einer Skizze zur raschen visuellen Orientierung festgehalten (Abb. 250).

Technik der vaginalen Untersuchung

Der Tastbefund wird vom Arzt im Stehen erhoben. Als innere Hand kann die rechte oder linke Hand benutzt werden. Stets ist ein Handschuh zu verwenden (Gummihandschuh oder sog. Einmalhandschuh). Ob bei der vaginalen Untersuchung 1 Finger (Zeigefinger) oder zur besseren räumlichen Orientierung 2 Finger (Zeige- und Mittelfinger) eingeführt werden, hängt von der Weite des Introitus und der Vagina ab.
Untersucht werden mit 1 Finger der rechten oder linken Hand:
Virgines, wenn der Hymen entsprechend dehnbar ist,
Nulliparae mit engem Introitus oder enger Vagina,
Patientinnen mit einengenden Prozessen der Vulva und Vagina (z. B. Narben, Bartholin-Abszeß, Scheidenzyste), Frauen im Senium mit geschrumpfter Scheide.
Die Untersuchung mit *2* Fingern ist i. allg. bei deflorierten und bei den Frauen möglich, die geboren haben.

Zur Palpation ist ein subtiles, korrespondierendes Zusammenspiel der inneren und äußeren Hand Voraussetzung. Stets ist darauf zu achten, wie die Patientin auf die Tastbewegungen des Untersuchers reagiert.

Vor Einführen der (des) untersuchenden Finger(s) werden mit Daumen und Zeigefinger der freien (äußeren) Hand oder mit Daumen und Ringfinger der inneren Hand die Labien gespreizt. Auf diese Weise lassen sich schmerzauslösende Gewebespannungen am Introitus vermeiden. Die per vaginam untersuchenden Finger müssen die notwendige Eindringtiefe erreichen. Dazu werden der Daumen der untersuchenden Hand rechtwinklig abgespreizt und der 4. und 5. (bzw. der 3., 4. und 5.) Finger handflächenwärts eingeschlagen. Beim Eingehen kommen auf diese Weise der Daumen neben die Klitoris und die eingeschlagenen Finger gegen den Damm zu liegen. Das Einführen der (des) untersuchenden Finger(s) erfolgt stets unter Druck gegen den Damm. Dadurch werden die empfindlichen Bezirke um die Klitoris und den Harnröhrenwulst geschont, durch die Kompression des unempfindlichen Dammpolsters wird die Eindringtiefe verbessert und dabei gleichzeitig das Handgelenk festgestellt. Zur notwendigen Entspannung der Finger- und Handmuskulatur wird der Unterarm auf den seitengleichen Oberschenkel des Untersuchers aufgestützt. Dazu wird das Bein auf eine Fußbank gestellt. Der Unterarm bildet somit die verlängerte Achse der untersuchenden Finger und trägt durch eine Art Hebelwirkung zur weiteren Entlastung der Handmuskulatur, zur kräftigeren Kompression der Dammpartie und damit zur besseren Eindringtiefe bei. Werden durch brüskes oder unsachgemäßes Vorgehen gerade zu Beginn der Untersuchung Schmerzen ausgelöst, so reagiert die Patientin mit Abwehrspannung, und es läßt sich kein eindeutiger Tastbefund erheben.

Die äußere Hand liegt zunächst flach und entspannt auf den Bauchdecken zwischen Nabel und Symphyse. Ihre Aufgabe besteht im weiteren Untersuchungsgang darin, die zu palpierenden Organe und Organabschnitte der inneren Hand entgegenzubringen und deren Größe, Konsistenz und Beweglichkeit gegen den Widerhalt der inneren Hand zu ermitteln (Abb. 244).

Technik der rektalen Untersuchung

Der zusätzlich mit einem Fingerling geschützte Zeigefinger wird unter Verwendung eines Gleitmittels, mit der Tastfläche steißbeinwärts gerichtet, in den After eingeführt. Zur Überwindung der Abwehrspannung des M. sphincter ani ext. wird die Patientin zum Pressen aufgefordert. Nun wird der Finger unter Drehung seiner Tastfläche nach vorn geschoben, bis die Rückfläche der eingeschlagenen Finger gegen den Hinterdamm zu liegen kommt. Durch Druck gegen den Hinterdamm läßt sich die Eindringtiefe steigern. Die palpierende Funktion der äußeren Hand ist begrenzt, da sie die Beckenorgane nicht in gleichem Maße wie bei der vaginalen Untersuchung dem inneren Finger entgegenbringen kann.

Technik der rektovaginalen Untersuchung

Sie stellt eine Variante der bidigitalen Untersuchung dar. Zur Durchführung wird der Zeigefinger in die Vagina und der mit einem Fingerling und

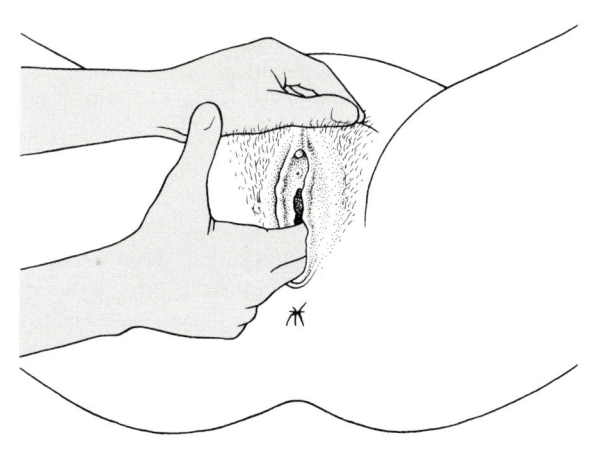

Abb. 244. Zur Technik der vaginalen Untersuchung. Zeigefinger und Mittelfinger der rechten Hand werden unter Druck gegen den Damm in die Vagina eingeführt, während die linke (äußere) Hand flach auf den Bauchdecken ruht

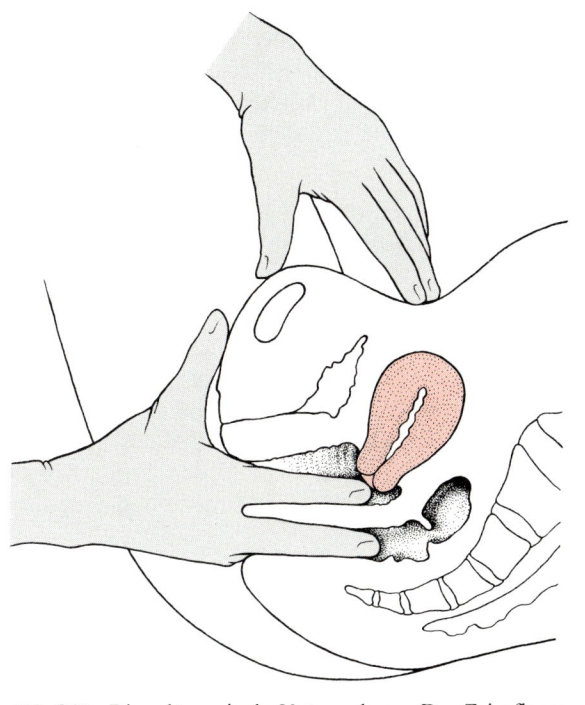

Abb. 245. Die rektovaginale Untersuchung. Der Zeigefinger wird in die Vagina, der Mittelfinger unter leichtem Pressen der Patientin in das Rektum eingeführt

Gleitmittel versehene Mittelfinger bei leichtem Pressen der Patientin in das Rektum eingeführt (Abb. 245).

Hinweise für die Anwendung der einzelnen Untersuchungsmethoden

Die *vaginale* Untersuchung ist – von wenigen Ausnahmen abgesehen – stets durchzuführen.

Die *rektale* Untersuchung wird **anstelle** der vaginalen Palpation vorgenommen, wenn die Hymenalöffnung für den untersuchenden Finger zu eng ist (Virgines, Kinder), wenn die Scheide fehlt oder wenn krankhafte Veränderungen die vaginale Exploration unmöglich machen. Als *Ergänzung* zur vaginalen Untersuchung wird sie eingeschaltet bei unklaren Befunden in der Tiefe des kleinen Beckens (Douglas-Raum, Kreuzbeinhöhle, Parametrien). Die *rektovaginale* Untersuchung ist großzügig zu handhaben, v. a. dann, wenn die Vagina nur für 1 Finger passierbar ist. Sie erlaubt ein tieferes Vordringen gegen die Kreuzbeinhöhle. Sie stellt die *ergänzende* Untersuchung dar, wenn bei der vaginalen Palpation der Verdacht auf eine Retroflexio uteri entstand. Für die Austastung des Septum rectovaginale und des Douglas-Raumes ist sie die Methode der Wahl. *Eine gynäkologische Exploration ohne rektale Untersuchung ist als unvollständig anzusehen, denn sie stellt zugleich einen wichtigen Teil der Vorsorgeuntersuchung dar.* Pathologische Prozesse des Rektums und des Analringes (Sphinkterschluß, Hämorrhoiden, Rektumkarzinom) können nur durch die rektale oder rektovaginale Austastung erfaßt werden.

Erhebung des Tastbefundes

Bei der bimanuellen Tastuntersuchung ist stets in **bestimmter Reihenfolge** vorzugehen. Zuerst erfolgt die Austastung per vaginam allein mit der inneren Hand, sodann die bimanuelle Palpation des Uterus und anschließend der Region der Adnexe und Parametrien. Dabei ist auf Lage, Größe, Form, Konsistenz und Beweglichkeit der Organe und Gewebepartien zu achten.

Vaginale Austastung: Die erste Phase der vaginalen Untersuchung besteht in der Abtastung von Scheidenwänden, Scheidengewölben, Beckenboden, Seitenwänden des Beckens, Kreuzbeinhöhle, Portio und Hinterfläche der Symphyse ohne Beteiligung der äußeren Hand. Dabei wird auf anatomische Veränderungen (z. B. Vagina septa), Elastizität des Gewebes, abnorm derbe, weiche oder fluktuierende Resistenzen geachtet.

Palpation des Uterus: Mit der Palpation des Uterus werden seine Lage, Form, Größe und Konsistenz (auch die unterschiedliche Konsistenz einzelner Abschnitte, z. B. von Zervix und Corpus uteri) bestimmt. Zur Palpation des anteflektierten Uterus heben die Finger vom hinteren Scheidengewölbe aus die Zervix an und drücken damit den Uterus nach vorn gegen die Bauchdecke, während die äußere Hand das Corpus uteri von seiner Hinterwand her zu umgreifen trachtet (Abb. 246). Wandern nun die inneren Finger um die Portio herum in das vordere Scheidengewölbe und drücken die Portio etwas nach hinten, so läßt sich das Corpus uteri zwischen den Fingern beider Hände abgrenzen. Der Uterus ist nur dann auf diese Weise zu palpieren, wenn er anteflektiert liegt oder sich gut beweglich in Streckstellung befindet (Abb. 247). Läßt sich das Corpus uteri nicht zwischen den inneren und äußeren palpierenden Fingern tasten, so besteht der Verdacht auf eine Retroflexio uteri (Abb. 248). Dieser Verdacht wird durch einen derben Widerstand, den

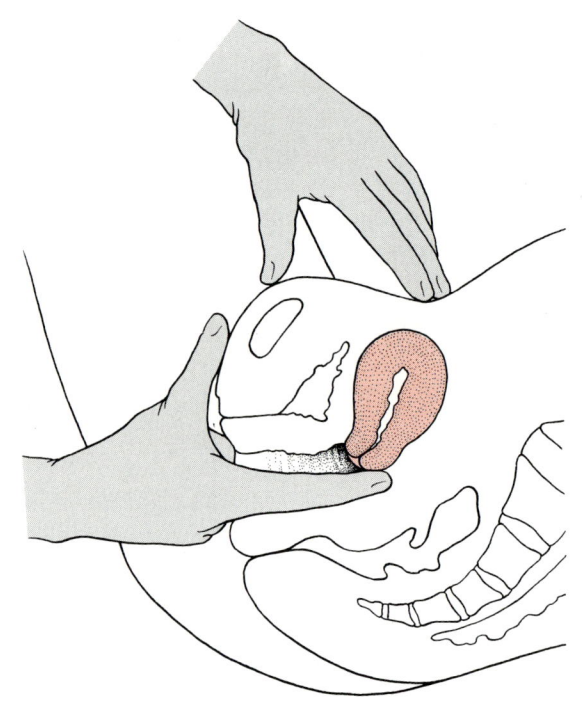

Abb. 246. Zur Technik der vaginalen Untersuchung. Zur Palpation des anteflektierten Uterus heben die (der) Finger der inneren Hand vom hinteren Scheidengewölbe aus die Zervix an und drücken damit das Corpus uteri gegen die Bauchdecken. Die äußere Hand versucht, das Corpus uteri von seiner Hinterwand her zu umgreifen

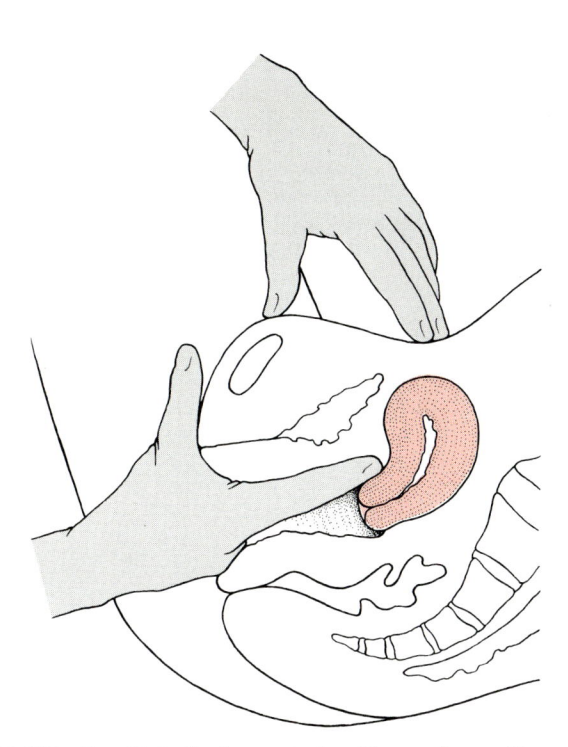

Abb. 247. Zur Technik der vaginalen Untersuchung. Der (die) untersuchende(n) Finger gleitet(n) in das vordere Scheidengewölbe; die äußere Hand drückt den Fundus uteri durch die Bauchdecken entgegen; dadurch kann das anteflektierte Corpus uteri zwischen den Fingern der inneren und äußeren Hand abgegrenzt werden

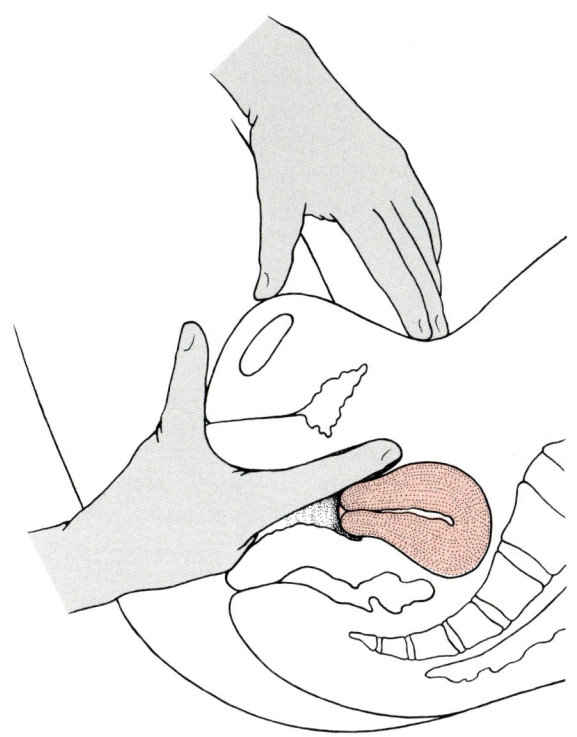

Abb. 248. Zur Technik der vaginalen Untersuchung. Liegt der Uterus retroflektiert, so kann er nicht zwischen inneren und äußeren palpierenden Fingern getastet werden

die inneren Finger vom hinteren Scheidengewölbe aus fühlen, verstärkt.

Man muß dann mittels der rektovaginalen Untersuchung versuchen, das Corpus uteri so weit nach vorne zu bringen, daß es die Finger der äußeren Hand durch die Bauchdecken von der Hinterwand aus umgreifen können. Gelingt es nicht, den Uterus zu luxieren, oder bereitet der Versuch Schmerzen, so ist an lagefixierende Adhäsionen zu denken und von weiteren Versuchen Abstand zu nehmen. Die Größen- und Konsistenzbestimmung erfolgt dann nur mit der inneren Hand.

Palpation der Adnexe: Untersucht werden zunächst die der inneren Hand entsprechenden Adnexe, dann die der gegenüberliegenden Seite. Bei anamnestischen Angaben über lokalisierte Schmerzen im Unterbauch ist jedoch grundsätzlich mit der Palpation der schmerzfreien Seite zu beginnen. Die Finger der inneren Hand gleiten in das seitliche Scheidengewölbe und heben von hier aus mit leichtem Druck die Adnexe der äußeren Hand entgegen, die auf der gleichen Seite von oben her gegen das kleine Becken palpiert (Abb. 249). Es ist zu beachten, daß die linken Adnexe am Sigmoid adhärent sein und relativ hoch liegen können. Pathologische Resistenzen (Tumoren, Zysten) entgehen der Untersuchung, wenn die äußere Hand nicht hoch genug mit der Palpation ansetzt. Bei dünnen, gut entspannten Bauchdecken sind die normalgroßen Eierstöcke als ca. 3 × 2 cm große, gut bewegliche ovale Gebilde tastbar. Die Palpation des Ovars löst meist den physiologischen Ovarialschmerz aus. Die normalen Tuben sind in ihrem Verlauf isoliert nicht zu tasten. Bei günstigen Untersuchungsbedingungen kann man ihren uterinen Anteil gemeinsam mit dem Lig. ovarii proprium und der Ansatzstelle des Lig. rotundum an der Uteruskante palpieren.

Palpation der Parametrien und des Douglas-Raumes: Diese Strukturen des kleinen Beckens lassen sich exakt nur per rectum oder mit Hilfe der rektovaginalen Untersuchung beurteilen. Normalerweise kann das Parametrium auf den im Rektum befindlichen Finger als fingerdicker elastischer Strang „aufgeladen" und von medial nach lateral in seinem Verlauf abgetastet werden. Das Lig. sacrouterinum als der kaudale und stärkste Abschnitt der parametranen Gewebezüge ist als bleistiftdicker Strang abgrenzbar. Im gleichen Untersuchungsgang wird die

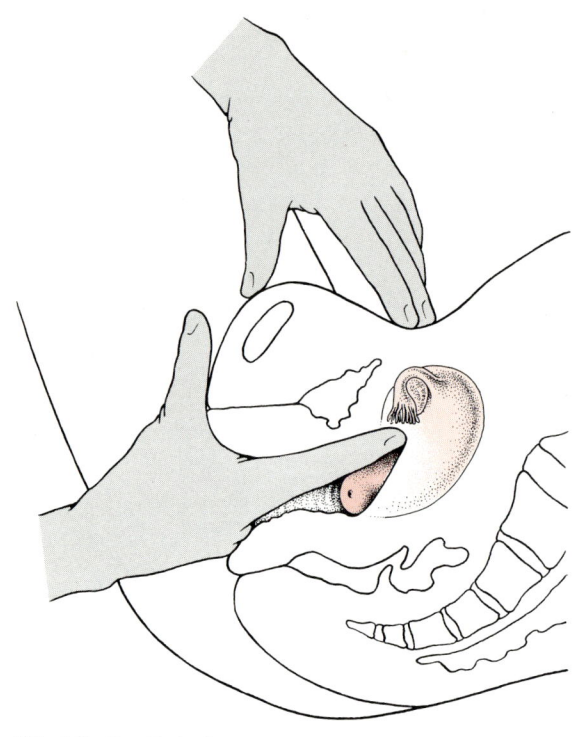

Abb. 249. Zur Technik der vaginalen Untersuchung. Die Palpation der Adnexe. Der (die) untersuchende(n) Finger gleitet (gleiten) in das seitliche Scheidengewölbe und hebt (heben) von hier aus die Adnexe der äußeren Hand entgegen, die auf der gleichen Seite durch die Bauchdecken palpiert

Austastung des normalerweise leeren Douglas-Raumes angeschlossen. Abschließend wird die Palpation des Septum rectovaginale und der Rektumschleimhaut vorgenommen.

Ultraschalldiagnostik in der Gynäkologie

Die Sonographie stellt in der Gynäkologie die ideale Untersuchungsmethode zur Ergänzung des Palpationsbefundes dar. Das Verfahren ist besonders dann von großem Wert, wenn die gynäkologische Untersuchung durch fettreiche Bauchdecken oder Abwehrspannung erschwert bzw. der Befund zweifelhaft ist. Mit diesem wichtigen bildgebenden Verfahren werden durch die unterschiedlichen Echos die Strukturen der inneren Genitalorgane sichtbar und meßbar, und es lassen sich sowohl physiologische als auch pathologische Befunde darstellen.

Unter den *physiologischen Veränderungen* können z. B. die zyklischen Abläufe am Ovar und am Endometrium verfolgt werden. Durch die sonographische Erfassung der bevorstehenden Ovulation, ebenso durch die frühzeitige Erkennung einer Überstimulierung nach Ovulationsinduktion und die Darstellung des Cumulus oophorus im Rahmen der Eizellgewinnung bei der In-vitro-Fertilisation ist die Ultraschalldiagnostik zu einem unverzichtbaren Bestandteil der Sterilitätsbehandlung geworden (s. S. 245 und S. 593).

Obligatorisch wird heute auch sonographisch die Lage des Intrauterinpessars kontrolliert; die Versagerquote kann dadurch entscheidend reduziert werden.

Bei *pathologischen Veränderungen* kann die Sonographie viel zur Diagnose und Differentialdiagnose z. B. bei entzündlichen Prozessen, Aszitesbildung oder benignen und malignen Tumoren der Genitalorgane beitragen. Nach rein sonographischen Kriterien gelingt die Organzuordnung pathologischer Strukturen in ca. ⅔ der Fälle.

Zuverlässig lassen sich zystische und solide Tumoren unterscheiden. Wenn auch die Abgrenzung zwischen gutartigen und bösartigen Geschwülsten nur selten mit Sicherheit möglich ist, so liefert doch die Strukturanalyse von Tumoren (unebene Oberflächenkonturen, solide und zystische Anteile) wichtige Hinweise auf Malignität.

Im Rahmen der Behandlung maligner Tumoren wird die Sonographie neben anderen bildgebenden Verfahren zur Therapieplanung herangezogen. Die Methode dient weiterhin der Kontrolle und Dokumentation des Therapieerfolges insbesondere bei der Durchführung einer zytostatischen Behandlung des Ovarialkarzinoms und bei der Nachsorge zur frühzeitigen Erkennung von Rezidiven und Metastasen.

Für ein Screening im Rahmen der Früherkennung gynäkologischer Tumoren ist die Sonographie nicht geeignet; nur in Einzelfällen wird man beim Vergleich beider Ovarien auf eine einseitige verdächtige Veränderung aufmerksam.

Im Rahmen der Krebsvorsorge der Brust wird die Ultraschalldiagnostik additiv zur Röntgenmammographie empfohlen (s. S. 525).

Zunehmende Bedeutung gewinnt auch die Sonographie in der urodynamischen Diagnostik der Harninkontinenz; die Methode ist offenbar geeignet, das bisher gebräuchliche Röntgenverfahren vollwertig zu ersetzen (s. S. 639).

Die Untersuchung in Narkose

Eine Untersuchung in Narkose war früher häufiger notwendig, wenn kein eindeutiger Befund erhoben werden konnte. Diese Indikation ist heute dank der Ultraschalldiagnostik weitgehend überholt.

Dagegen ist es üblich, vor diagnostischen oder therapeutischen Eingriffen die Anästhesie zur Kontrolle des Tastbefundes auszunutzen. Dabei ist aber immer zu bedenken, daß die Untersuchung in Narkose nicht ganz ungefährlich ist. Sie muß vorsichtig vorgenommen werden, da die Schmerzreaktionen als Schutzvorrichtung des Körpers ausgeschaltet sind. Es kann zum Zerdrücken oder Platzen der zystischen Anteile von Tumoren, einer Hydro-, Hämato- oder Pyosalpinx kommen und eine Zerstörung schützender peritonealer Verklebungen erfolgen. Schon vor Beginn der Narkose ist Vorsorge zu treffen, daß etwa notwendige Eingriffe (Abrasio, Punktion u. a.) unter Ausnutzung der Narkose sofort angeschlossen werden können. (Schriftliches Einverständnis der Patientin!)

Ergänzende gezielte Untersuchungen

Keimdiagnostik

Indikationen: Fluor, Pruritus, Vulvitis, Kolpitis, Zervizitis.

Das Nativpräparat

Das Nativpräparat dient dem Sofortnachweis einer pathologischen Flora. Zur Beurteilung ist die **Phasenkontrastoptik** geeignet.

Technik: Das Sekret entnimmt man aus dem seitlichen Scheidengewölbe mit einer ausgeglühten Platinöse oder mit einer stumpfen Pipette. Ein Tropfen wird auf einem Objektträger mit wenig physiologischer Kochsalzlösung vermischt und mit einem Deckglas versehen. Das Präparat muß sofort nach Beendigung der gynäkologischen Untersuchung beurteilt werden, um Austrocknung zu vermeiden.

Das Nativpräparat eignet sich besonders zum Nachweis von Trichomonaden, E. coli, Pilzen und Lepthotrix, ebenfalls von Gardnerella vaginalis nach Zusatz von Methylenblau. Werden eine Mischflora oder eine Leukozytenvermehrung festgestellt, so ist die Anfertigung eines gefärbten Präparates erforderlich.

Das gefärbte Präparat

Das fixierte, mit 0,1%igem Methylenblau oder nach Gram gefärbte Präparat dient als Ersatz oder als Ergänzung des Nativpräparates u. a. dem Nachweis von E. coli, Kokken, Gardnerella vaginalis. Trichomonaden lassen sich im gefärbten Präparat nicht darstellen. Sie werden jedoch bei der Zytodiagnostik (s. S. 512) miterfaßt.

Technik: Mit ausgeglühter Platinöse oder einem Watteträger wird aus dem Zervikalkanal und aus dem seitlichen Scheidengewölbe Sekret entnommen und an vorbezeichneten Stellen auf dem Objektträger ausgestrichen. Die Färbung erfolgt nach Lufttrocknen z. B. mit Methylenblau. Bei Verdacht auf eine Gonorrhö sind zusätzlich Abstriche mit einer weiteren Öse aus der Urethraöffnung, aus den Ausführungsgängen der Bartholin-Drüsen, den Skene-Gängen und dem Rektum erforderlich. Finden sich intrazellulär gelegene Diplokokken, so ist die Gram-Färbung der Präparate zur Identifizierung der gramnegativen Gonokokken unbedingt notwendig. Zur sicheren Diagnose ist der kulturelle Nachweis unverzichtbar (s. S. 620).

Besonderheiten einer kinder- und jugendgynäkologischen Sprechstunde

Die Kinder- und Jugendgynäkologie sollte möglichst aus dem allgemeinen Ambulanzbetrieb herausgenommen werden. Es empfiehlt sich ein eigenes kindergerechtes Wartezimmer mit entsprechender Einrichtung, auch zum Spielen, um die Kinder abzulenken und ihnen die Angst zu nehmen. Mädchen in und nach der Pubertät oder Adoleszenten können hingegen durchaus mit älteren Patientinnen zusammen ein Wartezimmer teilen. Es ist vorteilhaft, die Sprechstunde nachmittags oder am frühen Abend abzuhalten, da die Kinder vormittags im Kindergarten oder in der Schule sind und nachmittags am besten Zeit haben.

Sachliche und verständliche Informationen schaffen die Basis, um das Vertrauen der Kinder und Jugendlichen zu gewinnen. Bei Kleinkindern und Kindern ist es v. a. erforderlich, die Untersuchung rasch, zielstrebig, schonend und kompetent durchzuführen. Den Mädchen in der Präpubertät und Pubertät sowie Adoleszenz nimmt man die Scheu durch ärztliche Zuwendung.

Die kindergynäkologische Untersuchung besteht aus der Inspektion der sekundären Geschlechtsmerkmale, der Betrachtung von Vulva, Labien und Hymen, der Vaginoskopie oder Spiegeluntersuchung von Scheide und Portio mit speziellen Kinderspekula und der bimanuellen rektoabdominalen Tastuntersuchung. Die Größe des Vaginoskops bzw. Breite der Spekula richtet sich nach dem Alter sowie nach der Weite und Dehnbarkeit des Hymens. Der normale gynäkologische Untersuchungsstuhl ist auch für Mädchen meist geeignet. Die Beine werden von der Mutter oder der Schwester gehalten, wobei diese mit dem Gesicht zu dem Kind steht. Bei Jugendlichen werden die üblichen Beinstützen verwendet. Die Vaginoskopie ist in der Hand des Erfahrenen eine Routinemethode. Dabei werden mikrobiologische, bakteriologische und zytologische Abstriche entnommen. Fremdkörper können mit einem Greifinstrument entfernt werden. Für die Lokalbehandlung anwendbare Salben oder Cremes werden über Spezialkatheter instilliert. Die Untersuchung des Genitales kann durch die Ultrasonographie ergänzt und erweitert werden.

Untersuchung der Brust

Das Mammakarzinom ist die häufigste Krebserkrankung der Frau! Die Untersuchung der Mammae soll daher bei jeder gynäkologischen Befunderhebung einbezogen werden. Obligatorisch ist sie im Rahmen der Krebsvorsorgeuntersuchung.

Auch bei der Untersuchung der Brüste ist es zweckmäßig, ein Schema einzuhalten. Abweichungen vom normalen Befund werden schriftlich festgehalten und am besten in eine Skizze mit Aufteilung der Mammae in vier Quadranten eingetragen (s. Abb. 250).

Inspektion

Die Patientin sitzt in entspannter Haltung dem Untersucher gegenüber. Die Inspektion gibt Aufschluß über Form- und Größendifferenzen beider Mammae. Im einzelnen ist zu achten auf

- Einziehung der Brustwarze,
- Absonderungen aus der Brustwarze,
- ekzematöse Veränderungen des Warzenhofes,
- Bezirke mit ödematöser Schwellung, verstärkter Venenzeichnung und Rötung,
- Konturveränderungen durch umschriebene Einziehungen oder durch Bezirke mit gefälteter Hautoberfläche des Drüsenkörpers.

Einziehungen und unregelmäßige Konturen lassen sich durch abwechselndes Heben und Senken der Arme besser erkennen.

Die genannten Befunde sind verdächtig auf einen bösartigen Prozeß.

Palpation

Zuerst wird die Abhebbarkeit der Brustwarzen geprüft. Die weitere Untersuchung wird mit beiden Händen vorgenommen. Dabei liegt die eine Hand als Widerlager unter dem Drüsenkörper, während die flach aufliegenden Finger der anderen Hand von oben her Bezirk für Bezirk abtasten. Dieser Untersuchungsgang wird bei entspannt hängenden und bei erhobenen Armen durchgeführt. Auf diese Weise werden alle 4 Quadranten palpiert, Resistenzen auf ihre Konsistenz, Abgrenzbarkeit und ihre Verschieblichkeit gegenüber der Haut und dem M. pectoralis major geprüft. Bei großen Mammae oder bei unsicherem oder auffälligem Befund wird die Palpation im Liegen wiederholt. Besteht eine einseitige Absonderung aus der Brustwarze, so soll das Sekret – insbesondere bei blutiger Verfärbung – zytologisch kontrolliert werden (s. S. 738). Beidseitige Absonderung von klarem Sekret spricht für Hyperprolaktinämie (s. S. 548).

Abschließend erfolgt die Austastung der Achselhöhlen und der Supraklavikulargruben nach vergrößerten Lymphknoten.

Mammographie

Ist der Palpationsbefund nicht eindeutig oder besteht der geringste Verdacht auf eine Tumorbildung oder gehört die Patientin einer Risikogruppe an, so schließt sich die Röntgendiagnostik – Mammographie – an. Es werden unter Anwendung weicher Strahlen (Rastertechnik mit Film-Folien-Kombinationen) Röntgenaufnahmen von beiden Brüsten in 2 Ebenen angefertigt (Mammogramm).

Zu den Patientinnen mit erhöhtem Risiko rechnen (s. S. 740):

- Mammakarzinomerkrankungen in der Familie (Großmutter, Mutter, Schwester),
- Patientinnen, die selbst einseitig an Brustkarzinom erkrankt waren,
- Frauen, bei denen eine frühere Brustoperation eine histologisch nachgewiesene Risikomastopathie ergeben hat,
- Frauen, bei denen vorausgegangene Mammographien kontrollbedürftige Befunde ergaben,
- höheres Lebensalter,
- einseitige pathologische Sekretion aus der Mamille.

37 Die gynäkologische Untersuchung

Sprechstundenformular Lfd. Nr.

Name: geb. am: Alter:

led., verh., verw., gesch.
Wohnung:

Beruf: Tel.:

(Pat./Ehemann/Vater)
Überweisender Arzt:

Jetzige Beschwerden:

Letzte Periode: vorletzte Periode:

Menarche: Menopause:

Zyklus:

Hormoneinnahme:
Präparat: von .... bis .... wegen ....
Präparat: von .... bis .... wegen ....

Fluor:

Blasenfunktion:

Darmfunktion:

Geburten: *Kind*
Datum/Jahr   Schwangerschaft   Geburt   Wochenbett   Geschl.   Gew.   Entwicklung

Aborte:
Datum/Jahr   SSW   Kürettage   Komplikationen   Ursache

Extrauteringraviditäten
Datum/Jahr   SSW   Operation: entfernt:
belassen:

Frühere Erkrankungen (allgemein):

Frühere gynäkologische Erkrankungen:

Frühere Operationen, bes. gyn. Op.:
Datum   Erkrankung   Operation   Krankenhaus

Familienanamnese, bes. familiär gehäufte Erkrankungen:

Besonderheiten und Ergänzungen zur speziellen Anamnese:

Allgemeinbefund:

Größe: Gewicht: RR:

Besondere Merkmale (Konstitutionstyp):

Brüste: rechts links Besonderheiten (Mammographie, Sonographie)

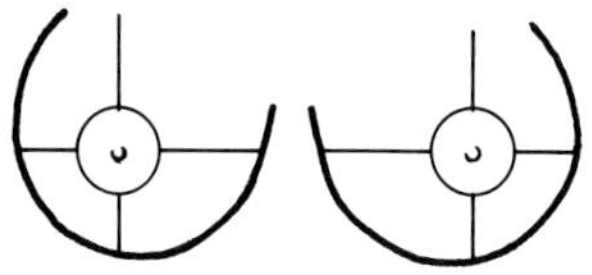

Abdomen:

Gynäkologischer Befund:

Behaarungstyp:

Vulva/äußere Genitale:

Spekulum: Fluor:
Zytodiagnostik / Papanicolaou:
Ektozervix:
Endozervix:
Kolposkopie: Hormonsmear:
Abstrich: nativ/gefärbt:
K/M-Urin:

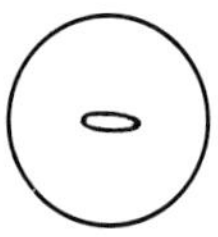

Tastbefund:

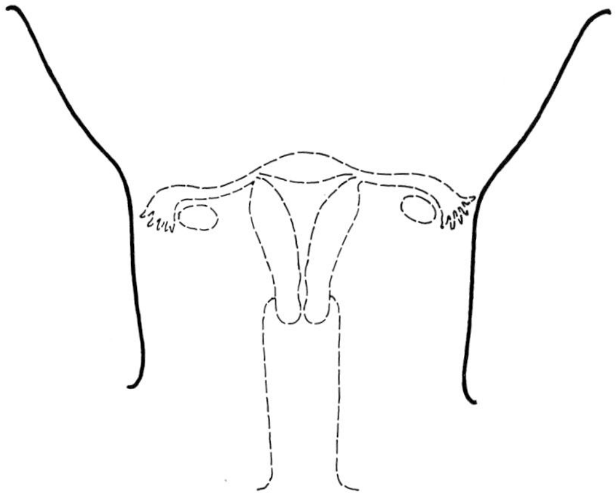

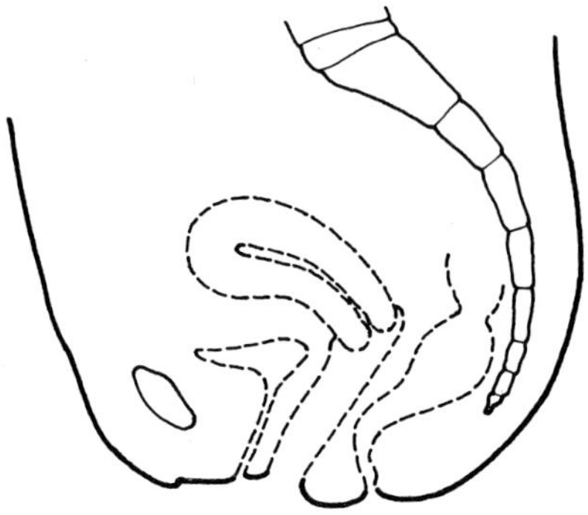

Sonstige Befunde (Besonderheiten, z. B. Sonographie)

Vorläufige Diagnose:

Ordination:

Abb. 250. Dokumentation von Anamnese und Befund (Sprechstundenformular)

Stellung der Mammographie im Rahmen der Krebsvorsorgeuntersuchung

Die Mammographie hat – additiv zur klinischen Befunderhebung eingesetzt – eindeutig zu einer Vorverlegung der Diagnose des Mammakarzinoms geführt. Ihre Bedeutung liegt darin, daß sie den Tastbefund objektivieren und unerkannte multizentrische Veränderungen aufdecken kann. Entscheidend trägt sie zur Erkennung präklinischer – okkulter – Karzinome bei. Der Anteil der im Stadium I klinisch erfaßten Karzinomkranken kann auf 65–75% gesteigert werden, wenn insbesondere bei allen Risikogruppen regelmäßig eine klinische und ggf. eine röntgenologische Vorsorgeuntersuchung durchgeführt wird. Die Treffsicherheit der Mammographie beträgt bei Vorliegen eines Karzinoms ca. 90%.

Wenn auch das karzinogene Risiko der diagnostischen Strahlenbelastung im Verhältnis zu dem Erkrankungsrisiko der Frau an Brustkrebs als äußerst gering zu veranschlagen ist, so ist doch für röntgendiagnostische Vorsichtsuntersuchungen wie die Mammographie als Kompromiß die Einhaltung von Untersuchungsintervallen empfohlen worden:

- Frauen unter 35 Jahren bedürfen nur dann der röntgendiagnostischen Überwachung, wenn ein erhöhtes Risiko besteht (s. oben). Dabei sollen die Untersuchungsintervalle individuell festgelegt werden (meist alle 1–2 Jahre).
- Da ab dem 35. Lebensjahr die altersbedingte Karzinominzidenzrate ständig zunimmt, wird zwischen dem 35. und 40. Lebensjahr eine Basismammographie empfohlen.
- Frauen zwischen dem 40. und 60. Lebensjahr sollten mindestens alle 2 Jahre mammographisch untersucht werden.
- Nach dem 60. Lebensjahr wird jährlich zu einer Mammographie geraten.

Sonographie

Die Ultraschalluntersuchung der Mammae ist als *additive Methode* bei der Abklärung von suspekten Tastbefunden und von auffälligen Ergebnissen der Röntgenmammographie anerkannt. Sie ermöglicht zuverlässig die Differenzierung zwischen zystischen und soliden Strukturen und gibt wichtige Hinweise bei der Bewertung einer Mastopathie (s. S. 736 und S. 745).

Der Sonographie sollte die Röntgenmammographie stets vorausgehen. Einzig bei Frauen unter dem 30. Lebensjahr mit tastbaren Befunden in den Mammae kann die Ultraschalluntersuchung als Erstuntersuchung zum Nachweis von Zysten eingesetzt werden.

Zur *Krebsvorsorgeuntersuchung* der Mammae ist die Sonographie bis heute wegen des begrenzten Auflösungsvermögens *nicht* geeignet; insbesondere lassen sich im Ultraschall nicht Mikrokalzifikationen darstellen, die als ein wichtiges Hinweiskriterium für eine maligne Veränderung gelten (s. S. 745).

Aspirationszytologie – Feinnadelbiopsie

In der Hand des erfahrenen Zytopathologen vermag die Feinnadelbiopsie – v. a. in Verbindung mit dem klinischen, mammographischen und ultrasonographischen Befund, evtl. stereotaktisch durchgeführt – wichtige differentialdiagnostische Hinweise auf die Gut- oder Bösartigkeit von Resistenzen zu geben, wenn diese gut tastbar und erreichbar sind und eine Mindestgröße von 5 mm Durchmesser aufweisen (s. S. 746). Zysten können punktiert, nach Entleerung mit Luft gefüllt und dann ihre Konturen oder Wandstrukturen röntgenologisch überprüft werden (Pneumozystographie).

Selbstuntersuchung der Brust

Es steht außer Zweifel, daß die regelmäßige Selbstuntersuchung der Mammae in monatlichen Abständen nach der Periode die wichtigste Vorbeugemaßnahme darstellt, um eine Verzögerung der Erfassung des Mammakarzinoms zu vermeiden. Diese Eigenkontrolle kann nicht genügend empfohlen werden, da 90% der Erkrankten den Tumor selbst entdecken. Es ist dringend anzuraten, allen Frauen, die sich einer gynäkologischen oder Allgemeinuntersuchung unterziehen, die Technik der Selbstuntersuchung zu erklären (Abb. 251 a–d) und ihnen zusätzlich eine schriftliche Anweisung etwa folgenden Inhalts mitzugeben:

Anleitung zur Selbstuntersuchung der Brust

1. Betrachtung der Brust vor dem Spiegel mit Händen in Hüfthaltung, insbesondere der Konturen der Brustdrüsen, der Brustwarzen und des Warzenhofes. Einziehungen oder entzündliche Veränderungen im Bereich der Warzen verdienen besondere Beachtung.
2. Betrachtung der unteren Brustdrüsenpartien vor dem Spiegel bei Verschränkung der Arme hinter dem Kopf. Prüfung auf Hauteinziehungen und

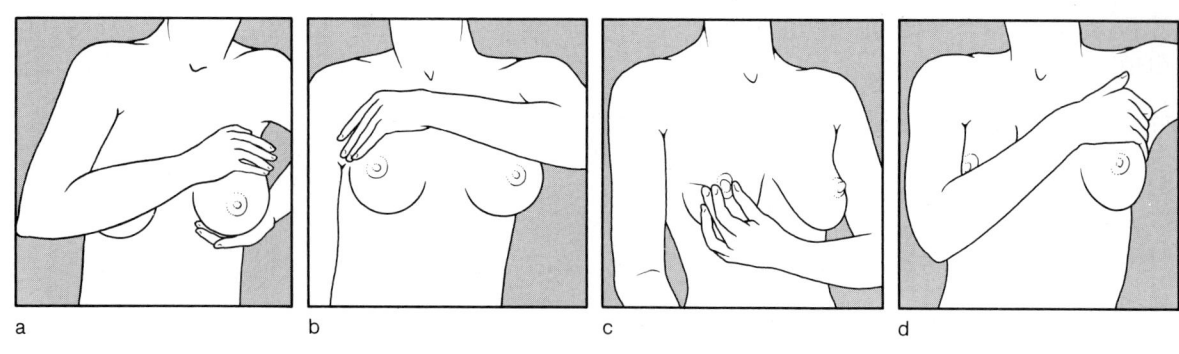

Abb. 251 a–d. Selbstuntersuchung der Brust. **a** Durchtasten der Brustdrüse zwischen den flach aufgelegten Händen. **b** Abtasten des Drüsenkörpers im Sitzen oder Liegen bei angelegtem und erhobenem Arm. **c** Abtasten des Warzenhofes und der Brustwarze; **d** Austasten der Achselhöhle bei angelegtem und erhobenem Arm

Konturveränderungen im ganzen Bereich der Brustdrüse, besonders auch in der Region der unteren Umschlagfalte.
3. Betrachtung der seitlichen Brustdrüsenteile bei aufgestützten und dann bei erhobenen Armen unter gleichzeitiger Drehung des Oberkörpers zur Sichtbarmachung von Hauteinziehungen oder Unebenheiten an den seitlichen Partien der Brust.
4. Durchtasten der Brustdrüse, besonders des oberen äußeren Brustdrüsensektors, auf Knotenbildung bei vorgebeugtem Oberkörper zwischen den flach aufgelegten Händen (Abb. 251 a).
5. Abtasten der Brustdrüse im Sitzen oder Liegen. Die rechte Brust wird mit der linken Hand von innen nach außen abgetastet, die linke Brust entsprechend mit der rechten Hand (Abb. 251 b). Gesondert ist auf Verhärtungen im Bereich des Warzenhofes und der Brustwarze zu achten (Abb. 251 c).
6. Austasten der Achselhöhlen nach Verdickungen (Abb. 251 d).

38 Entwicklungsanomalien des weiblichen Genitales

Zum Verständnis der Entwicklungsstörungen des weiblichen Genitales muß man sich die entscheidenden Etappen und Voraussetzungen der normalen Entwicklung zu eigen machen:

- *Das Geschlecht wird mit der Befruchtung durch die Kombination der Geschlechtschromosomen der zur Vereinigung gelangenden väterlichen und mütterlichen Gamete festgelegt* (s. S. 10).
- *Die postgenetische Differenzierung der Gonaden wird durch die An- oder Abwesenheit eines Y-Chromosoms in den Blastemzellen entschieden.* Ist ein Y-Chromosom vorhanden, so entstehen Testes, wenn kein Y-Chromosom vorhanden ist, geht die Differenzierung in weiblicher Richtung.
- *Die Differenzierung der inneren Geschlechtswege und des äußeren Genitales erfolgt in Abhängigkeit von der Differenzierung der Gonaden und wird hormonal gesteuert.*

Auf jeder Stufe der Entwicklung können sich Störungen ereignen. Sie führen graduell unterschiedlich entweder zum *Sistieren der Gesamtentwicklung der Frucht* oder bei erhaltener Lebensfähigkeit zu einem *breiten Spektrum von Fehlentwicklungen des Genitales mit wechselnder Auswirkung auf den Phänotypus.*

Dem Gynäkologen und Geburtshelfer kommen diese Anomalien zu Gesicht, wenn beim Neugeborenen oder im Adoleszentenalter Zweifel an der Geschlechtszuordnung oder Geschlechtsidentität aufkommen, oder wenn es auf endokrinologischem Gebiet um die Abklärung einer primären Amenorrhö, um Probleme der männlichen und weiblichen Infertilität/Sterilität geht.

Störungen der Entwicklung und Differenzierung der Gonaden

Als Ursachen für Störungen der Entwicklung und Differenzierung der Gonaden kommen in Frage:

- Fehlen der Gonadenanlage,
- chromosomale Störungen der Geschlechtsdeterminierung,
- Genmutationen,
- exogene Noxen.

Gonadenagenesie

Bei der äußerst seltenen Gonadenagenesie oder -aplasie *fehlt die Gonadenanlage* oder ist durch eine lokal wirksame endogene oder exogene Noxe geschädigt. Wenn der Defekt so begrenzt ist, daß er die weitere Entwicklung der Frucht nicht inhibiert, geht die *Differenzierung der Geschlechtswege und des äußeren Genitales stets in weiblicher Richtung* (s. S. 17). Derartige Individuen fallen im Adoleszenten- und Erwachsenenalter durch ihren infantilen Habitus, die primäre Amenorrhö mit hochgradiger genitaler Unterentwicklung und das Fehlen der sekundären Geschlechtsmerkmale auf. Sie empfinden weiblich. Der Chromosomenstatus ist in der Mehrzahl der Fälle normal, entweder männlich (46,XY) oder weiblich (46,XX). Die Bestimmung des Geschlechtschromatins ergibt entsprechende Befunde. Zur Sicherung der Diagnose verläßt man sich nicht allein auf die endokrinologischen Untersuchungsbefunde, sondern nimmt eine Inspektion und Biopsie der Gonadenregion vor.

Die Betroffenen müssen über den *Befund und die Konsequenzen, v. a. die Sterilität, aufgeklärt werden.* Die Dauersubstitution mit Östrogenen ist angezeigt.

Chromosomale Störungen der Geschlechtsdeterminierung

Abweichungen vom normalen Geschlechtschromosomenkomplement haben immer Störungen der Geschlechtsentwicklung bei der Frucht zur Folge. Begleitende phänotypische Stigmata außerhalb der Genitalsphäre gehen dabei zu Lasten der autosomalen Gene auf dem X-Chromosom und unbekannter gono-autosomaler Geninteraktionen. Numerische oder strukturelle *Aberrationen* der Geschlechtschromosomen können sich im Zuge der Gametogenese der elterlichen Keimzellen oder (und) nach der Befruchtung während einer der *frühen Furchungsteilungen* ereignen (Tabelle 77). Totaler oder partieller Verlust eines Geschlechtschromosoms, ebenso überzählige Geschlechtschromosomen haben eine *Fehlentwicklung der Gonaden* zur Folge (s. S. 110). Es besteht somit eine *kausale Verknüpfung zwischen gonosomalen Anomalien und einer Gonadendysgenesie* (s. unten).

Tabelle 77. Gonosomenkonstellation der Zygote als Folgen einer Fehlverteilung während der Gametogenese einer oder beider Parentalzellen. Das Turner- oder Klinefelter-Syndrom kann sowohl Folge einer Non-disjunction während der Oogenese als auch der Spermiogenese sein. Die Triplo-X-Konstellation beruht ausschließlich auf einer Fehlverteilung während der Oogenese. (Nach Sohval 1963)

Spermium \ Reife Eizelle	X	XX	0
X	XX normal weiblich	XXX Triplo-X (Superfemale)	X0 Turner-Syndrom
Y	XY normal männlich	XXY Klinefelter-Syndrom	Y0 (letal)
XY	XXY Klinefelter-Syndrom	XXXY Variante des Klinefelter-Syndroms	XY „normal" männlich
0	X0 Turner-Syndrom	XX „normal" weiblich	00 (letal)
Gonosomenkomplement der Zygote			

Diagnose

Erste Anhaltspunkte zur Erkennung von numerischen und strukturellen Anomalien der Geschlechtschromosomen einschließlich der Mosaike liefert die *Geschlechtschromatinbestimmung.* Da jedes überzählige und jedes abnorme X-Chromosom selektiv inaktiviert wird, ist die Anomalie aus der Zahl und Größe der Barr-Körper abzuleiten (Abb. 252).

Folgende Befunde dienen als Hinweise:

- Fehlender Barr-Körper bei weiblichem Phänotypus: Hinweis auf *Turner-Syndrom.*
- Positiver Barr-Körper-Befund bei männlichem Habitus: Verdacht auf *Klinefelter-Syndrom.*
- Verminderter Prozentsatz der Zellen mit Barr-Körpern bei phänotypisch weiblichen Individuen: Hinweis auf numerisches Mosaik mit X0-Zellinie.
- Vermehrte Zahl von Barr-Körpern pro Zellkern:

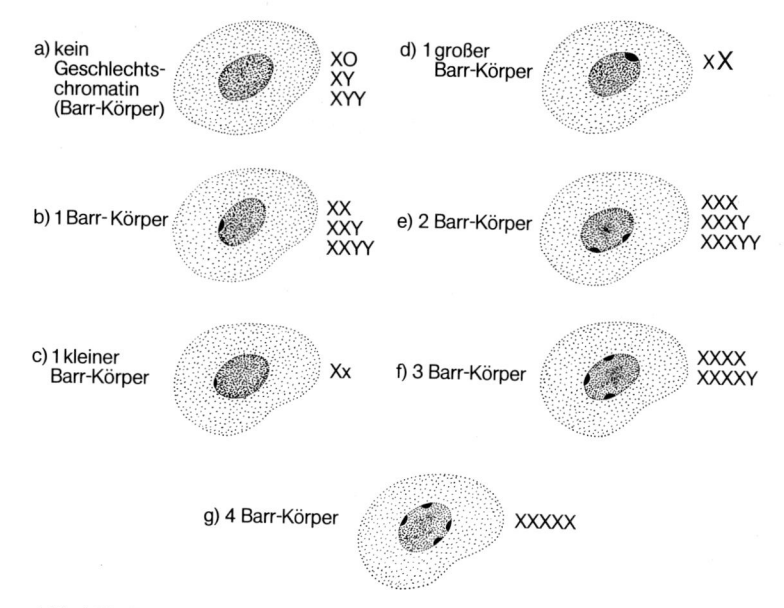

a) kein Geschlechts-chromatin (Barr-Körper)		XO / XY / XYY
b) 1 Barr-Körper		XX / XXY / XXYY
c) 1 kleiner Barr-Körper		Xx
d) 1 großer Barr-Körper		xX
e) 2 Barr-Körper		XXX / XXXY / XXXYY
f) 3 Barr-Körper		XXXX / XXXXY
g) 4 Barr-Körper		XXXXX

Abb. 252. Barr-Körperbefunde bei gonosomalen Anomalien. Das jedes überzählige und jedes abnorme X-Chromosom selektiv inaktiviert wird, ist die Anomalie aus der Zahl der Barr-Körper nach der X-1-Formel abzuleiten. Strukturelle Anomalien des X-Chromosoms sind an einem abnorm großen oder kleinen Barr-Körper erkennbar. (Nach Barr)

Hinweis auf Polysomie (z. B. *Triplo-X*-Konstellation mit 2 Barr-Körpern).
- Vergrößerter Barr-Körper: Hinweis auf X-Isochromosom der langen Arme.
- Abnorm kleiner Barr-Körper: Hinweis auf deletiertes X-Chromosom.
- Wechselnde Zahl von Barr-Körpern pro Zellkern bei männlichem Phänotypus: Hinweis auf Klinefelter-Mosaik.

Die fluoreszenzmikroskopische Untersuchung von Interphasezellen – z. B. der Wangenschleimhaut oder Haarwurzel – stellt die Suchmethode zur Aufdeckung numerischer oder struktureller Anomalien des *Y-Chromosoms* dar.

Zur endgültigen Diagnose und Differentialdiagnose ist die Chromosomenanalyse notwendig, die bei Verdacht auf eine Mosaikkonstellation möglichst aus 2 Geweben, z. B. mit Hilfe der Blutkultur und In-vitro-Kultivierung eines Hautstückchens, vorgenommen werden soll.

Gonadendysgenesie

Definition

Unter *Gonadendysgenesie* versteht man eine Arretierung der gonadalen Entwicklung *vor oder unmittelbar mit Einsetzen der Gonadendifferenzierung.* Bei den Betroffenen ist postnatal histologisch kein ovarielles oder testikuläres Gewebe nachweisbar. Es finden sich nur bindegewebige Stränge – sog. Streakgonaden –, die keine Keimzellen enthalten. Die Blockierung der Gonadogenesis in einem späteren Stadium *nach* Beginn der Differenzierung der embryonalen Gonade in Ovarien oder Testes wird demgegenüber als *ovarielle bzw. testikuläre Dysgenesie* abgegrenzt. Bild und Struktur solcher Ovarien bzw. Testes können sehr unterschiedlich sein; die formalen Elemente hängen weitgehend von dem Stadium ab, in dem sich der Stop in der Entwicklung ereignet. Trotz dieser definitionsgemäßen Abgrenzung muß man aber stets im Auge behalten, daß *fließende Übergänge* zwischen der Gonadendysgenesie und der ovariellen bzw. testikulären Dysgenesie bestehen.

Das klassische Bild der *Gonadendysgenesie* stellt das **Turner-Syndrom** mit der *Gonosomenanomalie vom Typus 45,X,* der sog. X0-Konstellation, dar, das neben den Streakgonaden durch phänotypische Stigmata, v. a. Kleinwuchs, Pterygium colli, infantiles weibliches Genitale und primäre Amenorrhö gekennzeichnet ist (s. S. 567, Tabelle 17).

Eine komplette Gonadendysgenesie tritt vereinzelt auch bei Individuen auf, die ein offensichtlich normal männliches oder weibliches Gonosomenkomplement besitzen. Die seltenen *46,XX-Individuen* mit *Streakgonaden* fallen durch eine primäre Amenorrhö, infantilen Habitus und das Ausbleiben sekundärer Geschlechtsmerkmale auf, sind jedoch im Gegensatz zu Patienten mit einem Turner-Syndrom normal groß; es fehlen auch die anderen phänotypischen Charakteristiken der X0-Anomalie. Angesichts des familiären Vorkommens wird ein autosomal rezessiver Gendefekt vermutet.

Eine kleine Gruppe bilden Patienten mit einer **Gonadendysgenesie bei einem XY-Gonosomenkomplement** (Synonym: *Swyer-Syndrom, „reine" Gonadendysgenesie*). Diese Individuen besitzen Streakgonaden, weibliche innere und äußere Strukturen, sind von normalem bis hohem Wuchs und phänotypisch zunächst unauffällig. Inneres und äußeres Genitale bleiben jedoch infantil, sekundäre Geschlechtsmerkmale werden nicht entwickelt. *Der H-Y-Antigenbefund* ist überwiegend positiv. *Die 46,XY-Gonadendysgenesie kommt familiär* vor und folgt dann überwiegend einem X-gebundenen rezessiven Erbgang; d. h. unauffällige weibliche (46,XX) Familienmitglieder fungieren als Überträger und geben den Gendefekt an die nächste Generation weiter; die Manifestation tritt dann entsprechend den Regeln der X-gebundenen Vererbung bei 46,XY-Nachkommen auf. Die Aufdeckung des Vererbungsmodus beweist zugleich, daß ein kompetenter Genlocus auf dem X-Chromosom für eine normal männliche Entwicklung notwendig ist, oder sogar 2 Loci: einer, der bei Ausfall durch Mutation zur Manifestation der Streakgonaden führt und ein weiterer, der für die testikuläre Feminisierung verantwortlich ist, die ebenfalls X-gebunden rezessiv vererbt wird (s. S. 533). Möglicherweise existieren mehrere erbliche Formen, denn einzelne Beobachtungen deuten auf einen autosomal dominanten Erbgang.

Eine weitere Untergruppe bilden Individuen mit **„gemischter" Gonadendysgenesie**. Patienten mit dieser Form der abnormen Geschlechtsdifferenzierung besitzen eine männliche Gonade oder einen Gonadentumor (Gonadoblastom) auf der einen Seite und kontralateral eine Streakgonade. Meistens handelt es sich um eine Mosaikkonstellation 45,X/46,XY. Die phänotypischen Ausprägungen der Störung in der Entwicklung der Gangsysteme variieren stark; die Strukturen des äußeren Genitales sind beim Neugeborenen zumeist weiblich und unauffällig, so daß diese Kinder als weiblich gemeldet und aufgezogen werden. Mit Einsetzen der Pubertät treten jedoch häufig – als Folge des vorhandenen Testesgewebe – Virilisierungserscheinungen auf.

Von klinischer Bedeutung ist die Tatsache, daß Patienten mit *XY-Gonadendysgenesie oder gemischter Gonadendysgenesie häufig Gonadentumore* entwickeln, zumeist *Gonadoblastome*. Die Frequenz der malignen Transformation der dysgenetischen Gonaden mit einem Y-Chromosom vom Typus 46,XY oder 45,X/46,XY wird auf ca. 20% geschätzt. Daher ist bei Patienten mit Formen der XY-Gonadendysgenesie die Entfernung der Gonaden obligatorisch und sollte vor der Pubertät erfolgen. Außer der Gefahr der malignen Entartung wird dann gleichzeitig eine potentielle Virilisierung vermieden, und es können unbedenklich Östrogene und Progestagene appliziert werden.

Ovarielle Dysgenesie

Erfolgt die Störung der Gonadenentwicklung *nach* Differenzierung der spezifisch weiblichen oder männlichen Organstrukturen, so kommt es in Abhängigkeit vom Zeitpunkt und Schweregrad der Schädigung zur Ausbildung der verschiedenen Formen der ovariellen bzw. testikulären Dysgenesie. Bei der *ovariellen* Dysgenesie lassen sich die *afollikuläre* und *follikuläre* Form unterscheiden. Bei dem *afollikulären Typ* sind das sog. Keimepithel, die Tunica albuginea, die kortikalen und medullären Schichten sowie die das Ovar kennzeichnenden bindegewebigen Strukturen vorhanden, jedoch keine Primärfollikel. Bei der *follikulären Form* besitzt die Gonade ein atrophisches Keimepithel und eine dünne Tunica albuginea. Rinden- und Markstrukturen sind vorhanden. In den tieferen kortikalen Schichten finden sich Primärfollikel, jedoch fehlen im adulten Ovar Sekundär- oder Tertiärfollikel. Die Arretierung der Entwicklung erfolgt demnach zwar später als bei der afollikulären Form, aber doch so frühzeitig und nachhaltig, daß das Organ anatomisch und funktionell inkompetent bleibt und seinen generativen Aufgaben nicht nachkommen kann.

Das Gonosomenkomplement ist bei allen diesen Formen normal weiblich 46,XX, der Geschlechtschromatinbefund dementsprechend positiv.

Bei der ovariellen Dysgenesie besteht eine *primäre Amenorrhö* (s. S. 546). Das Genitale ist *infantil*. Die *sekundären Geschlechtsmerkmale* sind nur *mäßig* entwickelt, *Habitus und psychisches Verhalten weiblich*.

Die Diagnose kann letzten Endes nur durch eine endoskopische Inspektion und Biopsie der Ovarien gestellt werden und ist zur Unterscheidung von den übrigen Formen mit gleicher oder ähnlicher Symptomatik notwendig, damit die Beratung und die Behandlung gezielt vorgenommen werden können. Die Amenorrhö ist durch Hormonsubstitution zu durchbrechen, da das Endometrium reagiert. Die Sterilität ist jedoch endgültig, da Ovulationen nicht induziert werden können.

Therapeutisch kommt also nur eine Substitution mit Östrogenen, kombiniert mit Gestagenen in Frage. Sie ist wichtig, um den Folgeerscheinungen des Östrogendefizits vorzubeugen.

Die *Triplo-X-Konstellation* (Superfemale 47,XXX) und ihre Varianten gehen in der Mehrzahl mit allen Graden der ovariellen Dysgenesie, vereinzelt aber auch mit normaler Ovarialfunktion und Fertilität einher (Abb. 252, Tabelle 77 und S. 112).

Testikuläre Dysgenesie

Auch die Entwicklung der Testes kann nach Beginn der Differenzierung zu jedem Zeitpunkt durch Störfaktoren unterbrochen werden. Daraus resultieren unterschiedliche Formen der testikulären Dysgenesie. Es bestehen aber entscheidende Unterschiede zur ovariellen Dysgenesie bezüglich der Folgeerscheinungen. Es muß daran erinnert werden, daß die Aufnahme der Androgenproduktion durch die Testes (s. S. 15) zu einem ganz bestimmten Zeitpunkt der Entwicklung für die Ausdifferenzierung des männlichen Gangsystems und des äußeren Genitales notwendig ist. Sind die Testes während dieser Zeitspanne bereits endokrin inkompetent, so unterbleibt die Prägung und Entwicklung der männlichen akzessorischen Genitalorgane ganz oder teilweise; die Tendenz des Embryos zur Bildung weiblicher Strukturen kommt zum Durchbruch, und es resultieren die Formen der *Intersexualität* (s. S. 17, 568 und s. unten).

Werden die Testes zu einem späteren Zeitpunkt nach Prägung der Geschlechtswege und des äußeren Genitales insuffizient, so resultiert eine isolierte testikuläre Dysgenesie.

Als Prototyp der isolierten testikulären Dysgenesie gelten das *Klinefelter-Syndrom* und seine Varianten (Tabelle 77 und S. 112).

Diagnose

Ausgehend von den phänotypischen Stigmata, der Symptomatik und den anamnestischen Daten muß bei Verdacht auf genitale Fehlbildungen das gesamte Untersuchungs- und Diagnostikrepertoire zur Anwendung gelangen. Eine ausschlaggebende Rolle kommt dabei dem *Chromosomenstatus* zu (s. S. 527).

Entwicklungsstörungen der Gonodukte und des äußeren Genitales – Intersexualität

Definition – Nomenklatur – Klassifizierung

Sind die männlichen Gonaden während der intrauterinen Entwicklung nur zur Bildung von Androgenen, nicht aber zu der die Müller-Gänge unterdrückenden Substanz (AMH bzw. MIS) (s. S. 18) in der Lage, so werden die Wolff-Gänge stabilisiert, aber die Müller-Gänge nicht unterdrückt. Männliche und weibliche Gangsysteme bestehen dann nebeneinander. Produzieren die embryofetalen Testes dagegen keine Androgene, wohl aber die MIS, so unterbleibt die Stabilisierung der Wolff-Gänge, und die Müller-Gänge werden unterdrückt. Es fehlen dann beide Gangsysteme (Abb. 10, S. 17). Die gleichen Folgen können sich einstellen, wenn eine Resistenz (Rezeptormangel) der Erfolgszellen und -gewebe gegenüber dem(n) die Differenzierung bestimmenden Hormon(en) besteht.

Art und Zeitpunkt des Funktionsausfalles entscheiden über die endgültige Ausprägung und den Anteil der männlichen und weiblichen Strukturen. So können neben rudimentären männlichen akzessorischen Geschlechtsorganen weitgehend ausgebildete weibliche Genitalstrukturen vorhanden sein und umgekehrt. Auf dieser Basis lassen sich die vielfältigen Erscheinungsformen der *Intersexualität* erklären, die auch mit dem Begriff des *Pseudohermaphroditismus* umschrieben werden (s. S. 532).

Dieser aus der griechischen Mythologie entlehnte Ausdruck „*Hermaphroditismus*" bzw. *Pseudohermaphroditismus* geht auf die Ära der rein deskriptiven Morphologie zurück. Inzwischen sind jedoch die morphogenetischen Zusammenhänge klarer geworden, und die verschiedenen Anomalien der Entwicklung der Geschlechtswege und des äußeren Genitales lassen sich nach Ursache, Ort und Zeitpunkt der Störung genauer definieren und klassifizieren. Mehr und mehr stellt sich heraus, daß zahlreiche Formen der Intersexualität auf *Gendefekten* beruhen, die entweder spontan als *Neumutation* oder *familiär* als monogene Erbleiden auftreten. Die bekannt gewordenen endogenen und exogenen Ursachen werden bei der Nomenklatur berücksichtigt.

Der Begriff „Pseudohermaphroditismus" mit seinen verschiedenen Appositionen wird jedoch hinzugefügt, weil er in der klinischen und pathophysiologischen Umgangssprache gängig ist. Der Ausdruck „Hermaphroditismus verus" bleibt erhalten, da er klar die Doppelgeschlechtlichkeit solcher Individuen definiert.

Somit ergibt sich folgende *Klassifizierung:*

- **Defekte Differenzierung der Geschlechtswege**
  - Syndrom der persistierenden Müller-Gänge (Pseudohermaphroditismus masculinus),
  - Aplasie/Dysgenesie der Müller-Gänge (Rokitanzky-Küster-Hauser-Syndrom),
  - Fusionsstörungen der Müller-Gänge (Uterus bicornis und Varianten),
  - partielle Persistenz der Wolff-Gänge (Gartner-Gangzyste).
- **Defekte Differenzierung und Ausgestaltung des äußeren Genitales**
  - Vermännlichung des äußeren Genitales bei chromosomal und gonadal weiblichen Individuen (Synonym: Pseudohermaphroditismus femininus):
    ○ adrenogenitales Syndrom,
    ○ exogen (Zufuhr virilisierender Hormone in graviditate),
  - Verweiblichung des äußeren Genitales bei chromosomal und gonadal männlichen Individuen (Synonym: Pseudohermaphroditismus masculinus),
    ○ Insuffiziente Androgensynthese durch erbliche Enzymmangelzustände,
    ○ Androgenrezeptorresistenz der Erfolgsstrukturen,
  - komplette und inkomplette testikuläre Feminisierung,
  - exogene testikuläre Feminisierung (Antiandrogene).

Defekte Differenzierung der Geschlechtswege

Eine Anomalie der Gangsysteme stellt das Syndrom der *persistierenden Müller-Gänge* dar (Synonym: Pseudohermaphroditismus masculinus). *Die betroffenen Individuen sind chromosomal männlich (46,XY).* Sie besitzen *Testes,* die jedoch meistens nicht deszendieren, so daß uni- oder bilateral ein Kryptorchismus („Leistenhernie"!) festzustellen ist. Die Geschlechtswege weisen unterschiedliche Kombinationen von maskulinen und femininen Strukturen, wie Uterus und Tuben, auf. (Die Derivate der Wolff-Gänge können so ausdifferenziert sein, daß einzelne Betroffene bei vorhandener Spermiogenese sogar fertil sein können.)

Auch das äußere Genitale läßt entweder vorwiegend männliche oder ambivalente (zwittrige), aber auch vorwiegend weibliche Strukturen erkennen. Bei *Neugeborenen* besteht in solchen Fällen das Dilemma der standesamtlichen Meldung als Knabe oder als Mädchen. Die Chromosomen- und Geschlechtschromatinbestimmungen sind in diesen Fällen für die Festlegung des Personenstandes *nicht* entscheidend. Da die psychische Entwicklung später i. allg. in weiblicher Richtung verläuft, ist im Zweifelsfall die Registrierung als „weiblich" vorzuziehen. Die Tendenz geht dahin, schon in der frühen Kindheit die weitere Entwicklung in männlicher oder weiblicher Richtung festzulegen. Die dazu notwendigen operativen Korrekturen werden in Abhängigkeit von den vorherrschenden männlichen oder weiblichen Strukturen vorgenommen. Entscheidend ist die psychologische und psychagogische Führung zur Prägung der **Knaben-** oder **Mädchenrolle** durch Familie, Pädiater oder Psychologen. Der Gynäkologe sieht z. Z. der Pubertät oder später diejenigen Intersexe, die bis dahin unbehandelt als Mädchen aufgezogen wurden. Sie kommen, weil sie weiblich empfinden und durch die männlichen Stigmata (Tieferwerden der Stimme, virile Behaarung, mehr oder weniger großer Phallus) auf ihr „Anderssein" aufmerksam werden. Selten sind diejenigen, die trotz weiblicher Erziehung männlich empfinden und dadurch in einen **Rollenkonflikt** geraten. In diesen Fällen müssen die therapeutischen Maßnahmen darauf abzielen, die Betroffenen aus ihrem Außenseitertum herauszulösen und sie zu vollwertigen Mitgliedern der Gesellschaft zu machen. Die korrigierenden operativen Eingriffe müssen sich nach der Gesamtpersönlichkeit und dem psychisch weiblichen oder männlichen Verhaltensmuster richten und u. U. mit einer Personenstandsänderung einhergehen. Es sind also weder das chromosomale noch das gonadale Geschlecht für die Wahl der korrigierenden Eingriffe maßgebend; *entscheidend ist für das therapeutische Handeln das psychische Geschlecht.*

Die Gonaden werden wegen der Gefahr der malignen Entartung im Zuge der operativen Korrektur besser entfernt (s. S. 529). Entsprechend der erreichten Verweiblichung oder Vermännlichung erfolgt eine Dauersubstitution mit Östrogenen oder Androgenen.

Familiäres Vorkommen wurde beschrieben; es kommen offenbar sowohl ein autosomal rezessiver als auch ein X-gebundener rezessiver Erbgang vor.

Um eine *Aplasie/Dysgenesie der Müller-Gänge* bei chromosomal und gonadal *weiblichen Individuen* handelt es sich, wenn Tuben und Uterus ganz oder teilweise fehlen (Müller-Aplasie), meist vergesellschaftet mit einer Vaginalaplasie. Diese Entwicklungsstörung ist als *Rokitanzky-Küster-Hauser-Syndrom* beschrieben. Die Betroffenen kommen zumeist wegen ihrer primären Amenorrhö – bei unauffälligem endokrinen Status – dem Gynäkologen zu Gesicht. Charakteristisch sind begleitende urologische Anomalien (z. B. Beckenniere, einseitige Nierenaplasie) und Fehlbildungen des Skelettsystems.

Die Behandlung besteht in der chirurgischen Intervention mit Bildung einer Neovagina, die dringend indiziert sein kann, wenn ein Uterus vorhanden und sich mit der Menarche eine Hämatometra/Hämatokolpos entwickeln (s. S. 536).

Einige Beobachtungen einer Aplasie oder Dysgenesie des Müller-Gangsystems deuten auf familiäres Vorkommen und scheinen einem autosomal rezessivem Erbgang zu folgen.

Eine weitere Anomalie mit wechselnder Ausprägung beruht auf einer *inkompletten Fusion der Müller-Gänge.* Sie führt zum Bild *des Uterus bicornis und seinen zahlreichen Varianten;* auch in diesen Fällen wird gelegentlich eine familiäre Häufung beobachtet.

In der klinischen Praxis sieht der Gynäkologe Abweichungen des Müller-Gangsystems von der Norm nicht selten, sei es als Folge einer inkompletten Fusion der Müller-Gänge oder der Persistenz von Abkömmlingen der Wolff-Gänge, wie z. B. der *Gartner-Gangzysten* (s. S. 15). Wegen ihrer klinischen Bedeutung in der Geburtshilfe und Gynäkologie werden die vielfältigen Anomalien des Müller-Gangsystems im Kapitel 39 gesondert dargestellt.

Defekte Differenzierung des äußeren Genitales

Differenzierungsstörungen des äußeren Genitales werden in der großen Kategorie des Pseudohermaphroditismus femininus oder masculinus zusammengefaßt.

Individuen mit den Stigmata eines Pseudohermaphroditismus femininus sind chromosomal (46,XX) und gonadal weiblich determiniert, fallen aber durch eine Maskulinisierung des äußeren Genitales mit mehr oder weniger ausgeprägtem Penis (Hypospadie) und einem (leeren) Skrotum auf. Diese Fehlbildungen beruhen auf einer *abnormen fetalen Androgenproduktion* z. Z. der Differenzierung der äußeren Genitalstrukturen.

Die häufigste Ursache ist die *fetale Nebennierenrindenhyperplasie,* die mit einer überschießenden Bildung adrenaler Androgene einhergeht, etwa im 5. Schwangerschaftsmonat manifest wird und beim Neugeborenen als *adrenogenitales Syndrom* (AGS) in Erscheinung tritt (klinisches Bild s. S. 569). Die Anomalie beruht auf verschiedenen Formen autosomal rezessiv vererbbarer Enzymdefekte, wie des C-21-Hydroxylasemangels, der 11 β-Hydroxylasedefizienz und des 3 β-ol-Hydroxysteroiddehydrogenase-Enzymdefektes (s. S. 570).

Für die Praxis erscheint wichtig, daß bei weiblichen Früchten die Entwicklung der Ovarien und der Müller-Gänge normal abläuft und die Wolff-Gänge vollständig zurückgebildet werden, so daß nach der operativen Korrektur des äußeren Genitales auch die Fertilität erreicht werden kann.

Der C-21-Hydroxylasemangel kann durch die Messung der 17α-Hydroxyprogesteronkonzentration im Fruchtwasser, die bei homozygot erkrankten Feten stark erhöht ist, bereits pränatal nachgewiesen werden. Auch die Testosteronbestimmung im Liquor amnii kann, wenn es sich um weibliche Feten handelt, herangezogen werden. Im Erkrankungsfall liegen die Werte dann im Bereich der Meßdaten gesunder männlicher Früchte. Bei dem seltenen 11β-Hydroxylasedefekt scheint das bei Homozygotie erhöhte Tetrahydro-11-Desoxykortisol (THS) und 11-Desoxykortisol im Fruchtwasser ein brauchbarer Parameter für die pränatale Diagnose zu sein.

Seltener wird die Vermännlichung des weiblichen Genitales durch *exogene Hormonzufuhr* bedingt, wenn die Mutter in der fraglichen Zeit Testosteronpräparate oder Gestagene mit Androgenaktivität erhielt. Extrem selten sind *virilisierende Tumoren* der Mutter (s. S. 720) die Ursache der Vermännlichung des äußeren Genitales der weiblichen Frucht.

Die als **Pseudohermaphroditismus masculinus** bezeichnete Fehlentwicklung betrifft *chromosomal und gonadal männliche Individuen (46,XY), deren äußeres Genitale einer Feminisierung unterliegt.* Auch diese Anomalie ist häufig genetisch bedingt und beruht dann auf einem erblichen *Enzymdefekt,* der eine *insuffiziente Androgensynthese* zur Folge hat. Bei den verschiedenen Varianten handelt es sich um monogene Erbleiden mit autosomal rezessivem Erbgang. Fünf verschiedene Enzymmangelzustände, deren Ausfall die Androgensynthese beeinträchtigt, sind bisher bekannt.

Der resultierende Mangel an Androgenen wirkt sich vornehmlich bei der Differenzierung des äußeren Genitales aus. Die chromosomal und gonadal männlichen Individuen fallen durch ein verweiblichtes oder zwittriges äußeres Genitale auf; die Wolff-Gänge sind normal entwickelt, die Müller-Gänge unterdrückt.

Wenn der Enzymblock komplett ist, ähneln Patienten mit einem 17-α-Hydroxylasedefekt denjenigen mit einer testikulären Feminisierung (s. unten). Die Entwicklung der sekundären Geschlechtsmerkmale wie der Schambehaarung und der Brustwicklung bleibt jedoch aus.

Neben den genannten Formen des Pseudohermaphroditismus masculinus als Folge einer Störung der Androgensynthese sind verschiedene Varianten bekannt geworden, die auf eine *Androgenresistenz der Erfolgsorgane* zurückgehen. Das wichtigste Beispiel ist das **Syndrom der kompletten testikulären Feminisierung.** Offenbar sind bei dieser Anomalie die normalerweise gegenüber Androgenen empfindlichen Zellen infolge fehlender oder zu geringer Androgenrezeptoren unfähig, den Zellkernen Androgene zuzuführen.

Die betroffenen Individuen besitzen einen 46,XY-Karyotypus, haben bilaterale Testes, dagegen ein weibliches äußeres Genitale mit einer blindendenden Vagina, da keine Entwicklung des Müller-Gangsystems stattfindet. Ab der Pubertät kommt es zur Brustentwicklung. Patientinnen mit dieser Störung suchen den Arzt in erster Linie wegen ihrer primären Amenorrhö auf. Bei der Untersuchung fallen die blindendende Vagina und fehlende Zervix auf. Die Diagnose einer testikulären Feminisierung kann vermutet werden, wenn sich ein- oder doppelseitig „Inguinalhernien" finden.

Diese Patienten tragen ein erhöhtes Risiko der gonadalen Neoplasie, insbesondere vom 25.-30. Lebensjahr an. Daher wird i. allg. empfohlen, die Testes zu belassen, bis mit der Pubertät die Feminisierung angelaufen ist. Dann sollten sie jedoch entfernt werden (s. S. 724).

Die Anomalie kommt bei der Maus als geschlechtsgebunden erblich vor und hat wesentlich zur Aufklärung der molekulargenetischen Störung und ihres Erbganges beim Menschen beigetragen.

Außer dem Syndrom der kompletten testikulären Feminisierung existieren die seltenen **inkompletten Formen.** *Der Pseudohermaphroditismus masculinus Typ I* beruht ebenfalls auf einer Androgenrezeptorresistenz und stellt wie die komplette testikuläre Feminisierung eine geschlechtsgebundene erbliche Mutation mit Störungen der Androgenbindungsfähigkeit dar.

Dagegen wird der *inkomplette Pseudohermaphroditismus masculinus Typ II* - auch als Syndrom der pseudovaginalen perineoskrotalen Hypospadie (PPSH) bezeichnet und durch ein zwittriges äußeres Genitale bei genetisch männlicher Konstitution charakterisiert - autosomal rezessiv vererbt. Diese Individuen werden gewöhnlich als weiblich gemeldet und aufgezogen und fallen erst als andersartig auf, wenn mit der Pubertät die Virilisierung einsetzt. Die Empfehlung geht dahin, die Gonaden bereits vor der Pubertät zu entfernen und die chirurgische Korrektur des äußeren Genitales durchzuführen.

Eine exogen bedingte Form des Pseudohermaphroditismus masculinus kann prinzipiell auftreten, wenn Antiandrogene in der kritischen Phase der männlichen Sexualdifferenzierung in hohen Dosen wirksam werden (s. S. 125). Die Ausprägung der Intersexualität entspricht dann dem Bild der testikulären Feminisierung bei Androgenrezeptordefekt.

Hermaphroditismus (verus)

Diese Individuen besitzen *sowohl Testes als auch Ovarien;* ein Ovar kann auf der einen Seite und ein Testis auf der anderen Seite ausgebildet sein *(Hermaphroditismus lateralis).* Es können aber auch männliches und weibliches Keimdrüsengewebe in einer oder in beiden Gonaden als Ovotestis gestaltet sein (Hermaphroditismus uni- oder bilateralis). Je nach dem vorherrschenden Keimdrüsengewebe ist der *Phänotyp vorwiegend männlich oder vorwiegend weiblich* (s. S. 569).

Wenn ein Testis auf der einen Seite und ein Ovar auf der anderen Seite vorhanden sind, so entsprechen die **Gonodukte** jeweils dem Gonadentyp der entsprechenden Seite. Handelt es sich um Ovotestes, so entscheidet die Höhe der Androgenproduktion über die Ausprägung der Gangsysteme in männlicher und weiblicher Richtung. In seltenen Fällen kommt es in diesen Gonaden zur Reifung von Keimzellen. Die Betroffenen weisen gewöhnlich ein zwittriges äußeres Genitale auf, mit Vorherrschen maskuliner Strukturen, so daß sie i. allg. als Knaben aufgezogen werden.

Bei der Mehrzahl der wahren Hermaphroditen findet sich ein Uterus, und es können spontane Menstruationen auftreten. Das Risiko der malignen Entartung scheint bei Hermaphroditismus verus geringer zu sein als bei der Gonadendysgenesie mit Anwesenheit eines Y-Chromosoms (s. oben). Dennoch sollten die intraabdominalen Gonaden entfernt werden.

Bei Individuen, die als weiblich aufgezogen wurden, verringert die Entfernung des testikulären Gewebes vor der Pubertät die Virilisierung und erlaubt die Applikation von Östrogenen.

Die Ätiologie des Hermaphroditismus ist unklar. Es spricht einiges dafür, daß es sich um einen frühen Gonadendefekt auf genetischer Basis handelt im Sinne einer *Genmutation,* die zu einer *Äquivalenz beider Geschlechter* anstatt zum Dominieren des einen führt. Das Geschlechtschromosomenkomplement des Karyotypus ist uneinheitlich, überwiegend finden sich ein 46,XX-Status und ein einfach positiver Geschlechtschromatinbefund. Die Bedeutung der H-Y-Antigenbefunde (Ovarialanteil H-Y-negativ, Testisanteil H-Y-positiv) bedarf der weiteren Abklärung. Der Hermaphroditismus verus ist selten.

39 Fehlbildungen der Geschlechtswege

Fehlbildungen des Uterus

Sie zählen zu den auf S. 531 genannten Differenzierungsstörungen der Geschlechtswege. Angaben über die Häufigkeit des Vorkommens dieser *Hemmungsfehlbildungen* variieren stark und sind wegen der hohen Dunkelziffer nur mit Vorbehalt möglich. Man schätzt, daß einer von 100 Uteri eine Fehlbildung der verschiedenen Formen und Grade aufweist.

Abb. 253. Uterus unicornis

Die einzelnen Anomalieformen

Aplasia uteri: Bleibt die Differenzierung *beider* Müller-Gänge in ihrem uterinen Abschnitt ganz aus oder liegt eine Agenesie oder Atrophie vor, so findet sich anstelle des Uterus lediglich ein bindegewebiger Strang.

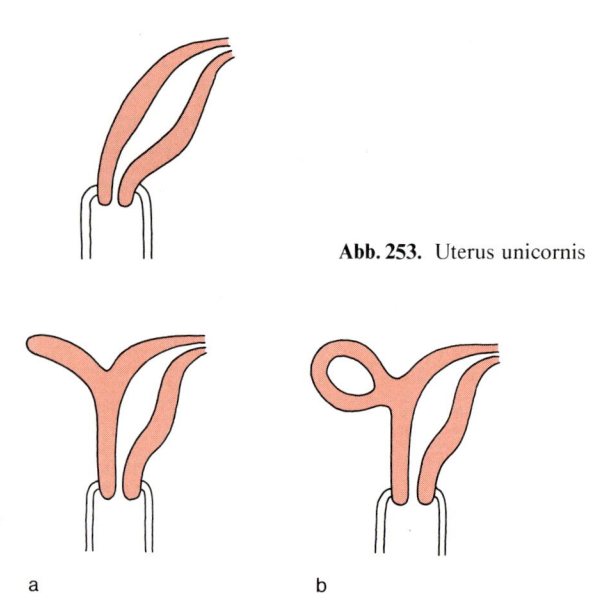

Abb. 254a, b. Uterus unicornis mit rudimentärem Nebenhorn. **a** Atretisches Nebenhorn, **b** mit Schleimhaut ausgekleidetes Nebenhorn ohne Abflußmöglichkeit

Uterus unicornis: Dieser Fehlbildung liegt die isolierte *Aplasie* des uterinen Abschnittes *eines* Müller-Ganges zugrunde. Es resultiert ein zu einer Seite hin gelegenes Uterushorn (Abb. 253). Fehlt auch der tubare Abschnitt, so findet sich anstelle der Tube nur ein bindegewebiger Strang. Liegt nur eine **Differenzierungshemmung** des *einen* der beiden Müller-Gänge vor, so entwickelt sich ein **rudimentäres Nebenhorn**. Dieses kann atretisch sein oder ein mit Endometrium ausgekleidetes Kavum mit oder ohne Mündung in das ausdifferenzierte Uterushorn der Gegenseite aufweisen (Abb. 254a, b).

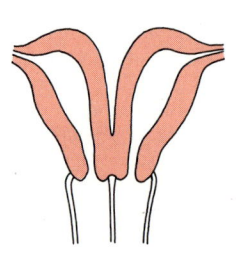

Abb. 255. Uterus didelphys (Uterus duplex) mit Vagina duplex

Uterus didelphys: Bleibt die Verschmelzung der Müller-Gänge aus, so bilden sich 2 vollständige Uteri (Uterus duplex). Im zervikalen Bereich sind die beiden Organe durch Bindegewebe mehr oder weniger miteinander verbunden. Meistens besteht gleichzeitig eine Vagina duplex (Abb. 255).

Uterus bicornis bicollis: Auch bei dieser Anomalie sind 2 Uteri vorhanden (Uterus duplex). Die kaudalen medialen Gangabschnitte sind jedoch miteinander verschmolzen (Abb. 256). Zusätzlich kann eine gedoppelte Scheide vorhanden sein.
Bleibt außer der Verschmelzung der Müller-Gänge auch die Lumenbildung aus, so resultiert ein Uterus *didelphys rudimentarius solidus* oder *bicornis rudimentarius solidus*. Fakultativ kann sich diese

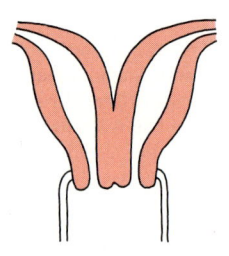

Abb. 256. Uterus bicornis bicollis (Uterus duplex) mit Vagina simplex

Störung auch auf die Vagina erstrecken; es findet sich dann eine **Vagina rudimentaria solida**. Diese Entwicklungsanomalie bildet die Grundlage des Rokitansky-Küster-Hauser-Syndroms (Abb. 257). Die Ovarien sind morphologisch und funktionell normal. Meistens sind zusätzlich Fehlbildungen des Nieren- und Harnwegsystems vorhanden (s. S. 532).

Uterus bicornis unicollis: Die Verschmelzung der Müller-Gänge hat nur in den kaudalen Abschnitten stattgefunden. Das Organ besitzt 2 Uteruskörper, aber nur eine Zervix. Scheide, Tuben und Ovarien sind i. allg. normal entwickelt (Abb. 258).

Uterus septus: Bei dieser Fehlbildungsform ist die Fusion der Müller-Gänge regelrecht erfolgt, jedoch das Septum nicht resorbiert. Der Uterus besitzt somit die normale Form und Größe, aber durch das verbliebene Septum sind das Cavum uteri und der Zervixkanal unterteilt. Das Septum kann auch in der Vagina ganz oder teilweise persistieren (Abb. 259).

Uterus subseptus. In diesem Falle ist nur im Bereich des Cavum uteri das Septum in wechselnder Ausdehnung vorhanden (Abb. 260).

Uterus rudimentarius: Es findet sich ein knopfförmiges, solides, bindegewebiges Rudiment von ca. 1 cm Durchmesser; Vagina, Tuben und Ovarien können normal entwickelt sein.

Uterus arcuatus: Es besteht eine Eindellung im Fundusbereich. In seiner Entwicklung hat der Uterus die fetale Form des Uterus introrsum arcuatus beibehalten (s. S. 56), kann aber in seiner Größe durchaus der Norm entsprechen. Es handelt sich also um eine geringfügige Bildungshemmung bei sonst normal differenziertem Organ (Abb. 261).

Uterus infantilis: Der Uterus ist auf präpuberaler Stufe stehengeblieben. Das Längenverhältnis von Korpus zu Zervix beträgt auch im Erwachsenenalter 1:2. Als Ursache kommen mangelnde Hormonansprechbarkeit des Organs oder eine ungenügende endokrine Stimulation in Frage.

Isolierte Differenzierungsstörungen der *Tuben* sind selten. Klinisch von Bedeutung sind die sog. *hypoplastischen Tuben,* die sich im Hysterosalpingogramm lang und dünn geschlängelt darstellen. Ihre Funktionsuntüchtigkeit kann Ursache einer *Sterilität* sein. Wenn eine Konzeption erfolgt, besteht infolge des mangelhaften Transportmechanismus die Gefahr einer *Tubargravidität.*

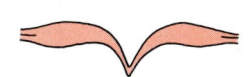

Abb. 257. Uterus didelphys rudimentarius solidus mit Vagina rudimentaria solida

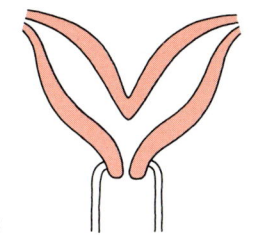

Abb. 258. Uterus bicornis unicollis

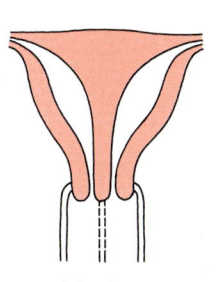

Abb. 259. Uterus septus. Zusätzlich kann auch in der Vagina das Septum ganz oder teilweise persistieren

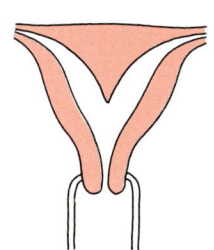

Abb. 260. Uterus subseptus

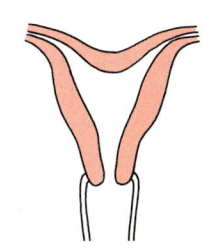

Abb. 261. Uterus arcuatus

Symptomatik

Die Symptomatik ist aus den einzelnen Fehlbildungsformen leicht abzuleiten. Handelt es sich um eine Aplasie oder um eine hochgradige Bildungs- und Wachstumshemmung (Uterus rudimentarius solidus, Uterus infantilis), so besteht eine primäre Amenorrhö bei sonst normalem weiblichen Habitus. Die übrigen Uterusfehlbildungen (Uterus didelphys, Uterus bicornis bicollis bzw. unicollis, Uterus unicornis, Uterus septus und subseptus) machen zunächst keine Symptome, wenn der Ablauf des Menstrualblutes gewährleistet ist. Nur bei einem Uterus bicornis mit funktionstüchtigem Nebenhorn, das *keine* Abflußmöglichkeiten hat, entwickelt sich von der Menarche ab eine typische Symptomatik. Im Vordergrund steht anfangs eine *primäre Dysmenorrhö*. Da das Menstrualblut aus dem normal gestalteten Organabschnitt abfließen kann, wird den Schmerzen zunächst keine oder eine falsche Bedeutung beigemessen. Die Schmerzen nehmen von Periode zu Periode zu und halten schließlich auch im Intermenstruum unvermindert an. Sie sind bedingt durch eine *Hämatometra* (Stau des Menstrualblutes im Uterus; hier im verschlossenen Nebenhorn) des verschlossenen Nebenhorns und eine *Hämatosalpinx* (Rückstau des Menstrualblutes bis in die Tube) der zugehörigen Tube, die neben dem normal gestalteten Uterus als Tumoren getastet werden können.

Die übrigen Uterusanomalien dieser Gruppe bleiben unbemerkt bis zum fertilen Alter. Im Rahmen der Sterilitätsdiagnostik oder bei der Abklärung der Ursachen von *Aborten* werden sie evident. Das Austragen einer Schwangerschaft ist möglich, die Frühgeburtenrate jedoch erhöht. Gelegentlich treten kontinuierliche Blutungen aus dem nicht schwangeren Uterus auf und werden als Zeichen eines drohenden Abortes gewertet. Wird die Schwangerschaft ausgetragen, so kommt es in 40-50% zu abnormen Lagen der Frucht (Quer-, Schräg-, Beckenendlage). Unter der Geburt kann das nichtgravide Uterushorn ein Geburtshindernis abgeben. Häufig bestehen Eröffnungsschwierigkeiten des Muttermundes (Zervixdystokie). Summarisch betrachtet besteht eine erhöhte Abortrate, in ca. 50% ist aber primär ein lebendes Kind zu erwarten. Angesichts der hohen Komplikationsrate ist die Sectiofrequenz erhöht (30-50%).

Diagnostik

Der Verdacht auf Uterusmißbildungen ist gegeben wenn

- ein partielles oder komplettes Septum vaginale festgestellt wird,
- 2 Portiones sichtbar sind,
- bei der bimanuellen Untersuchung eine ungewöhnliche querovale Form des Uterus oder gar ein doppeltes Korpus getastet wird.

Die Diagnose läßt sich durch Sondierung, Ultrasonographie, Hysterographie und Hysteroskopie erhärten (s. S. 753).

Da etwa die Hälfte aller genitalen Fehlbildungen mit Anomalien des Harnwegsystems kombiniert auftritt, muß stets die urologische Diagnostik ablaufen.

In der Gravidität kann die Diagnose Schwierigkeiten bereiten. Differentialdiagnostisch ist an einen Uterus myomatosus oder einen Ovarialtumor zu denken. Bei einem einseitig hochsitzenden Tumor muß ein Uterus unicollis bicornis in Betracht gezogen werden. Eine Resistenz, die neben oder hinter der Zervix des graviden Uterus zu tasten ist, läßt einen Uterus duplex vermuten. Werden bei der Spekulumuntersuchung 2 Portiones festgestellt, so ist die Diagnose klar.

Therapeutische Gesichtspunkte

Eine operative Korrektur ist nur bei wenigen der genannten Fehlbildungsformen notwendig. Sie ist angezeigt, wenn sich die Uterusanomalie eindeutig als die Ursache wiederholter Aborte erweist. Bei Uterus septus und subseptus kommt eine Metroplastik in Frage. Dabei wird das Septum exzidiert und der Uterus neu formiert. Bei der plastischen Korrektur des Uterus bicornis unicollis wird das Korpus in ähnlicher Weise zu einem einheitlichen Organ gestaltet.

Die Durchtrennung eines Uterusseptums von der Zervix aus unter endoskopischer Sicht mit Laser wird wegen der geringeren Traumatisierung des Endometriums befürwortet. Bei Uterus duplex ist eine operative Behandlung nicht indiziert. Ein rudimentäres Nebenhorn muß bei Bildung einer Hämatometra einschließlich der Tube sofort abgetragen werden.

Fehlbildungen der Vagina

Auch die Fehlbildungen der Vagina stellen Hemmungsmißbildungen dar, die *isoliert oder kombiniert mit Anomalien des Uterus* und häufig auch des *Harntraktes* auftreten (s. S. 636).

Die einzelnen Anomalieformen

Aplasia vaginae

Die Vagina fehlt als Folge einer Anlagestörung im Bereich der Fusionsstelle zwischen dem kaudalen Abschnitt des Müller-Ganges und dem Sinus urogenitalis. Der Uterus ist - wenn vorhanden - rudimentär. Die Ovarien können anatomisch und funktionell normal und die sekundären Geschlechtsmerkmale infolgedessen voll entwickelt sein.

Atresia vaginae

Sie ist auf das Ausbleiben der Kanalisierung bzw. auf eine unzulängliche Epithelisierung der ursprünglich soliden Vaginalanlage zurückzuführen. Die Atresie betrifft selten die ganze Vagina, sondern i. allg. die höheren Abschnitte.

Vagina septa

Sie entsteht durch unvollständige Fusion und Kanalisierung der kaudalen Anteile der Müller-Gänge (s. S. 14). Häufig besteht eine **Kombination mit einer Doppelbildung des Uterus** (s. S. 534). Das Septum verläuft stets in sagittaler Richtung, kann aber **asymmetrisch** gelagert sein und dadurch der Erfassung entgehen.

Symptomatik

Die Aplasia vaginae tritt selten isoliert auf. Sie geht mit einer primären Amenorrhö einher (s. S. 544). Manchmal führen vergebliche Kohabitationsversuche die Patientin zum Arzt.

Bei einer partiellen Atresie kann es zur Entwicklung eines **Hämatokolpos** (Ansammlung des Menstrualblutes in der kaudal verschlossenen Vagina) und einer **Hämatometra** (s. oben) mit entsprechender Symptomatik kommen.

Ein median gelegenes Scheidenseptum bereitet meistens **Kohabitationsschwierigkeiten,** seltener wird es erst unter der Geburt als **Geburtshindernis** evident. Ist das Septum lateral gelegen, so macht es i. allg. keine Symptome.

Diagnostik

Bei der Aplasia vaginae findet sich in Höhe des Hymens ein elastischer, manchmal trichterförmiger Gewebewiderstand. Besteht eine Atresia vaginae, so liegt der Verschluß meistens höher als bei der Aplasie. Differentialdiagnostisch muß man an eine testikuläre Feminisierung denken (s. S. 532).

Das mediane Scheidenseptum wird i. allg. bei der Spekulumeinstellung nicht übersehen. Ein lateral gelegenes durchgehendes Scheidenseptum und ein partielles Septum im oberen Drittel nach Art einer Gewebefalte entgeht jedoch leicht der Spekulum- und vaginalen Untersuchung.

Therapeutische Gesichtspunkte

Bei Aplasia und Atresia vaginae kommt die **künstliche Scheidenbildung** in Frage, wenn die unblutige Bougierung bzw. Einlage von Dilatatoren nicht zum Ziele führt. Es besteht eine Vielzahl von operativen Möglichkeiten.

Ein gebräuchliches Verfahren stellt die Tunnelbildung zwischen Rektum und Harnröhre bzw. Harnblase mit Transplantation eines Epidermisspaltlappens oder -maschentransplantates dar. Zur Auskleidung wird bei kombiniertem abdominovaginalem Vorgehen auch Douglas-Peritoneum benutzt. Die Schrumpfungstendenz ist jedoch groß. Entscheidend für den Erfolg ist das Nachsorgeprogramm zur Offenhaltung der Neovagina mittels spezieller Prothesen. Die Nachbehandlung kann sich über 2 Jahre erstrecken.

Als eine relativ einfache und erfolgversprechende Erweiterung der oben erwähnten unblutigen Dehnung des Vaginalrudimentes hat sich der ergänzende Zug von oben erwiesen. Dieser wird auf folgende Weise erreicht: Nach Eröffnung der Bauchhöhle und Bildung eines Hohlraumes zwischen unteren Harnwegen und Rektum für die Neovagina werden Haltefäden an der perforierten Hymenalmembran fixiert, durch das neu gebildete Vaginalrohr extraperitoneal bis zu den Bauchdecken geleitet, dort an einer Platte befestigt und so stark angezogen, daß die Hymenalmembran einem ständigen Zug nach oben ausgesetzt ist. Nach ca. 8 Tagen wird eine ausreichend lange Vagina erreicht.

Als erfolgversprechendes Verfahren werden auch ein ausgeschaltetes Ileozökalsegment zur Anlage einer Ileozökalscheide oder ein Sigmatransplantat zum Scheidenersatz empfohlen.

Die künstliche Scheide ist zur Bildung des Scheidentranssudats und der orgastischen Scheidenmanschette fähig (s. S. 67). Kommt es zu einer Konzeption und Schwangerschaft, so ist die Entbindung durch Kaiserschnitt erforderlich.

Hymenalatresie

Der Hymen ist vielgestaltig und weist eine unterschiedliche Dicke, Dehnbarkeit sowie wechselnde Weite und Form der Hymenalöffnung auf. Als eigentliche Anomalie ist nur die **Hymenalatresie** von Bedeutung. Sie ist darauf zurückzuführen, daß der definitive Durchbruch des Ostium vaginae unterbleibt und das ursprüngliche Epithel durch Bindegewebe ersetzt wird (s. S. 16). Ihre Frequenz kann mit 1 : 16 000 Mädchen angenommen werden.

Symptomatik

Die Hymenalatresie führt zur **Retention des Menstrualblutes** mit Bildung eines **Hämatokolpos**, selten einer **Hämatometra** oder gar einer **Hämatosalpinx**. Die gleichen Symptome treten bei Atresie des unteren Drittels der Vagina auf (s. oben). Die Abflußbehinderung löst von der Menarche an eine charakteristische Symptomatik aus: In monatlichen Abständen treten krampfartig Schmerzen im Unterbauch auf **(Molimina menstruationis sine menstruatione)**, weil sich das Blut in der Scheide ansammelt (Hämatokolpos) und schließlich in Uterus und Tuben rückgestaut wird (Hämatometra, Hämatosalpinx). Die Intensität der Beschwerden hängt von der Menge und Ausdehnung des angesammelten Blutes ab. Manchmal treten schmerzhafte Miktion oder Urinretention infolge Verdrängung der Harnblase hinzu (Abb. 262).

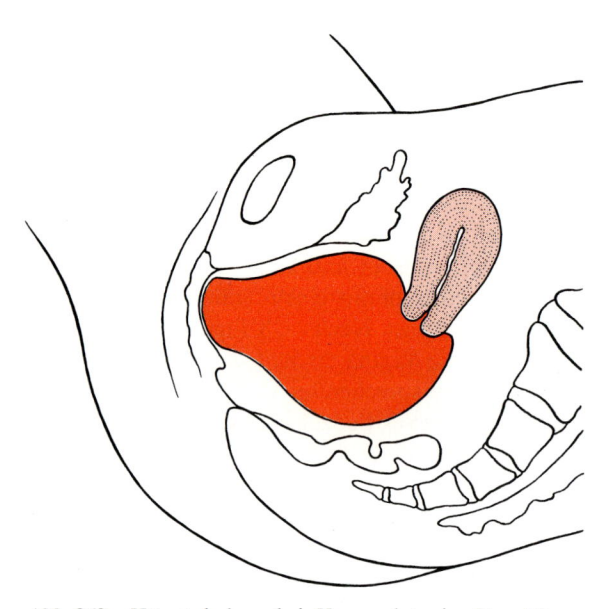

Abb. 262. Hämatokolpos bei Hymenalatresie. Der Uterus sitzt der Kuppe des prallen Tumors als solide Resistenz auf, solange noch keine Hämatometra besteht

Diagnostik

Nur selten wird die Hymenalatresie vor der Menarche erkannt. Treten im Menarchealter die geschilderten Beschwerden auf, so läßt sich die Diagnose bereits bei der Inspektion des Introitus stellen. Nach Entfaltung der kleinen Schamlippen sieht man den Introitus durch eine Membran verschlossen, die sich prall vorwölbt und durch die das dahinter angestaute Blut bläulich durchschimmert. Bei rektaler Untersuchung fühlt man einen prallen Tumor, der das kleine Becken ausfüllt, sich gegen das Rektum vorwölbt und gelegentlich bis zum Nabel reicht. Falls sich noch keine Hämatometra entwickelt hat, ist der Uterus an der Kuppe des Tumors als solide Resistenz durch die Bauchdecken zu tasten (Abb. 262). Ergänzend zum Tastbefund wird die Sonographie eingesetzt. Neben der chirurgischen Versorgung ist eine exakte Abklärung zum Ausschluß weiterer Anomalien wichtig, v. a. von Nieren und Harnwegen, da sie häufig mit der Hymenalatresie vergesellschaftet auftreten.

Therapie

Die Therapie besteht in kreuzweiser Inzision des Hymens. Die Ränder werden fixiert, um sekundäre Verklebungen zu vermeiden. Die dunkel-viskösen Blutmassen sollen möglichst spontan abfließen. Durch rektale palpatorische Kontrolle und im Ultraschall läßt sich feststellen, ob Uterus (Hämatometra) und Tuben (Hämatosalpinx) beteiligt sind. Die Hämatometra entleert sich spontan. Das in den Salpingen angesammelte Blut wird i. allg. resorbiert. Man soll daher so konservativ wie möglich vorgehen. Die Gefahr der aufsteigenden Infektion ist gegeben; deshalb sind Antibiotika zu verabreichen. Die **Prognose** ist gut. Bezüglich der Fertilität hängt sie von der Beteiligung der Tuben ab.

40 Blutungsstörungen

Dysfunktionelle Blutungen

Definition

Unter dysfunktionellen Blutungen versteht man Blutungsanomalien, die durch Störungen der *Ovarialfunktion* und dementsprechend des Aufbaus und der Funktion des Endometriums bedingt sind. Es handelt sich um Störungen der Follikelreifung, der Ovulation und der Gelbkörperbildung. Die Ursache liegt fast immer in einem primären oder sekundären Ungleichgewicht des zentralen Reglersystems, das gehäuft in den Jahren nach der Menarche, nach einer Schwangerschaft und in der Prämenopause vorkommt. Psychische Einflüsse spielen oft eine Rolle. Die dysfunktionellen Blutungen können als Anomalien des *Blutungsrhythmus* (Tempostörungen) oder des *Blutungstypus* auftreten. Sie müssen immer abgegrenzt werden von den Blutungen aus organischen Ursachen (Polypen, Myome, Karzinome). Die Definitionen der einzelnen Formen dysfunktioneller Blutungen gehen aus Abb. 263 hervor. Die Eintragung in das Kaltenbach-Schema erlaubt eine bessere Übersicht und Beurteilung der Blutungsstörung. Die vertikale Markierung kennzeichnet die Blutungsstärke, die horizontale die Blutungsdauer.

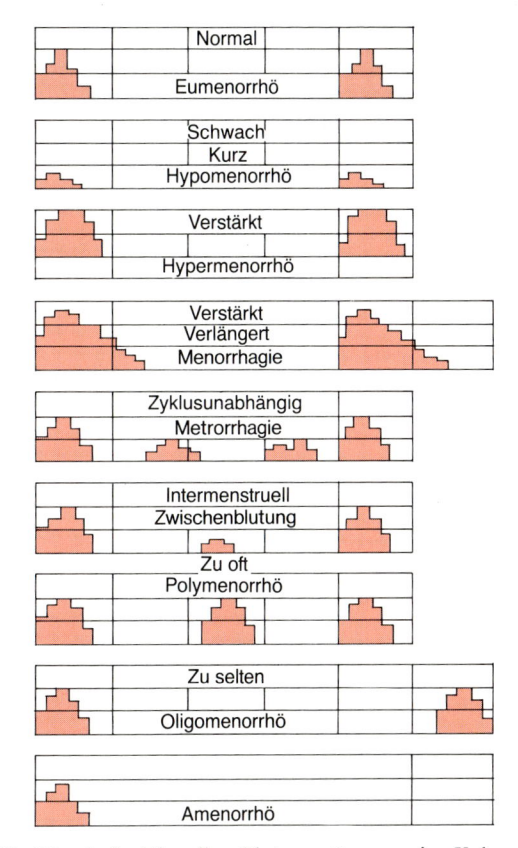

Abb. 263. Die dysfunktionellen Blutungsstörungen im Kaltenbach-Schema

Rhythmusstörungen

Polymenorrhö

Sind die Zyklusintervalle verkürzt und treten die menstruellen Abbruchblutungen in Abständen von *< 25 Tagen* ein, so spricht man von einer Polymenorrhö. Die Blutungsstärke ist dabei meist normal. Ist sie verstärkt, so liegt eine Hyperpolymenorrhö vor. Die zu häufige Regelblutung kann bedingt sein durch:

- eine verkürzte Corpus-luteum-Phase bei normal langer Follikelreifungsphase,
- eine verkürzte Follikelphase bei meist annähernd normaler Corpus-luteum-Phase,
- einen kurzen monophasischen Zyklus mit frühzeitiger Rückbildung des Follikels.

Je nach Ursache findet man in etwa 60% prämenstruell eine unvollkommene sekretorische Transformation des Endometriums, in 20% schon vom 12. Zyklustag an eine vorzeitige beginnende Sekretion und in weiteren 20% auch im Prämenstruum ein proliferierendes Endometrium. Meistens besteht Sterilität. Die *Basaltemperaturmessung* (s. S. 578) beantwortet die diagnostisch wichtige Frage, ob und wann eine Ovulation eingetreten und welche Zyklusphase verkürzt ist (Abb. 264a). Ergänzend können die funktionelle Vaginalzytologie, die Auswertung des Zervixschleimes, die Bestimmung von Prolaktin und Progesteron im Plasma, die Ultraschalluntersuchung des Follikels oder die Strichabrasio zur Abklärung herangezogen werden.

Therapie
Eine Behandlung wird insbesondere dann erforderlich, wenn eine Sterilität vorliegt, oder wenn als Folge der gehäuften Blutungen eine Anämie eintritt. Die *verkürzte Follikelphase* (Abb. 264a) läßt sich durch Östrogengaben (0,06 mg Ethinylestra-

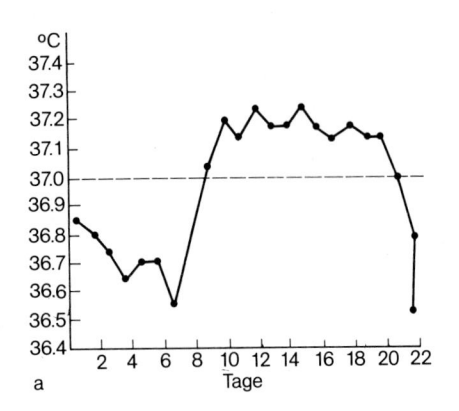

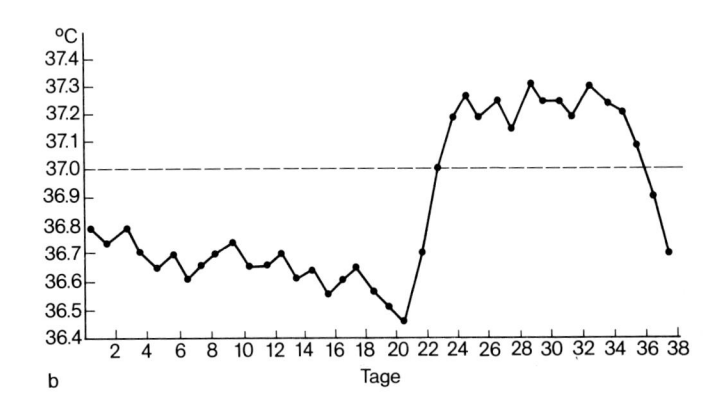

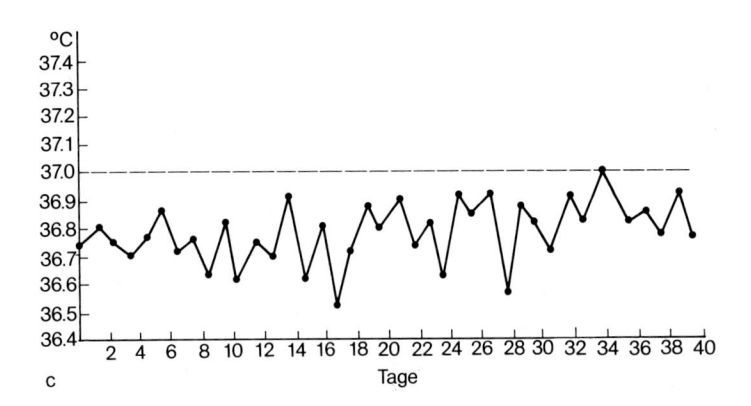

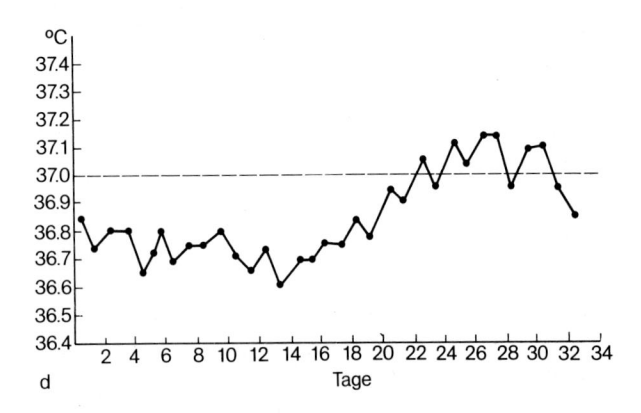

Abb. 264. a Basaltemperaturkurve bei Polymenorrhö mit verkürzter Follikelreifungsphase; **b** Basaltemperaturkurve bei Oligomenorrhö mit verlängerter Follikelreifungsphase; **c** Basaltemperaturkurve bei Oligomenorrhö mit anovulatorischem (monophasischem) Zyklus; **d** Basaltemperaturkurve bei Gelbkörperschwäche; treppenförmiger Anstieg (Staircase-Phänomen); kurzes Plateau: Verdacht auf LUF-Syndrom (luteinisierter unrupturierter Follikel)

diol täglich) in den ersten 5 Tagen p. m. verlängern und die Ovulation dadurch in die Zyklusmitte hinausschieben. Dies ist auch mit Clomifen möglich (s. S. 584).

Bei einem *monophasischen Zyklus* (Abb. 264c) kann man Blutungsabstand, -stärke und -dauer durch prämenstruelle Gestagengaben oder Östrogen-Gestagen-Präparate prämenstruell oder vom Sequenztyp zuverlässig normalisieren (s. S. 583). Besteht Kinderwunsch, so kann mit Clomifen, HMG-HCG oder bei Prolaktinerhöhung mit Bromocriptin oder Lisurid eine Ovulation erzielt werden.

Liegt eine *Corpus-luteum-Insuffizienz* (Abb. 264d) vor, so wird in der verkürzten 2. Zyklusphase das Endometrium unvollkommen transformiert abgestoßen. Man wird daher entweder die mangelhafte Östrogen-Gestagen-Produktion prämenstruell durch Gestagene substituieren oder die Corpus-luteum-Funktion durch Clomifen (50–100 mg, 5.–9. Tag), LH-wirksames Choriongonadotropin (5000 IE, 2- bis 3mal zwischen dem 16.–23. Tag) oder Bromocriptin stimulieren (s. S. 585).

Oligomenorrhö

Bei verlängerten Blutungsintervallen von > *35 Tagen* liegt eine Oligomenorrhö vor, die gelegentlich auch mit zu schwachen (Hypo-Oligomenorrhö) oder starken Blutungen (Hyper-Oligomenorrhö) einhergehen kann. Die zu seltene Regelblutung ist neben der Amenorrhö Ausdruck einer Ovarialinsuffizienz. Die Oligomenorrhö zeigt auch bezüglich der Genese Ähnlichkeit mit der Amenorrhö, geht ihr öfter voraus oder folgt ihr als Übergangsstadium im Zuge der Normalisierung des Zyklus (ca. 70% aller Fälle). Als *primäre Oligomenorrhö* besteht sie seit der Menarche, z. B. als Hauptsymptom eines Stein-Leventhal-Syndroms (s. S. 562), während ein späteres Auftreten als *sekundäre Oligomenorrhö* abgegrenzt wird.

Meistens liegt eine *verlängerte Follikelreifungsphase* zugrunde (70%) (Abb. 264b); entweder reift ein Follikel voll heran, oder es findet nur ein unterschwelliges Wachstum einiger Follikel bis zur 5-mm-Grenze statt, die bis auf einen, der langsam weiterreift, atretisch werden. Die Gelbkörperphase verläuft annähernd normal (50–70%), ist verkürzt (10–20%) oder fehlt (10–30%). Dementsprechend ist das Endometrium in etwa 40% normal aufgebaut, in 10% unvollständig transformiert, in 25% nur proliferiert, in 15% hyperplastisch verändert und in 15% funktionslos. Bei einer sporadischen Oligomenorrhö ist differentialdiagnostisch auch ein Frühabort in Betracht zu ziehen (s. S. 341). Die diagnostischen Maßnahmen entsprechen denen bei der Polymenorrhö (s. S. 539 und Abb. 264b–d).

Therapie

Die Oligomenorrhö ist behandlungsbedürftig, wenn Kinderwunsch besteht. Die Therapie besteht in der Induktion einer Ovulation in Zyklusmitte durch Clomifen oder/und in der zyklusgerechten Verabfolgung eines FSH-LH-Präparates, kombiniert mit dem LH-wirksamen HCG (s. S. 585). Ist die anovulatorische Zyklusstörung auf eine erhöhte Prolaktinproduktion zurückzuführen (20% der Patientinnen mit Oligomenorrhö), so kommt nach Ausschluß eines Hypophysenadenoms 2-Brom-α-ergocriptin (Pravidel) zur Anwendung (s. oben). Bei fehlendem Kinderwunsch läßt sich die Normalisierung wie bei der Polymenorrhö durch Östrogen-Gestagen-Kombinationen erreichen (s. S. 539). Ist Kontrazeption erwünscht, so kann man zur Normalisierung des Blutungsrhythmus auch die Pille verordnen. Eine Dauerregulierung des Zyklus nach Absetzen der Medikation ist selten.

Dauerblutung

Die anhaltende dysfunktionelle Blutung wird am häufigsten durch Follikelpersistenz (Anovulation) verursacht. Die verlängerte östrogene Proliferation führt zur Hyperplasie der Schleimhaut (**glandulärzystische Hyperplasie** s. S. 698) und schließlich zu Durchbruch- oder Abbruchblutungen mit verzögerter, unregelmäßiger Abstoßung des Endometriums.

Therapie

Blutstillung ist durch die Substitution mit den gebräuchlichen Gestagen-Östrogen-Kombinationen zu erreichen (Abb. 265). Die Blutung steht gewöhnlich innerhalb von 48 h, unabhängig von der Transformation der Schleimhaut. Das blutungsfreie Intervall bis zur medikamentösen Entzugsblutung kann beliebig verlängert werden (Abb. 265). Tritt keine Blutstillung ein, so muß die Diagnose durch eine Abrasio überprüft werden, um organische Ursachen, v. a. ein Karzinom, auszuschließen. Zur Verhütung eines **Rezidivs** empfiehlt sich nach der Abrasio die Basaltemperaturmessung. Tritt bis zum 20. Zyklustag keine Temperaturerhöhung ein, so substituiert man 5–7 Tage lang mit oralen Östrogen-Gestagen-Präparaten (Abb. 266).

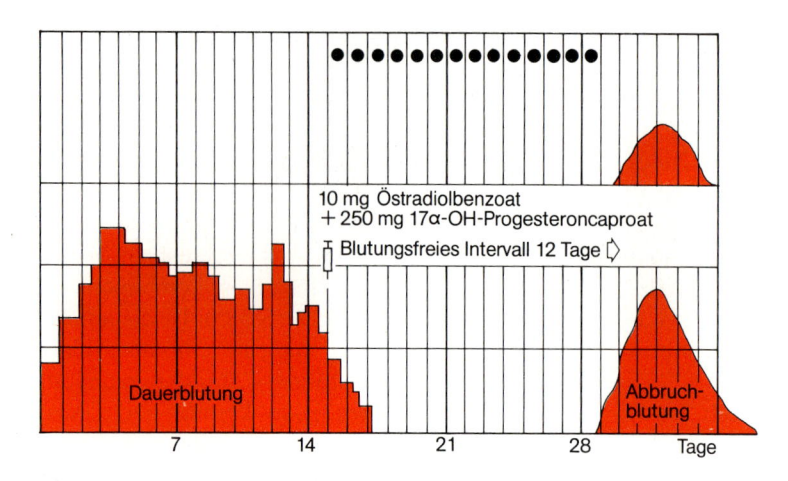

Abb. 265. Hormonale Behandlung einer Dauerblutung („hormonale Kürettage") mit Östrogen-Gestagen-Kombination oral oder als Depotinjektion. Blutstillung nach 48 h; Abbruchblutung nach 10–12 Tagen, bei Injektionstherapie meist stärker und protrahierter

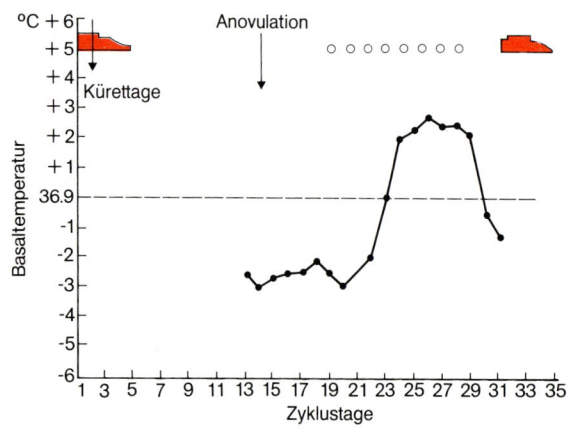

Abb. 266. Prophylaktische prämenstrulle Substitution mit Gestagen- oder Östrogen-Gestagen-Tabletten bei Rezidiv eines monophasischen Zyklus nach vorangegangener Dauerblutung und Abrasio

Ovulationsblutung

Bei der echten Ovulationsblutung handelt es sich um eine Östrogenentzugsblutung, die durch ein vorübergehendes Absinken der Östrogenproduktion im gesprungenen Follikel bei nur zögernd beginnender Progesteronproduktion verursacht wird. Sie ist nicht behandlungsbedürftig. Wird sie als störend empfunden, so läßt sie sich durch Östrogensubstitution zwischen dem 11. und 17. Tag verhindern (Abb. 267).

Prämenstruelle Vorblutung

Leichte Schmierblutungen 2–3 Tage vor dem Einsetzen der eigentlichen Regelblutung werden durch ein vorzeitiges Absinken der Östrogenbildung im Corpus luteum verursacht, während Progesteron zunächst weiterhin produziert wird. Der Hormonabfall ist demnach dissoziiert und protrahiert, die Abstoßung des Endometriums ist nur oberflächlich.

Die *Therapie* besteht in der Substitution mit Östrogen-Gestagen-Kombinationen während der prämenstruellen Phase (Abb. 267) oder, mehr ursächlich wirksam, in der Stimulation mit LH-wirksamem Choriongonadotropin zwischen dem 20. und 24. Tag über mehrere Zyklen.

Postmenstruelle Nachblutung

Sie kann auf einer unvollkommenen Transformation des Endometriums mit gestörtem vaskulären Blutstillungsmechanismus infolge Corpus-luteum-Insuffizienz beruhen oder auf einer verzögerten Regeneration mit zu langsamer Epithelisierung der Gebärmutterschleimhaut. Als Ursache kommen ein verzögerter Beginn der Östrogenbildung im Follikel, aber auch vorausgegangene Ausschabungen der Gebärmutter, Zustand nach Geburten und Endometritis in Frage.

Die *Therapie* besteht in prämenstruellen Östrogen-Gestagen-Gaben zur Herstellung eines sich normal abstoßenden Endometriums oder in der Verabfolgung kleiner Östrogendosen postmenstruell mit dem Ziel, die Epithelialisierung des Endometriums zu beschleunigen (Abb. 267). Auch eine stimulierende Behandlung mit Gonadotropinen postmenstruell (FSH) zur Erzielung einer frühen follikulären Östrogenbildung ist erfolgreich.

Typusstörungen

Bei den Anomalien des Blutungs*typus* unterscheidet man die zu starke (Hypermenorrhö) und die zu schwache Regelblutung (Hypomenorrhö) (Abb. 263).

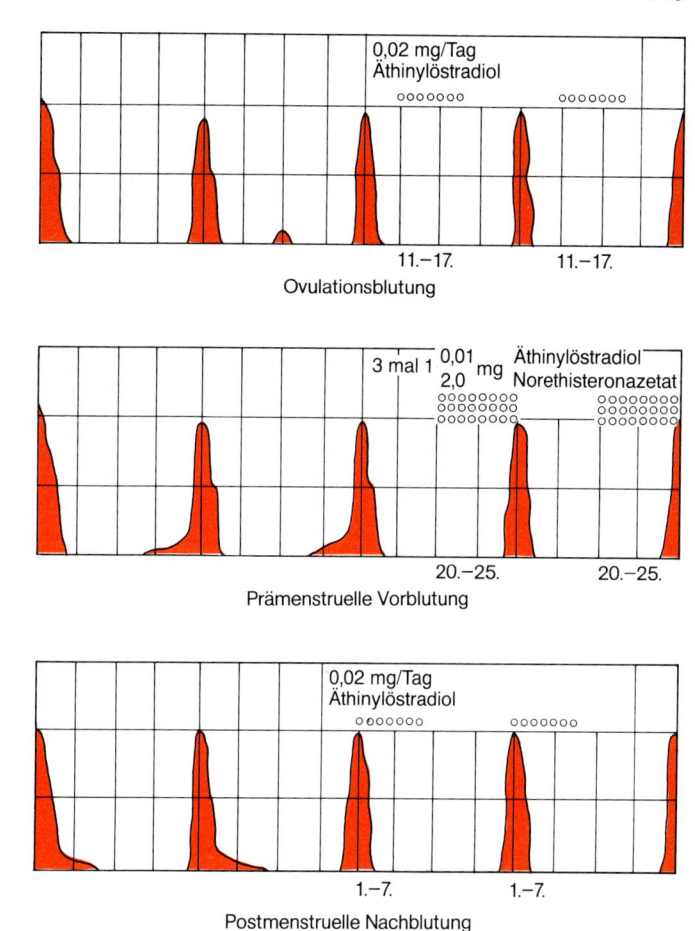

Abb. 267. Ovulationsblutung, prämenstruelle Vorblutung, postmenstruelle Nachblutung. Behandlung durch Substitution mit Östrogen oder Östrogen-Gestagen-Kombination oral

Hypermenorrhö

Die verstärkte Regelblutung beruht zu 80% auf organischen Ursachen wie Myomen, Adenomyosis, Endometritis, Polypen, Uterushypoplasie (Kontraktions- und vaskuläre Blutstillungsschwäche). In etwa 15% scheint ein prämenstruelles Gestagendefizit vorzuliegen, das die regelrechte menstruelle Abstoßung des Endometriums beeinträchtigt. Schließlich können innere Erkrankungen wie erhöhter Blutdruck, Herz- und Nierenleiden und Gerinnungsstörungen ursächlich beteiligt sein.

Die **Therapie** besteht bei organisch bedingten oder internistischen Erkrankungen in der Behandlung des Grundleidens. Bei der Hypoplasia uteri führt eine medikamentöse Pseudogravidität (s. S. 549) zu einer Verbesserung der Kontraktilität des Uterusmuskels. Ein prämenstruelles Gestagendefizit kann substituiert werden. Mutterkornalkaloide steigern die Kontraktionsfähigkeit des Myometriums. Bei Gerinnungsstörungen muß die spezifische Therapie eingesetzt werden. Führen die starken Blutungen zur Anämie, so kann man als Ergänzung zur Grundbehandlung durch kontinu-

ierliche Verabfolgung hoher oraler Gestagendosen (10 mg/Tag) für einige Monate eine therapeutische Amenorrhö herbeiführen (s. S. 584).

Menorrhagie

Bei der verlängerten und meist auch verstärkten Regelblutung können die gleichen Ursachen vorliegen wie bei der Hypermenorrhö. Dementsprechend ist auch die Behandlung identisch (Abb. 265).

Hypomenorrhö

Die zu schwache (und oft auch verkürzte) regelmäßige Blutung beruht am häufigsten auf prämenstruellen regressiven Vorgängen in der Schleimhaut oder auf einer unvollkommenen, oberflächlichen Abstoßung des Endometriums. Die Ovarialfunktion kann normal biphasisch sein. Das Endometrium entspricht in 75% der Fälle der Zyklusphase. Die Hypomenorrhö kann das erste Zeichen einer beginnenden Ovarialinsuffizienz sein. Besteht ein Hirsutismus, so muß eine vermehrte Androgenproduktion der Ovarien oder der Nebennierenrinde mit Endometriumregression als Ursache angenommen werden.

Die Hypomenorrhö als einziges Symptom ist nicht behandlungsbedürftig.

Metrorrhagien

Diese völlig unregelmäßigen Blutungen ohne erkennbaren Zusammenhang mit dem Zyklus (Abb. 263) beruhen zu 35% auf organischen Ursachen (Karzinome, submuköse Myome, Polypen, Endometritis). In 60% liegen Störungen der Follikelreifung mit Durchbruchblutungen vor.

Die Behandlung richtet sich nach dem Ergebnis der diagnostischen Abrasio. Bei Metrorrhagien hormoneller Genese ist die Regulation des Zyklus durch Östrogen-Gestagen-Kombinationen angezeigt. Bei organischer Ursache richtet sich die Therapie nach der speziellen Erkrankung.

Generell erfordert jede dysfunktionelle Blutung primär die Überlegung, ob eine diagnostisch therapeutische Abrasio bzw. Aspirationskurettage zur Klärung der Blutungsursache nötig ist. Von dieser Forderung ist nur abzugehen bei Oligo- und Hypomenorrhö, juvenilen Blutungen und rezidivierenden Blutungen mit erwiesener gutartiger Genese.

Amenorrhö

Definition

Unter Amenorrhö versteht man das **Fehlen oder Ausbleiben einer monatlichen Blutung.** Hierbei kann es sich um einen physiologischen Zustand (Kindheit, Schwangerschaft, Stillzeit, Menopause) oder ein pathologisches Geschehen handeln. Nach anamnestischen Gesichtspunkten unterscheidet man zwischen der **primären Amenorrhö** (bisher noch keine Blutung) und **sekundärer Amenorrhö** (früher bereits geblutet).

Eine primäre Amenorrhö ist unter Berücksichtigung der Akzeleration bei Ausbleiben der Blutungen nach dem vollendeten 15. Lebensjahr anzunehmen (s. S. 57). Eine sekundäre Amenorrhö hat definitionsgemäß ein Intervall von mehr als 3 Monaten zur Voraussetzung. Unterhalb dieser Zeitspanne spricht man noch von einer Oligomenorrhö (s. S. 541). Zur Klassifikation, Diagnose und Prognose der Amenorrhö spielen die vorhandene ova-

Tabelle 78. Häufigkeit in % der verschiedenen Ursachen bei der primären und sekundären Amenorrhö in einer gynäkologischen Ambulanz (ohne die physiologischen Amenorrhöen), (UFK Ulm 1968-1978)

Primäre Amenorrhö (>16 Jahre)	Sekundäre Amenorrhö (>3 Monate)
Vorwiegend organische Ursachen (78%)	Überwiegend dysfunktionelle Ursachen (85%)
Zentral bedingt	*Zentral bedingt*
10% zerebrale, dienzephale, pineale Prozesse entzündlich oder tumorös	8% idiopathische zerebral-hypothalamische Amenorrhö (meist mit Adipositas)
12% Pubertas tarda	13% reaktive Belastungsamenorrhö (Streß, Notstandsamenorrhö)
5% HVL-Tumoren	20% Anorexia mentalis (mit Teilformen)
2% hypophysärer Zwergwuchs	22% Hyperprolaktinämische Formen (davon 15% nachweisbare Prolaktinome)
Ovariell bedingt	2% Scheinschwangerschaft (Grossesse nerveuse)
8% ovarielle Hypoplasie	2% HVL-Tumoren (ohne Prolaktinome und basophiles Adenom mit Prolaktinomen = 5%)
1% Ovarialtumoren	<1% Sheehan-Syndrom
Adrenal bedingt	8% postpartale dysfunktionelle Amenorrhö (Mikroadenome)
9% kongenitale adrenale Hyperplasie (AGS)	3% medikamentenbedingte Amenorrhö (Psychopharmaka)
Genetisch bedingt	2% Amenorrhö nach Absetzen der Pille
21% Gonadendysgenesie	1% M. Cushing, Akromegalie, Hyper- bzw. Hypothyreose
5% reine und gemischte Gonadendysgenesie, Mosaike	*Ovariell bedingt*
9% testikuläre Feminisierung	2% Climacterium praecox, Ovarialhypoplasie
<1% echter Hermaphroditismus	6% Stein-Leventhal-Syndrom
<1% Agonadismus	2% gonadotropinminderempfindliche Ovarien
<1% Kallmann-Syndrom	1% Ovarialtumoren
<1% Superfemale	*Adrenal bedingt*
Genital bedingt	6% erworbenes postpuberales AGS
10% Vaginalatresie	1% NNR-Adenom, Karzinom, M. Cushing
5% Hymenalatresie	<1% andere konsumierende Allgemeinerkrankungen
1% Zervikalatresie, Uterusatresie u. ä.	*Genital bedingt*
	3% uterine Amenorrhö (Kürettage post abortum, post partum, Tbc)

rielle Östrogenaktivität und die Höhe des Gonadotropinspiegels eine wichtige Rolle. Als Faustregel kann gelten: Je höher die Gonadotropinwerte liegen, desto schlechter ist die Prognose.

Ätiologie

Je nach Art und Angriffspunkt der Störung kann die Amenorrhö zahlreiche Ursachen haben, deren Häufigkeit bei der primären und der sekundären Amenorrhö unterschiedlich ist. Während bei der primären Amenorrhö organische Ursachen wie chromosomale Anomalien, ovarielle Dysgenesien und Hypoplasien, Intersexualität und genitale Fehlbildungen vorherrschen, stehen bei sekundären Amenorrhöen Dysfunktionen wie zentrale, meist psychogene Störungen oder leichte hypophysär-ovarielle Anomalien im Vordergrund (Tabelle 78).

Zentral bedingte Amenorrhö

Unter diesen Formen steht die *psychogene* Amenorrhö an erster Stelle (Tabelle 78). Psychosomatische Funktionsstörungen oder Krankheiten können durch **Einwirkung auf die Zentren der Gonadotropinfreisetzung**, insbesondere wahrscheinlich auf die zyklische LH-Freisetzung und die normal vorhandene Prolaktinhemmung, zu einer Amenorrhö führen. Hier ist auch die sog. „Notstandsamenorrhö" einzuordnen (Internats-, Berufs-, Flucht-, Haft- oder Kriegsamenorrhö). Die extreme Manifestation der psychogenen Amenorrhö ist die *Anorexia mentalis* (nervosa) (s. S. 651). Das andere Extrem der psychogenen Amenorrhö bildet die „Grossesse nerveuse", die eingebildete Schwangerschaft, bei der sich alle subjektiven Symptome einer Gravidität ohne hormonelle Veränderungen einstellen können.

Die *postpartale Amenorrhö* (Ausbleiben der Menstruation nach der 10. Woche post partum oder 6 Wochen nach dem Abstillen) ist meist ebenfalls dienzephal bedingt.

Zu der *hypothalamischen* postpartalen dysfunktionellen Amenorrhö gehört das *Chiari-Frommel-Syndrom* (s. S. 490).

Auch die seltenen **Tumoren** dieser Region, z. B. *Kraniopharyngeome*, verursachen durch Drucknekrose des Hypothalamus eine Amenorrhö, meist vergesellschaftet mit anderen hypothalamischen Symptomen, wie Appetitsteigerung, Adipositas und vegetativen Störungen. Durch fortschreitendes Wachstum kann der Hypophysenstiel zerstört werden, so daß die Amenorrhö auch hypophysär ausgelöst sein kann.

Posttraumatische und entzündliche Prozesse wie Meningitis und Meningoenzephalitis führen in seltenen Fällen zu einer zentralen Amenorrhö.

Hypophysär bedingte Amenorrhö

Das klassische Beispiel einer hypophysär bedingten Oligo-Amenorrhö ist das *Sheehan-Syndrom*, bei dessen Abortivformen der Ausfall der Gonadotropinfunktion ganz im Vordergrund steht (s. S. 489).

Bei *Hypophysentumoren* mit einer Amenorrhö als Frühsymptom handelt es sich am häufigsten um ein *chromophobes Adenom*. Es bildet vermehrt Prolaktin *(Prolaktinom)* und kann – langsam wachsend – durch Verdrängung zu einem Ausfall der gonadotropen Partialfunktion des Hypophysenvorderlappens führen. Durch die vermehrte Prolaktinbildung

Tabelle 79. Einfluß verschiedener Pharmaka auf die Prolaktinsekretion

Stimulierende Wirkung	Pharmakologische Bezeichnung	*Hemmende Wirkung*	Pharmakologische Bezeichnung
Psychopharmaka	Phenothiazinderivate Chlorpromazin Perphenazin Imipramin Meprobamat Sulpirid Pimozid	Psychopharmaka Dopaminagonist Prolaktin- hemmer Uterustonika	=MAO-Hemmer Nomifensin Tranylcypromin Bromocriptin Lisurid Pergolid Levodopa Ergometrin Ergotamin
Narkotika	Dehydrobenzperidol Haloperidol	Migränemittel	Ergotamin Lisurid
Antihypertonika	Reserpin Methyldopa	Antihypotonika Sympathikolytika	Ergotaminderivate Dihydroergocristin
Magen-Darm-Mittel	Domperidon Metoclopramid	Antihypertonika Hypnotika	Clonidin Pentobarbital
Sexualhormone Glukokortikoide	Östrogene Dexamethason		

besteht oft eine Galaktorrhö (*Forbes-Albright-* oder *Argonz-Del-Castillo-*Syndrom).

Erwähnt sei, daß bestimmte Medikamente die Prolaktinsekretion hemmen oder fördern können (Tabelle 79).

Das *Adenom der eosinophilen Zellen* des Hypophysenvorderlappens kann ebenfalls zur Amenorrhö führen. Bei Auftreten vor dem Epiphysenschluß kommt es zum Hoch- oder Riesenwuchs, auch zur Akromegalie.

Das *Adenom der basophilen Zellen* verursacht den klassischen **M. Cushing.** Die Adenome sind oft klein und dadurch röntgenologisch nicht eindeutig nachweisbar. Die Krankheit befällt ganz vorwiegend Frauen und zeigt als Symptome Mondgesicht, Striae, Hypertonie, Hyperglykämie und Osteoporose, einen erhöhten Kortisolspiegel im Blutplasma sowie meistens eine Amenorrhö.

Hinweissymptome auf die genannten Tumoren sind v. a. Kopfschmerzen, Sehstörungen (Visuseinschränkung) sowie andere neurologische Ausfallserscheinungen. Entsprechende neurologische, ophthalmologische und röntgenologische Untersuchungen (Computertomogramm) sind daher zur Differentialdiagnose erforderlich.

Der **hypophysäre Zwergwuchs** jeder Genese geht mit einer von der Hypophyseninsuffizienz abhängigen polyglandulären Insuffizienz mit Amenorrhö einher. Die Gonadotropine liegen niedrig oder fehlen.

Ovariell bedingte Amenorrhö

Ovarialhypoplasie

Das Keimgewebe ist durch eine mangelhafte ontogenetische Entwicklung in unterschiedlichem Maße vermindert (s. S. 529). Es besteht ein weiblicher Phänotyp, oft mit Infantilismus und Hochwuchs, dabei entweder eine primäre oder früh eintretende sekundäre Amenorrhö. Die Brustentwicklung ist mäßig, das Genitale hypoplastisch. Eine Schwangerschaft – spontan oder nach Gonadotropinbehandlung – ist äußerst selten. Die Menopause tritt verfrüht ein, das dann bestehende **Climacterium praecox** beruht auf dem quantitativ für die generative Phase unzureichenden Keimgewebe. Daher kommt es schon im 3. oder 4. Lebensjahrzehnt zur Amenorrhö mit den typischen vegetativen Störungen des Klimakteriums. Die Gonadotropine sind mäßig bis stark erhöht (hypergonadotroper Hypogonadismus).

Besondere Syndrome mit ovariell bedingter Amenorrhö sind das **Turner-Syndrom, Swyer-Syndrom** und das **Superfemale Syndrome** (s. S. 567, 529 u. 528). Auf die Amenorrhö bei Intersexualität wird in den entsprechenden Spezialkapiteln hingewiesen.

Ovarialtumoren

Androgenbildende Ovarialtumoren wie die seltenen *Arrhenoblastome*, die *Hiluszelltumoren* oder die *hypernephroiden Tumoren* des Ovars können eine Amenorrhö über die Hemmung des Hypophysenzwischenhirnsystems und peripherer Zielorgane (Endometrium) bewirken. Die Tumoren produzieren Testosteron oder Dehydroepiandrosteron (Hypernephrom) (s. S. 720). Auch die *Östroblastome* (Granulosa- und Thekazelltumoren) können eine Amenorrhö bewirken, die später in Metrorrhagien oder Dauerblutungen übergeht (s. S. 719). Andere, nichthormonbildende Tumoren des Ovars bewirken dann eine Amenorrhö, wenn das Tumorgewebe das Ovarialparenchym weitgehend verdrängt oder zerstört hat.

Amenorrhö bei Erkrankungen anderer endokriner Drüsen und bei Allgemeinerkrankungen

Das *adrenogenitale Syndrom* (AGS) wird gesondert auf S. 569 behandelt.

Eine Amenorrhö findet sich bei

- Erkrankungen der Nebennierenrinde (M. Addison, Adenom, Karzinom),
- Erkrankungen der Schilddrüse (Hyper-, Hypothyreose),
- Diabetes mellitus (besonders bei frühem Beginn und schlechter Einstellung),
- schweren konsumierenden Erkrankungen.

Uterine Amenorrhö

Sie beruht vorwiegend auf traumatisch oder entzündlich bedingten Synechien im Uteruscavum (Asherman-Syndrom, s. S. 611).

Selten ist der unterschwellige oder stumme Zyklus („silent menstruation"). Hier handelt es sich offenbar um eine echte dysfunktionelle uterine Störung der Blutungsauslösung bei intakter Ovarialfunktion. Statt der Abbruchblutung bildet sich das Endometrium durch Involution zurück. Solche Frauen können gravide werden. Man findet „silent menstruations" öfter bei Einnahme der Minipille.

Bezüglich der Amenorrhö als Folge von Uterus- und Vaginalfehlbildungen sowie von Gynatresien s. S. 534 u. 537.

Iatrogene Amenorrhö

Eine Amenorrhö kann aus therapeutischen Gründen herbeigeführt werden oder aber als Nebeneffekt einer medikamentösen Behandlung auftreten. Bei der oralen Kontrazeption kommt es gelegentlich als unerwünschter Nebeneffekt zu einer Amenorrhö unter oder nach der Einnahme. Gestagene, Androgene, Anabolika, ferner Phenothiazine, Reserpin, Sulpirid (über eine Hyperprolaktinämie) können Amenorrhöen auslösen.

Diagnostik bei Amenorrhö

Wichtige Gesichtspunkte ergeben sich meistens schon aus der *Anamnese.* Hier ist die Amenorrhö bereits als primär oder sekundär, nach ihrer Dauer sowie ihrer Entwicklung zu klassifizieren. Eintreten der Menarche, unbeabsichtigte oder beabsichtigte Gewichtsveränderungen, psychische und physische Beanspruchungen, Orts- oder Berufsveränderungen sind zu erfragen.

Bei Erhebung des Allgemeinstatus wird man auf Erscheinungen des Infantilismus, des Virilismus und auf andere konstitutionelle Stigmata wie Kleinwuchs, Hochwuchs, Adipositas, fehlende Axillar- und Genitalbehaarung, evtl. Struma, ausgeprägte vegetative Symptomatik und Hautveränderungen, z. B. bei Myxödem, achten. Eine hochgradige Unterentwicklung der Brüste läßt in Verbindung mit einer primären Amenorrhö auf eine schwere ovarielle Unterfunktion mit Hypoplasie des Genitales schließen. Bei der gynäkologischen Untersuchung ist anläßlich der Inspektion besonders nach Zeichen der Unterentwicklung oder Intersexualität sowie nach Fehlbildungen (Gynatresie, Vaginalaplasie, Hymenalatresie) zu fahnden (s. S. 536 u. 537). Die bimanuelle Untersuchung gibt Auskunft über die Größe und Beschaffenheit der Ovarien. Vergrößerte Ovarien lenken im Zusammenhang mit der Anamnese den Verdacht auf ein Stein-Leventhal-

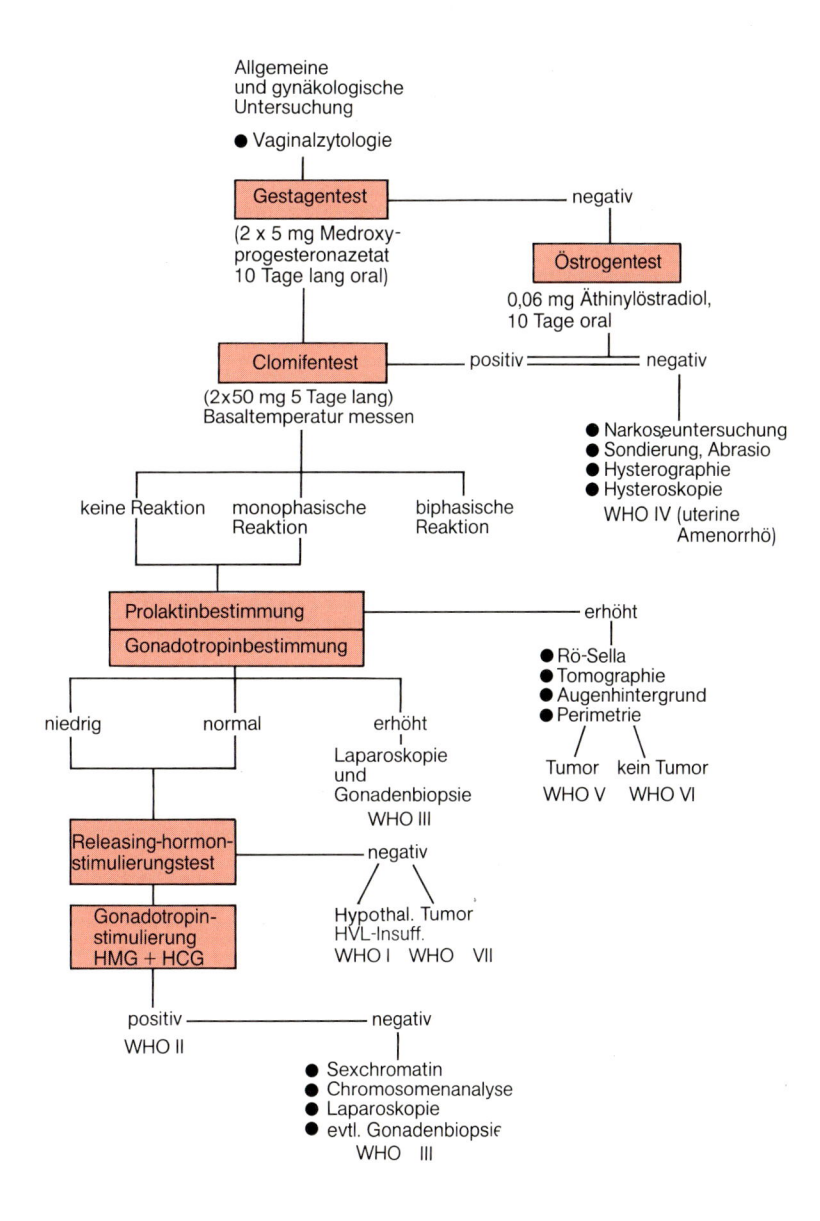

Abb. 268. Schema des diagnostischen Vorgehens bei Amenorrhö

Syndrom (s. S. 562). Derartige Befunde lassen sich durch die Ultrasonographie objektivieren. Ein normalgroßer Uterus spricht gegen einen längerdauernden und stärkeren Östrogenmangel. Die Turgeszenz von Vagina und Portio, die Weite des äußeren Muttermundes sowie die Menge und Beschaffenheit des Zervixsekrets sind von Bedeutung (s. S. 50). Das vaginale Zellbild gibt Hinweise auf den aktuellen Östrogenspiegel.

Am Anfang der *hormonellen Diagnostik* zur Abklärung der endokrinen Ursache steht der **Gestagentest.** Man verabreicht ein orales Gestagenpräparat (z. B. 10 mg Medroxyprogesteronazetat täglich) über 10 Tage (Abb. 268). Kommt es 3-7 Tage nach der letzten Gabe nicht zu einer Entzugsblutung, ist der Test also negativ, so liegt ein Östrogenmangel (nichtproliferiertes Endometrium) vor. Tritt eine Blutung ein (der Test ist positiv), so ist der Östrogenspiegel ausreichend und eine uterine Amenorrhö damit ausgeschlossen. Dem *negativen* Gestagentest folgt der **Östrogentest.** Man gibt 3mal 1 Tablette Ethinylestradiol (0,06 mg/Tag) über 10 Tage (Abb. 268). Fällt auch der Östrogentest negativ aus, d. h. bleibt die Blutung aus, so liegt eine uterine Amenorrhö vor. Fällt der Test positiv aus, so besteht eine Östrogenmangelamenorrhö. Man wird dann eine **Prolaktin-** und **Gonadotropinbestimmung** vornehmen. Hohe Gonadotropinwerte erfordern bei weiteren Hinweisen auf eine Gonadendysgenesie eine Geschlechtschromatinbestimmung, Chromosomenanalyse und ggf. die Laparoskopie der Gonaden. Dem positiven Progesterontest folgt eine probatorische Verabreichung von Clomifen unter Messung der Basaltemperatur, um Auskunft über die Reaktion des Zwischenhirn-Hypophysen-Systems und des Ovars auf eine Stimulierung zu erhalten. Ist der Clomifentest negativ, so wird man die Dosis erhöhen und bei erneuter negativer Reaktion eine Gonadotropin- und Prolaktinbestimmung durchführen (Abb. 268).

Die immunchemische oder radioimmunologische (FSH, LH) Analyse der Gonadotropine im Plasma ist bei allen primären Amenorrhöen sowie bei sekundären Amenorrhöen mit negativem Progesterontest erforderlich. Diese Bestimmung ermöglicht die Unterscheidung von *normo*gonadotroper, *hyper*gonadotroper und *hypo*gonadotroper Amenorrhö (Tabelle 80). Nur bei einer normo- oder hypogonadotropen Amenorrhö ist die Behandlung mit Ovulationsauslösern und Gonadotropinen aussichtsreich, nicht aber bei hypothalamischer Amenorrhö. Eine weitere Verbesserung der Diagnostik und Therapie bahnt sich durch die Verwendung von LH-Releasing-Hormonen an. Dabei gibt der Nettoanstieg von LH auf Gabe von LHRH Auskunft über die Reservekapazität des gonadotropen Hypophysenvorderlappens (s. S. 577).

Auf die Beurteilung des Endometriums mit Hilfe der *Aspirations- oder Strichkürettage* sollte man nicht

Tabelle 80. Einteilung, Ätiologie und Therapievorschläge von Zyklusstörungen nach einem modifizierten WHO-Schema. Antiöstrogene sind Clomifen und Cyclofenil; Dopamin-Agonisten sind Bromocriptin, Lysurid; *HCG*= „human chorionic gonadotropin"; *HMG*= „human menopausal gonadotropin" (FSH/LH)

WHO-Gruppe	Diagnose	Ätiologie	Behandlung
I	Hypogonadotrope Amenorrhö	Hypothalamisch-hypophysäre Insuffizienz	Antiöstrogene, Antiöstrogene + HCG, GnRH-Pumpe, HMG + HCG
II	Hypothalamisch-hypophysäre Dysregulation (= Amenorrhö, anovulatorische Oligomenorrhö)	Rückkopplungsstörungen, polyzystische Ovarien	Antiöstrogene, GnRH-Pumpe, Antiöstrogene + HCG, Antiöstrogene + HMG + HCG
III	Hypergonadotrope Amenorrhö	Ovarielle Insuffizienz, Gonadendysgenesie (chromosomal), hyposensitive Ovarien	Kombinierte Östrogen-Gestagen-Behandlung, Immunsuppression (Kortikosteroide), HMG-HCG, Östrogen-Gestagen-Gemische)
IV	Normogonadotrope Amenorrhö	Uterine Amenorrhö, Endometriumstörung, kongenitale Anomalien, Synechien, Dysfunktion	Spezifische Therapie, operativ, hochdosiert Östrogene
V	Hyperprolaktinämische Amenorrhö	Hypophysenadenome (Prolaktinome), funktionell, medikamentös	Dopaminagonisten, Operation
VI	Amenorrhö	Hypothalamisch-funktionell psychogen, anorektische Reaktion, hyperprolaktinämisch, Streß	Dopaminagonisten, Psychotherapie
VII	Hypogonadotrope Amenorrhö	Hypothalamisch-hypophysäre Insuffizienz (Tumor)	Operation, GnRH-Pumpe, HMG-HCG

verzichten. Bei einer uterinen Amenorrhö ist sie immer erforderlich. Die Hysteroskopie klärt, ob Anomalien im Cavum uteri vorliegen (z. B. Synechien).

Prognose: Bei Hypergonadotropinurie ist die Prognose schlecht, da die Gonaden offenbar nicht genügend Steroidhormone zu bilden vermögen, um die Gonadotropinproduktion zu zügeln. Auch *Östrogenbestimmungen* sind bei gemeinsamer Beurteilung mit den Gonadotropinwerten von prognostischem Wert. Fälle mit leichter oder mittlerer Östrogenwirkung – im Scheidenabstrich zu erkennen – haben eine gute Prognose und sind für eine stimulierende Behandlung geeignet, während bei sehr niedrigen Werten meistens substituiert werden muß.

Hormonbestimmungen und Funktionstests zur Differentialdiagnose: *Östrogenbestimmungen* erlauben den Ausschluß östrogenbildender Tumoren wie Granulosa- und Thekazelltumoren und Nebennierenrindenkarzinomen. *Progesteron-Bestimmungen* haben eine Bedeutung für die Diagnostik uteriner Amenorrhöen. Beim AGS liegen Pregnandiol- wie auch Pregnantriolwerte hoch, ebenso bei testikulärer Feminisierung. Die Prolaktinbestimmung dient dem Nachweis oder Ausschluß einer Hyperprolaktinämie als Ursache. Mit Hilfe von Testosteron-, Androstendion- und Dehydroepiandrosteronbestimmungen kann man bei primärer Amenorrhö mit Hirsutismus und Virilismus, insbesondere beim AGS und bei polyzystischen Ovarien, sowie beim Cushing-Syndrom und bei Verdacht auf androgenbildende Ovarial- und Nebennierenrindentumoren die Erhöhung der Androgene als Ursache der Amenorrhö bestätigen oder ausschließen. Die Messung von Kortisol oder 17-Hydroxykortikoiden ist beim Cushing-Syndrom, Hyperpituitarismus und M. Addison mit Amenorrhö sinnvoll.

Von den *dynamischen Funktionstests* wird der *Kortikosteroidhemmungstest* am häufigsten verwendet (s. S. 577). Bei autonomen Nebennierenrindentumoren tritt keine Hemmung der Androgenbildung ein, die Androgenwerte bleiben hoch. Bei Verdacht auf eine ovarielle Androgenbildung kombiniert man den Kortikosteroidhemmtest mit dem *Gonadotropintest* (s. S. 577). Vermehrte Produktion ovarieller Androgene führt dann zum Ansteigen des Androgenspiegels.

Den *ACTH-Stimulierungstest* (Messung der Androgene und des Kortisols nach Gabe von 30 IE ACTH) verwendet man bei adrenaler Androgenüberproduktion, Verdacht auf Cushing-Syndrom, M. Addison und Sheehan-Syndrom.

Schilddrüsenfunktionstests. Bestimmung von proteingebundenem Jod, Thyroxin und Radiojodtest werden gelegentlich bei Verdacht auf Hyper- und Hypothyreose mit Amenorrhö erforderlich sein.

Therapie der Amenorrhö

Die Therapie erfolgt in Abhängigkeit von der Diagnose und dem Ausfall der Hormontests. Bei Östrogenmangel und hoher Gonadotropinausscheidung mit negativem Progesterontest ist meistens eine zyklische *Östrogen-Gestagen-Substitution* erforderlich (s. S. 583). Offenbar kann durch regelmäßige, aber nicht zu langdauernde Behandlung (3 bis höchstens 6 Monate) gelegentlich eine Rhythmisierung erzielt werden. Auf alle Fälle wirkt eine langfristige Substitutionsbehandlung auf die zugrundeliegende Störung eher nachteilig.

In Fällen mit Normo- oder Hypogonadotropinämie ist mindestens eine probatorische *Ovulationsauslösung* anzustreben, auch dann, wenn nicht unbedingt eine Schwangerschaft gewünscht wird (s. S. 584).

Eine stimulierende *Behandlung mit Gonadotropinen* (HMG, HCG) erscheint angezeigt bei allen Frauen, bei denen die Therapie mit Ovulationsauslösern, z. B. Clomifen, nicht ausreicht. Bei normo- und hypogonadotroper Amenorrhö und Kinderwunsch läßt sich meist eine Ovulation erzielen, wenn auch selten Schwangerschaften eintreten.

Bei hypothalamischer Amenorrhö ist eine pulsatile Behandlung mit LHRH intravenös angezeigt.

Bei erheblicher Hypoplasie des Genitales sollte man vor der stimulierenden Therapie eine sog. *Scheinschwangerschaft* mit hohen Östrogen-Gestagen-Dosen induzieren. Man verabfolgt 40 mg Östradiolvalerat + 250 mg 17α-Hydroxyprogesteroncaproat als Mischspritze, einmal wöchentlich über 10–15 Wochen.

Erhöhte Prolaktinwerte indizieren nach negativer Sella-Diagnostik (Röntgen, Computertomogramm) die Therapie mit Bromocriptin oder Lisurid (s. S. 541). Bei Adenomen ist die Operation zu erwägen.

Frauen mit psychogen bedingter Amenorrhö sollten zunächst einer psychotherapeutischen Behandlung zugeführt werden (s. S. 651).

Bei der ovariellen Hypoplasie und Gonadendysgenesie kommt i. allg. nur eine Substitution mit einem Sequenzpräparat in Frage. Östrogene sollen wegen der Gefahr eines vorzeitigen Wachstumsstillstandes nicht zu früh und nicht in zu hoher Dosierung verabfolgt werden.

Eine Amenorrhö als Folge von Tumoren und endokrinologischen Erkrankungen anderer Drüsen sowie von internistischen Krankheiten erfordert die Behandlung des Grundleidens.

Zur Behandlung der *uterinen Amenorrhö* und der *Vaginalaplasie* s. S. 534 u. 537.

Dysmenorrhö

Definition: Als Dysmenorrhö (besser Algomenorrhö) bezeichnet man die als übermäßig schmerzhaft empfundene Regelblutung. Man spricht von *primärer Dysmenorrhö*, wenn die Menstruationsblutungen seit der Menarche schmerzhaft waren, von *sekundä-*

rer oder *erworbener Dysmenorrhö,* wenn die Periodenschmerzen erst später aufgetreten sind.

Symptome: Die Schmerzen werden als krampfartig oder ziehend, oft auch als dumpfes Druckgefühl im Unterbauch, nicht selten mit Kreuzschmerzen einhergehend, empfunden. Sie beginnen meist unmittelbar vor oder am ersten Tag der Blutung, sind zu diesem Zeitpunkt am stärksten und mit einem allgemeinen Krankheitsgefühl („Unwohlsein") verbunden, das sich als Schwindel, Übelkeit, Erbrechen, Kopfschmerz, Unruhe und Niedergeschlagenheit äußert.

Eine besondere Form ist die seltene ***Dysmenorrhoea membranacea,*** bei der die Schleimhaut in toto unter wehenartigen Schmerzen ausgestoßen wird.
Unter ***Molimina menstrualia*** versteht man das Auftreten von dysmenorrhoischen Beschwerden ohne sichtbare Regelblutung, z. B. bei Zervix-, Vaginal- oder Hymenalatresie (s. S. 537), bei unterschwelligem Zyklus („silent menstruation") oder als Phantomschmerz nach Uterusexstirpation.

Ätiologie: Sie ist im Einzelfall schwer faßbar, zumal sich oft mehrere Ursachen überlagern können. Man unterscheidet eine *organische,* eine *dysfunktionelle* und *psychogene* Form.

Organveränderungen wie eine Uterushypoplasie, Lageanomalie, insbesondere die Retroflexio fixata (s. S. 629), werden als Dysmenorrhöursachen häufig überbewertet. Als seltene organische Ursachen kommen Fehlbildungen der Gebärmutter (s. S. 534) in Frage. Bei Frauen über 30 Jahren mit sekundärer Dysmenorrhö müssen eine Endometriose, Adenomyose, gelegentlich ein Uterus myomatosus, entzündliche Veränderungen im kleinen Becken und eine narbige Stenosierung des Zervikalkanals bedacht werden.

Bei der dysfunktionell bedingten Dysmenorrhö werden unkoordiniert verstärkte Uteruskontraktionen für die Schmerzen verantwortlich gemacht, wobei eine übermäßige Bildung von Prostaglandinen im Endometrium als Ursache angenommen wird. Eine durch Störungen des Östrogen-Gestagen-Gleichgewichts ausgelöste Dysmenorrhö ist gegenwärtig noch nicht exakt definiert. Ein ovulatorischer Zyklus ist Voraussetzung für die nicht organisch bedingte Dysmenorrhö.

Am häufigsten ist die psychogenbedingte Dysmenorrhö (s. S. 651). An sie sollte man bereits bei der Anamnese denken. Meist fehlt ein pathologischer Palpationsbefund, jedoch findet man gelegentlich eine vermehrte Spannung und Druckempfindlichkeit der Ligg. cardinalia und sacrouterina, die einen weiteren Hinweis auf die mögliche Psychogenie der Beschwerden liefern.

Therapie: Die organisch bedingte Dysmenorrhö, z. B. eine Endometriose, erfordert die Behandlung des Grundleidens (s. S. 644). Bei einer Hypoplasie des Uterus hilft gelegentlich die Herbeiführung einer Pseudogravidität. Da eine dysfunktionelle Dysmenorrhö nur bei einem ovulatorischen Zyklus auftritt, kann die Unterdrückung der Ovulation durch Östrogen-Gestagen-Kombination in Form der oralen Kontrazeptiva erwogen werden. Der Erfolg hält häufig auch nach Absetzen der Medikation an.

Bei Vorliegen einer ***Dysmenorrhoea membranacea*** verabfolgt man Östrogen-Gestagen-Kombinationen zwischen dem 18. und 25. Tag über 3–6 Monate.

Bestehen aufgrund der Schilderung der Beschwerden und der gesamten Persönlichkeit Hinweise auf eine psychische Ursache, so sind eine Abklärung und Therapie durch den Psychotherapeuten in Erwägung zu ziehen (s. S. 651).

Nicht immer wird es möglich sein, ohne Spasmolytika und Analgetika (Prostaglandinhemmer) auszukommen. Suchterregende Medikamente müssen vermieden werden.

Das prämenstruelle Syndrom

Mehr als die Hälfte aller Frauen empfindet in den Tagen vor Eintreten der Regel Beschwerden im Sinne einer vermehrten seelischen und körperlichen Spannung, verbunden mit Leistungsminderung. Sobald diese Erscheinungen aufgrund ihres Schweregrades Krankheitswert erhalten, spricht man von einem prämenstruellen Syndrom. Es besteht aus *psychischen* (nervöser Reizbarkeit, Ruhelosigkeit, Angstzuständen, Aggressivität, Depressionen) sowie *körperlichen Beschwerden* (u. a. Spannungs- und Schwellungsgefühl in den Brüsten und im Abdomen, Meteorismus, Ödemen, Kopfschmerzen, Herz- und Kreislauferscheinungen). Das Syndrom tritt fast ausschließlich bei ovulatorischem Zyklus auf und bevorzugt vom Beginn des 4. Dezenniums an bis zur Menopause. Im allgemeinen hören die Beschwerden mit Einsetzen der Blutung auf.

Ätiologie: Die genaue Ursache des prämenstruellen Syndroms ist nicht bekannt. Am wahrscheinlichsten ist eine psychosomatische Funktionsstörung auf dem Boden einer vegetativen Dysregulation (s. S. 651).

Als pathogenetische Faktoren der vermehrten extrazellulären Wassereinlagerung werden ein gestörtes Östrogen-Gestagen-Verhältnis, eine Erhöhung der kapillaren Permeabilität für Proteine, der antidiuretischen Aktivität und der Aldosteronwerte in Betracht gezogen. Neuerdings werden Störungen im Stoffwechsel der Prostaglandine, der hochungesättigten Fettsäuren und der Endorphine als ursächliche Faktoren erörtert.

Therapie: Da die Ätiologie unklar ist, kann die Therapie nur symptomatisch nach dem vorherrschenden Beschwerdenkomplex ausgerichtet sein (Tranquilizer, Diuretika, Aldosteronantagonisten, niedrige Gestagendosen – z. B. Praemenstron –, die Pille, diätetische Maßnahmen – z. B. Einschränkung des Wasser-Salz-Verbrauchs). Vitamin B_6 ist in hohen Dosen (100–200 mg/Tag) wirksam. Bei erhöhten Prolaktinwerten sind Prolaktinhemmer angezeigt. Mit im Vordergrund sollte das Bemühen um die Aufhellung psychischer Ursachenfaktoren stehen.

41 Pathologie der Kindheit und Pubertät

Die häufigsten gynäkologischen Erkrankungen in der Kindheit und Pubertät

Bei Mädchen bis zum 10. Lebensjahr stehen die Entzündungen des äußeren Genitales und der Scheide im Vordergrund, die Vulvovaginitis mit und ohne Fluor. Es folgen nach der Häufigkeit Blutungen durch Verletzungen, Geschwülste oder – z. Z. um die Menarche – Blutungsanomalien und Regelbeschwerden. Weitere Einzelheiten sind Tabelle 81 zu entnehmen.

Vulvovaginitis

Das diagnostische und therapeutische Vorgehen richtet sich nach den auslösenden Ursachen. Zur Diagnostik sind die Sekrete aus Zervix, Vagina und Urethra zu untersuchen. In den Kulturen und bei der Resistenzbestimmung findet man meist Gram-positive und Gram-negative aerobe und anaerobe Keime, seltener Chlamydien oder Mykoplasmen. Häufig liegt eine Schmierinfektion vom Darm her mit intestinalen Keimen vor. Bei der unspezifischen Vulvovaginitis genügt es häufig, die hygienischen Voraussetzungen zu untersuchen und Verbesserungsvorschläge für die Genital-, Sexual- und ggf. Menstruationshygiene zu machen. Oft helfen Sitzbäder mit antiseptischen Lösungen, wie Kaliumpermanganat, mit Eichenrinde, Betaisodona-Salben oder -Puder oder schließlich die örtliche Anwendung von Acidum lacticum oder aufsaugenden, desinfizierenden Lokaltherapeutika. Ist ein spezifischer Erreger nachgewiesen, so unterscheidet sich die Behandlung nicht von der bei erwachsenen Frauen. Eine besondere Stellung nimmt die Sekundärinfektion ein. Dabei muß die Beseitigung der ursächlichen Schädigung die Therapie einleiten, z. B. die Behandlung einer Wurmerkrankung, die Sanierung von Harnwegsinfekten oder die Entfernung eines in der Vagina befindlichen Fremdkörpers.

Tabelle 81. Häufigste Diagnosen bei 10- bis 18jährigen Mädchen in der gynäkologischen Sprechstunde (UFK Ulm)

Diagnose	Häufigkeit [%]
Zyklusstörungen	15
Oligomenorrhö	9
Polymenorrhö	4
Dauerblutung	2
Hochwuchs	12
Sekundäre Amenorrhö	10
Primäre Amenorrhö	9
Verzögerte Menarche	8
Kontrazeption	8
Dysmenorrhö, Leibschmerzen	7
Pubertas tarda	7
Adipositas	5
Magersucht, Anorexie	4
Intersexualität	4
Turner-Syndrom	2
Testikuläre Feminisierung	1
Andere Intersexformen	1
Akne	3
Hirsutismus	3
Thelarche, prämature	3
Anisomastie, Hypermastie, Hypoplasie, Polythelie, Polymastie	
Vulvitis, Kolpitis, Fluor	3
Pubertas praecox	1
Adrenogenitales Syndrom (AGS)	1
Kleinwuchs	<1
Ovarial- und Genitaltumoren	<1
Verletzungen, Sexualdelikte	<1
Urogenitale Fehlbildungen	<1
Verschiedene andere Diagnosen	6

Genitale Blutungen

Abgesehen von der physiologischen Blutung im Neugeborenenalter durch Entzug der plazentaren Hormone gibt es vaginale Blutungen durch die seltenen Geschwülste oder Mißbildungen in der Neugeborenenperiode. In der Ruheperiode stehen Blutungen durch Trauma, Fremdkörper, Kolpitis, Pubertas praecox und durch die seltenen Geschwülste wie Sarcoma botryoides im Vordergrund. Hämorrhagische Kolpitiden sind meist durch Bakterien oder Trichomonaden bedingt. Auch in die Scheide eingeführte Fremdkörper, Verletzung durch Spiel- und Sportunfälle oder durch Sexualdelikte kommen als Ursache in Frage. Blutungen werden auch durch Polypen, Hämangiome, Karzinome und Sarkome (s. S. 721) ausgelöst. Die Pseudopubertas praecox führt durch östrogenbildende Tumoren (Östroblastome, s. S. 724), die idiopathische Pubertas praecox infolge vorzeitiger endokriner Reifung zu uterinen Blutungen. Bei etwas älteren Mädchen ist auch an eine Schwangerschaftsblutung zu denken. Die wichtigste Blutungsstörung nach der Menarche ist die juvenile Metrorrhagie, meist durch Follikelpersistenz bei Fehlen eines Gelbkörpers bedingt und nicht selten als Dauerblutung auftretend (s. S. 544). Diese kann sehr stark sein und sich über Wochen hinziehen. Sie ist von einer Anämie begleitet. Therapeutisch ist i. allg. eine Abrasio nicht erforderlich, sondern hier kann eine primäre Hormonbehandlung mit einem Gestagen oder einer Östrogen-Gestagen-Kombination erfolgen. Die Hormone sind über mindestens 12 Tage zu verabfolgen, um das Endometrium zur Umwandlung zu bringen. Dem Organismus wird so für einige Zeit Ruhe verschafft und es wird eine regelrechte menstruationsähnliche Blutung erzielt (s. S. 544). Wenn möglich, soll man anschließend versuchen, ovulatorische Zyklen aufzubauen.

Dysmenorrhö

Nicht selten tritt bei jungen Mädchen eine primäre Dysmenorrhö auf (s. S. 549). Organische Ursachen sind häufig nicht zu finden. Meistens stehen neurovegetative Störungen im Vordergrund. Oft imitieren die jungen Mädchen das Verhalten ihrer Mutter während der Menstruation. Ein hypoplastischer Uterus oder eine enge Zervix sind nur selten als Ursachen verantwortlich zu machen. Bei etwas älteren Mädchen muß man gelegentlich an eine Endometriose denken. Hilfe ist meist möglich durch eine Substitution mit Gestagenen zwischen dem 5.-25. oder dem 16.-25. Zyklustag. Symptomatisch sind auch mit Prostaglandinantagonisten oder Spasmolytika Besserungen zu erzielen. Meist wirkt die Pille, falls indiziert, günstig und beseitigt die Dysmenorrhö. (Zur primären und sekundären Amenorrhö wird auf S. 544-549 verwiesen.)

Pubertas praecox

Definition

Unter Pubertas praecox versteht man das Auftreten von körperlichen Pubertätsmerkmalen wie Brustentwicklung, Auftreten von Scham- und Achselbehaarung sowie von Genitalblutungen (Menarche vor dem 8. Lebensjahr). Wegen der beträchtlichen Schwankungen im Pubertätsbeginn und in der nachfolgenden sexuellen Entwicklung kann es im Einzelfall schwer sein, eine Grenze zwischen frühzeitig beginnender normaler Pubertät und der Pubertas praecox zu ziehen. Die Pubertas praecox tritt bei etwa 0,2‰ aller weiblichen Kinder auf. Mädchen sind 4mal häufiger betroffen als Knaben.

Ätiologie

Zu unterscheiden ist die *echte Pubertas praecox* von der *Pseudopubertas praecox* (Tabelle 82).

Die *echte Pubertas praecox* ist zentral bedingt und weist alle Merkmale einer normalen Pubertät auf. Gonadotropine sind in normaler Höhe und mit typischen Schwankungen nachweisbar. Die Ovarien zeigen eine normale Östrogenproduktion, ebenfalls mit zyklischen Schwankungen und den Zeichen einer generativen Funktion wie Ovulation und Gelbkörperbildung. Daher ist auch bei Mädchen mit echter Pubertas praecox eine Empfängnis möglich. Als Ursachen kommen konstitutionelle (essentielle, genuine oder idiopathische Form) oder organpathologische Faktoren (Tumoren, Hydrozephalus, Neurofibromatose, Entzündungen im Hypothalamusbereich oder in seiner Umgebung) in Frage.

Eine seltene Sonderform der echten Pubertas praecox ist das Albright-Syndrom. Es ist kombiniert mit polyostotischer, fibröser Knochendysplasie und landkartenartigen milchkaffeefarbenen Hautpigmentierungen. Die Ätiologie ist unklar, die Prognose gut. Die Knochenveränderungen bleiben meist klinisch stumm und kommen am Ende der Adoleszenz zum Stillstand.

41 Pathologie der Kindheit und Pubertät

Tabelle 82. Ursachen der vorzeitigen Pubertäts- und Geschlechtsentwicklung beim Mädchen

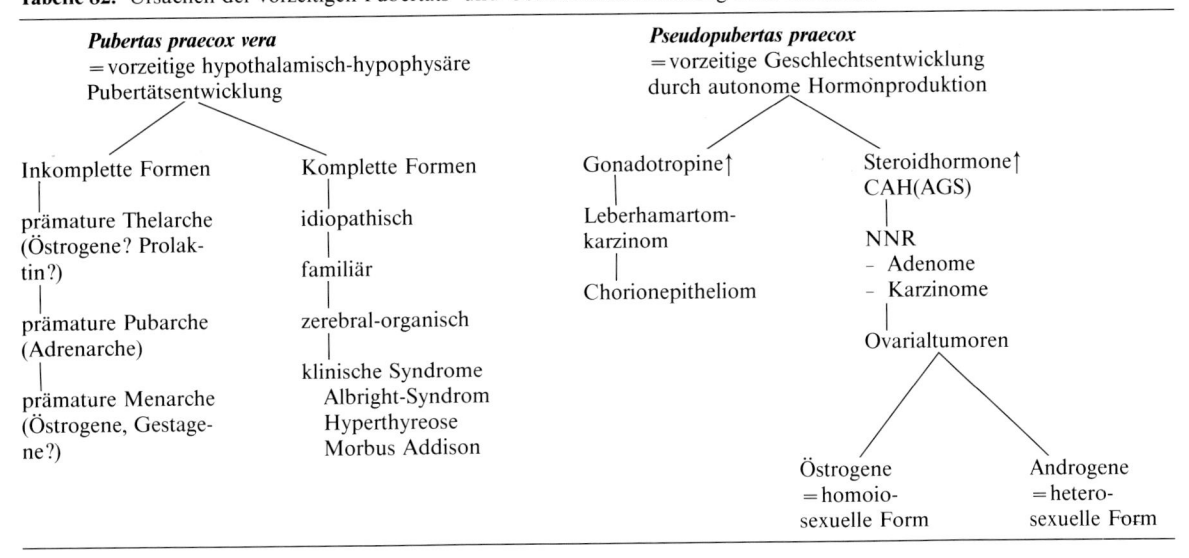

Pubertas praecox vera
= vorzeitige hypothalamisch-hypophysäre Pubertätsentwicklung

- Inkomplete Formen
  - prämature Thelarche (Östrogene? Prolaktin?)
  - prämature Pubarche (Adrenarche)
  - prämature Menarche (Östrogene, Gestagene?)
- Komplette Formen
  - idiopathisch
  - familiär
  - zerebral-organisch
  - klinische Syndrome
    - Albright-Syndrom
    - Hyperthyreose
    - Morbus Addison

Pseudopubertas praecox
= vorzeitige Geschlechtsentwicklung durch autonome Hormonproduktion

- Gonadotropine↑
  - Leberhamartomkarzinom
  - Chorionepitheliom
- Steroidhormone↑
  - CAH (AGS)
  - NNR
    - Adenome
    - Karzinome
  - Ovarialtumoren
    - Östrogene = homoiosexuelle Form
    - Androgene = heterosexuelle Form

Die *Pseudopubertas praecox* beruht nicht auf einer vom Hypothalamus-Hypophysen-System ausgehenden Stimulierung, sondern auf *steroidhormonproduzierenden Tumoren des Ovars* oder der *Nebennierenrinde*, sehr selten auch einem primären ovariellen Chorionepitheliom oder exogener Hormonzufuhr. Die Reifung des Genitales und die Entwicklung sekundärer Geschlechtsmerkmale geschieht bei dieser Pseudopubertas also in Abwesenheit irgendwelcher Reifungsvorgänge in den Ovarien. Es treten weder Ovulation noch Gelbkörperbildung auf. Fruchtbarkeit ist dementsprechend nicht vorhanden. Die Entwicklung einer Pseudopubertas praecox kann in iso- oder heterosexueller Richtung erfolgen, d. h. der Tumor kann Östrogene (meist ein Theca-Granulosazelltumor) oder auch Androgene bilden (s. S. 719 und S. 720). Die echte Pubertas praecox ruft dagegen rein isosexuelle Veränderungen hervor.

Klinisches Bild

Die Pubertas praecox, gleich welcher Ätiologie, beginnt mit Brustentwicklung und Schambehaarung. Etwas später setzen die Genitalblutungen ein. Die Kinder sind sonst gesund. Sie entwickeln sich psychisch und intellektuell ihrem Alter entsprechend. Aufgrund der vorzeitig einsetzenden Sexualhormonwirkungen sind sie zunächst größer, später aber wegen des früher einsetzenden Epiphysenschlusses kleiner als Kinder gleichen Alters (Abb. 269).

Diagnostik

Am Anfang einer Diagnostik einer Pubertas praecox steht die sorgfältige Gesamtuntersuchung unter Berücksichtigung der Anamnese. Die Reife wird nach den Tanner-Stadien ermittelt und festgelegt (s. S. 57 und Tabelle 1). Einzubeziehen ist die Suche nach heterosexueller Hormonwirkung (Hirsutismus, Klitorishypertrophie). Es folgen die rektale oder vaginale Untersuchung, die Ultrasonographie des Genitalbereiches, eine Röntgenkontrolle der Sella, ein i. v.-Pyelogramm und die Feststellung des Knochenalters durch röntgenologische Kontrolle der Handwurzel, nötigenfalls zusätzlich der distalen Ulna, der Radiusepiphysen und der Knie. An Hormonbestimmungen soll eine Gonadotropinbestimmung, die Messung von Östradiol, Testosteron, Dehydroepiandrosteron und Androstendion sowie Progesteron erfolgen. Außerdem wird der Vaginalabstrich entnommen. Die hormonellen Untersuchungen sichern die Diagnose und die Differentialdiagnose zwischen echter Pubertas und Pseudopubertas praecox. Bei der **echten Pubertas praecox** werden Gonadotropin-, Östrogen-, Androgenwerte, ggf. auch Progesteron und Basaltemperaturanstieg entsprechend einer normalen Pubertät mit zyklischen Schwankungen nachweisbar sein. Dagegen wird man bei der **Pseudopubertas praecox** durch Ovarial- oder Nebennierenrindentumoren lediglich eine gleichbleibend hohe Steroidkonzentration bei fehlendem oder niedrigem Gonadotropinnachweis finden. Die Ultrasonographie oder Pelviskopie schließen Ovarialtumoren aus. Die Szintigraphie, das i. v.-Pyelogramm oder die Vasographie grenzen

Behaarung der Achselhöhle, Schweißdrüsen

Entwicklung der Brust

Pigmentierung

Knochenläsionen

Schambehaarung

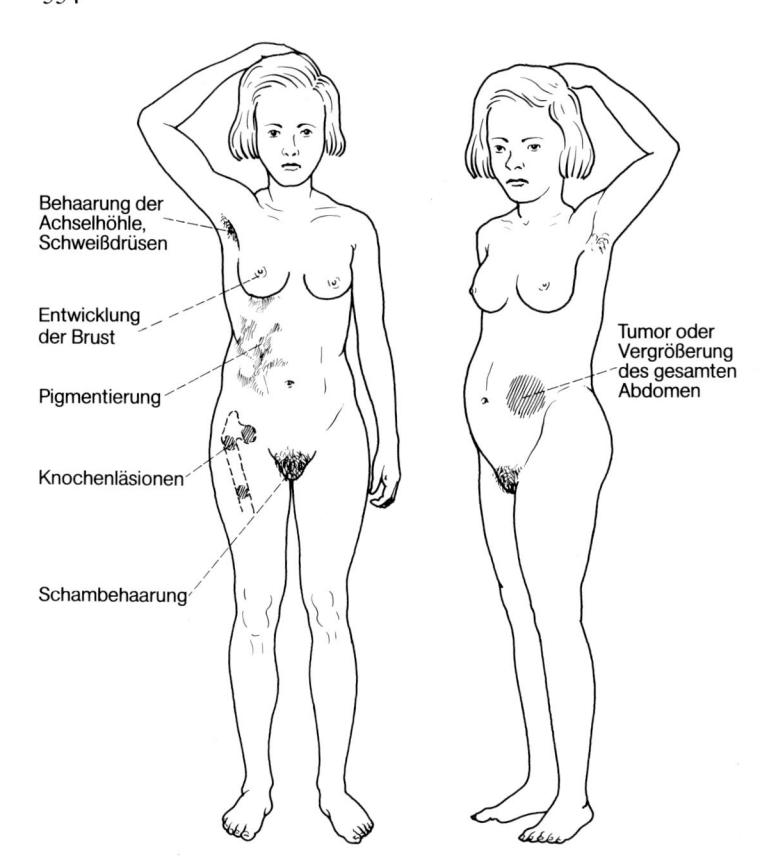

Tumor oder Vergrößerung des gesamten Abdomen

Abb. 269. Klinischer Aspekt bei Pubertas praecox. *Links:* Echte Pubertas praecox (hypothalamisch-hypophysär), Pigmentierung und Knochenläsion (polyostotische Fibroplasie): Albright-Syndrom. *Rechts:* Pseudopubertas praecox (durch oestrogenbildenden Ovarialtumor bedingt)

Nebennierenrindentumoren ab. Bei Verdacht auf Erkrankung des zentralen Nervensystems können Elektroenzephalographie (EEG), Computertomographie und Angiographie für die abschließende Diagnostik erforderlich werden. Bei negativen Befunden ist eine regelmäßige ärztliche Kontrolle vorzusehen, um evtl. langsam wachsende Tumoren auszuschließen.

Therapie

Sie hängt von der Natur der zugrunde liegenden Störung ab. Bei **Thelarche praecox** (vorzeitiger Brustentwicklung) und **Pubarche praecox** (vorzeitige Entwicklung der Schamhaare) ist keine Behandlung erforderlich. Eltern und Kinder sind über die Harmlosigkeit dieses Zustandes aufzuklären. Bei der **echten Pubertas praecox** durch zentrale Erkrankungen gibt es keine befriedigende Therapie. Das gleiche gilt für die fibröse polyostotische Knochendysplasie (Albright-Syndrom). Symptomatisch wird für die Behandlung der konstitutionellen Pubertas praecox die Verabfolgung von Gestagenen oder Antiandrogenen empfohlen. Neuerdings werden auch Analoga von LH-Releasing-Hormon gegeben. Unter der Behandlung tritt eine Amenorrhö ein.

Das östrogenbetonte vaginale Zellbild bildet sich zurück. Auch die Brüste verkleinern sich. Dagegen ist eine Hemmung der vorzeitigen Knochenreifung bisher nicht erreicht worden. Die psychologische Wirkung dieser Therapie ist durchweg günstig. Bei den verwendeten Dosen kommt es zu einer Unterdrückung der Gonadotropinspiegel, die jedoch nicht immer ganz vollständig ist. Als zusätzliche Therapie kann eine Betreuung durch den Psychologen gelegentlich nützlich sein, wenn das Kind durch seine vorzeitige Entwicklung und durch ihm nicht adäquate sexuelle Erlebnisse emotionell gestört ist. Von dieser Seite kann auch eine dem Entwicklungsalter angepaßte Geschlechtserziehung betrieben werden.

Besteht eine **Pseudopubertas praecox,** so müssen die abdominalen Tumoren durch Laparotomie entfernt werden. Danach kommt es meist rasch zu einer weitgehenden Rückbildung der sekundären Geschlechtsmerkmale. Diese bleibt nur bei älteren Kindern aus. In seltenen Fällen sind die Tumoren bösartig, so daß eine Nachbehandlung erforderlich ist. Beim **adrenogenitalen Syndrom** ist ggf. ein nachgewiesenes Adenom oder das sehr seltene Karzinom zu entfernen (s. S. 553 und S. 569). Dagegen wird bei der einfachen **adrenalen Hyperplasie** die Hemmtherapie mit Kortikosteroiden indiziert sein.

Die heterosexuellen Veränderungen bilden sich unter dieser Therapie zurück, wenn auch meist nur in bescheidenem Ausmaß.

Pubertas tarda

Definition

Von einer verzögerten pubertären Reifung spricht man dann, wenn die Zeichen der Pubertät, insbesondere die beginnende Brustbildung und die Entwicklung der Genitalbehaarung erst zwischen dem 14.–16. Lebensjahr eintreten. Die Pubertas tarda geht fast immer mit einer verzögerten Menarche nach dem 15. Lebensjahr einher. Nicht selten besteht bei solchen Kindern eine Adipositas, ein Hochwuchs oder auch eine Magersucht. In diesen Fällen lassen sich häufiger zusätzlich psychische Ursachen für die verzögerte Reifung und die Amenorrhö auffinden, die oft im familiären Bereich liegen. In der Vorgeschichte ist nach Hungerkuren zu fragen.

Ätiologie

Man pflegt auch hier eine zentral bedingte und eine ovariell verursachte Form zu unterscheiden. Im einzelnen kommen genetische Faktoren, pränatale Störungen, Geburtsschädigungen und Anlagedefekte des Keimparenchyms als Ursachen in Frage.

Diagnostik

Spätestens vom 16. Lebensjahr an muß eine eingehende Diagnostik der Störung durchgeführt werden, da die Mädchen durch ihr Anderssein gegenüber Gleichaltrigen psychische Schäden erleiden, die für ihr späteres Leben nachteilig sind. Frühzeitige Behandlung ist auch deshalb nötig, weil die Prognose einer solchen Störung sich mit der Zeit eher verschlechtert.

Differentialdiagnose

Auf jeden Fall müssen eine Gonadendysgenesie oder eine Hypoplasie der Ovarien, ferner eine testikuläre Feminisierung sowie auch eine schwerwiegende dienzephalohypophysäre Störung ausgeschlossen werden (s. S. 528 und S. 572). Das Ergebnis der diesbezüglichen Untersuchung wird anzeigen, ob eine Behandlung erforderlich ist.

Therapie

Meist genügt es, die Mädchen psychisch positiv zu beeinflussen und ihnen, je nachdem, eine gewichtssenkende oder gewichtsfördernde Diät anzuraten. Am wichtigsten ist es, der Patientin klarzumachen, daß sie nicht krank oder minderwertig ist und daß es sich um eine harmlose Störung handelt, die durch Behandlung zu beheben sein wird. Der Arzt muß im Einzelfall entscheiden, ob durch kurzfristige Therapie mit Östrogenen-Gestagenen oder mit Ovulationsauslösern der Zyklus in Gang gebracht werden soll. Es erscheint dies empfehlenswert nach dem 16. Lebensjahr, um der Patientin zu demonstrieren, daß eine Blutung durch Behandlung jederzeit herbeigeführt werden kann, so daß sie später auch einmal Kinder zu bekommen vermag.

42 Pathologie des Klimakteriums

Blutungsstörungen

In der Prämenopause hat die Zahl der Follikel bereits beträchtlich abgenommen. Das Follikelwachstum kann gestört sein, die Ovulation ausbleiben. Der Gelbkörper ist dementsprechend schwach oder fehlt. Durch Follikelpersistenz oder durch das Nachlassen der Östrogenbiogenese und der Progesteronproduktion kann es zu klimakterischen Zyklusstörungen und Blutungsanomalien kommen. Diese treten meist als *Dauerblutung* aus proliferiertem oder hyperplastischem Endometrium auf. Sie werden im einzelnen unter den dysfunktionellen Blutungen (s. S. 539) eingehend erörtert.

Klimakterisches Syndrom

Unter diesem Begriff fassen wir die typischen vegetativen Beschwerden des Klimakteriums zusammen, die als Hauptsymptome auftreten, nämlich Wallungen, Schweißausbrüche und Schwindelgefühl. Hierzu gesellen sich häufig Durchblutungsstörungen mit Taubheitsgefühl und Kribbeln in den Händen, Ohrensausen, Schwindel, funktionelle Herz- und Kreislaufbeschwerden, ferner Kopfschmerzen oder Migräne, depressive, apathische, ängstliche oder agitierte Verstimmung, Schlaflosigkeit, Nervosität, Reizbarkeit oder Aggressivität. Alle die letztgenannten Symptome treten in den Wechseljahren gehäuft auf, sind aber für diesen Zeitraum im Leben der Frau nicht spezifisch. Die subjektiven klimakterischen Beschwerden sind zunächst dysfunktionelle vegetative Beschwerden. Der *Östrogenmangel* bedingt nämlich ein Ungleichgewicht in den hypothalamischen Zentren, wodurch es zu hypersympathikotonen Anfällen kommt, die sich über den zervikalen Sympathikus, insbesondere im oberen Körperabschnitt, ausbreiten. Diese klimakterischen Symptome sind, obwohl subjektiv unangenehm, nicht als Krankheit, sondern nur als Ausdruck einer Störung des hormonell-vegetativen Gleichgewichtes anzusehen. Dennoch werden die Beschwerden in ihrer schweren Ausprägung von den Patientinnen häufig als gesundheitliche Bedrohung und als schwere psychische oder körperliche Beeinträchtigung erlebt. Sie können dadurch einen subjektiven Krankheitswert erhalten.

Spätfolgen des Östrogenmangels

Als Spätfolge des Östrogenmangels kommt es nach mehreren Jahren zunächst zu einer Entweiblichung (Defeminisierung). Sie ist verursacht durch ein Überwiegen der ovariellen und adrenalen Androgene, da die Östrogene weitgehend fehlen. An den Zielorganen der Östrogene zeigt sich eine involutive Atrophie, nämlich an Brüsten, Vulva, Scheide und Uterus mit den Komplikationen Kolpitis, Kraurosis vulvae, Pruritus, Kohabitationsbeschwerden durch trockene Scheide, Zunahme von Descensus vaginae et uteri, Belastungsinkontinenz (Streßinkontinenz), Dranginkontinenz (Urgeinkontinenz), Urethrozysti-

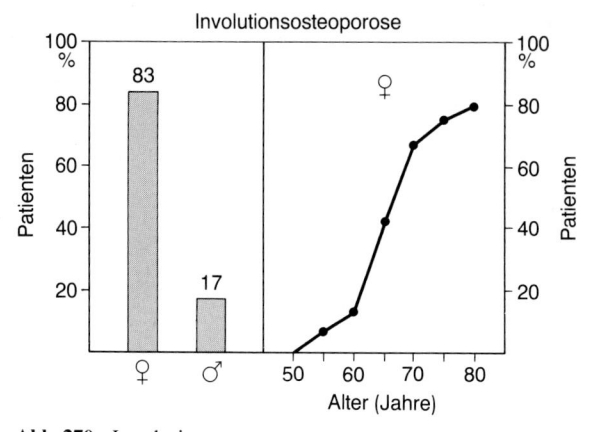

Abb. 270. Involutionsosteoporose
Links: Geschlechtsverteilung; Frauen sind häufiger betroffen.
Rechts: Ansteigende Häufigkeit der Osteoporose bei Frauen in der Postmenopause

tis, Urethralektropium. Metabolische Spätfolgen sind ferner Erschlaffung, Turgorverlust und Atrophie der Haut, Adipositas, Hypertonie, Osteoporose (Abb. 270).

Therapie

Da die Ursache der klimakterischen Beschwerden und der Folgeerkrankungen des Klimakteriums der Östrogenmangel ist, besteht die einzige ursächliche und sinnvolle Behandlung klimakterischer Beschwerden in der Substitution der fehlenden Östrogene und Gestagene. Man ist heute der Meinung, daß die im Klimakterium auftretende primäre ovarielle Altersinsuffizienz zu behandeln ist wie die Insuffizienz aller anderen endokrinen Drüsen auch, nämlich durch Substitution der fehlenden Hormone (Tabelle 83). Die Kunst der Therapie liegt in der Wahl des richtigen Östrogens, der sachgerechten Dosierung und der Kombination mit einem Gestagen oder anderen Hormonen, z. B. schwachen Androgenen. Eine besondere Zusatztherapie zu den Hormonen (z. B. Sedativa und Tranquilanzien) ist in der ganz überwiegenden Mehrzahl der Fälle nicht erforderlich.

Hormontherapie

Klimakterische Beschwerden sollten durch Substitution behandelt werden, wenn die informierte Patientin dies wünscht. Die erheblichen subjektiven Nebenwirkungen der Postmenopause sind ganz unnötig und müssen nicht ausgehalten werden. Die *Östrogensubstitution* verhindert nicht nur die Wech-

Tabelle 83. Richtlinien für die therapeutische Anwendung von Östrogenen im Klimakterium

1. Individuell behandeln. Nicht schematisieren.
2. Niedrigste wirksame Dosis verwenden.
3. Zyklisch behandeln (7 Tage Pause oder Dosisherabsetzung in der 4. Woche).
4. Wenn möglich in der 2. Behandlungshälfte ein Gestagen dazugeben und zwar mindestens 10 Tage lang.
5. In geeigneten Fällen Östriol verordnen, das bei einmaliger Gabe täglich keine wesentlich proliferierende Wirkung am Endometrium ausübt und keine Blutungen verursacht.
6. Subjektive Zeichen der Überdosierung beachten wie Ziehen in den Brüsten, Wassereinlagerung, zervikaler Fluor, Wadenkrämpfe, Endometriumshyperplasie. Dann Dosis reduzieren.
7. Möglichkeiten der verschiedenen Therapieformen ausschöpfen: Lokale Behandlung, perkutane Verabfolgung, insbesondere bei Risikofällen.
8. Risikofaktoren und -gruppen beachten, insbesondere für Karzinom, Hypertonie, Galle-Leber-Erkrankungen, Diabetes, vaskuläre Schäden.
9. Halbjährliche gynäkologische Kontrollen mit Abstrichen und Brustuntersuchung. Eventuell Endometriumskontrollen. Dabei Indikationen, Kontraindikationen und Dosierung überprüfen.
10. Bei Auftreten atypischer uteriner Blutungen fraktionierte Abrasio.

Tabelle 84. Vorteilhafte Wirkungen der Östrogensubstitution in den Wechseljahren

- Beseitigung der subjektiven klimakterischen Beschwerden
- Vorbeugung und Beseitigung der Genitalatrophie (Kolpitis, Kohabitationsbeschwerden, Harninkontinenz)
- Verbesserung des seelischen Zustandes und der psychischen Leistungsfähigkeit
- Verhütung der Osteoporose
- Verbesserung von Hautbeschaffenheit und -funktion
- Verbesserung des Lipidmusters
  Verminderung des Myokardinfarktrisikos
- Senkung der allgemeinen Morbidität und Mortalität
- Bei Gestagenzusatz: Senkung der Häufigkeit des Eintretens von Endometriums- und Mammakarzinom

seljahresbeschwerden, sondern führt auch zu seelischer Ausgeglichenheit, zur Besserung der Leistungsfähigkeit und des Allgemeinbefindens und hebt dadurch die allgemeine Lebensqualität. Als noch wichtigere Indikation steht daneben die Prophylaxe der Spätfolgen des Östrogenmangels wie Hautatrophie, Genitalatrophie mit ihren vielfältigen Komplikationen (Descensus uteri et vaginae, Harninkontinenz, Entzündungen, Kohabitationsbeschwerden). Ferner verhindern Östrogene den Knochenverlust durch Osteoporose und setzen das Risiko eines Myokardinfarktes herab. Es steht heute fest, daß Frauen, die Östrogene nehmen, seltener Myokardinfarkte haben und weniger häufig an Myokardinfarkten sterben. Die Gesamtsterblichkeit der Frauen unter Östrogenen ist daher deutlich niedriger als die der nichtbehandelten Kontrollpersonen, und die Lebenserwartung der östrogenbehandelten Frauen ist einige Jahre länger als die der Nichtbehandelten (Tabelle 84).

Prämenopause:
In diesem Zeitraum hat schon fast die Hälfte aller Frauen leichte vegetative Ausfallserscheinungen (s. S. 556). Sind *Blutungsstörungen* vorhanden, so kann man auch vom 5.–25. Zyklustag ein orales Gestagen verschreiben. Ovulationshemmer sollte man bei klimakterischen Frauen zur Zyklusregulierung i. allg. nicht mehr geben, es sei denn, daß eine Empfängnisverhütung dringend gewünscht wird und keinerlei Risikofaktoren in der Anamnese vorliegen, wie z. B. Hypertonie, starke Adipositas, Diabetes mit Gefäßveränderungen, Fettstoffwechselstörungen, Thromboembolie.

Leidet die Patientin unter einem *prämenstruellen Syndrom*, was in der Prämenopause nicht selten ist, so kann die Verabfolgung eines Gestagens zusammen mit einem Tranquilans und einem Diuretikum gelegentlich helfen. Man gibt das Präparat in den letzten 10 Tagen vor der Menstruation; auch Vitamin B_6 in hohen Dosen (200 mg/Tag) ist wirksam. Bei prämenstrueller Brustspannung kann man, wenn ein Karzinom ausgeschlossen ist, mit lokaler (Geleinreibung), oraler oder parenteraler Gabe von Progesteron Besserung erzielen. Durch Prolaktinbestimmung ist vorher eine Hyperprolaktinämie auszuschließen. Liegt ein erhöhter Prolaktinwert vor, so werden Prolaktinhemmer verabreicht bis die Prolaktinwerte normal sind (<15 ng/ml). In manchen Fällen, wenn sonst nichts hilft, wirken Testosteron oral oder parenteral in nicht zu hohen Dosen oder Danazol (400–600 mg oral/Tag) noch günstig auf die prämenstruellen Beschwerden.

Menopause und Postmenopause
Manche Ärzte behandelten die klimakterischen Beschwerden bisher nur kurzfristig in der Absicht, die unangenehmsten Symptome der Wechseljahre zu beseitigen. Daher war man früher bestrebt, mit den kleinstmöglichen Östrogendosen auszukommen und sich so bald wie möglich mit der Behandlung „auszuschleichen", um dem Organismus eine Selbstregulierung zu ermöglichen. Heute ist man der Meinung, daß eine Östrogensubstitution, wenn sie sinnvoll sein soll, langzeitig erfolgen muß, und zwar insbesondere in bezug auf die Prophylaxe der Spätfolgen.

Präparatewahl
Das wichtigste Problem in der Östrogen-Gestagen-Behandlung klimakterischer Beschwerden besteht darin, dasjenige Präparat zu finden, welches das Beschwerdeprofil der betreffenden Patienten am besten beseitigt. Wenn immer möglich, soll zu dem Östrogen ein Gestagen hinzugefügt werden, entweder in Sequenz, also in der 2. Hälfte oder als Kombination mit dem Östrogen.

Bei Beginn der Behandlung ist zunächst Klarheit darüber zu schaffen, ob ein Uterus vorhanden ist und ob die Patientin, wenn der Uterus erhalten ist, noch blutet oder nicht mehr blutet, ferner ob sie eine erneute Blutung durch die Östrogeneinnahme in Kauf nehmen würde oder ob sie dies nicht möchte. Dementsprechend wird man versuchen eine Therapie durchzuführen, die entweder noch regelmäßige Blutungen herbeiführt oder die das Endometrium nicht stimuliert und dementsprechend keine uterinen Blutungen mehr bewirkt. Ferner ist zu klären, ob die Patientin Injektionen, Tabletten oder Dragees (orale Therapie) oder die Verabfolgung von Östrogenen durch die Haut (perkutane oder transdermale Therapie) wünscht. In seltenen Ausnahmefällen ist auch eine nasale, bukkale, vaginale oder rektale Verabfolgung möglich.

Östrogentherapie mit regelmäßigen Blutungen
Beginnt die Therapie in der Prämenopause oder um die Menopause, so sind manche Patientinnen noch bereit, weiterhin Blutungen in Kauf zu nehmen. Man kann dann ohne Probleme im Alter zwischen 45 und 55 Jahren mit einem *Sequenzpräparat* behandeln und damit regelmäßige Uterusblutungen hervorrufen, die meistens recht schwach sind und die Patientinnen kaum stören. Der Vorteil ist, daß auf diese Weise durch den Gestagenzusatz das Endometrium nicht hyperplastisch wird. Es wird vielmehr sekretorisch umgewandelt und menstruell abgeblutet. Dadurch läßt sich das Risiko für ein Korpuskarzinom deutlich herabzusetzen.

Östrogentherapie ohne oder mit seltenen Blutungen
In den anderen Fällen strebt man eine Behandlung an, die keine Blutungen mehr hervorruft oder bei der das Blutungsrisiko doch möglichst gering ist.

Ein Östrogenpräparat das keine Blutungen macht, ist das *Östriol.* Man gibt etwa 2–6 mg/Tag oral in einer einzigen Dosis, am besten morgens zum Frühstück. Bei dieser Dosierung kommt es nicht zu einer Proliferation des Endometriums, demnach auch nicht zur Hyperplasie und nicht zu Blutungen. Das Risiko für ein Korpuskarzinom ist dementsprechend außerordentlich gering. Das Östriol hat aber den Nachteil, ein schwaches Östrogen zu sein, insbesondere ist die psychotrope Wirkung nicht sehr stark. Es macht keine deutlichen Stoffwechselveränderungen, außer in höheren Dosen. Ein Hauptnachteil des Östriols ist aber, daß es die Osteoporose nicht zu verhüten vermag.

Um Blutungen zu vermeiden, hat man eine **kombinierte Therapie** entwickelt. Hierbei verabfolgt man ein Östrogen und ein Gestagen in 1 Tablette kombiniert, und zwar von Anfang an und durchgehend ohne Pause. Der Gestagenanteil ist dann so eingestellt, daß das Endometrium allmählich atrophiert, so daß nach anfänglichem Schmieren dann einige Monate später mit zunehmender Atrophie des Endometriums keine Blutungen mehr eintreten. Diese Therapie ist für solche Patientinnen geeignet, die nicht mehr bluten wollen. Anfängliche Schmierblutungen treten um so seltener auf, je weiter die Patientin sich bereits in der Menopause oder Postmenopause befindet.

Weitere Möglichkeiten einer Östrogenbehandlung ohne größeres Blutungsrisiko ist die *Verabfolgung von Östrogenen in abfallenden Dosen,* z.B. konjugierte Östrogene in der 1. Woche 1,25 mg, dann in der 2. Woche 0,9 mg, in der 3. Woche 0,6 mg. In der einwöchigen Pause gibt man dann ein Gestagen, und zwar täglich 1 Tablette. Durch die abfallenden Dosen wird die Proliferation des Endometriums niedrig gehalten, es kommt selten zu Entzugsblutungen. Sollten diese auftreten, werden sie durch die Gestagengabe in der Pause abgefangen. Das Endometrium wird während dieser Zeit ebenfalls zur Rückbildung gebracht.

Beliebt ist die Verabfolgung von *Östrogendepotpräparaten* in Kombination mit Dehydroepiandrosteronönanthat (Prasteron), das eine leichte psychotrope und antikatabole Wirkung besitzt. Blutungen aus einem proliferierten Endometrium treten jedoch gelegentlich auf. Eine Hyperplasie des Endometriums vermeidet man dadurch, daß man alle Vierteljahr oder mindestens alle halbe Jahr einmal 10 Tage lang ein Gestagen verabfolgt. Diese Gestagengabe erfolgt, um zu testen, ob ein proliferiertes oder gar hyperproliferiertes Endometrium vorhanden ist. Wenn dies der Fall ist, so wird es durch die Gestagengabe zur Umwandlung und zum Abbruch gebracht (Gestagentest).

In seltenen Fällen werden *Östrogen-Testosteron-Kombinationen* als Depot verabfolgt. Diese sind sehr wirksam, insbesondere bei Antriebsmangel, Libidoverlust und stärkeren klimakterischen depressiven Verstimmungen. Verabfolgt man solche Depotpräparate, so muß man den Patienten selbstverständlich darüber aufklären, daß Virilisierungserscheinungen wie Hirsutismus, Vertiefung der Stimme, Klitorishypertrophie und unerwünschte Stimulierung der Sexualität auftreten können. Bei Eintreten dieser Symptome ist die Therapie abzusetzen.

Subjektive Nebenwirkungen der Östrogen-Gestagen-Behandlung

Gelegentlich treten bei oraler Einnahme von Östrogenen-Gestagenen Nebenwirkungen wie Übelkeit oder Magendruck auf. Diese sind fast immer durch Einnahme mit reichlich Flüssigkeit zu den Mahlzeiten oder abendliche Einnahme zu beheben. Gewichtszunahme ist selten und wird meistens nur im Anfang und insbesondere bei Patienten gefunden, die ohnehin Gewichtsprobleme haben. Langzeituntersuchungen haben gezeigt, daß die anfängliche Gewichtszunahme meistens auf einer Wassereinlagerung beruht, die der Organismus durchweg schnell ausreguliert. Die Mehrzahl der Patientinnen nimmt im Klimakterium ohnehin an Gewicht zu und bei den Östrogenbehandelten ist die Gewichtszunahme meistens geringer als bei den Unbehandelten. Häufig ist die Gewichtszunahme auch Folge einer Überdosierung. Typische *Zeichen einer Überdosierung* sind Empfindlichkeit, Ziehen und Schweregefühl in den Brüsten, leichte Ödeme, gelegentlich Wadenkrämpfe und erhöhte zervikale Schleimsekretion. Treten solche Symptome auf, so ist die Dosis unbedingt zu reduzieren. Die Patientin ist darauf hinzuweisen, daß bei Eintreten der genannten Zeichen einer Überdosierung der Arzt zu benachrichtigen ist, um die Dosis im Einvernehmen mit ihm herabzusetzen. Insgesamt spielen subjektive Nebenwirkungen eine geringe Rolle. Sie treten höchstens bei 2–8% aller Patienten auf und führen fast nie zum Absetzen des Präparates, sind auch fast immer durch Dosisherabsetzung oder durch Wechsel auf ein anderes Präparat zu beseitigen.

Mögliche Risiken einer Östrogenbehandlung

Es ist nicht erlaubt, von den Erfahrungen, die mit oralen Kontrazeptiva gewonnen wurden, Rückschlüsse auf die Behandlung mit niedrigen Dosen natürlicher Hormone im Klimakterium zu ziehen. Die von der „Pille" bekannten Nebenwirkungen wie Thrombose, Embolie, zerebrale Blutungen, Cholezystitis und Cholelithiasis treten bei Verabfolgung von natürlichen Östrogenen in den entsprechend niedrigen Dosen, wie sie im Klimakterium gegeben werden, *nicht* vermehrt auf. Der Myokardinfarkt ist sogar deutlich seltener zu finden, und zwar durch den günstigen Effekt der Östrogene auf die Lipide, insbesondere auf die Lipide hoher Dichte, die unter Östrogenen ansteigen. Dies ist günstig, da die Lipide hoher Dichte (HDL) einen antiatherosklerotischen Effekt ausüben und das Cholesterin aus den Gefäßwänden zur Leber zu-

rücktransportieren, wo es weiter abgebaut und danach ausgeschieden wird. Östrogene senken auch die Lipide niedriger Dichte. Diese wirken eher proatherosklerotisch, indem sie Cholesterin von der Leber in die Peripherie transportieren. Während Gestagene, die sich vom Nortestosteron ableiten, den günstigen Östrogeneffekt auf die Lipide z.T. wieder zunichte machen, ist dies mit Gestagenen, die sich vom Progesteron ableiten, nicht der Fall. Die modernen synthetischen Gestagene haben in bezug auf den Lipidstoffwechsel bei niedriger Dosierung eine neutrale Wirkung.

Synkarzinogenese: Im Tierversuch am kleinen Nager fand man eine fakultativ synkarzinogene Wirkung der Östrogene; d.h. Östrogene wirken bei einem entstehenden Karzinom unter bestimmten Bedingungen wachstumsfördernd. Diese Ergebnisse lassen sich nur bedingt auf den Menschen übertragen. Immerhin kommt es bei einseitiger kontinuierlicher Östrogenverabfolgung von hohen Dosen (also ohne Pause in der 4. Woche und ohne Gestagenzusatz) zu einer Erhöhung des Risikos der Entstehung von Korpuskarzinomen. Die Manifestierung solcher Karzinome ist sehr von Dosis und Dauer der Behandlung abhängig. Bei einer Östrogenmonotherapie mit hohen Dosen und ohne Pause kommt es zu einem 3- bis 8fach erhöhten Risiko für die Entstehung eines Korpuskarzinoms. Das Risiko nimmt erheblich ab, wenn man mit kleinen Östrogendosen zyklisch behandelt, und es wird erheblich niedriger als bei entsprechenden unbehandelten Kontrollpersonen, wenn man zusätzlich Gestagene gibt. *Gestagene entfalten also eine deutliche hyperplasie- und karzinomverhütende Wirkung.* Das Risiko für die Entstehung eines Korpuskarzinoms kann durch

Tabelle 85. Relatives Risiko einer Langzeitbehandlung mit Östrogenen und Östrogen-Gestagen-Androgen-Kombinationen für die Entstehung eines Korpuskarzinoms. Retrospektive Studie an 458 Patienten mit Östrogenen im Vergleich zu unbehandelten Kontrollen (UFK Ulm, 1968–1978)

Östrogenbehandlung	Relatives Risiko für Korpuskarzinom			
	Gesamtrisiko	1–3	5–10	>10 Jahre
Konjugierte Östrogene	0,78	0,60	0,81	0,93[a]
Östradiolvalerianat	0,73	0,71	0,79	0,86
Östriol und Östriolsukzinat	0,34	0,27	0,39	0,35[a]
Östradiolvalerianat + Gestagen	0,21	0,20	0,24	0,22[a]
Östradiol + Androgen	0,55	0,56	0,47	0,60

[a] Signifikante Differenz p=0,01.

eine Östrogen-Gestagen-Therapie um 50–70% reduziert werden, so daß also durch Östrogene unter Zusatz von Gestagenen eine echte Prophylaxe des Korpuskarzinoms möglich ist (Tabelle 85). Bei sachgerechter Behandlung ist demnach das **Risiko für die Entstehung eines Korpuskarzinoms** nicht erhöht, sondern sogar **deutlich vermindert**. Das gleiche scheint für das Mammakarzinom zu gelten. Auch hier kann der Gestagenzusatz das Risiko für die Entstehung eines Mammakarzinoms gegenüber Unbehandelten und gegenüber nur Östrogenbehandelten deutlich senken.

Einfluß auf die Sterblichkeit

Die Sterblichkeit von Patientinnen in der Postmonopause kann durch eine Östrogentherapie deutlich herabgesetzt werden. Dies geschieht über eine Senkung der Morbidität und Mortalität bei Myokardinfarkt, ferner durch eine Herabsetzung der Morbidität und Mortalität an Osteoporose und durch das fast völlige Verhüten von osteoporotischen Frakturen bei östrogenbehandelten Patientinnen. Die Reduktion der Sterblichkeit bei Osteoporose ist ganz erheblich. Ohne Prophylaxe hat die Osteoporose eine Mortalität von 50–80/10 000 Frauen/Jahr im Alter von über 60 Jahren. Die Mortalität an Osteoporosefolgen ist tatsächlich höher als die von Korpus- und Mammakarzinomen zusammen. Die erhebliche sozialmedizinische Bedeutung einer Prophylaxe der Osteoporose durch langzeitige Östrogensubstitution wird aus diesen Zahlen deutlich.

Kontraindikationen gegen Östrogene

Diese werden in Tabelle 86 wiedergegeben. Östrogene sollte man nicht geben bei sehr schweren akuten oder chronischen Leberleiden, bei denen auch andere Medikamente kontraindiziert sind, ferner nicht in manchen Fällen von schwerer Porphyrie und während akuten thromboembolischen Komplikationen. Nicht angezeigt sind Östrogene schließlich beim nicht ausbehandelten Mammakarzinom. Das Korpuskarzinom stellt heute keine absolute Kontraindikation gegen die Östrogenanwendung mehr dar. Vielmehr muß individuell von Fall zu Fall entschieden werden. Nach Mammakarzinomen kann man, wenn 3 Jahre vergangen sind und voraussichtlich eine günstige Prognose zu stellen ist,

Tabelle 86. Kontraindikationen der Östrogentherapie

Schwere Hepatitis (wenn alle Medikamente kontraindiziert)
Bestehende thromboembolische Erkrankungen
Nicht ausbehandeltes Mammakarzinom (Gestagene erlaubt)

Relative Kontraindikation (individuelle Entscheidung)
Korpuskarzinom
Myome
Endometriose   gestagenbetonte Präparate geben
Mastopathie

wieder mit Hormonen behandeln. Vielleicht wird man vorsichtigerweise zunächst nur ein Gestagen geben. Hiermit kann man die klimakterischen Beschwerden wie Hitzewallungen und Schwitzen ebenfalls gut beseitigen. Reicht das Gestagen nicht aus, so gibt man kleine Mengen von Östrogenen, z. B. Östriol, dazu. Relative Kontraindikationen gegen Östrogene sind Myome und Endometriose sowie Mastopathie. Hier wird man das Östrogen niedrig dosieren und mit einem Gestagen kombinieren. Wenn das Gestagen entsprechend hoch dosiert ist, kann man sogar günstige therapeutische Erfolge bei Myom, Endometriose und Mastopathie erzielen.

Sonstige Behandlungsverfahren

Die Behandlung mit Sedativa und Tranquilanzien wird nicht empfohlen. Sie ist nur sehr selten erforderlich, wenn neben den klimakterischen Beschwerden zusätzlich eine starke vegetative Dystonie oder wenn neurotische Beschwerden vorliegen. Bei echten endogenen Depressionen müssen selbstverständlich Antidepressiva gegeben werden. Bei Zustand nach Karzinom gibt man, wenn dies nicht aus irgendwelchen Gründen kontraindiziert ist, Gestagene. Lehnt die Patientin eine hormonelle Behandlung ab oder besteht eine Kontraindikation, so kann man die im Handel befindlichen Präparate gegen klimakterische Beschwerden geben, die keine Hormone enthalten. Ihre Wirkung ist aber fraglich.

Allgemeine Maßnahmen wie Bäderbehandlung und Kneippkuren, sportliche Betätigung, sind als Zusatztherapie möglich und begrenzt wirksam. Bei ausgesprochen neurotischen Verhaltensweisen sollten, wenn die kleine Psychotherapie des behandelten Arztes nicht ausreicht, die Behandlung durch einen Psychotherapeuten erwogen werden.

43 Pathologie des Seniums

Im Greisenalter, das man heute vom 65. Lebensjahr an rechnet, sind bei der Frau die vegetativen Beschwerden des Klimakteriums und oft auch die psychische Instabilität weitgehend abgeklungen. Dagegen kommt es zu einer vermehrten Ausprägung organischer Syndrome. Diese beinhalten Erkrankungen der Galle und des Magens, aber auch Stoffwechselkrankheiten wie Gicht, Rheuma und Diabetes, ferner Atherosklerose, Herz-Kreislauf-Erkrankungen sowie Beschwerden des Stütz- und Bewegungsapparates. Vor allem Arthrosis deformans und Osteoporose treten in den Vordergrund.

Die hormonale Situation ist gekennzeichnet durch eine Herabsetzung der Aktivität bestimmter Enzymsysteme, die für die Hormonbiogenese von Bedeutung sind. So kommt es v. a. zu einer Verminderung der Bildung von adrenalen anabolen Hormonen (C_{19}-Steroide). Dagegen bleibt die Bildung von Kortison und Kortisol und damit die Streßreaktion unverändert. Als Folge des Mangels an anabolen Hormonen kommt es zu einem Vorherrschen kataboler Vorgänge im alternden Organismus. Dies drückt sich vor allen Dingen an der Haut und am Muskel-Bindegewebe-Apparat aus. Die im Klimakterium häufig eintretende Gewichtszunahme setzt sich meist nicht weiter fort. Die Patientin beobachtet an sich die Altersveränderungen, die, wie insgesamt die seelische Einstellung auf das Altern und auf das Ende des Lebens, zu seelischen Problemen führen können.

In dieser Phase des Lebens hat der Frauenarzt die besondere Funktion, auf die Sorgen und Probleme seiner Patientinnen einzugehen und ihnen, wenn möglich, die Ängste vor Erkrankungen, auch bösartiger Natur, zu nehmen. Eine Fortführung der präventiven Östrogensubstitution aus der Zeit des Klimakteriums bis in das hohe Alter hinein ist i. allg. nützlich und kann der Verhütung des Auftretens einer *Osteoporose* mit ihren schwerwiegenden Folgen bezüglich Morbidität und Mortalität dienen. Eine bestehende Osteoporose kann durch eine Behandlung mit Östrogenen und Gestagenen wohl nicht geheilt werden, doch ist es durch die Verabfolgung von Östrogen-Gestagen- oder Östrogen-Androgen-Präparaten in der Mehrzahl der Fälle möglich, die Osteoporose in ihrer Entwicklung aufzuhalten. Es empfiehlt sich eine Kombination der Östrogene mit Kalzium und in der Beratung der Hinweis auf dem Alter adäquate sportliche Betätigung wie Schwimmen und Wandern. Die Prophylaxe mit Östrogen-Gestagen und Kalzium sowie physikalische Maßnahmen ist besonders dann wichtig, wenn die Patientin sich wenig bewegt oder gar bettlägerig wird. Für eine Behandlung mit Fluoriden oder Kalzitonin bei der Osteoporose ist mehr der internistische oder osteologische Spezialist zuständig. Nur in den wenigsten Fällen ist es möglich, die Osteoporose zu bessern. Die Präparate sind nicht alle frei von Nebenwirkungen. In manchen Fällen ist eine Analgetikabehandlung oder eine intensive physikalisch-balneologische Behandlung erforderlich.

Im Genitalbereich findet man im Senium häufig eine Verstärkung von *Deszensuserscheinungen* und entsprechende Beschwerden mit *Harninkontinenz* bis zum *Uterusprolaps* (s. S. 629). Die Patientinnen klagen dann über Senkungsgefühl, Druck, häufiges Wasserlassen und Kreuzschmerzen. Durch eine Östrogen-Gestagen-Therapie sind nur leichte Inkontinenzerscheinungen (Streßinkontinenz I. Grades) oder Dranginkontinenz zu bessern. Bei stärkerem Deszensus und starken Beschwerden ist die entsprechende Operation (nach Abklärung durch Funktionsdiagnostik und Bakteriologie) erforderlich. Oft klagen die älteren Frauen über Beschwerden durch *Alterskolpitis, Alterszystitis* und *Vulvitis* auf der Grundlage einer Atrophie. Zur Behandlung der Kolpitis empfiehlt sich eine lokale Behandlung mit Östriol- oder Östradiolcreme. Sie kann ggf. durch orale oder parenterale Östrogenbehandlung oder durch antibakterielle Therapie ergänzt werden. Während die Alterszystitis, die oft eine Trigonumzystitis ist, und auch die Vulvaatrophie auf Östrogene und Gestagene gut ansprechen, ist dies bei der Craurosis vulvae (Lichen sclerosus) anders. Beim *Lichen sclerosus* handelt es sich um eine atrophische Dystrophie mit Hyperkeratose, die durch Östrogene, die ja proliferativ wirksam sind, eher verstärkt wird. Hier ist daher eine lokale Behandlung mit progesteron- oder testosteronhaltigen Salben erforderlich, z. B. mit 2,5 mg Testosteronpropionat in 100 g Salbengrundlage. Die Behandlung muß langzeitig fortgesetzt werden (s. S. 659). Sie kann durch Sitzbäder, beispielsweise mit Eichenrinde, vorteilhaft ergänzt werden.

Ist eine Operation im Genitalbereich, z. B. bei Deszensus und Prolaps oder an der Vulva erforderlich, so kann die Heilung und das funktionelle Ergebnis durch Behandlung mit Östrogen-Gestagen vor der Operation sowie Nachbehandlung deutlich verbessert werden.

Im Alter ist das *Risiko neoplastischer Erkrankungen* deutlich erhöht. Manche Hautkarzinome, deren

Vorstadien (Dysplasien) oder das Melanom haben auch im Genitalbereich eine gewisse Bedeutung (s. S. 667). Das Vulvakarzinom kommt gehäuft auf dem Boden einer Dystrophie und in Kombination mit Diabetes, gelegentlich auch mit Adipositas und Hypertonie vor. Eine Zunahme an Häufigkeit zeigen im Alter das Ovarial- und Mammakarzinom. Auch während des Seniums ist demnach eine regelmäßige Untersuchung der Brüste und des Genitales mit zytologischem Abstrich und Mammographie (i. allg. jährlich) von Bedeutung (s. S. 522). Treten bei der Frau im Senium Blutungen auf, so ist sogleich eine Abrasio erforderlich. Findet man Verjüngungserscheinungen, so sollte man an das Vorliegen eines östrogenbildenden, bei ausgeprägter Virilisierung eines androgenbildenden Tumors denken.

Die Sexualität bekommt im Alter eine andere Qualität. Sie läßt nicht immer nach, wie dies häufig angenommen wird. Auch der alte Mensch braucht Zuwendung und Zärtlichkeit. Oft bestehen gesundheitliche Probleme, auch von seiten des Partners, so daß gerade eine Beratung auf diesem Gebiet durch den Arzt wichtig wird. Die häufig geklagte Trockenheit der Scheide kann man durch lokale Östrogenverabfolgung recht gut beeinflussen. Oft treten auch Beschwerden nach Operationen im Genitalbereich ein, oder die Patientin hat wegen einer Brustoperation Probleme mit ihrer weiblichen Identität oder mit dem Partner. Die sexuelle Betätigung kann auch durch Knochen-Gelenk-Erkrankungen und Herz- sowie Lungenerkrankungen beeinträchtigt sein. Dies gilt auch für die Hypertonie, da beim Geschlechtsverkehr der Blutdruck häufig sehr stark ansteigt und gelegentlich auch pektanginöse Beschwerden auftreten können. In diesem Falle muß der Gynäkologe mit dem Internisten zusammenarbeiten.

Es wäre zu begrüßen, wenn sich die Grundlagenforschung und das präventiv-therapeutische Interesse des Gynäkologen diesem Lebensalter in höherem Maße zuwenden würde, als das bisher der Fall ist, da in Zukunft ein immer größerer Anteil der Bevölkerung, insbesondere der weiblichen Bevölkerung, der Gruppe der Menschen im Senium angehören wird.

44 Die Klinik spezieller endokriner Krankheitsbilder

Klinik des Stein-Leventhal-Syndroms
(Polyzystische Ovarien = PCO)

Im Jahre 1935 beschrieben die beiden nordamerikanischen Gynäkologen Stein und Leventhal ein Syndrom, das durch Regelstörungen, Sterilität, Hirsutismus, mäßige Adipositas und polyzystische Ovarien charakterisiert ist.

Häufigkeit

Das Syndrom soll bei 4–30% aller Frauen mit Hirsutismus und bei 0,6–4,3% aller Sterilitäten vorkommen. Offenbar ist das anatomische Bild der polyzystischen Ovarien beträchtlich häufiger als das klinische Syndrom. Die Erkrankung manifestiert sich ausschließlich im geschlechtsreifen Alter und beginnt meist im 2.–3. Lebensjahrzehnt.

Symptomatologie

Die häufigste Regelstörung beim Stein-Leventhal-Syndrom ist die Oligo-/Amenorrhö (Tabelle 87). Sie kann primär oder sekundär auftreten. Die Oligomenorrhö stellt nicht selten den Übergang zur

Tabelle 87. Symptomatologie des Stein-Leventhal-Syndroms

Symptom	Häufigkeit [%]	
	Mittelwert	Streubereich
Adipositas	41	16–49
Hirsutismus	69	17–83
Virilisierung	21	0–28
Amenorrhö	51	15–77
Sterilität	74	35–94
Dysfunktionelle Blutungen	29	6–65
Dysmenorrhö	23	–
Biphasische Basaltemperaturen	15	12–40
Corpus luteum bei Operation	22	0–71

Zusammenstellung aus der Literatur nach Goldzieher, 187 Veröffentlichungen, 1079 Fälle (1967)

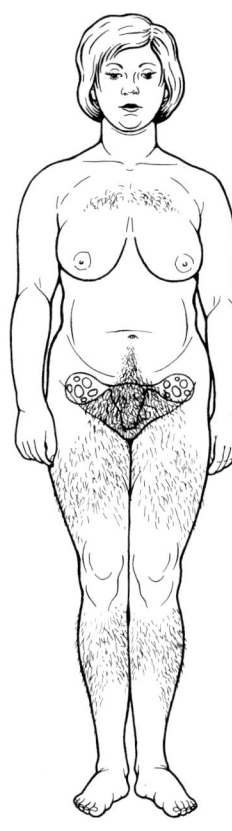

Abb. 271. Stein-Leventhal-Syndrom: polyzystische Ovarien, Hirsutismus, leichte Adipositas, Oligo-Amenorrhö, Sterilität

späteren Amenorrhö dar. Die anovulatorische Sterilität ist ein fast obligates Symptom. Die Basaltemperatur ist dementsprechend in 60–90% der Fälle monophasisch. Der Hirsutismus zeigt die typische androide Verteilung in der Bartgegend, auf der Brust, zwischen Symphyse und Nabel sowie an Ober- und Unterschenkeln und Unterarmen (Abb. 271). Akne ist häufig. Die Adipositas ist meist nur mäßig ausgeprägt und kann fehlen. Das Brustgewebe ist in der Mehrzahl der Fälle hypoplastisch. Die Brüste wirken aber durch die Adipositas normal. Der Uterus ist normalgroß bis leicht unterentwickelt. Depressionen und Minderwertigkeitsgefühle resultieren aus dem Gefühl des Andersseins gegenüber eumenorrhoischen und fertilen Frauen.

Ovarien: Palpatorisch und im Ultraschallbild sind die Ovarien in typischen Fällen 2- bis 5fach vergrößert mit dem charakteristischen Kranz zystischer Follikel (Abb. 272a). Makroskopisch findet man *große graue Ovarien* durch eine Fibrose der bis zu 3fach verdickten weißlichen Ovarialkapsel mit multiplen erbs- bis kirschgroßen subkapsulären Zysten. Es handelt sich um Follikel in verschiedenen Stadien der Reifung und Regression. Die Zysten sind mit klarer Flüssigkeit gefüllt (Abb. 272b). Auffällig ist eine Hypertrophie der Theca interna („Hyperthecosis").

Polyzystische Ovarien von anderem Aussehen findet man bei verschiedenen Typen adrenaler Hyperfunktion, z.B. beim Cushing-Syndrom, bei adrenaler Hyperplasie, Nebennierenrindentumoren oder Pseudohermaphroditismus. Diese Ovarien sind normalgroß oder eher klein. Verdickung der Kapsel und Fibrosis sind vorhanden, jedoch sind subkortikale Follikelzysten seltener, Thekazellhyperplasie ist hier nicht zu finden. Im Gegensatz zum echten polyzystischen Ovar ist die Zahl der Follikel insgesamt herabgesetzt. In anderen Fällen besteht eine einfache Hyperthekose.

Ätiologie und Pathogenese

Ursache und Entstehung des polyzystischen Ovars und des Stein-Leventhal-Syndroms sind bisher nicht genau bekannt.

Vermutlich liegt eine durch Überproduktion androgener Hormone bedingte Störung des Zwischenhirn-Hypophysen-Systems vor, die sekundär die typischen morphologischen Veränderungen und Funktionsanomalien am Ovar hervorruft. Durch Funktionshemmung des zyklischen Zentrums der Gonadotropinfreisetzung im Hypothalamus kommt es zu einer anhaltenden tonischen Freisetzung hoher, stark fluktuierender Mengen von LH, welche die Überstimulierung des Ovars und das fehlende zyklische Auftreten von Ovulation, Gelbkörperbildung und typischer Steroidbiogenese erklärt (Abb. 273). Da ein echtes Stein-Leventhal-Syndrom bei Frauen auftreten kann, die bereits früher schwanger waren, hat man angenommen, daß das Syndrom auch sekundär durch gesteigerte Androgenwirkung bedingt sein könnte, etwa durch eine Hyperplasie der Nebennierenrinde.

Diagnostik

An das Vorliegen eines Stein-Leventhal-Syndroms muß gedacht werden, wenn eine Patientin die Sprechstunde wegen Amenorrhö/Oligomenorrhö sowie Sterilität aufsucht und zusätzlich vergrößerte Ovarien, Hirsutismus und mäßige Adipositas aufweist. Das Vollbild braucht nicht immer nachweisbar zu sein. Da in der Praxis nur die Vermutungsdiagnose eines Stein-Leventhal-Syndroms gestellt werden kann, empfiehlt es sich, die Patientin der speziellen endokrinologischen Diagnostik zuzuführen. Neben der Bestimmung von Gonadotropinen und Östrogenen ist die Bestimmung von Testosteron, Androstendion, Dehydroepiandrostendion und Dihydrotestosteron von diagnostischer Bedeutung. LH ist stark erhöht und zeigt eine beträchtliche Fluktuation. Der LH-/FSH-Quotient ist erhöht (>2), FSH ist normal bis niedrig. Der Kortikosteroidhemmungstest und unter fortlaufender Suppression der Nebennierenrinde der Kortikosteroid

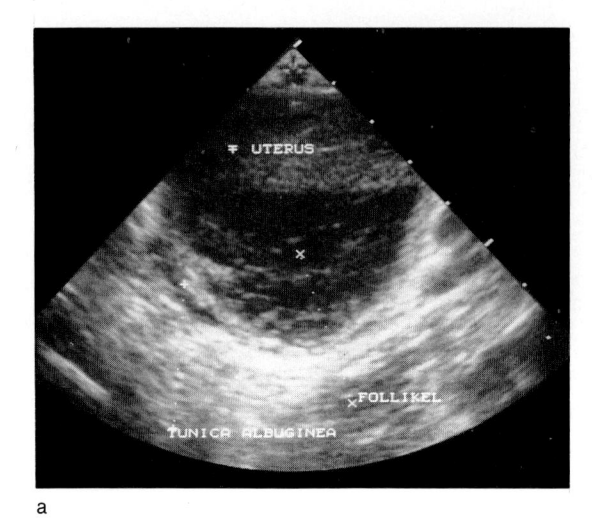

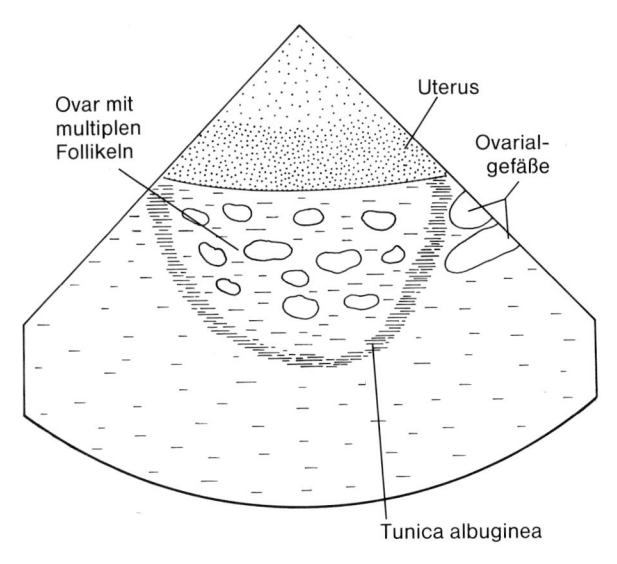

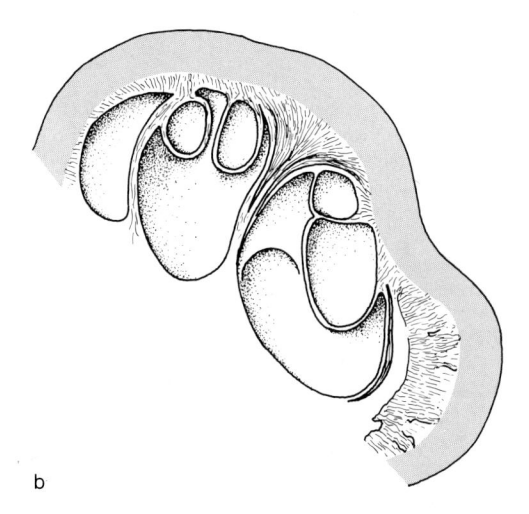

Abb. 272. a Vaginalsonographie: Polyzystisches Ovar bei endokrinologisch und morphologisch gesichertem PCO-Syndrom. (Terinde, UFK Ulm). **b** Keilexzidiertes polyzystisches Ovar. Verdickung der Tunica albuginea, multiple Zysten in der Ovarialrinde; Thekahyperplasie, atretisches Ovar; Fibrosierung

– Gonadotropin – Stimulierungstest können die exakte Diagnostik fördern (s. S. 577).

Die Größe der Ovarien kann durch Ultraschall oder eine Laparoskopie festgestellt und dokumentiert werden. Das sicherste diagnostische Kriterium eines Stein-Leventhal-Syndroms stellt die histologische Untersuchung biopsierter oder keilexzidierter Ovarialanteile dar, die allerdings meist nicht diagnostisch, sondern therapeutisch vorgenommen wird (s. S. 566).

Differentialdiagnose

Vom Stein-Leventhal-Syndrom müssen alle Zustände vermehrter Androgenbildung mit Zyklusstörungen abgegrenzt werden, wie die Hyperthekose, M. Cushing und die psychogenen Amenorrhöen mit zusätzlicher Virilisierung, ferner die Hyperplasie, das Adenom und das Karzinom der Nebennierenrinde, androgenbildende Ovarialtumoren, Zustände nach exogener Verabfolgung von Androgenen und der einfache familiäre Hirsutismus.

Steroidbiogenese und Stoffwechsel im Stein-Leventhal-Ovar

Bei der Bildung von Steroiden im Stein-Leventhal-Ovar kommt es zu einer Anhäufung von Δ^5-3β-Steroiden (Pregnenolon, 17α-OH-Pregnenolon, Dehydroepiandrosteron) und einigen Δ^4-3-Oxo-C-11-Steroiden (besonders Androstendion und Testosteron). Die Ursache liegt in einer partiellen Insuffizienz des Enzyms 3β-Hydroxysteroid-Dehydrogenase – Δ^{5-4}-Epimerase und der Ring-A-aromatisierenden Enzymsysteme (Abb. 273). In manchen Fällen kann offenbar auch die 17-Hydroxylase insuffizient sein. Da der enzymatische Defekt nicht vollständig ist, sind Östrogene vorhanden. Durch die große Anzahl von Follikeln und die hohe Substratmenge wird der Block in der Aromatisierung vermutlich teilweise überwunden. Die Biosynthese der Steroide geht vorwiegend in der Kortex vor sich, und zwar in der Wand atretischer Follikel, weniger im Ovarialstroma. Vor allem die luteinisierte

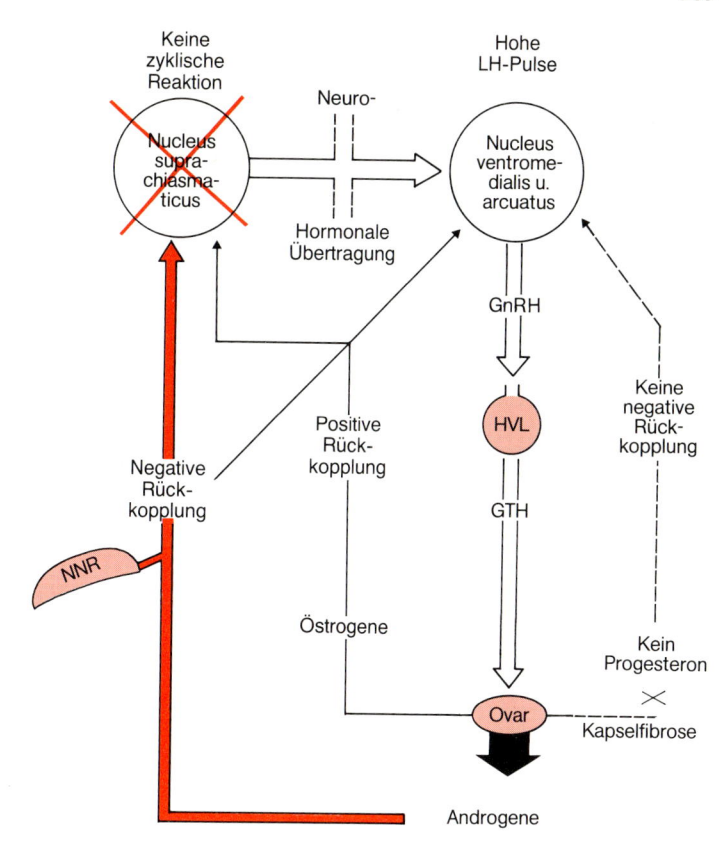

Abb. 273. Funktionsausfall im Zentrum für zyklische Gonadotropinfreisetzung beim Stein-Leventhal-Syndrom. Hemmung (negative Rückkoppelung) durch den erhöhten ovariellen Androgenspiegel. Durch Fehlen der Progesteronbildung und niedrige Östrogenbildung keine Hemmung des Zentrums der basalen Gonadotropinfreisetzung. Dies führt zu Dauerstimulierung der Ovarien durch hohe LH-Werte

Theka ist zur Bildung von Androgenen in der Lage. Das Stein-Leventhal-Ovar ist also qualitativ befähigt, alle Hormone aus Azetat biogenetisch ebenso herzustellen wie das normale Ovar. In typischen Fällen ähnelt aber das Biogeneseschema eher demjenigen des Hodens.

Weitere Befunde – Hormonausscheidungswerte

Endometrium: Das histologische Bild ist beim Stein-Leventhal-Syndrom außerordentlich variabel, abhängig von der Höhe des Östrogen- und Androgenspiegels. Man kann sowohl geringe als auch mäßige bis gute Östrogenwirkung im histologischen Aufbau finden. Bei hohem Androgenspiegel und langfristiger Amenorrhö wird das Endometrium dagegen atrophisch oder nur schwach proliferiert sein. Sowohl eine *adenomatöse Hyperplasie als auch ein Endometriumkarzinom scheinen bei polyzystischen Ovarien häufiger* vorzukommen. Auffällig war in fast allen beobachteten Fällen eine ausgeprägte Stromazellhyperplasie des Ovars. Ein Korpuskarzinom kann dann schon bei jüngeren Frauen auftreten.

Hormonwerte: Auffällig sind die großen Tag-zu-Tag-Schwankungen der *Gonadotropine.* Unter getrennter Bestimmung von FSH und LH wurde eine relative und absolute Erhöhung des LH-Anteils in einer ungewöhnlichen Variation der Befunde festgestellt. Der LH-FSH-Quotient liegt meist über 2. Bei Stimulation des HVL mit LHRH kommt es zu einem besonders starken Anstieg von LH, insbesondere nach Doppelstimulation. GnRH-Analoga (z. B. Buserelin) können, nicht pulsatil verabfolgt, zur Suppression der hypothalamisch-hypophysären und damit der ovariellen Funktion angewendet werden. Beim PCO-Syndrom kann man mit solchen Präparaten (oder mit kontinuierlicher Gabe von GnRH) eine Unterdrückung der ovariellen Hormonbildung erreichen. Damit ist die ovarielle Genese der Androgenbildung gesichert. Gleichzeitig tritt – nach Anwendung über Monate – eine Rückbildung der Zysten ein, und nach Absetzen bildet sich nicht selten ein biphasischer ovulatorischer Zyklus aus (s. Abschn. „Therapie").

Androgene: Obwohl das Stein-Leventhal-Syndrom mit den Symptomen des Hirsutismus einhergeht, ist der Androgenspiegel oder die Ausscheidung der 17-Ketosteroide dennoch nur in etwa ¼ der Fälle deutlich erhöht (Androsteron, Ätiocholanolon, Dehydroepiandrosteron). Wichtiger ist die Bestimmung von Testosteron im Plasma. Die Werte können 2- bis 5fach erhöht sein. Nach HCG-Stimulierung steigen sie bei ⅘ der Patientinnen weiter an, was bei Frauen mit normaler Ovarialfunktion nicht der Fall ist (Abb. 283). Dexamethason (4,5 mg/Tag oral) zur Hemmung der Nebennierenrinde pflegt den Testosteronspiegel nicht wesentlich zu senken, da die Erhöhung fast immer ovariell bedingt ist.

Kortisol: Die Kortisolwerte sind normal.

Östrogene: Östradiol-Östron im Plasma und die Ausscheidung für Gesamtöstrogene im Harn liegen beim Stein-Leventhal-Syndrom im unteren Normalbereich oder sind leicht erniedrigt. Östron ist das hauptsächliche Östrogen bei PCO-Patientinnen. Es entsteht vorwiegend aus der Umwandlung aus Androgenen im Fettgewebe. Durch die erhöhten Androgenspiegel ist die Östrogenbindung an das sexualhormonbindende Globulin erniedrigt. Nach Verabfolgung von Gonadotropinen tritt ein deutlicher Anstieg der Östrogene ein. Dieser ist bei oft starker zystischer Reaktion der Ovarien meist höher als bei den anderen Formen der Ovarialinsuffizienz. Die diagnostische Bedeutung der Östrogenbestimmung ist beim Stein-Leventhal-Syndrom dennoch nicht sehr groß. Zum Endometriumbefund und dem Proliferationsgrad im Vaginalabstrich bestehen nur lockere Beziehungen.

Pregnane: Progesteron im Plasma und Pregnandiol- und Pregnantriolausscheidung im Harn bewegen sich im Normalbereich. Dagegen ist das 11-Oxopregnantriol nicht selten erhöht. Von diagnostischer Bedeutung ist die Bestimmung der Δ^5-3β-Verbindungen (besonders Pregnentriol und Pregnantriol), die allerdings nur in spezialisierten Kliniken durchgeführt wird. Ein ovulatorischer Anstieg von Pregnandiol-Progesteron ist selten.

Therapie

Für die Indikationsstellung zur Behandlung des Stein-Leventhal-Syndroms bedarf es einer eingehenden diagnostischen Vorklärung. Eine Behandlung mit Östrogenen und Gestagenen (Antiandrogene) in Form einer Sequenztherapie ist besonders als Intervallbehandlung bis zum Beginn einer gezielteren Therapie bei Kinderwunsch brauchbar (Tabelle 88). Eine differenziertere Maßnahme ist die Verabfolgung von Ovulationsauslösern, z. B. Clomifen (bei Kinderwunsch). Am Anfang sollte die Dosierung niedrig gehalten werden, um keine stärkere zystische Reaktion der Ovarien zu riskieren. Später, wenn die Reaktion der Ovarien bekannt ist, kann die optimale Dosierung ermittelt werden. Regelmäßige Palpation oder Ultraschallkontrolle der Ovarien während und nach der Einnahme von Clomifen ist erforderlich. Über das Eintreten von ovulatorischen Zyklen und Schwangerschaften wurde in der Literatur vielfach berichtet. Eine solche Behandlung wird i. allg. nur bei Kinderwunsch vorgenommen. Das gleiche gilt auch für die Gonadotropinbehandlung. Die Dosierung ist auch hier sehr vorsichtig zu handhaben, da es zu einer exzessiven zystischen Reaktion kommen kann. Die Erfolge der Gonadotropinkur sind befriedigend. In über 50% der behandelten Fälle kommt es, falls keine weiteren Sterilitätsursachen bestehen, zur Schwangerschaft. Auch die pulsatile LHRH-Behandlung ist erfolgreich. Wegen der hohen LH-Werte hat man versucht, diese mit LHRH-Analoga zu bremsen und dadurch eine Überstimulierung zu vermeiden, wenn man mit Gonadotropinen oder reinen FSH-Präparaten (ohne LH) behandelt (Fertinorm).

Sinken die Androgene nach Dexamethason signifikant in den Normalbereich ab, so kann man ausnahmsweise eine Behandlung mit Kortikosteroiden versuchen. Die Dosis liegt zwischen 0,5 und 3,0 mg Dexamethason/Tag unter gelegentlicher Kontrolle der Hormonwerte sowie des Blutdrucks und der Harnzuckerausscheidung. Zyklusregulierung, Ovulation und Fruchtbarkeit können sich unter dieser Therapie einstellen.

Die von Stein und Leventhal empfohlene ***Keilexzision*** der Ovarien ist auch heute noch eine erfolg-

Tabelle 88. Therapie des Stein-Leventhal-(PCO-)Syndroms

Therapie	Behandlungsziel Anmerkungen
Östradiol + Gestagen bzw. Äthinylöstradiol + Cyproteronacetat (Antiandrogen)	Intervallangzeitbehandlung Wenn kein Kinderwunsch, Antiandrogene. Wirkung: Verminderung des Hirsutismus, Zyklusregulierung, Hemmung der Zystenbildung, Karzinomprophylaxe (Endometrium, Brust)
Ovulationsauslöser (Clomifen) Ovulationen: 65% Schwangerschaften: 18%	Bei Kinderwunsch: vorsichtige Dosierung Überstimulierungsgefahr
Gonadotropine HMG Ovulationen: 85% Schwangerschaften: 25%	Vorsicht! Überstimulierung
reines FSH Ovulationen: 90% Schwangerschaften: 35%	wegen des erhöhten LH/FSH-Quotienten
LHRH Pulsatil (evtl. vorher Östradiol + Gestagen) Ovulationen: 50–70% Schwangerschaften: 20%	Normalisierung der Pulse und des LH/FSH-Quotienten
LHRH Kontinuierlich oder LHRH-Antagonisten (evtl. zusätzlich Stimulierung der Ovarien) Ovulationen: 50% Schwangerschaften: 15%	Senkung LH, Normalisierung der Pulsationen „Herunterregelung" („down regulation")
Keilexzision der Ovarien oder Spaltung der Kapsel, multiple Koagulationen oder Laserung der Oberfläche Ovulationen: 70% Schwangerschaften: 30%	Vorsicht Verwachsungen! Nur bei aktuellem Kinderwunsch Dauer der Normalisierung von Ovulation und Zyklus nur 1½–2 Jahre

44 Die Klinik spezieller endokriner Krankheitsbilder

reiche Therapie, wenn der ovarielle Ursprung der vermehrten Androgenbildung gesichert ist (negativer Kortikosteroidtest, positiver Kortikosteroid-Gonadotropin-Test, starke zystische Reaktion nach Gonadotropinkur). Besonders angezeigt ist die Keilexzision bei lang andauernder Sterilität und Kinderwunsch von Patientinnen, die regelmäßig Verkehr haben, da der zyklusregulierende, die Ovulation induzierende Effekt in manchen Fällen nur 1–2 Jahre vorhält. Im allgemeinen wird man daher nicht vor einer Heirat und nur bei aktuell bestehendem Kinderwunsch operieren. Die Keilexzision soll auf der Konvexität des Ovars von Pol zu Pol so vorgenommen werden, daß ein breiter, bis zum Mark reichender Keil entsteht, der ein Drittel bis die Hälfte des Ovarialgewebes umfaßt. Eventuell vorhandene Zysten im Restovar werden gestichelt. Der Eingriff soll mit mikrochirurgischer Technik vorgenommen werden, damit keine Verwachsungen entstehen. Postoperativ tritt meist nach wenigen Tagen eine Entzugsblutung auf. Das Eintreten der Ovulation wird durch Messung der Basaltemperatur und Progesteronbestimmungen kontrolliert. Die Wirkung der Keilexzision beruht wahrscheinlich auf der Reduktion der Menge des androgenbildenden Gewebes und damit einer Verminderung des „Feed-back-error" (fehlerhafte Rückkoppelung). Die Erfolge der Keilresektion werden in der Literatur sehr verschieden angegeben. Dies hängt wahrscheinlich mit einer unterschiedlichen Indikationsstellung und Ausgiebigkeit der Keilexzision zusammen. Der durchschnittliche Erfolg der Operation ist mit 80% ovulatorischer Blutungen sehr beachtlich. Die Häufigkeit nachfolgender Schwangerschaften beträgt im Mittel 63%. Die einfache Spaltung der Ovarialkapsel hat sich ebenfalls bewährt. Neuerdings wird die Oberfläche beider Ovarien gelasert (Tabelle 88).

Klinik der Gonadendysgenesie

Bezüglich der Definition und Ätiologie der Gonadendysgenesie wird auf die Ausführungen auf S. 528 verwiesen.

Klinisches Bild: Die Diagnose des *Turner-Syndroms* läßt sich meist schon im *Neugeborenenalter* stellen. Man achte auf den Faltenhals (Pterygium colli), die leicht abhebbare Haut (Cutis laxa), Lymphödeme an Hand- und Fußrücken, eine tiefliegende Nackenhaargrenze, tiefstehende, deformierte Ohren, Pigmentnävi sowie andere Anomalien und innere Mißbildungen. Schwere innere Fehlentwicklungen führen u. U. bald zum Tode.

In der Zeit der **Pubertät** tritt als Folge der fehlenden Gonadenfunktion die Entwicklung der äußeren Sexualmerkmale wie Behaarung und Brustwachstum nicht ein. Die Kinder bleiben klein und zeigen genitalen Infantilismus. Die Menarche bleibt aus (primäre Amenorrhö). Zu diesem Zeitpunkt ist der Kleinwuchs (maximale Körpergröße 152 cm) das hervorstechende Merkmal. Das Knochenalter ist um etwa 1 Jahr retardiert. Man findet den doppelseitigen Faltenhals, einen tiefen Nackenhaaransatz und eine Schildbrust mit breitem Mamillenabstand, X-Arme (Cubitus valgus), ferner ein infantiles äußeres Genitale ohne Sexualbehaarung (Abb. 274). Vagina, Uterus und Tuben sind zwar regelrecht angelegt, aber hochgradig hypoplastisch, Ovarien sind nicht zu tasten. Bei der Laparoskopie lassen sich nur schmale, weißliche bindegewebige Keimplatten nachweisen, die histologisch keinerlei Parenchym enthalten (Abb. 275). Von den äußeren kongenitalen Mißbildungen findet man am häufigsten multiple Teleangiektasien, Epikanthus, Fehlbildungen an Ohren, Nase und Kiefer, braune Pigmentflecke, Nierenmißbildungen, z. B. Hufeisenniere, doppelte Ureteren, ferner Vorhof- und Septumdefekte des Herzens, Koarktation der Aorta, Osteoporose, er-

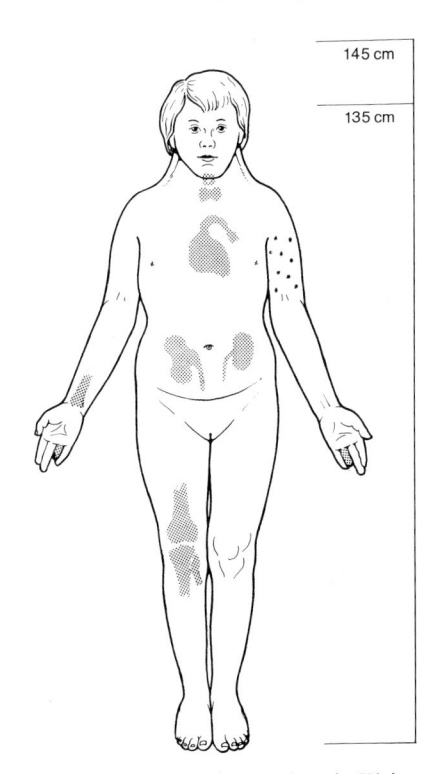

Abb. 274. Turner-Syndrom. Gonadendysgenesie mit Kleinwuchs, Faltenhals, faßförmigem Thorax, Cubitus valgus, Knochendefekten, Herz-Gefäß-, Nierenmißbildungen, Hautanomalien

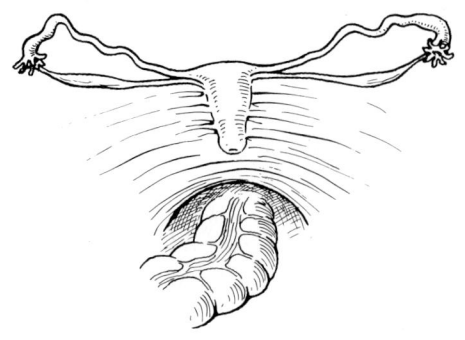

Abb. 275. Inneres Genitale (Aufsicht von hinten) beim Turner-Syndrom: Gonadendysgenesie („Strichgonaden"), Hypoplasie von Uterus und Tuben

höhten Blutdruck, Taubheit und eine Reihe von Knochendefekten, schließlich Rot-Grün-Blindheit. Die Intelligenz liegt im Mittel unter der Norm. Die seltenen Fälle von Gonadendysgenesie mit Virilisierung oder Feminisierung sind meist durch das Vorhandensein von Hiluszellhyperplasie, Hypernephrom- oder Thekazelltumorgewebe bedingt.

In einigen Fällen mit Turner-Mosaik wurden Schwangerschaften beobachtet (s. S. 112).

Diagnostik: Hauptsymptom ist das Fehlen der sekundären Sexualmerkmale bei Minderwuchs und primärer Amenorrhö. Die Östrogene liegen sehr niedrig, 17-Ketosteroide, 17-Hydroxykortikoide im Harn, Kortisol- und ACTH-Spiegel im Plasma sind normal, der Gonadotropintiter ist sowohl für FSH wie auch für LH infolge fehlender Zügelung durch gonadale Steroide extrem hoch („hypergonadotroper Hypogonadismus"). Die endgültige Diagnose wird mit Hilfe der Geschlechtschromatinbestimmung und der Chromosomenanalyse gestellt (45, X) (s. S. 527).

Wichtig ist die röntgenologische Kontrolle des Knochenalters sowie die Untersuchung auf das Vorliegen einer Osteoporose und von Nieren-Harnwegs-Mißbildungen. Eine Laparoskopie ist in Zweifelsfällen und zum Ausschluß der nicht ganz seltenen Tumorbildungen an den Gonaden zu empfehlen.

Differentialdiagnose: Wenn das Gonosomenkomplement normal ist, kommen die Ovarialhypoplasie, die Pubertas tarda und der hypophysäre Zwergwuchs in Frage. Zur Abgrenzung gegenüber dem hypophysären Zwergwuchs kann die Gonadotropinanalyse herangezogen werden. Hohe Gonadotropinwerte schließen den hypophysären Kleinwuchs aus. Durch die Laparoskopie kann das Vorhandensein hypoplastischer Ovarien nachgewiesen werden. In Zweifelsfällen kann eine Stimulierung mit Gonadotropinen bei gleichlaufender Östrogenbestimmung oder Vaginalzytologie durchgeführt werden.

Therapie: Es kommt nur eine Substitutionstherapie mit Östrogenen und Gestagenen in Frage, am besten in Form einer zyklisch durchgeführten oralen Sequenztherapie. Durch diese Behandlung kommt es zu einer gewissen Größenzunahme, jedoch bleiben die Patientinnen immer wesentlich unterhalb der Norm. Eine Verabfolgung von Wachstumshormonen kann den genetisch festgelegten Kleinwuchs nicht verändern. Unter der Therapie mit Sexualsteroiden stellt sich eine mäßig starke Sexualbehaarung ein, dazu die äußere weibliche Prägung, besonders Wachstum und Pigmentierung der Brüste. Häufig kommt es zu einer raschen psychischen Nachreifung. Die Patienten sollten nur insoweit aufgeklärt werden, als man ihnen sagt, daß eine Substitutionstherapie dauernd erforderlich ist und daß sie wohl heiraten könnten, aber keine Kinder bekommen werden. Die Vita sexualis kann normal sein, obwohl Libido häufig fehlt. Die Eltern minderjähriger Patienten müssen in einem Gespräch über das Krankheitsbild und seine Konsequenzen genau orientiert werden. Die Hormontherapie sollte i. allg. nicht vor dem 12.–14. Lebensjahr einsetzen, da durch einen frühzeitigen Verschluß der Epiphysen der Kleinwuchs noch betont wird.

Falls eine Tumorbildung der Gonaden vorliegt, müssen Gonaden und Uterus entfernt werden. Der Arzt sollte der Patientin auch bei der Berufswahl behilflich sein.

Die Behandlung und Betreuung der Patientinnen mit einem „Swyer-Syndrom" (s. S. 529) erfolgt nach den gleichen Richtlinien wie beim Turner-Syndrom.

Klinik der Intersexualität

Unter dem Begriff der Intersexualität versteht man das Vorhandensein von Merkmalen beider Geschlechter bei einem Individuum. Mit anderen Worten: Es besteht eine mangelnde Übereinstimmung zwischen dem chromosomalen Geschlecht oder der Gonadenanlage einerseits und der Ausbildung der äußeren Geschlechtsorgane, dem körperlichen Erscheinungsbild und teilweise auch der sexuellen und psychischen Einstellung andererseits.

Es ist zu unterscheiden zwischen dem echten Zwitter und dem Scheinzwitter.

Die traditionelle klinische Einteilung intersexueller Störungen in Hermaphroditismus, Pseudohermaphroditismus masculinus und Pseudohermaphroditismus femininus umfaßt nicht das gesamte Spektrum der fehlgebildeten Geschlechtsdifferenzierung und ist heute aufgrund neuer Erkenntnisse teilweise überholt (s. S. 530 und S. 532). Man unterscheidet gegenwärtig meist die folgenden Untergruppen:

1. Genitale Differenzierungsstörung mit Ovarien als Gonaden – entspricht dem Pseudohermaphroditismus femininus.
2. Genitale Differenzierungsstörung mit Hoden als Gonaden – entspricht dem Pseudohermaphroditismus masculinus.
3. Genitale Differenzierungsstörung mit gemischten ovariell-testikulären Gonaden – entspricht dem echten Hermaphroditismus.
4. Genitale Differenzierungsstörung ohne Gonaden – entspricht dem Agonadismus.

Hermaphroditismus verus, echter Zwitter

Definition, Ätiologie und Pathogenese s. S. 533

Klinisches Bild: Der Phänotyp ist öfter weiblich als männlich. Echte Zwitter können alle Übergangsformen des äußeren Genitales zeigen (Abb. 276). Häufig bilden Urethra und Vagina einen gemeinsamen Ausführungsgang (Sinus urogenitalis), wobei die Urethra entweder weitgehend getrennt von der Vagina oder bei schweren Störungen relativ hoch in den Sinus urogenitalis einmündet und schließlich hypospadieähnliche Beziehungen zur phallusähnlich vergrößerten Klitoris zeigt (Abb. 278). Da meist ein Uterus vorhanden ist, treten bei etwa 60% der Patienten menstruationsähnliche Blutungen auf. Oft sind „Inguinalhernien" vorhanden, die die Gonaden enthalten. Die Mammae sind durchweg relativ gut ausgebildet. In den Gonaden findet man alle Reifegrade des männlichen oder weiblichen Keimparenchyms bis zur Corpus-luteum-Bildung und zur Spermiogenese. Schwangerschaften wurden bei echten Zwittern nicht beschrieben.

Die endgültige *Diagnose* ist nur durch den histologischen Nachweis sowohl von Hoden- als auch von Ovarialparenchym zu sichern. Die Hormonausscheidung ist meistens unauffällig „männlich" oder „weiblich". Differentialdiagnostisch muß gegen den männlichen und den weiblichen Scheinzwitter abgegrenzt werden (s. S. 532).

Therapie: Die Behandlung richtet sich nach dem Phänotyp und der psychischen Einstellung des Patienten. Falls diese nicht übereinstimmen, können plastische Korrekturen am äußeren Genitale und Änderungen des standesamtlichen Geschlechts so-

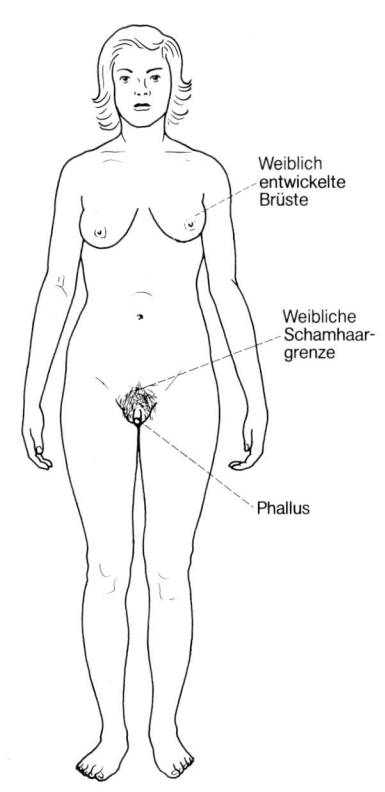

Abb. 276. Echter Zwitter (Hermaphroditismus verus) mit weiblichem Phänotyp: normale weibliche Brüste, weiblicher Behaarungstyp, aber Phallus, Ovarien *und* Testes vorhanden

wie des Vornamens erforderlich werden. Manche Autoren empfehlen eine Entfernung der Gonaden, wenn diese dem psychischen oder somatischen Geschlecht widersprechen, weil sie auch die häufige Tumorbildung in solchen Gonaden in Betracht ziehen. Bei verminderter Hormonproduktion der Gonaden, nach Entfernung der Keimdrüsen und, falls eine Beeinflussung in die Richtung eines bestimmten Geschlechts erwünscht ist, kann eine spezifische Hormonbehandlung mit Östrogen-Gestagenen oder Androgenen angezeigt sein. Der Arzt muß sich überlegen, ob er den Patienten mit der vollen Problematik der Anomalie vertraut machen soll. Die Patienten benötigen häufig Psychotherapie und eine Lebenshilfe auch nach Abschluß der hormonellen oder operativen Behandlung.

Pseudohermaphroditismus

Zur Ätiologie und Pathogenese s. S. 530.

Adrenogenitales Syndrom (AGS)

Dieses Syndrom kann angeboren (s. S. 532) oder (meist) postpuberal erworben sein. Dem postpuberalen adrenogenitalen Syndrom liegt meist eine

Hyperplasie der Nebennierenrinde zugrunde. Es kann aber auch ein Adenom oder ein Karzinom vorliegen. Sonderformen dieser Erkrankungen aufgrund spezieller Enzymdefekte sind das adrenogenitale Syndrom mit Hypertension oder mit Salzverlustsyndrom.

Ätiologie: Dem unkomplizierten angeborenen adrenogenitalen Syndrom liegt ein konnataler Mangel derjenigen Enzyme zugrunde, die an der Synthese des Kortisols beteiligt sind; 11β- und 17α-Hydroxylase-Mangel kommen selten vor. Am häufigsten ist ein Defizit an C-21-Hydroxylase (Abb. 277). Hier unterbleibt dann der Umbau von 17α-Hydroxyprogesteron über Reichsteins Substanz S zu Kortisol. Infolge der mangelhaften oder ganz fehlenden Kortisolsynthese werden die Freisetzung von ACTH-releasing-Hormon des Hypothalamus sowie die Produktion und Sekretion von ACTH aus dem Hypophysenvorderlappen nicht genügend gebremst. Durch die vermehrte Abgabe von ACTH in die Blutbahn kommt es zu einer anhaltenden Überstimulierung der Nebennierenrinde, die schließlich in eine Hyperplasie übergeht. Die erhöht anfallenden adrenalen Steroidvorstufen und Androgene hemmen nicht die ACTH-Abgabe, sondern nur die gonadotrope Teilfunktion des Hypophysenvorderlappens (FSH, LH). Infolge ihrer biologischen Androgeneffekte bewirken sie eine Virilisierung.

Vorkommen: Die Erkrankung ist autosomal rezessiv erblich. Man findet sie bei beiden Geschlechtern in einer Häufigkeit von etwa einem Fall auf 5000 Neugeborene.

Klinisches Bild: Bei der konnatalen Form (s. S. 532) findet sich meist eine teilweise Virilisierung des äu-

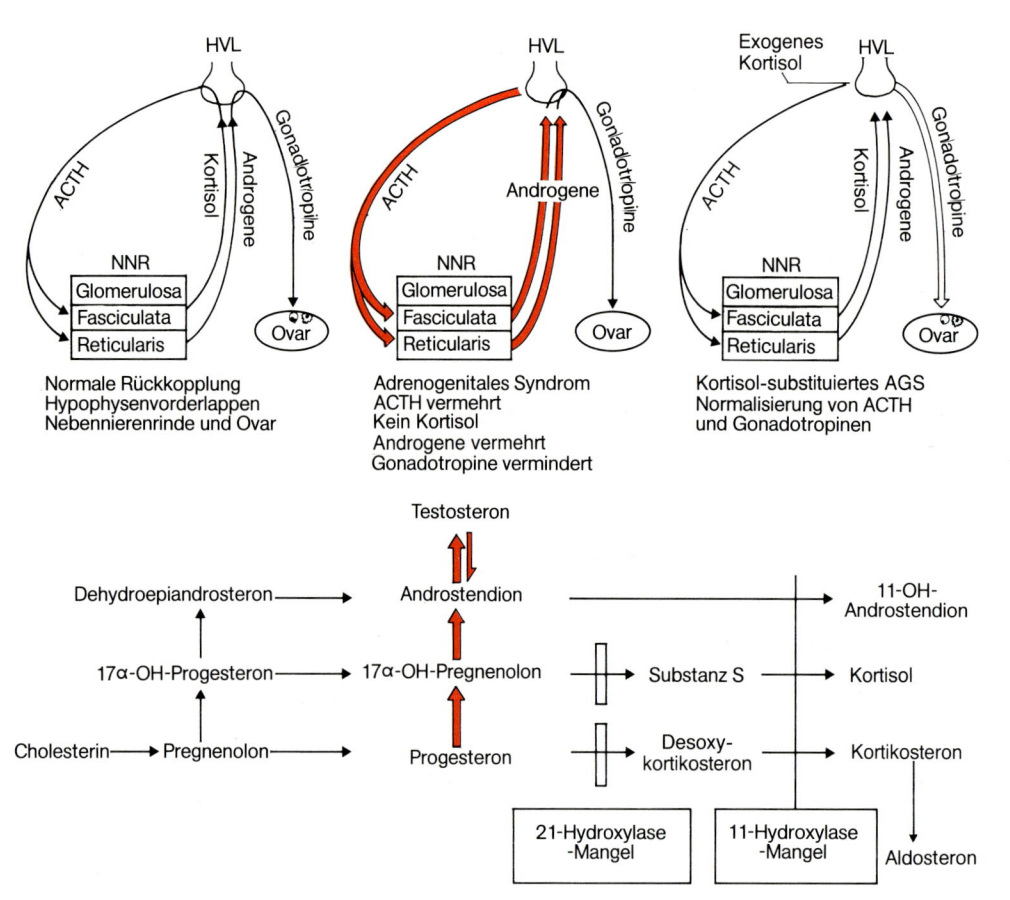

Abb. 277. *Oben links:* normaler Regelkreis Hypophyse – Nebennierenrinde – Ovar. *Oben Mitte:* beim AGS Erhöhung der Androgenproduktion aus der Zona reticularis und der verbreiterten Zona fasciculata. Da kein Kortisol gebildet wird, vermehrte ACTH-Ausschüttung, die ihrerseits zur Nebennierenrindenhyperplasie führt. Der hohe Androgenspiegel hemmt die Gonadotropinsekretion und bewirkt Funktionsruhe der Ovarien. *Oben rechts:* Durch exogene Kortikosteroidzufuhr wird die ACTH-Sekretion gehemmt. Adrenale Androgenproduktion und Nebennierenrindenhyperplasie gehen zurück. Endogenes Kortisol niedrig. Gonadotropinsekretion und Ovarialfunktion normalisiert. *Unten:* Beim AGS liegt meistens ein C-21-Hydroxylase-Mangel vor. Dadurch entsteht ein partieller Block in der Biogenese von Gluko- und Mineralokortikoiden. Der Hauptweg der Hormonbildung verläuft deshalb in Richtung der androgen wirksamen Vorstufen, die sich anhäufen. Gelegentlich besteht auch ein 11- oder 17-Hydroxylase-Mangel (Hypertension)

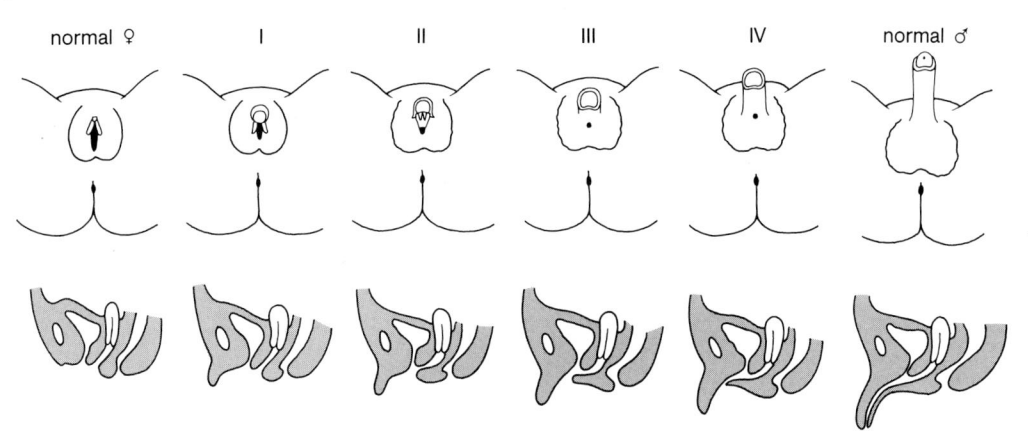

Abb. 278. Schematische Darstellung der verschiedenen Ausprägungen der Virilisierung des weiblichen Genitales beim AGS. Aspekt von vorne und seitlich im Medianschnitt. *Typisch:* Einmündung der Urethra in den Sinus urogenitalis bei Hypospadie des Phallus mit Skrotalisierung der Labien. Virilisierungsgrad abhängig von Stärke, Beginn und Dauer des Androgeneinflusses. Typ I–IV nach Prader

ßeren Genitales mit allen Übergängen von hypertropher Klitoris bis zur Phallusbildung, von Hypospadia urethrae bis zu normaler weiblicher Urethra mit skrotumähnlicher Gestaltung der großen Labien sowie unterschiedlichem Verschluß des Eingangs der Vagina bzw. des Sinus urogenitalis durch eine Raphe. Die Urethra kann unterschiedlich hoch in den Sinus urogenitalis einmünden (Abb. 278). Wenn das äußere Genitale eines neugeborenen Mädchens stark vermännlicht ist, so kann eine fehlerhafte Geschlechtseinstufung erfolgen. Die zytogenetische Untersuchung führt die eindeutige Klärung herbei. Kinder mit einem AGS fallen in den ersten Jahren ihres Lebens durch ein beschleunigtes Wachstum aufgrund des erhöhten Androgenspiegels auf. Sie sind auch muskulöser als gleichaltrige. Später kommt es zu einem vorzeitigen Wachstumsstillstand infolge vorzeitiger Knochenreifung und verfrühtem Verschluß der Epiphysenfugen, so daß die Patienten als Erwachsene i. allg. kleiner als normal sind. Sie zeigen athletische Muskulatur, breite Schultern, ein relativ enges (androides) Becken, gering entwickelte Mammae und bei langem Rumpf relativ kurze untere Extremitäten. Das Gesicht weist eine kräftige Nasen-, Supraorbital- und Kinnpartie auf. Nicht selten findet man einen männlichen Kopfbehaarungstyp (Stirnglatze und Geheimratsecken). Ein starker Hirsutismus vom virilen Typ mit Bartwuchs, Behaarung der Brust und Extremitäten sowie männlicher Pubeshaargrenze ist immer vorhanden.

Der Grad der Virilisierung ist beim *postpuberal* erworbenen adrenogenitalen Syndrom viel geringer. Meist besteht nur eine Klitorishypertrophie. Das übrige Urogenitalsystem ist normal. Der Grad der Virilisierung und des Hirsutismus ist abhängig von der biologischen Aktivität des sezernierten Androgens (Testosteron stärker als Androstendion, Dehydroepiandrosteron) sowie der Höhe des Hormonspiegels und der Dauer des Hyperandrogenismus. Die Mammae sind meistens klein, die weibliche Modellierung des Körpers durch die Fettpolster fehlt weitgehend. Der Uterus kann hypoplastisch sein. Der Zervixschleim ist spärlich, das Farnphänomen nicht nachweisbar. Die Ovarien sind infolge der Hemmung der hypophysären Gonadotropine durch die adrenalen Androgene hypoplastisch, in weniger schweren Fällen polyzystisch. Es bestehen Zyklusstörungen bis zur Amenorrhö mit Sterilität.

Diagnose: Sie beruht auf der starken Virilisierung des Genitales und dem männlichen Phänotyp weiblicher Personen (Abb. 279). Die hormonelle Untersuchung ergibt erhöhte Androgenwerte im Plasma, v. a. durch Vermehrung von Dehydroepiandrosteron und Androsteron. Auch das Pregnantriol ist meist vermehrt. Bei Vorliegen einer Hyperplasie sind die Androgenwerte nur mäßig angehoben. Auf Verabfolgung von Kortikosteroiden (z. B. Dexamethason, 2 mg/Tag) gehen sie durch ACTH-Hemmung rasch und eindeutig auf Normalwerte zurück. Die zytogenetische Untersuchung ergibt einen einfach-positiven Barr-Körper-Befund und die normale Chromosomenzahl von 46, XX.

In jedem Fall soll ein intravenöses Pyelogramm angefertigt werden. Bei Verdacht auf Adenom oder Karzinom sind Ultraschalluntersuchungen, ein Retropneumoperitoneum mit Schichtaufnahmen, Computertomogramm, Szintigramm und evtl. eine Gefäßdarstellung erforderlich.

Differentialdiagnose: Abzugrenzen sind Fälle von männlichen Personen mit Genitalmißbildungen wie

Abb. 279. Virilisierung beim AGS

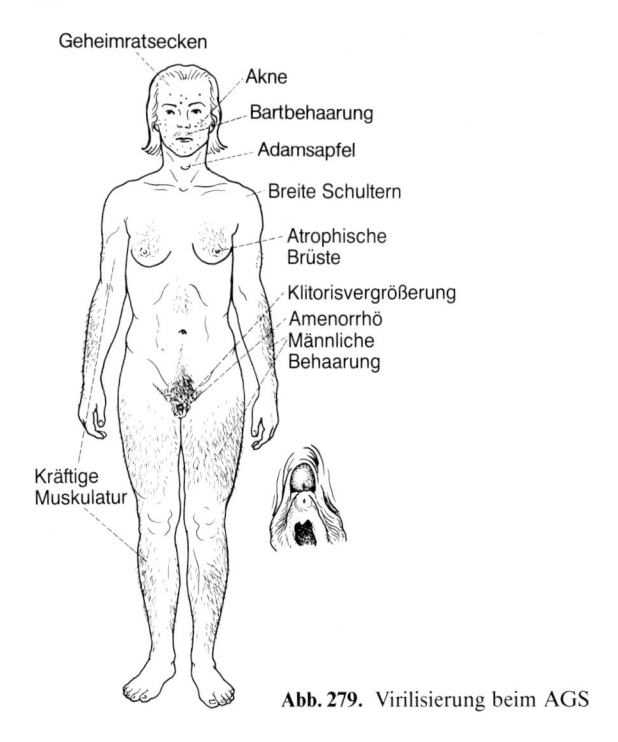

Hypospadie oder Scrotum bipartitum und Leistenhoden, ferner Patientinnen mit androgenbildenden Tumoren des Ovariums oder mit Virilismus nach langzeitiger Androgenbehandlung (s. S. 125 und 531). Beim Adenom und beim Karzinom sind die Androgen- und 17-Ketosteroid-Werte exzessiv erhöht. Beim Karzinom liegen außerdem die Östrogenwerte hoch.

Therapie: Bei Vorliegen einer Nebennierenrindenhyperplasie werden Kortisonderivate (z. B. 0,5–3 mg Dexamethason) verabfolgt. Hierdurch wird die fehlende Kortisolmenge substituiert, gleichzeitig die hypophysäre ACTH-Überproduktion gehemmt. Durch Unterdrückung der Androgenbildung wird die Gonadotropinproduktion angehoben, schließlich die periphere Symptomatik der Androgenwirkung ausgeschaltet (Abb. 277). Die jeweilige Dosierung der Glukokortikosteroide richtet sich nach den Androgen- im Blut oder den Ketosteroidwerten im Harn, die in etwa vierwöchentlichen Abständen kontrolliert werden. Bei Kindern ist entsprechend niedriger zu dosieren. Unter der Behandlung sollen gelegentliche Kontrollen des Blutdruckwertes sowie des Harnzuckers vorgenommen werden. An die Möglichkeit der Entstehung einer Osteoporose, die Gefahr von Infektionen und des Auftretens von Magen-Darm-Komplikationen durch Kortikosteroide ist zu denken. Unter einer solchen Behandlung setzt gewöhnlich nach wenigen Wochen eine zyklische Ovarialfunktion ein, und es kommt zu mehr oder weniger normalen Menstruationsblutungen. Das Eintreten einer Schwangerschaft ist möglich. Nach längerer Medikation stellen sich auch wieder weibliche Körperformen her, der Hirsutismus geht etwas zurück. Nur das äußere Genitale bleibt unverändert. Hier sind evtl. operative Korrekturen an der Klitoris oder am Scheideneingang erforderlich. Die hormonale Behandlung muß, wenn nicht eine Nebennierenrindenresektion erfolgt, lebenslänglich durchgeführt werden. Bei operativen Eingriffen, Infektionskrankheiten und sonstigen besonderen Belastungen muß die Kortikosteroiddosis evtl. erhöht werden. Antibiotika sind dann großzügig einzusetzen.

Bei Adenomen oder Karzinomen der Nebennierenrinde ist eine operative Entfernung des Organs erforderlich. Vor und während der Operation müssen Glukokortikosteroide verabfolgt werden, da die kontralaterale Nebennierenrinde atrophiert sein kann. Nach der Operation gibt man in diesem Fall 50–100 E Depot-ACTH/Tag. Die Prognose ist bei der Hyperplasie und dem Adenom der Nebennierenrinde günstig, jedoch beim Nebennierenrindenkarzinom schlecht.

Testikuläre Feminisierung – „hairless women"

Ätiologie und Pathogenese S. 532.

Häufigkeit

Man findet die Anomalie bei etwa 0,5–5 von 10 000 weiblichen Personen. Die Patienten sind 46 XY und H-Y-positiv.

Klinisches Bild

In typischen Fällen liegt ein weiblicher Phänotyp vor. Die Fettverteilung ist feminin. Die Brüste sind häufig sogar überentwickelt, zeigen aber juvenil unterentwickelte Brustwarzen. Die Patienten sehen oft besonders gut aus (Mannequintyp). Charakteristisch ist ein gewisser eunuchoider Hochwuchs mit langen Extremitäten sowie großen Händen und Füßen. Scham- und Achselbehaarung fehlen („hairless women"), doch kann gelegentlich eine spärliche Vulvabehaarung vorhanden sein. Röntgenologisch läßt sich eine androide Beckenform nachweisen (Abb. 280). Das äußere Genitale ist meist rein weiblich, doch sind die Labia minora unterentwickelt. Die Klitoris ist klein. Der Sinus urogenitalis ist einem normal langen und normal weiten Scheidenrohr ähnlich, endet aber blind. Ganz selten ist ein rudimentärer Uterus vorhanden. Die Hoden deszendieren meistens nur bis in den Leistenkanal.

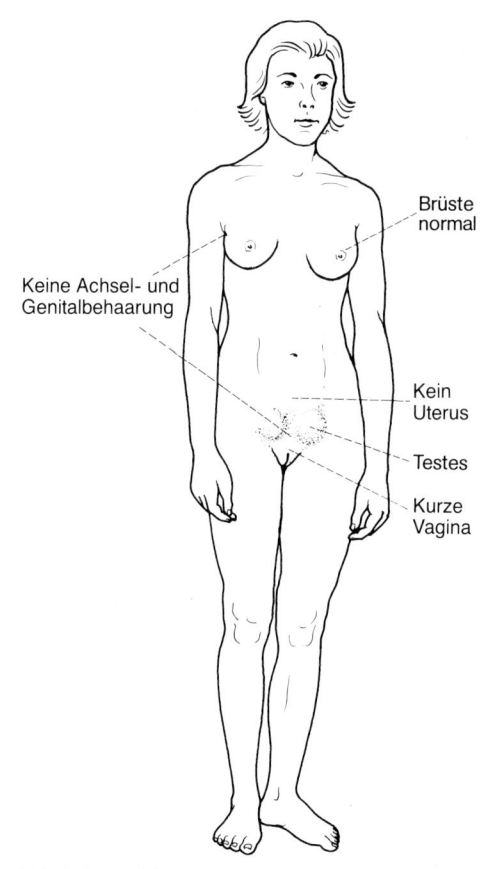

44 Die Klinik spezieller endokriner Krankheitsbilder

Abb. 280. Testikuläre Feminisierung: weiblicher Phänotyp, Vagina ohne Uterus, Leistenhoden beiderseits, Fehlen von Achsel- und Schambehaarung („hairless women")

Labels: Keine Achsel- und Genitalbehaarung; Brüste normal; Kein Uterus; Testes; Kurze Vagina

Histologisch sieht man enge Samenkanäle, oft ohne Lumen, vom embryonalen Typ. Nur gelegentlich lassen sich Vorstufen der Spermiogenese nachweisen. Dagegen zeigen die Leydig-Zellen eine gute Entwicklung. In solchen Gonaden findet man nach dem 30 Lebensjahr in 30% Tumoren, z. B. tubuläre Adenome, Seminome und Dysgerminome.

Die Patienten empfinden meist weiblich, jedoch ist die Sexualität unterschiedlich ausgeprägt. Natürlich besteht eine primäre Amenorrhö.

Geschichtliches Beispiel einer testikulären Feminisierung: Die Jungfrau von Orleans, Jeanne d'Arc.

Diagnose

Die Patienten suchen den Arzt meist der primären Amenorrhö wegen auf. Aus dem Fehlen der Achsel- und Schambehaarung sowie des Uterus läßt sich die Diagnose in typischen Fällen rasch stellen. Gesichert wird sie durch das Fehlen von Barr-Körpern und die Chromosomenkonstellation 46, XY. Die Steroidwerte sind meistens im unteren Normalbereich für Männer und Frauen, die Gonadotropine sind jedoch i. allg. erhöht (primärer hypergonadotroper Hypogonadismus).

Differentialdiagnostisch muß man die Vaginalaplasie sowie die Hymenal- oder Vaginalatresie und die Ovarialhypoplasie bei Genitalfehlbildung ausschließen.

Therapie

Bei kompletter Feminisierung wird man die Patientin nicht darüber aufklären, daß sie genetisch und nach ihren Gonaden männlich ist, sondern ihr nur mitteilen, daß sie keine Regelblutung und keine Kinder haben wird. Dagegen können die Patienten durchaus eine Ehe eingehen, da die Scheide in der Mehrzahl der Fälle eine Kohabitation zuläßt. Ist der Sinus urogenitalis zu kurz, so kann man ihn durch Prothesen mechanisch dehnen oder durch einen plastischen Eingriff verlängern und erweitern. Die Hoden wird man wegen der Gefahr der Malignisierung entfernen. Nach Entfernung der Gonaden muß eine Langzeitsubstitutionstherapie mit Östrogen-Gestagen durchgeführt werden.

Zur Intersexualität (Pseudohermaphroditismus) zählt man auch die folgenden Störungen der psychischen Geschlechtseinstellung:

Transsexualismus: Es handelt sich um eine seelische Störung, bei der sich der Patient dem anderen Geschlecht zugehörig fühlt. Er versetzt sich meist sehr weitgehend in die entgegengesetzte Geschlechtsrolle hinein. Transsexuelle streben häufig eine somatische und juristisch-standesamtliche Geschlechtsumwandlung und Personenstandsänderung an, die nach dem Transsexuellengesetz möglich ist.

Transvestismus: Der Patient trägt zeitweise die Kleider des anderen Geschlechts und ahmt dessen äußeres Verhalten nach.

45 Indikationen zu Hormonbestimmungen und dynamischen Tests

Hormonbestimmungen

Die Bestimmung von Hormonen im Plasma oder Harn gibt im wesentlichen Auskunft über deren ungefähre Produktionsgröße im Organismus. Bei Messung im Harn gehen Stoffwechsel und Ausscheidung über die Nieren in den Wert mit ein. Die Beurteilung, ob ein Befund unauffällig oder pathologisch ist, erfolgt durch Vergleich mit sog. Normalwerten (Tabelle 89).

Hypophysenvorderlappen, Ovarien, Nebennierenrinden und - in der Schwangerschaft - die Plazenta sind diejenigen endokrinen Drüsen, deren Hormone in der Gynäkologie und Geburtshilfe wichtig sind. Seit der Entwicklung hochspezifischer und empfindlicher Radioimmunoassayverfahren und Enzymassays wird die Bestimmung im Plasma derjenigen im Harn zunehmend vorgezogen.

Gonadotropine

Die Höhe der FSH- und LH-Werte zeigt die Stärke der gonadotropen Stimulierung an, welche die Ovarien zum Zeitpunkt der Hormonbestimmung trifft. FSH- und LH-Werte im Normalbereich sprechen für eine regelrechte Stimulierung des gonadotropen HVL durch die Gonadotropinfreisetzungshormone des Hypothalamus. Bei sehr hohen Werten, insbesondere von FSH, muß man daran denken, daß die dem Regelkreis zugehenden ovariellen Steroidhormone, die Östrogene, herabgesetzt sind oder fehlen (Tabelle 90).

Der FSH-LH-Quotient soll in der Geschlechtsreife normalerweise etwa 1 betragen. Pulsatile LH-Anstiege sollen etwa alle 90 min eintreten. Bei Oligo-Amenorrhöen nehmen meist zuerst die Pulsationen an Frequenz- und Ausschlaghöhe ab.

Die *Prolaktin*bestimmung spielt bei Anovulation, Gelbkörperschwäche und Galaktorrhö eine Rolle. Sind die Werte erhöht, so kann man vermuten, die Ursache von anovulatorischer Zyklusstörung oder Sterilität gefunden zu haben. Stark erhöhte Werte findet man bei prolaktinbildenden HVL-Adenomen. Stimulationstests mit TRH und Metoclopramid wurden empfohlen, besitzen aber keine wesentliche diagnostische Bedeutung.

Tabelle 89. Gonadotropine und Steroidhormone im Plasma

LH	Follikelphase	3–6 mE/ml = 25–75 ng/ml
	Ovulation	6–20 mE/ml = 150–300 ng/ml
	Lutealphase	2–7 mE/ml = 25–75 ng/ml
	Postmenopause	20–50 mE/ml = 250–500 ng/ml
FSH	Follikelphase	0,08–0,5 mE/ml = 175–700 ng/ml
	Ovulation	0,2–0,6 mE/ml = 500–1000 ng/ml
	Lutealphase	0,1–0,25 mE/ml = 175–530 ng/ml
	Postmenopause	0,6–1,2 mE/ml = 1700–3500 ng/ml
Prolaktin	Geschlechtsreife	3–15 ng/ml
17β-Östradiol	Follikelphase	50–250 pg/ml
	Ovulation	200–600 pg/ml
	Lutealphase	150–260 pg/ml
	Postmenopause	5–20 pg/ml
Progesteron	Follikelphase	0–3 ng/ml
	Lutealphase	5–30 ng/ml
Testosteron	Geschlechtsreife	0,15–0,70 ng/ml
Androstendion		0,8–3,0 ng/ml
Dehydroepiandrosteron		1,5–8,0 ng/ml
Kortisol		60–120 ng/ml[a]

mE = Millieinheiten (1/1000 IE); ng = Nanogramm (10^{-6} mg); pg = Pikogramm (10^{-9} mg)
[a] 8–10 Uhr vormittags, nachmittags 50% niedriger.

45 Indikationen zu Hormonbestimmungen und dynamischen Tests

Tabelle 90. Indikationen für die Bestimmung hypophysärer Gonadotropine

Primäre gonadale Insuffizienz:
  Gonadendysgenesie
  Ovarialhypoplasie
	FSH, LH erhöht

Primäre hypophysäre Insuffizienz:
  Sheehan-Syndrom
  Hypophysärer Kleinwuchs
  Hypophysentumoren
  Kontrolle nach Hypophysektomie
	FSH, LH niedrig bis fehlend
	
	Prolaktin evtl. erhöht

Pubertas praecox:
  Echte
 	
  Pseudopubertas praecox
	FSH, LH vorhanden, zyklisch
	FSH, LH nicht erhöht

Ovarialtumoren:
  Primäres ovarielles Chorionepitheliom,
  Seminom
	HCG erhöht
	
	FSH, LH leicht erhöht

Prognose der Amenorrhö	Gut: wenn FSH normal bis erniedrigt
Post-Pillen-Amenorrhö Galaktorrhö Sek. Amenorrhö Oligomenorrhö Anovulation, Sterilität (PCO)	Prolaktin evtl. erhöht LH hoch FSH niedrig LH-/FSH-Quotient > 2 starke Fluktuationen

Indikation zur Behandlung mit
  Clomifen
  Gonadotropinen
  LHRH
	Gegeben, wenn normal bis erniedrigt

Ovulationsdiagnostik (Sterilität, Insemination)	Anstieg LH

Östrogene

Mit dem Nachweis von Östradiol erfaßt man das von den Ovarien im Zyklus gebildete hauptsächliche Östrogen und damit den Hauptparameter der Ovarialfunktion (Tabelle 91). Östron kann dagegen im Stoffwechsel teilweise aus Östradiol entstehen, oder es wird, besonders in der Pubertät und in den Wechseljahren, aus adrenalen Androgenvorläufern (Androstendion) im subkutanen Fettgewebe gebildet. Östriol ist das Hauptausscheidungsprodukt der Östrogene im Harn. In der Schwangerschaft stellt es das quantitativ wichtigste Hormon der plazentaren Östrogenbildung dar und gibt Auskunft über das Befinden der Frucht. Östron ist das hauptsächliche Östrogen in der Postmenopause.

Progesteron

Parameter der Gelbkörperfunktion im Zyklus ist das Progesteron (Tabelle 92). Werte unter 5 ng/ml Plasma zeigen zwischen dem 16. und 25. Tag das Fehlen eines Gelbkörpers und damit der Ovulation in diesem Zyklus an. Die Bestimmungen erfolgen am 16.–21. und 25. Zyklustag (Dreipunktebestimmung). Befunde im niedrigen Normalbereich sprechen für eine Gelbkörperschwäche, Werte oberhalb des Normalbereichs, beispielsweise nach einer Gonadotropinbehandlung, weisen auf das Vorhandensein mehrerer Gelbkörper hin.

Tabelle 91. Indikationen für die Bestimmung von Östrogenen

Statische Bestimmung, Stimulations- und Hemmungstests (HMG, HCG, Dexamethason)	Östrogenwerte im Harn
Gonadendysgenesie Ovarialhypoplasie	Niedrig Kein Anstieg nach HMG-HCG
Testikuläre Feminisierung	Niedrig
Klinefelter-Syndrom	Geringer Anstieg nach HMG-HCG
Nebennierenrindenkarzinom	Hoch, keine Dexamethasonhemmung
Pubertas praecox, echte	Zykluswerte, geringer Anstieg nach HMG-HCG
Pseudopubertas praecox Theka-/Granulosazelltumor	Hoch, nicht zyklisch Deutlicher Anstieg nach HMG-HCG
Therapiekontrollen: Ansprechen auf Behandlung mit Gonadotropinen, Clomifen	Anstieg nicht > 50 µg/24-h-Urin oder 400 pg/ml Plasma
Kontrolle der ablativen Therapie beim Mammakarzinom (NNR, Ovar)	Sehr niedrig bis nicht mehr nachweisbar

Tabelle 92. Indikationen für die Bestimmung von Progesteron

Statische Bestimmung, Stimulierungs-/Hemmungstests (HMG, HCG-Dexamethason)	Progesteron im Plasma
Biphasischer Zyklus	Anstieg (5–30 ng/ml)
Corpus-luteum-Insuffizienz (Zyklusstörungen, Sterilität)	Niedriger Wert (<10 ng/ml)
Ovarialtumoren (Luteom)	Hoher Wert (>50 ng/ml)
Therapiekontrollen:	
Gonadotropinbehandlung	Anstieg, ovulatorisch
Clomifenbehandlung	Anstieg, ovulatorisch
Nach Keilexzision des Ovars (Stein-Leventhal-Syndrom)	Anstieg, ovulatorisch

Tabelle 93. Indikationen für die Bestimmung von Dehydroepiandrosteron (DHEA), Testosteron (T) und Androstendion (AD) in der Gynäkologie.
Androgene sollten bestimmt werden bei den Symptomen: Hirsutismus, Akne, anovulatorische Oligo-/Amenorrhö mit Sterilität, Virilismus, Vertiefung der Stimme, Haarausfall, Hypersexualität, Klitorishypertrophie

Verdachtsdiagnose	DHEA	T	AD	Bemerkungen
Stein-Leventhal-Syndrom	Normal bis leicht erhöht	Gering erhöht	Leicht erhöht	Androgenanstieg nach HCG
Androgenbildende Ovarialtumoren Arrhenoblastom Hiluszelladenom -hyperplasie Luteom	Normal	Deutlich erhöht	Deutlich erhöht	Androgenanstieg nach HCG
Hypernephroid	Erhöht	Deutlich erhöht	Erhöht	Evtl. Kortikosteroide erhöht
Hermaphroditismus verus	Normal	Normal bis erhöht	Normal	Evtl. normale Östrogene
Pseudohermaphroditismus masculinus (testikuläre Feminisierung)	Normal	Normal bis erhöht	Normal	
Leichte Nebennierenrindenhyperplasie	Gering erhöht	Gering erhöht	Gering erhöht	Kortisol erniedrigt
AGS, angeboren, erworben	Erhöht	Erhöht	Erhöht	
NNR-Adenom	Stark erhöht	Stark erhöht	Stark erhöht	Keine Hemmung durch Dexamethason
NNR-Karzinom	Stark erhöht	Stark erhöht	Stark erhöht	Östrogene hoch

In der Schwangerschaft wird nach der 8. Woche die Progesteronbildung zunehmend von der Plazenta übernommen.

Das ovariell und adrenal gebildete 17α-Hydroxyprogesteron und sein Ausscheidungsprodukt Pregnantriol werden beim Verdacht auf adrenale Überfunktion (AGS) bestimmt und tragen zur Stellung der Diagnose bei.

Androgene

Die Bestimmung von Androgenen ist bei den verschiedenen Formen des Hirsutismus oder der Virilisierung erforderlich (Tabelle 93). Während früher die 17-Ketosteroide im Harn erfaßt wurden, untersucht man heute Testosteron, Androstendion und Dehydroepiandrosteron im Blutplasma. Die erstgenannten beiden Hormone können sowohl in den Ovarien als auch in den Nebennierenrinden gebildet werden. Das Dehydroepiandrosteron (DHEA) wird in der Nebennierenrinde hervorgebracht, außer beim primär ovariellen Hypernephroidtumor. Bei erhöhten Androgenspiegeln ist meist das sexualhormonbindende Globulin (SHBG) erniedrigt.

Tabelle 94. Gonadotropinwerte und Interpretation des LHRH-Tests (25 µg LHRH i. v.)

Gonadotropinbasalwerte
WHO-Gruppe I	= hypogonadotrop	
	= LH <	30 ng/ml
WHO-Gruppe II	= normogonadotrop	
	= LH >	30 ng/ml
WHO-Gruppe III	= hypergonadotrop	
	= FSH >	1000 ng/ml

Reaktion auf LHRH
R0 =	Netto-LH-Anstieg	< 100 ng/ml
R1 = „gestört"	Netto-LH-Anstieg	> 100 ng/ml
	Absolut	< 200 ng/ml
R2 = „normal"	Netto-LH-Anstieg	> 100 ng/ml
	Absolut	> 200 ng/ml

Funktionstests

Genauere Auskunft über den Sitz der Erkrankung und die Art der vorliegenden Funktionsstörung geben, wenn die einfache Hormonuntersuchung keine Klarheit gebracht hat, die *Funktionstests*.

LHRH-Test

Der Gonadotropin-releasing-Hormon-Test mit LHRH gibt anhand des LH-Anstiegs Auskunft über die funktionelle Kapazitätsreserve des Hypophysenvorderlappens. Bei HVL-Insuffizienz und schweren hypothalamischen Störungen wird der Anstieg des LH nach LHRH ausbleiben. Eine normale positive Reaktion des HVL liegt vor, wenn mindestens eine Verdreifachung des basalen LH-Wertes und mindestens eine Verdoppelung des FSH-Wertes eintritt (Tabelle 94).

Die Stimulation von Prolaktin durch Thyreotropin-releasing-Hormon (TRH) oder durch Metoclopramid ergibt keine wesentlichen diagnostischen Gesichtspunkte. Ein kräftiger Prolaktinanstieg nach Metoclopramid spricht für eine streßbedingte Prolaktinerhöhung. Bei normalen Prolaktinwerten über Tag findet man gelegentlich nächtlich erhöhte Prolaktinwerte.

Gonadotropin- und Clomifentest

Eine genauere Beurteilung der endokrinen und reproduktiven Leistungsfähigkeit des Ovars vermittelt der Stimulierungstest mit Gonadotropinen (3 Ampullen Humegon täglich über 5 Tage) (Abb. 281) oder Clomifen (100 mg täglich über 5 Tage) unter

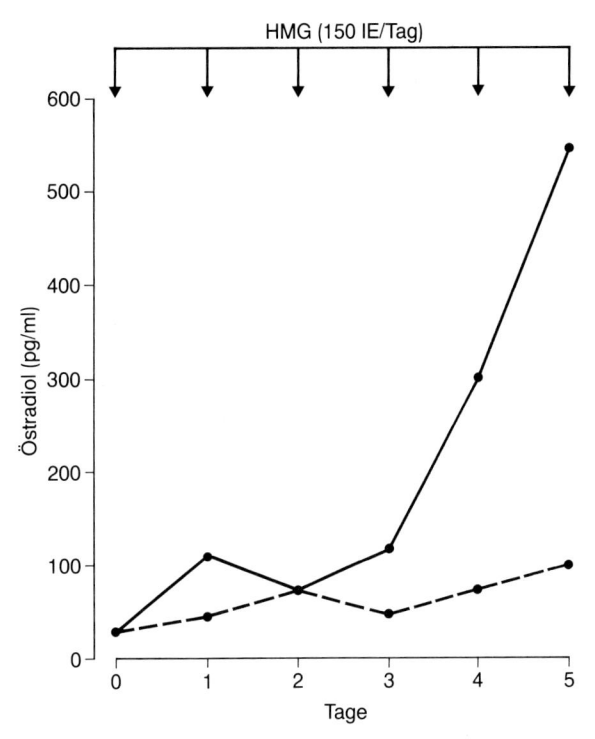

Abb. 281. Schema eines HMG-Stimulationstests mit positivem (●——●) und negativem (●----●) Resultat. (Nach Dericks-Tan u. Taubert, 1987)

Messung des Verhaltens der Hormonwerte (Östrogene, ggf. Progesteron, FSH, LH) (Abb. 282) und der Basaltemperatur. Beste Prognose bei gutem Anstieg der Östrogene und Gonadotropine sowie ovulatorisch-biphasischer Reaktion.

Dexamethason-HCG-Test

Ist die Entstehungsursache einer vermehrten Androgenbildung durch die einfache Bestimmung männlicher Hormone nicht klar geworden, so kann man den Dexamethason-HCG-Test durchführen (Abb. 283). Es werden 8 Tage lang täglich 2,0–4,5 mg Dexamethason oral gegeben, während der letzten 3 Tage zusätzlich je 5000 I. E. Choriongonadotropin (HCG) i. m. Unter der Dexamethasongabe sinkt die adrenale Androgenproduktion fast auf Nullwerte ab. Der noch nachweisbare Rest an Androgenen muß dann ovariell bedingt sein. Die nachfolgende Stimulierung des Ovars mit dem LH-wirksamen HCG zeigt diesen Anteil dann noch einmal quantitativ in seiner Gonadotropinabhängigkeit auf. Ein deutlicher Anstieg tritt v. a. bei androgenbildenden Tumoren des Ovars auf. Eine weitere Analyse der adrenalen Funktion ist durch die zusätzliche Gabe von ACTH i. m. oder i. v. möglich (30 I. E.).

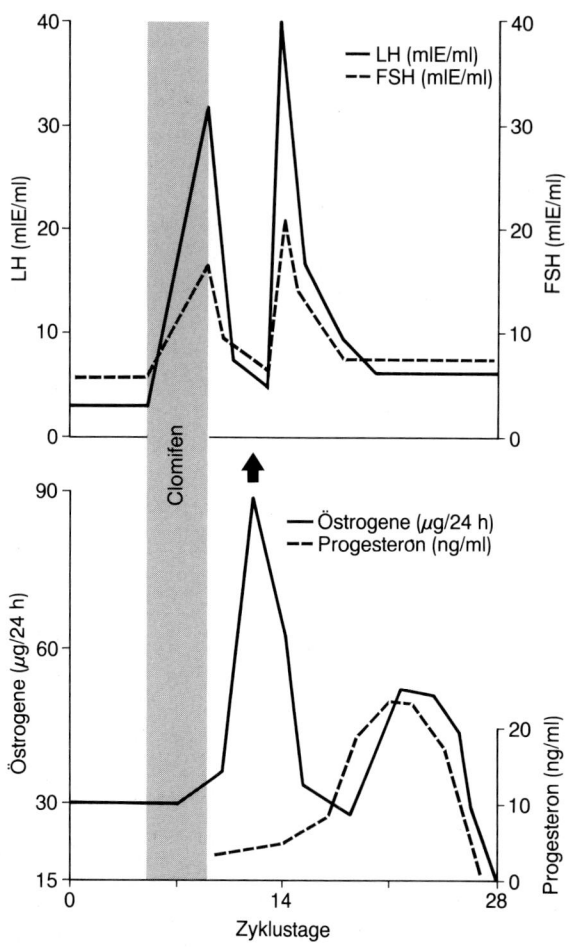

Abb. 282. Clomifentest

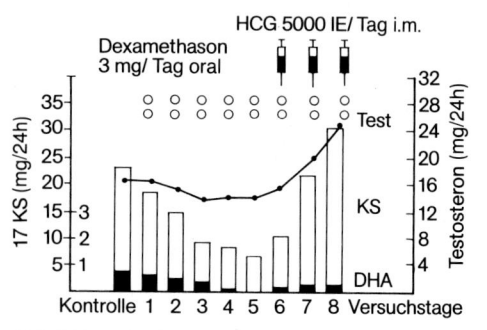

Abb. 283. Androgenausscheidung beim Dexamethason-HCG-Test. Zunächst Reduktion der adrenalen Androgene unter Dexamethason, aber deutlicher Wiederanstieg unter HCG. Diese Androgenbildung ist demnach ovariell bedingt. Bei Vorliegen eines androgenbildenden Ovarialtumors tritt meist keine wesentliche Reduktion durch Dexamethason ein

Basaltemperaturmessung

Die Aufwachtemperatur ist in ihrer zyklischen Erniedrigung und Erhöhung Ausdruck einer indirekten Wirkung der Östrogene und Gestagene auf die Körpertemperatur. Östrogene führen durch eine zentralbedingte Weitstellung der Hautgefäße zu vermehrter Wärmestrahlung und Wärmeleitung über die Haut und damit zum Absinken der Basaltemperatur. Gestagene erhöhen die Temperatur, indem sie zentral über vegetative Zwischenhirnzentren die Hautgefäße kontrahieren. Dadurch werden Wärmestrahlung und Wärmeleitung vermindert. Die Kerntemperatur des Körpers steigt an. Dieser Anstieg liegt zwischen 0,4 und 0,8 °C (Abb. 288).

Diagnostisch wichtig ist der Anstieg der Basaltemperatur, der Zeitpunkt, die Geschwindigkeit, die Höhe des Anstiegs und die Dauer des Temperaturplateaus. Aus dem Verlauf der Kurve kann man ersehen: 1. wie lange die Follikelphase dauert, 2. ob eine Ovulation und Gelbkörperbildung eintreten (Temperaturanstieg) und 3. zu welchem Zeitpunkt dies der Fall ist. Aus der Geschwindigkeit bzw. der Steilheit des Kurvenanstiegs, aus seiner Höhe, seiner Dauer (12 Tage) und der Gleichmäßigkeit der Erhöhung sind 4. Rückschlüsse auf die Normalität der Hormonbildung im Corpus luteum und die Dauer von dessen Funktion möglich. Bei langsamem treppenförmigen Anstieg („Staircase"-Phänomen) tritt die Hormonbildung nur zögernd ein. Es ist dann mit Ultraschall zu prüfen, ob nicht ein LUF-Syndrom (luteinisierter unrupturierter Follikel) vorliegt. Bei Verkürzung der Plateauphase ist die Dauer der Progesteronproduktion verkürzt, bei nicht ausreichend hohem Anstieg oder zwischenzeitlichem Absinken ist die Progesteronbildung unzureichend.

Als diagnostisches Verfahren dient die Basaltemperaturmessung v. a. zur Feststellung des Zeitpunktes der Ovulation in der Empfängnisverhütung (s. S. 82) und bei der Behandlung der ovariellen Sterilität (s. S. 590), ferner zur Analyse der Zyklusstörung (monophasisch-anovulatorische oder biphasisch-ovulatorische Zyklusstörung mit oder ohne Gelbkörperinsuffizienz, s. S. 539 und Abb. 264 a–d) und zum Nachweis des Erfolges einer Stimulierung mit Ovulationsauslösern.

Nur selten verläuft die Basaltemperaturkurve trotz offenbar normaler Ovulation und Gelbkörperbildung durch Störung in den vegetativen Zentren atypisch; daher ist sie bei zuverlässiger Messung ein brauchbares Verfahren.

Um verwertbare Ergebnisse zu erzielen, ist es wichtig, die Patientin über die Technik der Messung eingehend zu belehren. Auf der Rückseite unserer Basaltemperaturblätter finden sich folgende Angaben:

- Es kann ein normales Fieberthermometer oder ein Spezialthermometer zur Messung der Basaltemperatur (Cyclotest) verwendet werden. Es ist immer dasselbe Thermometer zu benutzen. Ein Thermometerwechsel ist in die Kurve einzutragen.
- Das Thermometer wird abends heruntergeschlagen, auf dem Nachttisch bereitgelegt. Morgens gleich nach dem Aufwachen ist – noch vor dem Aufstehen – möglichst immer zur gleichen Zeit zu messen. Verspätete Messung oder verkürzte Schlafdauer sind zu vermerken. Abweichungen bis zu 1 h spielen keine Rolle.
- Gemessen wird 5 min lang im Enddarm oder unter der Zunge. Danach wird die Temperatur abgelesen und in das Kurvenblatt eingetragen.
- Der erste Zyklustag ist der Tag, an dem die Regel einsetzt. Bei Menstruationsbeginn wird ein neues Blatt begonnen. Es soll regelmäßig Tag für Tag über einen Zeitraum von mindestens 3 Monaten gemessen werden.
- Die einzelnen auf dem Kurvenblatt eingetragenen Meßwerte werden durch Striche miteinander verbunden, so daß sich eine Kurve ergibt. Die Tage der Regelblutung sind durch Kreuze zu vermerken. Auch Zwischenblutungen und Geschlechtsverkehr (V) müssen vermerkt werden. Ursachen für Temperaturschwankungen wie Schnupfen, Grippe, Alkoholgenuß, Medikamente u. a. sollen auf dem Kurvenblatt eingetragen werden.

46 Prinzipien der Hormonbehandlung

Hormone sind körpereigene organische Substanzen, die als Effektoren von Regelkreisen die Morphologie, den Stoffwechsel und die Funktion ihrer Zielorgane beeinflussen.

In der endokrinen Therapie werden heute vielfach nicht die natürlichen Hormone, sondern deren Derivate oder überhaupt synthetisierte hormonähnliche Substanzen benutzt, da diese billiger herzustellen sind, oft eine größere orale Aktivität besitzen oder protrahierter wirken.

In der Behandlung mit Hormonen können grundsätzlich 3 Wege beschritten werden. Die Indikationsstellung zu einem dieser Verfahren ergibt sich aus der Diagnose und dem Behandlungsziel.

1. Substitution: Ersatz der fehlenden Hormone durch Zufuhr von außen. Dieses Vorgehen kommt bei Fehlen, Unterfunktion, Funktionsruhe oder Fehlfunktion der betreffenden endokrinen Drüse in Frage. Eine Heilung ist durch Substitution i. allg. nicht zu erwarten.

Beispiel: Zyklische Behandlung mit Östrogen-Gestagen bei der Gonadendysgenesie (Turner-Syndrom). Substitution mit Gelbkörperpräparaten bei der Corpus-luteum-Insuffizienz.

Eine Sonderform der Substitutionsbehandlung ist die konditionierende oder „Terrain"-Therapie.

Beispiel: Vorherige Östrogengabe ermöglicht erst das Ansprechen der Zielorgane auf Gestagene.

2. Stimulation: Anregung der körpereigenen Hormonproduktion oder -ausschüttung. Das Verfahren wird nicht nur zur Behandlung, sondern auch bei manchen diagnostischen Tests (s. S. 577) verwendet.

Beispiel: Verabfolgung von Gonadotropinen zur diagnostischen oder therapeutischen Stimulierung des Ovars. Gabe von hypothalamischen Freisetzungshormonen zur Analyse der gonadotropen Partialfunktion des Hypophysenvorderlappens. Behandlung der hypothalamischen Amenorrhö mit LHRH pulsatil führt zur physiologischen Stimulation des HVL (s. S. 549).

Es ist auch eine Stimulierung durch Zuhilfenahme natürlicher Regulationsmechanismen möglich. Vorbedingung ist, daß das Reglersystem ansprechbar ist und normal reagiert.

Beispiel: Vermehrte Gonadotropinausscheidung nach vorübergehender Hemmung des Hypophysen-Zwischenhirn-Systems durch hohe Steroiddosen (Rebound-Phänomen, s. unten). Ovulationsauslösung mit Clomifen. Die Stimulationstherapie ist, wenn durchführbar, gegenüber der Substitutionstherapie i. allg. zu bevorzugen. Sie ist physiologischer und ergibt an vergleichbarem Krankengut die besseren Dauerresultate, ist jedoch meist aufwendiger.

3. Hemmung: Sie ist bei Überfunktion oder unerwünschter Wirkung einer endokrinen Drüse angezeigt.

Beispiel. Ovulationshemmung durch Östrogen-Gestagen-Präparate, Hemmung der Hypophyse und der von ihr abhängigen Erfolgsdrüsen (Ovar, Nebennierenrinde) durch hochdosierte Östrogen- oder Gestagentherapie beim Mamma- und Korpuskarzinom.

Eine weitere Möglichkeit hormonaler Behandlung besteht in der Beeinflussung des Zwischenstoffwechsels, der Inaktivierung, der Speicherung oder der Ausscheidung körpereigener Hormone.

Beispiel: Östrogene verlängern durch Beeinflussung der Proteinbindung die Verweildauer, die Verteilung, den Stoffwechsel und damit die biologische Wirkung von Kortikosteroiden und Thyroxin.

Eine weitere neue Möglichkeit der Hemmbehandlung ist die Blockierung der Hormonwirkung am Rezeptor des Zielorgans.

Beispiel: Antiöstrogene (z.B. Mammakarzinom), Antiandrogene (z.B. Hirsutismus) oder das Antiprogesteron besetzen die Rezeptoren am Zielorgan und hemmen so die Wirkungen der entsprechenden endogenen Hormone.

Die angeführten Prinzipien der Substitution, der Stimulation und der Hemmung können sich teilweise überschneiden. Hemmung kann in Stimulation übergehen:

Rebound-Phänomen (rebound = engl. Rückprall): Reaktiv überschießende Gonadotropinausscheidung des durch hohe Steroiddosen gehemmten Hypothalamus-Hypophysenvorderlappen-Systems als Folge eines akuten Steroidentzuges (Abb. 284).

Escape-Phänomen (escape = engl. entwischen, entkommen): Reaktiv ansteigende Gonadotropinausscheidung trotz fortgesetzter Hemmung des Hypothalamus-Hypophysenvorderlappen-Systems unter gleichbleibend dosierter Steroidgabe als Folge einer Desensibilisierung des Zwischenhirnsystems (Abb. 284). Das Escape-Phänomen kann durch Dosiserhöhung verhindert werden.

Rebound-Phänomen und Escape-Phänomen stellen Anpassungsreaktionen des Regelsystems auf eine unphysiologische exogene Hormonzufuhr dar.

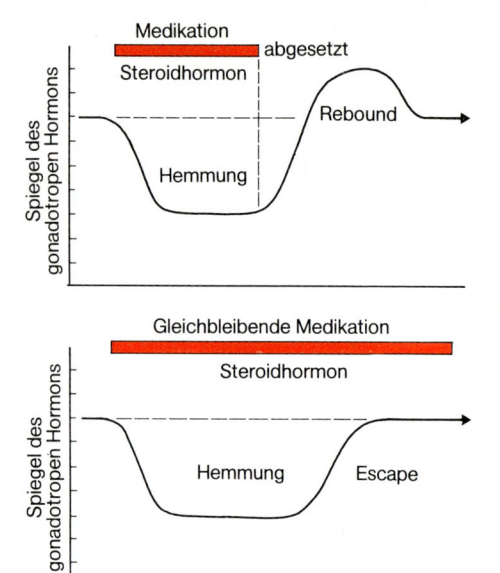

Abb. 284. *Oben:* Rebound-Phänomen. Überschießender Wiederanstieg der Gonadotropine nach Absetzen der Östrogen-Gestagen-Medikation. *Unten:* Escape-Phänomen. Einstellung des Gonadotropinspiegels auf die vorherige Höhe unter fortgesetzter, gleichdosierter Östrogen-Gestagen-Medikation

Das Rebound-Phänomen bewirkt die Wiederherstellung der gewohnten Regelstufe, eingeleitet durch eine anfängliche Überkompensation. Das Escape-Phänomen bedeutet Anpassung durch Umschaltung auf eine höhere Empfindlichkeitsstufe des Fühlersystems.

Die Qualität und Quantität der hormonal ausgelösten Reaktion an den Zielorganen hängen wesentlich ab:

- von der Art, Stärke und Dauer der Hormonwirkung und
- von der Reizbeantwortung durch die Zielorgane, die weitgehend durch deren Ausgangslage bestimmt wird.

Das Bestreben der Hormontherapie ist es, durch Anpassung von Dosierung und Applikationstechnik eine optimale Konzentration des Hormons am Zielorgan zu erreichen. **Blut- und Gewebespiegel** sind das Resultat aus zugeführter und ausgeschiedener Wirkstoffmenge, also von Dosishöhe, Resorptionsgeschwindigkeit, Abbau, Speicherung, Organdurchblutung und einigen anderen Faktoren. Für den Ablauf und die Realisierung der Hormonwirkung ist eine bestimmte Zeitspanne erforderlich, die weder unter- noch wesentlich überschritten werden darf. Sie ist für das jeweilige Zielorgan und Hormon charakteristisch.

Die Wirkung eines Hormonpräparates ist ferner von einer Reihe pharmakologischer und physiologischer Bedingungen abhängig. Die **Wirkungsintensität** wird durch die Menge der spezifischen Rezeptoren für das Hormon am Zielorgan, seine biologische Aktivität, die absolut zugeführte Menge, die Verteilung und Protraktion der Dosen sowie die Dauer der Behandlung bestimmt. Die *Wirkungsdauer* ist abhängig von der Halbwertszeit[1] des Hormons, der Umsetzungszeit[2], dem Stoffwechsel, der Löslichkeit, der Speicherung, der Proteinbindung sowie der Konjugierung und Ausscheidung[3] der Substanz. Sie ist ferner bedingt durch die absolute Menge des zur Wirkung gelangenden Hormons und die Freisetzungsrate der wirksamen Substanz, etwa bei der Anwendung von Depothormonen.

Das Problem der *Löslichkeit* und der *Resorption* der Hormone ist von großer Wichtigkeit für ihre therapeutische Wirkung. Die Löslichkeit der Steroidhormone im Lösungsmittel wird entweder durch chemische Lösungsvermittler oder durch Veresterung der Hormone erreicht oder verbessert. Mit einer Veresterung (Benzoat, Valerat, Enantat, Caproat) wird auch eine Wirkungsprotraktion durch verlangsamte Resorption nach Aufspaltung erzielt. Die meisten Steroidhormone sind oral wenig wirksam. Ihre Resorption wird daher durch Substitution mit Hydroxyl-, Methyl- oder Halogengruppen verbessert. Gleichzeitig wird dadurch der Abbau in der Leber erschwert oder verhindert, so daß sich auch hierdurch eine stärkere oder länger Wirksamkeit ergibt. Neuerdings ist die Resorption durch Mikronisierung der Hormontabletten verbessert worden.

Bei der Verabfolgung von Hormonen gibt es die Möglichkeit *oraler* und *parenteraler* (meist intramuskulärer) Anwendung. Intravenöse, rektale, vaginale und transdermale Anwendungen spielen neuerdings eine zunehmende Rolle.

Orale Medikation: Sie hat den Vorteil einer gut individualisierbaren Dosierung. Die zu verabfolgende Menge kann jederzeit leicht erhöht, erniedrigt oder abgesetzt werden. Die orale Medikation ist ohne Anwesenheit des Arztes möglich.

Nachteile: Die orale Zufuhr kann gastrointestinale Nebenerscheinungen, besonders Übelkeit, verursachen. Die vorschriftsmäßige Einnahme ist nicht exakt kontrollierbar. Die Aufnahme durch den Magen-Darm-Trakt enthält zahlreiche Unsicherheitsfaktoren. Die Leberbelastung und die direkte meist unerwünschte Stimulierung leberabhängiger Stoffwechselreaktionen (z. B. Blutgerinnung, Lipide) ist oft größer als bei anderen Anwendungswegen.

Parenterale Behandlung: Sie hat den Vorteil einer sicheren, gut kontrollierten Applikation. Bei Depothormonen bestehen therapeutische Sicherheit über längere Zeit und ein meist annähernd gleichmäßiger Wirkungsspiegel bei geringer Belästigung des Patienten.

Parenterale Anwendung ist indiziert bei Schluckstörungen, Nausea, Magen-Darm-, Leberleiden, Unzuverlässigkeit der Patientin.

Nachteile: Die Injektion kann bisweilen schmerzhaft sein. Häufige Injektionen sind lästig. Die Therapie ist an den Arzt gebunden. Eine einmal verabfolgte Injektion läßt sich nicht rückgängig machen, was v. a. bei Depotpräparaten von Bedeutung ist. Die Resorption ist unsicher bei Applikation ins Fettgewebe, bei Herz-Kreislauf-Störungen und Ödemen. Bei Kombination zweier Depothormone (Östrogen-Gestagen-Kombination) ist die Synchronisation der Wirkungsdauer bzw. des Wirkungsabbruchs bisweilen schwierig. Es kommt daher beispielsweise bei Östrogen-Gestagen-Präparaten nicht selten zu verlängerten und verstärkten Abbruchblutungen.

Synergistische Wirkungen findet man z. B. bei einem Mengenverhältnis von Östradiolbenzoat zu Progesteron wie 1:20. Bei Erhöhung einer der Teilkomponenten treten **antagonistische** Effekte auf: Progesteron hemmt die Bildung von Östrogenrezeptoren in der Zelle und bremst die 17 β-Oxydoreduktase ($E_1 \leftrightarrows E_2$).

Nebenwirkungen: Bei der Behandlung mit Hormonen treten neben den Hauptwirkungen *Nebenwirkungen* auf, die zum Wirkungsbild des Hormons gehören, aber im Hinblick auf den Behandlungsplan mehr oder weniger unerwünscht sind. Von den Nebenwirkungen zu unterscheiden sind die *Nebenerscheinungen* (Unverträglichkeitserscheinungen). Bei ihnen handelt es sich um durch das Hormon ausgelöste Symptome der Unverträglichkeit wie Übelkeit, Erbrechen, allergische Reaktionen. Die Tabelle 95 gibt die wichtigsten Unverträglichkeitserscheinungen bei Anwendung der Hormongruppen wieder. Ein Teil der Nebenerscheinungen kann durch Änderung der Applikationsart, Wechsel des Präparates, Änderung der Dosisverteilung oder Einnahme nach dem Essen mit reichlich Flüssigkeit umgangen werden.

---

[1] Zeit, in der die Menge oder seltener die Aktivität eines Hormons (im Blut) um die Hälfte abnimmt.
[2] („turnover time"): Zeit, in der die gesamte im Organismus zirkulierende Menge eines Hormons durch seine Ursprungsdrüse (oder durch ein Hormondepot) erneuert wird.
[3] Clearance (Klärwert): Menge Blut, die pro Zeiteinheit von einem Hormon befreit wird. Der Wert wird in ml/min angegeben.

Tabelle 95. Nebenwirkungen und Nebenerscheinungen bei Behandlung mit Steroidhormonen

Östrogene	Gestagene	Androgene	Kortikosteroide
Nebenwirkungen			
Wasserretention	Diurese	Gewichtszunahme	Hyperglykämie
Pigmentierung	(Antialdosteron)	(N-Retention)	Hypertonie
Mastopathie	Trockene Scheide	*Bei Frauen:*	Ödeme
Zervikaler Fluor	Neigung zu	Hirsutismus	Osteoporose
Myomwachstum	Pilzinfektionen	Kopfhaarausfall	Katabole Wirkung
Endometriosewachstum	*Nortestosteronderivate:*	Vertiefung der Stimme	(Eiweißabbau)
	Appetit-/Gewichts-		
	zunahme		
	Akne, Hirsutismus	Akne, Seborrhö	
		Hypersexualität	
Nebenerscheinungen			
Hohe Dosen:	Müdigkeit	Hyperkalziämie	*Hohe Dosen:*
Übelkeit	Depressionen	Cholestase	Akne
Spannungsbeschwerden	Migräne	Hypercholesterinämie	Euphorie, Unruhe
Wadenkrämpfe	(Gestagenentzug)		
Kopfschmerzen			
Schlaflosigkeit	Libidominderung		Schlaflosigkeit
Cholestase	Hypo-/Amenorrhö		Psychosen
Hypertonie			Magen-Darm-Ulcera
Hyperglykämie			Thromboembolie-
Anstieg von			neigung
Phospholipiden und	Ungünstige Wirkung auf Blut-		Osteoporose
Triglyzeriden	lipide		
Thromboembolieneigung			

Dosierungsrichtlinien: Bei den meisten Hormonen erfolgt die Dosierung nicht nach mg pro kg Körpergewicht, sondern nach klinisch faßbaren Wirkungen an den Zielorganen. Wirkungskriterium für die Östrogene ist die volle Proliferation (Tabelle 96 und 97), für die Gestagene die sekretorische Transformation des Endometriums (Tabellen 98 und 99) oder ihre menstruationsverschiebende Wirkung. Für die Gonadotropine oder LHRH gibt es solche Beziehungswerte nicht. Sie müssen individuell nach ihrer Wirkung am Ovar, an der Cervix uteri und auf die Hormonausscheidung dosiert werden.

Differenzierter Einsatz von Hormonpräparaten: Die zur Verfügung stehenden Hormonpräparate besitzen ein unterschiedliches Wirkungsspektrum, dessen man sich für eine gezielte Behandlung bedienen kann. So zeigt unter den Östrogenen das Östriol in der üblichen therapeutischen Dosis eine nur geringe proliferative Wirkung und eine schwache Entzugswirkung am Endometrium, so daß es bei einmaliger Einnahme pro Tag praktisch nicht zu Blutungen führt. Die zentralen Wirkungen (Hemmung des Zwischenhirn-Hypophysen-Systems und der Ovulation) sowie die psychotropen und Stoff-

Tabelle 96. Proliferationsdosen am Endometrium
Orale Östrogene

Generischer Name	Proliferationsdosis in 14 Tagen [mg]
Äthinylöstradiol	2
Mestranol	3
Quinestrol	2–4
Östradiolvalerianat	60
Konjugierte Östrogene	60

Tabelle 97. Proliferationsdosen am Endometrium
Parenterale Östrogene

Generischer Name	Proliferationsdosis in 14 Tagen i. m. [mg]	Einzeldosen pro Injektion	Wirkungsdauer [Tage]
Östradiolbenzoat	25–30	5 mg	5
Östradioldipropionat	25–30	5 mg	5–8
Östradiolvalerianat	20	10 mg	14
Östradiolcyclopentylpropionat	25–30	5 mg	14
Polyöstradiolphosphat	40–60	40 mg	28

46 Prinzipien der Hormonbehandlung

Tabelle 98. Transformationsdosen oral verabfolgter Gestagene am Endometrium

Generischer Name	Transformationsdosis in 14 Tagen [mg]
Norethisteron	120
Norethisteronazetat	40
Lynestrenol	70
Allylestrenol	150
Norgestrel	12
Levonorgestrel	2,5
Medrogeston	50
Megestrolazetat	40
Medroxyprogesteronazetat	80
Chlormadinonazetat	20
Cyproteronazetat	20
Desogestrel	2
Gestoden	2
Norgestimat	2

Tabelle 99. Transformationsdosen parenteral verabfolgter Gestagene am Endometrium

Generischer Name	Transformationsdosis in 14 Tagen [mg]	Wirkungsdauer [Tage]
Progesteron Ölig	200	(25 mg) 2–3
17α-Hydroxyprogesteroncaproat	250	(250 mg) 10
Medroxyprogesteronazetat	50–100	(50 mg) 14

wechselwirkungen des Östriols sind ebenfalls gering. Auch die konjugierten Östrogene und das Östradiolvalerianat haben einen vergleichsweise etwas geringeren Einfluß auf das Endometrium als das Äthinylöstradiol oder Mestranol (Tabelle 96).

Bei den *Gestagenen* gibt es Präparate, die keinen Einfluß auf die Basaltemperatur ausüben und wegen sehr schwacher zentraler Wirkung das Hypophysen-Zwischenhirn-System und die Ovulation praktisch nicht beeinflussen, wie z. B. das Retroprogesteron (Duphaston) oder das Allylöstrenol (Gestanon). Im Unterschied zu den reinen Gestagenen, die sich vom Progesteron oder 17α-Hydroxyprogesteron ableiten, können die Nortestosteronderivate (z. B. Norethisteron, Norgestrel) eine gering virilisierend-anabole Wirkung ausüben. Dies äußert sich u. U. in der Entstehung von Akne, Hirsutismus und einer Gewichtszunahme als Folge einer leichten anabolen Wirksamkeit. Auch die Blutlipide werden z. T. ungünstig beeinflußt. Dagegen sind die neueren Gestagene wie Desogestrel, Gestoden und Norgestimat in den verwendeten niedrigen Dosen weitgehend stoffwechselneutral.

Die wichtigsten hormonalen Behandlungsmethoden

Ovarielle Steroidhormone

Kaufmann-Schema

Es ist historisch gesehen das klassische Verfahren der Östrogen-Gestagen-Substitution bei der kastrierten Frau. Das Östrogen wird in der 1. Zyklusphase, das Gestagen mit dem Östrogen in der 2. Zyklusphase verabfolgt (Sequenztherapie). Maßstab für die Dosierung ist die **Proliferations- bzw. Sekretionsdosis** des jeweiligen Präparats (Tabellen 96–99). Da sie bei Äthinylöstradiol oral 1,5 mg beträgt, müßte man von diesem Präparat, das 0,02 mg/Tablette enthält, mindestens 3mal 1 Tablette täglich über 25 Tage geben. Die Erfahrung zeigt, daß 0,05 mg über 21 Tage meist ausreichen. Einfacher ist es natürlich, eines der handelsüblichen Sequenzpräparate zu verabfolgen. Will man injizieren, so spritzt man in 3tägigen Abständen je 1 Ampulle zu 5 mg Östradiolbenzoat, danach 5mal 20 mg Progesteron i. m. im Abstand von je 2 Tagen, oder man verabfolgt am 1. Tag ein Östrogendepot und am 10. Tag eine protrahiert wirksame Östrogen-Gestagen-Kombination (Abb. 285).

Menstruationsverschiebung

Fällt die Menstruation auf einen Zeitpunkt, zu dem ihr Eintreten unerwünscht wäre, so kann man sie durch Hormongaben verschieben. Am besten geeignet sind orale Östrogen-Gestagen-Präparate. Die

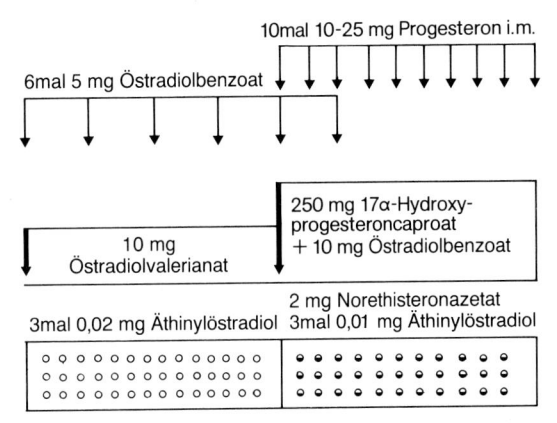

Abb. 285. Kaufmann-Schema zum zyklusgerechten Aufbau des Endometriums. Injektion von kurz wirksamen Östrogenen und Gestagenen, von Depothormonen oder mit oralen Östrogenen-Gestagenen (Sequenzmethode) möglich

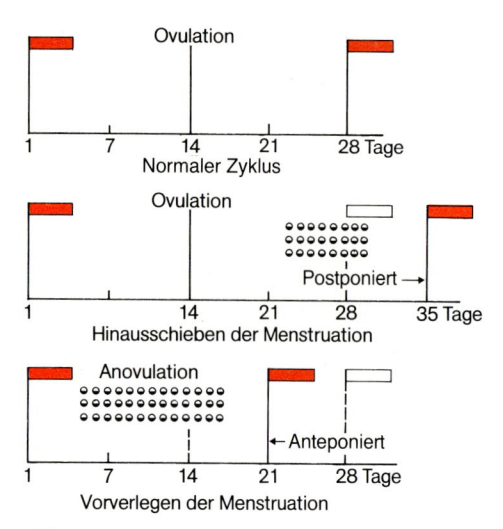

Abb. 286. Menstruationsverlegung. *Mitte:* Durch Hinausschieben, *unten:* durch Vorverlegen der Entzugsblutung

Menstruation kann entweder zeitlich hinausgeschoben oder aber früher herbeigeführt werden (Abb. 286). Bei der erstgenannten Methode (Verschiebung der Regel) muß man, mindestens 3 Tage vor dem erwarteten Eintreten der Regel beginnend, 1- bis 3mal 1 Tablette der im Handel befindlichen Östrogen-Gestagen-Kombination verabreichen. Diese werden so lange eingenommen, bis das Eintreten der Entzugsblutung erwünscht ist. Sie tritt etwa 3 Tage nach Einnahme der letzten Tablette ein. Diese Methode hat den Nachteil, daß die Patientin die Tabletten oft länger und auch während des betreffenden Ereignisses (z. B. sportlicher Wettkampf, Urlaub) einnehmen muß. Sie befindet sich dadurch nicht selten in einem tablettenbedingten Zustand einer künstlich verlängerten prämenstruellen Spannung mit verminderter Leistungsfähigkeit und Beeinträchtigung durch Nebenerscheinungen.

Besser ist die Methode der Vorverlegung der Blutung (Abb. 286). Man beginnt die Tabletteneinnahme am 7.-10. Tag des vorhergehenden Zyklus und setzt sie mit ausreichender Dosis über 7-10 Tage hin fort. Danach tritt etwa am 20. Tag die Regel ein. Die folgende Blutung ist nach etwa 6 Wochen zu erwarten. Zu dem betreffenden Termin hat die Patientin die Blutung bereits hinter sich, braucht nichts mehr einzunehmen und befindet sich in der postmenstruellen Phase vermehrter Leistungsfähigkeit. Die Behandlung hat keine nachteiligen Folgen.

Scheinschwangerschaft

Indikation für die Durchführung einer *Pseudogravidität* ist die Hypoplasie des Uterus und der Brüste, ferner der M. Sheehan, der sich nach einer Pseudogravidität subjektiv und objektiv bessern kann. Man verabfolgt entweder oral eine der üblichen Östrogen-Gestagen-Kombinationen in steigender Dosierung oder besser, man injiziert 40 mg Östrogen Depot zusammen mit (250-)500 mg Gestagen Depot einmal wöchentlich als Mischspritze i. m. über 8-12 Wochen. Die Verträglichkeit ist sehr gut. Die Zunahme der Uterusgröße beträgt meist 2 cm Sondenlänge. Eine Zunahme des Brustvolumens tritt bei etwa 70% der Behandelten ein und beträgt bis zu 30%. Zur Erhaltung des Erfolges ist eine Nachbehandlung mit Östradiol-Progesteronsalben empfehlenswert.

Orale Ovulationsauslöser

Es handelt sich im Prinzip um artefizielle hormonähnliche Substanzen mit schwacher Östrogenwirkung. Diese Art der Behandlung soll i. allg. vom Spezialisten durchgeführt werden. Das bekannteste Präparat ist das **Clomifen.** Es besitzt schwache östrogene und zugleich antiöstrogene Wirkungen. Man verabfolgt als Anfangsdosis 1-2 Tabletten zu 50 mg täglich vom 5.-9. Zyklustag nach Regelbeginn (Abb. 287). Die Vorbedingungen für eine erfolgreiche Anwendung von Clomifen sind in Tabelle 100 zusammengestellt. Die Patientin muß darauf hingewiesen werden, daß eine zystische Vergrößerung der Ovarien mit Unterleibsschmerzen auftreten kann. Sie soll sich in diesem Fall sofort melden. Überhaupt empfiehlt es sich, während und kurz nach der Behandlung bimanuell zu untersuchen, um die Reaktion der Ovarien frühzeitig zu erfassen. Zusätzlich kann die Größe der Ovarien und der Follikel durch Ultraschall erfaßt werden. Die Patientin mißt die Basaltemperatur. Etwa 5-6 Tage nach Einnahme der letzten Tablette wird sie nochmals einbestellt. Die Größe und die Reaktion der Ovarien werden untersucht, gleichzeitig die Beschaffenheit des Muttermundes und des Zervixschleims kontrolliert. Je günstiger die Kriterien der Östrogenwirkung (s. S. 586) ausgefallen sind, desto besser ist der Behandlungseffekt. Dann sind keine weiteren Maßnahmen erforderlich. Ist die Östrogenwirkung jedoch schwach, so gibt man mit dem Ovulationsauslöser vom 5.-14. Zyklustag zusätzlich ein Östrogen, z. B. 0,04-0,06 mg Äthinylöstradiol, 1 mg konjugierte Östrogene oder 1-2 mg Östriol. Zur Förderung der Follikelreifung und des Zervixschleims kann man ferner vom 10.-14. Tag je 2 Ampullen HMG zusätzlich geben. Da nach einer Behandlung mit Clomifen nicht selten eine Corpus-luteum-Insuffizienz besteht (Thekaluteinisierung ohne Ovulation?) empfiehlt es sich, in ausgewählten

Fällen prä- oder postovulatorisch 1–3 mal Choriongonadotropin (5000–10000 IE) i. m. zu injizieren oder mit nicht zu hohen Östrogen-Gestagen-Dosen zu substituieren. Die Basaltemperatur oder Progesteron-Pregnandiol-Bestimmungen geben über den Behandlungserfolg Auskunft (biphasische oder monophasische Reaktion). Das Ergebnis der Clomifenbehandlung kann gleichzeitig als eine Art Test auf die Ansprechbarkeit des Zwischenhirn-Hypophysen-Systems sowie auf die Schwere und Beeinflußbarkeit der zugrundeliegenden Störungen angesehen werden. Der Wirkungsmechanismus des Clomifen verläuft sehr wahrscheinlich über die hypophyseotrophen hypothalamischen Regelzentren, wo es über Releasinghormon die Freisetzung von FSH und LH veranlaßt (Tabelle 100). Weitere, etwas schwächer wirksame Ovulationsauslöser sind das Cyclofenil und das Epimestrol.

Antiöstrogene werden auch zur adjuvanten Behandlung oder zur Therapie des metastasierten Mammakarzinoms verwendet, falls die Patientin rezeptorpositiv ist (s. S. 748).

Gonadotropine

Zur Gonadotropinbehandlung stehen Präparate mit FSH-, FSH-LH- und HCG-Wirkung zur Verfügung.

Als FSH-Präparate werden Extrakte aus dem Harn von Frauen nach der Menopause verwendet (HMG = „human menopausal gonadotropin"). Sie enthalten FSH und LH oder reines FSH. Als LH-wirksames Präparat wird Choriongonadotropin aus Schwangerenharn verwendet (HCG = „human chorionic gonadotropin").

Indikation für die Anwendung von FSH- und LH-Präparaten ist die anovulatorische Zyklusstörung oder die Amenorrhöe bei normalen oder erniedrigten Gonadotropinwerten sowie die anovulatorische Sterilität.

Zur Ovulationsauslösung verwendet man in leichten Fällen täglich 2 Ampullen FSH-LH zu je 75 IE vom 10.–13. Tag (Abb. 287). Man schließt etwa am 14. Tag die Behandlung mit der Injektion von 1–2 Ampullen HCG zu 5000 IE ab, sobald eine ausreichende ovarielle Östrogenproduktion erreicht

Tabelle 100. Clomifenbehandlung

Vorbedingungen:

1. Normale oder nur leicht erniedrigte Gonadotropinwerte
2. Normale oder nur leicht erniedrigte Östrogenwerte
   (Auch Vaginalzytologie. Positiver Progesterontest)
3. Andere endokrine Drüsen:
   Normale oder nur leicht erhöhte ovarielle oder adrenale Androgenbildung
   Normale Schilddrüsenfunktion

} Als Zeichen der Intaktheit des hypothalamisch-hypophysär-ovariellen Systems

Indikationen:

Zyklusstörungen } durch { Anovulation
Sterilität } { Corpus-luteum-Insuffizienz

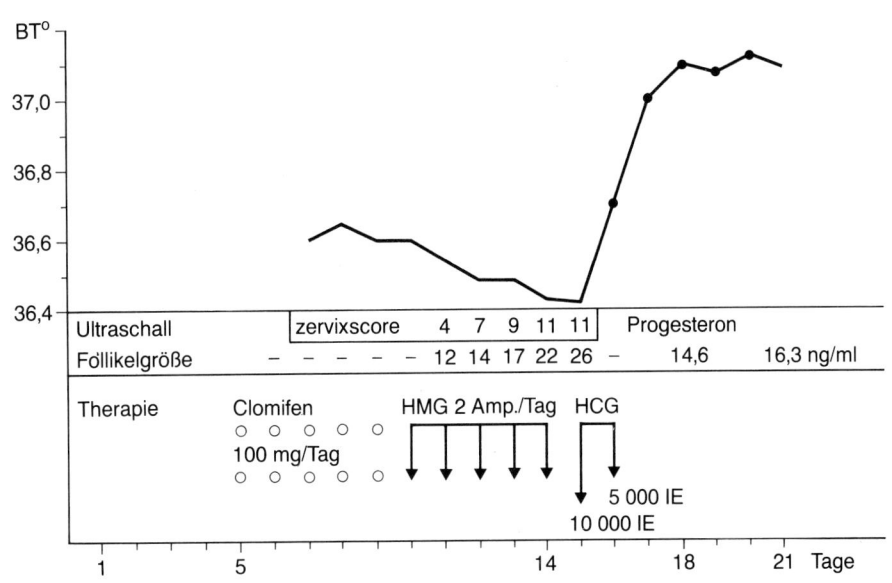

Abb. 287. Stimulation bei anovulatorischer Sterilität mit Clomifen und zusätzlich HMG und HCG

ist. Eine verkürzte Corpus-luteum-Phase kann man durch HCG-Gaben verlängern. Die durchschnittliche Dosis für die Kur mit menschlichen hypophysären Gonadotropinen aus Menopausenharn (HMG) beträgt 2 Ampullen/Tag (150 IE in einer Injektion). Bei nicht genügendem Ansprechen muß nach 5 Tagen die Dosis erhöht, i. allg. verdoppelt werden. In schweren Fällen können bis zu 5 Ampullen/Tag über 10-15 Tage hin erforderlich werden.

Die Patientin ist von der 4. Injektion ab täglich durch bimanuelle Untersuchung oder Ultraschallmessung der Follikel auf Vergrößerung des Ovars zu kontrollieren (Abb. 45 und 287). Ferner sind Muttermundsweite, Zervixsekret und Vaginalabstrich oder Plasmaöstrogene regelmäßig zu untersuchen. Bei einer Spinnbarkeit von mehr als 8 cm, stark positivem Farnphänomen, einem Pyknoseindex über 50% und Östrogenwerten über 50 µg im 24-h-Urin oder 100 pg/ml Östradiol im Plasma ist die Stimulierung so weit gediehen, daß man HCG zur Ovulationsauslösung geben kann (1- bis 3mal 5000-10000 IE HCG i. m.).

Die sicherste Kontrolle der Gonadotropinwirkung besteht heute in der Kontrolle der Ovarien durch Ultraschall. Größe und Zahl stimulierter Follikel sind damit exakt nachweisbar. Sobald die Werte über 100 µg im 24-h-Harn oder über 1000 pg/ml Östradiol hinausgehen, soll die Kur beendigt oder abgebrochen werden, um eine Überstimulierung zu vermeiden, ebenso falls die Basaltemperatur ansteigt. Fast immer reifen mehrere Follikel heran und springen gleichzeitig, so daß es in einem erhöhten Prozentsatz (20%) zu Mehrlingsgraviditäten kommt.

In 85% aller Behandlungen läßt sich eine Ovulation, in 50% eine Gravidität erzielen. In etwa 90% kommt es zu einer Blutung, in knapp 20% zu einer Heilung der Amenorrhö.

In 5-10% tritt eine deutliche bis starke schmerzhafte Überstimulierung ein, welche die Ovarien auf Hühnerei- bis auf maximal Kindskopfgröße anschwellen läßt. Aszites und Pleuraerguß können bei starker Überdosierung hinzutreten.

Die Behandlung ist konservativ mit Analgetika-Spasmolytika, Bettruhe, Infusionen. Die Vergrößerung bildet sich in 1-2 Wochen von selbst zurück. Nur in den äußerst seltenen Fällen maximaler Überstimulierung mit Aszites, Ileus, Hydrothorax oder von Ovarialruptur mit Blutung muß operiert werden.

Wegen der möglichen Nebenwirkungen empfiehlt es sich, die Gonadotropinkuren nur an endokrinologisch erfahrenen Kliniken vornehmen zu lassen.

LHRH-Therapie

Mit einer computergesteuerten tragbaren kleinen Pumpe (Zyklomat, Fa. Ferring) kann man das Gonadotropin-releasing-Hormon pulsatil, d. h. in Ausstößen von kleinen Mengen alle 90 min intravenös oder subkutan verabfolgen. Indikation ist die hypothalamische Amenorrhö. Die Medikation erfolgt über einen Infusionsschlauch etwa 14 Tage lang bis zur Erzielung eines reifen Follikels von 2 cm Durchmesser. Die Ovulationsauslösung erfolgt mit 5000-10000 IE HCG (innerhalb 32-36 h).

47 Sterilität – Infertilität

Definition

Die Unfähigkeit, schwanger zu werden, wird als *Sterilität* oder *Unfruchtbarkeit* bezeichnet. Wenn eine Konzeption möglich ist, die Schwangerschaft aber nicht ausgetragen werden kann, spricht man von *Infertilität.* Ferner ist zwischen einer *primären* und *sekundären Sterilität* zu unterscheiden. Eine primäre Sterilität liegt vor, wenn bei bestehendem Kinderwunsch und regelmäßigen Kohabitationen binnen 1 Jahres keine Konzeption erfolgt. Der früher angegebene Zeitpunkt von 2 Jahren erscheint zu lang. Man soll nicht wertvolle Zeit vor der diagnostischen Abklärung verstreichen lassen, zumal die Behandlungsdauer nicht im voraus abzusehen ist. Um eine sekundäre Sterilität handelt es sich, wenn die Frau nach vorausgegangener Schwangerschaft nicht wieder gravide wird.

Man kann davon ausgehen, daß 10-15% der Ehen unbeabsichtigt kinderlos bleiben. Für die

47 Sterilität – Infertilität

Häufigkeit und Verteilung der Ursachen lassen sich nur Richtwerte angeben, da die Statistiken voneinander abweichen. 35–40% der sterilen Ehen sind auf eine gestörte oder fehlende Zeugungsfähigkeit des Mannes zurückzuführen. In ca. 50% liegt eine Störung der Konzeptionsfähigkeit der Frau vor. Die verbleibenden 10–15% gehen zu Lasten nicht abklärbarer Ursachenfaktoren. In 30% aller Fälle liegen Sterilitätsursachen bei beiden Partnern vor.

In der überwiegenden Zahl der betroffenen Ehen sind es die Frauen, die den Arzt wegen des Kinderwunsches aufsuchen. Die Häufigkeit der männlichen Infertilität – wie die Zeugungsunfähigkeit des Mannes bezeichnet wird – macht es jedoch notwendig, den Ehemann gleich zu Anfang in die anamnestische und diagnostische Abklärung einzubeziehen.

Tabelle 101. Konzeptionserwartung in Abhängigkeit vom Lebensalter der Frau. (Nach Münzner u. Löer 1934)

Alter [Jahre]	Konzeptionserwartung [%]
15	68
20	66
25	54
30	30
35	11
40	3
45	0,5

Tabelle 102. Häufigkeit der Sterilitätsursachen. (UFK Ulm 1980)

Ursachen	Häufigkeit[a] [%]
Primär ovariell	35
Hypothalamisch-hypophysär	30
Tubar	26
Endometrium und Corpus uteri	10
Zervixfaktor	18
Vaginal	4
Männliche Sterilität	29
Keine erkennbare Ursache	27

[a] Mehr als 100%, da z. T. mehrfache Ursachen, Zahlen abgerundet

Sterilitätsursachen bei der Frau

Die Konzeptionserwartung nimmt mit dem Alter der Frau ab. Mit 30 Jahren ist die Konzeptionschance auf die Hälfte abgesunken (Tabelle 101).

Die Ursachen der Unfruchtbarkeit sind vielfältig. Eine der häufigsten stellt die **Endometriose** mit ihren verschiedenen Lokalisationen dar (s. S. 644). Aus didaktischen Gründen erscheint es vorteilhaft die Ursachen organbezogen darzustellen (s. Tabelle 102).

Ovariell bedingte Sterilität

Die Unfruchtbarkeit der Frau geht in der Mehrzahl der Fälle vom Ovar aus. Die ovariell bedingte Sterilität beruht auf dem Fehlen der Ovulation, auf zu seltenen Ovulationen oder einer Insuffizienz des Corpus luteum. Ursächlich sind in Betracht zu ziehen:
primär hypothalamisch-hypophysäre Ursachen:

- eine Funktionsstörung der hypothalamischen Regelzentren,
- eine organisch oder funktionell bedingte hypophysäre Insuffizienz,
- eine Hyperprolaktinämie;

primär ovarielle Ursachen:

- eine Unterfunktion der Ovarien (Ovarialhypoplasie),
- die zystischen Veränderungen der Ovarien (kleinzystische Degeneration, polyzystische Ovarien des Stein-Leventhal-Syndroms),
- Ovarialtumoren einschließlich der Endometriose des Ovars.

Zur hormonalen Diagnostik der ovariell bedingten Sterilität gehört die Messung der Basaltemperatur, ggf. die Bestimmung von Prolaktin, von Östradiol (präovulatorisch und ovulatorisch) sowie von Östradiol und Progesteron während der Gelbkörperphase.

Tubar bedingte Sterilität

Es kommen folgende Ursachen in Frage:

- Eine Schädigung der Tubenschleimhaut als Folge von Entzündungen (Salpingitis, Saktosalpinx, Hydrosalpinx) und peritubare Verwachsungen, z. B. nach einer früheren Perityphlitis oder Peritonitis.

Der entzündlich bedingte doppelseitige Tubenverschluß ist *ebenfalls eine häufige Ursache der primären und sekundären Sterilität bei der Frau.* Die Salpingitis wurde früher vorwiegend durch die Gonorrhö und Tuberkulose hervorgerufen; heute stehen Chlamydien, Mykoplasmen, Anaerobier und Mischinfektionen im Vordergrund. Die absolute Häufigkeit der Adnexentzündungen hat zugenommen (s. S. 612 und 618).

- Eine Endometriose der Tuben sowie des Tubenwinkeladenoms (s. S. 645),
- Motilitätsstörungen der Tuben (nach Entzündungen, funktionelle Sterilität bei Endometriose (s. S. 645), bei endokrinen Störungen, bei genitaler Hypoplasie, aus psychischer Ursache).

Uterin bedingte Sterilität

Der Uterus stellt selten die alleinige Sterilitätsursache dar. Das Versagen der Eibettfunktion ist in der Mehrzahl Folge einer hormonalen Störung. Daher kommen hier nur folgende Organveränderungen in Betracht:

- Uterus myomatosus (submuköse und intramurale Myome), Polypen,
- angeborene Uterusanomalien (z. B. Uterus septus),
- Lageanomalien des Uterus (mit Einschränkung von Bedeutung),
- traumatische Abrasionen, Schwangerschaftsabbrüche oder entzündliche Schädigung des Endometriums (Fritsch-Asherman-Syndrom mit Verwachsungssträngen),
- Polyposis endometrii.

Zervikal bedingte Sterilität

Der Zervix kommt bei der Konzeption eine wichtige Aufgabe als Receptaculum seminis zu. Daher müssen nach neueren Kenntnissen *Störungen der Zervixfunktion häufiger als Sterilitätsursache* in Betracht gezogen werden, als es bisher der Fall war. Die einzelnen Ursachenfaktoren sind:

- eine unphysiologische Zusammensetzung oder gestörte Produktion des Zervixsekrets als Folge einer ovariellen Dysregulation,
- anatomische Veränderungen der Zervix, z. B. durch vorausgegangene Abrasionen, Konisationen, Aborte oder Geburten (Emmet-Risse),
- entzündliche Veränderungen (Zervizitis) oder bakterielle Besiedlung,
- die sog. immunologische Sterilität (s. unten).

Bei dieser Unterteilung ist zu berücksichtigen, daß alle außer der zuletzt genannten Veränderung mit einer *Störung des „Zervixfaktors"* einhergehen. Ein Zervixschleim unter Östrogenmangel wird für Spermien undurchdringlich. Ein Östrogenmangel wirkt sich nicht nur nachteilig auf Aufbau und Sekretion der Zervixschleimhaut aus, sondern auch auf die *Kapazitation* der Spermien. Es gilt als sicher, daß die Spermien die Fähigkeit, die Zona pellucida und die Matrix des Cumulus oophorus mit Hilfe lytischer Fermente zu durchdringen, erst im Zervikalkanal erlangen. Der Erwerb des Eindringvermögens und damit der eigentlichen Befruchtungsfähigkeit – als Kapazitation bezeichnet – vollzieht sich in Abhängigkeit vom Hormongehalt des Zervixsekrets: *Östrogene fördern, Progesteron hemmt die Kapazitation.* Eine *Besiedlung der Zervix mit pathogenen Keimen* führt auf andere Weise zur Schädigung der Spermien. Die bei einer Entzündung stets vermehrt vorhandenen Leukozyten vermögen *Spermien zu phagozytieren* oder ihre *Morbilität zu hemmen*. Die pathogenen Keime selbst schädigen die Spermien direkt oder indirekt über eine Veränderung des Muzingehaltes des Zervixsekrets.

Immunologisch bedingte Sterilität

Bei der immunologischen Sterilität werden Antikörper gegen das Sperma des Partners im Zervixschleim ausgeschieden und können zur Immobilisation der Spermien führen. Diese ist im Sims-Huhner-Test nachweisbar (s. S. 591). Spermaagglutinierende oder -immunisierende Antikörper können im Blut der Frau und im Zervixschleim (in Zyklusmitte) nachgewiesen werden. Auch im Blut des Mannes und im Sperma selbst können sich Antikörper finden.

Vaginal bedingte Sterilität

Als Ursachen kommen in Frage:

- kongenitale Anomalien der Vagina (Aplasie, Atresie),
- eine Scheidenstenose (traumatisch, entzündlich),
- Entzündungen (bakteriell oder chemisch),
- die spermaschädigende Wirkung von Streptokokken, Staphylokokken sowie von Pilzen gilt als sicher (s. oben). Bei Trichomonadenbefall wird der spermaschädigende Effekt mehr der Begleitflora zugeschrieben. Meist sind Veränderungen des pH vorhanden.
- eine Organneurose (Vaginismus).

Psychogene Sterilität

Psychogene Faktoren spielen im Rahmen der Sterilitätsursachen eine nicht zu unterschätzende Rolle. Man kann davon ausgehen, daß sich hinter bestimmten Fällen der ovariellen, tubaren und ätiologisch nicht abklärbaren Unfruchtbarkeit häufig psychische Ursachen verbergen (s. S. 593).

Durch extragenitale endokrine und andere Erkrankungen bedingte Sterilität

Aufgrund der engen Beziehungen der innersekretorischen Organe untereinander gibt es kaum eine endokrine Erkrankung, die nicht die Konzeption erschwert oder unmöglich macht. Eine Insuffizienz des HVL oder Tumoren der *Hypophyse* (Prolaktinom) wirken sich störend auf die Ovarialfunktion aus und bedingen infolgedessen Sterilität. Ferner sind zu nennen:

- Erkrankungen der *Nebennieren* wie die Hyperplasie der Nebenierenrinde (konnatales oder erworbenes adrenogenitales Syndrom, M. Cushing), die Nebennierenrindeninsuffizienz (M. Addison) und die seltenen Tumoren dieses Organs;
- Erkrankungen der *Schilddrüse* in Form einer Hyper- oder Hypothyreose.
- Der *Diabetes mellitus* stellt heute nur noch bei schlechter Einstellung eine Sterilitätsursache dar.
- *Schwere chronische Erkrankungen* führen fast immer zu einer vorübergehenden oder dauernden Unfruchtbarkeit.
- *Drogen-, Alkohol- und Nikotinabusus* können Sterilität zur Folge haben.

Ursachen der Infertilität des Mannes

Im allgemeinen veranlaßt der Gynäkologe im Rahmen der diagnostischen Abklärung einer sterilen Ehe die Untersuchung des Ehemannes durch den Andrologen (Dermatologen, Urologen).

Als spezielle Infertilitätsursachen kommen in Betracht:

- eine **Impotentia generandi** (Befruchtungsunfähigkeit) auf der Basis
- einer Störung der Spermiogenese in Form von Azoo-, Oligozoo-, Astheno-, Teratospermie z. B. als Folge eines Klinefelter-Syndroms, einer Varikozele, einer Infektion (Mumps), eines Unfalles, eines beruflichen Schadens (Hitze, Chemikalien), einer Medikamenteneinwirkung,
- eines Verschlusses der Samenwege als Folge einer entzündlichen Erkrankung (Gonorrhö),
- einer unphysiologischen Zusammensetzung des Spermas,
- einer Störung des Entleerungsmechanismus (retrograde Ejakulation);
- eine **Impotentia coeundi**, bedingt durch
- ein Nachlassen oder Fehlen der Libido, ein seelisch ausgelöstes Versagen der Erektion oder eine psychisch verursachte Unfähigkeit zur Immissio penis (Angst vor dem Versagen);
- eine Autoimmunantikörperbildung gegen das eigene Sperma (s. oben).

Zur Abklärung der männlichen Infertilität werden Morphologie, Zahl und Beweglichkeit der Spermien sowie Menge, Viskosität und Fruktosegehalt des Ejakulats herangezogen.

Die Menge des menschlichen Ejakulats beträgt 2–5 ml mit 60–100 Mill. Spermien/ml. Berücksichtigt man die zahlreichen komplizierten Schritte, die morphologisch und biochemisch zur Erlangung der Befruchtungsfähigkeit erforderlich sind, liefern diese zur Diagnostik verfügbaren Parameter nur relativ grobe Orientierungsdaten. Unter dieser Einschränkung sind folgende Richtwerte gültig:

Fertilität ist anzunehmen, wenn

- $>$ 20 Mill. Spermatozoen/ml gezählt werden,
- $>$ 50 Mill. im Gesamtejakulat vorhanden sind,
- $>$ 50% der Spermien beweglich sind.
- $>$ 40% der beweglichen Spermien Vorwärtsbewegung erkennen lassen,
- $>$ 70% eine normale Morphologie besitzen.

Der *Fruktosegehalt* kann unterstützend zur Charakterisierung des Samenplasmas und der Deckung des Energiebedarfs herangezogen werden. Das Ejakulat muß zur Untersuchung durch Masturbation, möglichst nach einer Abstinenz von nicht weniger als 3 Tagen, gewonnen werden. Die Analyse sollte innerhalb von maximal 2 h erfolgen.

Wird einer dieser Werte, insbesondere bei wiederholten Prüfungen, unterschritten, besteht der Verdacht auf Infertilität; wenn überhaupt keine beweglichen Spermien vorhanden sind, muß eine Sterilität angenommen werden. Dann vermögen detaillierte Hormonanalysen und die histologische Untersuchung anhand einer Hodenbiopsie zur Ursachenerkennung beizutragen.

Diagnose der Unfruchtbarkeit bei der Frau

Für die Erhebung der *Anamnese* gelten die auf S. 507 aufgestellten Richtlinien.

Die *gynäkologische Untersuchung* erfolgt unter Einbeziehung der auf S. 510 aufgeführten obligaten Schritte und Maßnahmen und wird je nach Befund durch spezielle diagnostische Verfahren ergänzt. Scheiden organische Prozesse aus, so gilt es, im Zusammenhang mit der Zyklusanamnese Störungen der endokrinen Regulation abzuklären. Zunächst muß Klarheit darüber erreicht werden, ob Ovulationen stattfinden und ob ein funktionstüchtiges Corpus luteum gebildet wird. Hier ist man auf Indizien angewiesen und muß die Skala der wichtigsten hor-

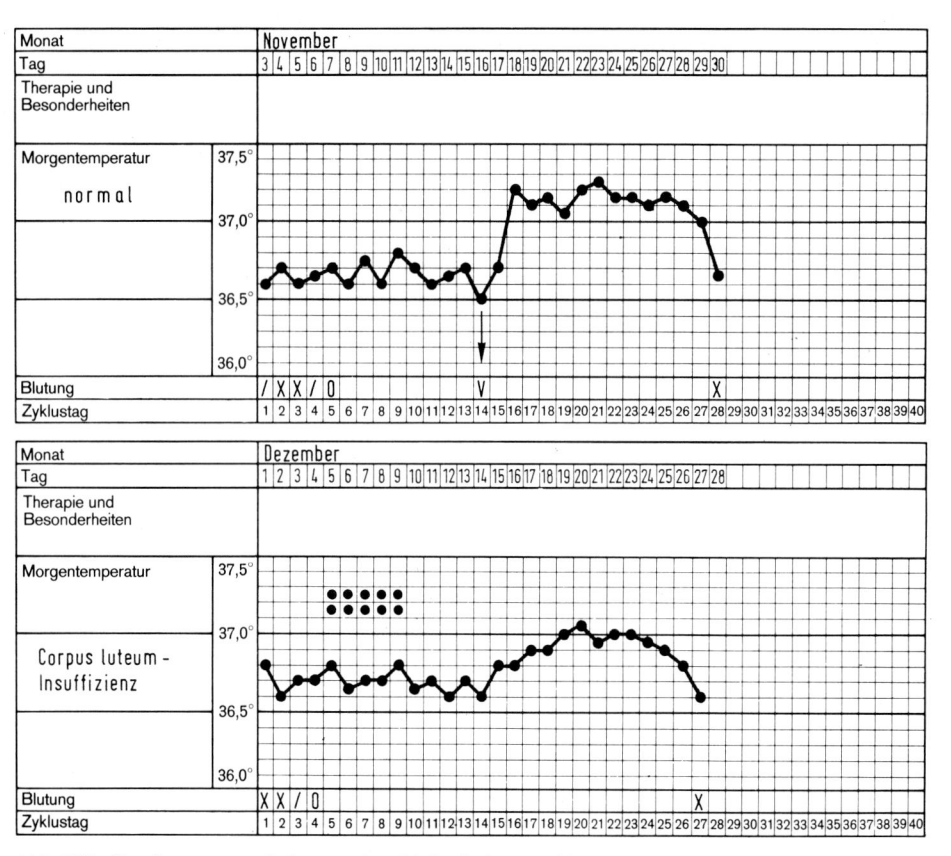

Abb. 288. Basaltemperatur bei normalem biphasischem Zyklus *(oben)* und Corpus-luteum-Insuffizienz *(unten)* nach Behandlung mit 2mal 50 mg Clomifen von 5.–9. Zyklustag

monanalytischen Funktionstests einsetzen (Abb. 287 und s. S. 577).

Der vordringlichste und einfachste Test ist die **Messung der Basaltemperatur** (s. S. 578). Die Methode gestattet bei regelmäßiger mehrmonatiger Aufzeichnung der Morgentemperatur die annähernde Berechnung des Ovulationstermins. Als **Konzeptionsoptimum** gilt unter Berücksichtigung der auf wenige Stunden begrenzten Lebensfähigkeit der Eizellen und einer Lebensdauer der Spermien von maximal 2-3 Tagen ein Zeitraum von 3 Tagen, der zwischen 2 Tagen vor und 1 Tag nach dem Temperaturanstieg anzusetzen ist (Abb. 288 oben). Die Beratung und Aufklärung über den aus der Basaltemperaturkurve ablesbaren Ovulationstermin bzw. die fruchtbaren Tage sollte so früh wie möglich erfolgen.

Das Ausbleiben des Temperatursprungs erbringt den ersten Hinweis auf das **Fehlen der Ovulation**. Eine Verlängerung der hypothermen Phase spricht für eine *verzögerte und zu seltene Follikel- und Eireifung*. Ein treppenförmiger oder protrahierter Temperaturanstieg oder eine Verkürzung der hyperthermen Phase erlaubt bereits die Diagnose des LUF-Syndroms (luteinisierter unrupturierter Follikel) oder der Corpus-luteum-Insuffizienz (Abb. 288 unten). Diese ist eine namentlich bei Zyklusstörungen und in der Spätehe häufige Sterilitätsursache. Zusätzlich kann das Eintreten der Ovulation durch Ultraschall gesichert werden.

Ein Nachteil der Basaltemperaturmethode besteht darin, daß im Zyklus nur **rückwirkend** auf die stattgefundene Ovulation geschlossen werden kann. Bei regelmäßigen biphasischen Zyklen läßt sich das Konzeptionsoptimum jedoch mit ausreichender Zuverlässigkeit vorausberechnen.

Die Methode wird ergänzt durch mehrfache Untersuchungen des Zervixsekrets mit Hilfe des **Spinnbarkeits-** und **Farntests** (s. Abb. 44). Bei der Durchführung des Spinnbarkeitstests wird ein Tropfen Zervixsekret zwischen den Branchen einer Kornzange durch deren Spreizen auf die Länge der Fadenziehung geprüft. Präovulatorisch nimmt die Spinnbarkeit auf 6-8 cm, unmittelbar vor der Ovulation bis ca. 9-15 cm Fadenlänge zu. Zur Prüfung des Farnphänomens bringt man 1 Tropfen Zervixsekret auf einen Objektträger und läßt ihn lufttrocknen. Die im Mikroskop nachweisbare Kristallisation ist als Ausdruck einer bevorstehenden Ovulation zu werten (s. S. 50). Der negative Ausfall liefert

Tabelle 103. Zervixscore nach Insler u. Lunenfeld (1983). Zervixindex = A + B + C + D (maximale Punktzahl = 12) (*ZK* Zervikalkanal)

Punktezahl	0	1	2	3
Menge des Zervikalsekrets (A)	Kein Sekret	Wenig. Eine geringe Menge Sekret ist im ZK feststellbar	Vermehrt. Ein glänzender Tropfen ist im ZK sichtbar	Reichlich. Sekret fließt spontan aus dem ZK
Muttermundsweite (B)	Geschlossen Mukosa blaßrosa Os externum kaum für dünne Sonde durchgängig		Teilweise offen. Mukosa rosa, ZK für Sonde leicht durchgängig	Offen. Mukosa hyperämisch, Os externum weit offen
Spinnbarkeit (C)	Keine	Leicht. Ein Faden kann, ohne abzureißen, auf etwa ¼ des Abstandes zwischen äußerem Muttermund und Vulva gezogen werden	Gut. Dies ist auf der Hälfte des Abstandes möglich	Sehr gut. Der Faden kann bis über die Vulva gezogen werden, ohne abzureißen
Farnbildung (D)	Kein kristallisierbares Sekret	Linear. Feine Linien an einigen Stellen	Partiell. Gutes Farnkrautphänomen mit seitlichen Verzweigungen an einigen Stellen	Komplett. Volles Farnkrautphänomen über das ganze Präparat

Hinweise auf das Fehlen einer ausreichenden Östrogenwirkung.

Gleichzeitig mit der Entnahme des Zervixsekrets wird der Muttermund kontrolliert, der sich um die Zeit der Ovulation sichtbar erweitert. Diese Effekte können im Zervixscore nach Insler quantifiziert werden (Tabelle 103).

Die *hormonale Zytodiagnostik* kann als semiquantitatives Verfahren zur Prüfung der Ovarialfunktion herangezogen werden. Gleichzeitig wird die Scheidenflora überprüft. Die *Endometriumbiopsie* wird nur gezielt bei Verdacht auf Aufbaustörungen oder eine Tuberkulose des Endometriums eingesetzt.

Bei negativem Ausfall dieser einfachen Tests sind je nach Lage des Einzelfalles quantitative Hormonanalysen zu veranlassen.

Zur Klärung einer *uterin* bedingten Sterilität steht die *Hysteroskopie* zur Verfügung (s. S. 732).

Vor Einleitung eingreifenderer diagnostischer Maßnahmen wie der Prüfung der Tubendurchgängigkeit *muß der Ehepartner auf seine Zeugungsfähigkeit* untersucht werden. Als Voruntersuchung kommt in der gynäkologischen Sprechstunde der *Sims-Huhner-Test* (Postkoitaltest) in Frage. Er wird in der Weise durchgeführt, daß bis zu 6 h nach der Kohabitation Sekret aus der Zervix entnommen und mikroskopisch auf den Gehalt an beweglichen Spermien geprüft wird. Der Test muß zur Zeit der optimalen Penetrationsfähigkeit des Zervixschleims unmittelbar *präovulatorisch* erfolgen. Ein positiver

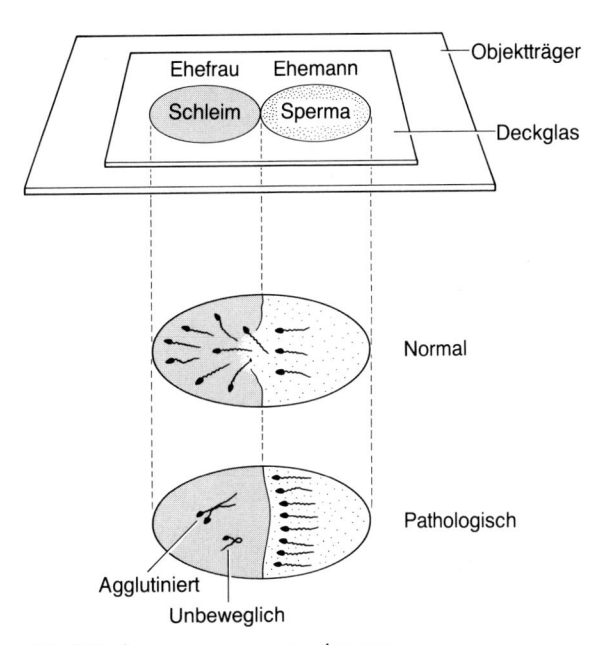

Abb. 289. Spermatozoenpenetrationstest

Ausfall besagt, daß mit großer Wahrscheinlichkeit der Ehemann zeugungsfähig ist und daß der Zervixfaktor als Sterilitätsursache ausscheidet (Tabelle 103). Eine genauere quantitative (und zugleich qualitative) Aussage erlaubt der *Spermatozoenpenetrationstest*) (Abb. 289). Die Untersuchung des Spermas muß immer am Beginn der Sterilitätsdiagnostik

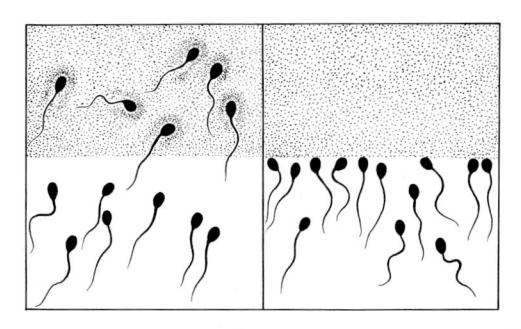

Abb. 290. Kurzrock-Miller-Text. *Links:* Penetration der Spermien in den Zervixschleim einer sicher fruchtbaren Frau (Test positiv). *Rechts:* Ausbleiben der Penetration (Test negativ) bei zervikaler Sterilität

stehen, auch wenn bei der Frau pathologische Befunde vorliegen. Bei nachgewiesener Fertilität des Mannes deutet der negative Sims-Huhner-Test auf eine immunologische Unverträglichkeit hin.

Zur weiteren Sicherung der Inkompatibilität dient der „*gekreuzte Spermieninvasionstest*" in vitro nach Kurzrock-Miller (Abb. 290). Dabei wird das präovulatorische Zervixsekret der Patientin auf einem Objektträger neben einen Tropfen Fremdsperma eines sicher fertilen Mannes gebracht und die Penetration geprüft. Umgekehrt wird das Sperma des Ehemannes mit dem Zervixsekret einer fertilen Frau (ebenfalls in der präovulatorischen Phase entnommen) in gleicher Weise getestet. Vermögen die Spermien des Ehemannes auch nicht in das fremde Zervixsekret einzudringen, so ist die Ursache der Kinderlosigkeit im Sperma des Mannes zu suchen. Penetrieren die Spermien des Spenders nicht in den Zervixschleim der Patientin, so geht die Inkompatibilität zu Lasten der Frau (Abb. 290). In diesem Falle, aber auch routinemäßig bei ungeklärter Sterilität, soll die Bestimmung der Spermaantikörper vorgenommen werden.

Der diagnostischen Abklärung *tubarer Ursachenfaktoren* dienen die verschiedenen Methoden zur *Prüfung der Tubendurchgängigkeit.*

Die Verfahren sind einem intraabdominellen Eingriff gleichzusetzen. Diese Tatsache muß bei der Indikationsstellung berücksichtigt werden; aseptisches Vorgehen ist daher erforderlich. Aus dem gleichen Grunde steht die Prüfung der Tubendurchgängigkeit am Ende der diagnostischen Maßnahmen. Der Eingriff darf erst nach Ausschluß von Entzündungen im Bereich des Genitales und nach Beseitigung einer pathologischen Flora in Zervix und Vagina ausgeführt werden.

Als Methoden stehen zur Verfügung:

- die *Pertubation* (Insufflation),
- die *Hysterosalpingographie,*
- die *Pelviskopie (Laparoskopie).*

Bei der *Pertubation* wird Kohlendioxid unter graphischer Kontrolle des Druckes und der Menge durch den Zervikalkanal und das Uteruscavum in die Tuben geleitet. Die laufende Registrierung des angewandten Druckes gibt Aufschluß über einen ein- oder doppelseitigen Verschluß oder eine Behinderung des Tubendurchflusses. Das Verfahren wird heute wegen seiner begrenzten Aussagekraft kaum noch angewendet.

Bei der *Hysterosalpingographie* werden Uteruscavum und Tuben mittels eines wasserlöslichen jodhaltigen Kontrastmittels röntgenographisch dargestellt. Gegenüber der Pertubation hat diese Methode den Vorteil, daß ein Tubenverschluß genau lokalisiert werden kann. Das Verfahren dient gleichzeitig zum Nachweis oder Ausschluß von Anomalien des Uterus und pathologischen Veränderungen des Cavum uteri (z. B. submuköses Myom, Septum, Uterus arcuatus).

Die *Laparoskopie* (Pelviskopie) erlaubt die **direkte Beobachtung**. Veränderungen an den Tuben, insbesondere ein ampullärer Tubenverschluß, sowie peritubare Adhäsionen können in ihrer Ausdehnung festgestellt werden. Zusätzlich läßt sich die Tubendurchgängigkeit überprüfen, wenn gleichzeitig eine Farblösung auf vaginalem Wege über den Uterus instilliert wird. Oft ergibt sich jedoch erst aus der Kombination von Hysterosalpingographie und Pelviskopie die volle diagnostische Klärung. Die Laparoskopie ist von besonderer Aussagekraft, speziell über die peritubaren und sonstigen intraabdominalen Befunde (s. S. 732).

Unklar bleibt häufig, ob trotz durchgängiger Tuben durch feine Adhäsionen, paratubare Gänge, Motilitätsstörungen der Tuben oder infolge Asthenospermie die Spermien das Ei überhaupt am Orte der Befruchtung (Ampulle oder Tube) erreichen. Zur Überprüfung dieser Frage dient der *Spermamigrationstest*. Nach einem Verkehr oder einer Insemination wird am nächsten Morgen mittels einer Pelviskopie oder mittels Douglas-Punktion und Spülung überprüft, ob Spermien intraabdominal nachweisbar sind.

Von großer Bedeutung ist die Frage, ob Sperma und Ei überhaupt befruchtungsfähig sind. Für das Sperma kann diese Frage im *Hamstereipenetrationstest* beurteilt werden. Dabei soll die Mehrzahl der Eier durch das Sperma des Probanden befruchtet werden.

Zunehmende Wichtigkeit erhält für die Beurteilung der Befruchtbarkeit des Eies die *diagnostische In-vitro-Fertilisierung*. Wird das Ei befruchtet, so wird es natürlich anschließend therapeutisch in den Uterus transferiert (s. S. 593) (Tabelle 105).

Prinzipien der Sterilitätsbehandlung

Je genauer die Sterilitätsursache abgeklärt wird, um so gezielter kann die Therapie durchgeführt werden.

Bei *fehlendem Eisprung* läßt sich in vielen Fällen die Sterilität durch **Induktion der Ovulation** (s. S. 584 und Tabelle 104) durchbrechen. Die *Corpus-luteum-Insuffizienz* kann durch zyklische Zufuhr von Gestagenen oder Injektion von Choriongonadotropin günstig beeinflußt werden. Bei Nachweis einer *hyperprolaktinämischen Sterilität* sind Bromocriptingaben angezeigt.

Tabelle 104. Ovulations- und Schwangerschaftsraten unter ovulationsauslösender Behandlung

Behandlungsart	Ovulationsrate [%]	Schwangerschaftsrate [%]
Clomifen	60–80	25–45
Epimestrol	40	15
Cyclofenil	45	23
Gonadotropine		
(Normo-hypogonadotrop)	95	28–95
Bromocriptin		
bei Hyperprolaktinämie	90	70–80
Normoprolaktinämie	25	8

Tabelle 105. Vorgehen bei In-vitro-Fertilisierung (IVF)

1. Eingehende Sterilitätsdiagnostik beider Partner. Indikationsstellung. Aufklärungsgespräch
2. Stimulationsbehandlung mit Clomifen und HMG-HCG Ultraschall-, Östrogen- und LH-Kontrollen. Ultraschall
3. Punktion des Ovars (vaginal oder durch Pelviskopie). Eizellengewinnung bei Follikeldurchmesser 1,8 cm. Östrogenplateau, beginnender LH-Anstieg. Ultraschall
4. Eizellennachweis im Mikroskop
5. Inkubation mit Sperma in Nährlösung innerhalb 1–8 h nach Punktion
6. Beurteilung der Oozytenbefruchtung nach IVF, ca. 18 h nach Insemination (2 Vorkerne). Ausschluß einer Polyploidie
7. In-vitro-Wachstum 2-Zellstadium = 20–30 h nach Insemination
8. Embryotransfer in den Uterus mit Katheter = 24–28 (–72) h nach Insemination
9. β-HCG-Bestimmungen ab 22. Tag des Zyklus. Ultraschall 7. Woche post menstruationem

Bei Tubenveränderungen sind operative Verfahren erforderlich. Sie bestehen in der Eröffnung der Fimbrienenden *(Salpingostomie),* in der Lösung von peritubaren Adhäsionen *(Salpingolysis),* der Exzision von lokalen Endometrioseherden mit nachfolgender *End-zu-End-Anastomose* und bei uterusnahen Verschlüssen in der *Tubenimplantation* in den Uterus. Das Risiko der postoperativen Verwachsungen mit erneutem Verschluß ist erheblich. *Sterilitätsoperationen* werden gegenwärtig häufig pelviskopisch oder – je nach Befund – durch Laparotomie mit mikrochirurgischer Technik durchgeführt (s. S. 732). Die *Erfolge der operativen Verfahren* zur Behebung der tubaren Sterilität liegen insgesamt bei 30–40%. Die Ergebnisse sind weitgehend vom Sitz des Verschlusses und von dem Ausmaß der Motilitäts- und Schleimhautschädigung abhängig. Salpingolysen und Salpingostomien haben die besten Resultate.

Bei Verlust der Tuben oder irreparabler Störung ihrer Funktion steht heute das Verfahren der *In-vitro-Fertilisierung* zur Verfügung. Die Eizellen werden nach Stimulation mit Gonadotropinen mittels Pelviskopie oder durch vaginale Follikelpunktion unter Ultraschallkontrolle gewonnen, mit Sperma in eine Nährlösung gebracht und nach Befruchtung und Erreichen der Implantationsfähigkeit mit einem dünnen Katheter in das Uteruscavum transferiert (Embryotransfer) (Tabelle 105).

Bei offenen Eileitern und sonst ungeklärter Sterilität wird die *GIFT-Methode* („gamete intrafallopian tube transfer) angewendet, die im Einbringen von Sperma und Ei auf laparoskopischem Wege in die Ampulle der Tube besteht; es erfolgt also die Befruchtung in vivo.

Die Rate an Schwangerschaften nach *In-vitro-Befruchtung* liegt bei ca. 20%, wenn man die Zahl der Embryotransfers zugrunde legt. Man muß sich immer vor Augen halten, daß dieses Verfahren in bestimmten Fällen von Sterilität die einzige Möglichkeit zur Erfüllung des Kinderwunsches bietet. Die Methode ist medizinisch und ethisch vertretbar, wenn die von der Bundesärztekammer erlassenen Richtlinien eingehalten werden.

Von den **uterinen Sterilitätsursachen** kann ein Teil der angeborenen Uterusanomalien operativ-plastisch beseitigt werden. Bei Uterus myomatosus ist eine Myomenukleation anzustreben. Die operative Korrektur geburtstraumatisch bedingter Zervixläsionen (Emmet-Risse) spielt bei der Behandlung der sekundären Sterilität eine gewisse Rolle. Eine größere Bedeutung kommt jedoch den Maßnahmen zu, die die *Wiederherstellung eines pathologisch veränderten Zervixsekrets* zum Ziel haben (s. S. 588). Bei hormonal gestörter Sekretion wirkt sich eine Östrogensubstitution günstig aus. Bakterielle Entzündungen der Zervix machen eine gezielte lokale Antibiotikatherapie erforderlich. Ebenso ist die *Sanierung einer pathologischen Scheidenflora* eine obligate Maßnahme jeder Sterilitätsbehandlung.

Deuten die Anamnese, das Verhalten der Patientin und negative Organbefunde auf eine rein *psychogen bedingte Sterilität* hin, so kann die Behandlung nur der Arzt übernehmen bzw. fortsetzen, der über das nötige Rüstzeug zur Psychoexploration und Psychotherapie verfügt.

Insemination

Hat die Untersuchung des Ehemannes eine gestörte Fertilität in Form einer Oligozoospermie oder einer Asthenospermie ergeben, so stehen *homologe Inse-*

minationen zur Diskussion. Man verwendet am besten die 1. Portion des Ejakulats, das die größte Spermienkonzentration enthält (Split-Ejakulat). Die Beigabe von Koffein, Padutin oder Baker-Lösung ist geeignet, die Motilität zu verbessern. Dies gilt auch für die orale Behandlung mit Padutin oder anderen durchblutungsfördernden Substanzen. Bei hormonalen Störungen kommt eine Behandlung mit Clomifen, Androgenen oder Gonadotropinen in Betracht. Vitamin E ist unwirksam. Bei Vorliegen einer Varikozele ist die Operation zu erwägen.

Inseminationen werden i. allg. vom Gynäkologen vorgenommen. Vor Beginn dieser Behandlung sollte das Ehepaar über folgende Punkte informiert werden:

Die Inseminationen müssen zum Zeitpunkt der Ovulation während mehrerer Monate mehrfach wiederholt werden; die Erfolgsaussichten sind gering; die Mißbildungsrate ist nicht erhöht, Aborte scheinen häufiger vorzukommen.

Bei spermafeindlichen Zervixsekret kann unter Umgehung des Zervixschleims mit gewaschenem Sperma intrauterin inseminiert werden. Besteht eine Asthenospermie wird der Weg zum Ort der Befruchtung durch hoch intrauterine Insemination um fast die Hälfte verkürzt. Sind Antikörper im Sperma vorhanden, so können diese im Labor herausgewaschen werden. Das aufbereitete Sperma wird inseminiert. Antikörper verschwinden auch nach Behandlung mit Kortikosteroiden (1,5–3,0 mg Dexamethason über 6 Wochen) oder nach Kondomverkehr über ½ Jahr.

Heterologe Inseminationen – also die Verwendung von Fremdsperma – werden in der Bundesrepublik Deutschland vereinzelt ausgeführt. Die Erfolge sind bezüglich der Schwangerschaftsrate gut (um 50%). Sowohl Frisch- als auch Kryosperma finden Verwendung. Moralische, religiöse Bedenken und die noch immer bestehende Rechtsunsicherheit für Spender und Arzt stehen der Verbreitung des Verfahrens im Wege. Neuerdings ist die AIDS-Problematik zu beachten. Beachtung verdient die Tatsache, daß HIV-positives Sperma anläßlich einer Insemination eine Infektion (AIDS) der Patientin auslösen kann.

Die Erfolge der Sterilitätsbehandlung – bezogen auf alle Sterilitätsursachen der Frau – liegen etwa bei 35%.

Die Beratung der Ehepaare, bei denen die Sterilitätsbehandlung erfolglos bleibt, besitzt ihre eigene Problematik. Der Abbruch aller Maßnahmen muß psychologisch vorbereitet werden. Für manche Ehepaare stellt die *Adoption* eines Kindes dann die Alternative dar.

Adoption

Hat die Sterilitätsbehandlung nicht zum Ziele geführt, so ist die Möglichkeit einer Kindesadoption zu erwägen. Rechtsgrundlage sind das „Adoptionsgesetz" und das „Adoptionsvermittlungsgesetz" aus dem Jahre 1977, in denen die Interessen und die Rechte der adoptionswilligen Eltern und des zu adoptierenden Kindes festgelegt und gesichert werden. Zur Adoptionsvermittlung sind befugt die Jugendämter, das Diakonische Werk und der Deutsche Caritasverband. Um ein Mindestmaß an Persönlichkeitsreife bei den Adoptionseltern zu gewährleisten, wird unbeschränkte Geschäftsfähigkeit und ein Mindestalter von 25 bzw. 21 Jahren bei den Adoptiveltern gefordert. Die Partner sollen gesund, ihre Ehe soll stabil, die sozialen Verhältnisse müssen in Ordnung sein. Die Adoption durch alleinstehende Personen ist nur im Ausnahmefall möglich. Um der Mutter, die das Kind abgeben will, ausreichend Gelegenheit zur Überlegung zu geben, hat der Gesetzgeber eine Frist von 8 Wochen festgelegt, vor deren Ablauf eine Einwilligung zur Adoption gar nicht erteilt werden kann. Das Kind wird den Adoptionsbewerbern zunächst 1 Jahr in Pflege gegeben. Erst danach wird die Annahme rechtskräftig.

Gegenwärtig besteht ein erhebliches Defizit an Neugeborenen, die zur Adoption freigegeben werden. Es ist erfahrungsgemäß selten möglich, eine Frau, die eine bestehende Schwangerschaft ablehnt, zur Austragung der Gravidität zu veranlassen, um das Kind dann zur Adoption zu geben.

48 Entzündungen des Genitales, sexuell übertragbare Krankheiten (STD)

Entzündungen stehen an erster Stelle der Erkrankungen des weiblichen Genitales.

Die Erkrankungsdisposition beruht v. a. auf den anatomischen Besonderheiten: Durch die Gestaltung der Geschlechtswege als Hohlorgane stehen die auskleidenden Wandstrukturen (Schleimhäute) sowohl mit der äußeren Körperoberfläche als auch mit der Bauchhöhle in kanalikulärer Verbindung.

Die Pathogenese inflammatorischer Prozesse wird bestimmt durch die Aszension einer Vielzahl unterschiedlicher Keime, die vorwiegend aus der Genitoanalregion als unmittelbare Krankheitserreger oder - häufiger - zunächst als Symbionten oder Saprophyten in den unteren Genitalabschnitten vegetieren, jedoch bei einer Störung der physiologischen Flora überhandnehmen und virulent werden, entzündliche Erkrankungen auslösen und bei geeigneten Wachstumsbedingungen von dort in die höheren Abschnitte wie Uterus und Tuben aszendieren können.

Die einzelnen Abschnitte des weiblichen Genitales reagieren unterschiedlich auf das Eindringen der Erreger, je nach Struktur und Funktion der auskleidenden Schleimhäute und der spezifischen Schutz- und Abwehrvorrichtungen (bakterieller Schutz und pH-Wert der Vagina, innerer und äußerer Verschluß des Muttermundes zum Schutze des Uteruscavums, pH-Wert des Zervixsekretes, kaudalwärts gerichteter Sekretstrom durch das Flimmerepithel und die Peristaltik der Tuben).

Der Ausbruch und klinische Verlauf einer Infektion hängt v. a. von der Erstlokalisation ab; die *Aszension* setzt die Durchbrechung der Schutzbarrieren und Schutzmechanismen voraus. Sekundär kann es nach manifester Infektion der oberen Genitalabschnitte *retrograd* zu entzündlichen Reaktionen im unteren Anteil der Geschlechtswege kommen. Die Darstellung der Entzündungen des weiblichen Genitales, bezogen auf die einzelnen Abschnitte des Genitaltraktes, erscheint daher sowohl aus anatomischen und funktionellen als auch aus pathogenetischen Gesichtspunkten gerechtfertigt. Der organ- und abschnittsbezogenen Beschreibung kommt entgegen, daß die **eindringenden Fremdkeime unterschiedliche, ihnen adäquate Prädilektionsregionen besiedeln,** sei es der Vulvovaginalbereich oder die Zervix, dort entzündliche Reaktionen auslösen und bei geeigneten Wachstums- und Vermehrungsbedingungen von dort aszendieren.

Das Erregerspektrum ist seit den 70er Jahren durch die Verbesserung der Nachweis- und Identifizierungsmethoden - wie Kulturverfahren, serologische Typisierung, die Anwendung erregerspezifischer monoklonaler Antikörper - stetig in Erweiterung begriffen.

Entzündungen der Vulva (Vulvitis)

Entzündliche Veränderungen der Vulva und des Introitus werden mit dem Sammelbegriff „*Vulvitis*" umrissen. Es ist jedoch zu beachten, daß die Vulvitis nosologisch entweder

- eine auf die Vulva begrenzte Entzündung unterschiedlicher Ätiologie,
- eine Folgeerscheinung von Erkrankungen der Geschlechtswege oder
- eine Teilmanifestation einer dermatologischen oder infektiösen Allgemeinerkrankung sein kann.

So unterschiedlich die Ätiologie, so uniform ist die Symptomatik: Im Vordergrund steht der *Juckreiz - Pruritus -*, der durch mechanische Insulte - Kratzeffekte - in **brennende Schmerzen** übergeht. Gleichsam als Verstärkereffekt wirkt sich ein vestibulärer bzw. vulvärer *Fluor* - eine reaktive und durch nervöse Reize vermehrte Absonderung aus den Schweiß-, Talg- und Schleimdrüsen aus. Die inguinalen Lymphknoten sind bei der akuten Vulvitis häufig verdickt und gelegentlich schmerzhaft.

Primäre, isolierte Entzündungen der Vulva

Die *primäre akute Vulvitis* tritt unter dem Bild einer diffusen entzündlichen Reaktion im Sinne einer akuten Dermatitis auf und stellt in der Mehrzahl eine *allergische* Reaktion dar. Es handelt sich dann um eine spezifische Sensibilisierung gegenüber exogenen, auf das Vulvaepithel einwirkenden Noxen, die anamnestisch eruiert werden müssen. Als auslösend kommen in Frage: Seifen und Waschmittel, direkt oder zur Reinigung der Wäsche angewendet, Unverträglichkeit von Wäsche aus synthetischen Fasern, eng sitzende Kleidung (Jeans!), antiseptische Lösungen mit oder ohne Zusatz von Duftstoffen sowie Intimsprays. Weitere Ursachen sind Arzneimittel, z. B. Antibiotika und Sulfonamide. Die Sensibilisierung ist dabei nicht auf die lokale Anwendung (z. B. intravaginale Applikation) beschränkt; sie kann ebenso über die Ausscheidung im Urin ausgelöst werden (Barbiturate!) und zu einem *isolierten Vulvaekzem* führen. Fehlen derartige anamnestische Anhaltspunkte, ist an eine *Psychogenie* (gestörte Partnerbeziehung, Dyspareunie) zu denken. Der sog. „essentielle Pruritus" der Vulva mit allen Folgen der Superinfektion und Lichenifikation trägt das Attribut „essentiell" in der überwiegenden Zahl der Fälle zu Unrecht; nach Ausschluß aller genannten Ursachenfaktoren einschließlich der dystrophischen und dysplastischen Veränderungen (s. S. 659) kann er meistens als psychisch bedingt und organfixiert analysiert und entsprechend therapeutisch angegangen werden. Gelegentlich vermögen auch Erreger aus dem Genitoanalbereich eine isolierte Vulvitis auszulösen; zumeist handelt es sich jedoch um Superinfektionen oder um eine sekundäre Beteiligung der Vulva (s. unten). Prädisponierend wirken sich *endogene Faktoren,* v. a. der Diabetes mellitus und Östrogenmangel in der Menopause (Vulvitis vetularum) aus (s. S. 318 und S. 561).

Diagnose

Im *akuten Stadium* ist die Vulva ödematös geschwollen und entzündlich gerötet. Wegen des heftigen Juckreizes entstehen Kratzeffekte, und Nässen mit Krustenbildung ist die Folge; die Gefahr der Superinfektion ist groß. Der Übergang zum *chronischen Stadium* ist fließend und durch Hyperkeratosis des Epithels mit Abschilferung und verstärkter Hautfelderung gekennzeichnet; dieser chronisch fortschreitende Prozeß wird als *Lichenifikation* (s. S. 659) bezeichnet.

Therapie

Zunächst muß die Ursache abgeklärt werden. Bei Verdacht auf eine allergische Reaktion, aber mangelnden anamnestischen Hinweisen ist – meist durch den Dermatologen – der Epikutantest mit den in Frage kommenden Allergenen (Patch-Test) notwendig. Nach Ausschaltung einer allergischen Ursache läßt sich durch Verwendung kortison- und – bei Superinfektion – je nach Ausfall des Erregernachweises antibiotikahaltiger Salben eine rasche und vollständige Abheilung erreichen. Die gleiche Behandlung kommt auch als symptomatische Therapie bei psychogener organfixierter Irritation der Vulva in Frage; gleichzeitig muß jedoch die eigentliche Ursache im Rahmen einer Psychotherapie angestrebt werden.

Herpes-simplex-Virus-(HSV-)Infektionen – Herpes genitalis

Zwei Typen der Herpes-simplex-Viren sind zu unterscheiden: *HSV Typ 1* tritt vorwiegend im Mundbereich (u. a. als Herpes labialis), *HSV Typ 2 überwiegend als Erreger des Herpes genitalis auf.* Jedoch wird in etwa 30% der Herpes genitalis auch durch HSV Typ 1 verursacht (s. S. 371).

Epidemiologie

Der Herpes genitalis hat weltweit zugenommen und zählt gegenwärtig mit zu den *häufigsten sexuell übertragbaren Krankheiten.*

Die Durchseuchung hängt v. a. vom *sozioökonomischen Status* ab. Sie beginnt für HSV Typ 1 unter niedrigen sozialen Bedingungen bereits in der Kindheit und erreicht bis zum 14. Lebensjahr eine Quote von 80–90%. Die *Verbreitung von HSV Typ 2 beginnt mit der Aufnahme des Sexualverkehrs.* Der Prozentsatz der Infizierten variiert je nach sozialem Status und Häufigkeit des Partnerwechsels; das Maximum liegt zwischen dem 20. und 30. Lebensjahr.

Die Übertragung erfolgt bei körperlichem Kontakt mit kutanen Läsionen oder Sekreten einer infizierten Person, auch durch asymptomatische Ausscheider.

Klinisches Bild

Der HSV Typ 2 verursacht vornehmlich mukokutane Läsionen im Genitoanalbereich und geht mit einer meist leichten Störung des Allgemeinbefindens einher. Nach *Erstinfektion* kommt es nach einer Inkubationszeit von 3–9 Tagen meist im Bereich der Vulva und des Introitus, aber auch in der Vagina und auf der Ektozervix zu lokalisierter Virusvermehrung und *gruppenförmig angeordneten Bläschen* auf gerötetem Grund mit anschließender Ulzeration und Schwellung der regionalen Lymphknoten. (Eine Virämie ist selten.)

Die Bläschen und Eruptionen sind hochinfektiös. Die Virusausscheidung kann 14–21 Tage anhalten. Unter *rekurrierenden Episoden* leiden 35–60% der Betroffenen, ausgehend von den regionalen Ganglien, wahrscheinlich bedingt durch eine spezifische, periodische Unterfunktion der zellulären Immunität (Streß, Menstruation). Bei einem *Rezidiv* sind die lokalen Läsionen i. allg. zahlenmäßig geringer und weniger ausgeprägt, und die Abheilung geht schneller vor sich. Die Virusausscheidung ist auf 3-7 Tage verkürzt. Schwellungen der inguinalen Lymphknoten fehlen.

Eine besondere Problematik stellt sich mit der pränatalen *Infektion der Frucht* und der Kontamination des Neugeborenen (s. S. 371), zumal Schwangere 3mal häufiger als Nichtgravide erkranken (s. S. 372).

Auffallend ist der häufige Nachweis von HSV Typ 2 bei *intraepithelialen Neoplasien* – CIN – und dem Zervix-Karzinom, so daß eine karzinogene Potenz nicht von der Hand zu weisen ist (s. S. 684).

Diagnose

Neben den anamnestischen Daten führt der charakteristische *Lokalbefund* zur Diagnose. Entscheidend ist der *Virusnachweis* oder -ausschluß. Er wird entweder kulturell oder als Schnelldiagnose innerhalb von 48 h durch Antigennachweis in Objektträgerausstrichen mit Hilfe der indirekten Immunfluoreszenz und typenspezifischen monoklonalen Antikörpern oder dem „enzyme-linked immunosorbent-assay" (ELISA) erbracht.

Bei *Schwangeren* mit HSV-Erkrankung in der Eigen- oder Partneranamnese wird auch im asymptomatischen Intervall der Erregernachweis bzw. Ausschluß dringend empfohlen (s. S. 372).

Therapie

Bisher stehen keine Immunisierungsverfahren zur Verfügung! Daher kommt nur die spezifische antivirale Chemotherapie mit Vidarabin, Aciclovir, Guaninanaloga zur topischen und peroralen Behandlung in Frage. Aciclovir wird v. a. mit Erfolg bei einer Primärinfektion, weniger bei rekurrierenden HSV-Läsionen, angewendet. Zur Behandlung der Rezidive stehen zusätzlich Interferon und Immunglobuline zur Verfügung, allerdings mit umstrittenem Erfolg. In der Schwangerschaft soll auf die orale und intravenöse antivirale Chemotherapie besser verzichtet werden, da das Risiko für den Feten nicht bekannt ist.

Ulcus vulvae acutum (Lipschütz)

Diese mit Geschwürbildung einhergehende Entzündung stellt die an der Vulva lokalisierte Form der Aphthosis dar. Sie kann sich im gesamten Vulvabereich und deren Umgebung ausbreiten. Wie die chronisch rezidivierenden Aphthen der Mundschleimhaut verläuft auch das Ulcus vulvae acutum schubweise rezidivierend. Die Abheilung der Ulzera benötigt 3-4 Wochen; durch eine hinzutretende Superinfektion gehen die Ulzera gelegentlich in eine gangränöse Form über. Die Geschwüre sind äußerst schmerzhaft und führen zu einer Beeinträchtigung des Allgemeinbefindens. Die Aphthosis – auch die der Vulva – stellt ein Begleitsymptom einer schweren Allgemeinerkrankung oder Viruserkrankung dar.

Diagnose

Man sieht bei der Inspektion bis linsengroße rundliche, gerötete Infiltrationsherde, die bei dem Vollbild durch zentralen geschwürigen Zerfall und gestanzte Ränder mit festhaftenden fibrinösen Belägen charakterisiert sind.

Therapie

Zur Vermeidung von Superinfektionen sind antibiotikahaltige Salben angebracht; im übrigen verwendet man anästhesierende Salben und Sitzbäder.

Tritt eine **Furunkulose** isoliert im Bereich der Vulva auf, so handelt es sich meistens um eine Superinfektion von bestehenden Läsionen (Kratzeffekten) mit Staphylokokken. In solchen Fällen ist zu bedenken, daß ein bisher unbekannter Diabetes mellitus vorliegen kann.

Als Raritäten haben die isolierte **Aktinomykose der Vulva** und die **Vulvitis chronica plasmacellularis** zu gelten.

Condylomata acuminata

Die spitzen Kondylome zählen zu den *Viruspapillomen* und bilden hahnenkammartig verzweigte, auf einer bindegewebigen Basis aufsitzende Wucherungen von hellroter Farbe (s. S. 598). Aufgrund der viralen Genese sind sie *ätiologisch zu den Entzündungen* der Vulva zu rechnen; nach der *morphologischen Reaktion gehören sie* jedoch zu den *gutartigen Neubildungen*.

Condylomata acuminata werden durch *Papillomaviren (HPV)* aus der Gruppe der Papova-Viren hervorgerufen. Von den ca. 40 Untertypen lassen sich > 15 in benignen Hautläsionen nachweisen. In gutartigen Kondylomen und leichten Dysplasien finden sich überwiegend die Typen HPV 6 und HPV 11. Dagegen sind die HPV-Typen 16/18 vornehmlich mit präinvasiven und invasiven Plattenepithelneoplasien von Zervix und Vagina assoziiert (s. S. 684). Mischinfektionen der genannten Typen werden jedoch nicht selten festgestellt.

Papillomaviren *vermehren* sich in oberflächlichen keratinisierenden und zugrundegehenden Zellen der Haut und Schleimhaut, dagegen *persistieren* sie in der Basalschicht und können von dort aus durch *Reaktivierung* Rezidive auslösen.

In **gutartigen Läsionen** liegt die virale DNA ausschließlich *extrachromosomal-episomal* vor, in **Karzinomen** ist sie stets **mit der DNA der Wirtszelle verknüpft** und somit im Zuge der Malignisierung *integraler Bestandteil des menschlichen Genoms* geworden.

Nach allen vorliegenden Erkenntnissen spielen die Papillomaviren eine Rolle bei der Kanzerisierung des Plattenepithels des unteren Genitaltraktes. Daher verlangen gerade auch gutartige, virusbedingte Neoplasien wie die Condylomata acuminata besondere Beachtung in der täglichen Praxis.

Außer der viralen Genese sind zur Bildung der spitzen Kondylome offenbar *zusätzliche Faktoren* von Bedeutung wie z. B. bakterielle chronische Infektionen der Vagina und Vulva. Das feuchte Milieu dieser Region, besonders der Vulva, der großen und kleinen Labien einschließlich des Introitus, verursacht durch Fluor verschiedener Genese und mangelnder Genitalhygiene, begünstigt die Vermehrung der Erreger und die rasche Ausbreitung der Papillome. Während die Condylomata acuminata früher hauptsächlich im Zusammenhang mit der Gonorrhö beobachtet wurden (s. S. 619), sieht man sie heute vermehrt bei Kandidosen und Trichomoniasis. Auch unspezifische mechanische und chemische Reize (s. S. 595) können die Manifestation der Virusinfektion in Form der spitzen Kondylome begünstigen.

Epidemiologie

Papillomaviren gehören zu den Erregern sexuell übertragbarer Krankheiten (STD). Die Inkubationszeit beträgt 1 bis mehrere Monate. Die Durchseuchungsquote mit HPV dürfte bei Frauen etwa mit 10% zu veranschlagen sein. Bei ca. ¼ der HPV-positiven Frauen ist später mit einer Manifestation der Infektion zu rechnen.

Wesentlich erscheint, daß alle Frauen mit spitzen Kondylomen in Parallelabstrichen von der Zervix HPV-DNA 6/11, auch Mischinfektionen mit HPV 16/18 aufweisen. In der Schwangerschaft ist die Rate der HPV-Infizierten etwa doppelt so hoch anzusetzen (wahrscheinlich begünstigt die zelluläre Immunsuppression während der Gravidität die Infektion und Reaktivierung). Positive Befunde ergeben sich v. a. bei schwangeren Diabetikerinnen. Condylomata acuminata bei der Mutter können sub partu zur Virusübertragung auf das Kind führen (s. S. 376).

Condylomata acuminata werden in annähernd gleicher Häufigkeit **auch bei Männern** angetroffen (Prädilektionsstellen sind Präputium, Harnröhre, Anal- und Perianalregion). Zunehmende Promiskuität trägt zur Verbreitung zwischen den Geschlechtern bei.

Diagnose – Differentialdiagnose

Condylomata acuminata bereiten keine Schmerzen. Die Patientinnen werden eher durch Feuchtigkeitsgefühl und Juckreiz zum Arztgang veranlaßt.

Der charakteristische Inspektionsbefund läßt kaum Zweifel an der Diagnose (Abb. 291): Man stellt „hahnenkammartige" hyperkeratotische warzenartige, oft gestielte Wucherungen von mattglänzendem oder rötlich bis hautfarbenem Aussehen fest. Sie finden sich in unterschiedlicher Gruppierung und Ausdehnung im Vulva- und Introitusbereich, aber auch in der Vagina und an der Portiooberfläche. Häufig sind sie superinfiziert und teilweise mazeriert.

Die *zytologische, kolposkopische* und *histologische Abklärung* ist unverzichtbar. Das histologische Bild entspricht dem der Fibroepitheliome mit einem akanthotischen und parakeratotischen Plattenepithel, weist Zeichen ausgedehnter Epithelproliferation und nicht selten Kernatypien auf, die ebenso im zytologischen Abstrich auffallen. Bei ca. 70% lassen sich elektronenoptisch Viruspartikel feststellen. *Im Vordergrund steht der Nachweis der HPV durch DNA-Hybridisierung von Biopsie- und Abstrichmaterial mit radioaktiv markierter HPV-DNA.*

Die Differentialdiagnose erfordert die Beachtung der häufigen Begleiterkrankungen, besonders der Gonorrhö, der Trichomoniasis, Kandidose oder Lues II. Bei negativem Befund ist nach chemischen Noxen (Genitalhygiene!) zu fahnden. Außerdem müssen andere Neoplasien feingeweblich und durch HPV-Testung ausgeschlossen werden, v. a. der M. Paget und die Bowenoide Papulose (s. S. 662 und S. 661).

Therapie

Eine spontane Rückbildung, v. a. nach Sanierung der häufigen pathologischen Begleitflora kommt vor. Angesichts der deutlichen Assoziation zwischen HPV-Infektion und prämalignen Veränderungen im Bereich des unteren Genitales ist die Entfernung der spitzen Kondylome in jedem Falle

48 Entzündungen des Genitales, sexuell übertragbare Krankheiten (STD)

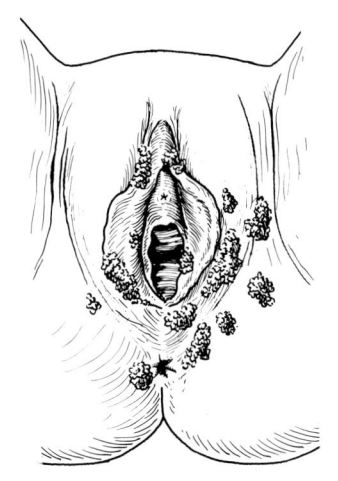

Abb. 291. Condylomata acuminata der Vulva, des Dammes, des Anus und der Schenkelbeuge

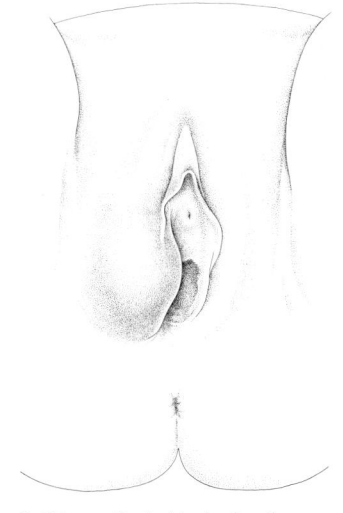

Abb. 292. Bartholin-Abszeß. Die große Labie ist in die entzündliche Schwellung einbezogen, der Introitus vaginae ist fast verlegt

anzustreben, möglichst auch vor Eintritt einer Schwangerschaft. Sie erfolgt heute chirurgisch mit der Entfernung im Gesunden entweder mit Hilfe der Kryochirurgie oder bevorzugt der Lasertherapie in Kombination mit systemischen oder lokalen Gaben von Interferon.

Zytologische, histologische und virologische Kontrollen sind angezeigt, da die *Rezidivrate durch Reaktivierung und/oder Reinfektion beachtlich* und die *Malignisierungspotenz* nicht von der Hand zu weisen sind. *Die Untersuchung und ggf. gleichzeitige Behandlung des Sexualpartners ist dringend indiziert.*

Bartholinitis, Bartholin-Abszeß

Eine häufige Erkrankung im Bereich der Vulva ist die *isolierte Entzündung des Ausführungsganges der Bartholin-Drüse.* Die Ausführungsgänge der Drüsen münden beiderseits etwa 1 cm oberhalb der hinteren Kommissur zwischen den kleinen Labien und dem Hymenalsaum. Aufgrund dieser Lokalisation bilden die Mündungen leicht die Eintrittspforte für Keime, vorwiegend für Kolibakterien, Staphylokokken und Streptokokken, aber auch für Gonokokken. Die Entzündung führt bald zur Verklebung der Öffnung des Ausführungsganges. Dadurch kommt es zur Abflußbehinderung des eitrigen Sekretes. Es handelt sich also strenggenommen nicht um einen Abszeß, sondern um ein *Empyem.* Von einem *Abszeß* kann man nur dann sprechen, wenn es zu einer eitrigen Einschmelzung des umgebenden Gewebes kommt. Die Drüse selbst wird i. allg. nicht in den Entzündungsprozeß einbezogen.

Symptome

Zunächst entstehen eine einseitige äußerst schmerzhafte Rötung und Schwellung im Bereich des Ausführungsganges der Bartholin-Drüse. Mit fortschreitender Einschmelzung bildet sich ein prallelastischer Tumor bis zu Hühnereigröße, der Gehen und Sitzen behindert, den Introitus verlegt und infolge der Schmerzhaftigkeit die vaginale gynäkologische Untersuchung erschwert oder sogar unmöglich macht (Abb. 292).

Diagnose

Unter Beachtung der Lokalisation ist die Diagnose leicht bei der Inspektion und vorsichtigen Palpation zu stellen.

Therapie

Man soll unter konservativer Behandlung (z. B. Rotlicht) die Abgrenzung und Einschmelzung abwarten. Dann erfolgt die Inzision an der Mündungsstelle des Ausführungsganges. Zur Vermeidung von Rezidiven und der Bildung von Retentionszysten wird gleichzeitig die Marsupialisation (Auskrempelung und anschließende Vernähung der Abszeßwand mit der äußeren Haut) durchgeführt. Die Abheilung erfolgt in wenigen Tagen. Nach ca. 3–4 Wochen ist die Inzisionsstelle nicht mehr zu erkennen. Die Funktion der Drüse bleibt erhalten. Im Zuge der Operation und der anschließenden Verlaufskontrolle muß stets die Keimdiagnostik vorgenommen, speziell eine Gonorrhö ausgeschlossen werden (s. S. 619). Aufklärung über die Genitalhygiene ist zur Vermeidung von Rezidiven oder der Entzündung der Bartholin-Drüse der anderen Seite angezeigt, da es sich vielfach um Schmierinfektionen handelt.

Sekundäre Entzündungen der Vulva

Die Vulvitis tritt am häufigsten *als Folge* der mit *Fluor* unterschiedlicher Genese einhergehenden *genitalen Erkrankungen* auf. Insbesondere gilt, daß jede **Kolpitis** über kurz oder lang zu einer Vulvitis führt.

In den Vordergrund treten in diesem Zusammenhang mehr und mehr die **Mykosen (Vulvitis candidamycotica)**, die in der Mehrzahl durch eine **Candidamykose der Vagina (Soorkolpitis)** (s. S. 604) über den vaginalen Fluor zur Besiedlung der Vulva führen. Das Krankheitsbild, seine Ätiologie, Symptomatik, Diagnose und Therapie werden daher gemeinsam mit der Kandidose der Vagina abgehandelt (s. S. 604).

Außer den Mykosen ist es v. a. die *Trichomonadeninfektion* der Vagina, die sekundär eine entzündliche Reaktion der Vulva hervorruft (s. S. 606).

Die **Vulvitis des kleinen Mädchens** beruht nicht selten auf einer Schmutzinfektion (Sandkastenvulvitis) oder auf einer **Oxyurenbesiedlung** des Darmes. An die **Pediculosis pubis** und die **Skabies** als Ursache einer Entzündung des äußeren Genitales ist zu denken.

Teilmanifestationen einer dermatologischen oder einer Allgemeinerkrankung an der Vulva

Zu den Teilmanifestationen einer dermatologischen Erkrankung gehören z. B. das **Erythema exsudativum multiforme**, die **Erythrodermie**, das **seborrhoische Ekzem**, die **Psoriasis vulgaris** und der **Herpes zoster**. Sie kommen eher dem Dermatologen als dem Gynäkologen zu Gesicht. Unter den *Allgemeininfektionen* mit Manifestation im Bereich der Vulva ist die **Lues** im Stadium I und II hervorzuheben (s. S. 622).

Als wesentlich gilt es festzuhalten, daß v. a. die *rezidivierenden Entzündungen an der Vulva infolge des Circulus vitiosus Juckreiz – Kratzeffekte – Superinfektion schließlich zu dystrophischen und dysplastischen Veränderungen führen können.* Diese degenerativen Prozesse sind aber als potentiell **prädisponierend für eine maligne Transformation** zu werten (s. S. 659). Die Abklärung der Ursachen und die konsequente kausale Therapie der Entzündungserscheinungen an der Vulva stellen also auch im Sinne der *Prävention* wichtige Maßnahmen dar.

Entzündungen der Vagina (Kolpitis, Vaginitis)

Der biologische Reaktionsmechanismus der Scheide

Zum Verständnis der Pathogenese der Kolpitis (Vaginitis) ist von den *physiologischen Besonderheiten der Vagina* auszugehen.

Durch die Fähigkeit des Vaginalepithels zur *Transsudation* besteht in der Scheide ein feuchtes Milieu. Der Scheideninhalt besitzt normalerweise, abgesehen von leichten zyklusbedingten Schwankungen, einen konstanten pH-Wert von durchschnittlich 3,8–4,5, der auf den Gehalt an Milchsäure zurückzuführen ist. Die Aufrechterhaltung dieses sauren Milieus ist durch eine in ihrer Art beim Menschen einmalige *Symbiose der milchsäurebildenden Döderlein-Bakterien* (1892) – *Lactobacillus acidophilus,* einer Gruppe von grampositiven, nichtbeweglichen, milchsäureproduzierenden Stäbchen, die unter aeroben, besser aber unter anaeroben Bedingungen wachsen, – mit dem Scheideninhalt und dem *Vaginalepithel* gewährleistet. Die Existenz der Laktobazillen ist an die Abschilferung der glykogenhaltigen Vaginalepithelzellen gebunden. Der Glykogengehalt und die Abschilferung der Vaginalzellen wiederum werden durch die *Ovarialhormone* gesteuert. Die Symbiose vollzieht sich nach Art eines biologischen Reglermechanismus: Die Freisetzung des östrogenabhängigen Glykogens erfolgt durch die zytolytische Kapazität der Döderlein-Bakterien. Das Glykogen wird fermentativ durch Vaginalenzyme zu den einfachen Zuckern Maltose und Dextrose abgebaut, die durch die Vaginalbakterien zu Milchsäure vergoren werden (Abb. 293).

Durch diesen fein abgestimmten Mechanismus wird das normale, für Existenz und Wachstum der Laktobazillen notwendige saure Milieu der Scheide aufrechterhalten. Die Azidität des Scheideninhaltes bedeutet einen selektiven Vorteil für die Döderlein-Flora, die quantitativ in einer hohen Keimzahl zum Ausdruck kommt, und damit zugleich Schutz gegenüber fakultativ pathogenen Fremdkeimen und ihrer Aszension in die höheren Abschnitte des Genitales und in die freie Bauchhöhle (Abb. 294). Außerdem bilden Laktobazillen in gewissem Umfang H_2O_2, das auf viele Keime einen hemmenden Ef-

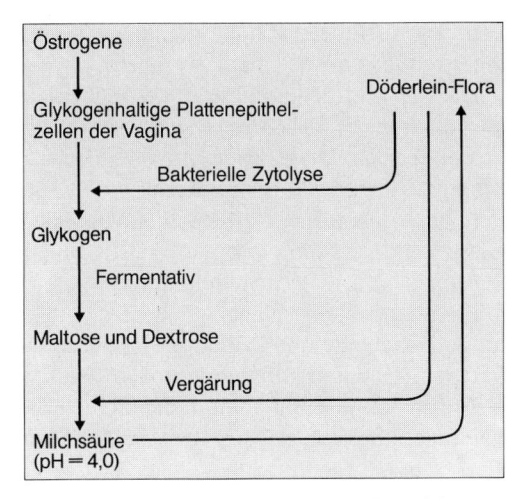

48 Entzündungen des Genitales, sexuell übertragbare Krankheiten (STD)

Abb. 293. Schema der Scheidenbiologie. Wechselseitige Beeinflussung von Scheidenepithel und Döderlein-Bakterien zur Konstanterhaltung des sauren Scheidenmilieus

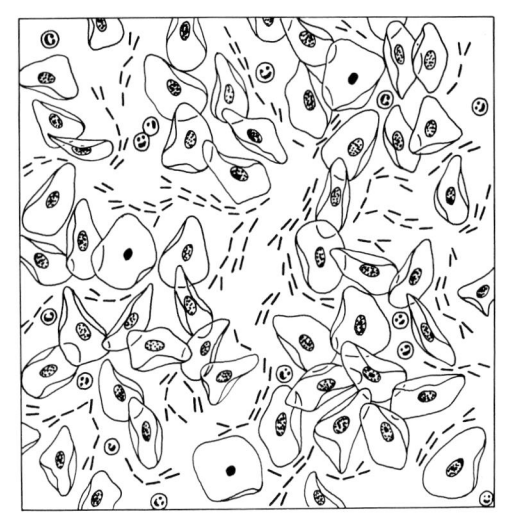

Abb. 294. Scheidenabstrich: Döderlein-Flora bei postovulatorischem gestagenbetontem Zellbild

fekt entfaltet. Weiterhin wirken sich *Antagonismen* zwischen den verschiedenen Keimarten kompensierend aus. *Synergistisch* wirksame Erreger fördern dagegen die Fremdbesiedlung und Pathogenität, v. a. dann, wenn der pH-Wert ansteigt. Immer handelt es sich eher um ein *quantitatives* als um ein qualitatives Problem: Die *Keimzahl* ist ein sicheres Indiz sowohl für die Schutzfunktion der physiologischen Flora als auch für die Risikobeurteilung durch vorhandene Fremdkeime.

Synoptisch betrachtet liegt ein *normaler Scheideninhalt* vor, wenn:

- der pH-Wert ≤ 4,5 (3,8–4,5, je nach Keimzahl der Laktobazillen) beträgt,
- mikroskopisch und kulturell Laktobazillen überwiegen,
- reichlich Vaginalepithelzellen vorhanden, Leukozyten fehlen oder nur ganz vereinzelt nachweisbar sind,
- der Fluor geruchsneutral ist (und der Amintest negativ),
- subjektiv Beschwerdefreiheit vorliegt und Zeichen der Entzündung fehlen.

Dennoch ist auch bei beschwerdefreien Frauen eine Vielzahl von Keimen in der Vagina nachweisbar. Die Vagina wird aufgrund ihrer Lage und Funktion kontinuierlich mit verschiedenen Keimen der Haut und des Perianalbereiches – auch denen des Partners – kontaminiert.

Insbesondere bei sexuell aktiven Frauen werden relativ hohe Keimzahlen von fakultativ pathogenen Keimen angetroffen, ohne daß sie Beschwerden verspüren oder klinische Zeichen der Infektion (Kolpitis) aufweisen (Abb. 295).

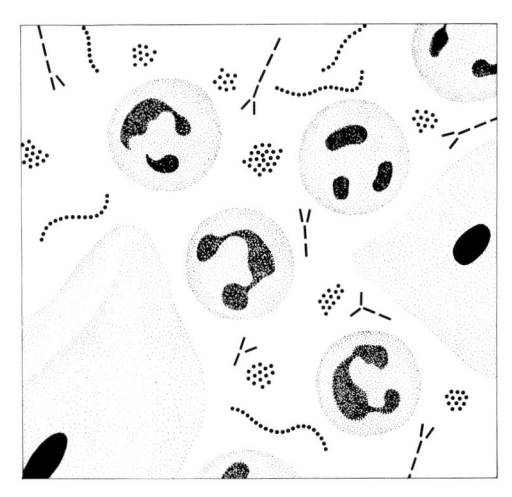

Abb. 295. Scheidenabstrich: Mischflora (Streptokokken, Staphylokokken und Stäbchenbakterien): reichlich segmentkernige Leukozyten

In die Vagina eingeschleppte, ihrer Natur nach pathogene und virulente Erreger wie Anaerobier (Peptokokken, Klostridien, Bakteroidesarten) und Aerobier (E. coli, Enterobakterien, Enterokokken, Staphylokokken und – vorwiegend – β-hämolysierende Streptokokken), Chlamydien und Mykoplasmen werden in dem für ihre Ausbreitung inadäquaten Milieu offenbar paralysiert und verhalten sich wie Symbionten, solange die physiologische Flora und damit der pH-Wert intakt sind.

Die *Häufigkeitsverteilung* in einer Population kann folgendermaßen angenommen werden: Normalflora bei 75% der Frauen, eine stark gestörte Flora bei 12% und Mischflora bei den restlichen 13% (Abb. 295). Bei Frauen mit Fluor vaginalis kann

Tabelle 106. Relative Häufigkeit der nachgewiesenen Erreger bei Patientinnen mit Fluor vaginalis. (Nach Hoyme und Hirsch 1988)

Erreger	Nachweis in %
Gardnerella vaginalis	62
Candidaarten	21
Trichomonas vaginalis	3
Neisseria gonorrhoeae	1
Chlamydia trachomatis	12
Mykoplasmen	16
Zytomegalievirus	3
Herpes-simplex-Virus	1
Andere Erreger	17

von der in Tabelle 106 aufgeführten relativen Erregerfrequenz ausgegangen werden.

Da die Aufrechterhaltung des Scheidenmilieus die *Anwesenheit von Östrogenen* erfordert, ist sie nur in der fertilen Phase zwischen der Menarche und Menopause optimal gewährleistet.

Beim *Neugeborenen* ähnelt das Vaginalepithel – stimuliert durch die plazentaren Östrogene – histologisch dem Erwachsenentyp (Abb. 296). Um den 5. Tag post partum vollzieht sich bereits die Besiedlung der Scheide mit Döderlein-Bakterien, und das pH beträgt 4,8. Bedingt durch den Rückgang der Östrogenstimulierung nimmt die Schichtdicke des Vaginalepithels ab, das *pH des Scheideninhaltes steigt*

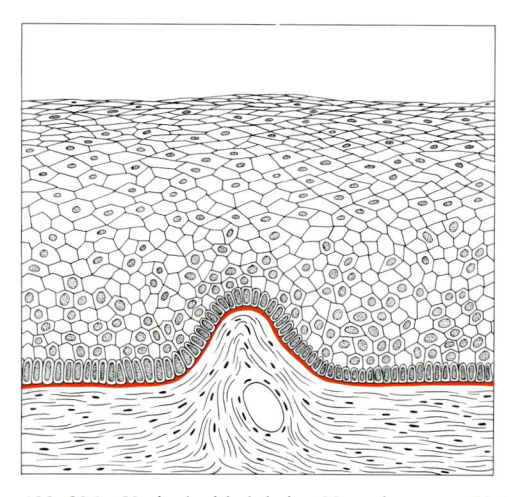

Abb. 296. Vaginalepithel beim Neugeborenen. Unter dem Einfluß der plazentaren Östrogene erreicht das Epithel fast die gleiche Höhe und Ausreifung wie bei der geschlechtsreifen Frau

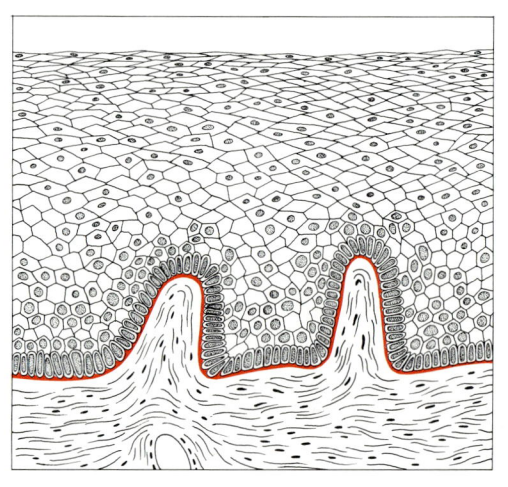

Abb. 298. Vaginalepithel im fertilen Alter. Hoher Aufbau des Epithels unter dem Einfluß der Östrogene. Die einzelnen Schichten (Basal-, Parabasal-, Intermediär- und Superfizialschicht) sind gut zu erkennen. Die gleiche Schichtung und der gleiche Aufbau finden sich auch auf der Portiooberfläche

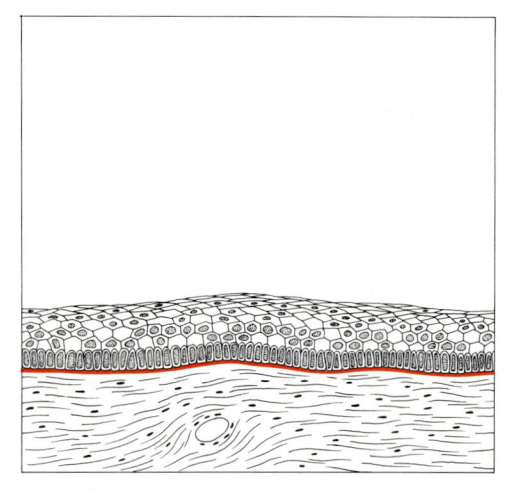

Abb. 297. Vaginalepithel in der Kindheit. Vor dem Ingangkommen der Ovarialfunktion ist das Epithel niedrig

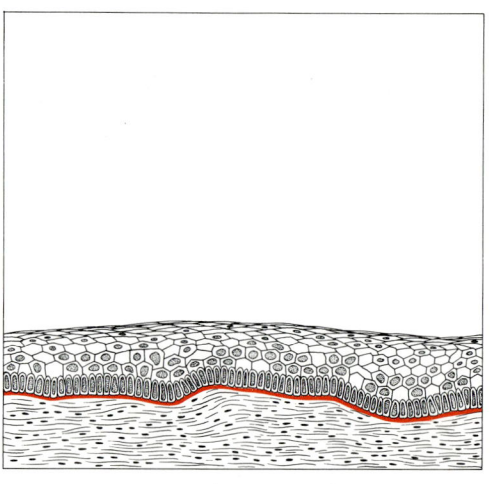

Abb. 299. Vaginalepithel im Senium. Nach Erlöschen der Ovarialfunktion atrophiert das Epithel, das subepitheliale Stroma erscheint zellreich und dicht

bis zum Neutralwert an und hält sich in diesem Bereich über die Zeit der *Kindheit* bis zur *Pubertät* (Abb. 297). Dadurch ist die Schutzfunktion des vaginalen Milieus abgeschwächt. Diese Tatsache liefert die Erklärung für das Auftreten der unspezifischen und spezifischen *Vaginitis des kleinen Mädchens*. Im fertilen Alter bewirken die Östrogene den in dieser Lebensphase funktionell notwendigen hohen Aufbau des Vaginalepithels (Abb. 298). Der Rückgang der Östrogenaktivität im *Klimakterium* und in der *Postmenopause* schafft eine der Kindheit analoge Prädisposition: Das reduzierte Vaginalepithel ist leicht verletzlich und infektionsgefährdet (Abb. 299).

Es ist davon auszugehen, daß *jede Störung dieses Reglermechanismus eine Herabsetzung der Schutz- und Barrierenfunktion zur Folge hat,* die eine *Fremdbesiedlung der Vagina und damit die Entstehung einer Kolpitis begünstigt.*

Bei der *Kolpitis* sind daher folgende Ursachenfaktoren einzeln oder kombiniert zu berücksichtigen:

- Eine Störung der zyklischen hormonalen Stimulation des Scheidenepithels; z. B. führt anhaltender Östrogenmangel zur Reduzierung des Epithelaufbaus und des Glykogengehaltes der Vaginalzellen und entzieht damit den Laktobazillen ihre Wachstumsbasis.
- Eine Veränderung des Säuregehaltes. Zum Beispiel bedingt jede erhöhte Sekretabsonderung aus der Cervix uteri eine Verschiebung des pH nach der alkalischen Seite und entzieht damit den Milchsäurebakterien die Lebens- und Vermehrungsbedingungen, während für andere Bakterien günstige Ansiedlungsbedingungen geschaffen werden. Ebenso kann das saure Milieu exogen (z. B. durch Intimsprays oder Vaginalduschen) beeinträchtigt werden.
- Die direkte Schädigung der Döderlein-Flora. Eine der Nebenwirkungen der Antibiotika und Sulfonamide besteht in der iatrogenen Vernichtung jeder körpereigenen Flora einschließlich der Döderlein-Milchsäurebakterien.

Als Konsequenz folgt aus der gegenseitigen Abhängigkeit der biologischen Faktoren, daß eine *erfolgreiche Therapie der Kolpitis eine Abklärung der Ursachenfaktoren und eine zielgerichtete Behandlung zur Voraussetzung hat.*

Als Erreger der Kolpitis kommen häufig *Trichomonaden* und *Monilia* wie *Candida albicans* in Betracht. Eine Sonderstellung nimmt *Gardnerella vaginalis* ein. Die ausschließlich durch andere Erreger wie z. B. Staphylokokken oder Kolibakterien ausgelöste Kolpitis wird demgegenüber seltener beobachtet. Die Häufigkeitsverschiebung hängt nicht zuletzt mit den verfeinerten Identifizierungs- und Nachweismethoden zusammen. Entscheidend fallen jedoch das veränderte Sexualverhalten und die Ausbreitung der sexuell übertragbaren Erreger ins Gewicht. Von nicht zu unterschätzender Bedeutung ist die verbreitete Anwendung von Antibiotika und Sulfonamiden. Ob systemisch oder lokal verabfolgt, verschaffen sie offenbar Fremdkeimen wie Trichomonaden und Pilzen selektive Vorteile und sind u. U. auch für deren Virulenzänderung verantwortlich zu machen.

Bakterielle Vaginose – Aminkolpitis

(Unspezifische Kolpitis – Gardnerella Vaginitis – Anaerobiervaginose)

Definition

Die bakterielle Vaginose – Aminkolpitis – ist als Folge einer Störung des Gleichgewichtes der Scheidenflora mit konsekutivem Überwiegen einer bereits in der physiologischen Flora in geringer Zahl vorhandenen speziellen Keimart aufzufassen. Da die Klassifizierung dieser Erregerart uneinheitlich und kontrovers beurteilt wurde, einigte man sich 1980 auf ihre Bezeichnung als Gardnerella vaginalis (nach dem Erstautor der grundlegenden Beschreibung 1955).

Für die früher als „unspezifische Vaginitis" bezeichnete Störung ist heute der Begriff „*Aminkolpitis*" gebräuchlich, der zugleich auf den charakteristischen Geruch des Fluors verweist (s. unten). Der neuerlich eingeführte Begriff *bakterielle Vaginose* trägt der Tatsache Rechnung, daß Gardnerella vaginalis allein keine Entzündung, also keine Vaginitis (Kolpitis) hervorruft.

Pathophysiologie

Verbesserte Nachweis- und Identifizierungsmethoden haben gezeigt, daß Gardnerella vaginalis die *bakterielle Vaginose nicht allein* verursacht, sondern daß zusätzlich *mehrere Anaerobierarten* an der Störung beteiligt sind. Wahrscheinlich begünstigt Gardnerella vaginalis als *Leitkeim synergistisch* – möglicherweise durch seine Sukzinatproduktion – Wachstum und Vermehrung der anaeroben Keime (überwiegend Bakteroides-Arten und Peptokokken). Diese bewirken durch Bildung von Aminen, wie Kadaverin und Putreszin, den unverwechselbaren Geruch des Fluors. Laktobazillen sind verdrängt oder werden allenfalls vereinzelt gefunden. Die bakterielle Vaginose bezeichnet definitionsgemäß also *immer eine Mischinfektion von Gardnerella vaginalis und verschiedenen Anaerobiern mit hoher Keimzahl.*

Häufigkeit

Die bakterielle Vaginose stellt heute die **häufigste Form** der Fremdbesiedlung der Vagina dar und übertrifft inzwischen die Candida- und Trichomonadenvaginitis (s. Tabelle 106). Ihre klinische Bedeutung liegt v. a. darin, daß sie *zu den sexuell übertragbaren Infektionen* zählt. Besonders häufig betroffen sind sexuell aktive junge Frauen, und es besteht eine sichere Beziehung zur Promiskuität. Bei bis zu 90% der Partner werden Zeichen der Gardnerella-Infektion gefunden. Auf der Übertragung durch sexuelle Kontakte dürfte nicht nur die Häufigkeit, sondern auch die hohe Rezidivrate beruhen.

Symptome

Die Erreger der bakteriellen Vaginose verursachen eine nur mäßige Symptomatik; infolgedessen ist der Krankheitswert eher gering. Im Vordergrund steht die Belästigung – nicht zuletzt ästhetische Belästigung – durch den reichlichen, dünnflüssigen Fluor mit stetem Nässegefühl und einem unangenehmen fischartigen, fauligen Geruch. Zeichen der Entzündung wie Rötung, Leukorrhö, Schmerzen oder Juckreiz fehlen in der Regel.

Durch die beteiligten anaeroben Keime besteht jedoch ein *potentielles Erkrankungsrisiko,* besonders während der *Gravidität* und unter der *Geburt,* z. B. durch Infektion einer Episiotomiewunde. Auch nach Laparotomien (Sectio caesarea, Hysterektomie) werden zunehmend häufig die typischen Keime der Aminkolpitis gefunden. Beim *Neugeborenen* kann es zur Gardnerella-vaginalis-Sepsis kommen.

Diagnose

Den Verdacht auf eine bakterielle Vaginose erwekken bei der gynäkologischen Untersuchung schon Menge, Konsistenz und Geruch des Fluors. Die sichere und differentiale Diagnostik erfolgt durch:

- die Bestimmung des pH-Wertes (>4,5),
- den Amintest (Zugabe von 1–2 Tropfen 10%iger Kalilauge zum Fluor – z.B. auf Watteträger – verstärkt den typischen Geruch),
- den Nachweis von „Schlüsselzellen" („clue cells") – vaginale Epithelzellen, die von einem dichten Rasen kleiner Bakterien, meist Gardnerella vaginalis, besetzt sind (im Nativpräparat mit Methylenblau gut darstellbar),
- die hohe Keimzahl verschiedenster grampositiver und gramnegativer Arten einschließlich der koryneformen Gardnerella vaginalis,
- kommaförmig gebogene Bakterien, sog. „curved rods" (Mobuluncus-Arten), bei ca. 40% der Patientinnen; sie fallen im Nativpräparat durch ihre kreisenden Bewegungen auf.
- Fusobakterien (bei ca. 20% der Betroffenen).

Der alleinige Nachweis von Gardnerella vaginalis genügt nicht zur Diagnose der bakteriellen Vaginose. Der Keim findet sich zwar bei etwa 95% aller Frauen mit Aminkolpitis mit Keimzahlen von $>10^7$/ml und einem pH-Anstieg auf >4,5, jedoch in niedrigerer Keimzahl auch bei ca. 40% der Frauen ohne Symptome. *Entscheidend für die Diagnose sind Beteiligung und Keimzahl der Anaerobier.* Bei der Diagnostik ist zu beachten, daß die bakterielle Vaginose *häufig vergesellschaftet mit Trichomonaden und Mykoplasmen* auftritt, die ebenfalls zu den sexuell übertragbaren Erregern gehören.

Therapie

Mittel der Wahl sind 5-Nitromidazolderivate wie Metronidazol, Ornidazol, Trinidazol. Die systemische Therapie verdient den Vorzug, da die in der Leber gebildeten Metaboliten wirksamer sind als die Ausgangssubstanz. Die Heilungsraten nach oraler Applikation liegen bei ≥90%. Die Anaerobier werden selektiv gehemmt, ebenso Gardnerella vaginalis, während die Laktobazillen unbeeinflußt bleiben. Eine Partnerbehandlung ist anzustreben, zumal die Rezidivrate hoch liegt. Zur Anwendung in der Gravidität s. S. 128.

Kandidose – Soorkolpitis (Candidamykose – Vulvovaginitis candida-mycotica)

In der überwiegenden Zahl handelt es sich bei Hefenbefall im Vulvovaginalbereich um Candidaarten (Levulosen), und zwar in 75–80% um Candida albicans, in 10–15% um Candida glabrata sowie andere Candidaarten in 1–4% der Fälle.

Auch die Hefen der Candidagruppe sind nur fakultativ pathogene Opportunisten. Mit zunehmender Keimzahl steigt das Risiko der manifesten Besiedlung unter Verdrängung der ortsständigen physiologischen Flora.

Pathogenese – Epidemiologie

Die Manifestation der Kandidose ist nicht allein von der Keimzahl abhängig. Zusätzliche kritische Virulenzfaktoren scheinen die Fähigkeit zur Keimung und die Adhärenzfähigkeit zu sein. Bei der symptomatischen Form handelt es sich in erster Linie um eine Oberflächeninfektion, während die Invasion des Vaginalepithels meist minimal ist.

Der Zervixschleim bildet offenbar eine wirksame Barriere gegen eine Aszension von Hefen, da die Keime bisher nicht in Uterus und Tuben nachgewiesen wurden.

Die sexuelle Übertragbarkeit steht außer Zweifel, jedoch müssen auch andere Kontaminationsquellen (Darm, Perianalbereich) beachtet werden.

Zahlreiche exogene und endogene Einflüsse schaffen eine Prädisposition für das Auftreten einer Candidavulvovaginitis. Es sind v. a. ein(e):

- Schwangerschaft (ca. 30%),
- Antibiotikabehandlung,
- Hormonbehandlung,
- gestagenhaltige Ovulationshemmer (seit Einführung der Niedrigdosierung ist ein deutlicher Rückgang zu verzeichnen),
- Östrogen-Gestagen-Substitution im Klimakterium,
- Antiandrogene,
- Diabetes mellitus,
- Immunsuppression,
- Zytostatikabehandlung,
- Radiatio,
- konsumierende Erkrankung,
- erworbenes Immunmangelsyndrom (AIDS),
- hefekontaminierter Partner.

Häufigkeit

Die *Frequenz* beträgt bei Frauen mit dem Symptom Fluor etwa 21%, d. h. fast ¼ der unter Fluor leidenden Patientinnen sind von einer Candidainfektion befallen. Inzwischen rangieren die Kandidosen an 2. Stelle des Fremdbefalles der Vagina (s. Tabelle 106).

Unter den prädisponierenden Faktoren spielen *Schwangerschaft* und *hormonale Kontrazeption* eine bedeutsame Rolle. Diese Virulenz- und Haftfähigkeitssteigerung dürfte auf den Rezeptoren für Östrogene und Progesteron im Zytosol der Candidaerreger beruhen.

Da ca. 30% der Schwangeren einen vaginalen Soorpilzbefall aufweisen, wird die Haut des Kindes sub partu häufig kontaminiert. **Candida albicans ist für das Neugeborene – auch das gesunde – immer pathogen.** So liegt die Erkrankungsziffer hoch (ca. 10–25%). Die Manifestation findet im Verlauf der 3.–4. Lebenswoche statt als Mundkandidose („Mundsoor") und/oder Anogenitalmykose („Windeldermatitis"). **Frühgeborene sind besonders gefährdet** und können an einer generalisierten Candidasepsis zugrunde gehen. Etwa 1% der Todesfälle junger Säuglinge gehen zu Lasten einer Candidainfektion (s. S. 476).

Symptome

Atypische Formen ohne Symptomatik, allenfalls mit vermehrter Exsudation, **sind im Zunehmen begriffen** und fallen nicht durch Anamnese und Inspektionsbefund auf. Der Übergang von der asymptomatischen zur symptomatischen Kandidose ist fließend.

Bei der *symptomatischen Form* wird die Patientin stärker als durch den weißlich krümeligen Fluor durch den unerträglichen Juckreiz im Bereich des Introitus und der Vulva belästigt, so daß der *Pruritus vulvae et vaginae als Leitsymptom* zu gelten hat. In der Folge stellen sich Brennen, externe Dysurie und Dyspareunie ein.

Diagnose

Bei der Inspektion bietet sich meist das Bild der Soorvulvitis. Man sieht grauweißliche Beläge im Bereich des Introitus, die sich auch auf dem Vaginalepithel einschließlich der Portio finden. Häufiger treten die Mykosen jedoch unter dem Bild der akuten bis chronischen Vulvitis *ohne* die typischen Beläge auf. Erfolgt keine rechtzeitige Behandlung, so breitet sich der Prozeß flächenhaft ekzematös bis über die Inguinalgegend und die Innenseite der Oberschenkel aus. Im Spekulum finden sich rasenartige Beläge, nach deren Entfernung die entzündlich stark geröteten Vaginalwände sichtbar werden. Die typischen Beläge können aber auch fehlen. Der pH-Wert beträgt ≥ 4,5.

Der Nachweis der Soorfäden und Sproßzellen ist im Nativpräparat in 10–20%iger KOH-Aufschwemmung und im gefärbten Abstrichpräparat (s. S. 521 und Abb. 300) zu erbringen. Aufgrund der *häufigen asymptomatischen Verlaufsformen* gilt für die Praxis, daß ca. 50% der Vulvovaginalmykosen aus Anamnese und klinischem Befund diagnostiziert werden können und weitere 30–40% aus dem Nativpräparat. Bei negativem Screening und in allen Zweifelsfällen sind Kulturverfahren auf Spezialnährböden wie dem Sabouraud-Agar oder Candida-II-Agar und nachfolgende Überimpfung auf Reisagar anzuwenden.

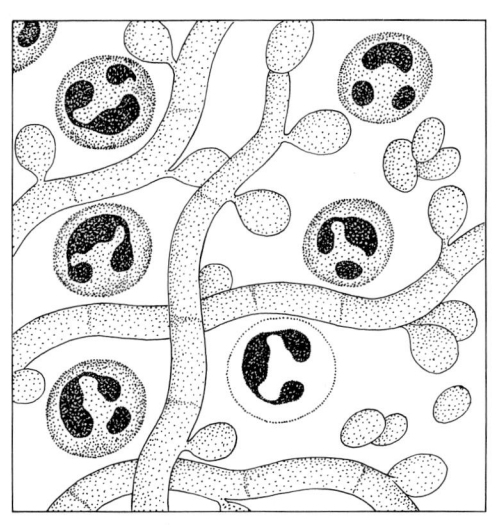

Abb. 300. Candida albicans (Soor): Hyphen und Sproßzellen im Vaginalsekret

Therapie

Mittel der Wahl sind Imidazolderivate wie Clotrimazol (Canesten) und Polyenantibiotika wie Nystatin (Moronal), Amphotericin (Ampho-Moronal), Natamycin (Pimafucin). Ihr Wirkungsmechanismus besteht in einer Herabsetzung der Adhärenzfähigkeit. Sie stehen als Vaginaltabletten für die sog. Eindosistherapie oder Sechstagebehandlung zur Verfügung. Es empfiehlt sich, für den Partner das gleiche Medikament als Salbe zur Applikation auf die Glans penis zu rezeptieren. Bei verzögerter Abheilung oder bei Rückfällen ist die orale Zusatztherapie, v. a. zur Desinfektion des Darmes, erforderlich.

Obwohl bisher keine Resistenzentwicklung bekannt ist, muß mit – oft *langwierigen* – *Rezidiven* über Rekontaminationsquellen gerechnet werden. Als solche kommt gelegentlich eine abnorm hohe Besiedlung des Darms in Betracht. Eher dürfte es sich jedoch um vaginale Rezidive – möglicherweise über eine persistierende intraepitheliale Phase – handeln. Hier stellt sich die Frage der zusätzlichen kurzfristigen (5- bis maximal 10tägigen) systemischen (oralen) Behandlung mit Ketoconazol (Nizoral), dessen Wirkung auf der Verhinderung der Keimung beruht (leichte Nebenwirkungen bei 5% der Behandelten).

Alle Bestrebungen gehen dahin, auf immunologischem Wege und/oder durch Ausschaltung möglicher Adhärenzfaktoren die Rezidivgefahr zu bannen und die hohe Verbreitung einzudämmen.

Schwangere sollten rechtzeitig vor dem Entbindungstermin bei Sproßzellennachweis vaginal lokal behandelt werden, um der Besiedlung und Erkrankung des Neugeborenen vorzubeugen.

Trichomonadenkolpitis – Trichomoniasis

Epidemiolgie

Die Trichomonas vaginalis ist weit verbreitet und als *fakultativ pathogen* einzustufen. Unter allen Erregern, die eine Kolpitis auslösen können, stehen sie an 3. Stelle der Häufigkeitsskala (s. Tabelle 106). Sie besitzen die *größte pH-Toleranz*. Dieser Eigenschaft dürfte es zuzschreiben sein, daß sie in der täglichen Sprechstunde so häufig im zytologischen Abstrich festgestellt werden, auch wenn keine Symptome oder objektive Zeichen einer Scheidenentzündung bestehen. Außer in der Vagina finden sie sich in den Skene-Gängen, den Ausführungsgängen der Bartholin-Drüse, aber auch im Zervikalkanal und gelegentlich sogar im Uteruscavum sowie in Urethra, Harnblase und Rektum.

Im *Urogenitaltrakt des Mannes* schätzt man das Vorkommen der Trichomonaden auf etwa 15%. Die unspezifische Urethritis des Mannes beruht mit einer Häufigkeit von knapp 40% auf einer Trichomonadeninfektion. Bei den Partnern der Frauen mit Trichomoniasis finden sich in mehr als der Hälfte (58%) der Beobachtungen die gleichen Erreger. Die wechselseitige *Übertragung bei der Kohabitation* ist gesichert. Aufgrund dieser Tatsache rechnet man die *Trichomoniasis zu den sexuell übertragbaren Infektionen*, jedoch ist eine Übertragung auch ohne sexuelle Kontakte möglich.

Symptome

Die Manifestation der Infektion führt bei der Frau zur akuten Kolpitis mit reichlich dünnflüssigem, gelblich oder hämorrhagisch tingiertem, schaumigen, scharf riechendem Fluor, der bald durch den steten Kontakt eine diffuse Vulvitis mit heftigem Juckreiz auslöst (s. S. 600).

Diagnose

Den ersten Hinweis auf eine genitale Infektion liefern bei der Inspektion meistens die Zeichen der akuten Vulvitis. Im Spekulum sieht man den oben beschriebenen Fluor und eine diffuse oder herdförmige Rötung der Vaginalwand (Kolpitis granularis). Der pH-Wert liegt über 4,5. Der Erregernachweis läßt sich im Nativpräparat, im Kulturmedium und im zytologischen Abstrich führen. Die Trichomonaden sind an ihrer birnenförmigen Gestalt, an ihrer aktiven Bewegung mit Hilfe der undulierenden Membran und ihren Geißeln zu erkennen

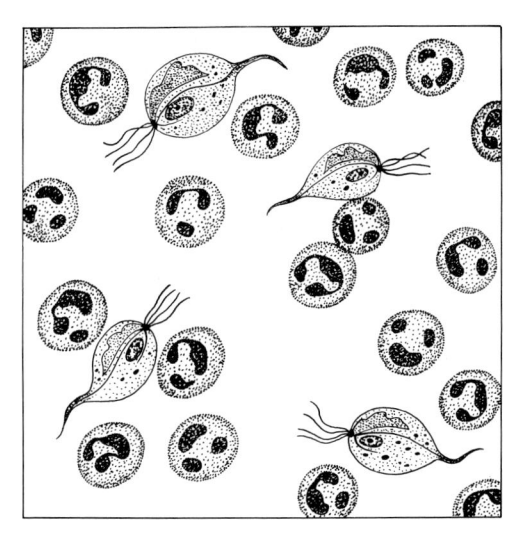

Abb. 301. Trichomonaden im Vaginalsekret, erkennbar an den Geißeln und der undulierenden Membran. Als Ausdruck der Entzündung sind vermehrt Leukozyten vorhanden

(Abb. 301). Die häufige Begleitflora, insbesondere Candida albicans und Bakteroides-Arten (in ca. 7% der Fälle), mit Verringerung der physiologischen Flora muß durch entsprechende Nachweisverfahren ausgeschlossen oder nachgewiesen werden. Die Beteiligung des Harntraktes wird aus dem Urinsediment im Nativpräparat diagnostiziert.

Therapie

Zur Behandlung werden kombiniert sowohl lokale als auch per os zu applizierende spezifisch wirksame Trichomoniazide wie Metronidazol (z. B. Clont) verwendet. Die intravaginale Applikation wird kurmäßig von der Patientin selbst vorgenommen. Im gleichen Zeitraum erfolgt die Tabletteneinnahme per os: entscheidend für den Therapieerfolg ist, daß der Partner gleichzeitig die orale Therapie durchführt. Bis zur Keimfreiheit und Abheilung der Kolpitis ist ein Kohabitationsverbot angezeigt.

Bei 90% der Patientinnen erfolgt eine rasche Abheilung, und die Kontrollabstriche werden negativ. In 10% treten Rückfälle auf. Da eine Resistenzentwicklung der Erreger bisher nicht bekannt ist, dürfte es sich v. a. um Reinfektionen handeln, die dann bei der Patientin und ihrem Partner erneute spezifische Kuren notwendig machen. Eine Trichomonadenkolpitis wird nicht selten während einer Schwangerschaft festgestellt. Die spezifische Therapie kann per os ab der 12. SSW durchgeführt und vorher Clotrimazol lokal angewendet werden (s. S. 128).

Die Kolpitis senilis

Die altersbedingte Veränderung der Scheidenbiologie (s. S. 603) mit Verlust der Schutzfunktion führt nicht selten zum Bild der akuten Vaginitis, die als Kolpitis senilis sive vetularum abgegrenzt wird. Die abakterielle Entzündung der Scheidenwände ist selten, gewöhnlich handelt es sich um eine Aszension von Keimen der Haut des Dammes und des Introitus (s. S. 601). Eine primäre Besiedlung der Vagina mit Gonokokken ist in diesem Altersabschnitt möglich.

Symptome

Es besteht ein blutig-seröser, manchmal eitriger Fluor mit Pruritus vulvae, Miktionsbeschwerden und Dyspareunie.

Diagnose

Das atrophische Scheidenepithel ist fleckig gerötet, u. U. stellenweise ulzeriert und blutet leicht bei Berührung. Die exfoliative Zytologie ergibt ein atrophisches Zellbild, vermehrt Leukozyten und Bakterien. Differentialdiagnostisch ist an einen höher gelegenen malignen Prozeß und bei ulzerierender Vaginitis an eine prämaligne oder maligne Veränderung der Vagina zu denken. Bei nicht ganz eindeutigen Befunden sind alle diesbezüglichen diagnostischen Maßnahmen heranzuziehen (Abrasio, diagnostische Exzision).

Therapie

Die Behandlung muß neben der Beseitigung der Fremdflora auf den Aufbau eines widerstandsfähigen Epithels ausgerichtet sein. Daher finden Kombinationspräparate in Salben- oder Tablettenform Verwendung, die neben Antibiotika Östrogene enthalten. Vorteilhaft ist es, zusätzlich Östrogene per os zu verabfolgen.

Entzündungen der Cervix uteri (Zervizitis)

Pathophysiologie

Der untere Abschnitt der Zervix ist auch unter normalen Bedingungen, ohne Zeichen der Entzündung, mit denselben Keimen besiedelt, die in der

Vagina angetroffen werden. Außerdem bildet die Zervixschleimhaut den **Prädilektionsort für die Besiedelung mit Mykoplasmen und Chlamydien,** die zu einer isolierten Infektion führen können und daher in den Erregernachweis miteinbezogen werden müssen.

Unter physiologischen Verhältnissen funktionieren jedoch die Schutzmechanismen: Mit zunehmender Entfernung vom äußeren Muttermund nehmen Häufigkeit und Menge der Erreger/mm^3 ab. Dem Zervixschleim kommt dabei eine protektive Wirkung sowohl durch Abransport der Bakterien mit Hilfe der Ziliarbewegungen des Drüsenepithels als auch seiner bakteriziden, zumindest inhibierenden Eigenschaften zu. Zusätzlich wird ein lokales zelluläres Immunsystem zur Abwehr der Erreger angenommen; es konnten in der Endozervix immunkompetente Zellen nachgewiesen werden, die Immunglobuline, speziell IgA bilden.

Akute Zervizitis

Versagen die Schutzfunktionen, kommt es zur Entzündung – zur Zervizitis. Begünstigend wirken sich die Verschiebung des Zervixdrüsenfeldes in Richtung der Portiooberfläche (s. S. 26) und ein mangelhafter Verschluß des äußeren Muttermundes nach Geburten und Fehlgeburten mit Einrissen oder Narben aus (s. S. 466).

Symptome-Diagnose

Leitsymptom ist ein vermehrter zervikaler Fluor. Eine *akute Entzündung* der Endozervix liegt vor, wenn

- Palpation und Bewegung der Zervix Schmerzen bereiten,
- im Spekulum Rötung, Stauung und Schwellung festzustellen sind und
- eitriger Fluor aus dem Muttermund abgesondert wird.

Zusätzlich bestehen gelegentlich Miktions- und Kohabitationsbeschwerden. Das Allgemeinbefinden ist kaum gestört.

Der Erregernachweis ist unerläßlich. Jede Zervizitis ist auf eine frisch akquirierte Gonorrhö verdächtig. Chlamydien und Mykoplasmen müssen in die mikrobiologische Diagnostik einbezogen werden. **Differentialdiagnostisch** müssen entzündliche oder maligne Prozesse auch der höher gelegenen Genitalabschnitte ausgeschlossen werden.

Jedoch ist eine verstärkte Absonderung von Zervixsekret nicht ohne weiteres mit einem entzündlichen Prozeß gleichzusetzen. In weitaus der Mehrzahl der Fälle handelt es sich um eine **nicht entzündlich bedingte Hypersekretion.** Sie kann unter physiologischen und pathologischen Bedingungen auftreten. Die Sekretion der Zervixdrüsen wird hinsichtlich Menge und biochemisch-physikalischer Eigenschaften von den **Ovarialhormonen gesteuert** (s. S. 50). Sie unterliegt damit *zyklusbedingten Schwankungen* und variiert in den Lebensphasen der Frau unter physiologischen und pathologischen Bedingungen. Physiologisch ist die Steigerung der Schleimsekretion unter hoher Östrogenwirkung, beispielsweise z. Z. der Ovulation. Die Progesteronwirkung reduziert die Menge des Sekretes und ändert seine Viskosität und Beschaffenheit.

Unterbleibt die Gelbkörperbildung – wie es bei anovulatorischen Zyklen der Fall ist –, so hält die maximale Sekretion infolge der fortgesetzten Östrogenstimulierung an. Ebenso können *neurovegetative Störungen* zu einer Hypersekretion der Zervixdrüsen führen (s. S. 651). Die nicht entzündliche Hypersekretion der Zervix kann durch Gestagenpräparate reduziert werden, jedoch ist die häufige Psychogenese zu bedenken, ggf. abzuklären und zu behandeln. Bei starker Belästigung ist eine Lokalbehandlung mittels Elektro- oder Thermokauterisation oder mit organischen (adstringierenden) Lösungen (z. B. Albothyl) erforderlich. Bei narbigen Veränderungen einschließlich des Ektropiums ist die plastische Korrektur des Muttermundes angezeigt.

Therapie

Die Behandlung besteht je nach Ergebnis der mikrobiologischen Diagnostik in der systemischen Applikation adäquater Antibiotika oder Chemotherapeutika (Tetrazykline, Metronidazol).

Nach Abklingen der akuten Erscheinungen ist bei narbigen Veränderungen einschließlich des Ektropions (s. S. 634) die operative Sanierung der Zervix (therapeutische Konisation, plastische Korrektur des Muttermundes) angezeigt, um Rezidiven und einer chronischen Zervizitis vorzubeugen. (Behandlung der Gonorrhö s. S. 620.)

Die Rolle einer abgelaufenen Zervizitis als Sterilitätsursache dürfte gering sein, wenn die Erreger und die durch sie ausgelöste Entzündung definitiv beseitigt wurden.

Entzündungen des Endometriums (Endometritis Corporis uteri)

Ätiologie

Die **akute Endometritis** des nichtpuerperalen Uterus gehört zu den seltenen Lokalisationen einer Entzündung des weiblichen Genitales. Das Cavum uteri dient bei der Aszension von Keimen offenbar eher als Durchgangsstation. Dazu trägt nicht zuletzt der ständige Auf- und Abbau der Gebärmutterschleimhaut mit der zyklischen Abstoßung und anschließenden Regeneration der Zona functionalis bei. Das Endometrium verfügt zudem offenbar über eine gewisse bakterizide Kapazität, die für Gonokokken bewiesen werden konnte.

Ausgangsregion einer Entzündung der oberen Genitalabschnitte ist fast ausschließlich die Cervix uteri. Normalerweise ist das Corpus uteri durch die Schranke des inneren Muttermundes, d. h. die Schleimhautgrenze zwischen Zervix und Isthmus uteri gegenüber einer aufsteigenden Infektion geschützt. Jede Durchbrechung der Schutzbarriere zwischen Zervix und Uteruscavum – sei es unter **natürlichen** oder **artefiziellen** Bedingungen – birgt die Gefahr der Keimaszension in das Isthmusgebiet und das gesamte Corpus uteri mit Auslösung einer Entzündung der **Gebärmutterschleimhaut,** einer **Endometritis corporis uteri.**

Unter natürlichen Bedingungen sind es **Geburten** und **Fehlgeburten,** auch die **Menstruation,** die durch Aufhebung der anatomischen Barrieren, wenn Uterus und Zervix zum Passageorgan werden, das Vordringen von Keimen über den inneren Muttermund hinaus begünstigen.

So ist die **Endometritis puerperalis** immer noch die häufigste Form der Gebärmutterentzündung. Ihre Frequenz bewegt sich zwischen 3 und 5 %. Sie wird v. a. dann beobachtet, wenn mangelhafte Involution des Uterus mit fehlendem Verschluß oder/und zurückgebliebene Eihaut- und Deziduareste die Ansiedlung aszendierter pathogener Keime begünstigen (s. S. 485). Die gleiche Situation gilt für den **fieberhaften Abort** (s. S. 351). Beim **Schwangerschaftsabbruch** kann eine Keimverschleppung durch unsachgemäßes Vorgehen oder Vernachlässigung der Asepsis eintreten und eine Endometritis auslösen.

Ein gewisses (Rest-)Risiko einer Endometritis besteht ferner infolge iatrogen bedingter Keimausbreitung nach **instrumentellen intrauterinen Eingriffen** (Sondierung des Cavum uteri, Strichabrasio, Hysterographie, Hysteroskopie, Pertubatio) mit artefizieller Erweiterung des inneren Muttermundes und Aszension oder Verschleppung von Erregern aus der unteren Genitalregion.

Angesichts der weltweiten Anwendung verdient unter den iatrogenen Ursachen der Endometritis die **Insertion von Intrauterinpessaren (IUP)** besondere Beachtung. Es ist unumstritten, daß IUP-Trägerinnen ein höheres Risiko einer pelvinen Infektion tragen. Unabhängig von der Altersgruppe liegt die Frequenz pelviner Entzündungen bei IUP-Trägerinnen, die noch nicht geboren haben, 7mal höher als in der Kontrollgruppe. Nach vorausgegangenen Geburten sind IUP-Trägerinnen 2mal häufiger betroffen. Die höchste Infektionsrate findet sich bei nulliparen IUP-Trägerinnen unter 20 Jahren! Die **Infertilitäts-** und **Sterilitätsrate** nach Entfernung ist nicht sicher zu beurteilen. Bei jeder Insertion gelangen an der IUP-Oberfläche haftende Keime, v. a. solche aus der Zervix, auch bei sorgfältigem Vorgehen in das Cavum uteri (s. S. 86). Kulturell lassen sich 24 h nach Insertion immer Keime im Uteruscavum nachweisen. Die Abwehrmechanismen des intakten Endometriums reichen jedoch offenbar aus, um eine Endometritis zu verhindern, da 4 Wochen nach der Insertion die Endometriumoberfläche wieder keimfrei ist. Dieses Ergebnis trügt jedoch möglicherweise, da klinisch eine Infektion erst später (nach 2 Wochen bis 72 Monaten) manifest werden kann. Es ist nicht geklärt, ob die Erreger persistieren oder zwischenzeitlich eine Neubesiedlung stattfindet.

Abzugrenzen ist die – symptomfreie – **lokale Fremdkörperreaktion,** die eine leichte chronische Endometritis zur Folge hat. Bakteriologisch finden sich keine Keime, jedoch muß diese Reaktion als wichtigste **Vorstufe der Entzündung** betrachtet werden. Die Fremdkörperreaktion des Endometriums kann auch auf die Salpingen übergreifen. Dann genügen kleinste Störungen, um eine akute Endometritis und/oder Salpingitis auszulösen; es sind:

- Bakterienaszension. Dabei kommt dem sog. Strickleitereffekt durch den in die Vagina reichenden Faden des IUP besondere Bedeutung zu. Auch auf den neueren monophilen Fäden wie auf der Oberfläche der IUP werden Bakterien nachgewiesen. Außerdem dürfte der Faden auch die Schutzfunktion der Zervix beeinträchtigen.
- Endometriale Schleimhautdefekte (bei zunehmender Liegedauer Verlust der epithelialen Schutzfunktion).

Zur **Prävention** der aszendierenden Infektion bei Kontrazeption mit Hilfe von **IUP** sind folgende Punkte zu beachten:

- ausreichende Keimdiagnostik und ggf. Behandlung **vor** jeder Insertion eines IUP,

- Abklärung von Entzündungszeichen anläßlich regelmäßiger Lagekontrollen,
- Bevorzugung progesteronhaltiger IUP, da sie durch Konstanthaltung der Viskosität des Zervixschleimes wahrscheinlich die Aszension erschweren und somit Schutz bieten,
- Benutzung fadenfreier IUP, da die Lagekontrollen und Entfernung unter Ultraschallsicht leicht und zuverlässig zu handhaben sind,
- Zurückhaltung mit der Methode bei Jugendlichen.
- Je höher der Promiskuitätsgrad, desto größer das Risiko der Infektion. (Bei fester Partnerbindung liegt die Infektionsrate unter 5%.)

Symptome

Eine isolierte Endometritis bereitet keine typischen Symptome. Hinweise sind Blutungsanomalien wie Meno- und/oder Metrorrhagien. Das Allgemeinbefinden ist nur geringgradig gestört, Temperatur, BKS und Leukozytenzahl sind normal oder geringfügig erhöht. Gelegentlich besteht ein „Schweregefühl" im Unterbauch.

Diagnose

Der Palpationsbefund ist ohne Besonderheiten. Bestehen eine Druckempfindlichkeit und mäßige Vergrößerung des Uterus, so ist eine Beteiligung des Myometriums *(Endomyometritis)* anzunehmen. Die Verdachtsdiagnose ist nur histologisch aus dem Abrasionsmaterial zu erhärten.

Histologisch können zu den Zeichen der Entzündung (Stromaödem, Rundzelleninfiltration) Einschmelzungs- und nekrotisierende Prozesse treten, die zur eitrigen Absonderung aus dem Uteruscavum führen. Eine intensivere Symptomatik erregt immer den Verdacht auf eine Adnexentzündung durch weitere Aszension der Erreger. Eine differenzierte Keimdiagnostik aus dem Vaginal-, Zervixabstrich und ggf. Aspirat aus dem Uteruscavum erscheinen bei dem Risiko einer fortgeleiteten Entzündung mit akuter Salpingitis unerläßlich.

Therapie

Bei Verdacht auf eine akute – oder chronische (s. unten) – isolierte Endometritis kann zunächst konservativ behandelt werden. Hochdosierte Östrogengaben fördern die Regeneration der Schleimhaut und können durch Gestagengaben zur Erzielung der sekretorischen Umwandlung ergänzt werden. Wenn aus differentialdiagnostischen Erwägungen eine Abrasio notwendig ist, so sollte sie nach Abklingen der akuten Erscheinungen unter Antibiotikaschutz durchgeführt werden. In Anbetracht der stets drohenden aufsteigenden Infektion mit Beteiligung der Adnexe ist eine Antibiotikatherapie unter Berücksichtigung der nachgewiesenen Keime angezeigt.

Die **chronische Endometritis** mit fibrösen Veränderungen, vermehrter oberflächlicher Vaskularisation und „Nachhinken" im zyklischen Aufbau des Endometriums wird als sekundäre Erkrankung – fortgeleitet von Adnexentzündungen – oder auch nach intrauteriner Strahlenbehandlung beobachtet.

Die Pyometra

Eine Komplikation der Endometritis stellt – namentlich im höheren Lebensalter – die **Pyometra** dar. Verklebt der innere Muttermund, so hat das eitrige Sekret keinen Abfluß nach außen und staut sich im Uteruscavum. Dieser Prozeß ist zu 50% auf eine begleitende Endometritis bei einem Korpuskarzinom zurückzuführen; *somit ist jede Pyometra auf ein Korpuskarzinom verdächtig.*

Ebenso kann eine **radiogene** Endometritis des behandelten Korpuskarzinoms im Zusammenhang mit der Zerstörung der karzinomatösen Herde zu Verklebungen des inneren Muttermundes und damit zur Pyometra führen.

Symptome

Die Pyometra geht oft mit starken wehenartigen Schmerzen in Unterbauchmitte einher. Eitriger oder blutigseröser Fluor kann vorhanden sein, aber bei völligem Verschluß können Absonderungen auch fehlen. Temperatur, Leukozytenzahl und BKS sind erhöht.

Diagnose

Bei der gynäkologischen Untersuchung tastet man das Corpus uteri als prallzystischen Tumor. Aus dem Zervikalkanal sondert sich meist putrider oder sanguinolenter Fluor ab. Die Ultrasonographie trägt zur differentialdiagnostischen Abklärung bei.

Therapie

Bei Bestehen einer Pyometra beschränkt man sich zunächst auf die Dilatation des Zervikalkanals, sichert den Abfluß durch Drainage und führt die diagnostische Abrasio sobald wie möglich in einer 2. Sitzung durch (cave: Perforation). Die benötigten Antibiotika müssen ein breites Wirkungsspektrum besitzen, v. a. Anaerobier und Kolibakterien mit erfassen.

Fritsch-Asherman-Syndrom (intrauterine Synechien)

Bei diesem Syndrom handelt es sich um bindegewebige Narbenzüge zwischen den Uteruswänden, die zur *partiellen oder totalen Verödung des Uteruscavums* führen. Fast immer finden sich in der Vorgeschichte Hinweise auf Abrasionen post partum oder post abortum. Die anläßlich dieser Eingriffe erfolgte Verletzung der Basalis und des Myometriums führt zu Granulationen mit Narbenbrücken zur gegenüberliegenden Uteruswand. Außer dem *mechanischen* Insult spielt die *Infektion* (Endometritis) eine begünstigende Rolle.

Symptome

Die Folgen und zugleich die *Symptome* sind – abhängig von der Ausdehnung der Synechien und der verbliebenen Uterusschleimhaut – eine uterine Amenorrhö (s. S. 546) oder Hypomenorrhö und Sterilität.

Diagnose

Anamnese, negativer Versuch der Uterussondierung, Ultrasonographie und Hysteroskopie führen zur Diagnose.

Therapie

Die intrauterinen Verwachsungen im Korpusbereich werden unter hysteroskopischer Sicht durchtrennt. Es ist notwendig, das Cavum uteri anschließend durch einen Foley-Katheter und später durch ein Intrauterinpessar offenzuhalten. Man verabfolgt hohe Östrogengaben, um noch vorhandene Endometriuminseln zur Proliferation anzuregen. Die Wiederherstellung der zyklischen Funktion hängt von dem noch vorhandenen Endometrium ab.

Zervixstenose

Häufiger als die Verödung des Uteruscavums ist die Stenosierung der Zervix im oberen Drittel bzw. im Bereich des inneren Muttermundes. Beide Formen kommen gemeinsam vor. Die *Zervixstenose* wird verursacht durch *fehlerhafte Technik bei der Abrasio,* v. a. bei *Abortnachräumungen,* wenn mit jedem Kürettenstrich die Kürette durch den Zervixkanal zurückgezogen und damit die Schleimhaut am inneren Muttermund total entfernt und die Muscularis lädiert wird.

Es bestehen eine sekundäre Amenorrhö und eine ebenfalls meist sekundäre Sterilität. Auffallenderweise kommt es i. allg. nicht zur Entwicklung einer Hämatometra. Für die *Diagnose* gelten dieselben Kriterien wie für das Fritsch-Asherman-Syndrom.

Therapie

Die Lösung der Verwachsungen im zervikoisthmischen Abschnitt läßt sich mechanisch mit der Uterussonde und anschließender Dilatation des Zervikalkanals erreichen. Anschließend ist eine zyklusgerechte Hormonbehandlung über mehrere Monate angezeigt.

Entzündungen der Adnexe (pelvine Infektionen – Pelvic inflammatory diseases – PID)

Entzündliche Prozesse der Adnexe gehören hinsichtlich ihres Verlaufes und ihrer Konsequenzen zu den schwerwiegenden gynäkologischen Erkrankungen. Sie sind quoad vitam heute beherrschbar, selten jedoch quoad sanationem. Sterilität, ektopische Schwangerschaften und Übergang in die chronische Form sind häufig unabwendbare Folgen.

Definition – Nomenklatur

Die akute und chronische Salpingitis, Salpingo-Oophoritis, Pelveoperitonitis und Parametritis werden international unter dem Sammelbegriff *pelvine Entzündungen* („pelvic inflammatory diseases" – PID) zusammengefaßt (WHO), weil es sich nosologisch, ätiologisch und pathophysiologisch um ein einheitliches Geschehen handelt, und weil der entzündliche Prozeß in der überwiegenden Mehrzahl von den Salpingen aus seine Umgebung, d. h. das kleine Becken, miteinbezieht. Unter klinischen Gesichtspunkten empfiehlt sich jedoch eine gesonderte Betrachtung der Krankheitsbilder, v. a. der *akuten* und *chronischen Salpingitis.*

Im akuten Stadium ist die *Entzündung auf die Tuben beschränkt und als Salpingitis* zu bezeichnen. Im subchronischen und *chronischen* Stadium sind die Adnexe in toto einbezogen, so daß man von der *Adnexentzündung* oder der *Salpingo-Oophoritis* sprechen muß.

Man unterscheidet zwischen der *primären* und *sekundären* Salpingitis.

Die *primäre Salpingitis* geht definitionsgemäß auf eine aszendierende Infektion aus dem unteren Genitaltrakt zurück. Im Vordergrund stehen die *venerisch* und die *iatrogen* bedingte Adnexentzündung. Ferner kann die primäre Salpingitis durch Aszension von Erregern der eigenen Vaginal- oder Perianalregion entstehen. Als *sekundäre Salpingitis* wird die Infektion der Tuben durch direkte Ausbreitung von nahegelegenen entzündeten Organen des Bauchraumes, meistens der Appendix, klassifiziert.

Häufigkeit

In den Industrieländern wird die jährliche Zuwachsrate an PID bei Frauen zwischen 15 und 39 Jahren auf 10–13/1000 Frauen geschätzt. Seit 1960 stieg die Erkrankungshäufigkeit allein bei den 20- bis 29jährigen Frauen um den Faktor 1,6–1,9. Die jährliche Inzidenz an Ersterkrankungen war am höchsten bei den 15- bis 19jährigen.

Epidemiologie

Unter den epidemiologischen Gesichtspunkten verdienen die sozioökonomischen und sozial-medizinischen Faktoren und Aspekte besondere Beachtung. Ganz im Vordergrund steht das veränderte Sexualverhalten seit den 60er Jahren. Etwa ⅓ aller Erkrankten machen ihre Erstinfektion im Alter von weniger als 20 Jahren durch, etwa 75% davon sind Nulliparae. Die Häufigkeitszunahme der PID steht in enger Korrelation mit dem Anstieg der STD im gleichen Zeitraum.

Vor allem in der Gruppe der 15- bis 24jährigen werden bei der akuten Salpingitis weitaus in der Mehrzahl Erreger der STD nachgewiesen (überwiegend Gonokokken, Chlamydien, Mykoplasmen).

Die Frequenz genitaler Infektionen und ihrer Komplikationen steht also in engem Zusammenhang mit dem frühen Beginn sexueller Aktivität und der Zahl der Sexualpartner.

Ätiologie

Die Ätiologie der PID konnte erst seit etwa 1970 intensiver abgeklärt werden, als feinere diagnostische, serologische und immunologische Methoden zur Verfügung standen.

Die Adnexentzündung als Folge der Keimaszension betrifft fast ausschließlich Frauen im geschlechtsreifen Alter. Die *primäre akute Salpingitis* als erste Station der PID hat eine vielfältige mikrobiologische Ätiologie. An erster Stelle stehen die Erreger der STD (s. S. 619). Während die **Gonorrhö** in den letzten Jahren einen leichten Rückgang erkennen läßt, stieg im gleichen Zeitraum die Gesamthäufigkeit der venerischen Adnexentzündungen weiter an. Die Ursache liegt in einer v. a. bei Frauen im jugendlichen Alter zunehmenden Frequenz der Infektionen durch **Chlamydien**. Ähnlich verhält es sich mit **Mykoplasmen**, die etwa 10–15% der Salpingitiden auslösen.

Diese 3 Mikroorganismen werden durch Sexualkontakte übertragen und bilden z. Z. in > 75% aller Fälle von PID bei Frauen unter 25 Jahren die Ursache der Salpingitis. Außerdem können die Erreger der STD, v. a. Gonokokken, den Weg für das Vordringen weiterer Keime, insbesondere von Anaerobiern (Peptokokken, Bakteroides-Arten), bahnen und **Super- oder Mischinfektionen** mit schwerem Verlauf auslösen.

Die *Adnexentzündung bei älteren Frauen* wird seltener durch Erreger der STD, sondern vornehmlich durch Infektionen mit den Konkomitanten der Vaginalflora, in erster Linie durch **Anaerobier** ausgelöst, möglicherweise begünstigt durch die erleichterte Aszension dieser fakultativ pathogenen Keime infolge der Involution.

Iatrogene Maßnahmen wie ein Schwangerschaftsabbruch oder Insertionen eines IUP können die Ausbreitung der Erreger in Uterus und Tuben induzieren, da sie die Aszension und Ausbreitung einer Infektion von der Zervix aus erleichtern. Das Risiko einer akuten Salpingitis beträgt bei legalen Schwangerschaftsabbrüchen etwa 0,5%. Alle iatrogenen Maßnahmen zusammen bilden in etwa 15% die Ursache einer Adnexentzündung (s. S. 355 und S. 609).

Sekundär und nur vereinzelt wird die akute Adnexentzündung durch direkten Kontakt mit entzündlichen Prozessen in der unmittelbaren Nachbarschaft, z. B. im Zusammenhang mit einem perityphlitischen Abszeß, einer Ileitis oder Divertikulitis ausgelöst. Ihre Inzidenz dürfte < 1% betragen. Nur noch selten entsteht die Salpingitis durch hämatogene Streuung (Tuberkulose, s. S. 617) oder lymphogene Ausbreitung.

Bei der *Aszension der Keime* spielen *verschiedene Mechanismen* eine Rolle: Die *Schutzfunktion der Zervix* und des Zervixschleimes wird während der *Ovulation* und *Menstruation* reduziert. Damit stimmt überein, daß die Salpingitis besonders in Fällen einer zervikalen Gonorrhö oft mit oder unmittelbar nach der Menstruation in Erscheinung tritt. Auf der anderen Seite bieten die *oralen Kontrazeptiva* durch Verhinderung der Ovulation einen gewissen Schutz vor der Aszension. Dagegen dürften die *Kontraktio-*

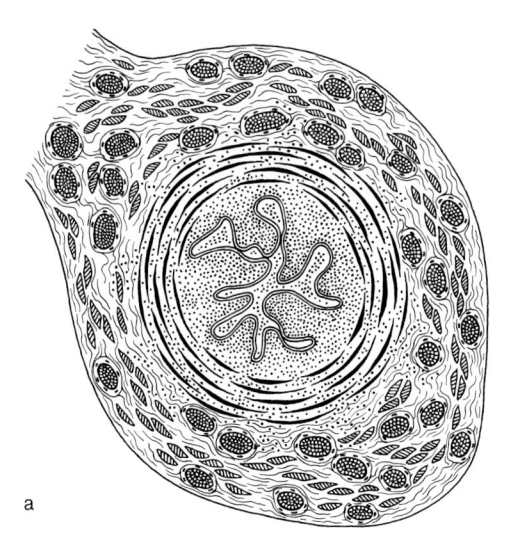

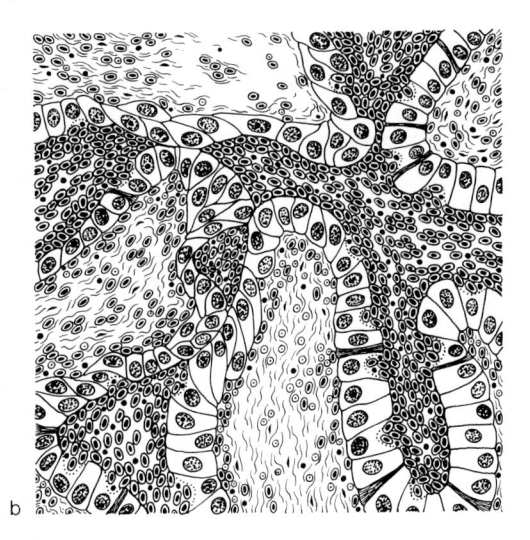

Abb. 302 a, b. Akute Salpingitis. **a** Querschnitt durch den isthmischen Teil der Tube: Hyperämie der Gefäße, ödematöse, plumpe Schleimhautfalten, leukozytäre Infiltration. **b** Entzündlich veränderte Tubenschleimhaut: ödematöse Schwellung der Epithelien, eitriges Exsudat (Leukozyten) im Lumen, fibrinöse Verklebung der Schleimhautfalten, leukozytäre Infiltration des Stromas

nen *des Uterus* während des Koitus die Ausbreitung des Zervixinhaltes in die Uterushöhle und weiter in die Tuben begünstigen. Außerdem ist ein – wenn auch geringfügiger – **Reflux von Menstrualblut** in die Tuben anzunehmen, ein Vorgang, der das Risiko einer Keimaszension intra oder unmittelbar post menstruationem verständlich macht. Neben den vielfältigen endogenen und exogenen Faktoren spielt wahrscheinlich auch der *aktive Transport* von Keimen in die obere Genitalregion eine Rolle. Vor allem haben **Spermatozoen als Vektoren** zu gelten (besonders für M. hominis oder U. urealyticum), so daß ihnen eine ursächliche Rolle bei der Auslösung einer Salpingoophoritis durch Transport von Erregern (auch E. coli!) zukommt. Diese Keime können sowohl aus dem männlichen (z. B. Prostatitis) als auch aus dem weiblichen Genitaltrakt stammen und sich an die beweglichen Spermatozoen anheften.

Ebenso werden **Trichomonaden** heute als **Vektoren** angesehen; sie können aktiv bis zu den Tuben und weiter bis in die Bauchhöhle und den Douglas-Raum vordringen, ohne selbst eine Entzündung hervorzurufen. Sie transportieren auf diesem Wege jedoch die verschiedensten Erreger, die ihnen anhaften, gleichsam im Huckepackverfahren in die obere Genitalregion.

Akute Salpingitis

Die akute Entzündung der Tuben ist durch Ödem und leukozytäre Infiltration des Stromas der Schleimhautfalten, die ödematöse Schwellung des Schleimhautepithels und die Absonderung serös-eitrigen oder eitrig-fibrinösen Exsudates in das Tubenlumen charakterisiert (Abb. 302 a, b). Fibrinöse Verklebung und ödematöse Schwellung führen bald zur Obliteration der Lumina und zur Einstülpung und **Verklebung der Fimbrienden** sowie auch des uterinen Ostiums der Tuben. Während die Tuben i. allg. im Beginn der Erkrankung noch nicht tastbar verdickt sind, werden sie durch die Vermehrung des Exsudates keulenförmig aufgetrieben. Dem Typ des Exsudates folgend spricht man von **Pyo-** oder **Hydrosalpingen**. Zusätzliche Blutaustritte aus den vermehrten Kapillaren führen zum Bild der **Hämatosalpinx**.

Wenn sich jedoch aus den noch offenen Tubenenden das infektiöse Sekret in die Bauchhöhle entleert, treten **Frühkomplikationen** ein. Das Übergreifen auf das Beckenperitoneum hat eine **Pelveoperitonitis** zur Folge. Kommt es zur Ansammlung des Eiters im Cavum Douglasi, dem tiefsten Punkt der Bauchhöhle, bildet sich ein **Douglas-Abszeß**. Ebenso können eine **Perioophoritis** oder ein **Tuboovarialabszeß** entstehen.

Symptome

Bei der akuten Salpingitis bestehen wechselnd starke, meist beidseits im Unterbauch lokalisierte Schmerzen (Kohabitationsschmerzen!), Meteorismus und Obstipation, einhergehend mit plötzlichem Krankheitsgefühl und unterschiedlichen Temperatursteigerungen von subfebrilem bis zu hochfebrilem Charakter. Häufig sind eine leichte azyklische Schmierblutung (Endometritis) und eitriger Fluor (Endometritis, Zervizitis, Kolpitis) vorhanden.

Diagnose

Die akute Salpingitis beginnt plötzlich, die Anamnese ist kurz und vornehmlich auf die Schmerzen konzentriert. Die *Frühdiagnose,* von der im Hinblick auf Heilung und Verhütung der gravierenden Spätfolgen so viel abhängt, ist **nur mit Hilfe der Laparoskopie sicherzustellen.** Sie muß daher zur Diagnostik früh und großzügig eingesetzt werden. Die übrigen klinischen Hinweiszeichen sind unspezifisch und eher blande. Die *Palpation* erbringt zu Beginn der Erkrankung keinen zuverlässigen, eindeutigen Befund. Die *Tuben sind im Anfangsstadium* nur unmerklich verdickt, von weicher Konsistenz und daher meist *isoliert nicht zu tasten;* die Adnexregion ist druckschmerzhaft. Es besteht eine auffallende, zunächst leichte, aber schnell zunehmende ein- oder doppelseitige umschriebene *Abwehrspannung im Unterbauch,* die zusätzlich die Befunderhebung erschwert. Das gleiche gilt für den *Portioschiebeschmerz* und die *Druckdolenz des Uterus.*

Wenig eindeutig erweisen sich anfangs auch die zur Erkennung entzündlicher Prozesse üblichen *Laborparameter: BSG, Leukozyten* und *Körpertemperatur* sind meist mäßig erhöht, können aber auch noch im Normbereich liegen.

Die *Ultrasonographie* liefert eine sichere Diagnose erst, wenn eine starke Auftreibung der Tuben, also eine Pyo- oder Hämatosalpinx besteht.

Eine Verbesserung der Diagnostik und auch der Verlaufskontrolle hat die Bestimmung und Messung der *Akute-Phase-Proteine,* besonders des C-reaktiven Proteins (CRP) als Marker einer akuten Entzündung erbracht. Die Bestimmung tubarer Isoamylasen in der Peritonealflüssigkeit anläßlich der Laparoskopie oder einer Douglas-Punktion wird diagnostisch als noch zuverlässiger im Vergleich zu dem CRP, der BKS und Leukozytenzahl angesehen. Die Isoamylasen sind bei der akuten Salpingitis stark reduziert.

Differentialdiagnose

Die differentialdiagnostische Abgrenzung muß insbesondere gegenüber einer akuten Appendizitis und einer Tubargravidität erfolgen.

Bei der Appendizitis liegt das Punctum maximum des Druckschmerzes höher im Bereich des McBurney-Punktes, und es besteht eine intestinale Symptomatik (Übelkeit, Erbrechen). Auf eine Tubargravidität weisen die sekundäre Amenorrhö, ein positiver Schwangerschaftstest und normale Leukozyten-, Blutsenkungs- und Temperaturwerte hin. Bei der Ausschlußdiagnostik hat die Ultrasonographie ihren festen Platz, die Entscheidung bringt die Laparoskopie, mit deren Hilfe ggf. auch Material aus den Tuben zur Keimdiagnostik gewonnen werden kann.

Wenn die Tuben infolge des bereits erfolgten Tubenverschlusses aufgetrieben sind und sich eine Pyo- oder Hydrosalpinx entwickelt hat, ist die Diagnose meist eindeutig zu stellen. Man tastet sie dann ein- oder beidseitig als *keulenförmige, prallelastische Resistenzen* von *eingeschränkter Beweglichkeit.* Bei der Palpation ist äußerste Vorsicht geboten, um eine Ruptur und die dadurch drohende Exazerbation mit Gefahr der Peritonitis zu vermeiden. Ein bereits bestehender Douglas-Abszeß wölbt sich gegen das Scheidengewölbe und zum Rektum hin vor. Mit Hilfe der rektalen und rektovaginalen Untersuchung ist er als pralle, fluktuierende Resistenz zu tasten. Die Abgrenzung gegenüber einem frischen Tuboovarialabszeß kann Schwierigkeiten bereiten, wenn sich dieser gegen den Douglas-Raum hin entwickelt hat. Die BKS und die Leukozytenzahl sind in diesem Stadium der Frühkomplikationen stark erhöht. Stets muß die Untersuchung durch die spezielle *Keimdiagnostik* komplettiert werden, um die Erreger zu identifizieren (s. S. 521 und oben).

Therapie

Die Behandlung der akuten Salpingitis erfolgt konservativ, sofern nicht Frühkomplikationen zu aktivem Eingreifen zwingen. Sie besteht aus initial hochdosierten Gaben von Antibiotika mit breitem Wirkungsspektrum mit Übergang auf gezielte antibiotische bzw. chemotherapeutische Behandlung nach Vorliegen der Keimdiagnostik. Zusätzlich werden Kortikosteroide verabfolgt. Sie wirken antiphlogistisch, resorptionsfördernd, hemmen die Ausbildung fibrinöser Beläge und steigern die Durchblutung und dadurch die Antibiotikakonzentration am Herd. (Cave Kortikosteroidtherapie ohne Antibiotika! Sie hat infolge der Immunsuppression die ungehemmte Dissemination zur Folge!) Die medikamentöse Therapie wird durch Bettruhe und physikalische Maßnahmen ergänzt. Bei floriden Prozessen bestehen sie in lokaler Kälteapplikation (Eisblase, Priesnitz-Umschläge), die über eine segmentale Vasokonstriktion antiphlogistisch wirken soll. Nach Abklingen der akuten Erscheinungen wird die hyperämisierende und dadurch resorptionsfördernde Wirkung der Wärme in Form von Mikrowellen oder Moorpackungen kurmäßig in den Behandlungsplan eingebaut.

Hat sich bereits ein Douglas-Abszeß gebildet, so wird er unter Antibiotikaschutz vom hinteren Scheidengewölbe aus punktiert und drainiert. Aus dem Punktat ist der Erregernachweis zu führen und die Resistenzbestimmung vorzunehmen.

Prognose

Nur bei frühzeitiger Erfassung und sofortiger Einleitung der gezielten Antibiotikatherapie ist eine Restitution mit Erhaltung der Tubenfunktion möglich. Ist es bereits zu Exsudatbildungen und Verklebungen gekommen, so ist auch nach Abklingen aller Entzündungserscheinungen die Prognose bezüglich der Konzeptionsmöglichkeit schlecht und nur durch operativ-plastische Korrekturen zu verbessern (s. S. 753).

Die chronische Adnexentzündung

Wird die akute Salpingitis nicht rechtzeitig durch gezielte Behandlung abgefangen, so geht sie fließend in das chronische Stadium über. *Charakteristisch für den chronischen Verlauf sind die fibrinös-bindegewebigen Verwachsungen mit der Umgebung.* Das Ovar der betroffenen Seite ist in den Erkrankungsprozeß miteinbezogen. Es handelt sich *bei der chronischen Form also um eine Entzündung der Adnexe, eine Salpingo-Oophoritis.*

So wirksam der Tubenverschluß als Schutzmechanismus durch die Verhinderung der Keimausbreitung ist, so deletär sind die Folgen für die Funktion der Tuben. Die lokalen Entzündungsreaktionen ergreifen fortschreitend die Wandschichten der Tube. Die Submucosa, Muscularis und Serosa werden diffus entzündlich durchsetzt. Die Folgen sind eine *Perisalpingitis* mit fibrinösen Auflagerungen und ausgedehnte Verwachsungen mit der Umgebung.

Die im akuten Stadium entzündlich infiltrierte und ödematös verdickte Schleimhaut ulzeriert und wird schließlich nekrotisch. Die lytischen Vorgänge führen zur weiteren Vermehrung des Exsudates. Damit nimmt die Pyo-, Hydro- oder Hämatosalpinx im chronischen Stadium an Ausdehnung zu und kann Kinderarmdicke erreichen. Sie ist gegenüber der akuten Form durch ihre bindegewebig verdickte Wand gekennzeichnet. Bei doppelseitiger Erkrankung sind die Befunde auf beiden Seiten meist unterschiedlich ausgeprägt. Schließlich wird die Tubenschleimhaut atrophisch, das Exsudat allmählich resorbiert, und die Tube ist als starrer Strang gänzlich in Verwachsungen eingebettet. Schleimhautfalten sind makroskopisch und auch histologisch kaum noch nachweisbar. Infolge der Verwachsungen bilden die Adnexe im Endstadium einen **derben unbeweglichen Konglomerattumor**, sind je nach Ausdehnung der Adhäsionen mit dem Uterus, selten mit der Blase, fast immer mit dem Darm verbacken und häufig im Douglas-Raum, am hinteren Blatt des Lig. latum oder an der Beckenwand fixiert.

Symptome

Die chronische Salpingo-Oophoritis geht mit anhaltenden, wechselnd starken, ein- oder doppelseitigen Unterbauchschmerzen einher. Obstipation und Meteorismus bestehen fast immer. Zyklusstörungen und Fluor können vorhanden sein.

Diagnose

Bei der chronischen Form der Salpingo-Oophoritis besteht eine Druckempfindlichkeit des gesamten Unterbauches oder vorwiegend einer Seite, aber keine Abwehrspannung der Bauchdecken. Die BKS und die Leukozytenzahl sind mäßig erhöht. Die gynäkologische Untersuchung ergibt ein- oder doppelseitige, schwer bewegliche Konglomerattumoren unterschiedlicher Größe und Ausdehnung, die oft mit dem Uterus verbacken und an der Beckenwand oder im Douglas fixiert sind (Abb. 303). Im Vergleich zu einem tuberkulösen Adnexprozeß oder einem Ovarialkarzinom sind diese Tumoren von eher teigig-weicher Konsistenz und meistens druckempfindlicher. Differentialdiagnostisch sind bei einseitigen Prozessen die chronische Perityphlitis, die Divertikulitis, eine alte Tubargravidität und ein Karzinom, v. a. ein Ovarialkarzinom, aber auch ein Darmkarzinom auszuschließen.

Therapie – Prognose

Bestehen noch Zeichen einer nicht völlig abgeklungenen Entzündung, so erfolgt die Behandlung zunächst wie bei der akuten Salpingitis (s. S. 614).

Die *Prognose* der chronischen Salpingo-Oophoritis wird durch die Neigung zu **Reinfektionen** und **Rezidiven** eingeschränkt. Einrisse von Abszeßmembranen – ausgelöst durch Kohabitationen oder eine fortbestehende schleichende Absonderung aus einem alten Tuboovarialabszeß oder einer Pyosalpinx – können jederzeit zu einem Wiederaufflackern führen und ein Rezidiv auslösen. Ist bei chronischem Verlauf der Prozeß völlig zur Ruhe gekom-

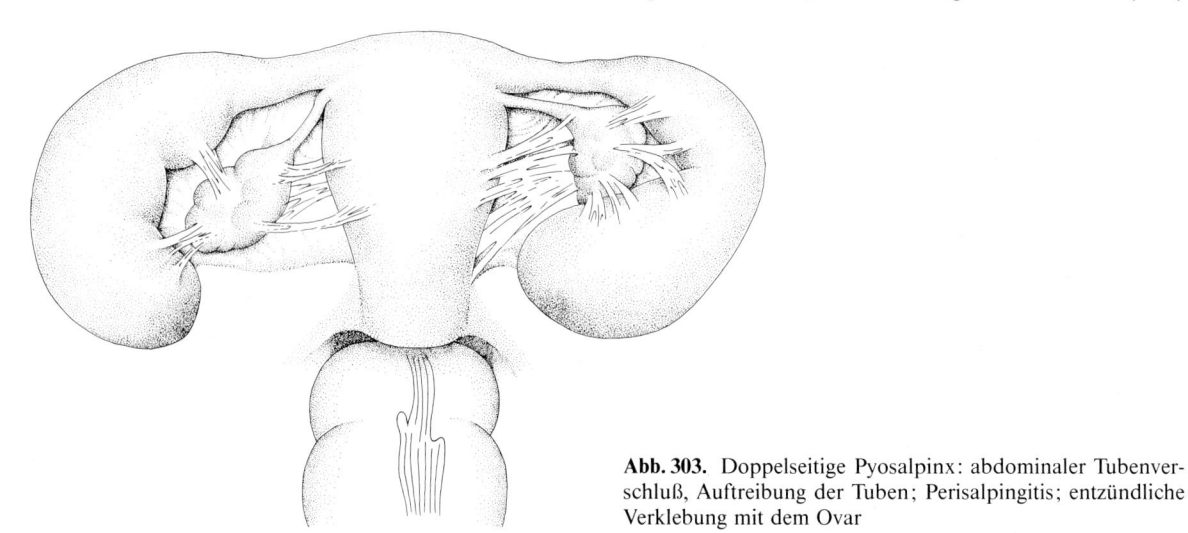

Abb. 303. Doppelseitige Pyosalpinx: abdominaler Tubenverschluß, Auftreibung der Tuben; Perisalpingitis; entzündliche Verklebung mit dem Ovar

men, so bieten bei nicht zu großer Ausdehnung die verschiedenen operativen Methoden der Rekanalisierung der Tuben mit gleichzeitiger Lösung der Verwachsungen Aussicht auf Behebung der Sterilität. Entscheidend sind die ausreichende Tubenmotilität und die noch vorhandene funktionierende Tubenschleimhaut. Besteht kein Kinderwunsch mehr und bildet sich der Prozeß durch konservative Maßnahmen nicht zurück, so ist die *operative Entfernung* der Erkrankungsherde zu erwägen. Da es sich meist um Frauen im geschlechtsreifen Alter handelt, ist die Erhaltung eines Ovars oder eines Ovarialrestes anzustreben. Die Patientin ist stets darauf hinzuweisen, daß die Entscheidung über die Größe des Eingriffes erst intra operationem in Abhängigkeit von der Ausdehnung der Erkrankung und den umgebenden Verwachsungen getroffen werden kann. Ist die Exstirpation von Uterus und Adnexen erforderlich, so wird postoperativ eine Dauersubstitution mit Östrogenen (und Gestagenen) eingeleitet. So gravierend einerseits der Eingriff zunächst für die Patientin ist, so kann andererseits nach dem oft jahrelangen Krankheitsverlauf nun Beschwerdefreiheit erzielt werden.

In die Gesamtprognose muß mit eingehen, daß die akute und chronische Salpingitis/Salpingo-Oophoritis in Abhängigkeit von der Schwere der Infektion, der Zahl der Infektionsschübe und dem Alter der Betroffenen eine *hohe Sterilitätsrate* zur Folge haben. Der postinfektiöse Zustand der Tuben bedingt 30-40% der weiblichen Unfruchtbarkeit. Ein weiteres Folgerisiko besteht in dem Auftreten einer *ektopischen Schwangerschaft:* Bei erhaltener Tubendurchgängigkeit liegt die Inzidenz einer Tubargravidität um das 10fache über der durchschnittlichen Frequenz (s. S. 358). Die ungewollte und definitive Kinderlosigkeit als Folge einer Adnexentzündung stellt ein schweres individuelles Schicksal dar und ist angesichts der Häufigkeitszunahme genitaler Infektionen letztendlich auch ein gesellschaftspolitisches Problem.

Ovarialabszeß

Der Ovarialabszeß stellt – i. allg. als *Tuboovarialabszeß* auftretend – die schwerste Komplikation einer PID dar und wird in den letzten Jahren wieder häufiger beobachtet. Meist beginnt der lokale Prozeß mit dem Follikelsprung oder im Gelbkörper. Wie bei der chronischen Adnexentzündung handelt es sich vorwiegend um eine Misch- oder Superinfektion mit Anaerobiern. Vereinzelt entsteht ein Ovarialabszeß nach gynäkologischen, urologischen oder abdominalchirurgischen Operationen sowie Entzündungen im Bauchraum, mit oder ohne Traumatisierung des Ovars. Ein sehr seltenes Ereignis ist der *isolierte Ovarialabszeß* infolge hämatogener Streuung (Septikämie) oder lymphogener Ausbreitung.

Symptome

Es treten septische Fieberschübe auf, die auch dann noch anhalten, wenn die Grundkrankheit abgeklungen ist. Es kann sich das Bild des „akuten Abdomens" entwickeln (Rupturverdacht!).

Diagnose

Der Verdacht ergibt sich in Verbindung mit dem Grundleiden bei einseitigem Adnexbefund und isoliertem Druckschmerz des Ovars. Im fortgeschrittenen Stadium tastet man einen Tumor von prallelastischer Konsistenz. Bei einem kleinen, tief im Ovar lokalisierten Abszeß kann der Tastbefund unauffällig sein. Die Diagnose wird endoskopisch mit Hilfe der Laparoskopie gestellt und dabei gleichzeitig Material zum Erregernachweis aspiriert.

Differentialdiagnostisch kommen die seltene Ovarialgravidität und bei rechtsseitigem Sitz die akute Appendizitis in Frage. Auch ein stielgedrehter Ovarialtumor und ein Ovarialkarzinom müssen in die Erwägungen eingehen.

Therapie

Die konservative Behandlung mit Antibiotika ist nur vertretbar, wenn sich innerhalb von 24 h eine deutliche Besserung zeigt. In Anbetracht der Gefahr einer Ruptur des Ovarialabszesses und der dann hohen Letalität ist der *frühzeitige operative Eingriff unter Antibiotikaschutz* zwingend, zumal dann noch Aussicht besteht, die operative Intervention je nach Befund und dem Alter der Patientin organerhaltend zu gestalten.

Prognose

Die Mortalität beträgt etwa 7–8%. Wenn Ausheilung erzielt und organerhaltend vorgegangen werden kann, sind Schwangerschaften möglich (bis zu 40%).

Die Genitaltuberkulose

Als Folge der Tuberkuloseprophylaxe und der medikamentösen Beherrschung der Ersterkrankung (Lungentuberkulose) ist die Genitaltuberkulose heute selten geworden. Im Gegensatz zu früheren Dezennien hat sich außerdem der Zeitpunkt der Erstinfektion von der Kindheit in das Erwachsenenalter [3.–4. Lebensjahrzehnt und später (Altersheime!)] verlagert. Dennoch gilt weiterhin, daß die Genitaltuberkulose bei Adnextumoren von Virgines differentialdiagnostisch in Betracht zu ziehen ist.

In ca. 10% erfolgt die Manifestation einer Genitaltuberkulose gleichzeitig mit einer tuberkulösen Erkrankung des Harntraktes; dabei handelt es sich jedoch um getrennte Lokalisationen der hämatogenen Streuung.

Die tuberkulöse Infektion der Genitalorgane vollzieht sich fast ausschließlich hämatogen und befällt in > *90% zunächst die Schleimhaut der Tuben.* Die *Salpingitis tuberculosa* entwickelt sich fast immer doppelseitig. Sie beginnt im ampullären Teil der Tube, ergreift von dort aus den isthmischen und intramuralen Abschnitt und *deszendiert in das Endometrium. Die Adnextuberkulose tritt daher fast immer mit einer Endometritis tuberculosa vergesellschaftet* auf.

Bei der heute sehr seltenen lymphogenen Ausbreitung nach peritonealer oder mesenterialer Lymphknotentuberkulose wird die Tube von außen in den Erkrankungsprozeß einbezogen. Es entwickelt sich eine spezifische *Perisalpingitis.* Die Muscularis und Endosalpinx bleiben verschont, die *abdominalen Tubenostien in ca. 50% der Fälle offen.*

Die Genitaltuberkulose nimmt stets einen *chronischen* Verlauf. In der Tubenschleimhaut entwickeln sich die spezifischen Granulome mit zentraler Nekrose, umgeben von einem Saum von Epitheloidzellen mit Langhans-Riesenzellen und einem peripheren Lymphozytenwall. Mit Fortschreiten der Erkrankung füllt sich die Tube mit den für die tuberkulösen Granulome typischen käsig-bröckligen Zerfallsprodukten. Die perituraren Adhäsionen beziehen das Ovar mit ein und bilden außerordentlich derbe Konglomerattumoren unterschiedlichen Ausmaßes. Tuberkulöse Knötchen können auf der Tubenoberfläche, dem parietalen und Douglas-Peritoneum, dem Sigmoid und Rektum sowie dem Ileum vorhanden sein.

Die *Endometritis tuberculosa* ist durch tuberkulöse Granulome in der Zona functionalis gekennzeichnet. Die zyklische Abstoßung der erkrankten Zona functionalis bedingt die *Infektiosität des Menstrualblutes und bietet zugleich die Möglichkeit des Erregernachweises.* Nur in fortgeschrittenen Fällen dehnt sich die Entzündung auf die Zona basalis aus und bildet dann durch Zerstörung der Schleimhaut die Ursache einer uterinen Amenorrhö.

Symptome

Schmerzen können ganz fehlen. Gelegentlich werden uncharakteristische Unterbauchbeschwerden, Obstipation, Meteorismus und Defäkationsbehinderung angegeben. Etwa 20–50% der Erkrankten weisen Blutungsstörungen vom Typus einer Hypo-, Oligo- oder Polymenorrhö auf. Etwa 25% der Patientinnen mit Blutungsstörungen klagen über eine sekundäre Amenorrhö. Das Allgemeinbefinden kann durch leichte Ermüdbarkeit, gelegentlich durch nächtliche Schweißausbrüche und subfebrile Temperaturen beeinträchtigt sein.

Diagnose

Wichtige Hinweise liefert die *Anamnese:* in 50–60% ist eine Pleuritis zu eruieren, bei mehr als 90% der Erkrankten finden sich röntgenologisch Indizien einer durchgemachten pulmopleuralen Tuberkulose.

Die gynäkologische Untersuchung ergibt je nach Verlaufsform und Ausdehnung der Erkrankung unterschiedliche Befunde. *Doppelseitige Konglomerattumoren* von besonders derber Konsistenz und ausgedehnten Verwachsungen im kleinen Becken müssen an eine Adnextuberkulose denken lassen, namentlich dann, wenn die Befunde in auffälligem Kontrast zu den geringfügigen Beschwerden stehen. Die Feststellung von Adnextumoren und von multiplen Knötchen im Bereich der Tuben oder/und im Douglas-Raum mit Hilfe der *Laparoskopie* und gleichzeitiger *Biopsie* sichert die Diagnose.

Die Vermutungsdiagnose einer *Endometritis tuberculosa* wird durch den Erregernachweis über Kultur und Tierversuch aus dem Menstrualblut (mittels einer aufgesetzten Portiokappe) und histologisch durch die typischen Gewebeveränderungen nach Abrasio gesichert. Da beide Methoden mit einer Versagerquote behaftet sind, wird doppelgleisig verfahren. Der Erregernachweis aus dem Menstrualblut ist zeitlich voranzustellen. Die Kurettage/Biopsie muß in der prämenstruellen Phase des darauffolgenden Zyklus vorsichtig unter Schonung der Zona basalis vorgenommen werden.

Therapie

Die bakteriologisch positive Genitaltuberkulose der Frau ist als „aktive" Tuberkulose *meldepflichtig.* Im Vordergrund der Behandlung steht die *Therapie mit Tuberkulostatika.* Gleichzeitig wird die *lokale Resorptivbehandlung* nach den für die unspezifische chronische Adnexentzündung gültigen Richtlinien kurmäßig durchgeführt (s. S. 614). Die Therapie mit Chemotherapeutika muß als Langzeitbehandlung erfolgen. Da die einzelnen Gruppen der Tuberkulostatika (z. B. INH, Rifampizin, Ethambutol, PAS, Streptomyzin) unterschiedliche Angriffspunkte auf den Stoffwechsel der Tuberkelbazillen entfalten, empfiehlt sich die **kombinierte Chemotherapie.** Nachkontrollen in halbjährlichen Abständen über einen Gesamtzeitraum von 3 Jahren sind zu empfehlen.

Die Heilungsaussichten betragen 79–90%. Die Beschwerden halten bei ausgedehnten Verwachsungen jedoch unverändert an. Die **Prognose hinsichtlich der Konzeptionschancen ist schlecht.** Plastische Korrekturen zur Wiederherstellung der Tubenfunktion haben allenfalls bei der tuberkulösen Perisalpingitis Aussicht auf Erfolg. Im Falle einer Konzeption ist das Risiko einer Tubargravidität hoch.

Wenn die tuberkulösen Adnextumoren trotz intensiver Chemotherapie fortbestehen, sollten sie **operativ** entfernt werden. Das Ausmaß des Eingriffes kann erst intra operationem definitiv entschieden werden.

Parametritis

Die akute isolierte Parametritis – früher eine gefürchtete Komplikation nach vaginalen gynäkologischen und v. a. geburtshilflichen Eingriffen – gehört dank der Verbesserung der Asepsis, der Fortschritte in der Geburtsleitung und der Therapie mit Antibiotika und Sulfonamiden heute zu den seltenen Krankheitsbildern.

Ätiologie

Dem entzündlichen Prozeß gehen fast immer Verletzungen der Zervix unter der Geburt oder bei Fehlgeburten, brüske Dilatation oder Perforation voraus, die die Eintrittspforten für pathogene Keime bilden. Eine Parametritis kann auch als Folge einer *Pfählungsverletzung* auftreten. Nicht selten stellt sie eine *Begleiterscheinung des Zervixcarzinoms* dar.

Es kommt zunächst einseitig zu einer phlegmonösen Ausbreitung der Infektionserreger entlang den Lymphbahnen des Beckenbindegewebes mit Einschmelzungs- und Abszedierungstendenz. Eine Miterkrankung der Adnexe kommt vor; umgekehrt kann auch die Salpingo-Oophoritis auf die Parametrien übergreifen.

Symptome

Es bestehen meist einseitig lokalisierte, anhaltende starke Schmerzen tief im Becken, begleitet von hohen septischen Temperaturen, Leukozytose und beschleunigter Blutsenkung. Defäkations- und Miktionsbeschwerden sind meist vorhanden.

Diagnose

Die Diagnose der Parametritis wird aus dem Tastbefund im Zusammenhang mit den Symptomen und der Anamnese abgeleitet. Die äußere Betastung des Abdomens löst bei tief hinter die Schambeinäste eindringender Palpation einen Druckschmerz aus. Bei der akuten Form tastet man das erkrankte Parametrium vaginal bzw. rektovaginal als eine **keilförmig zur Beckenwand ausstrahlende und dort breitbasig aufsitzende weiche, im Spätstadium derbe Schwellung.** Der Uterus ist unbeweglich und bei einseitigen Prozessen zur kontralateralen Seite gedrängt. Differentialdiagnostisch müssen ein Douglas-Abszeß, ein Tuboovarialabszeß, bei malignen Prozessen im kleinen Becken das karzinomatöse Infiltrat abgegrenzt werden.

Therapie

Sie besteht in hochdosierten Antibiotikagaben und antiphlogistischen Maßnahmen, wie sie bei der Behandlung der Adnexentzündung zur Anwendung gelangen. Bei der Befundkontrolle ist auf Abszedierung zu achten. Tritt sie auf, so ist eine Punktion durch das Scheidengewölbe erforderlich. Die Parametritis hinterläßt meist eine starke Narbenbildung, die bei Unkenntnis der durchgemachten Erkrankung bei späteren gynäkologischen Untersuchungen leicht zu Fehldeutungen führen und ein karzinomatöses Infiltrat vortäuschen kann.

Sexuell übertragbare Krankheiten („sexually transmitted diseases" – STD)

Epidemiologie

Unter epidemiologischen Aspekten stehen heute die Erreger (-gruppen) der sexuell übertragbaren Krankheiten (STD) im Vordergrund. Ihr Spektrum hat sich in den letzten Jahren nicht zuletzt durch bessere, verfeinerte diagnostische Nachweis- und Identifizierungsverfahren gewandelt. Ebenso haben sich aber die epidemiologischen Bedingungen – wie Sexualverhalten, Promiskuität, Mobilität – verändert. Während die klassischen Geschlechtskrankheiten (Lues, Gonorrhö, Lymphogranuloma venereum, Ulcus molle, Granuloma inguinale), da therapeutisch beherrschbar, mit Ausnahme der Gonorrhö in ihrer Frequenz rückläufig sind, treten andere sexuell übertragbare Infektionen mit neuen Erregergruppen in den Vordergrund und spielen eine zunehmende Rolle in der Geburtshilfe und Gynäkologie (Abb. 305).

Die venerische Infektion kann mit nur geringer Symptomatik *lokal* auf den Genitoanalbereich begrenzt bleiben, jedoch möglicherweise gravierende Früh- und Spätfolgen auslösen, oder aber hämatogen überschreitend *generalisierte* bedrohliche extragenitale Manifestationen zur Folge haben.

Epidemiologisch und individuell fällt nicht nur die Übertragung der Erreger auf die Sexualpartner ins Gewicht, sondern auch die Gefährdung der Frucht in utero oder des Neonatus durch die Kontamination über die infizierte Mutter (s. S. 367).

Erreger – Erregergruppen

Zu den durch sexuelle Kontakte hervorgerufenen Krankheiten mit überwiegend *lokaler oder regionaler,* auf das äußere und innere Genitale – und gelegentlich auch die Harnwege – begrenzter Manifestation gehören der Häufigkeit und Verbreitung nach folgende Erreger bzw. Erregergruppen:

- Gardnerella vaginalis (Aminkolpitis),
- Trichomonas vaginalis (Trichomoniasis),
- Candida-Arten (Candidamykose),
- Chlamydien,
- Mykoplasmen,
- Streptokokken der Lancefield-Gruppe B,
- Herpes-simplex-Viren,
- Papillomaviren,
- Neisseria gonorrhoeae (Gonorrhö),
- Spirochaeta pallida (Lues I und II).

Die wichtigsten sexuell übertragbaren Krankheiten, deren Gefahren in der *extragenitalen Manifestation* liegen, sind die:

- erworbene Immunschwäche AIDS durch HIV,
- Hepatitis B,
- Zytomegalie.

Einige der aufgeführten Erreger und der durch sie induzierten Krankheitsbilder, die nicht bereits in Kap. „Pränatale Infektionen" und auf den vorausgegangenen Seiten dieses Kapitels Berücksichtigung fanden, werden ihrer Bedeutung wegen in den folgenden Abschnitten gesondert dargestellt.

Gonorrhö

Die Gonorrhö gehört zu den häufigsten genitalen Kontaktinfektionen mit nahezu pandemischer Verbreitung in Industrie- und Entwicklungsländern. Sie zählt zu den meldepflichtigen (unter Wahrung der Anonymität) „klassischen" Geschlechtskrankheiten. Nach einem foudroyanten Anstieg Anfang der 70er Jahre, in der BRD mit einer Häufigkeit der gemeldeten weiblichen Erkrankten zwischen 120–230 Infizierten/100 000 Personen, ist die Inzidenz inzwischen leicht rückläufig. Dennoch stellt die Gonorrhö insbesondere bei Jugendlichen die häufigste Geschlechtskrankheit dar. Als Ursachen haben v. a. die veränderten sexuellen Verhaltensweisen der Jugendlichen mit früher Aufnahme des Geschlechtsverkehrs, die Promiskuität und die Homosexualität zu gelten.

Erreger dieser venerischen Erkrankung ist der 1879 durch Neisser entdeckte *gramnegative aerobe Diplococcus.* Für die Lokalisation der Erkrankung bei der Frau ist wesentlich, daß die Gonokokken in die Epithelzellen intakter sekretorisch aktiver Schleimhäute einzudringen vermögen. Nur bei Kindern und bei Frauen in der Postmenopause bildet auch das Plattenepithel der Vagina ein adäquates Milieu. Die intra- und subepitheliale Besiedlung geht mit Entzündung und Zerstörung der Schleimhäute einher.

Die Übertragung erfolgt fast ausnahmslos bei der Kohabitation. Nur bei kleinen Mädchen ist die indirekte Kontamination über eine Schmierinfektion möglich.

Bei der akuten Gonorrhö des Mannes ist das Ejakulat gonokokkenhaltig. Die Prädilektionsorte einer Kontamination beim Koitus sind bei der Frau einzeln oder gleichzeitig die *Urethraöffnung* (95%), die *Ausführungsgänge der Bartholin-Drüsen* (20%) und die *Zervixschleimhaut* (80%). Auch die *Rektumschleimhaut* kann primär befallen werden (10%). Die mit Plattenepithel bedeckten Partien bleiben ausgespart. Es bildet sich eine häufig nur *flüchtige Urethritis mit Beteiligung der Paraurethraldrüsen.* Der Befall der Zervix – mit ihrem Zylinderepithel bevorzugter Besiedlungsort – löst eine akute *Zervizitis* mit eitrigem infektiösem Fluor aus. Durch Kontamination mit dem Zervixsekret werden erneut die Urethra und die Bartholin-Drüsen infiziert, und es besteht die Gefahr einer spezifischen *Bartholinitis* mit Abszeßbildung (s. S. 599). Infolge der häufig gleichzeitigen Übertragung von Papillomaviren bilden sich *Condylomata acuminata* (s. S. 597) aus, die sich über die gesamte Vulva und die Vagina einschließlich der Portiooberfläche ausbreiten können.

Solange der innere Muttermund eine intakte Barriere darstellt, bleibt die Infektion auf die unteren Genitalabschnitte begrenzt *("untere Gonorrhö").* Das Risiko einer Aszension ist jedoch jederzeit gegeben. Dabei kann die Menstruation als „Schrittmacher" fungieren, seltener sind es bei der frischen Gonorrhö Aborte und Geburten. Die Endometritis gonorrhoica hat infolge der zyklischen Abstoßung der Zona functionalis nur passageren Charakter. Die Keime dringen aber von dort aus rasch in die Tuben vor und verursachen eine *akute Salpingitis ("obere Gonorrhö").* Die gonorrhoische Adnexentzündung unterscheidet sich nicht von den durch andere Erreger verursachten Verlaufsformen, zumal die Gonokokken offenbar als Schrittmacher für die Aszension unspezifischer Keime dienen und Anaerobier die Oberhand gewinnen können (s. S. 612).

Einen andersartigen Verlauf nehmen die *Gonorrhö des kleinen Mädchens* und der Frau in der *Postmenopause.* Der Gonokokkus vermag in das niedrige, nur aus wenigen Zellagen bestehende Plattenepithel einzudringen und eine gonorrhoische Vaginitis (Vaginitis gonorrhoica infantum, Vaginitis gonorrhoica senilis) auszulösen (s. S. 602).

Symptome

Die Inkubationszeit beträgt durchschnittlich 2-4 Tage. Die Symptomatik entwickelt sich bei der Frau allmählich, Sofortsymptome sind selten. Allenfalls besteht ein leichtes Brennen bei der Miktion. Nach Besiedlung der Zervixschleimhaut tritt eitriger grüngelblicher Fluor auf. Die Beteiligung der Bartholin-Drüsen kann zur Symptomatik der Bartholinitis und des Bartholin-Abszesses führen. Die akute und chronische Salpingitis gonorrhoica geht mit den gleichen Beschwerden einher wie die akute und chronische Entzündung der Adnexe durch andere Erreger.

Die Vaginitis gonorrhoica infantum und senilis führen zu plötzlich auftretendem eitrigen vaginalen Fluor, brennenden Schmerzen bei der Miktion und einer sekundären Vulvitis.

Diagnose

Bei der Inspektion des äußeren Genitales fällt gelegentlich unmittelbar nach erfolgter Infektion eine Rötung der periurethralen Regionen (Skene-Gänge) und der Ausführungsgänge der Bartholin-Drüsen auf. Manchmal entleert sich aus der Urethraöffnung spontan eitriges Sekret oder kann digital unter leichtem Druck von der Vagina aus exprimiert werden. Bei einer Zervizitis enthält die Vagina reichlich eitrigen Fluor, der unter Sicht aus dem Zervikalkanal hervorquillt. Der gynäkologische Tastbefund ist, solange keine Bartholinitis und kein Adnexprozeß vorliegen, normal, andernfalls gleicht er den Befunden der entzündlichen Veränderungen anderer Genese. Entscheidend für die endgültige Diagnose ist der Erregernachweis. Dazu wird mit einem sterilen Wattestäbchen oder mit einer Platinöse Sekret aus der Urethra und der Zervix entnommen, auf einen Objektträger ausgestrichen und mit Methylenblau und nach Gram gefärbt. *Intrazellulär liegende gramnegative Diplokokken in typischer Lagerung in Semmelform sprechen für einen M. Neisser* (Abb. 304). Die Versagerquote dieser Abstrichverfahren ist hoch, da die Keime tief in den Schleimhautfalten sitzen. Außerdem kann ein positiver Befund durch die morphologisch ähnlichen Myxobakterien der Mimea-Gruppe vorgetäuscht werden. Beweisend ist daher ausschließlich der Erregernachweis im Kulturverfahren über spezielle Transportmedien

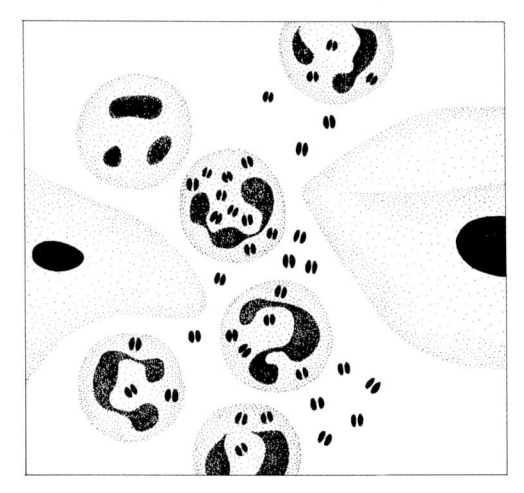

Abb. 304. Mikroskopischer Nachweis von Gonokokken; gramnegative intrazellulär gelegene semmelförmige Diplokokken

(Stuart-Transportmedium, Elektivkulturmedium von Thayer-Martin und Modifikationen). Die Entnahme kann unmittelbar während der Untersuchung erfolgen. Die Hinzunahme eines Abstriches aus dem Rektum für Ausstrich und Kultur erhöht auch bei der Frau, besonders bei negativem Zervixbefund, die Erfassungsquote. Bei Verdacht auf eine gonorrhoische Vaginitis bei kleinen Mädchen ist die Entnahme ohne Läsion des Hymens möglich, bei Frauen in der Postmenopause wird das Sekret aus dem hinteren Scheidengewölbe entnommen. Typische Kolonien auf den Spezialnährböden sichern die Diagnose. Ergänzend können die Immunfluoreszenzmethode (ELISA) und der indirekte Hämagglutinationstest (IHA) hinzugefügt werden. Bei begründetem Verdacht, aber negativem Ergebnis, sind wiederholte Kontrollen notwendig.

Therapie

Entscheidend zur Vermeidung der Salpingitis mit ihren Folgeerscheinungen, v. a. der Sterilität, sind *Frühdiagnostik* und *Frühbehandlung*. Die *Soforttherapie* der Wahl bei der *frisch akquirierten Gonorrhö* ist die hochdosierte Penizillinkur. Die Versagerquote ist < 1%. Eine Penizillinresistenz ist bisher nicht erwiesen, wohl eine gewisse Sensibilitätsabnahme. Gegenwärtig wird zur Therapie der akuten Infektion die einmalige Gabe von 3,5-3,6 Mio. I. E. Penizillin G i. m. empfohlen. Bei Penizillinüberempfindlichkeit hat sich v. a. Spektinomyzin bewährt.

Nach Möglichkeit muß der Partner gleichzeitig behandelt werden, um *Reinfektionen* zu vermeiden. 3-7 Tage nach Abschluß der Kur und nochmals nach 6 Wochen sollten Kontrollabstriche - auch von der Analregion - erfolgen. Besteht eine Schwangerschaft, so wird in gleicher Weise verfahren.

Die Therapie der als **Frühkomplikation** gefürchteten *akuten gonorrhoischen Salpingitis* muß sowohl der gonorrhoischen als auch der nachfolgenden polymikrobiellen Besiedlung Rechnung tragen. Die Initialdosis wird auf 20–30 Mio. I. E. Penizillin G/24 h über 10 Tage gesteigert (oder alternativ Spektinomyzin s. oben) und durch Antibiotika mit breitem Wirkungsspektrum wie Kanamyzin, Gentamyzin oder das gegen Anaerobier wirksame Clindamycin ergänzt.

Die Behandlung der *chronischen Salpingitis und Salpingo-Oophoritis gonorrhoica* erfolgt nach den für die unspezifischen Verlaufsformen angegebenen Richtlinien (s. S. 615). Bezüglich der Meldepflicht s. S. 619.

Bei okkulter bzw. chronischer Gonorrhö und längerer Krankheitsdauer kann als **Spätkomplikation** durch Streuung eine Monarthritis (Gonarthritis), ganz selten auch eine Polyarthritis auftreten. Eine weitere Spätfolge stellt das Fitz-Hugh-Curtis-Syndrom dar (s. S. 482).

Chlamydieninfektionen

Epidemiologie

Nach immunologischen Feldstudien ist der Durchseuchungsgrad mit Chlamydia trachomatis sowohl in den Industrie- als auch in den Entwicklungsländern hoch, jedoch mit einer erheblichen Rate an symptomlosen männlichen und weiblichen (Über-)Trägern. 30–50% der Frauen mit positivem Zervixbefund sind beschwerdefrei; ca. 75% von ihnen besitzen Antikörper.

Symptome

Die Besiedlung der Zervix beträgt durchschnittlich 6–9%, liegt jedoch bei jungen Frauen zwischen 10 und 25%. Die Infektion manifestiert sich klinisch zunächst als Urethritis (Dysurie) und Zervizitis. Das Risiko einer Aszension und akuten Salpingitis mit allen ihren Folgen ist nicht gering. Der Anteil der Chlamydieninfektion der Adnexe an der Gesamtfrequenz der Salpingitis bewegt sich zwischen 20 und 70%. Bei 30–50% liegt eine *Doppelinfektion mit Gonokokken* vor. Die durch Chlamydien ausgelöste Tubenentzündung nimmt im Vergleich zu dem heftigen Beginn der gonorrhoischen Infektion einen milden, symptomarmen Verlauf bei laparoskopisch gleichem Befund.

Diagnose

Die *Diagnose* wird durch den kulturellen Erregernachweis und Mikrofluoreszenztest mit gepoolten Chlamydienantigenen geführt.

Therapie

Zur Anwendung gelangen chlamydienwirksame Antibiotika wie Erythromyzin und Tetrazykline. Die Partnerdiagnostik und -behandlung sind angezeigt.

Komplikationen - Spätfolgen

Komplikationen sind außer der chronischen Salpingo-Oophoritis das Fitz-Hugh-Curtis-Syndrom (s. oben), das eine straffe Korrelation mit Chlamydieninfektionen aufweist (in mehr als 80% wurden serologisch Chlamydien-, in 30% Gonokokkeninfektionen nachgewiesen).

Spätfolgen sind v. a. das *Infertilitätsrisiko,* das mit der Zahl der durchgemachten Attacken zunimmt (bei der 3. Infektion beträgt das Risiko bereits 60%). Außerdem besteht bei erhaltener Fertilität die erhöhte Gefahr einer ektopischen Schwangerschaft.

Besondere Beachtung verdienen die bei Chlamydienbefall der Zervix erhöhte *peripartale und postoperative Morbidität* (s. S. 482) sowie die *Gefährdung des Kindes sub partu* (s. S. 380).

Mykoplasmeninfektionen

Epidemiologie

Für den Menschen sind Mykoplasma- und Ureaplasma-Arten als Krankheitserreger bekannt. Bei symptomatischen Infektionen des menschlichen Urogenitaltraktes wurden bisher gefunden:

- Mycoplasma hominis,
- Ureaplasma urealyticum (früher als T-Mykoplasmen bezeichnet wegen der kleinen („tiny") Kolonien),
- Mycoplasma genitalium (seit 1981).

Sie alle zeichnen sich durch unterschiedliche Serotypen und eine große antigene Heterogenität aus.

Die klinische Bedeutung von M. genitalium bedarf noch der Klärung.

Die Besiedlung des Genitaltraktes beginnt – sieht man von der möglichen Kontamination des Neugeborenen ab – nach der Pubertät. Der Grad der Besiedlung wird durch den Grad der sexuellen Aktivität bestimmt: Bei Frauen ohne genitale Kontakte finden sich M. hominis bei ca. 1% und Ureaplasma urealyticum bei etwa 5%. Nach Aufnahme sexueller Beziehungen steigt die Häufigkeit der Besiedlung an und zwar mit zunehmender Zahl der Partner um ein Vielfaches (M. hominis ca. 17%, Ureaplasma urealyticum bis 75%). Außer der Promiskuität spielen sozioökonomische Faktoren nachweislich eine Rolle: Die sozialen Grundschichten und Randgruppen sind v. a. betroffen. Etwa 6% aller unter Fluor leidenden Frauen beherbergen Mykoplasmen, eine Zahl, die eher zu niedrig angesetzt ist (s. Tabelle 106). Sie sind aber auch bei 20–70% asymptomatischer, sexuell aktiver Frauen nachweisbar und werden aus diesem Grunde vielfach als saprophytär eingestuft. Gehäuft finden sich die Erreger bei bakterieller Vaginose zusammen mit Bakteroides-Arten und Peptokokken (s. S. 603), aber auch mit Neisseria gonorrhoeae.

Klinische Bedeutung

Bei Frauen *ohne* Symptomatik – außer Fluor – werden die Keime vorwiegend in der Vagina, seltener in der Zervix und der distalen Urethra angetroffen. Uterus, Tuben und obere Harnwege sind in der Regel frei von Erregern. *Ureaplasma urealyticum erweist sich häufiger bei Männern als pathogen, bei Frauen dagegen M. hominis.* Im Gegensatz zu dem eher saprophytären Verhalten in Vagina und Zervix stehen die potentiellen gravierenden *Folgeerkrankungen.* Die Besiedlung der unteren Genitalabschnitte – wiederum im Zusammenhang mit einer Keimverschiebung zugunsten anderer fakultativ pathogener Erreger – kann Ausgangspunkt und Quelle schwerer Infektionen werden. Zu nennen sind bei der Frau insbesondere

- Infektionen der oberen Genitalabschnitte, seltener
- Infektionen der oberen Harnwege,
- postoperative und postpartale (meist leichte) Fieberschübe,
- Infektionen des Neugeborenen (sehr selten; gefährdet sind kleine Frühgeborene).

Bei etwa 25% der Patientinnen mit Adnexentzündungen (Salpingitis, Salpingo-Oophoritis, Tuboovarialabszeß, Pelveoperitonitis) finden sich M. hominis, aber auch U. urealyticum; bei positivem Zervixbefund beträgt der Anteil sogar 40%. Im Gegensatz zur kanalikulären Ausbreitung der Gonorrhö wird für Mykoplasmen eine lymphohämatogene Streuung, ausgehend von kleinen Läsionen im unteren Genitalbereich, angenommen. Auf diesen Infektionsmodus wird der nicht seltene Befund einer isolierten *Parametritis* bei unauffälligen Tuben zurückgeführt.

Wie weit Mykoplasmen außer der durch Adnexentzündungen eingeschränkten Fruchtbarkeit bei der **weiblichen und männlichen Infertilität** eine Rolle spielen, ist noch offen. Ein unmittelbar schädigender Einfluß auf die Spermien wird vermutet, da Mykoplasmen sich nachweislich am Mittelstück der Spermatozoen anheften und dadurch zu einer Mobilitätseinschränkung führen können.

Diagnostik

Der Nachweis erfolgt kulturell aus Zervixabstrichen oder je nach Lokalisation entnommenen Untersuchungsproben nach Überführung in geeignete Transportmedien (Stuart- oder Amies-Typ) auf entsprechenden Differentialnährböden (A7-Agar nach Shepard für U. urealyticum. M. hominis wächst auch auf Anaerobierblutagar). Immer müssen aerobe und anaerobe Bakterien, Chlamydien und Gonokokken in die Diagnostik miteinbezogen werden.

Therapie

Als Mittel der Wahl gilt Tetrazyklin, da es alle Mykoplasmaarten angreift: die kurzfristige Behandlung (10–14 Tage) und die Höhe der Dosierung sind auch während der Gravidität und für Neugeborene ohne Schäden tolerierbar.

Lincomycin und Clindamycin stehen zur Therapie der Infektion mit M. hominis zur Verfügung, während Erythromyzin nur bei U. urealyticum wirksam ist.

Lues (Syphilis)

Infektionsweg – Klinik

Die Lues tritt wie die Gonorrhö nach zuvor erfolgreicher Eindämmung in den letzten Jahren wieder häufiger auf. Die Erreger der Lues, die **Spirochaeta pallida** (Schaudinn u. Hoffmann 1905), vermag durch kleinste *Epithelläsionen,* nicht aber durch die intakte Epitheloberfläche in das Gewebe einzudringen. Gewöhnlich erfolgt die Übertragung beim Geschlechtsverkehr, wenn der Partner an einem Primäraffekt oder nässenden Papeln des Stadiums II erkrankt ist, und wenn bei der Partnerin Epitheldefekte im Bereich der Vulva, Vagina und Portio bestehen oder intra coitum Verletzungen erfolgen. Infolgedessen ist der luische Primäraffekt, die primäre Syphilis, bei der Frau an der Vulva, der Vaginalwand, besonders im hinteren Scheidengewölbe, oder auf der Portiooberfläche lokalisiert. Nach einer Inkubationszeit von 3 Wochen bildet sich dort ein derbes Ulkus mit aufgeworfenem Rand (Ulcus durum) und lackartigem Glanz. Multiple Herde und „Abklatschgranulome" kommen vor. Die inguinalen Lymphknoten schwellen bis auf Kastaniengröße an und sind außerordentlich derb, aber schmerzlos (harter Schanker). Der *Primäraffekt – das Stadium I der Lues* – bildet sich im *Verlauf von 4–6 Wochen spontan zurück.* Die Erreger dringen aber indessen von dem Primärherd aus in die Blutbahn ein. Als Folge entwickelt sich etwa in der 9. Woche nach der Erstinfektion das *Stadium II*, auch als sekundäre Syphilis bezeichnet. Im Verlauf eines generalisierten Exanthems treten die *Condylomata lata* auf. Sie sind meist auf die Vulva beschränkt und seltener auch in der Vaginalwand und auf der Portiooberfläche lokalisiert. Es handelt sich um Granulome von blaßgrauer Farbe mit zentraler Eindellung und wäßriger Absonderung. Im *Stadium III*, der Spätsyphilis, stehen neurologische Erscheinungen (Neurosyphilis) im Vordergrund. Die in diesem Stadium gelegentlich auftretenden ulzerierenden Granulome *(Gummata)* kommen ganz selten einmal an der Vulva zur Beobachtung und müssen dann differentialdiagnostisch von einem Vulvakarzinom abgegrenzt werden.

Die Lues congenita wurde auf S. 379 besprochen.

Symptome

Der luische Primäraffekt verursacht *keine* Symptome. Er stellt daher häufig einen Zufallsbefund dar, es sei denn, die Patientin wird durch die Lymphknotenschwellung aufmerksam und zum Arztgang veranlaßt. Im Stadium II besteht zwar eine vermehrte Absonderung aus den nässenden Papeln, jedoch wird die Patientin infolge des generalisierten Exanthems eher den Dermatologen aufsuchen.

Diagnose

Den ersten Hinweis auf einen Primäraffekt der Lues I liefern der *derbe Rand und lackartige Glanz eines Ulkus der Vulva, Vagina oder Portio*. Die Diagnose ist nach gezieltem Abstrich aus dem Wundsekret durch den *Nachweis* der Spirochäten mit Hilfe der Dunkelfeldmikroskopie und Immunfluoreszenz zu stellen. Die Seroreaktionen (s. S. 379) sind zu diesem Zeitpunkt noch **negativ**. Die breiten Kondylome des Stadiums II sind ebenfalls hochinfektiös; der mikroskopische Nachweis der Spirochäten im Dunkelfeld gelingt leicht. Die *Seroreaktionen sind im Stadium II und III stets positiv!*

Therapie

Sie besteht in hochdosierter Penizillin-G-Behandlung über 15 Tage, bei Penizillinallergie in einer Therapie mit Tetrazyklinen oder Erythromycin und ist Sache des Venerologen. Die Einhaltung des Kohabitationsverbotes bis zur Ausheilung ist unbedingt notwendig. Die Lues ist meldepflichtig (ohne Namensnennung). Erfassung und Behandlung des Partners werden durch die Gesundheitsbehörden veranlaßt, wenn sie auf freiwilliger Basis nicht gewährleistet sind.

Weitere venerische Erkrankungen

Lymphogranuloma venereum

Selten werden in Europa isolierte venerische Erkrankungen der Vulva, wie das *Lymphogranuloma venereum* (Erreger Chlamydia trachomatis L_1, L_2, L_3, s. S. 380) beobachtet. Nach einer Inkubationszeit von 7–12 Tagen bildet sich an der Eintrittspforte ein kleines Geschwür. Tage bis Monate später tritt eine schmerzhafte Vergrößerung der regionären – meist inguinalen und femoralen oder auch pararektalen – Lymphknoten mit geschwürigem Zerfall auf.

Diagnose – Therapie: Die *Diagnose* basiert auf dem Erregernachweis, der mikroskopisch, kulturell und/oder immunologisch erbracht wird.

Therapie der Wahl sind Tetrazykline, alternativ Sulfamethoxazol mit Trimethoprim kombiniert.

Granuloma inguinale

Ebenfalls selten ist das *Granuloma inguinale* (tropicum; Erreger: Calymmatobacterium granulomatis). Nach einer Inkubationszeit von 2 Wochen bis 3 Monaten treten an der Eintrittspforte Bläschen oder Papeln mit flächenförmiger Ausbreitung und geschwürigem Zerfall auf, jedoch *ohne* Beteiligung der regionären Lymphknoten.

Diagnose – Therapie: Der Erregernachweis erfolgt mikroskopisch und kulturell. Die Therapie besteht in Gaben von Tetrazyklinen oder Erythromyzin.

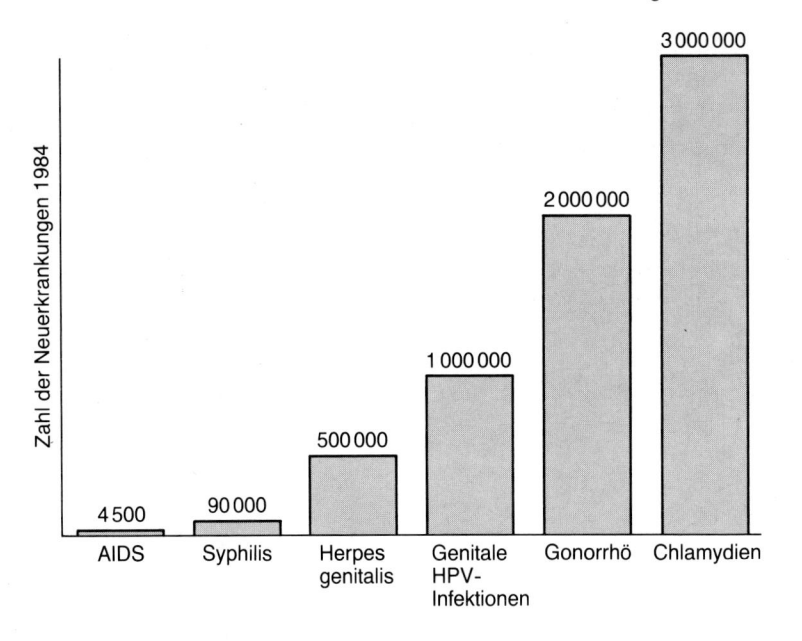

Abb. 305. Sexuell übertragbare Krankheiten. Neuerkrankungen in den USA im Jahre 1984 (Centers for Disease control CDC). (Aus Gross 1986)

AIDS (Syndrom der erworbenen Immunschwäche – „aquired immune deficiency syndrome")

Die stärkste Bedrohung stellt unter allen sexuell übertragbaren Krankheiten das seit 1981 bekannt gewordene Syndrom der erworbenen Immunschwäche (AIDS) dar (s. S. 375). Die Ausbreitung des humanen Immundefizienzvirus (HIV) und der jährliche Anstieg der Erkrankungsfälle erfolgten zunächst exponentiell, haben sich jedoch seit 1987 verlangsamt. Betroffen sind nicht mehr allein Angehörige der Risikogruppen (Homosexuelle, Drogenabhängige, Prostituierte, Hämophiliekranke), sondern auch sexuell aktive Frauen bisexueller oder auch heterosexueller Partner, die über genitale Epithelläsionen infiziert werden, das Virus mit dem Zervixsekret ausscheiden und dadurch (z. B. bei Partnerwechsel) zur Verbreitung beitragen. Mit der Zunahme HIV-positiver Frauen muß v. a. in der Geburtshilfe (s. S. 375), aber auch in der Gynäkologie mit HIV-infizierten und AIDS-kranken Patientinnen gerechnet werden. Der in Praxis und Klinik tätige Gynäkologe muß sich auf die neue Situation einstellen, zur Information und Aufklärung beitragen sowie Hinweiszeichen beachten. Dabei gilt es, bei Erhebung der Anamnese biographische, persönliche und soziale Daten zu eruieren und bei dem geringsten Verdacht den HIV-Antikörpersuchtest zur Abklärung anzubieten. Die serologischen Befunde (ELISA, Western Blot) deuten auf eine stattgefundene Infektion hin und müssen zur Gewißheit wiederholt werden. Beim klinischen Vollbild AIDS können Antikörper fehlen. Eine therapieresistente Kandidose im Mund- oder Vulvovaginalbereich, eine therapeutisch unbeeinflußbare Pneumonie oder ungeklärte Adenopathie als Zeichen der Infektion mit opportunistischen Erregern müssen den Verdacht auf den Ausbruch der Erkrankung AIDS lenken. Die Manifestation des Kaposi-Sarkoms mit multiplen blauroten Knoten, meist an den Extremitäten, ist unübersehbar. Mit genitalen Kaposi-Herden ist zu rechnen. Das Vollbild von AIDS ist bei 20–30% der HIV-antikörperpositiven Personen innerhalb von 2–5 Jahren zu erwarten.

49 Verletzungen des Genitales

Kohabitationsverletzungen

Die **1. Kohabitation (Defloration)** führt gewöhnlich zu ein- oder mehrfachen Einrissen des Hymenalsaumes, die mit einer leichten Blutung einhergehen können, gelegentlich aber so stark bluten, daß sie chirurgisch versorgt werden müssen. Einrisse im Bereich des Introitus vaginae und der Klitoris machen infolge der starken Vaskularisation u. U. die Umstechung und Naht erforderlich. Kohabitationsverletzungen bei **Vergewaltigung/Notzucht** (Stuprum violentum - also Gewaltverbrechen) betreffen am häufigsten die Scheidenwand oder das seitliche Scheidengewölbe und müssen nach Entfernung der Blutkoagula genäht werden. Die vorübergehende Drainage und lokale Applikation von Antibiotika vermindern die Gefahr der Parametritis oder einer aufsteigenden Infektion. Hymenalsaum und Vagina können bei einem Stuprum violentum gelegentlich unversehrt bleiben, während der Damm jedoch einreißt und der Penis in das rektovaginale Bindegewebe bis zum Rektum unter Zerreißung des Sphincter ani eindringt. Bei **Unzucht mit Kindern** können im Gegensatz zur Notzucht beim Versuch des Koitus Deflorationsverletzungen ausbleiben, da die Dammulde dem Penis nachgibt.

Gelegentlich ereignen sich auch bei Frauen in der Postmenopause Kohabitationsverletzungen, da in diesem Lebensabschnitt die Scheidenhaut atrophisch ist und Elastizität und Dehnbarkeit der bindegewebigen Strukturen reduziert sind. Auf die Möglichkeit der Eröffnung des Douglas-Raumes ist bei der Untersuchung von Verletzungen, die bis in das hintere Scheidengewölbe reichen, besonders zu achten.

Alle Sexualvergehen an Mädchen und Frauen, die dem Arzt zu Gesicht kommen, erfordern wegen der Bedeutung des „Sofortprinzips" unverzüglich neben der fachgerechten Versorgung aus forensischen Gründen folgende Maßnahmen:

- Fachärztliche Untersuchung mit detaillierter Dokumentation von **Befunden und dem Zeitpunkt der Erhebung** (eine frische Defloration kann nur innerhalb von 3 Tagen beurteilt werden),
- sofortige Materialgewinnung zum (zur)
  - Spermiennachweis im:
    - Nativpräparat (bewegliche Spermien können 3-5 h, unbewegliche 10-14 h nach dem Delikt nachgewiesen werden),
    - gefärbten Präparat,
  - Bestimmung der sauren Phosphatase zum Nachweis oder Ausschluß von Samenflüssigkeit.

Ferner sind notwendig:

- Abstriche aus Vagina und Urethra zum Nachweis bzw. Ausschluß einer Gonorrhö (Wiederholung nach 1 Woche!),
- Keimbestimmung aus Vulva und Vagina,
- ggf. Untersuchung auf Vaginalepithelzellen auf dem Penis des Täters,
- 6 und 12 Wochen nach dem Delikt Blutentnahme zur Syphilisdiagnostik.

Unerläßlich ist die Ganzkörperinspektion der Betroffenen mit der Suche nach Zeichen der Gewaltanwendung und Abwehr (Würgemale, Kratzeffekte) und deren genaue Dokumentation.

Die Spurensicherung der polizeilichen Untersuchung erstreckt sich vornehmlich auf Kleidungsstücke, die durch Blut, Sperma oder Haare verunreinigt sind.

Die Vergewaltigung (Notzucht) wird nach § 177 StGB, die sexuelle Nötigung nach § 178 StGB geahndet, der sexuelle Mißbrauch von Kindern (und Abhängigen) nach den §§ 174, 176, 179 StGB.

Die ärztliche Betreuung endet nicht mit der Versorgung der Verletzungen, sondern muß die psychischen, oft schockartigen Störungen der Opfer von vornherein einbeziehen. Viele Opfer von Sittlichkeitsvergehen, v. a. die Kinder, leiden auf lange Zeit unter den schweren seelischen Folgen.

Verletzungen des Genitales durch äußere Gewalt

Verwundungen durch äußere Gewalt ereignen sich vorwiegend bei **Unfällen im Kindesalter,** aber auch bei erwachsenen Frauen. Bei Kindern sind es Traumen beim Spielen, z. B. durch Sturz beim Klettern; dabei kann es zu sog. **Pfählungsverletzungen** kommen. Außer den im Gebiet des Introitus und der Analgegend sichtbaren Läsionen, wie Schürfwunden, Hämatome, äußere Verletzungen, bilden sich nicht selten *paravaginale* und **parametrane Hämatome.** Verletzungen der benachbarten Hohlorgane (Harnblase, Rektum, Eröffnung der Bauchhöhle) müssen diagnostisch abgeklärt werden. Bei der chirurgischen Versorgung ist darauf zu achten, daß die begleitenden Hämatome entleert und nach außen drainiert werden, um lokale Abszeßbildungen zu vermeiden. Antibiotikagaben und Tetanusprophylaxe sind notwendig. Bei äußeren Traumen in der Genital- und Unterbauchregion, besonders bei erwachsenen Frauen, werden die inneren Genitalorgane oft dann in Mitleidenschaft gezogen, wenn es als Folge von Verkehrs- oder Betriebsunfällen zu Beckenfrakturen oder -zertrümmerung kommt.

Das Ausmaß der inneren Verletzungen und Blutungen ist oft schwer zu übersehen; Läsionen von Harnblase und Ureteren lassen sich urologisch und röntgenologisch abklären und müssen möglichst umgehend versorgt werden, um eine Urinphlegmone und spätere Fistelbildung zu vermeiden. Im Verlauf der Ausheilung können narbige Verwachsungen im kleinen Becken zurückbleiben.

Aus juristischen und gutachtlichen Gründen ist bei allen Unfallverletzungen eine **detaillierte Befunddokumentation** erforderlich, da nicht selten später Regreßansprüche geltend gemacht werden, Invalidisierung notwendig ist oder angestrebt wird. Der ärztliche Gutachter kann nur aufgrund der gynäkologischen Befunde einen Kausalzusammenhang erkennen oder ausschließen.

Traumatische Schädigung des uterinen Halteapparates (Allen-Masters-Syndrom)

Dieses von Allen und Masters 1955 beschriebene Syndrom soll die Spätfolge einer traumatischen Schädigung des Uterusbandapparates – meistens bedingt durch Geburten – sein. Die Beschwerden bestehen u. a. in starken Unterleibs- und Kreuzschmerzen, Dyspareunie, Dysmenorrhö und konsekutiv häufig in einer psychischen Labilität. Als typische – laparoskopisch feststellbare – Befunde gelten ein- und doppelseitige Einrisse im hinteren Blatt des Lig. latum bei gleichzeitiger Varikosis und Defekte in den Ligg. sacrouterina. Bei der Palpation fällt eine abnorme Beweglichkeit der Zervix mit einem ausgeprägten Portiolüftungsschmerz auf. Fast immer findet sich eine Retroflexio-versio uteri bei großem gestautem Uterus.

Die Behandlung besteht in der Korrektur der Bänderrisse, in der Umstechung der großen Venenplexus und in der operativen Aufrichtung des Uterus, bei erfülltem Kinderwunsch ggf. auch in der Hysterektomie.

Differentialdiagnostisch ist zu bedenken, daß *die Parametropathia spastica* weitgehend die gleichen Beschwerden verursacht (s. S. 653).

50 Lageveränderungen des Genitales

Zur Beurteilung der klinischen Bedeutung von Lageveränderungen des Genitales ist die Kenntnis der normalen Lagebeziehungen des Uterus und seiner Abschnitte Korpus und Zervix zum Beckenraum und ferner der Halterungsmechanismen dieses Organs Voraussetzung.

Die Lagebeziehungen des Uterus

Sie werden durch 3 Begriffe charakterisiert: die *Versio, Flexio* und *Positio* uteri.

1. Versio uteri (Neigung)

Sie wird durch die Richtung der Zervixachse zur Scheidenachse bestimmt (Abb. 306). Fallen Korpus- und Zervixachse zusammen, wie es bei gestrecktem Uterus der Fall ist, so ergibt sich diese Neigung des Uterus aus dem Winkel zwischen Uterus- und Scheidenachse. Aufgrund dieses Bezugssystems wird zwischen Anteversio, Retroversio (Abb. 307) und Dextro- oder Sinistroversio unterschieden.

2. Flexio uteri (Beugung oder Knickung)

Sie bezeichnet die Haltung von Corpus und Cervix uteri zueinander und wird gradmäßig durch den Winkel zwischen Korpus- und Zervixachse ausgedrückt (Abb. 308). Bei der *Anteflexio* bilden Korpus-

50 Lageveränderungen des Genitales

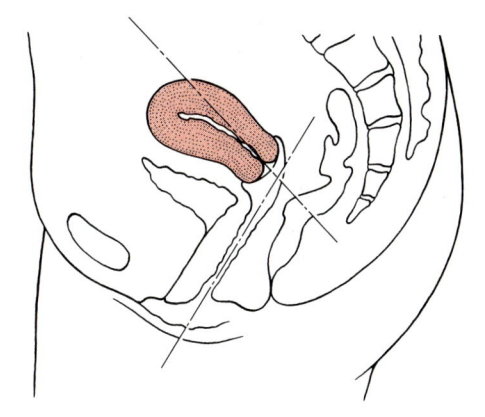

Abb. 306. Anteversio uteri (Verhältnis Zervixachse: Scheidenachse)

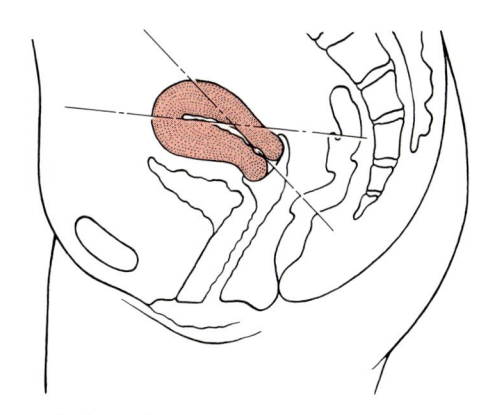

Abb. 308. Anteflexio uteri (Verhältnis Korpusachse: Zervixachse)

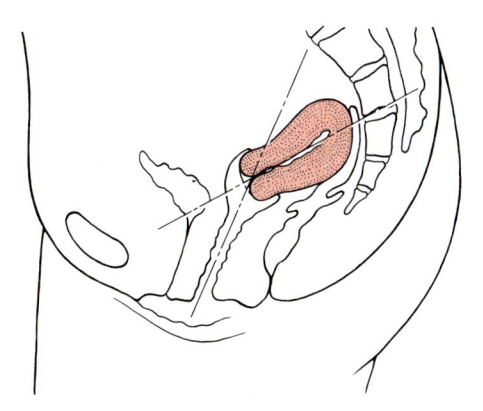

Abb. 307. Retroversio uteri (Verhältnis Uterusachse: Scheidenachse)

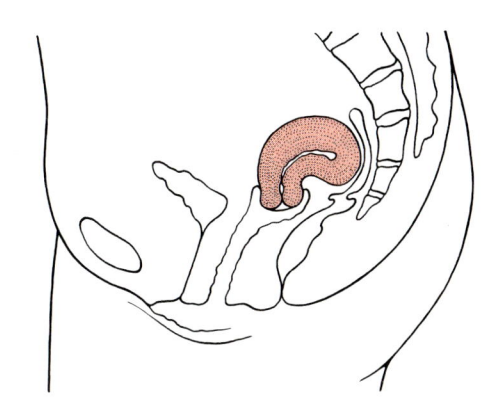

Abb. 309. Retroflexio uteri mobilis

und Zervixachse einen nach vorn offenen Winkel von ca. 130°. Gelegentlich ist die Abwinkelung des Corpus uteri nach vorn so stark, daß eine spitzwinkelige Anteflexio vorliegt.

Bei der **Retroflexio** ist der Gebärmutterkörper gegen die Zervix nach hinten in Richtung der Kreuzbeinhöhle abgewinkelt (Abb. 309). Unter Einbeziehung der Versio befindet sich der Uterus gewöhnlich in Anteversio-Anteflexio, seltener (in ca. 10%) in Retroversio-Retroflexio.

3. Positio uteri (Stellung)

Sie gibt die Stellung des Uterus im Beckenraum, bezogen auf die Führungslinie des kleinen Beckens, an. Der antevertierte, anteflektierte Uterus ist zugleich anteponiert, d.h. insgesamt der Symphyse genähert (Abb. 306 und 308), der retrovertierte, retroflektierte Uterus liegt dagegen i. allg. leicht retroponiert, also der Kreuzbeinhöhle genähert (Abb. 307 und 309). Bei seitlicher Abweichung spricht man von einer Dextro- oder Sinistropositio.

Bezogen auf die Ebenen des kleinen Beckens, reicht der Fundus uteri normalerweise im Erwachsenenalter bis zur Terminalebene. Der äußere Muttermund befindet sich in Höhe der Interspinalebene. Abweichungen nach oben werden als **Elevatio,** ein Tiefertreten des Organs als **Descensus uteri** bezeichnet.

Aufgrund seiner elastischen Halterung ist der Uterus federnd beweglich und vermag sich auch unter physiologischen Bedingungen an wechselnde Raumverhältnisse anzupassen (Füllungszustand der Blase oder des Darmes) und in seine Ausgangslage zurückzukehren.

Abweichungen von den normalen Lagebeziehungen des Uterus sind bis auf wenige Ausnahmen ohne Belang. Die Kennzeichnung der Lagebeziehungen dient v. a. der genauen Befunddokumentation.

Die klinische Bedeutung der Retroflexio uteri

Bei 10% der Frauen besteht eine Retroversioflexio uteri, kurz als Retroflexio uteri bezeichnet. Entscheidend für die Beurteilung dieser Haltungs- und Lageanomalie des Organs ist seine Beweglichkeit oder Fixierung im kleinen Becken.

Retroflexio uteri mobilis

Die Knickung des Uterus kreuzbeinwärts kann *angeboren* oder *erworben* sein und stellt bei *erhaltener Beweglichkeit eine normale Variante* dar. Bei der primären oder genuinen Retroflexio ist davon auszugehen, daß der Uterus in der Kindheit oft retroponiert und auch gelegentlich retrovertiert liegt und erst ab der Pubertät in die Anteversio-Anteflexio übergeht. Unterbleibt die hormonal gesteuerte Ausreifung des Organs, so kann die Retroversioflexio persistieren.

Sekundär entsteht die Retroflexio uteri bei einem *Nachlassen des Beckenstützgewebes,* vornehmlich nach Geburten. In der Menopause kann sich im Zuge der Rückbildung mit Atrophie des Uterus und Verlust der Elastizität der stützenden Strukturen ebenfalls eine Retroversioflexio einstellen.

Symptome

Die *Retroflexio uteri mobilis macht i. allg. keine Symptome und besitzt keinen Krankheitswert.* Gelegentlich werden Druck auf den Darm, Obstipation, Kreuzschmerzen und dysmenorrhoische Beschwerden angegeben.

Diagnose

Bei der Spekulumeinstellung und bei der Palpation fällt auf, daß die Portio vaginalis uteri symphysenwärts gerichtet ist. Das Corpus uteri läßt sich mit Hilfe der rektovaginalen und rektalen Untersuchung dem Verlauf der Zervix folgend im Douglas tasten (Abb. 248 und 309).

Zur Prüfung der Beweglichkeit des retroflektierten Uterus wird bei der vaginalen Untersuchung versucht, das Corpus uteri aus dem Cavum Douglasi nach vorn zu bringen. Dabei drückt die innere Hand die Zervix nach hinten und eleviert dann das Corpus uteri aus dem Douglas-Raum, während die äußere Hand den Fundus uteri von der inneren „übernimmt" und aufrichtet. Wenn dieser Test als schmerzhaft empfunden wird und Abwehrspannung auslöst, ist er, sofern eine Indikation besteht, in Narkose zu wiederholen, damit entschieden wird, ob das Organ beweglich oder fixiert ist.

Therapie

Im allgemeinen bedarf die Retroflexio uteri keiner Behandlung. Vielmehr ist der Patientin klarzumachen, daß es sich um einen belanglosen Befund im Rahmen des Normalen oder – z. B. kurz nach der Entbindung – um eine nur vorübergehende Lageveränderung handelt. Wichtig ist der Hinweis, daß die Retroflexio uteri bis auf wenige Ausnahmen weder eine Empfängnis noch das Austragen einer Schwangerschaft behindert. Der *gravide retroflektierte Uterus* richtet sich i. allg. mit zunehmender Größe im Verlaufe des 2.–3. Schwangerschaftsmonats spontan auf. Befundkontrollen sind jedoch notwendig, da in seltenen Fällen die Aufrichtung unterbleiben kann. Der gravide Uterus füllt dann das kleine Becken aus und preßt gelegentlich die Urethra so fest gegen die Symphyse, daß es zur Harnverhaltung kommt (Retroflexio uteri gravidi incarcerata). In diesen Fällen muß der Uterus unverzüglich in Narkose vorsichtig aus der Beckenhöhle eleviert und aufgerichtet werden.

Eine *Indikation zur Aufrichtung des Uterus* ergibt sich bei Frauen mit einem retroflektierten und zugleich gestauten, vergrößerten Uterus („pelvic congestion syndrome"), wenn infolge venöser Abflußbehinderung stärkere und anhaltende Beschwerden bestehen. In solchen Fällen sind die bimanuelle Aufrichtung des Uterus und die vorübergehende Halterung in der anteflektierten Lage durch ein *Hodge-Pessar* vertretbar. Lassen die Beschwerden innerhalb von ca. 14 Tagen eindeutig nach und klingt gleichzeitig die Stauung ab, so ist die Indikation zur operativen Korrektur gegeben. Die *operative Aufrichtung* des Uterus ist gelegentlich dann zu erwägen, wenn ausschließlich die Retroflexio uteri als Ursache einer Sterilität oder auch häufiger Fehlgeburten nach differentialdiagnostischer Ausschaltung aller übrigen ätiologischen Faktoren in Frage kommt. Keinesfalls sollte man sich in diesen Fällen mit einer Pessarbehandlung aufhalten. Das Prinzip der Aufrichtungsoperation besteht in einer *Verkürzung der Ligg. rotunda,* für die es eine Reihe von Modifikationen gibt.

Retroflexio uteri fixata

Bei der Retroflexio uteri fixata ist die Uterushinterwand meist als Folge entzündlicher Prozesse im kleinen Becken (Salpingo-Oophoritis, Douglas-Abszeß) oder einer Endometriose in die Narbenzüge einbezogen oder direkt mit der Serosa des Rektums verwachsen.

Symptome

Auch die Retroflexio uteri fixata braucht keine Beschwerden auszulösen. Jedoch ist die bei der Retroflexio uteri mobilis genannte Symptomatik bei dem fixierten retroflektierten Organ häufiger und stärker ausgeprägt.

Diagnose

Besteht eine Retroflexio uteri fixata, so läßt sich der Uterus nicht aus dem Douglas-Raum elevieren (Abb. 310). Adnexbefunde, Endometrioherde und Adhäsionen im kleinen Becken ergänzen im Zusammenhang mit anamnestischen Hinweisen die Diagnose.

Therapie

Die symptomfreie Retroflexio uteri fixata bedarf keiner Behandlung.

Bei anhaltenden starken Beschwerden oder im Zuge der Sterilitätsbehandlung ist in Abhängigkeit vom Grundleiden die operative Lösung von Verwachsungen mit Aufrichtung des Uterus gerechtfertigt. Häufig wird der Erfolg jedoch durch erneute Verwachsungen eingeschränkt.

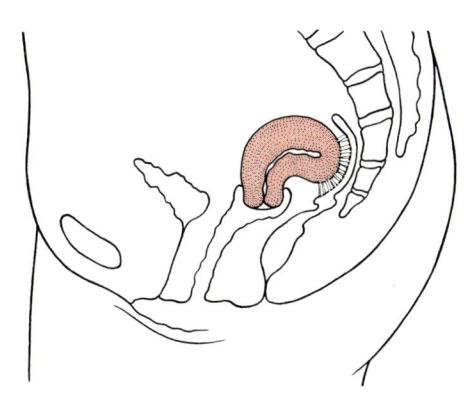

Abb. 310. Retroflexio uteri fixata. Die Uterushinterwand ist durch Narbenzüge im kleinen Becken fixiert

Descensus und Prolapsus uteri et vaginae

Das Tiefertreten des Uterus innerhalb des kleinen Beckens wird als **Descensus uteri** oder Gebärmuttersenkung bezeichnet. Tritt das Organ aus dem kleinen Becken heraus und senkt sich so tief, daß die Portio vaginalis uteri vor der Vulva sichtbar wird, so spricht man von einem **Partialprolaps**. Bei einem **Totalprolaps** findet sich der Uterus in toto vor der Vulva, und es besteht eine totale Umstülpung der Scheide (Abb. 321).

Als **Descensus vaginae** bezeichnet man die Senkung der Scheidenwände. Bei der Befunderhebung wird zwischen dem **Descensus vaginalis anterior** und **posterior** differenziert. Der Deszensus der vorderen Scheidenwand hat meist infolge der engen Beziehungen zur Blase (Septum vesicovaginale) eine Senkung des Blasenbodens zur Folge: es bildet sich eine **Zystozele** (Abb. 318). Der Descensus vaginalis posterior geht mit einer Vorstülpung des Rektums einher, die als **Rektozele** bezeichnet wird (Abb. 320). Die Zystozele tritt infolge der vergleichsweise engeren bindegewebigen Verbindung von Blase und Vagina häufiger und eher auf als die Rektozele, so daß nicht immer beide Formen vergesellschaftet angetroffen werden. Wenn der kaudale Anteil des Douglas-Raumes mit der hinteren Scheidenwand tiefer tritt, spricht man von einer **Douglaso-** oder **Enterozele**.

Für die klinische Betrachtung ist wesentlich, daß der **Descensus uteri und der Deszensus der Scheidenwände kombiniert auftreten und eine nosologische Einheit bilden.** Es bestehen nur graduelle Unterschiede in der Ausprägung und Manifestation. Nur selten wird ein Descensus vaginalis anterior oder posterior ohne Tiefertreten des Uterus beobachtet.

Ätiologie und Pathophysiologie

Bei der Analyse der ätiologischen Faktoren, die zur Genitalsenkung führen, ist von den Funktionsvorrichtungen auszugehen, die den Uterus in seiner Normallage halten. Von diesen fällt dem **Beckenboden,** insbesondere der **Muskelplatte des Levator ani,** die wichtigste Aufgabe bei der Aufrechterhaltung der Statik der Beckenorgane zu (s. S. 19). Der Beckenabschluß ist stetig dem „Streß" des kaudalwärts gerichteten abdominalen Druckes ausgesetzt. Nur durch die Widerstandskraft des Beckenbodens und seine lenkende Funktion wird dieser Streß physiologischerweise kompensiert. Die Adhäsionskraft

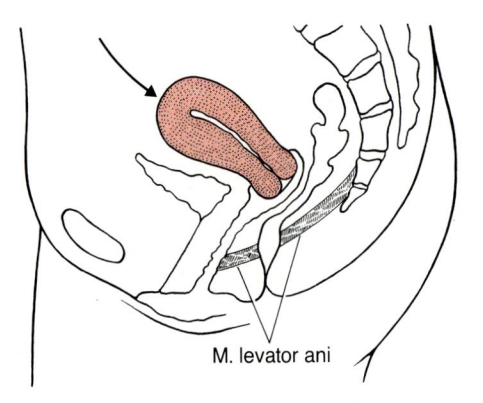

Abb. 311. Wirkung des intraabdominalen Druckes auf den antevertiert-anteflektierten Uterus

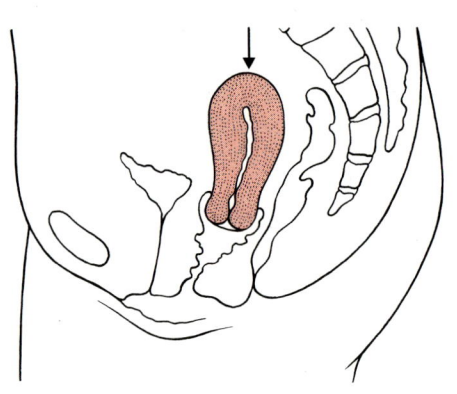

Abb. 312. Wirkung des intraabdominalen Druckes auf den Uterus in Mittelstellung

der Eingeweide untereinander, die Stellung und Beweglichkeit des Zwerchfelles, das normalerweise eine Sogwirkung ausübt, sowie die Bauchdeckenmuskulatur sind auch für die Statik der Genitalorgane von Bedeutung. Eine Änderung dieser Druckverhältnisse, wie sie z. B. bei **Insuffizienz der Bauchdecken mit Rektusdiastase, Hängeleib** und **Enteroptose** vorliegt, kann bei gleichzeitiger Insuffizienz des Beckenbodens eine Genitalsenkung zur Folge haben. Umgekehrt zieht ein *defekter Beckenboden* notwendigerweise eine Änderung der intraabdominalen Druckverhältnisse nach sich; läßt seine Halterung nach, so lastet der Eingeweideblock mit seinem unteren Pol auf dem defekten Beckenboden und preßt die Genitalorgane durch den Hiatus genitalis hindurch tiefer. Dadurch kommt es zur **Dekompensation, die klinisch als Deszensus oder Prolaps mit Streßinkontinenz in Erscheinung tritt.**

Lageveränderungen des Uterus können den Dekompensationsvorgang verstärken. Der antevertiert-anteflektierte Uterus liegt außerhalb der Führungslinie nach vorn geneigt. Auch bei starker Erhöhung des Bauchinnendruckes wird der Uterus daher meist nicht durch den Levatorspalt, sondern nur gegen die Levatorplatte gepreßt (Abb. 311). Dasselbe ist der Fall bei dem anteponierten, gestreckten Uterus. Wenn sich jedoch der Uterus in Mittelstellung und damit über dem Hiatus genitalis befindet, kann ihn eine ständige Erhöhung des intraabdominalen Druckes, z. B. infolge schwerer körperlicher Arbeit, durch den Levatorspalt pressen und zu einem Deszensus oder Prolapsus führen (Abb. 312). Aufgrund dessen wird verständlich, daß bei dem Descensus uteri der Uterus meistens in Mittelstellung getastet wird. Gleichermaßen ungünstig wirken sich die Retropositio und die Retroflexio uteri aus. Zwar wird bei Erhöhung des intraabdominalen Druckes das Corpus uteri zunächst gegen die Levatorplatte gedrückt, aber die Cervix uteri liegt „deszensusbereit" innerhalb der Bruchpforte. Entscheidend ist die Weite des Levatorspaltes im Verhältnis zur Größe des Uterus. Solange das Corpus uteri nicht durch den Levatorspalt hindurchtreten kann, aber bereits ein Deszensus der Scheidenwände mit Zysto- und Rektozele besteht, ist die Zervix dem Druck von oben und dem Zug der deszendierten Partien ausgesetzt. Kommt es zusätzlich zur Gefäßstauung durch Zug an den gefäßführenden Ligg. cardinalia, so entwickelt sich eine Ausziehung und Hypertrophie der Zervix mit einer erheblichen Bindegewebezunahme der Portio vaginalis, die sog. *Elongatio colli uteri* (Abb. 313). Sie kann über lange Zeit die einzige pathologische Veränderung bleiben, aber bereits einen ersten Hinweis auf die Insuffizienz liefern. Sie wird vom Ungeübten leicht mit einem Partialprolaps verwechselt.

Die Insuffizienz der haltenden Strukturen kann **konstitutionell** bedingt oder *sekundär erworben* sein. Meist dürfte es sich um eine Kombination von primärer Bindegewebe- und Muskelschwäche und sekundären Belastungsmomenten handeln. Vorwiegend konstitutionell bedingt ist der Deszensus oder Prolaps bei Nulliparae, bei denen sich die allgemeine Bindegewebe- und Muskelinsuffizienz auch auf die Beckenbodenmuskulatur erstreckt. Bei der meist vorhandenen Enteroptose kann die intraabdominale Druckerhöhung nicht mehr abgefangen werden und führt zur Erweiterung des Hiatus genitalis mit allen Konsequenzen. Verstärkend wirken sich als weitere ätiologische Faktoren *Übergewicht* und *körperliche Überbelastung* aus.

Die Hauptursache der Genitalsenkung bildet jedoch die durch **Geburten bedingte Beckenbodeninsuffizienz**. Der Beckenboden wird v. a. in seinem medianen Anteil bei der Passage des kindlichen Kopfes unter der Geburt maximal belastet (s. S. 212).

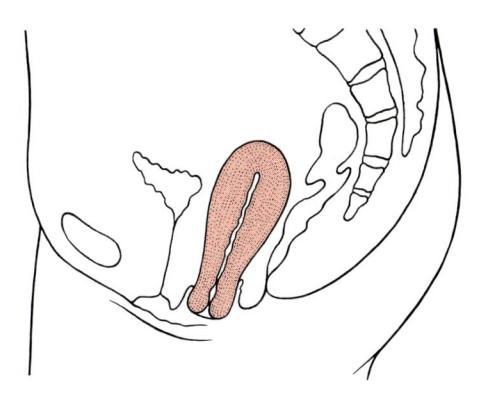

Abb. 313. Elongatio colli bei Descensus uteri

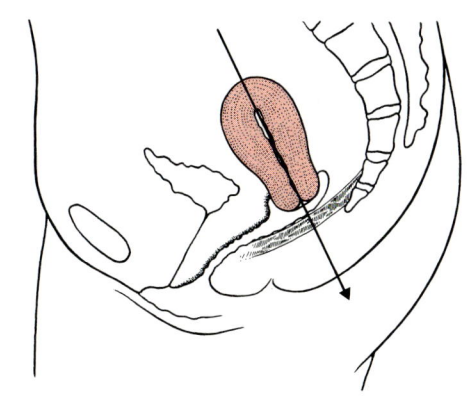

Abb. 314. Verdickung der Scheidenwand als Klappenmechanismus. (Nach Porges)

Die erforderliche Dehnung führt zu vielfachen kleinsten Rupturen oder zu ausgedehnten Einrissen in den medianen Levatorabschnitten, seltener zu Abrissen an den Insertionsstellen des knöchernen Beckens. Nach bindegewebiger Vernarbung der Läsionen bleibt ein graduell unterschiedlicher Funktionsverlust zurück. *Eine leichtere geburtstraumatisch bedingte Funktionseinbuße des Levatormuskels wird i. allg. kompensiert.* Durch eine Bindegewebezunahme der vorderen Scheidenwand bis zu 1 cm Dicke bildet sich eine Art **Klappenmechanismus** aus: Die derbe vordere Scheidenwand überlagert z. T. den Levatorspalt und verhindert auf diese Weise ein Deszendieren des Uterus, namentlich dann, wenn er antevertiert bzw. antevertiert-anteflektiert liegt (Abb. 314). Der Uterus deszendiert erst, wenn dieser kompensatorische Mechanismus versagt. Berücksichtigt man ferner die Tatsache, daß die **Schwangerschaft** eine Belastung der Bauchdecken und des uterinen Bandapparates bedeutet, so wird klar, daß mangelnde Rückbildung und ein Elastizitätsverlust dieser Strukturen weitere prädisponierende Faktoren für die Genitalsenkung darstellen. Jede weitere Schwangerschaft und Geburt haben weiteren Funktionsverlust und Einbuße der Kompensationsmöglichkeiten zur Folge. So sind Multiparae am häufigsten betroffen. Der Deszensus wird gewöhnlich erst Jahre nach der letzten Geburt manifest, wenn die *hormonale Stimulation der Genitalstrukturen entfällt und ihre Elastizität nachläßt.* Ein Totalprolaps tritt vorwiegend bei Frauen im Senium auf, wenn der Uterus atrophisch geworden ist und infolge des Elastizitätsverlustes und der regressiven Veränderungen des Beckenbodens leicht durch den schlaff erweiterten Hiatus genitalis hindurchtreten kann (Abb. 321).

Klinik

Symptome

Bei allen Frauen, die geboren haben, besteht eine vermehrte Nachgiebigkeit der stützenden Strukturen, die keine Beschwerden verursacht und als physiologisch anzusehen ist. Bei dem *manifesten Descensus uteri et vaginae* steht im Vordergrund der Beschwerden ein *ständiges Senkungsgefühl* (Druckgefühl nach unten in der Scheide), das in Abhängigkeit vom Grad des Deszensus und der individuellen Beachtung und Empfindlichkeit der Patientin unterschiedlich lästig empfunden wird. Der Prolaps wird durch das Gefühl des „Vorfalles" und die Behinderung beim Sitzen und Gehen bald unerträglich. Hinzu treten *tief in der Kreuzbeingegend und im Unterbauch lokalisierte Schmerzen,* die nur in Ruhelage nachlassen. Die deszendierten Scheidenwände und der infolgedessen klaffende Introitus vaginae haben, namentlich bei Frauen in der Postmenopause, eine *Störung der Scheidenbiologie mit Kolpitis* zur Folge. So wird häufig über vermehrten gelblichen oder sanguinolenten Fluor und Brennen oder Jukken der Vulva geklagt. Die *Defäkation* kann bei Vorhandensein einer Rektozele erschwert sein und eine Obstipation vortäuschen.

Das *Leitsymptom bilden Blasenbeschwerden,* über die von ca. 70% der Frauen mit Deszensus geklagt wird. Im Vordergrund steht der *unwillkürliche Urinabgang* bei Erhöhung des Bauchinnendruckes z. B. durch Lachen, Niesen, Husten oder beim Abwärtsgehen. Diese *Harninkontinenz* – genannt *Streß-* oder *Belastungs-* oder *Verschlußinkontinenz* – wird in 3 Schweregrade unterteilt (s. S. 638).

Als Frühsymptom einer Zystozele kann auch ein zu häufiges Wasserlassen – *Pollakisurie* – bestehen. Diese Pollakisurie ist von dem unabhängig vom

Füllungszustand der Blase mit Tenesmen verbundenen ständigen Harndrang (Urge-Inkontinenz), wie er z. B. bei Steinleiden und bei der psychogenen Reizblase vorkommt, zu unterscheiden. Der Totalprolaps kann dagegen zeitweilig zur **Harnverhaltung** führen. Oft ist die Entleerung nur möglich, wenn die Patientin den Uterus zurückschiebt.

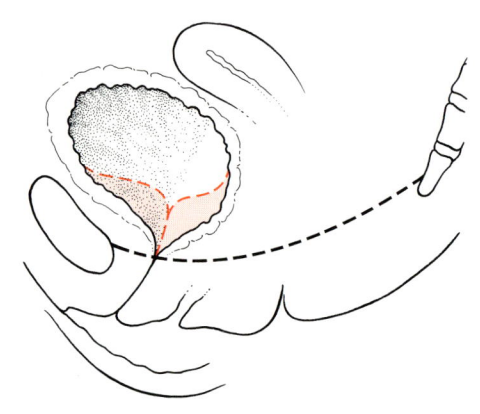

Abb. 315. Verlagerung des Blasenhalses aus dem intraabdominellen Druckbereich und Trichterbildung *(rot)* als Ursache der Streßinkontinenz der Frau. (Nach Nichols u. Randall 1976). - - - Schematischer Verlauf des Beckenbodens als Abschluß des intraabdominellen Druckbereiches - - - Normale Lage des Blasenhalses im intraabdominellen Druckbereich

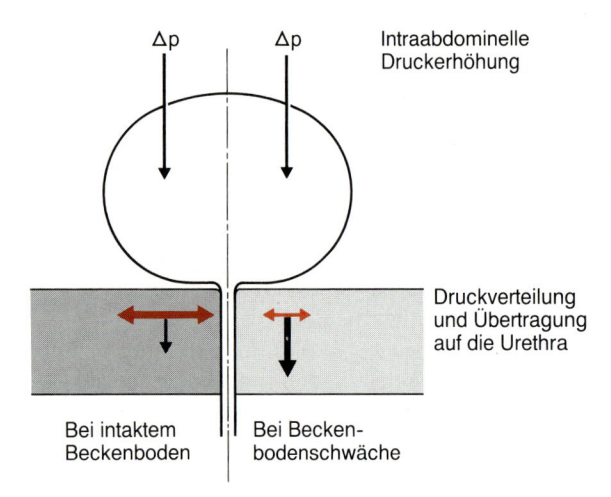

Abb. 316. Dynamische Drucktransmission auf die Urethra unter Streßbedingungen. Bei intaktem Beckenboden erfolgt während einer intraabdominellen Druckerhöhung eine gleichzeitige urethrale Druckerhöhung (horizontaler Vektor = *rot*). Liegt eine Beckenbodenschwäche vor, so überwiegt der vertikale Vektor *(schwarz)*; es resultiert eine reduzierte Drucktransmission auf die Urethra. (Nach Graber 1973)

Pathophysiologie der Harninkontinenz bei Deszensus

Beim Verschluß und bei der Öffnung der Harnblase wirken Blase und Harnröhre zusammen; ihre Strukturen gehen ohne Grenze ineinander über und bilden einen mehrfach gesicherten funktionellen Verschluß. Ein reiner Sphinktermechanismus existiert nicht. Die Aufgaben des sog. M. sphincter vesicae internus (Lissosphincter) und des M. sphincter urethrae (Rhabdosphinkter) sind nur im Zusammenwirken des gesamten Verschlußsystems zu sehen.

Von funktioneller Bedeutung für den regelrechten Harnblasenverschluß sind:

- die in die Blase einstrahlende und die gesamte Zirkumferenz zwischen Corpus und Fundus vesicae umfassende Fascia endopelvina,
- die Befestigung des Blasenhalses und seiner Umgebung – v. a. an der Symphyse – mit Hilfe mehrerer Ligamente, insbesondere des Lig. pubovesicale; dadurch wird die Lage des Harnblasen-Harnröhren-Übergangs innerhalb des intraabdominellen Druckbereiches garantiert (Abb. 315),
- höherer Druck in der Harnröhre als in der Harnblase – auch bei intraabdominaler Drucksteigerung,
- intakter Beckenboden; dadurch wird während der intraabdominellen Druckerhöhung eine gleichzeitige urethrale Druckerhöhung bewirkt (Abb. 316),
- die Venenplexus der Urethra,
- die Einwirkung der Sexualhormone,
- eine ungestörte nervale Funktion.

Die Entleerung der Harnblase – die Miktion – erfolgt durch Kontraktion des M. detrusor vesicae, die eine trichterförmige Erweiterung des Blasenhalses zur Folge hat. Dabei weichen die Schenkel des zum Detrusorsystem gehörenden Lissosphinkters auseinander. Gleichzeitig erschlafft der aus quergestreifter Muskulatur bestehende Rhabdosphinkter.

Bei einem **Descensus uteri et vaginae mit Streßinkontinenz** liegt der Übergang zwischen Blase und Harnröhre außerhalb des intraabdominellen Druckbereiches = **vertikaler Descensus vesicae** (Abb. 315 und 317). Dadurch wird der intraperitoneal aufgetretene Druck nicht mehr gleichzeitig auf Harnblase und proximale Urethra übertragen, sondern trifft zuerst auf die Blase und erst dann – zeitlich verzögert und abgeschwächt – auf die proximale Urethra. **Der Blasendruck liegt damit höher als der maximale Urethraverschlußdruck.** Zudem ist die Abgangsstelle der Urethra, der Blasenhals, ständig in

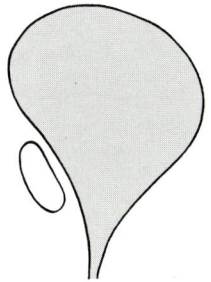

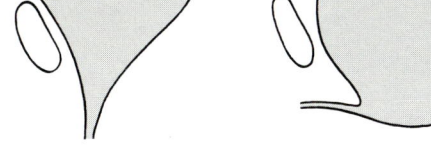

50 Lageveränderungen des Genitales

Abb. 317. Schematische Darstellung des vertikalen und rotatorischen Descensus vesicae als Ursache der Streßinkontinenz bei Senkung des Genitales. (Nach Jonas et al. 1980)

Form eines halben Trichters geöffnet, ohne daß der M. detrusor in Funktion tritt (Abb. 317). Die Patientin befindet sich somit ständig im 1. Stadium der Miktion, und jede intraabdominale Druckerhöhung, z. B. beim Husten oder Lachen, hat einen unwillkürlichen Urinabgang zur Folge (Streß- oder Belastungsinkontinenz, s. S. 637).

Infolge einer Schwäche der pubovesikalen Bandverbindung kann es auch zu einer Verlagerung von Blasenhals und Urethra nach hinten unten kommen = *rotatorischer Descensus vesicae* (Abb. 317). Meist liegen ein vertikaler und rotatorischer Descensus vesicae kombiniert vor.

Diagnose

Die charakteristischen Beschwerden der Patientinnen mit Deszensus oder Prolaps lassen meistens schon bei der Erhebung der Anamnese und bei gezielten Rückfragen die Verdachtsdiagnose stellen.

Handelt es sich um einen Deszensus, so fallen bei der Inspektion die **klaffende Vulva** und der **niedrige, oft narbige Damm** auf. Läßt man die Patientin auf dem Untersuchungsstuhl pressen, so werden zunächst der Harnröhrenwulst und je nach Ausdehnung des Deszensus **Teile der vorderen und hinteren Scheidenwand** sichtbar (Abb. 318). Wird der Damm mit 2 oder 3 Fingern der untersuchenden Hand nach hinten gedrückt, so deutet ein geringer Widerstand auf die Nachgiebigkeit des Beckenbodens hin (Abb. 319). Die Kontraktionsfähigkeit der medialen Anteile des M. levator ani bzw. die Weite des Hiatus genitalis kann man prüfen, wenn man die Patientin während der Austastung auffordert, den Beckenboden zusammenzuziehen („wie nach dem Stuhlgang"). Das volle Ausmaß der Scheidensenkung wird bei abwechselndem Einlegen des vorderen und hinteren Spekulumblattes und Wiederholung des Preßversuches sichtbar. Meist tritt die Portio va-

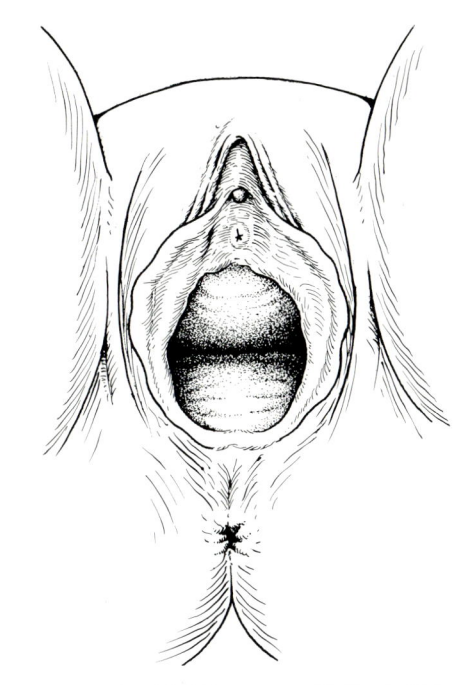

Abb. 318. Inspektionsbefund bei Deszensus: klaffende Vulva, Vorwölbung der vorderen und hinteren Scheidenwand

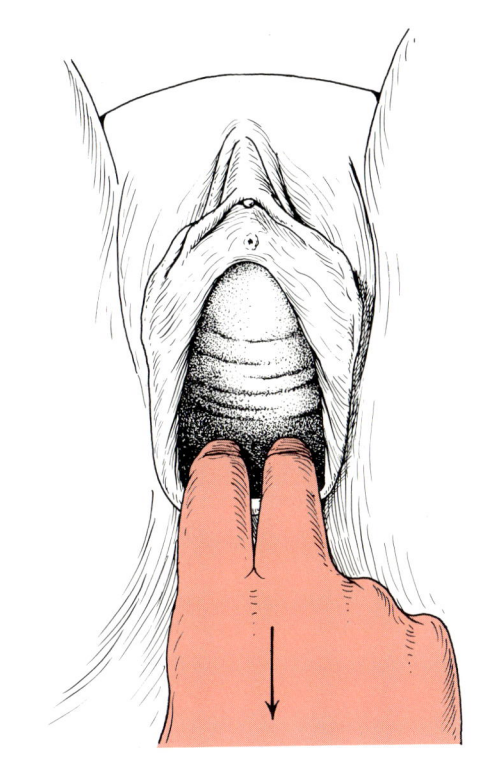

Abb. 319. Prüfung der Nachgiebigkeit des Beckenbodens durch Druck auf den Damm

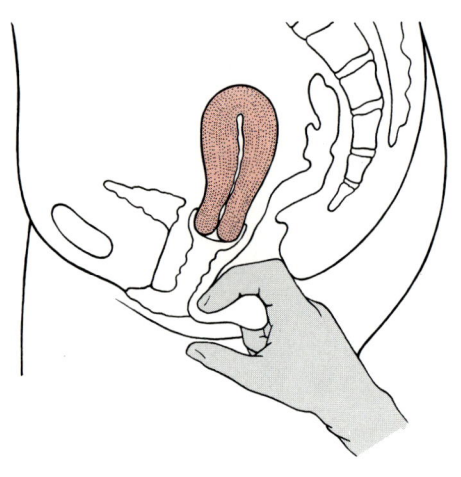

Abb. 320. Nachweis der Rektozele bei der rektalen Untersuchung: Mit dem in das Rektum eingeführten Finger läßt sich das Ausmaß der Rektozele prüfen

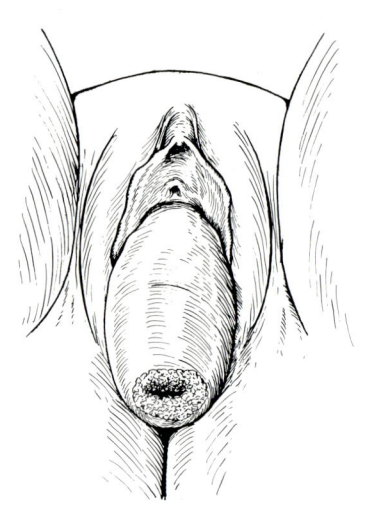

Abb. 321. Totalprolaps des Uterus mit Umstülpung der Scheidenwände und einem Berstungsulkus an der Portio

ginalis uteri dabei tiefer, und man erkennt ihre Hypertrophie und die *Elongatio colli.* Häufig besteht ein mechanisch bedingtes Ektropium der Zervixschleimhaut. Das Ausmaß einer Rektozele wird mittels der rektalen Untersuchung festgestellt. Die Vorderwand des Rektums läßt sich mit dem rektal eingeführten Finger in wechselnder Ausdehnung mitsamt der Vaginalwand vorstülpen (Abb. 320). Die *Douglasozele* ist am besten mit Hilfe der rektovaginalen Untersuchung zu tasten. Die Darmschlingen wölben bei Erhöhung des intraabdominalen Druckes (Aufforderung zum Pressen oder Husten) das obere Drittel der Scheidenhinterwand ruckartig vor.

Besteht ein *partieller* Prolaps des Uterus, so ist die **Portio vaginalis uteri schon bei Beginn der Untersuchung in der Vulva sichtbar;** bei einem Totalprolaps des Uterus (Abb. 321) kann das **gesamte Organ vor der Vulva** umgriffen werden. Die vorgestülpten Vaginalwände sind derb und pachydermisch verändert. Häufig besteht an der Ektozervix ein ausgedehntes *Druck-* oder *Berstungsulkus* mit blutiger Absonderung (Abb. 321). Derartige ulzerierende Prozesse müssen zum Ausschluß prämaligner oder karzinomatöser Veränderungen zyto- und histomorphologisch abgeklärt werden.

Die *Harninkontinenz* fällt oft schon während der gynäkologischen Untersuchung dadurch auf, daß es bei Betätigung der Bauchpresse zu **unwillkürlichem Urinabgang** kommt.

Für die Objektivierung der unterschiedlichen Grade der Harninkontinenz im Hinblick auf das therapeutische Vorgehen stehen eine Reihe von Prüfmethoden zur Verfügung. Die einfachste ist der Marshall-Bonney-Test *(Blasenhalselevationstest):*

Hebt man mit dem untersuchenden Finger vom vorderen Scheidengewölbe aus den Blasenhals an, ohne die Urethra zu komprimieren, so wird der urethrovesikale Winkel auf sein ursprüngliches Maß verkleinert und die proximale Urethra der Symphyse genähert. Selbst bei gefüllter Blase und Erhöhung des intraabdominalen Druckes geht bei einer Streßinkontinenz während des Versuches kein Urin ab, wohl aber nach Zurückziehen des Fingers und erneutem Pressen. Die Beurteilung des hinteren vesikourethralen Winkels und des Neigungswinkels der Urethra zur Körperachse erfolgt röntgenologisch mit Hilfe der **Urethrozystographie** (s. S. 639). Durch die simultane **Urethrozystotonometrie** wird eine Streßinkontinenz objektiviert und v. a. auch die Folge einer neurogenen Blasenstörung in Form von nicht hemmbaren Detrusorkontraktionen mit Urinabgang ausgeschlossen. Die Diagnostik wird durch den Nachweis oder Ausschluß der häufig vorkommenden Harnwegsinfektion ergänzt (s. S. 642).

Therapie

Der Deszensus ist dann behandlungsbedürftig, wenn er Beschwerden bereitet. Leichtere Fälle können durch konsequente Beckenbodengymnastik gebessert und am Fortschreiten gehindert werden. Der Prolaps verlangt umgehend therapeutische Maßnahmen. Der operativen Behandlung ist – abgesehen von wenigen Ausnahmen mit zu hohem Operationsrisiko – der Vorzug zu geben. Es stehen vaginale und abdominale Operationsmethoden zur Verfügung, die der Ausdehnung der Senkung, der vorherrschenden Symptomatik, dem Ergebnis der urodynamischen Untersuchung (s. S. 639), dem Alter und dem Allgemeinzustand der Patientin entsprechend ausgewählt und angewendet werden. *Das Prinzip der operativen Verfahren besteht in der Wiederherstellung der tragenden Strukturen und der Blasenkontinenz.* Wird der *vaginale Weg* gewählt, so beginnt die Operation in der Regel mit der vaginalen Hysterektomie. Es folgt die **Diaphragmaplastik** als kausale Therapie zur Wiederherstellung des *Diaphragma urogenitale.* Dazu werden nach Versenken der Zystozele die Blasenpfeiler, die Blasenfaszie und das Diaphragma urogenitale gerafft. Das operative Vorgehen dient der Anhebung des Blasenhalses und seiner Rückverlagerung in den intraabdominalen Druckbereich. Es wird also der für die Blasenverschlußfunktion notwendige frühere Zustand wiederhergestellt. Die Korrektur der deszendierten vorderen Scheidenwand erfolgt durch die Kolporrhaphia anterior.

Durch den Übergang der Faszien bilden das Diaphragma urogenitale und das Diaphragma pelvis eine funktionelle Einheit. Stets werden beide Anteile gerafft. Dazu werden die Rektumpfeiler medial vereinigt, so daß die Rektozele hinter ihnen verschwindet. Die präanalen Levatornähte verengen den **Levatorspalt** – den *Hiatus genitalis* – und tragen zur Straffung des Diaphragma pelvis bei (Levatorplastik). Die **Rekonstruktion des *Centrum tendineum* und des *Dammes*** unterstützen die Tragfähigkeit des Beckenbodens; die Korrektur des Deszensus der hinteren Scheidenwand erfolgt durch die Kolporrhaphia posterior (Kolpoperineoplastik).

Nur selten muß man sich bei allgemeiner Inoperabilität auf den Verschluß der Scheide (*Kolpokleisis*) beschränken mit dem Nachteil, daß ein später auftretendes Korpus- oder Zervixkarzinom der rechtzeitigen Erkennung entgehen kann.

Handelt es sich um einen vertikalen Descensus vesicae (s. S. 632) ohne größere Zystozele, so kommt bei positiver Bonney-Probe das *abdominelle Verfahren* der *Urethrovesikosuspension* in Frage (modifizierte Marshall-Marchetti-Krantz-Operation). Dabei wird nach Exstirpation des Uterus die Scheidenfaszie beiderseits an dem Lig. pectineum (Cooper-Band) oder an der Fascia obturatoria fixiert. Besteht gleichzeitig eine Streßinkontinenz, so wird mit diesem suprapubischen Verfahren am zuverlässigsten die notwendige Anhebung des Blasenhalses in den intraabdominalen Druckbereich erzielt (s. oben und Abb. 315).

Bei *Rezidiven mit Harninkontinenz* richtet sich das operative Vorgehen nach dem Ergebnis der urodynamischen Abklärung. Vorwiegend werden *Suspensionsverfahren* (s. oben) oder eine sog. *Schlingenoperation* angewendet. Diese Methode kommt auch als zusätzliches Verfahren zur Diaphragmaplastik in Frage, wenn diese allein keine ausreichende Anhebung des Blasenhalses gewährleistet, weiterhin bei schwerer Harninkontinenz oder bei erhöhter Rezidivgefahr als Folge einer starken Bindegewebeschwäche. Dabei plaziert man zur Suspension des urethrovesikalen Bereiches einen Faszienstreifen oder ein lyophilisiertes Duraband unterhalb des freigelegten Blasenhalses, nachdem man beiderseits direkt hinter dem Schambein einen Kanal bis zur Bauchdeckenfaszie präpariert hat, leitet die Enden des Bandes hindurch und fixiert sie an der Bauchwandaponeurose.

Pessarbehandlung: Die Einlage eines Ring- oder Schalenpessars ist nur ein *Notbehelf* und allenfalls bei Frauen im hohen Alter indiziert, wenn das chirurgische Risiko zu groß ist. Die Pessare haben die Aufgabe, den Levatorspalt zu überbrücken und dadurch den Durchtritt des Uterus zu verhindern. Sie müssen den Rändern der Levatorschenkel aufliegen. Alle 6–8 Wochen muß das Pessar gereinigt, die gynäkologische Kontrolluntersuchung durchgeführt und die Vagina mit bakteriostatischen und östrogenhaltigen Salben behandelt werden. Dennoch lassen sich Infektionen und Druckulzera nicht immer vermeiden.

Prävention

Ausgehend von den ätiologischen und begünstigenden Faktoren sind eine Reihe von *präventiven Maßnahmen* zu nennen, die die Frequenz des Deszensus verringern und stärkere Grade der Manifestation verhindern können. Die *Schwangerengymnastik* trägt nicht unwesentlich zur Erhaltung der Muskel- und Bindegewebefunktion bei. Entscheidend sind jedoch im Zuge der *Geburtsleitung* v. a. die Vermeidung einer zu langen Austreibungsperiode mit starker Dehnung des Beckenbodens und das rechtzeitige Anlegen einer Episiotomie. Besondere Beachtung ist der ausreichenden Rückbildung im Wochenbett, unterstützt durch *Wochenbettgymnastik* zur Stärkung der Bauchdecken- und Beckenbodenmuskulatur, zu widmen. Die Genitalsenkung wird gehäuft bei Multiparae mit rascher Geburtenfolge und schwer arbeitenden Frauen beobachtet, die bereits vor Abschluß der puerperalen Rückbildungsvorgänge wieder körperlichen Belastungen in Haushalt und Betrieb (z. B. Landwirtschaft) ausgesetzt sind.

51 Gynäkologische Urologie

Gynäkologische Krankheitsbilder wie Fehlbildungen, Entzündungen, Lageveränderungen und Tumoren gehen häufig mit pathologischen Veränderungen und Funktionsstörungen des Harnwegsystems einher. Aufgrund der engen anatomischen Beziehungen wird nicht selten der Harntrakt zum Ausgangspunkt postoperativer und radiogener Komplikationen. Die urologische Diagnostik ist daher für eine Reihe von gynäkologischen Erkrankungen obligatorisch in den Untersuchungsgang einzubauen, insgesamt großzügig zu handhaben und muß in den Grundzügen bekannt sein.

Fehlbildungen

Angeborene Fehlbildungen der Genitalorgane treten häufig kombiniert mit - i. allg. symptomlosen - Anomalien des Harntraktes auf (s. S. 534). Die urologische Untersuchung gehört daher zum festen Bestandteil der gynäkologischen Diagnostik kongenitaler Anomalien (s. S. 536).

Die *Aplasie einer Niere* (Solitärniere) wird mit oder ohne Mißbildungen der Genitalorgane bei 1-2% der Frauen mit urologischen Leiden beobachtet. Die Häufigkeit von *Fehlbildungen der Nierenbecken und Harnleiter* beträgt in der gleichen Gruppe von Patientinnen 3-4%. Meist handelt es sich um *Doppelbildungen* eines, seltener beider *Harnleiter.* Der überzählige Ureter kann ektopisch, also extravesikal, in die Vagina, selten einmal auch in die Vulva oder Urethra einmünden und Ursache eines unwillkürlichen Urinabgangs („Harnträufeln") bei regelmäßiger Blasenentleerung sein. Die Diagnose wird mit Hilfe der röntgenologischen Harnwegsdiagnostik gestellt. Die Therapie besteht bei einseitiger Anomalie mit ektopischer Mündung in der Exstirpation des Ureters einschließlich der meist ohnehin insuffizienten Niere. Bei doppelseitiger ektopischer Uretermündung muß der Versuch einer operativ-plastischen Korrektur mit Einleitung der Harnleiter in die Blase unternommen werden.

Relativ häufig ist die *Dystopie einer Niere.* Die sog. *Beckenniere* liegt *retroperitoneal* im Beckeneingang oder in der Beckenhöhle und kann einen gynäkologischen Tumor vortäuschen (Abb. 322).

Hypospadie und *Epispadie* kommen gelegentlich bei *Intersexualität* vor. Die Urethra wird dann anläßlich der operativen Korrektur des Genitales durch Lappenplastik geformt.

Eine seltene Hemmungsmißbildung ist die *Blasenekstrophie.* Der ventrale Schluß der Blase ist unterblieben, die Blasenschleimhaut und die Uretermündungen liegen offen zutage. Zusätzlich besteht ein Spaltbecken. In diesen Fällen wird versucht, den Urin durch Einnähen des Trigonum vesicae in das Colon sigmoideum (Maydl-Operation) abzuleiten und den Defekt zu schließen.

Kompression und Verdrängung der Ureteren bei gynäkologischen Erkrankungen

Bei *gutartigen gynäkologischen* Prozessen, z. B. bei großen intraligamentär entwickelten Tumoren, einer Parametritis oder endometrioiden Herden stellen Ureterkompression und -stenose eine zwar seltene, aber bedrohliche Komplikation dar. Bei den *bösartigen Genitaltumoren,* insbesondere dem Zervixkarzinom, gehören die Ureterkompression und -stenosierung zu den *häufigsten und schwerwiegendsten Komplikationen* (s. S. 691). Nach *vaginalen* oder *abdominalen Radikaloperationen* kann die Narbenschrumpfung des parametranen Gewebes zur Abknickung, Stenosierung und schließlich Obliteration des Ureters führen. In den inoperablen, fortgeschrittenen Erkrankungsstadien wird der Ureter entweder in die parametranen *Karzinominfiltrationen* (oder höher sitzende Lymphknotenmetastasen) oder aber nach erfolgreicher *Strahlenbehandlung* in die narbig indurierten Parametrien „eingemauert". Die Abflußbehinderung hat Harnstauung, Hydronephrose und schließlich völligen Funktionsverlust der Niere zur Folge („stumme Niere"). Vollzieht sich dieser Prozeß doppelseitig, so kommt es unaus-

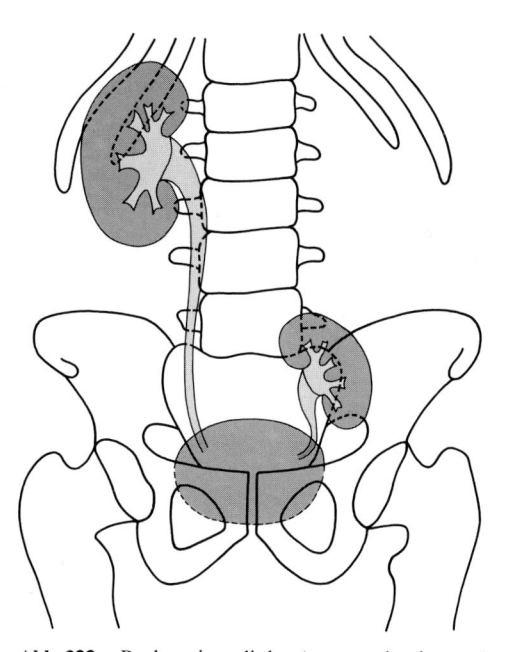

Abb. 322. Beckenniere links (gez. nach einem Röntgenogramm)

weichlich zur *Urämie. Nierenversagen mit Urämie nach Harnleiterverschluß ist die Todesursache bei etwa 30% aller Patientinnen mit einem Zervixkarzinom.* Selbst nach Ausheilung des Karzinoms sterben 10-15% der Patientinnen an urologischen Komplikationen. Bei Ureterstenose infolge radiogener Induration der Parametrien kann die operative Behandlung lebensrettend wirken, wenn die Kranken rezidivfrei und die Nieren noch funktionstüchtig sind. Nach Freilegen der Ureteren werden ihre Enden in die Harnblase reimplantiert (Boari-Plastik). Ist die Zugspannung zu groß, so kommt die Implantation beider Ureteren in eine ausgeschaltete Ileumschlinge als sog. Ileumblase (Bricker-Blase) oder in den Dickdarm (Kolonconduit) in Frage. Es kann erforderlich sein, vor diesem großen Eingriff zunächst eine supravesikale Harnableitung durch perkutane Nephropyelostomie unter Ultraschallkontrolle anzulegen und erst nach Besserung des Allgemeinzustandes die plastische Operation vorzunehmen.

Harninkontinenz

Definition und Klassifizierung

Als Harninkontinenz (Incontinentia urinae) wird ein unwillkürlicher Urinabgang bezeichnet. Nach internationaler Übereinkunft gilt folgende Klassifizierung:

Streßinkontinenz:
unwillkürlicher Urinabgang als Folge einer Insuffizienz des Harnblasenverschlusses,
Urge-Inkontinenz:
unwillkürlicher Urinabgang bei starkem Harndrang infolge

- ungehemmter Detrusorkontraktionen (motorisch),
- fehlender Detrusorkontraktionen (sensorisch),

Reflexinkontinenz:
unwillkürlicher Urinabgang bei abnormer spinaler Reflexaktivität des M. detrusor,
Überlaufinkontinenz:
unwillkürlicher Urinabgang als Folge einer passiven Überdehnung der Blasenwand ohne Detrusorkontraktionen,
extraurethrale Inkontinenz:
unwillkürlicher Urinabgang durch angeborene oder erworbene abnorme Öffnungen des Harnwegsystems (Mißbildungen, Fisteln).

Ätiologie und Häufigkeit der einzelnen Inkontinenzformen

Streßinkontinenz

Bei einer *Streßinkontinenz (= Belastungs-* oder *Verschlußinkontinenz)* liegt der Blaseninnendruck über dem Harnröhrenverschlußdruck. Ursachen dieser *urethral bedingten Verschlußinsuffizienz* sind:

- am häufigsten (in 70-80%) eine Insuffizienz des Beckenbodens mit nachfolgender Uterus-Scheiden-Senkung (s. S. 631),
- eine konstitutionell bedingte Bindegewebe- und Muskelschwäche,
- periurethrale Narben – insbesondere nach Operationen und Geburten,
- Turgorverlust der Harnröhre, v. a. in der Menopause nach Ausfall der Hormonproduktion,
- Veränderungen der intraabdominalen Druckverhältnisse (Gravidität, Tumoren, Adipositas, Enteroptose).

Das Nachlassen des urethralen Verschlußmechanismus beruht meistens auf dem Descensus urogenitalis. Als Folge einer insuffizienten Beckenbodenmuskulatur kann dann eine intraabdominale Druckerhöhung nicht mehr in ausreichendem Maße auf die Urethra übertragen werden (reduzierte Drucktransmission) (s. S. 632 und Abb. 316). Das Überwiegen des intravesikalen Druckes führt zur Verschlußinkontinenz.

Man kann davon ausgehen, daß annähernd 50% der Frauen, wenn auch nur vorübergehend, an einer Inkontinenz im Sinne einer Streßinkontinenz leiden; 10-20% von ihnen sind behandlungsbedürftig. Bezogen auf alle Patientinnen mit Inkontinenz der einzelnen Formen, besteht nach den Ergebnissen der speziellen urodynamischen Diagnostik in 50-60% eine reine Streß- bzw. Verschlußinkontinenz und in 20-30% eine Urge-Inkontinenz.

Mischformen von Streß- und Urge-Inkontinenz oder Überlaufblase finden sich in 15-20%.

Dranginkontinenz (Urge-Inkontinenz)

Die durch einen unwiderstehlichen und gehäuften Harndrang gekennzeichnete Drang- oder Urge-Inkontinenz ist im Gegensatz zur Streßinkontinenz *vesikal* bedingt und beruht in der Mehrzahl der Fälle auf einer Detrusorhyperreflexie bzw. Detrusordyssynergie mit oder ohne Blasenhypertonie. Die urethrovesikalen Lagebeziehungen und die umgebenden pelvinen Halterungsstrukturen sind bei der reinen Form intakt. In diesen Komplex gehört auch die sog. Reizblase.

Als Ursachen kommen in Betracht:

- akute und chronische Entzündungen der Harnblase und Harnröhre,
- radiogene Zystitis, Schrumpfblase,
- Blasen- oder Urethrasteine,
- Fremdkörper in der Harnblase,
- Tumoren im kleinen Becken mit Druck- und Verdrängungserscheinungen im Blasen-Harnröhren-Bereich,
- schwangerschaftsbedingte Veränderungen,
- urologische Innervationsstörungen,
- psychosomatische Störungen.

Der Komplex der Urge-Inkontinenz ist mit ca. 20–30% (motorisch und sensorisch zusammengenommen) an der Gesamtfrequenz der Blasenentleerungsstörungen beteiligt.

Reflexinkontinenz (Überlaufinkontinenz)

Diese Formen treten überwiegend bei neurologischen und bestimmten internistischen Erkrankungen auf (multiple Sklerose, Lues, Nucleus-pulposus-Hernie, Spina bifida occulta, arteriosklerotische Durchblutungsstörungen) und kommen daher dem Gynäkologen nur selten und dann vorwiegend konsiliarisch zu Gesicht.

Im Rahmen der Frauenheilkunde spielt die **Überlaufblase** eine Rolle, da sie passager postoperativ und post partum als **Harnverhaltung** mit *Ischuria paradoxa* auftreten kann.

Extraurethrale Inkontinenz

Aus der Gruppe der extraurethralen Entleerungsstörungen sind v.a. die *Harnfisteln* von Bedeutung (s. S. 640).

Diagnose der Harninkontinenz

Zur Diagnose der Harninkontinenz ist davon auszugehen, daß es sich nicht um ein eigenständiges Krankheitsbild, sondern um ein Symptom unterschiedlicher Pathogenese mit erheblichem Krankheitswert handelt, das gerade in der gynäkologischen Sprechstunde aufgrund der topographischen Beziehungen steter Beachtung und sowohl bezüglich der Ätiologie als auch v.a. im Hinblick auf die Therapie der differenzierenden Diagnostik bedarf. Im Vordergrund steht dabei die Unterscheidung zwischen der **urethralen (Streß-)** und der **vesikalen (Urge-)**Inkontinenz.

Bei Angaben über einen unwillkürlichen Urinabgang lassen sich bereits durch eine sorgfältige *Anamnese* wesentliche Hinweise auf den Typus der Harninkontinenz und ihre Ursachen gewinnen. Vor allem gilt es zu erfahren, ob der ungewollte Harnabgang nur bei Belastungen mit intraabdominaler Druckerhöhung wie Husten, Lachen, Abwärtsgehen, Springen usw. oder auch schon in Ruhelage auftritt. Bejahende Angaben lenken den Verdacht auf eine *Streßinkontinenz* bzw. *Urethralinsuffizienz* und erlauben eine Abschätzung ihrer Ausprägung.

Man unterscheidet 3 Schweregrade der *Verschlußinkontinenz* (Ingelman-Sundberg):

Grad I: Husten, Lachen, Niesen, schwerer körperlicher Belastung,
Grad II: unwillkürlicher Harnabgang beim Laufen, Tragen, Treppensteigen, leichter körperlicher Arbeit,
Grad III: unwillkürlicher Harnabgang in Ruhe und beim Liegen.

Ergänzende Fragen werden sich zur Abklärung der Ursachen auf die geburtshilfliche Vorgeschichte (Zahl und Verlauf der Geburten), die gynäkologische Anamnese (Operationen) und zusätzliche Symptome wie Druckgefühl nach unten, Kreuzschmerzen sowie den Beginn der Symptomatik erstrecken. Dabei gewinnt die Lebensphase der Patientin an Bedeutung. Die Streßinkontinenz macht sich häufig erst im Klimakterium oder in der Menopause bemerkbar, wenn sich mit Nachlassen der Hormonproduktion eine konstitutionell bedingte Bindegewebeschwäche verstärkt, die abdichtende Wirkung des Harnröhrenturgors und der venösen Plexus abnimmt und die Widerstandskraft des Blasenverschlusses nachläßt.

Gibt die Patientin an, daß sie fast ständig einen unwiderstehlichen Harndrang empfinde, oft und sofort Urin lassen müsse (Pollakisurie) – auch nachts (Nykturie) – oder sogar, ohne dies verhindern zu können, verliere, daß also ein *imperativer Harndrang* vorliegt, so spricht diese Symptomatik für eine *vesikal* bedingte *Urge-Inkontinenz*. Die Anamnese sollte dann darauf abgestellt werden, die Ursachen- und Bedingungsfaktoren abzuklären (s. oben).

Aufgrund der Tatsache, daß der Descensus uteri et vaginae die häufigste Ursache der Harninkontinenz bei der Frau bildet, steht zunächst die *gynäkologische Untersuchung* im Vordergrund, um so mehr, als dadurch auch andere Ursachen der Entleerungsstörungen im Bereich des Urogenitaltraktes berücksichtigt werden.

Bei der *Inspektion* fallen nicht selten ekzematöse Veränderungen im Gebiet der Vulva und der angrenzenden Hautpartien auf, die durch den ständigen unwillkürlichen Urinabgang hervorgerufen werden und diesen verstärken können. Nach Entfaltung der Labien ist auf das Orificium urethrae externum zu achten, um einen Harnröhrenpolypen oder ein -ektropium nicht zu übersehen.

Spekulumeinstellung und *Palpation* dienen – durch spezielle Untersuchungstechniken ergänzt – gezielt dem Nachweis oder Ausschluß einer Genitalsenkung mit einer Urethro-, Zysto- und Rektozele oder einer Douglasozele (s. S. 629). Diagnostische Bedeutung kommt dabei v. a. dem Blasenhalselevationstest zu (s. S. 634).

In jedem Falle ist eine *Urinuntersuchung* notwendig. Dazu gehören die Kontrolle des Urinsedimentes, Bestimmung der Keimzahl und -art, bei positivem Ausfall die Erstellung des Antibiogramms sowie die Überprüfung auf Resturin.

Urologische Diagnostik bei Harninkontinenz im Rahmen der Gynäkologie

Die *Zystoskopie* bzw. die *Urethrozystoskopie* sollte bei der Harninkontinenz wegen des geringen Aufwandes und der guten diagnostischen Aussagekraft großzügig angewendet werden. Dies gilt v. a. bei Verdacht auf eine Dranginkontinenz. Sie ermöglicht den Nachweis oder Ausschluß von vesikalen organischen Ursachen, z. B. Entzündungen (akute und chronische Zystitis), gut- oder bösartigen Veränderungen der Blasenschleimhaut (Papillom, Karzinom) sowie Konkrementen.

Die *Urethroskopie* wird bei Verdacht auf eine Urethritis, auf Strikturen oder Polypen angewendet.

Die *Chromozystoskopie* ermöglicht Rückschlüsse auf die Funktion der Ureteren und der Nieren; nach i. v. Applikation eines Farbstoffes, z. B. Indigokarmin, läßt sich die Ausscheidung des gefärbten Urins aus den Ureterostien visuell überprüfen.

Für die differentialdiagnostische Abgrenzung der Streß- bzw. Urethrainkontinenz gegenüber der vesikal bedingten Urge-Inkontinenz stehen heute *urodynamische Spezialverfahren* zur Verfügung.

Die *simultane Urethrozystotonometrie* ermöglicht die gleichzeitige Druckmessung in Harnblase und Urethra in Ruhe und bei Belastung, wie z. B. beim Husten und Pressen, und erlaubt durch die Erstellung eines Druckprofils eine Aussage über die Verschlußkraft als solche und in Abhängigkeit von der Beckenbodenmuskulatur.

Normalerweise liegt der Druck in der Urethra auch bei intraabdominaler Drucksteigerung höher als in der Harnblase und gewährleistet dadurch den Blasenverschluß – der Urethra-Blasen-Druckgradient ist positiv. Bei Patientinnen mit *Streßinkontinenz* kommt es mit zunehmendem Schweregrad zu einer entsprechend stärkeren Herabsetzung der maximal möglichen Druckwerte der Urethra – der *Urethra-Blasen-Druckgradient fällt negativ aus*. Sobald der Druck in der Harnblase den verbliebenen Urethralverschlußdruck übersteigt, tritt ungewollt Urinabgang auf. Aus dem Verlauf der Druckkurven erhält man somit objektive Hinweise auf den Schweregrad der Belastungsinkontinenz.

Zeigt die kontinuierliche *Zystotonometrie* während der Blasenfüllung bereits bei niedrigem Blasenvolumen einen steilen Druckanstieg, so liegen ein Elastizitätsverlust der Blasenwandstrukturen und/oder Störungen der Kontraktion des M. detrusor vesicae vor. Ebenso können bei einer Detrusorhyperreflexie die ungehemmten Detrusorkontraktionen registriert werden. Alle derartigen Befunde erlauben die Diagnose einer blasenbedingten Inkontinenz im Sinne der *Drang-(Urge-)Inkontinenz*.

Die Urethrozystographie – wegen der bevorzugten Aufnahmetechnik auch als *laterale Urethrozystographie* bezeichnet – dient der röntgenologischen Darstellung der topographischen Beziehungen zwischen Urethra und Harnblase. Für die *Zystographie* wird eines der gängigen Röntgenkontrastmittel instilliert. Zur *Urethrographie* benutzt man eine Kugelkette oder einen mit Kontrastmittel getränkten Docht, die (der) durch die Urethra bis zur Harnblase vorgeschoben wird. Die *Urethrozystographie* kommt bei vermuteter oder nachgewiesener Streßinkontinenz in Betracht zur Entscheidung der Frage, ob es sich um einen *vertikalen* oder *rotatorischen Descensus vesicae* (Abb. 317) handelt (s. S. 632 und 634). Gleichzeitig läßt sich der Höhenstand des Blasenhalses und damit das Ausmaß des Deszensus und das Vorhandensein einer Zystozele objektivieren. Das Verfahren ist eine wertvolle Hilfe bei der Wahl des operativen Vorgehens (s. S. 635).

Als eine echte Alternative zu dem röntgenologischen Verfahren der lateralen Urethrozystographie hat sich neuerdings die Ultraschalluntersuchung in Form der *transvaginalen* oder *Perinealsonographie* erwiesen.

Therapie und Prognose der Streßinkontinenz

Die Streßinkontinenz wird – abgesehen von leichteren Formen oder allgemeiner Inoperabilität – *operativ* angegangen. Die Prinzipien der chirurgischen Verfahren sind in Kap. 50 dargestellt (s. S. 635).

Bei der Entscheidung für die anzuwendende Operationsmethode zur Wiederherstellung normaler topographischer Verhältnisse finden die Art der Beschwerden, der gynäkologische und ggf. urologische Befund und die Ergebnisse der urodynamischen Untersuchungen Berücksichtigung.

Von der Erkenntnis ausgehend, daß das Entscheidende der Inkontinenzoperationen in der Anhebung des Blasenhalses und seiner Rückverlagerung in den intraabdominellen Druckbereich besteht, werden in den letzten Jahren zunehmend häufiger suprapubische Suspensionsverfahren angewendet (s. S. 635). Sie werden bevorzugt bei vertikalem Deszensus und nachgewiesener Urethrainsuffizienz. Besteht eine Zystozele und ist ein rotatorischer Deszensus vorhanden, so kommt das vaginale Vorgehen mit Diaphragma- und Levatorplastik (üblicherweise mit Hysterektomie) in Frage (s. S. 635). Bei diesem differenzierten Vorgehen werden ca. 80% der Patientinnen subjektiv und in über 60% objektiv (nach urodynamischer Kontrolluntersuchung) kontinent. Handelt es sich um Mischformen einer Streß- und Urge-Inkontinenz, so sind die operativen Heilerfolge etwa auf die Hälfte reduziert (ca. 50%).

Die *Mortalität* beträgt 1/1000 Operationen.

Bezüglich der *Morbidität* ist zwischen Früh- und Spätkomplikationen zu unterscheiden. *Postoperativ* fallen v. a. ins Gewicht:

- Miktionsstörungen/Harnverhaltungen,
- Harnwegsinfektionen,
- pelvine Infektionen,
- Phlebitiden, Thrombose/Embolie,
- Hämatome.

Zu den *Spätkomplikationen* rechnen insbesondere:

- anatomische Veränderungen mit Verengung der Vagina (Dyspareunie!),
- eine rezidivierende Zystitis, Zystopyelitis, Pyelonephritis,
- Rezidive der Inkontinenz.

Kohabitationsbeschwerden lassen sich vermeiden, wenn bei der Wiederherstellung des Beckenbodens die notwendige Weite des Scheidenlumens berücksichtigt und v. a. der Introitus nicht zu eng gestaltet wird. Bezüglich der Harnwegsinfektionen ist der prä- und postoperativen Diagnostik und Therapie größte Beachtung zu widmen.

Rezidive der Inkontinenz gehen selten allein zu Lasten der Operation. Wenn die Patientin nach dem Eingriff der gleichen Belastung ausgesetzt ist (schwere körperliche Arbeit), so kann im Zusammenhang mit konstitutionellen Faktoren (Bindegewebeschwäche, Übergewicht) der Operationserfolg gefährdet und eine neuerliche Inkontinenz die Folge sein. Ein Teil der Versager geht auf eine präoperativ nicht erkannte oder später hinzugetretene Dranginkontinenz zurück. *Rezidivoperationen* setzen nach sorgfältiger urodynamischer Diagnostik spezielle operative Techniken voraus (s. S. 635). Nur dann ist bei etwa der Hälfte der betroffenen Patientinnen ein guter Erfolg zu erzielen.

Therapie und Prognose der Dranginkontinenz

Die Urge-Inkontinenz ist die Domäne der konservativen, besonders der medikamentösen Therapie. Sind organische Ursachen ausgeschlossen, die eine spezifische Therapie des Grundleidens erfordern, und besteht eine Detrusordyssynergie, kommen Gaben von Parasympathikolytika (z. B. Emeproniumbromid = Uro-Ripirin) in Frage. Bei psychogen bedingter Reizblase können eine Psychotherapie mit Abklärung der Hintergrundfaktoren und ein konsequentes Blasentraining notwendig werden. Psychopharmaka sollten möglichst nur als vorübergehende und unterstützende Medikation eingesetzt werden.

Der Behandlungserfolg bei Dranginkontinenz hängt weitgehend vom Grundleiden ab.

Schrumpfblase

Eine Pollakisurie (Urge-Inkontinenz) besteht bei der sog. Schrumpfblase, die sich als Spätfolge der *Reizblase,* der *Strahlenschädigung* oder bei *Blasen-Scheiden-Fisteln,* auch nach einer Blasentuberkulose, einstellen kann. Die Zeichen der Entzündung werden in diesem Stadium meist vermißt. Das Fassungsvermögen der Harnblase ist auf 30–50 ml reduziert. Der Zustand ist in Abhängigkeit von dem Grundleiden und der Dauer der Störung meistens irreversibel. Gelegentlich kommt die plastische Operation mit Hilfe einer Dünndarmschlinge in Betracht.

Urogenitalfisteln

Sie treten als *Blasen-Scheiden-Fistel, Ureter-Scheiden-Fistel, Ureter-Blasen-Scheiden-Fistel* und selten als *Urethra-Blasen-Scheiden-Fistel* auf.

Als gefürchtete *postoperative Komplikation* sind sie die Folge von unbemerkten *Läsionen* oder auch *Störungen der Gefäßversorgung* bei vaginalen und abdominalen Eingriffen, die mit ausgedehnter Präparation der Blase und/oder der Ureteren einhergehen. Wird die Verletzung intra operationem erkannt und sofort versorgt, so heilt sie i. allg. komplikationslos. Die unerkannte Verletzung führt jedoch zur Fistel!

Nach Radikaloperationen treten in 1% Ureter-Scheiden-Fisteln bzw. Blasen-Scheiden-Fisteln auf. Die meisten operativ entstandenen Fisteln besitzen eine kleine Austrittsöffnung. Die Blasen-Scheiden-Fistel mündet i. allg. median, die Ureter-Scheiden-Fistel dagegen lateral im Bereich des Fornix in die Vagina ein.

Das *infiltrativ* in das vesikovaginale Bindegewebe *fortschreitende Zervixkarzinom* führt über die Nekrose karzinomatöser Herde zu großen Defekten zwischen Blase und Vagina von Zwei- bis Fünfmarkstückgröße. Liegt der Zerfallsherd im Bereich der Uretermündung, so resultiert eine Ureter-Blasen-Scheiden-Fistel.

Fisteln ähnlicher Lokalisation und Ausdehnung entstehen als *Folge der Strahlentherapie,* insbesondere des fortgeschrittenen Zervixkarzinoms, wenn der radiogene Zerfall der Tumormassen nicht durch bindegewebige Narbenbildung ausgeglichen werden kann. Dabei spielt weniger die Überdosierung als vielmehr die individuell unterschiedliche Strahlenempfindlichkeit des gesunden Gewebes in der Umgebung des Tumors eine Rolle. In solchen Fällen wird die Ausheilung des Karzinoms mit einer Fistel erkauft.

Die Urethra-Scheiden-Fistel ist selten. Als Ursache kommen Pfählungsverletzungen (s. S. 625) und das Karzinom der Vulva oder Vagina in Frage, gelegentlich auch Karzinommetastasen in diesem Bereich.

Symptome

Gemeinsames Symptom der Urogenitalfisteln ist der *unwillkürliche Urinabgang.* Bei kleinen Fisteln kann neben dem Harnträufeln die normale Blasenentleerung noch funktionieren. Bei großen Defekten geht der Urin ausschließlich durch die Fistelöffnung per vaginam ab. Penetranter urinöser Geruch und ein ausgedehntes intertriginöses, häufig sekundär infiziertes Ekzem belästigen die Patientin gleichermaßen.

Diagnose

Blasen-Scheiden-Fisteln und Ureter-Scheiden-Fisteln mit kleiner Austrittsöffnung sind oft nicht auf Anhieb im Spekulum zu erkennen. Zur Diagnose einer Blasen-Scheiden-Fistel füllt man die Blase mit Blaulösung auf und kann mit Hilfe der gefärbten Flüssigkeit die Fistelöffnung in der Vagina sichtbar machen. Die Zystoskopie erlaubt die Lokalisation des Fistelabgangs in der Blase, wenn die vaginale Mündung der Fistel durch Tamponade oder einen aufgeblasenen Gummifingerling während der Blasenspiegelung verschlossen gehalten wird. Bei großen Fistelöffnungen versagt diese Darstellungsmethode. Sie sind aber unschwer im Spekulum einzustellen; meist ist vom Rand aus die Blasenschleimhaut zu erkennen.

Für das Vorliegen einer Ureter-Scheiden-Fistel spricht bereits der Ausschluß einer Blasen-Scheiden-Fistel. Zur differentialdiagnostischen Abklärung wird das Ausscheidungsurogramm herangezogen.

Zur Diagnose der nicht eindeutig erkennbaren Urethra-Scheiden-Fistel verhelfen die Urethrographie und der negative Ausfall der Maßnahmen zur Darstellung höher gelegener Fisteln.

Therapie

Für die Behandlung der Urogenitalfisteln stehen spezielle operative Verfahren zur Verfügung. Vor Einleitung der operativen Therapie sind die Funktionsfähigkeit der Nieren zu prüfen und aszendierende Harnwegsinfektionen auszuschließen oder zu behandeln.

Die Beseitigung der *Ureter-Scheiden-Fistel* erfolgt durch die Implantation des Ureters in die Blase. Wenn der intakte Ureterabschnitt zu kurz ist, kann ein Darmstück zwischengeschaltet werden (s. S. 690). Das funktionelle Ergebnis ist weitgehend davon abhängig, ob es gelingt, den vesikoureteralen Reflux gering zu halten. Gelegentlich kann es sich als vorteilhafter oder als notwendig erweisen, den Ureter mitsamt der Niere zu exstirpieren. Operativ bedingte Blasen-Scheiden-Fisteln lassen sich sowohl auf vaginalem als auf abdominalem Wege plastisch verschließen. Ihre Heilungsziffer beträgt ca. 95%.

Die nach therapeutischer Strahlenanwendung aufgetretenen Fisteln erfordern – je nach Lage und Größe – spezielle und komplizierte operative Wiederherstellungsverfahren. Sie kommen nur in Frage, wenn Rezidivfreiheit besteht und die Nierenfunktion intakt ist. Bei progredientem Karzinomwachstum muß man sich bei allen Formen der Urogenitalfisteln auf die Bekämpfung der Infektion beschränken.

Urethra-Scheiden-Fisteln nach Pfählungsverletzungen werden durch plastische Korrektur behoben.

Harnwegsinfektionen

Die entzündlichen Affektionen des Harntraktes – die *Zystitis, Pyelitis, Pyelonephritis* – stellen nosologisch keine isolierten Erkrankungen dar, sondern gehen ohne scharfe Grenze ineinander über. Die Infektion kann sich *deszendierend* oder *aszendierend* (und damit doppelseitig) ausbreiten. In der Gynäkologie steht der aszendierende Infektionsweg im Vordergrund.

Besondere Beachtung verdient die Tatsache, daß *bei Frauen sehr viel häufiger als bei Männern eine latente Harnwegsinfektion mit asymptomatischer Bakteriurie vorhanden ist* (s. S. 324).

Bereits im Säuglings- und Kleinkindalter tritt eine *Zystitis bei Mädchen* häufiger auf als bei Knaben (Schmutz- und Schmierinfektion über die kurze Urethra); sie wird häufig erst erkannt, wenn Pyurie und Fieber bestehen. Der im Kindesalter bei Mädchen präformierte vesikoureterale Reflux begünstigt die Aszension. Damit ist oft schon in der *frühen Kindheit unbemerkt ein Infektionsherd etabliert.* Prädisponierende Faktoren im *Erwachsenenalter* hängen eng mit den *generativen Funktionen* zusammen (häufige Kohabitationen, Harnwegsinfektionen als Folge von Schwangerschaften und Geburten). Die *Frequenz der asymptomatischen Bakteriurie steht in linearer Korrelation zum Lebensalter und zur Zahl der Geburten.* Jede mechanische Irritation oder funktionell bedingte Abflußbehinderung begünstigt ein Aufflackern und die Manifestation des latenten Infektes oder schafft die Voraussetzungen für die Erstinfektion. So wird verständlich, daß Harnwegsinfektionen die *häufigste Sekundärerkrankung bei gynäkologischen und geburtshilflichen Patientinnen* darstellen. Bei etwa ¼ aller Frauen mit einer Zystozele besteht ein Harnwegsinfekt mit oder ohne Symptome; 7–10% der Patientinnen mit einem Zervixkarzinom weisen pathologische Veränderungen mit begleitender latenter oder manifester Infektion im Bereich des Harntraktes auf. Bei fortgeschrittenen Karzinomen ist die Frequenz noch höher zu veranschlagen. Urogenitalfisteln gehen immer mit einer Begleitinfektion einher.

Eine stete Gefahr für das Eindringen pathogener Keime oder die *Manifestation einer latenten Infektion* bildet die Urinentnahme oder die Ableitung des Harnes durch den *Blasenkatheter;* 1–2% der Harnwegsinfektionen werden bei der Frau durch das Katheterisieren verursacht. Von diesen führen 5–6% zu einer Pyelonephritis. *Der Dauerkatheter bildet eine doppelbahnige Keimstraße.* Die Erreger wandern vornehmlich *zwischen Katheter und Urethrawand* nach oben; seltener aszendieren sie durch das Katheterlumen. Mechanische Traumatisierung oder Verletzungen der Blase oder des Ureters begünstigen die weitere Aszension. Sie erfolgt über den postoperativ verstärkten vesikoureteralen Reflux, die Ureterdilatation bei Abflußstauung, die periureteralen Lymphbahnen oder hämatogen. Bei einer Liegedauer des Dauerkatheters von 2–3 Tagen beträgt die Bakteriuriehäufigkeit 80–100%, wenn keine Maßnahmen zur Infektionsverhütung getroffen werden. Die Gefahr der Manifestation einer Zystitis und/oder einer Pyelonephritis ist jederzeit gegeben. Nach der erweiterten Radikaloperation nach Wertheim-Meigs entwickelt sich als Spätfolge bei 15–20% der Patientinnen eine zunächst meist symptomlose Pyelonephritis.

Die Erreger der Harnwegsinfektionen gehören vornehmlich zur Gruppe der gramnegativen Stäbchenbakterien; überwiegend handelt es sich um Kolibakterien, jedoch werden die postoperativen Infektionen nicht selten durch Proteus, Pseudomonas oder Aerobacter ausgelöst.

Prophylaxe der Harnwegsinfektionen

Das hohe Risiko der Harnwegsinfektion macht es notwendig, die asymptomatische Bakteriurie schon *vor* Einleitung der Therapie gynäkologischer Erkrankungen, insbesondere vor Operationen und vor Beginn der Strahlentherapie, aufzudecken und durch prophylaktische Behandlung dem Aufflakkern entgegenzuwirken.

Die symptomlose latente Infektion ist durch die *Bakteriurie* und *Leukozyturie* nachzuweisen. Dabei müssen die *Keimart* und *Keimzahl,* außerdem die *Resistenz* der Erreger gegenüber Antibiotika und Chemotherapeutika getestet werden. Keimzahlen von >100000/ml Urin sprechen für eine latente Infektion. Niedrigere Keimzahlen lassen auf eine sekundäre Kontamination bei der Gewinnung des Urins schließen. Unter den Suchmethoden stehen mikroskopische, biochemische und Kulturverfahren zur Verfügung. Die Kulturverfahren sind durch die Entwicklung spezieller Transportmedien vereinfacht und leicht anwendbar. Sie haben eine hohe Erfassungsrate bei geringer Zahl falsch-positiver Ergebnisse. Die Leukozyturie wird mikroskopisch im Harnsediment nachgewiesen.

Großzügige Handhabung der Nachweisverfahren bei prädisponierten Frauen (Deszensus, Karzinom, raumverdrängende gutartige Tumoren) sowie die systematische gezielte Behandlung der Bakteriurie in der asymptomatischen Phase gehören heute zu den wichtigen *Präventivaufgaben* in der Gynäkologie und Geburtshilfe. Präoperativ oder vor Beginn der

Strahlentherapie eingesetzt, vermag sie die Rate der urologischen Komplikationen entscheidend herabzusetzen.

Im Rahmen dieser Prophylaxe ist auch die **künstliche Blasenentleerung mit dem Blasenkatheter einzuschränken und nur bei strenger Indikation unter aseptischen Kautelen** vorzunehmen. In den meisten Fällen kommt man mit der Untersuchung des **Mittelstrahlurins** aus. Bei liegendem **Dauerkatheter** ist ein geschlossenes Ableitungssystem notwendig. Die **postoperative suprapubische Blasendrainage** ist dem Legen eines Dauerkatheters vorzuziehen. Die einzelnen Lokalisationen der manifesten Harnwegsinfektion sind stets unter dem Aspekt der Systemerkrankung zu betrachten.

Akute und chronische Zystitis

Die *akute Zystitis* wird als Sekundärerkrankung in der Gynäkologie v. a. postoperativ als Folge der traumatischen oder reflektorischen Blasenatonie und des dann benutzten Dauerkatheters (Katheterzystitis, atonische Zystitis) beobachtet. Bei der akuten Zystitis ist die Blasenschleimhaut diffus oder fleckig gerötet, samtartig geschwollen und zeigt vermehrte Gefäßinjektion. Der Descensus vaginalis geht als Folge der Blaseninkontinenz und/oder des Restharnes meist mit einer *chronischen Zystitis* einher, die nur durch die operative Korrektur der Genitalsenkung zum Stillstand und zur Ausheilung kommen kann. Postoperativ ist jedoch in 80–90% der Fälle noch einmal mit einem akuten Aufflakkern zu rechnen. Bei der chronischen Form erscheint die Blasenschleimhaut blaß und verdickt; die Gefäßzeichnung ist durch die Epithelverdikkung aufgehoben. Sie ist bei Frauen häufig auf das Trigonum vesicae beschränkt *(Trigonumzystitis). Die chronische Zystitis ist die häufigste Begleiterkrankung des Zervixkarzinoms.* Oft besteht schon im Stadium I eine ödematöse Schwellung des Blasenbodens. Kommt es im Verlauf der Erkrankung zu infiltrierendem Wachstum in das Septum vesicovaginale, so wölbt sich die Blasenwand in diesem Gebiet höckrig vor (bullöses Ödem); es besteht eine wechselnd starke Hämaturie. Die im Zusammenhang mit der Strahlenbehandlung als Früh- und Spätreaktion auftretende Zystitis *(Strahlenzystitis)* führt zu Schleimhautveränderungen, die durch die blasse indurierte Struktur und Gefäßverarmung gekennzeichnet sind (avaskuläre Zystitis).

Symptome

Die Zystitis verursacht brennende Schmerzen während und nach dem Wasserlassen (Dysurie) und häufigen Harndrang (Pollakisurie, Urge-Inkontinenz) sowie anhaltende Schmerzen in der Blasengegend; Fieber besteht selten. Flankenschmerz und möglicherweise Temperatursteigerung sprechen für Hinzutreten einer Pyelonephritis. Der Urin ist trübe, bei der hämorrhagischen Zystitis blutig verfärbt.

Diagnose

Im Urinsediment finden sich neben Blasenepithelzellen v. a. Leukozyten und Bakterien sowie einige Erythrozyten. Bei der hämorrhagischen Form überwiegen die Erythrozyten.

Differentialdiagnose

Bei gegebenem Zusammenhang mit dem gynäkologischen Grundleiden ist die Diagnose leicht und eindeutig zu stellen. Blasentenesmen und Erythrozyten im Urin können jedoch auch die ersten Symptome eines Blasen- oder Uretersteines sein. Bei der chronischen Zystitis muß gelegentlich eine Harnwegstuberkulose mit tuberkulöser Zystitis ausgeschlossen werden. Polypen der Blasenschleimhaut und ein Blasenkarzinom gehen anfangs mit der Symptomatik einer Zystitis einher. Bei der Trigonumzystitis ist eine Leukoplakie als Präkanzerose des Blasenkarzinoms auszuschließen.

Therapie

Die Behandlung der Zystitis erfolgt entsprechend dem Ergebnis der Keim- und Resistenzbestimmung gezielt mit Sulfonamiden oder Antibiotika oder anderen spezifischen Chemotherapeutika. Die zystoskopische Kontrolle und die erweiterte retrograde urologische Diagnostik sind erst nach Abklingen der akuten Erscheinungen vorzunehmen. Die Strahlenzystitis erfordert eine zusätzliche spezielle, oft über Monate dauernde Instillationsbehandlung.

Die *Prognose* der rechtzeitig behandelten *akuten* Zystitis als Sekundärerkrankung bei gynäkologischen Leiden ist günstig. Die Prognose der *chronischen* Zystitis ist abhängig von dem gynäkologischen Grundleiden und der Infektionsbekämpfung zur Verhinderung der Pyelonephritis bzw. Pyelonephrose. Bei Verdacht auf eine Beteiligung des Pyelons bzw. der Nieren erfolgen die diagnostischen und therapeutischen Maßnahmen nach urologischen und nephrologischen Prinzipien. *Die Behandlung sollte nur dann in der Hand des Gynäkologen bleiben, wenn die gynäkologische Erkrankung im Vordergrund steht.*

Urethritis

Die isolierte Entzündung der Urethra ist selten. Ätiologisch kommt v. a. die **akute Gonorrhö** in Betracht (s. S. 620). Bei Kindern ist an **Fremdkörper** zu denken. Die Urethritis kann als Folge des häufigen Koitus auftreten, geht dann aber meist mit einer Zystitis einher (s. S. 621). Die Symptome sind wie bei der Zystitis Dysurie und Pollakisurie. Der Verdacht auf eine Urethritis wird bei der Untersuchung geweckt, wenn sich bei leichtem Druck gegen die Vorderwand der Vagina **milchig-eitriges Sekret aus der Urethraöffnung** entleert. Die bakteriologische **Untersuchung auf Gonokokken** (s. S. 619) ist **obligatorisch**. Zur *Diagnose* der unspezifischen Form eignet sich die **Mehrgläserprobe:** Man läßt die Patientin den Urin etappenweise in mehrere Gläser entleeren und bestimmt den Leukozytengehalt der Proben im Urinsediment. Sind die Leukozyten in der 1. Probe am höchsten, so spricht der Befund für eine Urethritis. Die Keim- und Resistenzbestimmung ist wie bei der Zystitis vorzunehmen. Differentialdiagnostisch kommen eine Entzündung der Skene-Drüsen (Skenitis) und eines Urethradivertikels (Urethradivertikulitis) in Betracht. Die **Therapie** der unspezifischen Urethritis erfolgt wie bei der Zystitis.

52 Endometriose – Adenomyose

Endometriose

Definition

Als **Endometriose** (Endometriosis externa und Endometriosis extragenitalis) bezeichnet man das heterotope Vorkommen von Endometrium *außerhalb* des Uterus.

Endometriuminseln im Myometrium des Uterus – also *innerhalb* des Organs – werden als **Adenomyose** (Endometriosis genitalis interna) abgegrenzt (s. S. 649).

Ätiologie

Bezüglich der Ätiologie der Endometriose existieren zahlreiche Theorien, die sich in 3 Gruppen einteilen lassen:

1. Entstehung durch **Implantation** und **Transplantation**. Gemäß den Untersuchungen von Sampson (1921) gelangen vitale Endometriumzellen mit dem Menstrualblut retrograd in und durch die Tuben in die Bauchhöhle („retrograde Menstruation"). Sie siedeln sich bevorzugt auf den Ovarien und im Peritoneum des kleinen Beckens im Bereich des Douglas-Raumes an. Diese Theorie wird durch Studien an Affen und Beobachtungen am Menschen insofern gestützt, als im Menstrualblut noch lebens- und vermehrungsfähige Endometriumzellen nachgewiesen und eine Endometriose durch sie induziert werden konnten. Da Endometrioseherde auch außerhalb des kleinen Beckens vorkommen, müssen neben diesem Entstehungsmodus außerdem die hämatogene und lymphogene Verschleppung von Zellen der Korpusschleimhaut mit nachfolgender ektopischer Ansiedlung in Betracht gezogen werden. Die vereinzelt beobachteten Endometrioseherde in Operationsnarben sprechen dafür, daß auch bei gynäkologischen Operationen, die mit Eröffnung des Cavum uteri einhergehen, Endometriumzellen in das Wundgebiet gelangen und dort proliferieren können.
2. Nach einem weiteren theoretischen Ansatz wird die Entstehung der Endometriose auf **aberrantes, metaplastisches Zölomepithel** zurückgeführt, basierend auf den unterschiedlichen Differenzierungsgraden der Endometriumherde und der **gemeinsamen** Herkunft von Uterusmukosa, Serosa und Peritoneum aus demselben Keimblatt (sog. Zölom-Metaplasie-Theorie; Meyer 1919; Novak 1931).
3. Schließlich existieren **Kombinationstheorien,** denen zufolge die Endometriose primär durch Metaplasie entsteht und sekundär hämatogen und lymphogen transplantiert wird (Heim 1933; Javert 1949); der Reflux des Menstrualblutes soll also die Metaplasie und das Wachstum am Ort des Kontaktes induzieren.

Morphologie und Lokalisation

Das Endometrium der ektopischen Herde ähnelt weitgehend dem uterinen Endometrium, ist in wechselndem Ausmaß *funktionsfähig* wie die ortsständige Schleimhaut des Corpus uteri und daher sowohl endogen als auch exogen durch Östrogene und Gestagene stimulierbar. Östrogen- und Gestagenrezeptoren sind – wenn auch in geringerer Konzentration als in der ortsständigen Korpusschleimhaut – in ca. 60% der Herde vorhanden. Unter dem Einfluß der Ovarialhormone kommt es auch in den ektopischen Herden zum Aufbau einer Zona functionalis mit Proliferation und anschließender sekretorischer Umwandlung, einem prämenstruellen Stromaödem mit Abstoßung der Schleimhaut und Blutaustritten z. Z. der Menstruation mit Freisetzung von fibrinogenem Eisen und konsekutiver Fibrose und Adhäsionen. Somit bestimmen in erster Linie die *zyklischen Abläufe* im *ektopischen* Endometrium die Symptomatik und den Verlauf des Krankheitsbildes. *Ausprägung und Schweregrad des Leidens* korrelieren jedoch *nicht* mit dem Schweregrad der klinischen Symptomatik!

Endometrioseherde findet man in abnehmender Häufigkeit an den *Ovarien,* im *Douglas-Raum* mit Befall der Hinterwand des *Corpus uteri, des Septum rectovaginale und der Ligg. sacrouterinae, auf der Serosa der Tuben, des Rektums sowie des Sigmoids* (bei ca. 12% der Erkrankten allein oder zusätzlich) (Abb. 323) und der *Harnblase.* Seltener werden Absiedelungen von Endometrium an der Portio und im hinteren Scheidengewölbe, an der Vulva, auch an Dünndarmschlingen, am Ureter und in den inguinalen *Lymphknoten,* selten auch in genitalfernen Regionen wie im *Nabel,* in *Operationsnarben, Hernien* und in der *Appendix* beobachtet.

Endometriose des Ovars

Makroskopisch findet man kleinste Endometriuminseln aus einzelnen oder beetartigen Herden von 1–5 mm Durchmesser, besonders auf der **Oberfläche des Ovars** (Abb. 323), die sich zunächst zu kleinen blutgefüllten Zysten (2–3 cm) entwickeln, die leicht rupturieren. Der austretende Zysteninhalt („leakage") hat Verwachsungen mit der *Umgebung* (Peritoneum, Darm, Netz, Tuben) zur Folge. Die Adhäsionen verhindern weitere Blutungen in die Bauchhöhle. Die zystischen Blutansammlungen führen daher nunmehr zur Bildung wechselnd großer mit Blut gefüllter Zysten (bis zu 10 cm Durchmesser), die wegen der Farbe und Konsistenz ihres Inhaltes als *Schokoladen-* oder *Teerzysten* bezeichnet werden (s. S. 712). Der mit jeder weiteren Blutung in das Innere der Zyste steigende Innendruck führt, wenn es nicht zur Ruptur kommt, schließlich zur Nekrose des ektopischen Endometriums in der Zystenwand. Damit wird der Prozeß stationär, Endometrium ist dann oft histologisch nicht mehr nachzuweisen.

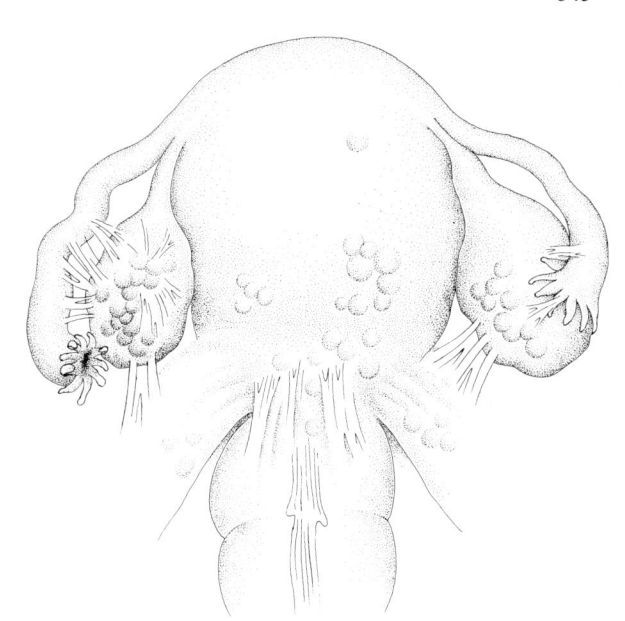

Abb. 323. Multiple Endometrioseherde an der Hinterwand der Zervix, im Douglas-Raum und auf den Ovarien

Endometriose der Tuben

Die *Tubenendometriose* kann in Absiedlungen *auf* der Serosaoberfläche bestehen oder aber *innerhalb* der Tubenschleimhaut. Im letzteren Fall ist die Tubenschleimhaut durch Endometriuminseln ersetzt. Die Tubenendometriose steht in der Häufigkeitsskala der ektopischen Herde an 2. Stelle.

Tubenwinkeladenom (Salpingitis isthmica nodosa)

Als Sonderfall muß die seltene Endometriose des interstitiellen Tubenabschnittes gelten, die meist als ausgeprägtes *Tubenwinkeladenom* entwickelt ist. Wegen der ursprünglichen Annahme eines entzündlichen Prozesses wurden diese Endometrioseherde fälschlich als *Salpingitis isthmica nodosa* bezeichnet. Die Tubenecken des Uterus sind wegen des in die Tubenwand hineingewucherten Endometriums und gleichzeitiger Hyperplasie des angrenzenden Myometriums knotig aufgetrieben. Dadurch werden die Tubenlichtungen eingeengt, so daß die Tube bei der Salpingographie oder Persufflation als verschlossen imponiert. Wird das Tubenwinkeladenom sorgfältig reseziert, so erweist sich der übrige Eileiter mit normalem Lumen ausgestattet, und in vielen Fällen ist die Fertilität wiederhergestellt.

Beckenendometriose

Die **Douglas-Endometriose** bildet die häufigste Ursache der weiblichen Sterilität. Endometriumabsiedlungen im Douglas-Raum mit Befall der Ligg. rectouterina, der Hinterwand der Cervix uteri oder des hinteren Scheidengewölbes, des Rektums bzw. des Septum rectovaginale erreichen nie die Ausdehnung der Endometriosezysten des Ovars. Blutaustritte aus den meist multiplen Knoten und Knötchen (Abb. 323) führen meist zu ausgedehnten Verklebungen und Verschwartungen mit hämosiderinhaltigen Histiozyten und Stromazellen. Infolge der Verwachsungen kann es zur Durchwanderung von Darmbakterien kommen (Anaerobier, E. coli!). Die zyklischen Veränderungen in den Herden verursachen stärkste Beschwerden; die Verwachsungen mit der Umgebung nehmen kontinuierlich zu, so daß schließlich das kleine Becken von einem knotigen, derben, unbeweglichen Konglomerattumor ausgefüllt ist.

Über die extragenitalen Endometrioseherde, z. B. in Operationsnarben, am Nabel und in der Lunge, liegen nur Einzelbeobachtungen vor.

Zur Frage der malignen Entartung

Infolge der invasiven und metastasierenden Eigenschaften der Endometriose verdient die Frage der malignen Transformation Beachtung. Ihre Häufigkeit ist nicht sicher zu bestimmen, da der Ursprungsherd oft bereits transformiert oder überwuchert ist und da Endometriose und Karzinom auch nebeneinander vorkommen können. Bei ovariellen Implantaten ist mit einer Entartungswahrscheinlichkeit von 10–17% zu rechnen. Dabei fällt ins Gewicht, daß etwa 20% der Ovarialkarzinome endometrioide Malignome sind (s. S. 717). Von diesen wiederum werden 20–30% mit einer Endometriose vergesellschaftet angetroffen. Am häufigsten handelt es sich um **endometrioide Adenokarzinome.** Auffallend ist die Koinzidenz mit **Klarzellkarzinomen** und **Müller-Mischtumoren** (s. S. 718).

Die Koinzidenz von extraovarieller Endometriose und Malignomen am gleichen Ort beträgt 11–28%.

Häufigkeit

Schätzungsweise sind bei ca. 5% aller Frauen Endometrioseherde vorhanden. Der Häufigkeitsgipfel der Erkrankung liegt im 3. Lebensjahrzehnt. Etwa 15% der Patientinnen sind <25 Jahre alt. Genaue Angaben über die absolute Häufigkeit fehlen, da die Zahl der Patientinnen mit behandlungsbedürftiger Endometriose nicht die wahre Inzidenz widerspiegelt. In den 60er Jahren ließen sich anläßlich von gynäkologischen Operationen in ca. 5–15% der Operationspräparate Endometrioseherde feststellen. In den letzten Jahren wird eine Häufigkeitszunahme auf ca. 25% verzeichnet, die z. T. als Folge des veränderten generativen Verhaltens (Familienplanung mit späteren und weniger Kindern) gedeutet wird, v. a. aber auf die verbesserte diagnostische und operative Pelviskopie zurückgehen dürfte.

Symptome

Zahl und Größe der Endometrioseherde stehen oft in keinem Verhältnis zu den Beschwerden. Je nach Lokalisation können kleine Herde stärkste Schmerzen verursachen, während große Verwachsungstumoren u. U. nur geringe Beschwerden auslösen. Am häufigsten ist die **sekundäre (erworbene) Dysmenorrhö.** Die Schmerzen setzen prämenstruell ein, steigern sich am 1. Tag der Periode und lassen in den folgenden Tagen der Menstruation allmählich nach. Sie werden meist tief im kleinen Becken in der präsakralen Region lokalisiert. Die Endometriose im Lig. rectouterinum führt zusätzlich zur **Dyspareunie** (s. S. 70). Herde im Septum rectovaginale und am Mastdarm gehen mit Defäkationsbeschwerden einher. Die Endometriose der Blasenwand hat die schmerzhafte Blasenentleerung **(Dysurie)** zur Folge, bei Durchbruch in die Blase auch eine zyklisch auftretende Hämaturie.

Infolge der frühzeitig einsetzenden Verwachsungsvorgänge ist die Endometriose in bis zu 80% mit einer **Sterilität** verbunden. Bei Sterilitätspatientinnen findet sich in ca. 50% eine Endometriose als Ursache. Sie stellt damit die **häufigste Ursache der weiblichen primären und sekundären Sterilität dar.** Infolge der frühzeitig einsetzenden Verwachsungsvorgänge handelt es sich bei der Endometriose in etwa der Hälfte der Fälle um eine **mechanische Sterilität.** Eine Douglas-Endometriose kann jedoch auch ohne direkten Befall von Ovar oder Tuben zur **funktionellen Sterilität** führen.

Bei einer Beckenendometriose entsteht vermehrt Douglas-Sekret, das mit erhöhten Prostaglandinspiegeln von PGE_2 und $PGF_{2\alpha}$ einhergeht, die ebenso wie die erhöhte Prostazyklinkonzentration von PGI_2 die Tubenmotilität senken und zur Störung des Ovulations- und Eiauffangmechanismus oder der Tubentransportfunktion führen können. Die reaktiv vermehrten Makrophagen haben eine Erhöhung von Thromboxan A_2/B_2 zur Folge. Wie weit die Ansammlung von Makrophagen im Peritonealraum zur Phagozytose von Spermien führt, ist unklar, aber nach In-vitro-Experimenten wahrscheinlich.

Diagnose – Differentialdiagnose

Die Verdachtsdiagnose einer Endometriose ergibt sich im Zusammenhang mit der Anamnese, wenn bei der gynäkologischen Untersuchung ein Adnextumor getastet wird. Im Falle einer Endometriose fehlen im Gegensatz zur Salpingo-Oophoritis die Zeichen der Entzündung. Als typisch für die Endometriose gelten *normale* bis geringfügig erhöhte *Leukozytenzahlen* bei gleichzeitig *erhöhter Blutkörperchensenkungsreaktion.* Knotige Veränderungen, z. B. im Bereich der Ligg. rectouterina, derbe Infiltrate im rektovaginalen Bereich deuten nach Ausschluß entzündlicher Reaktionen auf eine Endometriose hin. Der Uterus liegt häufig retrovertiert-retroflektiert und ist fixiert. Die retrozervikal und im rektovaginalen Bindegewebe gelegene Endometriose fühlt man v. a. bei der rektovaginalen Untersuchung als derbes (schwieliges oder knotenartiges) Infiltrat. Die Elevation des Uterus und die Spannung der Parametrien werden einerseits als äußerst schmerzhaft empfunden. Andererseits können Symptomatik und Befunde uncharakteristisch sein (s. unten). Daher muß in jedem Falle zur Sicherung der Diagnose und aus differentialdiagnostischen Erwägungen die eingehende *diagnostische Pelviskopie* vorgenommen werden, einschließlich der *Biopsie* zur histologischen Abklärung. Der Eingriff erfolgt am besten im letzten Zyklusdrittel, da die Herde prämenstruell sicherer zu erkennen sind. Sie erlaubt auch die *Stadieneinteilung* zur Festlegung der Therapie, Nachfolgebehandlung und Prognose. Ausdehnung und Lokalisation der Herde werden dokumentiert, und dementsprechend erfolgt nach dem Vorschlag der American Fertility Society (1979) die *Einteilung nach einem Punktwertsystem* in die Stadien: leicht (I), mäßig (II), schwer (III) und ausgedehnt (IV) (Tabelle 107).

Besteht Verdacht auf eine Endometriose der Blase oder des Darmes, so sind *Zystoskopie* und *Rektoskopie* in die diagnostischen Maßnahmen und die Stadienzuteilung einzubauen.

Differentialdiagnostisch sind je nach Lokalisation und Ausdehnung die chronische Salpingo-Oophori-

Tabelle 107. Stadieneinteilung der Endometriose. (American Fertility Society 1979)

Stadium I (leicht)	1– 5
Stadium II (mäßig)	6–15
Stadium III (schwer)	16–30
Stadium IV (ausgedehnt)	31–54
Summe	

			<1 cm	1–3 cm	>3 cm
Peritoneum	Endometriose		<1 cm	1–3 cm	>3 cm
			1	2	3
	Adhäsionen		Dünn und zart	Fest mit partieller Obliteration des Douglas-Raumes	Fest mit vollständiger Obliteration des Douglas-Raumes
			1	2	3
Ovar	Endometriose		<1 cm	1–3 cm	>3 cm oder rupturierte Endometriosezysten
		rechts	2	4	6
		links	2	4	6
	Adhäsionen		Dünn und zart	Fest mit partieller Umschließung des Ovars	Fest mit vollständiger Umschließung des Ovars
		rechts	2	4	6
		links	2	4	6
Tube	Endometriose		<1 cm	>1 cm	Tubenokklusion
		rechts	2	4	6
		links	2	4	6
	Adhäsionen		Dünn und zart	Fest mit Tubendistorsion	Fest mit Tubenumschließung
		rechts	2	4	6
		links	2	4	6

Pathologischer Befund:

tis sowie die Genitaltuberkulose auszuschließen. Die Endometriose des Ovars fordert die Abklärung gegenüber gutartigen und bösartigen Ovarialtumoren. Sind die Teer- oder Schokoladenzysten noch beweglich, so unterscheiden sie sich palpatorisch nicht von Ovarialzysten anderer Genese, und die Diagnose kann erst intra operationem und letztlich histologisch gestellt werden (s. S. 712). Bei kleinen, nicht isoliert tastbaren Endometriosebezirken im Bereich der Ligg. rectouterina muß eine Parametropathia spastica in Erwägung gezogen werden. Diese Forderung gilt auch umgekehrt, da eine Organneurose irrtümlich angenommen werden kann, wenn es sich um eine Endometriose handelt. Ferner müssen intestinale und ureterovesikale Erkrankungen ausgeschlossen werden.

Therapie

Die *frühzeitige Erkennung und Behandung* kann Verwachsungen und Narben größeren Ausmaßes verhindern und stellt damit zugleich die **beste Prophylaxe zur Verhütung der Sterilität dar.** Zur Behandlung stehen hormonale und operative Verfahren zur Wahl, die einzeln oder kombiniert angewendet werden können.

Die **hormonale** Behandlung beruht auf der Beobachtung, daß sich die Endometriose durch Schwangerschaften bessern kann. Es lag daher nahe, diese Schwangerschaftsveränderungen durch exogene Hormonzufuhr nachzuahmen und durch kontinuierliche, in steigenden Dosen verabfolgte Östrogen-Gestagen-Kombinationen den Zustand einer *„Pseudogravidität"* zu erzielen. Diese Behandlung wird heute nur noch selten angewendet. Eine niedrigdosierte **Gestagentherapie** über 6-12 Monate vermag die proliferative Aktivität der Endometrioseherde zu stoppen; Rezidive kommen jedoch vor, auch nach mehreren Behandlungszyklen.

Wirksamer als die Induktion einer „Pseudogravidität" ist nach den bisherigen Erfahrungen die **ablative endokrine Therapie** mit Erzielung einer *„Pseudomenopause".* Unter den verfügbaren Substanzen übt das Testosteronderivat **Danazol** (Winobanin) einen antigonadotropen Effekt aus: Die rhythmische Synthese und Ausschüttung von LH und FSH werden gehemmt. Daraus resultiert eine verminderte Östrogensynthese mit Follikelreifungshemmung, Anovulation und Amenorrhö. Verstärkt wird der Effekt dadurch, daß Danazol zusätzlich die Biosynthese von sexualhormonbindendem Globulin (SHBG) in der Leber supprimiert und auf diesem Wege zu erhöhtem freien Testosteron führt. Im Verlauf einer 6monatigen Suppressionsbehandlung werden die Endometrioseherde arretiert und unterliegen z. T. regressiven und atrophischen Veränderungen.

Die stärkste Suppression der Ovarialtätigkeit mit dem Effekt einer „pseudomenopausalen" Situation entfalten die **LH-RH-Agonisten.** Diese synthetischen Peptidhormone greifen gezielt in die Gonadotropinsekretion ein, indem sie an die spezifischen Rezeptoren der Gonadotropinzellen der Hypophyse binden. Durch ihre gegenüber den natürlichen Substanzen längere Bindungsfähigkeit am hypophysären LH-RH-Rezeptor kommt es zu einer persistierenden Unterdrückung der FSH- und LH-Freisetzung, zu kompletter Supprimierung der ovariellen Aktivität und konsekutiv zur Regression und Desintegration in den Endometrioseherden. Mit persistierenden Resten muß jedoch auch bei dieser Therapieform gerechnet werden.

LH-RH-Agonisten stehen als Nasenspray (Buserelin) oder injizierbare Mikrokapseln zur Verfügung. Die Nebenwirkungen sind relativ gering und bestehen v. a. in Hitzewallungen.

Als weiteres therapeutisches Prinzip stehen **chirurgische Maßnahmen** zur Verfügung. Die endokrine und operative Therapie stellen keine alternativen, sondern in der Mehrzahl der Fälle sich ergänzende Verfahren dar. Operativ geht es um die Entfernung der Endometrioseherde mit ihren Verwachsungen zur *definitiven Sanierung* und bei jungen Frauen mit Kinderwunsch gleichzeitig um die **Wiederherstellung der Fertilität.**

Im Vordergrund der operativen Verfahren steht heute die **Pelviskopie.** Mit Hilfe der pelviskopischen Adhäsiolyse, Thermokoagulation oder/und Resektion kleinerer Implantate können annähernd 90% der Herde im kleinen Becken saniert werden. Einen weiteren Schritt stellt die komplette Resektion endometrioider Absiedlungen mit anschließender Rekonstruktion bzw. Wiederherstellung der Tubendurchgängigkeit unter **Einsatz mikrochirurgischer Techniken** dar.

Die **Laserlaparoskopie** gewinnt besonders bei Implantaten und Verwachsungen an Tuben, Blase, Harnleiter und Darm an Bedeutung.

In den fortgeschrittenen Stadien erfolgt die **Laparotomie.** Die Ausdehnung des Eingriffes ist in Anbetracht der Verwachsungen und im Falle multipler großer Teerzysten nicht immer vorhersehbar. Die Wahl zwischen konservierendem und radikalerem Vorgehen wird dabei nicht ausschließlich durch das Stadium der Erkrankung, sondern durch Beschwerden, Alter und Kinderwunsch der Patientin bestimmt. Läßt sich kein funktionsfähiges Ovarialgewebe erhalten, so werden unabhängig vom Alter die Adnexe und gleichzeitig der Uterus entfernt.

Unter Berücksichtigung der verfügbaren endokrinen und operativen Verfahren lassen sich für die Therapie der Endometriose folgende Richtlinien aufstellen:

- Zufällig, z. B. intra operationem entdeckte Endometrioseherde werden – gleichsam als Prophylaxe – sofort entfernt und/oder der endokrinen ablativen Therapie zugeführt.
- *Stadium I und II:* Vorrang genießt die endokrine ablative Therapie (Danazol oder LH-RH-Agonisten) ggf. über mehrere Behandlungszyklen. In zunehmendem Maße werden die pelviskopische Sanierung und mikrochirurgische Wiederherstellungsverfahren eingesetzt.
- *Stadium III:* Nach präoperativer Supprimierung der Ovarialtätigkeit (Danazol oder LH-RH-Agonisten) erfolgt die pelviskopische Sanierung mittels Adhäsiolyse, Resektion, Thermokoagulation. Alternativ kommt die Laserlaparoskopie in Frage.
- *Stadium IV* (bei zystischer Ovarialendometriose auch im Stadium III): Nach Möglichkeit wird konservativ operiert. Ohne Kinderwunsch ist eine großzügigere situationsgerechte Gestaltung des Eingriffes mit dem Ziel der endgültigen Beschwerdefreiheit indiziert.

Geringgradig differenzierte oder dedifferenzierte Herde sind wegen des Entartungsrisikos bevorzugt der Operation zuzuführen.

Die Endometriosebehandlung muß also in Abhängigkeit von Lokalisation, Ausdehnung, Beschwerden, Kinderwunsch und Alter individuell gehandhabt werden.

Prognose

Mit Hilfe der endokrinen Therapie lassen sich eine Rückbildung der Befunde und Besserung der Beschwerden über einige Jahre in 20–80% der Fälle erzielen. Die unterschiedlichen Erfolgsziffern erklären sich aus der oft unsicheren Beurteilung der tatsächlichen Rückbildung der Herde. Eine sichere Aussage über den Therapieerfolg erlaubt die **Durchbrechung der Sterilität**. Sie gelingt bei ca. 30–50% der Patientinnen. Chirurgische Maßnahmen führen bei frühzeitiger Intervention in ca. 50% zu Graviditäten. Der Einsatz der Laserlaparoskopie zur Behandlung der Endometriose der Stadien II–IV erbringt Erfolgszahlen, wie sie bei mikrochirurgischem Vorgehen erreicht werden (bis zu 60% Graviditäten).

Die *Rezidivrate* liegt nach konservativer Operation je nach dem erzielten Grad der Sanierung zwischen 2 und 47%, nach endokriner Supprimierung der Ovarialfunktion bei ca. 40%.

Adenomyosis uteri

Als Adenomyosis wird das Vordringen von Endometrium in das Myometrium mit begleitender reaktiver Hypertrophie des Myometriums bezeichnet. Das aberrante Endometrium muß definitionsgemäß um mindestens 1, besser um 2 mikroskopische Gesichtsfelder von der Lamina basalis der Korpusschleimhaut entfernt, also eindeutig isoliert im Myometrium liegen. Neben den invasiven Vorgängen konnte auch eine lymphogene Verschleppung von Endometriumzellen der Korpusschleimhaut nachgewiesen werden. Das Krankheitsbild wird auch unter dem Begriff der *Endometriosis genitalis interna* der Endometriose zugeordnet und der Endometriosis externa gegenübergestellt. Adenomyose und Endometriose bilden jedoch keine nosologische Einheit. Gemeinsam ist beiden Erkrankungen nur die ektopische Ansiedlung von Endometrium.

Ätiologie, Histologie und Klinik der Adenomyose unterscheiden sich in vieler Hinsicht grundlegend von der Endometriosis genitalis externa, so daß eine gesonderte Betrachtung zweckmäßig erscheint.

Ätiologie

Bezüglich der *Ätiologie* wird angenommen, daß das Endometrium infolge unbekannter lokaler Wachstumsimpulse in das Myometrium vordringt, das seinerseits dem gleichen Proliferationsreiz unterliegt und hypertrophiert. Als Ursache wird eine ovarielle Dysfunktion mit Störungen der Lutealphase und relativer Östrogendominanz vermutet.

Die Adenomyose führt zur Vergrößerung des Uterus bis zu Apfelsinen- oder Faustgröße. Makroskopisch sieht man trabekelartig verzweigte, häufig mit Blut gefüllte Endometriuminseln, die gelegentlich bis unter die Serosa reichen (Abb. 324a, b).

Mikroskopisch zeigen die in das Myometrium eingebetteten Endometriumbezirke die für die Korpusschleimhaut typischen Drüsen- und Stromaelemente in unterschiedlichem Aufbau. Eine volle sekretorische Umwandlung findet man ganz selten. Im allgemeinen herrscht der frühe Proliferationstyp vor; das Endometrium der Adenomyosisherde reagiert offenbar **nur auf Östrogene, nicht aber auf Progesteron**. Daraus resultiert ein *asynchrones* Verhalten gegenüber der Korpusschleimhaut. So finden sich die Endometriumherde der Adenomyosis auch dann im Stadium der Proliferation, wenn das ortsständige Endometrium des Corpus uteri zyklusgerecht die sekretorische Phase durchläuft. Die Inseln können histologisch dem Bild der zystisch-glandulären Hyperplasie entsprechen, ohne daß die Korpusschleimhaut in gleicher Weise verändert ist (Abb. 324b). Insgesamt verhält sich das Endometrium der Adenomyose ähnlich wie das der Korpuspolypen (s. S. 693). So hat man treffend die Adenomyosis auch als invertierte Polyposis endometrii bezeichnet.

In ⅓ der Uteri, die wegen eines Korpuskarzinoms entfernt werden, findet man eine Adenomyosis.

Eine Rarität stellt die **Stromaadenomyosis** dar, bei der es sich um Herde von Endometriumstroma ohne Drüsenanteile handelt.

Symptome

Im Vordergrund stehen Hypermenorrhö oder Menorrhagien, die durch mangelhafte und irreguläre Kontraktion des Uterus bedingt sein können. Manchmal besteht eine sekundäre Dysmenorrhö mit tief in das Becken lokalisierten Schmerzen infolge der menstruellen Druckerhöhung in den Adenomyosisbezirken. Die Erkrankung verläuft progredient und verursacht zunehmende Beschwerden der genannten Art.

Diagnose

Der Uterus wird bei der Untersuchung meistens als apfelsinen- bis faustgroß, selten größer getastet, es sei denn, es sind gleichzeitig Myome vorhanden. Das Organ ist druckschmerzhaft und prämenstruell gestaut. **Differentialdiagnostisch** kommen der Uterus myomatosus, Korpuspolypen, dysfunktionelle Blutungen sowie ein Korpuskarzinom in Betracht.

Die häufige Kombination der Krankheitsbilder führt dazu, daß andere Gründe die Indikation zur Operation abgeben und die Adenomyosis in 85% erst bei der Aufarbeitung der Operationspräparate entdeckt wird.

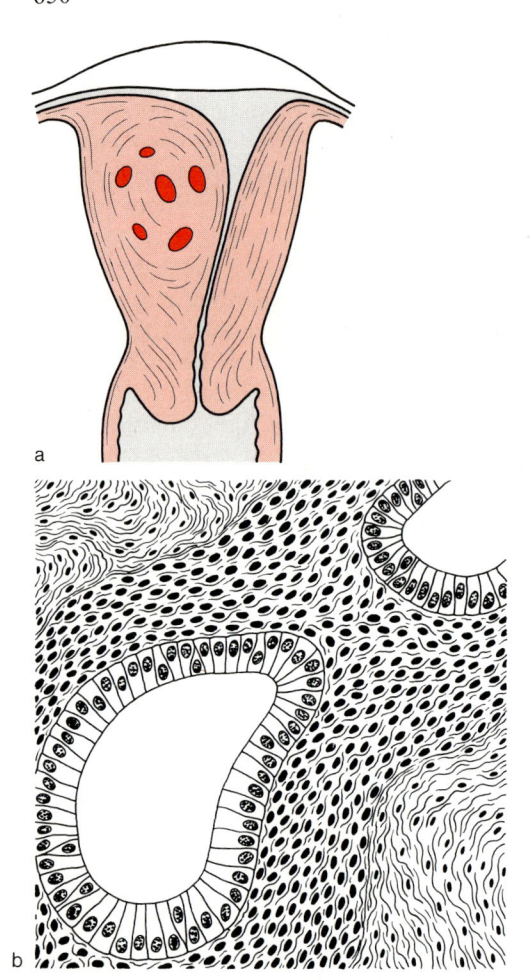

Abb. 324a, b. Adenomyosis uteri. **a** Endometriuminseln im Myometrium, umgeben von zirkulär angeordneten hypertrophischen Muskellagen. **b** Im histologischen Bild sieht man zystisch erweiterte Endometriumdrüsen und Stroma, eingebettet in Myometrium

Im Gegensatz zur Endometriose kommt die Adenomyose vorwiegend bei Mehrgebärenden im *4. und 5. Lebensjahrzehnt* vor. In ca. 50% der Fälle besteht gleichzeitig eine Myomatosis uteri, in 20–40% tritt sie kombiniert mit einer Endometriosis externa auf. Bei cornualem Sitz entspricht sie dem klinischen Befund des Tubenwinkeladenoms (s. S. 645).

Therapie

Eine hormonale Therapie ist wegen der meist fehlenden Ansprechbarkeit der Adenomyosisherde nicht erfolgversprechend. In Anbetracht des meist fortgeschrittenen Alters ist die Hysterektomie indiziert.

53 Psychosomatische Krankheiten in der Gynäkologie

Jede Krankheit betrifft den Menschen in seiner gesamten Persönlichkeit bzw. in seinem gesamten psychophysischen Gefüge. Das bedeutet, daß sich einerseits jede körperliche Erkrankung auf sein psychisches Verhalten auswirkt, und daß andererseits eine psychische Fehlhaltung oder Überforderung in somatischen Störungen und Beschwerden ihren Niederschlag finden kann. Diese Leiden und Konflikte werden dann in einen körperlichen Beschwerdekomplex umgewandelt und bringen auf diese

Weise eine psychische Fehlhaltung akuten oder chronischen Charakters somatisch zum Ausdruck. Sie werden daher als *psychosomatische Krankheiten* bezeichnet.

Für den Arzt kommt es darauf an, bereits bei Erhebung der Anamnese und während der Schilderung der Symptome die mögliche psychische Mitbeteiligung an der Ursache von vornherein herauszuhören.

In der Frauenheilkunde werden die psychosomatischen Erkrankungen vorwiegend durch die vielfältigen psychologischen und endokrinologischen Zusammenhänge der Fortpflanzung bestimmt. Dabei kommt den einzelnen Lebensabschnitten der Reifung (Pubertät), Reproduktion und Involution jeweils besondere Bedeutung für die Manifestation zu. Ursächlich ist das psychosoziale Umfeld ganz wesentlich mit beteiligt. Die psychosomatischen Krankheitsbilder werden nicht selten durch aktuelle oder persistierende Konflikte wie belastende Ereignisse in der unmittelbaren Umgebung, Störungen der Partnerschaftsbeziehungen, Erziehungsprobleme, Doppelbelastung, Erwartungsangst und Erwartungsspannung hervorgerufen. Eine nicht unwesentliche Rolle spielen eine konstitutionelle Insuffizienz, eine Reifungsretardierung mit Krisen der Selbstwerdung und Selbstverwirklichung bzw. eine Diskrepanz zwischen physischer und psychischer Reifung. Die psychischen Ursachen können auf frühkindliche Störungen, z. B. der frühen Mutter-Kind-Beziehung mit Entwicklung narzißtischer Persönlichkeitsmerkmale, zurückgehen. Zusätzliche aktuelle Belastungen und Konflikte vermögen die körperliche Symptomatik in Gang zu setzen oder zu verstärken. Psychosomatische Erkrankungen finden sich bei 5-30% der gynäkologischen Patientinnen.

Die skizzierten psychischen Ursachen können zu den verschiedensten somatischen Symptomen und Beschwerdekomplexen führen.

Kardinalsymptome im gynäkologischen Bereich sind:

- Blutungsstörungen,
- Fluor,
- Schmerzen.

Psychogene Zyklusstörungen können sich manifestieren als

- primäre oder sekundäre Amenorrhö,
- dysfunktionelle Blutungen,
- Dysmenorrhö.

In weiterem Sinne sind dazu auch das *prämenstruelle Syndrom,* die *Anorexia nervosa,* die *Scheinschwangerschaft* und schließlich die *psychogene Sterilität* zu rechnen.

Psychosomatische *Zyklusanomalien* gehen auf eine psychogene Störung des übergeordneten Regelkreises zurück; mehr als 80% von ihnen sind hypothalamisch bedingt. Dafür spricht, daß es nach psychotherapeutischer Konfliktlösung häufig zur Normalisierung der Hypophysen-Hypothalamus-Funktion mit signifikantem Anstieg der LH-Freisetzung nach LHRH-Injektion kommt (s. S. 577).

Der funktionellen *Amenorrhö* (Oligo-/Amenorrhö) liegt vornehmlich ein psychophysischer Infantilismus, eine gestörte Einstellung zur eigenen Körperlichkeit mit Ablehnung der weiblichen Rolle, zugrunde. Sie geht meist mit sexueller Reifungsverzögerung einer oder beruht auf gestörter Erlebnisverarbeitung. Die **Anorexia nervosa (Pubertätsmagersucht)** als schwerste Form geht auf eine tiefgreifende Persönlichkeitsstörung zurück, in deren Mittelpunkt eine existentielle Abwehrhaltung mit dem Wunsch nach Aufrechterhaltung der Kindheitsphase, auch der Eltern-Kind-Beziehung steht.

Die häufigere (sekundäre) *Amenorrhö* stellt sich vorwiegend auf aktuelle und *reifungsbedingte emotionale Konfliktsituationen* oder als sog. Entwurzelungsamenorrhö ein (s. S. 545). Bei psychogenen **prämenstruellen Beschwerden** stehen eher eine Versagenshaltung und ambivalente Einstellung zur Mutterrolle sowie eine Erwartungsangst (z. B. Angst vor Schwangerschaft) im Vordergrund. Das gleiche gilt für die **Dysmenorrhö,** insbesondere bei Jugendlichen, sofern sie nicht durch das „Familienbild" (Mutter, Schwestern - sog. familiäre Dysmenorrhö) tradiert und gebahnt ist. Sie kann Ausdruck einer Protesthaltung bei psychophysischem Infantilismus oder einer andauernden psychoreaktiven Fehlhaltung sein; bei der sekundären Form stehen aktuelle Konflikte im Vordergrund.

Kontaktblutungen sind häufig „Abwehrblutungen" bei ablehnender Einstellung zur Schwangerschaft, bei ambivalenter Haltung gegenüber der Sexualität, oder sie treten zusammen mit Kohabitationsbeschwerden infolge partnerschaftlicher Krisen auf.

Der **Fluor genitalis** psychosomatischer Genese äußert sich überwiegend als Hypersekretion der Zervix, gelegentlich als vermehrte Transsudation der Vaginalwände. Meist handelt es sich um einen Wunsch- oder Abwehrfluor (Konzeptionsfurcht, Ablehnung des Koitus, Schuldprobleme).

Der seltenere **Pruritus vulvae** ohne somatische Ursache ist vorwiegend Ausdruck sexueller Konflikte (Ablehnung des Partners oder verdrängte Sexualität).

Die genannten Symptome können auch bei einer „**psychogenen Sterilität**" vorhanden sein, sei es, daß sich die psychogene Beeinflussung der übergeordneten Regulationsmechanismen konsekutiv auf die

Ovarialfunktion auswirkt, oder sei es, daß eine Hypersekretion der Zervix die Spermienaszension erschwert oder verhindert. Die psychische Fehlhaltung beruht dann außer auf den bereits genannten Ursachen nicht selten auf einem Selbstschutz zur Erhaltung der bisher ausbalancierten Wesensintegrität, dem Konflikt zwischen übersteigertem Wunsch nach einem Kind bei narzißtischer Grundeinstellung oder auf der Kombination von psychischen und sozialen Faktoren.

Das Kardinalsymptom **Schmerz** – immer Zeichen einer existentiellen Not – ist v. a. mit dem psychosomatischen Krankheitsbild der **Parametropathia spastica** verknüpft (s. S. 653).

Auf der gleichen Ebene sind psychogene **Kreuzschmerzen** – meist von den Muskelansatzpunkten am Beckenkamm ausgehend – einzuordnen (s. S. 655).

Auch eine früher durchgemachte Adnexentzündung kann durch die damit verknüpfte Problematik (Sterilität) der auslösende Faktor für immer wieder auftretende oder ständige „Unterleibschmerzen" sein (s. S. 510).

In enger Beziehung zu psychosomatischen gynäkologischen Krankheitsbildern stehen – sei es als Ausgangspunkt oder als Folge – **funktionelle Sexualstörungen** wie

- Libido- und Orgasmusstörungen (s. S. 71),
- Kohabitationsschmerzen (Algo- oder Dyspareunie (s. S. 70),
- Vaginismus (s. S. 71).

Auch bei **Abweichungen im Sexualverhalten** (Nymphomanie, Lesbianismus, Homosexualität des Partners) sind aufgrund der vielfältigen Konfliktsituationen psychosomatische Manifestationen im Genitalbereich nicht selten (s. S. 72).

Diagnose

Es ist davon auszugehen, daß die psychosomatisch Kranke den Arzt wegen ihrer organischen Symptomatik aufsucht. Sie erwartet eine Bestätigung der Organbedingtheit ihres Leidens und eine organbezogene Therapie, da ihr die seelischen Bezüge nicht bewußt sind.

Die Patientin liefert bereits anläßlich der *Symptomenanamnese* wesentliche Hinweise auf eine psychische Genese. Auffallend sind Art und Weise der Darstellung und persönliche Ausdeutung der Symptome, der spontane Bezug zu lebenswichtigen Daten, die Abhängigkeit von Belastungen und schließlich nicht selten mehrfacher Arztwechsel (weil keiner helfen kann). Die Kranken schildern je nach Intelligenz und Bildungsgrad ihre Beschwerden häufig angespannt und bilderreich mit entsprechender Mimik (Leidensmiene) oder lassen eine besondere emotionale Leere erkennen.

Erhebt sich der Verdacht auf ein psychogenes Leiden, so sollte der Arzt ohne Zeitbedrängnis die Patientin durch Zuhören und sprachliche Stimulation zur Selbstdarstellung anregen und ermutigen. Vor allem muß er sie ernst nehmen; die psychosomatisch Kranken simulieren nicht! Das ärztliche Gespräch ist der Schlüssel zur Diagnose und der Anfang der Therapie!

Unabdingbar ist der Ausschluß einer Organerkrankung. Erst nach Abschluß der am Symptomenkomplex orientierten Diagnostik wird man die Beschwerden als psychosomatisch oder somatopsychisch bedingt einstufen können.

Der Arzt nimmt somit eine Schlüsselstellung bei der Vorklärung und Vorbereitung für die spezielle Psychotherapie ein. Wenn er den emotionellen Stellenwert der psychosomatischen Erkrankung nicht erkennt oder sich nicht die Zeit für ein gezieltes Gespräch nimmt, wird der Weg zur Psychotherapie als der einzig möglichen Behandlungsart verpaßt.

Therapie

Die Indikation zu einer psychotherapeutischen Behandlung wird primär nicht durch die Diagnose der psychogenen Krankheit, sondern durch die Persönlichkeit der Patientin bestimmt.

Die Psychotherapie beruht über das Medium der Sprache auf einer intensiven Interaktion und Kommunikation zwischen Arzt und Patientin. Die Kranke soll durch Verbalisierung, Introspektion und Bearbeitung ihrer Widerstände zur Vergegenwärtigung und dadurch zur Befreiung von dem Konflikt und zur Eigenverantwortung gelangen. Dieser Prozeß benötigt je nach Schweregrad, Persönlichkeitsstruktur und Belastbarkeit unterschiedlich lange Zeit.

Handelt es sich um leichtere Störungen und aktuelle Konflikte, ist die Problematik der Patientin bewußt und ist sie zur eigenständigen Beurteilung in der Lage – dazu bedarf sie u. U. erst einer Phase des Nachdenkens –, so kann der Arzt ihres Vertrauens die Betreuung und Gesprächsführung übernehmen. In den Gesprächen geht es v. a. darum, der Patientin verständlich zu machen, daß ihre Emotionalität für die körperliche Krankheit ausschlaggebend ist und daß die Konflikte aufgearbeitet werden müssen. Bei partnerschaftsbezogener Problematik ist der Mann möglichst einzubeziehen. Somatisch orientierten therapeutischen Maßnahmen kommt eine unterstützende oder überbrückende

Aufgabe zu. Bei Einsatz von Hormonen ist zu bedenken, daß sie u. U. die Diskrepanz zwischen körperlicher und seelischer Reifung verstärken. Auf der anderen Seite kann die endokrine Behandlung, z. B. einer Amenorrhö, durch die Auslösung einer Blutung helfen, die Vollwertigkeit als Frau unter Beweis zu stellen und damit das Selbstwertgefühl zu stärken.

Tiefere Persönlichkeitsstörungen und Fehlhaltungen erfordern die Überweisung an den Spezialisten, der die psychotherapeutische Behandlung in der ihm geeignet erscheinenden Form (Kurz- oder Langzeitpsychotherapie, Verhaltenstherapie, Gruppentherapie) einschließlich der ihm zur Verfügung stehenden Hilfsverfahren – z. B. autogenes Training, Hypnose – übernimmt.

Ziel jeder Form der Psychotherapie ist die Symptombesserung und die Wiedereingliederung in das individuelle soziale Gefüge mit Rückgewinnung der Sorgefähigkeit. Für diese Zeit ist u. U. vorübergehende körperliche Entlastung in Haushalt und Beruf erforderlich.

Spezielle gynäkologische Beratungssituationen

Die *Aufklärung vor gynäkologischen Operationen* ist eine wichtige Voraussetzung zur Vermeidung späterer Fehlhaltungen mit somatischer Manifestation. Im Vordergrund steht die Information darüber, daß der Verlust eines Genitalorgans (z. B. Uterus- und/oder Adnexexstirpation) keine Minderung der Persönlichkeitswerte und der Sexualität bedeutet und daß der durch Entfernung der Ovarien bedingte Ausfall der Hormone ggf. durch Substitution ausgeglichen werden kann. Im weiteren Sinne gehört dazu auch die **Rehabilitation** der Karzinomkranken im Zuge der Nachsorge, evtl. unter Einschaltung von Selbsthilfegruppen. Nach Operation oder Bestrahlung wegen eines Genitalkarzinoms oder nach Mastektomie wegen eines Mammakarzinoms ist eine sehr individuell ausgerichtete Sexualberatung angezeigt.

Maßnahmen der Kontrazeption sind nicht selten mit einer psychischen Belastung verbunden; gerade die gewonnene sexuelle Freiheit, der bewußte Verzicht auf eine Empfängnis und der Eingriff in das biologische Geschehen können vielschichtige Schuldkomplexe – auch religiöser Art – auslösen. Das „Vergessen" der Pille bei oraler Kontrazeption ist manchmal eine unbewußte Abwehrmaßnahme. Das *IUP* kann darüber hinaus als Fremdkörper empfunden werden und zu psychosexueller Beeinträchtigung führen. Die *Tubensterilisation* vermag wegen der Endgültigkeit des Eingriffes unlösbare Probleme heraufzubeschwören. Die individuelle Akzeptabilität der kontrazeptiven Methoden bedarf daher der eingehenden Abklärung.

Die nicht seltenen psychosomatischen Störungen **nach einem Schwangerschaftsabbruch** (s. S. 355) werden vordergründig durch psychosoziale Faktoren (insbesondere bei Jugendlichen mit gespannter Elternbeziehung, unsicherer Partnerschaft, abwertender Umgebung) ausgelöst. Jedoch sind als eigentliche Ursachen eher individuelle Angstgefühle, Schuldkomplexe und Wunschvorstellungen in Betracht zu ziehen.

54 Parametropathia spastica – Pelipathia[1] vegetativa

Eines der wichtigsten und häufigsten psychosomatischen Krankheitsbilder, die Pelipathia vegetativa, synonym u. a. als Parametropathia spastica, Beckenkongestion mit Fibrosis („pelvic congestion syndrome") und – allgemeiner – als neurovegetative Störung im kleinen Becken bezeichnet, bedarf einer besonderen Besprechung. Ihr Kardinalsymptom ist der tief im Unterbauch lokalisierte Schmerz. Im Vordergrund stehen neuromuskuläre und neurovaskuläre Funktionsstörungen. Mit zunehmender Ausprägung des Syndroms kommt es zur organischen Manifestation mit spastischer Verkürzung und zunehmender Fibrosis der Sakrouterinligamente. Die Kongestion (Stauung) des Uterus führt zur Vergrößerung des gesamten Organs. Als Folge der spastisch verkürzten Ligamente kann sich eine Retroflexio uteri herausbilden.

Ätiologie

Aus psychosomatischer Sicht handelt es sich vielfach um Frauen mit psychischer und physischer Teilretardierung, die unfähig sind, sich den gegebe-

---
[1] griechisch: πελις = Schüssel, Becken

nen Verhältnissen anzupassen, ihre Lebenssituation zu meistern und sich mit der Mutter- und/oder Gattenrolle zu identifizieren. Häufig handelt es sich auch um eine psychophysische Reaktion auf konflikthafte Streßsituationen oder einen anhaltenden Rollenkonflikt, z. B. durch eine Doppelbelastung in der Familie und im Beruf (s. S. 74). Diese Faktoren sind es v. a., die zur Angst vor einer Schwangerschaft und zu einer Ablehnung der Kohabitation mit allen somatischen Konsequenzen führen. Nicht selten ist eine Karzinophobie – z. B. nach Erkrankung eines Familienmitglieds an einem Krebsleiden – das auslösende Moment.

Symptome

Die Patientinnen klagen – ganz auf ihre körperlichen Symptome fixiert – über diffuse Schmerzen tief im kleinen Becken und in der Kreuzbeingegend – oft verstärkt unmittelbar vor und z. Z. der Periode –, zusätzlich oft über Fluor und extragenitale Symptome, z. B. Migräne, Mastodynie und Obstipation. Dazu kommen häufig Angaben über Leistungsminderung (Gefühl der ständigen Überforderung) und Verstimmungszustände. Das Sexualverhalten ist fast immer in typischer Weise gestört: Es besteht eine Dyspareunie, die von der Patientin als Folge der intra coitum gesteigerten Schmerzen gedeutet wird. Auf Befragen werden oft Coitus interruptus und Anorgasmie angegeben (s. S. 71).

Dyspareunie, Coitus interruptus, Anorgasmie bedeuten sexuelle Erregung bis zur Plateauphase mit anhaltender Vasokongestion und Myotonie ohne Orgasmus und ohne nachfolgende Entspannung in der Auflösungsphase (s. S. 65). Auf diese Weise kann der unphysiologische Ablauf der sexuellen Reaktion bei Störungen des Sexualverhaltens die organische Manifestation bahnen.

Diagnose

Bei der gynäkologischen Untersuchung fällt zunächst eine Abwehrspannung auf. Der Uterus liegt häufig retroflektiert, ist vergrößert und imponiert gestaut. Seine Bewegung löst Schmerzen aus, insbesondere jeder Versuch der Aufrichtung aus dem kleinen Becken. Die Portio erscheint plump und elongiert. Die Verschiebung der Portio vaginalis zur Symphyse hin verursacht durch den dabei ausgeübten Zug an den Ligg. sacrouterina den typischen Portiolüftungs- oder -schiebeschmerz. Die Ligg. sacrouterina sind straff gespannt, verkürzt und fibrös verdickt. Außerdem besteht eine Druckempfindlichkeit im Bereich des knöchernen Beckens, insbesondere der Symphysenhinterwand. In vielen Fällen ist gleichzeitig eine Hypersekretion der Zervix vorhanden (s. S. 651).

Differentialdiagnose

Differentialdiagnostisch müssen v. a. eine Endometriose, eine chronische Adnexentzündung und eine Parametritis ausgeschlossen werden. Diagnostische Schwierigkeiten ergeben sich, wenn die Pelipathie mit einem gynäkologischen Leiden kombiniert auftritt. Für die Pelipathia vegetativa ist charakteristisch, daß sich der Spasmus der Ligg. in Narkose meistens löst. Die Laparoskopie liefert die Entscheidung und sollte daher großzügig angewendet werden.

Therapie

Je nach Konfliktlage, Schwere und Dauer der Beschwerden wird sich im beratenden Gespräch bald zeigen, ob eine psychotherapeutische Behandlung notwendig ist oder ob die Abklärung und Aufklärung – evtl. kombiniert mit unterstützenden Maßnahmen (z. B. Kontrazeption, Milieuwechsel, zeitweiliger Herausnahme aus dem Arbeitsprozeß) – zur Besserung der Beschwerden ausreichen.

55 Kreuzschmerzen als Leitsymptom

Etwa 30–40% aller gynäkologischen Patientinnen klagen über Kreuzschmerzen. Dieses Schmerzphänomen steht bei Frauen 3- bis 4mal häufiger als bei Männern im Vordergrund ihrer Beschwerden und ist in erster Linie auf die **anatomischen und funktio-** **nellen Besonderheiten des weiblichen Organismus** sowie auf die **stärkere Belastung durch Schwangerschaften und Geburten zurückzuführen.** Außerdem rufen **alle pathologischen Veränderungen der Genitalorgane** und ihrer stützenden Strukturen infolge der engen nachbarlichen und nervalen Beziehungen zu dem lumbosakralen Wirbelsäulenabschnitt mehr oder weniger intensive Kreuzschmerzen hervor. Man kann davon ausgehen, daß bei 10–20% der Frauen mit dieser Symptomatik ein gynäkologisches Grundleiden besteht. Bei den übrigen handelt es sich in der Mehrzahl um statisch-funktionelle Störungen des Haltungs- und Bewegungsapparates (ca. ⅔ der Patientinnen) sowie um lokale Skelettschäden (rund ⅓ der Fälle). Neurologische, urologische und internistische Erkrankungen sind demgegenüber selten durch Kreuzschmerzen als Leitsymptom charakterisiert. *Die Kreuzschmerzen der Frau beruhen somit – von wenigen Ausnahmen abgesehen – auf gynäkologischen oder orthopädischen Ursachen.*

Der Zeitpunkt des ersten Auftretens, der Verlauf, die Intensität und die subjektive Lokalisation der Schmerzen liefern wertvolle anamnestische Anhaltspunkte für eine zunächst grobe Unterscheidung zwischen gynäkologisch und statisch bedingten Beschwerden. Hinweise für die Beziehungen zwischen dem dominierenden Symptom „Kreuzschmerz" und gynäkologischen Leiden unterschiedlicher Lokalisation und Ätiologie sind in Tabelle 108 zusammengestellt.

Verläuft die gynäkologische Untersuchung negativ, so muß die orthopädische Diagnostik angeschlossen werden. Bei entsprechenden anamnestischen Hinweisen ist die urologische bzw. internistische Kontrolle zu veranlassen. Nach Ausschluß organischer Ursachen sollte man sich jedoch nicht mit einer symptomatischen Therapie begnügen, bevor nicht auch die möglichen psychogenen Faktoren abgeklärt sind.

Tabelle 108. Gynäkologische Ursachen von Kreuzschmerzen

Krankheitsbilder	Besondere Hinweise
Primäre Dysmenorrhö (Uterusmißbildungen, genitale Hypoplasie)	Zyklisch auftretend
Sekundäre Dysmenorrhö (Endometriose, submuköses Myom)	Zyklisch auftretend
Akute und chronische Entzündungen (Pyo-/Hydrosalpinx, Douglas-Abszeß, Adhäsionen) Endometriose	Meist präsakral in der Tiefe des kleinen Beckens lokalisiert
Lageveränderungen des Genitales, insbesondere Descensus vaginae et uteri	Mit Ausstrahlung in die Leistengegend
Gutartige und bösartige Genitaltumoren Beckenvenenthrombose	Je nach Größe und Ausbreitung mit Ausstrahlung in Leistengegend und Oberschenkel
Osteoporose als Folge eines Östrogendefizits	Primäre Amenorrhö Langdauernde sekundäre Amenorrhö Klimakterium Menopause
Parametropathia spastica	Schmerzen präsakral in der Tiefe des kleinen Beckens
Organneurose, Dyspareunie	Überbetonte Schilderung der Beschwerden bei Fehlen eines krankhaften Befundes

56 Gutartige und bösartige Neubildungen des weiblichen Genitales

Klassifikation und Stadieneinteilung maligner Tumoren

Die Stadieneinteilung maligner Tumoren erfolgt heute einheitlich nach internationalen Empfehlungen und Richtlinien.

TNM-System

Das *TNM-System* zur Klassifikation maligner Tumoren wurde in den Jahren 1943–1952 (Denoix 1943; Union Internationale Contre Le Cancer – UICC – 1950; WHO 1952) festgelegt und seitdem entsprechend den medizinischen Fortschritten auf dem Gebiet der Onkologie stetig weiterentwickelt.

Nach der gültigen Definition erfolgt die Klassifizierung nach der klinisch und, wenn möglich, histopathologisch bestimmten anatomischen Ausdehnung der Geschwülste und gilt für Malignome aller Lokalisationen.

Diese internationale Standardisierung soll dazu beitragen,

- dem Kliniker bei der Planung einer individuell optimalen Behandlung zu helfen,
- Hinweise auf die Prognose zu geben,
- die Auswertung und Qualität der Behandlungsergebnisse im internationalen Vergleich zu ermöglichen,
- den Informationsaustausch zu erleichtern,
- die kontinuierliche Erforschung der menschlichen Karzinomerkrankungen zu fördern.

Das TNM-System beruht auf der Berücksichtigung dreier für die Ausbreitung und Prognose der Tumoren essentiellen, durch Symbole gekennzeichneten Komponenten

- T (= Tumor) = Ausdehnung des Primärtumors,
- N (= Nodulus) = Fehlen oder Vorhandensein von Lymphknotenmetastasen sowie deren Ausdehnung,
- M (= Metastasis) = Fehlen oder Vorhandensein von Fernmetastasen

mit entsprechenden nummerierten Untergruppen. Mit Hilfe der Symbole werden Tumorgröße, Beziehungen des Primärtumors zur Umgebung, der Befall der Lymphknoten und die Fernmetastasen klassifiziert. Das System wird daher auch als „Kurzschrift" zur Beschreibung individueller Tumoren jedweder Lokalisation bezeichnet.

Für jede Tumorlokalisation gelten im Rahmen des TNM-Systems 2 Arten von Klassifikationen:

- die *klinische* (= c) bzw. *prätherapeutische cTNM*-Klassifikation aufgrund der gesamten klinischen Befunderhebung,
- die *postoperative pTNM*-Klassifizierung (einschl. Histopathologie) *nach* Resektion und Beurteilung von Primärtumor und Lymphknoten sowie ggf. Fernmetastasen.

Stadieneinteilung der FIGO

Eine ältere klinische Einteilung der gynäkologischen Karzinome in die Ausbreitungsstadien 0–IV geht auf die Empfehlungen der UICC (*U*nion *I*nternationale *C*ontre le *C*ancer) und vornehmlich der FIGO (*F*éderation *I*nternationale de *G*ynécologie et d'*O*bstetrique) zurück. Beide Systeme sind aneinander angleichbar, so daß nach der Festlegung der T-, N-, M- und der pT-, pN-, pM-Kategorien die Zuordnung zu den *klinischen Stadien 0–IV* vorgenommen werden kann.

Beide Klassifikationen, die des TNM-Systems und diejenige der FIGO, werden bei der Darstellung der malignen Tumoren des weiblichen Genitales und der Mamma berücksichtigt.

Gutartige und bösartige Neubildungen der Vulva

Die Vulva setzt sich aus einer Vielfalt von Strukturen unterschiedlicher Herkunft zusammen, die die Matrix für gut- und bösartige Neoplasien bilden können. Unter den Erkrankungen der Vulva entfallen auf:

- Zysten und solide gutartige Tumoren 20%,
- prämaligne und maligne Veränderungen 1,5–3%,
- entzündliche Läsionen und Dystrophien 65%.

Gutartige Zysten und Pseudozysten der Vulva

Relativ häufig kommen an der Vulva *Zysten* und *Pseudozysten* vor. Unter diesen sind Paraurethralzysten, Retentionszysten von Schweiß- und Talgdrüsen (Hydradenome, Atherome) zu nennen. Klinisch von Bedeutung sind die Pseudozysten der *Bartholin-Drüse,* die sich nach einem Verschluß des Ausführungsganges entwickeln können (s. S. 599). Seltener gelangen einzelne oder multiple reiskornartige Epidermoid- oder Keratinzysten zur Beobachtung, die durch dysontogenetische oder traumatische Verlagerung von Epithel unter die Epidermis entstehen. Zu den dysontogenetischen Zysten gehören auch die *Schleimzysten* (vom Urogenitalsinus), während sich die *Gartner-Gangzysten* von mesonephrogenen Strukturen ableiten (s. S. 15). Gelegentlich imponiert eine *Endometriose der Vulva* als rötlichbräunliche Zyste (s. S. 645).

Gutartige solide Neubildungen der Vulva

Die gutartigen Tumoren der Vulva unterscheiden sich im Prinzip nicht von den benignen Neubildungen der übrigen Haut des Körpers. Ihre klinische Bedeutung liegt nicht so sehr im Krankheitswert als vielmehr in der notwendigen differentialdiagnostischen Abklärung gegenüber prämalignen und malignen Läsionen. Gutartige, *solide Tumoren* der Vulva gliedern sich ihrer Herkunft nach in *mesenchymale* und *epitheliale* bzw. *fibroepitheliale* Neoplasien.

Gutartige mesenchymale Neoplasien

Zu den *mesenchymalen* Tumoren der Vulva zählen *Lipome, Fibrome* und *Myome,* die meist gestielt, z. B. als *Lipoma* oder *Fibroma pendulans* in Erscheinung treten. Fibrome und Myome entstammen den Bindegewebe- und Muskelzügen des in die Labia majora ausstrahlenden Lig. teres uteri. Multiple Fibrome gehen aus dem Bindegewebe der Subkutis hervor (Dermatofibroma protuberans). Lymphangiome, Hämangiome oder Myxome der Vulva stellen eine extreme Seltenheit dar.

Symptome: Selbst relativ große, *solide* oder *zystische* Tumoren bereiten kaum Beschwerden. Gelegentlich treten - v. a. bei gestielten Neubildungen - Drucknekrosen und Dekubitalulzera mit Schmerzen, insbesondere beim Laufen, Sitzen und bei der Miktion, sowie ständige Absonderungen auf, die eine Dyspareunie auslösen können.

Diagnose: Die Erkennung der gutartigen *soliden* und *zystischen* Neubildungen der Vulva bereitet bei der Inspektion keine Schwierigkeiten. Differentialdiagnostisch sind bei Tumoren der großen Labien von weicher Konsistenz Leistenhernien auszuschließen. Retentionszysten der Bartholin-Drüse sind von Zysten des Gartner-Ganges abzugrenzen, die entweder als Hymenalzysten auftreten oder unmittelbar hinter dem Hymenalsaum lokalisiert sind.

Therapie: Die operative Entfernung ist dann angezeigt, wenn Beschwerden bestehen oder die histologische Abklärung zum Ausschluß eines Malignoms erforderlich ist. Kleine Retentionszysten werden bei Beschwerden oder aus diagnostischen Gründen in toto exzidiert. Bei Retentionszysten des Ausführungsganges der Bartholin-Drüse bevorzugt man die Marsupialisation zur Erhaltung ihrer Funktion (s. S. 599). Die Rezidivrate beträgt 5–10%.

Gutartige epitheliale Tumoren der Vulva

Die häufigsten gutartigen epithelialen Vulvatumoren sind die *Papillome.*

Nichtvirogene Formen

Zu **nichtvirogenen** Formen zählen u. a.:

- das **Keratoakanthom,** ein schnell wachsender knotiger, aber regelmäßig aufgebauter und schnell wieder abheilender epithelialer Tumor mit zentralem Hornkrater,
- die **Verruca seborrhoica senilis** (seborrhoische Keratose), meist im fortgeschrittenen Alter auch an der Vulva als ein gutartiger fibroepithelialer Tumor der Epidermis in unterschiedlicher Form und Farbe auftretend,
- *Nävuszellnävi,* ausgebildet als:
- *Junktionsnävi* (aus dem Grenzbereich von Epidermis/Kutis) und
- pigmentierte *Nävuszellnävi* (etwa ⅕ der pigmentierten Neoplasien der Vulva), die sich in der Adoleszenz, bevorzugt auch während der Schwangerschaft meist symptomlos entwickeln. Aus vorbestehenden Pigmentnävi transformieren 20–30% zu malignen Melanomen!
- *Lentigo simplex* („brauner Fleck" der Vulva), oft dem junktionalen Nävus ähnelnd.

Alle genannten Veränderungen werden aus differentialdiagnostischen und prophylaktischen Gründen besser exstirpiert.

Virusinduzierte Formen

Die Gruppe der *virusinduzierten Papillome* beansprucht besondere Aufmerksamkeit. Sie repräsentieren einerseits die lokale morphologische Reaktion auf eine *sexuell übertragbare virale Infektion,* werden daher den *Entzündungen der Vulva* zugerechnet und dort auch beschrieben (s. S. 597), andererseits stellen sie *echte Neoplasien* dar, verursacht durch HPV-Viren, die als *Promotor der Malignisierung* gelten müssen.

Virogene papillomatöse Läsionen der Vulva kommen als „klassische" *spitze Kondylome,* aber auch als *flache* („flat condylomata") vor. Überwiegend finden sich multizentrische Herde. Die virusbedingten kondylomatösen Wucherungen zeigen durchaus eine Tendenz zur Spontanregression, jedoch birgt die HPV-Infektion ein erhöhtes Entartungsrisiko, so daß sie in dem Grenzbereich *potentiell maligner Veränderungen* anzusiedeln sind. Es spricht alles dafür, daß das invasive Karzinom der Vulva nach unterschiedlicher Latenzzeit aus bereits vorhandenen Epithelatypien hervorgeht (s. S. 597).

Prämaligne Veränderungen der Vulva (Dystrophien und intraepitheliale Neoplasien - VIN)

Im Rahmen der Früherkennung und Früherfassung des Vulvakarzinoms verdienen die dystrophischen und dysplastischen Veränderungen der Vulva größte Beachtung. *Es gilt heute als gesichert, daß die Dystrophien und intraepithelialen Neoplasien der Vulva ohne scharfe Grenzen über prämaligne Vorstadien in das manifeste Karzinom übergehen können.* Das bedeutet, daß zytologisch und histologisch bereits Kriterien der drohenden malignen Entartung festgestellt werden können, lange bevor die Eigenschaften des invasiven Wachstums erworben sind. Die Latenzzeit zwischen dem Auftauchen der prämalignen Läsion und der Manifestation des bösartigen Wachstums kann sich über Jahre erstrecken; gelegentlich vollzieht sich die maligne Transformation aber auch unvermittelt binnen kürzester Frist.

Dystrophien der Vulva

Unter den Dystrophien der Vulva versteht man *chronisch verlaufende Dermatosen weitgehend unbekannter Ätiologie.* Pathogenetisch liegen Störungen von Wachstum und Reifung des Plattenepithels und des Coriums zugrunde. Im Hinblick auf die *Früherfassung von präkanzerösen Prozessen* wurde von der *I*nternational *S*ociety for the *S*tudy of *V*ulvar *D*iseases (ISSVD) 1976 und zuletzt 1983 von Gynäkologen und Dermatologen die in Tabelle 109 enthaltene Klassifizierung akzeptiert.

Die früheren Bezeichnungen: Lichen sclerosus et atrophicus, Kraurosis vulvae, Leukoplakie, Neurodermitis, Leukokeratose, leukoplakische Vulvitis, hyperplastische Vulvitis sind entfallen.

Es besteht eine enge Korrelation zwischen Dystrophien und intraepithelialen Atypien. Die entscheidende Bedeutung für die Dignität der Läsionen kommt daher dem *Nachweis oder Ausschluß epithelialer Zellatypien zu.* Bezogen auf alle Dystrophieklassen ist das Malignisierungsrisiko *ohne* Vorhandensein von Zellatypien gering (<2%). Dystrophien der Vulva ohne Zellatypien werden daher *nicht* mehr als Präkanzerosen eingestuft. *Die Klassifizierung als Präkanzerose hängt allein vom Nachweis epithelialer Atypien ab,* betrifft also die Dystrophien vom Typ Ib, IIb, und IIIb (s. Tabelle 109).

Die *Inzidenz der vulvären Dystrophien* ist nicht sicher bekannt. Auch das Verteilungsmuster wird unterschiedlich angegeben. Der Anteil hyperplastischer Dystrophien wird auf 20% veranschlagt, der Anteil atrophischer Dystrophien soll etwa ⅔ der Dystrophien ausmachen, während gemischte Dystrophien auf 10-15% geschätzt werden.

Tabelle 109. Klassifizierung und Nomenklatur der Dystrophien der Vulva. (Nach ISSVD 1976, 1983)

I	*Hyperplastische Dystrophie* Hyperkeratose, Basalzellhyperplasie, gestörte Epithelschichtung (Akanthose), Vertiefung der Reteleisten, chronisch entzündliche Zellinfiltrate (Lymphozyten, Plasmazellen, Histiozyten)	Ohne Atypien Ia Mit Atypien Ib (VIN)
II	*Atrophische Dystrophie* - Lichen sclerosus Hyperkeratose, Plattenepithelatrophie, Verlust der Reteleisten subepitheliale homogene Zone, chronisch entzündliche Zellinfiltrate	Ohne Atypien IIa Mit Atypien IIb (VIN)
III	*Gemischte Dystrophie* Hyperkeratose, Akanthose, subepitheliale homogene Zone, chronisch entzündliche Zellinfiltrate oder benachbarte Areale von I und II	Ohne Atypien IIIa Mit Atypien IIIb (VIN)

Hyperplastische Dystrophie

Es handelt sich um eine chronische Dermatose, beherrscht von Epithelhypertrophie in Form von weißen Papeln, die zu unterschiedlichen Herden konfluieren können und am Rand hyperpigmentiert sind. Meist entwickeln sie sich bilateral und symmetrisch. *Epithelatypien* als Zeichen des Entartungsrisikos finden sich in *10-15% der hypertrophischen Dystrophien. Nur diese atypischen hypertrophischen Dystrophien (AHD) gelten als Präkanzerose.*

Die Ätiologie ist unbekannt. Meist wird die Pathogenese als multifaktoriell angegeben. Häufig findet sich eine Koinzidenz mit Diabetes mellitus und gastrointestinalen Erkrankungen, aber auch lokale pathogenetische Faktoren wie mechanische, chemische und allergische Irritationen spielen eine Rolle.

Atrophische Dystrophie (Lichen sclerosus)

Die atrophische Form der epithelialen Dystrophie der Haut, der **Lichen sclerosus** ist in 60–80% an der Vulva und Perianalregion lokalisiert. Die Ätiologie ist weitgehend unbekannt. Auffallend häufig besteht eine Assoziation mit Autoimmunkrankheiten. Ferner scheint die lokale Testosteronkonversion gestört. Das Leiden wird heute als eine metabolisch aktive Gewebeveränderung (entgegen der Bezeichnung „atrophische" Dystrophie) angesehen.

Die atrophische Dystrophie tritt **bevorzugt in der Postmenopause** auf und nimmt einen **chronisch progredienten Verlauf.** Das klinische Bild variiert je nach dem Stadium. Typisch sind in der Anfangsphase kleine konfluierende weiße atrophische Bezirke in Hautniveau mit entzündlicher Randreaktion. Dabei fällt der perlmuttartige Glanz des befallenen Bezirkes auf. Der Gewebeschwund führt zu pergamentartiger Beschaffenheit und betrifft zunächst einzelne Partien der Vulva, die dadurch asymmetrisch erscheint. Nach und nach wird die Haut der großen und kleinen Labien, der Klitoris, des Introitus und des Perineums ergriffen, so daß diese Strukturen im Endstadium nicht mehr zu identifizieren sind. Rhagaden und entzündliche Reaktionen sind häufig.

Die Gewebeveränderungen, die mit der Zeit zu Elastizitätsverlust und Schrumpfung des äußeren Genitales führen, sind Degeneration und Schwund der kollagenen und elastischen Fasern des Coriums sowie Zerstörung der peripheren Nervenendigungen. Die Epidermis wird sekundär einbezogen und weist eine geringe bis mäßige Hyperkeratose auf (Abb. 325). Das Krankheitsbild wird daher klinisch auch heute noch vielfach deskriptiv als Kraurosis vulvae bezeichnet. Die Entartungspotenz der atrophischen Dystrophie – Lichen sclerosus – ist vergleichsweise gering (<4%).

Gemischte Dystrophie

In der Mehrzahl entwickelt sich auf dem Boden eines Lichen sclerosus zusätzlich bei bis zu 30% der Betroffenen eine hyperplastische Dystrophie. Das Entartungsrisiko ist bei der gemischten Dystrophie am höchsten (ca. 20%). Das biologische Verhalten und die Prognose hängen wiederum vom Vorhandensein und dem Grad der Epithelatypien ab.

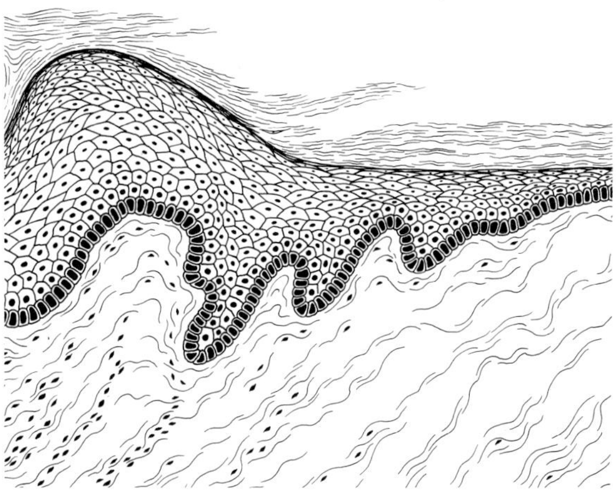

Abb. 325. Atrophische Dystrophie (Lichen sclerosus). Von links nach rechts fortschreitende „Verdünnung" des Epithels mit Hyperkeratose und Schwund der kollagenen und elastischen Fasern

Symptome der Dystrophien

Anfänglich bestehen kaum Symptome. Mit Fortschreiten der Veränderungen stehen Pruritus, Brennen, Schmerzen, Miktionsstörungen sowie Dyspareunie und sekundäre Infektionen durch Kratzeffekte im Vordergrund.

Diagnose der Dystrophien

Entscheidend für die Diagnose und die Differentialdiagnose ist die histologische Abklärung mit Hilfe der Biopsie (Exzisions-, Inzisions- oder mehrfache Stanzbiopsie bei ausgedehnten/multiplen Herden) nach vorheriger kolposkopischer Inspektion. Die Gewebeentnahme muß ausreichend tief einschließlich des Coriums erfolgen.

Therapeutische Richtlinien zur Behandlung der Dystrophien der Vulva

Unabhängig von der Form der Dystrophie müssen

- Begleiterkrankungen wie internistische Funktionsstörungen, z. B. ein Diabetes mellitus, der adäquaten Behandlung zugeführt,
- vulvovaginale Begleitinfektionen gezielt lokal und/oder systemisch behandelt und
- hygienische Maßnahmen verstärkt beachtet werden.

Die spezielle Behandlung der Dystrophien *ohne* Atypien erfolgt **medikamentös lokal,** und zwar bei

- *hyperplastischen* Dystrophien bevorzugt mit fluorierten Glukokortikoiden über 4–6 Wochen,
- *atrophischer Dystrophie* (Lichen sclerosus) mit *Testosteron*proprionat in Salbenform täglich ca. 6 Wochen lang, dann einmal wöchentlich über mindestens 6 Monate – im Falle von Nebenwirkungen (Klitorishypertrophie, Steigerung der Libido, tiefe Stimme) umschalten auf *progesteronhaltige* Salben,
- *gemischter Dystrophie* zunächst mit Kortikosteroiden, anschließend (oder abwechselnd) Testosteron lokal; *Etretinat* (ein Derivat der Vitamin-A-Säure) hat sich – systemisch angewendet – als wirksam gegenüber den hyperkeratotischen Veränderungen erwiesen. Es wird über Normalisierung der Epidermisreifung und des Bindegewebes berichtet. Die Nebenwirkungen sind jedoch erheblich.

Die Therapie der Dystrophien *mit* Zellatypien richtet sich nach Atypiegrad und Ausdehnung der Läsion und reicht von lokaler Kortikoidbehandlung bis zur vollständigen Exzision oder Vulvektomie. Die therapheutischen Richtlinien entsprechen dem Vorgehen bei intraepithelialer Neoplasie (s. S. 661).

Vulväre intraepitheliale Neoplasien (VIN) – Präkanzerosen der Vulva

Über 95% der Malignome der Vulva sind Plattenepithelkarzinome. Daher kommt den *Epithelveränderungen* unter dem Aspekt der Früherkennung und Früherfassung prämaligner Läsionen der Vulva *die* entscheidende Bedeutung zu. Aus diesen Gründen werden die *Zellatypien des Plattenepithels unabhängig von der Form der vulvären Dystrophie* (s. S. 658) *beurteilt und klassifiziert.* Der Oberbegriff: *V*ulväre *i*ntraepitheliale *N*eoplasie (VIN) und die Unterteilung in verschiedene Schweregrade sollen die Zusammengehörigkeit dieser Läsionen und ihre biologische Wertigkeit (Dignität) im Hinblick auf das Malignisierungsrisiko zum Ausdruck bringen. Die Klassifizierung ist der Abgrenzung der zervikalen intraepithelialen Neoplasien (CIN) angepaßt und gilt ebenso für entsprechende vaginale epitheliale Veränderungen (VAIN). Sie berücksichtigt sowohl das Ausmaß der Störung der *Epithelarchitektur* als auch der *Zellatypien* (Tabelle 110).

Es bedeuten:

VIN I (leichte Dysplasie): ungeordnete, reife Epithelzellen mit geringgradigen Kernatypien und Mitosen im *unteren Drittel* des Epithels.

Tabelle 110. Vulväre intraepitheliale Neoplasien (VIN) – plattenepitheliale (keratinzytäre) Neoplasien (ISSVD 1983)

VIN I = Geringgradige (leichte) Dysplasie
VIN II = Mittelgradige Dysplasie
VIN III = Schwere Dysplasie entsprechend Carcinoma in situ einschließlich kondylomatöser Atypien
 – Spezielle Formen:
  – M. Paget
  – prämaligne Melanozytose
   (Melanoma in situ)

VIN II (mittelgradige Dysplasie): gleiche Veränderungen wie bei VIN I, jedoch mit Ausdehnung bis in das *mittlere Drittel* des Epithels.

VIN III (schwere Dysplasie und Carcinoma in situ): *Die Zellatypien betreffen die gesamte Epithelschicht* mit nur noch angedeuteter oder fehlender oberflächlicher Differenzierung und horizontaler Schichtung, nicht selten mit hyper- oder dyskeratotischen Bezirken. Die Zelldicke ist verstärkt, besonders basal. Es finden sich Zell- und Kernpolymorphie, zahlreiche meist atypische Mitosen, mehrkernige und Riesenzellen. Analog zu CIN III (s. S. 675) kommen undifferenzierte, mittelreife und hochdifferenzierte Läsionen vor. *Die Basalmembran ist überall intakt!*

Wenn auch die Atypiegrade keinen sicheren Anhalt für die *individuelle* Malignisierungspotenz geben, so erfordert ihre Abklärung in jedem Falle Therapie und laufende Überwachung.

Ätiologie

Die Frage nach der Ätiologie und Onkogenese der intraepithelialen Vulvaneoplasien konzentriert sich v. a. auf die *Papilloma-Viren (HPV),* die das auslösende Agens proliferativer Plattenepithelprozesse im Anogenitalbereich darstellen und alle Grade der Epitheldysplasie induzieren können.

Die onkogene Potenz der Untergruppen der HPV-Viren variiert. Nach den bisherigen Erkenntnissen finden sich in gutartigen Kondylomen und leichten Dysplasien bevorzugt die HPV-Typen 6 und 11 (Low risk HPV), während HPV 16 und HPV 18 häufiger in präinvasiven und invasiven Pflasterepithelneoplasien der Vulva oder der Vagina und Zervix angetroffen werden (High risk HPV) (s. S. 597).

HPV-Infektionen manifestieren sich an der Vulva als Läsionen, die mit dem Sammelbegriff Papillome oder Kondylome („Warzen") bezeichnet werden. Man unterscheidet distinkte Formen:

- *Condylomata acuminata* (HPV 6, 11, vereinzelt HPV 16, 18) sind exophytisch entwickelte rötlichbraune Papeln, die multipel und disseminiert auftreten (s. S. 597).
- *Buschke-Löwenstein-Tumoren* (HPV 6, 11, auch 16, 18) kennzeichnen eine Sonderform der Condylomata acuminata, charakterisiert durch umfangreiches infiltratives und zerstörerisches Wachstum. Im Gegensatz zum echten Karzinom setzen sie aber keine Metastasen!
- *Bowenoide Papulose* (HPV 16, auch HPV 18); sie wird aufgrund der hochgradigen Dysplasie als VIN III bzw. Carcinoma in situ klassifiziert (Synonyma sind: Bowenoide Dysplasie der Vulva, multizentrische pigmentierte virale Papulose, multizentrischer M. Bowen).
- *Flache kondylomatöse Papeln* (HPV 6, 11/16, 18): papulöse oder plaqueförmige Läsionen von weißer bis rötlicher Farbe.
- *Pigmentierte Papeln* (HPV 6, 11/16,18) von bräunlicher Farbe in multifokaler Anordnung. Sie sind makroskopisch nicht von der Bowenoiden Papulose zu unterscheiden!

Diese atypischen Kondylome sind Varianten mit höheren Graden von Epitheldysplasie und reichlich atypischen Mitosen. Es finden sich fließende Übergänge von leichten über stärkere Grade der kondylomatösen Dysplasie bis zur präkanzerösen Dysplasie VIN III (Carcinoma in situ). Dennoch ist die Dignität dieser Veränderungen als Präkanzerose der Vulva im Einzelfall nicht leicht zu beurteilen. Das Dilemma besteht darin, daß einerseits virusbedingte Prozesse sich spontan zurückbilden können, andererseits aber eindeutig ein erhöhtes Neoplasierisiko darstellen.

Es gilt daher festzuhalten, daß zumindest *ein Teil der Vulvakarzinome auf onkogene Viren und die durch sie ausgelösten intraepithelialen Neoplasien kausal* zurückgeführt werden muß. Diese Gesichtspunkte sind v. a. bei jüngeren Frauen zu beachten.

Diagnose

Bei der *Inspektion* zeigt sich der befallene Hautbezirkt meist papulös und über das Hautniveau erhaben. Auffallend sind unregelmäßige Pigmentierung und/oder „weiße Flecke", also Epithelverdickungen.

Verdächtig und Indikation für eine Biopsie ist daher stets *die Trias „der 3 P": papillomatöse Läsion, Pigmentierung und Parakeratose.* Multizentrische Veränderungen werden v. a. bei jungen Frauen beobachtet und sollten immer den Verdacht auf eine HPV-Infektion lenken.

Stets müssen die angrenzenden Regionen genau untersucht werden, da sie häufig mitbefallen sind (Vagina und Cervix bei etwa 10% der Patientinnen). Als besonders gefährdet hat die Analregion zu gelten (bei ca. 22% der Erkrankten).

Zur *speziellen* Diagnostik stehen zur Verfügung die:

- Exfoliativzytologie,
- Kolposkopie,
- Toluidinblauprobe (Collins-Test)[1],
- Histologie,
- virologische Diagnostik.

Die *Kolposkopie* erlaubt die genaue Lokalisierung der Herde, Erkennung atypischer Gefäßschlingen sowie „essigweißer" Bezirke (s. S. 516). Der Markierung und Abgrenzung dienen der Collins-Test[1] und das Betupfen mit 3%iger Essigsäure (30–40 s).

Zytologisch finden sich im gezielten Abstrich *spezifische Zelltypen: Dyskeratosezellen,* charakterisiert durch Steigerung der zytoplasmatischen Polymorphie bei nur mäßiger Zellkernvergrößerung, müssen als *Malignitätskriterium* gelten. Sie werden nicht selten als einziger zytologischer Marker angetroffen – selbst bei dem manifesten Vulvakarzinom. Ihr Nachweis in Vulvaabstrichen ist daher als hochverdächtig auf ein Karzinom, auch wenn echte Tumorzellen (noch) nicht zu erkennen sind. *Koilozytäre Atypien* (ballonierte Zellen besonders der mittleren Epithelschichten mit schmalem Zytoplasmasaum und vergrößerten, unregelmäßigen dichten Zellkernen) sind gemeinsam mit *Zeichen der hyperplastischen Dystrophie* ein charakteristischer Befund bei HPV-Infektionen und machen die virologische Abklärung erforderlich. *Die Koinzidenz koilozytärer Atypien und der epithelialen Atypie VIN III beträgt 38%* (s. auch Abb. 341).

Entsprechend ihrer Aussagekraft sollte die Vulvazytologie v. a. zur Früherfassung geübt und eingesetzt werden. *Die letzte Entscheidung erbringt die Histologie* (s. S. 662).

Therapie

Histologisch gesicherte nichtvirogene VIN I und VIN II erfordern keine operative Behandlung, sondern regelmäßige Kontrolle. Bei VIN III sowie Zei-

---

[1] Vitalfärbung mit 2%iger Toluidinblaulösung (2–3 min, danach mit 3%iger Essigsäure betupfen). Negativer Ausfall: keine Präkanzerose; positiver Ausfall: verdächtig, aber nicht beweisend.

chen der Progression und virogener VIN stehen als Therapie zur Wahl:

- chirurgische Verfahren
  - lokale Exzision,
  - Scinning Vulvektomie,
  - einfache Vulvektomie;
- destruktive Verfahren
  - Elektrokoagulation,
  - Kryochirurgie,
  - CO_2-Laser;
- medikamentöse Behandlung
  - chemotherapeutisch (z. B. 5-Fluorouracil, 2-4-Dinitrochlorobenzine (DNCB), Bleomycin,
  - Retinoide (Etretinat),
  - Interferon.

Die Wahl der therapeutischen Verfahren wird mitbestimmt durch zusätzliche Kriterien wie das Alter (Zurückhaltung mit größeren Eingriffen bei jungen Frauen), die Art und Schwere assoziierter Erkrankungen, die Lokalisation sowie der Mitbefall benachbarter Strukturen.

Die *lokale Exzision isolierter Herde im gesunden* ergibt kosmetisch und funktionell gute Ergebnisse. Die Rezidivrate beträgt 5-17%.

Die **Scinning Vulvektomie** (mit oder ohne plastische Deckung des Hautdefektes) erbringt bezüglich Heilung, Kosmetik und Funktion gute Ergebnisse, ihr Stellenwert ist jedoch umstritten.

Die *einfache Vulvektomie* hat den Vorteil einer geringen Rezidivrate (<10%), die Nachteile sind Wundheilungsstörungen, Narben, „Verstümmelung" und Dyspareunie.

Destruktive Verfahren kommen sowohl bei solitären als auch bei multizentrischen begrenzten Herden in Frage. Voraussetzung ist eine aufwendige prätherapeutische Abklärung, da nach dem Eingriff keine histologische Kontrolle mehr möglich ist. Am schonendsten ist die CO_2-Lasertherapie mit schneller Abheilung, geringer Infektionsrate und guten kosmetischen Ergebnissen. Die Rezidivrate liegt bei <10%.

Die medikamentöse lokale Chemotherapie hat eine geringere Wirksamkeit und benötigt eine *lange Behandlungsdauer*. Die Komplikationen bestehen in Ulkusbildung und Sekundärinfekten. Mit Interferon lassen sich bei systemischer und lokaler Anwendung gute virustatische Effekte erzielen. Bezüglich Etretinat s. S. 660.

Unabhängig von der Behandlungsart ist bei allen intraepithelialen Neoplasien eine möglichst lebenslängliche *regelmäßige Überwachung* erforderlich.

M. Paget

Eine seltene Sonderform der vulvären intraepithelialen Neoplasien ist der *extramammäre M. Paget der Vulva.*

Der M. Paget wurde erstmalig (1874) als ein Adenokarzinom der Epidermis im Bereich der Mamille, 1901 als extramammärer M. Paget der Vulva beschrieben. Die Vulva gilt als die bevorzugte Region (ca. 70% aller extramammären M. Paget), da sie reich an ekkrinen Drüsen ist.

In ca. 95% handelt es sich um die Erstmanifestation. Die Ätiologie ist nicht bekannt.

Der Altersgipfel liegt zwischen dem 60. und 70. Lebensjahr. Der M. Paget läßt sich klinisch nicht eindeutig von anderen Dermatosen und intraepithelialen Neoplasien abgrenzen. *Er gilt als obligate Präkanzerose im Sinne einer VIN III* (Tabelle 110).

Symptome: Meist ist es wiederum der *Pruritus,* der die Patientin zum Arzt führt.

Diagnose

Man findet juckende und/oder brennende weißliche (leukoplakische) oder erythematöse, teils ekzematöse Bezirke, besonders an haartragenden Abschnitten (Genitalfalten, Analregion). Charakteristisch ist die *Migration* mit diskret progressiver Ausbreitung von dort aus zum Introitus vaginae. Die Befunde werden leicht als Kandidose fehlgedeutet. Die Diagnose erfolgt *histologisch* durch den Nachweis von Paget-Zellen mit ihrem eosinen, aufgeblähten Zytoplasma, hellen bläschenförmigen rundlichen Kernen mit wechselndem Chromatingehalt und deutlichen Kernkörperchen, die ballenartig in Gruppen oder Nestern in der hyperplastischen Epidermis nahe der Basalmembran angeordnet sind (Abb. 326). Werden sie an der Epitheloberfläche zusammen mit Hornschollen abgestoßen, sind sie auch *zytologisch* erfaßbar. Die Ausbreitung erfolgt zunächst horizontal mit der Epidermis und dann in die Tiefe entlang den Hautanhangsgebilden (Haarfollikel, Schweißdrüsen).

Im Zytoplasma sind bestimmte *Mukopolysaccharide* und *Proteine* enthalten, deren Nachweis differentialdiagnostisch herangezogen wird. Immunhistochemisch sind die Paget-Zellen CEA-positiv (s. S. 731).

Die Progression eines M. Paget der Vulva zu einem metastasierenden Adenokarzinom ist selten (ca. 2%). Jedoch kommt häufig eine Assoziation mit invasiven Karzinomen anderer Organe (20-30%) vor, z. B. der Zervix, des Ovars oder Rektums, v. a. mit einem gleichzeitigen Mammakarzinom.

Therapie

Sie besteht in der großzügigen Exzision der Hautläsion einschließlich des Coriums mit einer Rand-

56 Gutartige und bösartige Neubildungen des weiblichen Genitales

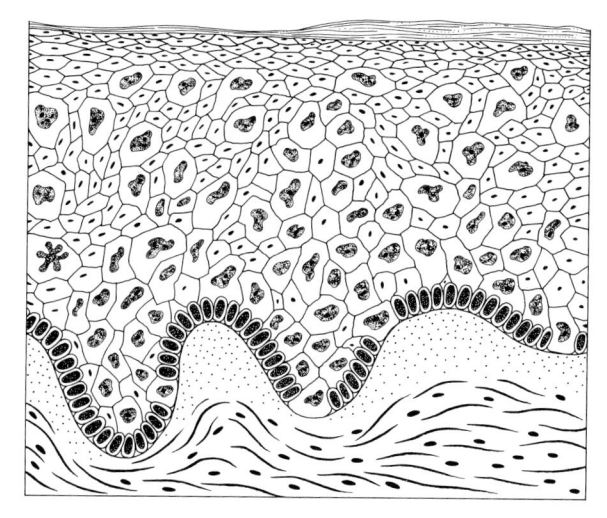

Abb. 326. M. Paget der Vulva. Das Epithel läßt die regelmäßige Schichtung vermissen und ist von polyedrischen Zellen mit aufgeblähtem Zytoplasma und runden bläschenförmigen Kernen unterschiedlichen Chromatingehaltes – den sog. Paget-Zellen – durchsetzt, die ballenartig in Gruppen oder Nestern in der hyperplastischen Epidermis nahe der Basalmembran liegen

zone von 2,5–3 cm. Die dadurch entstehenden größeren Hautdefekte werden anschließend plastisch-chirurgisch gedeckt. Multizentrische Herde werden besonders bei jungen Frauen durch die „scinning vulvectomy" entfernt, bei der die Sensibilität der Klitoris erhalten bleibt. Im fortgeschrittenen Alter und aus Sicherheitsgründen wird jedoch bevorzugt die einfache Vulvektomie angewendet.

Prognose
Die Lebenserwartung ist unbeeinträchtigt. Die lokale Rezidivrate wird auf 11–30% geschätzt. Eine lebenslange Überwachung ist daher anzustreben, wobei stets neben genitalen auch auf extragenitale Karzinome zu achten ist.

Vulvakarzinom

Unter den Krebserkrankungen des weiblichen Genitales steht das primäre Vulvakarzinom mit 2–5% an vorletzter Stelle der Häufigkeitsskala. Weitaus überwiegend handelt es sich um ein verhornendes **Plattenepithelkarzinom**, nur selten um ein Adenokarzinom der Bartholin-Drüsen (0,2%) oder um ein Melanom (0,3%). Nur vereinzelt werden an der Vulva Fibrosarkome oder maligne Lymphome beobachtet. Sekundäre oder metastatische Karzinome – ausgehend von malignen Tumoren des Uterus oder des Rektums – kommen an der Vulva seltener vor als z. B. in der Vagina.

Ätiologie, Pathogenese und Epidemiologie

Das Plattenepithelkarzinom entsteht in 30–40% der Fälle auf dem Boden einer der genannten *Präkanzerosen;* für die übrigen 60–70% muß eine *rasche* maligne Transformation *ohne zuvor erkennbare Vorstufen* angenommen werden.

Das Vulvakarzinom gehört klinisch zu den bösartigsten Tumoren des fortgeschrittenen Lebensalters. ***Das Durchschnittsalter der Erkrankten liegt zwischen 60 und 70 Jahren.*** Nulliparae sind bevorzugt betroffen. Das Vulvakarzinom wird häufiger bei Frauen der unteren sozialen Schichten beobachtet.

Epidemiologische Untersuchungen weisen darauf hin, daß

- Diabetes mellitus,
- hypertensive Erkrankungen,
- Übergewicht

einzeln oder gemeinsam ein *Risikopotential* darstellen, da sie bei etwa 25% der an einem Vulvakarzinom Erkrankten angetroffen werden. Zu den prädisponierenden Faktoren zählen *rezidivierende* und *chronische Infektionen* der Vulva (STD!), besonders die durch die **onkogenen HPV-Viren** dieser Region einschließlich der in unseren Breiten seltenen durch Lymphogranuloma venereum hervorgerufenen Läsionen (s. S. 623). Die präkanzerösen Veränderungen signalisieren überdies eine *Verschiebung des Erkrankungsalters* in Richtung der jüngeren Jahrgänge in Assoziation mit HPV-Infektionen. Die Entartungsrate der intraepithelialen Neoplasien (VIN) wird auf durchschnittlich 10–25% geschätzt. Für die Assoziation spricht auch der *Altersabstand der prämalignen und malignen Veränderungen:* Während die intraepithelialen Neoplasien am häufigsten zwischen dem 48. und 50. Lebensjahr festgestellt werden (⅓ der Betroffenen ist jünger als 40 Jahre!), liegt der Altersgipfel der invasiven Karzinome der Vulva 10–15 Jahre später. Die mittlere Progressionsdauer erstreckt sich demnach über eine Latenzzeit von 10–15 Jahren. *Die Malignisierungspotenz nimmt von der leichten Dysplasie (VIN I) über VIN II bis zur schweren Dysplasie – VIN III – zu,* analog den Erkenntnissen beim Zervixkarzinom. Die *Entartungspotenz der vulvären Dysplasien scheint jedoch insgesamt geringer* (s. oben) als die der zervikalen (s. S. 676).

Als weitere *ätiologische Faktoren* kommen Immunsuppression und Strahlenexposition – mögli-

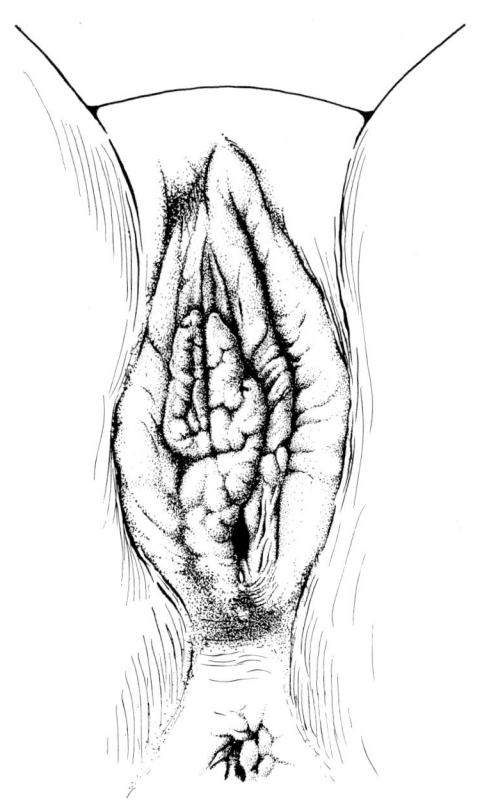

Abb. 327. Ausgedehntes exophytisch wachsendes Vulvakarzinom im Bereich der rechten kleinen Labie mit entzündlicher Schwellung der gesamten Umgebung

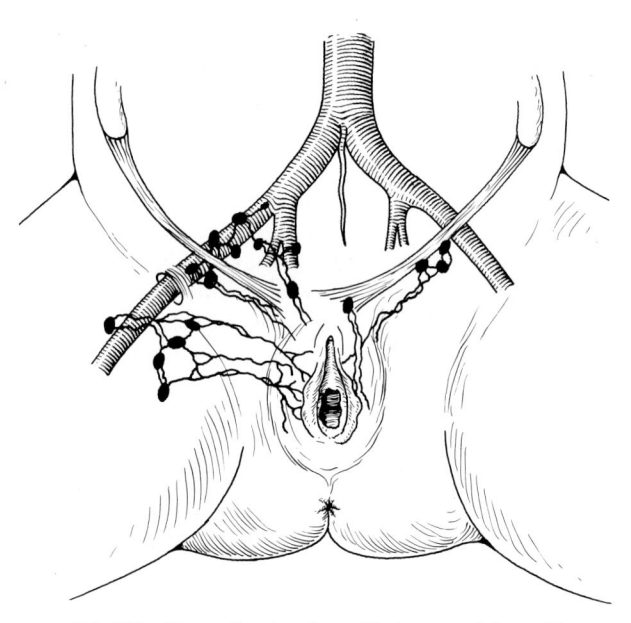

Abb. 328. Die regionalen Lymphbahnen und Lymphknoten der Vulva. Die Lymphbahnen der Vulva verlaufen zu den oberflächlichen und tiefen inguinalen Lymphknoten, zu denen am Femoralisring und zu den pelvinen Lymphknotengruppen

cherweise wiederum im Zusammenhang mit chronisch entzündlichen Prozessen – in Betracht.

Klinik

Bei dem manifesten Plattenepithelkarzinom der Vulva bestehen anfangs umschriebene, nicht selten multiple, ulzerierende Knötchen. Sie treten bevorzugt im Bereich der großen Labien (40%) und in abnehmender Häufigkeit an der hinteren Kommissur (28%), der Klitoris (17%) und den kleinen Labien (15%) auf. Die weitere Ausbreitung vollzieht sich entweder durch exophytisch-papillomatöses Vorwuchern (Abb. 327) oder endophytisch mit Bildung derber karzinomatöser Infiltrate in der Tiefe und der Umgebung der Ulzera. Im fortgeschrittenen Stadium sind große Teile der Labien, der Dammpartie oder des Urethrawulstes in den Prozeß einbezogen. Das Karzinom der Bartholin-Drüse imponiert zunächst als derber, solider Tumor an der Innenseite der kleinen Labie; bald kommt es zum Durchbruch, kenntlich an einem Ulkus der kleinen Labie oder im unteren Drittel der Vagina. Die nähere Umgebung des Malignoms der Vulva zeigt immer eine ausgeprägte entzündliche Reaktion. Ist das karzinomatöse Ulkus am Introitus bzw. an der Innenseite der kleinen Labien lokalisiert, so treten auf der gegenüberliegenden Seite häufig sog. „Abklatschgeschwüre" auf, die mit dem Primärtumor histologisch identisch sind.

Die Tatsache, daß das Vulvakarzinom zu den *prognostisch ungünstigsten Tumoren des weiblichen Genitales* gehört, beruht v. a. auf der *reichen Lymphgefäßversorgung* der Vulva. *Hauptlymphbahnen* führen zu den *inguinalen Lymphknoten,* zu denen am *Femoralisring und zu den externen iliakalen* Lymphknoten. Einige Lymphbahnen kreuzen sich über der Symphyse. Gefährlicher ist die Ausbreitung über die *tiefen Lymphbahnen* in die Lymphknoten unterhalb des Lig. Pouparti bzw. die *tiefen inguinalen* und *iliakalen – pelvinen –* und ferner die *paraaortalen abdominalen* Lymphknoten. Entsprechend dieser reichen Lymphgefäßversorgung (Abb. 328) metastasiert das Vulvakarzinom *frühzeitig in die regionalen Lymphknoten der Leistenbeuge, wenig später in die femoralen und iliakalen Lymphknoten.* Die inguinalen Lymphknotenmetastasen neigen früh zur Ulzeration. Hämatogene Metastasen sind in den fortgeschrittenen Stadien relativ häufig und betreffen primär die Lunge, ferner Knochen, Leber und Myokard.

Symptome

Das Karzinom der Vulva verursacht im Anfangsstadium kaum Symptome, so daß die Patientin sich nicht veranlaßt sieht, zum Arzt zu gehen. Allenfalls besteht ein anhaltender Juckreiz. Frühe Veränderungen werden häufig als harmlose Affektion der Haut verkannt. Nicht selten ist eine lange Behandlung einer chronischen Vulvitis oder Dystrophie vorausgegangen. Schmerzen, insbesondere bei der Miktion und/oder Defäkation, setzen erst ein, wenn der Prozeß ulzeriert und infiltrativ in die Umgebung vordringt. Dann treten auch übelriechende, blutig-seröse Absonderungen auf. Das Allgemeinbefinden ist je nach Ausbreitungsstadium mäßig bis stark reduziert (Gewichtsabnahme!).

Diagnose – Differentialdiagnose

Die Inspektion ergibt je nach Ausbreitung bei endophytischem Wachstum einzelne oder mehrere knotig erhabene oder flache Ulzerationen unterschiedlicher Größe mit scharfen Rändern und derber Infiltration der Umgebung oder aber große exophytische „blumenkohlartige" Geschwüre. In fortgeschrittenen Fällen läßt sich ein Übergreifen der ulzerierenden Prozesse auf die Vagina, Urethra, Blase, die Perianalregion oder das Rektum feststellen. Von den wenigen im Frühstadium erfaßten Kranken abgesehen, tastet man die inguinalen und femoralen Lymphknoten ein- oder beidseitig vergrößert als derbe Resistenzen wechselnder Ausdehnung und Verschieblichkeit.

Die Sicherung der Diagnose erfolgt histologisch. Kleine Herde sollten zur besseren Beurteilung von Ausdehnung und Invasionstiefe in toto exstirpiert werden (multizentrische bzw. multifokale Karzinogenese beachten!).

Zur *weitergehenden Diagnostik* kommen folgende spezielle Untersuchungsverfahren in Betracht:

- Punktionszytologie tastbarer und suspekter Lymphknoten,
- Lymphographie zur Abklärung pelviner Lymphknotenmetastasen,
- endoskopische Ausschlußdiagnostik bei Verdacht auf Mitbeteiligung der Nachbarorgane (Urethra, Blase, Rektum),
- Computertomographie zur Beurteilung der Größe des Tumors, des Befalls benachbarter Strukturen und Beurteilung der Lymphknoten.

Differentialdiagnostisch sind gelegentlich ein Polyp, ein Ektropium oder Prolaps der Harnröhre oder eine Paraurethralzyste auszuschließen. Diese gutartigen Veränderungen besitzen aber im Gegensatz zu den bösartigen Neubildungen eine glatte Oberfläche und eine weiche Konsistenz. Ein luischer Primäraffekt oder venerische Lymphogranulome sind in Erwägung zu ziehen. Auch in klinisch eindeutigen Fällen ist die histologische Diagnostik unverzichtbar, nicht zuletzt um differentialdiagnostisch ein sekundäres Karzinom der Vulva, z. B. bei einem Urethrakarzinom, oder eine Metastase eines unerkannten Korpuskarzinoms oder Hypernephroms auszuschließen oder zu identifizieren.

Stadieneinteilung – Gradierung

Entscheidend für die Wahl der Therapie und die Prognose sind die *Ausbreitung* (*Stadieneinteilung* – staging – Tabelle 111) und die *biologische Wertigkeit* (*Gradierung* – grading) des individuellen Tumors.

Die biologische Wertigkeit, d. h. Verlauf und Prognose werden durch die histologischen und zytologischen Malignitätsgrade (Grading) *mitbestimmt.* Je geringer die Differenzierung, desto höher ist der Malignitätsgrad und desto schlechter die Prognose.

Histologisch Grad 1: Hochdifferenziertes Plattenepithelkarzinom mit meist starker **Verhornung,** Wachstum eher **langsam** und **exophytisch** (30–60% der Vulvakarzinome). Prognose günstig.

Histologisch Grad 2: Mäßig differenziertes oder gemischtzelliges Plattenepithelkarzinom; Wachstum überwiegend **exophytisch,** aber auch **endophytisch** (ca. 50% der Vulvakarzinome).

Histologisch Grad 3: Gering differenziertes Plattenepithelkarzinom mit fast ausschließlich basaloiden und suprabasalen soliden Epithelverbänden. Rasches Wachstum, ungünstige Prognose.

Tabelle 111. Stadieneinteilung des Vulvakarzinoms (FIGO) mit den entsprechenden Gruppierungen des TNM-Systems (Kurzfassung). (Aus TNM-Klassifikation maligner Tumoren 1987)

TNM	Vulva	FIGO
Tis	VIN III/Ca in situ	0
T1	≤2 cm	I
T2	>2 cm	II
T3	Urethra/ Vagina/Perineum/Anus	III
T4	Blasenschleimhaut/Schleimhaut obere Urethra/Rektumschleimhaut/ Beckenknochen	IV
N1	Palpabel, nicht vergrößert, beweglich, kein klinischer Tumorverdacht	I oder II
N2	Palpabel, in einer Leiste, vergrößert, derb, beweglich, klinisch Tumorverdacht	III
N3	Fixiert oder ulzeriert	IV
M1a	Palpable tiefe Beckenlymphknoten	IV
M1b	Andere Fernmetastasen	IV

In die Prognose gehen außer den histologischen und zytologischen Merkmalen weitere *tumorspezifische Kriterien* mit entsprechender Gewichtung ein:

- Tumordicke,
- Invasionstiefe,
- positive oder negative Lymphspalteninvasion (schwer nachweisbar, wenn vorhanden: signum mali ominis),
- positive oder negative Nervenscheideninvasion.

Therapie

Nur auf der Basis eines optimalen Staging und Grading erscheint ein individuelles Vorgehen gerechtfertigt. Insbesondere bei jüngeren, sexuell aktiven Frauen wird die eingeschränkte Radikalität angestrebt, wenn es das Erkrankungsstadium erlaubt. Zur Optimierung der Therapie sollte die Patientin ohne Voroperation einer onkologischen Schwerpunktklinik zugeführt werden.

Zur Behandlung des Vulvakarzinoms stehen an Methoden zur Verfügung:

- die Radikaloperation,
- die Elektroresektion-Koagulation (selten),
- die Strahlenbehandlung als ausschließliches oder Zusatzverfahren (selten).

Die operativen Behandlungsmethoden verdienen unbedingt den Vorzug. Die Strahlentherapie stellt heute in erster Linie ein Zusatzverfahren zur Ergänzung der operativen Maßnahmen in bestimmten Fällen dar.

Trotz der Tatsache, daß das Vulvakarzinom ein *Alterskarzinom* ist, sind heute >90% der Kranken als operabel anzusehen. Aber nur ca. 60% kommen in den prognostisch günstigeren FIGO-Stadien I und II zur Behandlung, d.h. bei nahezu der Hälfte der Frauen *sind bei Beginn der Therapie bereits die regionalen Lymphknoten ein- oder doppelseitig befallen.*

Die *Radikaloperation des Vulvakarzinoms* besteht in der Vulvektomie und der ausreichenden Resektion von Haut und Fettgewebe mit den darin enthaltenen *Lymphknoten* und *Lymphbahnen* bis zur Externusaponeurose und der Fascia lata mit Ausräumung des Leisten- und Femoraliskanals beiderseits.

Die großen Gewebedefekte werden durch myokutane Lappenplastiken (M. tensor fasciae latae, M. gracilis) gedeckt. Nur in verzweifelten Fällen wird man sich bei ausgedehnter Beteiligung von Vagina, Urethra, Blase, Rektum zur partiellen oder kompletten Pelvektomie entschließen.

In ausgewählten Frühfällen (Stadium-I) kann man sich auf die einfache oder partielle Vulvektomie beschränken (Exstirpation im gesunden oder Hemivulvektomie unter Erhaltung der Klitoris, insbesondere bei geringem Tiefenwachstum). Die Erfolgsziffern der eingeschränkten operativen Verfahren sind noch nicht endgültig zu bewerten, lokale Rezidive scheinen häufiger zu sein.

Die *postoperativen Komplikationen* sind zahlreich und bestehen v. a. in:

- Wunddehiszenz (nach Radikaloperation bei 50–85% der Kranken),
- thromboembolischen Prozessen,
- Introitusstenose,
- Ödemneigung an den Leistenbeugen und den Extremitäten.

Heilungsergebnisse – Prognose

Bei guter Auswahl der Fälle lassen sich mit der Radikaloperation $\geq 60\%$ Fünfjahresheilungen erzielen.

Die Ergebnisse der Radikaloperation müssen in Abhängigkeit von *Stadium, Größe und Ausbreitung des Karzinoms* gesehen werden. Sie betragen bei einer Tumorgröße von

- <1 cm 90%,
- 1–2 cm 89%,
- 1–3 cm 84%,
- 3–4 cm 63%,
- >4 cm <44%.

Anders ausgedrückt: Im Stadium I werden ca. 80%, im Stadium II 65% der Kranken geheilt.

Ein entscheidender Faktor ist die *Lymphknotenstreuung:* Bei negativem Lymphknotenbefund werden 81%, bei positivem Lymphknotenbefund nur 30–40% Fünfjahresheilungen erzielt.

Die *Elektroresektion-Koagulation* der Vulva (Berven-Weghaupt) mit fakultativer Lymphknotenausräumung und Nachbestrahlung wird in Anbetracht der Vorzüge des operativen Vorgehens nur noch selten angewandt. Vergleichbare Heilungsergebnisse lassen sich mit ca. 60% nur in Zentren erzielen.

Die primäre Strahlenbehandlung wird nur noch bei allgemeiner oder lokaler Inoperabilität vorgenommen. Die *Hochvolttherapie* mit schnellen Elektronen vermag in darauf spezialisierten Zentren Fünfjahresheilungen zwischen 40 und 48% zu erbringen. Die radiogene Komplikationsrate (narbige Induration mit Stenose, Zerfallsulzera, Osteonekrose, besonders der Symphyse) ist jedoch beachtlich.

Weder die adjuvante, noch weniger die ausschließliche Chemotherapie haben sich bisher als erfolgversprechend erwiesen.

Die relativ ungünstige Prognose unterstreicht die Bedeutung regelmäßiger Vorsichtsuntersuchungen und der Erkennung und Sanierung präkanzeröser Veränderungen der Vulva. Auf keinen Fall sollte sich der Arzt zur konservativen Behandlung einer Dystrophie oder papulöser Effloreszenzen oder eines Pruritus verleiten lassen, bevor nicht eine Präkanzerose mit Sicherheit ausgeschlossen wurde.

Melanom der Vulva

Es handelt sich um einen Tumor der Melanozyten, die dem Neuralrohr entstammen, in die verschiedensten Organe und Strukturen wandern und die Matrix einer der bösartigsten Krankheiten bilden können.

Innerhalb der letzten Jahrzehnte vollzog sich eine rasche **Zunahme** der Häufigkeit der Melanome um mehr als das Doppelte gegenüber 1960. Frauen erkranken häufiger als Männer, etwa im Verhältnis 1,5:1. Die Erkrankung wird in unseren Breiten am häufigsten zwischen dem 4. und 6. Lebensjahrzehnt manifest.

Ätiologie: Sie ist unbekannt (Insolation?). Etwa 3–5% der Melanome bei Frauen sind in der Vulva lokalisiert. Eine Prädisposition schaffen offenbar pigmentierte Nävi (s. S. 657). Derartige Läsionen sollen daher als Präventivmaßnahme mit einem Sicherheitsabstand entfernt und besonders bei Ulzeration oder Entzündung saniert werden. Zweifellos existieren auch beim Melanom Präkanzerosen als Zeichen der im Gange befindlichen Transformation (s. Tabelle 110).

Klinik

Das Melanom der Vulva tritt in verschiedenen Manifestationsformen als variantenreicher Tumor von glatter bis höckeriger Oberfläche mit oft pigmentarmem Randsaum auf. Die *Metastasierung* erfolgt bei den nodulären Melanomen sehr früh, bei den lentiginösen Formen relativ spät.

Diagnose und Therapie

Zunächst muß eine Probeexzision und histologisch exakte Tiefenbestimmung des Tumors erfolgen (eine Teilexzision bringt keine Verschlechterung der Prognose durch Dissemination). Anzustreben ist die primäre Gesamtexzision mit einem Sicherheitsabstand von 5 cm und anschließender Hautplastik. Angesichts der Bösartigkeit dieses Tumors wird jedoch die radikale Vulvektomie und symmetrische Ausräumung inguinaler und femoraler Lymphknoten bevorzugt. Das inoperable Melanom wird der Strahlentherapie zugeführt. Die Chemotherapie hat einstweilen noch keine Erfolgsverbesserung erbracht.

Übereinstimmend wird anschließend an die Operation immer eine BCG-Impfung als Immuntherapie durchgeführt, wenn auch die Erfolge nicht gesichert erscheinen.

Prognose

Wichtige prognostische Parameter sind:

- *Eindringtiefe:* Beträgt sie < 0,7 mm, so besteht ein niedriges Metastasierungsrisiko; beträgt sie > 3 mm, so ist das Metastasierungsrisiko hoch; dazwischen liegt eine Grauzone.
- *Mitoseindex,* d. h. Zahl der Mitosen/mm^2.

Der *Prognoseindex* als Aussage über das Metastasierungsrisiko ergibt sich aus dem Produkt von beiden Parametern.

Die Fünfjahresüberlebensrate beträgt ca. 35%.

Melanom und Schwangerschaft

Eine Gravidität bedeutet weder eine Verschlechterung des individuellen Verlaufes eines Melanoms noch ein erhöhtes Entartungsrisiko bei vorbestehenden Pigmentnävi an der Vulva. Eine Metastasierung in die Plazenta und die diaplazentare Übertragung auf den Feten sind beschrieben. Die Empfehlung geht dahin, daß bei kleinen Herden von <1,5 mm und Begrenzung auf das obere Corium die Schwangerschaft ausgetragen werden kann, anderenfalls aber eine Abruptio graviditatis in Betracht zu ziehen ist.

Gutartige und bösartige Neubildungen der Vagina

Gutartige Neubildungen der Vagina

Ebenso wie an der Vulva werden auch in der Vagina *zystische* Veränderungen vergleichsweise häufig beobachtet. Es handelt sich vorwiegend um **Zysten des Gartner-Ganges** (s. S. 15). Sie sind dem Verlauf der Rudimente des Wolff-Ganges entsprechend seitlich im oberen Drittel der Vagina lokalisiert und meist schlaffwandig, so daß sie auch bei größerem Umfang kaum einmal Beschwerden bereiten. Die gelegentlich zu beobachtenden **Inklusionszysten** gehen aus Epithelverlagerungen in tiefere Gewebeschichten anläßlich der operativen Versorgung von Geburtsverletzungen und Episiotomien hervor. Sie sind meist klein, etwa erbsen- bis kirschgroß. Der Inhalt dieser traumatischen Zysten besteht aus abgeschilferten Epithelzellen, die degenerativen lytischen Veränderungen unterliegen. Ihre Konsistenz ist daher eher solide als prallzystisch, die Farbe gelbweiß. Ihrer Entstehung gemäß werden sie bevorzugt im unteren Drittel der Scheide angetroffen.

Die *Adenosis vaginae*, eine Hyperplasie ektoper Drüsenzellen des Müller-Gangsystems, fand sich vermehrt bei heranwachsenden Mädchen, deren Mütter während der Schwangerschaft wegen eines drohenden Abortes mit Diäthylstilböstrol behandelt worden waren (s. S. 126 und S. 670). Sie kommt jedoch gelegentlich auch ohne intrauterine DES-Belastung bei jungen Mädchen und erwachsenen Frauen vor. Diese Neoplasie tritt entweder als solide, rotfleckige Veränderung oder in Form kleiner einzelner oder multipler Zysten auf.

Die **gutartigen soliden Neubildungen** der Vagina sind selten, besitzen keinen Krankheitswert und sind daher klinisch kaum von Bedeutung. Eine Ausnahme machen die **Condylomata acuminata**, die sich bei Befall der Vulva häufig auch an der Vaginalwand entwickeln und wegen ihrer viralen Genese, verbunden mit Malignisierungspotenz, therapeutisch angegangen werden müssen (s. S. 598 und S. 682). **Mesenchymale** Neubildungen wie Myome, Fibrome, Myofibrome kommen – ausgehend von den Muskel- und Bindegewebefasern der Vaginalwand – gelegentlich vor, überschreiten jedoch nur in wenigen Fällen Erbsen- bis Bohnengröße.

Symptome

Bei der Dehnbarkeit der Vagina bereiten sowohl die soliden als auch die zystischen Neubildungen in diesem Bereich nur ausnahmsweise Spannungsschmerzen (Kohabitationsschmerzen). Auch unter der Geburt werden z. B. die schlaffen Zysten des Gartner-Ganges zur Seite gedrängt und bilden somit kein Geburtshindernis. Die Adenosis vaginae verursacht vermehrten Fluor, der blutig-schleimig sein kann.

Diagnose

Die genannten Veränderungen der Vaginalwand werden oft übersehen, weil sie bei der Inspektion durch die Blätter der Spekula verdeckt sein können und bei der Palpation nicht auffallen. *Differentialdiagnostisch* ist zu beachten, daß ein Descensus vaginalis durch eine Vaginalzyste vorgetäuscht werden kann. Bei rötlich-bräunlicher Verfärbung des Zysteninhalts ist an eine **Endometriose der Vagina** zu denken; sie geht aber im Gegensatz zu den genannten Neubildungen mit Dysmenorrhö und Dyspareunie einher.

Zur diagnostischen Absicherung werden die Kolposkopie, Biopsie und ggf. virologische Untersuchungen eingesetzt.

Die Diagnose der *Adenosis vaginae bei Kindern* läßt sich vaginoskopisch an den samtartigen, rötlichen Arealen und der schleimigen Absonderung stellen. Sie bedarf jedoch der histologischen Abklärung, nicht zuletzt wegen der Gefahr der malignen Entartung (s. S. 670).

Therapie

Eine Entfernung der soliden und zystischen gutartigen Tumoren ist nur dann erforderlich, wenn Beschwerden bestehen. Bereitet die Exzision einer Zyste des Gartner-Ganges Schwierigkeiten, weil ihr oberer Pol bis in das Parametrium reicht, so genügt die Marsupialisation (s. S. 599). Wichtig ist die therapeutische Sanierung kondylomatöser Neoplasien (s. unten). Die Behandlung der Adenosis erfolgt durch Kryokoagulation oder Lasertherapie.

Prämaligne Veränderungen der Vagina – vaginale intraepitheliale Neoplasien – VAIN

Die prämalignen Veränderungen des Epithels der Vagina gleichen den intraepithelialen Neoplasien der Vulva oder Zervix. Leukoplakische Bezirke, umschriebene, gerötete Plaques oder kondylomatöse, HPV-induzierte Läsionen sind immer als potentielle Vorstufen eines Karzinoms zu betrachten.

Die verschiedenen Dysplasien werden übereinkunftsgemäß unter dem Oberbegriff „vaginale intraepitheliale Neoplasie" (VAIN) zusammengefaßt, in Schweregrade unterteilt und als Präkanzerosen angesehen (Tabelle 112), sind also bezüglich Histo-

Tabelle 112. Vaginale intraepitheliale Neoplasien (VAIN)

VAIN I	= Geringgradige (leichte) Dysplasie
VAIN II	= Mittelgradige Dysplasie
VAIN III	= Schwere Dysplasie entsprechend Carcinoma in situ einschließlich kondylomatöser Atypien

genese und Histologie grundsätzlich identisch mit VIN (s. S. 658) und CIN (s. S. 675). Die Häufigkeit der malignen Transformation zum manifesten Vaginalkarzinom ist nicht bekannt, da eine isolierte Präkanzerose der Vagina außerordentlich selten ist. Meistens kommen die Dysplasien der Vagina zusammen mit oder im Anschluß an vorbestehende prämaligne Läsionen der Vulva und Zervix vor. Daher ist bei auffälligen vaginalen Befunden stets nach identischen Neoplasien der Vulva und Vagina zu fahnden und vice versa. In den letzten Jahren werden häufiger VAIN festgestellt, v. a. bei jungen Frauen. Sie sind in 90% der Fälle im oberen Drittel der Vagina angesiedelt und in 50% multifokal.

Symptome

Symptome fehlen oder sind uncharakteristisch; allenfalls besteht vermehrter, gelegentlich blutig tingierter Fluor.

Diagnose

Anläßlich der gynäkologischen Untersuchung können umschriebene Epithelveränderungen der Vagina leicht übersehen werden, wenn bei der Spekulumeinstellung die Inspektion der Scheidenwände nicht sorgfältig genug erfolgt und die Zytodiagnostik infolgedessen routinemäßig auf die Endo- und Ektozervix beschränkt bleibt. Bei sachgemäßem Vorgehen lassen sich jedoch mit Hilfe der Spekulumeinstellung im Kolposkop umschriebene Epithelläsionen oder leukoplakische Bezirke, nach Anwendung von 5%iger Essigsäure auch essigweiße Bezirke, aufdecken. Dann muß zur Abklärung die *gezielte Zytodiagnostik* erfolgen. Die Schiller-Jodprobe läßt sich durch Auswischen der Vagina mit Lugollösung mit Erfolg anwenden (s. S. 681). Entscheidend ist die *gezielte Probeexzision* unter kolposkopischer Sicht zur histologischen und bei Verdacht auf eine virale Genese immunhistochemischen Sicherung von Epithelatypien und des Atypiegrades. *Differentialdiagnostisch* kommen Epithelatrophien in der Postmenopause, Traumata und Ulzerationen sowie eine Pachydermie der Scheidenwand bei Deszensus (Pessarträgerinnen) und selten einmal ein luischer Primäraffekt in Frage.

Therapie

Bei jungen Frauen mit VAIN I (geringgradiger Dysplasie) und VAIN II (mittelgradiger Dysplasie) genügt die Überwachung, kombiniert mit gezielter medikamentöser Therapie lokaler Infektionen (s. S. 699). Bei > 6 Monaten bestehenden, virugenen oder progressiven VAIN I und II bis zu VAIN III und Herden von < 2 cm Durchmesser genügt die Exzision der präkanzerösen Läsion im Gesunden. Das Operationspräparat muß histologisch darauf kontrolliert werden, ob Zeichen infiltrativen Wachstums bestehen und ob ausreichend im Gesunden exidiert wurde. Multizentrische Herde können lokal medikamentös z. B. mit 5-Fluorouracil angegangen werden. Bevorzugt gelangt die CO_2-Lasertherapie zur Anwendung, bei virugener Ätiologie ergänzt durch Interferon (s. S. 682). Eine partielle oder totale Kolpektomie und nachfolgende operative Rekonstruktion ist bei Rezidiven, Beteiligung der Vagina bei zervikaler intraepithelialer Neoplasie (CIN) mit Indikation zur Hysterektomie in Erwägung zu ziehen. Bei medikamentöser Therapie muß mit 5-10%, nach operativem Vorgehen mit <1% Rezidiven gerechnet werden. In jedem Falle bedürfen die Präkanzerosen der posttherapeutischen *Langzeitüberwachung mit gezielter Zytodiagnostik.*

Primäres Vaginalkarzinom

Das primäre Carcinoma vaginae steht mit 1,5-2,0% an letzter Stelle der Häufigkeitsverteilung aller Genitalkarzinome der Frau. In 94% handelt es sich um Plattenepithelkarzinome; Adenokarzinome (von den Gangderivaten abstammend, s. S. 15) machen ca. 4%, Sarkome 2% der malignen Vaginalneoplasien aus. Häufiger als das primäre Malignom der Vagina werden Tumorinfiltrate per continuitatem benachbarter Karzinome oder Metastasen angetroffen, etwa im Verhältnis 1:2-3. Das Plattenepithelkarzinom der Vagina tritt vornehmlich bei älteren Frauen jenseits der Menopause auf (Durchschnittsalter 62 Jahre). Melanome, Adenokarzinome und Sarkome betreffen dagegen vorwiegend Frauen im mittleren Lebensalter.

Ätiologie

Die *Ätiologie des Vaginalkarzinoms* ist unbekannt. Erwiesen ist das häufig gemeinsame Vorkommen von intraepithelialen und invasiven Neoplasien in Zervix, Vagina und Vulva, entsprechend ihrer gemeinsamen Herkunft aus dem Sinusepithel („Feldtheorie"). Eine gleichartige Reaktion auf exogene und endogene Noxen ist denkbar. Unbestritten ist die Rolle der viralen Erkrankungen mit HPV und

HSV. Immunsuppression und posttherapeutische Bestrahlungsfolgen kommen ursächlich in Frage. Das hellzellige Adenokarzinom junger Frauen ist vornehmlich in kausalem Zusammenhang mit der teratogenen Noxe DES zur Beobachtung gelangt (s. S. 668).

Klinik

Das primäre Vaginalkarzinom entwickelt sich *bevorzugt im oberen Drittel der Scheidenhinterwand.* Anfangs besteht ein begrenzter, leicht erhabener, derber, rauher, unverschieblicher Bezirk, der bei Berührung leicht blutet. Die weitere Ausbreitung kann in verschiedenen Richtungen erfolgen. Der Tumor wächst entweder *exophytisch* „blumenkohlartig", so daß er bald das Scheidenlumen ausfüllt, oder er breitet sich *flächenförmig manschettenartig* entlang der Vaginalwand aus. Ferner kann der Tumor *endophytisch* destruierend in die Tiefe vordringen. Durch zirkuläres Vordringen und Tiefenwachstum mit Einwuchern in das rektovaginale und/oder vesikovaginale Bindegewebe imponiert die Scheide bald als starres Rohr. Der Durchbruch in das Rektum, die Blase und/oder die Urethra mit nachfolgenden Rektum- oder Blasen-Scheiden-Fisteln ist ohne Behandlung eine Frage der Zeit. Greift das Malignom auf die Zervix über, so ist oft schwer zu entscheiden, ob es sich um ein primäres Vaginalkarzinom oder um ein primäres Zervixkarzinom handelt. Die gleiche Abgrenzungsschwierigkeit stellt sich bei tiefer Lokalisation gelegentlich gegenüber einem Vulvakarzinom.

Die *regionalen Lymphknoten* werden frühzeitig befallen. Bei Lokalisation des Karzinoms im oberen Teil der Vagina erfolgt die lymphogene Ausbreitung wie beim Zervixkarzinom, im unteren Bereich der Vagina wie bei einem Karzinom der Vulva (Abb. 328 u. Abb. 351). Bei ungünstiger Lokalisation des Tumors oder im Endstadium kann die lymphogene Ausbreitung in beiden Richtungen erfolgen. Im finalen Stadium ist das kleine Becken praktisch „ausgemauert". Die Kompression oder Infiltration der Ureteren führt schließlich zur Urämie, einer der häufigsten Todesursachen beim Vaginalkarzinom. Die hämatogene Aussaat mit Bildung von Fernmetastasen kommt selten vor.

Symptome

Infolge der ulzerierenden Wucherungen sind die Hauptsymptome blutig-seröser, übelriechender Fluor und Kontaktblutungen (Kohabitations- und/ oder Defäkationsblutungen). Sobald das vesikovaginale und rektovaginale Bindegewebe infiltrierend durchsetzt sind, treten Miktions- und Defäkationsbeschwerden hinzu.

Diagnose

Bei genauer Entfaltung der Vagina sieht man im Spekulum ein unebenes, meist schmierig belegtes Ulkus unterschiedlicher Ausdehnung mit erhabenen Rändern oder aber gegen das Vaginallumen vorgedrungene höckrige Tumormassen, die bei Berührung leicht bluten. Palpatorisch fällt das Ulkus durch seine derbe Konsistenz, Unverschieblichkeit, unregelmäßige Oberfläche und Berührungsblutung auf. Wesentlich ist die Abklärung der Beteiligung des para-, vesiko- und/oder rektovaginalen Bindegewebes. Die Austastung des kleinen Beckens, insbesondere des Parametriums und des Parakolpiums, gibt Aufschluß über das Ausbreitungsstadium. Bei einer Lokalisation des Primärtumors im unteren Scheidendrittel oder in weit fortgeschrittenen Stadien ist auf den Befall der inguinalen Lymphknoten zu achten.

Greift ein ausgedehnter Tumor der Vagina nur zungenförmig auf die Portio über, so wird er gemäß Übereinkunft als Vaginalkarzinom klassifiziert. Nach den gleichen Richtlinien nimmt man den im unteren Drittel der Scheide lokalisierten Tumor als primäres Vaginalkarzinom an, wenn nur Ausläufer auf die Vulva übergreifen. Die Zuordnung erfolgt umgekehrt, wenn die Ausdehnung des Tumors überwiegend die Zervix bzw. die Vulva betrifft.

Die *Vaginalzytologie* vermag in zweifelhaften Frühfällen bei gezielter Entnahme des Abstriches zuverlässige diagnostische Hinweise zu liefern, die *Entscheidung fällt jedoch mit dem histologischen Ergebnis der Biopsie (n).* Der Nachweis eines Plattenepithelkarzinoms ohne Befall von Zervix und/oder Vulva läßt auf ein primäres Vaginalkarzinom schließen. Die Feststellung eines Adenokarzinoms macht die Suche nach einem etwaigen Primärtumor unerläßlich. Zur weiteren *prätherapeutischen Abklärung der Ausbreitung* und zur Aufstellung des Behandlungsplanes sind Lymphographie, Computertomographie, Echographie, Urethrozystoskopie, i. v.-Pyelogramm, Kolonkontrasteinlauf und Rektoskopie heranzuziehen.

Stadieneinteilung

Die Stadieneinteilung des Vaginalkarzinoms erfolgt nach den Kategorien des TNM-Systems und der

Tabelle 113. Stadieneinteilung des Vaginalkarzinoms (FIGO) mit den entsprechenden Gruppierungen des TNM-Systems (Kurzfassung). (Aus TNM-Klassifikation maligner Tumoren 1987)

TNM	Vagina	FIGO
Tis	VAIN III/Carcinoma in situ	0
T1	Vaginalwand	I
T2	Paravaginales Gewebe, nicht bis Beckenwand	II
T3	Ausbreitung zur Beckenwand	III
T4	Schleimhaut von Blase/Rektum, jenseits Becken	IV a
Obere zwei Drittel		
N1	Beckenlymphknoten	III
Unteres Drittel		
N1	Unilateral inguinal	IV a
N2	Bilateral inguinal	IV a
M1	Fernmetastasen	IV b

FIGO (s. S. 655) und wird in Tabelle 113 wiedergegeben.

Therapie

Das Karzinom der Vagina ist aufgrund der engen Nachbarschaft zu Blase und Rektum sowie der reichen Lymphgefäßversorgung der Scheide weder der strahlentherapeutischen noch der operativen Behandlung in befriedigender Weise zugängig.

Die *Strahlentherapie* ist das vorrangige Verfahren. Sie besteht in der *lokalen* Applikation von Radium, ^{192}Ir oder ^{60}Co zur Kontaktbestrahlung des Primärtumors und der tumornahen karzinomatösen Infiltrationen nach verschiedenen Techniken (intrakavitäre Applikation; Afterloading), kombiniert mit der perkutanen Bestrahlung des Ausbreitungsgebietes im kleinen Becken mit Hilfe energiereicher Strahlenarten (Telekobaltgammatherapie oder Megavolttherapie), unter individueller Planung und Berücksichtigung von zeitlicher und räumlicher Dosisverteilung, innerhalb von 6-8 Wochen.

An einigen Zentren wird die *operative Behandlung des Vaginalkarzinoms* unter strenger individueller Auswahl der Patientinnen durchgeführt. Sie kommt v. a. bei kleinen Tumoren im oberen Vaginalbereich in Frage und besteht in der erweiterten Hysterektomie mit beiderseitiger Lymphonodektomie und partieller Kolpektomie, ggf. mit Rekonstruktion der Vagina. Bei tiefem Sitz wird die Vulvektomie mit partieller Kolpektomie und evtl. plastischer Defektdeckung angewendet. Der Effekt einer postoperativen *Nachbestrahlung* ist fraglich.

Die Komplikationsrate und die Art der Komplikationen nach Strahlentherapie und chirurgischer Intervention entsprechen derjenigen des Zervixkarzinoms (s. S. 691). Besonders gefährdet sind Blase und Rektum durch das Risiko der Fistelbildung.

Heilungsergebnisse – Prognose

Die absolute Fünfjahresheilung beträgt 35% (Annual Report, 1985). Die Überlebensrate verringert sich mit zunehmender Tumorgröße (Stadium I: 61,7%, Stadium II: 37,7%, Stadium III: 25%, Stadium IV: 8,9%). Rezidive treten bei 40-60% der Patientinnen auf.

Die Chemotherapie ist unbefriedigend.

So verbleiben dann nur weiterhin die intensive psychische Betreuung und symptomatische Behandlung dieser schwerstkranken Frauen.

Sekundäres Vaginalkarzinom

Das sekundäre Scheidenkarzinom ist häufiger als das primäre Vaginalkarzinom. In der Mehrzahl stammen die Absiedlungen von *Genitalkarzinomen* (Zervix, Korpus, Ovar, Vulva). Die Vagina wird entweder *per continuitatem* oder *metastatisch* befallen.

Bei ca. 10% der Patientinnen mit einem *Endometriumkarzinom* wird die Vagina sowohl per continuitatem als auch metastatisch einbezogen. Die Absiedlungen finden sich bevorzugt im Scheidengewölbe und im Bereich des Urethrawulstes. In gleicher Weise kann die Metastasierung von einem *Chorionkarzinom* ausgehen.

Das *Ovarialkarzinom* greift gelegentlich vom Douglas-Raum aus auf das hintere Scheidengewölbe über. Ebenso können Blasen- oder Rektumkarzinome in die Vagina durchbrechen oder dorthin metastasieren. *Fernmetastasen,* ausgehend von einem Hypernephrom oder einem Mammakarzinom, führen ebenfalls gelegentlich zu Absiedlungen in der Scheide.

Diagnose

Die *Diagnose* wird durch die histologische Untersuchung des Biopsiematerials und Erfassung des Primärtumors gesichert.

Therapie

Therapeutisch kommt die Strahlenbehandlung, selten die Tumorexstirpation in Frage. Die Prognose hängt von der Art, Lokalisation und Ausbreitung des Primärtumors ab, ist insgesamt schlecht.

Sarkom der Vagina

Das *primäre Sarkom* der Scheide ist bei erwachsenen Frauen extrem selten, *häufiger dagegen im Kindesalter.* Bei kleinen Mädchen kommt vornehmlich im Alter von 2-5 Jahren das embryonale Rhabdomyosarkom (aus verlagerten embryonalen Mesodermzellen der Urnierenanlage) – der häufigste Weichteiltumor im Kindesalter – vor. Der exophytisch traubenförmig in die Vagina hineinwachsende Tumor – bildhaft als *Sarcoma botryoides* bezeichnet – greift schnell auf Zervix, Blase und Urethra über.

Symptome sind ein blutig-wäßriger Fluor sowie sichtbare polypöse Wucherungen im Introitus vaginae.

Die **Diagnose** erfolgt histologisch nach Biopsie.

Differentialdiagnostisch ist der seltene *endodermale Sinustumor* (extraembryonales Mesoblastom, s. S. 722) bei *Mädchen unter 2 Jahren* gelegentlich in Betracht zu ziehen. Charakteristisch sind neben dem histologischen Bild die erhöhten AFP-Werte der Tumorzellen (Nachweis durch Immunperoxidasetechnik). Die Therapie entspricht derjenigen des Sarcoma botryoides (s. oben).

Als **Therapie** steht heute die Polychemotherapie mit möglichst 6 Chemotherapiezyklen im Vordergrund und die nachfolgende Tumorentfernung und Nachbestrahlung oder Fortsetzung der Chemotherapie. Die Prognose konnte dadurch erheblich verbessert werden. Die enge Zusammenarbeit zwischen (Paido-) Gynäkologen und Kinderonkologen ist unerläßlich.

Ein *Melanom der Vagina* ist ebenfalls sehr selten (< 1% der Melanome bei Frauen).

Gutartige und bösartige Neubildungen der Cervix uteri

Gutartige Neubildungen der Cervix uteri

Die häufigsten gutartigen Neubildungen der Cervix uteri sind *papillomatöse Veränderungen,* v. a. *flache Kondylome.* Diese Läsionen verlangen wegen der häufig viralen Genese und der onkogenen Potenz der Erreger besondere Beachtung (s. S. 657), sollten nicht übersehen und stets diagnostisch abgeklärt werden. Die Symptomatik und Morphologie entspricht prinzipiell entsprechenden Herden der Vulva und Vagina (s. S. 660 und S. 668).

Gelegentlich kommt eine **Endometriose** der Zervix zur Beobachtung. Selten finden sich **Myome** der Zervix, z. T. als gestielt hervorhängende Gebilde. Eine häufige Neubildung stellen **Cervixpolypen** dar, die der klinischen Bedeutung wegen gesondert abgehandelt werden.

Zervixpolyp

Es handelt sich dabei um eine örtliche Hyperplasie der endozervikalen Schleimhaut und des Stroma. Sie treten häufig multipel auf, sind meist gestielt und werden auf diese Weise mit ihrem unteren Teil im äußeren Muttermund sichtbar (Abb. 329 a). Entsteht ein Polyp im Bereich einer Umwandlungszone, so sitzt er breitbasig der Portiooberfläche auf. Beide Formen sind häufig mit Plattenepithel überzogen, das aus den subzylindrischen Reservezellen über die indirekte Metaplasie hervorgeht (s. S. 674 und Abb. 329 b). Größere Polypen neigen zu Nekrosen an dem in die Scheide ragenden Pol, sei es, daß die Blutversorgung durch den Stiel unzureichend wird, sei es, daß eine mechanische Irritation zu Ulzerationen führt. Die maligne Entartung ist selten (weniger als 1%), muß aber bei den Zervixpolypen bedacht werden, die erst in der Postmenopause und im Senium auftreten.

Symptome

Kleine Zervixpolypen lösen keine Symptome aus und stellen daher oft einen Zufallsbefund dar. Multiple oder größere Polypen gehen meistens mit vermehrtem zervikalen Fluor einher. Je nach der Größe der Polypen und je nach der Läsion des Epithelüberzugs können Kontaktblutungen und intermittierende Blutabgänge auftreten.

Diagnose

Im Muttermund sind ein oder mehrere träubchenförmige hochrote bis livide Gebilde von unterschiedlicher Größe (linsen- bis kirschgroß, manchmal oval oder fingerförmig ausgezogen) mit glatter oder ulzerierter Oberfläche sichtbar. Ihre Konsistenz ist so weich, daß sie der Palpation entgehen können. *Differentialdiagnostisch* kommt ein submuköses Myom in statu nascendi in Frage; es ist jedoch meist größer, von derber Konsistenz und verursacht häufig wehenartige Schmerzen. Ein Kor-

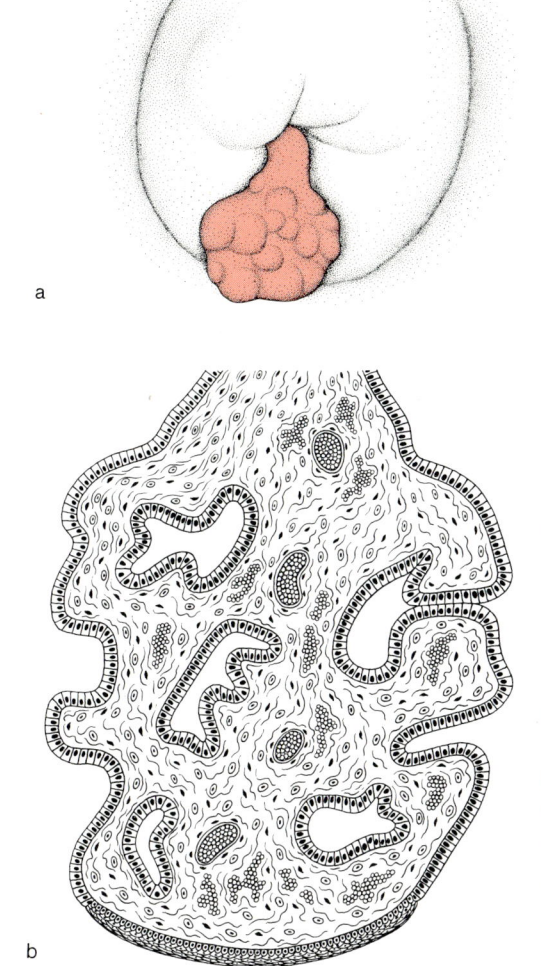

Abb. 329 a, b. Zervixpolyp. **a** Zervixpolyp, gestielt aus dem Muttermund hervorragend. **b** Im histologischen Schnitt sieht man Zervixdrüsen von normalem Zervixschleimhautepithel umsäumt; am unteren Pol ein mehrschichtiger Plattenepithelbelag

puspolyp wird i. allg. erst nach der Entfernung histologisch erkannt.

Therapie

Der im Muttermund sichtbare Polyp wird mit der Kornzange gefaßt und abgedreht. Dabei werden die im Stiel des Polypen verlaufenden Gefäße torquiert und bluten selten nach. Dieses Vorgehen reicht bei Frauen im geschlechtsreifen Alter und symptomlosen singulären Polypen aus. Die histologische Untersuchung ist obligatorisch. Ab dem Präklimakterium ist zusätzlich eine Abrasio erforderlich, da es sich dann häufiger um einen Korpuspolypen handelt und ein Korpuskarzinom ausgeschlossen werden muß (s. S. 702).

Prämaligne Neubildungen der Cervix uteri – zervikale intraepitheliale Neoplasien – CIN

Früherkennung – Früherfassung

Das Zervixkarzinom ist zwar noch immer die häufigste bösartige Erkrankung des weiblichen Genitales (ca. 50%), zeigt jedoch in den letzten Jahrzehnten eindeutig eine rückläufige Inzidenz (s. S. 701).

Dieser erfreuliche Sachverhalt ist ganz wesentlich auf die *verbesserte Früherkennung* und *Früherfassung* der *Karzinomvorstufen der Cervix uteri* zurückzuführen. Wenn sich auch die Hoffnung auf eine völlige Ausschaltung des Zervixkarzinoms in absehbarer Zeit nicht erfüllen wird, so stellt dennoch die frühzeitige Identifizierung der *intraepithelialen Neoplasien der Cervix uteri* eine der lohnendsten und wichtigsten Aufgaben im Rahmen der *gynäkologischen Präventivmedizin* dar.

Vorsorgeuntersuchungen

Die Vorbedingungen zur Früherkennung präkanzeröser Veränderungen sind in optimaler Weise vorhanden und alle Anforderungen an eine Screeningmethode erfüllt, so daß prinzipiell heute eine 100%ige Früherkennung möglich ist:

- Es stehen zuverlässige Suchmethoden zur Verfügung, die ohne wesentlichen Zeit- und Materialaufwand in großem Umfang anwendbar sind (s. S. 512 und S. 513).
- Das gesetzlich geregelte Krebsfrüherkennungsprogramm (§§ 181 und 181a Abs. 1 RVO und §§ 8 u. 9 der KVLG) ist inzwischen durch das Krankenversicherungsneuregelungsgesetz (KVNRG) auf die kostenlose Teilnahme an regelmäßigen Früherkennungsuntersuchungen aller weiblichen Versicherungsberechtigten ab dem 20. Lebensjahr ausgedehnt.
- Die wichtigsten Risikofaktoren sind bekannt, so daß ihre Beachtung in die Prävention eingebaut werden kann (s. S. 674).

Das *Vorsorgeprogramm* umfaßt:

- Inspektion des äußeren Genitales,
- Spekulumeinstellung
- Inspektion der Portio und Vagina
- Entnahme von Zellabstrichen zur Zytodiagnostik
- kolposkopische Untersuchung[2],
- bimanuelle gynäkologische Untersuchung,

---

[2] Bisher gesetzlich nicht einbezogen.

- rektale Untersuchung zur Austastung des Enddarmes (spätestens ab dem 45. Lebensjahr),
- Palpation der Mammae einschließlich der regionalen Lymphabflußgebiete, Anleitung zur Selbstuntersuchung (s. S. 525) (ab dem 30. Lebensjahr),
- ggfs. Mammographie (s. S. 522),
- Stuhluntersuchung (Hämoccultest) (ab dem 45. Lebensjahr).

In Wohngebieten mit publizistischer Aufklärungstätigkeit und durchorganisierter Erfassung der Frauen zur Vorsorgeuntersuchung hat sich die Häufigkeit des Zervixkarzinoms bereits eindeutig senken lassen (etwa um 8–10%). An der Richtigkeit der Annahme, das Gebärmutterhalskarzinom durch Erfassung und Behandlung der Vorstadien prinzipiell von der Liste der bösartigen Erkrankungen der Frau tilgen zu können, besteht also kein Zweifel. Entscheidend für den Präventiverfolg ist jedoch die **Bereitschaft der Frauen,** von dem Vorsorgeangebot Gebrauch zu machen. Daher gilt es, auf die Notwendigkeit regelmäßiger Vorsorgeuntersuchungen in kontinuierlichen Aufklärungskampagnen unter Einsatz aller modernen Kommunikationsmittel immer wieder hinzuweisen. Denn nur gut ⅓ (30–37%) der Berechtigten in der BRD nehmen – wenn auch in regional und lokal unterschiedlicher Frequenz – an den Vorsorgeuntersuchungen teil. Die Ärzte sind dabei zu besonderer Aktivität aufgerufen. *Für den angehenden Arzt gilt daher die Kenntnis der Vorstadien des Zervixkarzinoms und der Frühdiagnostik als unabdingbar.*

Die im Zuge der Vorsorge aufgedeckten suspekten Läsionen gehören überwiegend den Stadien CIN I–III (s. S. 675) oder dem frühen invasiven Stadium I a (s. S. 687) (zusammen 89,4%) an, also den prognostisch günstigen Vor- und Frühstadien. Wenn der Arztgang erst nach Auftreten klinischer Symptome erfolgt, so befinden sich nur ca. ⅓ der Erkrankten im Stadium 0 oder I a, die übrigen verteilen sich auf die fortgeschrittenen Stadien mit entsprechend schlechteren Heilungsaussichten.

Die Zahl der durch die Vorsorgeuntersuchung aufgedeckten invasiven Karzinome zeigt im Verhältnis zur Gesamtzahl der klinisch apparenten Zervixmalignome eine eher rückläufige Tendenz, und zwar aus verschiedenen Gründen:

- Die Betroffenen, meist **ältere Frauen** jenseits des fertilen Alters, nehmen die Vorsorge überhaupt nicht (mehr) oder nur (noch) sporadisch wahr;
- Frauen mit klinisch fortgeschrittenen, sog. verschleppten Karzinomen gehören überwiegend den Risikogruppen an, die ohnehin gar nicht oder zu selten das Vorsorgeangebot in Anspruch nehmen.

Gerade diese Gruppen zu erreichen und zu motivieren ist eine sich immer erneut stellende Aufgabe.

Neben den Frauen im höheren Alter gilt es v. a. *die jungen Frauen* für die Vorsorgeuntersuchung zu gewinnen; denn bereits im Alter von 20–30 Jahren beträgt die Inzidenz des Zervixkarzinoms und seiner Vorstufen etwa 0,2%. Ab dem 25. Lebensjahr nehmen die obligaten Präkanzerosen (s. S. 683) rapide zu.

Formale Genese der Präkanzerosen

Bei ca. 95% aller Malignome der Cervix uteri handelt es sich um *Plattenepithelkarzinome.* Überwiegend nehmen sie ihren Ausgang von dem *Grenzbereich zwischen dem originären Plattenepithel der Portio vaginalis uteri und dem Zylinderepithel des Zervikalkanals.* Diese Grenze ist keineswegs scharf und stationär; vielmehr existiert eine *Übergangszone* mit einem dynamischen Auf und Ab der beteiligten Epithelarten (s. S. 26, s. Abb. 18 a–c).

Während der fertilen Phase wird die Fluktuation an der Übergangszone unter dem Einfluß der hormonalen und generativen Funktionen (Geburten) verstärkt. Eine Ausstülpung der Zervixschleimhaut nach außen löst jeweils Umbauvorgänge in diesem Bereich aus, indem das empfindliche ektroponierte Zylinderepithel in Plattenepithel umgewandelt wird. Dabei handelt es sich um eine sog. *indirekte Metaplasie,* bei der sich aus subepithelialen „Reservezellen" ein zur Ausreifung befähigtes Plattenepithel entwickelt. Die Areale werden daher auch als *Transformations- oder Umwandlungszone* bezeichnet. Die Zylinderzellen gehen zugrunde, es resultiert – eine normale Differenzierung vorausgesetzt – ein regelhaft gestaltetes, mehrschichtiges, nichtverhornendes Plattenepithel. Dieser Vorgang läuft multilokulär, vielfach inselartig auch innerhalb von Schleimhautfalten der Zervix ab. Noch offene Drüsenausführungsgänge der Zervixdrüsen sind bei kolposkopischer Betrachtung als sog. *„offene Umwandlungszone"* erkennbar. Werden auch die Ausführungsgänge durch Plattenepithel verschlossen, entwickelt sich die sog. *„geschlossene Umwandlungszone"* (s. S. 515 sowie Abb. 242 und 243). Das Drüsensekret hat dann keine Abflußmöglichkeit mehr; es bilden sich Retentionszysten unterschiedlicher Größe und Zahl, die als *Ovula Nabothi* bezeichnet werden.

Die physiologischen Verschiebungen des sog. Zervixdrüsenfeldes zeigen bereits, daß diese *Übergangszone ständig dynamischen Umbauvorgängen* unterworfen ist. Nimmt man die Beanspruchung des regenerativen Potentials durch mechanische und entzündliche Insulte hinzu, so wird klar, daß die Gefahr einer **Fehlsteuerung** dieser Prozesse leicht gegeben ist. Es kann zu Abweichungen im zellulären Gefüge und Differenzierungsablauf der verschiedenen Schichten bis zum völligen Schichtungsverlust mit zunehmender Zelldichte infolge gesteigerter Proliferationsaktivität, zu Zellatypien sowie flächenhafter Ausbreitung kommen. Diese Veränderungen in der Architektonik des Epithels und seiner Zellen können sich auch am originären Plattenepithel der Portio vaginalis vollziehen. Von hier aus nehmen möglicherweise die durch **HPV induzierten Läsionen** ihren Ausgang.

Zervikale intraepitheliale Neoplasien (CIN) – Dysplasie – Carcinoma in situ

Die verschiedenen Arten und Grade einer **Störung der normalen Epithelausreifung** und der **Zellatypien** des mehrschichtigen nichtverhornenden Plattenepithels – als **Dysplasien** bezeichnet – werden in Abhängigkeit ihrer Schichtzugehörigkeit und Ausprägung definiert und nach internationaler Übereinkunft unter dem Sammelbegriff *c*ervikale *i*ntraepitheliale *N*eoplasien (CIN) in Schweregrade unterteilt.

CIN I (leichte Dysplasie)

Die oberen ⅔ des Epithels sind ausdifferenziert, nur im basalen Drittel findet sich eine verstärkte Proliferation; die Zahl der Mitosen ist jedoch gering, atypische Zell- und Kernformationen werden nur vereinzelt angetroffen (Abb. 330). So gelangen nur wenige atypische Zellen bis zur Oberfläche; die normalen zytodiagnostischen Elemente überwiegen.

CIN II (mäßige Dysplasie)

Bei der mäßigen Dysplasie sind die beschriebenen Veränderungen deutlicher ausgeprägt. Nur die obere Hälfte des Epithels ist differenziert und ausgereift, die Basalzellschicht dagegen deutlich verbreitert und enthält vermehrt Mitosen sowie atypische Kern- und Zellformen (Abb. 331).

CIN III (schwere Dysplasien/Carcinoma in situ)

Bei der schweren Dysplasie finden sich nur noch im oberen Drittel des Epithels Zeichen der Ausreifung. Darunter ist keine Differenzierung mehr erkennbar; Mitosen sind sehr zahlreich, ebenso Zellen mit ausgeprägten Kernveränderungen (Abb. 332, 333). In die Kategorie CIN III gehört als stärkste Ausprägung der dysplastischen Veränderungen das **Carcinoma in situ**. Diese Präkanzerose weist ein Maximum histologischer und zytomorphologischer Atypiezeichen auf. Die Ausreifung und der reguläre Aufbau des Epithels fehlen. Die einzelnen Zellen haben ihre polare Anordnung im Zellverband eingebüßt. Dyskaryotische Zellen sind ebenso wie Mitosen in der ganzen Dicke des Epithels anzutreffen (Abb. 333).

Im Verhalten gegenüber dem darunter gelegenen Stroma kann man folgende **Wuchsformen des erkrankten Epithels** unterteilen:

Beim **einfachen Ersatz** weist das Carcinoma in situ eine glatte Begrenzung gegenüber dem unterliegenden Stroma auf (Abb. 333).

Bei der zweiten Form, dem **plumpen Vorwuchern**, wölbt sich das atypische Epithel in plumpen Zapfen gegen das subepitheliale Stroma vor. Besonders häufig sind Schleimhautfalten der Zervix von atypi-

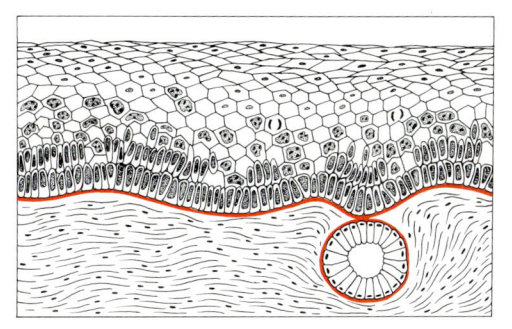

Abb. 330. Leichte Dysplasie (CIN I). Die Veränderungen beschränken sich auf das untere Drittel des Epithels. Die Basalzellen sind zwei- bis dreischichtig angeordnet. Vereinzelt erkennt man Mitosen sowie atypische Kernformen. In den oberen Schichten reift das Epithel normal aus

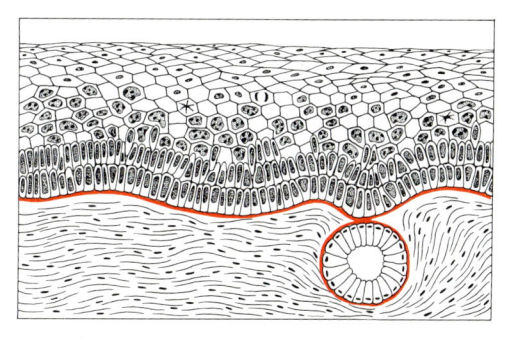

Abb. 331. Mäßige Dysplasie (CIN II). Deutliche Verbreiterung der Basalschichten, etwas vermehrt Mitosen; die Zellen mit dyskaryotischen Kernen reichen bis etwa in die Hälfte des Epithels. Nur die obere Hälfte zeigt eine normale Ausdifferenzierung

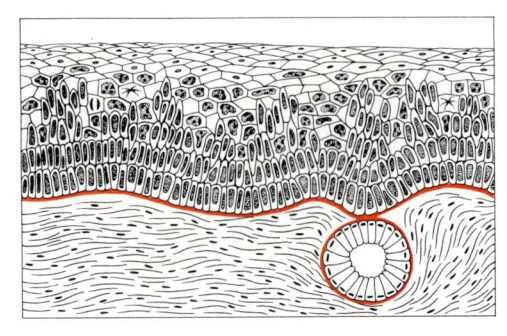

Abb. 332. Schwere Dysplasie (CIN III). Nahezu ¾ des Epithels werden von Zellen des Basalzellentyps gebildet. Eine Polarisierung der Zellen ist in den unteren Schichten nicht mehr zu erkennen. Eine Ausdifferenzierung findet nur in den alleroberten Zellagen statt

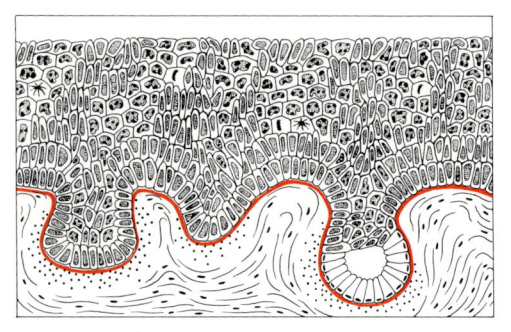

Abb. 334. Schwere Dysplasie (CIN III/Carcinoma in situ). Ausgeprägte, meist plumpe Zapfenbildung gegen das subepitheliale Bindegewebe (plumpes Vorwuchern), Wachstum des atypischen Epithels auch in Zervixdrüsen; Basalmembran und Glandolemm sind intakt. Stellenweise subepitheliale Lymphozyteninfiltrate

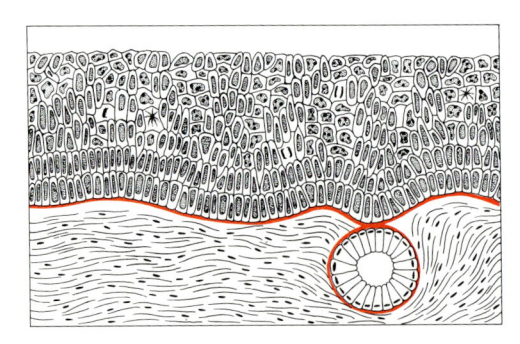

Abb. 333. Schwere Dysplasie (CIN III/Carcinoma in situ). Ein regelrechter Aufbau mit Polarisierung der Zellen und Ausdifferenzierung bis zur Oberfläche ist nicht mehr zu erkennen. Es finden sich zahlreiche Mitosen. Die Basalmembran ist intakt ("einfacher Ersatz")

schem Epithel ausgefüllt, das ebenfalls an Ort und Stelle auf dem Wege der Metaplasie entstanden ist (Abb. 334).

Ein Adenocarcinoma in situ (CIN III) kommt nur selten vor.

Grundsätzlich gilt für die Bewertung aller genannten Wuchsformen der intraepithelialen Neoplasien die Intaktheit der Basalmembran.

Die biologische und **prognostische Bedeutung der Abgrenzung der CIN** beruht auf der Tatsache, daß das *Epithel keine Blut- und Lymphgefäße* enthält, die lymphogene Propagierung damit entfällt und somit *die lokale Entfernung der Herde genügt.*

Die leichte und die mäßige Dysplasie (CIN I, CIN II) dürfen als *potentielle oder fakultative Präkanzerose* eingestuft werden. Immerhin ist bei der leichten Dysplasie, wie man anhand von Verlaufskontrollen weiß, bei bis zu ⅔ der Patientinnen nach Beseitigung von Infektionen oder hormonellen Störungen (z. B. Östrogenmangel) mit einer Rückbildung und Spontanheilung zu rechnen.

Gewichtige Hinweise für die **allmählich fortschreitende Malignisierung** über die Dysplasie und das Carcinoma in situ ergeben sich aus statistischen Analysen: Die Häufigkeitsgipfel für die verschiedenen Grade der Dysplasie einschließlich des Carcinoma in situ liegen durchschnittlich 10 Jahre unter dem für das Auftreten des Zervixkarzinoms ermittelten Durchschnittsalter.

Zytogenetische Untersuchungen und DNA-Messungen bestätigen diese Auffassung: Die CIN zeigen in Übereinstimmung mit der Klassifizierung der Dysplasien neben numerisch und strukturell unauffälligen Karyotypen bereits Abweichungen vom normalen Chromosomenkomplement in Zahl und Struktur. Bei der schweren Dysplasie bzw. dem Carcinoma in situ (CIN III) überwiegen eindeutig die Zellen mit Chromosomenanomalien. Außerdem lassen die Befunde bei insgesamt breit streuenden Chromosomenzahlen das Vorherrschen bestimmter aneuploider Zellinien erkennen. Als Indiz für die Evolution neuer Stammlinien mit verändertem Karyotypus im Zuge der Kanzerisierung sind sog. Markerchromosomen zu werten. Sie werden nur ganz vereinzelt bei der Dysplasie, dagegen in steigender Frequenz bei den irreversiblen Präkanzerosen und den manifesten Karzinomen angetroffen. Demnach repräsentiert die zervikale intraepitheliale Neoplasie die *frühest erfaßbare Veränderung des Karyotypus.* Die gelegentliche Rückbildung wird verständlich, wenn man annimmt, daß die regulären Zellen mit normalem Chromosomenkomplement den selektiven Vorteil behalten. Der kritische Augenblick, nämlich die Etablierung einer Zellpopulation mit verändertem Genom und infolgedessen veränderten (malignen) Eigenschaften, kann sich aber auch bereits in diesem Frühstadium ereignen. Das **Carcinoma in situ (CIN III)** muß auch aufgrund der zytogenetischen Charakteristiken als *irreversibler Transformationsprozeß* betrachtet werden.

Grundsätzlich ist festzuhalten, daß der Malignisierungsprozeß während eines wechselnd langen Zeitraumes allmählich über das Carcinoma in situ zum manifesten Karzinom mit allen invasiven destruierenden Eigenschaften führen kann (Abb. 335-337). Außerdem existieren gewichtige Hinweise darauf, daß sich die maligne Transformation auch aus ge-

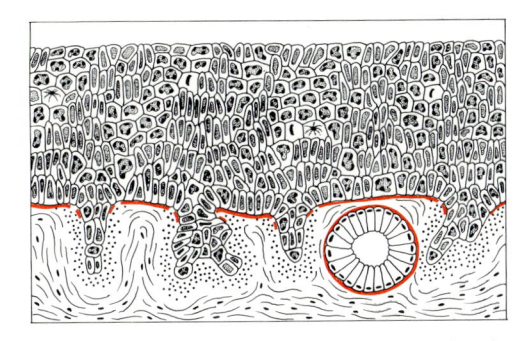

Abb. 335. Frühe Stromainvasion. Aufbau des Epithels wie bei dem Carcinoma in situ, jedoch stellenweise siebartige Durchlöcherung der Basalmembran und Eindringen schmaler Zapfen atypischer Zellen in das Stroma. Die Eindringtiefe dieser Zellzapfen ist gering; der Zusammenhang mit dem oberflächlichen Epithel ist immer erkennbar erhalten. Ausgeprägte Rundzellinfiltration

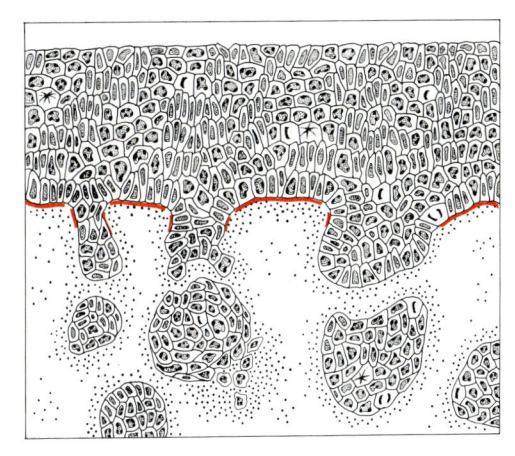

Abb. 336. Plattenepithelkarzinom der Cervix uteri. Das atypische Plattenepithel wächst unter Durchbrechung der Basalmembran völlig ungeordnet in breiten Straßen destruierend in das subepitheliale Stroma vor. Der Zusammenhang mit dem „Mutterepithel" ist verlorengegangen. Erhebliche Rundzellinfiltration. Eindringtiefe und Flächenausdehnung entscheiden über die Zuordnung als Mikrokarzinom

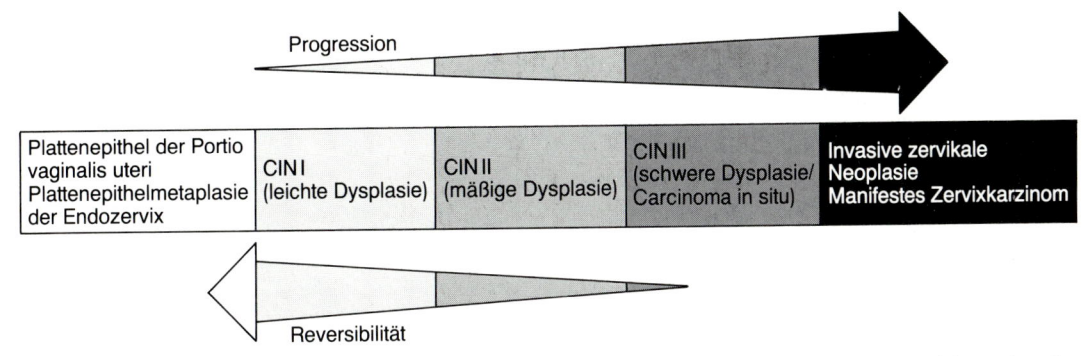

Abb. 337. Die prämalignen Stadien des Zervixkarzinoms (Schema der malignen Transformation) entsprechend ihrer Dignität. Während die leichte Dysplasie (CIN I) und in geringerem Maße auch die mäßige Dysplasie (CIN II) zur Rückbildung neigen *(unterer Pfeil),* gilt dies nicht mehr oder nur eingeschränkt für die schwere Dysplasie (CIN III) und das Carcinoma in situ *(oberer Pfeil)*

ringen Dysplasiegraden *direkt* und *unmittelbar* vollziehen kann. Vor allem bei jüngeren Frauen ist eine rasche Progredienz zu befürchten. Die Frequenz der raschen Transformation wird mit 20% angenommen. Bei allen Früherkennungsmaßnahmen erfordert die Möglichkeit der *multifokalen Kanzerisierung* besondere Beachtung.

Klinik der Präkanzerosen der Cervix uteri

Die Vor- und Frühstadien des Zervixkarzinoms bereiten keine Symptome! Die *Diagnose* wird nur im Rahmen von Vorsorgeuntersuchungen gestellt, es sei denn, die Patientin sucht wegen anderer gynäkologischer Leiden den Arzt auf. Nur selten sind suspekte Bezirke der Portio bei der Spekulumeinstellung makroskopisch zu erkennen. Frühveränderungen der Endozervix bleiben dem Auge stets verborgen. Die Schwerpunkte der „Fährtensuche" bilden daher die *Zytodiagnostik* und die *Kolposkopie;* sie stehen im Mittelpunkt der Vorsorgeuntersuchungen (s. S. 513) und müssen heute *obligatorisch bei jeder gynäkologischen Untersuchung* - auch im Zuge der Schwangerenbetreuung - vorgenommen werden.

Zytodiagnostik

Die Zytodiagnostik nach Papanicolaou (1941) gilt als die wichtigere der beiden Suchmethoden (s. S. 512). Sie erlaubt eine differenzierte Aussage über den Grad der Epithelatypie im Bereich der *Ekto- und Endozervix.* Ein weiterer Vorteil der exfoliativen Zytodiagnostik ist darin zu sehen, daß durch gezielte Abstriche und deren Analyse *multiple Herde,* auch solche verschiedener *Atypiegrade,* erfaßt werden können. Die diagnostische Treffsicherheit beträgt bei exakter Abstrichtechnik und optimaler zytologischer Diagnostik bis zu 98%. Die Zytodiagnostik basiert auf der Tatsache, daß jede Proliferation von Haut und Schleimhaut, noch mehr aber die gesteigerte Proliferation zur Abstoßung von Zellen in diesem Areal führt, die qualitativ und quantitativ dem Grad der Störung zugeordnet werden können. Dyskaryotische und atypische Epithelzellen sind im Abstrichpräparat zytomorphologisch eindeutig von den normalen Zellen der einzelnen Epithelschichten zu unterscheiden.

Auf eine Epithelaufbau- und Ausreifungsstörung im Sinne einer *leichten Dysplasie (CIN I)* weisen im Zellabstrich *Superfizialzelldyskaryosen* hin (Abb. 338). Diese Zellen fallen durch ihre leicht vergrößerten, geringgradig entrundeten Kerne mit Hyperchromasie und Chromatinentmischung auf. Das Zytoplasma ist intakt und ausdifferenziert.

Bei der mäßigen Dysplasie (CIN II) enthält der Abstrich neben dyskaryotischen Zellen in den oberen Schichten auch solche in der Intermediärschicht (sog. mittelreife Dyskaryosen).

Bei den schweren Graden der Dysplasie (CIN III) einschließlich des sog. *Carcinoma in situ* finden sich im zytologischen Abstrich auch *dyskaryotische Zellen,* die ihrer Größe nach Parabasal-

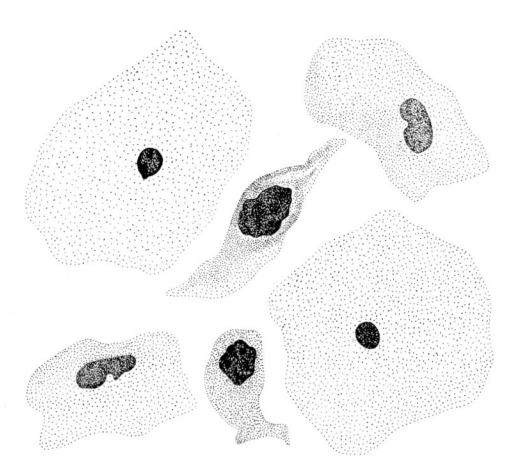

Abb. 338. Vier Superfizialzelldyskaryosen (zwischen 2 normalen Superfizialzellen, oben links und unten rechts) mit Verschiebung der Kern-Plasma-Relation zugunsten des Kernes, Entrundung und Hyperchromasie der Kerne sowie Anisonukleose (CIN I)

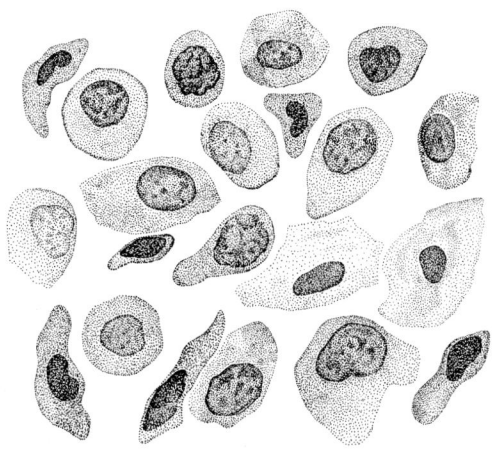

Abb. 339. Dyskaryotische Zellen aus allen Schichten des Epithels: Das Zellplasma ist nicht pathologisch verändert. Die Zuordnung der einzelnen Zellen zu einer bestimmten Zellschicht ist daher möglich (CIN III)

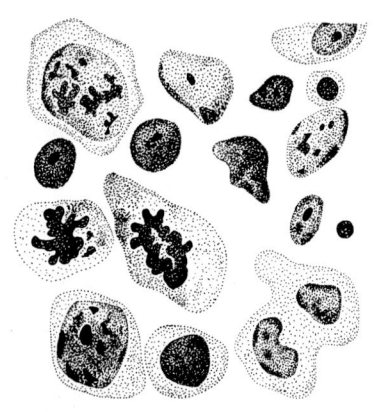

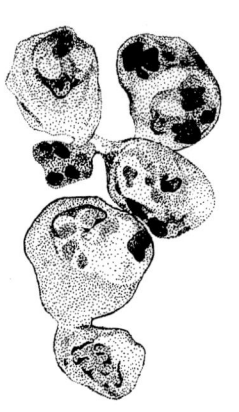

Abb. 340. Zytologisches Bild bei manifestem Karzinom. Polymorph-atypische Zellen (Tumorzellen): Anisozytose, Anisonukleose, Hyperchromasie der Kerne, Chromatinverklumpung, degenerative Plasmaveränderungen, Bildung sog. Nacktkerne durch weitgehenden Verlust des Plasmasaumes

zellen und Basalzellen entsprechen und als unreife oder basalzellige Dyskaryosen bezeichnet werden (Abb. 339). Außerdem lassen sich sog. **uniform atypische Zellen** nachweisen. Sie entsprechen in der Größe den Parabasalzellen, besitzen relativ große, runde, vergröberte Kerne, meist mit Vermehrung der Kernkörperchen, umgeben von einem nur schmalen Zytoplasmasaum. Das Zytoplasma ist degenerativ verändert (Vakuolen, Entmischung). Kernteilungsfiguren kommen im zytologischen Abstrich bei Karzinomvorstadien selten zu Gesicht. Bei dem manifesten Karzinom beherrschen polymorph-atypische Zellen das Bild. Gelegentlich findet man Tumorriesenzellen (Abb. 340).

Diese qualitativen Charakteristiken der einzelnen Zellen geben Aufschluß über den Grad und die Dignität der zytopathologischen Veränderungen („die" Krebszelle gibt es nicht!). Die Klassifizierung der zytologischen Befunde erfolgt in der BRD nach der inzwischen erweiterten Nomenklatur von Papanicolaou und trägt damit den Fortschritten Rechnung, die seit Einführung der Methode auf dem Gebiet der Differentialzytologie erzielt wurden. Sie ist einschließlich der Interpretation der 5 Bewertungsgruppen in Tabelle 114 wiedergegeben.

Die Differentialzytodiagnostik hat seit kurzem eine wesentliche Erweiterung erfahren: Mit Hilfe der **In-situ-Filterhybridisierung** läßt sich unmittelbar aus den Zellen des Zervixabstriches eine **HPV-Infektion**

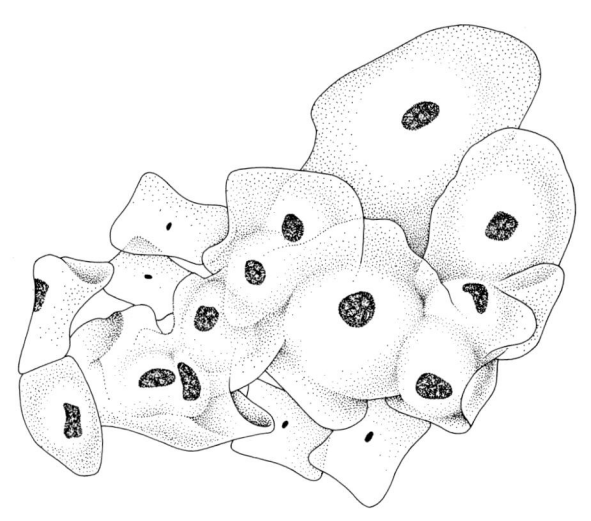

Abb. 341. Zytologische Korrelation der Papillomavirusinfektion der Cervix uteri (HPV-Typ 16/18 positiv): typische Koilozyten. (Nach Wagner 1986)

(und -Typisierung) nachweisen oder ausschließen. Hinweise auf die Indikation zur Einschaltung dieser gentechnischen Methode liefert bereits der Nachweis der für die HPV-Infektion typischen **Koilozyten** in den konventionell nach Papanicolaou gefärbten Abstrichen (Abb. 341 und S. 661). Auch histologisch ist die **koilozytäre Dysplasie** (meist CIN I)

Tabelle 114. Einteilung und Bewertung der zytodiagnostischen Befunde und ihre Zuordnung zu den Atypiegraden der intraepithelialen Neoplasien. (Deutsche Gesellschaft für Cytologie, 1986, sog. Münchener Nomenklatur)

Gruppe	Zytologische Diagnose	Empfohlene Maßnahmen
I	Regelrechtes Zellbild	∅
II	Normales Zellbild, aber mit sicher gutartigen entzündlichen, metaplastischen, regenerativen oder degenerativen Veränderungen	(Eventuell Kontrolle nach Therapie)
III	Unklares Zellbild bedingt durch 1. Schwere entzündliche oder degenerative Veränderungen 2. Schwer regressiv veränderte Zellen, die möglicherweise von einer Präkanzerose oder einem Karzinom stammen; Endometriumzellen nach der Menopause	Kurzfristige Abstrichkontrolle nach empfohlener Therapie Bei Endometriumzellen Abrasio
III D	Leichte Dysplasie (CIN I) mäßige Dysplasie (CIN II)	Kontrolle innerhalb von 3 Monaten
IV A	Schwere Dysplasie Carcinoma in situ (CIN III)	Therapeutische Konisation (oder Hysterektomie)
IV B	Carcinoma in situ, Verdacht auf invasives Wachstum	Diagnostische Konisation und Abrasio
V	Invasives Karzinom	Konisation und Abrasio, Probeexzision bei makroskopisch erkennbarem Tumor
∅	Technisch unbrauchbares Präparat	Baldige (innerhalb von 14 Tagen) Wiederholung des Abstrichs

ein auffallendes Indiz. Die Frequenz dieser Zellen geht mit zunehmendem Schweregrad der Dysplasie zurück (s. S. 679). Weiterhin besteht eine *enge Korrelation zwischen intraepithelialen Neoplasien (CIN) der verschiedenen Schweregrade und der Häufigkeit HPV-bedingter Läsionen sowie auch der Erregertypen.* Die HPV-Typen 6, 11 finden sich häufiger bei der leichten und mäßigen Dysplasie (CIN I und II). Die Häufigkeit HPV-positiver Befunde insgesamt, v. a. aber der Anteil von HPV 16, 18 steigt mit dem Schweregrad der Dysplasie. Von den manifesten Zervixkarzinomen sind bis zu 80% HPV-16, 18-positiv.

Durch die *Präsenz HPV-typenspezifischer DNA-Sequenzen im Genom können Plattenepithelzellen offenbar unter Differenzierungsverlust die Fähigkeit zu ungehemmter Proliferation erlangen.*

Alle nicht eindeutigen Befunde erfordern mehrfache Abstrichkontrollen und ggf. den Nachweis oder Ausschluß einer HPV-Infektion. Ist oder bleibt der Befund auch nach Beseitigung einer pathologischen Flora suspekt, so ist in Verbindung mit den therapeutischen Maßnahmen (s. S. 682) die histologische Klärung notwendig.

Kolposkopie

Die empirisch gewonnenen deskriptiven Kriterien erlauben es, unverdächtige physiologische Veränderungen von den auf eine intraepitheliale Neoplasie verdächtigen Befunden zu unterscheiden (s. S. 513 und Tabelle 115). Kolposkopisch suspekt sind Areale mit einer überschießenden Epithelproliferation. Sie werden mit dem Sammelbegriff *„Matrixbezirke"* (Hinselmann 1925) umschrieben, der zum Ausdruck bringen soll, daß aus diesen Epithelveränderungen ein Karzinom hervorgehen kann.

Verdächtige Befunde zeichnen sich durch folgende Kriterien aus:

- atypische Transformationszone: das Epithel erscheint verdickt, erhaben, verfärbt sich nach Einwirkung von Essigsäure weißlich („essigweißes Epithel") und ist jodnegativ (s. S. 516 und S. 681). Es verschließt die Schleimhautfalten der Zervix und wird von vermehrten Gefäßsprossen (Haarnadelgefäßen) durchzogen (Abb. 342),
- eine umschriebene weißlich bis gelbliche Epithelverdickung - Keratose, Leukoplakie -, oft einhergehend mit einer oberflächlichen Verhornung, die das auffallende Licht stärker reflektiert (Abb. 342-344),
- mosaikartig durch Kapillarsprossen unterteilte Areale verdickten Epithels - Mosaik, Felderung (Abb. 343),
- jodnegative Gebiete von unebener, rauher Oberfläche mit wechselndem Niveau zur Umgebung und
- Punktierung (punktförmig erscheinende Kapillaren), wenn sich das verhornte Epithel der leukoplakischen Bezirke abgestoßen hat, sehr dünn ist oder entfernt wird (Abb. 344).

Bemerkenswert erscheint, daß die Manifestationsformen der *HPV-Infektion an der Portio vaginalis uteri sich häufig nur kolposkopisch meist als flache - an der Portio seltener spitze - Kondylome erkennen lassen.* Sie entsprechen den Matrixveränderungen

Tabelle 115. Internationale Nomenklatur kolposkopischer Befunde (1975). (Die früher verwendeten Bezeichnungen stehen in Klammern)

1. Normale kolposkopische Befunde
   a) Originäres Plattenepithel
   b) Zylinderepithel (Ektopie)
   c) Umwandlungszone/Transformationszone
2. Abnorme kolposkopische Befunde
   a) Atypische Umwandlungszone/atypische Transformationszone
   b) Mosaik (Felderung)
   c) Punktierung (Grund, Tüpfelung)
   d) Essigweißes Epithel
   e) Keratose (Leukoplakie)
   f) Atypische Gefäße
   g) Verdacht auf invasives Karzinom
3. Verschiedene kolposkopische Befunde
   a) Entzündung
   b) Atrophische Veränderungen
   c) Erosion
   d) Kondylom
   e) Papillom
   f) Sonstige Befunde

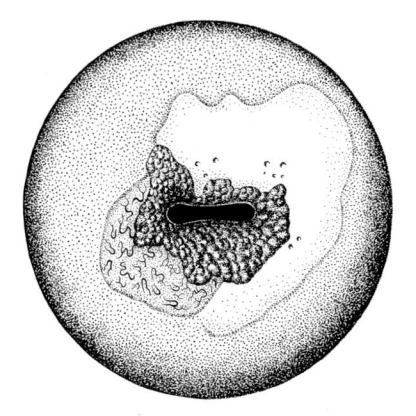

Abb. 342. Kolposkopischer verdächtiger Befund der Portiooberfläche. Leukoplakie (zwischen 12 und 6^h); atypische Umwandlungszone mit unregelmäßigen Gefäßen (zwischen 7 und 9^h). Zirkulär um den Muttermund eine unverdächtige Ektopie

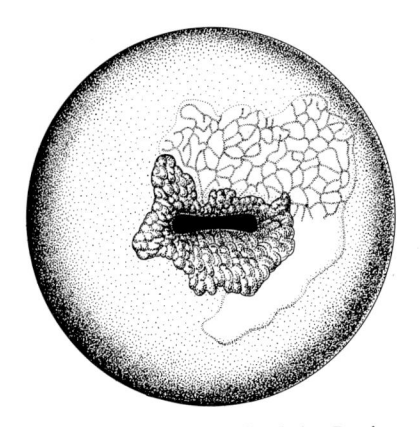

Abb. 343. Kolposkopischer verdächtiger Befund der Portiooberfläche. Leukoplakie (zwischen 3 und 6^h); Felderung (Mosaik), d. h. mosaikartige Unterteilung des epithelverdickten Bezirkes durch Kapillarsprossen (zwischen 11 und 3^h). Zirkulär um den Muttermund unverdächtige Ektopie mit träubchenartiger Struktur

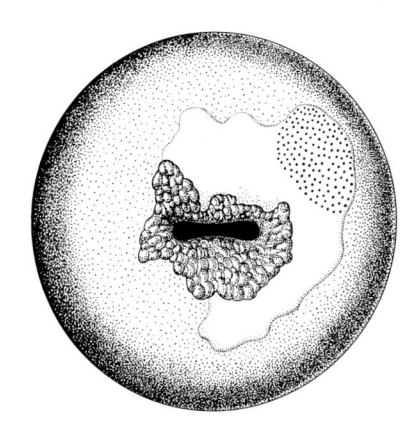

Abb. 344. Kolposkopischer verdächtiger Befund der Portiooberfläche. Peripher im Anschluß an eine unverdächtige Ektopie findet sich ein leukoplakischer Bezirk (zwischen 12 und 6^h). Zwischen 2 und 3^h sieht man punktförmige Kapillaren in einem Areal von unebener Oberfläche (Punktierung)

(Leukoplakie, Punktierung, Felderung). Hinweise liefern *„essigweiße" Bezirke,* die nach Betupfen mit Essigsäure binnen 30–40 s im Kolposkop sichtbar werden.

Die kolposkopische Betrachtung liefert damit wertvolle Hinweise auf unphysiologische Umbauprozesse an der Portiooberfläche. Endozervikale Veränderungen werden mit dieser Methode nur im unteren Teil der Zervix nach Spreizung des Muttermundes erfaßt. Die Treffsicherheit der Kolposkopie beträgt 60–85%, die Rate falsch-negativer Befunde ca. 13% und falsch-positiver Diagnosen ca. 7%. *Der große Vorteil der Kolposkopie liegt darin, daß atypische Veränderungen genau lokalisiert werden können und den gezielten Zellabstrich und/oder die Biopsie ermöglichen.*

Die *Kolpomikroskopie* erlaubt die Betrachtung im Aufsichtverfahren mit ca. 200facher Vergrößerung.

Schiller-Jodprobe

Die Schiller-Jodprobe (1929) stellt für die Lokalisation verdächtiger Bezirke der Portio vaginalis (wie auch der Vagina, s. S. 669) eine wichtige Zusatzmethode dar. Sie beruht darauf, daß Glykogen, mit einer Jodlösung (3%ige wäßrige Jod-Jodkalium-Lösung) zusammengebracht, mit einer tiefen Braunfärbung reagiert. Betupft man die Portiooberfläche mit dieser Lösung, so verfärbt sich das normale glykogenhaltige Plattenepithel tiefbraun. Zellareale mit reduziertem Glykogengehalt erscheinen hellbraun. Glykogenfreie Zellbezirke sehen gelblich bis ockerfarben aus: Der Befund ist jodnegativ. Da das prämaligne und das maligne Epithel die Fähigkeit zur Glykogenbildung verloren haben, weisen *jodnegative Areale auf verdächtige Zellveränderungen und deren Grenzen hin.* Die Jodprobe ist demnach keine spezifische „Krebsreaktion", sondern hilft lediglich, normales, glykogenhaltiges Plattenepithel von den nicht ausgereiften glykogenarmen oder glykogenfreien Plattenepithelbezirken zu unterscheiden. Die Ausdehnung und Intensität der Reaktion ist im Kolposkop genauer zu beurteilen. Die Jodprobe ergänzt den kolposkopischen Befund und kann als Wegweiser bei der Konisation und gezielten Biopsie eingesetzt werden.

Biopsie

Infolge der Treffsicherheit der Zytodiagnostik und der Vorteile der Konisation hat die gezielte Gewebeentnahme zur histologischen Sicherung der Präkanzerosen an Wert eingebüßt, zumal sie mit Nachteilen und Gefahren verbunden ist. Die Risiken der Gewebeentnahme bestehen darin, daß – in Anbetracht der häufig multilokulären Entstehung intraepithelialer Neoplasien – ein prognostisch und damit für das therapeutische Vorgehen entscheidendes Areal verfehlt werden kann. Die Biopsie dient aus diesen Gründen vornehmlich nur noch *zur histologischen Sicherung des manifesten Karzinoms (Bröckelentnahme).*

Konisation

Die histologische Sicherung und die Bestimmung von Grad und Ausdehnung der Präkanzerosen erfolgen mit Hilfe der scharfen Konisation.

Ziel der Operation ist es, mit der kegelförmigen Ausschneidung das gesamte Areal der Neoplasie in toto zu entfernen und damit eine endgültige Sanierung zu erreichen. Die Portiooberfläche stellt die Basis des Konus dar; die zirkuläre Schnittführung muß eindeutig – durch Kolposkopie und evtl. Schiller-Jodprobe kontrolliert – im Gesunden erfolgen. Aufgrund der altersabhängigen Verschiebung des Zervixdrüsenfeldes und der dadurch bedingten unterschiedlich bevorzugten Lokalisation der Präkanzerosen ist der Kegel i. allg. bei jungen Frauen breitbasig und niedrig – d. h. weniger hoch in den Zervixkanal reichend – zu exzidieren. Bei älteren Frauen kann demgegenüber die Basis auf der Portiooberfläche kleiner gestaltet werden; dafür muß die Schnittführung aber höher in den Zervikalkanal bis dicht unterhalb des inneren Muttermundes hinaufreichen. Individuell ist der Form von Portio und Zervikalkanal Rechnung zu tragen (Abb. 345 a, b). *Obligatorisch schließt sich der Konisation eine Abrasio an* (s. S. 752).

Der Gewebekonus wird im ganzen fixiert und dann in Stufen bzw. Serien von 100–200 Schnitten vollständig aufgearbeitet. Nur auf diese Weise gelingt es, die *Dignität der Neoplasie und v. a. die Entfernung im gesunden* zu überprüfen.

Die Konisation ist wie jeder operative Eingriff mit einer gewissen Rate von Früh- und Spätkomplikationen belastet. An *Frühkomplikationen* sind v. a. Nachblutungen (ca. 4%) und Entzündungen (Parametritis 0,5%, Adnexentzündung 0,3%) zu fürchten.

Zu den *Spätfolgen* gehören vornehmlich die *Zervixstenose* mit der Gefahr der Einschränkung der Konzeption oder der erschwerten Eröffnung des Muttermundes bei späteren Geburten sowie die *Zervixinsuffizienz,* die bei nachfolgenden Schwangerschaften die Ursache von Spätaborten und Frühgeburten bilden kann. Beide Komplikationen werden zusammengenommen bei ca. 20% der so operierten Frauen beobachtet; sie resultieren aus der Mitentfernung der höheren Abschnitte der Zervix und unterstreichen die Forderung, bei jungen Frauen den Konus so flach wie möglich zu gestalten und generell die Indikation zur Konisation bei bestehendem Kinderwunsch in Abhängigkeit vom Befund so eingeschränkt wie vertretbar zu stellen.

Portioabschabung – Zervixkurettage

Bei zytologisch und kolposkopisch verdächtigen Befunden und zur Planung des therapeutischen Vorgehens wird als Alternative zur scharfen Konisation von einigen gynäkologisch-onkologischen Zentren eine Portioabschabung mit Zervixkurettage empfohlen. Dieses Vorgehen ist technisch risikofrei, vermeidet die Komplikationen, mit denen die Konisation belastet ist (s. oben) und kann ambulant erfolgen. Der Erfolg dieser Methode setzt jedoch die institutionell enge Kooperation von Zytologen, Histopathologen und Operateur voraus. Da diese Bedingungen i. allg. nicht gegeben sind, hat die Technik der Portioabschabung mit Zervixabrasio keine Verbreitung gefunden.

Therapie der intraepithelialen Neoplasien

Der zytologische Befund einer leichten und mäßigen Dysplasie (CIN I, CIN II) erfordert nicht sofort die histologische Absicherung. Die *Beseitigung* der meist vorhandenen *Fremdkeimbesiedlung der Vagina* ist notwendig, da sie ständig Regenerations- und Reparationsvorgänge auslöst (s. S. 679 und Tabelle 114). *Regelmäßige Kontrollabstriche* sollen zunächst in Abständen von ca. 3 Monaten bis zu 1 Jahr erfolgen.

Die Kenntnis einer *HPV-Infektion und die Typisierung* der Viren gestatten ein individuelles Vorgehen. Ein Befall mit HPV 6, 11 erlaubt wegen der häufigen spontanen Regressionen (s. S. 661) die Beschränkung auf regelmäßige Beobachtung; vorzuziehen ist jedoch eine konservative Sanierung (Kryotherapie, CO_2-Laser, Interferon). HPV-16, 18-bedingte Läsionen verlangen die endgültige Sanierung (Konisation).

Ebenso machen zytodiagnostische Anzeichen der *Progression* im Verlauf der Überwachung die Konisation erforderlich.

Bei der *schweren Dysplasie* (CIN III, Carcinoma in situ) ist auf alle Fälle die Exzision *im Gesunden mittels scharfer Konisation indiziert.* Die histologische Aufarbeitung in Serienschnitten ist obligatorisch, um Zahl, Ausbreitung und Atypiegrad der dyspla-

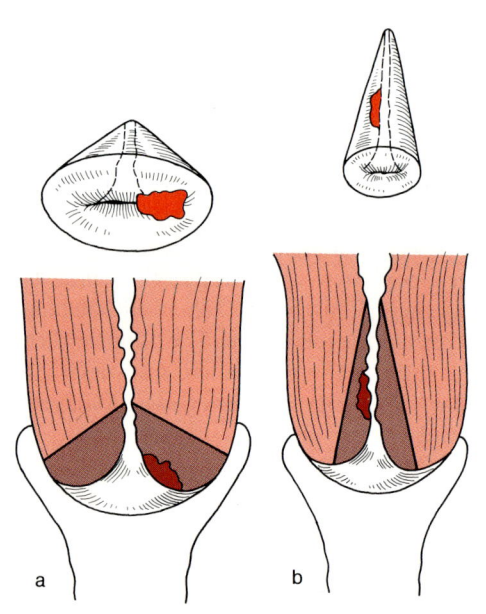

Abb. 345 a, b. Technik der Konisation: **a** Gewebekegel bei jüngeren Frauen breitbasig und flacher, **b** bei älteren Frauen mit kleiner Basis, aber höher hinauf bis dicht an den inneren Muttermund reichend. (Mod. nach Kern 1977)

stischen Areale zu überprüfen und um zu kontrollieren, ob die Entfernung allseitig im Gesunden erfolgt ist. Wurde **nicht eindeutig im Gesunden** exzidiert und sind die **zytologischen Nachkontrollen positiv,** so wird die **Hysterektomie** angeschlossen.

Bei Frauen jenseits des 40. Lebensjahres oder nach erfülltem Kinderwunsch sollte die Indikation zur vaginalen oder abdominalen Uterusexstirpation von vornherein großzügig gehandhabt werden, wenn die Zytodiagnostik auf einen eindeutig intraepithelialen Prozeß schließen läßt. In der Postmenopause ist die Mitentfernung der Adnexe von Fall zu Fall zu erwägen.

Nach der operativen Sanierung sind anfänglich **Kontrollabstriche** in vierteljährlichen Abständen zu empfehlen. Nach 2jähriger Beobachtungszeit genügt die routinemäßige Vorsorgeuntersuchung in halbjährlichen Abständen.

Vorgehen bei intraepithelialer Neoplasie in der Schwangerschaft

Besteht eine Schwangerschaft, so kann im Fall einer CIN I und II wie außerhalb der Gravidität verfahren werden (s. oben). Wird eine schwere Dysplasie bzw. ein Carcinoma in situ während der Schwangerschaft aufgedeckt, so kann man auch in der Gravidität eine Konisation vornehmen. Es ist jedoch i. allg. vertretbar, unter engmaschigen zytologischen Kontrollen (anläßlich der Schwangerschaftsüberwachung) abzuwarten und die Konisation post partum nachzuholen.

Zervixkarzinom (Kollumkarzinom, Carcinoma colli uteri, Gebärmutterhalskrebs)

Häufigkeit

In den letzten Jahrzehnten konnte in zahlreichen Ländern eine diskrete **Abnahme der Inzidenz des Zervixkarzinoms** festgestellt werden. Sie beträgt etwa 13:100000 Frauen im Alter von >20 Jahren. Die Häufigkeitsabnahme des manifesten Kollumkarzinoms vollzieht sich gekoppelt mit einem Anstieg intraepithelialer Neoplasien (s. S. 674 u. Abb. 346), sicher zum großen Teil, aber nicht ausschließlich durch Früherkennungsmaßnahmen bedingt. Dennoch ist das Karzinom der Cervix uteri z. Z. noch das häufigste Genitalkarzinom der Frau. Infolge der Zunahme des Korpuskarzinoms nähern sich jedoch die Frequenzen beider Krebserkrankungen des Uterus einander an (Abb. 347). Der Gebärmut-

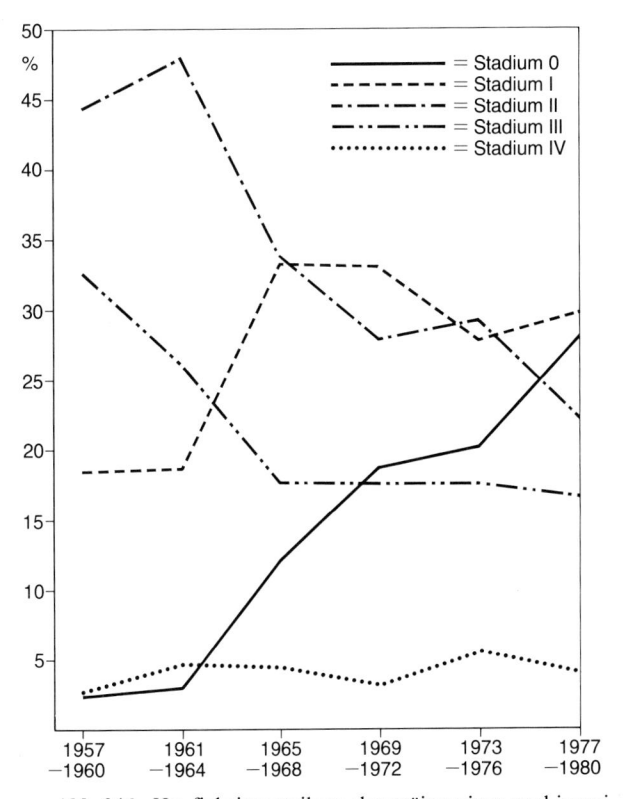

Abb. 346. Häufigkeitsverteilung der präinvasiven und invasiven Neoplasien der Cervix uteri 1957-1980 in der UFK Tübingen. (Nach Schindler et al. 1984)

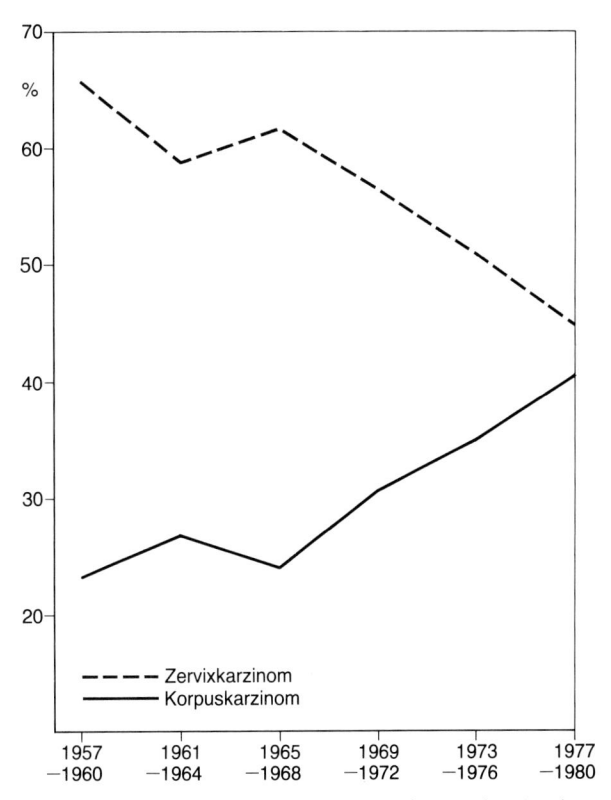

Abb. 347. Häufigkeitsverteilung der Karzinome der Cervix und des Corpus uteri von 1957-1980 in der UFK Tübingen. (Nach Schindler et al. 1984)

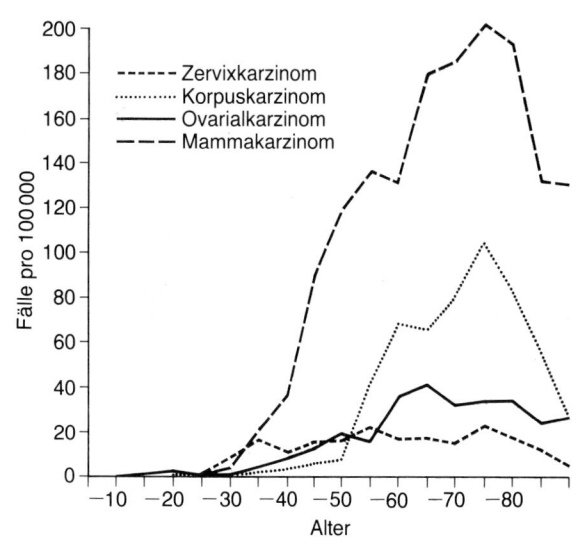

Abb. 348. Altersbezogene Häufigkeitsverteilung des Zervix-, Korpus-, Ovarial- und Mammakarzinoms. Die Inzidenz der seltenen Vulva- und Vaginalkarzinome beträgt rund je 4 pro 100 000 Frauen. (Schrage 1985)

terhalskrebs tritt bevorzugt im 5. und 6. Lebensjahrzehnt auf, wird aber, namentlich in seinen Vorstufen, zunehmend häufiger auch in jüngeren Altersgruppen beobachtet (s. Abb. 348).

Ätiologie – Epidemiologie

Die Ätiologie des Zervixkarzinoms ist bislang nicht befriedigend geklärt. Jedoch existieren nach epidemiologischen Studien bestimmte *Risikogruppen mit prädisponierenden Merkmalen*. Als sicher gilt *der Einfluß des Sexualverhaltens;* gefährdet sind Frauen mit:

- früher Aufnahme des Geschlechtsverkehrs,
- zahlreichen Sexualpartnern (auch denjenigen des Mannes),
- Promiskuität (Prostitution),
- mangelnder Sexualhygiene der Partner (Männer als Reservoir für HPV?),
- hoher Geburtenzahl,
- niedrigem sozioökonomischem Status.

Die Epidemiologie des Zervixkarzinoms weist auf den *ätiologischen Einfluß der STD* hin. So entwickelt sich nach den klassischen venerischen Erkrankungen (Lues, M. Neisser) später häufiger ein Zervixkarzinom. Vor allem sind infolge der hohen Durchseuchungsrate die *Herpes-Viren (HSV 2)* und die *Papilloma-Viren (HPV)* mit ihrer nachgewiesenen onkogenen Potenz von Bedeutung (s. S. 597). Nach der gegenwärtigen Auffassung wirken HSV 2 und HPV *synergistisch,* wobei den HSV 2 ein vorübergehender *initiierender mutagener Einfluß,* den *HPV ein persistierendes genetisches Potential im Sinne der Promotion* der malignen Transformation zugeschrieben wird.

HPV befallen vornehmlich Epithelzellen und vermehren sich in den differenzierten oberflächlichen keratinisierenden und schließlich absterbenden Zellen. Sie persistieren dagegen in den Zellen der Basalschicht. Der entscheidende Schritt vollzieht sich mit dem Einbau der Virus-DNA in das Genom der Wirtszelle und ihrer Fähigkeit zur Transskription in RNA. Entsprechend diesem biologischen Verhalten findet man in den meist undifferenzierten Zellen des Zervixkarzinoms keine Viruspartikel (mehr), kann jedoch durch DNA-Hybridisierung die in das Genom der Zervixepithelzellen integrierten HPV-DNA-Moleküle nachweisen. So konnte inzwischen bei ca. 80% manifester Zervixkarzinome virale DNA aufgedeckt werden. Dabei fanden sich HPV 16,18 und HPV 6,11 im Verhältnis 3:1. Man nimmt an, daß weitere noch nicht charakterisierte HPV-Typen existieren, so daß rund 90% der Zervixkarzinome als HPV-positiv zu veranschlagen sind. Es bestätigte sich an den invasiven Zervixkarzinomen, daß HPV 16,18 über ein deutlich höheres onkogenes Potential verfügen als HPV 6,11, eine Tatsache, die v. a. bei der prognostischen Beurteilung der HPV-bedingten CIN ins Gewicht fällt (s. S. 680).

Unter den **Kofaktoren der Karzinogenese** spielt möglicherweise auch die bakterielle Vaginalflora eine Rolle. Die dort häufigen Bakterien produzieren wahrscheinlich karzinogene Substanzen, die die Rekombination von DNA-Molekülen induzieren und auf diese Weise die Integration von Virus-DNA in das Genom der Epithelzellen der Zervix bahnen könnten.

In diesem Zusammenhang verdient auch die **Immunsuppression** Erwähnung, die die maligne Entartung über den Weg der HSV-/HPV-Besiedlung begünstigen soll.

Eine radiogene Kanzerogenese nach therapeutischer **Strahlenbehandlung** steht außer Zweifel.

Eine auffallende Assoziation findet sich mit dem **Rauchen,** und zwar mit dem frühen Beginn und der Zahl der Zigaretten zunehmend. Ab täglich 20 Zigaretten steigt das Erkrankungsrisiko um den Faktor 12,7. Bei Verzicht auf die Rauchgewohnheiten nimmt auch das Risiko ab. Als Ursache wird die Ausscheidung karzinogener Substanzen in den Zervixschleim angesehen.

Ein ätiologischer Einfluß **hormonaler Kontrazeptiva** wurde verschiedentlich diskutiert, ist aber **nicht** nachweisbar. Entscheidend dürfte die durch die Antikonzeption ermöglichte freiere sexuelle Aktivität sein. **Barrieremethoden** wird dagegen eine protektive Wirkung zugeschrieben.

Klinik des Zervixkarzinoms

Ausbreitung und Verlauf

Mit dem Einbruch in das subepitheliale Bindegewebe ist der entscheidende Schritt von der Präkanzerose zum invasiven Karzinom vollzogen.

In 95% der Fälle handelt es sich um ein **Plattenepithelkarzinom,** ca. 5% sind Adenokarzinome, ausgehend von dem Zylinderepithel der Zervix. Ein minimaler Anteil entfällt auf die Entartung drüsiger Residuen des Gartner-Ganges.

Bedingt durch die Verschiebung der Epithelgrenzen in den verschiedenen Lebensphasen und entsprechend der Lokalisation der Vorstadien (s. S. 26 und S. 674) geht das Karzinom bei jüngeren Frauen vorwiegend von der Portiooberfläche, in der Prä- und Postmenopause häufiger von der Endozervix aus. Unbehandelt bleibt das Karzinom nur relativ kurze Zeit auf seinen Primärherd beschränkt und breitet sich bald exo- oder endophytisch unter Zerstörung des ortsständigen Gewebes per continuitatem aus. Bei *exophytischem* Wachstum bilden sich umfangreiche „blumenkohlartige" höckrige Tumoren, die den oberen Vaginalabschnitt kolbenartig ausfüllen (Abb. 349). Überwiegt die *endophytische* Wachstumsrichtung, so wird die Zervix bald zerstört, und es entsteht ein schmierig belegter *Zerfallskrater* (Abb. 350). Die von der Endozervix ausgehenden Karzinome treiben die Zervix tonnenförmig auf, nach Vordringen auf die Portiooberfläche und Zerfall der Tumormassen kommt es ebenfalls zur Bildung eines tiefen Kraters. Die weitere Ausbreitung des Tumors kann kontinuierlich auf die Vagina und/oder aszendierend in das Corpus uteri erfolgen und die Nachbarorgane Blase und Rektum einbeziehen. Das infiltrative Wachstum mit Zerstörung des gesunden Gewebes und der Zerfall der Krebsgeschwüre führen über kurz oder lang zu Blasen- oder Rektum-Scheiden-Fisteln mit allen ihren Konsequenzen.

Infolge der *reichen Lymphgefäßversorgung* der Zervix (Abb. 351) setzen die **lymphogene Ausbreitung und Metastasierung in die pelvinen und paraaortalen**

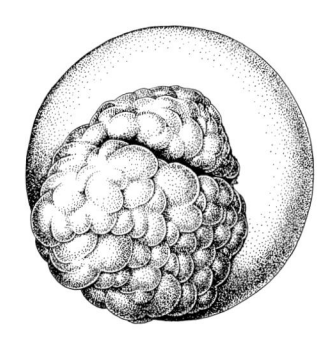

Abb. 349. Exophytisch wachsendes Zervixkarzinom

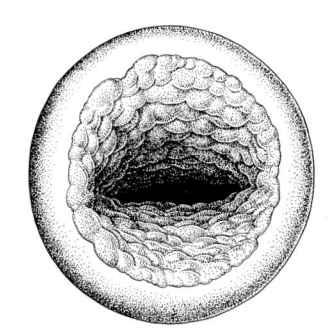

Abb. 350. Endophytisch wachsendes Zervixkarzinom mit tiefer Kraterbildung

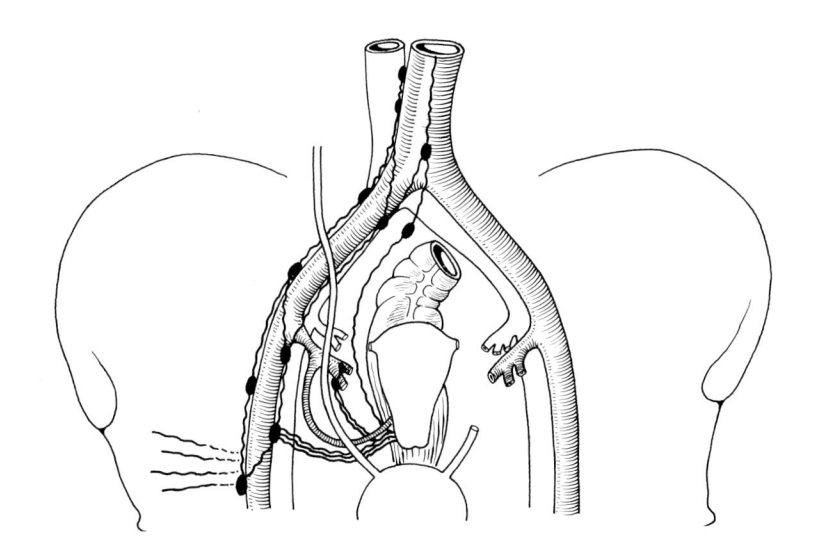

Abb. 351. Rechte Beckenhälfte. Hauptlymphbahnen und regionale Lymphknoten der Cervix uteri; die diskontinuierliche Ausbreitung erfolgt über die periureteralen Lymphknoten nahe der A. uterina, ferner der A. iliaca communis, der A. obturatoria, der A. iliaca externa, der A. iliaca interna und von dort aus zu den Parametrien und der Beckenwand

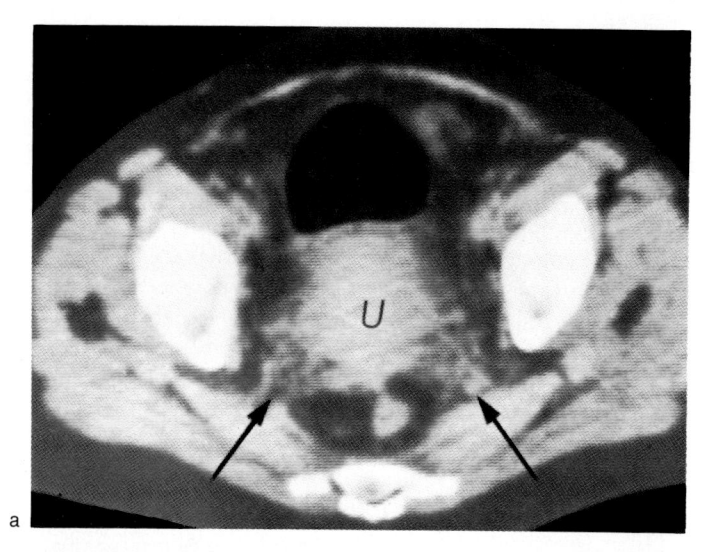

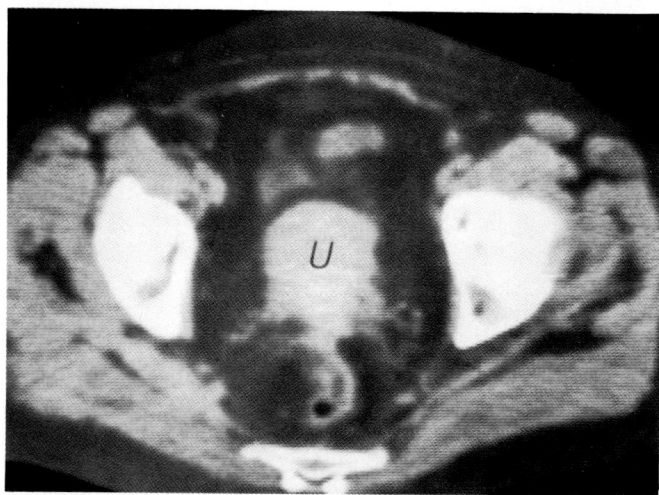

Abb. 352 a, b. Zervixkarzinom, Stadium III b, parametrane Infiltrationen beiderseits (Computertomogramm). Darstellung karzinomatöser Infiltrate in den Parametrien beiderseits. **a** CT vor der Therapie, **b** Rückgang der parametranen Infiltrate nach intrakavitärer Therapie. (Aus Breit u. Rohde 1983)

Lymphknoten schon zu einem Zeitpunkt ein, in dem der Primärtumor noch klein und begrenzt sein kann.

Von den pelvinen Lymphknoten aus wird in relativ kurzer Frist das parametrane Bindegewebe karzinomatös durchsetzt (Abb. 352). Die Herde konfluieren mit den von der Zervixwand in das parazervikale Bindegewebe vordringenden Tumorsträngen, so daß beide Parametrien bis zur Beckenwand karzinomatös infiltriert sind und schließlich das ganze kleine Becken tumorös „ausgemauert" ist. Stenosierung der Ureteren mit nachfolgender Hydronephrose und Verlust der Nierenfunktion sind die unausweichliche Folge und führen zur Urämie, der häufigsten Todesursache der Kranken mit Gebärmutterhalskrebs (s. S. 693).

Hämatogene Metastasen in Leber, Lunge, Skelettsystem (Becken, Wirbelsäule) mit ihren quoad vitam schwerwiegenden Folgen treten dagegen relativ spät auf.

Stadieneinteilung

Auch für das Zervixkarzinom besteht eine international gültige Stadieneinteilung (FIGO, TNM-System, s. S. 655), die auf seiner klinisch-pathologischen Ausbreitung basiert und zugleich einen Hinweis auf die Prognose vermittelt. Ausschlaggebend für die Zuordnung zu den FIGO-Stadien ist der *vor* Beginn der Behandlung erhobene Befund. Die Hauptschwierigkeit der Stadienzuordnung bereitet die Beurteilung der lymphogenen Ausbreitung (s. unten), so daß insbesondere in den Stadien I und II falsch-positive und falsch-negative Befunde enthalten sind. Im Stadium I b muß z. B. in ca. 15–20% mit einem okkulten Lymphknotenbefall gerechnet werden.

Stadieneinteilung des Zervixkarzinoms (FIGO)
Stadium 0: Carcinoma in situ (intraepitheliale Neoplasie – CIN III, Abb. 334). Diese Gruppe wird in die Heilungsstatistiken nicht aufgenommen.

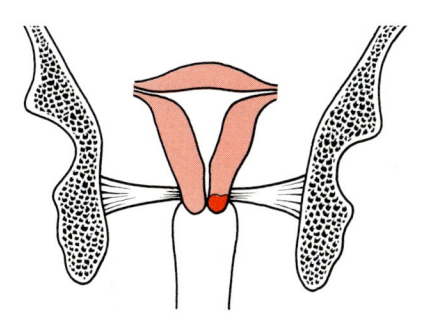

56 Gutartige und bösartige Neubildungen des weiblichen Genitales

Abb. 353. Zervixkarzinom: Ausbreitungsstadium I b; das Karzinom ist auf das Collum uteri begrenzt

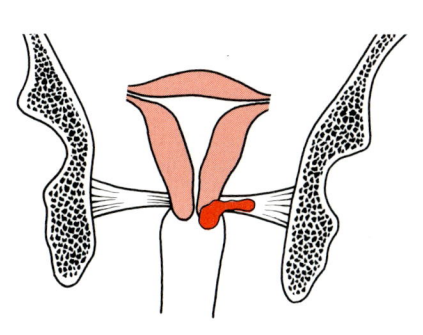

Abb. 355. Zervixkarzinom: Ausbreitungsstadium II b; das linke Parametrium ist in seinem Anfangsteil karzinomatös infiltriert

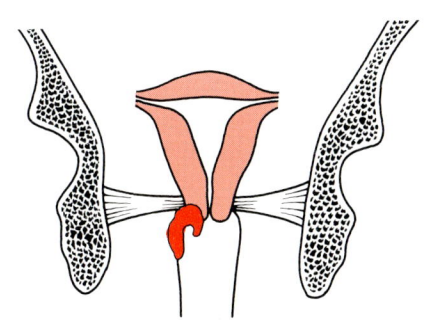

Abb. 354. Zervixkarzinom: Ausbreitungstadium II a; das obere Drittel der Vagina ist karzinomatös befallen

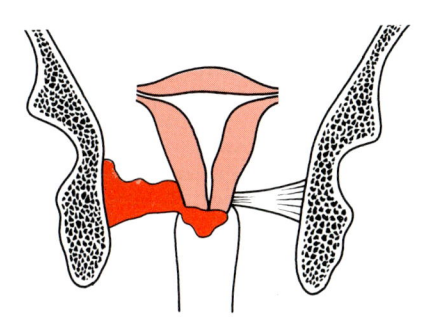

Abb. 356. Zervixkarzinom: Ausbreitungsstadium III; das rechte Parametrium ist in seiner ganzen Ausdehnung bis zur Beckenwand karzinomatös infiltriert

Stadium I: Das Karzinom ist streng auf das Collum uteri begrenzt; eine Ausbreitung auf das Corpus uteri wird nicht berücksichtigt.

Stadium I a: Mikroinvasives Karzinom, präklinisch, nur histologisch zu verifizieren.

Aus prognostischen Gründen wird unterteilt in:

Stadium I a 1: Minimale Stromainvasion (frühe Stromainvasion, Abb. 335),

Stadium I a 2: Eindringstufe ≤5 mm, horizontale Ausbreitung ≤7 mm.

Stadium I b: Alle übrigen Fälle, die der Definition des Stadium I genügen (Abb. 353).

Stadium II: Das Karzinom hat auf ein Parametrium oder beide übergegriffen, die Beckenwand aber noch nicht erreicht, oder es ist auf die Vagina übergegangen, hat aber nicht deren unteres Drittel erreicht.

Stadium II a: Nur die Vagina, nicht die Parametrien sind in der definierten Ausdehnung befallen (Abb. 354).

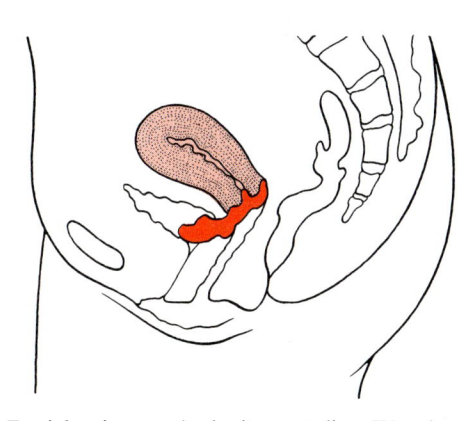

Abb. 357. Zervixkarzinom: Ausbreitungsstadium IV; das Karzinom ist über die vordere Scheidenwand und das Septum vesicovaginale in die Blase vorgedrungen

Stadium II b: Nur die Parametrien oder Parametrien und Vagina sind in den zervixnahen Abschnitten befallen (Abb. 355).

Stadium III: Das Karzinom hat ein- oder beidseitig die Beckenwand erreicht. Bei der rektalen Untersuchung ist kein karzinomfreier Raum zwischen Tumor und Beckenwand zu tasten, oder das Karzinom dehnt sich bis in das untere Drittel der Vagina aus (Abb. 356).

Tabelle 116. Beziehungen zwischen der Stadieneinteilung (FIGO) und der TNM-Klassifizierung des Zervixkarzinoms (Kurzfassung). (Aus TNM-Klassifikation maligner Tumoren 1987)

TNM			Cervix uteri	FIGO
Tis			Carcinoma in situ	0
T1			Begrenzt auf Uterus	I
	T1a		Diagnose nur durch Mikroskopie	Ia
		T1a1	Minimale Stromainvasion	Ia1
		T1a2	Tiefe ≤ 5 mm, horizontale Ausbreitung ≤ 7 mm	Ia2
	T1b		Läsionen größer als T1a2	Ib
T2			Ausdehnung jenseits Uterus, aber nicht bis zur Beckenwand und nicht bis zur Vagina/unteres Drittel	II
	T2a		Parametrium frei	IIa
	T2b		Parametrium befallen	IIb
T3			Ausdehnung bis zur Vagina/unteres Drittel/Beckenwand/Hydronephrose	III
	T3a N_0		Vagina/unteres Drittel	IIIa
	T3b jedes N		Beckenwand/Hydronephrose	IIIb
T4, jedes N			Schleimhaut von Harnblase/Rektum/jenseits des kleinen Beckens	IVa
M1, jedes T, jedes N			Fernmetastasen	IVb

Tabelle 117. Prognostische Bedeutung histologischer Merkmale beim Zervixkarzinom. Die Gesamtbeurteilung erlaubt die Zuordnung zur Gruppe der Patientinnen mit niedrigem oder hohem Risiko der Progredienz. (Mod. nach Schmidt-Matthiesen 1986)

Merkmal	Günstig – low risk	Ungünstig – high risk
Tumordurchmesser	Bis maximal 10 mm	Über 30 mm
Tumorvolumen	500–1000 mm^3	Über 6–9000 mm^3
Invasionstiefe	Bei Mikrokarzinom <3 mm sonst bis 10 mm	Bei Mikrokarzinom nahe 5 mm, sonst über 10 mm. 11–15 mm: 27% positive Lymphknoten
Lokalisation	Portiooberfläche	Intrazervikal
Reife/Grading	Hoher Differenzierungsgrad	Niedriger Differenzierungsgrad: früher und hoher Lymphknotenbefall
Wachstumsform	Plump, glattrandig	Dissoziiert, netzförmig
Rundzellige Infiltration	Gut ausgeprägt	Gar nicht oder schwach ausgeprägt
Einbruch in Lymphbahnen oder Gefäße	0	Vorhanden, ausgeprägt (Gefäße > Lymphbahnen)

Stadium IV: Das Karzinom erstreckt sich über das kleine Becken hinaus (lymphogene oder hämatogene Fernmetastasen) oder hat die Blasen- bzw. Rektumschleimhaut befallen (Abb. 357). (Ein bullöses Ödem der Blasenschleimhaut allein erlaubt nicht die Zuordnung zum Stadium IV.)

Die Beziehungen zwischen der Stadieneinteilung der FIGO und der TNM-Klassifizierung gehen aus Tabelle 116 hervor.

Histopathologische Gradierung (Grading)

Für das Plattenepithelkarzinom der Cervix uteri gilt nach dem Differenzierungsgrad folgende histopathologische Einstufung:

GX: Differenzierungsgrad kann nicht bestimmt werden.
G1: Hochdifferenziertes verhornendes Plattenepithelkarzinom.
G2: Mäßig differenziertes Plattenepithelkarzinom.
G3: Geringgradig bis undifferenziertes Plattenepithelkarzinom.

Die Staffelung der Differenzierungsgrade geht mit einer zunehmend schlechteren *Prognose* einher.

Das gleiche Grading gilt für das Adenokarzinom der Zervix, wobei noch Unterformen, v. a. klarzellige/mesonephrische Subtypen unterschieden werden.

Die individuelle Prognose wird ferner durch biologische *Wachstumskriterien* mitbestimmt, die auch in die Therapieplanung miteingehen (Tabelle 117).

Als entscheidend für die Prognose erweist sich die **diskontinuierliche** Ausbreitung, v. a. der Lymphknotenbefall, wie er definitiv *nach* der Operation festgestellt wird.

Symptome

Der Übergang zum invasiven Wachstum vollzieht sich symptomlos. Die mikroinvasiven Formen (Ia1, Ia2) bereiten zunächst keine Beschwerden. Erst wenn der Primärtumor eine gewisse Größe erreicht hat und ulzeriert, machen sich gelblich-bräunlicher Fluor und unregelmäßige, zunächst leichte Blutabgänge – anfangs als Kontaktblutungen – bemerkbar. *Die Erstsymptome sind also keine Frühsymptome!*

Diffuse Schmerzen im Becken, Miktions- und Defäkationsbeschwerden treten i. allg. nicht vor Überschreiten der Organgrenzen auf. Die lymphogene Ausbreitung des Tumors im kleinen Becken bewirkt mit der Zeit Abflußstauungen mit ödematösen Schwellungen eines oder beider Beine, die schließlich elephantiastische Ausmaße annehmen können.

Diagnose

Die Frühformen des Zervixkarzinoms, die *frühe Stromainvasion* (Stadium I a) (S. 677, Abb. 335) und das *Mikrokarzinom* (Stadium I a 2) sind bei der Spekulumeinstellung mit bloßem Auge meistens (noch) nicht erkennbar und werden daher auch als *„präklinische Karzinome"* bezeichnet (streng zu unterscheiden von dem ebenfalls bei der Inspektion nicht zugänglichen endozervikalem Karzinom, das als *„okkultes Karzinom"* durchaus schon weiter fortgeschritten sein kann). Die Diagnose erfolgt zytologisch, kolposkopisch und mit - v. a. bezüglich der Eindringtiefe - differenzierender histologischer Sicherung.

Das *Kollumkarzinom im Stadium Ib* läßt sich auf der Portiooberfläche gewöhnlich bei makroskopischer Betrachtung im Spekulum als verdächtige Läsion erkennen, kolposkopisch und zytodiagnostisch verifizieren und durch histologische Untersuchung einer Biopsie endgültig auch hinsichtlich des Differenzierungsgrades dokumentieren.

Bei intrazervikalem Sitz liefert die Zytodiagnostik die entscheidenden Hinweise, die fraktionierte Abrasio der Zervix und des Corpus uteri das Gewebematerial zur histologischen Sicherung. Gelegentlich tastet man die Zervix plump und aufgetrieben.

Die *Ausbreitung und damit die Stadieneinteilung des Karzinoms* wird zunächst mit Hilfe der vaginalen, rektalen und rektovaginalen Untersuchung bestimmt. Die palpatorische Erfassung *infiltrativer Prozesse in den Parametrien* unterliegt leicht der subjektiven Fehlbeurteilung, zumal eine begleitende Parametritis ein karzinomatöses Infiltrat vortäuschen kann.

Zur Befunderhebung und den prätherapeutischen Maßnahmen gehören die:

- Palpation (komplette gynäkologische Untersuchung),
- Ultrasonographie zur Befunderhebung an den Parametrien (transrektal) und den ableitenden Harnwegen,
- Computertomographie (Abb. 352) (besonders bei ausgedehnten Prozessen aufschlußreich),
- Punktionszytologie (besonders zur Differenzierung von Infiltraten),
- Lymphographie (d. h. die Füllung der Lymphbahnen vom Fußrücken aus zur röntgenologischen Darstellung der Lymphknoten des kleinen Beckens. Lymphknotenmetastasen werden mit Ausnahme kleinster Karzinomzellabsiedlungen an Aussparungen im Randsinus der Lymphknoten erkennbar. Wichtig v. a. zur prätherapeutischen Abklärung paraaortaler Lymphknotenmetastasen. Ein negativer Befund ist jedoch nur begrenzt aussagekräftig!),
- Bestimmung des SCC (Plattenepithel-Zellkarzinom-assoziiertes Antigen) und anderer tumorassoziierter Antigene (s. S. 731),
- Diagnostik der Nachbarorgane:
  - Chromozystographie
  - i. v. Pyelogramm
  - Isotopennephrogramm
  - Zystoskopie
  - Rektoskopie.

Therapie

Ziel der Behandlung ist eine *optimal individualisierende* Therapie. Aufgrund der *Prognosekriterien* lassen sich bereits prätherapeutisch die Patientinnen mit *niedrigem Risiko („low risk")* von denjenigen mit *hohem Risiko („high risk")* unterscheiden (s. S. 688). Auf dieser Basis kann man häufiger eingeschränkt radikal und schonender operieren oder/und auf eine Nachbestrahlung verzichten. Anstelle der früheren Standardtherapie „des" Kollumkarzinoms gilt heute das therapeutische Prinzip des „so viel wie nötig und so wenig wie möglich". Etwa 75% aller Zervixmalignome sind heute operabel, der größere Teil kann sogar durch eingeschränktes Operieren geheilt werden.

Der Erfolg dieses individuellen Vorgehens hängt ab von der *Gründlichkeit und Sicherheit der prätherapeutischen Befunderhebung* sowie der kritischen Einstufung in die Gruppen von Patientinnen mit niedrigem und hohem Risiko (s. S. 688).

Für die Behandlung stehen folgende Verfahren zur Verfügung:

- Operation,
- Bestrahlung oder
- Kombination beider Verfahren.

In den frühen Stadien bildet die *chirurgische Intervention die Methode der Wahl.*

Als operatives Vorgehen bei einem histologisch gesicherten *mikroinvasiven Karzinom (Stadium I a 1 und I a 2)* wird wegen der geringen Metastasenquote

(<1%) bei *jungen* Low-risk-Patientinnen die *Konisation* mit einem Sicherheitsabstand von ≥ 5 mm als ausreichend erachtet (s. S. 688).

Bei *älteren* Patientinnen mit niedrigem Risiko wird die abdominale *Uterusexstirpation* bevorzugt oder bei High-risk-Fällen die erweiterte Hysterektomie mit selektiver oder genereller pelviner Lymphonodektomie. Bei histologisch nachgewiesener Lymphbahninvasion verdient zur Sicherheit die volle Therapie wie im Stadium I b den Vorrang.

Das Zervixkarzinom der Ausbreitungsstadien *I b und II a wird bevorzugt operativ* behandelt. Die Vorteile gegenüber der primären Strahlentherapie sind die

- geringere Morbidität,
- exakte Ermittlung der Tumorausdehnung und des Lymphknotenbefalles (in ca. 20% pelvine und in 4–5% paraaortale Lymphknotenmetastasen),
- Möglichkeit der befund- und verlaufsgemäßen Adaptation der Therapie (z. B. Nachbestrahlung, Rezidivbestrahlung).

Die operative Behandlung dieser Stadien besteht in der radikalen Entfernung des Tumors auf abdominalem Wege. Dabei werden

- der Uterus mit ausreichender Scheidenmanschette,
- die Parametrien,
- das obere Parakolpium,
- die Ligg. sacrouterina,
- die pelvinen Lymphknoten entlang der großen Beckengefäße und aus der Fossa obturatoria (mit nachfolgender histologischer Analyse zum optimalen pTNM-Staging zur Entscheidung über die Nachbestrahlung) entfernt *(Radikaloperation* nach *Wertheim-Meigs).*

Die Belassung der Ovarien bei jüngeren Frauen scheint nicht nachteilig zu sein, da eine Metastasierung in die Ovarien äußerst selten stattfindet.

Für das operative Vorgehen existieren zahlreiche Modifikationen. Die Verfahren sind technisch ausgereift, und nicht zuletzt dank der Fortschritte in der Anästhesiologie und Volumenersatztherapie beträgt die primäre Mortalität < 1%. Unter den Komplikationen liegt die Frequenz einer Blasenscheidenfistel bei 0,3%, die einer Ureterscheidenfistel bei 1,4%.

Eine *primäre Strahlentherapie* kommt in den Stadien I b/II a nur zur Anwendung, wenn der Allgemeinzustand oder der lokoregionale Befund eine Gegenindikation gegen die operative Therapie bilden.

Im Stadium II b liegt bereits in ca. 65% ein pelviner und in 20–30% ein paraaortaler Lymphknotenbefall vor.

Die Entscheidung über die individuell einzuschlagende Therapie wird mit Hilfe der *Staginglaparotomie* getroffen. Die Mehrzahl der Patientinnen erweist sich als operabel. Für die übrigen Kranken wird auf die Strahlentherapie zurückgegriffen.

Für die noch weiter fortgeschrittenen Stadien kommt praktisch ausschließlich die primäre Strahlentherapie in Frage.

Die *Behandlung mit ionisierenden Strahlen* besteht in der *Kombination* der *lokalen* Bestrahlung des Erkrankungsherdes mit der *perkutanen* Strahlenapplikation, jeweils mit computergesteuerter Dosimetrie und exakter Applikationslokalisation zur Steigerung von Effektivität und Verträglichkeit. Zur *lokalen, intrakavitären Kontaktbestrahlung* des Zervixkarzinoms stehen die „klassische" Radiumapplikation oder das künstliche radioaktive Isotop ^{60}Co als *Langzeitbestrahlung* zur Verfügung. Spezielle Sätze von Applikatoren gestatten die Ausstrahlung in individueller Anpassung an Sitz und Ausdehnung des Primärtumors an der Portio oder im Bereich des Zervikalkanals. Der größte Nachteil dieser Kontaktmethoden liegt in der auf Dauer erheblichen Strahlenbelastung von Arzt und Pflegepersonal. Hier hat die Entwicklung der *Nachladetechnik (After-loading-Technik)* als *Kurzzeitbestrahlung* eine entscheidende Verringerung der Strahlenexposition des strahlentherapeutischen Teams erbracht. Dabei werden der Patientin zunächst die leeren Hülsen für die Applikatoren entsprechend der erforderlichen Lokalisation eingeführt und fernmechanisch vom strahlensicheren Raum aus z. B. mit Iridium oder Cäsium beschickt.

Von den Patientinnen muß bei allen Verfahren eine gewisse Strahlenbelastung, v. a. von *Blase* und *Darm* in Kauf genommen werden. Um die *Toleranzdosis* im lokalen Bereich (Punkt A, Abb. 358) nicht zu überschreiten, wird die zur Tumorvernichtung erforderliche Strahlendosis an der Beckenwand (Punkt B, Abb. 358) durch eine zusätzliche *Perkutanbestrahlung* aufgesättigt.

Zur Entlastung des gesunden Gewebes haben sich als Ergänzung zur Kontaktbestrahlung die *Hochvolttherapie mit ultraharten Röntgenstrahlen* und die *Telekobaltgammabestrahlung* in Form der *Bewegungsbestrahlung* bewährt. Durch *fraktionierte Verabreichung* lassen sich Gewebetoleranz und Allgemeinverträglichkeit steigern.

Erstrebenswerte Heilungsdosen sind bei intrakavitär und perkutan kombinierter Bestrahlung 200–250 Gy an der Portio vaginalis uteri, 80–90 Gy an den Parametrien und 40–50 Gy an der Beckenwand.

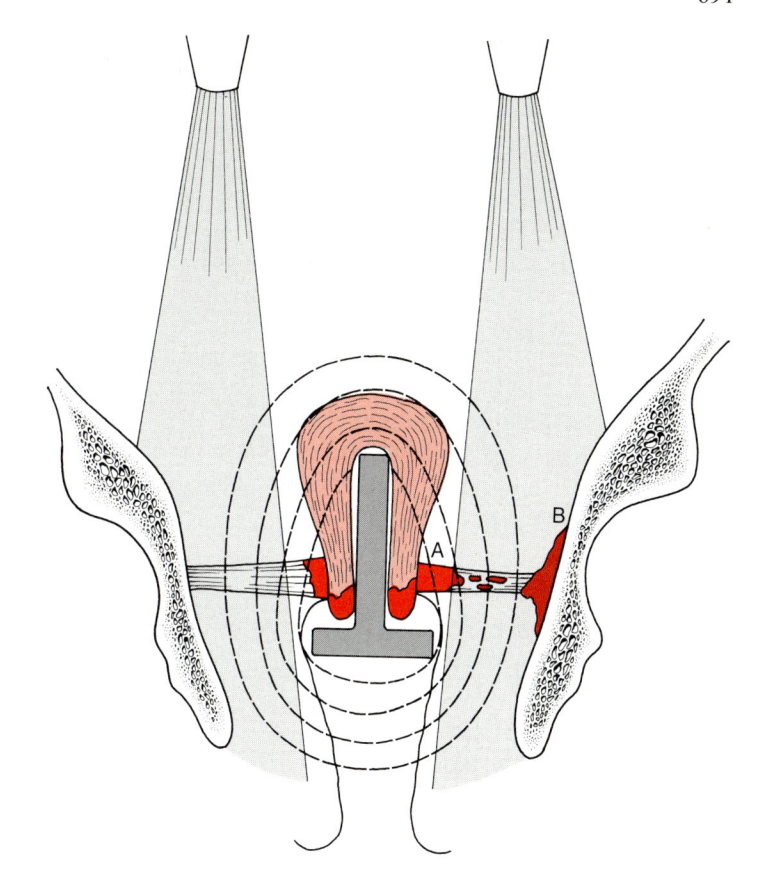

Abb. 358. Strahlentherapie des Zervixkarzinoms: schematische Darstellung der lokalen und perkutanen Strahlenapplikation. Die lokale Bestrahlung gestattet die Ausstrahlung des Primärtumors und der tumornahen Umgebung *(Punkt A);* das Infiltrat an der Beckenwand *(Punkt B)* wird durch die äußere Bestrahlung erreicht. International standardisierte Bezugspunkte für die Dosierung bei der Strahlentherapie des Zervixkarzinoms (gekürzt):
Punkt A: 2 cm lateral der Längsachse des Zervikalkanals
Punkt B: 3 cm lateral der Längsachse des Zervikalkanals (an der Beckenwand)

Auch die Strahlentherapie wird heute individueller gehandhabt. (Im Stadium Ib/IIa/IIIa liegt der Schwerpunkt auf der intrakavitären Kontaktbestrahlung mit ausdehnungsgerechter Berücksichtigung der befallenen Scheidenwand, ab dem Stadium IIIb auf der perkutanen Bestrahlung.)

Im Stadium IV richtet sich der Bestrahlungsplan nach Ausdehnung und Lokalisation der Regional- und Fernmetastasen. Bei Fernmetastasen und/oder pelviner Progredienz bleiben als letzter Therapieversuch nur noch Zytostatika (s. S. 693).

Die *Komplikationsrate* beträgt ca. 10% und betrifft vornehmlich Blase, Darm und Harnwege (3% hämorrhagische Zystitis, ca. 7% Sigmoiditis; an Spätfolgen muß mit einer Rektovaginalfistel oder einer Vesikovaginalfistel in ca. 1,5% gerechnet werden). Darmtenesmen, Diarrhöen sowie krampfartige Miktionsbeschwerden stellen subjektiv belastende Nebenwirkungen dar.

Die Kombination von Operation und Bestrahlung als *Nachbestrahlung* wird unterschiedlich gehandhabt. Sie wird postoperativ intravaginal und/oder perkutan, *selektiv* v. a. dann angeschlossen, wenn nicht ausreichend radikal operiert werden konnte. In die Entscheidung gehen Differenzierungsgrad und Wuchsform des Primärtumors sowie Zahl und Lokalisation der befallenen und entfernten bzw. der nicht erreichten Lymphknoten mit ein. Wenn >4-5 und v. a. höher sitzende Lymphknotenmetastasen belassen werden mußten, wird die Nachbestrahlung als dringlich erachtet.

Da sich die Ausbreitung der *seltenen Adenokarzinome* (s. S. 685) wie bei Plattenepithelkarzinomen der Zervix vollzieht, erfolgt die Behandlung nach den gleichen Richtlinien; die Strahlensensibilität soll jedoch geringer sein, so daß eine maximale Bestrahlungsdosis empfohlen wird.

Zervixstumpfkarzinom

Die Methode der subtotalen Hysterektomie (Abtragung des Corpus uteri unter Belassung der Zervix) ist heute bis auf wenige Ausnahmen verlassen, da die Patientinnen dem Risiko der prämalignen und malignen Zervixveränderungen ausgesetzt sind. Die Stadienzuordnung erfolgt nach den gleichen Richtlinien, die für das Zervixkarzinom gelten.

Bei der Therapie ist dem operativen Vorgehen der Vorzug zu geben. Die Strahlenbehandlung ist infolge des kurzen Zervikalkanals und der veränderten topographischen Beziehungen zu Blase und Rektum technisch erschwert und in der Dosierung limitiert.

Die Behandlung des Zervixkarzinoms in der Schwangerschaft

Die Inzidenz eines Malignoms der Zervix in der Schwangerschaft beträgt, bezogen auf Schwangerschaften 0,02-0,4%, bezogen auf Patientinnen mit Zervixkarzinom etwa 1%. Die Therapieentscheidung wird bestimmt durch das

- Erkrankungsstadium,
- Gestationsalter, zusätzlich durch Parität und Kinderwunsch.

Bei den Frühformen (I a 1, I a 2) genügt die Konisation, an die zur Vorsicht i. allg. eine Cerclage (s. S. 343) angeschlossen wird.

Im Stadium I b wird im 1. Trimenon und frühen 2. Trimenon die operative Behandlung wie außerhalb der Gravidität - unter Mitentfernung des Feten - als dringlich empfohlen.

Problematisch wird die Entscheidung gegen Ende des 2. Trimenons. In Übereinkunft mit der Patientin wird man sich entsprechend dem Erkrankungsstadium u. U. bis zum Erreichen der Lebensfähigkeit des Kindes abwartend verhalten oder sich zum sofortigen Eingreifen entschließen. Bleibt die Gravidität erhalten, so schließt sich post partum in jedem Falle die chirurgische oder strahlentherapeutische Behandlung an.

Nachsorge

Nach Abschluß der Therapie sind regelmäßige Kontrolluntersuchungen notwendig. Bei Verdacht auf ein Rezidiv oder Metastasen sollte unverzüglich die Überweisung am besten dorthin erfolgen, wo die Primärbehandlung durchgeführt wurde.

Die Nachsorgeuntersuchungen sollen innerhalb der ersten beiden Jahre in 3- bis 4monatigen, in den folgenden 3 Jahren in 5- bis 6monatigen Abständen durchgeführt werden. Nach Ablauf von 5 Jahren kann man sich auf eine jährliche Kontrolle beschränken.

Die Nachsorge hat zum Ziel:

- Rezidive frühzeitig zu erfassen,
- Therapienebenwirkungen zu behandeln,
- adjuvante Therapieformen durchzuführen und zu überwachen,
- die Patientin psychologisch zu führen,
- die soziale Rehabilitation zu unterstützen,
- den Therapieerfolg der behandelnden Klinik zu kontrollieren (Qualitätskontrolle).

Zu den obligatorischen Maßnahmen bei jeder Nachuntersuchung gehören:

- Erhebung der Zwischenanamnese,
- Beurteilung des Allgemeinzustandes,
- Gewichtskontrolle,
- komplette gynäkologische Untersuchung,
- Anfertigung zytologischer Abstriche,
- Blutsenkung, Urinstatus,
- Tumormarkerkontrolle.

In größeren Abständen - bei Beschwerden jedoch unverzüglich - sind vorzusehen:

- i. v.-Pyelogramm oder Isotopennephrogramm (jährlich),
- Harnstoff-/Kreatininbestimmung (in den ersten beiden Jahren halbjährlich),
- Blutbild (in den ersten Jahren halbjährlich),
- Röntgenthoraxkontrolle (alle 2 Jahre).

Bei entsprechender Indikation bzw. bei Verdacht auf ein Rezidiv sind u. a. Ultrasonographie, Computertomographie, Punktionszytologie, Szintigraphie, intestinale Diagnostik einzusetzen.

Die psychosoziale Betreuung ist ein unverzichtbarer Bestandteil der Nachsorge. Der die nachgehende Betreuung übernehmende Arzt ist als unentbehrliche Bezugsperson aufgerufen, bei der Bewältigung des individuellen Schicksals mitzuhelfen und seine Aufmerksamkeit auch auf die psychosexuelle, familiäre und berufliche Situation zu richten. Einen wesentlichen Beitrag zur Wiedereingliederung in Familie und Beruf und zur Steigerung des Selbstwertgefühls können Selbsthilfegruppen leisten.

Im Rahmen der sozialen Fürsorge sind zur Hebung des Allgemeinzustandes, zur Beschleunigung der Rekonvaleszenz und der Rehabilitation Aufenthalte in Nachsorgekliniken angebracht. Bezüglich der versicherungs- und versorgungsrechtlichen Ansprüche s. S. 751.

Behandlungsergebnisse

Gemäß Übereinkunft wird eine bösartige Geschwulst der Genitalorgane dann als geheilt betrachtet, wenn innerhalb von 5 Jahren nach Behandlungsbeginn kein Rezidiv oder keine Metastasen aufgetreten sind.

Die Fünfjahresüberlebensrate des Zervixkarzinoms geht für die einzelnen Ausbreitungsstadien unabhängig von den Therapieverfahren aus Tabelle 118 hervor.

Tabelle 118. Fünfjahresüberlebensraten des Zervixkarzinoms. (Nach Annual Report 1985)

Stadium	Heilungsziffern [%]
0 (Carcinoma in situ)	~100
I a (Mikrokarzinom)	98
I b	78,1
II	57,0
III	31,0
IV	7,8

Rezidive und Rezidivbehandlung

Als **Rezidiv** wird ein neuerliches Geschwulstwachstum bezeichnet, das in einem Zeitraum von **6 Monaten bis zu 5 Jahren nach zwischenzeitlicher klinischer Symptomfreiheit** im Gebiet des behandelten Primärtumors oder in dessen nächster Umgebung auftritt. Von einem **Fernrezidiv** spricht man, wenn sich im gleichen Beobachtungszeitraum Fernmetastasen manifestieren. Die **nach** Ablauf von 5 Jahren auftretenden Rezidive werden als **Spätrezidive** bezeichnet.

Häufiger als ein **zentrales abgrenzbares erneutes Karzinomwachstum** sind die **Beckenwandrezidive** infolge von Lymphknotenmetastasen, die meist innerhalb der ersten 2 Jahre nach der Behandlung zur Beobachtung kommen. **Nach vorausgegangener Strahlentherapie** bilden auch im Bindegewebe eingeschlossene, **noch vitale** Tumorzellen, die als strahlenresistent gelten müssen, den Ausgangspunkt für Rezidive. Während die Diagnose zentraler Rezidive kaum Schwierigkeiten bereitet, ist die Diagnose des Beckenwandrezidivs erschwert, v. a. bei bestrahlten Patientinnen infolge der narbigen Induration im kleinen Becken, und oft nur aus der Verschlechterung des Allgemeinzustandes (Gewichtsabnahme, erhöhte BKS, Anämie) abzuleiten. Punktionszytologie, endoskopische Direktbiopsie, vaginale oder rektale Ultraschalluntersuchung mit Rotationsscannern (besonders bei hochsitzenden Rezidiven), Computertomographie und erneut positive Tumormarker erleichtern bzw. bestätigen die Diagnose.

Behandlungsrichtlinien: Ein **zentrales abgrenzbares Rezidiv** wird (nach vorheriger Bestrahlung) operativ angegangen. Im Falle eines **Beckenwandrezidivs** verbleibt nur die (erneute) Strahlenbehandlung. Kurative Erfolge sind jedoch infolge der Strahlenresistenz der Tumorzellen und der eingeschränkten Strahlenbelastbarkeit der Umgebung des Rezidivtumors selten.

Günstiger gestaltet sich die Rezidivbehandlung, wenn die **primäre Therapie operativ und ohne Nachbestrahlung** erfolgte und daher eine höhere Strahlendosis appliziert werden kann. Dabei werden Rezidivmetastasen, wenn es die Lokalisation erlaubt, zuvor operativ entfernt. Trotz der schlechten Prognose rechtfertigen Palliativerfolge die neuerliche Behandlungsserie. Nur in wenigen Zentren werden Rezidivtumoren selektiv und auf Wunsch der Patientin ultrachirurgisch mit **partieller oder totaler Exenteration** angegangen. Die zu erzielenden Fünfjahresüberlebensraten betragen etwa 30%.

Als ultima ratio kann im Einvernehmen mit der Patientin eine zytostatische Behandlung eingesetzt werden. Der kombinierten Therapie in Zweier- oder Dreierkombinationen (z. B. Cisplatin, Methotrexat, Bleomycin), lassen sich durchschnittlich bei der Hälfte der Patientinnen Remissionen von ca. 6–12 Monaten erzielen. Die Nebenwirkungen und die Verringerung der Lebensqualität sind erheblich.

Die Betreuung inkurabler Karzinompatientinnen ist eine schwere, die Familie sowie den Arzt belastende Aufgabe. Die ausstrahlenden unerträglichen Schmerzen können schließlich nur durch hohe Dosen von Opiaten oder ähnlich wirkenden Pharmaka gelindert werden; gelegentlich muß auf die Chordotomie zurückgegriffen werden. Der Tod tritt meist infolge Urämie, profuser Genitalblutungen, Tumorkachexie oder Fernmetastasen ein.

Gutartige und bösartige Neubildungen des Corpus uteri

Gutartige Neubildungen

Korpuspolyp (Adenoma corporis uteri)

Der relativ häufige **Gebärmutterpolyp** ist eine gutartige Neubildung auf dem Boden einer von der Basalis ausgehenden **umschriebenen Hyperplasie der Korpusschleimhaut,** also **epithelialer** Herkunft. Zur Charakterisierung des geschwulstartigen Verhaltens wird er auch als Adenoma corporis bezeichnet. Die Korpuspolypen entwickeln sich in der Mehrzahl der Fälle im Fundus des Uterus. Sie treten gewöhnlich solitär, in ca. 20% der Fälle multipel auf. Selten ist die Korpusschleimhaut breitflächig im Sinne einer **Polyposis uteri** umgewandelt. Als Entstehungsursache werden hormonale Faktoren angesehen; ein sicherer Nachweis des ätiologischen Zusammenhangs steht jedoch aus.

Der Endometriumpolyp kommt in jeder Lebensphase, bevorzugt aber im Klimakterium und in der Postmenopause vor. Singuläre Polypen können eine beachtliche Größe erreichen. Sie sind häufig gestielt, ragen dann bis in den Zervikalkanal hinein und können – einen Zervixpolypen vortäuschend – im äußeren Muttermund sichtbar werden. Der Polyp gleicht in der Struktur dem Endometrium. Der Schleimhautmantel kann synchron mit dem normalen ortsständigen Endometrium zyklisch auf Ovarialhormone reagieren; meist ist jedoch die hormonale Stimulierbarkeit reduziert, und die Polypen sprechen nur auf Östrogene, nicht aber auf Gestagene an. Das histologische Bild entspricht dann dem der zystisch-glandulären Hyperplasie. Insbesondere in der Prä- und Postmenopause sind die Drüsen oft zystisch erweitert und von einem flachen funktionslosen Epithel umsäumt (zystisch-degeneriertes Endometrium). Größere, v. a. gestielte Polypen werden nicht selten nekrotisch. Der Gewebezerfall führt zur Ulzeration.

Die *maligne Entartung* von Korpuspolypen ist selten (0,36–1,12%). Von Bedeutung ist jedoch das häufigere *gemeinsame Vorkommen* eines Korpuspolypen und eines Adenokarzinoms des Corpus uteri in der Postmenopause; bei ca. 15% der Korpuskarzinome finden sich gleichzeitig Polypen in enger Nachbarschaft des malignen Bezirkes.

Symptome

Kleine Endometriumpolypen sind meist symptomlos und werden als Nebenbefund bei Abrasionen und Uterusexstirpationen entdeckt. Von einer gewissen Größe ab führen sie zu schwachen, unregelmäßigen oder anhaltenden Blutabgängen. Gestielte Polypen lösen gelegentlich dumpfe wehenartige Schmerzen aus. Ulzerierende Polypen verursachen mehr bräunlich-schleimige Absonderungen.

Diagnose

Ist ein Polyp im Muttermund sichtbar, so kann es sich um einen Korpus- oder Zervixpolypen handeln. Bei ulzerierten nekrotischen Gebilden muß an ein Karzinom des Corpus oder der Cervix uteri gedacht werden. Bestehen blutig-bräunliche Absonderungen aus dem Muttermund, und ist kein Polyp sichtbar, so kommen *differentialdiagnostisch* klimakterische Blutungen – insbesondere die zystisch-glanduläre Hyperplasie – und ein hochsitzendes Zervix- oder Endometriumkarzinom in Frage. Die irregulären Blutungen machen in jedem Falle eine fraktionierte Abrasio notwendig. Die endgültige Diagnose wird histologisch aus dem Abrasionsmaterial gestellt.

Therapie

Der im Muttermund sichtbare Polyp wird abgedreht; anschließend wird in derselben Sitzung die fraktionierte Abrasio durchgeführt. Die Kurettage bedeutet zugleich die Therapie, wenn der histologische Befund keinen Zweifel an der Gutartigkeit des (der) Polypen und des Endometriums läßt. Handelt es sich um eine Polyposis corporis uteri, so ist wegen der Rezidivgefahr und der gehäuften Kombination der Korpuspolypen mit einem Endometriumkarzinom die präventive Hysterektomie zu erwägen.

Uterusmyom (Myoma uteri)

Das Myoma uteri ist bei *weitem die häufigste Neubildung des weiblichen Genitales.* Vor dem 25. Lebensjahr sind Myomträgerinnen selten. Ab dem 35. Lebensjahr wird eine Inzidenz von 20% angenommen. Die Geschwulst geht von der Muskulatur des Myometriums (Leiomyoma uteri) aus, ist also *mesenchymaler* Herkunft. Es handelt sich um lokal begrenzte, einzeln, häufiger aber multipel auftretende Geschwülste. Das Grundgewebe dieser knolligen Tumoren besteht aus Bündeln glatter Muskulatur, die meistens lamellenartig zirkulär angeordnet und von Bindegewebezügen unterschiedlicher Stärke durchsetzt sind (daher auch als Fibromyome – „fibroids" – bezeichnet). Die peripheren Schichten erscheinen infolge der Raumbeengung gegenüber den zentralen Partien komprimiert, so daß der Eindruck einer Kapsel entsteht. Ebenso kann auch die verdrängte Uterusmuskulatur das Leiomyom kapselartig umschließen. In jedem Falle bildet die *Pseudokapsel* eine scharfe Begrenzung gegenüber der normalen Umgebung und ermöglicht in geeigneten Fällen die Ausschälung der Tumoren unter Erhaltung des Uterus (s. S. 697). Primär subserös oder submukös entwickelte Myome stehen nicht unter Kompressionsdruck und besitzen daher keine „Kapsel".

Die Tatsache, daß Myome *fast ausschließlich im geschlechtsreifen und präklimakterischen Alter entstehen und sich häufig in der Postmenopause zurückbilden,* deutet darauf hin, daß die *Östrogenaktivität* einen wesentlichen *ätiologischen Faktor* für die Tumorgenese darstellt. In diese Richtung weist auch die häufige Assoziation eines Uterus myomatosus mit einer zystisch-glandulären Hyperplasie des Endometriums und der kleinzystischen Degeneration des Ovars sowie die Hemmung des Myomwachstums durch Antiöstrogene und Progestagene. Aufgrund experimenteller Befunde werden lokal begünstigende Faktoren wie eine unterschiedliche Ansprechbarkeit auf neurohormonale Impulse und ein von der Norm abweichender Metabolismus der Muskelzellen diskutiert.

Weitaus in der Mehrzahl nehmen die Tumoren ihren Ausgang von der Wand des Corpus uteri. Im Bereich der Zervix und der Portio vaginalis kommen sie selten vor (ca. 8%). Ihre Größe variiert von mikroskopisch kleinen Myomkeimen bis zu Dimensionen von Mannsfaust- bis Neugeborenenkopfgröße und darüber. Nach ihrer Wachstumsrichtung unterscheidet man *intramural, subserös, submukös* und *intraligamentär* entwickelte Leiomyome (Abb. 359).

Bei *intramuraler* Entwicklung nimmt das zentral in der Muskelschicht gelegene Myom gleichmäßig an Größe zu, ohne sich zunächst als isolierter Knoten vorzuwölben (Abb. 359). Das Corpus uteri erscheint daher in toto vergrößert und/oder asymmetrisch.

Je nach seiner Wachstumsrichtung kann das primär intramural wachsende Myom *sekundär* subserös oder submukös werden. Sein ursprünglich intramuraler Sitz ist aus der Pseudokapsel abzuleiten.

Primär subseröse Myome entstehen unmittelbar unter der Serosa und buckeln die Außenseite des Uterus in charakteristischer Weise vor (Abb. 359). Sie neigen zur Stielbildung und finden sich dann als relativ beweglicher derber Tumor neben oder über dem Uterus.

Das *primär submuköse Myom* entsteht nahe der Uterusmukosa. Dem geringeren Widerstand folgend wölbt es sich bald in das Cavum uteri vor und engt die Gebärmutterhöhle mehr und mehr ein (Abb. 359). Dadurch werden Uteruskontraktionen ausgelöst, die die Stielbildung begünstigen und zur Expulsion des Myoms durch den Zervikalkanal bis über den äußeren Muttermund hinaus führen *(submuköses Myom in statu nascendi)* (Abb. 359).

Entwickeln sich Myome subserös an der Seitenkante des Uterus, so entfalten sie bei fortschreitendem Wachstum die Blätter des Lig. latum und liegen damit **intraligamentär** und **extraperitoneal** (Abb. 359).

Am häufigsten sind die intramuralen Myome (55%). Es folgen die subserösen mit ca. 40% und die submukösen mit ca. 2,5%. Der intraligamentäre Sitz wird nur selten beobachtet.

Bei etwa ⅓ der Myome stellen sich mit der Zeit **regressive und degenerative Veränderungen** ein, die vornehmlich auf eine **Störung der Vaskularisation** zurückzuführen sind. Nach der Menopause setzt gewöhnlich eine Rückbildung der Tumoren ein mit **Atrophie der Muskelzellen** sowie **Quellung und hyaliner Degeneration des Bindegewebes** (fibröse und hyaline Degeneration). Einen Endzustand stellen die totale Fibroisierung und die seltene komplette oder partielle Verkalkung dar. Verkalkte Myome werden meistens als Zufallsbefund, z. B. bei der Röntgendiagnostik des Bauchraumes, entdeckt.

Nekrotisierende Prozesse vollziehen sich bei etwa 10% der Myome. Sie sind insbesondere bei gestielten subserösen Myomen zu befürchten, wenn es zur **Stieldrehung** mit Abklemmung der Gefäße kommt. Eine Folge degenerativer und nekrotisierender Prozesse ist die sog. *Erweichung* des Myoms mit Bildung kavernöser Bluträume sowie ödematöser Durchtränkung oder fettiger Degeneration des Geschwulstgewebes.

Die seltene *Vereiterung* und „Verjauchung" setzt die Infektion des Tumors mit Keimen voraus, die aszendierend oder lymphogen bzw. hämatogen erfolgen kann.

Die Häufigkeit der **sarkomatösen Entartung** wird mit 0,2–0,8% angegeben und betrifft vorwiegend Frauen in der Prämenopause.

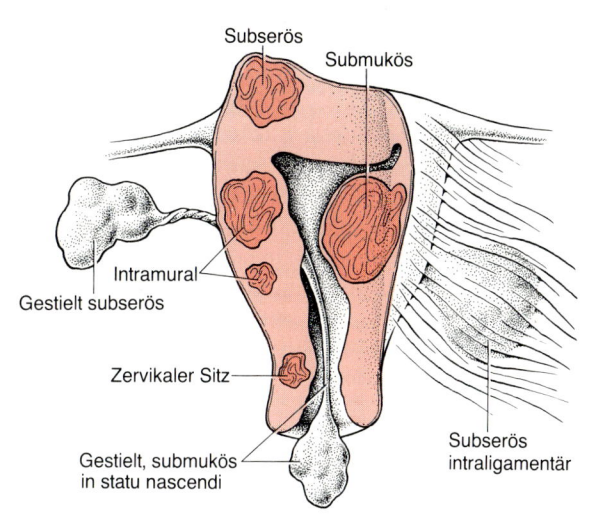

Abb. 359. Uterus myomatosus. Schematische Darstellung der Entwicklung und des Sitzes der intramuralen, subserösen, submukösen und intraligamentär gelegenen Myome. Das subseröse Myom geht mit einem kurzen, derben Stiel von der rechten Uteruskante aus; das gestielte submuköse Myom ist bis über den äußeren Muttermund hinaus „geboren"; das intraligamentär entwickelte subseröse Myom geht breitbasig von der linken Uteruskante aus. Differentialdiagnostisch ist wichtig, daß die linken Adnexe isoliert zu tasten sind

Symptome

Die Symptome sind abhängig von Sitz und Größe sowie von sekundären Veränderungen der Myome.

Kleine Myome verursachen keine Symptome und werden daher nur als Nebenbefund bei der gynäkologischen Untersuchung oder anläßlich einer Operation festgestellt (ca. 15–20%).

Insgesamt treten bei 40–50% der Myomträgerinnen **Blutungsanomalien** in Form der Hypermenorrhö oder von Meno-/Metrorrhagien auf. Sie sind als Folge der gestörten Kontraktilität der Uterusmuskulatur und der mangelhaften Regeneration und zyklischen Umwandlung des Endometriums zu betrachten (s. S. 544). **Subseröse** Myome lösen i. allg. keine irregulären Blutungen aus. Dagegen leiden ca. 70% der Frauen mit **intramuralem** Sitz der Geschwulst und nahezu alle Patientinnen mit einem **submukösen** Myom unter abnormen Blutungen.

Als Folge der wiederholten und anhaltenden Blutverluste stellt sich eine **sekundäre Anämie** ein, die schließlich in den blutungsfreien Intervallen nicht mehr kompensiert werden und Herz- und Kreislaufbeschwerden verursachen kann.

Schmerzen treten etwa bei ⅓ aller Myomträgerinnen auf. Oft bestehen nur ein unbestimmtes Fremdkörpergefühl im Unterbauch oder eine Dysmenorrhö. Das submuköse Myom verursacht außer irregulären Blutungen zunächst ziehende, in statu nascendi wehenartige Schmerzen. Subseröse Myome bleiben ähnlich wie Ovarialtumoren (s. S. 726) lange symptomlos. Die **Stieldrehung** führt jedoch unvermittelt zu **kolikartigen Schmerzen** mit den Zeichen des **akuten Abdomens**. Auch die Erweichung, Einklemmung und Vereiterung gehen mit einer ähnlichen akuten Symptomatik einher.

Verdrängungssymptome hängen von Sitz, Größe und Beweglichkeit der Tumoren ab. Zervixmyome verursachen Miktionsbeschwerden (Pollakisurie, Ischuria paradoxa), Tumoren der Hinterwand des Uterus, insbesondere bei retroflektiertem fixiertem Uterus, können zu Obstipation, Defäkationsbeschwerden, Kreuzschmerzen und Ischialgien führen. Das intraligamentär wachsende Myom komprimiert leicht den Ureter; Hydroureter und Hydronephrose sind die Folge.

Diagnose

Einzelne und multiple intramural und subserös entwickelte Myomknoten lassen sich i. allg. unschwer anläßlich der bimanuellen Untersuchung feststellen. Sie gehen derbkugelig aus der Uteruswand hervor und sind mit dem Uterus verschieblich. Große, den ganzen Uterus gleichmäßig vergrößernde intramurale Myome sind schwieriger zu diagnostizieren, insbesondere dann, wenn der Tumor erweicht ist und die für das Myom charakteristische Konsistenz eingebüßt hat. Die Ultrasonographie liefert wertvolle Hinweise, in vielen Fällen die Bestätigung des Verdachtes. Die Diagnose des submukösen Myoms mit Hilfe der Palpation und der Spekulumeinstellung gelingt nur, wenn es bis über den äußeren Muttermund hinaus geboren wurde. In Zweifelsfällen kann das Cavum uteri mit der Sonde ausgetastet oder die Hysteroskopie herangezogen werden. Die Hysterographie ermöglicht eine Reliefdarstellung des Cavum uteri und gibt über seine Deformierung und Verziehung Aufschluß. Nur selten wird man zusätzlich ein CT anwenden, da die Spezifität des dargestellten Befundes zur Differentialdiagnose nicht ausreicht.

Differentialdiagnose

Je nach Sitz, Größe und Symptomatik machen die Myome unterschiedliche differentialdiagnostische Abgrenzungen notwendig.

Intramurale Myome von weicher Konsistenz erfordern bei insgesamt vergrößertem Uterus gelegentlich den Ausschluß einer *Gravidität*. In diesem Falle sind außer der Regelanamnese der immunologische Schwangerschaftstest und die verschiedenen diagnostischen Möglichkeiten der Ultraschalldiagnostik heranzuziehen. In gleicher Weise wird verfahren, wenn Verdacht besteht, daß es sich um eine *Gravidität bei Uterus myomatosus* handelt. Der Ausschluß einer *Adenomyosis* ist nur ausnahmsweise vor der Operation möglich, zumal beide Erkrankungen häufig kombiniert auftreten.

Subseröse oder *intraligamentär* entwickelte Myome erfordern die Abgrenzung gegenüber einem *Ovarialtumor* (s. S. 728), wenn die Ovarien nicht isoliert zu tasten sind. Im allgemeinen ist das Myom von derber Konsistenz und besitzt eine glatte Oberfläche. Demgegenüber fühlt sich der zystische Ovarialtumor prallelastisch oder auch teigig weich (Dermoid) an. Solide Ovarialtumoren weisen wie das Myom eine derbe Konsistenz auf; ihre Oberfläche ist jedoch meistens uneben bis höckrig, manchmal unterbrochen von zystischen Anteilen. Außer der **Konsistenz** bietet die **Beweglichkeit** der Geschwulst differentialdiagnostische Hinweise. Der zystische Ovarialtumor ist i. allg. gut verschieblich, und die Bewegungen werden weniger auf den Uterus übertragen. Bewegt sich der Tumor bei Verschiebung der Portio und des Uterus gleichsinnig mit und folgt ebenso der Uterus bei dem Versuch der Bewegung des Tumors, so spricht der Befund für ein subseröses Myom. Bei Stielbildung ist die kurze, derbe, strangartige Verbindung zum Uterus charakteristisch. Intraligamentär entwickelte Myome sind kaum verschieblich; daher sind allein die Konsistenz und die Verbindung zum Uterus differentialdiagnostisch hinweisend. Die Ultrasonographie, ggf. die CT, die Hysterosalpingographie und die Pelviskopie können zur Abklärung eingesetzt werden. Ein regelmäßig formiertes Uteruscavum und eine bogenförmig lang ausgezogene Tube sprechen für einen Ovarialtumor. Das gemeinsame Vorkommen beider Tumoren wird oft erst intra operationem geklärt. *Alte chronisch-entzündliche Adnextumoren* bereiten selten differentialdiagnostische Schwierigkeiten gegenüber einem Uterus myomatosus. Wesentliche Hinweise vermittelt hier die Anamnese.

Höchst selten wird die Abgrenzung eines stielgedrehten oder nekrotisch zerfallenden Myoms gegenüber einer *Extrauteringravidität* erforderlich. Der *Tubarabort* und die *Tubarruptur* sind durch die unterschiedliche Konsistenz der Resistenz, den Portioschiebeschmerz, den meist noch positiven Schwangerschaftstest und die ultrasonographische Darstellung zu diagnostizieren (s. S. 358). Zuweilen können *Mißbildungen des Uterus* ein Myom vortäuschen; z. B. kann ein rudimentäres Nebenhorn wie ein subseröses Myom imponieren. Die Abklärung gelingt leicht mit Hilfe der Echographie und/oder Hysterographie. Dabei ist zu bedenken, daß bei Uterusanomalien Myome häufiger vorkommen!

Für die differentialdiagnostische Abklärung

gegenüber *Tumoren des Darmes,* einem *perityphlitischen Abszeß,* den seltenen *retroperitoneal gelegenen Geschwülsten* des kleinen Beckens sowie der Beckenniere gelten die auf S. 729 angegebenen Richtlinien.

Submuköse Myome in statu nascendi sind i. allg. aufgrund ihrer derben Konsistenz von den weichen Polypen der Zervix und auch von denen des Corpus uteri zu unterscheiden. Wenn regressive Veränderungen bestehen, kann die Abgrenzung gegenüber *Korpuspolypen,* gelegentlich auch gegenüber einem polypös vorwuchernden *Korpuskarzinom* erschwert sein. Bei der immer notwendigen fraktionierten Abrasio spricht eine mit der Kurette tastbare derbe Resistenz für ein submuköses Myom. Der Eingriff ist dann abzubrechen (s. S. 695).

Therapie
Symptomlose Myome bedürfen keiner Behandlung. Bei *Vorhandensein von Symptomen stellt die operative Entfernung die Methode der Wahl dar.* Dabei kann man *konservierend* vorgehen und das (oder die) Myom(e) entlang seiner (ihrer) „Kapsel" *enukleieren* und subseröse Myome an der Basis ihres Stieles *exzidieren* oder aber die *Exstirpation des myomatös veränderten Uterus* vornehmen.

Bei jungen Frauen wird man mit Hilfe der *Enukleation der Myome* die Erhaltung des Uterus anstreben. Kommt es während einer Gravidität zur Stieldrehung oder Erweichung und Nekrose eines Myoms, so muß die Enukleation bzw. Exzision an der Basis des Stieles aus vitaler Indikation vorgenommen werden. Meistens gelingt es, die Schwangerschaft zu erhalten. Etwa vom 40. Lebensjahr ab oder wenn kein Kinderwunsch mehr besteht, ist die *Hysterektomie* angezeigt. Bei submukösen Myomen ist ebenfalls der Uterusexstirpation der Vorzug zu geben. In der Postmenopause ist die Mitentfernung der Adnexe als Karzinomprophylaxe zu erwägen. Ob vaginal oder abdominal vorgegangen wird, ist anhand des individuellen Befundes zu entscheiden (s. S. 753). Im Rahmen der Sterilitätsbehandlung oder nach vorausgegangenen Fehl- und Frühgeburten werden Myome großzügig enukleiert, auch wenn keine Beschwerden bestehen.

Bei kleinen Myomen mit Hypermenorrhö ist in Einzelfällen die therapeutische Anwendung von *Gestagenen* oder *LH-RH-Agonisten* in Erwägung zu ziehen, wenn eine vorausgegangene Abrasio weder ein zusätzliches submuköses Myom noch Anhaltspunkte für eine Dysplasie des Endometriums ergeben hat. Die medikamentöse Behandlung dient v. a. als *Überbrückungstherapie* bis zur Menopause, da sich die Myome von diesem Zeitpunkt an zurückbilden. Bei Versagen der Hormontherapie ist die Operation indiziert.

Die Zurückhaltung in der Indikation zur operativen Entfernung symptomloser Myome ist in Anbetracht der geringen Entartungsgefahr gerechtfertigt. Regelmäßige Befundkontrollen sind jedoch zu empfehlen. Wird eine schnelle Größenzunahme festgestellt, ist die Operation angezeigt.

Myom und Schwangerschaft
Da Myome im fertilen Alter keine Seltenheit darstellen, verdient das Zusammentreffen von Myom und Schwangerschaft besondere Beachtung.

Myome stellen i. allg. kein Konzeptionshindernis dar, jedoch können bei ungünstigem Sitz selbst kleine Myome infolge von Kompression zum *Verschluß der Tubenabgänge* führen und auf diese Weise das Einwandern der Spermien unmöglich machen. Eibettstörungen infolge von Deformierung des Cavum uteri oder wegen eines gleichzeitig insuffizienten Endometriums führen zur *Behinderung der Nidation* und damit zu frühen Keimverlusten. *Fehl- und Frühgeburten* sind bei Uterus myomatosus häufiger, da die Plazentation gestört, der Brutraum eingeengt sein und eine erhöhte Wehenbereitschaft bestehen kann.

Bedingt durch verstärkte Vaskularisation und Hyperämie nehmen die Leiomyome in der ersten Hälfte der Gravidität an Größe zu; nach der Geburt (oder Fehlgeburt) bilden sie sich wieder etwa auf ihre Ausgangsgröße zurück. Durch die unterschiedliche Wachstumsgeschwindigkeit von Myometrium und Myom kommt es zu Verschiebungen an den Grenzflächen, und die Myome verlagern sich nach außen. Bisher intramurale Myome können sich auf diese Weise subserös aus der Uteruswand vorwölben. Diese Verlagerung wirkt sich zwar günstig auf das Austragen der Schwangerschaft aus, in etwa 10% der Fälle wird jedoch dabei die Blutzufuhr des Tumors gedrosselt. Die Folgen sind *Nekrose* und *Erweichung* mit der Symptomatik des *akuten Abdomens,* so daß das Myom intra graviditatem operativ entfernt werden muß.

Verläuft die Schwangerschaft ungestört, so besteht dennoch häufig eine erhöhte *Kontraktionsbereitschaft* des Uterus bis zum Ende der Gravidität. Jede Schwangere mit einem Uterus myomatosus ist als Risikoschwangere einzustufen und bedarf der engmaschigen Überwachung (s. S. 297).

Sub partu neigt der Uterus myomatosus zur irregulären Wehentätigkeit und zu Störungen der Nachgeburtsperiode mit Lösungsschwierigkeiten der Plazenta und zu Nachblutungen. Im *Wochenbett* besteht die Gefahr einer mangelhaften Involution des Uterus und einer Nekrose des Myoms. Tiefsitzende Myome, insbesondere Zervixmyome, können ein Geburtshindernis bilden.

Prämaligne Veränderungen des Endometriums

Auch dem Endometriumkarzinom gehen – wie den übrigen epithelialen Malignomen des weiblichen Genitales – prämaligne Veränderungen voraus, und das manifeste Karzinom ist das Endglied einer sich über Jahre langsam vollziehenden zellulären Transformation. Für diesen Malignisierungsprozeß müssen alle graduellen Übergangsstadien in Betracht gezogen werden.

Glandulär-zystische Hyperplasie des Endometriums

Die Beziehungen der glandulär-zystischen Hyperplasie zur adenomatösen Hyperplasie des Endometriums verdienen unter dem Aspekt der graduell fortschreitenden Malignisierung besondere Beachtung.

Die glandulär-zystische Hyperplasie entwickelt sich als Folge einer *verstärkten Östrogenwirkung ohne* ausreichende Gestagenphasen bei ovarieller Dysfunktion (s. S. 541). Es kommt zu einer exzessiven Proliferation der Endometriumdrüsen *und* des Stromas (Abb. 360). Die Drüsenlumina sind in unterschiedlicher Ausdehnung zystisch erweitert. Das charakteristische Bild im histologischen Schnitt läßt sich einprägsam mit einer Scheibe Schweizer Käse vergleichen („swiss cheese hyperplasia"). Das Epithel ist regelmäßig, häufig abgeplattet und die Zellen zeigen große, stark anfärbbare Kerne, gelegentlich in Mitose. Das umgebende Stroma entspricht dem der Proliferationsphase (s. S. 541). Zwischen Endo- und Myometrium besteht eine klare Demarkation. Bezirke mit Hämorrhagien und Nekrosen ändern nichts an dem regelmäßigen Bild.

Der feingewebliche Aufbau und die regelmäßige Struktur bieten zunächst keine Anhaltspunkte für kausale Beziehungen zwischen der glandulär-zystischen Hyperplasie und dem Carcinoma endometrii.

Die glandulär-zystische Hyperplasie ist Ausdruck eines *zeitlich begrenzten,* kurzfristigen Hyperöstrogenismus. Entfällt die unphysiologische Östrogenstimulation, kommt es zur **Rückbildung.** Nur bei **anhaltender Östrogenstimulierung nach der Menopause** besteht **potentiell die Gefahr der Progression** von der gutartigen glandulär-zystischen Hyperplasie zur prämalignen adenomatösen Hyperplasie und schließlich zum Endometriumkarzinom (Progressionsrate 0,5–3%). Histologisch finden sich dann gelegentlich Areale einer glandulär-zystischen Hyperplasie neben benachbarten Regionen mit dem Bild einer adenomatösen Hyperplasie (s. unten). In gleichem Sinne ist die Beobachtung zu deuten, daß sich anläßlich der feingeweblichen Untersuchung neben dem manifesten Karzinom bei ca. 25% der Betroffenen Bezirke mit glandulär-zystischer Hyperplasie finden. Die Progression zur adenomatösen Hyperplasie und ihren Manifestationsformen vollzieht sich offenbar häufiger bei Frauen mit einer der auf S. 701 genannten endogen-konstitutionellen Prädispositionen. Wenn die glandulär-zystische Hyperplasie auch nicht zu den eigentlichen Präkanzerosen des Endometriums zählt, so ist eine potentielle Entartung nicht ganz auszuschließen und die umgehende Sanierung daher geboten (s. unten).

Zur **Symptomatik, Diagnose** und **Therapie** s. Kap. 40 und 42.

Adenomatöse Hyperplasie des Endometriums mit und ohne Atypien

Die Formen der adenomatösen Hyperplasie müssen als echte Präkanzerosen eingestuft werden. Übereinkunftsgemäß werden in Anlehnung an die Richtlinien der WHO und an die Empfehlungen der Arbeitsgemeinschaft Gynäkologische Onkologie – entsprechend der Einteilung der intraepithelialen

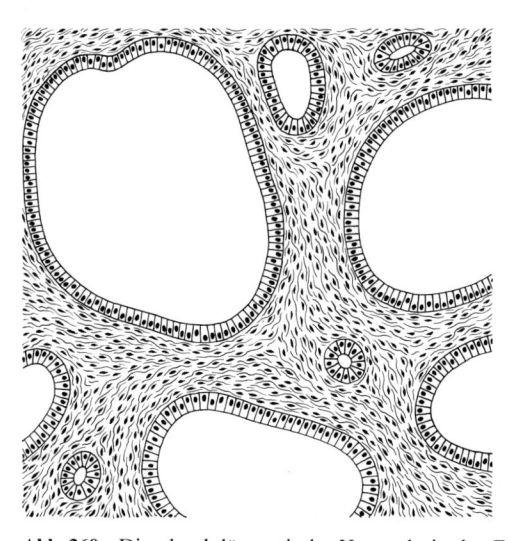

Abb. 360. Die glandulär-zystische Hyperplasie des Endometriums. Die Drüsenlumina sind in unterschiedlichem Maße zystisch erweitert, das Epithel ist – abhängig vom Grad der Erweiterung – abgeflacht; die Drüsenepithelien besitzen einen mittelständigen Kern: Sekretvakuolen sind nicht nachweisbar

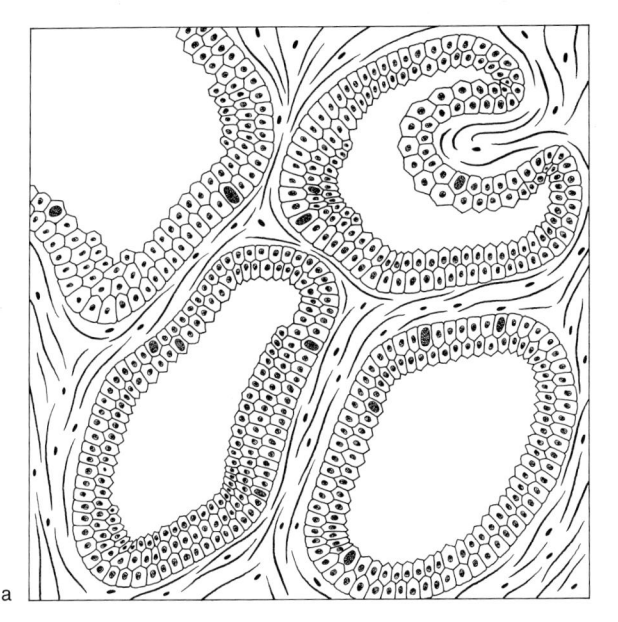

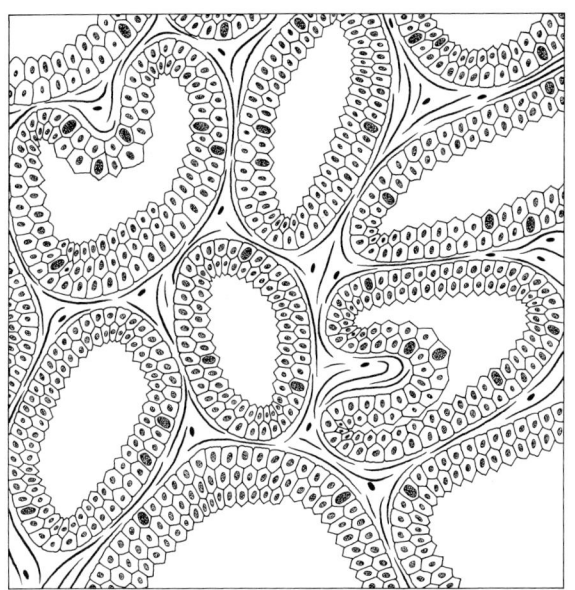

Abb. 361. a Adenomatöse Hyperplasie des Endometriums (Grad 1). Neben dem reduzierten Stroma finden sich Unreife und Mehrreihigkeit des Epithels, gelegentlich Epithelpapillenbildung. Reine Strukturanomalien ohne zytologische Atypien. **b** Atypische adenomatöse Hyperplasie (complex-hyperplasia - Dysplasie des Endometriums - Grad 2). Fokale kleinalveoläre Formationen, weitgehender Schwund des Stromas. Verstärkte Unreife und Mehrreihigkeit bis Mehrschichtigkeit des Epithels mit zunehmender intraluminaler Epithelpapillenbildung: sowohl Struktur- als auch Zellatypien. **c** Adenomatöse Hyperplasie (atypical hyperplasia - Carcinoma in situ endometrii - Grad 3). Zusätzlich zu den Kriterien von Grad 2 (b) verstärkte architektonische Veränderungen: Stromaschwund, Mehrschichtigkeit des Endometriumepithels mit zahlreichen zytologischen Atypien wie Kernvergrößerung und Kernpolymorphien

Neoplasien der Karzinomvorstufen der unteren Genitalabschnitte (s. S. 668 und 675) - auch bei den Präkanzerosen des Endometriums aus prognostischen Gründen *3 unterschiedliche Grade der adenomatösen Hyperplasie, analog zu den Dysplasien der Cervix uteri, unterschieden:*

Grad 1: Umschrieben ausgeprägte oder diffuse mäßige adenomatöse Wucherung mit Drüsenschlängelung, reduziertem Stroma, Unreife und Mehrreihigkeit des Epithels oder beginnender Epithelpapillenbildung (Abb. 361a);

Grad 2: atypische adenomatöse Hyperplasie - complex hyperplasia: diffuse ausgeprägte adenomatöse Wucherung und fokal beginnende kleinalveoläre Aufgliederung mit weitgehendem Schwund des Stromas, zunehmender Unreife und Mehrreihigkeit bis Mehrschichtigkeit des Drüsenepithels bei verstärkter intraluminaler Epithelpapillenbildung (Abb. 361b);

Grad 3: Carcinoma in situ - „atypical hyperplasia": zusätzlich zu den Kriterien des Grades 2 (architektonische Veränderungen) umschriebene eosinophile Aufhellung des Drüsenepithels bei Mehrschichtigkeit und Kernvergrößerungen sowie Kernpolymorphien (zytologische Atypien) (Abb. 361c).

Wichtig für die **Prognose** und **Klinik** ist die Unterscheidung in die

- adenomatöse Endometriumhyperplasie als *reine Strukturatypie ohne* zytologische Atypien (G1) und die
- *atypische* adenomatöse Hyperplasie (syn. Dysplasie des Endometriums), die sowohl durch *Strukturatypien* als auch durch *zytologische Atypien* gekennzeichnet ist (G2–G3).

Die *adenomatöse Hyperplasie* des Endometriums (G1) kann zwar noch als reversible Veränderung angesehen werden, jedoch entarten ca. 6–12% innerhalb von 1–10 Jahren zu einem manifesten Korpuskarzinom.

Die Dysplasie des Endometriums der Grade 2 und 3 unterscheidet sich von der adenomatösen Hyperplasie Grad 1 durch die hochgradigen Epithelatypien. Die Veränderungen der intraepithelialen Neoplasie G3 entsprechen in der Ausprägung dem CIN III bzw. dem Carcinoma in situ der Zervix (s. S. 675) und werden daher auch als Carcinoma in situ endometrii bezeichnet.

Die Dysplasien des Endometriums (atypische adenomatöse Hyperplasie Grad 2 und 3) müssen als irreversibel und somit als obligate Präkanzerose bewertet werden. In >50% der Fälle vollzieht sich die endgültige maligne Transformation innerhalb von 1–3 Jahren.

Auch Endometriumpolypen können die gleichen Transformationsstufen lokal begrenzt durchlaufen und entarten.

Von zusätzlicher Bedeutung für die Prognose ist die *Stromareaktion* als Ausdruck der örtlichen immunologischen Auseinandersetzung. Die *Intensität der Lymphozytenreaktion* ist prognostisch als Zeichen der Immunreaktion zu werten. Allmählich verschwindet das Stroma, und es resultiert die sog. Dos-à-dos-Stellung der Endometriumdrüsen (Abb. 361b und c).

Die genannten histologischen und zytologischen Kriterien sind zur Unterscheidung zwischen der schweren atypischen adenomatösen Hyperplasie (Grad 3, Carcinoma in situ) und dem frühen Endometriumkarzinom geeignet und können helfen, eine Unter- oder Überbehandlung zu vermeiden.

Der analog zu den Dysplasiegraden der zervikalen intraepithelialen Neoplasien (CIN) für die Präkanzerosen des Endometriums empfohlene Begriff EIN (endometriale intraepitheliale Neoplasie), der das kontinuierliche Spektrum der malignen Transformation zum Endometriumkarzinom zum Ausdruck bringen soll, hat sich in der Klinik bisher nicht allgemein durchgesetzt.

Symptome – Diagnose

Ebenso wie bei der glandulär-zystischen Hyperplasie stehen auch bei der adenomatösen Hyperplasie der verschiedenen Grade unregelmäßige oder Dauerblutungen im Vordergrund (s. Kap. 40 und 42).

Die Diagnose steht und fällt mit der Kürettage und der feingeweblichen Untersuchung des Abrasionsmaterials.

Therapie der adenomatösen Hyperplasie

Die Behandlung der adenomatösen Endometriumhyperplasie der Grade 1, 2 und 3 kann in Abhängigkeit vom Lebensalter der Patientin bis zu einem gewissen Grade individualisiert werden.

Bei jungen Frauen mit Kinderwunsch und Veränderungen nach Grad 1 ist der Versuch, mit Hilfe einer gezielten Hormontherapie ovulatorische Zyklen herbeizuführen, gerechtfertigt, wenn eine Kontrollabrasio nach 3–4 Monaten neben endokrinologischen Parametern gewährleistet wird.

In der *Prämenopause* oder bei Frauen *ohne* Kinderwunsch stehen bei der adenomatösen Hyperplasie Grad 1 eine Gestagenbehandlung oder die einfache Hysterektomie zur Wahl. Im Falle einer Gestagentherapie sind jedoch Kontrollabrasionen nach 3 Monaten angezeigt. Bei atypischer adenomatöser Hyperplasie Grad 2 und 3 besteht die Therapie der Wahl in der Uterusexstirpation, je nach Alter unter Mitentfernung der Adnexe. Nur bei hohem Operationsrisiko und im fortgeschrittenen Alter erscheint der Versuch mit hoch dosierter Gestagentherapie gerechtfertigt. Dann muß jedoch eine engmaschige Kontrolle in Zusammenarbeit mit dem Histopathologen gewährleistet sein.

Prävention

Angesichts der empirisch/statistischen Koinzidenz zwischen einer Östrogenüberstimulierung sowie einer Hyperplasie des Endometriums und dem späteren Auftreten eines Adenokarzinoms des Corpus uteri stellt sich die Frage nach der möglichen *Vorbeugung*. Die diagnostische Abrasio und die Durchbrechung der Östrogendominanz mit Sanierung der *Zyklusanomalien* (Gestagene) stellen unter diesem Aspekt wichtige *Präventivmaßnahmen* dar.

Korpuskarzinom – Carcinoma corporis uteri – Endometriumkarzinom

Epidemiologie

Das Korpuskarzinom ist z. Z. die zweithäufigste bösartige Neubildung des weiblichen Genitales. Es betrifft vorwiegend Frauen *nach der Menopause* und im *Senium*. Der Altersgipfel liegt bei 55–60 Jahren, und das Erkrankungsrisiko nimmt mit steigendem Alter zu (etwa ⅔ der Erkrankungen treten in der Postmenopause, etwa ⅓ im Klimakterium auf; nur selten wird das Endometriumkarzinom in der fertilen Phase im Alter von < 40 Jahren beobachtet) (Abb. 348 und 365).

Als Folge der erhöhten Lebenserwartung (s. S. 75) ist das Korpuskarzinom – ähnlich wie das Mammakarzinom – gegenwärtig häufiger als noch vor wenigen Jahrzehnten (daher auch als „Neoplasie des Alters" bezeichnet), v. a. in den Industrieländern. Dabei besteht außer der **absoluten Zunahme** der Inzidenzrate auch eine **relative** gegenüber dem Zervixkarzinom. Während man früher von einer nahezu konstanten Relation der Frequenzen von 1:10 ausgehen konnte, beträgt sie jetzt nahezu 1:1. Wie weit dabei die Abnahme des Zervixkarzinoms als Folge der Früherfassung der Krebsvorstadien ins Gewicht fällt, ist statistisch noch nicht sicher zu entscheiden (s. S. 683).

Im auffallenden Gegensatz zum Zervixkarzinom betrifft das Endometriumkarzinom vorwiegend Frauen mit gehobenem sozioökonomischen Status.

Ätiologie

Die kausale Genese auch des Korpuskarzinoms ist noch nicht aufgedeckt. Jedoch ist eine Reihe von **Risikofaktoren** bekannt. Der wichtigste unter ihnen ist zweifellos das **Alter!** Ferner scheinen gewisse endogen-konstitutionelle Faktoren bei der Entstehung eines Adenocarcinoma corporis eine Rolle zu spielen.

Prädisponiert sind Frauen mit

- pyknisch-athletischem Habitus
- Adipositas
- latentem oder manifestem Diabetes mellitus
- Hypertonie/kardiovaskulären Erkrankungen

} wahrscheinlich mit Adipositas korreliert

Die auffallende Koinzidenz begründet die Annahme, daß eine **anhaltende abnorme Östrogenstimulierung ohne kompensierende Gestagenaktivität** die maligne Transformation des Endometriums begünstigt. Patientinnen mit einer **endogenen** verlängerten und/ oder verstärkten **Östrogenwirkung** infolge ovarieller Dysfunktion und begleitenden dysfunktionellen Blutungen scheinen, korrespondierend zur **Dauer der Östrogenüberstimulierung,** später häufiger an einem Endometriumkarzinom zu erkranken als Frauen mit stabilem Zyklus, bei denen die Östrogenaktivität zyklisch durch Progesteron unterbrochen wird (Abb. 362).

So ist die **permanente bzw. langfristige endogene** Östrogenstimulierung in Verbindung mit Anovulation oder Corpus-luteum-Insuffizienz z. B. bei

- polyzystischen Ovarien (PCO- bzw. Stein-Leventhal-Syndrom),
- Turner-Syndrom,
- östrogenbildenden Tumoren (Granulosazelltumoren, Thekazelltumoren)

eng mit dem (späteren) Auftreten eines Endometriumkarzinoms gekoppelt (ca. 20% der Patientinnen mit Korpuskarzinom vor dem 40. Lebensjahr haben ein PCO-Syndrom). Auch die Assoziation mit früher Menarche und später Menopause ist im Sinne einer langanhaltenden verstärkten Östrogenwirkung zu deuten. Auffallend häufig tritt das Korpuskarzinom bei Nulliparae auf – sei es, daß bei ihnen häu-

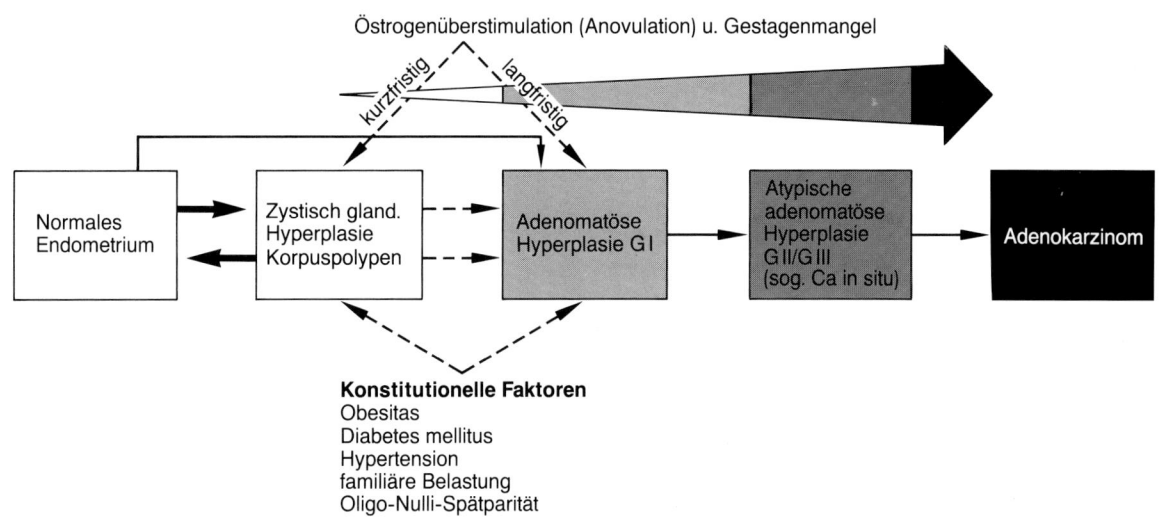

Abb. 362. Schema zur kausalen Genese des Korpuskarzinoms. Prädisponierende hormonale und konstitutionell-endogene Faktoren. Fakultativ und obligat präkanzeröse Stadien

figer eine Störung der endokrinen Balance vorliegt, oder sei es, daß Schwangerschaften einen gewissen Schutzeffekt besitzen (s. unten). Auch die Koinzidenz mit Adipositas und den assoziierten Erkrankungen (s. oben) dürfte letztlich auf einer permanent gesteigerten Östrogenwirkung beruhen, da im Fettgewebe als peripherem Stoffwechselorgan eine vermehrte Östrogenproduktion stattfindet. Außerdem ist bei Adipösen freies Östradiol infolge von verringerter SHBG-(sexualhormonbindendes Globulin)Kapazität relativ erhöht.

Es besteht kein Zweifel daran, daß auch eine *exogene Östrogenzufuhr* das relative Risiko, an einem Endometriumkarzinom zu erkranken, erhöht, und zwar je nach *Dosis* und *Dauer der Applikation* um den Faktor 1,7–8. Die Risikoerhöhung gilt auch für die langjährige Anwendung von Kontrazeptiva mit *hohem Östrogenanteil*, während sich das Risiko bei niedrigem Östrogenanteil nicht von dem der „non-users" unterscheidet (s. S. 97).

Nicht selten findet sich ein Endometriumkarzinom in einem Uterus myomatosus, für dessen kausale Genese ebenfalls eine gesteigerte Östrogenaktivität diskutiert wird (s. S. 694).

Aufgrund dieser empirischen Tatsachen sind die Östrogene nach heutiger Auffassung zwar nicht das unmittelbar mutagene/kanzerogene Agens, aber sie stellen einen wichtigen, wenn nicht entscheidenden *Promotor* für die Entstehung des Endometriumkarzinoms als hormonabhängigem Tumor dar.

Dagegen üben *Gestagene* eher einen Schutzeffekt aus (s. oben). Durch die Überführung des Endometriums aus der Proliferations- in die Sekretionsphase kommt es zur

- Hemmung der Mitoserate,
- Senkung der DNA-Syntheserate,
- Aktivierung der Östradioldehydrogenase und
- Reduktion der Östrogenrezeptoren,

so daß man von einem *Antiöstrogeneffekt der Gestagene* auf die Endometriumzelle sprechen kann, den man sich auch therapeutisch zunutze macht (s. S. 706).

Einen direkten Beweis für diesen Effekt liefert die niedrige Inzidenz der adenomatösen Hyperplasie (s. S. 698) nach langfristiger Einnahme von oralen Kontrazeptiva mit hohem Gestagenanteil.

Eine *Risikoerhöhung* besteht ferner bei Patientinnen mit einem *Mammakarzinom* oder bereits an einem *Kolonkarzinom erkrankten Frauen*.

Eine vorausgegangene therapeutische Strahlenbelastung im Abdomen und Beckenraum kommt angesichts der karzinogenen Wirksamkeit ionisierender Strahlen als ätiologischer Faktor für die Entstehung des Korpuskarzinoms in Betracht.

Dagegen spielen – wohl aufgrund der mehrfachen Schutzbarrieren (s. S. 608) und der steten zyklischen Regeneration der Uterusschleimhaut – entzündliche Prozesse bakterieller oder viraler Genese (STD), mangelnde Genitalhygiene und das Sexualleben bei der Ätiologie des Endometriumkarzinoms – ganz im Gegenteil zur Ätiologie des Zervixkarzinoms – *keine* Rolle. **Ganz allgemein gilt, daß sich Korpuskarzinom und Zervixkarzinom bezüglich Prädisposition und Risikogruppen entgegengesetzt verhalten.**

Klinik des Korpuskarzinoms

Verlauf und Ausbreitung

Bevorzugter Ausgangspunkt des karzinomatösen Wachstums sind intraepitheliale Herde *im Bereich des Fundus und der Tubenecken* (80%). Erfolgt keine frühzeitige Behandlung, so dringen die malignen Wucherungen nach zunächst flächenhafter Ausbreitung *polypös* und *exophytisch* wachsend gegen das Cavum uteri vor, füllen es schließlich ganz aus, erweitern im Vordringen den Zervikalkanal und werden schließlich im äußeren Muttermund sichtbar. Vollzieht sich die Ausbreitung *per continuitatem* in kaudaler Richtung, so ergreift das Karzinom die Zervix *(Adenocarcinoma corporis et cervicis)* und – bevorzugt – das *obere Drittel der Vagina* und den *Urethrawulst*. Erfolgt das Wachstum *endophytär*, so ist mit einer frühen Infiltration des *Myometriums* zu rechnen. Der Tumor kann außerdem *per continuitatem* in die Tuben (3–10%) vorwuchern, über das Ostium abdominale das Peritoneum befallen und zu Aszites führen. Die infiltrative Durchsetzung des Myometriums tritt, v.a. bei exophytärer Ausbreitung, meistens relativ spät auf, verschlechtert aber die Prognose infolge der dann beschleunigten lymphogenen Ausbreitung erheblich. Insgesamt hängen *Zeitpunkt und Lokalisation der lymphogenen Metastasierung vom Sitz und der bevorzugten Wachstumsrichtung des Primärtumors ab*. Die Ausbreitung der im Fundus uteri lokalisierten Karzinome erfolgt zunächst über die *Lymphbahnen der Mesosalpinx* und *des Lig. suspensorium ovarii* zu *den paraaortalen Lymphknoten* (bis zu 46%). Über die Lymphbahnen *entlang dem Lig. teres uteri können die inguinalen Lymphknoten* befallen werden (Abb. 363, s. auch Abb. 351).

Bei Lokalisation des Primärtumors im *unteren Abschnitt* des Corpus uteri oder im Verlauf des *kaudalen* Wachstums und des Einbruchs in das *Myometrium* entspricht die kontinuierliche und diskontinuierliche *lymphogene Ausbreitung eher derjenigen des Zervixkarzinoms*. Ein Befall der pelvinen Lymphknoten findet sich in ca. 30% der Fälle.

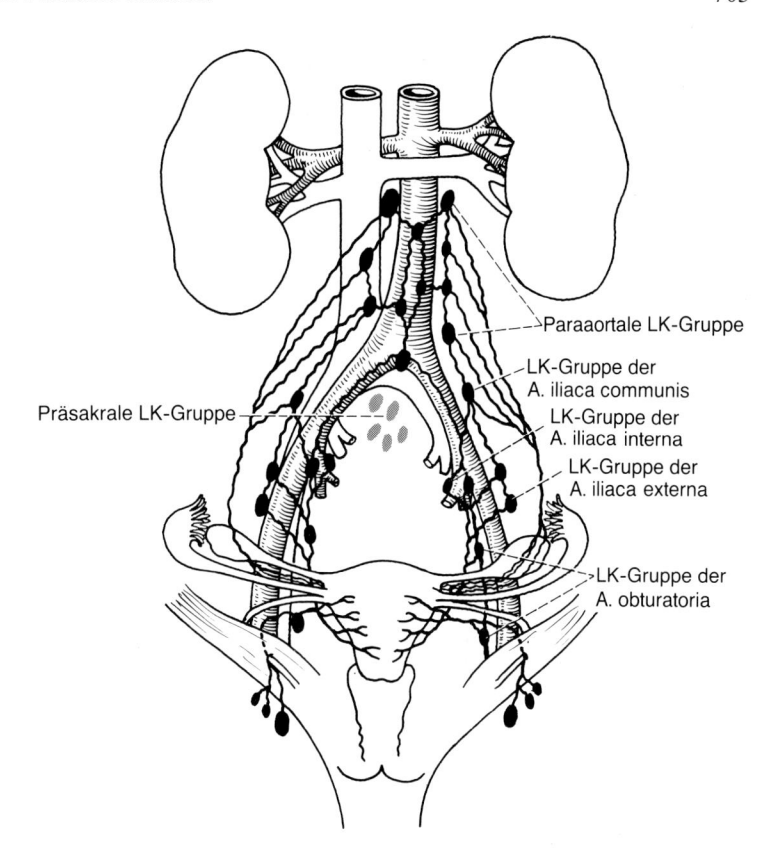

Abb. 363. Lymphbahnen und regionale Lymphknotengruppen des Corpus uteri. Das im Fundus uteri lokalisierte Karzinom breitet sich bevorzugt über die Lymphbahnen der Mesosalpinx und des Lig. suspensorium ovarii in die paraaortalen Lymphknoten aus. Bei Endometriumkarzinomen im unteren Korpusabschnitt können auch die pelvinen Lymphknoten wie beim Zervixkarzinom befallen werden

Als Folge der reichen Gefäßversorgung des Corpus uteri wird die **hämatogene Metastasierung** über die V. cava caudalis häufiger als beim Zervixkarzinom beobachtet. Zu einer **Metastasierung in die Ovarien** kommt es bei 5–12% der Kranken. **Fernmetastasen** bilden sich bevorzugt in Lunge, Leber, Skelettsystem oder Gehirn.

Als Komplikation entwickelt sich nicht selten bei exophytischem Tumorwachstum eine **Pyometra,** bedingt durch Keimaszension in die nekrotischen Zerfallsherde bei gleichzeitiger Verlegung oder Verklebung des inneren Muttermundes (s. S. 610).

Histologie

Histologisch handelt es sich bei der überwiegenden Zahl um von der Zona functionalis ausgehende Adenokarzinome ***unterschiedlicher Differenzierungsgrade*** von drüsig-papillärem Charakter bis zu medullärem, solidem Wachstum unter Verlust aller drüsigen Strukturen. Pleomorphie, Hyperchromasie der Kerne und Mitosenreichtum, Stromainvasion mit partiellem oder totalem Verlust des Stromas prägen das histologische Bild (Abb. 364 und S. 705).

Bei 15–20% der Endometriumkarzinome finden sich als Folge einer **Plattenepithelmetaplasie** Plattenepithelinseln inmitten des Karzinoms. Handelt es sich um eine gutartige Plattenepithelmetaplasie in einem glandulären Endometriumkarzinom,

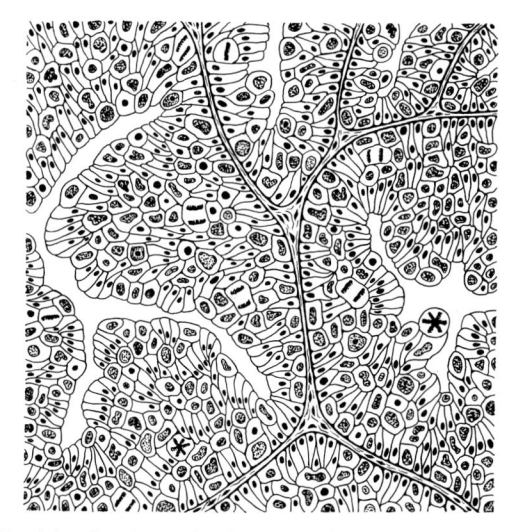

Abb. 364. Adenokarzinom des Corpus uteri. Die Drüsen stehen dicht beieinander; das Stroma ist verdrängt; das Drüsenepithel ist unregelmäßig verdickt, stellenweise sind die Drüsenlumina hier noch als schmaler Spalt erkennbar. Die Epithelzellen weisen eine reiche Polymorphie, Anisozytose und Anisonukleose auf; atypische Mitosen sind reichlich nachweisbar

spricht man von einem *Adenokankroid,* bzw. *Adenoakanthom* (20%), bei glandulärer Wuchsform mit atypischen Plattenepithelzellinseln von einem *adenosquamösen* Endometriumkarzinom, das meist nur mäßig oder gar nicht differenziert ist (Grad 3). Die Frequenz dieser Tumorvariante beträgt 7%, ist aber im Zunehmen begriffen. Bei dem *papillären Karzinomtyp* (5%) finden sich zu >50% papilläre Strukturen der Grade 1-3, meist jedoch nur wenig ausgereift oder ganz undifferenziert mit großer Invasions- und Metastasierungspotenz, häufig in einem kleinen atrophischen Uterus. Sie besitzen eine schlechte Prognose. Weniger bösartig verhalten sich *papilläre endometrioide* Karzinome. Selten wird das sog. „*clear cell carcinoma*" beobachtet, das im Zelltyp einem Hypernephrom gleicht (s. S. 718). *Je unreifer und anaplastischer der Zelltyp, desto schlechter ist die Prognose.*

Symptome

Die Kardinalsymptome des Endometriumkarzinoms sind:
- irreguläre Blutungen (80-90%),
- eitriger oder fleischwasserähnlicher Ausfluß,
- Unterleibsschmerzen.

Die Blutabgänge treten anfangs intermittierend und nur tropfenweise („Schmierblutung") auf, nehmen mit der Zeit aber den Charakter wechselnd starker Meno-/Metrorrhagien an. *Blutungen in der Postmenopause sind in 40-60% der Fälle durch ein Korpuskarzinom verursacht!* Gelegentlich wird über mäßige wehenartige Schmerzen geklagt.

Diagnose

Bei der Diagnose des Korpuskarzinoms spielt die Zytodiagnostik mit Hilfe entsprechender gestielter Bürstchen oder Schwämmchen eine untergeordnete Rolle. Auch als präventive Suchmethode ist sie zu unsicher. Dagegen können Geräte, die methodisch die Gewinnung von Material zur histologischen Untersuchung ermöglichen (Aspirationscurette, Plastikspirale), zur Vorabklärung bei Risikopatientinnen empfohlen werden. Kleine Malignome und solche im Tubenwinkel oder ein ganz frühes Karzinom entziehen sich jedoch u. U. dem Nachweis. Auch muß man sich darüber im klaren sein, daß es sich um einen invasiven Eingriff handelt. Gerade bei einem Endometriumkarzinom können sich Infektion, Perforation und Zellverschleppung verhängnisvoll auswirken. Daher sind die genannten Methoden für ein generelles Screening nicht geeignet, wohl aber zur gezielten Vorsorgeuntersuchung von Patientinnen der Risikogruppe.

Die Inspektion und Spekulumuntersuchung erbringen den Nachweis, daß es sich um eine Blutung ex utero handelt. Ferner lassen sich eine Ausbreitung auf die Vagina oder andere Erkrankungen der Portio und Vagina feststellen. *Die Palpation* liefert nur bei fortgeschrittenem Karzinomwachstum Hinweise: Der Uterus ist dann *größer* als es dem Alter der Patientin entspricht, von *weicher* Konsistenz und *druckschmerzhaft.* Bei Vorliegen einer *Pyometra* oder bei intrauterinen Blutansammlungen tastet man das Korpus als prallzystischen Tumor. Resistenzen im Bereich der benachbarten Beckenorgane können von der kontinuierlichen oder diskontinuierlichen Ausbreitung des Endometriumkarzinoms stammen oder unabhängige Erkrankungen darstellen. In allen Fällen ist die Sonographie hilfreich.

Der einzige sichere Weg zur Diagnose ist die Abrasio! Sie ist daher bei Frauen in der Postmenopause, aber auch bei jüngeren Frauen mit irregulären Blutungen, besonders im Klimakterium, unerläßlich. Zur Bestimmung der *Lokalisation* des Tumors muß sie stets *fraktioniert - d. h. für Zervix und Korpus gesondert -* vorgenommen werden. Dabei wird unter Ausnutzung der Narkose nochmals der Tastbefund erhoben und dann nach Feststellung der Sondenlänge - möglichst *vor* der Dilatation - *zunächst die Zervix und nach Erweiterung des Zervikalkanals das Corpus uteri abradiert,* um die Gefahr der Zellverschleppung so gering wie möglich zu halten. Das gewonnene Gewebe muß *getrennt* aufgefangen und *isoliert histologisch* untersucht werden. Auf die sorgfältige Kürettage der Tubenecken ist zu achten. Die Gefahr der Uterusperforation ist namentlich bei fortgeschrittenen Prozessen groß. Sind die Tumormassen in das Cavum uteri und/oder den Zervikalkanal vorgedrungen, empfiehlt es sich daher, mit der Kurette nur das zur Sicherung der histologischen Diagnose notwendige Material zu entnehmen und auf die komplette Abrasio zu verzichten. Besteht eine Pyometra, so beschränkt man sich zunächst auf die vorsichtige Dilatation des Gebärmutterhalskanals, sichert den Abfluß durch Drainage und führt die diagnostische Abrasio so bald wie möglich in einer 2. Sitzung durch (s. S. 703). Bei Verdacht auf eine fortgeschrittene Erkrankung können die *Ultrasonographie* und *CT* bei der Stadienzuordnung hilfreich sein. Die Leistung der *Lymphographie* entspricht beim Korpuskarzinom derjenigen beim Zervixkarzinom (s. S. 689) (bis zu 30% positive Lymphknoten). Die Hysterographie und Hysteroskopie sind zwar diagnostisch zuverlässige Verfahren, werden jedoch infolge der beim Endometriumkarzinom erhöhten Gefahr der Infektion und der Zellverschleppung nur selten eingesetzt. Die gleichen Einschränkungen gelten für die intrauterine Ultraschalltomographie bzw. die Hysterosonographie.

Regelmäßig sollten Zystoskopie, Röntgenkontrastdarstellung der Harnwege, eine Lungendurchleuchtung und ggf. Skelettaufnahmen in die diagnostischen Maßnahmen eingebaut werden.

Stadieneinteilung (Staging)

Nach der Stadieneinteilung der FIGO und der UICC sowie dem TNM-System gilt für das Endometriumkarzinom folgende postoperativ vorzunehmende Klassifizierung (Tabelle 119).

Tabelle 119. Klinische Stadieneinteilung des Endometriumkarzinoms (unter Berücksichtigung der von der FIGO (1989) vorgeschlagenen Neufassung und des TNM-Systems (1987))

FIGO	Corpus uteri	TNM
0	Präinvasives Karzinom (Carcinoma in situ)	Tis
I	Begrenzt auf das Corpus uteri	T_1
Ia	G 1, 2, 3; Tumor auf das Endometrium beschränkt	T_{1a}
Ib	G 1, 2, 3; Invasion bis zu ≤½ der Dicke des Myometriums	T_{1b}
Ic	G 1, 2, 3; Invasion über >½ des Myometriums	
II	Ausbreitung auf die Zervix	T_2
IIa	G 1, 2, 3; Beschränkt auf das endozervikale Drüsengewebe	
IIb	G 1, 2, 3; Zervikale Stromainvasion	
III	Ausbreitung jenseits des Uterus innerhalb des kleinen Beckens	T_3
IIIa	G 1, 2, 3; Der Tumor wächst in die Serosa und/oder die Adnexe ein und/oder positive peritoneale Zytologie	
IIIb	G 1, 2, 3: Vaginale Metastase	
IIIc	G 1, 2, 3: Metastasen der pelvinen und/oder paraaortalen Lymphknoten	
IVa	G 1, 2, 3: Tumor wächst in die Mukosa von Blase oder Rektum ein	T_4
IVb	Fernmetastasen einschließlich intraabdominaler und/oder inguinaler Lymphknoten	M 1

Gradierung (Grading)

Die vielfältigen histologischen Typen und Subtypen der unterschiedlichen Differenzierungsgrade besitzen ihre eigene *prognostische Bedeutung (Dignität)* und machen daher eine einheitliche Unterteilung – Grading – erforderlich. Nach internationaler Übereinkunft bedeuten die Differenzierungsgrade (mit zunehmender Verschlechterung der Prognose):

G 1: Hochdifferenziertes, ausgereiftes Adenokarzinom ohne solide Anteile.

G 2: Mäßig differenziertes Adenokarzinom mit teilweise soliden Anteilen.

G 3: Undifferenziertes unreifes Adenokarzinom mit fast ausschließlich soliden Anteilen, drüsige Abschnitte fehlen fast ganz.

Diese Parameter haben sich trotz der Heterogenität der histologischen Kriterien und Wuchsformen prognostisch bewährt (Tabelle 119).

In die prognostische Beurteilung gehen ferner ein:

- die lymphozytäre Stromareaktion (ausgeprägte Reaktion als Zeichen der immunologischen Auseinandersetzung bedeutet bessere Prognose, s. Abb. 334),
- die Wachstumsrichtung (exophytäres Wachstum ist günstiger als endophytäres, s. S. 702),
- der Lymphknotenbefall (auch assoziiert mit dem Reifegrad des Tumors: Reifzellige Tumoren weisen in durchschnittlich 13% Lymphknotenmetastasen auf, unreifzellige Tumoren dagegen in 55%),
- die An- oder Abwesenheit von Hormonrezeptoren, qualitativ und quantitativ. Die Östradiolrezeptorkonzentration ist am höchsten bei G 3; umgekehrt sind progesteronbindende Rezeptoren um so zahlreicher, je reifer bzw. differenzierter das Karzinom ist (am höchsten bei G1-Formen). Auf dieser Basis ist eine Aussage über die Prognose einer Gestagentherapie möglich.
- Die An- oder Abwesenheit von Tumormarkern. Die Bedeutung des CEA (karzinoembryonales Antigen) ist für eine prognostische Aussage nicht erwiesen, wohl aber nach prätherapeutisch nachgewiesener Erhöhung bei Verlaufskontrollen hinweiskräftig, da bei Rezidiven ein erneuter Anstieg erfolgt (s. S. 731).
- Das Alter; mit steigendem Alter nimmt die Fünfjahresüberlebensrate signifikant ab.

Therapie

Zur Therapie des Endometriumkarzinoms stehen zur Verfügung die

- operativen Verfahren,
- Strahlenbehandlung,
- Kombination von Operation und Bestrahlung.

Die operativen Verfahren bilden die Basistherapie, zumal die Mehrzahl auch der alten Patientinnen im prätherapeutischen Zusammenwirken mit dem Internisten heute – nicht zuletzt auch infolge der geringeren Narkosebelastungen – als operabel gelten kann und die Behandlungsergebnisse meist besser sind als nach Strahlentherapie.

Die *operative Behandlung des Korpuskarzinoms* im *Stadium I* besteht in der *abdominalen* (nur in Ausnahmefällen – Adipositas, sehr hohes Alter – in der vaginalen) *Exstirpation von Uterus und Adnexen.* Am entfernten Uterus werden sofort Invasionstiefe sowie Reifegrad und Rezeptorgehalt des Tumors bestimmt. Hat das Karzinom mehr als ⅓ der Dicke des Myometriums durchdrungen, schließt sich möglichst – je nach Operabilität – die Lymphonodektomie an.

Im Stadium II (FIGO) erfolgt die *erweiterte Radikaloperation wie beim Zervixkarzinom* (s. S. 690) unter Mitnahme einer *Scheidenmanschette* sowie mit *Lymphonodektomie.* Vielerorts wird möglichst frühzeitig eine postoperative intravaginale Nachbestrahlung zur Vorbeugung gegen Vaginal- oder Suburethralmetastasen durchgeführt. Bei G3-Tumoren und unvollständig entfernten Karzinomen wird sie als unverzichtbar erachtet. Der Nachweis der *Infiltration des Myometriums* oder der Aussaat in Gefäße, Lymphbahnen oder von Metastasen stellt die Indikation für eine perkutane Hochvoltnachbestrahlung dar.

Bei allgemeiner Inoperabilität in den Stadien I und II und bei den fortgeschrittenen Erkrankungsstadien III und IV verbleibt als Methode der Wahl die *primäre Strahlentherapie.* Die Grundlage der Behandlung mit ionisierenden Strahlen bildet die *intrauterine Kontakttherapie* mit natürlichem Radium oder ^{60}Co in 2-3 Fraktionen als *Langzeitbestrahlung* in Form der Packmethode: Kleine eiförmige oder zylindrische Radiumträger oder perlenförmige ^{60}Co-Träger, die mit Hilfe spezieller Applikatoren in das Cavum uteri eingeführt werden, garantieren eine optimale Füllung auch bei deformierter Uterushöhle. Aus Strahlenschutzgründen setzt sich die *Afterloadingmethode* (s. S. 690) mit *5-6 Kurzzeitbestrahlungen* mehr und mehr durch. Sie hat außerdem v. a. für die meist älteren Patientinnen den großen Vorteil, daß die Bestrahlungen ambulant und ohne Narkose durchgeführt werden können.

Bei Übergreifen auf die Cervix uteri oder Überschreiten der Organgrenze muß die lokale Kontaktbestrahlung durch die *perkutan verabfolgte Hochvolttherapie* ergänzt werden, um auch die Parametrien und pelvinen Lymphknoten mit einer ausreichenden Dosis (angestrebte Herddosis ca. 40 Gy) zu erreichen (s. auch S. 690).

Es ist zu beachten, daß je nach Reifegrad eine unterschiedliche Strahlensensibilität besteht; sie ist z. B. bei reifzelligen Malignomen als relativ gering zu veranschlagen.

Gestagentherapie

Der Erfolg ist abhängig vom *Progesteronrezeptorstatus.* Bei rezeptorpositivem Befund von G1- und G2-Tumoren hat die Gestagentherapie ihren Platz bei:

- inoperablen Patientinnen,
- palliativ operierten Patientinnen,
- Rezidiven.

Als *adjuvante* Therapie wird die hochdosierte Gestagenverabfolgung in den fortgeschrittenen Stadien nach Abschluß der operativen und/oder Strahlenbehandlung eingesetzt.

Bei fortgeschrittenen oder metastasierenden Karzinomen sind bei 20-40% der Kranken *vorübergehende oder anhaltende Remissionen* durch eine hochdosierte Gestagentherapie zu erzielen. Die Dosierung bewegt sich zwischen 250 und 700 mg oral täglich, z. B. mit Medroxyprogesteronazetat (Depot-Clinovir, Farlutal-Depot, Clinovir 100). Neben dem hormonellen wird auch ein zytostatischer Wirkungsmechanismus vermutet.

Wenn ausschließlich *Östrogenrezeptoren* vorhanden sind, ist prinzipiell auch eine Therapie mit *Antiöstrogenen* (Tamoxifen, 30 mg oral täglich) zu erwägen; der Effekt ist z. Z. noch nicht zu beurteilen.

Zur Chemotherapie des Endometriumkarzinoms
Zytostatika sind i. allg. beim Endometriumkarzinom weniger wirksam als Gestagene, und eine primäre oder sekundäre Resistenz gegenüber Gestagenen ist auch mit Cytostatica kaum zu beeinflussen. Man wird sich nur in besonderen Einzelfällen im Einvernehmen mit der Patientin für den Einsatz der Chemotherapie aussprechen, zumal - insbesondere bei Begleiterkrankungen - schwere Nebenwirkungen in Kauf genommen werden müssen. Bei *Monotherapie* werden $\leq 30\%$, bei *Polychemotherapie* $\leq 50-60\%$ *Remissionen* als erreichbar angegeben. Man hofft auf neue Substanzen wie Mitoxantron, die eine Blockierung des Zellzyklus in der G-2-Phase mit Zunahme zellulärer RNS und Polyploidie der Zellen herbeizuführen imstande sein sollen.

Behandlungsergebnisse

Die Fünfjahresüberlebensrate ist in den letzten Jahrzehnten weltweit um 3-4%, in einzelnen Zentren sogar bis zu 10% angestiegen. Sie beträgt gegenwärtig, bezogen auf alle Stadien, 67,7%. Den erfreulichen Ergebnissen im Stadium I steht die zunehmend schlechte Prognose der weiter fortgeschrittenen Karzinome entgegen. Der bedeutende Einfluß des Reife-/Unreifegrades der Malignome auf die Heilungsaussichten geht aus Tabelle 120 hervor. Bei den unreifen Endometriumkarzinomen sind a priori schlechtere Ergebnisse zu erwarten. Der Einfluß des Alters auf die Überlebensrate zeigt

Tabelle 120. Endometriumkarzinom. Fünfjahresüberlebensraten unter Berücksichtigung des Erkrankungsstadiums und des histologischen Reifegrades (Grading). (Annual Report (1985))

Histologische Gradierung (Grading)	Erkrankungsstadium (Staging)			
	I [%]	II [%]	III [%]	IV [%]
G 1	79,6	64,2	50,3	19,0
G 2	73,4	60,4	34,6	15,5
G 3	58,7	43,5	21,5	7,5
Gesamt	74,6	57,2	32,4	10,5

sich an folgenden Zahlen: Sie beträgt alterskorrigiert für die Stadien I und II im Alter bis zu 59 Jahren 79%, von 60–69 Jahren 62,8% und von >70 Jahren für das Stadium I 49,3% und das Stadium II 34,5%. Dabei fällt ins Gewicht, daß Begleit- und altersbedingte Ersterkrankungen die Prognose senken. (Zur Altersverteilung s. Abb. 365.)

Rezidive und Rezidivbehandlung

Bezüglich der Definition des Karzinomrezidivs sei auf S. 693 verwiesen. Rezidive treten in abnehmender Häufigkeit in der *Vagina*, den *Parametrien*, nach ausschließlicher Strahlenbehandlung im *Uterus* und den *Ovarien* auf. Die meisten ereignen sich innerhalb von 2 Jahren nach Behandlungsbeginn.

Die Diagnose erfolgt mit Hilfe der Punktionszytodiagnostik, Ultrasonographie, Computertomographie, Urographie, Gefäß- und Skelettdarstellung.

Die *Rezidivbehandlung* folgt im Prinzip den für das Zervixkarzinom festgelegten Richtlinien (s. S. 693). Die Prognose eines Rezidivs nach alleiniger operativer Primärtherapie ist günstiger, da die Strahlentherapie noch voll eingesetzt werden kann. Besteht eine Peritonealkarzinose, kann ein Versuch mit intraperitoneal verabfolgter Radiogoldlösung unternommen werden. Jedoch geht diese Bestrahlungsform mit einer nicht unerheblichen Strahlenbelastung von Arzt und Pflegepersonal einher und kommt daher nur noch ganz ausnahmsweise zur Anwendung. Rezidive und Fernmetastasen, insbesondere die der differenzierten Karzinome, sprechen meist gut auf hohe *Gestagendosen* an (s. oben). Nach Erschöpfung der physikalischen Therapie mit ionisierenden Strahlen und auch ggf. *Nachoperationen* bildet daher die **hochdosierte Gestagentherapie die Methode der Wahl** (s. oben), um zumindest eine zeitweilige Remission zu erreichen. Die Kombination von Gestagenen mit den gebräuchlichen Zytostatika bietet keine Aussicht auf bessere Erfolge (s. oben).

Nachsorge

Die *Nachsorge* erfolgt wie beim Zervixkarzinom (s. S. 693). Es wird empfohlen, bei ausschließlich bestrahlten Patientinnen in Abständen von 3 und 12 Monaten nach Abschluß der Behandlung eine Sicherheitsabrasio durchzuführen und bei positivem Ergebnis trotz des erhöhten Risikos zu operieren.

Die Rezidivhäufigkeit im Stadium I und II beträgt insgesamt ca. 20% (besonders am Scheidenende). Post irradiationem ist im Stadium I mit 6% und im Stadium II mit 13% Rezidiven im Uterus zu rechnen. Außerdem treten reversible Strahlenfolgen

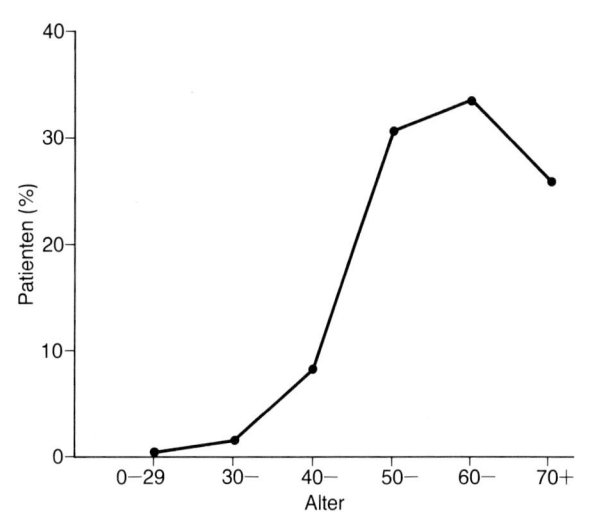

Abb. 365. Altersverteilung beim Endometriumkarzinom. (Annual Report on the Results of Treatment in Gynaecological Cancer, vol 19, 1985)

(Darm 9,5%, Blase 2,2%) sowie irreversible Komplikationen in 0,6% (Fistelbildung) auf.

Die Zeitabstände der Kontrolluntersuchungen können individuell gehandhabt werden und sollen 2 Jahre lang kurzfristig nach 3, 4, 5, 6 Monaten und dann jährlich erfolgen.

Wie bei allen Karzinomerkrankungen bedeutet die psychosoziale Betreuung unter Ausschöpfung der Möglichkeiten der Nach- und Festigungskuren eine wichtige Aufgabe. Die Berentung ist individuell zu gestalten (s. S. 757).

Sarkom des Uterus

Etwa 2–4% der malignen Neubildungen des Uterus sind Sarkome. Sie können vom *Myometrium (Myosarkom)* oder – seltener – vom *Stroma des Endometriums (Endometriumsarkom) ausgehen und entstehen meist im Korpusbereich.*

Das Myosarkom entwickelt sich entweder primär im Myometrium oder in einem Myom. Charakteristisch ist das rapide Wachstum der Tumoren. Schnell an Größe zunehmende Myome müssen den Verdacht auf eine sarkomatöse Entartung wecken!

Das *Endometriumsarkom* tritt unabhängig vom Lebensalter auf, betrifft vornehmlich *Jugendliche und Kinder* und wächst bei rascher Volumenzunahme des Uterus bald polypös aus dem Muttermund heraus.

Vom Endometrium gehen als 3. Gruppe auch die *gemischten malignen Müller-Tumoren* aus, bei denen adeno- oder squamös-karzinomatöse Areale und Anteile eines Stromasarkoms nebeneinander bestehen. Sie treten häufiger in der Menopause auf und nehmen infolge ihrer hohen malignen Potenz meist einen rapiden Verlauf. Infolge einer Häufigkeitszunahme betreffen sie 30–60% aller Uterussarkome; die Relation zum Leiomyosarkom beträgt z. Z. etwa 1:1.

Symptome der Myosarkome sind Schmerzen im Unterbauch, rasche Vergrößerung des Uterus oder der Myome. Irreguläre Blutungen treten nur gelegentlich hinzu. Das Endometriumsarkom geht demgegenüber frühzeitig mit profusen irregulären Blutungen einher.

Die **Diagnose** ist nur histologisch zu stellen. Dabei können die Zahl der Mitosen und der Zellatypien, ferner das Vordringen in Gefäße und Lymphbahnen prognostisch zur Beurteilung des Malignitätsgrades herangezogen werden. Rapider körperlicher Verfall, starke Blutungen, rasche Vergrößerung des Uterus müssen, insbesondere bei Kindern vor der Menarche, den Verdacht auf ein Sarcoma uteri lenken. Die präoperative Ultrasonographie und CT bieten diagnostische Hilfen. Da selbst die diagnostische Abrasio nur in ca. der Hälfte der Fälle Klarheit schafft, wird das Uterussarkom oft nur intra oder post operationem erkannt. Die Stadieneinteilung der genitalen Sarkome entspricht derjenigen für die Karzinome am gleichen Ort. Bei der Entscheidung für das therapeutische Vorgehen muß die frühe und überwiegend hämatogene Metastasierung berücksichtigt werden, v. a. auch die Absiedlungen in den Ovarien (30%!).

Die **Therapie** besteht in der Exstirpation des Uterus und – abgesehen von Einzelfällen im Stadium I und II – den Adnexen, ggf. der Lymphonodektomie und postoperativer Nachbestrahlung. Weit fortgeschrittene Ausdehnungsgrade werden ausschließlich bestrahlt; in der gleichen Weise wird bei dem seltenen **Kollumsarkom** verfahren.

Die **Prognose** ist schlecht, abhängig vom Erkrankungsstadium und dem histologischen Malignitätsgrad. Die Fünfjahresüberlebensraten liegen bei 20-30%. Die adjuvante systemische Polychemotherapie und die zusätzliche Gestagentherapie bei endometrialen Stromasarkomen und Mischtumoren mit hohem Adenokarzinomanteil läßt nur begrenzte Erfolge erwarten.

Gutartige und bösartige Neubildungen der Tuben

Gutartige Neubildungen

Über solide oder multiple Leiomyome, Fibromyome, ebenso Lymph- und Hämangiome und adenomatoide (Mesotheliome) und papilläre sowie endometrioide Tumoren liegen nur Einzelbeobachtungen vor, so daß die klinische Bedeutung gutartiger Tumoren der Tuben äußerst gering ist.

Als Nebenbefund finden sich mikroskopisch nicht selten mesotheliale **Inklusionszysten** im subperitonealen Bereich, ferner Epithelmetaplasien, die gelegentlich zur Verlegung des Tubenlumens führen können (als Walthardt-Zellnester bekanntgeworden). Beide Veränderungen sind klinisch ohne Belang. **Paratubare/paraovarielle Zysten** finden sich häufig am Fimbrienende der Tuben und können bei entsprechender Größe u. U. den Eiauffangmechanismus stören oder auch je nach histologischer Auskleidung Ausgangspunkt papillärer Neoplasien – identisch mit dem histologischen Bild entsprechender Ovarialtumoren im Sinne der Borderlineneoplasien – werden.

Bösartige Neubildungen

Vergleichsweise selten sind auch die *bösartigen Primärtumoren der Tuben*. Ihre Häufigkeit beträgt schätzungsweise 0,1-0,4% aller bösartigen Erkrankungen des weiblichen Genitales. Sie treten bevorzugt im 40.-60. Lebensjahr und nur vereinzelt bei jüngeren Frauen auf. Es handelt sich um *Adenokarzinome,* die sich meist unilateral (80%) entwickeln und häufiger vom ampullären als dem isthmischen Teil der Tube ihren Ausgang nehmen. Für ca. 20% der Fälle wird eine primär bilaterale Entstehung angenommen. Das Tubenkarzinom zeichnet sich durch eine rapide Progredienz mit frühzeitigem Durchbruch der Tubenwand und Übergang auf das Peritoneum aus. Die weitere Aussaat erfolgt lymphogen kontinuierlich oder diskontinuierlich in die regionalen Lymphknoten, die Ovarien, den Uterus und die Vagina sowie schließlich in Blase und Darm. Die hämatogene Metastasierung erfolgt vergleichsweise später.

Histologisch werden im Sinne des Grading das gut differenzierte papilläre, das mäßig differenzierte alveolär-papilläre Adenokarzinom und die undifferenzierte solide-anaplastische Form festgestellt.

Eine Koinzidenz zwischen spezifischer und unspezifischer chronischer Salpingitis einerseits und östrogenbildenden Tumoren andererseits läßt auf prädisponierende Faktoren dieser Art schließen. Für eine schrittweise Transformation auf dieser Basis sprechen bisher nur Einzelbeobachtungen. Sie deuten darauf hin, daß dem manifesten Adenokarzinom prämaligne Veränderungen im Sinne einer Dysplasie des Tubenepithels vorausgehen.

Symptome

Das Tubenkarzinom verursacht keine charakteristischen Symptome. Gelegentlich wird über unklare Schmerzen und eitrig-sanguinolenten Fluor geklagt. Der frühzeitige Befall des Peritoneums führt zwar zur Symptomatik eines Subileus, jedoch wird in Anbetracht der Seltenheit das Tubenkarzinom kaum differentialdiagnostisch erwogen.

Diagnose

Die Symptomarmut bzw. die unspezifischen Symptome und der unauffällige Palpationsbefund im frühen Stadium lenken kaum den Verdacht auf ein Tubenkarzinom. Nur selten ist die Tube isoliert als teigig und verdickt zu tasten. Infolge der frühzeitigen Verklebung der Fimbrienenden kann das Malignom eine Hydro- oder Hämatosalpinx vortäuschen. Da die akute und subakute Adnexentzündung im fortgeschrittenen Alter jedoch selten vorkommen, ist ein derartiger Befund auf ein Karzinom verdächtig. Der Karzinomdurchbruch führt zu Absiedlungen und Verwachsungen mit der Umgebung, so daß dann ein Konglomerattumor zu tasten ist, der befundmäßig einem alten entzündlichen Adnexprozeß oder auch einem Ovarialkarzinom ähnelt. Die Vaginalzytologie ergibt zwar gelegentlich Zellatypien, jedoch ist deren Herkunft meist nicht abzuleiten. Der Einsatz der Ultrasonographie und CT kann zur Erhärtung der Verdachtsdiagnose beitragen; im Frühstadium wird man die Pelviskopie differentialdiagnostisch einsetzen. Häufiger wird das Tubenkarzinom jedoch intra operationem als Ausgangsherd der tumorösen Veränderungen aufgedeckt. Makroskopisch findet man dann bei bereits fortgeschrittenem Wachstum die Tube verdickt und geschlängelt, oft in Adhäsionen eingebettet. Hat sich das Karzinom auf dem Boden einer Salpingitis entwickelt und besteht eine Pyo- oder Hämatosalpinx, so werden erst bei der Eröffnung intra operationem braun-rötliche Tumormassen, oft von papillärem Charakter, entdeckt und der Durchbruch durch die Tubenwandung und Übergang auf das Peritoneum festgestellt.

Therapie

Die Behandlung erfolgt nach den für die Therapie des Ovarialkarzinoms gültigen Richtlinien (s. S. 731).

Prognose

Die Heilungsrate, bezogen auf 5jährige Rezidivfreiheit, liegt bei etwa 15%. Die schlechte Prognose ist v. a. auf die späte Erfassung zurückzuführen und hängt nicht vom Differenzierungsgrad und der Zytostatikaempfindlichkeit ab, denn im Stadium I lassen sich Überlebensraten von ca. 70% erzielen.

Metastatische Tumoren der Tuben sind weitaus häufiger als primäre Malignome. Sie gehen in abnehmender Reihenfolge von einem *Ovarial-*, einem *Endometrium-* oder einem *Mammakarzinom* aus.

Gutartige und bösartige Neubildungen des Ovars

Die zunächst verwirrende Vielzahl der Ovarialtumoren unterschiedlicher Histomorphologie wird nur verständlich, wenn Herkunft und Differenzierung des Ovars und seine strukturellen und funktionellen Besonderheiten berücksichtigt werden.

Allein der Aufbau des Organs aus dem mesenchymalen Stroma mit den darin eingebetteten Zellelementen der Follikel (Granulosa- und Thekazellen), seiner äußeren Deckschicht, dem sog. Keimepithel, den Hiluszellen als Androgenbildnern sowie den Strukturen der Lymph- und Blutbahnen ergibt eine Vielzahl von differenten Komponenten.

Ausgehend von dem Grundkonzept der Neoplasie als Transformation einer normalen Zelle zur Tumorzelle wird klar, daß hier *innerhalb eines einzigen Organs die mannigfachsten Stammzellen* und damit vielfältige Möglichkeiten für die Entstehung von Tumoren verschiedener Herkunft vorhanden sind.

Darüber hinaus sind einige Tumorarten nur aus *pluripotenten Residuen* der indifferenten Gonadenanlage (Zölomepithel, Mesenchym) abzuleiten, andere entwickeln sich offenbar aus ektopischen Zell- und Gewebeeinschlüssen, die auf frühembryonaler Stufe akquiriert wurden. Die *Eizellen* haben als multipotent zu gelten. Es muß angenommen werden, daß sie sich aus unbekannten Gründen „parthenogenetisch" teilen und damit zu Ausgangszellen sog. *embryonaler Tumoren* mit graduell variierender Differenzierung der gebildeten Strukturen werden können.

Hinzu kommt die „ständige Unruhe" in diesem Organ als Folge der zyklischen Vorgänge mit einem ununterbrochenen Struktur- und Funktionswechsel. Die Follikelreifung bedeutet nicht zuletzt eine zeitlich wohl koordinierte, dabei lokal begrenzte Differenzierung der Stromazellen zu Thekazellen, gekoppelt mit den biochemischen Leistungen im Rahmen der Sexualhormonproduktion. Gemessen an diesen Differenzierungsvorgängen behält das Ovar bis zum Ende der fertilen Phase in gewissem Sinne embryonalen Charakter. Die „ständige Unruhe" wird noch erhöht durch den Funktionswandel des Organs in den einzelnen Lebensphasen. Infolge aller dieser dynamischen Prozesse existieren viele Tumorvarianten.

Die malignen Ovarialtumoren machen ca. 15–20% aller Genitaltumoren aus. Bezogen auf alle Neubildungen des Ovars gilt es von vornherein festzuhalten, daß jeder 3.–4. Ovarialtumor maligne ist. Eine Unterteilung in gutartige und bösartige Neoplasien, wie sie bisher bei den Genitaltumoren eingehalten werden konnte, erscheint wegen der Malignisierungspotenz der meisten Ovarialtumoren nicht angebracht. Vielmehr muß es darum gehen, für die klinisch-therapeutischen Belange die (noch) gutartigen Geschwülste von den Borderlinetumoren und malignen Formen gleicher Histogenese abzugrenzen (s. S. 714).

Tabelle 121. Histologische Klassifikation der Ovarialtumoren. (WHO 1976)

I. Epitheliale Tumoren
   A. Seröse Tumoren
      1. Gutartige
         (a) Zystadenome und papilläre Zystadenome
         (b) Oberflächenpapillome
         (c) Adenofibrome und Zystadenofibrome
      2. Borderlinetumoren (Karzinome von geringem malignem Potential
         (a) Zystadenome und papilläre Zystadenome
         (b) Oberflächenpapillome
         (c) Adenofibrome und Zystadenofibrome
      3. Maligne
         (a) Adenokarzinome, papilläre Adenokarzinome und papilläre Zystadenokarzinome
         (b) Papilläre Oberflächenkarzinome
         (c) Maligne Adenofibrome und Zystadenofibrome
   B. Muzinöse Tumoren
      1. Gutartige
         (a) Zystadenome
         (b) Adenofibrome und Zystadenofibrome
      2. Borderlinetumoren (Karzinome von geringem malignem Potential)
         (a) Zystadenome
         (b) Adenofibrome und Zystadenofibrome
      3. Maligne
         (a) Adenokarzinome und Zystadenokarzinome
         (b) Maligne Adenofibrome und Zystadenofibrome
   C. Endometroide Tumoren
      1. Gutartige
         (a) Adenome und Zystadenome
         (b) Adenofibrome und Zystadenofibrome
      2. Borderlinetumoren (Karzinome von geringem malignem Potential)
         (a) Adenome und Zystadenome
         (b) Adenofibrome und Zystadenofibrome
      3. Maligne
         (a) Karzinome
            (I) Adenokarzinome
            (II) Adenoakanthome
            (III) Maligne Adenofibrome und Zystadenofibrome
         (b) Endometrioide Stromasarkome
         (c) Mesodermale (Müller-)Mischtumoren, homologe und heterologe
   D. Klarzellige (mesonephroide) Tumoren
      1. Gutartige: Adenofibrome
      2. Borderlinetumoren (Karzinome von geringem malignem Potential)
      3. Maligne: Karzinome und Adenokarzinome
   E. Brenner-Tumoren
      1. Gutartige
      2. Proliferierende
      3. Maligne
   F. Gemischte epitheliale Tumoren
      1. Gutartige
      2. Borderlinetumoren
      3. Maligne
   G. Undifferenzierte Karzinome
   H. Unklassifizierte epitheliale Tumoren

II. Keimstrang-Stroma-Tumoren
   A. Granulosa-Stromazell-Tumoren
      1. Granulosazelltumoren
      2. Tumoren der Thekom-Fibrom-Gruppe
         (a) Thekome
         (b) Fibrome
         (c) Unklassifizierte
   B. Androblastome: Sertoli-Leydig-Zelltumoren
      1. Hochdifferenzierte
         (a) Tubuläres Androblastom: Sertoli-Zelltumor (Pick-Adenom)
         (b) Tubuläres Androblastom mit Lipidspeicherung: Sertoli-Zelltumor mit Lipidspeicherung (Folliculoma lipidique Lecène)
         (c) Sertoli-Leydig-Zelltumor (tubuläres Adenom mit Leydig-Zellen)
         (d) Leydig-Zelltumor: Hiluszelltumor
      2. Intermediärtypen
      3. Undifferenzierte (Sarkomatoide)
      4. Mit heterologen Elementen
   C. Gynandroblastome
   D. Unklassifizierte

III. Lipid(Lipoid)zelltumoren

IV. Keimzelltumoren
   A. Dysgerminom
   B. Endodermaler Sinustumor
   C. Embryonales Karzinom
   D. Polyembryom
   E. Choriokarzinom
   F. Teratome
      1. Unreife
      2. Reife
         (a) Solide
         (b) Zystische
            (I) Dermoidzyste (reifes zystisches Teratom)
            (II) Dermoidzyste mit maligner Transformation
      3. Monodermale und hochspezialisierte
         (a) Struma ovarii
         (b) Karzinoid
         (c) Struma ovarii und Karzinoid
         (d) Andere
   G. Gemischte Teratome

V. Gonadoblastome
   A. Reine
   B. Gemischte mit Dysgerminomen oder anderen Keimzelltumoren

VI. Unspezifische Bindegewebetumoren

VII. Unklassifizierte Tumoren

VIII. Sekundäre (metastatische) Tumoren

Die verbindliche Einteilung und Klassifizierung der Ovarialtumoren nach histologischen Kriterien (WHO 1976) ist in Tabelle 121 wiedergegeben.

Sie berücksichtigt durch die Einführung der sog. *Borderlinetumoren* die Grenzfälle mit zwar vorhandenem, aber relativ niedrigem Malignisierungspotential, eine unter prognostischen Gesichtspunkten wichtige Abgrenzung zur individuellen Therapieplanung.

Funktionelle Zysten

Funktionelle Zysten stellen keine Neubildungen und damit keine Tumoren im eigentlichen Sinne dar.

Nach ihrer Herkunft und Wandauskleidung unterscheidet man:

- Follikelzysten,
- Corpus-luteum-Zysten,
- Theka-Lutein-Zysten,
- endometrioide Zysten (Teer- oder Schokoladenzysten),
- Inklusionszysten des Oberflächenepithels (Endosalpingiosis).

Follikelzysten entstehen, wenn der Eisprung und dadurch die Umwandlung des Follikels zum Corpus luteum als Folge einer Störung der Regulationsmechanismen ausbleibt (persistierender Graaf-Follikel) (s. S. 541). Infolge Zunahme der Follikelflüssigkeit kann die Zyste einen Durchmesser von 3–6 cm erreichen. Bei intaktem Granulosaepithel hält die Östrogenbildung an und kann zur gesteigerten Proliferation der Uterusschleimhaut mit dem Bild der glandulär-zystischen Hyperplasie und konsekutiv zu dysfunktionellen Blutungen führen. Die Follikelpersistenz ereignet sich vornehmlich nach der Menarche (juvenile Blutungen s. S. 552) und im Klimakterium (klimakterische Blutungen s. S. 555).

Mit zunehmender Druckatrophie der Granulosazellschicht kommt es zur Resorption des Liquor folliculi und Atresie des Follikels; die Zyste verschwindet i. allg. nach 1–2 Monaten.

Symptome

Charakteristisch sind die **Schmerzen** in einer Unterbauchseite infolge der „Kapselspannung" der Tunica albuginea. Meist bestehen **Dauerblutungen** nach kurzfristiger Amenorrhö bei monophasischem Verlauf der Basaltemperaturkurve.

Diagnose

Bei der Erstuntersuchung fühlt man eine prallzystische Resistenz im genannten Größenbereich mit glatter Oberfläche und guter Verschieblichkeit (Cave: violente Ruptur!). Die Ultrasonographie und in Zweifelsfällen die Laparoskopie sichern die Diagnose. Ist auch der endokrine Sachverhalt klar, so erübrigt sich die Operation. Die Regression kann durch kombinierte Östrogen-Gestagen-Gaben gefördert und dadurch auch gleichzeitig die Zyklussanierung erreicht werden. Kontrolluntersuchungen im Abstand von 4 Wochen und Messungen der Morgentemperatur sind zu empfehlen. Eine weitere Größenzunahme innerhalb dieses Zeitraumes bedarf der differentialdiagnostischen Abklärung (s. S. 727).

Zur Gruppe der Retentions- und funktionellen Zysten sind im weiteren Sinne auch die *kleinzystische Umwandlung des Ovars* und die sog. *polyzystischen Ovarien* mit oder ohne Stigmata *des Stein-Leventhal-Syndroms* zu rechnen. Sie sind die Folge einer *permanenten* Störung der hypothalamisch-hypophysär-ovariellen Funktionsachse, die gelegentlich auch zu einer adrenalen Überfunktion führt (s. S. 562).

Die *kleinzystische Umwandlung – polyzystische Degeneration* – zahlreicher Follikel entsteht anlagebedingt auf dem Boden einer insuffizienten Follikel- und Eireifung (s. S. 529). Sie kann auch mechanisch bedingt als Folge einer Perioophoritis auftreten. Die Oberfläche der Ovarien ist durch die Kuppen der multiplen, bis etwa kirschgroßen Follikel uneben; das gesamte Organ wird ca. hühnereigroß. Die Follikelwandung zeigt normales oder atrophisches Epithel. Der Cumulus oophorus kann ausgebildet sein, jedoch sind die Eizellen meist atretisch. Corpora lutea sive albicantia als Zeichen stattgefundener Ovulationen kommen aber vor.

Die *polyzystischen Ovarien* nehmen als charakteristische Strukturen des Stein-Leventhal-Syndroms eine Sonderstellung ein (s. S. 562). Sie zeigen eine ausgeprägte Fibrosis des subkapsulären Kortex und intensive Thekahyperplasie mit Luteinisierung der Theca interna. Die noch vorhandenen Eizellen sind degeneriert. Corpora lutea oder albicantia als Zeichen einer stattgefundenen Ovulation fehlen meistens (s. Abb. 272b).

Corpus-luteum-Zysten und Luteinzysten sind relativ selten. Eine *Corpus-luteum-Zyste* entsteht durch ungewöhnlich starke Blutungen aus den zahlreichen Gefäßen bei der Formierung des Corpus luteum menstruationis oder graviditatis, die zu einem prallzystischen Tumor bis zu Hühnereigröße führen. Nach Resorption der Blutbestandteile bleibt eine

Zyste mit klarem, gelblichen Inhalt. Die Zystenwandung besteht aus luteinisierten Granulosazellen. Die Progesteronbildung bleibt erhalten und führt zur Verzögerung der Menstruation. Wenn einseitige Schmerzen bestehen, treten differentialdiagnostische Schwierigkeiten gegenüber einer ektopischen Schwangerschaft auf. Die Corpus-luteum-Zyste ist dünnwandig, kann daher leicht rupturieren und täuscht dann um so mehr eine Extrauteringravidität vor. Auch Stieldrehungen mit akuter abdomineller Symptomatik (s. S. 726) kommen vor. Die Corpus-luteum-Zyste bei intrauteriner Gravidität bedarf der laufenden Kontrolle. Sie muß innerhalb des 1. Trimenons belassen werden, da es sonst zu einem Frühabort kommen kann.

Die *Luteinzysten* (Granulosa-Theka-Luteinzysten) können ebenfalls aus einem hämorrhagischen Corpus luteum entstehen. Ihre Zystenwand ist gekennzeichnet durch luteinisierte Granulosa- *und* Thecainterna-Zellen. Multiple und doppelseitige Luteinzysten treten nicht selten als Folge einer *erhöhten Gonadotropinsekretion* auf, z. B. bei der Blasenmole und dem Chorionepitheliom. Die Überstimulierung führt auch in atretischen Follikeln zu einer Luteinisierung der Thekazellen mit anschließender zystischer Umwandlung. Die Luteinzysten spielen heute klinisch eine größere Rolle, da sie als unerwünschter Nebeneffekt bei der Ovulationsinduktion als Zeichen der Überstimulierung auftreten können – Überstimulationssyndrom. Klinisch findet sich eine bilaterale multizystische – oft extreme – Vergrößerung der Ovarien mit heftiger abdomineller Symptomatik (s. S. 586). Die spontane Ruptur mit Blutung in die Bauchhöhle und der Entwicklung eines akuten Abdomens ist selten. Da aber die Zystenwandungen sehr dünn sind, muß die gynäkologische Untersuchung mit großer Vorsicht erfolgen, um die *artefizielle* Ruptur zu vermeiden. Nach Ausschalten der endogenen Gonadotropinhypersekretion oder nach Absetzen der exogen zugeführten Gonadotropine **bilden sich die Luteinzysten spontan zurück.**

Zu den Retentionszysten des Ovars sind auch die meist doppelseitig entwickelten *endometrioiden Zysten,* die *Teer- oder Schokoladenzysten,* zu rechnen. Es handelt sich um Endometrioseherde in den Ovarien – als dem häufigsten extrauterinen Ansiedlungsort (40% bilateral) mit zyklusabhängigen Blutungen in das Organ. *Symptomatik, Diagnose und Therapie werden im Rahmen des Kap. 52 besprochen.* Differentialdiagnostisch ist zu bedenken, daß praktisch alle Formen der Ovarialzysten mit Blutextravasaten einhergehen und daß sich, ausgehend von embryonalen Einschlüssen des Zölomepithels, entsprechend ihrer Differenzierungspotenz epitheliale endometrioide Ovarialtumoren bilden können (s. S. 717). Entscheidende Hinweise für eine Teerzyste auf dem Boden einer Endometriose liefern der zyklusabhängige Beschwerdekomplex und schließlich der histologische Nachweis von Endometrium in der Zystenwand. Bemerkenswert ist, daß Ovarialkarzinome vom endometrioiden Typus in 15% mit einer Ovarialendometriose kombiniert vorkommen (s. S. 717 und S. 645).

Parovarial-, Paroophoron- und Serosazysten: Die Parovarial- und die Paroophoronzysten entwickeln sich aus Rudimenten des Wolff-Ganges und des Mesonephrons. Die *Parovarialzysten* wachsen immer *intraligamentär* und sind daher schwer verschieblich. Das unveränderte Ovar liegt der Parovarialzyste dicht an, ist aber eindeutig isoliert. Wenn das Ovar in den Tumor einbezogen ist, handelt es sich um ein intraligamentär entwickeltes Ovarialkystom. Für die Parovarialzysten sind *2 sich überkreuzende Gefäßnetze* – das der Mesosalpinx und das der Zyste – charakteristisch. Die Parovarialzysten wachsen gelegentlich auch gestielt, so daß *Stieldrehungen* vorkommen können. Die Diagnose wird fast immer erst intra operationem gestellt. Die kreuzenden Gefäße und das normal erhaltene Ovar bestimmen die Diagnose. Die Parovarialzysten lassen sich ausschälen (cave Ureter!), das Genitale bleibt erhalten. Die *Paroophoronzysten* entwickeln sich extraligamentär im Bereich des Lig. suspensorium ovarii. Beide Arten dieser Resttumoren sind immer gutartig. Ihre Symptomatik entspricht derjenigen der Ovarialzysten (s. S. 711). *Serosazysten* stellen kleine Peritonealzysten dar, die nicht selten in der Nachbarschaft der Ovarien als Zufallsbefund angetroffen werden.

Echte Neubildungen des Ovars

Zur Epidemiologie und Ätiologie der Ovarialkarzinome

Die *Inzidenz* der Ovarialkarzinome wird mit ca. 14 : 100000 angenommen. Man schätzt, daß – ungeachtet der Histogenese und Dignität – 1–2% aller Frauen im Laufe ihres Lebens an einem Ovarialtumor erkranken.

Die Ovarialkarzinome stehen hinsichtlich der Häufigkeit nach dem Zervix- und Korpuskarzinom an 3. Stelle der Genitaltumoren, mit ihrer Mortalitätsrate jedoch an 1. Stelle. Unter allen Malignomen (Mamma, Kolon, Korpus, Zervix, Lunge) haben die malignen Neoplasien des Ovars nach dem Lungenkarzinom noch immer die schlechteste Prognose.

Das Ovarialkarzinom ist vornehmlich eine Erkrankung in der *Prä- und Postmenopause.* Das *Durchschnittsalter* der Frauen mit einem malignen Ovarialtumor beträgt *rund 50 Jahre.* Bis zum Alter von 80 Jahren steigt die Frequenz an und bleibt dann auf diesem Niveau (Abb. 348). Eine gewisse unterschiedliche Altersverteilung läßt sich bezüglich der Dignität feststellen: Bei benignen Ovarialtumoren beträgt das Durchschnittsalter 45 Jahre, bei „Borderlinetumoren" 49 Jahre und beim manifesten Karzinom 55 Jahre (s. S. 714).

Hinsichtlich der Beziehungen zwischen Histogenese und Alter gelten folgende Daten:

Die *epithelialen Tumoren* nehmen bis zum 40. Lebensjahr exponentiell, dann weniger stark zu und sind am häufigsten in den frühen 60er Jahren.

Die Frequenz der *Keimstrang-Stroma-Tumoren* steigt zwischen dem 30. und 50. Lebensjahr an, um dann in den folgenden Lebensabschnitten auf diesem Niveau zu bleiben.

Die *Keimzelltumoren* (Teratome und Dysgerminome) werden im Alter von 10–50, v. a. aber in *jungen Jahren* beobachtet.

Zur *Ätiologie* der Ovarialkarzinome existieren nur Hypothesen. Ein Zusammenhang mit der reproduktiven Lebensphase und den damit verknüpften Leistungen des Ovars (s. oben) wird angenommen, da maligne Ovarialtumoren selten vor der Menarche, häufiger bei Nulli- und Oligoparae auftreten. So könnte die Ruhepause vor der Menarche einen Schutzeffekt ausüben, ebenso Schwangerschaften, da sie ebenfalls für das Ovar „Ruhepausen" – besonders für das Oberflächenepithel – bedeuten. In Übereinstimmung mit dieser Hypothese steht die Annahme, daß eine längerdauernde orale Kontrazeption infolge der Unterdrückung von Ovulationen möglicherweise das Risiko, an einem Ovarialkarzinom zu erkranken, senkt. Dagegen finden sich die epithelialen Ovarialtumoren häufiger bei alleinlebenden Frauen; bei Nonnen z. B. liegt die Inzidenz um das 2fache höher als in der Normalpopulation (These der „vergeblichen Ovulationen").

Der Einfluß des sozioökonomischen Status ist nicht eindeutig, jedoch scheint die Häufigkeit der Neoplasien in den gehobenen Schichten größer zu sein, wobei wiederum eine Assoziation mit der Oligoparität besteht.

I. Epitheliale Ovarialtumoren – Ovarialkystome

Die epithelialen Neoplasien (Tabelle 120) bilden die größte Gruppe unter den Ovarialtumoren; sie machen 50–75% aller gutartigen, aber – wichtiger – 85–90% aller primären malignen Geschwülste des Ovars aus, so daß man diese Gruppe schlechthin als „die" Ovarialkarzinome bezeichnet.

Ihre Frequenz liegt am höchsten zu Beginn des 7. Lebensjahrzehnts (Abb. 348). Im Verlauf ihres Wachstums ziehen die Kystome den oberen Teil des Lig. latum und des Lig. suspensorium ovarii meistens so aus, daß sie wie an einem *Stiel* hängen, der die *zu- und abführenden Gefäße* enthält (Abb. 366). Diese Stielbildung erhöht die Beweglichkeit der Tumoren und bildet zugleich die Voraussetzung für die gefürchtete Komplikation der Stieldrehung (s. S. 726).

Insbesondere bei den epithelialen Tumoren zeigt sich, daß *zwischen histologisch und klinisch gutartigen epithelialen Zystadenomen und den Zystadenokarzinomen des Ovars Übergangsformen bestehen, die analog zu den Präkanzerosen* der bereits besprochenen Genitalkarzinome als *intermediäre Gruppe* betrachtet werden. Diese Intermediärformen zeichnen sich durch *verstärkte Proliferation* und *Zellatypien* aus,

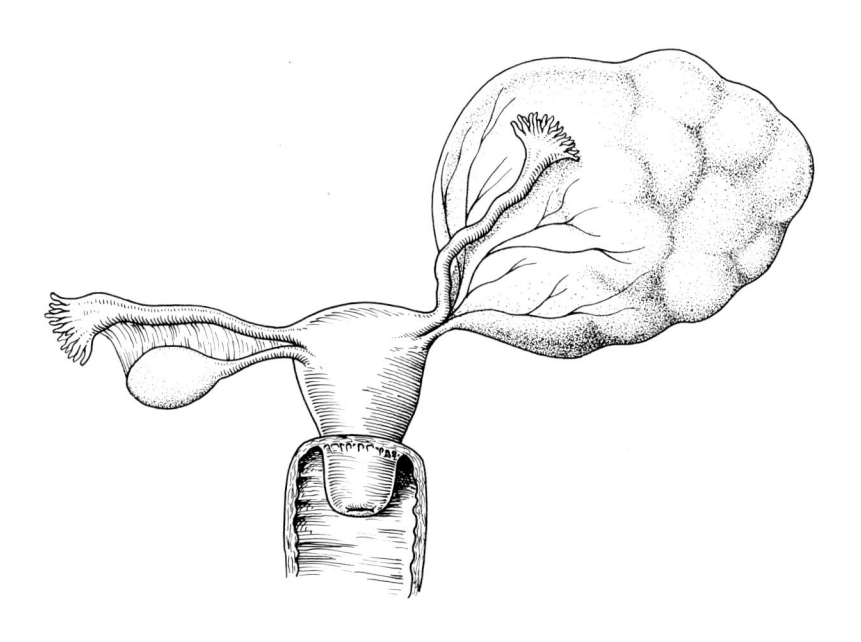

Abb. 366. Gestieltes Ovarialkystom (deutlich sichtbar die Blutgefäße vom Stiel zum Tumor ziehend)

jedoch *ohne* Zeichen des invasiven infiltrativen Wachstums. Es kommt *nicht* zum Vordringen in das Stroma als dem entscheidenden Kriterium der endgültigen malignen Transformation und des ungehemmten Wachstums. Es handelt sich also um proliferative, aber (noch) nicht invasive Tumoren. Sie werden aus prognostischen und klinischen Gründen gesondert als *„Borderlinetumoren" („tumors of borderline malignancy - carcinomas of low malignant potential" - CLMP)* geführt. Sie zeichnen sich klinisch durch ihren sich über viele Jahre erstreckenden Verlauf und eine hohe Heilungsrate aus.

Zur Histogenese
Das Ausgangsgewebe der epithelialen Tumoren des Ovars bildet das paramesonephrische Zölomepithel, aus dem eine dünne Zellage mesothelialer Zellen als Deckschicht der Rindenoberfläche des Ovars und der Serosa der angrenzenden Beckenstrukturen hervorgeht. (Gleichen Ursprungs sind auch die Müller-Gänge!).

Nach der Pubertät, besonders mit fortschreitendem reproduktivem Alter, kommt es an diesem Oberflächenepithel zu Invaginationen, zu engen, mit dem gleichen Epithel ausgekleideten Spalten (s. S. 713). Werden sie verschlossen, resultieren kleine *Inklusionszysten.* Diese werden in ursächlichem Zusammenhang mit den während der reproduktiven Phase zyklisch ablaufenden Ovulationen und der damit verbundenen steten Aktivität des Oberflächenepithels gesehen und spielen möglicherweise auch bei der Genese der epithelialen Neoplasien eine Rolle. Vorhandene *metaplastische Areale* ähneln dem Epithel der Salpinx, dem Endometrium oder der Zervix (selten auch dem der Harnblase, s. b. Brenner-Tumoren bzw. urothelialen Tumoren).

Nach der Histogenese unterscheidet man die

- serösen,
- muzinösen (entsprechend der Endozervix),
- endometrioiden (entsprechend dem Endometrium),
- klarzelligen (früher mesonephroiden) und
- Übergangszell-(Brenner-)

Subzelltypen der epithelialen Tumoren (Tabelle 121).

Die *prognostische Zuordnung (Klassifizierung)* eines jeden Einzelfalles der intraepithelialen Neoplasien des Ovars erfolgt nach zytologischen, histologischen und histogenetischen Kriterien; beurteilt werden

- der Zelltypus,
- der Differenzierungsgrad und die Struktur zur Klassifizierung des Tumors als
  - benigne (70%),
  - borderline (5-10%) oder
  - maligne (20-25%),
- das Wachstumsmuster,
  - exophytisch (papillomatös),
  - endophytisch (endozystisch).

A. Seröse Ovarialtumoren (Cystadenoma serosum)

Die *serösen Ovarialtumoren* (*Zystadenome, papilläre Zystadenome,* Tabelle 121) sind unter den epithelialen Neoplasien des Ovars **am häufigsten** (ca. 40% aller primären Neoplasien).

1. Gutartige seröse Zystadenome
50-70% der serösen Zystadenome sind benigne mit entsprechend guter Prognose. Sie treten sowohl im geschlechtsreifen Alter, vornehmlich im 3. und 4. Lebensjahrzehnt, als auch in der Postmenopause auf.

Das *gutartige Cystadenoma serosum* ist ein- oder mehrkammerig und zu *ca. 80% einseitig entwickelt.* Der Zysteninhalt ist wäßrig-klar, gelegentlich leicht gelblich oder bräunlich gefärbt. Die Größe der Tumoren variiert; sie können eben tastbar, aber auch so groß sein, daß sie das ganze Abdomen bis über den Nabel ausfüllen. Das restliche Ovarialgewebe ist bei größeren Zysten häufig durch die Kompressionswirkung des Tumors zerstört. Die Zystenwände können mit einem einschichtigen zylindrischen, gelegentlich mit Flimmern ausgestatteten Epithel ausgekleidet sein (*Cystadenoma serosum simplex,* Abb. 367) oder, insbesondere bei multilokulärer Struktur, papilläre Epithelsprossen des zylindrischen, fast durchweg mit Zilien besetzten Wandbelages entwickeln, die gegen das Innere der Zyste mit unterschiedlicher Proliferationsaktivität mehr oder weniger dicht verzweigt vordringen (*Cystadenoma serosum papilliferum,* Abb. 368). Die papillären Wucherungen durchsetzen gelegentlich auch die Zystenwand, proliferieren auf der Außenfläche des Tumors und siedeln sich sogar - ohne bösartig zu sein - auf dem Peritoneum oder der Darmwand an. Sie führen dann zur Bildung von Aszites. Nach Entfernung des Primärtumors verschwinden Implantate und Aszites spontan. Nach der Hypothese der malignen Transformation bergen *die papillären Zystadenome das höchste Risiko der malignen Entartung. Doppelseitige Zystadenome sind immer verdächtig auf Malignität.* Die Entscheidung fällt mit der Zyto- und Histologie.

2. Borderlinetumoren der serösen Zystadenome
Etwa *9-15% aller serösen Ovarialtumoren entsprechen histologisch den Borderlinetumoren* (s. oben). Ihr

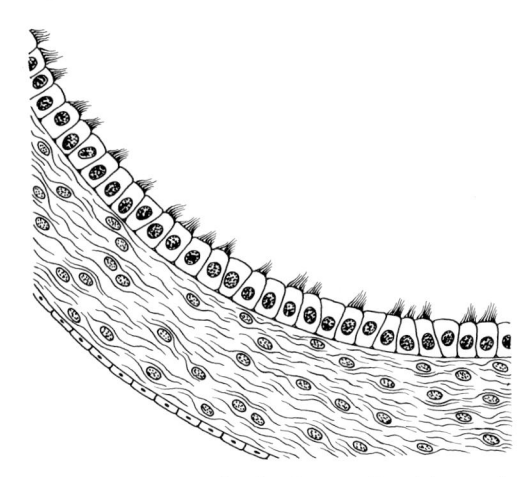

Abb. 367. Cystoma serosum simplex (seröses Ovarialzystom). Die Zystenwand ist glatt, das Epithel besteht aus einer einschichtigen Lage flachprismatischer bis kubischer Zellen, die teilweise einen Flimmerbesatz aufweisen

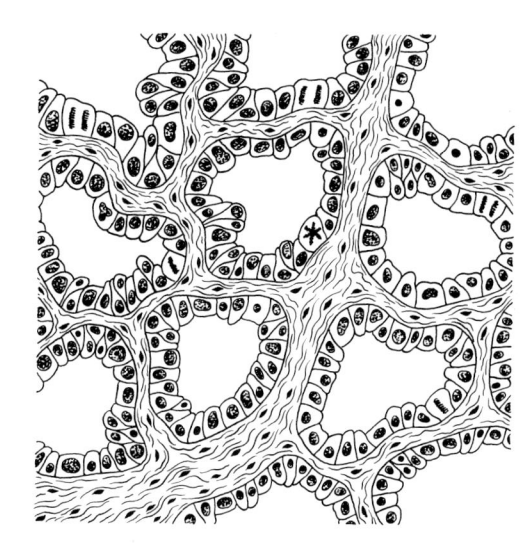

Abb. 369. Primäres (sog. solides) Ovarialkarzinom - adenoider Typ. Die Karzinomzellen sind in Form von Drüsen angeordnet; das Bindegewebe ist teils reichlich, teils spärlich vorhanden; das Drüsenepithel ist von unterschiedlicher Dicke mit unterschiedlichen Zellatypien

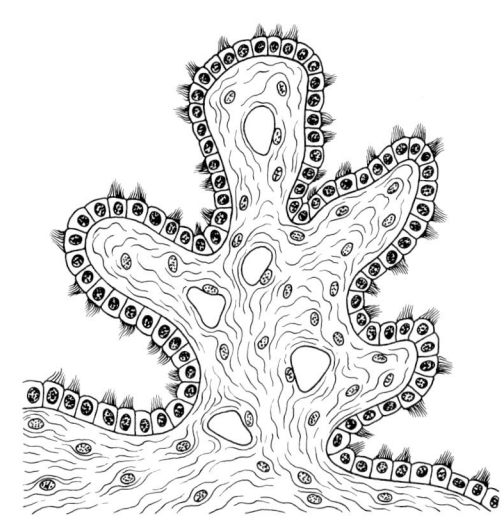

Abb. 368. Cystoma serosum papilliferum. (Die Wand dieser Zysten ist papillenartig gestaltet.) Das Stroma wird von zahlreichen Gefäßen durchzogen, die Epithelzellen sind kubisch bis zylindrisch, ihre Kerne mittelständig; die meisten Zellen sind mit Flimmern besetzt

Wachstum erfolgt ebenfalls *zystisch, papillär* und in ca. *50% exophytisch.* Seltener werden solide adenofibromatöse oder zystadenofibromatöse Borderlinetumoren beobachtet. Die Angaben über eine primär bilaterale Entwicklung schwanken zwischen 14 und 40%. Diese Intermediärformen breiten sich auffallend häufig außerhalb des Ovars aus (20-46%). Betroffen sind das Peritoneum oder/und abdominale und Beckenorgane. Häufig entwickelt sich ein *Aszites,* aus dem zytologisch papilläre atypische Zellnester identifiziert werden können. Die intraabdominale und intrapelvine Ausbreitung hat häufig *Verwachsungen* zur Folge. Die Entartungsrate wird auf 13% geschätzt.

Die *Prognose* ist gut (ca. 75% überleben mehr als 12 Jahre, die Fünfjahresüberlebensrate beträgt 75 bis >90%).

Rezidive gleichen dem Ausgangstypus der Borderlinetumoren und haben demzufolge ebenfalls eine günstige Prognose.

3. Maligne seröse Zystadenome - seröse Zystadenokarzinome

Die *maligne Form der serösen Zystadenome (papilläres Adeno-, Zystadenokarzinom und Varianten)* repräsentiert etwa *die Hälfte aller Ovarialkarzinome. Die manifesten Karzinome sind 2- bis 4mal so häufig wie die zugehörigen Borderlinetumoren.*

Das *primäre Adenokarzinom* des Ovars entwickelt sich zu vorwiegend zystischen oder vorwiegend soliden Tumoren (ca. 8%) unterschiedlicher Größe und Konsistenz. Die Oberfläche ist glatt oder höckrig. Es existieren viele morphologische Varianten. Das histologische Bild ist selten einheitlich; man findet alle Übergänge von gut differenziertem drüsigen (Abb. 369) oder papillären Epithelaufbau bis zu dicht gepackten Zellarealen des undifferenzierten Adenokarzinoms (Abb. 370). Die Stromabeteiligung wechselt von den kräftigen Bindegewebeformationen des derben szirrhösen Typus bis zum stromaarmen medullären Karzinom.

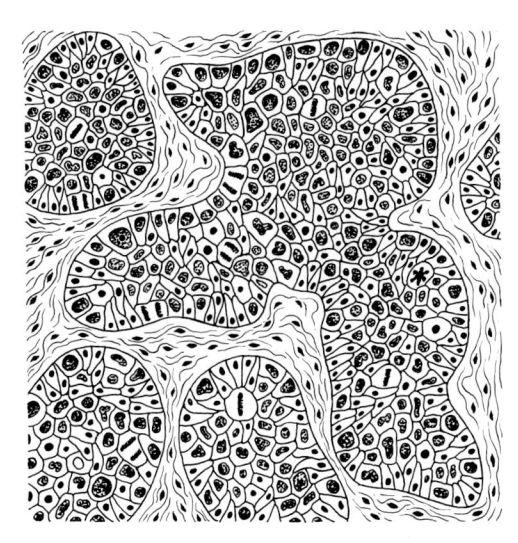

Abb. 370. Primäres (sog. solides) Ovarialkarzinom - alveolärer Typ. Die Karzinomzellen sind in breiten Bändern und Alveolen angeordnet; dazwischen ist noch reichlich Bindegewebe vorhanden. Die Zellen sind polygonal, stehen dicht gedrängt. Sie weisen alle Kriterien der Karzinomzellen auf

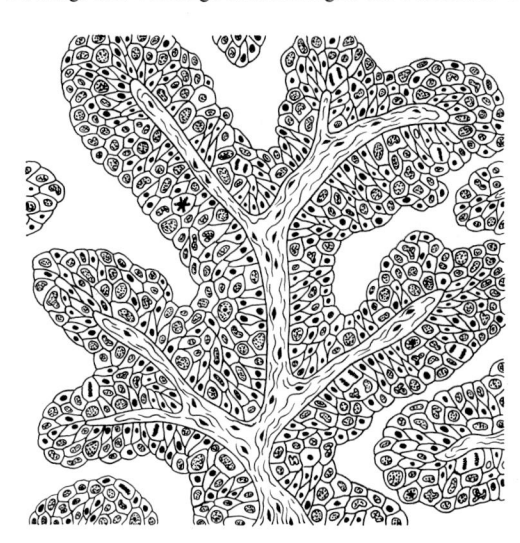

Abb. 371. Cystadenocarcinoma serosum papilliferum. Im Gegensatz zum Cystoma serosum papilliferum (Abb. 368) ist das Epithel stärker abgefaltet und mehrschichtig. Die Epithelzellen weisen alle Kriterien der Tumorzellen auf; es finden sich reichlich atypische Mitosen. Das Bindegewebe ist spärlich

Die *serösen Zystadenokarzinome* unterscheiden sich von den gutartigen Kystomen (s. S. 714) durch wilde Proliferation des Epithels, extreme Polymorphie der Zellkerne (Abb. 371) und ihr invasives Vordringen in die benachbarten Gewebe und Organe. Die zystischen Tumoren nehmen rasch an Umfang zu und erreichen bei >50% der Kranken >15 cm Durchmesser. Der Zysteninhalt besteht aus seröser, wäßrig-opaker Flüssigkeit.

Das Tumorwachstum erfolgt bei der Hälfte der Karzinome und der Borderlinetumoren *exophytisch*, während bei nur 10% der gutartigen Neoplasien dieser Art die Oberfläche des Kortex durchbrochen wird.

Histologisch ähneln die serösen Tumoren der Tubenmukosa, wenn auch unterschiedliche Zelltypen vorkommen. Vor allem *variieren die Differenzierungsgrade* erheblich.

Psammom-Körper (=dystrophische Kalzifizierung im Zusammenhang mit Zelldegeneration) werden in den papillären Formen häufig angetroffen, v. a. auch bei peritonealer Aussaat.

35–50% der serösen malignen Ovarialtumoren sind *primär bilateral*, bei bereits erfolgter peritonealer Aussaat sind sogar ⅔ doppelseitig entwickelt.

Die *Prognose der Zystadenokarzinome ist schlecht;* die Fünfjahresüberlebensrate beträgt 15–30%.

B. Muzinöse Ovarialtumoren - Cystadenoma mucinosum

Diese Neoplasie des Ovars (Tabelle 121) verdankt ihren Namen dem schleimig gallertigen, opaleszierenden Zysteninhalt. Ausgehend vom Oberflächenepithel des Cortex ovarii ähneln die Zellen denen des Zervixdrüsenepithels oder auch denen der Darmmukosa. Die ersten werden histologisch als Metaplasien des paranephrogenen (Müller-)Deckepithels des Cortex ovarii angesehen. Die anderen Formen weisen eine Ähnlichkeit mit der Darmmukosa auf (Abb. 372).

Das in der Zystenflüssigkeit enthaltene Muzin stellt eines der vielen zu den Glykoproteinen gehörenden Mukoide dar. Die elektronenoptisch nachweisbaren Muzingranula entsprechen entweder denjenigen endozervikaler Schleimzellen oder schleimsezernierender intestinaler Zellen.

Die *Häufigkeit der Muzinkystome beträgt 10–18% aller Ovarialtumoren;* die *muzinösen Adenokarzinome machen etwa 15% aller primären malignen Ovarialneoplasien aus.* Sie treten *meist einseitig* auf (90%) und können erhebliche Dimensionen erreichen (15–30 cm Durchmesser). Das Wachstum erfolgt gewöhnlich zystisch. Etwa 75% entwickeln sich multilokulär, auch häufig mit soliden Bezirken. Sie überschreiten seltener und später als die serösen Kystome die Tumoroberfläche, so daß die Außenwand dieser Tumoren bei der Betrachtung sowohl glatt als auch uneben erscheinen kann.

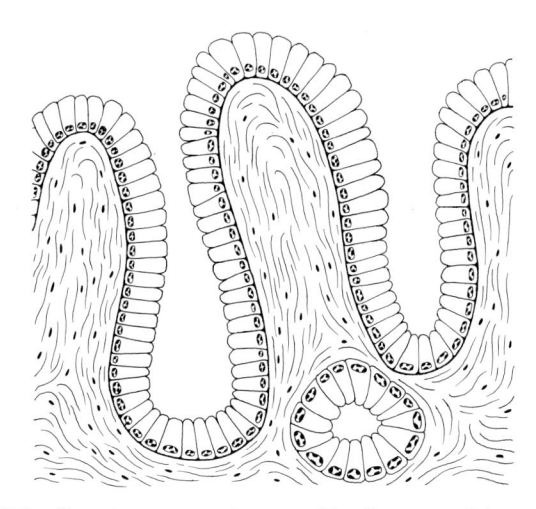

Abb. 372. Cystadenoma mucinosum. Die Zystenwand besteht aus einem einschichtigen Zylinderepithel mit teils runden, teils abgeflachten, aber immer basalständigen Kernen. Durch die unterschiedliche Höhe der sehr dicht stehenden Zylinderzellen entsteht bei schrägem Anschnitt der Eindruck eines mehrschichtigen Epithels

1. Gutartige muzinöse Zystadenome

77–87% der muzinösen Zystadenome sind *gutartig* und gehören überwiegend zum histologischen Typ des Zervixdrüsenepithels (s. oben). Die Mehrzahl tritt im 3.–5. Lebensjahrzehnt auf, jedoch ist ihr Anteil an den gutartigen Tumoren im Kindes- und Adoleszentenalter bis zum 20. Lebensjahr nicht gering. *Die benignen muzinösen Zystadenome* sind von einem schleimbildenden Zylinderepithel ausgekleidet, das auch papillär gefaltet sein kann. Die Prognose ist von der Histologie aus gesehen gut. Jedoch besteht immer die Gefahr einer schwerwiegenden Komplikation: Die Zystenwand ist sehr dünn und kann jederzeit spontan, bei der Untersuchung oder der Operation platzen. Entleert sich der Inhalt in die freie Bauchhöhle, so überzieht er deren Organe mit der schwer resorbierbaren gallertigen Zystenmasse. Als Folge tritt entweder eine chronische Peritonitis ein oder, durch Absiedlung der muzinaktiven Zellen, bei 3,5–12% aller muzinösen Tumoren ein *Myxoma peritonei*. Diese Komplikation bedeutet Siechtum und Kachexie, auch wenn kein karzinomatöses Wachstum vorliegt, der Tumor selbst also gutartig ist. Aus differentialdiagnostischen Erwägungen heraus ist jedoch zu beachten, daß ein Myxoma peritonei auch von einer Appendixmukozele oder einem Kolonkarzinom ausgehen kann.

2. Borderlinetumoren der muzinösen Zystadenome

Die Borderlineneoplasien vom muzinösen Typ sind mit ca. 5–15% gleich häufig wie die Intermediärformen der serösen Zystadenome. 10% entwickeln sich primär bilateral, und etwa 15% haben bei der Diagnosestellung die Tumoroberfläche überschritten.

Die *Prognose* ist vergleichsweise günstig, jedoch besteht auch bei diesen Grenzfällen das Risiko eines Myxoma peritonei. Für das Stadium I (s. S. 731) gilt eine Fünfjahresüberlebensrate von 98%, ≥10 Jahre überleben 96%.

3. Maligne muzinöse Zystadenome – Muzinöse Zystadenokarzinome

Die muzinösen Adenokarzinome machen etwa 15% aller muzinösen Ovarialtumoren aus. Sie zeigen ein breites Spektrum unterschiedlicher Reifegrade, so daß die Abgrenzung von den proliferierenden Muzinzystadenomen der Borderline-/Low-malignancy-Gruppe – und umgekehrt – Schwierigkeiten bereiten kann. Es finden sich erhöhte CEA-Werte im Plasma und in der Zystenflüssigkeit; im Tumorgewebe ist dieser Marker mit Hilfe der Immunperoxidasereaktion nachweisbar (s. S. 731).

Prognose: Im Stadium I beträgt die Fünfjahresüberlebensrate ca. 66%, nach 10 Jahren 59%. Für alle Stadien zusammen errechnet sich eine Fünfjahresüberlebensrate von 40–45%.

C. Endometrioide Ovarialtumoren

Endometrioidzelltumoren (Tabelle 121) nehmen entweder von Endometrioseherden im Ovar (5–10–17%) oder – häufiger – von dem Oberflächenepithel des Cortex ovarii ihren Ausgang.

Etwa 4% der Neoplasien sind *benigne,* 19% entsprechen den Kriterien des *Borderlinetypus* (in Analogie zur atypischen Hyperplasie bzw. dem Ca in situ des Endometriums), und 77% *sind primäre endometrioide Karzinome,* deren größerer Anteil sich aus präexistenten endometrioiden Zystadenomen bzw. in Abhängigkeit vom Bindegewebeanteil aus Zystadenofibromen bzw. Adenofibromen entwickelt.

Das endometrioide Ovarialkarzinom scheint in leichtem Zunehmen begriffen; z. Z. gehören 16–30% aller Ovarialkarzinome zu dieser Gruppe. Etwa ⅓ von ihnen ist bei der Diagnosestellung doppelseitig entwickelt, allerdings im Stadium I–II nur ca. 13%.

Die histologischen Differenzierungs- bzw. Dedifferenzierungsgrade entsprechen denen des Endometriumkarzinoms. Gut differenzierte Formen überwiegen. Plattenepithelmetaplasien mit und ohne Zellatypien sind häufig.

Auffallend stark ist die Assoziation mit einem Endometriumkarzinom und seinen Vorstadien; bei

15-26% der Patientinnen mit einem endometrioiden Ovarialtumor findet sich gleichzeitig ein Endometriumkarzinom, weitere 12% weisen eine adenomatöse Hyperplasie des Endometriums auf. Die häufige asynchrone Entwicklung läßt darauf schließen, daß das endometrioide Karzinom des Ovars einen unabhängigen Primärtumor darstellt.

Prognose: Die Fünfjahresüberlebensrate liegt zwischen 40 und 55% für alle Stadien. Für Tumoren im Stadium I/G_1 kann eine Zehnjahresheilung von 100% erreicht werden. Ein zusätzliches Endometriumkarzinom hat auf die Prognose des endometrioiden Ovarialkarzinoms keinen Einfluß.

D. Klarzellige Tumoren des Ovars

Klarzelltumoren (Tabelle 121) sind zytologisch durch wasserklare Zellen mit bizarren hyperchromatischen Kernen charakterisiert, die in die Lumina der tubuloglandulären Strukturen hineinragen (sog. „hob nail cells").

Nach der heutigen Auffassung sind die Tumoren paranephrogenen Ursprungs, also Abkömmlinge des Müller-Epithels mit der Potenz zur klarzelligen Transformation. (Histologisch identische Läsionen kommen in der Zervix, Vagina und dem Lig. latum vor. Sie nehmen am häufigsten vom Oberflächenepithel des Kortex ihren Ausgang; etwa ¼ der Fälle entwickeln sich aus einer monolateralen Endometriose des Ovars.)

Gutartige Tumoren dieser Art sind eine Rarität. Auch *Klarzelltumoren vom Borderlinetypus* sind extrem selten; man schätzt ihre Frequenz auf höchstens 2% der Borderlinetumoren des Ovars aller Kategorien.

Der Anteil der *Klarzellkarzinome beträgt 5-11% aller Ovarialkarzinome.* Sie werden in allen Altersgruppen ab 25 Jahren, vorwiegend jedoch im höheren Lebensalter beobachtet. Es bestehen histogenetische Beziehungen zum endometrialen Klarzellkarzinom, auch eine Koexistenz kommt vor.

Die Tumoren erreichen eine Größe von ca. 15 cm Durchmesser und sind teils zystisch, teils solide entwickelt. Sie treten *überwiegend einseitig* auf (im Stadium I sind ≤3% bilateral entwickelt).

Die *Prognose* gleicht derjenigen der endometrioiden und muzinösen epithelialen Tumoren. Die Fünfjahresüberlebensrate wird für das Stadium I mit 60-80%, für alle Stadien zusammen mit 40-50% angegeben.

E. Übergangszell-(Brenner-)Tumoren des Ovars

Bei diesen Tumoren (Tabelle 121) handelt es sich um *gemischte epitheliomesenchymale Neoplasien,* die sich histogenetisch ebenfalls vom Zölomepithel ableiten. Histologisch ähneln die Zellen dem Epithel des Harntraktes bzw. des Übergangsepithels der Harnwege; daher werden sie auch als Übergangszelltumoren bezeichnet. Ihre Häufigkeit beträgt etwa 1,5-2,5% aller Geschwülste des Ovars. Sie sind zu 99% *gutartig* und entstehen überwiegend *unilateral,* sind jedoch in 15-30% der Fälle mit kontralateralen Neoplasien anderer Typen assoziiert, am häufigsten mit serösen oder muzinösen Zystadenomen oder auch Cystadenokarzinomen, und 5-6% treten gleichzeitig mit Teratomen auf. Die Tumoren entwickeln sich zu derbknolligen Resistenzen von ca. 5 cm Durchmesser, können aber bis zu Kindskopfgröße erreichen. Palpatorisch sind sie schwer von einem Myom oder Ovarialfibrom zu unterscheiden (s. S. 724). Therapeutisch genügt die Ovarektomie.

Neoplasien vom *Borderlinetypus* (proliferierende Brenner-Tumoren) sind extrem selten.

1-2% aller Brenner-Tumoren sind oder werden maligne (Durchschnittsalter 60-68 Jahre). Ihre Prognose dürfte derjenigen der übrigen Ovarialkarzinome entsprechen.

F. Gemischte epitheliale Tumoren des Ovars

Da das Müller-Epithel und sein Mesenchym über vielfältige Differenzierungspotenzen verfügen, können bei entsprechenden Wachstumsimpulsen heterogene gemischte Tumoren entstehen (Tabelle 121). Von der epithelialen Komponente her entwickelt sich ein Adenokarzinom vom endometrioiden oder serösen Typ unterschiedlicher Differenzierungsgrade. Die bindegewebige Komponente entartet zu einem sarkomatösen Stroma, u. U. mit osteoiden und chondroiden Einschlüssen sowie Rhabdomyoblasten. Differentialdiagnostisch können Abgrenzungsschwierigkeiten zu Teratomen bestehen, im Gegensatz zu diesen lassen die Müller-Mischtumoren jede organoide Struktur oder neuroepitheliale Elemente vermissen.

II. Keimstrang-Stroma-Tumoren („sex cord stromal tumors") - gonadale Stromatumoren - keimstrangmesenchymale Tumoren

Diese Gruppe (Tabelle 121) umfaßt Neoplasien, die sich aus den Zellabkömmlingen der *primitiven Keimstränge* und des *Mesenchyms der embryonalen Gonade ableiten.* Dazu gehören als Abkömmlinge der sekundären Keimstränge die Sertoli- und Granulosazellen sowie die dem gonadalen Mesenchym entstammenden Theka- und Theka-Lutein-Zellen, ferner Hilus- und Leydig-Zellen (s. S. 11). Diese Strukturelemente verfügen über Differenzierungspotenzen zur Bildung der in den einzelnen Tumorvarianten dominierenden Gewebe und deren *Fähigkeit zur Steroidsynthese.* Als Synonyma sind daher „Mesenchymome" oder „gonadale Stromatumoren" gebräuchlich.

Die Keimstrangstromatumoren machen ca. 5% der Ovarialtumoren aus. Die meisten Formen besitzen die Fähigkeit zur Hormonproduktion mit konsekutiver Fernwirkung und Symptomatik an den entsprechenden Erfolgsorganen. Etwa ⅓ dieser Neoplasien verhalten sich jedoch funktionell inert.

Durch immunhistochemische Untersuchungen wurde in den letzten Jahren eine genaue Identifikation der steroidbildenden oder -speichernden Zellen der verschiedenen Tumortypen möglich. Man weiß heute, daß unter pathologischen Bedingungen, wie im Falle der Neoplasien, gleichartige Zellen des Ovars zur Bildung verschiedener Hormone imstande sind, während normalerweise bestimmte Zellen ihre spezifischen Leistungen im Steroidmetabolismus übernehmen.

Bezüglich der Dignität gelten die Keimstrang-Stroma-Tumoren als „semimaligne" zwischen den benignen und malignen Ovarialtumoren angesiedelt.

A. Östrogenbildende Keimstrang-Stroma-Tumoren (Granulosa-Stromazelltumoren)

1. Granulosazelltumoren

Es handelt sich um *östrogenaktive* Tumoren (Tabelle 121), deren Häufigkeit mit 1–3% aller Ovarialtumoren und mit ca. 10% der Ovarialkarzinome zu veranschlagen ist. Sie treten meist *einseitig* auf (95%).

Ätiologisch wird in Betracht gezogen, daß nach Sistieren der Follikelreifung mit der Menopause der organisatorische Effekt der Eizellen entfällt und zusammen mit der FSH-Überproduktion in der Postmenopause die Granulosazellen unkontrolliert proliferieren können. Diese Hypothese trifft jedoch nicht für die Entwicklung der Granulosazelltumoren bei jungen Mädchen zu.

Klinisch ist von Bedeutung, daß die Granulosazelltumoren und ebenso die Thekazelltumoren nur selten die Größe und Ausdehnung der bisher genannten Geschwülste erreichen. Sie können sogar so klein im Inneren des Ovars liegen, daß sie Form und Größe des Organs nicht verändern. Tumoren, die das Ovar überschreiten, imponieren als solide, relativ derbe Resistenzen mit glatter oder leicht unebener Oberfläche. Ihre Zellen ähneln Granulosazellen des Graaf-Follikels und sind eingebettet in ein Stroma ähnlich dem der Theca folliculi. Nach der histologischen Struktur existieren mindestens 4 Subtypen (mikro-, makrofollikulärer, trabekulärer, insularer Typ). Am häufigsten ist der mikrofollikuläre Typus mit dem klassischen Bild *regelmäßiger Rosetten- oder strangartiger Formation, eingebettet zwischen Bindegewebesepten* (Abb. 373). Infolge ihrer Östrogenproduktion wird das klinische Bild selbst bei geringer Ausdehnung der Geschwulst durch die abnorme Östrogenaktivität beherrscht, während lokale Beschwerden selten sind.

Granulosazelltumoren treten in jeder Altersgruppe auf, auch in der Kindheit, bevorzugt jedoch in

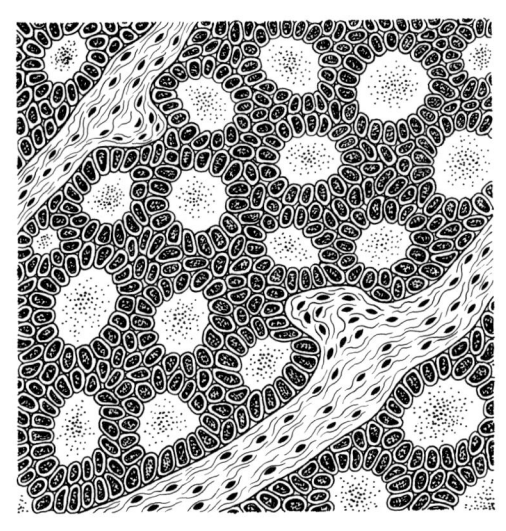

Abb. 373. Granulosazelltumor. Das Tumorgewebe wird vom schmalen Bindegewebestreifen durchzogen, die Tumorzellen sind gleichförmig gestaltet und liegen bei dem häufigsten Typus rosettenartig um ein zentrales Lumen. Die „Zysten" enthalten eiweißreichen Zelldetritus

der Postmenopause. In jedem Altersabschnitt stehen *Blutungsanomalien* als Folge der *Hyperproliferation des Endometriums* (glandulär-zystische Hyperplasie) im Vordergrund der Symptomatik. Bei Kindern führt die Östrogenaktivität zu den Stigmata einer *Pseudopubertas praecox* (s. S. 553). Als Ursache von *Blutungen in der Postmenopause* ist der Granulosazelltumor nach Ausschaltung anderer Ursachen stets in Betracht zu ziehen. Die frühzeitige Erfassung und Behandlung ist dringend geboten, da eine auffallende Koinzidenz von Granulosazelltumor und Korpuskarzinom besteht (5–25%; s. S. 701).

Die Gefahr der malignen Entartung dieser Tumoren variiert erheblich; sie beträgt 10–30%. Außerdem besteht nicht selten eine Diskrepanz zwischen histologischer Gutartigkeit und biologisch sowie klinisch malignem Verhalten. Vereinzelt werden primär maligne Granulosazelltumoren beobachtet. Sie sind relativ strahlenresistent.

Therapeutisch kann man sich in der Kindheit und im fertilen Alter i. allg. auf die Ovarektomie beschränken und bei einseitigem Auftreten in den Stadien Ia und Ib und reifem Tumor das gesunde Ovar erhalten. Dann sind jedoch regelmäßige Kontrollen mit Überprüfung der Östrogenwerte erforderlich, da Rezidive vorkommen. Nach erfülltem Kinderwunsch und im fortgeschrittenen Alter wird man unter Berücksichtigung der Entartungspotenz und wegen des erhöhten Risikos eines Korpuskarzinoms die Hysterektomie mit Entfernung beider Adnexe bevorzugen.

2. Thekazelltumoren (Thekome)

Thekazelltumoren treten fast nur einseitig auf und stellen solide oder partiell zystisch veränderte, meist kleine Geschwülste von derber bis fest-weicher Konsistenz dar. Sie sind praktisch **ausnahmslos benigne** und zeichnen sich gegenüber den Granulosazelltumoren durch **langsameres Wachstum,** geringere Ausdehnung, aber **höhere Östrogenaktivität** aus. Sie stellen die zweithäufigste Art der hormonbildenden Ovarialtumoren dar und werden **fast ausschließlich in höherem Lebensalter** (70% in der Postmenopause), selten vor der Pubertät beobachtet (ca. 16% finden sich vor dem 30. Lebensjahr). Mikroskopisch handelt es sich um zytoplasmareiche, spindelförmige Zellen, die in dichtgedrängten Strängen, von wenig Bindegewebe durchzogen, gelagert sind. Als Zeichen der Östrogenproduktion finden sich Lipoideinlagerungen. Degenerierende Bezirke mit Nekrose und Hyalinisierung sind meist vorhanden.

Die Symptomatik entspricht infolge der abnormen Östrogenaktivität derjenigen der Granulosazelltumoren. Die Gefahr der Malignisierung besteht nicht, dagegen ist die **Koinzidenz mit einem Korpuskarzinom noch höher als bei dem Granulosazelltumor** zu veranschlagen. Aus diesem Grunde müssen als Präventivmaßnahme beide Ovarien, die Tuben und der Uterus entfernt werden.

Da häufig Mischformen dieser beiden Tumorvarianten mit Überwiegen des einen oder anderen Zelltyps vorkommen, werden sie oft gemeinsam als Granulosa-Theka-Zelltumoren bezeichnet.

Als **Luteome** werden luteinisierte Granulosa- und Thekazelltumoren bezeichnet. Sie sind ebenfalls östrogenaktiv, höchst selten produzieren sie Androgene oder Progesteron.

B. Androgenbildende Ovarialtumoren – Androblastome

Androgenproduzierende Ovarialtumoren (Tabelle 121) sind selten (ca. 0,2% aller Ovarialtumoren). Sie verursachen **Defeminisierungs-** und **Virilisierungserscheinungen** und sind dadurch leicht zu entdecken.

Tubuläre Androblastome – Sertoli-Zelltumor – Arrhenoblastom

Die **hochdifferenzierten Androblastome** entwickeln sich als meist **unilaterale Tumoren** (95%) von unterschiedlicher Größe. Sie treten bevorzugt zwischen dem 20. und 30. Lebensjahr auf (50% vor dem 25. Lebensjahr, 5% im Pubertätsalter).

Histologisch finden sich dem Hodengewebe ähnliche Tubulusformationen unterschiedlicher Differenzierungsgrade. Die hochdifferenzierten Formen enthalten isoliert oder kombiniert Sertoli- und Leydig-Zellen. Das **Pick-Adenom ist der klassische reife Sertoli-Tumor. Die Gefahr der malignen Entartung beträgt 20–25% und betrifft v. a. die undifferenzierten Tumoren dieser Gruppe.**

Der Hiluszelltumor (Leydig-Zelltumor) stellt eine Rarität dar. Er entstammt den Hiluszellen des Ovars, die den Leydig-Zwischenzellen des Hodens entsprechen. Die gutartigen Tumoren treten fast ausschließlich unilateral auf und überschreiten selten die Größe von 2 cm Durchmesser. Die wenigen bekannten Fälle erwiesen sich als gutartig. Aufgrund der Fähigkeit zur Androgenbildung (¾ der Fälle) finden sich klinisch Zeichen der Virilisierung. Aber auch östrogenbildende Varianten (mit entsprechenden Folgen der Überstimulierung) sind bekannt.

III. Lipidzelltumoren (adrenaler Resttumor, Hypernephroidtumor)

Es handelt sich um histogenetisch differente **hormonaktive** Neoplasien (Tabelle 121). Die meisten dürften aus undifferenzierten Stromazellen des Ovars entstehen. Zytologisch ähneln sie steroidsynthetisierenden Zellen (Stroma- bzw. Thekaluteinzellen, Hilus-Leydig-Zellen, Nebennierenrindenzellen) und zeichnen sich durch die Einlagerung von Lipiden und Lipochromgranula aus. Bei der Mehrzahl der Tumoren überwiegt die **Androgenbildung mit konsekutiver Maskulinisierung** oder auch Ausbildung einer **Cushing-Symptomatik.** Häufig sind sie mit der Trias Adipositas, Hypertonie und Diabetes mellitus assoziiert.

Symptomatik: Das Leitsymptom bildet die allmählich fortschreitende **Defeminisierung** und zunehmenden Zeichen der **Maskulinisierung:** Im geschlechtsreifen Alter sistieren die Menstruationsblutungen. Sterilität und Involution des Genitales sind weitere Folgen. In allen Altersgruppen zeigen sich fortschreitende virile Behaarung, Skelettvergröberung, Tieferwerden der Stimme und Klitorishypertrophie.

Nach Entfernung der Tumoren bildet sich die Symptomatik bis auf die Klitorishypertrophie allmählich zurück (Refeminisierung). Die Diagnose ist bei tastbaren Tumoren im Zusammenhang mit der Virilisierung leicht zu stellen. Differentialdiagnostisch müssen unter Einschaltung von Hormonanalysen ein adrenogenitales Syndrom, ein M. Cushing, ein Stein-Leventhal-Syndrom und ein Nebennierenkarzinom ausgeschlossen werden.

Therapie: Bei jüngeren Frauen kann man sich auf die einseitige Ovarektomie und Keilexzision aus dem kontralateralen Ovar beschränken, wenn die histologische Untersuchung keinen Verdacht auf Malignität ergibt. Insbesondere bei dem Arrhenoblastom sind jedoch gynäkologische und hormonanalytische Kontrollen unter Beobachtung der Refeminisierung erforderlich. Bei Frauen im fortgeschrittenen Alter ist die prophylaktische Exstirpation beider Adnexe und des Uterus angezeigt.

IV. Keimzelltumoren

Die von den Keimzellen des Ovars ausgehenden Tumoren (Tabelle 121 und Abb. 374) machen <5% aller Ovarialgeschwülste aus, die malignen wiederum <5% aller Keimzelltumoren. Etwa 60% aller Patientinnen sind <20 Jahre alt, und im Alter von <15 Jahren sind ¼ der Tumoren maligne, bei Kindern unter 10 Jahren >84%. Daher beruht das gesteigerte Interesse an den relativ seltenen Neoplasien des Ovars auf ihrer Bedeutung für die Kinder- und Adoleszentengynäkologie (s. S. 724). Als *spezifische Tumormarker* können *AFP* und *HCG* diagnostisch, v. a. aber zur Überwachung des Therapieerfolges eingesetzt werden (s. S. 722).

A. Dysgerminom

Das *Dysgerminoma ovarii ist der häufigste maligne Keimzelltumor;* sein Anteil an allen Malignomen des Ovars wird auf 0,9–2%, jedoch auf 5–10% aller Ovarialtumoren bis zum Alter von 20 Jahren veranschlagt. Das durchschnittliche Erkrankungsalter liegt bei 22 Jahren; das Malignom tritt am häufigsten bei Kindern, Adoleszenten und in der Schwangerschaft (10%!) auf. Nur 4% der Erkrankten sind älter als 40 Jahre. In ca. 80% entwickelt sich dieser Tumor *einseitig.* Die Dysgerminome entstehen entweder de novo oder aus Gonadoblastomen (s. S. 724). Bemerkenswert erscheint die bei 5–10% der Dysgerminome vorhandene Kombination mit Formen der gonadalen Fehlentwicklung wie der **Gonadendysgenesie** und der **testikulären Feminisierung.** Diese Koinzidenz bildet einen wichtigen Grund für die Entfernung der Gonaden bei gonadalen Anomalien (s. unten).

Es handelt sich um solide Tumoren von festweicher Konsistenz und grauweißer Farbe, die ganz unterschiedliche Ausmaße (zwischen etwa 3 und 50 cm Durchmesser) annehmen können. Das histologische Bild ist identisch mit Dysgerminomen anderer Lokalisation (dem Dysgerminom der Testes = Seminom, des Mediastinums oder der Sakrokokzygealregion). Im Gegensatz zur „reinen" Form enthält ⅕ aller Dysgerminomata Komponenten anderer Keimzelltumoren.

Die Zellen ähneln in jeder Hinsicht primordialen Keimzellen, besitzen große bläschenartige hyperchromatische Kerne mit 1–2 großen Nukleolen und ein klares Zytoplasma. Der Chromosomenstatus ist diploid, nicht selten mit einem Gonosomenkomplement XY; Patientinnen mit Gonadendysgenesie und einem Y-Chromosom tragen ein hohes Risiko (>25%) zur Entwicklung eines malignen Keimzelltumors, vornehmlich eines Gonadoblastoms (s. S. 724).

Eingestreute „Riesenzellen" gleichen **Synzytiotrophoblastzellen,** die schon in geringer Zahl erfaßbare Mengen HCG produzieren (auch histologisch mit der Immunperoxidasereaktion nachweisbar). Elemente des Zytotrophoblasten fehlen, so daß eine klare Unterscheidung zu den primären Chorionkarzinomen möglich ist (s. S. 722 und Tabelle 121).

Von prognostischer Bedeutung sind außer den zytologischen Differenzierungsgraden unspezifische Riesenzellen und die Intensität der lymphozytären Reaktion.

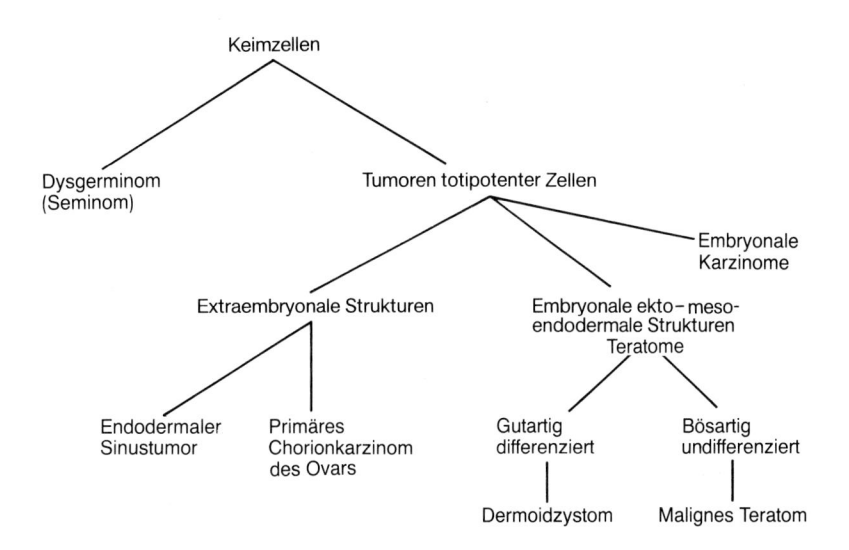

Abb. 374. Histogenese der embryonalen Tumoren des Ovars. (In Anlehnung an Teilum 1971)

Symptome: Neben zunehmenden Schmerzen im Abdomen stellt sich innerhalb weniger Monate eine erhebliche Vergrößerung des Leibesumfanges ein. In der Schwangerschaft wird ein Dysgerminom meist zufällig entdeckt, z. B. auch als Geburtshindernis. Bei Kindern kann sich eine Pubertas praecox – gekoppelt mit positivem HCG-Test – entwickeln.

86% der Kranken befinden sich bei der Diagnose im Stadium I a, 14% im Stadium I b (wobei der kontralaterale Tumor u. U. mikroskopisch klein sein kann!) (s. S. 732).

Therapie – Prognose: Die Therapie kann je nach Alter und Kinderwunsch individuell gestaltet werden, wenn intra operationem eine sichere Stadienzuordnung erfolgt bzw. möglich ist (s. S. 731). Bei isoliertem einseitigem Tumor von < 10 cm, ohne Zeichen der Ruptur und ohne Aszites kann man sich auf die einseitige *Ovarektomie* mit Keilexzision bzw. Biopsien aus dem kontralateralen Ovar beschränken. Bei konservativem Operieren ist die Rezidivrate im Stadium I a allerdings höher (22%) als nach beidseitiger Salpingo-Oophorektomie mit oder ohne Hysterektomie (9%). Die Rezidive lassen sich aber aufgrund der **guten Strahlensensibilität** der Dysgerminome unter Einsatz der Strahlentherapie zu 50% kurieren, so daß die Zehnjahresüberlebensrate in beiden Gruppen ca. 85% beträgt. Alle übrigen Kranken ab dem Stadium I b sollten der abdominalen Hysterektomie mit bilateraler Salpingo-Oophorektomie unter Mitentfernung des großen Netzes und der paraaortalen Lymphknoten unterzogen werden.

Die *Karzinomnachsorge ist zwingend* (s. S. 734) und sollte durch Bestimmung der *Tumormarker AFP* und *HCG* vervollständigt werden. Die Fünfjahresüberlebensrate fällt von 96% auf 63%, sobald der Tumor sich über die Ovarien hinaus ausgedehnt hat. Rezidive erfolgen meist innerhalb von 2 Jahren. Wegen der außerordentlichen Strahlenempfindlichkeit dieser Tumoren wird man nur selten auf Chemotherapeutika zurückgreifen müssen.

B. Endodermaler Sinustumor (Dottersacktumor, Mesoblastoma vitellinum)

Dieser Tumor rangiert an 2. Stelle unter den malignen Keimzelltumoren, stellt rund 20% der unreifen Keimzelltumoren und ist durch eine besonders aggressive Malignität charakterisiert. Er tritt am häufigsten zwischen dem 2. und 3. Lebensjahrzehnt auf.

Histologisch bestehen Analogien zu normalen Dottersackstrukturen (Endodermepithel, Zölomepithel und Mesenchym mit Blutgefäßen und blutbildenden Geweben). Die einzelnen Komponenten wechseln in ihrer Ausprägung. Der Tumor ist fast immer einseitig und überwiegend solide entwickelt. Papilläre Strukturen enthalten ein zentrales mit primitivem Zylinderepithel ausgekleidetes Blutgefäß, das dem endodermalen Dottersackepithel entspricht, in dem das AFP gebildet wird. Der Tumor kann sich binnen Tagen entwickeln und metastasiert rasch. Er gilt als strahlenresistent, spricht jedoch auf eine Polychemotherapie an, so daß die Prognose heute nicht mehr infaust ist. Der *AFP-Spiegel im Plasma hat sich als Tumormarker zur Beurteilung von Therapieeffekt und weiterem Verlauf* sowie zur Früherkennung von Rezidiven bewährt.

C. Embryonale Karzinome

Diese Form der Keimzelltumoren entsteht im Ovar ungleich seltener als in den Testes. Die von den Keimzellen des Ovars ausgehenden Blastome enthalten Komponenten mit unterschiedlicher extraembryonaler, somatischer oder Trophoblastdifferenzierung und stehen histogenetisch den Teratomen nahe, vereinzelt aber auch dem Chorionkarzinom. Der Tumor breitet sich rapide und außerordentlich aggressiv aus. Seine Strahlenempfindlichkeit ist gering, dagegen kann die Polychemotherapie mit Aussicht auf Erfolg eingesetzt werden.

E. Primäres Chorionkarzinom

Das primäre Chorionkarzinom des Ovars stellt eine seltene Variante reiner und – häufiger – gemischter Keimzelltumoren dar und entwickelt sich **unabhängig von einer Gravidität**. Tritt dieser maligne Ovarialtumor im Zusammenhang mit einer Gravidität auf, muß er als Metastase einer malignen Trophoblasterkrankung angesehen werden (s. S. 363). Das primäre Chorionkarzinom des Ovars wird offenbar häufiger bei Mädchen vor der Pubertät beobachtet und geht mit einer *Pubertas praecox* einher. Als diagnostischer Hinweis gelten die *HCG-Werte*. Histologisch sind in den weichen, außerordentlich hämorrhagischen Tumoren, Strukturen des *Zyto- und Synzytiotrophoblasten* nachweisbar. Bei reinen Formen ist eine postoperative Methotrexattherapie, bei Mischformen eine Polychemotherapie angezeigt. Als posttherapeutischer Marker während der Verlaufskontrolle leisten die *β-HCG-Werte* wertvolle Hilfe.

F. Teratome

Die Teratome des Ovars leiten sich histogenetisch von postmeiotischen Eizellen ab. Durch *Duplikation des Haptogenoms* kommt es im Laufe einer parthenogenetischen Entwicklung wahrscheinlich infolge der Expression normalerweise rezessiver Gene zu geweblichen Fehlentwicklungen mit Geschwulstbildung. Der gleiche Entstehungsmodus dürfte auch für extragonadale Teratome zutreffen. Aufgrund ihrer Herkunft stellen die Teratome das „weibliche" Äquivalent zur androgen bedingten kompletten Blasenmole dar (s. S. 361).

1. Unreife maligne Teratome

Das „reine" Teratom besteht aus unreifem Gewebe aller 3 Keimblätter und besitzt je nach deren Quantität und Grad der Unreife ein hohes malignes Potential zur rapiden Ausbreitung und Metastasierung. Das primär maligne unreife Teratom steht an 3. Stelle der Häufigkeitsskala der malignen Keimzelltumoren und betrifft nahezu ¼ aller Keimzelltumoren *bei Kindern unter 15 Jahren.* Ihr Anteil an allen Teratomen beträgt jedoch nur 1%.

Das therapeutische Vorgehen (Einsatz von Operation, Bestrahlung, Chemotherapie) und die Heilungsaussichten hängen von dem Erkrankungsstadium und dem Differenzierungsgrad des Tumors ab.

2. Reife Teratome (Dermoide, Dermoidkystome)

99% aller Teratome gehören zu den reifen Teratomen.

Diese Geschwülste enthalten ausschließlich differenzierte Gewebe der 3 Keimblätter und treten als zystische oder – weitaus seltener – als solide Tumoren auf.

Die zystischen reifen Teratome, deren Hauptvertreter die **Dermoidkystome** sind, machen 10–20% aller gutartigen Neubildungen des Ovars aus und treten meist unilateral (80–90%) auf. Dermoidzysten wachsen langsam, überschreiten selten Mannsfaustgröße und sind von teigiger Konsistenz bei perlgrauer glatter Oberfläche. Sie kommen meist bei Frauen im fertilen Alter, insbesondere zwischen dem 20. und 30. Lebensjahr, zur Beobachtung. Sie lösen erst Druck- oder Verdrängungssymptome aus, wenn sie eine gewisse Größe erreicht haben. Dermoidzysten sind langgestielt und neigen daher besonders zur **Stieldrehung** (s. S. 726), um so mehr, als sie bei ihrem geringen Umfang frei beweglich bleiben und häufig *vor* dem Lig. latum liegen.

Auch an der Entwicklung der Dermoide sind alle *3 Keimblätter* beteiligt, jedoch überwiegen im Aufbau die *ektodermalen Elemente* wie Hautpartien mit ihren Anhangsgebilden (Haare, Schweiß- und Talgdrüsen). Mitunter sind Zähne voll ausgebildet und gelegentlich auch mesodermale und entodermale Abkömmlinge (Knorpel, Knochen, Inseln von Schilddrüsengewebe, intestinale Anteile). Die beteiligten Organ- und Gewebestrukturen liegen zwar in einem chaotischen Durcheinander, sind jedoch *regulär differenziert* (Abb. 375). Der *Zysteninhalt* besteht größtenteils aus dem *Sekret der Talgdrüsen.* Nach Eröffnung der Zyste sieht man den von der Zystenwand ausgehenden soliden Anteil des Tumors. Er enthält in unterschiedlicher Zusammensetzung die genannten Gewebe- und Organstrukturen und wird als **Dermoidzapfen** bezeichnet. Eine maligne Transformation der benignen zystischen Teratome ereignet sich selten und beträgt 1 bis max. 3%. Sie wird nur in der Postmenopause beobachtet, in der nicht mehr als 10% der benignen Teratome auftreten. **Therapie** s. S. 731.

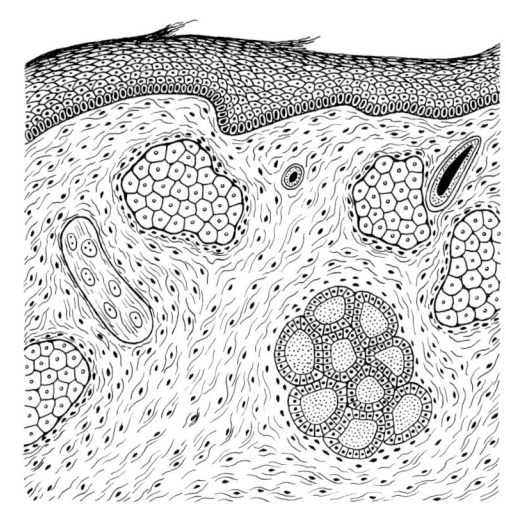

Abb. 375. Dermoidzyste (Dermoidkystom). Ausschnitt aus der Zystenwand. Gegen das Lumen hin wird die Wand von einem mehrschichtigen verhornenden Plattenepithel bedeckt, im darunterliegenden Bindegewebe finden sich Anschnitte von Haaren *(rechts oben)*, Talgdrüsen *(rechts oben, Mitte oben, links unten)*, Schweißdrüsen *(rechts unten)* sowie eine rudimentäre Knorpelanlage *(Mitte links)*

Die seltenen *soliden Teratome* sind derbe, knollige Tumoren unterschiedlicher Größe und entstehen fast ausschließlich unilateral. Auch sie enthalten ausdifferenzierte, aber ungeordnete Gewebe, unter denen Glia-, Retina- und gastrointestinale Strukturen vorherrschen.

3. Monodermale (hochspezialisierte) Teratome

Sie sind selten und enthalten nur eine einzige voll differenzierte Gewebekomponente.

Der wichtigste Vertreter ist die **Struma ovarii,** die 1–3% der gutartigen Teratome ausmacht. Sie besteht fast ausschließlich aus Schilddrüsengewebe. Die Geschwulst ist infolgedessen vorwiegend solid und von fest-weicher Konsistenz. Sie gelangt im fertilen Alter zur Beobachtung. Infolge der Fähigkeit zur Bildung von Thyroxin kann der Tumor die Symptomatik des *Hyperthyreoidismus* auslösen. In diesem Falle sichert der Radiojodtest die Diagnose. Die maligne Entartung ist selten (5 bis höchstens 10%). Bei eindeutig gutartigen Tumoren (Schnellschnittdiagnose) genügt die Ovarektomie. Die Symptome der Schilddrüsenüberfunktion bilden sich danach rasch zurück. Bei karzinomatöser Entartung muß nach den Richtlinien für die Behandlung der Ovarialkarzinome verfahren werden (s. S. 732).

V. Gonadoblastome

Diese Neoplasien kommen vornehmlich gemischt mit Dysgerminomen oder anderen Keimzelltumoren vor (Tabelle 121). *80% von ihnen treten bei Individuen mit XY-gonadaler Dysgenesie und Zeichen der Intersexualität auf.* Die Tumoren in den dysgenetischen Gonaden sind klein, reichen von mikroskopischen Ausmaßen bis zu Kirschgröße und zeigen histologisch zytoplasmareiche **Keimzellen in Verbindung mit Keimstrangelementen** (s. S. 718).

Die Prognose ist abhängig vom Differenzierungsgrad: Selbstheilungen durch Degeneration und Sklerosierung sind ebenso beschrieben wie präkanzeröse Formen und direkte Übergänge in maligne Keimzelltumoren. Auch die Kombination mit malignen Keimzelltumoren (z. B. embryonalem Karzinom, unreifem Teratom) wurde beobachtet. Aus der Prädisposition zur Entwicklung von Gonadoblastomen oder anderen Keimzelltumoren ergibt sich als wichtige *Präventivmaßnahme die möglichst frühzeitige Entfernung der dysgenetischen Gonaden bei Individuen mit XY-Gonadendysgenesie* (s. S. 533).

VI. Unspezifische Bindegewebetumoren

Ovarialfibrom

Von den seltenen Ovarialtumoren, die sich aus dem undifferenzierten **Gonadenmesenchym** ableiten, ist nur das **Ovarialfibrom** klinisch bedeutsam. Die Häufigkeit beträgt bis 5% aller Neubildungen des Ovars. Es tritt vorwiegend einseitig auf (90%). Frauen in der Prä- und Postmenopause sind häufiger betroffen als diejenigen anderer Altersgruppen. Der Tumor wächst langsam. Er kann bis zu Kindskopfgröße erreichen und ist meist **gestielt**. Als Derivat der Stromazellen besteht er vorwiegend aus faserreichem Bindegewebe mit spindelförmigen fibroblastischen, kollagenbildenden Zellen. Größere Tumoren neigen zur Erweichung mit Bildung zystischer Hohlräume. Bei ca. ¼ aller Fibromträgerinnen entwickelt sich das sog. **Meigs-Syndrom**. Es ist gekennzeichnet durch das Auftreten von ein- oder doppelseitigem **Pleuraerguß** und **Aszites** unbekannter Ursache. Während das Ovarialfibrom allein lange symptomarm bleibt, außer es kommt zur Stieldrehung (s. S. 726), verursachen Aszites und Hydrothorax eine rasche Zunahme des Leibesumfanges und der Atemnot. Der Tumor zeigt keine Entartungstendenz (<1%). *Therapeutisch* genügt daher die Ovarektomie. Aszites und Pleuraexsudat bilden sich dann spontan zurück.

Ovarialsarkom

Maligne mesenchymale Tumoren (Ovarialsarkome) sind äußerst selten. Sie entwickeln sich je nachdem als Fibro- und Leiomyosarkome in der Postmenopause und zeichnen sich durch rasches aggressiv-infiltratives Wachstum und frühe Metastasierung aus.

Ovarialtumoren im Kindes- und Adoleszentenalter

Auf Ovarialtumoren entfallen 1% aller Tumoren im Kindesalter und ca. ⅔ der Genitaltumoren vor der Menarche. Etwa die Hälfte von ihnen ist maligne, und von diesen betreffen **90% Keimzelltumoren, v. a. Dysgerminome**. Unter den **benignen** Keimzelltumoren dominieren im Kindesalter zystische Teratome **(Dermoidzysten)**. **Stromazelltumoren** kommen bei Kindern mit einer Häufigkeit von 15% aller Ovarialtumoren vor und gehen je nach endokriner Aktivität mit einer speziellen Symptomatik einher. Die einzelnen Formen sind gemäß ihrer histologischen Klassifizierung in den entsprechenden Abschnitten abgehandelt. Besondere Beachtung verdient stets die **Gonadendysgenesie mit Zeichen der Intersexualität;** bei Y-haltigem Gonosomenkomplement geht sie mit einem hohen Risiko der neoplastischen Entartung der Gonaden, v. a. der Entstehung eines Gonadoblastoms oder auch Dysgerminoms, einher und läßt die operative Entfernung der dysgenetischen Gonaden ab der „Pubertät" geraten erscheinen.

Ovarialtumoren in der Schwangerschaft

Das Zusammentreffen von Schwangerschaft und Ovarialtumor ist ein seltenes Ereignis, sieht man von der Corpus-luteum-Zyste ab (s. S. 712). Ovarialtumoren werden in der Schwangerschaft *eher zufällig* – vorwiegend mit Hilfe der Ultrasonographie – im Rahmen der Schwangerenvorsorge oder durch akut auftretende abdominale Symptome oder aber erst sub partu entdeckt. Immerhin werden etwa 30% aller Dysgerminome und Dermoidzysten während einer Gravidität diagnostiziert. Im 1. Trimenon ist differentialdiagnostisch eine Corpus-luteum-Zyste abzugrenzen und ggf. deren Rückbildung im 2. Trimenon unter Überwachung abzuwarten. Wenn keine akuten Symptome bestehen (erhöhte Gefahr der Stieldrehung oder Ruptur), kann das Prinzip der sofortigen Laparotomie der Ovarialtumoren durchbrochen werden, weil eine Gravidität bei vorbestehendem Ovarialkarzinom extrem selten eintritt (<1:100000 Geburten). Unter kurzfristigen Befundkontrollen wird nach Möglichkeit die Spontangeburt abgewartet und die Exstirpation des Tumors nach Abschluß der postpartalen Rückbildungsvorgänge vorgenommen. Stellt sich heraus, daß der Ovarialtumor ein Geburtshindernis bildet, so werden in einer Sitzung die Sectio caesarea und Ovarektomie durchgeführt. Bei begründetem – durch Ultrasonographie und Laparoskopie erhärtetem – *Verdacht auf Malignität* ist jedes Risiko für die Frucht in Kauf zu nehmen und die operative Abklärung und Behandlung in die Wege zu leiten.

Das sekundäre (metastatische) Ovarialkarzinom

Die metastatischen Ovarialkarzinome (Tabelle 121) machen 10–30% aller malignen Ovarialtumoren aus. Das Ovar ist damit relativ *häufig Sitz von Karzinommetastasen,* eine Tatsache, die klinisch berücksichtigt werden muß und bei einem Ovarialkarzinom den sorgfältigen Ausschluß oder Nachweis eines anderweitigen Primärtumors verlangt (Tabelle 122). Die Besiedlung des Ovars erfolgt lymphogen oder hämatogen, seltener per continuitatem. Krebsabsiedlungen im Ovar treten bevorzugt vor Erlöschen der Ovarialfunktion und bilateral auf (60% vor dem 50. Lebensjahr). Form, Größe und Konsistenz variieren stark und reichen von mikroskopisch kleinsten Herden bis zu Tumoren von Kindskopfgröße und solider Struktur mit zystischen Partien. Selbst gestielte metastatische Ovarialtumoren kommen vor. Der Zeitpunkt der Erfassung wird vorwiegend durch den Verlauf der primären Krebserkrankungen bestimmt, jedoch kann die rasche Entwicklung eines metastatischen Tumors im Ovar das Grundleiden verschleiern oder überholen.

Einige Karzinome metastasieren bevorzugt in das Ovar. Vor allem siedelt sich das Mammakarzinom im Ovar ab. Etwa gleich häufig gehen Ovarialmetastasen von Intestinaltumoren aus, wie malignen Neoplasien des Magens, aber auch des Dünn- oder Dickdarmes einschließlich des Rektums sowie der Gallenblase. Sie proliferieren intensiv und bilden in relativ kurzer Zeit Tumoren bis zu Faust- oder Kindskopfgröße. Histologisch sind die meisten von ihnen durch mukoidsezernierende Siegelringzellen charakterisiert, die sich auch im begleitenden Aszites finden. Sie werden nach ihrer Erstbeschreibung durch Krukenberg (1896) als *Krukenberg-Tumoren* bezeichnet. Bemerkenswert ist, daß diese Metastasen im Ovar oft weitaus größer als der Primärtumor sind. Infolgedessen löst die histologische Diagnose des Ovarialtumors nicht selten erst die Suche nach dem Primärtumor aus. Geschwülste gleicher Histologie kommen aber gelegentlich auch als primäre Ovarialkarzinome vor und sind dann im Sinne eines Teratoms zu interpretieren.

Unter den Genitalkarzinomen metastasieren v. a. das *Endometriumkarzinom* und das seltene *Tubenkarzinom* in die Ovarien. Bei dieser Häufigkeitsskala ist jedoch außerdem zu bedenken, daß bei doppelseitigen malignen Ovarialtumoren die Geschwulst der einen Seite eine Metastase des zuerst befallenen Ovars darstellen kann.

Die *Therapie* entspricht den für die primären Ovarialkarzinome gültigen Richtlinien in Koordination mit der Behandlung des Primärtumors (s. S. 732).

Klinik der Ovarialtumoren

Symptomatik

Das Ovarialkarzinom bietet bis jetzt kaum Möglichkeiten zur Früherkennung bei Vorsorgeuntersuchungen. Ovarialtumoren verursachen zu Beginn ihrer Entwicklung *keine* charakteristischen Symptome. Der Beschwerdekomplex liefert auch keine sicheren Hinweise auf die Gutartigkeit oder Bösartigkeit einer Geschwulst. Das Ovarialkarzinom verhält

Tabelle 122. Häufigkeit der Metastasierung von Primärtumoren in das Ovar. (Nach Parker u. Currie 1981)

Sitz des Primärtumors	Häufigkeit der Metastasierung in das Ovar [%]	Besonderheiten	
Mammakarzinom	20		
Gastrointestinale Karzinome	26	Krukenberg-Tumoren	
Genitalkarzinome (speziell Korpuskarzinom)	27	Metastasierung des Korpuskarzinoms in das Ovar häufiger als umgekehrt	Bei >¾ doppelseitig, v. a. bei Frauen im fertilen Alter
Andere Primärtumoren	26		

Tabelle 123. Symptomatik des Ovarialkarzinoms der Stadien Ia und Ib. (Nach Spechter)

Art der Beschwerden	Häufigkeit [%]
Unklare Unterleibsbeschwerden	34
Zunahme des Leibesumfangs	27
Blutungsanomalien und Dysmenorrhö	21,5
Fluor	3,0
Gewichtsabnahme	1,5
Sog. „seltene Symptome" wie Fieber, Übelkeit, Erbrechen, Völlegefühl, Harnwegsbeschwerden	5
Keinerlei Symptome	7

sich in den Frühstadien nicht anders als ein benigner Tumor. Vor allem auf diesem anfangs gleichartigen und symptomarmen Verlauf beruht die *Schwierigkeit der Früherfassung* der malignen Neubildungen des Ovars. Sie können sich länger unbemerkt ausbreiten als das Zervix- und Korpuskarzinom. Wie unspezifisch die Symptomatik der noch lokal begrenzten Ovarialkarzinome ist, geht aus der prozentualen Verteilung der Beschwerden bei den Frauen mit einem Ovarialkarzinom im Stadium Ia und Ib hervor (Tabelle 123).

Unter diesen Symptomen liefern lediglich die *Blutungen in der Postmenopause* gewisse Hinweise. In 7% der Fälle gehen sie auf gutartige, in 3–4% auf bösartige Ovarialtumoren zurück. Bezogen auf alle Altersgruppen treten Blutungsstörungen (Meno-Metrorrhagien) bei ca. ⅓ der Frauen mit Ovarialtumoren auf. Bei hormonbildenden Geschwülsten sind sie als Leitsymptom anzusehen, z.B. die Amenorrhö bei androgenbildenden (s. S. 720) oder Dauerblutungen bei östrogenbildenden Tumoren (s. S. 719).

Die lokale Symptomarmut beruht darauf, daß die Ovarialtumoren zunächst ohne Widerstand in die freie Bauchhöhle vordringen können. Erst wenn die Volumenzunahme zur Kompression der Nachbarorgane führt, stellen sich unklare diffuse Unterbauchbeschwerden ein. Die bösartigen Neubildungen können bereits das Peritoneum, die Serosa des Darmes und das Omentum majus durchsetzt haben, ehe sich das Allgemeinbefinden der Patientin spürbar verschlechtert. Zu begrenzten und einseitigen Drucksymptomen führen eher die intraligamentär entwickelten Tumoren, sowie die Parovarial- und Paroophoronzysten. Übergroße Tumoren beeinträchtigen das körperliche Befinden unabhängig von ihrer Dignität. Sie führen zur Reduktion des Allgemeinzustands und zu Krankheitsgefühl mit Nachlassen der körperlichen Leistungsfähigkeit. Eine unabhängig von der Größe des Tumors fortschreitende Anorexie, Kachexie, Zunahme des Leibesumfangs mit Aszites, Völlegefühl und Obstipation lassen kaum Zweifel an einem malignen Prozeß, der dann aber bereits ein fortgeschrittenes Ausbreitungsstadium erreicht hat.

Die fehlenden Alarmsymptome machen verständlich, daß der Tumor zur Zeit der Laparotomie bei 50–80% der Frauen die Organgrenze bereits überschritten hat.

Für das ärztliche Handeln muß daher folgender Grundsatz gelten: Jeder Ovarialtumor ist so lange auf Malignität verdächtig, bis das Gegenteil histologisch bewiesen ist.

Akute Symptome treten bei Komplikationen auf. Diese sind:

- Stieldrehung,
- Ruptur,
- Hämorrhagie,
- Inkarzeration und
- Infektion eines Ovarialtumors.

Bei ¹⁄₁₀ der Frauen mit einer Eierstockgeschwulst kommt es durch abrupte Bewegungen (Tanzen, Springen) zu einer *Stieldrehung* mit den alarmierenden Zeichen des *akuten Abdomens:* plötzlich einsetzende stärkste Schmerzen mit Punctum maximum über dem Tumor und Ausstrahlung in den gesamten Bauchraum, gespannten Bauchdecken, Schockzustand, Übelkeit, Erbrechen und Subileus bei subfebrilen Temperaturen, mäßiger Leukozytose und wechselnden Werten der BKS.

Weniger foudroyant verläuft die *inkomplette Stieldrehung.* Bei der partiellen Torsion wird zunächst nur der *venöse* Rückfluß gedrosselt. Die Folge sind venöse Stauung mit ödematöser Durchtränkung der Zyste und Ruptur der Venen mit Blutextravasaten in den Zystenraum. Dadurch vergrößert sich der Tumor rasch und erscheint bei der Operation ödematös und bläulich verfärbt.

Wenn die *Torsion komplett* ist und zur Drosselung der *arteriellen* Blutzufuhr führt, wird der Tumor gangränös. Bei ausgedehnter Infarzierung und Nekrose besteht die Gefahr der *Ruptur;* sie kann sich spontan sowie während der Untersuchung oder der Laparotomie ereignen.

Die *spontane Ruptur* der gutartigen und bösartigen Ovarialtumoren ist ein seltenes Ereignis; häufiger tritt diese Komplikation jedoch **während der Erhebung des Tastbefundes,** besonders leicht anläßlich der Exploration in Narkose mit Aufhebung der Schmerzempfindung, oder bei der *Luxierung des Tumors intra operationem* auf. Dieses Risiko ist bei dünnwandigen Zysten erhöht. Die akute Symptomatik der Ruptur mit den Zeichen des akuten Abdomens gleicht derjenigen bei der Stieldrehung. Die Ruptur kann aber auch zu einem subakuten, schleichenden Krankheitsverlauf führen, wenn der in die freie Bauchhöhle sickernde Zysteninhalt eine Fremdkörperperitonitis auslöst. Eine besonders schwere, progrediente Form bildet das *Myxoma peritonei*, ausgehend von einem rupturierten Muzinkystom (s. S. 717). Rupturiert ein Ovarialkarzinom, so kommt es neben der akuten oder subakuten Symptomatik zur massiven Aussaat von Tumorzellen mit Implantation im Abdomen.

Intratumorale *Hämorrhagien* treten bei gutartigen sowie bei bösartigen Geschwülsten des Ovars auch ohne vorherige Torsion oder Traumatisierung relativ häufig auf. Sie sind aber höchst selten so massiv, daß sie eine zusätzliche akute Symptomatik auslösen.

Eine seltene Komplikation stellt die *Einklemmung (Inkarzeration)* eines beweglichen Ovarialtumors im Douglas-Raum dar. Im Vordergrund der Symptomatik stehen dann die Behinderung des Harnabflusses durch Hochdrängen der Harnblase und Druck der Cervix gegen die Urethra oder die Kompression des Rektums mit Störung der Darmentleerung.

Die *Infektion* einer Ovarialgeschwulst ist ebenfalls ungewöhnlich. Im Zuge einer Salpingitis kann ein zufällig vorhandenes Kystom infiziert werden. Selten kommen als Ursache lokale entzündliche Prozesse in unmittelbarer Nachbarschaft wie die Appendizitis oder die Divertikulitis in Frage. Die Symptome werden durch das Grundleiden und die begleitende Peritonitis bestimmt.

Diagnose

Bisher existieren *keine* sicheren Methoden zur *Früherkennung* des Ovarialkarzinoms, die im Rahmen der Vorsorgeuntersuchung als Screening verwendbar sind. Diese Feststellung gilt gegenwärtig sowohl für die Ultrasonographie als auch für die Punktionszytologie (s. unten). Die Vaginalzytologie scheidet als Suchmethode aus; nur extrem selten finden sich bei bereits erfolgter Metastasierung im Vaginalsmear Tumorzellen eines Ovarialkarzinoms. In der Postmenopause erregt allenfalls die Hormonzytodiagnostik den Verdacht auf einen Ovarialtumor, wenn es sich um eine hormonaktive Neoplasie handelt. Die Injektion von physiologischer NaCl-Lösung in den Douglas-Raum und die Suche nach Tumorzellen im Sediment der rückaspirierten Flüssigkeit (Douglas-Lavage) ist wegen der hohen Fehlerquote als routinemäßige Suchmethode nicht geeignet. Die Hoffnungen auf eine Früherfassung gründen sich für die Zukunft vornehmlich auf die Entwicklung empfindlicher und zuverlässiger Tumormarker (s. S. 731).

So kommen Ovarialtumoren (v. a. das Ovarialkarzinom) weitaus am häufigsten (ca. 90%) erst dann zur Beobachtung, wenn die begleitenden Symptome (s. Tabelle 123) die Veranlassung zum Arztgang bilden. (Nur rund 4% werden im Rahmen einer gynäkologischen Vorsorgeuntersuchung und ca. 6% durch Zufall, sozusagen als „Nebenbefund", entdeckt.)

Zur *Diagnose* steht nach wie vor die *Palpation* mit Hilfe der *bimanuellen gynäkologischen Untersuchung an erster Stelle* bei der Aufdeckung eines Ovarialtumors. Die Ovarialtumoren ergeben je nach Konsistenz und Beweglichkeit einen typischen Befund bei der Palpation. Die funktionellen Zysten überschreiten selten Hühnerei- bis Tennisballgröße, fühlen sich prallelastisch an, haben eine glatte Oberfläche und sind gut verschieblich. Die großen Zysten besitzen eine glatte oder ungleichmäßig gewölbte Oberfläche. Man tastet sie als prallelastische oder leicht fluktuierende Resistenz. Eine teigige Konsistenz und Position des Tumors nahe den Bauchdecken bzw. vor dem Uterus sprechen für eine Dermoidzyste. Da alle Ovarialtumoren – ganz gleich ob sie zystisch oder solide aufgebaut sind – gestielt sein können, muß man bei der Untersuchung mit der äußeren Hand hoch genug ansetzen, um ein Ausweichen gestielter Zysten zu verhindern. Große Geschwülste füllen das Abdomen aus und sind bei guter Beweglichkeit manchmal nicht per vaginam oder per rectum erreichbar. Ihre Seitenzugehörigkeit ist infolge ihrer Ausdehnung oder ihrer Beweglichkeit oft schwer zu bestimmen. Solide Tumoren fühlen sich meist derb, gelegentlich durch zentrale Erweichungsherde auch etwas teigig an. Füllt der Tumor das kleine Becken aus, so drängt er den Uterus nach oben; die Zervix steht dann nahe der Symphyse.

Beginnende Ovarialkarzinome lassen sich nur in Ausnahmefällen palpatorisch erfassen. Ein derbes, etwas vergrößertes Ovar in Abweichung von der normalen Größe, z. B. von den üblicherweise kleinen, atrophischen, kaum palpablen Ovarien in der Postmenopause und im Senium oder den kindlichen präpuberalen Gonaden, erweckt den Verdacht. Es gilt die Regel: *Jedes in der Postmenopause tastbare oder sonographisch vergrößerte Ovar ist Frühzeichen eines Ovarialkarzinoms!* Jedoch entgehen kleine Herde im Innern des Ovars der Erfassung und werden nur als Zufallsbefund anläßlich einer Ovarektomie aus anderer Indikation (z. B. bei der operativen Therapie des Korpuskarzinoms oder der Zusatztherapie des Mammakarzinoms; s. S. 703 und S. 725) entdeckt. Auch bei der Palpation eines gut beweglichen und gut abgegrenzten Ovarialtumors kann man nicht vorhersagen, ob er gutartig oder bösartig ist. Jedoch ist die Unbeweglichkeit ein verläßliches Zeichen für Malignität.

Knollige, derbe oder derbzystische Tumormassen im kleinen Becken mit Ausfüllung des Douglas-Raumes sind immer auf einen malignen Ovarialtumor verdächtig, ebenso zusätzlicher Aszites und knotige Resistenzen im Abdomen. Gleichzeitige extragenitale Lymphknotenschwellungen weisen darauf hin, daß der Ovarialtumor eher metastatischer Natur ist, und machen die Suche nach dem Primärtumor erforderlich.

Die entscheidende Ergänzung der bimanuellen Untersuchung zur Diagnose eines Ovarialtumors liefert die *ultrasonographische Untersuchung* (s. S. 520). Da sie eine Ausssage über *Aufbau* und *Struktur* erlaubt, gehört sie zu den obligaten *diagnostischen und prätherapeutischen Maßnahmen.*

Die *Computertomographie* (CT) ist nicht zur Früherkennung geeignet, da sie kleine beginnende Tumoren nicht sicher erfaßt. Schwerpunkte für ihren Einsatz sind: Auffindung von Tumoren im Abdomen, Identifikation von größeren Ovarialtumoren und posttherapeutische Verlaufskontrolle. Peritoneale und Lymphknotenmetastasen sind ab einer gewissen Größe zu erkennen.

Die *Laparoskopie* kann ergänzend bei unklaren Befunden eingesetzt werden.

Differentialdiagnose

Die differentialdiagnostischen Erwägungen und Maßnahmen müssen alle physiologischen und pathophysiologischen raumverändernden Prozesse der intra- und extraperitonealen Organe und Organabschnitte des kleinen Beckens berücksichtigen. Bei den großen, das kleine Becken überschreitenden Ovarialtumoren sind auch Neoplasien der Organe im oberen Bauchraum in Erwägung zu ziehen.

Zur Vermeidung von Irrtümern muß vor Beginn der Untersuchung die *Harnblase sicher entleert* sein. Ein *gefüllter Darm* macht in Zweifelsfällen die Wiederholung der gynäkologischen Exploration nach dem Abführen notwendig. Die Ultrasonographie ist bei Verdacht auf einen Ovarialtumor unentbehrlich.

Uterus

Der Unerfahrene hält gelegentlich den retroflektierten Uterus für einen derben Ovarialtumor im kleinen Becken; die Einbeziehung der rektalen und rektovaginalen Untersuchung klärt diesen Irrtum meistens auf.

Differentialdiagnostisch schwieriger abzugrenzen sind alle Veränderungen, die mit einer Vergrößerung des Uterus einhergehen. Die wichtigsten sind der *Uterus myomatosus* und die *Gravidität*.

Gewöhnlich handelt es sich bei dem Uterus myomatosus um multiple Myomknoten; das Organ ist dann knollig verdickt. Generell weisen *Myome* eine *derbere Konsistenz* auf als Tumoren des Ovars. Dieses Merkmal ist jedoch zur Unterscheidung nicht sicher zu verwenden. Im allgemeinen verschieben sich Myome bei Prüfung der Beweglichkeit von Uterus und Zervix gleichsinnig mit. Umgekehrt wird der Uterus stärker mitbewegt, wenn ein mobiles subseröses Myom hin- und hergeschoben wird. Besteht ein von der Uterusseitenkante aus entwikkeltes Myom, so läßt sich bei der explorativen Elevation des Uterus das Ovar evtl. isoliert tasten. Ein nekrotisch erweichtes oder ein intraligamentär wachsendes Myom ist von einer Geschwulst des Ovars jedoch palpatorisch kaum zu unterscheiden, insbesondere dann nicht, wenn der Ovarialtumor im kleinen Becken oder an der Hinterwand des Uterus fixiert ist. Eine erhebliche differentialdiagnostische Schwierigkeit bieten *gestielte Myome,* um so mehr, wenn sie infolge regressiver Vorgänge von weicher Konsistenz sind. Bestehen Unklarheiten, so muß man versuchen, die Stielverbindung zum Uterus zu klären. Läßt sich der Stiel als lange, dünne, zarte Fortsetzung der Adnexabgänge heraustasten, so spricht der Befund für einen Ovarialtumor; eine derbe, kurze, strangartige Verbindung zwischen Uterus und Tumor an anderer Stelle weist auf ein gestieltes Myom hin. Das gelegentliche Zusammentreffen eines Myoms und eines Ovarialtumors wird meistens erst anläßlich der Operation festgestellt. Stielgedrehte Myome sind weder aufgrund ihrer Symptomatik noch mit Hilfe des Tastbefundes von einem torquierten Kystom zu unterscheiden, wohl aber mit Hilfe der Echographie, die auch hier wieder eine unverzichtbare Ergänzung der bimanuellen Untersuchung darstellt.

Im fertilen Alter muß die *intrauterine Gravidität* in die differentialdiagnostischen Erwägungen einbezogen werden. Namentlich zwischen der 6. und 10.-12. SSW wird das Corpus uteri aufgrund seiner Konsistenz und Beweglichkeit gegenüber der Zervix (Hegar-Schwangerschaftszeichen) nicht selten getrennt palpiert und irrtümlich für einen zystischen Ovarialtumor neben einem kleinen Uterus gehalten. Ebenso kann die Piskaček-Ausladung (s. S. 182) einen Ovarialtumor vortäuschen. Diese Irrtumsmöglichkeit ist erhöht, wenn der gravide Uterus retroflektiert liegt und den Douglas-Raum ausfüllt. Ein schnell zunehmendes Hydramnion im 2. Trimenon der Gravidität kann ein Kystom vortäuschen.

Bei den differentialdiagnostischen Erwägungen sind die subjektiven und objektiven Schwangerschaftszeichen zu berücksichtigen. Schwangerschaftstests, Ultraschalldiagnostik und die Kontrolle der kindlichen Herztöne sichern bei zweifelhaften Befunden, v. a. bei gleichzeitigem Bestehen von Schwangerschaft und Ovarialtumor, die Diagnose (s. S. 724).

Tuben

Tubargravidität. Verglichen mit einer ovariellen Geschwulst ist eine einseitige Resistenz bei einem **Tubarabort** meist weicher, uneben und schlechter abgrenzbar. Auffallend ist der **Portioschiebeschmerz**. Die **Regelanamnese** (kurzfristige Amenorrhö), subjektive Schwangerschaftszeichen und eine *zunehmende Anämie* liefern wichtige Hinweise. Führt der Schwangerschaftstest nicht zur Entscheidung, so ist außer der Ultrasonographie die Pelviskopie zur Absicherung erforderlich (s. S. 753).

Differentialdiagnostische Schwierigkeiten bringt die Unterscheidung der stielgedrehten oder rupturierten Ovarialzyste von einer **Tubarruptur** (s. S. 357). Im geschlechtsreifen Alter muß bei akutem foudroyantem Verlauf mit Schockzustand als erstes an eine Tubarruptur gedacht werden. Für diese sprechen die rasch *zunehmende Anämie*, der Blutdruckabfall und die Erhöhung der Pulsfrequenz. Die Tatsache, daß eine Resistenz oft nicht zu fühlen ist, besagt bei der Differentialdiagnose nichts, denn auch ein Ovarialtumor ist nach erfolgter Ruptur nicht mehr palpabel. Hinweise liefert eher der Portioschiebeschmerz, der bei noch bestehender Reaktionsfähigkeit der Patientin fast immer vorhanden ist und auf eine Extrauteringravidität hinweist.

Der **Schwangerschaftstest** ist bei der Tubarruptur meistens positiv und vermag die Diagnose noch vor der stets notwendigen Laparotomie zu sichern (s. S. 358).

Das **Tubenkarzinom** ist palpatorisch nur ausnahmsweise von einem Ovarialtumor abzugrenzen (s. S. 709).

Entzündliche Veränderungen der Adnexe bieten im akuten und subakuten Stadium bei Berücksichtigung der Anamnese und der Symptomatik (s. S. 613) nur selten differentialdiagnostische Schwierigkeiten gegenüber einem Ovarialtumor. Die entzündlichen Infiltrate fühlen sich weicher an, sind kaum verschieblich und bereiten bei der Palpation meist stärkere Schmerzen. Die chronischen unspezifischen und spezifischen, im Douglas fixierten Adnexprozesse sind dagegen bei der Differentialdiagnose der Ovarialkarzinome in Betracht zu ziehen. Sie sind oft so derb und höckrig, daß man aufgrund des Palpationsbefundes ebensogut ein Ovarialkarzinom vermuten kann. Als Hinweis kann gelten, daß das Ovarialkarzinom mit einer stärkeren Beschleunigung der Blutsenkung einhergeht, während bei der chronischen Adnexentzündung die Linksverschiebung des Blutbildes ausgeprägter ist.

Endometrioide Herde im Douglas, am Lig. rectouterinum und an der Hinterwand der Zervix (s. S. 646) können befundmäßig wie ein Ovarialkarzinom imponieren. Der weniger reduzierte Allgemeinzustand, die Blutungsanamnese (sekundäre Dysmenorrhö), die meist normalen Laborwerte und die Schmerzhaftigkeit der Untersuchung sprechen für eine Endometriose. In fraglichen Fällen ist die Laparoskopie einzusetzen.

Darmtrakt

Derbe fixierte Resistenzen im kleinen Becken bei der über 50 Jahre alten Frau können von einem Ovarialkarzinom oder von einem Malignom der *unteren Darmabschnitte* stammen. Die Anamnese und Symptomatik (Obstipation im Wechsel mit Diarrhö, Koliken, Blutabgang aus dem Darm) verweisen auf einen intestinalen Prozeß. Liegt ein *Rektumkarzinom* vor, so ist der Ausgangsherd i. allg. mit Hilfe der rektalen Untersuchung als derber, flächiger Tumor oder als Krater mit derben Rändern zu tasten. Am untersuchenden Finger findet sich Blut! Rektoskopie und Röntgenkontrasteinlauf erhärten die Diagnose und schließen damit den Ovarialtumor aus. Ein mit der Beckenwand verbackenes Ovarialkarzinom ist palpatorisch schwer von einem *Sigmakarzinom* zu unterscheiden. Ebenso ist eine im Sigma lokalisierte *Divertikulose* in Betracht zu ziehen. Auf eine Divertikulose verdächtig ist eine relativ weit dorsal- und kranialwärts gelegene, schwer abgrenzbare Resistenz von eher teigiger Konsistenz. Eine asymptomatische *Divertikulitis* tritt bei den über 40 Jahre alten Frauen relativ häufig auf.

Der gynäkologische Tastbefund und die intestinalen Symptome führen nur zur Verdachtsdiagnose. Außer dem Kontrasteinlauf erbringen die Rekto-Sigmoido-Koloskopie die Entscheidung in der einen oder anderen Richtung. Ergänzend kann die Laparoskopie herangezogen werden.

Infolge der Stielbildung und der Ausdehnung der Ovarialtumoren in Richtung der freien Bauchhöhle sind auch intestinale Prozesse außerhalb des kleinen Beckens differentialdiagnostisch gelegentlich von Bedeutung.

Ein *Ileozökaltumor* liegt auffallend hoch und ist vom kleinen Becken aus bzw. vaginal und rektal kaum zu erreichen. Bei der äußeren Betastung und Verschiebung werden i. allg. unter der palpierenden Hand gurgelnde Darmgeräusche ausgelöst. Anamnestisch finden sich häufig Hinweise auf eine durchgemachte Tuberkulose. Eine röntgenographische Darstellung des Darmtraktes ist zur Sicherung erforderlich.

Die akute *Appendizitis* und der *perityphlitische Abszeß* spielen bei der Differentialdiagnose gegenüber nichtentzündlichen Ovarialtumoren kaum eine Rolle. Lediglich bei Verdacht auf eine Ruptur oder Stieldrehung eines Ovarialkystoms ist gelegentlich eine perforierte Appendizitis auszuschließen. Mitunter führt die *Enteroptose* mit tiefhängenden Darmschlingen oder eine dem Uterus adhärente Sigmaschlinge zur Fehldiagnose. Vor allem das tief hängende Zökum vermag einen Ovarialtumor vorzutäuschen; jedoch entgleiten Darmschlingen bei dem Versuch, sie in das kleine Becken der inneren Hand entgegenzudrücken, unter gurgelnden Geräuschen nach oben.

Retroperitoneale Tumoren können sich bis in das kleine Becken erstrecken. Eine unverschiebliche, derbe Resistenz nahe der Beckenhinterwand ist gegenüber einer Ovarialgeschwulst i. allg. abzugrenzen, wenn die Genitalorgane isoliert zu tasten sind. Bei unklaren Palpationsbefunden läßt sich die Sicherung der Diagnose mit Hilfe der Laparoskopie erreichen. Wenn eine etwa gänseeigroße, fest-weiche, eher teigige Resistenz mit ovoidem Pol in das kleine Becken ragt, jedoch auffallend weit nach hinten gelegen und schwer verschieblich ist, sollte man an eine *Beckenniere* denken und vor Einleitung weiterer Maßnahmen ein intravenöses Pyelogramm anfertigen (s. Abb. 322).

Übergroße, weit in das Abdomen hinaufreichende Ovarialtumoren, speziell das Ovarialkystom und seine Varianten, sowie das Fibrom machen nur selten differentialdiagnostische Schwierigkeiten, wenn ihre Besonderheiten beachtet werden. Diese überdimensionalen Geschwülste werden manchmal per vaginam und per rectum nicht erreicht. Für einen Tumor des Genitales spricht der Befund, daß der Uterus – infolge der Zugwirkung eines mobilen Kystoms – eleviert und nahezu quergestellt hoch im kleinen Becken liegt. Für die äußere Untersuchung gilt die *Faustregel, daß Ovarialtumoren einen nach oben konvexen Bogen als Begrenzung beschreiben, während der untere Pol von Tumoren des Mittel- und Oberbauches nach unten konvex konturiert ist.* Der Ausgangspunkt eines Tumors ist immer der Stelle seiner größten Verschieblichkeit entgegengesetzt anzunehmen. Die Perkussion mit leerem Klopfschall über dem Tumor erlaubt die Markierung der Ausdehnung des Tumors und seiner Grenzen. Nach diesen Regeln sind gelegentlich Pankreaszysten, Mesenterialzysten, ein Gallenblasenempyem oder eine Hepatomegalie mit derber höckriger Oberfläche auszuschließen.

Aszites

Wichtig ist die Diagnose und differentialdiagnostische Berücksichtigung des freien *Aszites.* Die *Unterscheidung von Ovarialkystom und Aszites ergibt sich aus der Perkussionsfigur vor und nach Lagewechsel der Patientin:* Ovarialzysten drängen die Dünndarmschlingen nach lateral. Infolgedessen wird über dem median gelegenen Tumor eine Dämpfung des Klopfschalles und seitlich beiderseits der für den Darm charakteristische tympanitische Perkussionsschall registriert. Ein Lagewechsel hat keine Änderung der Perkussionsfigur zur Folge. Bei Aszites schwimmen dagegen die Darmschlingen median auf der Abdominalflüssigkeit und ergeben in der Nabelgegend tympanitischen Klopfschall, während der schalldämpfende Aszites die Flanken ausfüllt. Bei Seitenlage der Patientin steigen die Darmschlingen zu der nach oben liegenden Flanke, und es resultiert das Phänomen des Tympaniewechsels. Der Nachweis der Fluktuation spricht in Verbindung mit dem Perkussionsbefund für Aszites. Fluktuation ist aber auch gelegentlich bei schlaffen Zysten vorhanden. So kann eine große dünnwandige Zyste einen Aszites vortäuschen und umgekehrt. Irrtumsmöglichkeiten bestehen ferner bei abgekapseltem Aszites, der wie ein Ovarialtumor imponiert. Sind Aszites und Ovarialgeschwulst gleichzeitig vorhanden, so überschneiden sich die Perkussionsfiguren. Ein exakter Palpationsbefund ist dann oft erst nach der Punktion des Aszites zu erheben.

Diese differentialdiagnostischen Erwägungen lassen sich heute mit Hilfe der bildgebenden Verfahren leichter und sicherer entscheiden.

Prätherapeutische Maßnahmen

Gerade bei Ovarialkarzinomen und der nicht immer vorhersagbaren Ausweitung der Operation bildet die gründliche Untersuchung der Patientin hinsichtlich ihrer **Belastbarkeit** und **Operabilität** den ersten wichtigen Schritt. Dazu gehören neben der **Beurteilung des Allgemeinzustandes** die detaillierte Herz- und Lungenuntersuchung, Prüfung der Leber- und Nierenfunktion, Beachtung chronischer Erkrankungen wie Thrombose, Diabetes mellitus, Herz- und Gefäßerkrankung. Die üblichen Laboruntersuchungen folgen.

Den **gynäkologisch-diagnostischen Maßnahmen** (s. oben) schließt sich zur Vorsicht die **prätherapeutische Metastasensuche** an, die sich sowohl auf das übrige Genitale als auch auf das Abdomen, den Thorax, den Harn- und Magen-Darm-Trakt erstreckt (s. oben). Zur Beurteilung der Leber wird die Ultraschalldiagnostik und die CT eingesetzt, die Kontrolle des Skelettes erfolgt radiologisch (evtl. Knochenszintigramm). Auch die Angiographie ist bei Bedarf, besonders bei Tumoren im Mittelbauch, einzusetzen. Die Bestimmung relevanter Tumormarker (CEA, TPA, Ca 125) ist prätherapeutisch zu empfehlen, um Vergleichswerte für die späteren Verlaufskontrollen zu besitzen (s. S. 734).

Im Anschluß an die Befunderhebung gilt es, das *ausführliche ärztliche Gespräch* zu führen, die Patientin *aufzuklären* und ihre *Zustimmung* zu den geplanten, d. h. zu den vorhersehbaren und zu den nicht vorhersehbaren operativen Maßnahmen einzuholen und schriftlich zu fixieren.

Allgemeine Hinweise für die Therapie der Ovarialtumoren

Grundsätzlich wird jeder Ovarialtumor operativ entfernt. In Anbetracht der Malignisierungspotenz der häufigsten, zunächst gutartigen Neubildungen, ferner der Gefahr der Ruptur oder der Stieldrehung stellt die frühzeitige operative Therapie zugleich die wirksamste Prophylaxe dar. Das Ausmaß des Eingriffes wird in erster Linie durch die Dignität des Tumors, in zweiter Linie durch das Alter der Patientin bestimmt. Lediglich die funktionellen Zysten können 2–3 Monate beobachtet werden. Bilden sie sich nicht zurück oder nehmen sogar an Größe zu, so wird die Laparotomie unumgänglich.

Ist die **Gutartigkeit einer Geschwulst gesichert,** so genügt bei Frauen im fertilen Alter die einfache Ovarektomie. Gelegentlich kann funktionstüchtig erscheinendes Ovarialgewebe nach Abtragung z. B. eines Dermoidkystoms belassen werden. Die Biopsie und Inspektion durch Längsspaltung des äußerlich unveränderten Ovars der anderen Seite ist großzügig zu handhaben, insbesondere bei Verdacht auf kleine hormonbildende Tumoren. Z. B. läßt eine gesteigerte Östrogenwirkung in der Postmenopause (glandulär-zystische Hyperplasie des Endometriums) diese diagnostische Maßnahme auch ohne tastbaren Befund an den Ovarien geraten erscheinen (s. S. 719).

Doppelseitige Geschwülste erfordern die Entfernung beider Adnexe, meist unter Mitnahme des Uterus. Im Klimakterium und in der Postmenopause sind auch bei einseitig entwickelten Neoplasien aus prophylaktischen Gründen beide Ovarien zu entfernen, üblicherweise mit gleichzeitiger Hysterektomie.

Therapie und Prognose des Ovarialkarzinoms

Für die Behandlung stehen zur Verfügung die

- Operation,
- Bestrahlung und
- Chemotherapie.

Therapie und Prognose der malignen Neoplasien des Ovars hängen vornehmlich von ihrer Ausbreitung bei Behandlungsbeginn (Staging) und dem Malignitätsgrad (Grading) ab.

Über die **Prävalenz des operativen Vorgehens** bestehen keine Zweifel. Die Auffassungen über die optimale Kombination mit den beiden anderen Verfahren sind unterschiedlich.

Stadieneinteilung und Gradierung

Für das therapeutische Planen und Handeln sowie nicht zuletzt für die Vergleichbarkeit der Heilungsergebnisse ist die international gültige Stadieneinteilung (Staging) und die histologische Zuordnung (Grading) der primären Ovarialkarzinome gültig.

Die Stadieneinteilung (FIGO und TNM-System, s. S. 655 und Tabelle 124) erfolgt nach pathologisch-anatomischen Gesichtspunkten und im Gegensatz zu den übrigen gynäkologischen Karzinomen ausschließlich *während der Operation* unter Berücksich-

Tabelle 124. Stadieneinteilung des Ovarialkarzinoms (FIGO) und klinische Klassifikation nach dem TNM-System (Kurzfassung). (Aus TNM-Klassifikation maligner Tumoren 1987)

TNM		Ovar	FIGO
T1		Begrenzt auf Ovarien	I
	T1a	Ein Ovar, Kapsel intakt	Ia
	T1b	Beide Ovarien, Kapsel intakt	Ib
	T1c	Kapselruptur, Tumor an Oberfläche, maligne Zellen in Aszites oder bei Peritonealspülung	Ic
T2		Ausbreitung im Becken	II
	T2a	Uterus, Tube(n)	IIa
	T2b	Andere Beckengewebe	IIb
	T2c	Maligne Zellen in Aszites oder bei Peritonealspülung	IIc
T3 und/oder N1		Peritonealmetastasen jenseits Becken und/oder regionäre Lymphknotenmetastasen	III
	T3a	Mikroskopische Peritonealmetastasen	IIIa
	T3b	Makroskopische Peritonealmetastasen ≤ 2 cm	IIIb
	T3c und/ oder N1	Peritonealmetastase(n) > 2 cm und/oder regionäre Lymphknotenmetastasen	IIIc
M1		Fernmetastasen (ausschließlich Peritonealmetastasen)	IV

tigung aller ad hoc erhobenen Befunde. Zum *chirurgischen Staging* gehören als wichtigste Maßnahmen:

- eingehende Revision der Bauchhöhle einschließlich der Zwerchfellkuppen, Leberoberfläche, Omentum majus,
- Aspiration freier Peritonealflüssigkeit bzw. des Aszites zur zytologischen Untersuchung,
- Peritonealspülung mit physiologischer NaCl-Lösung und Rückaspiration zur zytologischen Untersuchung (wenn kein Aszites vorhanden ist),
- Peritonealbiopsie,
- Lymphknotenrevision mit histologischer Untersuchung pathologischer Knötchen und Resistenzen,
- Biopsie subdiaphragmatischer, paraaortaler und pelviner Lymphknoten.

Nur bei äußerster Sorgfalt ist eine zuverlässige Stadienzuordnung möglich.

Als von eminenter prognostischer Bedeutung erweist sich der Differenzierungsgrad der malignen Neoplasien. Daher wird auch die Klassifizierung des histopathologischen Differenzierungsgrades - Grading - einheitlich nach Übereinkunft vorgenommen. Es bedeuten:

GX Differenzierungsgrad kann nicht beurteilt werden.
GB Borderlinemalignität.
G1 Gut differenziert.
G2 Mäßig differenziert.
G3-4 Schlecht differenziert/undifferenziert.

Richtlinien für das operative Vorgehen
Eine Heilung des Ovarialkarzinoms ist nur möglich, wenn der Tumor im ganzen exstirpiert werden kann.

Die Laparotomie ist stets indiziert - auch bei fortgeschrittener Tumorausbreitung -, wenn es der Allgemeinzustand der Patientin erlaubt. Gelingt nur eine Teilresektion, so hängt die Prognose von der Ausbreitung und Größe des Resttumors ab, ist insgesamt dubios und nur dann günstiger, wenn die verbliebenen Tumoren nicht mehr als 2 cm Durchmesser aufweisen. Generell richtet sich das operative Vorgehen nach dem Ausbreitungsstadium, also dem chirurgischen Staging (s. oben). Grundsätzlich wird abdominal von einem Längsschnitt ausgegangen, der bei Bedarf bis in den Oberbauch verlängert werden kann. Üblicherweise wird zunächst und möglichst in toto der Tumor entfernt und seine Dignität durch histologische Schnellschnittuntersuchung geklärt. Das Gewebe kann ferner für die Bestimmung der Chemoresistenz und zur Rezeptoranalyse genutzt werden. Auch wenn der Tumor einseitig lokalisiert ist, werden immer beide Adnexe, der Uterus und das Omentum majus exstirpiert. Je nach dem Ergebnis der Revision der Bauchhöhle, also erst intra operationem, fällt die Entscheidung über die Notwendigkeit eines radikaleren Vorgehens mit Lymphonodektomie und Exzision metastatischer Herde im Abdomen.

Können Tumor und Metastasen nicht restlos entfernt werden, so ist eine Zusatztherapie mit *Chemotherapeutika* unumgänglich (s. unten). Im Anschluß an die Zytostastikabehandlung wird bei klinischen Zeichen einer Rückbildung des Tumors eine *Second-look-Operation* durchgeführt werden. Dieser Zweiteingriff dient der Objektivierung des Befundes und ggf. der Entfernung noch vorhandener Tumorreste. Sind keine Residuen mehr nachweisbar, so kann die Chemotherapie beendet werden.

Nur bei *jungen Frauen und einseitig auf ein Ovar begrenzten, gut abgekapselten Tumoren* (z. B. Keimzelltumoren und Stromazelltumoren wie Granulosazelltumoren, Arrhenoblastome) erscheint die alleinige Entfernung des Erkrankungsherdes oder der erkrankten Adnexe vertretbar. In jedem Falle sollte aber eine Keilexzision aus dem kontralateralen Ovar und ggf. eine Probeexzision aus dem großen Netz durchgeführt werden.

Chemotherapie
Die zytostatische Therapie hat in den letzten Jahren zumindest die Remissionsraten, auch die der fortgeschrittenen Karzinome zu verbessern vermocht. Ovarialkarzinome reagieren insgesamt günstiger auf Chemotherapeutika als die Genitalkarzinome anderer Lokalisation; v. a. die epithelialen Malignome weisen eine gute Sensibilität auf. Angesichts der immer noch hohen Rate der Kranken im fortgeschrittenen Tumorstadium bedürfen post operationem ca. 60-70% der Kranken einer additiven Therapie, und zwar entweder der systemischen Chemotherapie oder einer Strahlenbehandlung. Dabei wird, wenn immer möglich, der zytostatischen Therapie der Vorzug gegeben. Bei der Wahl der Zytostatika geht es um die *Effektivität* (Häufigkeit und Dauer der Remissionen bzw. der progressionsfreien Intervalle, Überlebenszeit). Ins Gewicht fallen aber auch bei der individuellen Entscheidung die zahlreichen organisch und psychisch belastenden Nebenwirkungen.

Zytostatika stellen heute die wichtigste Zusatztherapie - in frühen Stadien auch als *adjuvante Therapie* - zum operativen Vorgehen dar. Empirisch haben die *alkylierenden Substanzen* wie z. B. Endoxan als *Monotherapie* zu mittleren *Remissionsraten* von 30-40% geführt. Jedoch wird der Kombination von Zytostatika mit verschiedenen synergistisch wirkenden metabolischen Angriffspunkten der Vorzug gegeben, da sich mit Hilfe der *aggressiv* durchgeführten *Polychemotherapie* mittlere Remissionsraten von 60–70% erzielen lassen, wenn auch die Frage einer höheren Überlebensrate noch offen ist. Die Wirkung ist vom histologischen Typ und Differenzierungsgrad der Malignome weitgehend unabhängig. Bei günstigen Resorptionsverhältnissen wird das Krebsgewebe von der Peripherie aus zerstört und durch Narbengewebe ersetzt. Auf diese Weise wird zumindest eine Verkleinerung und Abgrenzung des Tumors von seiner Umgebung (Darm, Beckenwand) und damit in nicht zu weit fortgeschrittenen Fällen die Operabilität eines zunächst inoperablen Malignoms erreicht. Der Zeitpunkt der Second-look-Operation wird in Abhängigkeit vom Befund bzw. dem Effekt der Zusatztherapie bestimmt.

Neben Chemotherapeutika mit *alkylierender* Wirkung (Endoxan, Leukeran, Alkeran, Holoxan) gelangen *Antimetaboliten* (5-Fluorouracil), zytostatisch wirkende *Antibiotika* (Adriamycin, Epirubicin) und in letzter Zeit vornehmlich *Cisplatin* und Derivate in unterschiedlicher Kombination und in möglichst aggressiven Dosen zum Einsatz.

Prätherapeutische In-vitro-Sensibilitätstests erlauben mit hoher Wahrscheinlichkeit die Erkennung chemoresistenter Tumoren.

Unter den Applikationsformen (intermittierend als hochdosierte aggressive Stoßtherapie nach bestimmtem Regime oder kontinuierliche Langzeittherapie in geringerer Dosierung) wird die *Stoßtherapie* bevorzugt. Entscheidend für ein Absetzen der Therapie sind die Vollremission (nach makro- und mikroskopischer Kontrolle durch eine Second-look-Operation) oder hochgradige Unverträglichkeitserscheinungen, die zum Abbruch zwingen.

Kommt es infolge Versagens oder Resistenzentwicklung unter der angewendeten Kombination zur Progression, so kann eine Umstellung auf ein anderes aggressives Behandlungsregime mit Einwilligung oder auf Wunsch der Patientin eingeleitet werden (Second-line-Kombinationstherapie), jedoch ist die Gesamtprognose schlecht und die Einbuße an Lebensqualität erheblich (Vollremissionen ca. 24%, Zweitremissionen bis 65%, jeweils von begrenzter Dauer).

Die hohe *Toxizität* und *Nebenwirkungen* wie Leukozyto- und Thrombopenie, Anorexie, Übelkeit, Erbrechen sowie die Neuro- und Nephrotoxizität (Cisplatin!) fordern eine laufende Kontrolle. Wegen der Kumulation der Nebenwirkungen (Knochenmarkdepression, erhöhtes Leukämierisiko) können Zytostatika und Strahlenbehandlung nicht gleichzeitig angewendet werden.

Strahlentherapie

Der lebensverlängernde Effekt der zytostatischen Therapie ist eindeutig. Infolge der günstigen Tumorwirksamkeit kann sogar unter der Behandlung eine Besserung des Allgemeinzustandes einsetzen. Damit rangiert die Chemotherapie *vor* den Bestrahlungsmethoden, zumal die Ovarialkarzinome bis auf wenige Subtypen relativ strahlenunempfindlich sind. Im fortgeschrittenen Stadium erlaubt die voluminöse Ausdehnung im Bauchraum infolge der relativ geringen Strahlentoleranz lebenswichtiger Organe (Leber!) kaum die Applikation einer ausreichenden tumorwirksamen Dosis. Auch die intraperitoneale Instillation von radioaktiven Substanzen, z. B. von Radiogold – ^{198}Au – oder Radiophosphor hat keine entscheidenden Vorteile gebracht und ist zudem mit einer Reihe von Komplikationen wie Ileus und/oder Peritonitis infolge von Verwachsungen, v. a. aber auch mit einer Strahlenexposition des Personals belastet und wird daher nur noch ganz selten angewendet. Eine Großfeldbestrahlung des Abdomens nach dem Moving-strip-Verfahren und Ausstrahlung des kleinen Beckens *nach* erfolgloser Chemotherapie sind eingreifend und stehen in keinem Verhältnis zum erreichbaren Erfolg.

Bei *Kindern* ist die Indikation zur Strahlenbehandlung streng zu stellen, da die Gefahr der Schädigung des Knochenwachstums, der Keimzellen und der Induktion radiogener Tumoren besteht.

Eine *Hormonbehandlung* kommt bei hormonabhängigen Tumoren, z. B. bei endometrioiden Malignomen, je nach Rezeptorstatus, z. B. mit Gestagenen in Frage. Die Immuntherapie spielt z. Z. noch keine Rolle.

Prognose

Die Prognose des Ovarialkarzinoms ist trotz der Fortschritte in den Behandlungsmethoden nach wie vor ungünstig. Die Fünfjahresüberlebensrate, d. h. *5jährige Rezidivfreiheit für alle malignen Neubildungen, liegt seit Jahren unverändert bei etwa 30%.* Diese niedrige Überlebensrate beruht in erster Linie darauf, daß bei 50–80% aller Frauen die Geschwulst zu Beginn der Therapie bereits die Organgrenze überschritten hat. *Es besteht eine enge Korrelation zwischen Stadienzugehörigkeit und Prognose.* Die Fünfjahresüberlebenserwartung im Stadium I von >80% sinkt im Stadium II auf ca. 50% ab. Von den Kranken im Stadium III und IV überleben zwar unter Einsatz der kombinierten Chemotherapie > 80% das 1., aber nur etwa 25% das 2. Jahr nach Beginn der Behandlung. Das Schicksal entscheidet sich bei der Mehrzahl der Kranken *innerhalb des*

1. Jahres nach Behandlungsbeginn. Im allgemeinen ist die Lebenserwartung bei jüngeren Frauen höher. Neben der *Ausdehnung* und dem *Alter* bestimmt der *histologische Malignitätsgrad* die Prognose. Der Einfluß des Karzinomtypus läßt sich auf die einfache Formel bringen: *Je undifferenzierter das Karzinom, desto schlechter die Prognose!* Ausgehend von der Fünfjahresüberlebensrate ist die Prognose der epithelialen malignen Tumoren, die ja 80-90% aller Ovarialkarzinome ausmachen, immer noch schlecht, die der muzinösen und endometrioiden Karzinome eindeutig günstiger als die der malignen serösen Zystadenome und der nicht klassifizierbaren Karzinome.

Weitaus besser sind die Heilungsaussichten nach chirurgischer und adjuvanter Therapie bei den Borderlinetumoren. Die Fünfjahresüberlebensrate beträgt >80%.

Da eine *Prävention* auf breiter Ebene z. Z. und auch in naher Zukunft nicht möglich ist, muß sich das ärztliche Handeln ganz auf die Gewährleistung einer optimalen Therapie konzentrieren. Dazu gehört in erster Linie, *daß jede Patientin, bei der nur der geringste Verdacht auf ein Ovarialkarzinom besteht, in ein gynäkologisch-onkologisches Zentrum* überwiesen wird, in dem der Einsatz aller in Frage kommenden chirurgischen, chemotherapeutischen und strahlentherapeutischen Behandlungsmethoden zuverlässig gewährleistet ist.

Nachgehende Fürsorge und Betreuung

Regelmäßige Nachkontrollen sind wegen der Rezidivhäufigkeit zwingend notwendig. Das konservative Operieren bei jungen Frauen kann nur verantwortet werden, wenn eine strenge Überwachung gewährleistet ist.

Während der zytostatischen Dauertherapie müssen Blutbild und Allgemeinzustand laufend überprüft werden. Die Frage, wann die Chemotherapie abgebrochen werden soll, ist bei den erfolgreich behandelten Fällen bisher ungelöst. Auf der einen Seite steht das hohe Risiko des Rezidivs, auf der anderen Seite die Resistenzentwicklung und Beeinträchtigung des Immunsystems mit ihren Konsequenzen.

Bei Versagen der Therapie, gekennzeichnet durch Fortschreiten des Tumorwachstums, Metastasierung oder Unverträglichkeit der Zytostatika, Anstieg der Tumormarker kommen nur noch pflegerische und Palliativmaßnahmen in Frage: großzügige Schmerzbekämpfung, Entlastungspunktionen bei Aszites, Anlegen einer Darmfistel oder eines Anus praeternaturalis, Vermeidung von Harnwegsinfektionen und Harnabflußstauungen. Die Führung und Betreuung dieser unheilbar Kranken erfordert den vollen persönlichen Einsatz des Arztes und des Pflegepersonals.

57 Erkrankungen der Brustdrüse

Bau und Funktion

Die Brustdrüsen der Frau gehören zu den *Zielorganen der Geschlechtshormone.* Die spezifisch weibliche Entwicklung der Mammae beginnt demgemäß mit der Pubertät (Thelarche, s. S. 56), unterteilt nach den Tanner-Stadien (s. S. 57). Die endgültige Ausgestaltung ist etwa mit dem 18. Lebensjahr erreicht. Während der reproduktiven Phase unterliegt der Drüsenkörper zyklischen Veränderungen (s. S. 50). Die Vorbereitung für die Stillfunktion vollzieht sich während der Schwangerschaft mit der Ausbildung der alveolären Endstrukturen. Mit Sistieren der Ovarialfunktion bildet sich das Drüsenparenchym allmählich zurück und wird im Zuge der Altersinvolution bis zur Postmenopause weitgehend durch Binde- und Fettgewebe ersetzt, bis im Senium auch dieses abnimmt.

Die voll entwickelte Brustdrüse besteht aus durchschnittlich 15-20 radiär angeordneten tubuloalveolären Einzeldrüsen - *Lobi* -, deren Ausführungsgänge auf der Brustwarze münden. Jeder Lobus setzt sich aus einer variierenden Zahl von Läppchen - *Lobuli* - zusammen. Die Drüsenendstücke - *Acini* - stehen über die terminalen Milchgänge jeweils mit den intralobulären Ausführungsgängen in Verbindung, die in Hauptmilchgänge münden. Diese erweitern sich, bevor sie auf der Mamille enden, retromamillär zu 1-2 mm breiten Sinusoiden - Sinus lactiferi -, den sog. Milchsäckchen. Prämenstruell kommt es durch Sprossung und Längenwachstum zu einer Vergrößerung der

Gänge, die reversibel ist und jeweils im Postmenstruum wieder zurückgeht.

Die *Acini und die terminalen Milchgänge* sind von einer inneren Lage *sekretorischer Zellen,* einer äußeren *Myoepithelschicht* ausgekleidet und von einem Kollagenfasergerüst – dem *intralobulären Mantelgewebe* – umhüllt. Gleichartige Gewebezüge umgeben als *interlobuläres Mantelgewebe* jeden Lobulus; sie stehen mit der Faszie des M. pectoralis major und des M. serratus anterior in Verbindung (Retinacula mammae), wodurch das Organ *verschieblich* fixiert ist.

Die *interlobulären* und *großen Milchgänge* sind von einem *zweischichtigen Epithel* – einer *kubischen Basalschicht* und einer *zylindrischen Superfizialschicht* – ausgekleidet, das sich im peripheren Bereich der *Mamille* in ein mehrschichtiges *verhornendes Plattenepithel* fortsetzt. Myoepithelien folgen dem Verlauf bis in die interlobulären Abschnitte.

Zusammen mit Blutgefäßen und Lymphbahnen sind die Ausführungsgänge in ein System von elastischen Fasern und glatter Muskulatur eingebaut *(Erektionsfähigkeit der Mamille).* Die Haut der Brustwarze ist stark pigmentiert, besitzt freie Talgdrüsen, Schweißdrüsen und einige apokrine Glandulae areolares, die sog. *Montgomery-Drüsen.*

Das Drüsenparenchym ist nicht immer seitengleich ausgebildet; meistens imponiert die *linke Brust größer als die rechte* (Anisomastie). Bei 75% der Frauen befindet sich die Hauptmasse des Drüsenkörpers im *äußeren oberen Teil des Organs* mit einem Ausläufer in Richtung Axilla.

Im Rahmen der Gefäßversorgung besitzen v. a. die *Lymphabflußwege* klinische Bedeutung (s. S. 743). Der Lymphabfluß erfolgt:

- von der *lateralen Brusthälfte* zu den *Nodi lymphatici axillares, supraclaviculares* und zum Truncus subclavius, der in den D. thoracicus einmündet,
- *medial* zu den regionalen *Nodi lymphatici parasternales unter der Pleura* – sog. Mammaria-interna-Kette – über den Truncus parasternalis zum D. thoracicus.

Fehlanlagen und Entwicklungsstörungen

Gelegentlich werden als Anlagestörung überzählige – meist rudimentäre – Brustwarzen *(Polythelie)* oder Mammae *(Polymastie)* beobachtet, die entsprechend der auch beim Menschen zunächst angelegten Milchleiste lokalisiert sind. Eine weitere Abweichung von der Norm ist die Dystopie der Mamillen und der Mammae (Lateralposition, überweiter Abstand der Mamillen), die häufiger mit Nierenanomalien assoziiert auftritt (mamillorenales Syndrom, Teilkomplex des Ullrich-Turner- und Noonan-Syndroms).

Eine mangelhafte Entwicklung der Brustwarzen – *Flachwarzen, Hohlwarzen* – kann gelegentlich eine Beeinträchtigung des Stillens zur Folge haben (s. S. 291). Bei der *aberrierenden Mamma (Mamma aberrans)* handelt es sich um eine spätere, nach der Differenzierung ablaufende Entwicklungsstörung, die eine Abschnürung und Dislokation von Brustdrüsengewebe zur Folge hat. Die versprengten Parenchyminseln liegen meistens lateral zwischen dem normalen Drüsenkörper und der Achselhöhle; eine Brustwarzenbildung fehlt. Wie jedes ektopische Gewebe birgt auch die *aberrierende Mamma das Risiko der malignen Entartung.* Die Prognose eines parammären Karzinoms ist schlecht. Aus diesen Gründen ist die Entfernung des akzessorischen Drüsengewebes möglichst bald nach der Pubertät anzuraten.

Bei einer *bi- oder unilateralen Hypoplasie oder Aplasie* der Mamma kann es sich sowohl um einen Anlagefehler als auch um eine fehlende Hormonansprechbarkeit („end organ failure") handeln. Eine *doppelseitige Mammaaplasie* findet sich bei dem geschlechts-gebunden-rezessiven Christ-Siemens-Touraine-Syndrom. Führen die Entwicklungsstörungen zu starker psychischer Beeinträchtigung, wird man nach Abklärung der Konfliktsituation (Störung der Partnerbeziehungen) – evtl. unter Einschaltung eines Psychologen – gelegentlich eine Augmentationsplastik (Silikongel mit Silastichülle) in Erwägung ziehen.

Als **Mammahyperplasie** (Makromastie) wird eine zu große Brust mit offensichtlicher Dysproportion zum Gesamthabitus bezeichnet (bei einem Gewicht des Organs von > 600 g spricht man von Gigantomastie). Sie kann sich bereits mit Einsetzen der Geschlechtsreife (Pubertätshypertrophie), als Schwangerschaftshypertrophie – meist transitorisch – oder als Erwachsenenhypertrophie ausbilden. Sie geht häufig mit einer *Mastoptose* einher und ist nicht selten mit allgemeiner Adipositas vergesellschaftet. In schweren Fällen mit körperlichen Beschwerden (Rückenschmerzen, Fehlhaltung) und psychischer Belastung kann sich die Frage einer Reduktionsplastik stellen.

Mastitis non puerperalis (MNP)

Entzündungen der Brustdrüse, unabhängig von der Laktation, sind in den letzten Jahren deutlich häufiger geworden. Als Ursachen einer Mastitis non puerperalis kommen ebenso wie bei der Mastitis puerperalis Infektionen von Rhagaden und Hohlwarzen mit kanalikulärer Ausbreitung in Frage (s. S. 484). In den meisten Fällen ist die Ätiologie jedoch unklar. Häufig findet sich die MNP mit benignen Erkrankungen der Brustdrüse assoziiert, so mit der Mastopathie, Makromastie und Mastodynie. Bei einem kleineren Teil der Patientinnen tritt sie nach Abschluß der Stillperiode auf, ferner nach Traumatisierung.

Das Basisphänomen bildet eine *vermehrte areoläre Sekretion* als Folge einer persistierenden oder intermittierenden *Hyperprolaktinämie.* Diese kann medikamentös, hormonell oder streßinduziert sein. Als prädisponierend gelten z. B. auf dem hormonalen Sektor Funktionsstörungen der Schilddrüse sowie Steroidhormoneinnahmen (Östrogene!). Auch eine erhöhte Sensibilität der prolaktinbindenden Rezeptoren - evtl. bedingt durch einen verschobenen Östrogen-Gestagen-Quotienten im Plasma - kommt als Ursache eines *Sekretstaues* in Frage, der dann eine Fremdkörperreaktion als „Entzündung" auslöst.

Mehr als die Hälfte der Frauen erkrankt zwischen dem 18. und 40. Lebensjahr. Aber auch früher ist ein leichter Häufigkeitsgipfel zu verzeichnen, während die MNP im höheren Alter selten auftritt.

Es handelt sich um eine diffuse intramammäre oder sich kanalikulär ausbreitende Entzündung. Mehr als ⅓ muß als ein abakteriell ablaufender Prozeß gewertet werden. Bei subareolären Abszessen liegt eine örtlich begrenzte Entzündung des umgebenden Gewebes durch Verstopfung von Milchsinus vor, während bei intramammären Prozessen Abszedierungen des Brustdrüsenkörpers seltener sind. Bei jeder Lokalisation ist ein sekundärer Bakterienbefall möglich. Als Erreger kommen Staphylococcus aureus, Staphylococcus epidermidis, E. coli, Proteus, Fusobakterien und Streptokokken in Frage. Anaerobier werden nicht selten nachgewiesen.

Symptome und Diagnose

Die MNP tritt ausschließlich einseitig auf. Die akuten Zeichen der Inflammation sind Rötung, ein derbes Infiltrat, gelegentlich auch Schwellung der axillären Lymphknoten und umschriebene starke Schmerzen.

Differentialdiagnostisch muß ein inflammatorisches Mammakarzinom bedacht und ausgeschlossen werden.

Therapie

Für die nicht abszedierenden Formen gilt die Behandlung mit Prolaktinhemmern (Pravidel) als Therapie der Wahl, bei Verdacht auf Sekundärinfektion in Kombination mit Antibiotika. Abszedierungen machen meistens eine Inzision unumgänglich, die dann gleichzeitig zur Materialgewinnung für die bakteriologische und histologische Absicherung genutzt werden sollte.

Ein nach Abheilung verbleibender Resttumor muß in jedem Fall aus Sicherheitsgründen exstirpiert und histologisch aufgearbeitet werden.

Prognose

Die Rezidivrate ist hoch. Die Prognose hängt vornehmlich davon ab, ob es gelingt, den Prolaktinspiegel auf Dauer zu senken. Dabei sind Werte von <6 ng/ml anzustreben.

Gutartige und bösartige Neubildungen der Mamma - Neoplasien und Dysplasien der Mamma

Dysplasie des Brustdrüsenparenchyms - Mastopathie

Definition

Unter dem *Oberbegriff der Mastopathie* werden progressive und regressive Gewebeveränderungen zusammengefaßt, die nebeneinander in wechselndem Ausmaß Zeichen der Atrophie, Hyperplasie und Metaplasie der verschiedenen Komponenten der Brustdrüsen aufweisen, pathogenetisch aber infolge ihrer Hormonabhängigkeit eine einheitliche Störung darstellen.

Die Mastopathie tritt in der Regel bilateral auf und manifestiert sich mit einem „individualspezifischen" Strukturmuster, das über die gesamte reproduktive Phase hin beibehalten wird; sie betrifft meist die oberen äußeren Quadranten der Brüste.

Bei der Vielfalt der histopathologischen, zumeist kombiniert auftretenden Erscheinungsbilder erstaunt es nicht, daß zahlreiche Synonyma geprägt und unterschiedliche Klassifizierungen vorgeschlagen wurden. Der von der WHO festgelegte Oberbegriff der *Mammadysplasie* umfaßt sowohl gutartige als auch potentiell maligne Läsionen und berücksichtigt im Sinne der Prävention den Aspekt des Risikos der malignen Transformation im Zusammenhang mit der Histogenese und formalen Entwicklung des Mammakarzinoms.

Systematik und Klassifizierung

Aus *diagnostischen* und v. a. *prognostischen* Gründen - die die therapeutischen Maßnahmen bestimmen - erfolgt die Einteilung der Mastopathie nach den histologisch-zytologischen Kriterien unter Berücksichtigung atypischer und abnormer Epithelproliferationen zur Beurteilung des Entartungsrisikos.

Man unterscheidet (nach Prechtel) Läsionen vom

Grad I: Die einfache Mastopathie – Mastopathie *ohne Epithelproliferationen,* leichte Dysplasie.

Grad II: Die einfache proliferierende Mastopathie – Mastopathie mit *regelmäßigen Epithelproliferationen ohne Zellatypien* (Epitheliosis), mittelgradige Dysplasie.

Grad III: Mastopathie *mit atypischen Epithelproliferationen,* aber ohne die für das Carcinoma in situ der Mamma definierten zytopathologischen Veränderungen, schwere Dysplasie.

Mastopathie Grad I

Mit einem Anteil von 70% spielt unter den gutartigen Strukturveränderungen ohne Epithelproliferationen, also der Dysplasie leichten Grades (Grad I), respektive der einfachen Mastopathie, die *fibrozystische Mastopathie* mit assoziierten papillären, adenomatösen, sklerosierend-adenomatösen Veränderungen die Hauptrolle. Diese auch als *Fibroadenom* bezeichneten Veränderungen sind histologisch durch eine Vermehrung des Stromas, Ausweitung der Drüsenlichtungen mit Bildung von Mikro- und Makrozysten sowie durch eine Hyperplasie des Drüsenepithels und der Myoepithelien gekennzeichnet. Zeichen der intrakanalikulären Epithelproliferation fehlen. Je nach Vorherrschen der bindegewebigen oder zystischen Komponenten spricht man von der

- fibrösen oder
- fibrös-zystischen Mastopathie.

Bei der *fibrösen Form* stehen intra- und interlobuläre Bindegewebevermehrung mit Sklerosierung und Hyalinisierung des Stromas im Vordergrund; die Acini sind meist atrophisch.

Die *fibrös-zystische Form* zeichnet sich durch Stromavermehrung und unterschiedlich große Zysten (die Grenze zwischen Mikro- und Makrozysten wird ab 1–2 mm Durchmesser angenommen) aus. Die Zystenwände bestehen aus abgeflachtem ein- oder mehrreihigem Epithel.

Eine häufige Strukturkomponente stellt die *Adenosis* (sklerosierende Adenosis, Adenomatosis) dar. Sie wird bei etwa 9% der gutartigen Neubildungen beobachtet. Bei dieser Form überwiegt die *Hyperplasie der Acinusepithelien* der kleinen Ausführungsgänge und des Myoepithels. Die Proliferation bleibt *läppchengebunden,* jedoch können kleine Läppchen zu größeren Knoten konfluieren (sog. Tumoradenosis). Eine Zystenbildung fehlt meistens. *Die Adenosis ist gutartig,* differentialdiagnostisch u. U. aber schwer von einem szirrhösen Karzinom (s. S. 742) zu unterscheiden. Sie tritt bevorzugt bei Frauen im Alter von etwa 40 Jahren auf.

Mastopathie Grad II

Neben den oben genannten Veränderungen herrscht bei der mittelgradigen Dysplasie bzw. der *einfachen proliferierenden Mastopathie mit Epitheliosis* eine *intrakanalikuläre Epithelwucherung* vor. Diese tritt fakultativ (ca. 20%) auch bei der fibrozystischen Mastopathie auf. Es kommt zur Verdickung (Mehrschichtigkeit) des intraduktalen Epithels mit Ausbildung von *soliden adenoiden oder papillären Strukturen.* Das Zellbild ist regelmäßig, es finden sich nur vereinzelt Mitosen, aber *keine* Zellatypien.

Mastopathie Grad III

Auffällige Kriterien der *schweren Dysplasie* der Mamma, der *atypischen proliferierenden Mastopathie,* sind intraduktuläre, intraazinöse und intrapapilläre Epithelproliferationen mit *vermehrten Mitosen und Zellatypien* wie Polymorphismus und Hyperchromasie der Zellkerne. *Atypische Herde finden sich bei ca. 10% der fibrozystischen Mastopathie.*

Die histologische Abgrenzung von der einfachen Mastopathie (Grad I) und der mit regulären Epithelproliferationen einhergehenden mittelschweren Dysplasie (Grad II) von Grad-III-Veränderungen ist aus präventiven und prognostischen Gründen zwingend (s. S. 739). *Vor allem muß die atypische proliferierende Mastopathie differentialdiagnostisch gegenüber einem intraduktalen präinvasiven Mammakarzinom abgeklärt werden.*

Ätiologie – Häufigkeit

Als Ursache wird eine Dysfunktion der Ovarialhormone im Sinne einer Störung der quantitativen und zeitlichen Produktion von Follikelhormon und Corpus-luteum-Hormon mit *Östrogendominanz* angesehen. Dadurch kommt es zu einer Dysregulation der zyklischen Veränderungen der Brustdrüse: Prämenstruelle Gewebeauflockerung, Hyperämie und Vergrößerung der Milchgänge werden bei vermehrter östrogener Stimulation ins Pathologische gesteigert, während die postmenstruelle Rückbildung unzulänglich ist oder ausbleibt. Bei länger andauernder Störung sind Fibrosierung, primäre oder sekundäre zystische Erweiterung der Drüsen und Milchgänge sowie evtl. proliferative Epithelveränderungen die

Folge. Für diese Ätiologie sprechen das Erkrankungsalter, das häufige Zusammentreffen mit Zyklusstörungen und ebenso die Rückbildung der Mastopathie im Klimakterium und nach der Menopause im Zuge der Involution der Brustdrüse, es sei denn, die Östrogendominanz wird durch *exogene Östrogenzufuhr* aufrecht erhalten oder durch die *periphere*, auch *lokale* intramammäre, Umwandlung zu Östron bei *Adipositas*. Außerdem können sich im Zuge der Involutionsprozesse in der Postmenopause Milchgangsektasien und intraduktale Proliferationen entwickeln, die jedoch nur bei 10% der Betroffenen klinische Symptome auslösen.

Auf die Mastopathie entfallen ⅓ bis die Hälfte aller gutartigen Brustdrüsenerkrankungen. Histologisch werden fibrozystische Veränderungen sogar bei bis zu 90% der Frauen festgestellt. Auf die nichtproliferativen Formen entfallen knapp 70%, auf proliferative Veränderungen ohne Epithelatypien knapp 27%. Die Frequenz der *atypischen proliferierenden Mastopathie* beträgt 3,5–4%. Die Häufigkeit der Mastopathie nimmt ab dem 3. Lebensjahrzehnt stetig zu und erreicht im 4. und 5. Lebensjahrzehnt – also in der Perimenopause – ihren Höchstwert; das Durchschnittsalter liegt zwischen 46 und 50 Jahren. Nulliparae sind häufiger betroffen.

Für die formale Genese des Mammakarzinoms ist bemerkenswert, daß die Mastopathie und das Brustdrüsenkarzinom eher gleichzeitig manifest werden. Auch ist die Koinzidenz von Mastopathie und Mammakarzinom seltener, als von der Häufigkeit der Mastopathie her zu erwarten wäre.

Symptomatik

Bei der Mastopathie stehen *3 klinische Symptome* im Vordergrund, die einzeln oder kombiniert auftreten können. Es sind:

- Verhärtungen und Knotenbildung,
- Schmerzen,
- pathologische Absonderungen.

Bei der *Palpation* finden sich umschriebene, multiple, oft diffuse, meist doppelseitig ausgeprägte Verhärtungen oder Knoten. Sie treten bevorzugt im äußeren oberen Quadranten auf und können sich bis zu den *peripheren Ausläufern der Drüse* erstrecken. Bei kleinzystischer Verhärtung tastet man die multiplen Herde als eher körnige Gebilde; größere Zysten imponieren als knotige, insgesamt derbe, pralle Resistenzen.

Die für die Mastopathie typischen, *meist bilateral* angegebenen Schmerzen – *Mastodynie* – treten im reproduktiven Alter zyklusabhängig, in der Postmenopause stetig, also ohne Intervalle auf. Die zyklusabhängigen Schmerzen beginnen rasch an Intensität zunehmend *prämenstruell in der 2. Zyklushälfte* und klingen mit Eintritt der Blutung ab.

Die prämenstruelle Mastodynie kann jedoch auch eigenständig als Teil des prämenstruellen Syndroms auftreten und ist dann nur von einer ödematösen Schwellung, jedoch nie von neoplastischen Veränderungen begleitet.

Sehr viel seltener stellen sich zusätzlich *Absonderungen* aus der Mamille ein. Sie treten spontan intermittierend nach einem zunehmenden Spannungsgefühl auf und können auch auf Druck entleert werden. Das Sekret ist hell bis dunkelbraun-blutig (blutende Mamma). Die Blutbeimengungen beruhen auf einer Diapedese oder auf direkten Blutaustritten wie z. B. bei 50–60% der papillomatösen Proliferationen. Ein blutiges Sekret ist v. a. im jüngeren Alter nicht unbedingt als Hinweis auf ein Karzinom zu bewerten; nach dem 50. Lebensjahr ist jedoch in 64% der Beobachtungen ein Mammakarzinom Ursache der blutigen Sekretabsonderung.

Diagnose

Trotz der eindeutig erscheinenden Symptomentrias, v. a. des Palpationsbefundes, gestaltet sich die Diagnose häufig schwierig, weil sich der Proliferationsgrad nicht immer eindeutig feststellen läßt und weil sich neben oder in eindeutigen Strukturen der Mastopathie dennoch ein Karzinom verbergen kann. Daher sind alle verfügbaren diagnostischen Maßnahmen einzusetzen (s. S. 745). Jede Sekretabsonderung ist zytologisch abzuklären, bei Doppelseitigkeit der Prolaktinspiegel zu bestimmen und geb. die Galaktographie einzusetzen. *In Zweifelsfällen ist der histologische Befund nach der diagnostischen Exstirpation entscheidend.*

Therapie

Bei der Vielzahl der histologischen Komponenten und ihrer unterschiedlichen Validität wird man eine individualisierende Therapie anstreben. In die Therapieplanung der *sicher gutartigen Formen* sollen auch subjektive Faktoren wie der Grad der Belästigung (Mastodynie), Carcinophobie, v. a. aber zusätzliche Risikofaktoren eingehen.

Bei der *klinisch-radiologisch unverdächtigen leichten Mastopathie* (Grad I) wird man zunächst die *Östrogendominanz* beseitigen. Als Initialbehandlung kann eine lokale kutane Applikation von progesteronhaltigen Salben durchgeführt werden (Resorption ca. 10% der Dosis). Die systematische hormonelle Behandlung mit Gestagenen oder oralen Kontrazeptiva mit niedrigem Östrogengehalt führen zur Besserung oder sogar Beseitigung der Beschwerden und Rückbildung der mastopathischen Herde. Bromocriptin hat sich insbesondere bei sekretorischen Formen, auch wenn kein erhöhter Prolaktinspiegel nachweisbar ist, bewährt. Ähnliche Verbesserungen lassen sich mit dem Gonadotropinhemmer Danazol (Winobanin) und dem Antiöstrogen Tamoxifen (Nolvadex) erzielen, jedoch sind die Nebenwirkungen dieser Pharmaka stärker. Sie werden daher erst nach erfolgloser Gestagentherapie eingesetzt.

Für das am häufigsten auftretende **Fibroadenom** genügt die einfache Exzision. Die **sklerosierende Adenose** der Brust bedarf wegen der schwierigen Abgrenzung gegenüber einem szirrhösen Karzinom der großzügigen Exzision. Wenn jedoch keine Beschwerden und Ängste bestehen, kann man sich auf regelmäßige Kontrollen mit den bildgebenden physikalischen Methoden beschränken. **Zysten** und **Duktektasien** werden erforderlichenfalls unter Ultraschallkontrolle punktiert, mit Luft gefüllt und röntgenologisch auf die Regelmäßigkeit der Wandstrukturen überprüft. Der Zysteninhalt wird zytologisch untersucht (s. S. 525).

Die einfache proliferierende Mastopathie (Grad II) bedarf der kontinuierlichen Überwachung. Wenn es sich um papillomatöse oder gar disseminierte Strukturen handelt, ist die multilokale zyto- und histologische Absicherung erforderlich.

Auch die Therapie der *Mastopathie (Grad III)* mit atypischen proliferativen Gewebeveränderungen wird individuell gehandhabt, da die Malignisierungspotenz gegenüber früheren Vermutungen sich als relativ niedrig erwiesen hat (innerhalb von 12–15 Jahren steigt das Entartungsrisiko um den Faktor 2–4 bei einem allgemeinen Erkrankungsrisiko am Mammakarzinom von 6–7% in der Bevölkerung).

Unter der Voraussetzung einer guten Kooperation der informierten Patientin und bei Fehlen weiterer Risikofaktoren, wird man angesichts der noch unbefriedigenden Ergebnisse der „subkutanen Mastektomie mit Rekonstruktion" bei der Planung präventiver chirurgischer Maßnahmen soweit wie möglich Zurückhaltung üben und eine engmaschige klinische und physikalische Kontrolle vorziehen. Dies gilt auch, wenn zusätzlich Risikofaktoren vorhanden sind.

Beziehungen zwischen Mastopathie und Mammakarzinom

Die einfache Mastopathie (leichte Dysplasie Grad I) ist keine Präkanzerose. Frauen mit nichtproliferativen Mammaveränderungen tragen *kein* erhöhtes Brustkrebsrisiko, selbst bei positiver Familienanamnese ist die Gefahr nur unwesentlich erhöht und liegt mit 0,5% kaum über der durchschnittlichen Inzidenz des Mammakarzinoms.

Bei proliferativen Veränderungen ohne Atypien (mittelschwere Dysplasie – Grad II) steigt das relative Risiko eines späteren Mammakarzinoms um das 1,9fache, bei positiver Familienanamnese um das 2,7fache an. Nach statistischen Erhebungen erkranken innerhalb von 15 Jahren 2% der Frauen mit nichtproliferierenden und 4% derjenigen mit proliferierenden Veränderungen an Brustkrebs.

Handelt es sich um proliferierende Läsionen der Mamma *mit Atypien* (schwere Dysplasie Grad III), so erhöht sich das Entartungsrisiko, insbesondere dann, wenn zusätzliche Risikofaktoren wie eine positive Familienanamnese vorhanden sind. Gegenüber der Allgemeinpopulation besteht ein 2- bis 4fach erhöhtes Risiko.

Ausgehend vom *histologischen Typus* erscheint das Entartungsrisiko unterschiedlich: Erhöhte Malignisierungsraten gelten für die duktale Hyperplasie, die papilläre apokrine, v. a. aber für die atypische lobuläre Hyperplasie. *Die disseminierten Papillomatosen und Epitheliosen vom Typ III sind prognostisch schlechter zu bewerten als unilokuläre Veränderungen.*

Daraus ergibt sich *bei Nachweis einer Mastopathie Grad II und III die Notwendigkeit einer konsequenten mammographischen Überwachung der Patientinnen, insbesondere derjenigen mit atypischer Proliferation* (s. oben und S. 737).

Mammakarzinom

Inzidenz

Das Mammakarzinom ist in der westlichen Welt das häufigste Krebsleiden der Frau und weiter im Zunehmen begriffen. Es rangiert hinter Herz- und Kreislauferkrankungen an 2. Stelle der Todesursachen. Die Häufigkeit entspricht der des Diabetes mellitus. In der BRD werden jährlich etwa 24000 Neuerkrankungen registriert. Unter Berücksichtigung der Altersabhängigkeit ist im voraus zu berechnen, daß von 1000 Frauen jeweils 20–30 innerhalb von 20 Jahren an einem Mammakarzinom erkranken werden. Bei Einbeziehung der bekannten Risikofaktoren (s. unten) erhöht sich diese

Erkrankungswahrscheinlichkeit um das 2- bis 3fache. In der Gravidität wird die Inzidenz auf 1:3000 Schwangerschaften geschätzt. Die Zunahme der Morbidität übersteigt diejenige der Mortalität, was als Zeichen besserer Heilungsraten gewertet werden darf.

Ätiologie - Epidemiologie

Die Ursache ist wie bei den meisten bösartigen Tumoren unbekannt. Gegenwärtig muß man ein multifaktorielles Geschehen annehmen. Einige Kausal- und Bedingungsfaktoren scheinen gesichert.

Die Inzidenz deutet auf geographische und rassische Unterschiede hin. Die höchsten Erkrankungsziffern finden sich in den USA und in Hawaii, in Europa in Holland, die niedrigsten in Teilen Afrikas und Asiens. Dabei mag zusätzlich eine Rolle spielen, daß sich das Mammakarzinom häufiger in den sozioökonomisch besser gestellten Bevölkerungsgruppen findet; Überernährung bzw. vermehrte Kalorienzufuhr mit hohem Gehalt an tierischen Fetten zeigen eine positive Korrelation. Die Adipositas ist als Risikofaktor zu werten.

Das Mammakarzinom zeigt eine deutliche *Altersabhängigkeit:* Eine verstärkte Zunahme findet sich in den Altersgruppen über 45 Jahren. In der Perimenopause zeichnet sich ein Plateau ab. Unter Berücksichtigung der Bevölkerungszahl in den jeweiligen Altersgruppen vollzieht sich danach in der Postmenopause ein weiterer Anstieg.

Das Erkrankungsrisiko steigt, wenn ein Mammakarzinom bereits in der **weiblichen Verwandtschaft** aufgetreten ist. Das Risiko ist besonders hoch, wenn die Mutter in der Prämenopause an einem einseitigen oder gar doppelseitigen Mammakarzinom erkrankte.

Endokrine Einflußfaktoren: Das Mammakarzinom ist ein hormonabhängiger Tumor; eine hormonale Beeinflussung bei der Entstehung des Mammakarzinoms, sei es als Kokarzinogen oder sei es - wahrscheinlicher - als "promoting factor", kann als gesichert gelten. *Als Ursache kommt eine hormonale Imbalance im Verhältnis Östrogene: Gestagene* mit relativem Gestagenmangel *(Gestagenmangelhypothese)* in Frage. Die Korrelation zur Adipositas deutet wie bei der Ätiologie des Endometriumkarzinoms auf eine vermehrte periphere Umwandlung von Androstendion in Östrogene hin (s. S. 702). Die hormonelle Dysbalance muß nicht konstant sein. Von Bedeutung scheinen längerdauernde Phasen mit anovulatorischen Zyklen und Östrogendominanz z. Z. der *Adoleszenz* und in der *Perimenopause* zu sein. Das Risiko steigt bei früher Menarche und später Menopause, ist dagegen erniedrigt bei Frauen mit einer Ovarektomie vor dem 40. Lebensjahr.

Auch die **Androgen-Östrogen-Balance** scheint eine Rolle zu spielen. Beachtung verdient nicht zuletzt *Prolaktin,* wenn auch die Bedeutung bei der Karzinogenese des Mammakarzinoms und der therapeutische Effekt von Prolaktinhemmern bei der Rezidiv- und Metastasenbehandlung noch nicht abgeschätzt werden können.

Schwer interpretierbar sind die statistischen Ergebnisse über die Korrelation zwischen **Schwangerschaft(en)** und dem Risiko einer malignen Brustdrüsenerkrankung. Der Gefährdungsgrad steigt in Abhängigkeit vom Alter der Frau während der ersten Gravidität. Frauen, deren erste Schwangerschaft zwischen dem 18. und 34. Lebensjahr eintritt, tragen nur ⅓ des Risikos der Erstgraviden von ≥ 35 Jahren. Die erste Gravidität - und zwar nur die voll ausgetragene - bietet also in der jüngeren Altersgruppe lebenslänglich einen gewissen Schutz. Die Gesamtzahl der Schwangerschaften ist dabei ohne Belang. Ebenso soll die **Laktation** keinen Einfluß auf das Risiko ausüben.

Für eine Beeinflussung des Erkrankungsrisikos durch orale Kontrazeptiva besteht kein Anhalt (s. S. 97).

Empirisch lassen sich aus den ätiologischen und epidemiologischen Befunden *Risikofaktoren* ableiten und als Einflußgrößen abschätzen (Tabelle 125). Sie sollen v. a. die Frauen bzw. Risikogruppen charakterisieren, die der regelmäßigen klinischen und apparativen Kontrolle bedürfen.

Tabelle 125. Ätiologische und pathogenetische Risikofaktoren des Mammakarzinoms

Risikogruppe	Risikofaktor
Nulliparae	1,5–2,3
1. Geburt > 30 Jahre	~ 3
Frühe Menarche und späte Menopause	~ 2
Adipositas, besonders in der Postmenopause	2 –3
Mammakarzinom der anderen Seite	> 10
Mammakarzinom bei Mutter, Schwester	2 –9
Mastopathie	
– ohne Atypien	1
– mit Atypien	2–4
Östrogenbehandlung ohne Gestagenzusatz in der Postmenopause	1,5–2
Ansteigendes Risiko mit dem Alter	

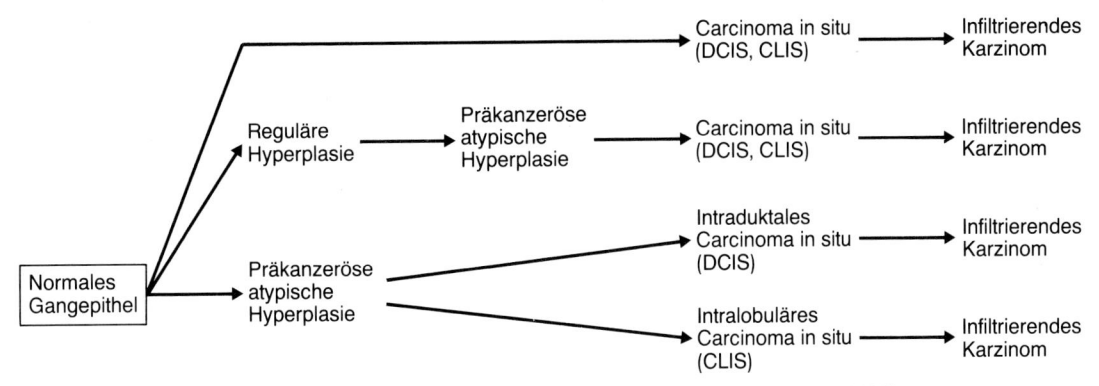

Abb. 376. Mögliche Transformationsstufen zum manifesten Mammakarzinom. (Mod. nach Stegner 1985)

Histogenese des Mammakarzinoms

Das Mammakarzinom kann formalhistogenetisch entstehen aus

- einer primär atypischen Hyperplasie (Grad III, s. S. 737) oder
- de novo aus dem regulären duktolobulären Epithel (Abb. 376).

Die Entartungsrate der atypischen Hyperplasie wird auf 2-4% geschätzt (s. S. 739). Da die Frequenz des Mammakarzinoms höher liegt als die der atypischen Mastopathie, dürfte die maligne Transformation aus dieser Form der fakultativen Präkanzerose eher eine untergeordnete Rolle bei der Karzinomentwicklung spielen. Wahrscheinlicher und häufiger ist die *Entstehung de novo unter dem Einfluß initiierender ätiologischer Faktoren. Besonders empfindlich für eine maligne Transformation sind die proliferationsaktiven terminalen Gangsysteme.*

Carcinoma in situ der Mamma

Histologisch lassen sich die Formen der atypischen Hyperplasie vom Grad III als Veränderungen mit einem gewissen Entartungspotential von den *„kanzerisierten Epithelien ohne Stromainfiltration" (Carcinoma in situ)* abgrenzen. Zwei distinkte Formen des präinvasiven Karzinoms sind bekannt, und zwar:

- das nichtinfiltrierende *(intra)duktale Ca in situ* (DCIS oder IDCIS) und
- das nichtinfiltrierende *(intra)lobuläre Carcinoma in situ* (CLIS).

Bei dem *intraduktalen,* nichtinvasiven Karzinom (IDCIS) wuchern die entarteten Epithelzellen in die Lichtung besonders der mittleren und kleinen Milchgänge unter Ersatz der Acini vor. Dabei kommt es innerhalb der Gänge zur zentralen Nekrobiose – die Zerfallsprodukte lassen sich im frischen Schnitt durch den Tumor herauspressen *(Komedokarzinom)* –, gefolgt von *partieller Kalzifizierung als wichtiges mammographisch-diagnostisches Indiz* (s. S. 745). Die Ausbreitung erfolgt entlang der Milchgänge *ohne* Durchbrechung der Basalmembran. Dringen die intraduktalen Wucherungen bis zur Epidermis der Mamille vor, so rufen sie das Bild des präinvasiven *M. Paget* hervor (s. unten). Wegen des großen Risikos der invasiven Progredienz wird empfohlen, das Carcinoma ductale in situ wie ein manifestes Karzinom zu behandeln und entweder die Exzision im Gesunden mit Nachbestrahlung oder die Ablatio mammae mit Lymphonodektomie vorzunehmen.

Das *nichtinfiltrierende intralobuläre Karzinom* (Carcinoma lobulare in situ – CLIS) entwickelt sich in den Lobuli und terminalen Milchgängen mit kolbenförmiger Auftreibung der Acini. Man unterscheidet den monomorphen (aus kleinen, gut konturierten Epithelzellen mit gleichmäßigen runden Kernen – indeterminierten Basalzellen entsprechenden –) Typ A von dem – potentiell bösartigeren – pleomorphen Zelltypus (Typ B). Die Veränderungen sind zunächst klein, daher kaum palpabel und entstehen häufig multifokal in derselben Brust (60%) und in ca. 30% bilateral. Das intralobuläre Carcinoma in situ ist als Vorstufe der kleinzelligen, soliden infiltrierenden lobulären Karzinome anzusehen und wird häufig als Zufallsbefund neben einem bereits invasiven Karzinom beobachtet. Im Vergleich zum intraduktalen Carcinoma in situ ist das Risiko der Progredienz jedoch vergleichsweise geringer; der Übergang zum infiltrierenden Wachstum ereignet sich bei etwa ¼ der Fälle. Die Latenzzeit bis zur Manifestation des invasiven Karzinoms beträgt zwischen 5 und 25 Jahren. Das Entartungsrisiko wird unterschiedlich 2- bis 9mal höher als die Karzinominzidenz in der Bevölkerung geschätzt.

Unter der Voraussetzung einer zuverlässigen Diagnostik und der Kooperation der Patientin ist eine engmaschige Überwachung zu vertreten. Wenn man sich zum Operieren entschließt, ist konservierendes Vorgehen gerechtfertigt.

Frühkarzinom der Mamma

Das Frühkarzinom („minimal breast cancer") markiert den Übergang zum invasiven und infiltrierenden Mammakarzinom. Neben atypischen Epithelwucherungen finden sich die ersten mikroskopischen Zeichen einer **Stromainvasion**. Unter klinischen Gesichtspunkten werden unter diesem Begriff kleine Karzinome bis zu 0,5 cm Durchmesser verstanden, da sie unterhalb der kritischen Grenze der Metastasierung liegen. Sie machen etwa 9% der primären Mammakarzinome aus.

Infiltrierendes Mammakarzinom

Der Klassifizierung des Mammakarzinoms nach den vielfältigen histologischen Kriterien und dem Malignitätsgrad trägt die Einteilung der WHO (1981) Rechnung (Tabelle 126). Über 90% der bösartigen Mammatumoren gehören der Gruppe 2 an. Es handelt sich um **unterschiedlich dedifferenzierte** drüsige bis drüsig-tubuläre Formen mit überwiegend szirrhösem oder medullärem Aufbau. Histologische Untergruppen beziehen sich vorwiegend auf die Relation von Karzinom- und Stromaanteilen. Bei überwiegender Bindegewebereaktion spricht man von einem Szirrhus bzw. einem szirrhösen Wachstum. Seltener sind die **differenzierteren Varianten** mit medullären, papillären oder schleimbildenden Zellformationen (Gallertkrebse) der Gruppe 2. Ein reines Plattenepithelkarzinom ist äußerst selten (2, k der Tabelle 126).

M. Paget der Mamma - Paget-Karzinom

Der M. Paget der Mamma ist zunächst zu den **präinvasiven Formen** gehörig (s. oben), da er lange Zeit innerhalb des Epithels als Carcinoma in situ verharren kann. Er tritt vornehmlich einseitig auf und imponiert wegen der häufigen oberflächlichen Keratose und der chronisch-entzündlichen Stromareaktion zunächst wie ein Ekzem. Unter dem *Paget-Karzinom* versteht man einen von der intraepithelialen bzw. intraepidermalen Läsion ausgehenden **invasiven Krebs mit typischen Paget-Zellen** (nicht in der WHO-Klassifikation von 1981 vertreten). Es handelt sich also zunächst um eine Atypie der basalen und mittleren Schichten des Epithels *im Bereich der Mamille und des Warzenhofes* mit charakteristischen großen, blasig aufgetriebenen Zellen (Paget-Zellen). Die Entartung

Tabelle 126. Kurzfassung der WHO-Klassifikation des Mammakarzinoms (1981)

Bösartige epitheliale Tumoren der Mamma

1. *Nichtinfiltrierendes Mammakarzinom*
   a) intraduktales Karzinom – Carcinoma ductale in situ (IDC/DCIS)
   b) intralobuläres Karzinom – Carcinoma lobulare in situ (ILC/CLIS)

2. *Infiltrierendes Mammakarzinom*
   a) infiltrierendes duktales Karzinom ⎱
   b) infiltrierendes duktales Karzinom mit dominierender intraduktaler Komponente ⎰ (ca. 80%)
   c) infiltrierendes lobuläres Karzinom (3,7–5,8%)
   d) muzinöses Karzinom (1–2%)
   e) medulläres Karzinom
   f) papilläres Karzinom (0,3–1,5%)
   g) tubuläres Karzinom
   h) adenoid-zystisches Karzinom (<1%)
   i) sekretorisches (juveniles Karzinom)
   j) apokrines Karzinom
   k) Karzinom mit Metaplasie
      – squamöser Typ
      – Spindelzelltyp
      – kartilaginärer und ossärer Typ
      – gemischter Typ
   l) andere

3. M. Paget der Mamille

zum Paget-Karzinom vollzieht sich entweder in den ortsständigen Epidermiszellen oder – nach vorherrschender Auffassung – im Zuge der intraepidermalen Metastasierung eines intraduktalen Karzinoms (s. oben). Für diese Annahme spricht, daß sich in 60% aller Beobachtungen ein intraduktales Karzinom der großen Milchgänge auch in der kontralateralen Brust findet. Die Prognose des Paget-Karzinoms ist vergleichsweise schlecht.

Insgesamt gilt auch für das Mammakarzinom, daß die reiferen – differenzierten – Typen prognostisch günstiger zu beurteilen sind (s. S. 744).

Klinik

Sitz und Ausbreitung

Mehr als die Hälfte der Mammakarzinome entwickelt sich im *oberen äußeren Quadranten* und den axillären Ausläufern der Brustdrüse (50–57%). Im engeren Bereich um die Mamille entsteht es mit einer Häufigkeit von 15–20%, im oberen inneren Quadranten mit einer Frequenz von 12–15% und in beiden unteren von 5–10%. Ein doppelseitiges Vorkommen wird bei 1–6% aller Fälle beobachtet. Die Lokalisation des Tumors erlaubt Rückschlüsse auf den wahrscheinlichen Weg der primären lymphogenen Metastasierung.

57 Erkrankungen der Brustdrüse

Verlauf

Der Beginn des malignen Wachstums ist allenfalls retrospektiv und theoretisch anhand der sog. Tumorverdoppelungszahl abzuschätzen. Es vergehen 6-8 Jahre, ehe der Tumor einen Durchmesser von 1 cm erreicht hat und klinisch erfaßbar wird (Abb. 377). Es kommt hinzu, daß das Malignom der Brustdrüse multizentrisch ipsilateral, aber auch kontralateral angelegt sein kann, v.a. das lobuläre Karzinom. Ferner muß man davon ausgehen, daß das Mammakarzinom bereits ab seinem Initialstadium lymphogen und hämatogen fortwährend Tumorzellen verbreitet und somit z.Z. seiner Entdeckung nicht mehr als ein lokalisiertes Geschehen gelten kann, vielmehr bereits eine Systemerkrankung darstellt.

Ein Teil der zirkulierenden malignen Zellen wird sicherlich im Zuge der immunologischen Auseinandersetzung zerstört. Für Abwehrmechanismen spricht auch die lokale lymphozytäre Reaktion. Je größer aber die Zahl der ausgeschwemmten Karzinomzellen ist, um so größer ist die Gefahr der ortsfremden Absiedlung. Von unmittelbarer **prognostischer** und **therapeutischer** Bedeutung ist die Streuung der Tumorzellen auf dem **Lymphwege.** Entsprechend dem Hauptabflußgebiet der Lymphgefäße werden zuerst und am häufigsten die zentralen axillären Lymphknoten befallen, danach die interpektoralen (Rotter-)Lymphknoten, die der V. axillaris sowie die subskapulären, infraklavikulären und retrosternalen Lymphonodi. Unter chirurgischen Gesichtspunkten ordnet man die regionalen Lymphknoten in 3 Etagen ein (Abb. 378):

Etage I: Lymphknoten lateral und kaudal des M. pectoralis minor (im äußeren Teil der Achselhöhle),

Etage II: Lymphknoten unter dem M. pectoralis minor (innerer Anteil der axillaren Lymphknoten),

Etage III: Lymphknoten medial und oberhalb des M. pectoralis minor (subklavikuläre Lymphknoten).

Die lymphogene Metastasierung erfolgt in Abhängigkeit vom Sitz des Primärtumors; die Absiedlungen können aber auch unberechenbar und in wechselnder Folge entstehen.

Die **hämatogene** Metastasierung findet bevorzugt in das Skelettsystem statt, v.a. in die Brust- und Lendenwirbelsäule, ferner in den Bereich des knöchernen Beckens, in Femur und Schädel. Nicht selten verursachen die hämatogen gesetzten Metastasen die ersten Symptome.

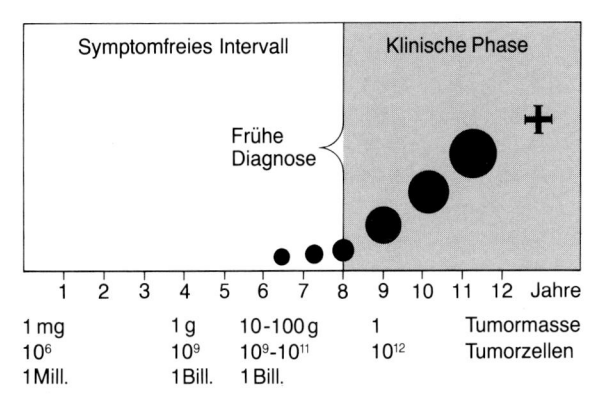

Abb. 377. Mammakarzinom: Tumorverdoppelungszeit

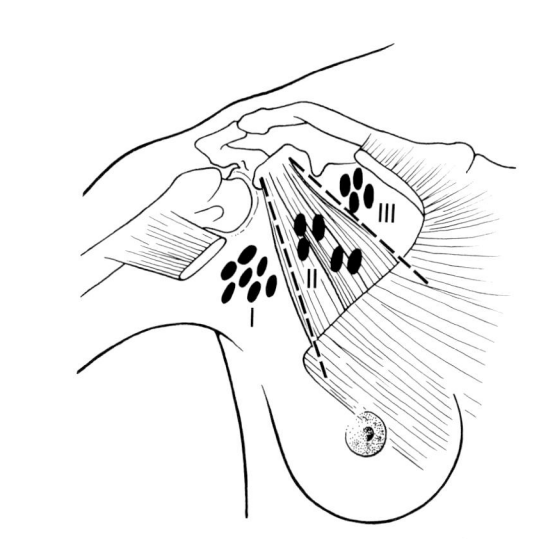

Abb. 378. Mammakarzinom: Befall der regionären Lymphknoten (Etage I, II, III)

Stadieneinteilung

Die Stadieneinteilung des Mammakarzinoms erfolgt nach dem TNM-System zunächst prätherapeutisch (Tabelle 127). Die Lokalisation des Primärtumors innerhalb der Mamma, die Beteiligung der intrathorakalen Lymphknoten und der histologische Malignitätsgrad sind bei der Klassifizierung nicht berücksichtigt. Unverzichtbar für das therapeutische Vorgehen und die prognostische Beurteilung sind zusätzlich Typ und Differenzierungsgrad des Tumors (Grading) und das intra- und postoperative Staging nach dem p-TNM-System. Die intraoperative Kontrolle erbringt z.B. häufiger positive Lymphknotenbefunde als den Ausschluß klinisch vermuteter Metastasen.

Tabelle 127. TNM-Klassifikation des Mammakarzinoms (Kurzfassung). (Aus TNM-Klassifikation maligner Tumoren 1987)

Brust			
Tis	In situ		
T1	≤2 cm		
T1a	≤0,5 cm		
T1b	>0,5 bis 1 cm		
T1c	>1 bis 2 cm		
T2	>2 bis 5 cm		
T3	>5 cm		
T4	Brustwand/Haut		
T4a	Brustwand		
T4b	Hautödem/Ulzeration, Satellitenknoten der Haut		
T4c	a und b		
T4d	Entzündliches Karzinom		
N1	Beweglich axillär	pN1	
		pN1a	Nur Mikrometastasen ≤0,2 cm
		pN1b	Makrometastasen i 1–3 Lymphknoten/>0,2 bis <2 cm ii ≥4 Lymphknoten/>0,2 bis <2 cm iii durch Kapsel/ <2 cm iv ≥2 cm
N2	Fixiert axillär	pN2	
N3	Mammaria interna	pN3	

Histologisches Grading

Das histopathologische Grading sieht unter prognostischen Gesichtspunkten folgende Einteilung vor:

G: histopathologisches Grading
GX Differenzierungsgrad kann nicht bestimmt werden.
G1 Gut differenziert.
G2 Mäßig differenziert.
G3 Schlecht differenziert.
G4 Undifferenziert.

Immunhistochemische Charakterisierung des Differenzierungsgrades - Tumormarker

Zusätzlich zum histologischen Grading können weitere Parameter zur Charakterisierung des Differenzierungsgrades und damit der Prognose herangezogen werden. Mit Hilfe *immunhistochemischer Methoden* lassen sich *tumorassoziierte Antigene* feststellen wie:

- Proliferationsantigene („tissue polypeptide antigens" - TPA),
- Differenzierungsantigene wie CEA (bei 40-70% der Mammakarzinome nachweisbar; je niedriger der Differenzierungsgrad, desto häufiger ist der Tumor CEA-positiv. CEA-negative Malignome sind prognostisch günstiger als positive),
- Sekrete und deren Intermediärprodukte (Kasein, Laktalbumin, Laktogen).

Interesse beansprucht ihre Affinität zu **Lektinen** (kohlenhydratspezifische zuckerbindende Proteine bzw. Glykoproteine). Lektinrezeptoren finden sich an sezernierenden Membranen duktaler und lobulärer Karzinomzellen. Ihre Bindungsfähigkeit wird durch Hormone moduliert; somit stellen sie ein prognostisch verwertbares Indiz der Hormonempfindlichkeit des Tumors dar und können ergänzend oder alternativ zur Rezeptoranalyse eingesetzt werden.

Hormonrezeptoren als Indikatoren der Validität des Mammakarzinoms

Ein weiteres - auch in therapeutischer Hinsicht - wertvolles Indiz der Zelldifferenzierung sind Hormonrezeptoren, da deren Expression vom Typ und Differenzierungsgrad der Tumoren abhängig ist. Steroidrezeptorpositive Tumoren sprechen besser auf eine hormonale Therapie an. Es besteht eine signifikante Korrelation zum histologischen Grading insofern, als die höher differenzierten Tumoren in stärkerem Maße rezeptorpositiv sind und im Vergleich zu undifferenzierten rezeptornegativen Karzinomen eine bessere Prognose bezüglich Verlauf und Überlebensrate aufweisen (s. S. 748).

(Tumorkranke ohne Rezeptoren zeigen <10% Remissionen, Tumorkranke mit *Östrogenrezeptoren* ca. 60% Remissionen und Tumorkranke mit Östrogen- und *Gestagenrezeptoren* ca. 70% Remissionen.)

Die Anwendung monoklonaler Antikörper ermöglicht den Nachweis des *Östrogenrezeptorproteins* in den Tumorzellkernen und eröffnet damit neue Wege zur Analyse heterogener Zellpopulationen maligner Mammatumoren und metastatischer Herde.

Symptome

Eine frühe Symptomatik fehlt! *Schmerzen* als Warnsignale treten im Gegensatz zur Mastodynie und Mastopathie nur bei etwa 10% der Karzinompatientinnen auf. Das erste Symptom stellt bei >80% der Patientinnen der von *ihr selbst* getastete Knoten dar. Eine seröse, eitrige und blutige *Sekretion aus der Mamille* findet sich nur bei 2-3% der Erkrankten. Einzig das Paget-Karzinom ruft relativ früh Brennen und Jucken, verbunden mit nässenden „ekzematösen" Veränderungen im Bereich der Mamille hervor.

Leitsymptome sind Knotenbildung und Konturveränderungen der Brust. Sie müssen jedoch bereits als Spätsymptome eingestuft werden (s. S. 745). Auch Hauteinziehungen, Unebenheiten (Apfelsinenhaut) und Verlagerung oder Einziehung der Mamille sind bereits Zeichen eines fortgeschrittenen Karzinoms. Gelegentlich bilden Knochenmetastasen (Spontanfrakturen) oder eine Anschwellung der axillären Lymphknoten das erste Symptom eines lokal noch okkulten Mammakarzinoms.

Diagnostik

Nach wie vor kommt der *Selbstuntersuchung* der Frau zentrale Bedeutung für die Erkennung des Brustdrüsenkarzinoms zu.

Die klinische Diagnostik beginnt mit der Untersuchung der Mammae mittels *Inspektion* und *Palpation*. Das systematische Vorgehen ist auf S. 522 beschrieben. Zunächst wird immer die nicht betroffene Seite abgetastet, um einen Eindruck von der Struktur, Konsistenz und Größe des Drüsenkörpers zu gewinnen. Dann geht man auf die betroffene Seite über.

Der Primärtumor dringt je nach Geschwulsttyp unterschiedlich in das umgebende Gewebe vor; dementsprechend differieren die Inspektions- und Palpationsbefunde:

- Bei Einwachsen in die Subkutis und Kutis kommt es zur Einziehung und Nichtabhebbarkeit der Haut;
- die Lokalisation im Bereich der Mamille hat deren Einziehung und die Verkleinerung des Warzenhofes zur Folge;
- ein „Szirrhus" bedingt eine derbe Schrumpfung der Brustdrüse;
- der medulläre Krebs dringt als diffuser, allseitig wachsender Tumor vor und führt u. U. zu Vergrößerung der gesamten Brust;
- bei diffuser Durchsetzung der Lymphspalten imponiert die Brust grobporig, ödematös (Apfelsinenschalenhaut);
- das bereits erfolgte Einwachsen oder Durchwuchern der Pektoralisfaszie wird an der Unverschieblichkeit des Organs auf der Unterlage evident;
- zusätzliche Rötung und Hyperthermie können einen Abszeß, auch ein Erysipel vortäuschen (inflammatorisches Mammakarzinom).

Tastet man eine Resistenz, so wird die Verschieblichkeit der darüberliegenden Haut geprüft, die bei einem malignen Tumor aufgehoben sein kann. Typisch ist dann eine Einziehung der betroffenen Hautpartie (Plateautest). Der positive Ausfall besitzt eine hohe Aussagekraft. Eine Beteiligung der Pektoralisfaszie läßt sich durch Anspannung des M. pectoralis prüfen (Eindrücken der in die Taille gestützten Hände). Bei Einbeziehung der Pektoralisfaszie hebt sich die Brust mit der Muskelkontraktion an.

Die obligatorische Palpation der Achselhöhle sowie der Infra- und Supraklakikulargruben gibt Aufschluß über mögliche Absiedlungen in den regionären Lymphknoten.

Mammographie: Die Röntgenuntersuchung der Brüste stellt die aussagekräftigste apparative nichtinvasive diagnostische Methode mit hoher Treffsicherheit bei der Abklärung unklarer oder verdächtiger Befunde sowie des klinisch okkulten Mammakarzinoms dar (s. S. 522). Bei Bestehen eines Mammakarzinoms erlaubt sie die richtige Diagnose in 85–95%. Unsicherheiten entstehen v. a. bei einer extrem schattendichten Mastopathie.

Beginnende Karzinome sind mit ihren feinen Ausläufern als sog. *„Krebsfüße"* oder als umschriebene Verdichtungen, auch bei multifokaler Entstehung, zu erkennen. *Mikrokalzifikationen* als Folge zentraler Nekrosen bilden ein wichtiges diagnostisches Hinweiskriterium.

Entscheidendes Gewicht kommt der Mammographie als Teil der *Tripeldiagnostik* zu, d. h. der kombinierten Anwendung der *klinischen Untersuchung,* der visuellen Methode der *Mammographie,* gestützt durch die *Punktionszytologie* (s. S. 522).

Präoperativ kann ein mammographisch verdächtiger nicht palpabler Bezirk durch Einführen einer Kanüle mit einem Widerhaken markiert und infolgedessen vom Operateur zuverlässig aufgefunden werden. *Nach der Entnahme des Tumors* läßt sich das gesamte entnommene Gewebe röntgenologisch kontrollieren *(Präparatradiographie),* um die Entfernung der Neoplasie in toto sicherzustellen.

Galaktographie: Zur Abklärung einer pathologischen Absonderung aus der Mamille kann die Mammographie durch die röntgendiagnostische Darstellung der Milchgänge mit Hilfe eines Kontrastmittels ergänzt werden. Dabei gilt einschränkend, daß wohl eine gute Lokalisation, aber keine Differenzierung zwischen gutartigen Papillomen und dem intraduktalen präinvasiven Karzinom ausreichend zuverlässig möglich ist; zur Entscheidung ist die histologische Abklärung unerläßlich.

Eine Ergänzung und Erweiterung der Röntgendiagnostik und in vielen Fällen zugleich Therapie ist die *Pneumozystographie* (s. S. 525).

Ultrasonographie: Der Aussagewert der Ultrasonographie als additives diagnostisches Verfahren ist in der Hand des Experten auch bei kleinsten karzinomatösen Veränderungen beachtlich. Die Treffsicherheit liegt unter der der Mammographie, erreicht aber in den Stadien T_0–T_1 75% (die Mammographie 83%). In der Differenzierung von zystischen und soliden Veränderungen ist die Mammasonographie der konventionellen Mammographie überlegen. Ein wichtiger Vorteil besteht in der Möglichkeit der gezielten Punktion unter Ultraschallsicht.

Computertomographie: Dieses Verfahren kann gegenwärtig die Mammographie noch nicht ersetzen.

Thermographie: Die Thermographie hat die in sie gesetzten Erwartungen besserer Informationen über die biologische Aktivität des Tumors und damit über die Prognose nicht erfüllt und wird nur noch selten additiv angewendet.

Punktionszytologie: Ein positiver Ausfall der *Aspirationszytologie mit Hilfe der Feinnadelpunktion* (s. S. 525) macht eine diagnostische Exstirpation zur histologischen Abklärung erforderlich. Bei übereinstimmendem positiven Ergebnis der klinischen, radiologischen und zytodiagnostischen Befunde *(positive Tripeldiagnostik)* kann die definitive Diagnose *präoperativ* gestellt und auf die diagnostische Exstirpation verzichtet werden. Hervorzuheben ist, daß die Feinnadelpunktion, sonographisch kontrolliert, mit Erfolg zur Differenzierung der proliferativen Formen der Mastopathie eingesetzt werden kann und bei der Aufdeckung atypischer intraduktaler Proliferationen ein wertvolles Instrument zur Früherkennung und Überwachung dieser Veränderungen darstellt (s. S. 739).

Exzisionsbiopsie (Exstirpationsbiopsie): Die Diagnose steht und fällt - abgesehen von der positiven Tripeldiagnostik (s. oben) - mit der histologischen Abklärung, die nur durch die diagnostische Gewebeentnahme gewährleistet ist. Die Entfernung der verdächtigen Resistenz soll in Allgemeinnarkose - ggf. nach röntgenologisch kontrollierter Nadellokalisation - in toto mit vollständiger Exzision im Gesunden erfolgen, um die Gefahr der *Tumorzellverschleppung* so gering wie möglich zu halten. Unmittelbar anschließend folgt ggf. die *Präparatradiographie* (Mikrokalk) zur Kontrolle der Exzision im Gesunden. Das Operationspräparat ist möglichst *intra operationem im histologischen Schnellschnittverfahren* (einschl. Rezeptorstatus) zu untersuchen, um *sofort* - nach bereits vor dem Eingriff eingeholter Einwilligung der Patientin - die Konsequenzen für das weitere Vorgehen ziehen zu können. Die Prognose verschlechtert sich aber nicht, wenn *zweizeitig* vorgegangen wird und zwischen Biopsie und Primärtherapie nicht > 8 Tage verstreichen.

Therapie
Chirurgische Therapie: Die Primärtherapie des Mammakarzinoms aller Stadien wird durch die Operation mit Entfernung des Tumors in toto eingeleitet (> 90 % der Patientinnen sind als operabel anzusehen). Aber nur in einem sehr frühen Stadium Tis, T1, NO, MO ist die chirurgische Intervention als kurative Maßnahme zu betrachten. In den fortgeschrittenen Stadien bedeutet die Ablatio mammae - unabhängig von der Ausdehnung der Operation - nur einen palliativen Eingriff. Bei der Wahl des operativen Verfahrens ist davon auszugehen, daß das Mammakarzinom bei der klinischen Erfassung bereits als eine disseminierte - generalisierte - Erkrankung aufzufassen ist, und daß die Beteiligung der regionalen Lymphknoten einen Indikator für die Dissemination darstellt. Selbst im Stadium T1 liegen in 25 % axilläre Metastasen vor, und in diesen Fällen ist in 23 % bei lateralem Tumorsitz und in 49 % bei medial lokalisiertem Primärtumor mit positiven parasternalen Lymphknoten zu rechnen. Das lokale Vordringen der karzinomatösen Wucherungen in die Tiefe bis in den Bereich des M. pectoralis major vollzieht sich demgegenüber vergleichsweise spät. Auch die Brustwarze wird erst in fortgeschrittenen Stadien befallen. Aufgrund dieser Erkenntnisse über die Tumorkinetik und der immunologischen Tumor-Wirt-Beziehungen (Immunkompetenz der regionären Lymphknoten) hat sich der Trend zur Einschränkung der Radikalität der operativen Verfahren durchgesetzt. Die *„klassische, radikale Mastektomie"* nach Halsted-Meyer-Rotter (1894), die die Mitentfernung der Mm. pectoralis major und minor sowie die Achsellymphknotenausräumung umfaßt, ist heute weitgehend verlassen. Statt dessen haben sich die *„eingeschränkte radikale Mastektomie"* nach Patey (Mitentfernung der Pectoralisfaszie und des M. pectoralis minor) und die gegenwärtig am häufigsten angewendete „modifizierte radikale Mastektomie" mit Erhaltung beider Pectoralismuskeln (Auchingcloss-Madden) durchgesetzt. Die Lymphonodektomie wird unterschiedlich gehandhabt. Entweder wird die komplette Ausräumung bevorzugt, wobei man sich im Bereich der Axilla auf das Fettgewebe vor und unter den Gefäßen beschränkt, um ein Lymphödem des Armes zu vermeiden. Oder es wird die eingeschränkte Lymphonodektomie mit der Entfernung von 6-15 Lymphknoten bevorzugt. Dieses Vorgehen vermindert ebenfalls das Risiko eines Armödems und schafft v. a. bessere Voraussetzungen für Wiederaufbauplastiken.

Die Bestrebungen gehen dahin, durch verminderte Radikalität und individualisierend bei gleichem therapeutischen Effekt einen körperlich und kosmetisch erträglicheren Zustand zu erreichen und die psychische Beeinträchtigung zu verringern. Diesem Ziel dienen die *brusterhaltenden Operationen.*

Sie kommen bei präinvasiven Neoplasien und ausgewählten Fällen des Stadiums T1, N0, M0 bis zu einem Tumordurchmesser von ≤2 cm besonders bei jüngeren Frauen zur Anwendung. Es handelt sich dabei um

- die *Tumorektomie (Thylektomie)*, d. h. die Exstirpation des Primärtumors einschließlich einer Sicherheitszone im Gesunden und selektiver Lymphonodektomie,
- die *Quadrantenresektion (Wedge-Resektion)* mit *Lymphonodektomie* und
- die *subkutane Mastektomie*, d. h. die selektive Entfernung des Drüsenkörpers unter Erhaltung von Hautmantel und Brustwarze und anschließender Konturwiederherstellung durch Kunststoffprotesen (Silastic-Implantate oder Eigengewebe) sowie selektiver Ausräumung des Lymphfettgewebes der Axilla.

Die genannten brusterhaltenden Verfahren kommen v. a. bei der Behandlung der *Präkanzerosen* sowie bei der Mastopathie mit hohem familiärem Risiko in Frage. Handelt es sich bereits um ein *manifestes Karzinom, so ist die postoperative Bestrahlung ein unverzichtbarer Teil der Primärbehandlung* (s. unten). Nach den bisherigen Ergebnissen kontrollierter Studien sind die genannten Verfahren im Stadium I und nach neueren Erhebungen auch im Stadium II unter Berücksichtigung der Zehnjahresüberlebensrate praktisch als gleichwertig anzusehen.

Lokoregionale und isolierte Fernmetastasen werden nach Möglichkeit zunächst operativ angegangen.

Strahlentherapie: Die radiologische Behandlung des Mammakarzinoms dient dem Ziel der lokoregionalen Sanierung. Während die Strahlenbehandlung unter Verwendung der Megavoltverfahren bei brusterhaltendem Operieren obligatorisch als Teil der kurativen Primärtherapie erfolgt, wird sie nach Anwendung der totalen Mastektomie an einigen Zentren individuell eingesetzt, vornehmlich dann, wenn der Sitz des Primärtumors auf eine frühe Beteiligung der parasternalen (mediastinalen) Lymphknoten schließen läßt. Zur Vernichtung etwaiger verbliebener Tumorzellnester sind ausreichend hohe Dosen (40–50 Gy), fraktioniert appliziert, in angemessener räumlicher Dosisverteilung entsprechend den Zielgebieten notwendig. Die Frequenz lokaler Rezidive läßt sich schätzungsweise von 15% auf 5% verringern. Da lokoregionale Rezidive mit operativen und/oder radiologischen Maßnahmen erfolgreich angegangen werden können und die postoperative Bestrahlung keinen Einfluß auf die Überlebenszeit ausübt, wird vielerorts auf die routinemäßige Nachbestrahlung nach suffizienter operativer Therapie (mit axillarer Lymphonodektomie) verzichtet. Die Strahlentherapie hat die Abheilung des Operationsgebietes zur Voraussetzung. Daher wird ca. 10–14 Tage post operationem damit begonnen. Bei der Behandlung der fortgeschrittenen Stadien sowie bei Rezidiven und Metastasen, dann v. a. zur Schmerzlinderung bei Skelettmetastasen, kommt die Strahlentherapie als Palliativmaßnahme in Frage.

Eine präoperative Bestrahlung wird allenfalls bei primär inoperablen Tumoren angewendet, um nachfolgend chirurgisch vorgehen zu können.

Bestrahlungsfolgen: Nebenwirkungen als Folgen des Kombinationstraumas Operation und Bestrahlung (Lymphstauung im Bereich des Armes, Narbenbildung und Fibrosierung) werden nur noch selten und wenn, dann in geringem Ausmaß beobachtet.

Chemotherapie: Die zytostatische Therapie besitzt im Rahmen der medikamentösen Behandlung des Mammakarzinoms einen hohen Stellenwert.

Bei den verwendeten Chemotherapeutika handelt es sich um

- alkylierende Substanzen,
- Folsäureantagonisten (Antimetaboliten),
- Substanzen aus der Gruppe der Antibiotika,
- Spindelgifte (Pflanzenalkaloide).

Günstiger als die Applikation nur eines der Zytostatika – *Monochemotherapie* – hat sich die Kombination mehrerer Substanzen – *Polychemotherapie* – in Form von Behandlungszyklen nach einem Therapieschema erwiesen, z. B. das CMF-Schema (C = Cyclophosphamid, M = Methotrexat, F = Fluorouracil). Alternativ mit Cyclophosphamid gelangt auch Leukeran (LMF-Schema), auch mit Adriamycin (A), zur Anwendung. Die Tumorsensibilität kann biochemisch durch In-vitro-Tests geprüft werden (s. S. 733).

Ziel der Polychemotherapie ist es, die maligne Zelle von mehreren Angriffspunkten aus anzugehen, einer Resistenzentwicklung entgegenzuwirken und die Unverträglichkeit in Grenzen zu halten.

Adjuvante Chemotherapie: Das Konzept der systemischen adjuvanten Chemotherapie basiert auf der Erkenntnis, daß trotz Verbesserung lokaler Behandlungsmethoden (Operation, Bestrahlung) insbesondere beim Mammakarzinom der Erfolg durch frühzeitige Disseminierung durchkreuzt wird. Durch eine postoperative Polychemotherapie hofft man, der generalisierten Erkrankung durch die Hemmung bzw. Vernichtung okkulter Mikrometastasen erfolgreicher begegnen zu können. Folgerichtig wird sie unmittelbar nach der Primärbehandlung, d. h. nach der Operation, eingesetzt, wenn histologisch Lymphknotenbefall nachgewiesen wurde. Nach den bisherigen prospektiven Studien läßt sich durch die adjuvante Chemotherapie besonders bei in der Prämenopause erkrankten Patientinnen eine Verlängerung des rezidivfreien Intervalls (Zeitraum von der Primärbehandlung bis zum Wiederauftreten weiteren Wachstums) ermöglichen (in der Prämenopause ca. 20%, in der Postmenopause bis zu 10% gegenüber unbehandelten Kontrollen).

Chemotherapie des fortgeschrittenen Mammakarzinoms. In den Spätstadien ist eine Heilung nicht mehr möglich. Als Ziel des Einsatzes der Chemotherapie kann es daher nur darum gehen, möglichst langdauernde Remissionen (d. h. Wachstumsstillstand oder sogar zeitweiligen meßbaren Rückgang des Tumors oder seiner Metastasen) oder wenigstens eine Verbesserung der Leidenssituation zu erreichen. *Progrediente Verläufe bilden das Primat der Hormon- und Chemotherapie,* es sei denn, es handelt sich um isolierte Knochenmetastasen, deren Bestrahlung der medikamentösen Behandlung vorausgehen sollte. Durch geeignete Kombination mit der endokrinen Therapie (s. unten) lassen sich bei 50-80% der Patientinnen in diesen fortgeschrittenen Stadien eine Remission und Lebensverlängerung erreichen.

Nebenwirkungen der Chemotherapeutika sind infolge ihrer Angriffsweise und der notwendigen langfristigen, hochdosierten Behandlungszyklen v. a. Schädigung des hämopoetischen Systems (kenntlich im Abfall der Leukozyten und Thrombozyten) und toxische Erscheinungen von seiten des Gastrointestinaltraktes und des Kreislaufes. Fast immer kommt es zur Alopezie. Nicht unbedenklich ist die Immunsuppression.

In Anbetracht der vielfältigen Unverträglichkeitserscheinungen ist eine engmaschige Überwachung der Patientin erforderlich. Notfalls müssen die Dosen reduziert oder die Behandlung zumindest vorübergehend unterbrochen werden.

Endokrine Therapie: Die Grundlage der Hormontherapie des *fortgeschrittenen Mammakarzinoms, seiner Rezidive und Metastasen* bildet die Tatsache, daß der *Brustkrebs zu den hormonabhängigen Geschwülsten* gehört (s. S. 734).

Normale Brustdrüsenzellen enthalten für jedes Hormon, das Wachstum und Funktion der Brustdrüsen beeinflußt, *Zytoplasma- und Kernrezeptoren* (s. S. 40). Im Zuge der malignen Transformation können die Rezeptoren erhalten bleiben, aber auch teilweise oder ganz verlorengehen (offenbar in Abhängigkeit vom Differenzierungs- bzw. Dedifferenzierungsgrad). Im ersten Fall kann das Wachstum möglicherweise durch exogene Hormonzufuhr regulierend beeinflußt werden. Fehlen die Rezeptoren ganz oder teilweise, muß angenommen werden, daß die hormonale Kontrolle im gleichen Ausmaß verlorengegangen ist.

Die Indikation zur endokrinen Therapie wird wesentlich mitbestimmt durch den Gehalt an *Östrogen-* und *Progesteronrezeptoren* im Geschwulstgewebe. 60-70% der Mammakarzinome einschließlich ihrer Absiedelungen enthalten Östrogenrezeptoren und sprechen bei mittlerem bis hohem Rezeptorgehalt in entsprechendem Maße auf die endokrine Therapie an. 50-60% der östrogenrezeptorpositiven Fälle zeigen eine objektive Regression.

Der Erfolg ist am höchsten (>70% Remissionen), wenn zusätzlich *Progesteronrezeptoren* nachgewiesen werden. Der Progesteronrezeptor ist bei seiner Synthese vom Östrogenrezeptor abhängig und bildet daher neben dem Östrogenrezeptor einen wertvollen Selektionsparameter. Patientinnen mit negativem Ausfall der Tests reagieren nicht oder nur bedingt auf eine Hormonzufuhr (ca. 10%).

Man unterscheidet zwischen der *ablativen* und *additiven* Hormontherapie. Die ablativen Eingriffe zielen auf die Ausschaltung der Hormonbildungsorte und übergeordneten Zentren ab. Die wichtigste der ablativen Maßnahmen stellt die Ovarektomie dar (s. unten). Unter der additiven endokrinen Therapie wird die kurmäßige Verabfolgung geeigneter Hormonpräparate verstanden.

Die *Adrenalektomie* und *Hypophysektomie* kommen wegen der Schwere und der weitreichenden Konsequenzen der Eingriffe nur ganz ausnahmsweise zur Anwendung (s. unten).

Die Art der Behandlung richtet sich nach dem Eintritt der Menopause:

- In der *Prämenopause* geht es um die Ausschaltung der Ovarialfunktion. Sie erfolgt entweder ablativ durch die *Ovarektomie* oder - heute bevorzugt - durch *Antiöstrogene.*
- In der *Postmenopause* scheinen *Antiöstrogene* (Tamoxifen) und *Gestagene* am wirksamsten zu sein, so daß die adjuvante endokrine Behandlung als die Therapie der ersten Wahl angesehen werden muß. Bereits eingesetzt werden auch die *Aromatasehemmer,* z. B. Aminoglutethimid (AG), die die Aromatisation von Androstendion zu Östron in extraadrenalen Geweben (z. B. Mamma) inhibieren und dadurch zu einer Senkung der Östrogenspiegel wie nach einer Adrenalektomie führen („chemische Adrenalektomie"). Sowohl nach ei-

ner erfolglosen als auch nach einer erfolgreichen Tamoxifen-Behandlung appliziert, lassen sich mit Aromatasehemmern noch Remissionen von durchschnittlich 10 Monaten und palliativ bei Knochenmetastasen ein guter analgetischer Effekt erzielen. Die Bedeutung von **Buserelin** (LH-RH-Analogon) kann z. Z. noch nicht beurteilt werden.

- Sowohl in der *Prä- als auch in der Postmenopause* lassen sich bei gestagenrezeptorpositiven Befunden mit einer Gestagenbehandlung (Medroxyprogesteronazetat – MPA) Remissionen, v. a. ein guter analgetischer Effekt bei Knochenmetastasen erzielen. Die Behandlung erfolgt im Anschluß an eine Antiöstrogentherapie.

Eine *primäre endokrine Therapie* wird bei Nachweis von Metastasen nach rezidivfreiem Intervall oder im Stadium IV je nach Rezeptorstatus eingeleitet.

Nebenwirkungen der Hormontherapie. Die notwendigerweise hochdosierte Hormontherapie ist mit Nebenwirkungen behaftet, die jedoch *insgesamt geringer sind als diejenigen unter chemotherapeutischer Behandlung.* Nach einer *Antiöstrogenbehandlung* kann es zu

- Übelkeit,
- Kopfschmerzen, Schwindel,
- Hautausschlag und
- Thrombopenie

kommen.

Nach adjuvanter hochdosierter *Gestagentherapie* können sich

- Gewichtszunahme, Schwitzen,
- Hypertonie,
- zentrale Störungen und eine
- Thrombophlebitis

einstellen.

Aminoglutethimid kann zu

- Schwindel,
- Somnolenz/Lethargie und
- Hautausschlag

führen.

Alle additiven endokrinen Therapieformen gehen mit einer **Hyperkalziämie** einher.

Mammakarzinom und Schwangerschaft: Bei etwa 3% der an einem Mammakarzinom Erkrankten wird das Malignom während der Schwangerschaft oder Stillzeit festgestellt. Die Prognose ist ungünstig infolge der meist schon vorhandenen Lymphknotenmetastasen (ann. 80%). Daher muß das *Bestreben dahingehen, die Therapie unverzüglich nach den für Nichtschwangere gültigen Richtlinien* in die Wege zu leiten.

Nach Durchführung einer Operation und Bestrahlung (und Chemotherapie) kann die Schwangerschaft (bei Rezidivfreiheit) ausgetragen werden.

Muß *während* einer Schwangerschaft eine **Chemotherapie** erfolgen, so gelten folgende Empfehlungen:

- Besteht die Notwendigkeit der Behandlung im I. Trimenon, so ist die Abruptio graviditatis in Erwägung zu ziehen (s. S. 352).
- Im II. und zu Anfang des III. Trimenons können Chemotherapeutika eingesetzt werden (Nebenwirkungen s. S. 127).
- Jenseits der 32. SSW sollte die vorzeitige Entbindung der Chemotherapie vorausgehen.

Ein Schwangerschaftsabbruch beeinflußt die Prognose weder positiv noch negativ.

Eine *Schwangerschaft nach Abschluß der Therapie* des Mammakarzinoms scheint sich nicht ungünstig auf die Heilungschancen auszuwirken. Aus Vorsichtsgründen sollte jedoch auch bei guter Prognose eine Gravidität erst nach 2jähriger Rezidivfreiheit geplant werden. Zur Empfängnisverhütung kommen Intrauterinpessar, bei Anwendung oraler Kontrazeptiva Präparate mit niedrigem Östrogengehalt in Frage. Zur definitiven Kontrazeption ist die Tubenligatur vorzuziehen.

Überlebensrate – Prognose

Die Prognose des Mammakarzinoms – ausgedrückt in der rezidivfreien und gesamten Überlebensrate – ist abhängig von der lymphogenen Metastasierung, der Größe des Primärtumors, seinem histologischen Typ (Grading) und der Wachstumspotenz. Eine günstige Prognose haben die „Low-risk-Patientinnen" (s. S. 743). In ihrem Fall ist das Karzinom histologisch differenziert und der Rezeptorgehalt hoch. Bei „High-risk-Patientinnen" ist das Karzinom morphologisch undifferenziert, mit einer Lymphangiosis carcinomatosa einhergehend und hormonrezeptornegativ oder -arm. Während die Heilungsziffern der Genitalkarzinome auf eine 5jährige Rezidivfreiheit bezogen werden, ist beim Mammakarzinom wegen der Besonderheiten des Krankheitsverlaufes, seines relativ langsamen Fortschreitens (etwa 20–35% der unbehandelten Mammakarzinome überleben 5 Jahre und 3–5% sogar 10 Jahre) zur Beurteilung der Heilerfolge eine Zeitspanne von 10 Jahren erforderlich.

Spätrezidive nach 10 und mehr Jahren kommen jedoch vor.

Das wichtigste Kriterium ist der *Lymphknotenbefall*. Bei negativen axillären Lymphknoten überleben ca. 80% 5 und ca. 65% 10 Jahre rezidivfrei. Die Prognose verschlechtert sich mit der Zahl der Lymphknotenmetastasen mit einer kritischen Gren-

Tabelle 128. Rezidiv- und Überlebensraten in Beziehung zum Metastasierungsgrad in den homolateralen axillären Lymphknoten. (Nach Fisher 1975)

Homolaterale axilläre Lymphknoten (N)	Metastasierungsrate [%]		Überlebensrate [%]	
	5 Jahre	10 Jahre	5 Jahre	10 Jahre
N−	21	24	76	65
N+	67	76	46	25
N+ (1−3)	53	65	62	38
N+ (≥4)	80	86	31	13
Alle Patientinnen	45	50	61	46

Tabelle 129. Beziehungen zwischen Tumorgröße und Überlebensquoten

	5 Jahre	10 Jahre
T1	70−80%	60−70%
T2	50−70%	20−30%
T3	20−30%	−10%
T4	0−10%	0%

ze bei 3−5 positiven Lymphonodi. Nach Überschreiten dieser Zahlen sinken die Behandlungserfolge, und die Letalität steigt (Tabelle 128). Noch ungünstiger ist die Prognose bei Befall der parasternalen Lymphknoten.

Die Prognose verschlechtert sich auch mit zunehmender *Größe des Primärtumors* (Tabelle 129). Dieser Parameter ist jedoch gegenüber dem Lymphknotenbefall von sekundärer Bedeutung. Auch dem Sitz des Primärtumors kommt eher ein nachgeordneter Einfluß auf die Prognose zu.

Rezidive

Etwa 70% der Rezidive treten innerhalb von 2 Jahren post operationem auf. Nach Auftreten eines Rezidivs sinkt die Lebenserwartung rapide ab: Für ⅓ beträgt sie dann noch 2, für ein weiteres Drittel noch 5 Jahre. Mit anderen Worten: Nach festgestelltem Weiterwachstum und Rezidivbehandlung lebt nur ⅓ der Patientinnen noch länger als 5 Jahre.

Prävention

Eine eigentliche Prävention des Mammakarzinoms existiert nicht; wohl aber läßt sich die *Vorverlegung der Diagnose* durch *regelmäßige Selbstuntersuchung* (s. S. 525), Beachtung der *Risikogruppen* bei der Vorsorgeuntersuchung und den Einsatz der klinischen und physikalischen diagnostischen Verfahren weiter verbessern, um die günstigeren Heilungsergebnisse im Stadium I auch individuell zu nutzen. Diesem Anliegen kommt auch die Erweiterung des Vorsorgekataloges entgegen (s. S. 525).

Nachsorge

Die in jedem Einzelfall zweifelhafte Prognose des Mammakarzinoms macht eine nachgehende Fürsorge zur Früherkennung von Rezidiven oder Metastasen unerläßlich. Gleichzeitig geht es darum, der Patientin während der Phase der Unsicherheit und Angst beratend und betreuend zur Seite zu stehen.

In Abständen von anfangs 3 Monaten im 1. und 2. Jahr, dann halbjährlich sind regelmäßige Befundkontrollen erforderlich. Unter Einhaltung eines obligaten Untersuchungsganges geht es um

- Früherkennung lokal-regionaler Rezidive,
- Kontrolle der anderen Brust (großzügiger Einsatz der Mammographie),
- Suche nach Fernmetastasen; dazu gehören Röntgenthoraxaufnahmen, szintigraphische oder ultrasonographische Untersuchung von Leber, Milz und Skelett sowie eine komplette gynäkologische Exploration einschließlich der rektalen Untersuchung,
- Planung und Durchführung weiterer Therapiemöglichkeiten,
- Kontrolle der Nebenwirkungen während einer medikamentösen Behandlung (s. S. 748),
- Erkennung und Behandlung von Therapiefolgen,
- Beratung über Möglichkeiten und Zeitpunkt einer Brustrekonstruktion.

Verdächtig auf ein Rezidiv oder Metastasen sind:

- Gewichtsabnahme,
- Verschlechterung des Allgemeinbefindens,
- Erhöhung der BKS,
- lokalisierte oder diffuse Schmerzen besonders im Skelettsystem (Knochenmetastasen!),
- Husten/Dyspnoe (Lungenmetastasen!),
- zunehmendes Lymphödem der Arme (Lokalrezidiv!).
- (Wieder-)Anstieg der Tumormarker (CEA, TPA, CA 15-3, s. S. 744).

Die nachgehende Fürsorge bietet die Möglichkeit der psychischen Betreuung unter Berücksichtigung der individuellen − nicht selten auch partnerschaftlichen − Problematik. Im Rahmen des Möglichen gilt es, entsprechend der Belastbarkeit − ggf. auch über einen Arbeitsplatzwechsel oder Umschulung − die Wiedereingliederung in das soziale und berufliche Leben anzustreben, eine Reaktivierung zu erreichen und auf diese Weise eine Isolierung in Familie und Gesellschaft zu vermeiden (s. S. 751). Aufgabe muß es sein, den Leidensdruck und das Gefühl der „Verstümmelung" abzufangen, eine Akzeptanz des Leidens und der Endlichkeit des Daseins anzubahnen.

58 Hinweise auf das Versicherungs-, Versorgungs- und Sozialhilferecht der Krebskranken

Während und nach Abschluß der kurativen Therapie sind die Geschwulstkranken durch öffentliche Kostenträger abgesichert und vor unbilligen Härten geschützt.

Zunächst übernimmt die **Krankenversicherung** bei *Arbeitsunfähigkeit* (der Versicherte ist durch eine Erkrankung an seiner Berufsausübung völlig gehindert oder vermag nur unter der Gefahr der Verschlimmerung zu arbeiten) zeitlich unbegrenzt die ambulanten und bis zu 78 Wochen (1½ Jahren) die stationären Behandlungskosten. Daneben besteht für 6 Wochen Anspruch auf Lohnfortzahlung und von da an bis zur 78. Woche auf Erhalt von Krankengeld in Höhe von 75–85% des letzten Verdienstes.

Bei *Berufsunfähigkeit* (Reduzierung der Erwerbsfähigkeit im Rahmen der bisherigen Tätigkeit durch Krankheit auf mehr als die Hälfte) oder *Erwerbsunfähigkeit* (der Versicherte ist nicht in der Lage, innerhalb absehbarer Zeit eine Erwerbstätigkeit auszuüben) kann 78 Wochen nach Beginn der Zahlungen durch die Krankenversicherung die **Rentenversicherung** für die Fortsetzung der Heilbehandlung, Berufsförderung oder im Falle der Berufs- und Erwerbsunfähigkeit für die „Berentung" in Anspruch genommen werden.

Die Gewährung der Rente auf unbestimmte Zeit setzt den definitiven Verlust der Erwerbsfähigkeit und vergebliche Heil- und Kurbehandlungen voraus.

Im Falle einer Krebserkrankung ist aus psychologischen Gründen und im Hinblick auf die Unvorhersehbarkeit des Krankheitsverlaufes und der durch Behandlung zu erzielenden Remissionen die „Rente auf Zeit" vorzuziehen. Die ärztliche Beratung muß neben der physischen Leistungsfähigkeit die psychische Situation voll berücksichtigen. Zur Sinn- und Selbstwertbestätigung und Erhaltung der Lebensqualität kann die Berufsausübung entscheidend beitragen, insbesondere bei Frauen mit selbständiger Tätigkeit. Die Dauerrente sollte nur bei infauster Prognose zum Tragen kommen.

Die *medizinische Rehabilitation* ist in das Versicherungsnetz eingebaut. Nach-, Genesungs- und Festigungskuren unter Einbau physiotherapeutischer Maßnahmen (z. B. Krankengymnastik, Lymphdrainage) stehen v. a. innerhalb der ersten drei Jahre nach Behandlungsbeginn zur Verfügung. Zahlreiche wirtschaftliche soziale Hilfen sind bei besonderer Bedürftigkeit (auch Pflege- und Haushaltshilfen) auszuschöpfen.

Neben allgemeinen Aufbau- und Stabilisierungsmaßnahmen gehören die psychische Betreuung, Förderung der Kommunikation und Reaktivierung, insbesondere bei alleinstehenden Frauen, zu den wesentlichen Aufgaben der Nachsorge zur Rehabilitation und Integration der Krebskranken. Selbsthilfegruppen können dabei wertvolle Hilfe leisten.

59 Hinweise zur operativen Behandlung in der Gynäkologie

Die gynäkologischen Operationen lassen sich in diagnostische und therapeutische Eingriffe unterteilen. Die therapeutischen Operationen verfolgen 2 Ziele:

- die Entfernung erkrankter Organe oder krankhaft veränderter Organteile,
- die Wiederherstellung der gestörten Organfunktion (plastische Operationen).

Diagnostische Eingriffe

Unter den diagnostischen Eingriffen ist die *Ausschabung der Gebärmutter (Abrasio, Kurettage)* eine der häufigsten Maßnahmen. Eine Narkose ist erforderlich. Die Länge des Uterus wird zunächst mit einer Spezialsonde gemessen (Uterussondenlänge). Dann erfolgt die Dilatation des Zervikalkanals mit einem Satz stiftartiger – im Durchmesser zunehmender – Instrumente aus Metall oder Teflon (Hegar-Stifte oder besser konische Dilatatoren nach Landau oder

Pratt), um den Zugang zum Cavum uteri zu ermöglichen. Das Endometrium wird Strich um Strich unter besonderer Berücksichtigung der Tubenecken mittels einer Kurette gewonnen, die zum Unterschied zur Abortkurette (Abb. 186a und 187) einen scharfen Rand aufweist. Das gewonnene Material wird histologisch untersucht und liefert die Diagnose von Veränderungen des Endometriums.

Die wichtigsten Indikationen zur Durchführung einer Abrasio sind: atypische Blutungen, Verdacht auf intrauterine pathologische Schleimhautprozesse wie Korpuspolypen und ein Korpuskarzinom. Wird ein Karzinom vermutet, so muß eine *fraktionierte Abrasio* erfolgen, d. h. Korpus- und Zervixschleimhaut müssen getrennt gewonnen und gesondert histologisch untersucht werden, um den karzinomatösen Prozeß genauer lokalisieren zu können.

In manchen Fällen, z. B. bei Vorliegen eines Zervix- oder Korpuspolypen, stellt der Eingriff zugleich die Therapie dar.

Zu Beginn jeder Abrasio soll das Cavum uteri instrumentell ausgetastet werden. Dadurch lassen sich Deformierungen der Gebärmutterhöhle (Fehlbildungen) oder ein submuköses Myom feststellen.

Die *Konisation* und weitere diagnostische Maßnahmen zur Abklärung einer prämalignen oder malignen Veränderung an der Cervix uteri sind auf S. 681 erläutert.

Die *Hysterosalpingographie* wird im Rahmen der Sterilitätsdiagnostik zur Darstellung des Uteruscavums und zur Prüfung der Tubendurchgängigkeit herangezogen (s. S. 592).

Bei der *Hysteroskopie* wird das Cavum uteri durch Insufflation von CO_2-Gas entfaltet und dadurch der Sicht zugänglich gemacht. Das Verfahren kann bei Verdacht auf ein Korpuskarzinom, submuköses Myom, Korpuspolypen, Synechien oder Uterusmißbildungen und auch zur Lokalisation und ggf. Entfernung eines okkulten Intrauterinpessars eingesetzt werden. Durch die Hysteroskopie ist die *Hysterographie* (Röntgenkontrastdarstellung des Cavum uteri) weitgehend überflüssig geworden.

Die *Laparoskopie = Pelviskopie* ermöglicht die endoskopische Inspektion der Bauchhöhle nach Anlegen eines Pneumoperitoneums mit CO_2-Gas. Die wichtigsten Indikationen sind:
- Beurteilung der Tuben zur Abklärung einer Sterilitätsursache (s. S. 592),
- unklare Befunde und Resistenzen im kleinen Becken,
- Verdacht auf eine Tubargravidität, Endometriose, Salpingitis oder Fehlbildungen des Genitales,
- Inspektion der Ovarien z. B. bei endokrinen Erkrankungen (Streak-Gonaden, Stein-Leventhal-Syndrom).

Die *Douglas-Punktion* vom hinteren Scheidengewölbe aus wurde früher zur Verifizierung einer *Tubargravidität* herangezogen, weil sich bei Aspiration von Blut die Diagnose erhärten läßt. Heute stehen mit der Sonographie und Laparoskopie aussagekräftigere Verfahren zur Verfügung (s. S. 358). Dagegen besitzt die Douglas-Punktion noch ihren Wert, wenn bei entzündlichen Prozessen ein *Douglas-Abszeß* auftritt (s. S. 615); die Gewinnung von eitrigem Exsudat bestätigt die Verdachtsdiagnose und stellt zugleich den therapeutischen Entlastungseingriff dar.

Therapeutische Eingriffe

Die Fortentwicklung der operativen Technik und der Anästhesiologie einschließlich der prä- und postoperativen Behandlungsmethoden haben zu einer Senkung der postoperativen Morbidität und Mortalität geführt, so daß auch den sog. Risikopatientinnen heute eher eine Operation zugemutet werden kann. Zu dieser Gruppe zählen v. a. die älteren Frauen, die infolge der erhöhten Lebenserwartung einen zunehmenden Anteil der gynäkologischen Patientinnen ausmachen, und bei denen eine höhere Inzidenz der Alterskarzinome (speziell Korpus- und Ovarialkarzinom) besteht. Gerade bei dieser Gruppe fällt ins Gewicht, daß sich die gynäkologischen Eingriffe heute ohne nennenswerte Erhöhung des Risikos radikaler gestalten lassen.

Trotz dieser Fortschritte erfordert jeder operative Eingriff eine *strenge Indikationsstellung.* Die Operation ist nur dann indiziert, wenn ein eindeutiger therapeutischer Erfolg zu erwarten und die Operation konservativen Behandlungsmethoden überlegen ist.

Das *Risiko* der einzelnen operativen Verfahren wird nach ihrer *postoperativen Mortalität* und *Morbidität* beurteilt. Die statistischen Ergebnisse liefern für die Indikationsstellung zwar Richtwerte, können aber nicht die individuelle Indikation und die Entscheidung des Operateurs im Einzelfall bestimmen.

Wahl des Operationsweges

Für gynäkologische Operationen stehen 2 Wege zur Verfügung: Der *abdominale* und der *vaginale* Zugang. Beide Methoden besitzen ihre Vor- und Nachteile.

Der Vorteil des abdominalen Vorgehens ist die bessere Übersicht über das Operationsgebiet, die Möglichkeit der Inspektion der Bauchhöhle und –

bei Bedarf – der Erweiterung des Eingriffes. Karzinome des inneren Genitales werden daher praktisch immer per laparotomiam operiert. Belastend für den postoperativen Verlauf sind das größere Wundbett, die Eröffnung und Traumatisierung des Peritoneum parietale und das Hochschieben des Darmes in Anbetracht der postoperativen Darmfunktion.

Bei **vaginalem** Vorgehen entfallen diese Nachteile; das Operationstrauma und die Schmerzen nach der Operation sind geringer, und die Patientinnen erholen sich insgesamt nach vaginalen Eingriffen rascher.

Der **abdominale** Operationsweg ist erforderlich oder zu bevorzugen bei:

- allen *malignen* Prozessen der inneren Genitalorgane,
- großem Uterus myomatosus,
- Uterusexstirpation mit Adnexen,
- konservierenden Eingriffen am Uterus (Myomenukleation, Metroplastik),
- Operationen an den Adnexen (Zysten, Endometriose, Entzündung),
- Sterilitätsoperationen,
- Extrauteringravidität,
- suprapubischer Suspensionsoperation wegen Streßinkontinenz,
- Zustand nach früherer Laparotomie mit Verwachsungen.

Vaginales Vorgehen ist bei folgenden Indikationen bzw. Vorbedingungen angezeigt:

- Entfernung des Uterus, evtl. auch Mitentfernung der Adnexe, wenn die Scheide weit genug und der Uterus genügend beweglich und nicht zu groß ist,
- Deszensusoperationen, üblicherweise mit Hysterektomie.

Diese Aufstellung erhebt keinen Anspruch auf Vollständigkeit. An den angeführten Beispielen sollen nur die Grundüberlegungen zum methodischen Vorgehen aufgezeigt werden.

Operative Laparoskopie (Pelviskopie)

Laparoskopisch lassen sich mit Hilfe zusätzlicher Instrumente verschiedene Eingriffe durchführen. Diese endoskopische Methode kann Laparotomien insbesondere bei Operationen an den Adnexen ersetzen. In Frage kommen:

- Tubensterilisationen (heute die gängigste Methode),
- Tubargraviditäten,
- Lösung von Adhäsionen,
- Biopsie der Ovarien,
- Exstirpation kleiner Ovarialzysten,
- Punktion und Biopsie von Ovarialzysten,
- Biopsie verdächtiger intraperitonealer Herde und Lymphknoten,
- Koagulation von Endometrioseherden, evtl. mittels Laser (s. S. 648).

Gynäkologische Mikrochirurgie

In der Gynäkologie kommt die Mikrochirurgie v. a. bei tubarer Sterilität, weiterhin bei Extrauteringravidität, Veränderungen am Ovar, Endometriose und in der operativen Kindergynäkologie zur Anwendung. Die einwandfreie Differenzierung der Gewebeschichten und -strukturen erfolgt mit Hilfe eines Operationsmikroskopes oder einer Lupenbrille. Zur Feinpräparation und zur Vermeidung einer Gewebetraumatisierung dienen ein spezielles Instrumentarium und feinstes Nahtmaterial. Unter diesen Bedingungen ist atraumatisches Operieren besser gewährleistet als bei makrochirurgischem Vorgehen.

Diese Technik wird bevorzugt zur Rekonstruktion der Tube und zur Wiederherstellung ihrer topographischen Beziehungen zum Ovar eingesetzt, um günstigere Bedingungen für den Eiauffangmechanismus zu schaffen. Die mikroskopischen Methoden ermöglichen die

- Adhäsiolyse im Bereich der Adnexe,
- Implantation der Tuben in den Uterus,
- Anastomosen in den verschiedenen Abschnitten der Tube,
- Salpingostomie bzw. Salpingoneostomie,
- Fimbrioplastik.

Kryotherapie

Die Devitalisierung des Gewebes erfolgt durch Kältekoagulation. Als Gefriermittel werden Lachgas, Kohlensäure, Freon oder flüssiger Stickstoff benutzt. Die Applikation der Kälte geschieht mit Kryosonden, die den anatomischen Gegebenheiten entsprechend kegel- oder stabförmig gestaltet sind.

Das Verfahren findet Anwendung bei

- gutartigen Veränderungen der Ektozervix,
- Condylomata acuminata der Vulva und der Perinealregion,
- zervikalen intraepithelialen Neoplasien I und II.

Voraussetzung für die kryochirurgische Behandlung einer CIN I und II ist die eindeutige prätherapeutische Diagnosestellung. Für die Anwendung bei einer CIN III ist sie nicht geeignet, da die Behandlungstiefe nicht zuverlässig genug kontrolliert werden kann. Ein gewichtiger Nachteil besteht darin, daß das Gewebe nicht für eine histologische Untersuchung zur Verfügung steht.

Lasertherapie
Bei diesem Verfahren wird die hohe Energie des Laserstrahles am Ort der Wirkung in Hitze umgewandelt und dadurch das Gewebe devitalisiert. In der Gynäkologie kommen bevorzugt Gaslaser (CO_2-Laser) und Festkörperlaser (Neodym-Laser) zur Anwendung, und zwar als Skalpell oder als Koagulationsinstrument.

Die Lasertherapie wird vornehmlich eingesetzt

- zur Behandlung von gutartigen und prämalignen Veränderungen der Zervix, Vagina, Vulva und des Perineums,
- im Rahmen der Mikrochirurgie, auch in Kombination mit der operativen Pelviskopie, z. B. bei tubarer Sterilität oder Endometriose (s. S. 593 und S. 648).

Vorteile der Methode sind die genaue Lokalisierbarkeit und die Begrenzung der Zerstörungszone sowie die schnelle Abheilung. Sowohl nach Kryochirurgie als auch nach Lasertherapie sind bei Anwendung im Rahmen der Behandlung prämaligner Veränderungen an Zervix, Vagina, Vulva und Perineum regelmäßige zytologische und kolposkopische Kontrollen zwingend erforderlich, um eine nicht ausreichende Sanierung rechtzeitig zu erkennen. Bei beiden Verfahren liegt die Erfolgsquote, d. h. die Heilung des intraepithelialen Prozesses, um 90%. Die Methoden kommen bevorzugt bei Frauen mit zervikalen intraepithelialen Neoplasien im reproduktiven Alter und bei noch bestehendem Kinderwunsch in Betracht.

Operative Kindergynäkologie

Die Frequenz operativer Eingriffe in der Kindergynäkologie liegt zwischen 1-5%. In den letzten Jahren sind die Fallzahlen gestiegen, insbesondere durch bessere Diagnostik der Genitaltumoren und genitalen Fehlbildungen.

In der operativen Kindergynäkologie ist eine gute Zusammenarbeit mit Pädiater, Kinderchirurg sowie plastischem Chirurg wichtig. Wegen der Entwicklung subtiler neuer Techniken sollte nur derjenige Kindergynäkologie betreiben, der hierin eine Vorbildung besitzt. Spezialeingriffe gehören in die Hand des Fachmannes. Die postoperative Betreuung soll gemeinsam mit dem Pädiater erfolgen. Kleine Eingriffe (z. B. Hymenalresektion) können ambulant durchgeführt werden. Bei stationärem Aufenthalt ist es wichtig, daß die Mutter mit dem Kind im Zimmer verbleiben kann.

Die operative Abtragung von Scheidensepten, die Anlage einer Neovagina bei Mayer-Rokitansky-Küster-Syndrom oder die Korrektur eines intersexuellen oder virilisierten Genitales beim adrenogenitalen Syndrom sollten in einem Zentrum mit spezieller Erfahrung auf diesem Gebiet der plastischen Chirurgie durchgeführt werden (s. S. 531 und S. 569).

Abdominale gynäkologische Tumoren im Kindesalter gehen vor allem vom Ovar aus. Die Kinder klagen über Unterbauchschmerzen, oft kolikartiger Natur. Atypische Blutungen, Pubertas praecox, in einigen Fällen Virilismus oder laktierende Mammae können wichtige Hinweiszeichen sein. Am häufigsten findet man benigne Teratome oder blande Zysten, aber auch maligne Keimzelltumoren kommen vor (s. S. 721). Die Operation muß in diesen Fällen so radikal wie nötig, aber doch so schonend wie möglich im Hinblick auf die spätere Fruchtbarkeit vorgenommen werden.

Aufklärungspflicht

Vor jedem Eingriff muß die Patientin im ärztlichen Gespräch in verständlicher Weise über die Diagnose, die Art des Eingriffs und seine mögliche Ausdehnung informiert werden. Zu den unabdingbaren Pflichten des Arztes gehört es auch, die Patientin über die Bedeutung und die Folgen eines Organverlustes aufzuklären. Jeder operative Eingriff stellt strafrechtlich eine Körperverletzung dar und ist daher nur zulässig, wenn nach vorheriger ausreichender Aufklärung die schriftliche Einwilligung vorliegt.

Bei Aufklärung von Kranken mit einem Krebsleiden befindet sich der Arzt nicht selten in einer schwierigen Situation. Er ist gehalten, begreiflich die erforderliche Behandlung, ihre Risiken und die Prognose des Leidens darzulegen, ohne die Patientin einer zu starken psychischen Belastung auszusetzen. Für viele Kranke bedeutet jedoch die volle Wahrheit – die oft zugleich die Information über die begrenzten Chancen der vorgesehenen Therapie oder gar über ihre Aussichtslosigkeit quoad vitam beinhaltet – eine unerträgliche Belastung. Wenn der Arzt bei kritischer Einschätzung der Persönlichkeit der Kranken und ihrer Lebensumstände im Einzelfall die Einsicht gewinnt, daß die Eröffnung über die wahre Natur und Schwere des Leidens zu einer zusätzlichen ernsten Gesundheitsschädigung führen würde, darf er rechtlich den Wahrheitsgehalt der Aufklärung einschränken.

Wenn es sich um Kinder oder Jugendliche handelt, so gilt die gleiche Aufklärungspflicht gegenüber beiden Eltern oder deren Vertretern.

Anhang I: Gesetz zum Schutze der erwerbstätigen Mutter (Mutterschutzgesetz)

I. d. F. vom 18. April 1968 (BGBl. I S. 315), zuletzt geändert durch Bundeserziehungsgeldgesetz vom 6. Dezember 1985 (BGBl. I S. 2154)

**Erster Abschnitt
Allgemeine Vorschriften**

§ 1
Geltungsbereich

Dieses Gesetz gilt
1. für Frauen, die in einem Arbeitsverhältnis stehen,
2. für weibliche in Heimarbeit Beschäftigte und ihnen Gleichgestellte (§ 1 Absätze 1 und 2 des Heimarbeitsgesetzes vom 14. März 1951 - Bundesgesetzblatt I S. 191), soweit sie am Stück mitarbeiten.

§ 2
Gestaltung des Arbeitsplatzes

(1) Wer eine werdende oder stillende Mutter beschäftigt, hat bei der Einrichtung und der Unterhaltung des Arbeitsplatzes einschließlich der Maschinen, Werkzeuge und Geräte und bei der Regelung der Beschäftigung die erforderlichen Vorkehrungen und Maßnahmen zum Schutze von Leben und Gesundheit der werdenden oder stillenden Mutter zu treffen.

(2) Wer eine werdende oder stillende Mutter mit Arbeiten beschäftigt, bei denen sie ständig stehen oder gehen muß, hat für sie eine Sitzgelegenheit zum kurzen Ausruhen bereitzustellen.

(3) Wer eine werdende oder stillende Mutter mit Arbeiten beschäftigt, bei denen sie ständig sitzen muß, hat ihr Gelegenheit zu kurzen Unterbrechungen ihrer Arbeit zu geben.

(4) Der Bundesminister für Arbeit und Sozialordnung wird ermächtigt, zur Vermeidung von Gesundheitsgefährdungen der werdenden oder stillenden Mütter oder ihrer Kinder durch Rechtsverordnung den Arbeitgeber zu verpflichten, Liegeräume für werdende oder stillende Mütter einzurichten und sonstige Maßnahmen zur Durchführung des in Absatz 1 enthaltenen Grundsatzes zu treffen.

(5) Unabhängig von den auf Grund des Absatzes 4 erlassenen Vorschriften kann die Aufsichtsbehörde in Einzelfällen anordnen, welche Vorkehrungen und Maßnahmen zur Durchführung des Absatzes 1 zu treffen sind.

**Zweiter Abschnitt
Beschäftigungsverbote**

§ 3
Beschäftigungsverbote für werdende Mütter

(1) Werdende Mütter dürfen nicht beschäftigt werden, soweit nach ärztlichem Zeugnis Leben oder Gesundheit von Mutter und Kind bei Fortdauer der Beschäftigung gefährdet ist.

(2) Werdende Mütter dürfen in den letzten sechs Wochen vor der Entbindung nicht beschäftigt werden, es sei denn, daß sie sich zur Arbeitsleistung ausdrücklich bereit erklären; die Erklärung kann jederzeit widerrufen werden.

§ 4
Weitere Beschäftigungsverbote

(1) Werdende Mütter dürfen nicht mit schweren körperlichen Arbeiten und nicht mit Arbeiten beschäftigt werden, bei denen sie schädlichen Einwirkungen von gesundheitsgefährdenden Stoffen oder Strahlen, von Staub, Gasen oder Dämpfen, von Hitze, Kälte oder Nässe, von Erschütterungen oder Lärm ausgesetzt sind.

(2) Werdende Mütter dürfen insbesondere nicht beschäftigt werden
1. mit Arbeiten, bei denen regelmäßig Lasten von mehr als 5 kg Gewicht oder gelegentlich Lasten von mehr als 10 kg Gewicht ohne mechanische Hilfsmittel von Hand gehoben, bewegt oder befördert werden. Sollen größere Lasten mit mechanischen Hilfsmitteln von Hand gehoben, bewegt oder befördert werden, so darf die körperliche Beanspruchung der werdenden Mutter nicht größer sein als bei Arbeiten nach Satz 1,
2. Nach Ablauf des fünften Monats der Schwangerschaft mit Arbeiten, bei denen sie ständig stehen müssen, soweit diese Beschäftigung täglich vier Stunden überschreitet,
3. mit Arbeiten, bei denen sie sich häufig erheblich strecken oder beugen oder bei denen sie dauernd hocken oder sich gebückt halten müssen,
4. mit der Bedienung von Geräten und Maschinen aller Art mit hoher Fußbeanspruchung, insbesondere von solchen mit Fußantrieb,
5. mit dem Schälen von Holz,
6. mit Arbeiten, bei denen Berufserkrankungen im Sinne der Vorschriften über Ausdehnung der Unfallversicherung auf Berufskrankheiten entstehen können, sofern werdende Mütter infolge ihrer Schwangerschaft bei diesen Arbeiten in besonderem Maße der Gefahr einer Berufserkrankung ausgesetzt sind,
7. nach Ablauf des dritten Monats der Schwangerschaft auf Beförderungsmitteln,
8. mit Arbeiten, bei denen sie erhöhten Unfallgefahren, insbesondere der Gefahr auszugleiten, zu fallen oder abzustürzen, ausgesetzt sind.

(3) Die Beschäftigung von werdenden Müttern mit
1. Akkordarbeit und sonstigen Arbeiten, bei denen durch ein gesteigertes Arbeitstempo ein höheres Entgelt erzielt werden kann,
2. Fließarbeit mit vorgeschriebenem Arbeitstempo
ist verboten. Die Aufsichtsbehörde kann Ausnahmen bewilligen, wenn die Art der Arbeit und das Arbeitstempo eine Beeinträchtigung der Gesundheit von Mutter oder Kind nicht befürchten lassen. Die Aufsichtsbehörde kann die Beschäftigung für alle werdenden Mütter eines Betriebes oder einer Betriebsabteilung bewilligen, wenn die Voraussetzungen des Satzes 2 für alle im Betrieb oder in der Betriebsabteilung beschäftigten Frauen gegeben sind.

(4) Der Bundesminister für Arbeit und Sozialordnung wird ermächtigt, zur Vermeidung von Gesundheitsgefährdungen

der werdenden oder stillenden Mütter und ihrer Kinder durch Rechtsverordnung
1. Arbeiten zu bestimmen, die unter die Beschäftigungsverbote der Absätze 1 und 2 fallen,
2. weitere Beschäftigungsverbote für werdende und stillende Mütter vor und nach der Entbindung zu erlassen.

(5) Die Aufsichtsbehörde kann in Einzelfällen bestimmen, ob eine Arbeit unter die Beschäftigungsverbote der Absätze 1 bis 3 oder einer vom Bundesminister für Arbeit und Sozialordnung gemäß Absatz 4 erlassenen Verordnung fällt. Sie kann in Einzelfällen die Beschäftigung mit bestimmten anderen Arbeiten verbieten.

§ 5
Mitteilungspflicht, ärztliches Zeugnis

(1) Werdende Mütter sollen dem Arbeitgeber ihre Schwangerschaft und den mutmaßlichen Tag der Entbindung mitteilen, sobald ihnen ihr Zustand bekannt ist. Auf Verlangen des Arbeitgebers sollen sie das Zeugnis eines Arztes oder einer Hebamme vorlegen. Der Arbeitgeber hat die Aufsichtsbehörde unverzüglich von der Mitteilung der werdenden Mutter zu benachrichtigen. Er darf die Mitteilung der werdenden Mutter Dritten nicht unbefugt bekanntgeben.

(2) Für die Berechnung der in § 3 Abs. 2 bezeichneten Zeiträume vor der Entbindung ist das Zeugnis eines Arztes oder einer Hebamme maßgebend; das Zeugnis soll den mutmaßlichen Tag der Entbindung angeben. Irrt sich der Arzt oder die Hebamme über den Zeitpunkt der Entbindung, so verkürzt oder verlängert sich diese Frist entsprechend.

(3) Die Kosten für die Zeugnisse nach den Absätzen 1 und 2 trägt der Arbeitgeber.

§ 6
Beschäftigungsverbote nach der Entbindung

(1) Wöchnerinnen dürfen bis zum Ablauf von acht Wochen nach der Entbindung nicht beschäftigt werden. Für Mütter nach Früh- und Mehrlingsgeburten verlängert sich diese Frist auf zwölf Wochen.

(2) Frauen, die in den ersten Monaten nach der Entbindung nach ärztlichem Zeugnis nicht voll leistungsfähig sind, dürfen nicht zu einer ihre Leistungsfähigkeit übersteigenden Arbeit herangezogen werden.

(3) Stillende Mütter dürfen mit den in § 4 Abs. 1 und 2 Nr. 1, 3, 4, 5, 6 und 8 sowie mit den in Abs. 3 Satz 1 genannten Arbeiten nicht beschäftigt werden. Die Vorschriften des § 4 Abs. 3 Satz 2 und 3 sowie Abs. 5 gelten entsprechend.

§ 7
Stillzeit

(1) Stillenden Müttern ist auf ihr Verlangen die zum Stillen erforderliche Zeit, mindestens aber zweimal täglich eine halbe Stunde oder einmal täglich eine Stunde freizugeben. Bei einer zusammenhängenden Arbeitszeit von mehr als acht Stunden soll auf Verlangen zweimal eine Stillzeit von mindestens fünfundvierzig Minuten oder, wenn in der Nähe der Arbeitsstätte keine Stillgelegenheit vorhanden ist, einmal eine Stillzeit von mindestens neunzig Minuten gewährt werden. Die Arbeitszeit gilt als zusammenhängend, soweit sie nicht durch eine Ruhepause von mindestens zwei Stunden unterbrochen wird.

(2) Durch die Gewährung der Stillzeit darf ein Verdienstausfall nicht eintreten. Die Stillzeit darf von stillenden Müttern nicht vor- oder nachgearbeitet und nicht auf die in der Arbeitszeitordnung oder in anderen Vorschriften festgesetzten Ruhepausen angerechnet werden.

(3) Die Aufsichtsbehörde kann in Einzelfällen nähere Bestimmungen über Zahl, Lage und Dauer der Stillzeiten treffen; sie kann die Einrichtung von Stillräumen vorschreiben.

(4) Der Auftraggeber oder Zwischenmeister hat den in Heimarbeit Beschäftigten und den ihnen Gleichgestellten für die Stillzeit ein Entgelt von 75 vom Hundert eines durchschnittlichen Stundenverdienstes, mindestens aber 0,75 Deutsche Mark, für jeden Werktag zu zahlen. Ist die Frau für mehrere Auftraggeber oder Zwischenmeister tätig, so haben diese das Entgelt für die Stillzeit zu gleichen Teilen zu gewähren. Auf das Entgelt finden die Vorschriften der §§ 23 bis 25 des Heimarbeitsgesetzes vom 14. März 1951 (Bundesgesetzbl. I S. 191) über den Entgeltschutz Anwendung.

§ 8
Mehrarbeit, Nacht- und Sonntagsarbeit

(1) Werdende und stillende Mütter dürfen nicht mit Mehrarbeit, nicht in der Nacht zwischen 20 und 6 Uhr und nicht an Sonn- und Feiertagen beschäftigt werden. Das Verbot der Sonn- und Feiertagsarbeit gilt nicht für werdende und stillende Mütter, die im Familienhaushalt mit hauswirtschaftlichen Arbeiten beschäftigt werden.

(2) Mehrarbeit im Sinne des Absatzes 1 ist jede Arbeit, die
1. von den im Familienhaushalt mit hauswirtschaftlichen Arbeiten und den in der Landwirtschaft Beschäftigten über 9 Stunden täglich oder 102 Stunden in der Doppelwoche,
2. von Frauen unter 18 Jahren über acht Stunden täglich oder 80 Stunden in der Doppelwoche,
3. von sonstigen Frauen über 8½ Stunden täglich oder 90 Stunden in der Doppelwoche
hinaus geleistet wird. In die Doppelwoche werden die Sonntage eingerechnet.

(3) Abweichend vom Nachtarbeitsverbot des Absatzes 1 dürfen werdende Mütter in den ersten vier Monaten der Schwangerschaft und stillende Mütter beschäftigt werden
1. in Gast- und Schankwirtschaften und im übrigen Beherbergungswesen bis 22 Uhr,
2. in der Landwirtschaft mit dem Melken von Vieh ab 5 Uhr.

(4) Im Verkehrswesen, in Gast- und Schankwirtschaften und im übrigen Beherbergungswesen, in Krankenpflege- und in Badeanstalten, bei Musikaufführungen, Theatervorstellungen, anderen Schaustellungen, Darbietungen oder Lustbarkeiten dürfen werdende oder stillende Mütter, abweichend von Absatz 1, an Sonn- und Feiertagen beschäftigt werden, wenn ihnen in jeder Woche einmal eine ununterbrochene Ruhezeit von mindestens 24 Stunden im Anschluß an eine Nachtruhe gewährt wird.

(5) An in Heimarbeit Beschäftigte und ihnen Gleichgestellte, die werdende oder stillende Mütter sind, darf Heimarbeit nur in solchem Umfang und mit solchen Fertigungsfristen ausgegeben werden, daß sie von der werdenden Mutter voraussichtlich während einer achtstündigen Tagesarbeitszeit, von der stillenden Mutter voraussichtlich während einer 7½stündigen Tagesarbeitszeit an Werktagen ausgeführt werden kann. Die Aufsichtsbehörde kann in Einzelfällen nähere Bestimmungen über die Arbeitsmenge treffen, falls ein Heimarbeitsausschuß besteht, hat sie diesen vorher zu hören.

(6) Die Aufsichtsbehörde kann in begründeten Einzelfällen Ausnahmen von den vorstehenden Vorschriften zulassen.

Abschnitt 2 a[1].
Mutterschaftsurlaub

---

[1] Abschnitt 2a eingefügt durch Gesetz zur Einführung eines Mutterschaftsurlaubs vom 25. Juni 1979 (BGBl. I S. 797).

§§ 8a–8d

aufgehoben durch Bundeserziehungsgeldgesetz vom 6. 12. 1985 (BGBl. I S. 2154) mit Wirkung vom 1. 1. 1986.

**Dritter Abschnitt
Kündigung**

§ 9
Kündigungsverbot

(1)[1] Die Kündigung gegenüber einer Frau während der Schwangerschaft und bis zum Ablauf von vier Monaten nach der Entbindung ist unzulässig, wenn dem Arbeitgeber zur Zeit der Kündigung die Schwangerschaft oder Entbindung bekannt war oder innerhalb zweier Wochen nach Zugang der Kündigung mitgeteilt wird. Die Vorschrift des Satzes 1 gilt nicht für Frauen, die von demselben Arbeitgeber im Familienhaushalt mit hauswirtschaftlichen, erzieherischen oder pflegerischen Arbeiten in einer ihre Arbeitskraft voll in Anspruch nehmenden Weise beschäftigt werden, nach Ablauf des fünften Monats der Schwangerschaft; sie gilt für Frauen, die den in Heimarbeit Beschäftigten gleichgestellt sind, nur, wenn sich die Gleichstellung auch auf den Neunten Abschnitt – Kündigung – des Heimarbeitsgesetzes vom 14. März 1951 (BGBl. I S. 191) erstreckt.

(2) Kündigt eine schwangere Frau, gilt § 5 Abs. 1 Satz 3 entsprechend.

(3) Die für den Arbeitsschutz zuständige oberste Landesbehörde oder die von ihr bestimmte Stelle kann in besonderen Fällen ausnahmsweise die Kündigung für zulässig erklären. Der Bundesminister für Arbeit und Sozialordnung wird ermächtigt, mit Zustimmung des Bundesrates allgemeine Verwaltungsvorschriften zur Durchführung des Satzes 1 zu erlassen.

(4) In Heimarbeit Beschäftigte und ihnen Gleichgestellte dürfen während der Schwangerschaft und bis zum Ablauf von vier Monaten nach der Entbindung nicht gegen ihren Willen bei der Ausgabe von Heimarbeit ausgeschlossen werden; die Vorschriften der §§ 3, 4, 6 und § 8 Abs. 5 bleiben unberührt.

§ 9a

aufgehoben durch Bundeserziehungsgeldgesetz vom 6. 12. 1985 (BGBl. I S. 2154)

§ 10
Erhaltung von Rechten

(1)[2] Eine Frau kann während der Schwangerschaft und während der Schutzfrist nach der Entbindung (§ 6 Abs. 1) das Arbeitsverhältnis ohne Einhaltung einer Frist bis zum Ende der Schutzfrist nach der Entbindung kündigen.

---

[1] § 9 Absatz 1 Satz 1 ist insoweit mit Artikel 6 Absatz 4 des Grundgesetzes unvereinbar, als diese Norm den besonderen Kündigungsschutz Arbeitnehmerinnen entzieht, die im Zeitpunkt der Kündigung schwanger sind, ihren Arbeitgeber hierüber unverschuldet nicht innerhalb zweier Wochen nach Zugang der Kündigung unterrichten, dies aber unverzüglich nachholen – Entscheidung des Bundesverfassungsgerichts vom 13. 11. 1979 – 1 BvL 24/77, 1 BvL 19/78, 1 BvL 38/79 (BGBl. I 1980 S. 147).

[2] § 10 Abs. 1 Satz 2 angefügt durch Gesetz zur Einführung eines Mutterschaftsurlaubs vom 25. Juni 1979 (BGBl. I S. 797) und aufgehoben durch Bundeserziehungsgeldgesetz vom 6. 12. 1985 (BGBl. I S. 2154).

(2) Wird das Arbeitsverhältnis nach Absatz 1 aufgelöst und wird die Frau innerhalb eines Jahres nach der Entbindung in ihrem bisherigen Betrieb wieder eingestellt, so gilt, soweit Rechte aus dem Arbeitsverhältnis von der Dauer der Betriebs- oder Berufszugehörigkeit oder von der Dauer der Beschäftigungs- oder Dienstzeit abhängen, das Arbeitsverhältnis als nicht unterbrochen. Dies gilt nicht, wenn die Frau in der Zeit von der Auflösung des Arbeitsverhältnisses bis zur Wiedereinstellung bei einem anderen Arbeitgeber beschäftigt war.

**Vierter Abschnitt
Leistungen**

§ 11
Arbeitsentgelt bei Beschäftigungsverboten

(1) Den unter den Geltungsbereich des § 1 fallenden Frauen ist, soweit sie nicht Mutterschaftsgeld nach den Vorschriften der Reichsversicherungsordnung beziehen können, vom Arbeitgeber mindestens der Durchschnittsverdienst der letzten dreizehn Wochen oder letzten drei Monate vor Beginn des Monats, in dem die Schwangerschaft eingetreten ist, weiterzugewähren, wenn sie wegen eines Beschäftigungsverbots nach § 3 Abs. 1, §§ 4, 6 Abs. 2 oder 3 oder wegen des Mehr-, Nacht- oder Sonntagsarbeitsverbots nach § 8 Abs. 1, 3 oder 5 teilweise oder völlig mit der Arbeit aussetzen. Dies gilt auch, wenn wegen dieser Verbote die Beschäftigung oder die Entlohnungsart wechselt. Wird das Arbeitsverhältnis erst nach Eintritt der Schwangerschaft begonnen, so ist der Durchschnittsverdienst aus dem Arbeitsentgelt der ersten dreizehn Wochen oder drei Monate der Beschäftigung zu berechnen. Hat das Arbeitsverhältnis nach Satz 1 oder 3 kürzer gedauert, so ist der kürzere Zeitraum der Berechnung zugrunde zu legen. Zeiten, in denen kein Arbeitsentgelt erzielt wurde, bleiben außer Betracht.

(2) Bei Verdiensterhöhungen nicht nur vorübergehender Natur, die während oder nach Ablauf des Berechnungszeitraumes eintreten, ist von dem erhöhten Verdienst auszugehen. Verdienstkürzungen, die im Berechnungszeitraum infolge von Kurzarbeit, Arbeitsausfällen oder unverschuldeter Arbeitsversäumnis eintreten, bleiben für die Berechnung des Durchschnittsverdienstes außer Betracht.

(3) Die Vorschriften der Absätze 1 und 2 finden keine Anwendung auf Frauen, die nicht dauernd von demselben Arbeitgeber im Familienhaushalt mit hauswirtschaftlichen Arbeiten in einer ihre Arbeitskraft voll in Anspruch nehmenden Weise beschäftigt werden.

(4) Der Bundesminister für Arbeit und Sozialordnung wird ermächtigt, durch Rechtsverordnung Vorschriften über die Berechnung des Durchschnittsverdienstes im Sinne der Absätze 1 und 2 zu erlassen.

§ 12
Sonderunterstützung für im Familienhaushalt Beschäftigte

(1)[1] Im Familienhaushalt beschäftigte Frauen, deren Arbeitsverhältnis vom Arbeitgeber nach Ablauf des fünften Monats der Schwangerschaft durch Kündigung aufgelöst worden ist (§ 9 Abs. 1 Satz 2 Halbsatz 1), erhalten vom Zeitpunkt der Auflösung des Arbeitsverhältnisses an bis zum Einsetzen der Leistungen des Mutterschaftsgeldes eine Sonderunterstützung zu Lasten des Bundes. Als Sonderunterstützung wird

---

[1] § 12 Abs. 1 Satz 4 geändert durch Haushaltsbegleitgesetz 1984 vom 22. Dezember 1983 (BGBl. I S. 1532).

das um die gesetzlichen Abzüge verminderte durchschnittliche kalendertägliche Arbeitsentgelt der letzten drei abgerechneten Kalendermonate, bei wöchentlicher Abrechnung der letzten dreizehn abgerechneten Wochen vor dem Zeitpunkt der Auflösung des Arbeitsverhältnisses gewährt. Hat das Arbeitsverhältnis kürzer gedauert, so ist der kürzere Zeitraum der Berechnung zugrunde zu legen. Einmalig gezahltes Arbeitsentgelt (§ 385 Abs. 1a Reichsversicherungsordnung) sowie Tage, an denen infolge von Kurzarbeit, Arbeitsausfällen oder unverschuldeter Arbeitsversäumnis kein oder ein vermindertes Arbeitsentgelt erzielt wurde, bleiben außer Betracht. Ist danach eine Berechnung nicht möglich, so ist das durchschnittliche kalendertägliche Arbeitsentgelt einer gleichartig Beschäftigten zugrunde zu legen. Die Sonderunterstützung beträgt mindestens 3,50 Deutsche Mark für den Kalendertag.

(2) Die Sonderunterstützung wird von der Krankenkasse gezahlt, bei der die im Familienhaushalt beschäftigte Frau versichert ist. Im Familienhaushalt beschäftigte Frauen, die nicht in der gesetzlichen Krankenversicherung versichert sind, wird sie von der Allgemeinen Ortskrankenkasse ihres Wohnortes gezahlt; besteht am Wohnort keine Allgemeine Ortskrankenkasse, dann wird sie von der Landkrankenkasse gezahlt.

(3) Die Vorschriften der §§ 200c und 200d der Reichsversicherungsordnung gelten mit der Maßgabe entsprechend, daß der Bund den Kassen die nachgewiesenen Aufwendungen für die Sonderunterstützung im vollen Umfang erstattet.

§ 13[1]
Mutterschaftsgeld

(1)[2] Frauen, die in der gesetzlichen Krankenversicherung versichert sind, erhalten für die Zeit der Schutzfristen des § 3 Abs. 2 und des § 6 Abs. 1 Mutterschaftsgeld nach den Vorschriften der Reichsversicherungsordnung oder des Gesetzes über die Krankenversicherung der Landwirte über das Mutterschaftsgeld.

(2)[3] Frauen, die nicht in der gesetzlichen Krankenversicherung versichert sind, erhalten, wenn sie bei Beginn der Schutzfrist nach § 3 Abs. 1 in einem Arbeitsverhältnis stehen oder in Heimarbeit beschäftigt sind oder ihr Arbeitsverhältnis während ihrer Schwangerschaft vom Arbeitgeber zulässig aufgelöst worden ist, für die Zeit der Schutzfristen des § 3 Abs. 2 und des § 6 Abs. 1 Mutterschaftsgeld zu Lasten des Bundes in entsprechender Anwendung der Vorschriften der Reichsversicherungsordnung über das Mutterschaftsgeld, höchstens jedoch insgesamt vierhundert Deutsche Mark. Das Mutterschaftsgeld wird diesen Frauen vom Bundesversicherungsamt gezahlt.

(3) aufgehoben[4].

§ 14
Zuschuß zum Mutterschaftsgeld

(1)[1] Frauen, die Anspruch auf Mutterschaftsgeld nach § 200 Reichsversicherungsordnung, § 27 Gesetz über die Krankenversicherung der Landwirte oder § 13 Abs. 2 haben, erhalten für die Zeit der Schutzfristen des § 3 Abs. 2 und § 6 Abs. 1 von ihren Arbeitgebern einen Zuschuß in Höhe des Unterschiedsbetrages zwischen 25 Deutsche Mark und dem um die gesetzlichen Abzüge verminderten durchschnittlichen kalendertäglichen Arbeitsentgelt. Das durchschnittliche kalendertägliche Arbeitsentgelt ist aus den letzten drei abgerechneten Kalendermonaten, bei wöchentlicher Abrechnung aus den letzten dreizehn abgerechneten Wochen vor Beginn der Schutzfrist nach § 3 Abs. 2 zu berechnen. Einmalig gezahltes Arbeitsentgelt (§ 385 Abs. 1a der Reichsversicherungsordnung) sowie Tage, an denen infolge von Kurzarbeit, Arbeitsausfällen oder unverschuldeter Arbeitsversäumnis kein oder ein vermindertes Arbeitsentgelt erzielt wurde, bleiben außer Betracht. Ist danach eine Berechnung nicht möglich, so ist das durchschnittliche kalendertägliche Arbeitsentgelt einer gleichartig Beschäftigten zugrunde zu legen.

(2)[2] Frauen, deren Arbeitsverhältnis während ihrer Schwangerschaft oder während der Schutzfrist des § 6 Abs. 1 vom Arbeitgeber zulässig aufgelöst worden ist, erhalten den Zuschuß nach Absatz 1 zu Lasten des Bundes von der für die Zahlung des Mutterschaftsgeldes zuständigen Stelle.

(3)[3] Kann der Arbeitgeber seine Verpflichtung zur Zahlung des Zuschusses nach Absatz 1 für die Zeit nach Eröffnung des Konkursverfahrens oder nach rechtskräftiger Abweisung des Konkurseröffnungsantrages mangels Masse bis zur zulässigen Auflösung des Arbeitsverhältnisses wegen Zahlungsunfähigkeit nicht erfüllen, erhalten die Frauen den Zuschuß zu Lasten des Bundes von der für die Zahlung des Mutterschaftsgeldes zuständigen Stelle.

§ 15
Sonstige Leistungen der Mutterschaftshilfe

(1)[4] Frauen, die in der gesetzlichen Krankenversicherung versichert sind, erhalten auch die sonstigen Leistungen der Mutterschaftshilfe nach den Vorschriften der Reichsversicherungsordnung oder des Gesetzes über die Krankenversicherung der Landwirte.

(2) Zu den sonstigen Leistungen der Mutterschaftshilfe gehören:
1. ärztliche Betreuung und Hilfe sowie Hebammenhilfe,
2. Versorgung mit Arznei-, Verband- und Heilmitteln,
3. Pauschbeträge für die im Zusammenhang mit der Entbindung entstehenden Aufwendungen,
4. Pflege in einer Entbindungs- oder Krankenanstalt sowie Hilfe und Wartung durch Hauspflegerinnen.

---

[1] Neu gefaßt durch Gesetz zur Einführung eines Mutterschaftsurlaubs vom 25. Juni 1979 (BGBl. I S. 797).
[2] § 13 Abs. 1 geändert durch Bundeserziehungsgeldgesetz vom 6. 12. 1985 (BGBl. I S. 2154).
[3] § 13 Abs. 2 geändert durch Art. 4 des Kostendämpfungs-Ergänzungsgesetzes – KVEG vom 22. Dezember 1981 (BGBl. I S. 1578).
[4] Aufgehoben durch Bundeserziehungsgeldgesetz vom 6. 12. 1985 (BGBl. I S. 2154).

---

[1] § 14 Abs. 1 geändert durch Gesetz vom 10. 8. 1972 (BGBl. I S. 1433), durch Gesetz zur Einführung eines Mutterschaftsurlaubs vom 25. Juni 1979 (BGBl. I S. 797), durch Art. 4 des Kostendämpfungs-Ergänzungsgesetzes – KVEG vom 22. Dezember 1981 (BGBl. I S. 1578) und durch Haushaltsbegleitgesetz 1984 vom 22. Dezember 1983 (BGBl. I S. 1532).
[2] § 14 Abs. 2 neu gefaßt durch Gesetz zur Einführung eines Mutterschaftsurlaubs vom 25. Juni 1979 (BGBl. I S. 797).
[3] § 14 Abs. 3 angefügt durch Bundeserziehungsgeldgesetz vom 6. 12. 1985 (BGBl. I S. 2154).
[4] § 15 Abs. 1 geändert durch Gesetz vom 10. 8. 1972 (BGBl. I S. 1433).

§ 16
Freizeit für Untersuchungen

Der Arbeitgeber hat der Frau die Freizeit zu gewähren, die zur Durchführung der Untersuchungen im Rahmen der Mutterschaftshilfe erforderlich ist. Ein Entgeltausfall darf hierdurch nicht eintreten.

§ 17
(aufgehoben)

---

[1] Aufgehoben durch Art. 2 des Gesetzes zur Änderung des Einkommensteuergesetzes und des Mutterschaftsgesetzes vom 27. Juni 1979 (BGBl. I S. 823).

Fünfter Abschnitt
Durchführung des Gesetzes

§ 18
Auslage des Gesetzes

(1) In Betrieben und Verwaltungen, in denen regelmäßig mehr als drei Frauen beschäftigt werden, ist ein Abdruck dieses Gesetzes an geeigneter Stelle zur Einsicht auszulegen oder auszuhändigen.

(2) Wer Heimarbeit ausgibt oder abnimmt, hat in den Räumen der Ausgabe und Abnahme einen Abdruck dieses Gesetzes an geeigneter Stelle zur Einsicht auszulegen oder auszuhändigen.

§ 19
Auskunft

(1) Der Arbeitgeber ist verpflichtet, der Aufsichtsbehörde auf Verlangen
1. die zur Erfüllung der Aufgaben dieser Behörde erforderlichen Angaben wahrheitsgemäß und vollständig zu machen,
2. die Unterlagen, aus denen Namen, Beschäftigungsart und -zeiten der werdenden und stillenden Mütter sowie Lohn- und Gehaltszahlungen ersichtlich sind, und alle sonstigen Unterlagen, die sich auf die zu Nummer 1 zu machenden Angaben beziehen, zur Einsicht vorzulegen oder einzusenden.

(2) Die Unterlagen sind mindestens bis zum Ablauf von zwei Jahren nach der letzten Eintragung aufzubewahren.

§ 20
Aufsichtsbehörden

(1) Die Aufsicht über die Ausführung der Vorschriften dieses Gesetzes und der auf Grund dieses Gesetzes erlassenen Vorschriften obliegt den nach Landesrecht zuständigen Behörden (Aufsichtsbehörden).

(2) Die Aufsichtsbehörden haben dieselben Befugnisse und Obliegenheiten wie nach § 139b der Gewerbeordnung die dort genannten besonderen Beamten. Das Grundrecht der Unverletzlichkeit der Wohnung (Artikel 13 des Grundgesetzes) wird insoweit eingeschränkt.

Sechster Abschnitt
Straftaten und Ordnungswidrigkeiten

§ 21
Straftaten und Ordnungswidrigkeiten

(1) Ordnungswidrig handelt der Arbeitgeber, der vorsätzlich oder fahrlässig
1. den Vorschriften der §§ 3, 4 Abs. 1 bis 3 Satz 1 oder § 6 Abs. 1 bis 3 Satz 1 über die Beschäftigungsverbote vor und nach der Entbindung,
2. den Vorschriften des § 7 Abs. 1 Satz 1 oder Abs. 2 Satz 2 über die Stillzeit,
3. den Vorschriften des § 8 Abs. 1 Satz 1 oder Abs. 3 bis 5 Satz 1 über Mehr-, Nacht- oder Sonntagsarbeit,
4. den auf Grund des § 4 Abs. 4 erlassenen Vorschriften, soweit sie für einen bestimmten Tatbestand auf diese Bußgeldvorschriften verweisen,
5. einer vollziehbaren Verfügung der Aufsichtsbehörde nach § 2 Abs. 5, § 4 Abs. 5, § 6 Abs. 3 Satz 2, § 7 Abs. 3 oder § 8 Abs. 5 Satz 2 Halbsatz 1,
6. den Vorschriften des § 5 Abs. 1 Satz 3 über die Benachrichtigung,
7. der Vorschrift des § 16 Satz 1 über die Freizeit für Untersuchungen oder
8. den Vorschriften des § 18 über die Auslage des Gesetzes oder des § 19 über die Einsicht, Aufbewahrung und Vorlage der Unterlagen und über die Auskunft
zuwiderhandelt.

(2)[1] Die Ordnungswidrigkeit nach Abs. 1 bis 5 kann mit einer Geldbuße bis zu fünftausend Deutsche Mark, die Ordnungswidrigkeit nach Abs. 1 Nr. 6 bis 8 mit einer Geldbuße bis zu tausend Deutsche Mark geahndet werden.

(3)[2] Wer vorsätzlich eine der in Absatz 1 Nr. 1 bis 5 bezeichneten Handlungen begeht und dadurch die Frau in ihrer Arbeitskraft oder Gesundheit gefährdet, wird mit Freiheitsstrafe bis zu einem Jahr oder mit Geldstrafe bestraft.

(4)[2] Wer in den Fällen des Absatzes 3 die Gefahr fahrlässig verursacht, wird mit Freiheitsstrafe bis zu sechs Monaten oder mit Geldstrafe bis zu einhundertachtzig Tagessätzen bestraft.

§§ 22, 23[1]
(aufgehoben)

Siebenter Abschnitt
Schlußvorschriften

§ 24[1]
In Heimarbeit Beschäftigte

Für die in Heimarbeit Beschäftigten und die ihnen Gleichgestellten gelten
1. die §§ 3, 4 und 6 mit der Maßgabe, daß an die Stelle der Beschäftigungsverbote das Verbot der Ausgabe von Heimarbeit tritt,
2. § 2 Abs. 4, § 5 Abs. 1 und 3, § 9 Abs. 1, § 11 Abs. 1, § 13 Abs. 2 und 3, die §§ 14, 16, 19 Abs. 1 und § 21 Abs. 1 mit der Maßgabe, daß an die Stelle des Arbeitgebers der Auftraggeber oder Zwischenmeister tritt.

§ 25
Geltung im Land Berlin

Dieses Gesetz und die auf Grund dieses Gesetzes erlassenen und noch zu erlassenden Rechtsverordnungen gelten auch im Land Berlin, sobald es gemäß Artikel 87 Abs. 2 seiner Verfassung die Anwendung dieses Gesetzes beschlossen hat.

---

[1] Geändert durch Art. 127 EGOWiG vom 24. 5. 1968 (BGBl. I S. 537).
[2] Geändert durch EGStGB vom 2. 3. 1974 (BGBl. I S. 469), in Kraft ab 1. 1. 1975.
[1] Aufgehoben durch Art. 127 EGOWiG vom 24. 5. 1968 (BGBl. I S. 537).
[1] Neugefaßt durch Bundeserziehungsgeldgesetz vom 6. 12. 1985 (BGBl. I S. 2154).

Anhang II: Mutterschaftsrichtlinien

Richtlinien des Bundesausschusses der Ärzte und Krankenkassen über die ärztliche Betreuung während der Schwangerschaft und nach der Entbindung (Mutterschafts-Richtlinien) in der Neufassung vom 10. Dezember 1985 *mit Änderungen vom 3. Juli 1987*

Die vom Bundesausschuß der Ärzte und Krankenkassen gemäß 368p Abs. 1 in Verb. mit § 196 der Reichsversicherungsvordnung (RVO) bzw. § 23 des Gesetzes über die Krankenversicherung der Landwirte (KVLG[1]) beschlossenen Richtlinien dienen der Sicherung einer nach den Regeln der ärztlichen Kunst zweckmäßigen, ausreichenden und wirtschaftlichen ärztlichen Betreuung (§ 182 Abs. 2 RVO bzw. § 13 Abs. 2 KVLG und § 368e RVO[2]) der Versicherten und ihrer Angehörigen während der Schwangerschaft und nach der Entbindung. Die Kosten trägt die Krankenkasse. Zur sinnvollen Verwendung der Mittel sollen die folgenden Richtlinien beachtet werden.

---

[1] § 196 RVO und § 23 KVLG
(1) Die Versicherte hat während der Schwangerschaft und nach der Entbindung Anspruch auf ärztliche Betreuung und auf Hebammenhilfe. Zur ärztlichen Betreuung während der Schwangerschaft gehören insbesondere Untersuchungen zur Feststellung der Schwangerschaft, Vorsorgeuntersuchungen einschließlich der laborärztlichen Untersuchungen; das Nähere über die Gewähr für ausreichende und zweckmäßige ärztliche Betreuung sowie über die dazu erforderlichen Aufzeichnungen und Bescheinigungen während der Schwangerschaft und nach der Entbindung regelt der Bundesausschuß der Ärzte und Krankenkassen im Rahmen seiner Richtlinien (§ 368p).
(2) Bei der Entbindung wird Hilfe durch eine Hebamme und, falls erforderlich, durch einen Arzt gewährt.

[2] § 182 Abs. 2 RVO und § 13 Abs. 2 KVLG
Die Krankenpflege muß ausreichend und zweckmäßig sein; sie darf jedoch das Maß des Notwendigen nicht überschreiten.

§ 368e RVO
Der Versicherte hat Anspruch auf die ärztliche Versorgung, die zur Heilung oder Linderung nach den Regeln der ärztlichen Kunst zweckmäßig und ausreichend ist (§ 182 Abs. 2 und § 13 Abs. 2 KVLG). Leistungen, die für die Erzielung des Heilerfolges nicht notwendig oder unwirtschaftlich sind, kann der Versicherte nicht beanspruchen, der an der kassenärztlichen Versorgung teilnehmende Arzt darf sie nicht bewirken oder verordnen, die Kasse darf sie nachträglich nicht bewilligen. Die Sätze 1 und 2 gelten bei Maßnahmen zur Früherkennung von Krankheiten und bei ärztlichen Maßnahmen nach den §§ 200e und 200f entsprechend.

Allgemeines

1. Durch die ärztliche Betreuung während der Schwangerschaft und nach der Entbindung sollen mögliche Gefahren für Leben und Gesundheit von Mutter oder Kind abgewendet sowie Gesundheitsstörungen rechtzeitig erkannt und der Behandlung zugeführt werden.
Vorrangiges Ziel der ärztlichen Schwangerenvorsorge ist die frühzeitige Erkennung von Risikoschwangerschaften und Risikogeburten.

2. Zur notwendigen Aufklärung über den Wert dieser den Erkenntnissen der medizinischen Wissenschaft entsprechenden ärztlichen Betreuung während der Schwangerschaft und nach der Entbindung sollen Ärzte, Krankenkassen und Hebammen zusammenwirken.

3. Die an der kassenärztlichen Versorgung teilnehmenden Ärzte treffen ihre Maßnahmen der ärztlichen Betreuung während der Schwangerschaft und nach der Entbindung nach pflichtgemäßem Ermessen innerhalb des durch Gesetz bestimmten Rahmens. Die Ärzte sollen diese Richtlinien beachten, um den Versicherten und ihren Angehörigen eine nach den Regeln der ärztlichen Kunst zweckmäßige und ausreichende ärztliche Betreuung während der Schwangerschaft und nach der Entbindung unter Vermeidung entbehrlicher Kosten zukommen zu lassen.

4. Die Maßnahmen nach diesen Richtlinien dürfen nur diejenigen Ärzte ausführen, welche die vorgesehenen Leistungen auf Grund ihrer Kenntnisse und Erfahrungen erbringen können, nach der ärztlichen Berufsordnung dazu berechtigt sind und über die erforderlichen Einrichtungen verfügen. Sofern ein Arzt Maßnahmen nach Abschnitt A 5 sowie Einzelmaßnahmen nach Abschnitt B, C und D nicht selbst ausführen kann, sollen diese von solchen Ärzten ausgeführt werden, die über die entsprechenden Kenntnisse und Einrichtungen verfügen.

5. Die an der kassenärztlichen Versorgung teilnehmenden Ärzte haben darauf hinzuwirken, daß auch für sie tätig werdende Vertreter diese Richtlinien kennen und beachten.

6. Es sollen nur Maßnahmen angewendet werden, deren diagnostischer und vorbeugender Wert ausreichend gesichert ist; eine Erprobung auf Kosten der Versichertengemeinschaft ist unzulässig.

7. Ärztliche Betreuung im Sinne der §§ 196 RVO und 23 KVLG sind solche Maßnahmen, welche der Überwachung des Gesundheitszustandes der Schwangeren bzw. Wöchnerinnen dienen, soweit sie nicht ärztliche Behandlung im Sinne der §§ 182 RVO und 13 KVLG darstellen. Im einzelnen gehören zu der Betreuung:
a) Untersuchungen zum Zwecke der Feststellung der Schwangerschaft sowie Untersuchungen und Beratungen während der Schwangerschaft (s. Abschnitt A),
b) Frühzeitige Erkennung und besondere Überwachung von Risikoschwangerschaften - amnioskopische und kardiotokographische Untersuchungen, Ultraschalldiagnostik, Fruchtwasseruntersuchungen usw. - (s. Abschnitt B),

Anhang II: Mutterschaftsrichtlinien

c) Serologische Untersuchungen auf Infektionen
- z. B. Lues, Röteln
- bei gefährdeten Personen auf Hepatitis B
- bei begründetem Verdacht auf Toxoplasmose und andere Infektionen
- zum Ausschluß einer HIV-Infektion; auf freiwilliger Basis nach vorheriger ärztlicher Beratung der Schwangeren
sowie
- blutgruppenserologische Untersuchungen während der Schwangerschaft (s. Abschnitt C),

d) Blutgruppenserologische Untersuchungen nach der Geburt oder Fehlgeburt und Anti-D-Immunglobulin-Prophylaxe (s. Abschnitt D),

e) Untersuchungen und Beratungen der Wöchnerin (s. Abschnitt F),

f) Medikamentöse Maßnahmen und Verordnung von Verband- und Heilmitteln (s. Abschnitt G),

g) Aufzeichnungen und Bescheinigungen (s. Abschnitt H).

A.

Feststellung der Schwangerschaft, Untersuchungen und Beratungen sowie sonstige Maßnahmen während der Schwangerschaft

1. Die Feststellung der Schwangerschaft soll in der Regel durch die bimanuelle Untersuchung erfolgen. Ein immunochemischer Schwangerschaftsnachweis soll nur bei medizinischer Indikation durchgeführt werden.

Nach Feststellung der Schwangerschaft soll die Schwangere in ausreichendem Maße ärztlich untersucht und beraten werden. Die Beratung soll sich auch auf die Risiken einer HIV-Infektion bzw. AIDS-Erkrankung erstrecken. Dabei soll der Arzt auch über die Infektionsmöglichkeiten und deren Häufung bei bestimmten Verhaltensweisen informieren.

2. Die erste Untersuchung nach Feststellung der Schwangerschaft sollte möglichst frühzeitig erfolgen. Sie umfaßt:
a) die Familienanamnese,
die Eigenanamnese,
die Schwangerschaftsanamnese,
die Arbeits- und Sozialanamnese,
b) die Allgemeinuntersuchung,
die gynäkologische Untersuchung und weitere diagnostische Maßnahmen:
Blutdruckmessung,
Feststellung des Körpergewichts,
Untersuchung des Mittelstrahl-Urins auf Eiweiß, Zucker und Sediment, ggf. bakteriologische Untersuchungen (z. B. bei auffälliger Anamnese, Blutdruckerhöhung, Sedimentbefund),
Hämoglobinbestimmung und - je nach dem Ergebnis dieser Bestimmung (bei weniger als 11,2 g pro 100 ml = 70% Hb) - Zählung der Erythrozyten.

3. Ergeben sich im Rahmen der Mutterschaftsvorsorge Anhaltspunkte für ein genetisch bedingtes Risiko, so ist der Arzt gehalten, die Schwangere über die Möglichkeiten einer humangenetischen Beratung und/oder humangenetischen Untersuchung aufzuklären.

4. Die nachfolgenden Untersuchungen sollen - unabhängig von der Behandlung von Beschwerden und Krankheitserscheinungen - im allgemeinen im Abstand von 4 Wochen stattfinden und umfassen:
Gewichtskontrolle,
Blutdruckmessung,
Untersuchung des Mittelstrahl-Urins auf Eiweiß, Zucker und Sediment, ggf. bakteriologische Untersuchungen (z. B. bei auffälliger Anamnese, Blutdruckerhöhung, Sedimentbefund),
Hämoglobinbestimmung - im Regelfall ab 6. Monat, falls bei Erstuntersuchung normal -; je nach dem Ergebnis dieser Bestimmung (bei weniger als 11,2 g je 100 ml = 70% Hb) Zählung der Erythrozyten,
Kontrolle des Standes der Gebärmutter,
Kontrolle der kindlichen Herzaktion,
Feststellung der Lage des Kindes.
In den letzten 2 Schwangerschaftsmonaten sind im allgemeinen je 2 Untersuchungen angezeigt.

5. Es sollen 2 Ultraschalluntersuchungen (Sonographie) zur Beurteilung der Schwangerschaft (Entwicklung der Schwangerschaft, intrauteriner Sitz der Schwangerschaft, Abortivei, Kindslage, Mehrlinge, Placentasitz usw.) durchgeführt werden; diese Untersuchungen sollen möglichst in der 16. bis 20. Schwangerschaftswoche und in der 32. bis 36. Schwangerschaftswoche erfolgen.
Über diesen Rahmen hinaus sind weitere Ultraschalluntersuchungen nur nach Abschnitt B 4 berechtigt.

6. Untersuchungen nach Nummer 4 können auch von einer Hebamme im Umfang ihrer beruflichen Befugnisse (Gewichtskontrolle, Blutdruckmessung, Urinuntersuchung auf Eiweiß und Zucker, Kontrolle des Standes der Gebärmutter, Feststellung der Lage, Stellung und Haltung des Kindes, Kontrolle der kindlichen Herztöne sowie allgemeine Beratung der Schwangeren) durchgeführt und im Mutterpaß dokumentiert werden, wenn der Arzt dies im Einzelfall angeordnet hat oder wenn der Arzt einen normalen Schwangerschaftsverlauf festgestellt hat und daher seinerseits keine Bedenken gegenüber weiteren Vorsorgeuntersuchungen durch die Hebamme bestehen. Die Delegierung der Untersuchungen an die Hebamme entbindet den Arzt nicht von der Verpflichtung zur Durchführung der von ihm vorzunehmenden Untersuchungen (Untersuchung des Urinsediments, ggf. bakteriologische Untersuchung, Hämoglobinbestimmung, Ultraschalluntersuchung sowie die Untersuchungen bei Risikoschwangerschaft).

B.

Erkennung und besondere Überwachung der Risikoschwangerschaften und Risikogeburten

1. Risikoschwangerschaften sind Schwangerschaften, bei denen aufgrund der Vorgeschichte oder erhobener Befunde mit einem erhöhten Risiko für Leben und Gesundheit von Mutter oder Kind zu rechnen ist. Dazu zählen insbesondere:

I. Nach Anamnese
a) Schwere Allgemeinerkrankungen der Mutter (z. B. an Niere und Leber oder erhebliche Adipositas),
b) Zustand nach Sterilitätsbehandlung, wiederholten Aborten oder Frühgeburten,
c) Totgeborenes oder geschädigtes Kind,
d) Vorausgegangene Entbindungen von Kindern über 4000 g Gewicht, hypotrophen Kindern (small for date babies), Mehrlingen,
e) Zustand nach Uterusoperationen (z. B. Sectio, Myom, Fehlbildung),
f) Komplikationen bei vorangegangenen Entbindungen (z. B. Placenta praevia, vorzeitige Lösung der Placenta, Rißverletzungen, Atonie oder sonstige Nachgeburtsblutungen, Gerinnungsstörungen, Krämpfe, Thromboembolie),
g) Erstgebärende unter 18 Jahren oder über 35 Jahre,
h) Mehrgebärende über 40 Jahre, Vielgebärende mit mehr als 4 Kindern (Gefahren: Genetische Defekte, sog. Placentainsuffizienz, geburtsmechanische Komplikationen).

II. Nach Befund (jetzige Schwangerschaft)
a) EPH-Gestose (d. h. Blutdruck 140/90 oder mehr, Eiweißausscheidung 1‰ bzw. 1 g/24 Std. oder mehr, Ödeme oder

Gewichtszunahme von mehr als 500 g je Woche im letzten Trimanon); Pyelonephritis (Keimzahlen über 100000 im Mittelstrahlurin),
b) Anämie unter 100 g/ml (g%),
c) Diabetes mellitus,
d) Uterine Blutung,
e) Blutgruppen-Inkompatibilität (Früherkennung und Prophylaxe des Morbus haemolyticus fetalis bzw. neonatorum),
f) Diskrepanz zwischen Uterus- bzw. Kindsgröße und Schwangerschaftsdauer (z. B. fraglicher Geburtstermin, retardiertes Wachstum, Riesenkind, Gemini, Molenbildung, Hydramnion, Myom),
g) Drohende Frühgeburt (vorzeitige Wehen, Zervixinsuffizienz),
h) Mehrlinge; pathologische Kindslagen,
i) Überschreitung des Geburtstermins bzw. Unklarheit über den Termin.
2. Aus Risikoschwangerschaften können sich Risikogeburten entwickeln. Bei folgenden Befunden ist mit einem erhöhten Risiko unter der Geburt zu rechnen:
a) Frühgeburt,
b) Placenta praevia, vorzeitige Placentalösung,
c) jede Art von Mißverhältnis Kind/Geburtswege.
3. Bei Risikoschwangerschaften können häufigere als vierwöchentliche Untersuchungen (bis zur 32. Woche) bzw. häufigere als zweiwöchentliche Untersuchungen (in den letzten 8 Schwangerschaftswochen) angezeigt sein.
4. Bei Risikoschwangerschaften können neben den üblichen Untersuchungen noch folgende in Frage kommen:
a) Ultraschalluntersuchungen (Sonographie)
(Über Abschnitt A 5 hinausgehende Ultraschalluntersuchungen sind nur nach Maßgabe des Indikationskataloges nach Anlage 1 der Richtlinien angezeigt),
b) Kardiotokographische Untersuchungen (CTG)
(Kardiotokographische Untersuchungen können in der Schwangerenvorsorge nicht routinemäßig durchgeführt werden. Sie sind nur nach Maßgabe des Indikationskataloges nach Anlage 2 der Richtlinien angezeigt),
c) Amnioskopien,
d) Fruchtwasseruntersuchungen nach Gewinnung des Fruchtwassers durch Amniozentese,
e) Hormonanalysen bei Verdacht auf Placenta-Insuffizienz (z. B. Oestrogenbestimmungen im Urin oder Plasma).
5. Von der Erkennung eines Risikomerkmals ab soll der Arzt die Betreuung einer Schwangeren nur dann weiterführen, wenn er die Untersuchungen nach Nummer 4a bis d erbringen oder veranlassen und die sich daraus ergebenden Maßnahmen durchführen kann. Anderenfalls soll er die Schwangere einem Arzt überweisen, der über solche Möglichkeiten verfügt.
6. Der betreuende Arzt soll die Schwangere bei der Wahl der Entbindungsklinik unter dem Gesichtspunkt beraten, daß die Klinik über die nötigen personellen und apparativen Möglichkeiten zur Betreuung von Risikogeburten und/oder Risikokindern verfügt. Er soll die Risikoschwangere rechtzeitig, spätestens 4 Wochen vor der zu erwartenden Geburt in der Entbindungsklinik vorstellen, damit diese die erhobenen Befunde so früh wie möglich vorliegen hat.

C.

Serologische Untersuchungen und Maßnahmen während der Schwangerschaft
1. Bei jeder Schwangeren sollte in einem möglichst frühen Zeitpunkt aus einer Blutprobe
a) der TPHA (Treponema-pallida-Hämagglutinationstest) als Lues-Suchreaktion (LSR),
b) der Röteln-Hämagglutinationshemmungstest (Röteln-HAH),
c) gegebenenfalls ein HIV-Test,
d) die Bestimmung der Blutgruppe und des Rh-Faktors D (Bl-Rh),
e) ein Antikörper-Suchtest (AK),
durchgeführt werden.
Zu a):
Ist die Lues-Suchreaktion positiv, so sollen aus derselben Blutprobe die üblichen serologischen Untersuchungen auf Lues durchgeführt werden.
Bei der Lues-Suchreaktion ist lediglich die Durchführung und nicht das Ergebnis der Untersuchung im Mutterpaß zu dokumentieren.
Zu b):
Immunität und damit Schutz vor Röteln-Embryopathie für die bestehende Schwangerschaft ist anzunehmen, wenn spezifische Antikörper rechtzeitig vor Eintritt dieser Schwangerschaft nachgewiesen worden sind und der Befund ordnungsgemäß dokumentiert worden ist. Der Arzt ist gehalten, sich solche Befunde vorlegen zu lassen und sie in den Mutterpaß zu übertragen. Auch nach erfolgter Rötelnschutzimpfung ist der Nachweis spezifischer Antikörper zu erbringen und entsprechend zu dokumentieren. Liegen Befunde aus der Vorschwangerschaftszeit vor, die auf Immunität schließen lassen (s. Abs. 2), so besteht Schutz vor einer Röteln-Embryopathie.
Liegen entsprechende Befunde nicht vor, so ist der Immunstatus der Schwangeren unverzüglich mittels des HAH-Tests zu bestimmen. Ein positiver Antikörpernachweis gilt ohne zusätzliche Untersuchungen als erbracht, wenn der HAH-Titer mindestens 1:32 beträgt. Bei niedrigeren HAH-Titern ist die Spezifität des Antikörpernachweises durch eine andere geeignete Methode zu sichern, für welche die benötigten Reagenzien staatlich zugelassen[1] sind. Bestätigt diese Untersuchung die Spezifität des Ergebnisses, kann auch dann Immunität angenommen werden. Im serologischen Befund ist wörtlich auszudrücken, ob Immunität angenommen werden kann oder nicht.
Wird Immunität erstmals während der laufenden Schwangerschaft festgestellt, kann Schutz vor Röteln-Embryopathie nur dann angenommen werden, wenn sich aus der gezielt erhobenen Anamnese keine für diese Schwangerschaft relevanten Anhaltspunkte für Röteln-Kontakt oder eine frische Röteln-Infektion ergeben. Der Arzt, der die Schwangere betreut, ist deshalb gehalten, die Anamnese sorgfältig zu erheben und zu dokumentieren sowie Auffälligkeiten dem Serologen mitzuteilen. Bei auffälliger Anamnese sind weitere serologische Untersuchungen erforderlich (Nachweis röteln-spezifischer IgM-Antikörper und/oder Kontrolle des Titerverlaufs). Die weiterführenden serologischen Untersuchungen sind nicht notwendig, wenn innerhalb von 11 Tagen nach erwiesenem oder vermutetem Röteln-Kontakt spezifische Antikörper nachgewiesen werden.
Schwangere, bei denen ein Befund vorliegt, der nicht auf Immunität schließen läßt, sollen aufgefordert werden, sich unverzüglich zur ärztlichen Beratung zu begeben, falls sie innerhalb der ersten vier Schwangerschaftsmonate Röteln-Kontakt haben oder an röteln-verdächtigen Symptomen erkranken. Auch ohne derartige Verdachtsmomente soll bei diesen Schwangeren in der 16. bis 17. Schwangerschaftswoche eine erneute Antikörper-Untersuchung gemäß Absatz 2 durchgeführt werden.

---

[1] Zulassung der Reagenzien durch das Bundesamt für Sera und Impfstoffe (Paul-Ehrlich-Institut), Frankfurt.

Wird bei einer Schwangeren ohne Immunschutz oder mit ungeklärtem Immunstatus Röteln-Kontakt nachgewiesen oder vermutet, so sollte der Schwangeren zur Vermeidung einer Röteln-Embryopathie unverzüglich Röteln-Immunglobulin injiziert werden. Die Behandlung mit Röteln-Immunglobulin ist aber nur sinnvoll bis zu 7 Tagen nach der Exposition.
Eine aktive Röteln-Schutzimpfung soll während der Schwangerschaft nicht vorgenommen werden.

Zu c):
Aus dem Blut der Schwangeren ist ein immunchemischer Antikörpertest vorzunehmen, für welchen die benötigten Reagenzien staatlich zugelassen[1] sind. Ist diese Untersuchung positiv, so muß das Ergebnis durch weiterführende Laboratoriumsuntersuchungen, gegebenenfalls auch aus einer zweiten Blutprobe, gesichert werden. Alle notwendigen weiterführenden Untersuchungen sind Bestandteil der kurativen Versorgung.
Die AIDS-Beratung und die sich gegebenenfalls daran anschließende HIV-Untersuchung werden im Mutterpaß nicht dokumentiert.

Zu d):
Ergibt sich eine Blutgruppe 0, so soll bei der im Rahmen der ABO-Bestimmung notwendigen Kontrolle der Serum-Eigenschaften auf Hämolysine geachtet werden. Der einsendende Arzt soll auf den positiven Hämolysinbefund schriftlich aufmerksam gemacht werden. Weitere Untersuchungen zur Erkennung der ABO-Unverträglichkeit sind nicht indiziert – ausgenommen bei Verdacht auf bereits abgelaufene ABO-Unverträglichkeit (Anamnese, frühere AK-Befunde),.
Ist bei Rh-(D-)negativen Blutproben das Merkmal C und/oder E vorhanden (positive Reaktion mit dem als zweiten Anti-D-Serum mitzuführenden Testserum Anti-CDE), so muß auf D^u untersucht werden.
Wird D^u nachgewiesen, so ist dieser Befund durch Feststellung des gesamten Rh-Untergruppen-Bildes zu sichern.
Die Bestimmung der Blutgruppe und des Rh-Faktors entfällt, wenn entsprechende Untersuchungsergebnisse bereits vorliegen und von einem Arzt bescheinigt wurden.

Zu e):
1. Der Antikörpersuchtest wird mittels des indirekten Antiglobulintests gegen zwei Test-Blutmuster mit den Antigenen D, C, c, E, e, Kell, Fy und S durchgeführt. Bei Nachweis von Antikörpern sollen möglichst aus derselben Blutprobe deren Spezifität und Titerhöhe bestimmt werden.
Gegebenenfalls muß in solchen Fällen auch das Blut des Kindesvaters und die Bestimmung weiterer Blutgruppen-Antigene der Mutter in die Untersuchung einbezogen werden.
Eine schriftliche Erläuterung der Befunde an den überweisenden Arzt kann sich dabei als notwendig erweisen.
Auch nicht zum Morbus haemolyticus neonatorum führende Antikörper (IgM und/oder Kälte-Antikörper) sind in den Mutterpaß einzutragen, da sie ggf. bei einer Bluttransfusion für die Schwangere wichtig sein können.
2. Ein weiterer Antikörpersuchtest ist in der 24. bis 28. Schwangerschaftswoche durchzuführen. Bei Rh-negativen Schwangeren sollte der zweite Antikörpersuchtest bereits in der 20. bis 24. Schwangerschaftswoche durchgeführt werden. Bei diesen Schwangeren soll ein dritter Antikörpersuchtest in der 30. bis 34. Schwangerschaftswoche erfolgen.
3. Gehört die Schwangere einem Personenkreis an, der in bezug auf eine Infektion mit Hepatitis B als besonders gefährdet anzusehen ist (s. Anlage 4), so ist nach der 32. Schwangerschaftswoche, möglichst nahe am Geburtstermin, ihr Blut auf HBsAg zu untersuchen. Dabei ist eine immunchemische Untersuchungsmethode zu verwenden, die mindestens 5 ng/ml HBsAg nachzuweisen in der Lage ist. Ist das Ergebnis positiv, so soll das Neugeborene unmittelbar post partum gegen Hepatitis B aktiv/passiv immunisiert werden.
Die Untersuchung auf HBsAg entfällt, wenn Immunität (z. B. nach Schutzimpfung) nachgewiesen ist.

D.

Blutgruppenserologische Untersuchungen nach Geburt oder Fehlgeburt und Anti-D-Immunglobulin-Prophylaxe

1. Bei jedem Kind einer Rh-negativen Mutter ist unmittelbar nach der Geburt der Rh-Faktor D unter Beachtung der Ergebnisse des direkten Coombstestes zu bestimmen. Ist dieser Rh-Faktor positiv, so ist aus derselben Blutprobe auch die Blutgruppe des Kindes zu bestimmen. Ist das Neugeborene Rh-positiv, so sind bei der Rh-negativen Mutter keine oder erst am Tage der Geburt schwache Antikörper gefunden worden, so soll der Wöchnerin innerhalb von 72 Stunden post partum Anti-D-Immunglobulin injiziert werden, um einen schnellen Abbau der insbesondere während der Geburt in den mütterlichen Kreislauf übergetretenen fetalen Rh-positiven Erythrozyten zu bewirken und die Bildung von Antikörpern zu verhindern.

2. Rh-negativen Frauen mit Fehlgeburt bzw. Schwangerschaftsabbruch sollte so bald wie möglich, jedoch innerhalb 72 Stunden post partum Anti-D-Immunglobulin injiziert werden. Entsprechende blutgruppenserologische Untersuchungen sind erforderlichenfalls durchzuführen.

E.

Voraussetzungen für die Durchführung serologischer Untersuchungen

Die serologischen Untersuchungen nach den Abschnitten C und D sollen nur von solchen Ärzten durchgeführt werden, die über die entsprechenden Kenntnisse und Einrichtungen verfügen. Dieselben Voraussetzungen gelten für Untersuchungen in Instituten.

F.

Untersuchungen und Beratungen der Wöchnerin

1. Eine Untersuchung soll innerhalb der ersten Woche nach der Entbindung vorgenommen werden. Dabei soll das Hämoglobin bestimmt werden.
2. Eine weitere Untersuchung soll etwa 6 Wochen, spätestens jedoch 8 Wochen nach der Entbindung durchgeführt werden.
Die Untersuchung umfaßt:
- Allgemeinuntersuchung (falls erforderlich einschließlich Hb-Bestimmung), Feststellung des gynäkologischen Befundes,
- Blutdruckmessung,
- Untersuchung des Mittelstrahlurins auf Eiweiß, Zucker und Sediment, ggf. bakteriologische Untersuchungen (z. B. bei auffälliger Anamnese, Blutdruckerhöhung, Sedimentbefund)
- sowie Beratung der Mutter.

G.

Medikamentöse Maßnahmen und Verordnung von Verband- und Heilmitteln

Medikamentöse Maßnahmen sowie die Verordnung von Verband- und Heilmitteln sind im Rahmen der Mutterschafts-

---
[1] Zulassung der Reagenzien durch das Bundesamt für Sera und Impfstoffe (Paul-Ehrlich-Institut), Frankfurt.

vorsorge nur zulässig zur Behandlung von Beschwerden, die schwangerschaftsbedingt sind, aber noch keinen Krankheitswert haben. Bei Verordnungen wegen Schwangerschaftsbeschwerden und im Zusammenhang mit der Entbindung ist die Versicherte von der Entrichtung der Verordnungsblattgebühr befreit.

H.

Aufzeichnungen und Bescheinigungen
1. Nach Feststellung der Schwangerschaft stellt der Arzt der Schwangeren einen Mutterpaß (Anlage 3) aus, sofern sie nicht bereits einen Paß dieses Musters besitzt.
2. Nach diesem Mutterpaß richten sich auch die vom Arzt vorzunehmenden Eintragungen der Ergebnisse der Untersuchungen im Rahmen der ärztlichen Betreuung während der Schwangerschaft und nach der Entbindung. Darüber hinausgehende für die Schwangerschaft relevante Untersuchungsergebnisse sollen in den Mutterpaß eingetragen werden, soweit die Eintragung durch die Richtlinien nicht ausgeschlossen ist (Lues-Suchreaktion, AIDS-Beratung sowie HIV-Untersuchung).
3. Die Befunde der ärztlichen Betreuung und der blutgruppenserologischen Untersuchungen hält der Arzt für seine Patientenkartei fest und stellt sie bei evtl. Arztwechsel dem anderen Arzt auf dessen Anforderung zur Verfügung, sofern die Schwangere dem zustimmt.
4. Beim Anlegen eines weiteren Mutterpasses sind die Blutgruppenbefunde zu übertragen. Die Richtigkeit der Übertragung ist ärztlich zu bescheinigen.

I.

Inkrafttreten
Die Richtlinien in der geänderten Fassung treten am Tage nach der Bekanntmachung im Bundesanzeiger in Kraft.
Der neugefaßte Mutterpaß gemäß Anlage 3 soll zum 1. 4. 1986 eingeführt werden. Vorhandene Bestände des bisherigen Musters können längstens bis zum 30. 6. 1986 aufgebraucht werden.

Anlage 1 zu den Mutterschaftsrichtlinien
(Abschnitt B 4 a)

Indikationen zur Ultraschalluntersuchung in der Schwangerschaft (Sonographie)

Über die regelmäßig durchzuführenden Ultraschalluntersuchungen in der 16. bis 20. Schwangerschaftswoche und in der 32. bis 36. Schwangerschaftswoche hinaus können unter den nachfolgend aufgeführten Voraussetzungen weitere Ultraschalluntersuchungen angezeigt sein, sofern der Befund durch andere klinische Untersuchungsmethoden nicht zu klären ist und eine der nachfolgend aufgeführten Indikationen vorliegt:

A.
I. Trimenon

1. Verdacht auf gestörte intrauterine Frühschwangerschaft (z. B. bei liegendem IUP, uterus myomatosus, Adnextumor, uterine Blutung),
2. Nachweis der intrauterinen Schwangerschaft bei zwingendem Verdacht auf extrauterine Schwangerschaft (EU)
3. Diskrepanz zwischen Uterusgröße und Gestationsalter
4. Schwangerschaftsgefährdende Unfälle und Verletzungen sowie Intoxikationen

B.
II. Trimenon

5. Als notwendige Ergänzung zu anderen diagnostischen Maßnahmen (z. B. Amniozentese)
6. Bei Verdacht auf intrauterinen Fruchttod

C.
III. Trimenon

7. Rh-Inkompatibilität (Placenta-Diagnostik)
8. Verdacht auf intrauterine Retardierung (z. B. EPH-Gestose)
9. Verdacht auf Hydramnion
10. Diabetes mellitus
11. Drohende Frühgeburt (vorzeitige Wehen, Zervixinsuffizienz)
12. Lageanomalien (nur nach Durchführung der zweiten Routineuntersuchung)

D.
Unabhängig vom Schwangerschaftszeitraum

13. Uterine Blutung.

Anlage 2 zu den Mutterschaftsrichtlinien
(Abschnitt B 4 b)

Indikationen zur Kardiotokographie (CTG) während der Schwangerschaft

Die Kardiotokographie ist im Rahmen der Schwangerenvorsorge nur angezeigt, wenn eine der nachfolgend aufgeführten Indikationen vorliegt:

A.
Indikationen zur erstmaligen CTG

(ab der 28. SSW)
a) Auskultatorisch festgestellte Herztonalterationen
b) Verdacht auf vorzeitige Wehentätigkeit.

B.
Indikationen zur CTG-Wiederholung

CTG – Alterationen
a) Anhaltende Tachykardie (>160/Minute)
b) Bradykardie (<100/Minute)
c) Dezeleration(en) (auch wiederholter Dip null)
d) Hypooszillation, Anoszillation
e) Unklarer Kardiotokogramm-Befund bei Verdacht auf vorzeitige Wehentätigkeit
f) Mehrlinge
g) Intrauteriner Fruchttod bei früherer Schwangerschaft
h) Verdacht auf Placenta-Insuffizienz nach klinischem oder biochemischem Befund
i) Verdacht auf Übertragung
j) Uterine Blutung
Medikamentöse Wehenhemmung

Anhang II: Mutterschaftsrichtlinien

Anlage 3 zu den Mutterschaftsrichtlinien (Abschnitt H 1)

Mutterpaß

MUTTERPASS
BUNDESAUSSCHUSS DER ÄRZTE UND KRANKENKASSEN

Dezember 1985

Stempel des betreuenden Arztes/der Klinik

1	2
3	4

Mein nächster Untersuchungstermin:

Tag	Uhrzeit	Tag	Uhrzeit

HINWEISE FÜR DIE SCHWANGERE

Schwangerschaft und Geburt sind natürliche Vorgänge und stellen keine Krankheit dar. Manchmal können sie allerdings mit einem erhöhten Risiko für Mutter und Kind belastet sein. Eine sorgfältige Schwangerschaftsbetreuung hilft einen großen Teil dieser Risiken zu vermeiden oder rechtzeitig zu erkennen, um Gefahren abzuwenden.

Voraussetzung dafür ist jedoch Ihre regelmäßige Teilnahme an den Vorsorgeuntersuchungen!

Bedenken Sie bitte, wie wichtig die vor Ihnen liegenden Monate für Sie und Ihr Kind sind!

Die in Ihrem Mutterpaß aufgeführten Untersuchungen dienen der Gesunderhaltung von Mutter und Kind und entsprechen langjähriger geburtshilflicher Erfahrung und modernen medizinischen Erkenntnissen. Wenn Sie Fragen haben, beraten Sie sich mit Ihrem Arzt.

Bitte:
- Nutzen Sie die Ihnen gebotenen Möglichkeiten, um sich und Ihrem Kind Sicherheit zu verschaffen!
- Befolgen Sie die Ratschläge Ihres Arztes!
- Vergessen Sie nicht, dieses Heft zu jeder ärztlichen Untersuchung während der Schwangerschaft, zur Entbindung und zur Untersuchung des Kindes mitzubringen!
- Lassen Sie sich helfen, wenn Sie Sorgen haben!
- Beraten Sie sich mit Ihrem Arzt!

Dieser Mutterpaß enthält alle ärztlichen Befunde, die während der Schwangerschaft erhoben werden. Ihr Arzt händigt Ihnen diesen nach jeder Untersuchung wieder aus. Sie selbst entscheiden darüber, wem dieses persönliche Dokument zugänglich gemacht werden soll. Nach der Schwangerschaft wird der Mutterpaß dem Untersuchungsheft für Kinder beigefügt, so daß auch der Kinderarzt später die für das Kind wichtigen Daten daraus entnehmen kann.

Name: _____

Vorname: _____ geb. am: _____

Wohnort: _____

Bei Namensänderung: Name: _____

Wohnort: _____

Serologische Untersuchungen

Blutgruppenzugehörigkeit

A B O

Rh-pos. (D+)/Rh-neg. (D–)*

*)Rh positiv bzw. Rh-negativ wörtlich eintragen

Diese Eintragungen entbinden den behandelnden Arzt nicht von seiner Sorgfaltspflicht (z.B. Kreuzprobe)

Datum der Untersuchung: _____

Protokoll-Nr. des Laboratoriums: _____

Antikörper-Suchtest

negativ ☐   positiv, Titer 1: _____

Datum der Untersuchung: _____

Protokoll-Nr. des Laboratoriums: _____

Röteln-HAH-Test

negativ ☐   positiv, Titer 1: _____

Immunität anzunehmen ja ☐ nein ☐

Datum der Untersuchung: _____

Protokoll-Nr. des Laboratoriums: _____

ggf. ergänzende serologische Untersuchungen: _____

Stempel des Arztes   Unterschrift des Arztes

Ergebnisse weiterer serologischer Untersuchungen
LSR durchgeführt ja ☐ nein ☐

Antikörper-Suchtest-Kontrolle	Antikörper-Suchtest-Kontrolle
negativ ☐ positiv, Titer 1: _____	negativ ☐ positiv, Titer 1: _____
Datum der Untersuchung: _____	Datum der Untersuchung: _____
Protokoll-Nr. des Laboratoriums: _____	Protokoll-Nr. des Laboratoriums: _____
Stempel und Unterschrift des Arztes	Stempel und Unterschrift des Arztes

Röteln-HAH-Test-Kontrolle	Röteln-HAH-Test-Kontrolle
(vgl. Abschnitt C zu b der Mutterschafts-Richtlinien)	(vgl. Abschnitt C zu b der Mutterschafts-Richtlinien)
negativ ☐ positiv, Titer 1: _____	negativ ☐ positiv, Titer 1: _____
Datum der Untersuchung: _____	Datum der Untersuchung: _____
Protokoll-Nr. des Laboratoriums: _____	Protokoll-Nr. des Laboratoriums: _____
ggf. ergänzende serologische Untersuchungen: _____	ggf. ergänzende serologische Untersuchungen: _____
Stempel und Unterschrift des Arztes	Stempel und Unterschrift des Arztes

Angaben zu vorangegangenen Schwangerschaften

Jahr	Ausgang der Schwangerschaften (Spontangeburt, Sectio vag. Operation, Abort, Abruptio, Tragzeit):

Besonderheiten _____

Alter _____ Jahre   Größe _____ cm   Gravida _____   Para _____

A. Anamnese und allgemeine Befunde/Erste Vorsorge-Untersuchung

	ja	nein
1. Familiäre Belastung (Diabetes, Hypertonie, Mißbildungen, genetische Krankheiten, psychische Krankheiten _____) 1.	☐	☐
2. Frühere eigene schwere Erkrankungen (z. B. Herz, Lunge, Leber, Nieren, ZNS, Psyche) ggf. welche _____ 2.	☐	☐
3. Blutungs-/Thromboseneigung 3.	☐	☐
4. Allergie gegen _____ 4.	☐	☐
5. Frühere Bluttransfusionen 5.	☐	☐
6. Besondere psychische Belastung (z. B. familäre oder berufliche) 6.	☐	☐
7. Besondere soziale Belastung (Integrationsprobleme, wirtsch. Probleme) 7.	☐	☐
8. Rhesus-Inkompatibilität (bei vorangegangenen Schwangerschaften) 8.	☐	☐
9. Diabetes mellitus 9.	☐	☐
10. Adipositas 10.	☐	☐
11. Kleinwuchs 11.	☐	☐
12. Skelettanomalien 12.	☐	☐
13. Schwangere unter 18 Jahren 13.	☐	☐
14. Schwangere über 35 Jahren 14.	☐	☐
15. Vielgebärende (mehr als 4 Kinder) 15.	☐	☐
16. Zustand nach Sterilitätsbehandlung 16.	☐	☐
17. Zustand nach Frühgeburt (vor Ende der 37. SSW) 17.	☐	☐
18. Zustand nach Mangelgeburt 18.	☐	☐
19. Zustand nach 2 oder mehr Aborten/Abbrüchen 19.	☐	☐
20. Totes/geschädigtes Kind in der Anamnese 20.	☐	☐
21. Komplikationen bei vorausgegangenen Entbindungen ggf. welche _____ 21.	☐	☐
22. Komplikationen post partum ggf. welche _____ 22.	☐	☐
23. Zustand nach Sectio 23.	☐	☐
24. Zustand nach anderen Uterusoperationen 24.	☐	☐
25. Rasche Schwangerschaftsfolge (weniger als 1 Jahr) 25.	☐	☐
26. Andere Besonderheiten ggf. welche _____ 26.	☐	☐

Nach ärztlicher Bewertung des Kataloges A liegt bei der Erstuntersuchung ein Schwangerschaftsrisiko vor ☐

Beratung der Schwangeren
a) Allgemein
   z. B. Beruf, Reisen, Ernährung, Genußmittel, Sport ☐
b) Speziell
   Risikoberatung ☐   genetische Beratung ☐
c) Schwangerschaftsgymnastik ☐
d) Krebsfrüherkennungsunters. ☐

Terminbestimmung

Zyklus _____ / _____   Letzte Periode _____

Ovulationshemmer eingenommen bis: _____

Konzeptionstermin (soweit sicher): _____

Schwangerschaft festgestellt am: _____ in der _____ SSW

Ggf. Schwangerschaftstest: positiv am: _____

Berechneter Entbindungstermin: _____

Entbindungstermin (ggf. nach Verlauf korrigiert): _____

B. Besondere Befunde im Schwangerschaftsverlauf

27. Behandlungsbedürftige Allgemeinerkrankungen, ggf. welche _____

28. Dauermedikation	42. Anämie
29. Abusus	43. Harnwegsinfektion
30. Besondere psychische Belastung	44. Indirekter Coombstest positiv
31. Besondere soziale Belastung	45. Risiko aus anderen serologischen Befunden
32. Blutungen vor der 28. SSW	46. Hypertonie (Blutdruck über 140/90)
33. Blutungen nach der 28. SSW	47. Eiweißausscheidung 1 0/oo (entsprechend 1000 mg/l) oder mehr
34. Placenta praevia	48. Mittelgradige – schwere Ödeme
35. Mehrlingsschwangerschaft	49. Hypotonie
36. Hydramnion	50. Gestationsdiabetes
37. Oligohydramnie	51. Lageanomalie
38. Terminunklarheit	52. Andere Besonderheiten
39. Placenta-Insuffizienz	ggf. welche _____
40. Isthmozervikale Insuffizienz	
41. Vorzeitige Wehentätigkeit	

Nach ärztlicher Bewertung des Kataloges B liegen für den heutigen Untersuchungstermin folgende Risiken vor: ▶

Stationäre Behandlung während der Schwangerschaft
(von/bis, Klinik, Diagnose, Therapie):

Anhang II: Mutterschaftsrichtlinien

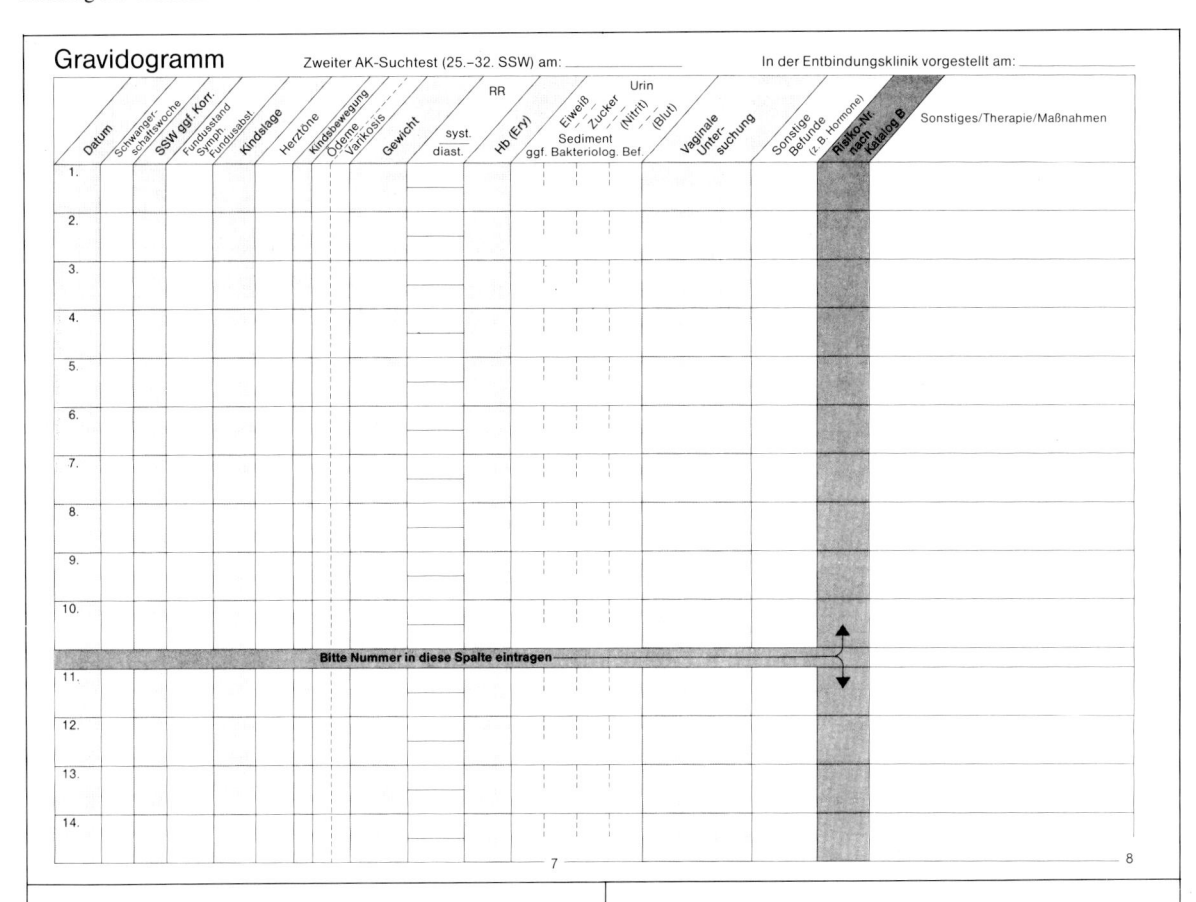

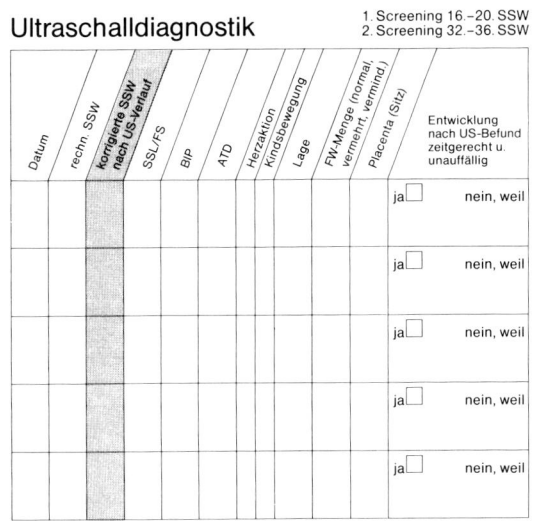

Gravidogramm

Zweiter AK-Suchtest (25.–32. SSW) am: _____ In der Entbindungsklinik vorgestellt am: _____

Datum	Schwangerschaftswoche	SSW ggf. Korr.	Fundusstand Symph.-abst Fundusabst.	Kindslage	Herztöne	Kindsbewegung	Ödeme Varikosis	Gewicht	RR syst./diast.	Hb (Ery)	Urin: Eiweiß/Zucker/(Nitrit)/(Blut) Sediment ggf. Bakteriolog. Bef.	Vaginale Untersuchung	Sonstige Befunde (z. B. Hormone)	Risiko-Nr. nach Katalog B	Sonstiges/Therapie/Maßnahmen
1.															
2.															
3.															
4.															
5.															
6.															
7.															
8.															
9.															
10.															

Bitte Nummer in diese Spalte eintragen

11.															
12.															
13.															
14.															

Ultraschalldiagnostik

1. Screening 16.–20. SSW
2. Screening 32.–36. SSW

Datum	rechn. SSW	korrigierte SSW nach US-Verlauf	SSL/FS	BIP	ATD	Herzaktion	Kindsbewegung	Lage	FW-Menge (normal, vermehrt, vermind.)	Placenta (Sitz)	Entwicklung nach US-Befund zeitgerecht u. unauffällig
											ja ☐ nein, weil
											ja ☐ nein, weil
											ja ☐ nein, weil
											ja ☐ nein, weil
											ja ☐ nein, weil

Cardiotokographische Befunde

Datum	Rechn. SSW	Befund

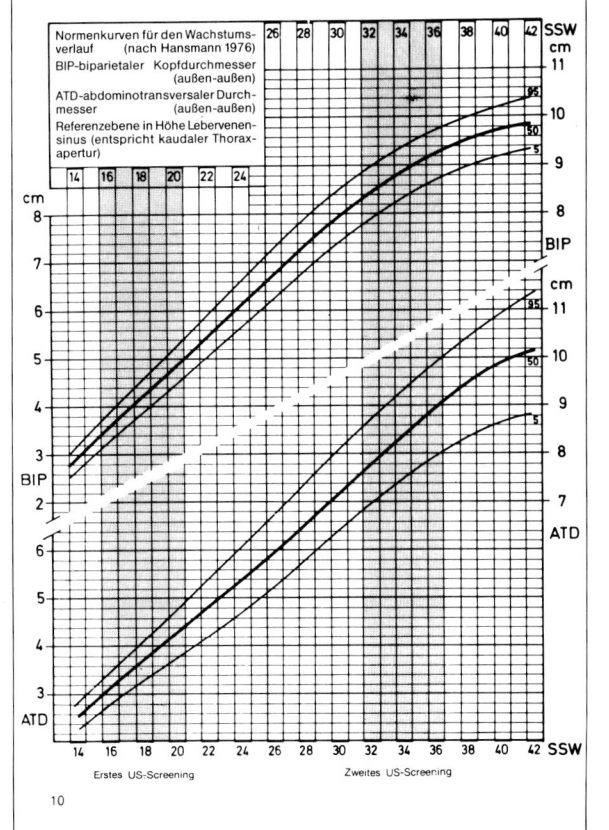

Normenkurven für den Wachstumsverlauf (nach Hansmann 1976)
BIP-biparietaler Kopfdurchmesser (außen–außen)
ATD-abdominotransversaler Durchmesser (außen–außen)
Referenzebene in Höhe Lebervenensinus (entspricht kaudaler Thoraxapertur)

Erstes US-Screening   Zweites US-Screening

Anhang II: Mutterschaftsrichtlinien

Abschluß-Untersuchung/Epikrise

Schwangerschaft
- Geburtsjahr 19☐☐ alleinstehend ☐ Nationalität ☐ *)
- Schwangerschaften (mit dieser) ☐ Geburten (mit dieser) ☐ Erst-Untersuchung in SSW ☐
- Anzahl der Vorsorge-Untersuchungen ☐ vor Entbindung in Klinik vorgestellt ☐ stat. Aufenthalt ante partum in Wochen ☐
- Nach Katalog A/B (Seite 5 und 6) dokumentierte wichtigste Risikonummern ☐ ☐ ☐ ☐ ☐ ☐

Geburt
- Datum ☐☐☐☐ SSW ☐ extern entbunden ja ☐

	1. Kind	2. Kind (Zwilling)
Lebendgeburt	ja / nein	ja / nein
Geschlecht	m / w	m / w
Geburtsmodus	sp S vag.Op. / SL BEL QL	sp S vag.Op. / SL BEL QL
Kindslage		
Gewicht	g	g
Länge	cm	cm
Apgar-Zahl 5'/10'		
pH-Wert (Nabelarterie)		
auffällige Fehlbildung	ja / nein	ja / nein
Besonderheiten		

Wochenbett
- Wochenbett normal ja/nein gyn. Befund normal ja/nein
- Hb ☐☐ RR ☐☐☐/☐☐☐ Urin steril ja/nein
- Anti-D-Prophylaxe ja/nein
- Besonderheiten (s. a. S. 12)

	1. Kind	2. Kind (Zwilling)
Blutgruppe und Untergruppen (nur bei rh-neg.-Mutter; kein Ausweis!)	A B O AB / Rh-pos. Rh-neg.	A B O AB / Rh-pos. Rh-neg.
direkter Coombstest	neg. / pos.	neg. / pos.
Kind unauffällig entl. am		
Kind verlegt am		
Kind verstorben am		

*) 1 Deutsch
2 Italienisch
3 Spanisch
4 Türkisch
5 Jugoslawisch
6 Griechisch
7 Sonstige

Datum der Entlassungsuntersuchung — Unterschrift/Stempel

Bitte Kohlepapier einlegen

11

Besonderheiten im Wochenbett _____

———— Bitte von Seite 14 aus im Durchschreibeverfahren ausfüllen! ————

2. Untersuchung nach Entbindung (6.–8. Woche)

- gynäkol. Befund unauffällig ja ☐ nein ☐ HB ☐☐ g%
- RR ☐☐☐/☐☐☐
- Urin Z pos. ☐ E pos. ☐ steril ja/nein Sediment o.B. ☐
- Besonderheiten _____
- Mutter stillt noch ☐ hat nicht gestillt ☐ hat abgestillt ☐

	1. Kind	2. Kind (Zwilling)
Kind: U₃ durchgeführt	ja / nein	ja / nein
lebt und ist gesund	ja / nein	ja / nein
ist lt. U₃ behandlungsbedürftig	ja / nein	ja / nein
ist verstorben am	☐☐☐☐	☐☐☐☐

Untersuchungsdatum — Unterschrift/Stempel

12

Diesen Dokumentationsbogen der Abrechnung für die Untersuchung 6–8 Wochen nach der Entbindung beifügen!

[Form fields with numbered boxes 9–100]

Datum der Entlassungsuntersuchung — Unterschrift/Stempel

13

Bitte bei der letzten Abrechnung im Vorsorgefall für die Untersuchung 6–8 Wochen nach der Entbindung beifügen!

———— Bitte Kohlepapier einlegen ————

2. Untersuchung nach Entbindung (6.–8. Woche)

- gynäkol. Befund unauffällig 101 ja ☐₁ nein ☐₂ HB 102 ☐☐ 104 g%
- RR 105 ☐☐☐/☐☐☐ 110
- Urin 111 Z pos. ☐₁ E pos. ☐₂ steril 112 ja/nein Sediment 113 o.B. ☐₁
- Besonderheiten _____
- Mutter stillt noch 114 ☐₁ hat nicht gestillt ☐₂ hat abgestillt ☐₃

	1. Kind	2. Kind (Zwilling)
Kind: U₃ durchgeführt	115 ja ☐₁ nein ☐₂	ja / nein
lebt und ist gesund	116 ja ☐₁ nein ☐₂	ja / nein
ist lt. U₃ behandlungsbedürftig	117 ja ☐₁ nein ☐₂	ja / nein
ist verstorben am	118 ☐☐☐☐	123 ☐☐☐☐

Untersuchungsdatum — Unterschrift/Stempel

14

Anhang II: Mutterschaftsrichtlinien

Wird vom Arzt bei der 2. Untersuchung nach der Entbindung ausgefüllt.

Bescheinigung zur Vorlage bei der Krankenkasse für die Auszahlung des Pauschbetrages gemäß § 198 RVO/§ 25 KVLG

AOK	LKK	BKK	IKK	VdAK	AEV	Knappschaft

Name des Versicherten

Ehegatte/Kind/Sonst. Angeh.   Vorname   geb. am

Arbeitgeber (Dienststelle)/Mitgl.-Nr./Freiw./Rentner   Vorname   geb. am

Wohnung des Patienten

Es wird bescheinigt, daß Ihre Versicherte regelmäßig die Mutterschaftsvorsorgeuntersuchungen sowie die Untersuchungen nach der Entbindung in Anspruch genommen hat.

Datum:

Stempel des Arztes

Unterschrift des Arztes

15

§ 198 RVO/§ 25 KVLG

Die Versicherte erhält nach der Entbindung einen Pauschbetrag von 100 DM, wenn sie im Geltungsbereich dieses Gesetzes entbunden und die zur ausreichenden und zweckmäßigen ärztlichen Betreuung während der Schwangerschaft und nach der Entbindung gehörenden Untersuchungen in Anspruch genommen hat. Der Anspruch auf den Pauschbetrag bleibt unberührt, wenn Untersuchungen aus einem von der Versicherten nicht zu vertretenden Grund nicht durchgeführt wurden.

16

HINWEIS AN DIE MUTTER

Nach Schwangerschaft und Geburt beginnt für Sie zwar wieder der Alltag mit neuen Aufgaben, beachten Sie aber folgendes:

- Gehen Sie etwa 6 – 8 Wochen nach der Entbindung zur Nachsorgeuntersuchung (Mutterpaß nicht vergessen!)
- Bringen Sie Ihr Kind zu allen Früherkennungsuntersuchungen bei Ihrem Haus- oder Kinderarzt (U_2–U_8, gelbes Untersuchungsheft mitbringen!)
- Wenn Sie regelmäßig an den Mutterschaftsvorsorgeuntersuchungen teilgenommen haben, beantragen Sie den Pauschbetrag bei Ihrer Krankenkasse. Ihr Arzt stellt Ihnen die erforderliche Bescheinigung 6 – 8 Wochen nach der Geburt aus (s. Seite 15 bzw. Seite 31).

Während der Schwangerschaft sollten Sie Ihren Mutterpaß immer bei sich haben und zu jeder ärztlichen Untersuchung mitbringen, insbesondere auch zur Entbindung. Ihr Mutterpaß gehört zu den Dokumenten, die Sie immer sorgfältig aufbewahren sollten.

**Anlage 4 zu den Mutterschaftsrichtlinien
(Abschnitt C 3)**

Untersuchung auf HBsAg in der Schwangerschaft

Die Untersuchung auf HBsAg ist nur bei Schwangeren durchzuführen, die in bezug auf das Infektionsrisiko mit Hepatitis B einem besonders gefährdeten Personenkreis angehören.

Im folgenden sind die Personengruppen aufgeführt, die als besonders infektionsgefährdet gelten können. Schwangere, die Immunität (z. B. nach Schutzimpfung) nachweisen, gelten nicht mehr als Angehörige der besonders gefährdeten Personenkreise.

1. Personen, die durch ihre medizinische und zahnmedizinische Tätigkeit infektionsgefährdet sind, einschließlich derer in psychiatrischen Anstalten, und zwar:

a) Beschäftigte, die bei ihrer Arbeit Kontakt mit Blut, Serum, Gewebsflüssigkeit usw. haben, z. B. beim Blutabnehmen, beim Verbandwechsel, bei medizinischen Laboratoriumsarbeiten

b) Beschäftigte, die kontaminierte, nicht wirksam desinfizierte Gegenstände reinigen oder entsorgen

c) Beschäftigte in anderen Arbeitsbereichen, in denen ein besonders hohes Hepatitisrisiko besteht, unabhängig vom Kontakt gemäß a oder b, z. B.

- Dialysestationen (alle Beschäftigten)
- medizinische Laboratorien (alle Beschäftigten)
- OP-Einrichtungen (Behandlungs- und Pflegepersonal)
- Intensivstationen (Behandlungs- und Pflegepersonal)
- Infektionsabteilungen (Behandlungs- und Pflegepersonal)

2. Personen, die aus Hepatitis-B-Endemiegebieten stammen, oder Personen, die sich dort aufgehalten haben, sofern bei ihnen ein enger Kontakt zur einheimischen Bevölkerung bestanden hat.

3. Personen, die regelmäßigen engen körperlichen Kontakt (wie er z. B. zwischen Familienmitgliedern üblich ist) mit Hepatitis-B-Virus-positiven (HBsAg oder HBeAg)[1] Personen haben.

4. Personen, denen häufig Blut oder Blutbestandteile übertragen werden

5. Patienten in psychiatrischen Anstalten oder vergleichbaren Einrichtungen mit erhöhtem Auftreten von Hepatitis-B-Infektionen

6. Dialysepatienten und Partner bei der Durchführung von Heimdialysen

7. Personen mit häufigem Wechsel der Sexualpartner

8. Drogenabhängige

9. Länger einsitzende Strafgefangene in Strafvollzugsanstalten mit erhöhter Häufigkeit von Hepatitis-B-Erkrankungen

---

[1] HBeAg = Hepatitis-B-e-Antigen.

Anhang III: Neugeborenenuntersuchungen (U1, U2)

Untersuchungsheft für Kinder

Name:

Vorname:

Geburtstag:

Straße:

Wohnort:

Bringen Sie Ihr Kind zur Untersuchung:

U2 3. – 10. Lebenstag	vom:	bis:
U3 4. – 6. Lebenswoche	vom:	bis:
U4 3. – 4. Lebensmonat	vom:	bis:
U5 6. – 7. Lebensmonat	vom:	bis:
U6 10. – 12. Lebensmonat	vom:	bis:
U7 21. – 24. Lebensmonat	vom:	bis:
U8 3½. – 4. Lebensjahr	vom:	bis:

Diese **Untersuchungstermine** sollten Sie im Interesse Ihres Kindes **bitte genau einhalten**.

Beachten Sie bitte **weitere wichtige Hinweise** auf der **folgenden Seite**.

Kennziffernkatalog

> Eintragungen nach diesem Kennziffernkatalog sind nur vorzunehmen, sofern die normale körperliche oder geistige Entwicklung des Kindes in besonderem Maße gefährdet ist.

Störungen in der Neugeborenenperiode
(nur U 1 oder U 2)

01 Früh-, Mangelgeburt, Übertragung
02 Asphyxie
03 Schwere Hyperbilirubinämie
04 Andere, die Entwicklung in besonderem Maße gefährdende Störungen in der Neugeborenenperiode (z. B. Krämpfe, Sepsis, andere intrauterin/perinatal erworbene Infektionen)

Angeborene Stoffwechsel-Störungen

05 Mucoviscidose
06 Phenylketonurie
07 Andere, die Entwicklung in besonderem Maße gefährdende angeborene Stoffwechselstörungen (z. B. Galaktosämie)

Endokrine Störungen, Vitaminosen

08 Hypo- oder Hypervitaminosen (z. B. Rachitis, D-Hypervitaminose)
09 Diabetes mellitus des Kindes
10 Hypothyreose
11 Andere, die Entwicklung in besonderem Maße gefährdende endokrine Störungen (z. B. AGS)

12 **Blutkrankheiten**
(z. B. Hämophilien, Antikörpermangelsyndrome)

Entwicklungs- und Verhaltensstörungen

13 Somatische Entwicklungsstörungen (z. B. Dystrophie, Minderwuchs, Fettsucht)

14 Kognitiver Entwicklungsrückstand
15 Störungen der emotionellen oder sozialen Entwicklung (z. B. Verhaltensstörungen)
16 Störungen der motorischen Entwicklung oder andere, die Entwicklung in besonderem Maße gefährdende funktionelle Störungen

Nervensystem

17 Cerebrale Bewegungsstörungen (zentrale Tonus- und Koordinationsstörungen, Cerebralparesen)
18 Fehlbildungen des Zentralnervensystems (z. B. Spina bifida und Hydrocephalus)
19 Anfallsleiden
20 Andere, die Entwicklung in besonderem Maße gefährdende Erkrankungen des Nervensystems (z. B. neuromuskuläre Erkrankungen, periphere Lähmungen)

Sinnesorgane

21 Hochgradige Sehbehinderung, Blindheit
22 Schielkrankheit
23 Andere, die Entwicklung in besonderem Maße gefährdende Fehlbildungen oder Erkrankungen der Augen
24 Hochgradige Hörbehinderung, Gehörlosigkeit
25 Andere, die Entwicklung in besonderem Maße gefährdende Fehlbildungen oder Erkrankungen der Ohren

26 **Sprachstörungen** oder **Sprechstörungen**
(z. B. verzögerte Sprachentwicklung, Artikulationsstörungen, Stottern)

27 **Zähne, Kiefer, Mundhöhle**
Fehlbildungen oder Erkrankungen

Herz / Kreislauf

28 Fehlbildungen des Herzens oder der herznahen Gefäße

29 **Atmungsorgane,**
Fehlbildungen oder Erkrankungen

30 **Verdauungsorgane,**
Fehlbildungen oder Erkrankungen

31 **Nieren und Harnwege,**
Fehlbildungen oder Erkrankungen

32 **Geschlechtsorgane,**
Fehlbildungen oder Erkrankungen

Skelett u. Muskulatur

33 Hüftgelenksanomalien
34 Andere, die Entwicklung in besonderem Maße gefährdende Fehlbildungen oder Erkrankungen des Skelettsystems
35 Myopathien (z. B. progressive Muskeldystrophie)

36 **Haut,** Fehlbildungen oder Erkrankungen

37 **Multiple Fehlbildungen,** einschl. **chromosomaler Aberrationen**
(z. B. Down-Syndrom)

Anhang III: Neugeborenenuntersuchungen (U1, U2)

U1
Neugeborenen-Erstuntersuchung[1]

1 | AOK | BKK | IKK | LKK | VdAK | AEV | Knappschaft | Sonstige |

2 | männlich | weiblich |

3 Risikoschwangerschaft: (vgl. Mutterpaß!) .... Nein ☐ Ja ☐
ggf. welche Störungen: ....
....
Erhebliche psychische und soziale Belastungen während der Schwangerschaft ... ☐
Schwangerschaftsdauer . . . . Wochen: ☐☐

4 Besonderheiten bei der Geburt: (vgl. Mutterpaß!) .... Nein ☐ Ja ☐
ggf. welche: ....
Vorzeitiger Blasensprung . . . . ☐
Hydramnion . . . . ☐
Abnorm verlängerte oder verkürzte Geburt . . . . ☐
Beckenendlage . . . . ☐
Sonstige Lageanomalie . . . . ☐
   (welche: ....)
Sectio aus: . . . . mütterlicher ☐ / kindlicher Indikation ☐
Forceps . . . . ☐
Vacuum-Extraktion . . . . ☐
Mehrlingsgeburt . . . . ☐
Intranatale Hypoxie (Absinken der kindlichen Herztöne < 100) . . . . . . ☐

5 Zustand und Körpergröße des Neugeborenen

Asphyxie-Index nach APGAR (Punktzahl) | Geburtsgewicht | Geburtslänge | Kopfumfang
1. Min. | 5. Min. | 10. Min. | Gramm | cm | cm
☐ ☐ ☐ | ☐ | ☐ | ☐

6 Diagnose(n)
(siehe Kennziffernkatalog*
Faltumschlag vorne)

Kennz. | Behandlung eingeleitet | sonst. Hinweise ggf. zusammenfassende Diagnose(n):
1. ☐ ☐
2. ☐ ☐
3. ☐ ☐

7 Weitere Diagnostik veranlaßt **wegen Verdacht** auf:
(siehe Kennziffernkatalog*
Faltumschlag vorne)

Kennz.
1. ☐
2. ☐
3. ☐

* Eintragungen nach dem Kennziffernkatalog sind nur vorzunehmen, sofern die normale körperliche oder geistige Entwicklung des Kindes in besonderem Maße gefährdet ist.

| Bitte Kohlepapier einlegen | Datum   Stempel/Unterschrift

[1] **Neugeborenen-Erstuntersuchung (Erste Untersuchung)**
Die erste Untersuchung soll unmittelbar nach der Geburt vorgenommen werden. Ist ein Arzt nicht anwesend, soll die Hebamme diese Untersuchung durchführen. Diese Untersuchung hat im wesentlichen zum Ziel, lebensbedrohliche Zustände zu erkennen und augenfällige Schäden festzustellen, ggf. notwendige Sofortmaßnahmen einzuleiten. Dabei ist auf Kolorit, Atmung, Tonus, Reflexe beim Absaugen, Herzschläge, den Asphyxie-Index, auf Gelbsucht, Ödeme, die Reife sowie auf sofort behandlungsbedürftige Mißbildungen des Neugeborenen zu achten, insbesondere nach Risikoschwangerschaft (Risikokinder).

Bitte – **falls zutreffend** – die auffälligen Befunde bzw. Angaben **ankreuzen** **U2**

Erfragte Befunde
☐ Atemstillstand o. Krämpfe
☐ Schwierigkeiten beim Trinken, Schluckstörungen

Erhobene Befunde

Körpermaße
(**bitte** Werte von U1 in das Somatogramm **eintragen**)
☐ Untergewicht
☐ Übergewicht
☐ Dysproportion
☐ auffäll. Gesichtsausdruck (z. B. Hypothyreose)

Reifezeichen
☐ Unreifezeichen (fehl. Fußsohlenfurchung, klaffende Schamlippen, Hodenhochstand, unreife Nägel, unreife Ohrmuschel)
☐ Übertragungszeichen („Waschfrauenhände", überragende Nägel)

Haut
☐ Blässe
☐ Cyanose
☐ verstärkter oder verlängerter Ikterus
☐ Hämangiom
☐ Ödeme
☐ Exsikkose
☐ Fisteln (Dermalsinus)
☐ Hautverletzung
☐ Kephalhämatom
☐ andere Hämatome

Brustorgane
Herz
☐ Herzgeräusch
☐ Herzaktion beschleunigt (>150/Min.), verlangsamt (<90/Min.), unregelmäßig

Lunge
☐ path. Auskultationsbefund
☐ Dyspnoezeichen (z. B. thorakale Einziehungen)
☐ Atemfrequenzstörung (<30/Min., >50/Min.)
☐ Stridor

Bauchorgane
☐ Meteorismus
☐ Nabelveränderungen
☐ Hernie re/li
☐ Lebervergrößerung
☐ Milzvergrößerung
☐ andere path. Resistenzen
☐ Anus abnorm

Geschlechtsorgane
☐ Hodenhochstand re/li
☐ andere Anomalien (z. B. Hypospadie, Epispadie, Klitorishypertrophie)

Skelettsystem
Schädel
(**bitte** Schädelumfang aus U1 in Diagramm **eintragen**)
☐ Mikrocephalie
☐ Makrocephalie
☐ auffällige Kopfform
☐ Fontanelle geschlossen oder vorgewölbt

Hals/Brustkorb/Wirbelsäule
☐ Struma
☐ Schlüsselbeinbruch
☐ Fehlhaltung
☐ Deformierung
☐ Spaltbildung

Hüftgelenke
☐ Ortolani-Zeich. pos. re/li
☐ and. Dysplasiezeich. re/li

Gliedmaßen
☐ abn. Gelenkbeweglichkeit
☐ Fehlbildungen
☐ Fehlhalt. od. Deformierung (z. B. Klumpfuß, Hackenfuß, Sichelfuß)
☐ Frakturen

Sinnesorgane
Augen
☐ Motilitätsstörungen (z. B. Nystagmus, Sonnenuntergangsphänomen, fehlende Pupillenreflexe)
☐ Anomalien (z. B. Katarakt, Mikro-/Makro-Ophthalmie, Kolobom)

Mund
☐ Lippen-Kiefer-Gaumenspalte
☐ große Zunge

Nase
☐ Nase undurchgängig re/li

Ohren
☐ Fehlbildungen des Ohres

Motorik und Nervensystem
☐ Hypotonie (z. B. verminderter Beugertonus, geringer Widerstand gegen passive Bewegungen, auffälliger Schulterzugreflex: beim langsamen Hochziehen an den Händen keine Armbeugung - im Sitzen fehlt kurze Kopfbalance)

☐ Hypertonie (z. B. verstärkter Widerstand gegen passive Bewegung, Opisthotonus)

☐ Apathie (z. B. schwacher Saugreflex, unvollständige Moro-Reaktion, pathologischer Fluchtreflex: kein Zurückziehen der Beine beim Kneifen in die Fußsohle, Wimmerndes Schreien)

☐ Übererregbarkeit (z. B. starke Myoklonien, "Zittern" bei Moro-Reaktion, schrilles Schreien, Bewegungsunruhe)

☐ konstante Asymmetrien von Tonus, Bewegungen, Reflexen

☐ Periphere Lähmungen (z. B. Facialis, Plexus brachialis)

Ergänzende Angaben
Mekoniumtest auf Albumin
☐ durchgeführt
☐ positiv
☐ Guthrie-Test durchgeführt
☐ BCG-Impfung durchgeführt
☐ Rachitis/Fluoridprophylaxe besprochen

Anhang III: Neugeborenenuntersuchungen (U1, U2)

U2

3.–10. Lebenstag
Neugeborenen-
Basisuntersuchung

① | AOK | BKK | IKK | LKK | VdAK | AEV | Knapp-schaft | Sonsti-ge |

② männlich / weiblich

③ Letzte Früherkennungsuntersuchung: U-☐ ; noch keine ☐

④ Damals festgestellter **Verdacht** auf:
(siehe letzte Eintragung unter ⑦ im Untersuchungsheft)

	Kennz.	zwischenzeitlich bestätigt	nicht bestätigt	noch ungeklärt
1.	☐☐	☐	☐	☐
2.	☐☐	☐	☐	☐
3.	☐☐	☐	☐	☐

⑤ Jetzige Früherkennungsuntersuchung:

Befund: Erhobene und erfragte Befunde – **siehe linke Seite!** –
(ohne Berücksichtigung der „Ergänzenden Angaben")   unauffällig ☐

Nur wenn Befund auffällig, weiter mit ⑥ und ⑦

⑥ Diagnose(n)
(siehe Kennziffernkatalog* Faltumschlag vorne)

	Kennziffer	Diese Diagnose(n) erstmals gestellt anläßlich	Behandlung oder Behindertenhilfe eingeleitet	fortgeführt
1.	☐☐	U-☐	☐	☐
2.	☐☐	U-☐	☐	☐
3.	☐☐	U-☐	☐	☐

⑦ Weitere Diagnostik veranlaßt **wegen Verdacht** auf:
(siehe Kennziffernkatalog* Faltumschlag vorne)

Kennziffer 1. ☐☐ 2. ☐☐ 3. ☐☐

* Eintragungen nach dem Kennziffernkatalog sind nur vorzunehmen, sofern die normale körperliche oder geistige Entwicklung des Kindes in besonderem Maße gefährdet ist.

Sonstige Hinweise, ggf. zusammenfassende Diagnose(n), Nebenbefunde:

Bitte Kohlepapier einlegen   Datum   Arztstempel/Unterschrift

Weiterführende Literatur

Kapitel 1-6: Grundlagen und Physiologie der Reproduktion

Autrum H, Wolf U (1983) Humanbiologie, 2. Aufl. Heidelberger Taschenbücher. Springer, Berlin Heidelberg New York

Beier HM (1988) Morphologie und Physiologie der Frühentwicklung – Fertilisation bis Implantation. In: Schneider HPG, Lauritzen C, Nieschlag E (Hrsg) Grundlagen und Klinik der menschlichen Fortpflanzung. de Gruyter, Berlin New York

Döring G (1953) Die extragenitalen zyklischen Veränderungen im Organismus der gesunden Frau. Habilitationsschrift, Tübingen

Drews U (1987) Geschlechtsspezifische Entwicklung. In: Wulf K-H, Schmidt-Matthiesen H (Hrsg) Klinik der Frauenheilkunde und Geburtshilfe, Bd 1: Lauritzen C (Hrsg) Gynäkologische Endokrinologie, 2. Aufl. Urban & Schwarzenberg, München Wien Baltimore

Eicher W (1979) Sexualmedizin in der Praxis. Fischer, Stuttgart

Hesse V (Hrsg) (1982) Endokrinologie des Kindes- und Jugendalters. VEB Thieme, Leipzig

Jost A (1971) Embryonic sexual differentiation (morphology, physiology, abnormalities). In: Jones HW Jr, Scott WW (eds) Hermaphroditism, genital anomalies and related endocrine disorders, 2nd edn. Williams & Wilkins, Baltimore

Kinsey AC, Pomeroy WB, Martin CE (1948) Sexual behavior in the human male. Saunders, Philadelphia London. [Dtsch Ausg (1964) Das sexuelle Verhalten des Mannes. Fischer, Berlin Frankfurt]

Kinsey AC, Pomeroy WB, Martin CE, Gebhard PH (1953) Sexual behavior in the human female. Saunders, Philadelphia. [Dtsch Ausg (1963) Das sexuelle Verhalten der Frau. Fischer, Frankfurt Berlin]

Kuss E (1987) Biochemie und Physiologie der Fortpflanzung. In: Käser O, Friedberg V, Ober KG, Thomsen K, Zander J (Hrsg) Gynäkologie und Geburtshilfe, Bd I, Teil 1, 2. Aufl. Thieme, Stuttgart New York

Labhart A (1978) Klinik der Inneren Sekretion, 3. Aufl. Springer, Berlin Heidelberg New York

Langman J (1985) Medizinische Embryologie, 7. Aufl. Thieme, Stuttgart

Lauritzen C (Hrsg) (1987) Gynäkologische Endokrinologie. In: Wulf K-H, Schmidt-Matthiesen H (Hrsg) Klinik der Frauenheilkunde und Geburtshilfe, Bd I, 2. Aufl. Urban & Schwarzenberg, München Wien Baltimore

Ludwig KS, Kress A (1987) Sexuelle Differenzierung und ihre Störungen. In: Käser O, Friedberg V, Ober KG, Thomsen K, Zander J (Hrsg) Gynäkologie und Geburtshilfe, Bd I, Teil 1, 2. Aufl. Thieme, Stuttgart New York

Ludwig H, Tauber PF (Hrsg) (1978) Human fertilization. Thieme, Stuttgart

Masters WH, Johnson VE (1970a) Die sexuelle Reaktion. Rowohlt, Hamburg

Masters WH, Johnson VE (1970b) Human sexual inadequacy. Little, Brown, Boston

Masters WH, Johnson VE (1973) Anorgasmie und Impotenz. Goverts, Krüger & Stahlberg, Frankfurt

Moore KL (1985) Embryologie, 2. Aufl. Schattauer, Stuttgart

Netter FH (1987) Genitalorgane. Farbatlanten der Medizin, Bd 3. Thieme, Stuttgart New York

Neumann F, Steinbeck H, Elger E (1971) Sexualdifferenzierung. Springer, Berlin Heidelberg New York

Ohno S (1967) Sex chromosomes and sex linked genes. Springer, Berlin Heidelberg New York

Ohno S (1979) Major sex-determining genes. Springer, Berlin Heidelberg New York

Runnebaum B, Rabe T (1987) Gynäkologische Endokrinologie. Springer, Berlin Heidelberg New York London Paris Tokyo

Schiebler TH, Schmidt W (Hrsg) (1987) Lehrbuch der gesamten Anatomie des Menschen, 4. Aufl. Springer, Berlin Heidelberg New York London Paris Tokyo

Schneider HPG, Lauritzen C, Nieschlag E (1988) Grundlagen und Klinik der menschlichen Fortpflanzung. de Gruyter, Berlin New York

Schreiner WE (1987) Ovar. In: Siegenthaler W (Hrsg) Klinische Pathophysiologie, 6. Aufl. Thieme, Stuttgart New York

Sigusch V (1972) Ergebnisse der Sexualmedizin. Wissenschaftsverlag, Köln

Tausk M, Thijsen JHH, van Wimmersma-Greidanus TJ B (1986) Pharmakologie der Hormone, 4. Aufl. Thieme, Stuttgart New York

Uebele-Kallhardt BM (1978) Human oocytes and their chromosomes. Springer, Berlin Heidelberg New York

Witschi E (1969) Grundlagen der sexuellen Differenzierung. In: Käser O, Friedberg V, Ober KG, Thomsen K, Zander J (Hrsg) Gynäkologie und Geburtshilfe, Bd I. Thieme, Stuttgart

Kapitel 7-8: Die Stellung der Frau und der Jugendlichen in der Gesellschaft – Familienplanung, Empfängnisverhütung

Beller FK, Schweppe KW, Wagner H (1984) Intrauterin-Pessare. Edition Medizin, Weinheim

Clement U (1986) Sexualität im sozialen Wandel, Bd 61 (Beiträge zur Sexualforschung). Enke, Stuttgart

Döring GK (1988) Empfängnisverhütung, 11. Aufl. Thieme, Stuttgart New York

Familie und Arbeitswelt (1984) Gutachten des wissen-

schaftlichen Beirats für Familienfragen beim Bundesministerium für Jugend, Familie und Gesundheit. Schriftenreihe des Bundesministers für Jugend, Familie und Gesundheit, Bd 143. Kohlhammer, Stuttgart Berlin Köln Mainz
HUBER J (1988) Fragen der Kontrazeption. Enke, Stuttgart
HUSSLEIN A (1982) Voreheliche Beziehungen. Herder, Wien Freiburg Basel
LAURITZEN C (1987) Hormonale Kontrazeption. Adam Pharma, Essen, und Schering AG, Berlin
MALL-HAEFELI M (1987) Die Stellung der Frau in der Gesellschaft. In: Käser O, Friedberg V, Ober KG, Thomsen K, Zander J (Hrsg) Gynäkologie und Geburtshilfe, 2. Aufl. Bd I, Teil 1. Thieme, Stuttgart New York
RABE T, RUNNEBAUM B (1982) Kontrazeption. Springer, Berlin Heidelberg New York
SCHWÄGLER G (1970) Soziologie der Familie. Mohr (Paul Siebeck), Tübingen
SHORTER E (1983) Die Geburt der modernen Familie. Rowohlt Taschenbuch, Reinbek
SHORTER E (1984) Der weibliche Körper als Schicksal-Sozialkunde der Frau. Piper, München Zürich
STATISTISCHES JAHRBUCH 1988 für die Bundesrepublik Deutschland. Statistisches Bundesamt Wiesbaden. Kohlhammer, Stuttgart
STURTEVANT FM, WAIT RB (1971) Escape ovulation and unplanned pregnancy. Contraception 3: 133
TAUBERT H-D, KUHL H (1981) Kontrazeption mit Hormonen. Thieme, Stuttgart New York

Kapitel 9-11: Genetische Beratung, pränatale Diagnostik und Umweltfaktoren

BETZ B, NIKLAS R, STIEVE F-E (1977) Schwangerschaftsabbruch nach Strahlenexposition durch medizinische Maßnahmen. GSF-Bericht K 84 vom Dezember 1977. Gesellschaft für Strahlen- und Umweltforschung mbH München
BRENT RL (1977) Radiations and other physical agents. In: Wilson JG, Fraser FC (eds) Handbook of teratology, vol I. Plenum, New York London
BRIGGS GG, BODENDORFER THW, FREEMAN RK, YAFFE SJ (1984) Drugs in pregnancy and lactation. Williams & Wilkins, Baltimore
FUHRMANN W (1986) Alpha-Fetoproteinbestimmung im Serum von Schwangeren. In: Wulf K-H, Schmidt-Matthiesen H (Hrsg) Klinik der Frauenheilkunde und Geburtshilfe, Bd 4: Künzel W, Wulf K-H (Hrsg) Die normale Schwangerschaft. Urban & Schwarzenberg, München Wien Baltimore
FUHRMANN W (1986) Humangenetische Beratung. In: Wulf K-H, Schmidt-Matthiesen H (Hrsg) Klinik der Frauenheilkunde und Geburtshilfe, Bd 4: Künzel W, Wulf K-H (Hrsg) Die normale Schwangerschaft. Urban & Schwarzenberg, München Wien Baltimore
FUHRMANN W, VOGEL F (1982) Genetische Familienberatung, 3. Aufl. Springer, Berlin Heidelberg New York
FRACCARO M, SIMONI G, BRAMBATI B (Hrsg) (1985) First trimester fetal diagnosis. Springer, Berlin Heidelberg New York Tokyo
HARRISON MR, GOLBUS MS, FILLY RA (1984) The unborn patient. Prenatal diagnosis and treatment. Grune & Stratton, Orlando/Florida

HEINONEN OP, SLONE D, SHAPIRO S (1977) Birth defects and drugs in pregnancy. Publishing Sciences Group, Littleton
HOLZGREVE W (Hrsg) (1987) Pränatale Medizin. Springer, Berlin Heidelberg New York
HUCH R, GENNSER G, SPOHR HZ, STAUBER M, VETTER K (1984) Alkohol, Nikotin und Suchtgefahren für den Feten und für das Neugeborene. In: Dudenhausen JW, Saling E (Hrsg) Perinatale Medizin, Bd X. Thieme, Stuttgart New York
KESSLER S (Hrsg) (1984) Psychologische Aspekte der genetischen Beratung. Enke, Stuttgart
KLEINEBRECHT J, FRÄNZ J, WINDORFER A (1986) Arzneimittel in der Schwangerschaft und Stillzeit, 2. Aufl. Wiss. Verlagsgesellschaft, Stuttgart
KLINGMÜLLER W (1976) Genmanipulation und Gentherapie. Springer, Heidelberg Berlin New York
KNÖRR K (1987) Pränatale Diagnostik: Rückblick - Standortbestimmung - Konsequenzen - Ausblick. In: Murken J-D (Hrsg) Pränatale Diagnostik und Therapie, 2. Aufl. Enke, Stuttgart
KNÖRR K, KNÖRR-GÄRTNER H (1981) Umwelteinflüsse auf die Kindesentwicklung. In: Käser O, Friedberg V, Ober KG, Thomsen K, Zander J (Hrsg) Gynäkologie und Geburtshilfe, 2. Aufl, Bd II/1. Thieme, Stuttgart New York
KNÖRR K, KNÖRR-GÄRTNER H, JONATHA W (1987) Pränatale Diagnostik kongenitaler Anomalien. In: Käser O, Friedberg V, Ober KG, Thomsen K, Zander J (Hrsg) Gynäkologie und Geburtshilfe, Bd I/1, 2. Aufl. Thieme, Stuttgart New York
KNÖRR-GÄRTNER H, KNÖRR K (1987) Genetische Beratung aus geburtshilflich-gynäkologischer Sicht. In: Käser O, Friedberg V, Ober KG, Thomsen K, Zander J (Hrsg) Gynäkologie und Geburtshilfe, Bd I/1, 2. Aufl. Thieme, Stuttgart New York
KOLLER S (1983) Risikofaktoren in der Schwangerschaft. Springer, Berlin Heidelberg New York Tokyo
LENZ W (1983) Medizinische Genetik, 6. Aufl. Thieme, Stuttgart
MURKEN J-D (Hrsg) (1986) Pränatale Diagnostik und Therapie, 3. Aufl. Enke, Stuttgart
MURKEN J-D, CLEVE H (1984) Humangenetik, 3. Aufl. Enke, Stuttgart
NIELSEN J, SILLESEN I (1983) Das Turner-Syndrom. Enke, Stuttgart
NEUBERT D (1986) Arzneimittel, Umweltchemikalien, ionisierende Strahlen und Schwangerschaft. In: Wulf K-H, Schmidt-Matthiesen H (Hrsg) Klinik der Frauenheilkunde und Geburtshilfe, Bd 4: Künzel W, Wulf K-H (Hrsg) Die normale Schwangerschaft. Urban & Schwarzenberg, München Wien Baltimore
RAUSKOLB R (1986) Fetoskopie. In: Wulf K-H, Schmidt-Matthiesen H (Hrsg) Klinik der Frauenheilkunde und Geburtshilfe, Bd 4: Künzel W, Wulf K-H (Hrsg) Die normale Schwangerschaft. Urban & Schwarzenberg, München Wien Baltimore
RAUSKOLB R, JOVANOVIĆ V (1986) Erkennung von Fehlbildungen mit Ultraschall. In: Wulf K-H, Schmidt-Matthiesen H (Hrsg) Klinik der Frauenheilkunde und Geburtshilfe, Bd 4: Künzel W, Wulf K-H (Hrsg) Die normale Schwangerschaft. Urban & Schwarzenberg, München Wien Baltimore
RAUSKOLB R, JOVANOVIĆ V, FUHRMANN W (1986) Diagnostik aus dem Fruchtwasser und seinen Zellen. In: Wulf K-H, Schmidt-Matthiesen H (Hrsg) Klinik der Frauenheilkunde und Geburtshilfe, Bd 4: Künzel W, Wulf K-H (Hrsg) Die normale Schwangerschaft. Urban & Schwarzenberg, München Wien Baltimore

SCHARDEIN JL (1985) Chemically induced birth defects. Drug and Chemical Toxicology Series, vol. 2. Dekker, New York Basel

SCHROEDER-KURTH TM (1985) Die Bedeutung von Methoden, Risikoabwägung und Indikationsstellung für die pränatale Diagnostik. In: Reiter J, Theile U (Hrsg) Genetik und Moral - Beiträge zu einer Ethik des Ungeborenen. Matthias-Grünewald, Mainz

SCHULMAN JD, SIMPSON JL (1981) Genetic diseases in pregnancy: maternal effects and fetal outcome. Academic Press, New York London Toronto

SCHWINGER E, FROSTER-ISKENIUS U (1984) Das Marker-X-Syndrom. Enke, Stuttgart

SHEPARD TH (1980) Catalog of teratogenic agents, 3rd edn. The Johns Hopkins University Press, Baltimore London

SIMPSON JL, GOLBUS NS, MARTIN AO, SARTO GE (1982) Genetics in obstetrics and gynaecology. Grune & Stratton, New York

SPIELMANN H, STEINHOFF R (1988) Taschenbuch der Arzneimittelverordnung in der Schwangerschaft und Stillperiode. Fischer, Stuttgart

STIEVE FE (1983) Schäden durch energiereiche Strahlen während der Schwangerschaft. In: Stark G (Hrsg) Schädigende Noxen in der embryofetalen Entwicklung. Milupa AG Wissenschaftliche Abteilung, Friedrichsdorf/Taunus

Veröffentlichungen der Strahlenschutzkommission, Bd 6 (1987) Bundesminister des Innern bzw. Bundesminister für Umwelt, Naturschutz und Reaktorsicherheit (Hrsg) Empfehlungen der Strahlenschutzkommission 1985/1986. Fischer, Stuttgart New York (Redaktion: H. Heller)

Veröffentlichungen der Strahlenschutzkommission, Bd 7 (1987) Bundesminister für Umwelt, Naturschutz und Reaktorsicherheit (Hrsg) Auswirkungen des Reaktorunfalles in Tschernobyl auf die Bundesrepublik Deutschland. Zusammenfassender Bericht der Strahlenschutzkommission. Fischer, Stuttgart New York

VOGEL F, MOTULSKY AG (1979) Human genetics. Springer, Berlin Heidelberg New York

WITKOWSKI R, PROKOP O (1983) Genetik erblicher Syndrome, Teil I und II, 3. Aufl. Fischer, Stuttgart

Kapitel 12-13, 15-16: Physiologie der intrauterinen Entwicklung, Schwangerschaft und Geburt

BECKER V (1981) Funktionelle Morphologie der Plazenta. In: Käser O, Friedberg V, Ober KG, Thomsen K, Zander J (Hrsg) Gynäkologie und Geburtshilfe, Bd II, Teil 1, 2. Aufl. Thieme, Stuttgart New York

BECKER V, SCHIEBLER T, KUBLI F (Hrsg) (1980) Die Plazenta des Menschen. Thieme, Stuttgart New York

BEIER HM, KARLSON P (1980) Reproductive endocrinology. Springer, Berlin Heidelberg New York

BORELL U, FERNSTRÖM J (1981) Der Geburtsmechanismus. In: Käser O, Friedberg V, Ober KG, Thomsen K, Zander J (Hrsg) Gynäkologie und Geburtshilfe, Bd II, Teil 2, 2. Aufl. Thieme, Stuttgart New York

BORELL U, FERNSTRÖM J (1981) Das weibliche Becken. In: Käser O, Friedberg V, Ober KG, Thomsen K, Zander J (Hrsg) Gynäkologie und Geburtshilfe, Bd II, Teil 1, 2. Aufl. Thieme, Stuttgart New York

CALDWELL WE, MOLOY HC (1933) Anatomical variations in the female pelvis and their effect in labor with a suggested classification. Am J Obstet Gynecol 26: 479

CRETIUS K (1981) Adaptive Vorgänge an den Genitalorganen. In: Käser O, Friedberg V, Ober KG, Thomsen K, Zander J (Hrsg) Gynäkologie und Geburtshilfe, Bd II, Teil 1, 2. Aufl. Thieme, Stuttgart New York

DIBBELT L, KUSS E, ZANDER J (1987) Die Hormone der Plazenta. In: Käser O, Friedberg V, Ober KG, Thomsen K, Zander J (Hrsg) Gynäkologie und Geburtshilfe, Bd I, Teil 1, 2. Aufl. Thieme, Stuttgart New York

DIEDRICH K, VAN DER VEN H, KREBS D (1985) Physiologie der Reproduktion. In: Wulf K-H, Schmidt-Matthiesen J (Hrsg) Klinik der Frauenheilkunde und Geburtshilfe. Bd 3: Krebs D (Hrsg) Reproduktion - Störungen in der Frühgravidität, 2. Aufl. Urban & Schwarzenberg, München Wien Baltimore

ELERT R (1967) Prinzipielles zu Indikationen, Technik, Gefahren von operativen Entbindungen (Geburtseinleitung, Sectio, Forzeps, Vakuumextraktor). In: Käser O, Friedberg V, Ober KG, Thomsen K, Zander J (Hrsg) Gynäkologie und Geburtshilfe, Bd II: Schwangerschaft und Geburt. Thieme, Stuttgart

ENGLAND MA (1985) Farbatlas der Embryologie. Schattauer, Stuttgart

FÖDISCH HJ (Hrsg) (1977) Neue Erkenntnisse über die Orthologie und Pathologie der Placenta. Enke, Stuttgart (Bücherei des Frauenarztes, Bd 8)

FRIEDBERG V (1981) Physiologische Veränderungen des Gesamtorganismus. In: Käser O, Friedberg V, Ober KG, Thomsen K, Zander J (Hrsg) Gynäkologie und Geburtshilfe, Bd II, Teil 1, 2. Aufl. Thieme, Stuttgart New York

FRIEDBERG V, RATHGEN GH (eds) (1980) Physiologie der Schwangerschaft - Veränderungen des mütterlichen Organismus. Thieme, Stuttgart

FRIEDMAN EA (1967) Labor. Clinical evaluation and Management. Eppleton-Century-Crofts, New York

GILLE J (1981) Immunologie und Schwangerschaft. In: Käser O, Friedberg V, Ober KG, Thomsen K, Zander J (Hrsg) Gynäkologie und Geburtshilfe, Bd II, Teil 1, 2. Aufl. Thieme, Stuttgart New York

GIPS H (1986) Endokrinologie der Schwangerschaft. In: Wulf K-H, Schmidt-Matthiesen G (Hrsg) Klinik der Frauenheilkunde und Geburtshilfe, Bd 4: Künzel W, Wulf K-H (Hrsg) Die normale Schwangerschaft, 2. Aufl. Urban & Schwarzenberg, München Wien Baltimore

HUSSLEIN P (1984) Die Bedeutung von Oxytocin und Prostaglandinen für den Geburtsmechanismus beim Menschen. Springer, Wien Heidelberg New York

JUNG H (1981) Physiologie und Pathologie der Wehentätigkeit. In: Käser O, Friedberg V, Ober KG, Thomsen K, Zander J (Hrsg) Gynäkologie und Geburtshilfe, Bd II, Teil 2, 2. Aufl. Thieme, Stuttgart New York

JUNG H (1981) Ursachen des Geburtseintritts. In: Käser O, Friedberg V, Ober KG, Thomsen K, Zander J (Hrsg) Gynäkologie und Geburtshilfe, Bd II, Teil 2, 2. Aufl. Thieme, Stuttgart New York

KÄSER O, RICHTER R (1981) Geburt aus Kopflage. In: Käser O, Friedberg V, Ober KG, Thomsen K, Zander J (Hrsg) Gynäkologie und Geburtshilfe, Bd II, Teil 2, 2. Aufl. Thieme, Stuttgart New York

KÄSER O, HERBST S (1981) Plazentar- und Postplazentarperiode. In: Käser O, Friedberg V, Ober KG, Thomsen K, Zander J (Hrsg) Gynäkologie und Geburtshilfe, Bd II, Teil 2, 2. Aufl. Thieme, Stuttgart New York

KAISER R, SCHUMACHER GFB (1981) Menschliche Fortpflanzung. Thieme, Stuttgart New York

KOENIG UD (1986) Immunologie der Schwangerschaft und

Störungen der Adaptation. In: Wulf K-H, Schmidt-Matthiesen H (Hrsg) Klinik der Frauenheilkunde und Geburtshilfe, Bd 5: Künzel W, Wulf K-H (Hrsg) Die gestörte Schwangerschaft, 2. Aufl. Urban & Schwarzenberg, München Wien Baltimore

KÜNZEL W (1986) Herz-Kreislauf-System während der Schwangerschaft. In: Wulf K-H, Schmidt-Matthiesen H (Hrsg) Klinik der Frauenheilkunde und Geburtshilfe, Bd 4: Künzel W, Wulf K-H (Hrsg) Die normale Schwangerschaft, 2. Aufl. Urban & Schwarzenberg, München Wien Baltimore

KÜNZEL W (1986) Die regionale Verteilung des Blutvolumens im maternalen Organismus während der Schwangerschaft. In: Wulf K-H, Schmidt-Matthiesen H (Hrsg) Klinik der Frauenheilkunde und Geburtshilfe, Bd 4: Künzel W, Wulf K-H (Hrsg) Die normale Schwangerschaft, 2. Aufl. Urban & Schwarzenberg, München Wien Baltimore

KÜNZEL W (1984) Transfermechanismen der Plazenta. In: Wulf K-H, Schmidt-Matthiesen H (Hrsg) Klinik der Frauenheilkunde und Geburtshilfe, Bd 4: Künzel W, Wulf K-H (Hrsg) Die normale Schwangerschaft, 2. Aufl. Urban & Schwarzenberg, München Wien Baltimore

McRORIE RA, WILLIAMS WL (1974) Biochemistry of mammalian fertilization. Ann Rev Biochem 43: 777

NIEDNER W (1987) Höhenstandsbestimmung des vorangehenden kindlichen Teils im kleinen Becken. In: Beller FK, Graeff H, Holzgreve W (Hrsg) Gegensätzliche Auffassungen in der Geburtshilfe und Gynäkologie. Ausgewählte Themen vom VI. Internationalen Gespräch über gegensätzliche Auffassungen in der Geburtshilfe und Gynäkologie, Münster, 4.-6. 4. 1986. H. U. F.-Verlag, Mühlheim (Ruhr)

SCHINDLER AE (1986) Physiologie und Pathophysiologie des Fruchtwassers. In: Wulf K-H, Schmidt-Matthiesen H (Hrsg) Klinik der Frauenheilkunde und Geburtshilfe, Bd 4: Künzel W, Wulf K-H (Hrsg) Die normale Schwangerschaft, 2. Aufl. Urban & Schwarzenberg, München Wien Baltimore

SCHUHMANN R (1986) Morphologie und Pathomorphologie der Plazenta. In: Wulf K-H, Schmidt-Matthiesen H (Hrsg) Klinik der Frauenheilkunde und Geburtshilfe, Bd 4: Künzel W, Wulf K-H (Hrsg) Die normale Schwangerschaft, 2. Aufl. Urban & Schwarzenberg, München Wien Baltimore

SCHULTE FJ (1986) Wachstum und Entwicklung. In: Wulf K-H, Schmidt-Matthiesen H (Hrsg) Klinik der Frauenheilkunde und Geburtshilfe, Bd 5: Künzel W, Wulf K-H (Hrsg) Die gestörte Schwangerschaft, 2. Aufl. Urban & Schwarzenberg, München Wien Baltimore

WULF K-H (1981) Physiologie und Pathophysiologie der Plazenta und der Eihäute. In: Käser O, Friedberg V, Ober KG, Thomsen K, Zander J (Hrsg) Gynäkologie und Geburtshilfe, Bd II, Teil 1, 2. Aufl. Thieme, Stuttgart New York

Kapitel 14, 17-20: Untersuchung, Betreuung und Überwachung während der Schwangerschaft und unter der Geburt

BECK L (1981) Geburtserleichterung - Die medikamentöse Analgesie und Anaesthesie. In: Käser O, Friedberg V, Ober KG, Thomsen K, Zander J (Hrsg) Gynäkologie und Geburtshilfe, Bd II, Teil 2, 2. Aufl. Thieme, Stuttgart New York

BECK L, ALBRECHT H (1982) Analgesie und Anästhesie in der Geburtshilfe, 2. Aufl. Thieme, Stuttgart New York

BERG D (1981) Untersuchung und Beratung der schwangeren Frau, Risikoschwangerschaft, Nachweis kindlichen Lebens. In: Käser O, Friedberg V, Ober KG, Thomsen K, Zander J (Hrsg) Gynäkologie und Geburtshilfe, Bd II, Teil 1, 2. Aufl. Thieme, Stuttgart New York

BERG D (1984) Schwangerenbetreuung. In: Dudenhausen JW (Hrsg) Praxis der Perinatalmedizin. Thieme, Stuttgart New York

BERG D (1988) Schwangerschaftsberatung und Perinatologie, 3. Aufl. Thieme, Stuttgart

Deutsche Gesellschaft für Ernährung (Hrsg) (1987) Empfehlungen für die Nährstoffzufuhr, 4. erweit Überarb. Umschau, Frankfurt Main 1985 (korrig Nachdruck)

DICK W (Hrsg) (1989) Anästhesie in Geburtshilfe und Gynäkologie. In: Ahnefeld FW, Bergmann H, Burri C et al. (Hrsg) Klinische Anästhesiologie und Intensivtherapie, Bd 39. Springer, Berlin Heidelberg New York London Paris Tokyo

DICK W, FRIEDBERG V, LANZ E (Hrsg) (1988) Geburtshilfliche Regionalanästhesie. Wissenschaftliche Verlagsgesellschaft, Stuttgart

DUDENHAUSEN JW (1984) Fetalblutanalyse zur subpartualen Überwachung des Feten. In: Dudenhausen JW (Hrsg) Praxis der Perinatalmedizin. Thieme, Stuttgart New York

DUDENHAUSEN JW (1986) Allgemeine Beratung der Schwangeren. In: Wulf K-H, Schmidt-Matthiesen H (Hrsg) Klinik der Frauenheilkunde und Geburtshilfe, Bd 4: Künzel W, Wulf K-H (Hrsg) Die normale Schwangerschaft, 2. Aufl. Urban & Schwarzenberg, München Wien Baltimore

ERIKSSON E (1980) Atlas der Lokalanaesthesie, 2. Aufl. Springer, Berlin Heidelberg New York

FISCHER W (Hrsg) (1981) Kardiotokographie, 3. Aufl. Thieme, Stuttgart New York

GOESCHEN K (1980) Kardiotokographie-Praxis. Thieme, Stuttgart New York

GROSSPIETSCH G, KUHN W (Hrsg) (1983) Tokolyse mit Betastimulatoren. Thieme, Stuttgart New York

HAMMACHER K (1969) The clinical significance of cardiotocography. In: Huntingford PJ, Hüter KA, Saling E (Hrsg) Perinatal medicine. Thieme, Stuttgart (Academic Press, New York London)

HANSMANN M, HACKELÖER B-J, STAUDACH A (1985) Ultraschalldiagnostik in Geburtshilfe und Gynäkologie. Springer, Berlin Heidelberg New York

HEINRICH J, SEIDENSCHNUR G (1985) Praktische Kardiotokographie. Enke, Stuttgart

HOLLÄNDER DJ (1984) Ultraschalldiagnostik in der Schwangerschaft, 3. Aufl. Urban & Schwarzenberg, München Wien Baltimore

KÄSER O, HOHL M (1981) Die letzten Schwangerschaftswochen und der Geburtsbeginn. In: Käser O, Friedberg V, Ober KG, Thomsen K, Zander J (Hrsg) Gynäkologie und Geburtshilfe, Bd II, Teil 2, 2. Aufl. Thieme, Stuttgart New York

KÄSER O, LÜSCHER KP (1981) Die Überwachung des Fetus. In: Käser O, Friedberg V, Ober KG, Thomsen K, Zander J (Hrsg) Gynäkologie und Geburtshilfe, Bd II, Teil 2, 2. Aufl. Thieme, Stuttgart New York

KELLER P-J (1986) Biochemische Diagnostik und Überwachung. In: Wulf K-H, Schmidt-Matthiesen H (Hrsg) Klinik der Frauenheilkunde und Geburtshilfe. Bd 4: Künzel W, Wulf K-H (Hrsg) Die normale Schwangerschaft, 2. Aufl. Urban & Schwarzenberg, München Wien Baltimore

KLÖCK F-K (1981) Pharmakologische Beeinflussung der Uterusaktivität. In: Käser O, Friedberg V, Ober KG, Thomsen

K, Zander J (Hrsg) Gynäkologie und Geburtshilfe, Bd II, Teil 2, 2. Aufl. Thieme, Stuttgart New York
Knörr K, Knörr-Gärtner H (1983) Schwangerenvorsorge - Prävention für Mutter und Kind. Urban & Schwarzenberg, München Wien Baltimore
Kübler W (1984) Schwangere und Stillende. In: Deutsche Gesellschaft für Ernährung (Hrsg) Ernährungsbericht 1984. Umschau, Frankfurt/Main
Künzel W (1986) Kardiotokographische Überwachung des Feten während der Schwangerschaft. In: Wulf K-H, Schmidt-Matthiesen H (Hrsg) Klinik der Frauenheilkunde und Geburtshilfe, Bd 4: Künzel W, Wulf K-H (Hrsg) Die normale Schwangerschaft, 2. Aufl. Urban & Schwarzenberg, München Wien Baltimore
Lukas KH (1976) Die psychologische Geburtserleichterung, 3. Aufl. Schattauer, Stuttgart New York
Merz E (1988) Sonographische Diagnostik in Gynäkologie und Geburtshilfe. Thieme, Stuttgart New York
Prill HJ (1981) Geburtserleichterung - Psychologische bzw. nichtmedikamentöse Methoden. In: Käser O, Friedberg V, Ober KG, Thomsen K, Zander J (Hrsg) Gynäkologie und Geburtshilfe, Bd II, Teil 2, 2. Aufl. Thieme, Stuttgart New York
Prill HJ (1981) Psychologie und Psychopathologie der Schwangeren, Gebärenden und Wöchnerin. In: Käser O, Friedberg V, Ober KG, Thomsen K, Zander J (Hrsg) Gynäkologie und Geburtshilfe, Bd II, Teil 1, 2. Aufl. Thieme, Stuttgart New York
Saling E (1966) Das Kind im Bereich der Geburtshilfe. Thieme, Stuttgart
Schillinger H (1984) Atlas der Ultraschalldiagnostik in der Schwangerschaft. Schattauer, Stuttgart New York
Schlensker K-H (1986) Ultraschall-Screening während der Schwangerschaft. In: Wulf K-H, Schmidt-Matthiesen H (Hrsg) Klinik der Frauenheilkunde und Geburtshilfe, Bd 4: Künzel W, Wulf K-H (Hrsg) Die normale Schwangerschaft, 2. Aufl. Urban & Schwarzenberg, München Wien Baltimore
Selbmann HK, Brach M, Elser H, Holzmann K, Johannigmann J, Riegel K (Hrsg) (1980) Münchner Perinatal-Studie 1975-1977. Deutscher Ärzte-Verlag, Köln-Lövenich
Stauber M (1986) Psychosoziale Aspekte der Schwangerenberatung. In: Wulf K-H, Schmidt-Matthiesen H (Hrsg) Klinik der Frauenheilkunde und Geburtshilfe, Bd 4: Künzel W, Wulf K-H (Hrsg) Die normale Schwangerschaft, 2. Aufl. Urban & Schwarzenberg, München Wien Baltimore
Stoll W, Schmid TH, Sander G (1986) Die Ernährung in der Schwangerschaft. Bücherei des Frauenarztes, Bd 22. Enke, Stuttgart
Tietze KW (1986) Gesetzliche und soziale Grundlagen der Schwangerenvorsorge. In: Wulf K-H, Schmidt-Matthiesen H (Hrsg) Klinik der Frauenheilkunde und Geburtshilfe, Bd 4: Künzel W, Wulf K-H (Hrsg) Die normale Schwangerschaft, 2. Aufl. Urban & Schwarzenberg, München Wien Baltimore
Westin B (1979) Gravidogram and fetal growth. Acta Obstet Gynecol Scand 56: 273
Wulf K-H (1986) Untersuchungen während der Schwangerschaft. In: Wulf K-H, Schmidt-Matthiesen H (Hrsg) Klinik der Frauenheilkunde und Geburtshilfe, Bd 4: Künzel W, Wulf K-H (Hrsg) Die normale Schwangerschaft, 2. Aufl. Urban & Schwarzenberg, München Wien Baltimore
Zander J, Selbmann HK (Hrsg) (1982) Wege zu einer verbesserten Perinatalversorgung. Deutscher Ärzte-Verlag, Köln-Lövenich

Kapitel 21-23: Das reife Neugeborene, Wochenbett und Laktation

Acker L (1984) Schadstoffe in der Frauenmilch - Überblick über die Situation, ihre Entwicklung und ihre Beeinflussung. In: Dudenhausen JW, Saling E (Hrsg) Perinatale Medizin, Bd X. Thieme, Stuttgart New York
Berglund F, Flodh H, Lundborg P, Prame B, Sannerstedt R (1984) Drug use during pregnancy and breastfeeding. Acta Obstet Gynecol Scand [Suppl] 126
Bickel H, Guthrie R, Hammersen G (1980) Neonatal screening for inborn errors of metabolism. Springer, Heidelberg Berlin New York
Dudenhausen JW (1987) Das Kind im Bereich der Geburts- und Perinatalmedizin. de Gruyter, Berlin
Grüttner R (1984) Das Stillen, Stillzeit und Stilldauer, Schadstoffe in der Muttermilch. In: Dudenhausen JW, Saling E (Hrsg) Perinatale Medizin, Bd X. Thieme, Stuttgart New York
Hugo R v, Graeff H (1986) Das Gerinnungssystem in der Schwangerschaft und beim Neugeborenen. In: Wulf K-H, Schmidt-Matthiesen H (Hrsg) Klinik der Frauenheilkunde und Geburtshilfe, Bd 5: Künzel W, Wulf K-H (Hrsg) Die gestörte Schwangerschaft, 2. Aufl. Urban & Schwarzenberg, München Wien Baltimore
Kübler W (1984) Schwangere und Stillende. Ernährungsbericht 1984. Deutsche Gesellschaft für Ernährung e. V. Umschau, Frankfurt
Kunz J, Schreiner WE (1982) Pharmakotherapie während der Schwangerschaft und Stillperiode. Thieme, Stuttgart New York
Loewenich V (1981) Das gesunde und das kranke Neugeborene. In: Käser O, Friedberg V, Ober KG, Thomsen K, Zander J (Hrsg) Gynäkologie und Geburtshilfe, Bd II, Teil 2, 2. Aufl. Thieme, Stuttgart New York
Meyenburg M, Schulze-Hagen K, Schaller G (1983) Uterusrückbildung nach vaginaler und abdomineller Entbindung. Z Geburtsh Perinat 187: 200
Peter F (1987) Laktation und Stillen. Enke, Stuttgart
Ramzin MS (1981) Erstversorgung des Neugeborenen, primäre Reanimation. In: Käser O, Friedberg V, Ober KG, Thomsen K, Zander J (Hrsg) Gynäkologie und Geburtshilfe, Bd II, Teil 2, 2. Aufl. Thieme, Stuttgart New York
Saling E (1965) Zustandsdiagnose beim Neugeborenen unmittelbar nach der Geburt. Gynaecologia 160: 133
Saling E (1966) Das Kind im Bereich der Geburtshilfe. Thieme, Stuttgart
Saling E (1987) Zustandsdiagnose beim Neugeborenen - neues, dem Apgar-Score angepaßtes pH-Schema. Arch Gynecol 242/1-4: 632-639
Schmidt E (Hrsg) (1980) Stillen und Stillhindernisse. Deutsches Grünes Kreuz, Marburg
Spielmann H (1984) Medikamentenaufnahme über die Muttermilch. In: Dudenhausen JW (Hrsg) Praxis der Perinatalmedizin. Thieme, Stuttgart New York
Sternowsky HJ (1984) Schwermetalle in der Muttermilch im Verlauf des Stillens: Vergleich der Belastung bei ländlicher und städtischer Bevölkerung. In: Dudenhausen JW, Saling E (Hrsg) Perinatale Medizin, Bd X. Thieme, Stuttgart New York
Traeger A (1983) Übergang von Arzneimitteln in die Muttermilch. In: Kyank H, Beller FK (Hrsg) Erkrankungen während der Schwangerschaft, 4. Aufl. VEB Thieme, Leipzig

Weiterführende Literatur

VORHERR H (1981) Wochenbett - Physiologie und Pathologie. In: Käser O, Friedberg V, Ober KG, Thomsen K, Zander J (Hrsg) Gynäkologie und Geburtshilfe, Bd II, Teil 2, 2. Aufl. Thieme, Stuttgart New York
VORHERR H (1981) Physiologie und Pathologie der Laktation. In: Käser O, Friedberg V, Ober KG, Thomsen K, Zander J (Hrsg) Gynäkologie und Geburtshilfe, Bd II, Teil 2, 2. Aufl. Thieme, Stuttgart New York

Kapitel 24: Risikoschwangerschaft - mütterliche Erkrankungen in der Schwangerschaft

BANG NU, BELLER FK, DEUTSCH E, MAMMEN EF (1971) Thrombosis and bleeding disorders. Thieme, Stuttgart (Academic Press, New York London)
BAST G, SCHULZ K, PREUSSNER S (1983) Hämatologische Erkrankungen. In: Kyank H, Beller FK (Hrsg) Erkrankungen während der Schwangerschaft, 4. Aufl. VEB Thieme, Leipzig
BELLER FK, MACGILLIVRAY J (1978) Hypertensive disorders in pregnancy. Thieme, Stuttgart
BELLER FK, KYANK H (Hrsg) (1989) Erkrankungen während der Schwangerschaft, 5. Aufl. Thieme, Stuttgart New York
BÖRNER P (1986) Gynäkologische Erkrankungen. In: Wulf K-H, Schmidt-Matthiesen H (Hrsg) Klinik der Frauenheilkunde und Geburtshilfe, Bd 5: Künzel W, Wulf K-H (Hrsg) Die gestörte Schwangerschaft, 2. Aufl. Urban & Schwarzenberg, München Wien Baltimore
BUSSE O (1986) Neurologische Erkrankungen. In: Wulf K-H, Schmidt-Matthiesen H (Hrsg) Klinik der Frauenheilkunde und Geburtshilfe, Bd 5: Künzel W, Wulf K-H (Hrsg) Die gestörte Schwangerschaft, 2. Aufl. Urban & Schwarzenberg, München Wien Baltimore
DEEG P (1986) Erkrankungen des Herz-Kreislaufsystems. In: Wulf K-H, Schmidt-Matthiesen H (Hrsg) Klinik der Frauenheilkunde und Geburtshilfe, Bd 5: Künzel W, Wulf K-H (Hrsg) Die gestörte Schwangerschaft, 2. Aufl. Urban & Schwarzenberg, München Wien Baltimore
FABEL H (1986) Lungenerkrankungen. In: Wulf K-H, Schmidt-Matthiesen H (Hrsg) Klinik der Frauenheilkunde und Geburtshilfe, Bd 5: Künzel W, Wulf K-H (Hrsg) Die gestörte Schwangerschaft, 2. Aufl. Urban & Schwarzenberg, München Wien Baltimore
FEIGE A (1986) Diabetes mellitus und Schwangerschaft. In: Wulf K-H, Schmidt-Matthiesen H (Hrsg) Klinik der Frauenheilkunde und Geburtshilfe, Bd 5: Künzel W, Wulf K-H (Hrsg) Die gestörte Schwangerschaft, 2. Aufl. Urban & Schwarzenberg, München Wien Baltimore
FRIEDBERG V (1981) Schwangerschaftserbrechen. In: Käser O, Friedberg V, Ober KG, Thomsen K, Zander J (Hrsg) Gynäkologie und Geburtshilfe, Bd II, Teil 2, 2. Aufl. Thieme, Stuttgart New York
FRIEDBERG V (1981) Spätgestosen. In: Käser O, Friedberg V, Ober KG, Thomsen K, Zander J (Hrsg) Gynäkologie und Geburtshilfe, Bd II, Teil 2, 2. Aufl. Thieme, Stuttgart New York
GAY B (1986) Unfallverletzungen. In: Wulf K-H, Schmidt-Matthiesen H (Hrsg) Klinik der Frauenheilkunde und Geburtshilfe, Bd 5: Künzel W, Wulf K-H (Hrsg) Die gestörte Schwangerschaft, 2. Aufl. Urban & Schwarzenberg, München Wien Baltimore
GILLE J (1986) Schwangerschaftsinduzierte Hypertonie. In: Wulf K-H, Schmidt-Matthiesen H (Hrsg) Klinik der Frauenheilkunde und Geburtshilfe, Bd 5: Künzel W, Wulf K-H (Hrsg) Die gestörte Schwangerschaft, 2. Aufl. Urban & Schwarzenberg, München Wien Baltimore
GIPS H (1986) Emesis und Hyperemesis gravidarum. In: Wulf K-H, Schmidt-Matthiesen H (Hrsg) Klinik der Frauenheilkunde und Geburtshilfe, Bd 5: Künzel W, Wulf K-H (Hrsg) Die gestörte Schwangerschaft, 2. Aufl. Urban & Schwarzenberg, München Wien Baltimore
GÖLTNER E (1981) Hämatologische Erkrankungen in der Schwangerschaft. In: Käser O, Friedberg V, Ober KG, Thomsen K, Zander J (Hrsg) Gynäkologie und Geburtshilfe, Bd II, Teil 2, 2. Aufl. Thieme, Stuttgart New York
HAID-FISCHER F, LUDWIG H (1988) Varizen. In: Käser O, Friedberg V, Ober KG, Thomsen K, Zander J (Hrsg) Gynäkologie und Geburtshilfe, Bd III, Teil 2, 2. Aufl. Thieme, Stuttgart New York
HOLTERMILLER KH, WEISS HJ (1981) Erkrankungen des Intestinaltraktes in der Schwangerschaft. In: Käser O, Friedberg V, Ober KG, Thomsen K, Zander J (Hrsg) Gynäkologie und Geburtshilfe, Bd II, Teil 2, 2. Aufl. Thieme, Stuttgart New York
JANZEN R (1981) Organische Nervenleiden und Schwangerschaft. In: Käser O, Friedberg V, Ober KG, Thomsen K, Zander J (Hrsg) Gynäkologie und Geburtshilfe, Bd II, Teil 2, 2. Aufl. Thieme, Stuttgart New York
JENTGENS H (1981) Lungenkrankheiten in der Schwangerschaft. In: Käser O, Friedberg V, Ober KG, Thomsen K, Zander J (Hrsg) Gynäkologie und Geburtshilfe, Bd II, Teil 2, 2. Aufl. Thieme, Stuttgart New York
JUST H (1981) Herzerkrankungen während der Schwangerschaft. In: Käser O, Friedberg V, Ober KG, Thomsen K, Zander J (Hrsg) Gynäkologie und Geburtshilfe, Bd II, Teil 2, 2. Aufl. Thieme, Stuttgart New York
KOLLER S (1983) Risikofaktoren in der Schwangerschaft. Springer, Berlin Heidelberg New York Tokyo
KORTING GW (1981) Schwangerschaftsdermatosen und das Verhalten einiger Dermatosen in der Schwangerschaft. In: Käser O, Friedberg V, Ober KG, Thomsen K, Zander J (Hrsg) Gynäkologie und Geburtshilfe, Bd II, Teil 2, 2. Aufl. Thieme, Stuttgart New York
KREMLING H (1981) Erkrankungen der Nieren und ableitenden Harnwege. In: Käser O, Friedberg V, Ober KG, Thomsen K, Zander J (Hrsg) Gynäkologie und Geburtshilfe, Bd II, Teil 2, 2. Aufl. Thieme, Stuttgart New York
KREMLING H (1986) Harnorgane und ihre Erkrankungen. In: Wulf K-H, Schmidt-Matthiesen H (Hrsg) Klinik der Frauenheilkunde und Geburtshilfe. Bd 5: Künzel W, Wulf K-H (Hrsg) Die gestörte Schwangerschaft, 2. Aufl. Urban & Schwarzenberg, München Wien Baltimore
KYANK H, RETZKE U (1983) Schwangerschaftsinduzierte Hypertonie (Pregnancy Induced Hypertension - PIH). In: Kyank H, Beller FK (Hrsg) Erkrankungen während der Schwangerschaft, 4. Aufl. VEB Thieme, Leipzig
LIPPERT TH (1986) Über die Bedeutung der Prostaglandine und anderer Eicosanoide für Physiologie und Pathophysiologie der Schwangerschaft. Geburtsh Frauenheilk 46: 71
LÖFFLER H, GASSMANN W, KAISER W (1986) Hämatologische Veränderungen und Erkrankungen. In: Wulf K-H, Schmidt-Matthiesen H (Hrsg) Klinik der Frauenheilkunde und Geburtshilfe, Bd 5: Künzel W, Wulf K-H (Hrsg) Die gestörte Schwangerschaft, 2. Aufl. Urban & Schwarzenberg, München Wien Baltimore
LOTH R (1981) Chirurgische Komplikationen in der Schwangerschaft. In: Käser O, Friedberg V, Ober KG, Thomsen K,

Zander J (Hrsg) Gynäkologie und Geburtshilfe, Bd II, Teil 2, 2. Aufl. Thieme, Stuttgart New York
LUDWIG H, GENZ H-J (1988) Thromboembolische Erkrankungen. In: Käser O, Friedberg V, Ober KG, Thomsen K, Zander J (Hrsg) Gynäkologie und Geburtshilfe, Bd III, Teil 2, 2. Aufl. Thieme, Stuttgart New York
MARGHESCU S (1986) Erkrankungen der Haut. In: Wulf K-H, Schmidt-Matthiesen H (Hrsg) Klinik der Frauenheilkunde und Geburtshilfe, Bd 5: Künzel W, Wulf K-H (Hrsg) Die gestörte Schwangerschaft, 2. Aufl. Urban & Schwarzenberg, München Wien Baltimore
ÖNEY T, KAULHAUSEN H (1983) Früherkennung und Prävention von hypertensiven Komplikationen in der Schwangerschaft. Springer, Heidelberg New York Tokyo
PAULEIKHOFF B (1981) Psychiatrische Erkrankungen. In: Käser O, Friedberg V, Ober KG, Thomsen K, Zander J (Hrsg) Gynäkologie und Geburtshilfe, Bd II, Teil 2, 2. Aufl. Thieme, Stuttgart New York
PEDERSEN J (1977) The pregnant diabetic and her newborn, 2. Aufl. Munksgaard, Kopenhagen
PLOTZ EJ, BELLMANN O, LEYENDECKER G (1981) Endokrine Erkrankungen und Schwangerschaft. In: Käser O, Friedberg V, Ober KG, Thomsen K, Zander J (Hrsg) Gynäkologie und Geburtshilfe, Bd II, Teil 2, 2. Aufl. Thieme, Stuttgart New York
PRILL HJ (1981) Psychosomatische Symptome und Erkrankungen in der Schwangerschaft. In: Käser O, Friedberg V, Ober KG, Thomsen K, Zander J (Hrsg) Gynäkologie und Geburtshilfe, Bd II, Teil 2, 2. Aufl. Thieme, Stuttgart New York
SCHANDER K (1986) Thrombosebehandlung und Thromboembolieprophylaxe in der Schwangerschaft und im Wochenbett. In: Wulf K-H, Schmidt-Matthiesen H (Hrsg) Klinik der Frauenheilkunde und Geburtshilfe, Bd 5: Künzel W, Wulf K-H (Hrsg) Die gestörte Schwangerschaft, 2. Aufl. Urban & Schwarzenberg, München Wien Baltimore
SCHUHMACHER W (1986) Psychiatrische Störungen. In: Wulf K-H, Schmidt-Matthiesen H (Hrsg) Klinik der Frauenheilkunde und Geburtshilfe, Bd 5: Künzel W, Wulf K-H (Hrsg) Die gestörte Schwangerschaft, 2. Aufl. Urban & Schwarzenberg, München Wien Baltimore
SCHWEMMLE K (1986) Gastrointestinale Erkrankungen. In: Wulf K-H, Schmidt-Matthiesen H (Hrsg) Klinik der Frauenheilkunde und Geburtshilfe, Bd 5: Künzel W, Wulf K-H (Hrsg) Die gestörte Schwangerschaft, 2. Aufl. Urban & Schwarzenberg, München Wien Baltimore
WHITE P (1978) Classification of obstetric diabetes. Am J Obstet Gynecol 130: 228

Kapitel 25–29: Störungen des Schwangerschaftsverlaufes und der embryofetalen Entwicklung

BELLER FK (1989) Schwangerschaftsabbruch. In: Beller FK, Kyank H (Hrsg) Erkrankungen in der Schwangerschaft, 5. Aufl. Thieme, Stuttgart New York
BERLE B (1985) Fehlgeburt. In: Wulf K-H, Schmidt-Matthiesen H (Hrsg) Klinik der Frauenheilkunde und Geburtshilfe, Bd 3: Krebs D (Hrsg) Reproduktion – Störungen in der Frühschwangerschaft, 2. Aufl. Urban & Schwarzenberg, München Wien Baltimore
BRÄUTIGAM HH, GRIMES DA (1984) Ärztliche Aspekte des legalen Schwangerschaftsabbruchs. In: Martius G, Schmidt-Gollwitzer M (Hrsg) Bücherei des Frauenarztes, Bd 14. Enke, Stuttgart
BUSCH W (1984) Plazentainsuffizienz. In: Dudenhausen JW (Hrsg) Praxis der Perinatalmedizin. Thieme, Stuttgart New York
BUSCH W (1984) Intrauterine Mangelentwicklung. In: Dudenhausen JW (Hrsg) Praxis der Perinatalmedizin. Thieme, Stuttgart New York
ENDERS G (1986 a) Infektionen der Mutter und des Feten. In: Wulf K-H, Schmidt-Matthiesen H (Hrsg) Klinik der Frauenheilkunde und Geburtshilfe, Bd 5: Künzel W, Wulf K-H (Hrsg) Die gestörte Schwangerschaft, 2. Aufl. Urban & Schwarzenberg, München Wien Baltimore
ENDERS G (1986 b) Schutzimpfungen in der Schwangerschaft. In: Wulf K-H, Schmidt-Matthiesen H (Hrsg) Klinik der Frauenheilkunde und Geburtshilfe, Bd 4: Künzel W, Wulf K-H (Hrsg) Die normale Schwangerschaft, 2. Aufl. Urban & Schwarzenberg, München Wien Baltimore
ENDERS G (1988) Infektionen und Impfungen in der Schwangerschaft – Infektionen der Mutter und des Feten – Schutzimpfungen in der Schwangerschaft. Urban & Schwarzenberg, München Wien Baltimore
EWERBECK H, HEINZL S (1981) Wachstum und Reifung des Fetus. In: Käser O, Friedberg V, Ober KG, Thomsen K, Zander J (Hrsg) Gynäkologie und Geburtshilfe, Bd II, Teil 1, 2. Aufl. Thieme, Stuttgart New York
EWERBECK H, HEINZL S (1981) Erkrankungen und Mißbildungen. In: Käser O, Friedberg V, Ober KG, Thomsen K, Zander J (Hrsg) Gynäkologie und Geburtshilfe, Bd II, Teil 1, 2. Aufl. Thieme, Stuttgart New York
FISCHER K, POSCHMANN A (1986) Inkompatibilitäten im blutbildenden System. In: Wulf K-H, Schmidt-Matthiesen H (Hrsg) Klinik der Frauenheilkunde und Geburtshilfe, Bd 5: Künzel W, Wulf K-H (Hrsg) Die gestörte Schwangerschaft, 2. Aufl. Urban & Schwarzenberg, München Wien Baltimore
GOESCHEN K, BEHRENS O (1988) Hypotonie in der Schwangerschaft. Wissenschaftliche Verlagsgesellschaft, Stuttgart
GRAEFF H (1981) Infektionen in der Schwangerschaft, unter der Geburt und im Wochenbett. In: Käser O, Friedberg V, Ober KG, Thomsen K, Zander J (Hrsg) Gynäkologie und Geburtshilfe, Bd II, Teil 2, 2. Aufl. Thieme, Stuttgart New York
HEPP H (1987) Schwangerschaftsabbruch – Rechtslage und Indikationen. In: Käser O, Friedberg V, Ober KG, Thomsen K, Zander J (Hrsg) Gynäkologie und Geburtshilfe, Bd I, Teil 1, 2. Aufl. Thieme, Stuttgart New York
HEPP H, SCHMID-TANNWALD I (1987) Sterilisation der Frau. In: Käser O, Friedberg V, Ober KG, Thomsen K, Zander J (Hrsg) Gynäkologie und Geburtshilfe, Bd I, Teil 1, 2. Aufl. Thieme, Stuttgart New York
HEPP H, WISSER J (1987) Schwangerschaftsabbruch – Medizinische Indikation. In: Käser O, Friedberg V, Ober KG, Thomsen K, Zander J (Hrsg) Gynäkologie und Geburtshilfe, Bd I, Teil 1, 2. Aufl. Thieme, Stuttgart New York
HERTZ R (1978) Choriocarcinoma and related gestational trophoblastic tumors in woman. Raven, New York
HINDEMANN P (1981) Schwangerschaftsverlauf und Geburtsleitung bei Mehrlingen. In: Käser O, Friedberg V, Ober KG, Thomsen K, Zander J (Hrsg) Gynäkologie und Geburtshilfe, Bd II, Teil 2, 2. Aufl. Thieme, Stuttgart New York
HOWIE PW (1984) The small baby. In: Clinics in obstetrics and gynaecology 11,2. Saunders, London
HUCH A, HUCH R (Hrsg) (1982) Klinisches Management des

„kleinen" Frühgeborenen (unter 1500 g). Thieme, Stuttgart New York
HUSSLEIN P (1987) Übertragung der Schwangerschaft. In: Künzel W, Gips H (Hrsg) Gießener gynäkologische Fortbildung 1987. Springer, Berlin Heidelberg New York Paris Tokyo
JUNG H (1981) Die normale und abnorme Tragzeit. In: Käser O, Friedberg V, Ober KG, Thomsen K, Zander J (Hrsg) Gynäkologie und Geburtshilfe, Bd II, Teil 2, 2. Aufl. Thieme, Stuttgart New York
JUNG H (1981) Die Frühgeburt. In: Käser O, Friedberg V, Ober KG, Thomsen K, Zander J (Hrsg) Gynäkologie und Geburtshilfe, Bd II, Teil 2, 2. Aufl. Thieme, Stuttgart New York
JUNG H (1987) Geburtseinleitung - welches Vorgehen? In: Künzel W, Gips H (Hrsg) Gießener gynäkologische Fortbildung 1987. Springer, Berlin Heidelberg New York Paris Tokyo
KNÖRR K (1987) Chromosomale Ursachen und morphologische Befunde beim Abort. In: Künzel W, Gips H (Hrsg) Gießener gynäkologische Fortbildung 1987. Springer, Heidelberg Berlin New York Paris Tokyo
KNÖRR K (1989) Virusinfektionen. In: Beller FK, Kyank H (Hrsg) Erkrankungen während der Schwangerschaft, 5. Aufl. Thieme, Stuttgart New York
KUBLI F, ARABIN B (1984) Frühgeburt. In: Dudenhausen JW (Hrsg) Praxis der Perinatalmedizin. Thieme, Stuttgart New York
KUBLI F, WERNICKE K (1981) Fetale Gefahrenzustände. In: Käser O, Friedberg V, Ober KG, Thomsen K, Zander J (Hrsg) Gynäkologie und Geburtshilfe, Bd II, Teil 1, 2. Aufl. Thieme, Stuttgart New York
LAMBERTI G (1981) Geburtseinleitung. In: Käser O, Friedberg V, Ober KG, Thomsen K, Zander J (Hrsg) Gynäkologie und Geburtshilfe, Bd II, Teil 2, 2. Aufl. Thieme, Stuttgart New York
LEHMANN F (1987) Schwangerschaftsabbruch-Methoden. In: Käser O, Friedberg V, Ober KG, Thomsen K, Zander J (Hrsg) Gynäkologie und Geburtshilfe, Bd I, Teil 1, 2. Aufl. Thieme, Stuttgart New York
MOUNTS P, SHAH KV (1984) Respiratory papillomatosis: Etiological relation to genital tract papillomaviruses. In: Melnick JL (ed) Prog Med Virol 29
PAPE C (1985) Extrauteringravidität. In: Wulf K-H, Schmidt-Matthiesen H (Hrsg) Klinik der Frauenheilkunde und Geburtshilfe, Bd 3: Krebs D (Hrsg) Reproduktion - Störungen in der Frühschwangerschaft, 2. Aufl. Urban & Schwarzenberg, München Wien Baltimore
PRILL HJ (1983) Psychosomatik der vorzeitigen Wehentätigkeit. In: Grospietsch G, Kuhn W (Hrsg) Tokolyse mit Betastimulatoren. Thieme, Stuttgart New York
RIEGEL K (1984) Neugeborenes. In: Dudenhausen JW (Hrsg) Praxis der Perinatalmedizin. Thieme, Stuttgart New York
ROEMER VM (1986) Blutungen in der Schwangerschaft. In: Wulf K-H, Schmidt-Matthiesen H (Hrsg) Klinik der Frauenheilkunde und Geburtshilfe, Bd 5: Künzel W, Wulf K-H (Hrsg) Die gestörte Schwangerschaft, 2. Aufl. Urban & Schwarzenberg, München Wien Baltimore
SCHMIDT-GOLLWITZER M, SCHMIDT-GOLLWITZER K (1985) Schwangerschaftsabbruch. In: Wulf K-H, Schmidt-Matthiesen H (Hrsg) Klinik der Frauenheilkunde und Geburtshilfe, Bd 3: Krebs D (Hrsg) Reproduktion - Störungen in der Frühschwangerschaft, 2. Aufl. Urban & Schwarzenberg, München Wien Baltimore
SCHUHMANN R (1986) Morphologie und Pathomorphologie der Plazenta. In: Wulf K-H, Schmidt-Matthiesen H (Hrsg) Klinik der Frauenheilkunde und Geburtshilfe, Bd 4: Künzel W, Wulf K-H (Hrsg) Die normale Schwangerschaft, 2. Aufl. Urban & Schwarzenberg, München Wien Baltimore
SPIESS H (Hrsg) (1987) Impfkompendium, 3. Aufl. Thieme, Stuttgart
SPIESS H (Hrsg) (1988) Prophylaxe in der Schwangerschaft, Stillen und Kinderernährung. Deutsches Grünes Kreuz, Marburg
THALHAMMER O (1988) Toxoplasmose und Schwangerschaft. In: Spiess H (Hrsg) Prophylaxe in der Schwangerschaft, Stillen und Kinderernährung. Deutsches Grünes Kreuz, Marburg
WHO (1983) Report of a WHO Scientific Group: Gestational trophoblastic diseases. World Health Organization, Geneva
WITSCHI E (1970) Teratogenic effects from overripeness of the egg. In: Fraser FC, McKusick VA (eds) Congenital malformations. Birth defects - Int. Congress Series No 204. Excerpta Medica Foundation, Amsterdam

Kapitel 30-31, 33-35: Pathologie der Geburt und des Wochenbettes

BRUN del Re R, KÄSER O, FRIEDBERG V, OBER KG, THOMSEN K, ZANDER J (1981) Die geburtshilflichen Operationen. In: Käser O, Friedberg V, Ober KG, Thomsen K, Zander J (Hrsg) Gynäkologie und Geburtshilfe, Bd II, Teil 2, 2. Aufl. Thieme, Stuttgart New York
GRAEFF H, KUHN W (1980) Coagulation disorders in obstetrics. Thieme, Stuttgart New York
GRAUDENZ R, KÄSER O (1981) Peripartuale Notsituationen von seiten der Mutter. In: Käser O, Friedberg V, Ober KG, Thomsen K, Zander J (Hrsg) Gynäkologie und Geburtshilfe, Bd II, Teil 2, 2. Aufl. Thieme, Stuttgart New York
HEINZL S, STAMM H (1981) Quer- und Schräglagen. In: Käser O, Friedberg V, Ober KG, Thomsen K, Zander J (Hrsg) Gynäkologie und Geburtshilfe, Bd II, Teil 2, 2. Aufl. Thieme, Stuttgart New York
LUDWIG H, GENZ H-J (1988) Gerinnungsstörungen. In: Käser O, Friedberg V, Ober KG, Thomsen K, Zander J (Hrsg) Gynäkologie und Geburtshilfe, Bd III, Teil 2, 2. Aufl. Thieme, Stuttgart New York
MARTIUS G (1986) Geburtshilflich-perinatologische Operationen, 13. Aufl. Thieme, Stuttgart New York

Kapitel 32: Pathologie des Neugeborenen

BRENT RL, BECKMAN DA (1986) Clinics in perinatology, vol 13/3: Teratology. Saunders, Philadelphia
COHEN MM jr (1982) The child with multiple birth defects. Raven, New York
HÖPKER WW (1984) Mißbildungen, Interrelationen, Assoziationen und diagnostische Validität. Springer, Heidelberg Berlin New York Tokyo
KUBLI F, WERNICKE K (1981) Fetale Gefahrenzustände. In: Käser O, Friedberg V, Ober KG, Thomsen K, Zander J (Hrsg) Gynäkologie und Geburtshilfe, Bd II, Teil 1, 2. Aufl. Thieme, Stuttgart New York

LEMBURG P (1980) Künstliche Beatmung beim Neugeborenen und Kleinkind. Springer, Berlin Heidelberg New York
WIGGELSWORTH JS (1984) Perinatal pathology. Saunders, Philadelphia

Kapitel 36: Mütterliche und kindliche Mortalität und Morbidität

MAIER W (1981) Perinatale Mortalität und Müttersterblichkeit. In: Käser O, Friedberg V, Ober KG, Thomsen K, Zander J (Hrsg) Gynäkologie und Geburtshilfe, Bd II, Teil 2, 2. Aufl. Thieme, Stuttgart New York
STATISTISCHES BUNDESAMT (1988) Statistisches Jahrbuch 1987. Kohlhammer, Mainz Stuttgart
WELSCH H, KRONE HA (1986) Sectio-Mortalität in Bayern 1983-1984. In: Dudenhausen W, Saling E (Hrsg) Perinatale Medizin, Bd XI. Thieme, Stuttgart New York

Kapitel 37: Gynäkologische Untersuchung - Untersuchungsmethoden - Vorgehen in der Kindergynäkologie

BAUER HK (1981) Farbatlas der Kolposkopie, 2. Aufl. Schattauer, Stuttgart
HUBER A, HIERSCHE H-D (1986) Praxis der Gynäkologie im Kindes- und Jugendalter. Thieme, Stuttgart
MESTWERDT G, MOLL R, WAGNER-KOLB D, WESPI HJ (1980) Atlas der Kolposkopie, 5. Aufl. Fischer, Stuttgart New York
NAUJOKS H (1985) Exfoliativzytologie, Punktionszytologie. In: Wulf K-H, Schmidt-Matthiesen H (Hrsg) Klinik der Frauenheilkunde und Geburtshilfe, Bd 10: Schmidt-Matthiesen H (Hrsg) Allgemeine gynäkologische Onkologie, 2. Aufl. Urban & Schwarzenberg, München Wien Baltimore
NAUJOKS H (1986) Vorsorge und Früherkennung - Genitalorgane. In: Wulf K-H, Schmidt-Matthiesen H (Hrsg) Klinik der Frauenheilkunde und Geburtshilfe, Bd 11: Schmidt-Matthiesen H (Hrsg) Spezielle gynäkologische Onkologie I, 2. Aufl. Urban & Schwarzenberg, München Wien Baltimore
SOOST H-J, BAUR S (1980) Gynäkologische Zytodiagnostik, 4. Aufl. Thieme, Stuttgart
STOLECKE H, TERRUHN H (1987) Pädiatrische Gynäkologie. Springer, Berlin Heidelberg New York London Paris Tokyo
ULMER HU, FRISCHBIER H-J (1986) Vorsorge und Früherkennung - Mamma. In: Wulf K-H, Schmidt-Matthiesen H (Hrsg) Klinik der Frauenheilkunde und Geburtshilfe, Bd 11: Schmidt-Matthiesen H (Hrsg) Spezielle gynäkologische Onkologie I, 2. Aufl. Urban & Schwarzenberg, München Wien Baltimore

Kapitel 38-39: Entwicklungs- und Differenzierungsstörungen - Fehlbildungen des weiblichen Genitales

LAURITZEN C (1987) Intersexualität. In: Wulf K-H, Schmidt-Matthiesen H (Hrsg) Klinik der Frauenheilkunde und Geburtshilfe, Bd 1: Lauritzen C (Hrsg) Gynäkologische Endokrinologie, 2. Aufl. Urban & Schwarzenberg, München Wien Baltimore
LUDWIG KS, KRESS A (1987) Grundlagen der sexuellen Differenzierung. In: Käser O, Friedberg V, Ober KG, Thomsen K, Zander J (Hrsg) Gynäkologie und Geburtshilfe, Bd I, Teil 1, 2. Aufl. Thieme, Stuttgart New York
SCHINDLER AE, HABERLANDT WF (1987) Die Intersexualität - Pathologische Entwicklung des Geschlechts und intersexuelle Syndrome. In: Käser O, Friedberg V, Ober GK, Thomsen K, Zander J (Hrsg) Gynäkologie und Geburtshilfe, Bd I, Teil 1, 2. Aufl. Thieme, Stuttgart New York

Kapitel 40-47: Pathophysiologie der Endokrinologie und Reproduktionsmedizin

DERICKS-TAN JSE, TAUBERT H-D (1987) Endokrine Funktionsdiagnostik in der Gynäkologie. In: Wulf K-H, Schmidt-Matthiesen H (Hrsg) Klinik der Frauenheilkunde und Geburtshilfe, Bd 1: Lauritzen C (Hrsg) Gynäkologische Endokrinologie, 2. Aufl. Urban & Schwarzenberg, München Wien Baltimore
HUBER H (1986) Fertilitätsstörungen der Frau. Bücherei des Frauenarztes. Enke, Stuttgart
INSLER V, LUNENFELD B (1983) Diagnose und Therapie endokriner Fertilitätsstörungen der Frau, 2. Aufl. Grosse, Berlin
KAISER R, SCHUMACHER GFB (1981) Menschliche Fortpflanzung. Fertilität, Sterilität - Kontrazeption. Thieme, Stuttgart New York
KELLER PG (1984) Hormonale Störungen in der Gynäkologie, 3. Aufl. Springer, Berlin Heidelberg New York Tokyo
KREBS D, DIEDRICH K, LEHMANN F, AL-HASANI S, VON DER VEN H (1985) Extrakorporale Befruchtung und Embryotransfer. In: Wulf K-H, Schmidt-Matthiesen H (Hrsg) Klinik der Frauenheilkunde und Geburtshilfe. Bd 3: Krebs D (Hrsg) Reproduktion - Störungen in der Frühschwangerschaft, 2. Aufl. Urban & Schwarzenberg, München Wien Baltimore
KUHL H, TAUBERT H-D (1987) Das Klimakterium. Thieme, Stuttgart New York
KUSS E (1987) Hormonbestimmungen. In: Käser O, Friedberg V, Ober KG, Thomsen K, Zander J (Hrsg) Gynäkologie und Geburtshilfe, Bd I, Teil 1, 2. Aufl. Thieme, Stuttgart New York
SCHIRREN C, LEIDENBERGER F, STOLL P, FRICK-BRUDER V (1980) Die kinderlose Ehe. Deutscher Ärzte-Verlag, Köln-Lövenich
STRECKER H, LAURITZEN C (1988) Das Klimakterium. Bücherei des Frauenarztes. Enke, Stuttgart
WOLF A (1987) Endokrinologie der Neugeborenenperiode bis zur Geschlechtsreife. In: Wulf K-H, Schmidt-Matthiesen H

(Hrsg) Klinik der Frauenheilkunde und Geburtshilfe, Bd 1: Lauritzen C (Hrsg) Gynäkologische Endokrinologie, 2. Aufl. Urban & Schwarzenberg, München Wien Baltimore

Kapitel 48-49: Entzündungen und Verletzungen des Genitales

ALLEN WM, MASTERS WH (1955) Traumatic lacerations of uterine supports. Am J Obstet Gynecol 70: 500
CARSTEN PM (1988) Untersuchung bei Sexualdelikten. In: Käser O, Friedberg V, Ober KG, Thomsen K, Zander J (Hrsg) Gynäkologie und Geburtshilfe, Bd III, Teil 2, 2. Aufl. Thieme, Stuttgart New York
GROSS H (1986) Viruserkrankungen der Vulva. In: Zander J, Baltzer J (Hrsg) Erkrankungen der Vulva. Urban & Schwarzenberg, München Wien
HIRSCH HA, HOYME UB (1988) Salpingitis. In: Käser O, Friedberg V, Ober KG, Thomsen K, Zander J (Hrsg) Gynäkologie und Geburtshilfe, Bd III, Teil 2, 2. Aufl. Thieme, Stuttgart New York
HAHN H, COESTER C-H (1988) Die bakterielle Normalflora der Vagina. In: Käser O, Friedberg V, Ober KG, Thomsen K, Zander J (Hrsg) Gynäkologie und Geburtshilfe, Bd III, Teil 2, 2. Aufl. Thieme, Stuttgart New York
HÖRMANN G (1985) Verletzungen des Genitales. In: Käser O, Friedberg V, Ober KG, Thomsen K, Zander J (Hrsg) Gynäkologie und Geburtshilfe, Bd III, Teil 1, 2. Aufl. Thieme, Stuttgart New York
HOYME UB, HIRSCH HA (1988 a) Vulvovaginitis. In: Käser O, Friedberg V, Ober KG, Thomsen K, Zander J (Hrsg) Gynäkologie und Geburtshilfe, Bd III, Teil 2, 2. Aufl. Thieme, Stuttgart New York
HOYME UB, HIRSCH HA (1988 b) Zervicitis. In: Käser O, Friedberg V, Ober KG, Thomsen K, Zander J (Hrsg) Gynäkologie und Geburtshilfe, Bd III, Teil 2, 2. Aufl. Thieme, Stuttgart New York
HOYME UB, HIRSCH HA (1988 c) Endometritis. In: Käser O, Friedberg V, Ober KG, Thomsen K, Zander J (Hrsg) Gynäkologie und Geburtshilfe, Bd III, Teil 2, 2. Aufl. Thieme, Stuttgart New York
KÄSER O, VETTER L, HIRSCH HA (1971) Die traumatische Schädigung des uterinen Halteapparates (Allen-Masters-Syndrom). Geburtsh Frauenheilk 31: 113
KORTING GW (1980) Praktische Dermatologie der Genitalregion. Schattauer, Stuttgart
KORTING GW (1988) Dermatologische Affektionen im Vulva-Damm-Bereich. In: Käser O, Friedberg V, Ober KG, Thomsen K, Zander J (Hrsg) Gynäkologie und Geburtshilfe, Bd III, Teil 2, 2. Aufl. Thieme, Stuttgart New York
KRAUSE W, WEIDNER W (1987) Sexuell übertragbare Krankheiten, 2. Aufl. Enke, Stuttgart
LEDGER WJ (1980) Infektionen in der Gynäkologie und Geburtshilfe. Hippokrates, Stuttgart (Aus dem Englischen übertragen und bearbeitet von Strecker JR)
LUGER A (1982) Genitale Kontaktinfektionen. Thieme, Stuttgart New York
MENSING H (1988) Sexuell übertragbare Erkrankungen. In: Käser O, Friedberg V, Ober KG, Thomsen K, Zander J (Hrsg) Gynäkologie und Geburtshilfe, Bd III, Teil 2, 2. Aufl. Thieme, Stuttgart New York
PETERSEN EE (1988) Infektionen in Gynäkologie und Geburtshilfe. Thieme, Stuttgart New York

STAUBER M, SCHÄFER A, LÖWENTHAL D, BLANKAU A, BAIERL H, WEINGART B, KENTENICH H (1986) Erste Erfahrungen mit dem „AIDS-Problem" bei schwangeren Frauen. In: Dudenhausen JW, Saling E (Hrsg) Perinatale Medizin, Bd XI. Thieme, Stuttgart New York

Kapitel 50-51: Lageveränderungen – gynäkologische Urologie

ABRAMS P, FENEBY R, TORRENS M (1987) Urodynamik für Klinik und Praxis. Springer, Heidelberg Berlin New York Tokyo
FABER P (1985) Harninkontinenz. In: Käser O, Friedberg V, Ober KG, Thomsen K, Zander J (Hrsg) Gynäkologie und Geburtshilfe, Bd III, Teil 1, 2. Aufl. Thieme, Stuttgart New York
GRABER P (1973) Static and dynamic pressure parameters in the closure of the bladder. In: Lutzeyer W, Melchior H (Hrsg) Urodynamics. Springer, Berlin Heidelberg New York
GREEN TH (1970) Urinary stress incontinence. In: Meigs JV, Sturgis SH (Eds) Progress in gynecology, vol V. Grune & Stratton, New York
JONAS U, HEIDLER H, THUEROFF J (1980) Urodynamik – Diagnostik der Funktionsstörungen des unteren Harntraktes. Enke, Stuttgart
MOLINSKI H (1985) Zur Psychosomatik von Inkontinenz und Blasenentleerungsstörungen. In: Käser O, Friedberg V, Ober KG, Thomsen K, Zander J (Hrsg) Gynäkologie und Geburtshilfe, Bd III, Teil 1, 2. Aufl. Thieme, Stuttgart New York
NICHOLS DH, RANDALL CL (1976) Vaginal surgery. Williams & Wilkins, Baltimore
PETRI E (Hrsg) (1983) Gynäkologische Urologie. Thieme, Stuttgart New York
RICHTER K (1983) Pathologie der Streßinkontinenz und die anatomischen Möglichkeiten ihrer chirurgischen Behandlung. In: Petri E (Hrsg) Gynäkologische Urologie. Thieme, Stuttgart New York
RICHTER K (1985) Lageanomalien. In: Käser O, Friedberg V, Ober KG, Thomsen K, Zander J (Hrsg) Gynäkologie und Geburtshilfe, Bd III, Teil 1, 2. Aufl. Thieme, Stuttgart New York
STANTON SL, TANGHO EA (1980) Surgery of female incontinence. Springer, Berlin Heidelberg New York
ULMSTEN U (ed) (1983) Female stress incontinence. Karger, Basel

Kapitel 52: Endometriose – Adenomyose

FOX H, BUCKLEY CH (1984) Current concepts of endometriosis. In: Fox H (ed) Clinics in obstetrics and gynaecology, vol 11 1. Saunders, London
KINDERMANN G (1988) Endometriose – Wesen und Entstehung. In: Käser O, Friedberg V, Ober KG, Thomsen K, Zander J (Hrsg) Gynäkologie und Geburtshilfe, Bd III, Teil 2, 2. Aufl. Thieme, Stuttgart New York
SCHWEPPE K-W (1984) Morphologie und Klinik der Endometriose. Schattauer, Stuttgart New York

SCHWEPPE K-W, KINDERMANN G (1988) Endometriose - Klinik und Therapie. In: Käser O, Friedberg V, Ober KG, Thomsen K, Zander J (Hrsg) Gynäkologie und Geburtshilfe, Bd III, Teil 2, 2. Aufl. Thieme, Stuttgart New York

Kapitel 53-55: Psychosomatische Krankheiten - Parametropathia spastica - Kreuzschmerzen

RICHTER D (1983) Die Adnexitis aus psychosomatischer Sicht. In: Prill HJ, Langen D (Hrsg) Der psychosomatische Weg zur gynäkologischen Praxis. Schattauer, Stuttgart
RICHTER D, STAUBER M (1986) Psychosomatik in Gynäkologie und Geburtshilfe. In: Üxkuell T v Psychosomatische Medizin, 3. Aufl. Urban & Schwarzenberg, München Wien Baltimore
STAUBER M (1979) Psychosomatik der sterilen Ehe. Grosse, Berlin

Kapitel 56-58: Gutartige und bösartige Neubildungen des Genitales - Erkrankungen der Brustdrüse - Versicherungs-, Versorgungs- und Sozialhilferecht

BALTZER J, LOHE KJ (1986) Präneoplasien und Karzinome des Endometriums. In: Wulf K-H, Schmidt-Matthiesen H (Hrsg) Klinik der Frauenheilkunde und Geburtshilfe, Bd 11: Schmidt-Matthiesen H (Hrsg) Spezielle gynäkologische Onkologie I, 2. Aufl. Urban & Schwarzenberg, München Wien Baltimore
BALTZER J, LOHE KJ (1988) Pathologie, Diagnostik und Behandlung des Endometriumkarzinoms und seiner Vorstufen. In: Käser O, Friedberg V, Ober KG, Thomsen K, Zander J (Hrsg) Gynäkologie und Geburtshilfe, Bd III, Teil 2, 2. Aufl. Thieme, Stuttgart New York
BARTH V (1977) Atlas der Brustdrüsenerkrankungen. Enke, Stuttgart
BARTH V (1980) Die Feinstruktur der Brustdrüse im Röntgenbild. Enke, Stuttgart
BELLER FK, BOHMERT H (1985) Atlas der Mammachirurgie. Schattauer, Stuttgart New York
BENDER HG (Hrsg) (1984) Gynäkologische Onkologie für die Praxis. Thieme, Stuttgart New York
BLAUSTEIN A (Ed) (1982) Pathology of the female genital tract, 2nd edn. Springer, Berlin Heidelberg New York
BREIT A, ROHDE U (1983) Computertomographie gynäkologischer Tumoren. Fortschr Geb Roentgenstr Nuklearmed Ergänzungsband 115
BURGHARDT E (1984) Kolposkopie, spezielle Cervixpathologie. Thieme, Stuttgart
BURGHARDT E, PICKEL H (1988) Die Entwicklung zum Zervixkarzinom. In: Käser O, Friedberg V, Ober KG, Thomsen K, Zander J (Hrsg) Gynäkologie und Geburtshilfe, Bd III, Teil 2, 2. Aufl. Thieme, Stuttgart New York
CASTAÑO-ALMENDRAL A, TORHORST J (1988) Tumoren der Vulva. In: Käser O, Friedberg V, Ober KG, Thomsen K, Zander J (Hrsg) Gynäkologie und Geburtshilfe, Bd III, Teil 2, 2. Aufl. Thieme, Stuttgart New York
CASTAÑO-ALMENDRAL A, TORHORST J (1988) Tumoren der Vagina. In: Käser O, Friedberg V, Ober KG, Thomsen K, Zander J (Hrsg) Gynäkologie und Geburtshilfe, Bd III, Teil 2, 2. Aufl. Thieme, Stuttgart New York
COPPLESON M (Ed) (1981) Gynecologic oncology, vol 1 and 2. Churchill Livingtone, Edinburgh
FOURNIER D VON, JUNKERMANN H (1985) Grundlagen der Tumornachsorge. In: Wulf K-H, Schmidt-Matthiesen H (Hrsg) Klinik der Frauenheilkunde und Geburtshilfe, Bd 10: Schmidt-Matthiesen H (Hrsg) Allgemeine gynäkologische Onkologie, 2. Aufl. Urban & Schwarzenberg, München Wien Baltimore
FOURNIER D VON, LEPPIEN G, JUNKERMANN H (1986) Präneoplasien und Malignome der Vagina. In: Wulf K-H, Schmidt-Matthiesen H (Hrsg) Klinik der Frauenheilkunde und Geburtshilfe, Bd 11: Schmidt-Matthiesen H (Hrsg) Spezielle gynäkologische Onkologie I, 2. Aufl. Urban & Schwarzenberg, München Wien Baltimore
FOX H (1984) Gynaecological pathology. Advances, perspectives and problems. Saunders, London
FRICK-BRUDER V, SPENGLER A (1985) Psychische und psychosomatische Aspekte des Mammakarzinoms. In: Käser O, Friedberg V, Ober KG, Thomsen K, Zander J (Hrsg) Gynäkologie und Geburtshilfe, Bd III, Teil 1, 2. Aufl. Thieme, Stuttgart New York
FRIEDBERG V, HERZOG RE (1988) Die Therapie der Zervixkarzinome. In: Käser O, Friedberg V, Ober KG, Thomsen K, Zander J (Hrsg) Gynäkologie und Geburtshilfe, Bd III, Teil 2, 2. Aufl. Thieme, Stuttgart New York
FRISCHBIER H-J, SCHREER J, VAHRSON H, ROHDE U (1985) Gynäkologische Radiologie. In: Käser O, Friedberg V, Ober KG, Thomsen K, Zander J (Hrsg) Gynäkologie und Geburtshilfe, Bd III, Teil 1, 2. Aufl. Thieme, Stuttgart New York
FRISCHBIER H-J, THOMSEN K (1985) Diagnostik des Mammacarcinoms. In: Käser O, Friedberg V, Ober KG, Thomsen K, Zander J (Hrsg) Gynäkologie und Geburtshilfe, Bd III, Teil 1, 2. Aufl. Thieme, Stuttgart New York
HERMANEK P, SCHEIBE O, SPIESSEL B, WAGNER G (1987) TNM-Klassifikation maligner Tumoren, 4. Aufl. Springer, Heidelberg New York London Paris Tokyo
HILLEMANNS HG, HILGARTH HM (1986) Präneoplasien und Malignome der Vulva. In: Wulf K-H, Schmidt-Matthiesen H (Hrsg) Klinik der Frauenheilkunde und Geburtshilfe, Bd 11: Schmidt-Matthiesen H (Hrsg) Spezielle gynäkologische Onkologie I, 2. Aufl. Urban & Schwarzenberg, München Wien Baltimore
JONAT W, MAAS H (1985) Grundlagen endokriner Therapieprinzipien. In: Wulf K-H, Schmidt-Matthiesen H (Hrsg) Klinik der Frauenheilkunde und Geburtshilfe, Bd 10: Schmidt-Matthiesen H (Hrsg) Allgemeine gynäkologische Onkologie, 2. Aufl. Urban & Schwarzenberg, München Wien Baltimore
JUNKERMANN H, FOURNIER D V (1985) Soziale Hilfen, Beratung, Rehabilitation. In: Wulf K-H, Schmidt-Matthiesen H (Hrsg) Klinik der Frauenheilkunde und Geburtshilfe, Bd 10: Schmidt-Matthiesen H (Hrsg) Allgemeine gynäkologische Onkologie I, 2. Aufl. Urban & Schwarzenberg, München Wien Baltimore
KAUFMANN M (1985) Prätherapeutische Testmethoden und Therapieplanung. In: Wulf K-H, Schmidt-Matthiesen H (Hrsg) Klinik der Frauenheilkunde und Geburtshilfe, Bd 10: Schmidt-Matthiesen H (Hrsg) Allgemeine gynäko-

logische Onkologie I, 2. Aufl. Urban & Schwarzenberg, München Wien Baltimore

KINDERMANN G, MAASSEN V (1988) Die Ausbreitung des Zervixkrebses. In: Käser O, Friedberg V, Ober KG, Thomsen K, Zander J (Hrsg) Gynäkologie und Geburtshilfe, Bd III, Teil 2, 2. Aufl. Thieme, Stuttgart New York

KREIENBERG R, MELCHERT F (1985) Tumormarker und andere labordiagnostische Methoden zur Erkennung und Verlaufsbeobachtung maligner Tumoren. In: Wulf K-H, Schmidt-Matthiesen H (Hrsg) Klinik der Frauenheilkunde und Geburtshilfe, Bd 10: Schmidt-Matthiesen H (Hrsg) Allgemeine gynäkologische Onkologie 2. Aufl. Urban & Schwarzenberg, München Wien Baltimore

KREIENBERG R, MELCHERT F (1988) Grundsätze der Chemo-, Hormon- und Immuntherapie. In: Käser O, Friedberg V, Ober KG, Thomsen K, Zander J (Hrsg) Gynäkologie und Geburtshilfe, Bd III, Teil 2, 2. Aufl. Thieme, Stuttgart New York

KREIENBERG R, MERKL H (1988) Spezielle medizinische Nachsorge bei gynäkologischen Malignomen. In: Käser O, Friedberg V, Ober KG, Thomsen K, Zander J (Hrsg) Gynäkologie und Geburtshilfe, Bd III, Teil 2, 2. Aufl. Thieme, Stuttgart New York

KUBLI F, FOURNIER D v (1984) Neue Konzepte der Diagnostik und Therapie des Mammacarcinoms. Springer, Berlin Heidelberg New York

LEPPIN G (1986) Sarkome der weiblichen Genitalorgane. In: Wulf K-H, Schmidt-Matthiesen H (Hrsg) Klinik der Frauenheilkunde und Geburtshilfe, Bd 11: Schmidt-Matthiesen H (Hrsg) Spezielle gynäkologische Onkologie I, 2. Aufl. Urban & Schwarzenberg, München Wien Baltimore

LOHE KJ, BALTZER J (1988) Diagnostik des Zervixkarzinoms. In: Käser O, Friedberg V, Ober KG, Thomsen K, Zander J (Hrsg) Gynäkologie und Geburtshilfe, Bd III, Teil 2, 2. Aufl. Thieme, Stuttgart New York

MAAS H (1985) Das primäre Mammakarzinom. In: Käser O, Friedberg V, Ober KG, Thomsen K, Zander J (Hrsg) Gynäkologie und Geburtshilfe, Bd III, Teil 1, 2. Aufl. Thieme, Stuttgart New York

MAAS H (1988) Epidemiologie gynäkologischer Tumoren. In: Käser O, Friedberg V, Ober KG, Thomsen K, Zander J (Hrsg) Gynäkologie und Geburtshilfe, Bd III, Teil 2, 2. Aufl. Thieme, Stuttgart New York

MARX HH (1987) Medizinische Begutachtung. Thieme, Stuttgart New York

MELCHERT F (1985) Antineoplastische Chemotherapie. In: Wulf K-H, Schmidt-Matthiesen H (Hrsg) Klinik der Frauenheilkunde und Geburtshilfe, Bd 10: Schmidt-Matthiesen H (Hrsg) Allgemeine gynäkologische Onkologie, 2. Aufl. Urban & Schwarzenberg, München Wien Baltimore

MERKL H (1988) Allgemeine, berufliche und soziale Nachsorge. In: Käser O, Friedberg V, Ober KG, Thomsen K, Zander J (Hrsg) Gynäkologie und Geburtshilfe, Bd III, Teil 2, 2. Aufl. Thieme, Stuttgart New York

MUCK BR (1985) Plastische und rekonstruktive Maßnahmen (Mamma). In: Käser O, Friedberg V, Ober KG, Thomsen K, Zander J (Hrsg) Gynäkologie und Geburtshilfe, Bd III, Teil 1, 2. Aufl. Thieme, Stuttgart New York

NAUJOKS H (1986) Vorsorge und Früherkennung: Genitalorgane. In: Wulf K-H, Schmidt-Matthiesen H (Hrsg) Klinik der Frauenheilkunde und Geburtshilfe, Bd 11: Spezielle gynäkologische Onkologie I, 2. Aufl. Urban & Schwarzenberg, München Wien Baltimore

NAUTH HF (1986) Vulva-Zytologie - Lehrbuch und Atlas. Thieme, Stuttgart New York

PAHNKE VG (1985) Mastitis nonpuerperalis. In: Käser O, Friedberg V, Ober KG, Thomsen K, Zander J (Hrsg) Gynäkologie und Geburtshilfe, Bd III, Teil 1, 2. Aufl. Thieme, Stuttgart New York

PARKER RT, CURRIE JL (1981) Metastatic tumors of ovary. In: Coppleson M (Ed) Gynecologic oncology, vol II. Churchill Livingstone, Edinburgh

PETTERSON F (Ed) (1985) Annual report of the results of treatment in gynecological cancer, vol IXX. Tryckeri Balder AB, Stockholm

PFLEIDERER A (1986) Maligne Tumoren der Ovarien. Enke, Stuttgart

PICKEL H (1988) Der Stellenwert der Früherkennungsmethoden: Zytologie und Kolposkopie. In: Käser O, Friedberg V, Ober KG, Thomsen K, Zander J (Hrsg) Gynäkologie und Geburtshilfe, Bd III, Teil 2, 2. Aufl. Thieme, Stuttgart New York

ROHDE K, STEINBRICH W (1985) Computertomographie gynäkologischer Tumoren. In: Wulf K-H, Schmidt-Matthiesen H (Hrsg) Klinik der Frauenheilkunde und Geburtshilfe, Bd 10: Allgemeine gynäkologische Onkologie 2. Aufl. Urban & Schwarzenberg, München Wien Baltimore

ROTTE H (1985) Allgemeine gynäkologische Strahlentherapie. In: Wulf K-H, Schmidt-Matthiesen H (Hrsg) Klinik der Frauenheilkunde und Geburtshilfe, Bd 10: Schmidt-Matthiesen H (Hrsg) Allgemeine gynäkologische Onkologie 2. Aufl. Urban & Schwarzenberg, München Wien Baltimore

SCHINDLER AE, HÜGLE I, DONATH EM (1984) Zur Klinik der Genitalkarzinome der Frau. Geburtsh Frauenheilk 44: 636

SCHMIDT-MATTHIESEN H (1985) Grundsätze operativer Krebstherapie. In: Wulf K-H, Schmidt-Matthiesen H (Hrsg) Klinik der Frauenheilkunde und Geburtshilfe, Bd 10: Schmidt-Matthiesen H (Hrsg) Allgemeine gynäkologische Onkologie, 2. Aufl. Urban & Schwarzenberg, München Wien Baltimore

SCHMIDT-MATTHIESEN H, KÜHNLE H (1986) Präneoplasien und Karzinome der Cervix uteri. In: Wulf K-H, Schmidt-Matthiesen H (Hrsg) Klinik der Frauenheilkunde und Geburtshilfe, Bd 11: Schmidt-Matthiesen H (Hrsg) Spezielle gynäkologische Onkologie I, 2. Aufl. Urban & Schwarzenberg, München Wien Baltimore

SCHMIDT-MATTHIESEN H, BASTERT G (1987) Gynäkologische Onkologie, 3. Aufl. Schattauer, Stuttgart New York

SCHNEIDER ML (1988) Das Ektropium der Cervix. Klinisches Bild, Differentialdiagnosen und Beziehungen zur Morphogenese des Zervixkarzinoms. In: Käser O, Friedberg V, Ober KG, Thomsen K, Zander J (Hrsg) Gynäkologie und Geburtshilfe, Bd III, Teil 2, 2. Aufl. Thieme, Stuttgart New York

SCHRAGE R (1987) Zur Inzidenz der Krebserkrankungen. Frauenarzt 28/6: 51

SCHRAGE R (1988) Zur Früherkennung des Vulvacarcinoms. Frauenarzt 29/6: 713

STEGNER H-E (1985) Dysplasien und Geschwülste der Mamma. In: Käser O, Friedberg V, Ober KG, Thomsen K, Zander J (Hrsg) Gynäkologie und Geburtshilfe, Bd III, Teil 1: Spezielle Gynäkologie 1. Thieme, Stuttgart New York

STEGNER H-E (1985) Geschwülste der Adnexe. In: Käser O, Friedberg V, Ober KG, Thomsen K, Zander J (Hrsg) Gynäkologie und Geburtshilfe, Bd III, Teil 1, 2. Aufl. Thieme, Stuttgart New York

STEGNER H-E (1988) Uterussarkome. In: Käser O, Friedberg V, Ober KG, Thomsen K, Zander J (Hrsg) Gynäkologie und Geburtshilfe, Bd III, Teil 2, 2. Aufl. Thieme, Stuttgart New York

STROBEL E (1985) Gutartige Tumoren des Uterus. In: Käser O, Friedberg V, Ober KG, Thomsen K, Zander J (Hrsg)

Gynäkologie und Geburtshilfe, Bd III, Teil 1, 2. Aufl. Thieme, Stuttgart New York
THOMSEN K, MAAS H (1985) Therapie der Mammatumoren. In: Käser O, Friedberg V, Ober KG, Thomsen K, Zander J (Hrsg) Gynäkologie und Geburtshilfe, Bd III, Teil 1, 2. Aufl. Thieme, Stuttgart New York
TNM-Klassifikation maligner Tumoren (1987), 4. Aufl. Springer, Berlin Heidelberg New York
ULMER HU, FRISCHBIER H-J (1986) Vorsorge und Früherkennung: Mamma. In: Wulf K-H, Schmidt-Matthiesen H (Hrsg) Klinik der Frauenheilkunde und Geburtshilfe, Bd 11: Schmidt-Matthiesen H (Hrsg) Spezielle gynäkologische Onkologie I, 2. Aufl. Urban & Schwarzenberg, München Wien Baltimore
WEISSAUER W, HIRSCH G (1985) Gynäkologie und Recht. In: Käser O, Friedberg V, Ober KG, Thomsen K, Zander J (Hrsg) Gynäkologie und Geburtshilfe, Bd III, Teil 1, 2. Aufl. Thieme, Stuttgart New York
ZANDER J, BALTZER J (Hrsg) Erkrankungen der Vulva. Urban & Schwarzenberg, München Wien Baltimore

Kapitel 59: Prinzipien der operativen Gynäkologie

HEPP H, MEIER W (1988) Laparoskopie. In: Käser O, Friedberg V, Ober KG, Thomsen K, Zander J (Hrsg) Gynäkologie und Geburtshilfe, Bd III, Teil 2, 2. Aufl. Thieme, Stuttgart New York
HEPP H, NEIS KJ (1988) Hysteroskopie. In: Käser O, Friedberg V, Ober KG, Thomsen K, Zander J (Hrsg) Gynäkologie und Geburtshilfe, Bd III, Teil 2, 2. Aufl. Thieme, Stuttgart New York
KÄSER O, IKLÉ FA, HIRSCH HA (1983) Atlas der gynäkologischen Operationen, 4. Aufl. Thieme, Stuttgart New York
MARTIUS G (1980) Gynäkologische Operationen. Thieme, Stuttgart
SCHÜSSLER B, HEPP H (1988) Rektoskopie. In: Käser O, Friedberg V, Ober KG, Thomsen K, Zander J (Hrsg) Gynäkologie und Geburtshilfe, Bd III, Teil 2, 2. Aufl. Thieme, Stuttgart New York
SCHÜSSLER B, HEPP H (1988) Urethrozystoskopie. In: Käser O, Friedberg V, Ober KG, Thomsen K, Zander J (Hrsg) Gynäkologie und Geburtshilfe, Bd III, Teil 2, 2. Aufl. Thieme, Stuttgart New York

Lehr- und Handbücher der Gynäkologie und Geburtshilfe

AVERY GB (1987) Neonatology. 3rd Edt Lippingcott, Philadelphia
BALTZER J, MICKAN H (1985) Gynäkologie – ein kurzgefaßtes Lehrbuch, 4. Aufl. Thieme, Stuttgart New York
BEISCHER NA, MACKAY EV, BELLER FK (1985) Farbatlas der Gynäkologie. Schattauer, Stuttgart New York (Deutsche Ausgabe)
BERNOTH E, LINK M, WEISE W (1984) Gynäkologie. Differentialdiagnose und Klinik. Karger, Basel
BURGHARDT E (1985) Spezielle Gynäkologie und Geburtshilfe. Springer, Wien New York
COHEN AW, ARNOLD W (1987) Notfälle in Gynäkologie und Geburtshilfe. Enke, Stuttgart
DUDENHAUSEN JW (Hrsg) (1984) Praxis der Perinatalmedizin. Thieme, Stuttgart New York
FRIEDBERG V, BROCKERHOFF P (1990) Geburtshilfe, 3. Aufl. Thieme, Stuttgart New York
GITSCH E, JANISCH H (1984) Gynäkologie. Maudrich, Wien
HARNACK G-A v (Hrsg) (1986) Kinderheilkunde, 7. Aufl. Springer, Berlin Heidelberg New York Tokyo
HOCHULI E (1985) Geburtshilfe – Gynäkologie und Grenzgebiete, 2. Aufl. Huber, Bern Stuttgart Toronto
KÄSER O, FRIEDBERG V, OBER KG, THOMSEN K, ZANDER J (Hrsg) (1987) Gynäkologie und Geburtshilfe, Bd I, Teil 1: Sexuelle Differenzierung, Genetik, Fortpflanzung, Kindheit und Pubertät, 2. Aufl. Thieme, Stuttgart New York
KÄSER O, FRIEDBERG V, OBER KG, THOMSEN K, ZANDER J (Hrsg) (1981) Gynäkologie und Geburtshilfe, Bd II, Teil 1: Schwangerschaft und Geburt 1, 2. Aufl. Thieme, Stuttgart New York
KÄSER O, FRIEDBERG V, OBER KG, THOMSEN K, ZANDER J (Hrsg) (1981) Gynäkologie und Geburtshilfe, Bd II, Teil 2: Schwangerschaft und Geburt 2, 2. Aufl. Thieme, Stuttgart New York
KÄSER O, FRIEDBERG V, OBER KG, THOMSEN K, ZANDER J (Hrsg) (1985) Gynäkologie und Geburtshilfe, Bd III, Teil 1: Spezielle Gynäkologie 1, 2. Aufl. Thieme, Stuttgart New York
KÄSER O, FRIEDBERG V, OBER KG, THOMSEN K, ZANDER J (Hrsg) (1988) Gynäkologie und Geburtshilfe, Bd III, Teil 2: Spezielle Gynäkologie 2, 2. Aufl. Thieme, Stuttgart New York
KAISER R, PFLEIDERER A (1989) Lehrbuch der Gynäkologie, 16. Aufl. Thieme, Stuttgart New York
KYANK H (Hrsg) (1986) Lehrbuch der Gynäkologie, 4. Aufl. VEB Thieme, Leipzig
KYANK H, SCHWARZ R, FRENZEL J (Hrsg) (1987) Geburtshilfe, 5. Aufl. Deutscher Ärzte-Verlag, Köln
MARTIUS G (Hrsg) (1987) Differentialdiagnose in Geburtshilfe und Gynäkologie, Bd 1 und 2, 2. Aufl. Thieme, Stuttgart New York
MARTIUS G (Hrsg) (1988) Lehrbuch der Geburtshilfe, 12. Aufl. Thieme, Stuttgart New York
MARTIUS G (Hrsg) (1988) Therapie in Geburtshilfe und Gynäkologie, Bd I: Geburtshilfe, Bd II: Gynäkologie. Thieme, Stuttgart New York
PSCHYREMBEL W, DUDENHAUSEN JW (1989) Praktische Geburtshilfe mit geburtshilflichen Operationen, 16. Aufl. de Gruyter, Berlin New York
PSCHYREMBEL W, STRAUSS G, PETRI E (1990) Praktische Gynäkologie, 5. Aufl. de Gruyter, Berlin New York
SCHMIDT-MATTHIESEN H (1985) Gynäkologie und Geburtshilfe, 6. Aufl. Schattauer, Stuttgart New York
SCHNEIDER J, KAULHAUSEN H (1986) Lehrbuch der Gynäkologie und Geburtsmedizin. Kohlhammer, Stuttgart Berlin Köln Mainz
STEGNER H-E (1986) Gynäkologie und Geburtshilfe, 4. Aufl. Enke, Stuttgart
WULF K-H, SCHMIDT-MATTHIESEN H (Hrsg) (1987) Klinik der Frauenheilkunde und Geburtshilfe, Bd 1: Lauritzen C Gynäkologische Endokrinologie, 2. Aufl. Urban & Schwarzenberg, München Wien Baltimore
WULF K-H, SCHMIDT-MATTHIESEN H (Hrsg) (1985) Klinik der Frauenheilkunde und Geburtshilfe, Bd 3: Krebs D (Hrsg) Reproduktion – Störungen in der Frühgravidität, 2. Aufl. Urban & Schwarzenberg, München Wien Baltimore
WULF K-H, SCHMIDT-MATTHIESEN H (Hrsg) (1986) Klinik der Frauenheilkunde und Geburtshilfe, Bd 4: Künzel W, Wulf

K-H (Hrsg) Die normale Schwangerschaft, 2. Aufl. Urban & Schwarzenberg, München Wien Baltimore

WULF K-H, SCHMIDT-MATTHIESEN H (1986) Klinik der Frauenheilkunde und Geburtshilfe, Bd 5: Künzel W, Wulf K-H (Hrsg) Die gestörte Schwangerschaft, 2. Aufl. Urban & Schwarzenberg, München Wien Baltimore

WULF K-H, SCHMIDT-MATTHIESEN H (Hrsg) (1985) Klinik der Frauenheilkunde und Geburtshilfe, Bd 10: Schmidt-Matthiesen H (Hrsg) Allgemeine gynäkologische Onkologie, 2. Aufl. Urban & Schwarzenberg, München Wien Baltimore

WULF K-H, SCHMIDT-MATTHIESEN H (Hrsg) (1986) Klinik der Frauenheilkunde und Geburtshilfe, Bd 11: Schmidt-Matthiesen H (Hrsg) Spezielle gynäkologische Onkologie I, 2. Aufl. Urban & Schwarzenberg, München Wien Baltimore

WULF K-H, SCHMIDT-MATTHIESEN H (Hrsg) (1987) Klinik der Frauenheilkunde und Geburtshilfe, Bd 12: Schmidt-Matthiesen H (Hrsg) Spezielle gynäkologische Onkologie II, 2. Aufl. Urban & Schwarzenberg, München Wien Baltimore

Sachverzeichnis

Kursiv gesetzte Seitenzahlen bedeuten Haupthinweise

A

Abbruchblutungen 541, 581
abdominale Operationen 752
– Schnittentbindung 495
Abdominalgravidität 356, 359
A-Bild-Verfahren 245
Abklatschgeschwür 664
ablative Hormontherapie 648
Abnabeln 228, 282
Abort (s. Abortus u. Fehlgeburt) 299, 340
–, Abortivei – blighted Ovum 248
–, artefizieller 340
–, drohender 346
–, Frühabort 341, 342, 348
–, Frühestabort 340
–, habitueller 146, 340, 345
–, Häufigkeit 341
–, illegaler 340
–, induzierter 340
–, infizierter/komplizierter 351
–, kompletter 349
–, krimineller 340
–, legaler 340
–, missed abortion 250
–, Nachräumung 350
–, septischer 351, 498
–, Spätabort 341, 343, 348
–, Spontanabort 340
–, verhaltener 250, 348
–, Verlauf 346
–, wiederholte Aborte 345
–, Windei 250
–, unvermeidbarer 348
–, unvollständiger/inkompletter 349
–, Ursachen 341
–, zervikaler 348
Abortivei (s. blighted Ovum u. Windei) 248, 250
Abortursachen 341
Abortus (s. Abort u. Fehlgeburt)
–, completus 349
–, criminalis 340
–, imminens 250, 346
–, incipiens 349
–, incompletus 349
–, progrediens 349
Abrasio 544, 704, 751
– fraktionierte 704, 752
Abruptio graviditatis
s. Schwangerschaftsabbruch 121, 122, 180, 340, 352
Abruptio placentae 459
Abstillen 290
AChE (Azetylcholinesterase)-Test 120

ACTH-Stimulierungstest 549
Adenoakanthom 704
Adenoma corporis uteri (s. Korpuspolyp) 693
adenomatöse Hyperplasie 565, 698, 699, 700
Adenomatosis = Adenosis mammae 737
Adenomyose = Adenomyosis uteri 644, 649
Adenosis
–, mammae 737
–, vaginae 668
adjuvante Chemotherapie 732, 747
Adnexentzündungen
= pelvine Entzündungen
= Pelvic inflammatory diseases (PID) (s. Salpingitis u. Salpingo-Oophoritis) 351, 449, 588, 611, 613, 615
Adoleszentenalter 52, 58, 77
Adoption 594
Adrenalektomie 748
adrenaler Resttumor (Hypernephroidtumor) 720
Adrenarche 54
adrenogenitales Syndrom (AGS) 531, 532, 569
–, angeborenes 570
–, erworbenes 571
Adrenopause 60, 61
Adrenozeptoren (s. Beta-Rezeptoren) 269
ältere Erstgebärende 298
äußere Wendung 270, 426
Afibrinogenämie 498
AFP (s. Alphafetoproteine) 108, 117, 120, 121, 169
Afterloadingmethode 690, 706
Ahornsirupkrankheit 104
AIDS (Syndrom der erworbenen Immunschwäche – „aquired immune deficiency syndrome") 375, 624
–, Beratung 183
–, ELISA 624
–, HIV-Antikörpersuchtest 624
–, serologische Befunde 624
–, Western Blot 624
Akranius 441
Akrosin 137, 140, 141
Akrosom 137, 140
Aktinomykose 597
Aktomyosin 147
Akute-Phase-Proteine 614
akute Schwangerschaftsfettleber 328

akutes Abdomen 696, 726
Akzelerationen (fetale Herzaktion) 234
–, periodisch 235
–, sporadisch 234
Albright-Syndrom 552, 554
Algomenorrhö (s. Dysmenorrhö) 64, 77, 549, 552
Alkoholkonsum (in der Schwangerschaft) 130, 186, 394
Alkoholsyndrom, embryofetales 130
Allele 101
Allen-Masters-Syndrom 626
Alles-oder-Nichts-Gesetz 124
Alpha-Fetoproteine (AFP) 117, 120, 169
–, Bestimmung 108, 121
– –, im Fruchtwasser 120, 121
– –, im mütterlichen Serum 120
Alpha-Rezeptoren 215
Amenorrhö 77, 94, 541, 544
–, hypergonadotrope 548
–, hypogonadotrope 548
–, hypophysäre 545
–, hypothalamische 545, 548
–, iatrogene 546
–, normogonadotrope 548
–, ovarielle 546
–, postpartale 545
–, primäre 111, 529, 544, 567
–, psychogene 545
–, sekundäre 544
–, uterine 546
–, zentrale 545
Amenorrhö-Galaktorrhö-Syndrom 320
Aminkolpitis 603
Amnion 157, 158, 159
Amnionflüssigkeit (s. Fruchtwasser) 117, 120, 158
Amnionhöhle 148, 158, 159
Amnioninfektionssyndrom 401, 446, 447
Amnioskopie 243
Amniozentese 117, 121, 123, 159, 161, 389
Anämien (in der Schwangerschaft) 325
–, Eisenmangelanämie 325
–, Megaloblastenanämie 326
–, Vitamin-B_{12}-Mangel 327
Anaerobiervaginose 603
Anästhesie
–, geburtshilfliche 274
Anästhetika (in der Schwangerschaft) 129
Analatresie 481
Anamnese

Sachverzeichnis

-, Arbeits- und Sozialanamnese 180
-, geburtshilfliche *179*
-, gynäkologische *507*
-, psychosoziale *507, 508*
Androblastome (= androgenbildende Ovarialtumoren) 720
Androgene 10, 17, 18, *33, 47,* 125, 136, 576
androides Becken *200*
Anenzephalie *120,* 166, 256, *441*
Aneuploidie *108*
angeborene Enzymdefekte *103,* 118
angeborene (konnatale) Fehlbildungen *478*
angeborene Nephrose 121
angeborene Stoffwechselanomalien *103,* 117, 118
Angiotensinbelastungstest (ABT) 336
Angst-Spannungs-Schmerz-Syndrom 195, 273
Anhydramnie 122, 443
Anisomastie 735
Anorexia mentalis (nervosa) 545, 651
Anorgasmie 70, *71,* 72, 77, 654
Anovulation 541
Anteflexio uteri 27, *627*
antepartale Kardiotokographie 239
Anteversio uteri *627*
anthropoides Becken *200*
Antiandrogene 17, *125*
Anti-D-Prophylaxe 286, *411*
Antikörpersuchtest 183
Anti-Müllerian-Hormone (AMH) *15,* 17, 18
Antiöstrogene 585, 748
Antrum folliculi 30
Apgar-Index (-Score) 228, *278,* 472
Aplasia uteri 534
Aplasia vaginae *536*
Appendizitis 614
 - in der Schwangerschaft *311*
Arbeitsunfähigkeit *751*
Argonz-Del-Castillo-Syndrom 546
Arias-Stella-Phänomen 359
Armlösung nach Mueller 428
Armvorfall *439*
Aromatasehemmer 748
Arrhenoblastom *720*
Asphyxie, intrauterine *468*
-, drohende 470
Aspirationskurettage 544, 548, 704
Aspirationszytologie *525*
Assimilationsbecken 418
Asthenospermie 589
Asthma bronchiale 305
asymptomatische Bakteriurie 325, 642
Asynklitismus
-, hinterer *433*
-, vorderer *433*
Aszites 730
Atembewegungen, fetale 247
Atemnotsyndrom, idiopathisches (RDS) *388*
atonische Nachblutungen 266, 269, 443, *464*
ATP (Adenosintriphosphat) 137
Atresia hymenalis *537*
Atresia vaginae *537*

atypical hyperplasia (s. adenomatöse Hyperplasie) 699
atypische adenomatöse Hyperplasie *699*
Auchingcloss-Madden-Mastektomie 746
Aufklärungspflicht 754
Austreibungsperiode 19, 218, *220, 225*
Austreibungswehen *217,* 220
Austrittsmechanismus (des kindlichen Kopfes) 211
Autoimmunkrankheiten (in der Schwangerschaft) 305
autosomal dominante Leiden *102*
autosomal rezessive Leiden *103*
Autosomen *3*
Autosomenaberrationen
-, numerische *113*
-, strukturelle *115*
Azethylcholinesterase 108, 117, *120*
Azidose (s. intrauterine Asphyxie) *468*
Azoospermie 589

B
Bakteriurie
-, asymptomatische *324,* 642
Balint-Gruppen 72
Ballottement *190*
Bamberger Divergenzzange 492
Bandbreite *237*
Bandl-Furche 205
Bandscheibenvorfall (in der Schwangerschaft) *322*
Barr-Körper *5,* 11, *527*
Bartholin-Abszeß *599*
Bartholin-Drüse 66, 656, 657
Bartholinitis *599,* 619
Basaltemperatur *51,* 62, *82,* 179, 182
-, Messung *539, 578,* 590
Base-Excess (BE) *242*
B-Bildverfahren *245*
Beat-to-beat-Analyse *232*
Becken *18*
-, androides *200*
-, anthropoides *200*
-, Durchmesser des 201
-, Ebenen des 202
-, enges 419
-, gynäkoides *200*
-, konstitutionelle Varianten *200*
-, langes *418,* 420
-, Maße des 203
-, platypeloides *201*
-, Räume des 202
Beckenachse s. Führungslinie 205
Beckenausgang 204, 420
Beckenausgangsebene 202, 204
Beckenausgangsraum 201, 204
Beckenausgangszange *491*
Beckenaustastung *192, 222*
Beckenboden *19,* 202, 629
Beckenbodengymnastik 634
Beckenbodeninsuffizienz 630
Beckenbodenmuskulatur 629
Beckendiagnostik *192, 201,* 222
Beckendystokie *418,* 419
Beckeneingang 202, 420
Beckeneingangsebene 202

Beckeneingangsraum 201, 202
Beckenendlage 270, *424,* 426, 495
Beckenenge 201, 202, 204
Beckenformen *199*
Beckenhöhle 204, 420
Beckenmessung 420
Beckenmitte 201, 204
Beckenmittenquerstand 422, 434
Beckenmittenzange 491
Beckenniere 306, *636*
Beckenwandrezidiv 693
Beckenweite 201, 202
Befruchtung *142*
Belastungsinkontinenz (s. Stress-Inkontinenz) 630
Belastungstest, antepartaler *239*
-, Fetal-activity-acceleration-determination - FAAD 239
-, Kniebeugentest 239
-, non-stress-Test 239
-, Oxytozin-Belastungstest 239
-, Steh-Stress-Test 240
-, Step-Test 239
Berufstätigkeit (in der Schwangerschaft) 74
Berufsunfähigkeit *751*
Betaadrenergica 269
Beta$_1$-Adrenozeptorenblocker 272
Beta-hCG-Nachweis 358, 365
Beta-hämolysierende Streptokokken der Gruppe B 447
Betamimetica s. Betaadrenergica 269
Beta-Sympathikomimetika *269,* 386
Bewegungsmuster, fetales 123
Biegungsdiffizillimum 207
Biegungsfazillimum 207
Billings-Methode *81*
Biogenese der Hormone *35*
Biometrie des Embryo/Feten *182,* 251
Bishop-Score 268
Blasendrainage
-, suprapubische 643
Blasenekstrophie 636
Blasenhalselevationstest *634*
Blasenmole s. Mola hydatiformis 250, 348, 364
-, partielle *361*
-, komplette „klassische" *361*
-, invasive *362*
Blasenscheidenfistel 640, 691
Blasensprung 219
-, frühzeitiger 220
-, hoher 220
-, rechtzeitiger 219
-, verspäteter 220
-, vorzeitiger 220, 386, *444*
Blastem *12*
-, somatisches *11*
Blastokinin 144
Blastomeren 142
Blastozyste 124, 140, *143,* 144, 145
Blastozystenhöhle *143,* 144, 148
Blastula 160
Blighted ovum s. Windei 248
blockierende Antikörper 146, *345*
blutende Mamma 738

Blutmole s. Breus-Hämatommole 343
Blutungen im Wochenbett *486*
Blutungsanamnese *507*
Blutungsstörungen *539*
-, Dauerblutung 541
-, dysfunktionelle Blutungen 539
-, Hypermenorrhö 543
-, Hypomenorrhö 543
-, Menorrhagie 544
-, Metrorrhagie 544
-, Oligomenorrhö 541
-, Ovulationsblutung 542
-, prämenstruelle Vorblutung 542
-, Polymenorrhö 539
-, postmenstruelle Nachblutung 542
-, Rhythmusstörungen 539
-, Tempoanomalien 539
-, Typusanomalien 542
-, Zwischenblutungen 539
Blutversorgung der weiblichen Genitalorgane 31
Blutvolumen (in der Schwangerschaft) *172*
-, -mangel 472
Blutzirkulation
-, embryoplazentomaternale 160
Boari-Plastik 637
Bonney-Probe 635
Borderlinetumoren *714, 717*
bowenoide Papulose *661*
Bradykardie, fetale *234,* 471
Braxton-Hicks-Kontraktionen 217
Brenner-Tumoren *718*
Breus-Hämatommole 343
Bricker-Blase (Ileumblase) 637
Brustentwicklung 58
Brustknospe 56
Buschke-Löwenstein-Tumore *661*

C
Candida albicans 604
Candidamykose *604*
-, Vagina *604*
-, Vulva *604*
Caput succedaneum *475*
Carcinoma in situ
-, Endometrium 700
-, Mamma 741
-, Vagina 668
-, Vulva 660
-, Zervix 675
Carunculae hymenales *23*
CEA = carcino-embryonales Antigen *744*
Cerclage 270, *343,* 347, 417, 445
Cervix uteri s. Zervix *14, 16, 25,* 67
Chadwick-Schwangerschaftszeichen 177
Chiari-Frommel-Syndrom *490,* 545
Chlamydieninfektionen *380,* 602, 608
-, Chlamydia trachomatis *380,* 602
Chloasma uterinum 176
Cholelithiasis (in der Schwangerschaft) *311*
Cholezystitis (in der Schwangerschaft) 310
Chorioadenoma destruens *362,* 365

Chorioamnionitis *447,* 498
Chorion *148, 158*
-, frondosum *117,* 147, 149, 154
-, laeve 117, 147, 149, 154, 158
Chorionbiopsie *117,* 118, 121, 149, 161
Chorionepitheliom *363,* 365
Choriongonadotropine 148, 154, 585
Chorionhöhle 161, 246
Chorionkarzinom
s. Chorionepitheliom *363,* 365
Chorionkarzinom des Ovars
-, primäres *722*
Chorionplatte 149
Chromophobes Adenom *320*
Chromosomen *3*
Chromosomenanomalien
s. Chromosomopathien 101, *108,* 117, 119, 124, 341
-, autosomale 113
-, gonosomale 110, 528
-, klinische Syndrome *110*
-, numerische 4, 108
-, strukturelle 109, 115, 119
-, Wiederholungsrisiko 115, *119*
Chromosomendiagnostik *4*
Chromozystoskopie 639
Clis = Carcinoma lobulare in situ 741
Clomifentest *577*
Coitus, condomatus 99
-, interruptus 77, 654
Colitis ulcerosa (in der Schwangerschaft) *309*
Complex-hyperplasia *699*
Compound-scan 245
Computertomographie 665, 689, 704, 730
Condylomata, acuminata *597,* 598, 619, *661,* 668
-, lata 623
Conjugata
-, diagonalis 203, 420
-, vera obstetrica 202, *203, 260,* 420
Cooper-Band 635
„cord traction" = Zug an der Nabelschnur 229
Corona radiata 140
Corpus albicans 29, 30, 31
Corpus luteum 29, 30, *31, 41, 46,* 143, 147
-, graviditatis 31, 147, 156
-, menstruationis *31,* 540
Corpus luteum graviditatis 147
Corpus-luteum-Insuffizienz 59, 541, 542, 592
Corpus-luteum-Zyste 711
Cortex ovarii
-, Fibrosis 369
Couvelaire-Syndrom 459
Coxsackie-A- und B-Viren 374
C-reaktives Protein 614
Credé-Handgriff 463
Credé-Prophylaxe 280
Cri-du-chat-Syndrom 116
CTG s. Kardiotokographie, Kardiotokogramm 119, *231*
-, antepartales 839
- -, aufnahme - 222

- -, intrapartales 240
CTG-Scores *240*
Cumulus oophorus *30,* 140
Cushing-Syndrom 322, 546
Cystadenoma
-, mucinosum *716*
-, serosum *714*
- -, papilliferum *714, 715*
- -, simplex *714, 715*

D
Dammriss (Scheidendammriss) *465*
-, 1. Grades 465
-, 2. Grades 465
-, 3. Grades 465
-, 4. Grades 465
-, zentraler 465
Dammschutz 226
Dead-fetus-Syndrom *498*
Deflexionshaltung *436*
Deflexionslagen *436*
Defloration *23, 625*
-, -sverletzungen *625*
Dehydroepiandrosteron *33, 34, 35, 36,* 61, 156
Dehydroepiandrosteron-Sulfat-Belastungstest (DHEA-S-Test) *265*
Dermoidkystom *723,* 724
Dermoidzapfen *723*
Descensus uteri 561, 627, *629,* 630
-, vaginae *629*
- -, anterior 629
- -, posterior 629
Desoxyribonukleinsäure (DNA) *6*
-, Reduplikation *7*
Desquamationsphase 50
Detrusor-Dyssynergie 637
Detrusorhyperreflexie 637
Dexamethason-hCG-Test *577*
Dezeleration (fetale Herzaktion) *234*
-, frühe (Dip I) *235*
-, periodische *235*
-, prolongierte *237*
-, späte (Dip II) *235*
-, sporadische *237*
-, variable *236*
Dezidua 147, 155
-, basalis 147, 152
-, capsularis 147
-, parietalis 147
-, spongiosa 150
deziduale Suppressorzellen 146
Dezidualisation *147*
Deziduapolyp *486*
Diabetes insipidus *321*
Diabetes mellitus (in der Schwangerschaft) 180, 272, *315,* 344, 442, 455, 596, 659
Diäthylstilböstrol *125,* 126, 668
Diameter
- biparietalis 206
- bitemporalis 206
- frontooccipitalis 206
- mentooccipitalis 206
- obliqu's 203
- suboccipitobregmaticus 206
- transversus 203

Sachverzeichnis

Diandrie 109
Diaphragma, pelvis 19, 20, 635
–, urogenitale 19
Diaphragmaplastik 635, 640
diaplazentarer Transfer 152
Digynie 109
Diktyotän 13, 139, 140
Dip 0, I, II 234
Discusprolaps s. Bandscheibenvorfall 322
Dispermie 109
disseminierte intravasale Gerinnung 351, 497
Divergenzzangen 491
DNA (Desoxyribonukleinsäure) 3, 4, 7, 8, 101, 118, 121, 143
DNA-Hybridisierung 598, 679
DNA-Nukleotidsequenzvarianten 9
DNA-Polymorphismen 101
DNA-Restriktionsanalysen 101
Döderlein-Flora 53, 600, 601
Doppelbelastung der Frau 74
Doppler-Prinzip 245
Doppler-Sonographie
–, gepulste 259
Dottersack 11, 148, 159, 165
Dottersacktumoren 722
Douglas-Abszeß 23, 351, 613, 752
Douglas-Lavage 727
Douglaszele 629, 634
Douglas-Punktion 359, 752
Douglas-Raum (excavatio rectouterina) 23, 27
Down-Syndrom 113, 121
Dranginkontinenz s. Urge-Inkontinenz 632, 637
Drogen
– in der Schwangerschaft 394
drohende Eklampsie 335
drohender Abort 346
drohende Uterusruptur 431
Ductus arteriosus (Botalli) 129, 163, 164
Ductus paraurethrales (Skene-Gänge) 22
Durchbruchblutungen 93, 541
Dysfibrinogenämien 102
dysfunktionelle Blutungen 539
Dysgenesie, gonadale 528
Dysgerminom 721, 724
Dyskeratosezellen 661
Dysmenorrhö 64, 77, 549, 552
–, primäre 549
–, sekundäre 549, 646
Dysmenorrhoea membranacea 550
Dyspareunie 70, 646, 652, 654
Dysplasien
–, Endometrium 675, 700
–, Mamma 736
–, Vagina 668
–, Vulva 660
–, Zervix 675
dystrophe Neugeborene 395
Dystrophien der Vulva 659
–, atrophische 659
–, gemischte 659
–, hyperplastische 658
Dysurie 646

E

„early pregnancy factor" (EPF) 143
Edwards-Syndrom 114
Eihäute s. Amnion 149, 157, 158
Eikosanoide 171, 332
Eileiter s. Tuben 14, 142
–, Endometriose 645
–, entzündungen 356, 613
–, Neubildungen 708
Eileiterschwangerschaft
s. Extrauteringravidität 357
Einstellung (Praesentatio) des Kindes unter der Geburt 208
Einzelgendefekte 101
Eisenmangelanämie 325
Eiweißstoffwechsel (in der Schwangerschaft) 169
Eizelle 12, 46
–, überreife 109
Ejaculat 67, 138, 140
Ejakulation 65, 66, 68, 138
Ejaculatio praecox 71
Eklampsie 330, 336, 455, 498
Ektopische Schwangerschaft
s. Extrauteringravidität 250, 251, 355, 696
Ektopie 26
Ektozervix s. Portio vaginalis uteri 25
Ektropium 26
Elektrokardiographie (EKG) (fetales) 232
Elektroresektion-Koagulation 666
Elongatio colli 630, 634
Embryoblast 143, 144, 159
embryofetale Entwicklung 162, 167
embryofetales Alkoholsyndrom 130
Embryonalanlage 10
embryonale Ovarialtumoren 722
Embryonalknoten 144
Embryonalperiode 14, 160
Embryotransfer 356, 593
Emesis gravidarum 328
Emmet-Riss 25
Empfängnisregelung 78
Empfängnisverhütung
s. Kontrazeption = Konzeptionsverhütung 77, 98
Encephalomyelitis disseminata (in der Schwangerschaft)
s. multiple Sklerose (MS) 323
endodermaler Sinustumor 672, 722
Endokrine Krankheiten (in der Schwangerschaft) 315
–, Diabetes insipidus 321
–, Diabetes mellitus 315
–, Hypophysentumoren 320
–, Hyperthyreose 321
–, Hypothyreose 321
–, M. Addison 322
–, M. Cushing 322
endometrioide Ovarialtumoren 717
Endometriose 125, 644
– des Beckens 646
– des Ovars 645, 712
–, Stadieneinteilung 647
– der Tuben 356, 645

– der Vulva 656
– der Vagina 668
– der Zervix 672
Endometriosis
–, externa 644
–, extragenitalis 644
–, genitalis interna 644, 649
Endometritis corporis uteri 482, 483, 609
–, akute 609
–, chronische 610
–, puerperalis 482, 609
–, radiogene 610
–, tuberculosa 617
Endometrium 27, 49, 56, 58, 143, 144
Endometriumbiopsie 28, 359, 591
Endometriumkarzinom
s. Korpuskarzinom – Carcinoma corporis uteri 565, 671, 700, 725
Endometriumsarkom 707
Endomyometritis puerperalis 483, 610
Endorphine 157, 272
Endotoxinschock 351, 449
Endozervizitis 448
Enteroptose 630
Enterovirus-Infektionen 374
Enterozele 629
Entzugsblutung 541
Enzymimmunoassay (EIA) 261, 262
ELISA („enzyme-linked immunosorbent-assay") 597
Enzymdefekte 120
Enzymopathien 312
EPH-Gestose s. Hypertensive Erkrankungen in der Schwangerschaft und s. Präeklampsie 330
Epididymis 137, 138
Epiduralanästhesie 274
Epilepsie (in der Schwangerschaft) 108, 126, 323
Episiotomie 23, 227
Epispadie 636
epitheliale Ovarialtumoren 713
Epstein-Barr-Virusinfektionen (EBV) 374
Epulis gravidarum 176
E18q--Syndrom (De Grouchy-Syndrom) 116
Erektionsreflex (der Brustwarze) 288
Erektionsstörungen des Mannes 71
Erkrankungen der Hypophyse (in der Schwangerschaft) 320
Ernährung
– in der Schwangerschaft 183
– in der Stillzeit 288
Eröffnungsperiode 218, 224
Eröffnungswehen 217
erogene Zonen 65
Erosion 514
Erregungsphase 65, 67
Erstgebärende
–, ältere 298
–, junge (jugendliche) 298
–, späte 299
Erwerbsunfähigkeit 751

Erythema exsudaticum multiforme (in der Schwangerschaft) *322*
Erythroblastose, ABO *412*
–, nicht immunologische *413*
–, Rh-Incompatibilität *407*
Erythropoese (embryonale) *165*
Erythrozytenvolumen (in der Schwangerschaft) *172*
escape-Phänomen *580*
essigweißes Epithel 514, 516
Euchromatin *3*
Excavatio rectouterina 23
Exhibitionismus 73
extended legs s. Beckenendlage 424
extrakorporale Befruchtung (ECB)=IVF *143*
Extraurethrale Inkontinenz *637, 638*
Extrauteringravidität s. ektopische Gravidität 250, 251, *355*, 696

F
Familienanamnese
–, geburtshilfliche *180*
–, gynäkologische *509*
Familienplanung 99, 100
Familienstruktur 76
Familienzyklus *74*
Farnphänomen *50*
Farntest *590*
Fazialisparese *475*
Feed back s. Rückkopplung *42*, 54
Fehlbildungen des Genitales *526, 534*
–, äußeres Genitale 532
–, Geschlechtswege 531, 534
–, Uterus 534
–, Vagina 536
Fehlgeburt (s. Abort) *340*
Feinnadelbiopsie *525*
Feminisierung, testikuläre 125, *532, 572*
Femurlänge (fetale) *182*
Fertilitätsstörungen 110, *589*
Fetal-Activity-Acceleration-Determination (FAAD) *239*
Fetalblutanalyse (FBU) s. Mikroblutuntersuchung (MBU) *241*
fetal Distress *469*
fetale Depression *468*
– Herzaktion 123, *231*
– Hypoxie, s. Azidose *468*
– Nebennierenrindenhyperplasie 532
fetaler Kreislauf *163*
fetales EKG *232*
Fetalperiode 124, *161*
feto-materno-plazentares System *156*
Fetopathia diabetica *319*
Fetoskopie *121, 161*
Fettleber *328*
Fettstoffwechsel (in der Schwangerschaft) *169*
Fetus papyraceus *343*, 400
Fibrinogenolyse 304, 488
Fibroadenom
–, der Mamma *737*, 739
Fibroma pendulans d. Vulva *657*
Fibroplasie, retrolentale =Frühgeborenenretinopathie (ROP) *391*

fibro-zystische Mastopathie *737*
FIGLU-Test 327
Fimbrien (der Tuben) 28, 142
Finkelstein-Regel *288*
Fitz-Hugh-Curtis-Syndrom 482, 621
flache Kondylome (Condylomata lata) *661*
Flachwarzen *735*
Fleischmole *343*
Flexio uteri *626*
–, Anteflexio *626, 627*
–, Retroflexio *628*
Flugreisen während der Schwangerschaft *186*
Fluktuationsmuster s. Oszillation *237*, 238
Fluor genitalis 77, *595*
Fluor albus 56
Follikel *30, 46, 47*
–, Durchmesser 51
Follikelatresie *31*
Follikelepithel *30*
Follikelflüssigkeit *46*
Follikelpersistenz 540, 541, *711*
Follikelphase (Proliferationsphase) *43*, 539, 541
Follikelsprung *30*
Follikelzellen *11*, 13, 30, 140
Follikelzellring *13*
Follikelzellstränge *12*
Follikelzysten *711*
Fontanellen *206*
Foramen ovale *164*
Forbes-Albright-Syndrom *546*
Forzeps s. Zange *491*
Freisetzungsfaktoren (Releasinghormone) *38*
Fremdinsemination *594*
Frigidität *70*
Fritsch-Asherman-Syndrom 343, 546, *611*
Fruchtanlage (im Ultraschall) *246*
Fruchthöhlendurchmesser 161, *246*
Fruchtsackdurchmesser 182, *246*
Fruchtsackvolumen *246*
Fruchtwasser 117, *157, 158*, 166
–, Austausch *158*
–, Menge *158*, 166
Fruchtwasserabgang s. vorz. Blasensprung *459*
Fruchtwasserdiagnose 117, *159*
Fruchtwasserembolie *498*
Fruchtwasserinfektion s. Amnioninfektionssyndrom *447*
Fruchtwasserpunktion s. Amniozentese 117, *409*
Frühabort *342*
Frühestabort *341*
frühe Stromainvasion *677*
Frühgeborene *382, 387*
–, Atemnotsyndrom (RDS) *388*
–, Akutversorgung *472*
Frühgeburt 180, 194, 340, *381*
–, drohende *385*
–, unaufhaltsame *386*
–, Langzeittokolyse *386*
–, Lungenreife *386*

FSH (follikelstimulierendes Hormon) *33, 41*, 54, *55*, 61, 140
FSH-Freisetzungshormon (FRH) *41, 44, 45, 46, 47*
–, tonische Ausschüttung 14, 137, 166
–, zyklische Ausschüttung 14, 166
Führungslinie unter der Geburt s. Beckenachse 202, 205
funktionelle Zysten des Ovars *711*
Funktionstests, endokrine *577*
Furchungsteilungen *142*
FSRH (follikelstimulierendes Releasing-Hormon) *44*

G
Galaktogenese *287*
Galaktographie *745*
Galaktopoese *288*
Galaktorrhö 490, 545
Gallenblasenempyem (in der Schwangerschaft) *311*
Gametogenese 101, 108, 109
Gameten *135*
Gardnerella vaginalis, s. Aminkolpitis 602, 603
–, Vaginose *603*
Gartner-Gang *15*, 657, 685
–, -zyste *531*, 532, 656, 667, 668
gastrointestinale Erkrankungen (in der Schwangerschaft) *309*
Gastrointestinaltrakt (in der Schwangerschaft) *175*
Gebäralter 115, 298
Gebärmutter s. Uterus 25
Gebärmutterhals s. Zervix uteri 25
Gebärmutterhalskrebs, s. Zervixkarzinom *683*
Gebärmuttersenkung *629*
Geburt *197*
–, Leitung der *223*
–, Überwachung der *223*
Geburtenkontrolle *79*
Geburtsanalgesie s. Geburtserleichterung *272*
Geburtseinleitung *398*
Geburtserleichterung
–, Anästhesie *274*
–, Analgesie *273*
–, Psychoprophylaxe *194*
Geburtsgeschwulst s. Caput succedaneum *475*
geburtshilfliche Anästhesie *274*
Geburtsmechanismus *208*
Geburtsstillstand *416*, 421, *422*
Geburtstermin, Bestimmung des *193*
Geburtsverletzungen, Kind *475*
–, Mutter *465*
Geburtsverzögerung *416*, 421
Gefäßversorgung des Genitales 31
gekreuzter Spermieninvasionstest *592*
Gelbkörper (s. Corpus luteum) *36, 48*, 156, 540, 541
Gemini (s. Zwillinge und Mehrlingsschwangerschaft) 270, *401*
genetische Beratung *99*
genetischer Kode 8, 9
Genexpression *6*, 7, 143

Genitalhygiene 63, 286, 595
Genitalorgane
–, Schwangerschaftsveränderungen *177*
Genitalsenkung 20, 76, 626
Genitaltuberkulose *617*
Genkartierung *8*
Genkopplung *9*
Genloci 9, 101
Genlokalisation *8*
Genmutation 8, 101, 124
Genom *6*, 101, 135
Genotyp-Phänotyp-Beziehungen *101,* 135
Genußmittel
– in der Schwangerschaft *130,* 186
Gerinnungsstörungen
– in der Geburtshilfe *496*
– bei Neugeborenen 470
Gerinnungssystem (in der Schwangerschaft) 173
„germinal vesicle break-Down" = GVBD 135
Gesamtoestrogene, Ausscheidung 48
–, Bestimmungen 263, 575
Geschlechtsbestimmung
–, pränatale 118
Geschlechtschromatin *5*
–, Bestimmung 527, 548
Geschlechtschromosomen *3*, 10, 14
Geschlechtsdeterminierung 14
–, chromosomale *10*
–, Störungen *526*
–, gonadale *11*
–, Störungen *526*
Geschlechtsentwicklung 10
geschlechtsgebundene Erbleiden *105*, 120
Geschlechtsreife *59*
Geschlechtsverhältnis 168
Geschlechtswege
–, Differenzierung *14*
– –, Zeitplan der 14, 16
–, Entwicklung *14*
Gesichtslage *438*
Gestagene *32, 52, 87*, 748
Gestagentest *548*
Gestationsalter
–, Bestimmung des 182
Gestationsdiabetes *315,* 442
Gestose s. hypertensive Erkrankungen in der Schwangerschaft 172, *330*, 455
Gewichtszunahme in der Schwangerschaft 186
GIFT-Methode (gamete intrafallopian tube transfer) *593*
Gingivitis hypertrophicans (in der Schwangerschaft) 175
Glandulae vestibulares majores (Bartholin-Drüsen) 22
– –, minores 22
glandulär-zystische Hyperplasie 541, *698,* 719
Glans clitoridis 22, 66
glomeruläre Endotheliose *334*
Glomerulonephritis *307*
Glomerulusfiltrationsrate in der Schwangerschaft 174
Glukokortikosteroide *33, 34*

Glukoneogenese 156
Glukosetoleranztest *316*
Glukuronsäurekonjugate 36
Glukuronoside 36
Glukuronyltransferase 165
Glykogenolyse 166
Glykoneogenese 166
Glykoproteine 143, 169
GnRH = Gonadotropin-Releasing-Hormon *39, 42, 43, 53,* 54
GnRH-Analoga 565, 648
gonadale Stromatumoren *718*
Gonadenagenesie *527*
Gonadenanlage *12, 18,* 136, 527
Gonadenaplasie *527*
Gonadendysgenesie 527, *528,* 548, 721
–, „reine" (Swyer-Syndrom) 529
–, Turner-Syndrom 527, 528, 567
–, Klinik *565*
Gonadoblastome 529, *724*
Gonadostat *42,* 53
Gonadotropine 11, 60, 137, 166, *574*
–, Bestimmung 548
–, Biogenese *38*
–, Freisetzung *43*
–, Rückkopplung *43*
–, Wirkungen *40*
Gonadotropinfreisetzungszentrum *44*
Gonadotropin-Releasing-Hormone (GnRH) *35, 41,* 565
Gonadotropintest *549, 577*
Gonarthritis 621
Gonoblenorrhöprophylaxe *280*
Gonokokken, Nachweismethoden 620
Gonorrhoe (Morbus Neisser) 598, 602, *619*
–, Epidemiologie 618
–, Infektionsweg 619
–, Lokalisationen
– –, „obere" 619
– –, „untere" 619
–, Meldepflicht 619
Gonosomen *3,* 10
Gonosomenaberrationen *110,* 527
Gonosomenkomplement 137
Graaf-Follikel *30, 46*
Granulosaluteinzellen *31*
Granulosa-Theca-Zelltumor 546
Granulosa-Theca-Luteinzysten = Luteinzysten 711
Granulosazellen 30, *36, 47,* 140
–, Luteinisierung *36*
Granulosazelltumor 701, *719*
„graue Babies" 128
Gravidarium 193
Gregg-Syndrom s. Rötelnembryopathie *368*
GRF = Gonadotropin releasing factor *565*
Grossesse imaginaire (nerveuse) 545
Grundumsatz (in der Schwangerschaft) *173*
gynäkologische Untersuchung *507*

H
Hämatokolpos s. Hymenalatresie 532, 538

Hämatokrit in der Schwangerschaft 172
hämatologische Erkrankungen (in der Schwangerschaft) *312*
Hämatometra 532, 536, 537, 538
Hämatosalpinx 536, 538, 613
Hämoglobin 9, *165*
–, fetales (F) 165
–, mütterliches in der Schwangerschaft 182
–, A_1 (HbA$_1$) 165
–, A_2 165
–, adultes 165
–, P 165
Hämoglobinopathien 9, 118, *312*
hämolytische Anämie (in der Schwangerschaft) *312*
Hämophilie, A, B 105, 120
Hämorrhoiden (in der Schwangerschaft) *303*
Haftstiel *148,* 159, 165
Haftzotten 148
hairless women s. testikuläre Feminisierung 572
Halban-Reaktion 53
Halte- und Stützgewebe in der Schwangerschaft 177
Haltung des Kindes (habitus) 208
Hamartom *52*
Hamstereipenetrationstest *592*
Harnfisteln 638
Harninkontinenz 561, *631, 634,* 637
–, Stressinkontinenz *631, 637*
–, Urgeinkontinenz 637
–, Verschlußinkontinenz *631*
Harntrakt (in der Schwangerschaft) *175*
Harnverhaltung 632, 638
Harnwegsinfektionen *323, 483, 642*
Hauterkrankungen (in der Schwangerschaft) *322, 328*
Hautveränderungen in der Schwangerschaft 176
Hb-F (fetales Hämoglobin) 165
–, Hb-F-Zellen *408*
hCC (humanes Chorionkortikotropin) 154
hCG (humanes Choriongonadotropin) 136, 148, 154, 156, 157, 365
hCG-Bestimmungen 262
hCS (humanes Chorionsomatotropin) 154
hCT (humanes Chorionthyreotropin) 154
HDL = „high density lipoproteins" 52
Hegar-Schwangerschaftszeichen *181*
Hellin-Regel 401
HELLP-Syndrom *334, 335*
Hemivulvektomie 666
Hepatitis, A *310, 373*
–, B *310, 373*
–, Non-A-Non-B (NANB) *310, 374*
–, in der Schwangerschaft 310
Hermaphroditismus 530
–, verus *533, 569*
Herpes gestationis 328

Herpes-simplex-Viren (HSV1, HSV2) *596*
- in der Schwangerschaft *371*
-, Karzinogenese *684*
-, sexuell übertragbare Krankheiten *596*
Herpes zoster *372, 373*
Herzaktion, embryo-fetale 171, 191, 231, 247
Herzerkrankungen (in der Schwangerschaft) *300*
Herzminutenvolumen (in der Schwangerschaft) 171
Herztonrohr 191
Herz- und Kreislaufsystem (in der Schwangerschaft) *171*
Heterochromatin 3
Heterozygotentest 104
Heterozygotie 101
Hexenmilch *53*
Hiatus genitalis 630, 633, 635
Hiluszellen d. Ovars 29, 30
Hiluszelltumor (Leydig-Zelltumor) *720*
Hinterdammgriff (n. Ritgen) 227
hintere Hinterhauptslage *435*
Hirschhorn-Wolf-Syndrom (4p--Syndrom) 116
Hirsutismus 549, 563, 571
Histone *3, 4, 9*
HIV (human immunodeficiency virus)-Infektion (AIDS) *183, 375, 624*
HLA-Antigene 146
HLA-Region 146
HMG (human menopausal gonadotropin) 541, 549, 586
Hochvolttherapie 666, 690
Hodge-Pessar 628
Höhenstandsdiagnostik unter der Geburt 202
hoher Geradstand 421, *432*
-, hoher Schultergeradstand 440
Hohlwarzen 735
Homosexualität *73,* 652
Homozygotie 101
hormonale Kürettage 542
Hormonbestimmungen *574*
hormonbildende Ovarialtumoren
-, östrogenbildende *719*
-, androgenbildende *720*
Hormone *35, 51*
-, Prinzipien der Behandlung *579*
-, Wirkungsmechanismus *39*
Hormonrezeptoren 748
Hormontherapie b. Mammakarzinom
-, ablative 748
-, additive 748
HPL (humanes plazentares Laktogen) 148, 156
HPV - human papilloma viruses
-, high risk HPV (16/18) 597, *660, 680*
-, low risk HPV (6/11) 597, *680*
HPV-typenspezifische DNA-Sequenzen *680*
HPV-Typisierung *679*
HPV-Viren 597, 657, 663, *680*
Hüftgelenksdysplasie (beim Neugeborenen) 280

Humerusfraktur (beim Neugeborenen) *475*
hyaline Membranen
-, Syndrom der *388*
Hyaluronidase 137
H-Y-Antigen *10,* 136
Hydantoin-Syndrom, embryofetales 126
hydatiforme Mole s. Mola hydatiformis 250, *361, 362*
Hydramnion 166, *442*
Hydronephrose 255, 636
Hydrops fetalis 257, 408
Hydrosalpinx 613
Hydrozephalus 123, 166, 254, *441,* 478
Hymen *16, 23,* 56
Hymenalatresie *537*
Hymenalsaum 23, 63
Hymenalzysten 657
Hyperbilirubinämie 283, 390, 409
Hyperemesis gravidarum *328*
Hyperfibrinolyse 499
Hyperkoagulabilität 173
Hypermenorrhö *543*
Hypernephroidtumor *720*
Hypernephrom *720*
Hyperpolymenorrhö *539*
Hyperprolaktinämie *320,* 549, 735
hypertensive Erkrankungen in der Schwangerschaft
s. schwangerschaftsinduzierte Hypertension-SIH
Präeklampsie/Eklampsie *330*
Hyperthekosis d. Ovars
s. Stein-Leventhal-Syndrom 564
Hyperthyreose
-, Schwangerschaft *321,* 344
-, Trophoblasterkrankungen 364
Hypervolämie in der Schwangerschaft 171
Hypogalaktie *291*
Hypoglykämie bei Frühgeborenen 165
Hypomenorrhö *543*
hypophysärer Zwergwuchs 568
Hypophyse 154, 166, *320*
-, Vorderlappen 154, 156
Hypophysektomie 748
Hypophysentumoren 320, 545, 546
Hypospadie 636
Hypotension in der Schwangerschaft, s. Hypotonie
hypothalamische Freisetzungshormone *35,* 43
hypothalamo-hypophysäres System *41*
Hypothalamus *53, 54,* 166
Hypothyreoidismus 123
Hypothyreose
-, fetale 167
- in der Schwangerschaft *321,* 344
Hypotonie in der Schwangerschaft 272, 297, 383, 384
hypotrophe Frühgeborene (preterm small for gestational age infants) 395
hypotrophe Reifgeborene
s. intrauterine Mangelentwicklung *392,* 455
Hypoxie (des Feten) *468*

Hysterektomie
-, abdominale 354, 753
-, vaginale 753
Hysterographie 345, *752*
Hysterosalpingographie *592, 752*
Hysteroskopie 345, *752*
Hysterotomie (= Sectio parva) 354

I
ICSH (interstitielle Zellen stimulierendes Hormon) = LH 44, 137
idiopathische Thrombozytopenie (ITP) = essentielle thrombozytopenische Purpura = isoimmune idiopathische Thrombozytopenie (IITP), früher M. Werlhof 313
idiopathisches Atemnotsyndrom (Respiratory Distress Syndrome
- RDS = Syndrom der hyalinen Membranen) 388
Ikterus
-, Brustmilch- 283
-, Kern- 283
-, physiologischer 283
-, neonatorum 165, *283,* 407
Ikterus e graviditate 310, 327
Ikterus in graviditate 310
Ileostomie (in der Schwangerschaft) 309
Ileumblase 637
Ileus in der Gravidität *311*
-, funktioneller 312
-, paralytischer e graviditate 312
Iliofemoralvenenthrombose 304
Immunologie (der Implantation) *145*
immunologische Barriere (Implantation) 145
immunologischer Schwangerschaftstest *261,* 358
Immunsuppression (Implantation) 145
Immunsystem (embryofetales) *167*
-, humorales 167
-, zelluläres 167
Impfungen (in der Schwangerschaft) *380*
Implantation 80, 143, *144,* 145, 147, 148
Implantationsblutung 148, 179
Impotentia coeundi *589*
-, generandi *589*
Impotenz 71
inborn errors of metabolism = angeborene Stoffwechselerkrankungen 104
Incontinentia urinae (s. Harninkontinenz) *637*
indirekte Metaplasie 674
Infektionen (des Genitaltraktes) *595*
- in der Schwangerschaft *367*
- unter der Geburt *447*
-, im Wochenbett *482*
Infektionen des Neugeborenen 476
Infertilität (s. auch Sterilität) *586*
- des Mannes *589*
Infiltrationsanästhesie 275
Influenza (in der Schwangerschaft) 375
Infusionsazidose (beim Feten) 242
Inhalationsanalgesie 274
innere Wendung *405*

Sachverzeichnis

Insemination 179, *593*
-, heterologe *593*
-, homologe *593*
Insertion (der Nabelschnur)
Insertio centralis 158
-, marginalis 158
-, velamentosa 158, *452*
In-situ-Filterhybridisierung (HPV) *679*
Interferon 662, 669
Intersexualität 281, *530*
-, Klinik der *568*, 636
Interspinalebene 202, 204
Interspinallinie 204
interstitielle Gravidität 359
Intimspray 64
intrahepatische
 Schwangerschaftscholestase *327*
intrakavitäre Kontaktbestrahlung (bei Zervixkarzinom) 690
intrakranielle Blutungen (bei Neugeborenen) 390, *473*
intrapartale Kardiotokographie *240*
intrauterine Asphyxie *468*
„intrauterine contraceptive devices" (IUCD) = Intrauterinpessare *83*
intrauterine Druckmessung 233
intrauterine Dystrophie (des Feten) *392*
intrauterine Infektionen *476*
intrauterine Mangelentwicklung *392*, 455
intrauterine Reanimation 270
intrauterine Synechien *611*
intrauterine Transfusion (IUT) *410*
intrauterine Wachstumsretardierung (s. intrauterine Mangelentwicklung) *392*, 393
intrauteriner Fruchttod *399*, 498
Intrauterinpessar (IUP) (intrauterine contraceptive device – IUCD) 80, *83*, 356, 653
-, Nebenwirkungen 85
intraventrikuläre Blutungen (IVB) 390, *473*
Inversio uteri puerperalis *467*
In-vitro-Fertilisation 140, 143, 356, *593*
-, diagnostische *592*
Involution (des Uterus im Wochenbett) *284*
ionisierende Strahlen
-, Exposition in der Schwangerschaft *131*
Ischuria paradoxa 638
Isochromosom (s. Iso-X-Chromosom) 110, 111
Isotretinoin *126*
-, embryopathie *126*
Isthmus uteri
 (s. unteres Uterinsegment) 25, 27
IUP, s. Intrauterinpessar 80, *83*, 356, 653
Jodprophylaxe
 (in der Schwangerschaft) 186
Jugendliche
-, Gravidität bei 187, *298*
-, Kontrazeption *91*
-, Sexualberatung 72
Junktionsnävi 657

K
Kaiserschnitt (s. Schnittentbindung u. Sectio caesarea) *495*
Kandidose *604*
Kapazitation *140*, 141
Kaposi-Sarkom 624
Kardiotokographie (CTG) (fetal monitoring) 191, *231*
-, Akzeleration 234
-, antepartale 239
-, Bandbreite 237
-, basale Herzfrequenz 234
-, belastet 239
-, Bradykardie 234
-, Dezeleration 235
- -, Dip 0 237
- -, Dip I 235
- -, Dip II 235
- -, variable 236
-, Fluktuation 237
- -, Fluktuationsmuster 237, 238
-, intrapartale 240
-, Irregularität 238
-, Makrofluktuation 239
-, Mikrofluktuation 239
-, Nulldurchgänge 237
-, Oszillation 237
-, Oszillationsamplitude 237
-, Oszillationsfrequenz 237
-, Oszillationstypen 237
- -, eingeengt undulatorischer (Typus I) 238
- -, saltatorischer (Typus III) 238
- -, silenter (Typus 0) 238
- -, undulatorischer (Typus II) 238
-, Tachykardie 234
-, Telemetrie 233
-, unbelastet 239
Karies (in der Schwangerschaft) 175
Karpaltunnelsyndrom (in der Schwangerschaft) *322*
Karzinom der (des)
-, Cervix uteri 683
-, Corpus uteri 700
-, Endometrium 700
-, Mamma 739
-, Ovar, Klinik 725
-, Tube 708
-, Vagina 669
-, Vulva 663
Karzinophobie 654
Karyopyknoseindex *24*, 50
Karyotypus *3*, 135
karzinoembryonales Antigen (CEA) 169, 731, 750
Karzinomfrüherfassung 773
Kaudalanästhesie *275*
Kaufmann-Schema *583*
Keimbahn *11*
Keimdiagnostik *521*
Keimlagerblutungen 473
Keimstrang-Stroma-Tumoren 713, *718*
Keimverluste, frühe *340*
Keimzellen *11*
Keimzelltumoren 713, *721*, 724
Kephalhämatom 475
Keratoakanthom 657

Keratose (Leukoplakie) 514, 516
Kernikterus 390, *409*
Kernspintomographie 261
17-Ketosteroide *33*, *34*, *55*
Kinder- und Jugendgynäkologie *521*, *754*
Kindersterblichkeit *500*
kindliche Kopfmaße 206
Kjelland-Zange *491*
Klarzellkarzinom 646, *718*
Klassifikation maligner Tumoren *655*
klassische Armlösung 428
Klavikulafraktur *475*
kleines Frühgeborenes *382*
kleinzystische Umwandlung des Ovars 711
klimakterisches Syndrom *556*
Klimakterium *59*, 60, 75, *555*
Klimakterium praecox 546
Klinefelter-Syndrom *112*, 527, 530
Klitoris *16*, 22, 23, 66, 67, 69
Klitorishypertrophie 125, 571
Klitorisriß *465*
Kniebeugebelastungstest *239*
Knielage s. Beckenendlage *424*
Knochenalter *55*, 57
Koagulopathie i. d. Geburtshilfe 348, *496*
Kohabitationsverletzungen *625*
Kohlenhydratstoffwechsel in der Schwangerschaft 168
koilozytäre Atypien 661
koilozytäre Dysplasie *679*
Koilozyten *679*
Kollumkarzinom s. Zervixkarzinom 683
Kolonconduit 637
Kolostrum 288
Kolpektomie 669
Kolonkontrasteinlauf 670
Kolpaporrhexis 431
Kolpitis *600*, 603
-, akute 64
-, unspezifische *603*
-, senilis *607*
Kolpokleisis 635
Kolpomikroskopie 681
Kolporrhaphie 635
Kolposkopie *513*, 661, *680*
kombinierte Armlösung (Bickenbach) 428
Kompakta (s. Endometrium) 49
kompetitiver Proteinbindungstest *262*
Kondylome = Condylomata 514, *661*
-, flache 516, *657*, 672
-, spitze 516, *657*
kongenitale Anomalien 479
Konisation 424, *681*, *752*
konnatale Röteln *368*
Kontrazeption (Familienplanung, Empfängnisregelung – Empfängnisverhütung) 78
-, chemische 82
-, definitive 98
-, hormonale *86*
-, mechanische Methoden 82
- -, Intrauterinpessar (IUP) *83*
-, Minderjährige *91*

Kontrazeption
-, natürliche Methoden *81*
-, Okklusivpessare 82
-, Spermizide 83
Konzeptionsoptimum 590
Konzeptionsverhütung
  s. Kontrazeption *78*
Kopfgeschwulst s. Caput succedaneum
  475
Kopfmaße, kindliche *205, 206*
Kopfschwartenelektrode *240*
Kopf-Thorax-Index (Ultraschall) 251
Koppelungsanalysen 101
Korpuskarzinom
  (s. Carcinoma endometrii –
  Endometriumkarzinom) *700*
-, Gradierung (Grading) 705
-, Stadieneinteilung (Staging) 708
Korpuspolyp *693*
Kortikosteroide *33*
Kortikosteroid-Hemmungstest 549
Kortikotropin-Releasing-Hormon
  (CRH) *35*
Kortisol *33, 34, 35, 38*
Kraniopharyngeom 545
Kraurosis vulvae *658,* 659
Krebsfrüherkennungsprogramm *673*
„Krebsfüße" 745
Krebsvorsichtsuntersuchung s.
  Krebsvorsorgeuntersuchung 512,
  525, *673*
Krebsvorsorgeuntersuchung 512, 525,
  673
Kreislauf, fetaler *163*
-, Umstellung nach der Geburt 163
Kreuzschmerzen *654*
Kreuzzangen *491*
Kristeller-Handgriff *226*
Krukenberg-Tumor 725
Kryochirurgie 599, 662, *753*
Kryokoagulation 668
Kryptorchismus 531
Kumarin Embryofetopathie *127*
Kurettage s. Abrasio 544, 704, *751*
Kurzrock-Miller-Test *592*
Kyematopathia diabetica 319

L

Labienriß *465*
Lactobacillus acidophilus
  = Döderlein-Bacillus 600
Lage (des Kindes) = Situs *208*
Lageanomalien des Kindes
  = Regelwidrige Lagen des Kindes
  266, 417, *424, 450*
Lagerungsregel (unter der Geburt) 225,
  226
Lagerungstest („roll-over-Test";
  „supine pressor test") 335
Lageveränderungen des Genitale *626*
Laktation *287*
Laktoferrin (Muttermilch) 289
Laktogenese *287*
langes Becken *418*
Langhans-Riesenzellen
  (Genitaltuberkulose) 617
Langhans-Zellen (Trophoblast) 148

Laparoskopie (s. Pelviskopie) 359, 548,
  592, 617, 647, 648, 728, *752*
-, operative 359, 648, *753*
Laparotomie *752*
Laserlaparoskopie 648
Lasertherapie 599, 662, 668, 669, *754*
laterale Urethrozystographie 639
Laufe-Divergenzzange 491
Lebenserwartung 75
Leber
-, Differenzierung und Entwicklung *165*
Lebererkrankungen (in der
  Schwangerschaft) *310*
Lehmfrucht 343
leichte (mäßige) Dysplasie
-, Endometrium 699
-, Vagina 668
-, Vulva 660
-, Zervix 675
Leitstelle *208, 223, 225*
Leitung der Geburt *223*
Leitungsanästhesie *274*
Lektine 744
Lektinrezeptoren 744
Lentigo simplex 657
Leopold-Handgriffe *188,* 223, 225
Leptotän 13
Lesbianismus 73, 652
Letalfaktoren 102
Letalität (s. auch Mortalität)
-, mütterliche 499
Let-down-Reflex = Oxytozinreflex
  = Milchsekretionsreflex 288
Leukämie (in der Schwangerschaft)
-, akute *314*
-, chronische *314*
Leukoplakie
- der Ektozervix 516, *680*
- der Vagina 669
- der Vulva 659
Levatorplastik 635, 640
Levatorplatte 630
Levatorschenkel 204
Levatorspalt (s. Hiatus genitalis) 630,
  635
Leydigzellen 11, 18, 136
Leydigzelltumor *720*
LH (Luteinisierungshormon)
- bei AGS 570
- bei Amenorrhoe 545, 548
-, Bestimmungen im Plasma *574, 575*
- bei Blutungsstörungen 541
- beim Feten *166*
- bei der Fortpflanzung *137,* 140
- bei Gonadenagenesie 568
- im Klimakterium 61
-, Nomenklatur *33*
- in der Pubertät 54, *55*
-, pulsatile Sekretion 43
- beim Stein-Leventhal-Syndrom 563,
  565, 566
-, therapeutische Anwendung 541, *585*
-, tonische Ausschüttung 14, 44, 166, 549
-, Wirkungsmechanismus 41, *42,* 43,
  44-48
-, zyklische Ausschüttung 14, 44, 166,
  545

LHRH (LH-Releasinghormon) 35, 39,
  43, 554, 566, 579, *586*
-, pulsatile Sekretion *43*
-, pulsatile Therapie 566, 579, *586*
-, Test *577*
LH-RH-Agonisten = LH-RH-Analoga
  648
- bei Endometriose 648
- bei Mammakarzinom 749
LHRH-Test *577*
Libido 68, *70,* 71, 652
Lichen sclerosus (et atrophicus) 561,
  658, 659
Lichenifikation 596
„life table" *80, 81*
Ligamentum (-a)
-, cardinalia 20
-, latum 14, 15, *20,* 27, 31
-, ovarii proprium *20*
-, pectineum 635
-, pubovesicalia 20, 632
-, sacrouterina 20
-, suspensorium clitoridis 29
-, suspensorium ovarii *20,* 31
-, teres uteri *20, 21,* 165
Linea
-, albae 22
-, fusca 176
-, terminalis 203
Lipidzelltumor *720*
Lipom 657
Lippen-Kiefer-Gaumenspalte 108, 479
Liquor folliculi 30
Listeriose 378
Litzmann-Obliquität 211, 421, 433
Lobuli
-, Brustdrüse 734
-, Plazenta 150
Lochiae
-, albae 285
-, flavae 285
-, fuscae 285
-, rubrae 284
Lochialstauung, -verhaltung
  = Lochiometra 269, *486*
Lokalanästhesie (in der Geburtshilfe)
  275
L/S-Ratio (Lungenreife) *389*
Lowenberg-Zeichen
  (bei Beckenvenenthrombose) 487
Lues (Syphilis) *379, 622*
-, congenita 623
-, konnatale 442
-, Primäraffekt *623*
-, Stadium I 623
-, Stadium II 623
-, Stadium III 623
-, Seroreaktionen 623
Lues-Suchreaktion 183
LUF-Syndrom (luteinisierter
  unrupturierter Follikel)
  (s. Anovulation u. Follikelpersistenz)
  540, 541
lumbaler Diskusprolaps (in der
  Schwangerschaft)
  (= Bandscheibenvorfall) 322
Lungenembolie 304, *489*

Sachverzeichnis

Lungenerkrankungen
  (in der Schwangerschaft) *305*
Lungenhypoplasie (beim Feten infolge
  vorzeitigen Blasensprunges) 447
Lungeninfarkt *489*
Lungenreife des Feten *162*, 386, *389*
Lupus erythematodes
  (in der Schwangerschaft) *306, 322*
-, systemischer *322*
Lutealphasendefizienz
  (s. Corpus-luteum-Insuffizienz) *344*,
  345
Luteinisierungshormon (s. LH) 14, *33,
  41, 42, 43, 44, 45, 46, 47, 48*, 54, *55*,
  61, *137*, 140, *166*, 541, 545, 548, 563,
  565, 566, 568, 570, *574, 575, 577, 585*
Luteinisierungshormon-RH (s. LHRH
  u. LH-Releasinghormon) *35, 39, 43*,
  554, 566, *577*, 579, *586*
Luteinzellen 140
Luteinzysten *711, 712*
- bei Blasenmole 364
- bei Chorionkarzinom 364
- nach Ovulationsinduktion 584, 592
Luteom 720
luteotropes Hormon,
  luteomammotropes Hormon
  (LTH) = Prolaktin (hPRL) *45*
Lymphogranuloma inguinale 623
-, venereum 623, 663
Lymphogranulomatose
  (in der Schwangerschaft) *315*
Lymphographie 670
Lymphopoese (fetale) 167
Lymphosarkom (in der
  Schwangerschaft) *314*
lymphozytäre Choriomeningitis (LCM)
  (in der Schwangerschaft) *374*

M

Magersucht, s. Anorexia nervosa 545,
  651
Magnetresonanzverfahren 261
Mahler-Zeichen 487
major histocompatibility antigens -
  MHCA *145*
Makrosomie *319*, 440
Makromastie 735
Malaria (in der Schwangerschaft) *378*
Malariaprophylaxe (in der
  Schwangerschaft) 379
maligne hämytologische Erkrankungen
  (in der Schwangerschaft) *314*
malignes Melanom (in der
  Schwangerschaft) *322*
Mamma aberrans 735
Mammaaplasie 735
Mammahyperplasie 735
Mammahypoplasie 735
Mammakarzinom *739*
-, Carcinoma in situ *741*
-, Gradierung (Grading) 743
-, lymphogene Metastasierung *743*
-, Präkanzerosen *739*
-, Stadieneinteilung (Staging) 743
Mammakarzinom und
  Schwangerschaft *749*

Mammographie *522, 745*
Mangelentwicklung, intrauterine
  s. hypotrophe Neugeborene bzw.
  small for gestational age infants *382,
  392*
Mangelgeborene („small for gestational
  age infants" = SGA) *382, 392*
Manualhilfe bei Beckenendlage 428
manuelle Lösung der Plazenta 463
Marker-X-Syndrom 106,120
Marshall-Bonney-Test *634*
Marshall-Marchetti-Krantz-Operation
  635
Marsupialisation 599, 657, 668
Masern (in der Schwangerschaft) *374*
Maskulinisierung (des äußeren
  Genitale) 125, 530, 569
Masochismus 73
Mastektomie s. Mammakarzinom *746*
Mastitis non puerperalis (MNP) *735*
Mastitis puerperalis *484*
-, interstitialis *484*
-, parenchymatosa *484*
Mastodynie 735, *738*
Mastopathie 125, 735, *736*
-, Grad I *738*
-, Grad II *738*
-, Grad III *738*
Mastoptose 735
Masturbation 72
Matrixbezirke s. Kolposkopie 514, 680
Maturitas praecox placentae 554
Maturitas retardata placentae 554
Maydl-Operation 636
McBurney-Punkt 310, 614
Mayer-Rokitanski-Küster-Syndrom
  531, 534
Medikamente in der Schwangerschaft
  124, 187
Medikamente in der Stillperiode *291*
medikamentöse Geburtserleichterung
  266
Megaloblastenanämie (in der
  Schwangerschaft) *326*
Mehrgebärende (Definition) *179*, 299
Mehrlinge s. Zwillinge 270, *401*
Mehrlingsgeburt *401*
Mehrlingsschwangerschaft 248, 262, *401*
Meigs-Syndrom *724*
Meiose s. Reifeteilung 10, 30, 110, *135*
„meiosis inducing factor" = MIF *139*
Mekonium s. auch Amnioskopie
-, Mekoniumabgang 471
-, Mekoniumaspiration 472
-, Mekoniumnachweis 243
Melanom
- in der Schwangerschaft *667*
- der Vulva *667*
- der Vagina *672*
Melanotropin-RH (MRH) 35
Mendelson-Syndrom 223
Menkes-Syndrom 120
Membrana granulosa (Ovar) *46*
Menarche 57, 58, 59
Mendelsche Gesetze 101, 110
Meningomyelozele *120*, 478
Meno-Metrorrhagien 529

Menopause *59, 60*, 557
Menorrhagien *543*
Menstruation *46*
Menstruationshygiene *63*
Menstruationsverschiebung *583*
Menstruationszyklus 45
mentoanteriore Gesichtslage *439*
mentoposteriore Gesichtslage *439*
mesenchymale Ovarialtumoren *724*
Mesenterialzysten 730
Mesoblastoma vitellinum *722*
meßbare Reifemerkmale *279*
metabolische Azidose *469*, 472
Metaplasie, indirekte 674
Metroplastik 536
Metrorrhagie *544,* 552
Michaelis-Raute *419*
Mikroblutuntersuchung (MBU) *241*
  s. Fetalblutanalyse (FBU) *241*
-, Base excess (Basenüberschuß) *242*
-, Hyperkapnie 242
-, metabolische Azidose *241*
-, pCO_2 *242*
-, pH act *242*
-, pH-Metrie 241
-, pH-Wert 243
-, respiratorische Azidose *242*
-, Standardbikarbonatwert (STB) *242,
  243*
Mikrochirurgie *753*
Mikrokalzifikation
  s. Mammakarzinom 745
Milchmenge 288
Milchsekretionsreflex s. Prolaktinreflex
  288
Milchstau 290
Mineralhaushalt in der
  Schwangerschaft *169*
Mineralokortikoide *33*
Minipille 90
„minimal breast cancer"
  s. Mammakarzinom *742*
Minamata-Krankheit *131*
missed abortion *250*, 348
Mittelecho 251
Mittelstrahlurin 183
Mola hydatiformis s. Blasenmole 250,
  361
-, partialis *361*
-, totalis *361*
-, destruens 362
Molimina menstrualia *550*
Molimina menstruationis sine
  menstruatione 538
Mongolismus (s. M. Down,
  Trisomie 21) 136
Monilia 603
Monochemotherapie 732, 747
Monosomie *109*
-, autosomale 115
-, gonosomale *111*, 341
Montevideo-Einheit 216
Montgomery-Drüsen 735
Morbidität *503*
-, kindliche *503*
-, mütterliche *503*
-, perinatale *503*

M. Addison 322, 549
M. Bowen 598
M. Crohn 309
M. Cushing 321, 546
M. Down (Mongolismus, Trisomie 21)
    115, 118, 119
M. Glanzmann-Naegeli 314
M. haemolyticus fetalis et neonatorum
    – MHF/MHN 407, 442, 455
–, ABO-Inkompabilität 413
–, immunologischer MHF/MHN 407
–, nicht immunologischer 413
M. Hodgkin 314
M. Neisser 619, 620
M. Paget 598, 662
– der Mamma 741, 742
– der Vulva 662
M. Werlhof 313
„morning after pill" 80
Mortalität
–, kindliche 499
–, mütterliche 499
–, perinatale 499
Morula 142, 143, 144, 160
Mosaikkonstellation 112, 514, 516
Müller-Gang 14, 15, 16, 17, 18, 530
–, persistierender 531
Müller-Mischtumoren 646, 707
mütterliches Alter b. d. Geburt 298
mütterliche Erkrankungen in der
    Schwangerschaft 299
mütterliche Risikofaktoren
    s. Risikoschwangerschaft 297
Müttersterblichkeit 499
Mukopolysaccharidose 104
Mukuspenetrationsfähigkeit
    d. Spermien 141
multifaktoriell(polygen)bedingte
    Leiden 106
Multigravida (Definition) 179
Multipara (Definition) 179
multiple Sklerose 323
Mumps (in der Schwangerschaft)
    (Parotitis epidemica) 374
M. detrusor vesicae 632, 633
M. gracilis 666
M. ischiocavernosus 19
M. levator ani 629, 633
M. sphincter ani ext. 19
M. sphincter urethrae 632
M. sphincter vesicae internus 632
M. tensor fasciae latae 666
Mutagene (Definition) 124
Mutter-Kind-Beziehung 176, 282
Mutterkornalkaloide = Secalepräparate
    266, 269
Muttermilch
–, Zusammensetzung 289
Muttermund
–, äußerer 25, 26, 27
–, innerer 27
Mutterpaß 765
Mutterschaftsrichtlinien 179, 760
Mutterschutzgesetz 178, 755
muzinöse Ovarialtumoren =
    Muzinkystome 716
Myasthenia gravis pseudoparalytica 323

Mycoplasma 602, 621
–, genitalium 621
–, hominis 621
–, ureaplasma urealyticum 621
Myelomeningocele
    (Meningomyelocele, Spina bifida)
    122, 123, 256, 478
Mykoplasmeninfektionen 621
Mykosen 604
Myokardinfarkt (und Östrogene) 557
Myom (myoma uteri) 657, 672, 694
–, in statu nascendi 695
–, intraligamentäres 695
–, intramurales 695
–, submuköses 695
–, subseröses 695
– –, Stieldrehung 696
Myom und Schwangerschaft 697
Myometritis 449
Myometrium 14, 27
–, Erregungsbildung 213
–, Erregungsablauf 213
Myosarkom 707
Myxoma peritonei 717

N
Nabelbruch (beim Neugeborenen) 281
Nabelschnur 151, 157, 159, 450
–, Anomalien 452
–, Insertion (Insertio) 158
– –, velamentosa 452
–, Geräusche 191
–, Knoten 158, 451, 452
–, Komplikationen 226, 237, 242, 471
–, Umschlingung 451, 471
–, Vorfall 430, 450, 471
–, Vorliegen 430
–, Zug an der Nabelschnur = „cord
    traction" 229
Nabelschnurgefäße 151, 157, 229
–, Fehlen einer Nabelschnurarterie
    123, 157, 453
–, Vasa aberrantia 452
Nabelschnurpunktion (bei pränataler
    Diagnostik) 120
Nabelversorgung 228
–, Versorgung des
    Nabelschnurstumpfes 282
Nachgeburt (s. Plazenta)
–, Prüfung auf Vollständigkeit 229
Nachgeburtsperiode 217, 220, 229
–, Hochsteigen der Gebärmutter 220
–, Leitung 229
–, Nachblutung 230
–, Plazentaausstoßung 220
–, Plazentalösungsmechanismen nach
    Duncan u. Schultze 221
–, Thromboplastinaktivierung 221
Nachgeburtswehen 217
Nachräumung (s. Abortbehandlung)
    350
Nachsorge
– nach Blasenmole u.
    Chorionkarzinom 365
– nach Korpuskarzinom 707
– nach Mammakarzinom 750
– nach Ovarialkarzinom 734

– nach Zervixkarzinom 692
Nachtastung (bei Plazentaretention)
    230, 350, 464, 486
Nachwehen 218
Naegele-Obliquität 211
Naegele-Regel 193
Naegele-Zange 491
Nähte (Suturae)
– des fetalen (kindlichen) Schädels
    206, 211
Nävuszellnävi 657
Narbendehiszenz (Uterusruptur) 467
Narbenruptur (Uterusruptur) 466
Nebenniere
–, Erkrankungen in der
    Schwangerschaft 322
– –, M. Addison 322
– –, M. Cushing 322
Nebennierenrindenhormone
–, fetale 156
–, mütterliche 33, 37, 156
Nebennierenrindenkarzinom 549
Nebenplazenta 230, 486
negative Rückkopplung 43
Nephropathia diabetica 320
Nervensystem
–, Differenzierung u. Entwicklung 166
Nervenverletzungen (des Kindes bei
    der Geburt) 475
Nervenversorgung des Genitales 31
Neubildungen der Cervix uteri 672
–, bösartige 683
–, gutartige 672
–, prämaligne 673
Neubildungen des Corpus uteri 693
–, bösartige 700
–, gutartige 693
–, prämaligne 698
Neubildungen der Mamma 736
Neubildungen der Ovars 709
Neubildungen der Tuben 708
–, bösartig 708
–, gutartig 708
Neubildungen der Vagina
–, bösartige 669
–, gutartige 667
–, prämaligne 668
Neubildungen der Vulva 656
–, bösartige 663
–, gutartige 656
–, prämaligne 658
Neugeborenen-Basisuntersuchung (U_2)
    283, 774, 775
Neugeborenenerstuntersuchung (U1)
    279, 773
Neugeborenensepsis 477
Neugeborenes 228, 277
–, Anpassung an das extrauterine
    Leben 277
–, Antikörper-Suchtest 228
–, Apgar-Index 228, 278
–, Atmung 242
–, Basisuntersuchung (U2) 283
–, dystrophes 395
–, endokrine Reaktionen 282
–, Erstuntersuchung (U_1) 279
–, Gewicht 279

Sachverzeichnis

-, Gonorrhö-Prophylaxe 280
-, Guthrie-Test 283
-, Hautfarbe 278
-, Herzfrequenz 278
-, Hexenmilch 283
-, Icterus neonatorum 283
-, Kopfumfang (Hutmaß) 279
-, Länge 279
-, Muskeltonus 278
-, pH-Wert 278
-, Reflexe 278
-, Reifemerkmale - Reifezeichen *279, 280*
-, Säure-Basenstatus 278
-, Suchtests 283
-, Temperaturregulierung 277
-, untergewichtiges 382
-, Zustandsdiagnostik 278
Neumutation 102, 110, 136
neurale Spaltbildungen 108, 117, *120*
-, Wiederholungsrisiko 107
neurologische Erkrankungen (in der Schwangerschaft) 322
Nicht-A- Nicht-B-Hepatitis (NANB-) (s. Non-A-/Non-B-Hepatitis) 310, *374*
Nicht-Rh-bedingte Erythroblastose 412
Nidation 80, *144*
Nieren
-, Differenzierung und Entwicklung 166
Nierenagenesie 166, 255, 256
Nierenfunktion in der Schwangerschaft 174
Nierentransplantation und Schwangerschaft 308
Nieren- und Harnwegserkrankungen (in der Schwangerschaft) 306
-, akute Glomerulonephritis 307
-, akute Pyelonephritis 307
-, chronische Glomerulonephritis 307
-, chronische Pyelonephritis 307
-, Einzelniere 308
-, nephrotisches Syndrom 308
-, Parenchymerkrankungen 307
-, Urotuberkulose 307
Nikotin und Schwangerschaft 130, 186
Non-A-/Non-B-(NANB-)Hepatitis 310, *374*
Non-disjunction 109, 136
-, meiotische *109*
-, mitotische 111
Non-Streß-Test 239
Non-T-Lymphozytensuppressorzelltyp 146
normale fetale Herzfrequenz 234
normogonadotrope Amenorrhoe 548
Notstandsamenorrhoe 545
Notzucht = Vergewaltigung 625
Nukleosom 8
Nukleotidsequenzanalyse 8
Nulldurchgänge (CTG) 237
Nulligravida (Definition) 179
Nullipara (Definition) 179
Nykturie 638
Nymphomanie *71,* 652

O
Obstipation in der Schwangerschaft
-, atonische 176
oberflächenaktive Substanzen (surfactants) *162,* 388
obere Schoßfugenrandebene *202*
okzipitoposteriore Rotation 427, *435*
Ödeme in der Schwangerschaft
-, generalisierte 174, 335
-, Knöchel- 172
-, orthostatische 172
Oesophagusatresie 121, 480
Oesophagotrachealfisteln 480
Ösophagusluftprobe *280*
Östradiol 35, 37, *43, 45, 46, 47, 60,* 156
17-ß-Östradiol *32, 48, 55*
Östriol *32,* 35, *36, 37, 45, 46, 48, 263*
Östroblastom 546, 552
Östrogene *32, 35, 36, 52,* 140, 151, 154, 215
-, Ausscheidung *36*
-, Bestimmungen 549
-, Klimakterium *556*
-, Kontrazeption, hormonale 86
-, Menopause *557*
-, Osteoporose *561*
Östrogenbestimmungen 263, 264
- zur Überwachung der Schwangerschaft 264, 394
Östrogenbildende Ovarialtumoren *719*
Östrogen-Gestagen-Substitution 579
Östrogenrezeptoren 706, 744, 748
Östrogensturz 264
Östrogentest *548*
Östron *32, 35, 36, 37, 60,* 156
Östron-Östradiol 156
Östronsulfat *36, 37*
Oligohydramnie 122, 123, *443*
Oligomenorrhoe 540, *541*
Oligozoospermie 589
Omphalozele 121, 257, 479
Onanie 72
„oocyte maturation inhibitor" = OMI *139*
Oogenese 136, *138*
Oogonien *11, 12,* 13, 135, 138
Oophoropause *60*
Ooplasma 140
Oozyte s. Eizellen *12,* 13, *47,* 136, 138, *139,* 140, 142, 593
operative Kindergynäkologie *754*
Opioide *42*
orale Kontrazeption s. hormonale Kontrazeption 86
Organogenese 124, *160*
Orgasmus 23, *67,* 138
Orgasmusphase 65
Orgasmusstörung *71,* 652
orgastische Manschette 67
Ortolani-Zeichen *280*
Osteoporose 127, 556, 557, 560, 561
Oszillation s. CTG syn. Fluktuation, Undulation *237*
-, Amplitude *237*
-, Analyse *237*
-, -sfrequenz *237*
-, -smuster *237*

-, -stypen *237*
Ovar
-, Anatomie 29
-, Bau 29
-, Differenzierung *11*
-, endokrine Abläufe *46*
-, Entwicklung *11*
-, fetales *11*
-, Funktion *46*
- -, Klimakterium *59*
- -, Menopause *59*
- -, morphologische Veränderungen *47*
- -, Pubertät *54*
- -, Senium *59*
Ovarektomie 748
Ovarialabszeß *616*
Ovarialendometriose *645*
Ovarialfibrom *724*
Ovarialgravidität 356, 359
Ovarialhormone *32*
Ovarialhypoplasie *546, 568*
Ovarialkarzinom *725*
Ovarialkystome *713*
Ovarialsarkom *724*
Ovarialtumoren *709*
-, Androblastome (androgenbildende) *720*
-, Cystadenoma *714*
- -, mucinosum *716*
- -, papilliferum *714*
- -, serosum *714*
-, Dysgerminom *721*
-, embryonale *722*
-, endometrioide *717*
-, epitheliale *713*
-, Follikelzysten *711*
-, Gonadoblastome *724*
-, Hypernephroid- *720*
-, Keimstrang-Stroma-Tumoren *718*
-, Keimzell-Tumoren *721*
-, Kindesalter, im *724*
-, klarzellige *718*
-, Luteinzysten *712*
-, östrogenbildende *719*
- -, granulosazelltumoren *719*
- -, Thekazelltumoren (Thekome) *720*
-, Ovarialfibrom *724*
-, Ovarialsarkom *724*
-, primäres Chorionkarzinom *722*
-, Schokoladenzysten *712*
-, Schwangerschaft, in der *724*
-, Teratome *722*
- -, monodermale *723*
- -, reife *723*
- -, unreife *723*
-, Teerzysten *712*
-, Übergangszell-(Brenner-) Tumoren *718*
Ovarialvenenthrombophlebitis (POVT) 488
ovariell bedingte Amenorrhoe *546*
ovarielle Dysgenesie 528, *529*
Ovarien 562
-, polyzystische s. PCO-Syndrom *562*
Ovotestis 533
-, bilaterale *569*

Ovula Nabothi 674
Ovulation 13, 30, *30, 46,* 58, 138, 139, 142
-, Auslösung 549, *584*
-, Unterdrückung *86, 580*
-, Verschiebung *583*
Ovulationsauslösung 549
-, orale *584*
Ovulationsblutung 542
Ovulationshemmer 86
Ovulations-Induktion 356, *584*
Ovulationstermin *41*
Oxytokinase 265
Oxytozin *33, 213, 266*
-, Belastungstest *239, 240*
-, Rezeptoren *214*
-, Wehenauslösung *213*
Oxytozinreflex *288*

P

Pädophilie 73
Paget-Karzinom *742*
Paget-Zellen *742*
Pankreaszyste 730
Pankreatitis 311
Papanicolaou 24, 679
-, Abstrich nach *512*
Papillom 514, *657, 660*
Papillomaviren (HPV) *597, 660, 679,* 684
-, Durchseuchungsquote *598*
-, HPV 6 *597, 660,* 684
-, HPV 11 *597, 660,* 684
-, HPV 16/18 *597, 660,* 684
-, Nachweis 598
-, Malignisierungspotenz 599
Papillomavirusinfektionen (HPV) *376, 597,* 679
Papova-Viren *597*
Parabasalzellen *24*
Parakolpium 31
Parallelzangen 491
paralytischer Ileus 637
Parametritis *618,* 622
Parametrium 27, 31
Parametropathia spastica – Pelipathia vegetativa 652, *653*
Paraplegie *323*
Parasympathicolytica 556
Parathormon 153
parazervikaler Block (PCB) *276*
Parität *298*
Paroophoron *15*
Paroophoronzysten 712
Parotitis epidemica s. Mumps 374
Parovarialzysten 712
Partialprolaps *629*
Partnerschaftsstörungen *70*
Partus praecipitatus *417*
Partus serotinus *396*
Patau-Syndrom 105, 106
PCO-Syndrom = Syndrom der polyzystischen Ovarien syn. Stein-Leventhal-Syndrom 541, 547, *562,* 701, 711
Pearl-Index 77
Pelipathia vegetativa sive Pelvipathia vegetativa 652, *653*

Pelvektomie 666
Pelveoperitonitis 613
„pelvic congestion syndrome" 628, 653
pelvic inflammatory diseases – PID *611*
pelvic score *398*
Pelvimetrie 420
pelvine Infektionen *611*
Pelviskopie (s. Laparoskopie) *592,* 648, 752
Pemphigus neonatorum s. konnatale Lues 379
Periduralanästhesie (PDA) *274*
Perimetrium 27
perinatale Infektionen *367, 476*
perinatale Mortalität *501*
Perineotomie 227
Perioophoritis 613
Perisalpingitis 615, *617*
Peritonealmetastasen 731
Peritonitis in der Schwangerschaft 351, 449
Perityphlitis in der Schwangerschaft 311, 359
perityphlitischer Abszeß 730
periventrikuläre Blutungen (PVB) *473*
perivitelliner Raum 140
Pertubatio(n) *592*
Pessarbehandlung bei Descensus 635
Pfählungsverletzungen 618, *625*
Pfeilnaht (Sutura sagittalis) 206
Pfropfeklampsie *330*
Pfropfgestose *334*
Phenylketonurie (PKU) 104
Phlebothrombose *303, 304*
Phlegmasia coerulea dolens 487
pH-Metrie 241
Phonokardiographie *232*
Phototherapie 283
Physiologie der Wehen *213*
Pigmentnaevi *661*
„Pille danach" 80, 90
Pinealoblastom *53*
Pinozytose 153
Piskaček-Ausladung 182
Placenta (s. auch Plazenta)
-, accreta *463*
-, adhaerens *462*
-, annularis 456
-, cervicalis 457
-, circumvallata 456
-, extrachorialis 456, *461*
-, fenestrata 456
-, incarcerata *462*
-, increta *463*
-, marginata 457
-, membranacea 456
-, percreta *463*
-, praevia 457
- -, marginalis 457
- -, totalis 457
- -, zentralis 457
-, succenturiata 456
Plasmafibrinogen *173, 496*
Plasmafibrinogenwerte *173, 496*
Plasmavolumen *172*
Plasmide *8*
Plateauphase 65, 67, 69

Plattenepithelkarzinom der Cervix uteri 685
Plattenepithelmetaplasie 703
platypeloides Becken *201*
Plazenta *147, 149*
-, Austauschfunktion *152*
-, Bau der *152*
-, diaplazentarer Transfer *152*
-, endokrine Funktion *154*
-, fetoplazentare Durchblutung *150*
-, fetoplazentomaternale Einheit *156*
-, Morphologie *149*
-, Stoffwechselfunktion *152*
-, Strömungseinheiten *150*
-, utero-plazentare-materno-fetale Durchblutung *151, 156*
Plazentabiometrie 259
Plazentafunktionstests *263*
-, Dehydroepiandrosteron-Sulfat-Belastungstest (DHEA-S-Test) 265
-, Östriolbestimmungen *264*
Plazentainsuffizienz 152, 270, *453*
-, chronische 393, 470
Plazentalösungsmechanismus *221*
-, Duncan 221
-, Schultze 221
Plazentalösungsstörungen post partum *462*
Plazentapolyp *486*
Plazentareifungsstörungen *454*
-, maturitas praecox 454
-, maturitas retardata 454
Plazentaretention *464*
Plazentarperiode 220, *229*
Plazentasepten 149
plazentarer Transport 153
Plazentaveränderungen bei
-, Diabetes mellitus *455*
-, Frühgeborenen *456*
-, intrauteriner Mangelentwicklung *455*
-, Morbus haemolyticus fetalis *455*
-, Präklampsie/Eklampsie *455*
Plazenta, vorzeitige Lösung *459*
Plazentometrie *259*
Plazenton 150, 151, 152
Plexuslähmung
-, obere *476*
-, untere *476*
-, Typus Erb-Duchenne *476*
Plurigravida (Definition) *179*
Pluripara (Definition) *179*
Pneumozystographie *745*
Pneumozyten Typ I/II 388
Poliomyelitis (in der Schwangerschaft) *374*
Polkörperchen *139*
Pollakisurie *631,* 638
Polyandrie 109
Polyarthritis (in der Schwangerschaft) *305*
Polychemotherapie 733, 747
Polygynie 109
Polyhydramnie-Polyhydramnion 122, 123, 166, *442*
Polymastie 735
Polymenorrhoe *539,* 540
Polyovulationen 402, 584, 593

Sachverzeichnis

Polyploidie 109
Polysomie X 528
Polyspermie 109
„Polyspermieblock" 142
Polythelie 735
polyzystische Degeneration
 (s. PCO-Syndrom) 711
polyzystische Ovarien (PCO-Syndrom)
 567, 701, 711
Portio vaginalis uteri (Ektozervix) *23,
 25, 26*, 514, *680*
-, atypische Umwandlungszone 514,
 680
-, atypische Gefäße 514, 680
-, Ektopie 514, 680
-, essigweißes Epithel 514, 680
-, Erosion 514, 680
-, Felderung 514, 680
-, Grund 514, 680
-, Kondylome 514, 680
-, Leukoplakie 514, 680
- -, Leukoplakiegrund 680
-, Matrixbezirke 680
-, Mosaik 514, 680
-, originäres Plattenepithel 514, 680
-, Ovula nabothi 515
-, Punktierung 514, 680
-, Schiebeschmerz 654
-, Umwandlungszone 514, 680
Portioabschabung *682*
Portiolüftungs- oder -schiebeschmerz
 358, 654
Positio (Stellung) der Frucht 208
Positio occipitalis pubica 432
Positio occipitalis sacralis 432
positive Rückkopplung *42*, 43
Postkoital-Test s. Sims-Huhner-Test 591
Postmenopause (s. a. Menopause) 60,
 557
postmenstruelle Nachblutung 542
postpartale Amenorrhoe 545
-, Blutungen 486
-, Haemorrhagie 463, 464, 486
-, Infektionen *482*
posttherapeutische
 pTNM-Klassifizierung *656*
postthrombotisches Syndrom *304*, 488
Potter-Syndrom 255
Präeklampsie s. auch:
 schwangerschaftsinduzierte
 Hypertension sive hypertensive
 Erkrankungen in der
 Schwangerschaft *330*
Präkanzerosen der(s)
-, Endometrium *698*
-, Mamma *737*
-, Vagina *668*
-, Vulva *658, 660*
-, Zervix *675, 677*
Präklimakterium 60
Prämenopause 60, 557
prämenstruelles Syndrom *550*, 557, 651
prämenstruelle Vorblutung 542
pränatale Diagnostik 9, 99, 100, 105,
 115, *117*, 181
-, Amniozentese *117*
-, Chorionbiopsie *117*

-, Risikogruppen *117*
-, Schwangerschaftsabbruch *121*
-, Ultraschall *122*
pränatale Infektionen 367
pränatale Therapie *123*
-, chirurgische *123*
-, medikamentöse *123*, 167
Pränatalmedizin 123
Präparatradiographie 745, 746
Präpubertät *54*
prätherapeutische Aufklärung *754*
prätherapeutische TNM-Klassifikation
 656
Pregnandiol *33, 38, 45, 46, 48*
Pregnandiolausscheidung *33, 37*
Pregnandion 33
Pregnenolon 33
„prepregnancy care" *178*
Preßwehen *220*, 225
Primäraffekt, luischer 623
primäre Amenorrhoe *544*
Primärfollikel (Primordialfollikel) *12,
 13*, 14, *30*, 31, *46*, 136, 140
Primärzotten *148*, 159
Primigravida (Definition) 179
Primipara (Definition) 179
Progesteron *32, 35, 36, 37, 38, 39, 42,
 43, 47, 48*, 154, 156, 215, 549, 575
Progesteronrezeptoren 706, 748
Prognoseindex (pelvic score) 398
progressive Muskeldystrophie vom Typ
 Duchenne 105, 120
Prolaktin *33, 44, 45, 48*, 54, 156, 548
Prolaktin-Freisetzungshormon (PRH)
 43
Prolaktin inhibierender Faktor (PIF)
 35, 43, 44
Prolaktin inhibierendes Hormon (PIH)
 43
Prolaktinom *320*, 545
Prolaktinreflex *288*
Prolaktinrezeptoren der Mammae 288,
 736
Prolapsus (s. Deszensus) *629*, 630
-, uteri *629*
-, vaginae *629*
Proliferationsdosen *582*
Proliferationsphase 49
Pronucleus, männlicher 142
-, weiblicher 142
Prostaglandine *214, 218*
-, Abortinduktion *267*
-, atonische Nachblutung *464*
-, Blasenmole *267*
-, Dysmenorrhö *50*
-, Geburtseinleitung *398*
-, intrauteriner Fruchttod *399*
-, Übertragung *398*
-, Wehenphysiologie *214, 218*
-, Wehenschwäche (-dystokie) *267*
Prostaglandinsynthetasehemmer 129
Prostazyklin 163, 172
Protein, schwangerschaftsspezifisches
 (SP1) 265
Proteinurie 335
proteinurische Hypertension
 s. Präeklampsie *330*

Proteohormone *39*
Pruritus gravidarum 327
Pruritus vulvae 595
Psammom-Körper 716
Pseudogravidität 543, 550, 584, 648
Pseudohermaphroditismus *530, 569*
-, femininus *531, 532*
-, masculinus *531, 532*
Pseudomenopause 648
Pseudopubertas praecox 719
Psoriasis vulgaris (in der
 Schwangerschaft) 322
psychogene Amenorrhoe 544
psychoprophylaktische
 Geburtsvorbereitung *194*, 196, 272
Pterygium colli = Faltenhals 111, 567
Ptyalismus gravidarum 176, *328*
Pubarche 56
Pubertät 14, *54*, 56, 136, 734
Pubertätsakromegaloid 57
Pubertätsakzeleration 57
Pubertas praecox 53, *552*
-, echte 552
-, Pseudo- 552, 553
Pubertas tarda *555*, 568
Pudendusanästhesie 275
Puffertherapie 472
Pufferung, gezielte *472*
pulsatile Rückkopplung *44*
pulsatile Sekretion *43*
Punktierung (Grund, Tüpfelung) 514,
 516
Punktionszytologie *745, 746*
Purpura (in der Schwangerschaft)
-, essentielle thrombozytopenische *313*
-, thrombotische thrombozytopenische
 (TTP Moschkowitz) *313*
Pyelogramm 670
Pyelonephritis 642
-, akute *484*
-, gravidarum *307*, 323
Pyometra *610*, 704
Pyosalpinx 613
Pyovar 534
Pyruvatkinasemangel 312

Q

Quecksilberintoxikation
 (Minamatakrankheit) *131*
quere Durchmesser des
-, kindlichen Kopfes 206
-, mütterlichen Beckens 201
Querlage 270,*430,* 495
Querspannung 420

R

Radialarterie (s. Plazenta) 151, 152
radikale Mastektomie *746*
-, eingeschränkte 746
-, klassische 746
Radikaloperation, erweiterte bei
 Zervixkarzinom *690*
-, Wertheim-Meigs *690*
Radioimmunoassay (RIA), β-hCG 182,
 261, 262
Ramus (Ramulus-)Gefäße (s. Plazenta)
 150, 151

Rauchen
- in der Schwangerschaft *130,* 186, 394
-, Karzinogenese 684
Realtime-scan 245
Reanimation
-, intrauterine *471*
- des Neugeborenen *472*
Rebound-Phänomen *580*
Reduktionsteilung 8, *135,* 137
Refertilisierung
- der Frau 359, 753
- des Mannes 99
Reflexinkontinenz *637, 638*
Regelkreis *41*
regelwidrige Geburt *417*
regelwidrige Geburtsdauer *417, 422*
Regionalanaesthesie *274*
Reifekriterien bei jungen Mädchen
s. Tanner-Stadien *59*
Reifemerkmale des Neugeborenen *279*
-, meßbare *279*
-, nicht meßbare *280*
Reifeteilung (Meiose) 10, 13, 30
Reifungsstörungen der Plazenta *454*
Reisen in der Schwangerschaft 186
Reizblase 637, *640*
Rektoskopie 670
Rektozele *629*
Rektusdiastase 630
relatives Mißverhältnis zwischen
 kindlichem Kopf und mütterlichem
 Becken 420
Relaxin 154, 156
Releasing-Hormone (RH) *38,* 166
Renin-Angiotensin-Aldosteron-System
 172, 175
Rentenversicherung *751*
Reproduktion, Physiologie der *134*
Resectio *496*
Reservekapazität der Placenta 454
Reservevolumen, mütterliches *173*
-, exspiratorisches 173
-, inspiratorisches 173
respiratorische Azidose *469, 472*
Restriktionsfragmentlängenpolymor-
 phismen *9*
Retentio placentae
 s. Plazentalösungsstörungen 469
Retentionszysten des Ovars *711*
Retinoide *125, 126,* 662
Retinopathia diabetica 320
Retinopathie bei Prämaturität (ROP)
 320, 391
Retroflexio uteri *627, 628,* 653
-, fixata *629*
-, incarcerata *628*
-, mobilis *627, 628*
retrolentale Fibroplasie s. Retinopathie
 bei Prämaturität *391*
retroperitoneale Tumoren 730
retroplazentares Hämatom 459
Retroversio uteri *627*
Retroversio-flexio uteri 627
Rezeptoranalyse 744
Rh-Erythroblastose *407*
-, Anti-D-Prophylaxe *411*
-, Austauschtransfusion *410,* 411

-, Bluttransfusion
- -, intrauterine *410*
-, Coombstest, direkter *408*
-, Coombstest, indirekter *408*
-, Delta-E-Wert *409*
-, Hydrops fetalis universalis *408*
-, Hydrops placentae *408*
-, Hyperbilirubinämie *408*
-, Icterus gravis neonatorum *409*
-, Immunprophylaxe *411*
-, Rhesusantikörper *407*
-, Sensibilisierungsrisiko *407*
Rh-Faktor-Bestimmung
 (Nabelschnurblut) *408*
Rh-Faktor-Bestimmung (Mutter) 183
Rh-Inkompatibilität
 s. Rh-Erythroblastose 165, *407*
Rhesus(D)-Inkompatibilität *407*
Rhythmusstörungen
 s. Blutungsstörungen *539*
Riesenkind s. Makrosomie bei Diabetes
 mellitus 319
Ringelröteln (Erythema infectiosum)
 370
Risikogeburt 179, *297, 298*
Risikoschwangere 179, 187, *297*
Risikoschwangerschaft *297*
Ritgen-Hinterdammgriff 227
Roederer-Kopfeinstellung 421
Röntgendiagnostik in der
 Schwangerschaft 187
Röteln *368*
-, Antikörperbestimmung (HAH-Test)
 183, 369
-, Durchseuchungsgrad 368
-, Embryopathie *368*
-, Fehlbildungsrate 368
-, Gammaglobinprophylaxe 369
-, Gregg-Syndrom *368*
-, Immunisierung 369
- -, aktive 369
- -, passive 369
-, konnatale 369
-, präkonzeptionelle 369
-, Prophylaxe 369
-, Schutzimpfung 369
-, Schwangerschaftsabbruch 369
Rohr-Nitabuch-Fibrinstreifen 149
Rokitansky-Küster-Hauser-Syndrom
 531
Rooming-in-System *282*
rotatorischer Descensus 633
Rückbildung des Uterus post partum
 s. involutio uteri *284*
Rückbildungsstörungen des
 puerperalen Uterus 485
Rückenlage-Schock-Syndrom
 s. vena-cava-Druck-Syndrom 172,
 223
Rückkopplung *42, 54,* 60, 154
Ruhetonus (s. Wehen) 422

S
Sadismus 73
Säuglingssterblichkeit *501*
Sakralsinus 281
Salpingolysis 593, 753

Salpingitis (s. Salpingo-Oophoritis)
 351, *611*
-, akute *613*
-, chronische *615*
-, gonorrhoica 356, *619*
-, isthmica nodosa 356, *645*
-, Komplikationen
- -, Douglasabszeß 23, 351, 613, 614,
 615, 752
- -, Endometritis 610, 617
- -, Exazerbation 615
- -, Haematosalpinx 613
- -, Hydrosalpinx 613
- -, Parametritis 618
- -, Pelveoperitonitis 613
- -, Pyosalpinx 613
- -, Sterilität 616
- -, Tubenverschluß 615
-, primäre 611, 612
-, sekundäre 611, 612
-, tuberculosa 617
Salpingo-Oophoritis s. auch Salpingitis
 351, *611, 615*
Salpingotomie 359
Salpingostomie 593, 753
saltatorischer Typus
 (Oszillationstypus III) = saltatorische
 Undulation (CTG) 238
Salzverlustsyndrom, adrenogenitales 570
Samenstrangunterbindung
 = Vasektomie *99*
Sarcoma botryoides *672*
Sarkom
- des Uterus 552
- der Vagina *672*
Saugkurettage 122, 350, 353
Saugkurette = Aspirationskurette 350
Saugreflex 288
Schädelnähte des kindlichen Kopfes
 (s. Suturae) 206
Schambein (os pubis) *18*
Schambogen (arcus pubis) *18*
Schambogenwinkel 192
Schaumtest (Schütteltest) nach
 Clements *389*
Scheide (s. Vagina)
-, Anatomie 23, 50
-, biologischer Reaktionsmechanismus
 600
-, pH-Wert *600*
-, Transsudation 600
Scheidenachse 69, 626
Scheidenbildung, künstliche 537
Scheidenbiologie *600*
Scheiden-Damm-Riß *465*
Scheidendammschnitt 227
Scheidendiaphragma 83
Scheidenepithel 24
-, Funktionszytologie 24
-, Geschlechtsreife 24, 25, 603
-, Kindheit 24, 25, 602, 603
-, Neugeborenes 25, 602
-, Postmenopause 603
-, Senium 24, 25, 602
Scheidenflora *600*
Scheidengewölbe 16
-, hinteres 16, 23

Sachverzeichnis
805

Scheideninhalt 601
-, pH-Wert 601, 602
-, Laktobazillen 601
Scheidenriß 466
Scheidenspülungen 64, 83
Scheinschwangerschaft 549, *584*, 651
Scheitelbeineinstellung 433
Scheitellage *437*
Scheitel-Steiß-Länge des Feten 161, 182, *246*
Schilddrüse
-, Erkrankungen in der Schwangerschaft *321*
- -, blande Struma *321*
- -, Hyperthyreose *321*
- -, Hypothyreose *321*
-, fetale *166*
-, Funktionstest 549
Schildthorax 111, 281, 567
Schiller-Jodprobe 669, *681*
Schizophrenie 108
Schlaufenverband
  (bei Symphysenruptur) 468
Schlingenoperation 635
Schluckreflex 288
Schlüsselzellen („clue cells") 604
Schmierblutungen 93, 542
Schnittbildverfahren
  (s. Ultraschalldiagnostik) 245
Schnittentbindung, abdominale
  (s. Sectio caesarea u. Kaiserschnitt) *495*
Schock
-, asphyktisches Neugeborenes 472
-, bakterieller 351, *449*
-, hypovolämischer 351, 460, *461*
-, septischer 351, 401
-, toxischer 64, 351, 352
- -, Endotoxinschock *351, 449*
Schocklunge 351, 449
Schokoladen- (oder Teerzyste) (s. Endometriose des Ovars) 645, 712
Schoßfugenrandebene
-, obere 202
-, untere 202, 225
Schräglage 430
schräg verengtes Becken 418
Schrumpfblase 640
Schulterbreite des Kindes 208, 212
Schulterdystokie *440*
Schwangerengymnastik 195, 635
Schwangerenuntersuchung
-, Erythrozytenzählung 183, 188
-, Gewichtsbestimmung 183, 188
-, Hämoglobinbestimmung 183, 188
-, Höhenstand des Fundus uteri 188, 189
-, Intervalle, der 187
-, Kontrolle der kindlichen Herzaktion 191
-, Lage der Frucht 188
-, Leopold-Handgriffe 188–190
-, Lues-Suchreaktion 183
-, Mittelstrahlurin 183, 188
-, serologische Untersuchungen 183, 188
-, Zellabstriche 181
-, Zervixverschluß, Prüfung des 193

Schwangerenüberwachung
  (s. Schwangerenvorsorge) *178*
Schwangerenvorsorge 122, *178*, 297
Schwangerschaft
-, Myom *697*
Schwangerschaftsabbruch = Abruptio graviditatis 121, 122, 180, *340*, 356
Schwangerschaftsanämien 325
schwangerschaftsassoziierte Plasmaproteine PAPP-A u. PAPP-B 157
Schwangerschaftsausgang
-, Alter und Parität 298
Schwangerschaftsdauer
-, post conceptionem 194
-, post menstruationem 193
-, nach Ultraschallmessung 194, 246
Schwangerschaftserbrechen
  (s. Emesis/Hyperemesis gravidarum) 176, *328*
Schwangerfettleber, akute *328*
Schwangerschaftsglukosurie 174, 316
Schwangerschaftshypertension *330*
Schwangerschaftskalender = Schwangerschaftsdatenscheibe 193
Schwangerschaftsproteine
-, SP 1 157, 169, 265
-, PP 5 157
Schwangerschaftsproteinurie *330*
schwangerschaftsspezifische mütterliche Erkrankungen *328*
Schwangerschaftstest, immunologischer 154, 182, *261*, 358
Schwangerschaftsvarizen *303*
Schwangerschaftsveränderungen *168*
-, Atemfrequenz 173
-, Atemvolumen 173
-, Atmung 173
-, Becken (Auflockerung) 177
-, Blutvolumen 172
-, Eisen 170
-, Eiweißstoffwechsel 169
-, Elektrolythaushalt 174
-, Erythrozyten 173
-, Fettstoffwechsel 169
-, Gastrointestinaltrakt 175
-, Genitalorgane 177
-, Gerinnungssystem 173
-, Grundumsatz 173
-, hämatologische 173
-, Hämoglobinwert 172
-, Halte- und Stützgewebe 177
-, Harntrakt 175
-, Haut 176
-, Herz- und Kreislaufsystem 171
-, Kalzitonin 170
-, Kalzium 170
-, Kohlenhydratstoffwechsel 168
-, Kreatinin-Clearance 174
-, Leukozyten 173
-, Magen-Darmbereich 176
-, Magnesium 170
-, Mineralhaushalt 169
-, Mundbereich 175
-, Nierenfunktion 174
-, Ovar 177
-, Plasmafibrinogen 173

-, psychische 176
-, Stoffwechsel 168
-, Thrombozyten 173
-, Transferrin 170, 171
-, Tuben 177
-, Vagina 177
-, Vulva 177
-, Wasserhaushalt 174
-, zentraler Venendruck 172
Schwangerschaftswehen 217
Schwangerschaftszeichen 181
Schweigepflicht *510*
Secalepräparate = Mutterkornalkaloide 266, *269*
Second-look-Operation 732
Sectio caesarea (s. Kaiserschnitt u. Schnittentbindung) *495*
- -, elektive *495*
- -, primäre *495*
- -, sekundäre *495*
- -, wiederholte = Resectio *496*
Sectio parva 354
Secundinae 157
Seitenastvaricosis *303*
Sekretionsphase (Endometrium) 49, 147
sekundäre Amenorrhoe *544*
sekundäres Abstillen 290, 291
Sekundärfollikel *30*, 31
Sekundärzotten 149
Selbsthaltespekulum 511, 512
Selbstreinigungsmechanismus der Scheide 64, *600*
Selbstuntersuchung der Mamma 525, *750*
Seminin 138
Seminom 136, 573, 721
Senium *59, 60*, 61, *561*, 734
Senkungsbeschwerden 509, *631*
Senkwehen 217
Sepsis
- der Mutter *351, 483*
- des Neugeborenen *477*
septische Thrombophlebitis *488*
septischer Abort *351*
septischer Schock 351, 401
Septum rectovaginale 24
-, uterovaginale 15
-, vesicovaginale 24
Sequenzmethode
  (Zweiphasen-Methode)
  (s. Kontrazeptiva) 89
seröse Ovarialtumoren *714*
seröse Zystadenome *714*
seröse Zystadenokarzinome *715*, 716
Serosazysten 712
Sertoli-Zellen *136*, 137
Sertoli-Zelltumor *720*
Sex-Chromatin (Barr-Körper) 5, 6, *9*
„sex cord stromal tumors'
  = Keimstrang-Stroma-Tumoren *718*
Sexratio = Geschlechtsverhältnis
-, primäre 168
-, sekundäre 168
Sexualaufklärung 65
Sexualberatung *65, 71*, 72
Sexualität 62, *65*
Sexualneurose 71, 72

Sexualpathologie 65
Sexualphysiologie 65
Sexualsteroidhormone 35
Sexualverhalten 65
-, abnormes 72
- -, Exhibitionismus 73
- -, Fetischismus 73
- -, Homosexualität 73
- -, Lesbianismus 73, 652
- -, Masochismus 73
- -, Masturbation 72
- -, Nymphomanie 71
- -, Onanie 72
- -, Pädophilie 73
- -, Sadismus 73
- -, Transsexualismus 573
- -, Transvestismus 573
- -, Voyeurismus 73
- älterer Menschen 70
- der Frau 68
- der Jugendlichen 77
- des Mannes 68
-, Positionen 69
- in der Schwangerschaft 186
Sexual- (oder Erotisierungs-)zentrum 44
Sexualzyklus 65, 68, 70, 71
sexuell übertragbare Krankheiten („sexually transmitted diseases" - STD) 595, 618–624
sexuelle Deviationen 72
sexuelle Störungen
- bei der Frau 70
- beim Mann 71
sexueller Reaktionszyklus 66
„sex vesicle" 137
Sheehan-Syndrom 489, 544, 545
siamesische Zwillinge 442
Sichelzellanämie
-, pränatale Diagnostik 9, 105
- in der Schwangerschaft 312
Sideropenie, larvierte (latente) (in der Schwangerschaft) 325
silent menstruation 546, 550
silenter Typus (Oszillationstypus 0) (CTG) 238
Sims-Huhner-Test = Postkoitaltest 50, 591
Sinistropositio uteri 627
Sinistroversio uteri 626
Sinusoide (Plazenta) 150
Sinus urogenitalis 14, 15, 16, 17
Skabies 600
Skalenussyndrom (in der Schwangerschaft) 322
„Skalp"-Elektrode (s. CTG) 240
Skelettverletzungen des Kindes (unter der Geburt) 475
Skene-Gänge 22, 644
Skenitis 644
sklerosierende Adenosis (Mamma) 737, 739
Sodbrennen (in der Schwangerschaft) 176
somatotropes Hormon (STH) = growth hormone (GH) 35
Somiten 160

Sonographie s. Ultrasonographie u. Ultraschalldiagnostik 244, 520, 525, 745
Soorkolpitis 604
Soorvulvitis 600
Sozialhilferecht der Krebskranken 751
sozioökonomische Einflußfaktoren (bei Frühgeburt) 384
Spacing 179
Spätaborte 341, 348
späte Dezeleration (Dip II) = Spättief 234, 235, 236
Spätgestose s. Präeklampsie und s. hypertensive Erkrankungen in der Schwangerschaft 330
Spalding-Zeichen 400
Spaltbecken 636
Spaltbildungen
- der Lippen und des Gaumens 479
- des Neuralrohres u. der Wirbelsäule 120, 256, 441
Spekulumuntersuchung 511
Sperma, Fruktosegehalt 589
-, Migrationstest 592
Spermatiden 137
Spermatogenese 136
Spermatogonien 11, 135, 136, 137
Spermatozoen 136, 137, 141, 142
-, Migration 140
-, Penetrationstest 591
- als Vektoren 613
Spermatozyten 10, 137
-, primäre 136
-, sekundäre 136
Spermien
-, Beweglichkeit 137
-, Inkompatibilität 344, 588
-, Kapazitation 140
-, Lebensdauer 141
-, Migration 140, 141
-, Mobilität 141
-, Penetration 141, 142
Spermieninvasionstest, gekreuzter 592
Spermiogenese 136, 137
Spermizide 83, 99
Sphärozytose (in der Schwangerschaft) 312
Sphinkterotomie (erweiterte Episiotomie) 227
Spina bifida 122, 123, 256, 478
Spinae ischiadicae 192
Spinalanästhesie 275
Spinnbarkeitstest (Zervixschleim) 50, 590
Spiralarterien 150, 151, 152
Spirochaeta pallida 622
spitze Kondylome (s. Condylomata acuminata) 597, 598, 619, 661, 668
Split-Ejakulat 594
Spm - Schläge pro Minute - auch bpm = beats per minute 234
Spongiosa (s. Endometrium) 49
Spontanabort 180, 340
sporadische Akzeleration (CTG) 234
Sport (in der Schwangerschaft) 186
Stadieneinteilung der Karzinome 655
-, FIGO 656

-, TNM-System 655
Staircase-Phänomen 540
Stammvarikose 303
Stammzotten 148, 150
Standardbicarbonatwert - STB (Alkalireserve) 242
Standardwachstumskurven der fetalen Entwicklung und der Neugeborenen 247, 252, 382
STD (sexually transmitted diseases) 663, 684
Steinkind (Lithopädion) 369, 400
Stein-Leventhal-Syndrom s. polyzystische Ovarien (PCO-Syndrom) 541, 547, 562, 701, 711
Steiß-Fuß-Lage 424
Steißteratom 121, 123, 257, 481
Stellung (Positio) der Frucht 208
Stellung der Frau in der Gesellschaft 73
Steptest 239
Step-up-Methode 89
Sterilisierung s. Sterilisation 98
- der Frau 98
- des Mannes 98
Sterilität 586
-, Behandlungsmethoden 592
-, diagnostische Methoden 589
-, immunologisch bedingte 588
-, Insemination 593
- -, heterologe 594
- -, homologe 593
-, in-vitro-Fertilisation 593
-, ovariell bedingte 587
-, primäre 586
-, psychogene 588, 651
-, sekundäre 586
-, tubar bedingte 587, 646
-, uterin bedingte 587
-, vaginal bedingte 588
-, zervikal bedingte 588
Sterilitätsbehandlung 592
Sterilitätsoperationen 593
Steroidbiogenese, Nebenniere 33, 34
- im Ovar 32, 35, 36
Steroidhormone 32, 35, 39
Steroidhormonstoffwechsel 36
Stetoskop, geburtshilfliches 191
Stieldrehung
-, Ovarialkystom 726
-, subseröses (gestieltes) Myom 696, 728
-, Teratom 723
Stigma (Ovar/Follikelsprung) 47
Stilldauer 290
stille Uterus-Ruptur 467
Stillen auf Verlangen - feeding on demand 282
Stillen und Medikamente 291
Stillhäufigkeit 290
Stillhindernisse 291
-, Flachwarzen 291
-, Hohlwarzen 291
-, Hypogalaktie 291
Stilltechnik 289
Stirnlage des Kindes 438

Stirnnaht (Sutura frontalis) 206
Stoffwechseldefekte, angeborene 104, *120*
–, pränatal nachweisbare *120*
Stoffwechselkrankheiten, angeborene 104, 120
Stoffwechselveränderungen in der Schwangerschaft *168*
Strahlenbelastung „natürliche" 131
Strahlenexposition in utero *131*, *132*
–, berufliche *133*
–, diagnostische *132*
–, natürliche *131*
–, Risiko *132*
–, therapeutische *133*
Strahlendiagnostik in der Schwangerschaft *132*
Strahlentherapie in der Schwangerschaft *133*
Strahlenzystitis *643*
Stratum granulosum 30
Streak-Gonaden 111, 528
Streckhaltung des kindlichen Kopfes s. Deflexionshaltung *436*
Streßinkontinenz s. Belastungsinkontinenz 630, *637*, 638
Striae gravidarum 176
Strichkürettage 548
Stromaadenomyosis 650
Stromazelltumor 724
Stromzeitvolumen 152
Strukturheterozygote 110, 115
Struma, blande 321
–, congenita 186, 257
–, ovarii *723*
stumme Niere 636
Stuprum violentum *625*
Sturzgeburt *417*
subarachnoidale Blutungen *473*
subdurale Blutungen 475
Subfertilität 340
–, männliche 342
–, weibliche 342
Subinvolutio uteri *485*
subkutane Mastektomie *747*
submuköses Myom *695*, *697*
subperiostale Rhexisblutung 475
Suchtmittel in der Schwangerschaft *130*
Suchtests beim Neugeborenen 283
Superfemale-Syndrom *112*, 546
Superfizialzelldyskaryosen *678*
Superfizialzellen 24
suprapubische Blasendrainage 643
suprapubisches Suspensionsverfahren 635
Surfactants (= „surface-active agents") *162*, 277, *388*, 389
Suspensionsverfahren 635
Suturae (Nähte) des kindl. Schädels *206*
Swyer-Syndrom 529, 546
Symphysen-Fundus-Abstand *190*, 394
Symphysenläsion *468*
Symphysenruptur *468*
symptothermale Methode 82, 182

Synechien s. Fritsch-Asherman-Syndrom 343, *546*, *611*
Synkarzinogenese 559
synklitische – achsengerechte Einstellung des kindlichen Kopfes 211
Synzytiotrophoblast 145, 147, 148, 149
Syphilis s. Lues *379*, 622

T
Tachykardie, fetale s. CTG 234
Tamponhygiene 64
– –, wechsel *63*, 64
Tanner-Stadien 55, *57*, 734
TAR-Syndrom *314*
Teerzysten 712
Telekobaltgammabestrahlung 690
Telemetrie *233*
Tempoanomalien (Oligo/Polymenorrhö) 539
Teratogene 161
Teratogenempfindlichkeit 124
Teratogenese *124*
teratogene Wirksamkeit *124*
Teratome 159, *722*
–, reife 723
–, unreife, maligne 723
Teratospermie 589
Terminalebene 203
terrestrische Strahlenquellen 131
tertiäre Geschlechtsmerkmale 59
Tertiärfollikel *30*, 46
Tertiärzotten 149
testikuläre Dysgenesie *528*, *530*
–, Klinefelter-Syndrom 530
–, Stigmata der Intersexualität 530
testikuläre Feminisierung *531*, *532*, 549, *572*, 721
Testosteron 12, 14, 15, 17, 18, *33*, *34*, 35, 44, *45*, 47, 137
Tetanus uteri 459
Tetraploidie 109
Tfm-Gen *10*
Tfm-Locus 529
Thalassämie
– in der Schwangerschaft *312*
–, pränatale Diagnostik *9*, *118*
Thalidomid-Embryopathie *125*
Thecaconus 30
Theca externa *30*, *31*
Theca follikuli 46
Theca interna *30*, 31, *46*, 47
Theka-granulosa-Zelltumor 720
Thekaluteinisierung 31, *47*
Thekaorgan 29, 31
Thekazellen 30, *31*, *37*, 47
Thekazelltumor (Thekom) 549, 701, *720*
Thelarche 734
Thermographie 746
Thermolabilität – Hypothermie des Neugeborenen *277*, *472*
Thoracoabdominometrie 251
Thoracometrie 252
Thoraxdurchmesser 252
Thoraxumfang 252

Thrombasthenie (in der Schwangerschaft) *314*
Thrombektomie 365, 488
thromboembolische Erkrankungen
– in der Schwangerschaft 304
– im Wochenbett *487*
Thromboxan A_2 172, *332*
thrombozytäre hämorrhagische Diathese (in der Schwangerschaft) *312*
Thrombozytenaggregationshemmer 163
Thrombozytenwerte in der Schwangerschaft 173
Thrombozytopathie (in der Schwangerschaft) *313*
Thrombozytopenien (in der Schwangerschaft) *313*, 335
Thylektomie *747*
Thymus, fetaler 167
Thyreoglobulin, fetales 160
Thyreoidea, fetale 160
Thyreostatica (in der Schwangerschaft) 128, 167
Thyreotoxikose (in der Schwangerschaft) *321*
Thyreotropin-releasing-Hormon-TRH 35, 165
Thyroxin b. Feten 167
tiefe Beckenmittenzange *491*
tiefe Beinvenenthrombose (TVT) *304*, *487*
tiefer Querstand *434*
tiefer Schulterquerstand 440
tiefer Sitz der Placenta 457
„tissue polypeptide antigens" – TPA – Proliferationsantigene *744*
TLX-Antigene 146, *345*
T-Lymphozyten (Fetalperiode) 167
TNM-Klassifikation syn. TNM-System 655
Tokographie, s. Kardiotokographie-CTG *231*
–, externe 233
–, interne 233
Tokolyse *269*, 386, *471*
–, intrauterine Reanimation *471*
–, Kurzzeittokolyse 270
–, Langzeittokolyse 270
–, Nebenwirkungen 270
Tokolytika *271*
Tokometrie 216
tonische Basissekretion der Gonadotropine *43*
tonische Freisetzungsfunktion 14, *43*, 166, 549
Totalprolaps 629
Totgeburt, Definition der *501*
Toxoplasmose (in der Schwangerschaft) *376*
–, Infektionsweg 376
Tracheoösophagealfistel s. Ösophagotrachealfistel 280, 281, *480*
Tragzeit *194*
–, post conceptionem 194
–, post menstruationem 193
– nach Ultraschallmessung 194, 246

Transformationsdosen *583*
Transformationszone 514, 674
–, atypische 514
Transfusionssyndrom *402*
Transkription 7, 9, 40, 143
Translation *7*, 8, 39
Translokation, Chromosomen- 109
–, balanzierte 109
–, unbalanzierte 110
Translokationsmongolismus 110, *115*, 119
Transmitter s. Wehenphysiologie 215
Transposition der großen Gefäße 255
Transsexualismus 73
Transsudation 67, 70, 600
Transvestismus 73, 573
Thyreotropin-releasing-Hormon-TRH 35, 167
Trichomonaden 603
Trichomonadenkolpitis *606*
Trichomonas vaginalis 602
Trichomoniasis *606*
Trichterbecken *418*, 420
Trigonumzystitis *643*
Trijodthyroxin 167
Trimethadion-Syndrom, embryofetales 126
Tripeldiagnostik 745
Triploidie 109, 341
Triplo-X-Konstellation (Superfemale) *112*, 530
Trisomien
–, autosomale *109*, 115, 119, 121, 136
–, gonosomale *112*, 527, 528
Trophoblast 144, *159*
–, Differenzierung *148*
Trophoblasterkrankungen, gestationsbedingte (GTE) *360*
–, Blasenmole *361*
– –, destruierende *362*
– –, invasive *362*
– –, komplette *361*
– –, partielle *361*
–, Chorionkarzinom *363*
Trophoblast-Lymphozyten-kreuzreagierendes-Antigen-(TLX-)System 146
Trophoblasttumoren
s. Trophoblasterkrankungen 262, 365
Tubarabort *357*, 358, 696
–, peritubares Hämatom 357
–, retrouterine Hämatocele 357
tubare Isoamylasen 614
Tubargravidität s. Eileiterschwangerschaft 355, *357*
–, Portioschiebeschmerz 358
Tubarruptur *357*, 358, 696
Tuben (tubae uterinae)/Eileiter 14, 15, *27*, 28, 29, *49*
–, Anatomie 28
–, Differenzierung 14, 15
–, Eiabnahmemechanismus 28, 29
–, Entwicklung 14
–, Transportfunktion 29, 49, 141
Tubenendometriose *645*
Tubenimplantation 593
Tubenkarzinom 725
Tubensekret 141

Tubensterilisation *98*, 653
Tubenwinkeladenom *645*
Tubera ischiadica 192, 204
Tuberkulose *617*
–, Genitaltuberkulose *617*
– –, Adnexe 617
– –, Endometrium 617
– in der Schwangerschaft *305*
Tuboovarialabszeß 613, *616*
tumorassoziierte Antigene *744*
Tumormarker *744*
–, Korpuskarzinom 705
–, Mammakarzinom 744
–, Ovarialkarzinom 734
–, Zervixkarzinom 692
Tumorverdoppelungszahl *743*
Tumorverdoppelungszeit *743*
Turner-Syndrom *111*, 121, 527, 528, 546, *567*, 701
Typusstörungen, s. Blutungsstörungen *539*, 542

U
Überdehnungsruptur 466
Übergangszone, s. Portio vaginalis uteri 674
Übergewicht
– in der Schwangerschaft 187
Überlaufinkontinenz *637*, *638*
Überreifesyndrom *399*
Überstimulationssyndrom
s. Ovulationsinduktion –
Polyovulationen 712
überstürzte Geburt *417*
Übertragung – Partus serotinus *396*
–, Überreifesyndrom *399*
–, Übertragungszeichen 399
Ulcus ventriculi (in der Schwangerschaft) 309
Ulcus vulvae acutum (Lipschütz) 597
Ultraschalldiagnostik in der Gynäkologie *520*, *525*, 536, 564, 593, 689, 696, 704, 728, *745*
Ultraschalldiagnostik in der Schwangerschaft *244*
–, Abortivei 250
–, Abortus imminens 250
–, Abruptio placentae 461
–, Anencephalie 256
–, Blasenmole 250
–, Cephalometrie 247, 251
–, Compound-scan 245
–, Diagnostik kongenitaler Anomalien 254
–, Doppelkontur des Schädels 257
–, Dopplerprinzip 245
–, Durchmesser des kindlichen Kopfes 247, 251
–, Extrauteringravidität 251
–, Extremitäten 252
– –, Femurkerne 252
– –, Tibiakerne 252
–, Fetopathia diabetica 257
–, Fruchtanlage 246
–, Fruchthöhlendurchmesser 246
–, Fruchtsackvolumen 246
–, gepulste Dopplersonographie 259

–, Gestationsalter, Bestimmung des 245
–, Gewicht des Feten 241
–, Grauwertgeräte 245
–, Größe des Feten 241
–, Hämodynamik d. fetomaternalen Einheit 259
–, Herzaktion, fetale 247
–, Herzrhythmusstörungen 257
–, Hydramnion 257
–, Hydronephrose 255
–, Hydrops fetalis 257
–, Hydrozephalus 254
–, intrauterine Mangelentwicklung 252
–, intrauteriner Fruchttod 257
–, Kindsbewegungen 247
–, Kopf-Thorax-Index 252
–, männliche Geschlechtsorgane 253
–, Mehrlingsschwangerschaft 248
–, Mikrozephalie 255
–, missed abortion 250
–, Mittelecho 251
–, M. haemolyticus fetalis 257
–, Nierenagenesie 256
–, Omphalozele 257
–, Pelvimetrie 260
–, Placenta praevia 258
–, Plazentabiometrie 259
–, Plazentalokalisation 258
–, Plazentographie 258, 260
–, Realtime-scan 245
–, Scheitelsteißlänge 246
–, screening 258
–, spina bifida 256
–, Steißteratom 257
–, Struma congenita 257
–, Thoracoabdominometrie 251
–, Thoracometrie 252
–, Tubargravidität 250
–, Ultrasonopelvimetrie 260
–, Uterusanomalien u. Gravidität 250
–, Uterus myomatosus u. Gravidität 250
–, verhaltener Abort 250
–, Windei 250
–, Wirbelsäule 252
–, Wochenbett 260
–, Zervix, Geburtsbereitschaft 260
–, Zervixinsuffizienz 260
Ultraschallfetometrie 251, 252, 394
Ultraschallmessung des uteroplazentaren Blutdurchflusses 259, 394
Ultraschallplazentamorphologie 258, 259, 394
Ultraschallplazentographie 258, 394
Ultraschallscreening 122, 258
Ultraschallwachstumskurven 246, 394
Ultrasonographie
s. Ultraschalldiagnostik 244, 520
Umbilikaliditätsschema *279*
Umfänge des kindlichen Kopfes *207*
Umwandlungszone 514, 674
–, atypische 514
–, geschlossene 515, 674
–, offene 515, 674
Umweltchemikalien
(in der Schwangerschaft)

Sachverzeichnis

-, Fungizide *131*
-, Herbizide *131*
-, Pestizide *131*
Umweltfaktoren
 (in der Schwangerschaft) *124,* 161
Unfälle (in der Schwangerschaft) 180
unfruchtbare Tage 81
Unfruchtbarkeit s. Infertilität
 s. Sterilität *586*
Undulation (Fluktuation - Oszillation)
 238
- -, eingeschränkt undulatorischer
 Typus (Oszillationstypus I) 238
- -, undulatorischer Typus II
 (Oszillationstypus II) 238
ungehemmte Detrusorkontraktionen
 (motorisch) 637
untere Plexuslähmung
 (Klumpke-Lähmung) 476
untere Schoßfugenrandebene 202
unteres Uterinsegment *27,* 205
untergewichtiges Neugeborenes 382
Untersuchung
-, geburtshilfliche *179*
-, gynäkologische *507*
unvermeidbarer Abort *348*
Unzucht mit Kindern *625*
Urämie 637
Ureaplasma urealyticum
 s. Mycoplasmen *621*
Ureter-Blasen-Scheiden-Fistel *640*
Ureterstein (in der Schwangerschaft)
 308
Ureterstenose 637
Urethra
-, Blasendruckgradient 632, 639
Urethra-Blasen-Scheiden-Fistel *640*
urethral bedingte Verschlußinsuffizienz
 637
Urethralinsuffizienz 637, 638
Urethritis *644*
Urethrographie 639
Urethroskopie 639
Urethrovesikosuspension 635
Urethrozystographie 634, 639
Urethrozystoskopie 639, 670
Urethrozystotonometrie 634
-, simultane 639
Urge-Inkontinenz
 s. a. Drang-Inkontinenz *632, 637,*
 638
Urgeschlechtszellen *11*
-, Keimbahn *12,* 14
Urnierengang *14*
Urogenitalfisteln *640*
Urolithiasis *308*
Urotuberkulose *307*
uterin bedingte Sterilität 588
uterine Amenorrhoe 546
Uteroglobin 143, 144
uteroplazentare Durchblutung 152
Uterus
-, Anatomie *25*
-, Anomalien *534*
-, Anteflexio 626
-, Anteversio 626
-, Aplasie 534

-, arcuatus 535
-, bicornis bicollis *14,* 534
-, bicornis unicollis 535
-, Descensus 627
-, didelphys 534
-, Differenzierung *14*
-, duplex 534
-, Entwicklung 15, 56
-, infantilis 535
-, introrsum arcuatus 14
-, Involution 284
-, Lageveränderungen *626*
-, Retroflexio 627, 628, 629
-, rudimentarius 535
-, septus 14
-, simplex 14
-, subseptus 14
-, unicornis 534
-, Wachstum 56
uteroplazentofetale
 Blutdurchflußgrößen 259, 394
uteroplazentare Insuffizienz 393
-, Mangeldurchblutung 393
Uterusatonie 464
Uterusexstirpation 753
Uterusfehlbildungen *534*
Uteruskontraktionen s. Wehen *213,* 216
Uterusmyom (Myoma uteri) *694*
-, intramural *694*
-, submukös *695*
-, subserös *695*
Uterus myomatosus in der Gravidität
 697
Uterusprolaps 561
Uterusruptur 431, *466*
Uterussarkom *707*

V
Vagina 15, *16, 23, 50,* 56
-, Anatomie 23
-, Anomalien 536
-, Differenzierung 16
-, Entwicklung 16
-, septa 16, 536
-, subsepta 16, 536
Vaginalabstrich 181, 512, 669
Vaginaladenosis 126
Vaginalanlage *15,* 16
Vaginalaplasie 16, 536
Vaginalatresie 16, 537
vaginale Entbindungsoperationen *491*
Vaginalepithel 25, 602
-, definitives 15, 16
-, fertile Phase 25, 602
-, Funktionsbild 25
-, Hormonabhängigkeit 24, 25
-, Kindheit 25, 602
-, Klimakterium 25
-, Neugeborenes 25, 602
-, Senium 25, 602
-, Zelltypen 24
vaginale gynäkologische Operationen
 753
vaginale intraepitheliale Neoplasien -
 VAIN *668*
Vaginalkarzinom
-, primäres *669*

-, sekundäres *671*
Vaginalknospe *15,* 16
Vaginalplatte 16
Vaginalzytologie *24,* 50, 53, 548, 591,
 669
Vagina septa 14, *537*
Vagina subsepta 14, 536
Vaginismus *70,* 652
Vaginitis
-, infantum 603
-, senilis 603
Vaginitis s. Kolpitis *600*
Vaginose
-, bakterielle *603*
Vakuumextraktion *494*
variable Dezeleration (variabler Dip)
 236
Varikophlebitis 304
Varikose 172
Varizellen-Zoster-Erkrankungen
 s. Windpocken *372*
Varizen *303*
Vasa aberrantia *452*
Veit-Smellie-Handgriff 428
Vena-cava-Druck-Syndrom 172, 223
Venenerkrankungen in der
 Schwangerschaft *303*
ventrale Spaltbildungen 257, 479, 480
Verbrauchskoagulopathie *497*
Vererbung *101*
-, autosomale 101
- -, dominante 102
- -, rezessive 103
-, geschlechtsgebundene 105
Vergewaltigung *625*
verhaltener Abort 250, *348*
verhaltensgenetisches Syndrom *113*
Verkehrsunfälle in der
 Schwangerschaft 311
verkürzte Geburtsdauer 417
verlängerte Geburtsdauer 417
verlängerte Schwangerschaftsdauer,
 s. Übertragung *396*
Verletzungen des Genitale *625*
Verlustkoagulopathie *496*
Vernix caseosa 162
Verruca seborrhoica senilis 657
verschleppte Querlage 431
Verschlußinkontinenz *631,* 638
Verschlußinsuffizienz 637
Versicherungs-, Versorgungs- und
 Sozialhilferecht der Krebskranken
 751
Versio uteri *626*
verstärkte Litzmann-Obliquität *433*
verstärkte Nägele-Obliquität *433*
verstärkte Lösungsblutung der
 Plazenta 463
verstärkter Asynklitismus 421, *433*
vertikaler Descensus 632
vesikale (Urge)-Inkontinenzen 637
vesikourethraler Reflux 642
Vielgebärende (Definition) 179
violente (traumatische) Uterusruptur
 466
Virilisierung s. Intersexualität 125, 527,
 529, 530, 531, 532, 533, 549, 568

Virushepatitis in der Schwangerschaft
-, Hepatitis A 373
-, Hepatitis B 373
-, Hepatitis Non A- Non B (Hepatitis C) 374
Virusinfektionen in der Schwangerschaft 181, 367
Viruspapillome 597, 657, 680
Vitamin-B$_{12}$-Mangel 327
Vitamin K
-, Prophylaxe 280
Vitiligo (in der Schwangerschaft) 322
Vitium cordis
- beim Neugeborenen 479
- in der Schwangerschaft 300
vollkommener Armvorfall 440
Vorblase 219
vorderer Asynklitismus 433
Vorderhauptslage 437
Vorfall der Nabelschnur 450
-, kleiner Teile 440
vorgeburtliche Diagnostik (pränatale Diagnostik) 117
Vorliegen des Armes 439
-, der Nabelschnur 450
Vormilch s. Kolostrum 288
Vorsorgeuntersuchungen 673
vorzeitige Plazentalösung 459, 471
vorzeitiger Blasensprung 444
Voyeurismus 73
Vulva 21
-, Anatomie 21
-, Differenzierung 16
-, Entwicklung 16
Vulva, Neoplasien 658
-, Carcinoma in situ (VIN III) 661
-, Dystrophien 658
- -, atrophische 658, 659, 660
- -, gemischte 658, 659, 660
- -, hyperplastische 658, 660
-, intraepitheliale Neoplasien (VIN) 658, 660
Vulvaekzem 596
Vulvakarzinom 663
-, Gradierung - grading 665
-, Präkanzerosen 663
-, primäres 663
-, sekundäres (metastatisches) 725
-, Stadieneinteilung (staging) 655, 665
Vulvektomie 666
Vulvitis 595
-, primäre akute 595
-, sekundäre 600
Vulvitis vetularum 596
Vulvovaginitis
-, candida-mycotica 604
-, infantum 600

W
Wachstumshormon = growth hormone (GH) oder somatotropes Hormon (STH) 35
Wachstumskurven, intrauterine 382, 394
- bei Neugeborenen 382
-, Ultraschallmessungen 246, 247, 252
Wachstumsretardierung, intrauterine (s. Mangelentwicklung) 392

Walthardt-Zellnester 708
Waschfrauenhände 399
Wasser- und Elektrolythaushalt in der Schwangerschaft 174
Weckversuch (beim Feten) 239
Wehen 213
-, Akme 216
-, Amplitude 216
-, Auslösung 266
-, Austreibungswehen 217
-, Braxton-Hicks-Kontraktionen 217
-, Crescente 216
-, Decrescente 216
-, Druckamplitude 216
-, Druckmessung 216
-, Dystokie 216, 422, 423
-, Eröffnungswehen 216
-, Erregungsbildung 213
-, Erregungshemmung 215
-, Hemmung (Tokolyse) 224, 269
-, Mittel 266
-, Montevideo-Einheit 216
-, Nachgeburtswehen 217
-, Nachwehen 218
-, Östrogene 213, 215
-, Oxytozin 213, 266
-, Prostaglandine 214, 267, 354
-, reaktionstypen (CTG) 235, 236
-, Schwangerschaftswehen 217
-, Senkwehen 217
-, typen 216
Wehen (Definition)
- in den einzelnen Phasen der Geburt 216-218
Wehendystokie 216, 422, 423
Wehenfrequenz 216
Wehenhemmung s. Tokolyse 269
Wehenmittel 266
Wehenphysiologie 213
Wehenreaktionstypen (Dezelerationen) (CTG) 235
Wehenverstärkung 266
Weichteilansatzrohr 19, 205, 212
Weichteilschlauch 205
Weltbevölkerung, Anstieg der 79
Wendung
-, äußere 405, 426, 431
-, innere 405, 431
-, physiologische Selbstwendung 424
Wertheim-Meigs-Operation 690
Wharton-Sulze 157
White-Schema (s. Diabetes mellitus in der Schwangerschaft) 317
Willebrand-Jürgens-Syndrom 314
Windei (s. Abortivei) 248
Windpocken (in der Schwangerschaft) s. Varizellen 372
Wirbelsäule (Ultraschalldiagnostik)
-, fetale Anomalien 256
Wochenbett 197, 284
-, Abschlußuntersuchung 286
-, Anti-D-Prophylaxe 286, 411
-, endokrine Umstellung 285
-, Episiotomiewunde 286
-, erste Ovulation (Menstruation) 285
-, Genitalhygiene 286
-, Gymnastik 286, 635

-, Involution (Rückbildung) des Uterus 284
-, Laktation 287
-, Lochien 284, 285, 286
-, Pathologie des 482
-, Plazentapolyp 286, 486
-, Prolaktinrezeptoren der Mamma 285
-, Prolaktinsekretion 285
-, psychische Veränderungen 285
-, Rötelnschutzimpfung 286
-, Wochenfluß (Lochien) 284
-, Wochenpflege 286
Wochenbettgymnastik 286, 635
Wochenpflege 286
Wochenbettpsychose 490
Wolff-Gänge 14, 15, 16, 17, 18, 125, 530
-, Differenzierung 14, 15
-, Entwicklung 14
-, rudimentäre Strukturen
- -, Epoophoron 15
- -, Gartner-Gang 15, 656, 667
- -, Paroophoron 15, 712
-, Verlauf 14

X
X-Chromosom 3, 10
-, Gendosiskompensation 6, 10, 11
-, Geschlechtsdeterminierung 3, 10, 526
-, geschlechtsgebundene Erbkrankheiten 10, 105
-, Inaktivierung 10
-, Iso-X-Chromosom 111, 528
-, Monosomie (Turner-Syndrom) 111, 167
-, Mosaik 111
-, Polysomie 112
-, Trisomie 112
-, X-1-Formel 6
X-gebundene Erbleiden 105, 106, 117
XO-Konstellation (Turner-Syndrom) 111, 528, 567
47,XYY-Konstellation (s. Verhaltensgenetisches Syndrom) 113

Y
Y-Chromosom 3, 10, 14
-, Evolution 10
-, Geschlechtsdeterminierung 10

Z
Zangemeister-Handgriff 190
Zangenentbindung 491
-, aus Beckenmitte 491
-, Zangenhilfe 491
-, über und vom Beckenboden 491
Zeichnen 218
Zeitwahlmethode 81
zentral bedingte Amenorrhoe 544, 545
zentraler Dammriß 465
zervikale Dystokie 423, 424
zervikale intraepitheliale Neoplasien - CIN 673
zervikale intraepitheliale Neoplasien in der Schwangerschaft 683
Zervikalgravidität 356, 360
Zervikalkanal 25, 26, 27

Sachverzeichnis

Zervix 25, 148, 188
-, Zustandsdiagnostik 188
-, zytologischer Abstrich 512
Zervixachse s. Lageveränderungen des Genitales 626
Zervixatresie 544
Zervixdrüsenfeld 27
Zervixdystokie 273, *423, 424*
Zervixfaktor *588*
Zervixinsuffizienz 343, 347, 445, 448
Zervixkappe 82
Zervixkarzinom *683*
-, frühe Stromainvasion 689
-, Gradierung (grading) 688
- in der Schwangerschaft 691
-, Mikrokarzinom 689
-, Nachsorge 692
-, okkultes Karzinom 689
-, präklinisches Karzinom 689
-, Prognosekriterien 689
-, Stadieneinteilung 686
-, Überlebensrate 692
Zervixkurettage *682*
Zervixmukus 138, 141
Zervixpolyp *672*
Zervixreife s. Zervixscore *398*
Zervixriß *466*
Zervixschleim 50, *51*, 81
-, Spinnbarkeit 51
-, Viskosität 51
Zervixscore *398, 591*
-, Geburtsbereitschaft *398*
-, n. Inseler bei Sterilität *591*

Zervixsekret 138
Zervixstenose 611, *682*
Zervixstumpfkarzinom 691
Zervixverschlußinsuffizienz 345
Zervizitis *607, 608*
Zeugungsunfähigkeit 589
Zielorgane der Sexualhormone 48
Zigarettenkonsum in der Schwangerschaft 130
Zona functionalis 49
Zona pellucida 140, 144
Zusammensetzung der Muttermilch 289
Zustandsdiagnostik des Neugeborenen *278*
Zweiphasenmethode s. Sequenzmethode *89*
Zwergwuchs
-, hypophysärer 546
-, thanatophorer 254
Zwillinge 270, *401*
-, Entstehung 401, 402
-, Geburtskomplikationen 404
-, Geburtsleitung *404*
-, Häufigkeit 401
-, Hellin-Regel 401
-, Polyovulationen 402
-, Schwangerschaftsdauer 402
-, Schwangerschaftsverlauf 403
-, siamesische 402
Zwischenblutungen 539, 542
Zwischenhirn s. Hypothalamus 41, 42, 44, 154

Zwischenhirn-Hypophysen-System *38, 41*, 42, 44
Zwitter 533, 569
-, echter 533, 569
-, Scheinzwitter 532, 569
Zygote 8, 10, 142
-, Gonosomenkonstellation 10
Zyklus s. Menstruation *41*
-, biphasischer 59
-, Dauer 81
-, Diagnostik *27*
-, monophasischer 541
-, Störungen 542
-, Verschiebung 583
Zyklusanamnese 179
Zystadenokarzinom *715*
Zystennieren 122, 306
Zystitis 642, *643*
-, akute *484, 643*
-, chronische *643*
Zystographie 639
Zystoskopie 639
Zystotonometrie 639
Zystozele *629*
Zytodiagnostik *24*, 669, 677
-, hormonale 591
Zytomegalie (in der Schwangerschaft) *370, 371*
Zytomegalievirus, Besiedlung 602
Zytotrophoblastzellen 118, 148, 159
Zytostatika in der Schwangerschaft 127

Titel des Lehrbuches:
**Knörr · Knörr-Gärtner · Beller · Lauritzen
Geburtshilfe und Gynäkologie, 3. Auflage**

Was können wir bei der nächsten Auflage besser machen?

Zur inhaltlichen und formalen Verbesserung unserer Lehrbücher bitten wir um Ihre Mithilfe. Wir würden uns deshalb freuen, wenn Sie uns die nachstehenden Fragen beantworten könnten.

---

1. Finden Sie ein Kapitel besonders gut dargestellt? Wenn ja, welches und warum?
   ....
   ....
   ....

2. Welches Kapitel hat Ihnen am wenigsten gefallen. Warum?
   ....
   ....
   ....

3. Bringen Sie bitte dort ein X an, wo Sie es für angebracht halten.

	Vorteilhaft	Angemessen	Nicht angemessen
Preis des Buches	....	....	....
Umfang	....	....	....
Aufmachung	....	....	....
Abbildungen	....	....	....
Tabellen und Schemata	....	....	....
Register	....	....	....
Papier	....	....	....

	Sehr wenige	Wenige	Viele	Sehr viele
Druckfehler	....	....	....	....
Sachfehler	....	....	....	....

4. Spezielle Vorschläge zur Verbesserung dieses Textes (u.a. auch zur Vermeidung von Druck- und Sachfehlern)
   ....
   ....
   ....
   ....
   ....
   ....
   ....

bitte wenden!

5. Bitte teilen Sie uns mit, auf welchen Fachgebieten Ihrer Meinung nach moderne Lehrbücher fehlen. Dazu folgende kurze Charakterisierung unserer eigenen Werke:

Fragensammlungen = Examensfragen zur Vorbereitung auf Prüfungen
Basistexte = vermitteln nach der neuen Approbationsordnung das für das Examen wichtige Stoffgebiet
Kurzlehrbücher = zur Vertiefung des Basiswissens gedacht; für den sorgfältigen Studenten
Lehrbücher = Umfassende Darstellungen eines Fachgebietes; zum Nachschlagen spezieller Informationen

Fachgebiet	Fragen-sammlungen	Basistexte	Kurz-lehrbücher	Lehrbücher
....	....	....	....	....
....	....	....	....	....
....	....	....	....	....
....	....	....	....	....
....	....	....	....	....
....	....	....	....	....
....	....	....	....	....
....	....	....	....	....
....	....	....	....	....

Bei Rücksendung werden Sie automatisch in unsere Adressenliste aufgenommen.

Name ....

Adresse ....

....

Fachstudium ....

Semester ....

Ärztliche Vorprüfung ....

Datum/Unterschrift ....

Wir danken Ihnen für die Beantwortung der Fragen und bitten um Einsendung des Blattes an:

Marianne Kalow
Springer-Verlag
Tiergartenstraße 17
6900 Heidelberg 1

H. A. Kühn, Freiburg;
J. Schirmeister, Karlsruhe (Hrsg.)

Innere Medizin

Ein Lehrbuch für Studierende und Ärzte

5., völlig neubearb. Aufl. 1989. XXVII, 1469 S. 559 Abb., davon 41 farb., 300 Tab. Geb. DM 236,–
ISBN 3-540-19395-2

Trotz Umfangsvermehrung ist auch die 5. Auflage des „Heilmeyer" wieder in einem Band erschienen. Alle Kapitel wurden dem heutigen Wissensstand entsprechend überarbeitet. Für einige Kapitel (Herz, Kreislauf, Pankreas, klinische Laboratoriumsdiagnostik) konnten neue Autoren gewonnen werden, zwei Beiträge („Physikalische Therapie" und „Diagnostische und therapeutische Maßnahmen am Rande der Schulmedizin") wurden neu aufgenommen. In der Gliederung des Stoffes entspricht die neue Auflage weitgehend der vorangegangenen. Hinweise auf weiterführende Literatur am Ende jedes Kapitels und ein ausführliches Sachverzeichnis erleichtern dem Leser die Orientierung.

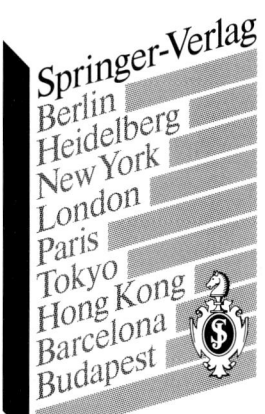

Springer-Verlag
Berlin
Heidelberg
New York
London
Paris
Tokyo
Hong Kong
Barcelona
Budapest

J. Krämer, Universität Bochum

Orthopädie

Unter Mitwirkung von R. Schleberger,
A. Hedtmann, A. Rößler

Mit 120 Prüfungsfragen und kommentierten Antworten

2., völlig überarb. Aufl. 1989. XVII, 430 S.
200 Abb. 19 Tab. Brosch. DM 32,–
ISBN 3-540-50425-7

Das vorliegende Taschenbuch enthält das im Gegenstandskatalog geforderte Wissen im Fach Orthopädie. Die typischen orthopädischen Krankheitsbilder werden systematisch nach Ätiologie, Pathogenese, Klinik und Therapie dargestellt. Zeichnungen und Tabellen heben die Besonderheiten der Form- und Funktionsstörungen des Bewegungsapparates hervor. Die Neuauflage enthält alle in den letzten Jahren entwickelten Standardverfahren über Diagnostik und Therapie von Erkrankungen am Bewegungsapparat. Neu aufgenommen sind jetzt auch die gängigen krankengymnastischen Maßnahmen bei den einzelnen orthopädischen Erkrankungen. Die kommentierte Fragensammlung ermöglicht dem Studierenden eine rasche Überprüfung des in der ärztlichen Prüfung geforderten Wissens im Fachgebiet Orthopädie.

Springer-Verlag Berlin
Heidelberg New York London
Paris Tokyo Hong Kong

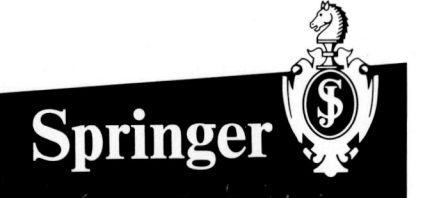

Springer